Medillust®

人体图谱

解剖学·组织学·病理学

ATLAS of the HUMAN BODY

ANATOMY · HISTOLOGY · PATHOLOGY

（第二版）

主编　（西）Jordi Vigué
科学总顾问　（西）Emilio Martín Orte
主译　李云庆

河南科学技术出版社
· 郑州 ·

本书的出版发行受到西班牙文化部书籍档案及图书馆管理处的资助。

图书在版编目（CIP）数据

人体图谱：解剖学 组织学 病理学 /（西）维戈（Jordi Vigué）主编，李云庆译. —2版 —郑州：河南科学技术出版社，2012.10（2021.2 重印）

书名原文：Atlas Of The Human Body

ISBN 978-7-5349-3932-7

Ⅰ.①人… Ⅱ.①维… ②李… Ⅲ.①人体形态学-图谱 Ⅳ.①R32-64

中国版本图书馆CIP数据核字（2012）第140127号

出版发行：河南科学技术出版社

地址：郑州郑东新区祥盛街 27 号 邮编：450016

电话：(0371) 65737028 65788613

网址：www.hnstp.cn

策划编辑：仝广娜

责任编辑：仝广娜

责任校对：王晓红 崔春娟

封面设计：张 伟

版式设计：张 伟

责任印制：朱 飞

印 刷：北京盛通印刷股份有限公司

经 销：全国新华书店

开 本：720mm×1200mm 1/8 印张：70 字数：1215 千字

版 次：2012 年 10 月第 1 版 2021 年 2 月第 6 次印刷

定 价：780.00 元

如发现印、装质量问题，影响阅读，请与出版社联系。

作者团队

解剖学主笔
Emilio martín Orte博士
病理学主笔
Marcelo Rizo博士
编辑助理
David Buss
作者
Joaquim Claret博士
Rosa Gratacós博士
Richard Schonhoffer博士
Teresa Oriol博士
特邀合作者
Andreas Noailles博士
Josep Graell博士
Jordi Aymerich博士
Deborah O. Schmidt博士
文档
Ermessenda Vinyals
Concepció O.Casals
校对
Guy Bennelot
Armand Artau
Guido Mantovani
命名与索引
Jordi V. Balandrau博士
M. Dolors Caldera
审阅
Ramon Ciutadella博士

插图

团队领导
Myriam Ferrón i Viñas
插图作者
Myriam Ferrón i Viñas
Miquel Ferrón i Geis
文档
Evangelos Dukakis博士
Gorg Blanc Archive
监制
Josep V. Coromina博士
Maria Puig-rafagut博士
Narcisa Santmarc博士

编辑

团队领导
Miquel Ridola
协调
Joaquim Puigserinanell
图片设计和版面
Celia Valero
词汇和专业术语
Yasmin Sancho
图像数字化处理
Marta Ribón
文档综合编辑
Medillust

科学顾问

团队领导
Jordi Rancaño Ferreiro博士
巴塞罗那大学医学系副教授
巴塞罗那大学健康中心（CSUB）血管外科组组长
科学顾问及监制

人体概览
Juan Moya Amorós博士
巴塞罗那大学人体解剖学教授
CSUB胸外科组组长
人体内部结构
Ramón Segura Cardona博士
巴塞罗那大学人体生理学教授
细胞：细胞学及病理学
Antonio Vidaller Palacin博士
巴塞罗那大学医学系副教授
CSUB内科组组长
皮肤：解剖学及病理
Octavio Servitge Bedate博士
CSUB皮肤病组记录员
肌肉：解剖学
Juan Moya Amoró s博士
巴塞罗那大学人体解剖学教授
CSUB胸外科组组长
Richard Ramos Izquierdo博士
巴塞罗那大学医学系及护理系副教授
肌肉：病理学
Xavier Juanola i Roura博士
CSUB风湿病组记录员
骨骼：解剖学及病理学
Xavier Cabo Cabo博士
CSUB创伤性脓血症组组长
Richard Ramos Izquierdo博士
巴塞罗那大学医学系及护理系副教授
关节：解剖学及病理学
Xavier Cabo Cabo博士
CSUB创伤性脓血症组组长
心血管系统：心脏病学，解剖学
Francisco Jara Sureda博士
CSUB心脏病组组长
心脏病：病理学
Jordi Rancaño Ferreiro博士
巴塞罗那大学医学系副教授
CSUB血管外科组组长
循环系统：解剖学
Antonio Romera Villegas博士
CSUB血管外科组记录员
循环系统：病理学
Francisco Jara Sureda博士
CSUB心脏病组组长
消化系统：解剖学
Emilio Ramosi Rubio博士
巴塞罗那大学医学系副教授
CSUB普通外科及消化外科组组长
消化系统：病理学
Carme Baliellas i Comellas博士
CSUB消化系统组记录员
呼吸系统：解剖学及病理学
Frederic Manresa i Presas博士
巴塞罗那大学医学系教授
CSUB肺病组组长
泌尿系统：解剖学及病理学
Eladio Franco Miranda博士
巴塞罗那大学医学系副教授
CSUB泌尿科组组长
男性生殖系统：解剖学
Eladio Franco Miranda博士
巴塞罗那大学医学系副教授
CSUB泌尿科组组长
女性生殖系统：解剖学
Magín Valls Porcel博士
CSUB妇产科组组长
生殖系统：病理学
Magín Valls Porcel博士
CSUB妇产科组组长
Jordi Rancaño Ferreiro博士
巴塞罗那大学医学系副教授
CSUB血管外科组组长
血液系统：组织学及病理学
Elena Pina Pascual博士
CSUB血液病组记录员
免疫系统：解剖学及病理学
Antonio Vidaller Palacín博士
巴塞罗那大学医学系教授
CSUB内科组组长
内分泌系统：解剖学及病理学
José Manuel Gómez Sáez博士
巴塞罗那大学医学系副教授
CSUB首席内分泌组组长
神经系统：解剖学及病理学
Albert Prats Galino博士
巴塞罗那大学人体解剖学与胚胎学教授
神经系统：病理学
Fransisco Rubio Cordero博士
巴塞罗那大学医学系副教授
CSUB神经病组组长
感觉器官：解剖学
Richard Ramos Izquierdo博士
巴塞罗那大学医学系及护理系副教授
眼科：病理学
Josep M. Caminal i Mitjana博士
巴塞罗那大学医学系副教授
CSUB眼科组记录员
耳鼻喉科：病理学
Jordi Rancaño Ferreiro博士
巴塞罗那大学医学系副教授
CSUB血管外科组组长

主译简介

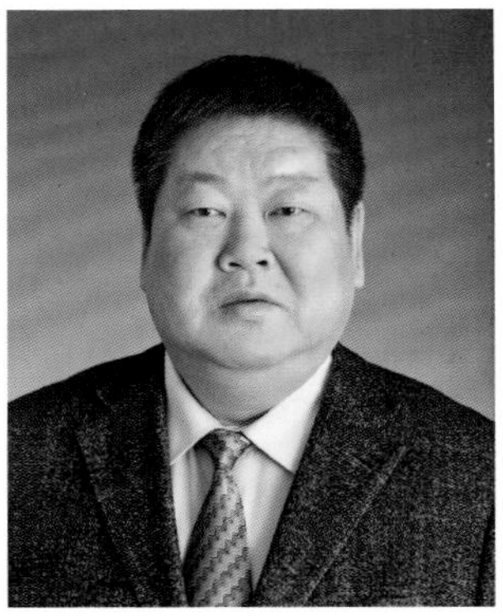

李云庆，1961 年 8 月出生，第四军医大学人体解剖与组织胚胎学教研室主任、教授、博士生导师。主要从事痛与镇痛神经机制的研究。现任中国解剖学会理事长、中国神经科学学会常务理事、中国科协委员、国务院学位委员会学科评议组成员、国际解剖学工作者联盟（IFAA）执委和轮值主席、亚太地区解剖学会（APICA）执委、全军解剖与组织胚胎学专业委员会主任、《神经解剖学杂志》主编等。承担国家级研究课题 10 项。曾获国家科技进步一等奖 1 项、中华医学科技一等奖 1 项、陕西省科技进步一等奖 1 项、军队科技进步二等奖 3 项，均为第一获奖者。在 SCI 收录期刊发表论文 96 篇，这些论文被其他学者引用 1 200 次。曾获中国科协“求是奖”、军队院校“育才奖”金奖和“国家杰出青年科学基金”资助，被聘为“长江学者奖励计划”特聘教授，并被授予“全国中青年医学科技之星”、“军队科技领军人才”和总后勤部“科技银星”称号。2010 年 12 月 21 日，中央军委主席胡锦涛签署通令，为其记一等功。

《人体图谱》译者名单

主译　李云庆
审阅　楚宪襄（郑州大学）　施际武（第四军医大学）

全体翻译人员
（以姓氏笔画为序）

丁文龙　（上海交通大学医学院）
王　军　（中国医科大学）
王小洪　（山东大学医学院）
王文进　（上海交通大学医学院）
王若冰　（第二军医大学）
尹训涛　（山东大学医学院）
左　林　（中国医科大学）
田晓红　（中国医科大学）
冯改丰　（西安交通大学医学院）
吕寒冰　（浙江大学医学院）
朱长庚　（华中科技大学同济医学院）
刘　锦　（郑州大学医学院）
刘树伟　（山东大学医学院）
许家军　（第二军医大学）
孙　博　（山东大学医学院）
李　秀　（复旦大学上海医学院）
李云庆　（第四军医大学）
李军平　（宁夏医科大学）
李金莲　（第四军医大学）
李瑞锡　（复旦大学上海医学院）
杨晓梅　（北京大学医学部）
吴　毅　（第三军医大学）
汪　伟　（第四军医大学）
汪华侨　（中山大学医学院）
张　磊　（中国医科大学）
张肖莎　（第三军医大学）
张明明　（第四军医大学）
张绍祥　（第三军医大学）
张晓明　（浙江大学医学院）
陈　晶　（第四军医大学）
陈明法　（浙江大学医学院）
陈明峰　（上海交通大学医学院）
武胜昔　（第四军医大学）
范　军　（中国医科大学）
周长满　（北京大学医学部）
周志斐　（第四军医大学）
胡海涛　（西安交通大学医学院）
柏树令　（中国医科大学）
贾　谦　（第四军医大学）
徐君海　（山东大学医学院）
高秀来　（首都医科大学）
凌树才　（浙江大学医学院）
黄　静　（第四军医大学）
黄新利　（首都医科大学）
曹　靖　（郑州大学医学院）
葛海涛　（山东大学医学院）
谢佳芯　（第二军医大学）
臧卫东　（郑州大学医学院）
潘　峰　（中国医科大学）

原著序

亲爱的读者：首先感谢您阅读此文。《人体图谱》作为一部工具书，读者们一般都是在需要查询信息时才翻开它，而其序言和前言通常不会受到很多关注。不管怎样，每个作者都希望有人阅读他们所写的文字。

早在1903年，企业家亨利·福特（1863—1947）为新的大规模生产线下线的首部汽车致辞时说道："现在，所有的发明都完成了。"这句话在当时似乎很合乎逻辑，因为此前诞生了一系列的技术和发明成果，包括铁路、石油、内燃机、电报、电话、白炽灯，以及托马斯·爱迪生的其他上百种发明，还有电影、麻醉术等，数不胜数。

在工业革命的高潮时期，这样的欣喜是可以理解的，但是福特的话现在看来似乎没有说中。正如本书主编在序言中所讲，科学总在不断进步，我担心我们对新的发明正在变得越来越麻木。现在，大家似乎都承认，技术进步是每天都在发生的事实，其步伐之快有时可能会令我们担忧，最好的例证就是一代一代计算机飞快地更新换代。因此，跟上时代潮流非常关键，否则就会被淘汰。

医学是研究健康人和病人，研究防病、治病的必要方法以及方法运用的一门科学技术。这门应用科学是与人类相伴而生的。人类自诞生之日起就始终在努力维持或恢复健康的生活，起初完全靠积累的经验，而后通过把经验转化成为一门科学的学科来提出假想，研究现象，并最终形成理论。古代医学知识并不总与今天的医学相抵触，现代医学是史前时代医学的延续，经历了各个时代的继承和发展。

如前所述，医学思想始于人类的出现。在旧石器时代和新石器时代，出现了带有神话色彩的经验主义方法。约在公元前4 000年，在美索不达米亚、埃及、印度、中国等国家出现的不同文明，对医学思想和疾病治疗产生了重大影响。而这一切都被归为神的功业，神父们也到处传播着"疾病乃上帝对人类罪孽之惩罚"的观念。希腊人继承了古埃及人丰富的知识成果，奠定了医学科学方法的基础。最初的科学医学文献是公元前6世纪奥克梅翁·德·克罗托纳所著的《论自然》。《希波克拉底文集》收集了60部创作于公元前5世纪至公元前3世纪之间的作品，医学之父希波克拉底（约前460—前377）的作品也在其中。尽管罗马人当时没有对医学进步做出过巨大贡献，但帕加蒙的伽林（约130—200）在公元180年前后写下第二部百科全书，将希波克拉底的医学思想和亚里士多德的哲学有机地结合起来。伽林的理论盛行于科学萧条的中世纪。直到中世纪晚期才出现了系统研究的曙光。1300年，莱利达大学成为第一个引入医学课程并拟定行医资质的高等学府。

至16世纪末期，人们渴望知识的热情被重新点燃，这种热情更被印刷技术的问世所大力推动。从那时起直到今天，人们获取知识的手段始终以令人眩目的速度增长着，以至于有人认为我们祖先的谬误已全部得到了纠正。但是，认为过去充满了"谬误"的观点是错误的，因为每一代人在运用知识的时候都必须做出适当的判断。当知识被不适当地运用时，错误就会发生。进步本身不存在好和坏，重要的是参与了进步过程的人们的理由和动机，并由此判断最重要的医学概念和道德规范。在1860年，阿尔弗雷德·诺贝尔（1833—1896）发明了炸药。无可否认，它在道路铺设、铁路建设、矿山开采和其他众多行业产生了革命性的作用，但是另一方面，它也为无数次战争中的士兵和无辜者带来了痛苦。为了"赎罪"，他以自己的名字创立了诺贝尔奖。科学和技术的进步，如果不是以谋求人的身心健康为目的的话，它就会被改造成摧毁自然的武器。正是这种认识导致了一场保护生态的运动，谴责人类在全球资本化过程中盲目和不加区别地用所谓"进步"制造人类"自杀"行为和毁灭地球。美国作家艾萨克·阿西莫夫早已指出，科技的进步将使我们得到一位既能传播情感、文化和信息，又完全忠实于我们的驯顺的朋友。它随时随地任由我们支配，我们既可以独自拥有，也可以跟其他人共享，而永远不用担心使用污染性的能源——这个朋友就叫做书籍。今天的现实是，书籍始终是重要的交流工具和知识的宝库。

这部《人体图谱》成功地将解剖知识与简短、精确、清晰、实用的文字阐述结合起来，旨在满足读者的好奇心、求知欲，抑或只是用来解决某个问题。俗话说，穿上袈裟不一定是和尚，仅有知识也未必就能成为医生。但是，此书所提供的知识无疑会让专业人士和非专业人士同样大受裨益。著名医生、人文主义学者约瑟普·德·勒塔门蒂（1828—1897）如此总结疾病治疗的"技术法则"："医学界认可和了解的医生未必通晓医学。"

对我个人来讲，能够参与完成《人体图谱》给我带来了极大的满足。首先，我十分清楚本书的作者、合作者、顾问、校对者和其他参与者所付出的艰苦努力，从而使这本书成为实用、精确而又通俗的信息载体。我还要特别提到本图谱的主编乔迪·维戈，他所给予我们的巨大帮助和无尽的耐心使我和这个团队无论审读书稿，还是修改书稿，自始至终都合作得非常愉快

Jordi Rancaño Ferreiro博士

原著前言

科学技术的日益进步为我们了解人体及其组成提供了越来越精密有效的工具。今天，我们已有越来越完善的研究方法去探索人体、人体各个功能单元以及它们之间的关系，同时又兼顾人体是一个复杂的功能整体。

本图谱在内容编排上使用了一种简单而又现代的方法：首先是人体结构概览，接着是对不同解剖部位（系统）的逻辑性阐述。导言部分（人体概览）从整体上系统地介绍了人体的主要方面，然后从微观到宏观、从细胞学到组织学，全方位地展示了从躯体表面覆盖的皮肤到使躯体得以运动的系统（包括肌肉、骨骼和关节）。此后的章节按照与营养摄取、能量供给、自身防御、生殖、信号传递等功能有关的各个系统进行编排，这些功能都与日常生活密切相关。

本图谱的出版绝非易事，并且从某种程度来说，不啻为一次冒险。但今天看来，不单医生需要准确便捷地获得人体结构方面的信息，教师、学生、药剂师、社区医师、理疗师、保健师、体育教师、营养学家等职业群体以及其他相关的人群，也迫切需要了解人体解剖学、医学和健康的一般知识。本图谱不仅展示了各个系统的基本组织学形态，更有对每个系统主要疾病的病理、症状、诊断和治疗方面的描述和介绍。因此我们相信，这部涵盖广泛、内容丰富、阐释详尽的现代图谱，一定能很好地满足各类读者的需求。

本图谱的编写以实用性为首要宗旨。对于众多卓越的脱胎于古希腊、古罗马艺术传统的人体研究和图解作品，本图谱中亦有所传承和体现。在人体解剖学的科学化进程中，莱昂纳多·达·芬奇（1452年出生于托斯卡纳文奇镇，1519年逝于克劳斯·吕斯城堡）是无可置疑的鼻祖，他的绘画作品直接来源于尸体解剖，成为现代解剖学的起点。继达·芬奇的巨大贡献之后，弗兰敏斯医生安德里亚斯·维扎里（1514年生于比利时布鲁塞尔，1564年逝于桑特岛）的著作《关于人体构造》刷新了前人成果。该书1543年在巴塞尔出版，书中三百余幅雕版印刷图片真实地再现了解剖刀下的人体形象，图片出自提香的弟子之一约翰·斯蒂芬·加尔加之手。维扎里的作品都有严谨的解剖描述，显示出作者长期从事尸体解剖所获得的丰厚知识和经验，并被收入首部解剖科学专著《严格的意义》。这些开创性的工作自问世起便遭到意识形态方面的质疑和宗教方面的反对，但历史的车轮是不会倒转的，达·芬奇和维扎里所引领的方向已牢固地确立了下来，从16世纪中叶到19世纪初，多部精确程度各异的人体解剖学专著相继问世。1858年，由H.V.卡特绘图、亨利·格瑞所著的《格氏解剖学》首版问世，堪称为又一里程碑。时至今日，该著作已经出版了18版，依然是人体研究的一部重要参考书。此后，解剖学领域大量著作纷纷涌现，或是对整个人体的结构进行解说，或是对构成复杂人体的各个系统进行阐释。在此受篇幅所限，诸多前人杰出贡献无法一一尽述，但有些名字仍需特别提及。首先，里昂大学医学教授J.L.泰斯特和A.拉塔杰合著的《论人体解剖学》于1889至1891年间出版并曾多次再版。该书对人体进行了详尽的描述，包括人体的各种解剖成分，以及通过解剖揭示的神经的特定功能和解剖变异。另一部重要著作为解剖学教授、波恩大学解剖学院院长约翰内斯·索博塔所著的《人体图谱》，该书1904年首版，至今依然不断再版，且内容逐步完善。到20世纪80年代，已故学者弗兰克·H. 奈特完成并出版了规模宏大的医学图库，其代表作《人体解剖图谱》瞬时风靡全球，并被全世界的医学生和医生们奉为经典。

上述三部著作均为解剖学领域的上乘经典之作，到如今仍然被众多的职业人士所购买、参考和使用。但是，对真理的追求永无止境。当今世界，各学科领域新的挑战不断涌现，解剖学亦未能免。我们在此方面的追求是清晰度、整体性、通俗性、精确度和相关性。科学不断进步，医学尤其如此。

在此呈现于众的这部《人体图谱》，是经过多位科学家、技师、插图画家和出版工作者通力协作、艰苦努力所结出的丰硕果实。能够加入并带领这个团队共同完成创作、修改、编辑和出版此书的工作，使我备感荣幸。在此过程中，我得到了每位成员的大力支持，他们对工作付出的巨大热情，不但极大地减轻了编写如此大部头作品带给我的压力，更使这本书的价值和质量得到了保证。在此，我谨向所有参与这部图谱绘编工作的全体人员——无论是专业技术人员，还是非专业技术人员——表达我最诚挚的谢意。

长久以来，我一直有这样的梦想：出版一部现代的、百科全书式的人体图谱，用高质量的图片和释文给学生、专业人士以及所有对人体知识感兴趣的人提供一部参考书、一种有效的帮助和一个实用的工具。曾经的梦想，今日成为了现实。无论如何，我真诚地希望此书能够成为所有使用者在探索人体奥秘的旅途中一个须臾不可或缺的伙伴

Jordi Vigué

《人体图谱》中文版序

“人为万物之灵”，人们对奥秘复杂的人体尚未能完全了解，要求我们还要不断学习和提高。人体解剖学是医学生接触到的第一门基础课，不学好人体解剖学，就当不好医生。例如：要为病人开刀做手术，就要像“庖丁解牛”故事中所描述的那样，真正熟悉了牛的解剖学结构，才有可能“目无全牛”、“游刃有余”、“迎刃而解”，才有可能损伤较小，效益较大，刀到病除，治病救人。

“百闻不如一见”，学习人体解剖学时，标本、图谱、模型都非常形象，能克服文字叙述的晦涩、抽象、难记等缺陷，深入浅出地帮助理解和记忆。

“等闲识得东风面，万紫千红总是春”。在人体解剖学图谱这个园地里，已是百花竞放、姹紫嫣红。最近，欣喜地见到李云庆教授等组织一批中青年学者，翻译了由河南科学技术出版社引进、西班牙Ars Medica出版社出版、著名人体解剖学家Jordi Vigué教授主编的《人体图谱》（Atlas of the Human Body）一书。“近水楼台先得月”，我有幸先睹了该书和译文的初稿。“操千曲而后晓声，观千剑而后识器”，让我这个解剖学园地里的老园丁，增广了识别新品种的视野，为园地里多了一株奇葩而欣喜，感触良多，略述管见。

这本图谱给我留下了两点深刻的印象：①宏篇巨幅，系统全面，科学性强。全书共528页，含402幅插图，准确、直观地展现了错综复杂的局部层次及毗邻关系，便于理解，利于学习。②学以致用，兼顾临床，实用性强。按基础服务于临床的宗旨，审慎推敲，在每章的末尾都附有结构异常所致的病例，列举多达994个，能引起学子们求知的兴趣，体现了基础理论在临床实际中的应用价值。

基于上述特点，我相信本图谱的出版，将为学习人体解剖学和相关疾病的诊疗提供便利，成为医学生和相关学科临床医师求知的宝书，也为人体解剖学的发展做出重要贡献。

遵译者雅嘱，用以上感言，代为作序。

钟世镇

2010年5月于羊城

《人体图谱》中文版前言

人体解剖学是最古老的基础医学骨干学科，它的任务就是研究正常人体的形态结构。学好人体解剖学将为医学生们今后的学习和工作奠定坚实的基础。人体解剖学属于形态学科。由于形态学科自身的特点，人体解剖学的许多学习内容不仅依靠文字叙述，更需要通过视（解剖图谱）、触（活体触摸）、做（标本制作）、听（课程讲授）等方式才能熟悉掌握。其中图片（照片、线条图、示意图等）的展示就是十分重要的一条，它常常能克服文字叙述的晦涩、抽象、难记等缺陷，使相关内容更为直观、更易理解、更能记牢。由此可见，图谱在学习解剖知识的过程中发挥着不可或缺的重要作用。在广大人体解剖学工作者的长期努力下，人体解剖学图谱类的专著已经很多了。但当西班牙Ars Medica出版社出版、著名人体解剖学家Jordi Vigué教授主编的《人体图谱》（Atlas of the Human Body）第一版刚刚问世，河南科学技术出版社就敏锐地认识到其与众不同，并积极引进其版权，委托我组织国内15所知名医学院校的49位同行进行翻译。就在我们完成翻译的时候，Ars Medica出版社又推出了该书的第二版。河南科学技术出版社随即购进了第二版的版权，我们又在第一版译稿的基础上，迅速完成了《人体图谱》第二版的翻译任务。尽管经历了一系列的曲折，这本译著在经过严格审校之后终于付梓，并与读者见面了。

《人体图谱》是部工具书。它成功地将解剖图片与简短、精确、清晰、实用的文字阐述结合起来，不仅能供初学者使用，能最大程度地满足读者的好奇心、求知欲，也能用于协助解决某些临床中的实际问题。

通过两次翻译，我们对这本图谱留下了深刻的印象。第一是篇幅宏大：图谱共528页，含402幅精美的绘图，超大版的印刷，图片清晰，便于理解和学习。第二是内容丰富：在系统地介绍了人体的概况、发生发育、基本组织等内容后，从不同侧面精细地介绍了人体各个系统的解剖结构和组织特征。在选图和文字叙述中特别强调内容的科学性和准确性，突出重点，兼顾全面。第三是基础与临床结合：在“人体概览”之后的每章末尾，都附加了与该章内容对应的常见病例，不仅充分体现了基础理论知识在临床实际中的应用价值，而且能增加学生们的学习兴趣。译者深信，《人体图谱》译著的出版，必将为人体解剖学这座花园增添一朵鲜艳夺目的奇葩。

能够组织同仁们按时完成《人体图谱》的中文版翻译是我教师生涯中的一件幸事，对我来说，翻译过程本身就是一个学习、复习、充实的过程。首先，我要感谢参与本图谱翻译的同事们，他们都是本专业的中坚力量，尽管日夜繁忙，但还是高质量地按时完成了各自的翻译任务，自始至终都体现出高度的责任感和合作精神，令人感到非常愉快。其次，我要感谢担任审读任务的两位老师——楚宪襄教授和施际武教授，他们给予我巨大的帮助和耐心的指点，在长达两年的时间里，他们经常是在与病魔抗争的同时对我们的译文反复予以逐字逐句的审查、核对、修改，从而最大程度地保证了图谱译文的科学性和精确性。第三，我要感谢河南科学技术出版社，是他们慧眼识珠，及时引进《人体图谱》的版权，才确保了我们翻译的合法性，为把这本重要图谱引入我国提供了前提。第四，我要感谢中国工程院资深院士、南方医科大学著名临床解剖学家钟世镇教授欣然同意为本图谱作序，为译著增光添彩。最后，我要感谢那些为翻译提出宝贵建议、辅助完成翻译工作、协助收集查证资料的默默无闻的参与者，特别是帮助进行文字处理的李婷婷女士和参与校对的张富兴副教授、李辉副教授、王亚云副教授、史娟副教授等，本图谱的按时出版与他们所付出的艰苦努力是分不开的。本图谱的翻译工作还得到了主译所在教研室全体人员的大力支持，在此一并致谢。

由于我们的知识水平和外语水平有限，在翻译过程中不免存在疏漏和错误之处，恳请各位前辈、同行和读者提出宝贵的意见和建议。

李云庆

2010年5月于西安

目录

人体概览13
人体组成概述 …… 14
人体系统的胚胎学起源 …… 15
体表解剖结构：男性前面观 …… 16
体表解剖结构：男性后面观 …… 17
体表解剖结构：女性前面观 …… 18
头部：女性前面观 …… 19
头部：男性外侧面观 …… 20
人体分区：男性前面观 …… 21
人体分区：女性后面观 …… 22
手的分区 …… 23
足的分区 …… 24
内部体腔和器官：男性前面观 …… 25
内部体腔和器官：女性侧面观 …… 26
内脏体表投影：男性前面观 …… 27
内脏体表投影：后面观 …… 28
内脏体表投影：男性右侧面观 …… 29
内脏体表投影：男性左侧面观 …… 30
人体检查：描述术语 …… 31
人体不同体位：描述术语 …… 32
身体类型 …… 33
人体的生命阶段：儿童 …… 34
人体的生命阶段：男性青春期 …… 35
人体的生命阶段：女性青春期 …… 36
人体的生命阶段：女性绝经期 …… 37
人体的生命阶段：老年男性 …… 38
人体的生命阶段：老年女性 …… 39

人体内部结构40
元素周期表 …… 41
细胞结构 …… 42
细胞膜或胞浆膜 …… 43
内质网 …… 44
高尔基体 …… 45
线粒体——细胞能量的加工厂 …… 46
纤毛或鞭毛 …… 47
细胞运动 …… 48
细胞核.中心粒 …… 49
染色体. DNA …… 50
细胞周期 …… 51
细胞增殖.有丝分裂周期 …… 52
人体的系统 …… 53
细胞类型 …… 55
人体组织 …… 56
腺体 …… 57
常见代谢异常 …… 58
细胞基本病变 …… 59

皮肤61
皮肤的细微结构 …… 62
皮肤附属器.毛囊 …… 63
皮肤附属器.毛发：头皮切面 …… 64
皮肤附属器.指甲：手指切面 …… 65
皮肤附属器.汗腺 …… 66
手.掌纹和指纹 …… 67
皮褶：前面整体观 …… 68
皮褶：后面整体观 …… 69
常见皮肤病 …… 70
体表烧伤面积的计算 …… 77

肌肉系统78
肌肉系统：整体浅层前面观 …… 79
肌肉系统：整体浅层后面观 …… 80
横纹肌：外部及内部结构 …… 81
平滑肌：外部及内部结构 …… 82
运动终板 …… 83
肌肉收缩 …… 84
头面部：浅层前面观 …… 85
头面部：浅层侧面观 …… 86
面肌和咀嚼肌群：浅层外侧面观 …… 87
咀嚼肌群：深层外侧面观 …… 88
舌与口底部：冠状面观 …… 89
舌与口底部：外侧面观 …… 90
颈部：前面观 …… 91
颈部：椎前位观 …… 92
项部：浅层和中间层观 …… 93
项部：深层观 …… 94
咽及软腭：后面观 …… 95
咽：侧面观 …… 96
喉 …… 97
颈部：筋膜层次.第7颈椎横断面 …… 98
背部：浅层观 …… 99
背部：中层观 …… 100
背部. 棘肌群 …… 101
背部：深层观 …… 102
胸部：前面浅层观 …… 103
胸部：前面深层观 …… 104
胸部：外侧面观 …… 105
胸壁：前面内侧观 …… 106
膈：上面观 …… 107
膈：下面观 …… 108
腹部：男性前面浅层观 …… 109
腹前壁：男性深层观 …… 110
腹部：后面观 …… 111
腹部：后壁肌群 …… 112
胸部肌束：第6胸椎横断面 …… 113
腹部肌束：第2腰椎横断面 …… 114
男性腹股沟区：浅层观 …… 115
男性腹股沟区：深层观 …… 116
男性骨盆底 …… 117
女性骨盆底 …… 118
男性会阴 …… 119
女性会阴 …… 120
肩和上臂：前面浅层观 …… 121
肩和上臂：后面浅层观 …… 122
肩部：前面深层观 …… 123
肩部：后面深层观 …… 124
臂：前面深层观 …… 125
肩和臂部：后面深层观 …… 126
前臂：前面浅层观 …… 127

前臂：前面中层观 128
前臂：前面深层观 129
前臂：前臂附着肌.前面观 130
前臂：后面浅层观 131
前臂：后面深层观 132
手：掌面浅层观 133
手：背面浅层观 134
手 135
上臂.肌腔隙：横断面.上面观 136
前臂. 肌腔隙：横断面.上面观 137
手. 肌腔隙：腕部横断面.上面观 138
盆部.臀部：侧面浅层观 139
盆部.臀部：侧面深层观 140
股部：前面浅层观 141
股部：前面深层观 142
股部：侧面浅层观 143
股部：后面深层观 144
小腿：前面浅层观 145
小腿：前面深层观 146
小腿：后面浅层观 147
小腿：后面深层观 148
小腿：外侧浅层观 149
小腿：内侧浅层观 150
足：足底浅层观 151
足：足底中层观 152
足：足底深层观 153
足：足背浅层观 154
足：足背深层观 155
足：骨间肌 156
股部.肌肉层：横断面.上面观 157
小腿.肌肉层：横断面.下面观 158
踝.滑液鞘：外侧面观 159
踝.滑液鞘：内侧面观 160
踝：肌腔隙.横断面.上面观 161
足：筋膜间隔 162
常见肌肉病变 163

骨骼系统166

骨骼系统：整体前面观 167
骨骼系统：整体后面观 168
骨的分类及软骨 169
长骨的构造 170
颅骨 171
躯干骨及四肢骨 172
颅骨：前面观 173
颅骨：侧面观 174
额骨 175
顶骨 176
颞骨：外面观 177
颞骨：内面观 178
枕骨 179
筛骨 180
蝶骨 181
蝶骨：上面观 182
上颌骨 183
颧骨 184
腭骨 185
犁骨、泪骨及鼻骨 186
下颌骨 187
颅顶 188
颅底：外面观 189
颅底：内面观 190
颅底孔裂 191
脊柱 192
寰椎 193
枢椎 194
颈椎 195
胸椎 196
腰椎 197
骶骨及尾骨 198
胸骨 199
锁骨及肋骨 200
胸廓：前面观 201
胸廓：后面观 202
胸廓：外侧面观 203
胸廓弓 204
肩胛骨 205
肱骨 206
桡骨 207
尺骨 208
手：掌面观 209
腕骨和掌骨 210
骨盆：前面观 211
骨盆：后面观 212
髋骨：外侧面观 213
髋骨：内侧面观 214
股骨 215
胫骨 216
腓骨、髌骨 217
跗骨及跖骨 218
足 219
足 220
常见骨骼疾病 221

关节227

关节类型 228
颞下颌关节 229
颈项部 230
胸廓：前面观 231
脊柱 232
骶髂关节区 233
肩关节 234
肩关节 235
肘关节 236
肘关节 237
手 238
手 239
髋关节 240
髋关节：关节面 241
膝关节 242
膝关节：关节面 243
足 244
常见关节疾病 245

心血管系统249

动脉系统：整体前面观 250
静脉系统：整体前面观 251
淋巴系统：整体前面观 252
动脉和静脉.内部结构 253
心脏：前面浅层观 254
心脏：后面浅层观 255
心脏.右心房：内面观 256
心脏.左心房：内面观 257

心脏.右心室：内面观 258
心脏.左心室：内面观 259
心壁的结构 260
心脏瓣膜：侧面观（打开心房和心室） 261
心脏瓣膜.收缩期：移除心房后上面观 262
心脏瓣膜.舒张期：移除心房后上面观 263
心脏传导系统 264
纵隔的血管：移除心脏后前面观 265
心区：第7胸椎横断面 266
心区：冠状面观 267
收缩期和舒张期 268
体循环和肺循环 269
动脉系统.主动脉弓 270
动脉系统.头和颈：侧面观 271
动脉系统.颊咽区：浅动脉 272
动脉系统.头面部：浅动脉 273
动脉系统.颅底部 274
动脉系统.胸主动脉 275
动脉系统.胃：前面观 276
动脉系统.胰腺：前面观 277
动脉系统.小肠：前面观 278
动脉系统.大肠：前面观 279
动脉系统.肾区：前面观 280
动脉系统.直肠及肛门区：后面观 281
动脉系统.男性盆部：侧面观 282
动脉系统.女性盆部：侧面观 283
动脉系统.男性盆部：前面观 284
动脉系统.女性盆部：前面观 285
动脉系统.肱动脉：前面观 286
动脉系统.尺动脉：前面观 287
动脉系统.桡动脉：前面观 288
动脉系统.手：掌面观 289
动脉系统.手：掌面浅层观 290
动脉系统.手：背面观 291
动脉系统.股动脉：前面观 292
动脉系统.胫前动脉：前面观 293
动脉系统.胫腓干：后面观 294
动脉系统.足：足底浅层观 295
动脉系统.足：足背浅层观 296
动脉系统.足：足背深层观 297
静脉系统.颅静脉窦 298
静脉系统.头颈部：右侧浅层观 299
静脉系统.头面部：左侧浅层观 300
静脉系统.颊咽区：左侧深层观 301
静脉系统.手：后面浅层观 302
静脉系统.前臂：前面浅层观 303
静脉系统.前臂：后面浅层观 304
静脉系统.上臂：浅层观 305
静脉系统.下肢：前面浅层观 306
静脉系统.下肢：后面浅层观 307
静脉系统.男性盆部：前面观 308
静脉系统.女性盆部：前面观 309
静脉系统.直肠及肛门区：后面观 310
静脉系统.小肠：前面观 311
静脉系统.肾区：前面观 312
静脉系统.胰腺：前面观 313
静脉系统.胃：前面观 314
静脉系统.腹部：前面观 315
静脉系统.胸部：前面观 316
常见心血管疾病 317

消化系统324
消化系统：整体观 325
消化过程各阶段 326
口腔：前面观 327
口腔：侧面观 328
唾液腺 329
出牙 330
牙.切牙的结构 331
牙.磨牙的结构 332
食管 333
食管.食管壁各层的微细结构 334
胃 335
胃.胃壁各层的微细结构 336
十二指肠 337
小肠和大肠 338
小肠. 小肠壁各层的微细结构 339
大肠. 大肠壁各层的微细结构 340
盲肠和肛门区 341
消化道：内镜观 342
腹膜：前面观 343
腹腔：男性矢状面右侧观 344
肝脏 345
肝脏 346
胆管 347
胆囊：与消化系统其他器官的关系 348
肝脏结构 349
胰腺 350
常见消化系统疾病 351

呼吸系统358
呼吸系统：整体观 359
呼吸肌 360
上呼吸道：冠状面观 361
上呼吸道：侧面观 362
喉和气管：前面观 363
喉和气管：内部后面观 364
喉和气管：内镜观 365
肺 366
肺叶及肺段 367
支气管树的分支 368
肺泡的构造 369
纵隔：前面观 370
纵隔：第5胸椎横断面 371
常见呼吸系统疾病 372

泌尿系统378
男性泌尿系统：整体前面观 379
女性泌尿系统：整体前面观 380
肾脏 381
肾脏：微观结构 382
男性输尿管、膀胱及尿道 383
女性输尿管、膀胱及尿道 384
男性盆腔横断面：第3腰椎横断面 385
女性盆腔横断面：第3腰椎横断面 386
常见泌尿系统疾病 387

生殖系统391
男性生殖系统：前面观 392
女性生殖系统：前面观 393

男性生殖系统：侧面整体观 394
女性生殖系统：侧面整体观 395
男性盆腔：侧面观 396
女性盆腔：侧面观 397
男性外生殖器.阴茎 398
女性外生殖器.外阴：前面观 399
睾丸 400
卵巢.排卵周期 401
阴茎和前列腺：内面观 402
输精管：后面观 403
卵巢、输卵管及子宫：冠状面观 404
子宫.附件：冠状面观 405
乳房 406
妊娠女性腹部：矢状面观 407
新生儿 408
常见生殖系统疾病 409

血液系统414
血液成分 415
血细胞生成 416
红细胞生成和血小板生成 417
白细胞生成 418
脾 419
常见血液系统疾病 420

免疫系统425
免疫器官 426
免疫系统的细胞 427
抗体作用机制 428
淋巴结的结构 429
腋窝及乳腺区淋巴结 430
腹股沟区淋巴结 431
胸腺 432
常见免疫系统疾病 433

内分泌系统436
内分泌腺：整体观 437
垂体的调控 438
甲状腺、甲状旁腺及肾上腺 439
常见内分泌系统疾病 440

神经系统445
神经系统：背面整体观 446
自主神经系统 447
神经元 448
神经的构造.突触 449
大脑：上面观 450
大脑：下面观 451
大脑：外侧面观 452
大脑：内侧面观 453
大脑：冠状切面后面观 454
大脑：水平切面观 455
脑干内的脑神经核：模式图 456
脑神经起始部：下面观 457
脑神经的分布 458
第Ⅰ对脑神经.嗅神经：模式图 459
第Ⅱ对脑神经.视神经：模式图 460
第Ⅲ、Ⅳ、Ⅵ对脑神经.动眼神经、滑车神经和外展神经 461
第Ⅴ对脑神经.三叉神经 462
第Ⅶ对脑神经.面神经 463
第Ⅷ对脑神经.前庭蜗神经 464
第Ⅸ对脑神经.舌咽神经 465
第Ⅹ对脑神经.迷走神经 466
第Ⅺ对脑神经.副神经 467
第Ⅻ对脑神经.舌下神经 468
小脑 469
延髓、脑桥及中脑：前面观 470
延髓、脑桥及中脑：正中矢状面观 471
脊髓 472
脊髓.内部结构 473
脑膜 474
脊神经的起源.胸神经 475
眼部 476
面部和咽部：外侧面观 477
胸部.膈神经：前面观 478
胸部.心脏：前面观 479
胸部.食管：前面观 480
胃和十二指肠 481
小肠：前面观 482
大肠：前面观 483
腹部：后面观 484
肾脏和输尿管：后面观 485
男性盆腔：前面观 486
女性盆腔：外侧面观 487
臂丛 488
上肢：前面观 489
肌皮神经：前面观 490
正中神经：前面观 491
尺神经.前臂段：前面观 492
桡神经：后面观 493
腰骶丛：前面观 494
下肢：前面观 495
右下肢.股神经和闭孔神经：前面观 496
右下肢.坐骨神经：后面观 497
右下肢.胫神经：后面观 498
右下肢.腓总神经：前面观 499
左下肢.足：背面观 500
左下肢.足：底面观 501
常见神经系统疾病 502

感觉器508
视器.眼 509
视器.眼肌 510
视器.眼球 511
视器.视网膜 512
前庭蜗器：整体观 513
前庭蜗器.外耳和鼓膜 514
前庭蜗器.中耳 515
前庭蜗器.听小骨 516
前庭蜗器.内耳 517
前庭蜗器.耳蜗和螺旋器 518
味器.舌 519
味器.舌乳头：舌后部黏膜横断面放大图 520
嗅器 521
触器.触觉小体 522
皮区 523
常见感觉器疾病 524

人体概览 an overview of the human body

人体现在的模样是经历数万年的长时程种系进化的结果。在这个进程中，人体经历了复杂的进化过程，才发育成为能够直立行走的复杂的智能动物：人类。

理解人体的复杂机制需要一套系统的方法：从最小的结构因子开始，到器官的组成，再到身体各系统的组成进行研究。

在这个系统的研究方法之中，最佳的切入点是人体的外貌，因为外貌是我们从他人获得的最初感受，通常也是最为重要的印象。

尽管人们在体质方面存在很大的差异，但我们的身体组成方式相同，并且组成要素相同，只是存在性别差异。

将人体外表各部分进行定位、分区并命名是理解人体解剖知识最为基础的第一步。在这里我们首先要根据体轴介绍一下描绘人体各部分位置的解剖术语，如前、后、近、远等。当我们观察人体内部结构时，先确定“面”很必要。例如，心脏的内部可以通过水平面、矢状面或冠状面来观察。人体还可以被分为不同的内部体腔。掌握在这些体腔内器官的定位及其外部保护的基本知识，是学习后面细节内容的必要准备。对于人体外表的概述，有利于我们更加细致地学习这个复杂的生物体，包括他的功能、系统和微观结构。

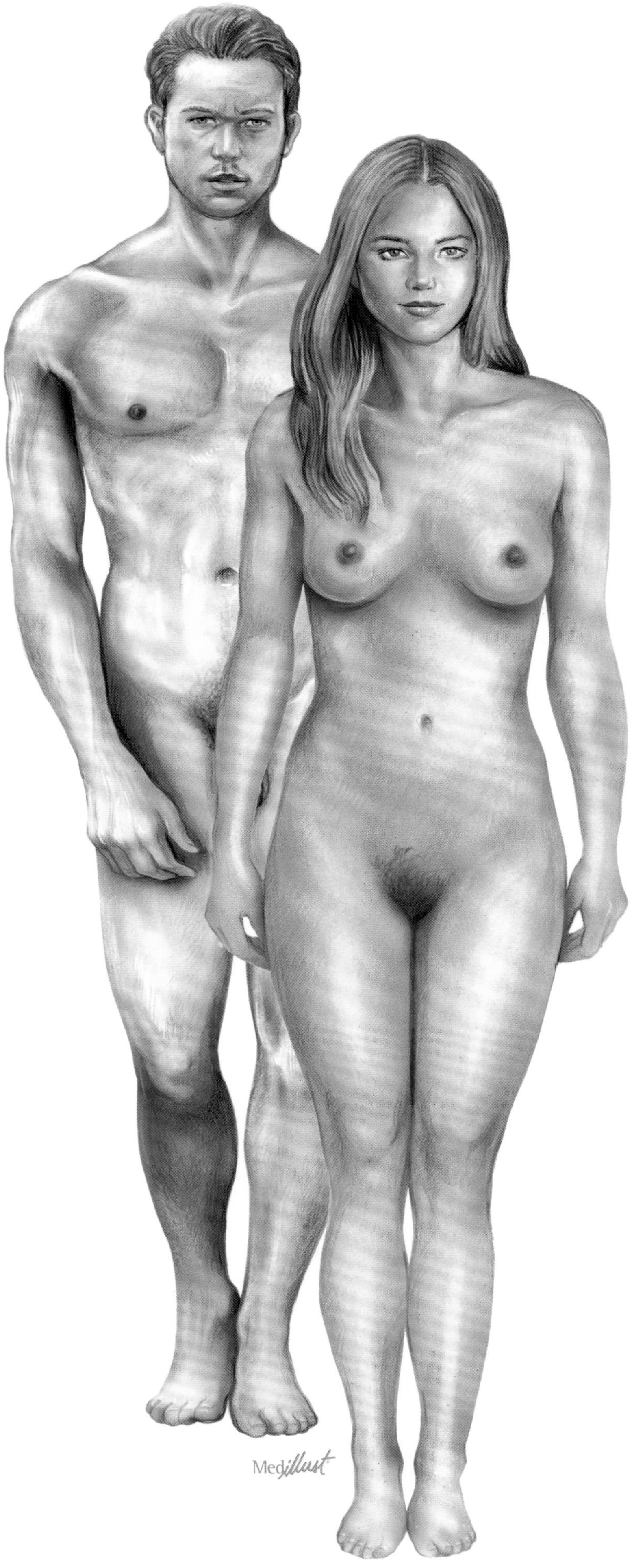

人体组成概述 the structure of the human body

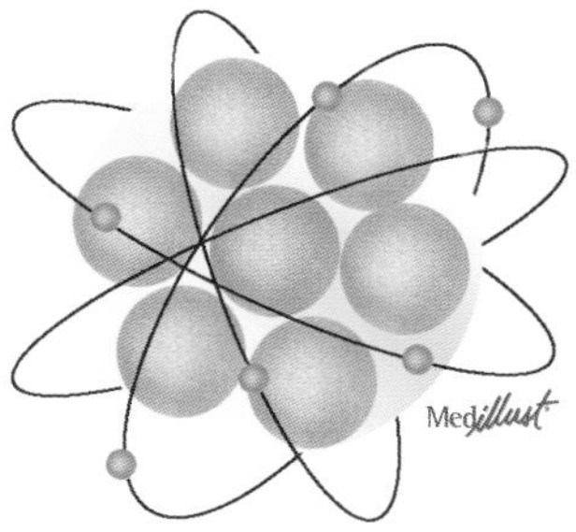

原子 atoms

原子是一定数目元素粒子（质子、中子和电子）的聚集。原子尽管是电中性，但仍具有化学元素的本质特性。原子是能够影响化学结合的最小化学单位。无论物质以什么形式存在——固体、液体或气体——它总是由原子组成。原子的中心或核心是有质量的原子核，其轨道含有环绕的电子——一种无质量但具有负电荷的粒子。原子核含有至少两种粒子：中子，没有电荷；质子，带正电荷。系统的电荷通过质子的正电荷和电子的负电荷抵消来达到平衡

氮原子 nitrogen(N)

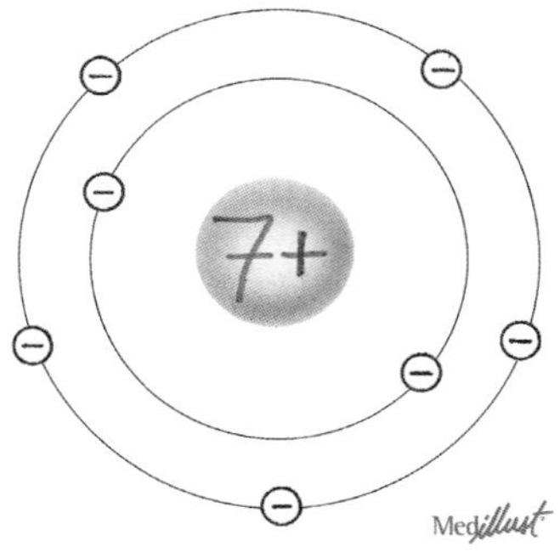

7+

碳原子 carbon(C)

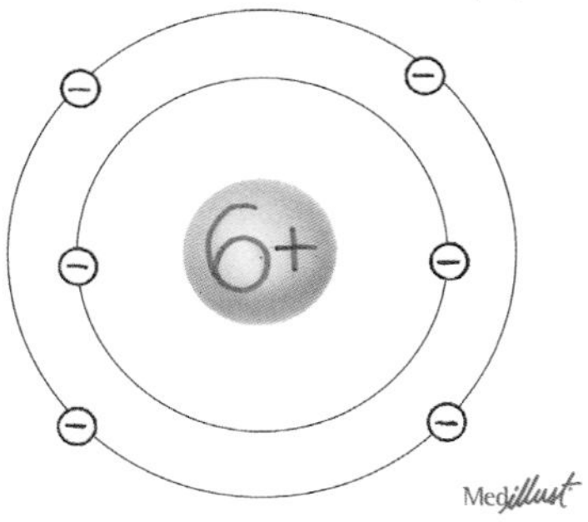

6+

氢原子 hydrogen(H)

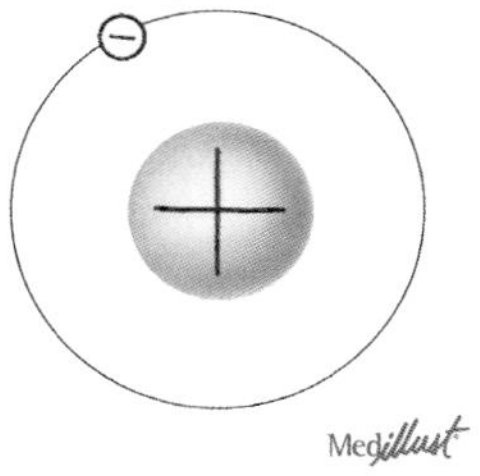

+

氧原子 oxygen(O)

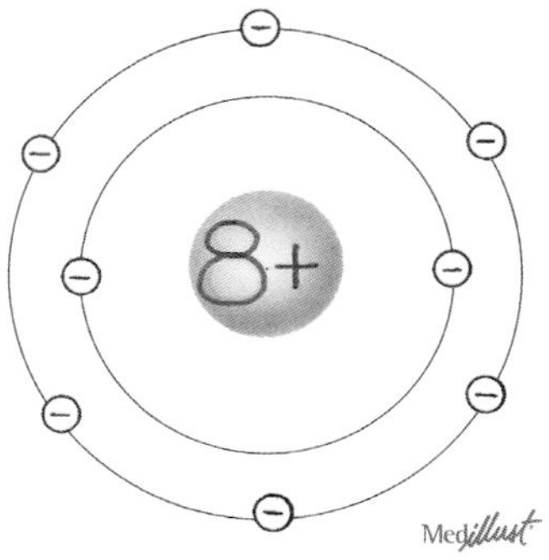

8+

化学元素 chemical elements

化学元素是一种不能通过化学反应再细分的物质。所有的天然物质都是由以不同比例结合的元素组成的。同一类型的原子聚合在一起就会形成元素，这是构成物质的第一步。有4种基本元素构成了生命体——碳、氮、氢和氧。目前，已经鉴定出103种不同的元素

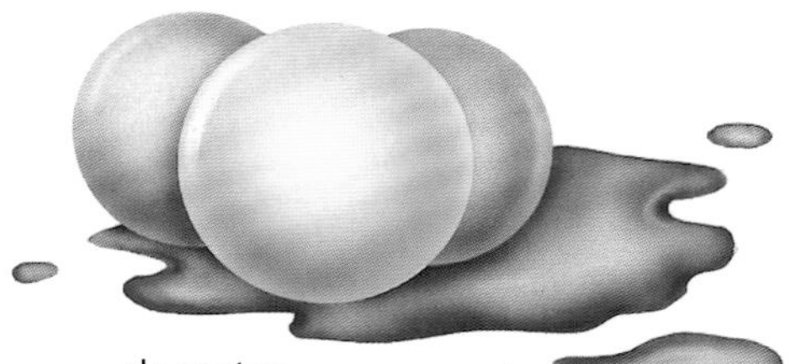

水 water

化合物 chemical compounds

不同元素的结合形成化合物，它的最小表达式就是分子，也就是通过电中性结合在一起的原子的聚合物。例如：水分子由两个氢原子和一个氧原子组成。形成生命体的化合物既有有机的，也有无机的，主要取决于它们是否含有碳原子。最基本的有机化合物有水、蛋白质、碳水化合物和脂肪。此外，还有核酸和类固醇等

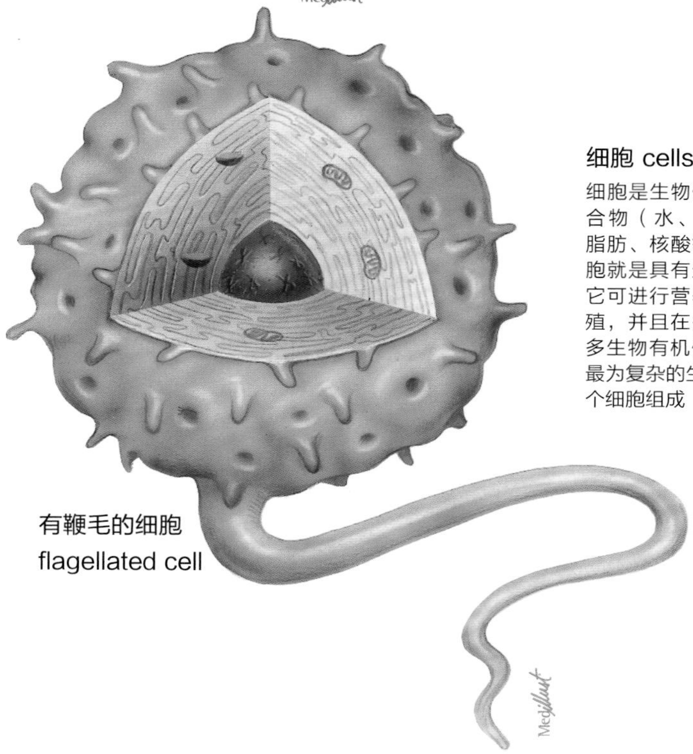

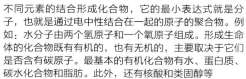

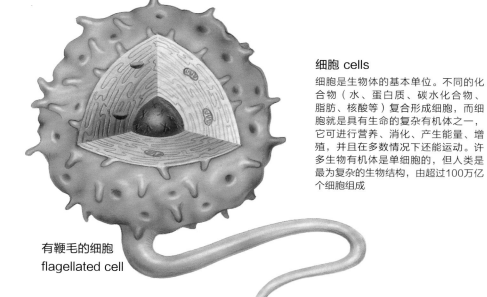

有鞭毛的细胞
flagellated cell

细胞 cells

细胞是生物体的基本单位。不同的化合物（水、蛋白质、碳水化合物、脂肪、核酸等）复合形成细胞，而细胞就是具有生命的复杂有机体之一，它可进行营养、消化、产生能量、增殖，并且在多数情况下还能运动。许多生物有机体是单细胞的，但人类是最为复杂的生物结构，由超过100万亿个细胞组成

人体 human body

不同系统之间的联合和协调组成了人体的复杂结构，并进行生命循环——出生、生长发育和繁殖

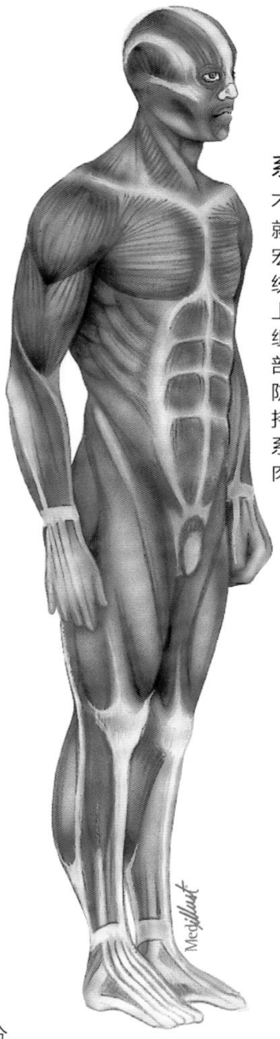

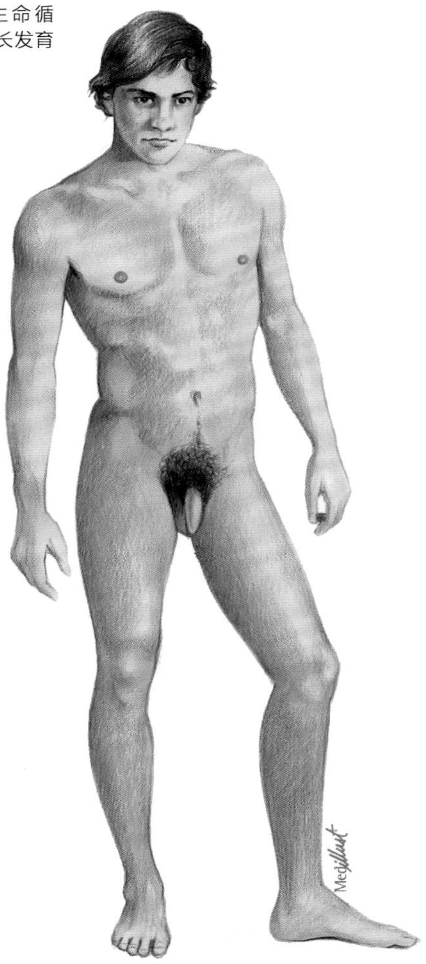

系统 systems

不同器官的复合也就形成了组建人体宏观结构的不同系统。一种系统基本上是由一种类型的组织构成并具有全部的功能：营养、防御、增殖、支持、调节等。这些系统包括骨骼、肌肉、神经、血管等

器官 organs

不同的组织结合在一起形成器官，这些器官在人体拥有特殊的功能和作用

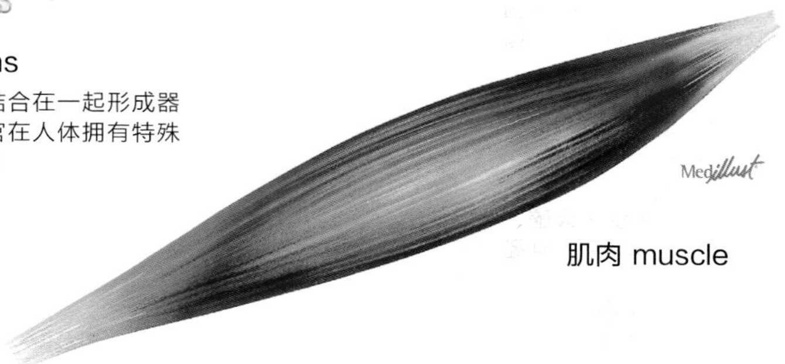

肌肉 muscle

组织 tissues

组织是具有相同功能和相同分化类型的细胞的集合体。人类的细胞可组合成复杂的解剖结构。主要的人体组织有鳞状或扁平上皮组织（皮肤和黏膜）、分泌上皮组织（外分泌腺和内分泌腺）、结缔组织（骨、软骨、脂肪等）、肌组织、血组织（血液）、淋巴组织（淋巴结、骨髓等）、神经组织

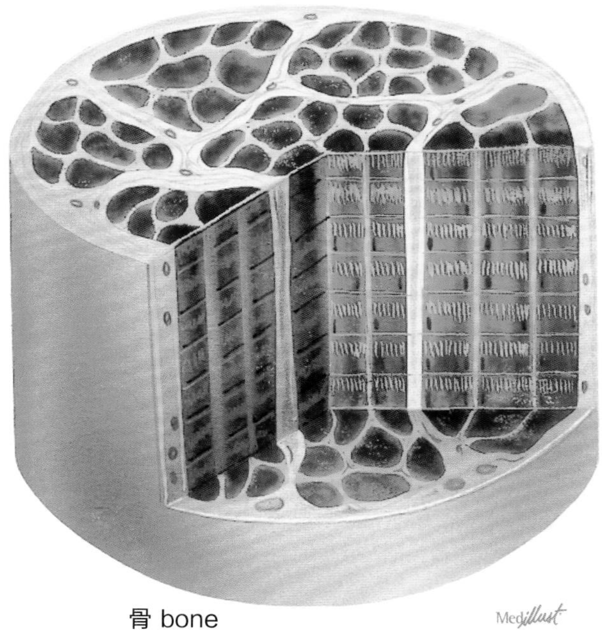

骨 bone

人体系统的胚胎学起源 embryologic origin of the body's systems

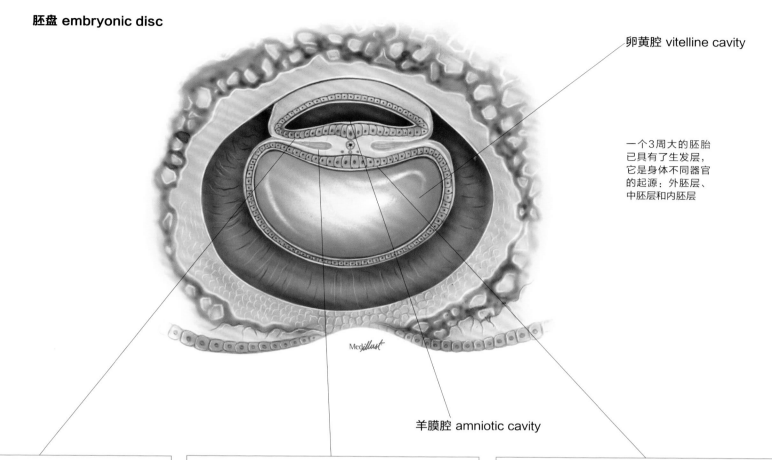

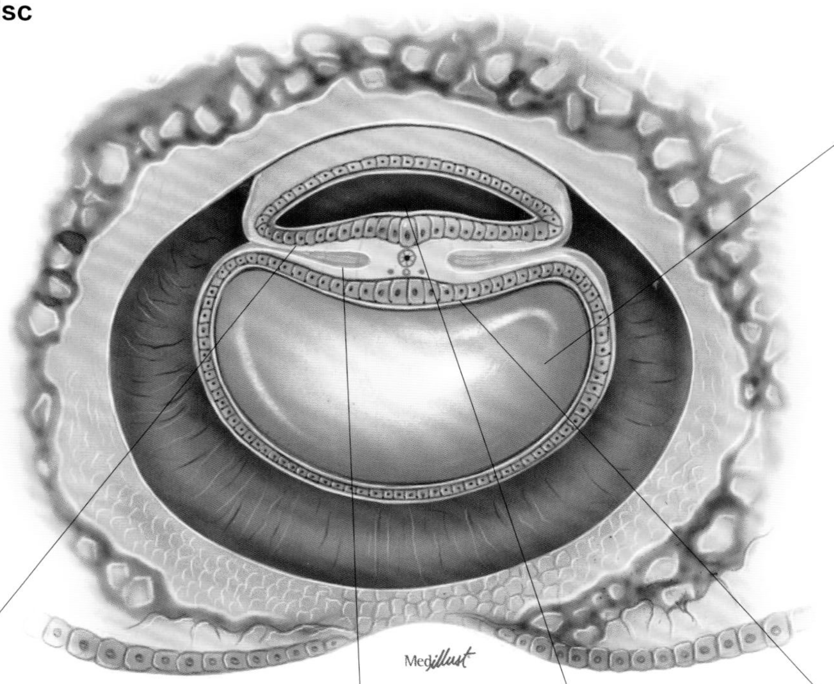
胚盘 embryonic disc
卵黄腔 vitelline cavity
羊膜腔 amniotic cavity
Medillust

一个3周大的胚胎已具有了生发层，它是身体不同器官的起源：外胚层、中胚层和内胚层

外胚层 ectoderm

外部的生发层。下列结构起源于外胚层：

- 皮肤（表皮层）及其附属器（毛发、汗腺、指甲等）。
- 口腔及其内容物（唾液腺、牙齿等）。
- 感觉器官的感觉上皮（鼻黏膜、内耳、眼等）。
- 脑垂体。
- 神经系统（大脑、小脑、脊髓、神经等）。
- 肾上腺髓质。
- 交感神经节。
- 乳房

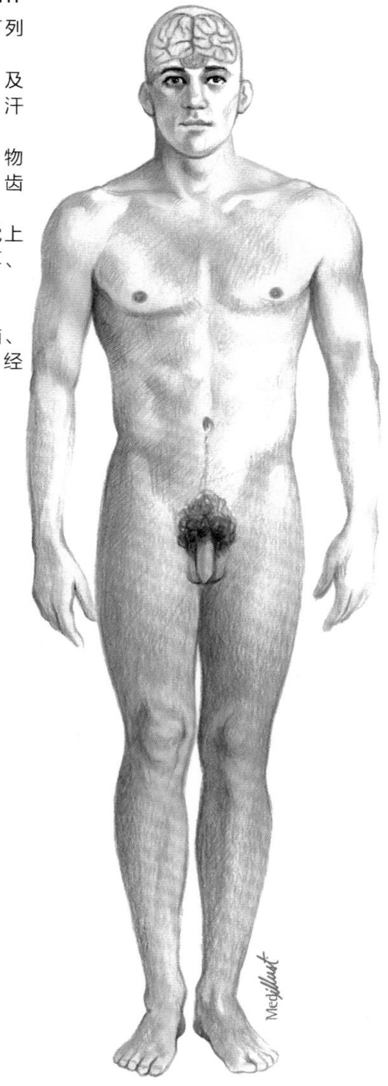
Medillust

中胚层 mesoderm

3个原始生发层的中间层，发育为以下器官和系统：

- 心脏。
- 循环系统（淋巴、动脉、静脉）。
- 肌肉系统。
- 骨骼系统（骨、软骨、关节等）。
- 血液。
- 脾。
- 泌尿系统（肾、输尿管、膀胱等）。
- 生殖系统（睾丸、卵巢等）。
- 肠系膜。
- 肾上腺皮质。
- 皮肤深层（真皮和皮下组织）。
- 胸膜、腹膜等

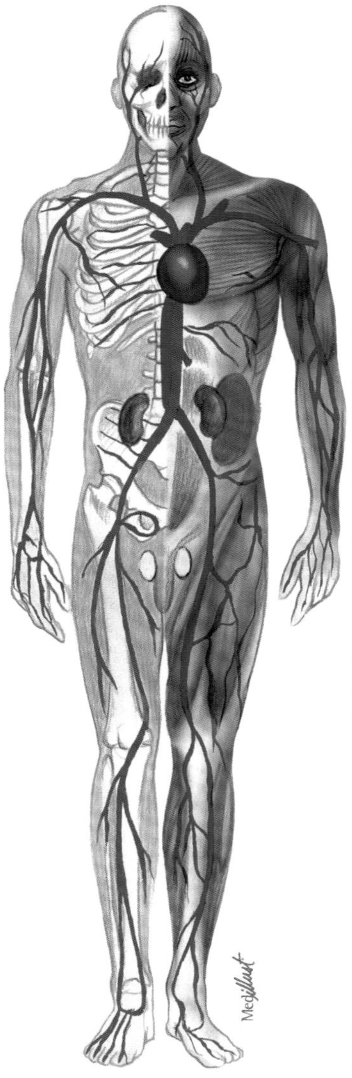
Medillust

内胚层 endoderm

内部的生发层，可以分化成以下器官：

- 呼吸系统（肺、支气管、气管及喉等）。
- 消化系统（咽、食管、胃、肠、肝、胰等）。
- 甲状腺。
- 甲状旁腺。
- 胸腺。
- 膀胱

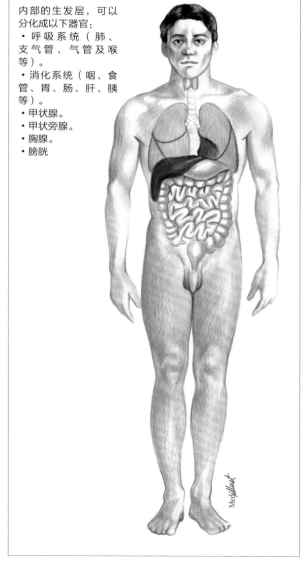

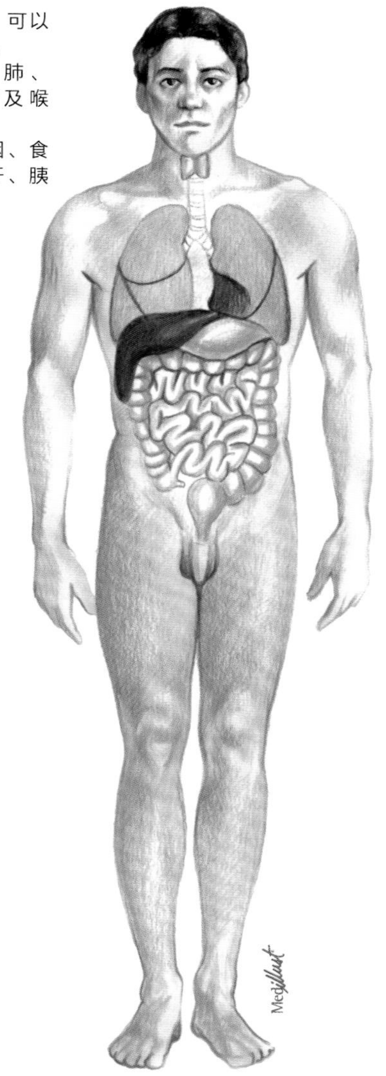
Medillust

体表解剖结构 external anatomical elements

男性前面观 male anterior view

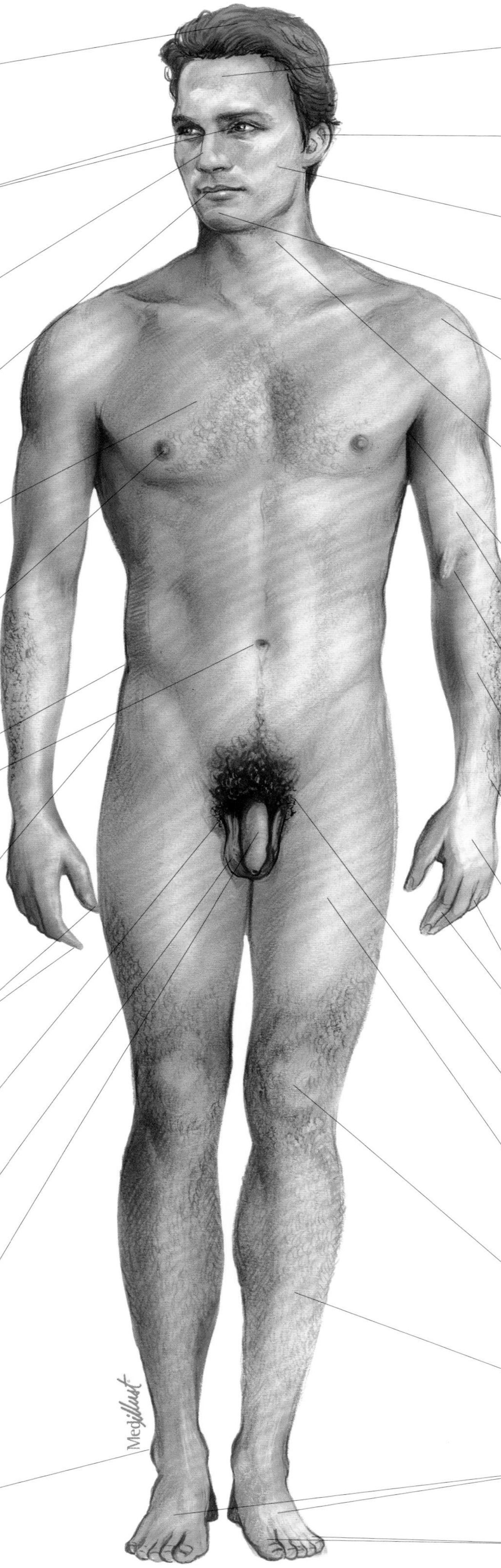

头皮 scalp

覆盖在头部（颅骨）上面、侧面和后面的皮肤。它被毛发所覆盖，向前延伸至额头，两侧延伸至耳周，向后延伸至项部

眼球 eyeballs

视觉的外部器官，位于眶内，部分被眼睑所覆盖

鼻 nose

位于面部中心的外鼻，使呼吸系统与外界相交通，并含嗅觉系统的主要部分

口 mouth

面部的一个开口，为消化系统的入口，并容纳味觉感受器

胸 chest

胸部的前面，从颈部到腰部。在成年男性通常覆有毛发

乳头 nipple

位于乳晕中心的隆突或乳头状突起，在女性更为显著，女性的乳头有乳腺泌乳管道的开口

腰部 waist

将肋部和髋部分开的褶或缩窄部

脐 navel

胚胎脐带闭锁后的残留瘢痕

髋部 hip

一个突起的缘，位于腰下部的腹部两侧，由髂骨的突起所形成

指甲 fingernails

皮肤的附属器，由坚硬、高密度的角质化细胞构成，覆盖在手指远端的背侧

耻骨区 pubis

位于腹下面的三角区域，紧邻生殖器上部，在成年人被毛发所覆盖

阴囊 scrotum

位于大腿之间、阴茎之后的囊状结构，容纳睾丸

阴茎 penis

男性的外生殖器，有泌尿（排尿）和生殖（性行为中射精）两种功能

踝关节 ankle

连接小腿和足部的骨连结。侧面各有一隆突称为踝，由胫骨和腓骨的远端构成

前额 forehead

位于面上部，起自眶上缘，止于头皮前边缘的起始部

耳廓 pinna or auricle

耳外部的可见部分，围绕在外耳道周围并且传递声音进入内耳。它主要由4块软骨构成，分别称为耳轮、对耳轮、耳屏和对耳屏

面部 face

头部前面的部分，有呼吸和消化系统的开口及一些感觉器官（视、味、嗅、触）

颏 chin

位于面部下端中心的突起，在口的下面，对应着下颌骨的骨性隆起

肩 shoulder

上肢连接胸廓的区域，由于有强壮的肌肉，使它拥有圆润的外形

颈部 neck

身体中呈管状的部分，连接头部和胸部。多个器官（食管、气管、脊柱、血管等）穿过颈部并与机体不同的系统相联系（消化、呼吸、心血管和神经系统）

腋窝 armpit

一个凹面向下的区域，位于上肢与胸部结合处的下角。在成人，腋窝一般长有毛发

臂 arm

上肢的第一部分，从肩部和腋窝到肘部

肘的屈面 flexure of the elbow

肘关节的前面或弯屈面，连接臂和前臂

前臂 forearm

上肢的下部，从肘关节至腕关节

腕部 wrist

前臂和手骨连结形成关节的部位

手 hand

前臂的远端，因为有了手指，人类可以进行更加灵活的活动，在这一点上与其他动物相比，人类具有明显的优越性

手指 fingers

每只手的5个末端，有更大范围的活动并且可有独立动作

腹股沟 groin

从生殖器区斜向上的侧面皱褶，是下肢与腹部的连接区

大腿 thigh

下肢的上部，从腹股沟到膝

膝部 knee

下肢中间的部分，是大腿和小腿骨连结形成关节的部分

小腿 leg

下肢在膝部和踝部之间的部分

足部 feet

下肢的远端，对于行走、维持姿势及站立是必需的

足趾 toes

位于每只脚前端的5个趾

体表解剖结构 external anatomical elements

男性后面观 male posterior view

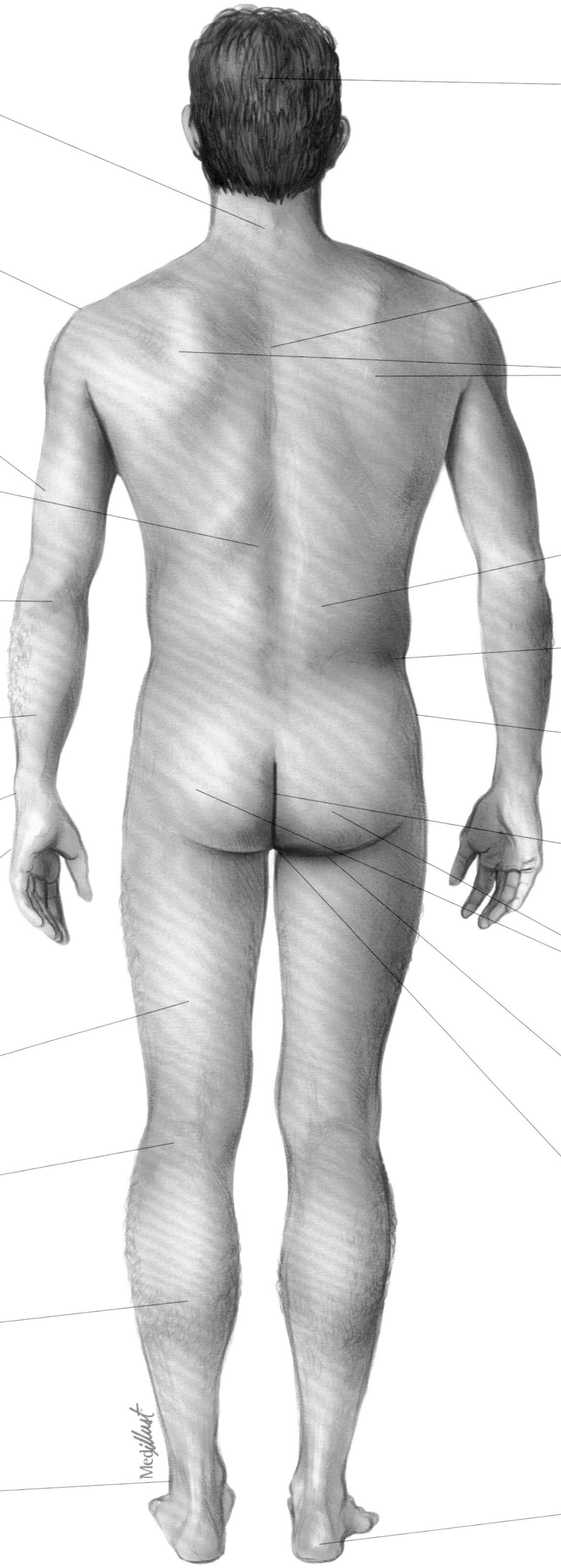

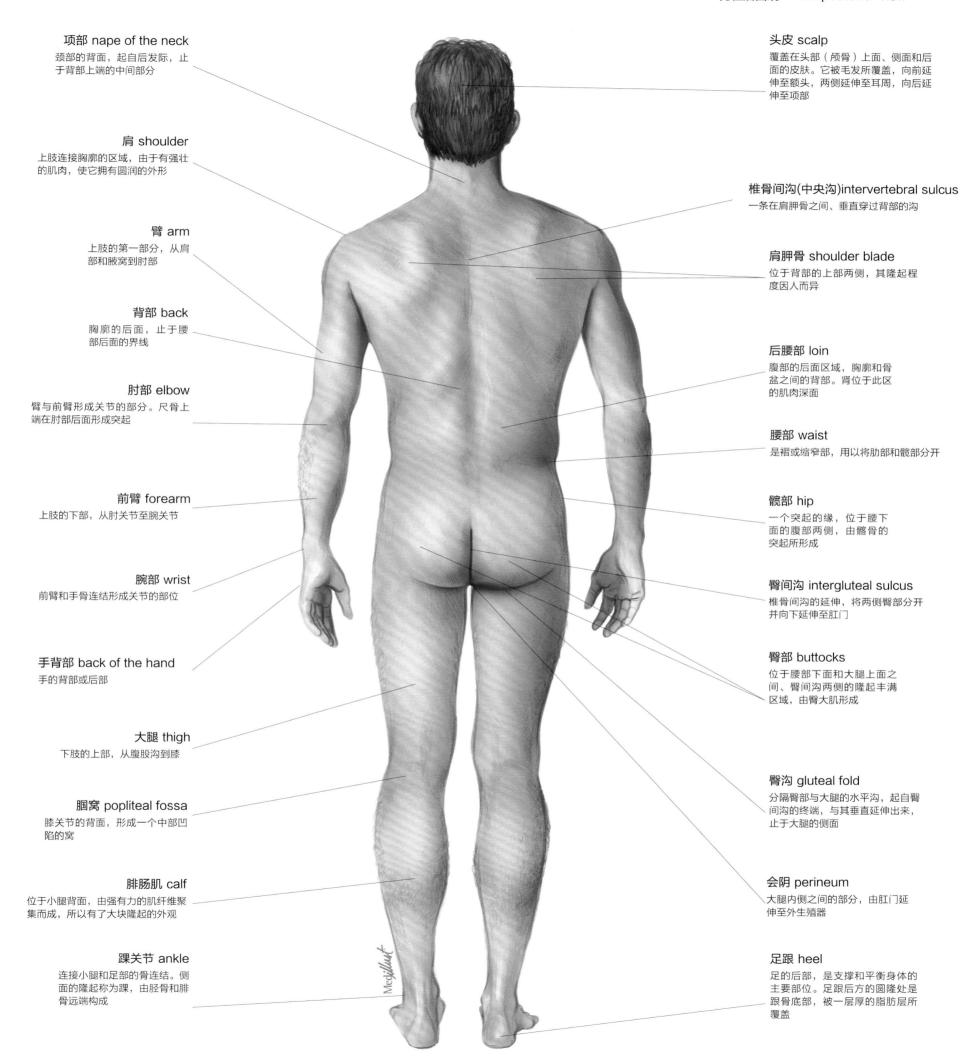

项部 nape of the neck
颈部的背面，起自后发际，止于背部上端的中间部分
肩 shoulder
上肢连接胸廓的区域，由于有强壮的肌肉，使它拥有圆润的外形
臂 arm
上肢的第一部分，从肩部和腋窝到肘部
背部 back
胸廓的后面，止于腰部后面的界线
肘部 elbow
臂与前臂形成关节的部分。尺骨上端在肘部后面形成突起
前臂 forearm
上肢的下部，从肘关节至腕关节
腕部 wrist
前臂和手骨连结形成关节的部位
手背部 back of the hand
手的背部或后部
大腿 thigh
下肢的上部，从腹股沟到膝
腘窝 popliteal fossa
膝关节的背面，形成一个中部凹陷的窝
腓肠肌 calf
位于小腿背面，由强有力的肌纤维聚集而成，所以有了大块隆起的外观
踝关节 ankle
连接小腿和足部的骨连结。侧面的隆起称为踝，由胫骨和腓骨远端构成
头皮 scalp
覆盖在头部（颅骨）上面、侧面和后面的皮肤。它被毛发所覆盖，向前延伸至额头，两侧延伸至耳周，向后延伸至项部
椎骨间沟(中央沟)intervertebral sulcus
一条在肩胛骨之间、垂直穿过背部的沟
肩胛骨 shoulder blade
位于背部的上部两侧，其隆起程度因人而异
后腰部 loin
腹部的后面区域，胸廓和骨盆之间的背部。肾位于此区的肌肉深面
腰部 waist
是褶或缩窄部，用以将肋部和髋部分开
髋部 hip
一个突起的缘，位于腰下面的腹部两侧，由髂骨的突起所形成
臀间沟 intergluteal sulcus
椎骨间沟的延伸，将两侧臀部分开并向下延伸至肛门
臀部 buttocks
位于腰部下面和大腿上面之间、臀间沟两侧的隆起丰满区域，由臀大肌形成
臀沟 gluteal fold
分隔臀部与大腿的水平沟，起自臀间沟的终端，与其垂直延伸出来，止于大腿的侧面
会阴 perineum
大腿内侧之间的部分，由肛门延伸至外生殖器
足跟 heel
足的后部，是支撑和平衡身体的主要部位。足跟后方的圆隆处是跟骨底部，被一层厚的脂肪层所覆盖

体表解剖结构 external anatomical elements

女性前面观 female anterior view

性别的主要外部差异

main external differences between the sexes

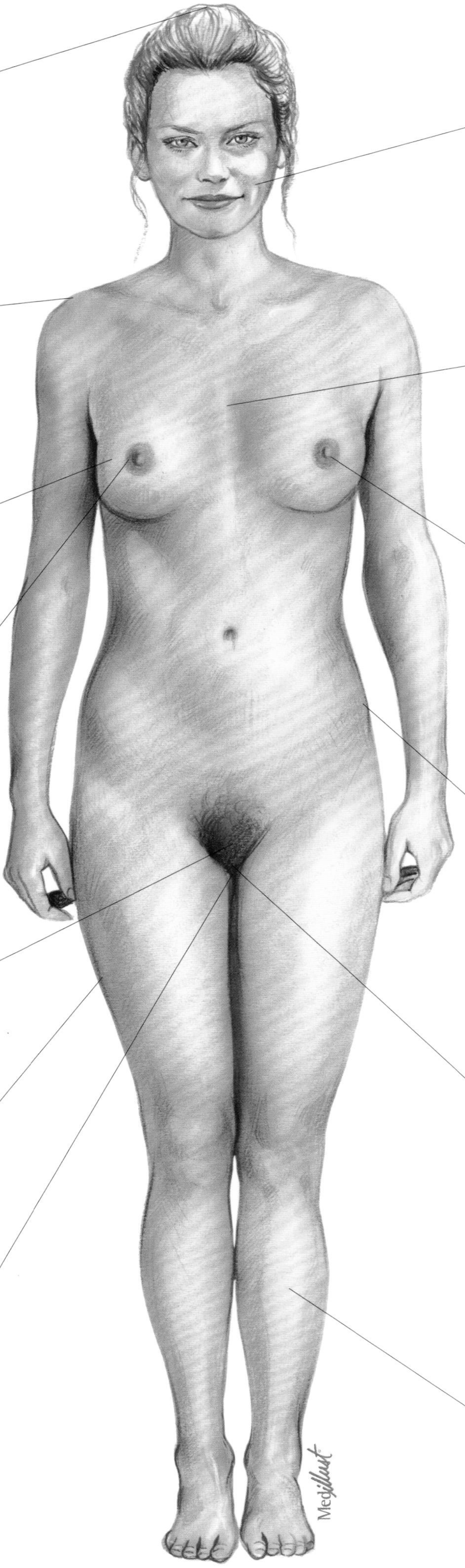
Medillust

体型 size

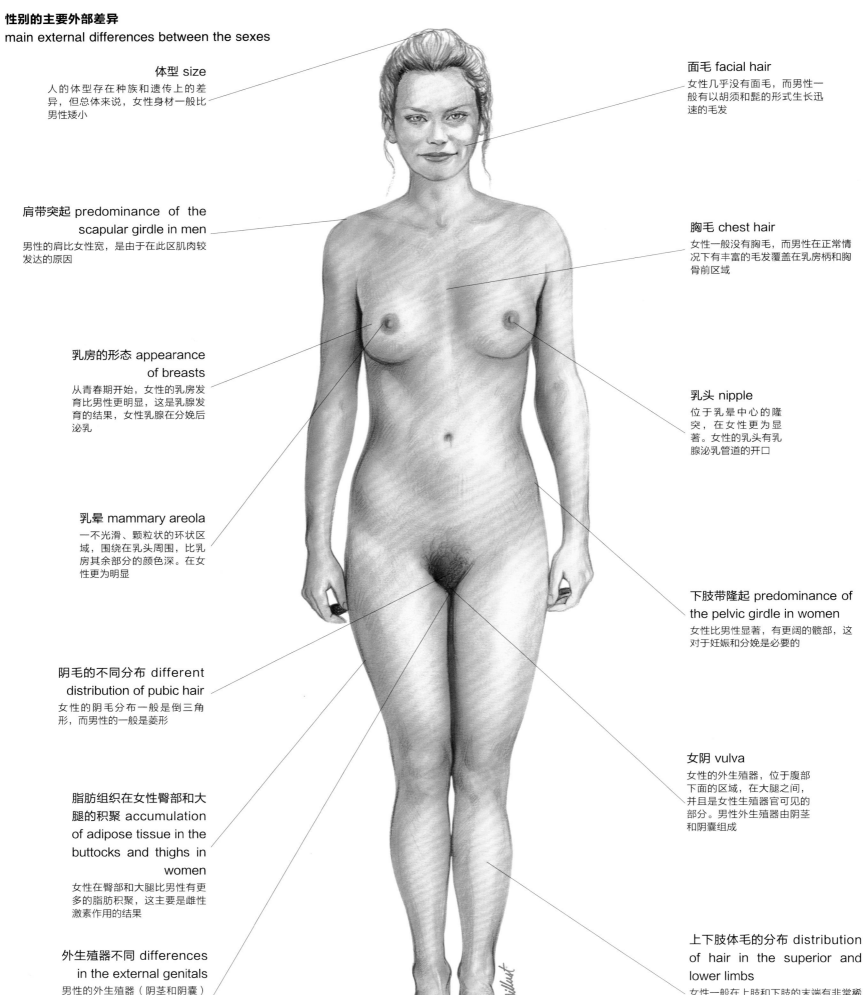

人的体型存在种族和遗传上的差异，但总体来说，女性身材一般比男性矮小

肩带突起 predominance of the scapular girdle in men

男性的肩比女性宽，是由于在此区肌肉较发达的原因

乳房的形态 appearance of breasts

从青春期开始，女性的乳房发育比男性更明显，这是乳腺发育的结果，女性乳腺在分娩后泌乳

乳晕 mammary areola

一不光滑、颗粒状的环状区域，围绕在乳头周围，比乳房其余部分的颜色深。在女性更为明显

阴毛的不同分布 different distribution of pubic hair

女性的阴毛分布一般是倒三角形，而男性的一般是菱形

脂肪组织在女性臀部和大腿的积聚 accumulation of adipose tissue in the buttocks and thighs in women

女性在臀部和大腿比男性有更多的脂肪积聚，这主要是雌性激素作用的结果

外生殖器不同 differences in the external genitals

男性的外生殖器（阴茎和阴囊）与女性（外阴）有极大差别

面毛 facial hair

女性几乎没有面毛，而男性一般有以胡须和髭的形式生长迅速的毛发

胸毛 chest hair

女性一般没有胸毛，而男性在正常情况下有丰富的毛发覆盖在乳房柄和胸骨前区域

乳头 nipple

位于乳晕中心的隆突，在女性更为显著。女性的乳头有乳腺泌乳管道的开口

下肢带隆起 predominance of the pelvic girdle in women

女性比男性显著，有更阔的髋部，这对于妊娠和分娩是必要的

女阴 vulva

女性的外生殖器，位于腹部下面的区域，在大腿之间，并且是女性生殖器官可见的部分。男性外生殖器由阴茎和阴囊组成

上下肢体毛的分布 distribution of hair in the superior and lower limbs

女性一般在上肢和下肢的末端有非常稀疏的体毛，而男性体毛却非常丰富

头部 head

女性前面观 female anterior view

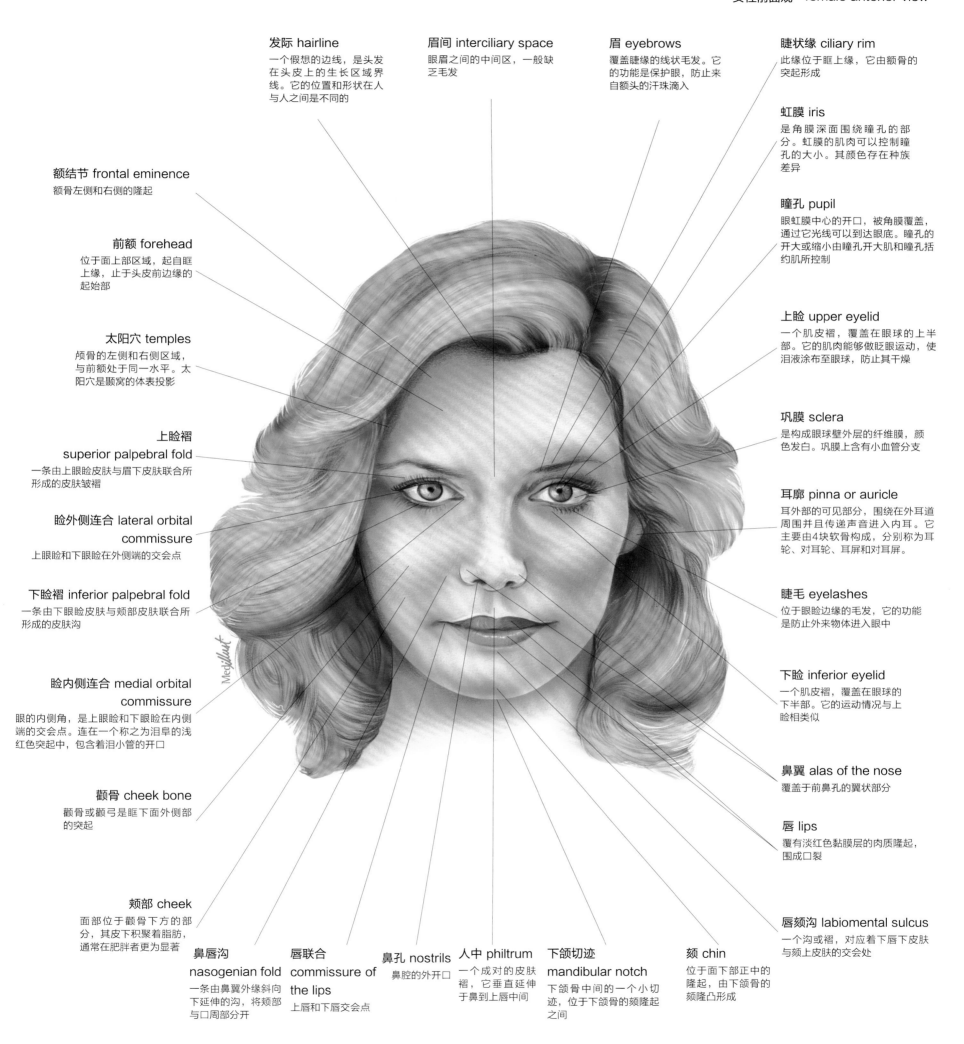

发际 hairline
一个假想的边线，是头发在头皮上的生长区域界线。它的位置和形状在人与人之间是不同的

眉间 interciliary space
眼眉之间的中间区，一般缺乏毛发

眉 eyebrows
覆盖睫缘的线状毛发。它的功能是保护眼，防止来自额头的汗珠滴入

睫状缘 ciliary rim
此缘位于眶上缘，它由额骨的突起形成

额结节 frontal eminence
额骨左侧和右侧的隆起

前额 forehead
位于面上部区域，起自眶上缘，止于头皮前边缘的起始部

太阳穴 temples
颅骨的左侧和右侧区域，与前额处于同一水平。太阳穴是颞窝的体表投影

上睑褶 superior palpebral fold
一条由上眼睑皮肤与眉下皮肤联合所形成的皮肤皱褶

睑外侧连合 lateral orbital commissure
上眼睑和下眼睑在外侧端的交会点

下睑褶 inferior palpebral fold
一条由下眼睑皮肤与颊部皮肤联合所形成的皮肤沟

睑内侧连合 medial orbital commissure
眼的内侧角，是上眼睑和下眼睑在内侧端的交会点。连在一个称之为泪阜的浅红色突起中，包含着泪小管的开口

颧骨 cheek bone
颧骨或颧弓是眶下面外侧部的突起

颊部 cheek
面部位于颧骨下方的部分，其皮下积聚着脂肪，通常在肥胖者更为显著

虹膜 iris
是角膜深面围绕瞳孔的部分。虹膜的肌肉可以控制瞳孔的大小。其颜色存在种族差异

瞳孔 pupil
眼虹膜中心的开口，被角膜覆盖，通过它光线可以到达眼底。瞳孔的开大或缩小由瞳孔开大肌和瞳孔括约肌所控制

上睑 upper eyelid
一个肌皮褶，覆盖在眼球的上半部。它的肌肉能够做眨眼运动，使泪液涂布至眼球，防止其干燥

巩膜 sclera
是构成眼球壁外层的纤维膜，颜色发白。巩膜上含有小血管分支

耳廓 pinna or auricle
耳外部的可见部分，围绕在外耳道周围并且传递声音进入内耳。它主要由4块软骨构成，分别称为耳轮、对耳轮、耳屏和对耳屏。

睫毛 eyelashes
位于眼睑边缘的毛发，它的功能是防止外来物体进入眼中

下睑 inferior eyelid
一个肌皮褶，覆盖在眼球的下半部。它的运动情况与上睑相类似

鼻翼 alas of the nose
覆盖于前鼻孔的翼状部分

唇 lips
覆有淡红色黏膜层的肉质隆起，围成口裂

唇颏沟 labiomental sulcus
一个沟或褶，对应着下唇下皮肤与颏上皮肤的交会处

鼻唇沟 nasogenian fold
一条由鼻翼外缘斜向下延伸的沟，将颊部与口周部分开

唇联合 commissure of the lips
上唇和下唇交会点

鼻孔 nostrils
鼻腔的外开口

人中 philtrum
一个成对的皮肤褶，它垂直延伸于鼻到上唇中间

下颌切迹 mandibular notch
下颌骨中间的一个小切迹，位于下颌骨的颏隆起之间

颏 chin
位于面下部正中的隆起，由下颌骨的颏隆凸形成

头部 head

男性外侧面观 male lateral view

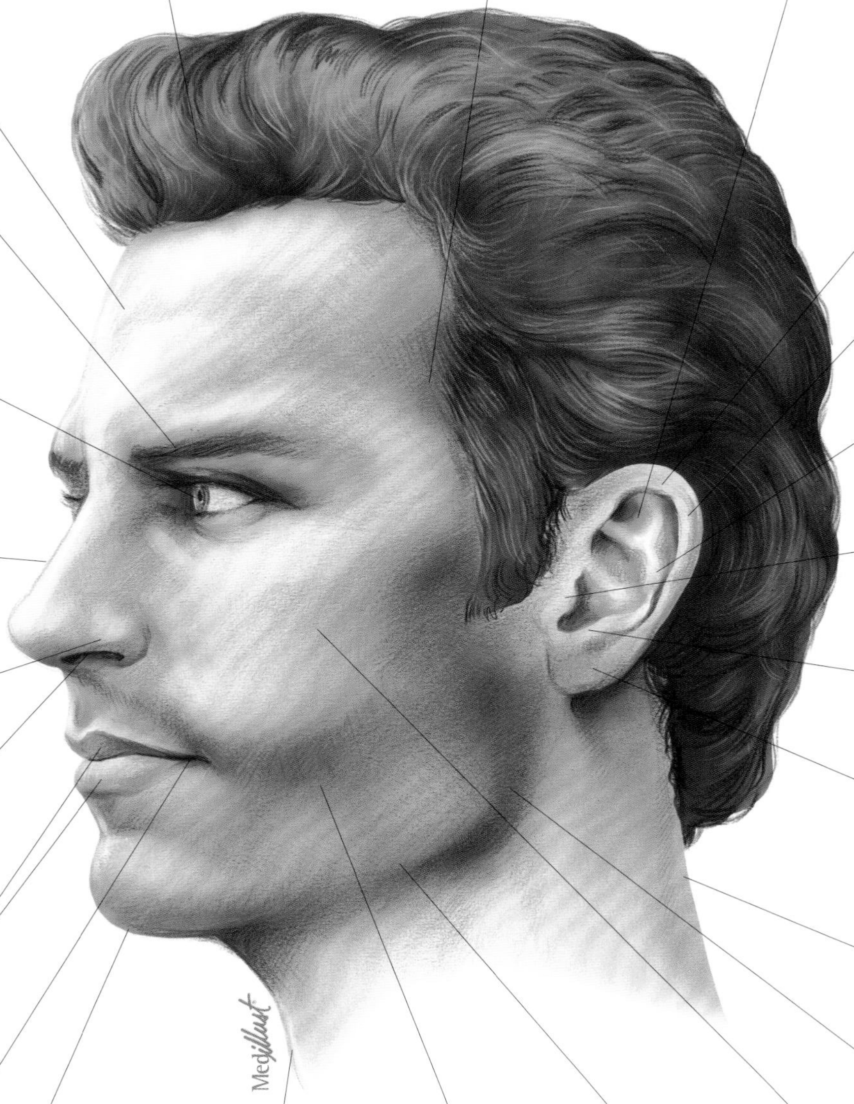

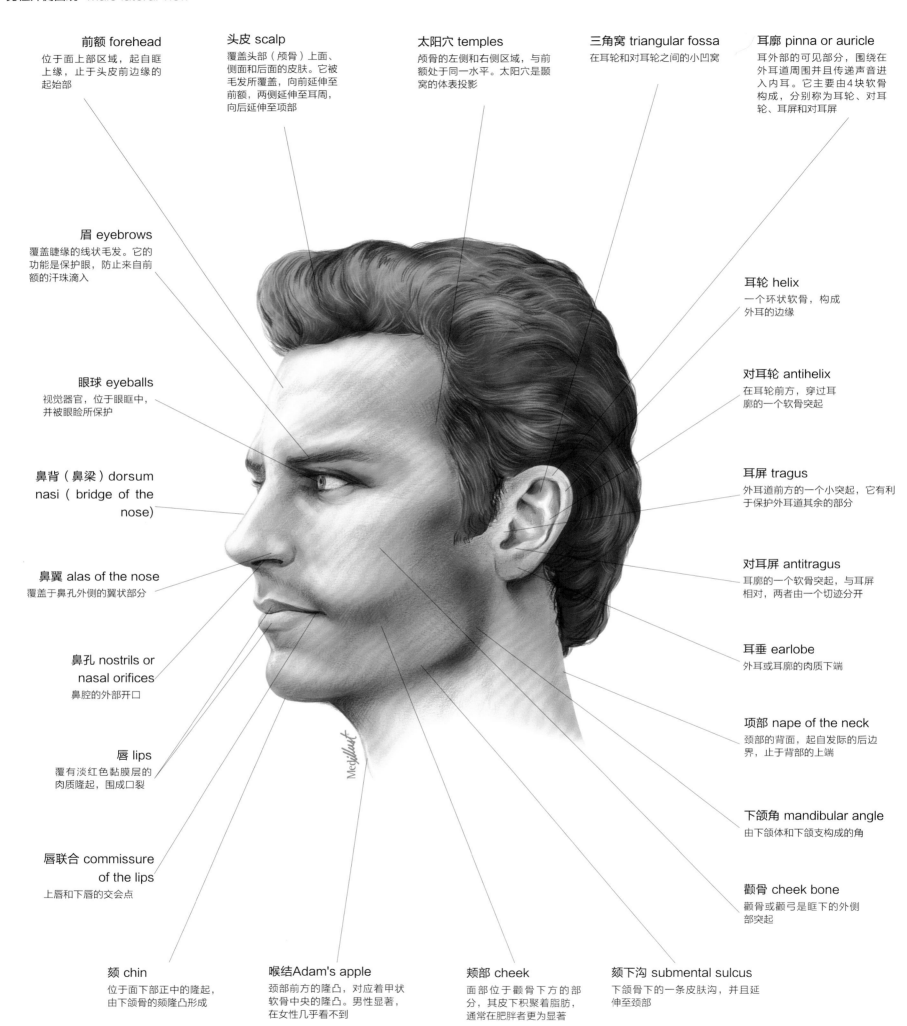

前额 forehead
位于面上部区域，起自眶上缘，止于头皮前边缘的起始部

头皮 scalp
覆盖头部（颅骨）上面、侧面和后面的皮肤。它被毛发所覆盖，向前延伸至前额，两侧延伸至耳周，向后延伸至项部

太阳穴 temples
颅骨的左侧和右侧区域，与前额处于同一水平。太阳穴是颞窝的体表投影

三角窝 triangular fossa
在耳轮和对耳轮之间的小凹窝

耳廓 pinna or auricle
耳外部的可见部分，围绕在外耳道周围并且传递声音进入内耳。它主要由4块软骨构成，分别称为耳轮、对耳轮、耳屏和对耳屏

眉 eyebrows
覆盖睫缘的线状毛发。它的功能是保护眼，防止来自前额的汗珠滴入

耳轮 helix
一个环状软骨，构成外耳的边缘

眼球 eyeballs
视觉器官，位于眼眶中，并被眼睑所保护

对耳轮 antihelix
在耳轮前方，穿过耳廓的一个软骨突起

鼻背（鼻梁）dorsum nasi（bridge of the nose)

耳屏 tragus
外耳道前方的一个小突起，它有利于保护外耳道其余的部分

鼻翼 alas of the nose
覆盖于鼻孔外侧的翼状部分

对耳屏 antitragus
耳廓的一个软骨突起，与耳屏相对，两者由一个切迹分开

鼻孔 nostrils or nasal orifices
鼻腔的外部开口

耳垂 earlobe
外耳或耳廓的肉质下端

项部 nape of the neck
颈部的背面，起自发际的后边界，止于背部的上端

唇 lips
覆有淡红色黏膜层的肉质隆起，围成口裂

下颌角 mandibular angle
由下颌体和下颌支构成的角

唇联合 commissure of the lips
上唇和下唇的交会点

颧骨 cheek bone
颧骨或颧弓是眶下的外侧部突起

颏 chin
位于面下部正中的隆起，由下颌骨的颏隆凸形成

喉结Adam's apple
颈部前方的隆凸，对应着甲状软骨中央的隆凸。男性显著，在女性几乎看不到

颊部 cheek
面部位于颧骨下方的部分，其皮下积聚着脂肪，通常在肥胖者更为显著

颏下沟 submental sulcus
下颌骨下的一条皮肤沟，并且延伸至颈部

人体分区 regions of the human body

男性前面观 male anterior view

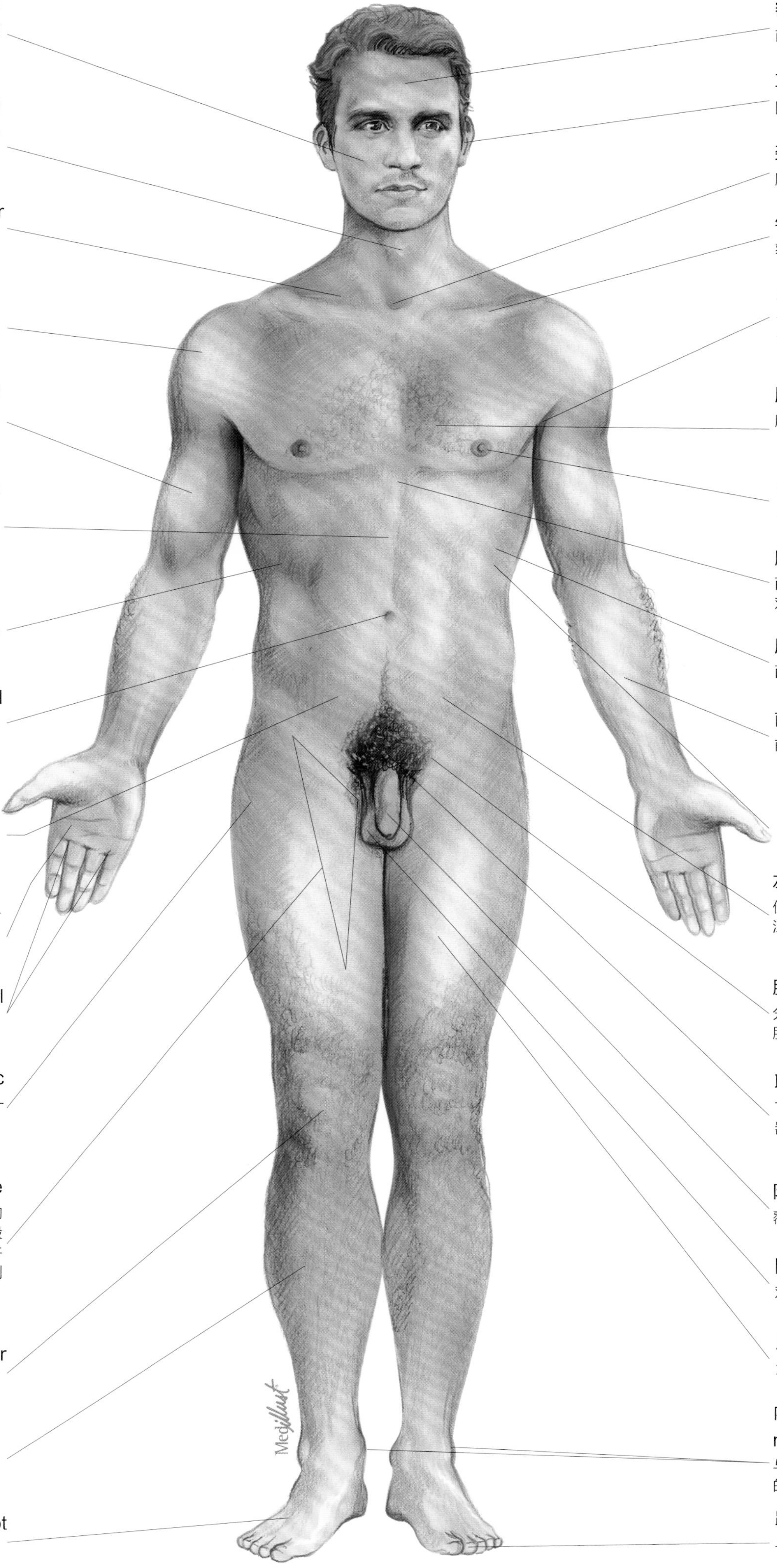

面部 facial
面部可再分为不同的区域：眶部、鼻区、唇区、颏区等
颈前区 anterior cervical
颈部的前面，起自下颌骨，止于胸部
锁骨上区 supraclavicular
锁骨上部体表可见的小凹陷或窝
三角肌区 deltoid
覆盖于肩部，对应着三角肌的皮肤区
臂前区 anterior brachial
臂的前面，起自肩部，止于肘的屈侧
上腹部 epigastric
位于脐上，腹部的上中部，与胃相对应
右季肋区 right hypochondrium
位于肋下面，腹部的右上外侧部分，其深面有肝脏
脐周区 periumbilical
腹部围绕脐的中央区
右髂窝 right iliac fossa
位于腹股沟上方，腹部的右下外侧，其深面有右结肠、盲肠和阑尾
掌侧 palmar
手的前面或掌面
指间区 interdigital
位于手指之间的皮肤区
转子区 trochanteric
大腿的上外侧区，在此区，股骨一个称为转子的结构形成一隆起
股三角 femoral triangle
位于大腿内侧上部的一个想象的倒三角区域。倒置的底位于腹股沟，其下顶点位于大腿中部，许多血管和神经经过此区向下，到达下肢
髌部 patellar
膝的前面，与髌骨相对应
胫骨前区 antierior tibial
小腿的前面，起自膝部，止于踝部
足背区 dorsal region of the foot
足部的上面，起自踝部，止于脚趾
额部 frontal
前额，与额骨相对应
耳区 auricular
围绕并包括耳廓的区域
颈静脉切迹 jugular notch
胸骨柄上面形成的切迹
锁骨区 clavicular
覆盖锁骨的区域
腋窝 axilla or armpit
一个凹面向下的区域，位于上肢与胸部结合处的下角。成人腋窝一般长有毛发
胸肌区 pectoral
胸廓前上部，与胸肌相对应的部分
乳房区 mammary
胸部与乳房相对应的部分
胸骨前区 presternal
两侧乳房区的中间部分，与胸骨相对应
肋间隙 intercostal spaces
两根肋骨之间的间隙
前臂前区 anterior antebrachial
前臂的前面，起自肘的屈部，止于腕部
左季肋区 left hypochondrium
位于第12肋下面，腹部的左上外侧，其深面有脾
左髂窝 left iliac fossa
位于腹股沟上方，腹部的左下1/4处，其深面有降结肠
腹股沟区 inguinal
分隔腹部和大腿的区域，与腹股沟相对应
耻骨区 pubic
下腹部中间，其中包含了生殖器。在成人，此区被毛发覆盖
阴茎部 penile
覆盖阴茎表面的区域
阴囊部 scrotal
对应男性阴囊的部分
股前区 anterior femoral
大腿的前面，起自腹股沟，止于膝部
内踝和外踝 lateral and medial malleolar
与胫骨远端（内侧）和腓骨远端（外侧）的突起所对应的区域
趾区 digital
与覆盖足趾表面皮肤所对应的区域
Medillust

人体分区 regions of the human body

女性后面观 female posterior view

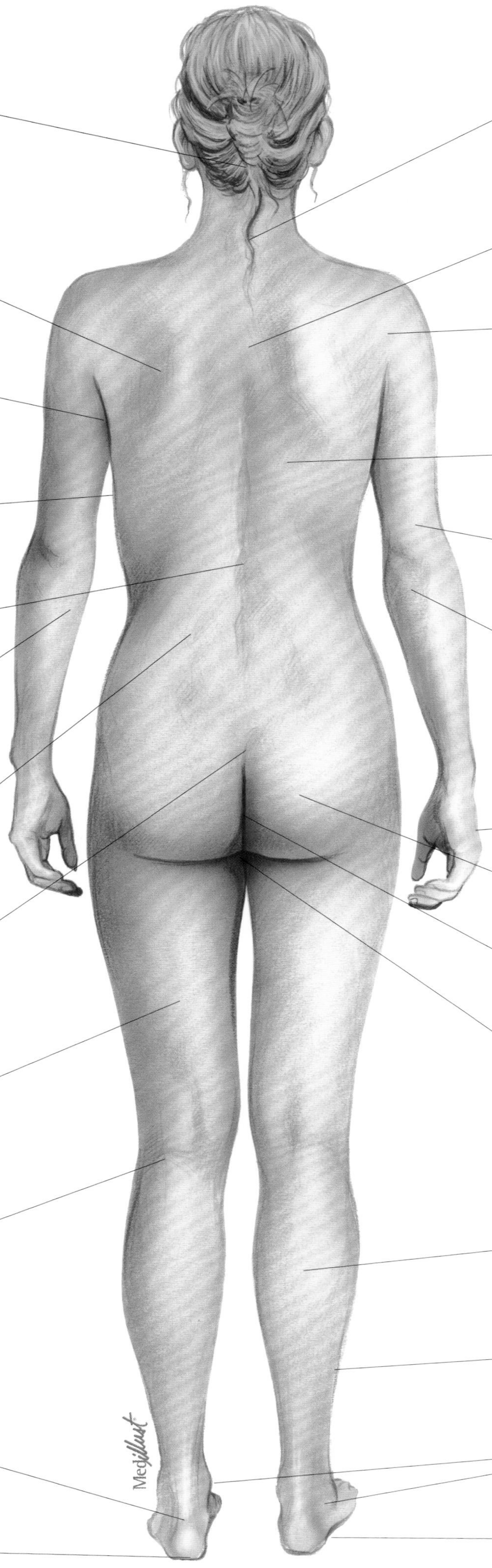

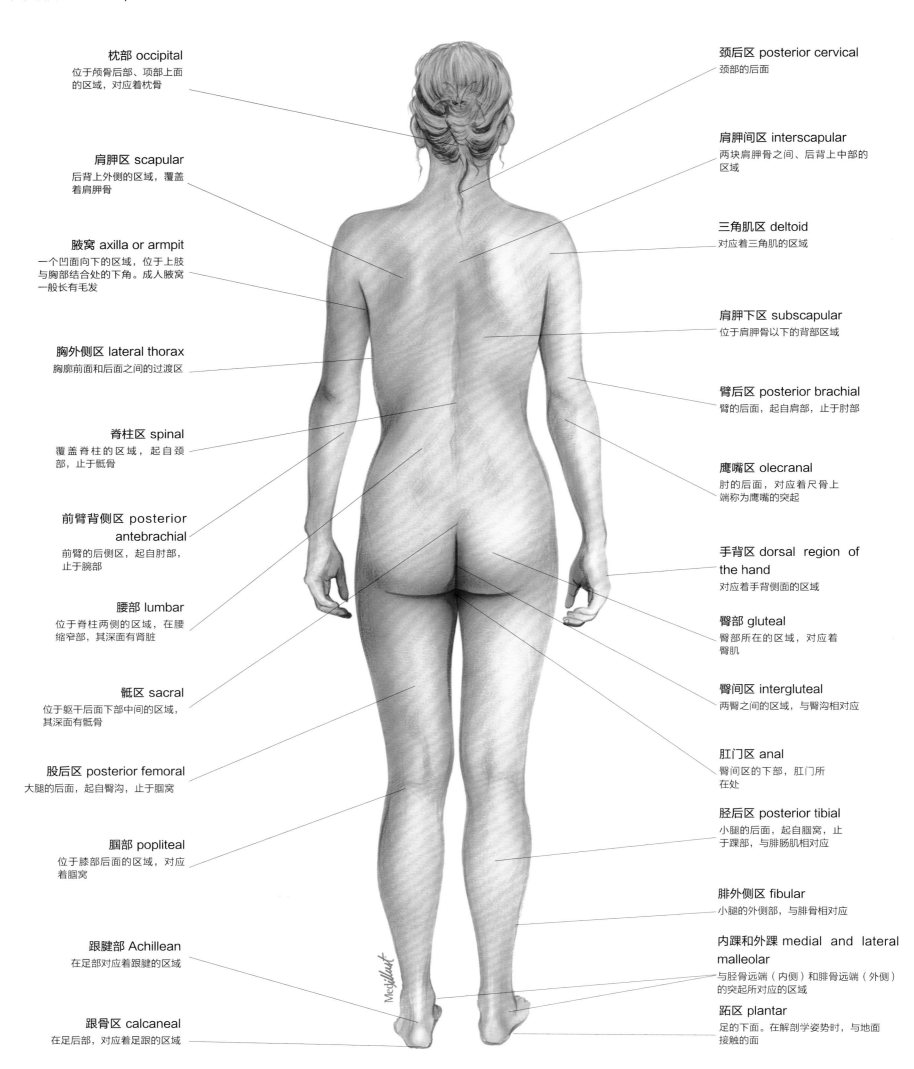

枕部 occipital
位于颅骨后部、项部上面的区域，对应着枕骨
肩胛区 scapular
后背上外侧的区域，覆盖着肩胛骨
腋窝 axilla or armpit
一个凹面向下的区域，位于上肢与胸部结合处的下角。成人腋窝一般长有毛发
胸外侧区 lateral thorax
胸廓前面和后面之间的过渡区
脊柱区 spinal
覆盖脊柱的区域，起自颈部，止于骶骨
前臂背侧区 posterior antebrachial
前臂的后侧区，起自肘部，止于腕部
腰部 lumbar
位于脊柱两侧的区域，在腰缩窄部，其深面有肾脏
骶区 sacral
位于躯干后面下部中间的区域，其深面有骶骨
股后区 posterior femoral
大腿的后面，起自臀沟，止于腘窝
腘部 popliteal
位于膝部后面的区域，对应着腘窝
跟腱部 Achillean
在足部对应着跟腱的区域
跟骨区 calcaneal
在足后部，对应着足跟的区域
颈后区 posterior cervical
颈部的后面
肩胛间区 interscapular
两块肩胛骨之间、后背上中部的区域
三角肌区 deltoid
对应着三角肌的区域
肩胛下区 subscapular
位于肩胛骨以下的背部区域
臂后区 posterior brachial
臂的后面，起自肩部，止于肘部
鹰嘴区 olecranal
肘的后面，对应着尺骨上端称为鹰嘴的突起
手背区 dorsal region of the hand
对应着手背侧面的区域
臀部 gluteal
臀部所在的区域，对应着臀肌
臀间区 intergluteal
两臀之间的区域，与臀沟相对应
肛门区 anal
臀间区的下部，肛门所在处
胫后区 posterior tibial
小腿的后面，起自腘窝，止于踝部，与腓肠肌相对应
腓外侧区 fibular
小腿的外侧部，与腓骨相对应
内踝和外踝 medial and lateral malleolar
与胫骨远端（内侧）和腓骨远端（外侧）的突起所对应的区域
跖区 plantar
足的下面。在解剖学姿势时，与地面接触的面
Medillust

手的分区 regions of the hand

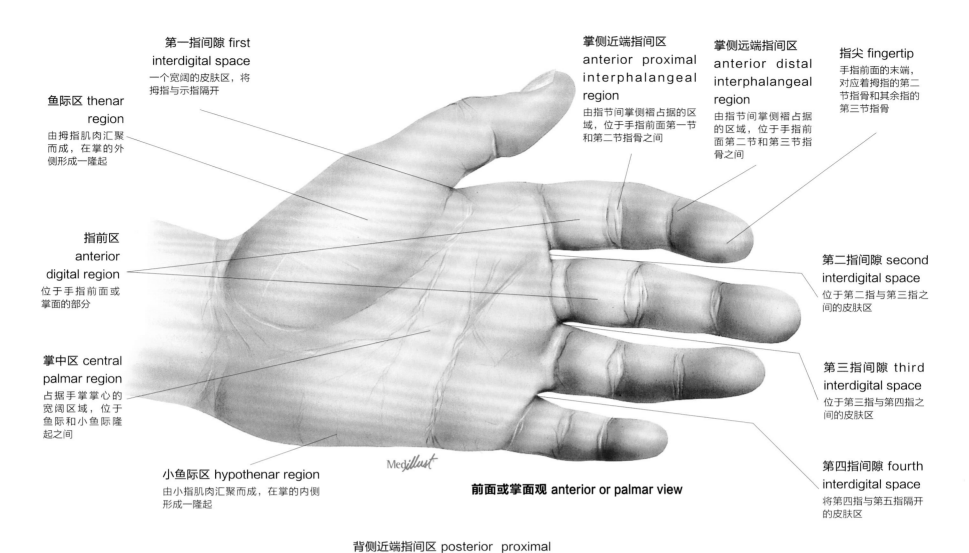

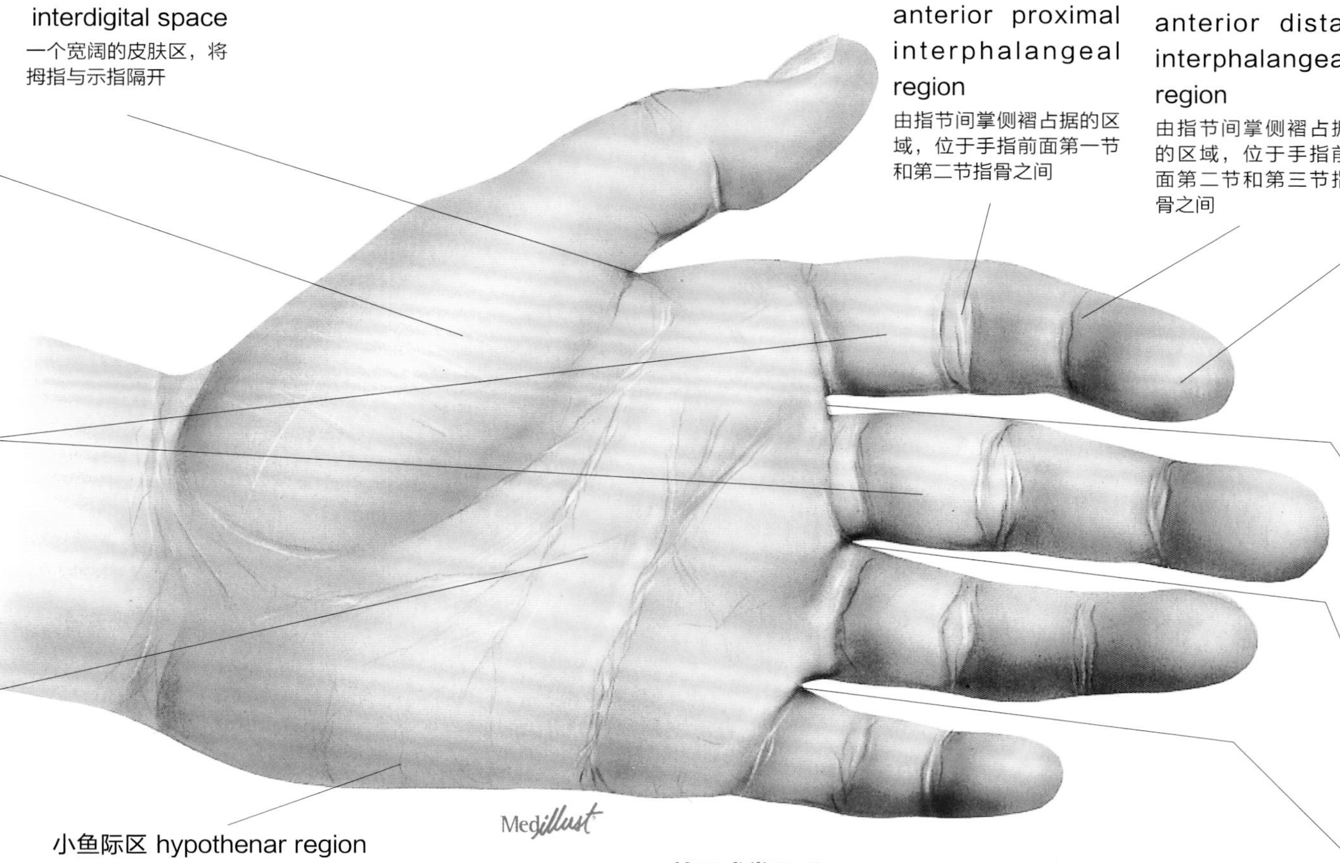
第一指间隙 first interdigital space
一个宽阔的皮肤区，将拇指与示指隔开
鱼际区 thenar region
由拇指肌肉汇聚而成，在掌的外侧形成一隆起
指前区 anterior digital region
位于手指前面或掌面的部分
掌中区 central palmar region
占据手掌掌心的宽阔区域，位于鱼际和小鱼际隆起之间
小鱼际区 hypothenar region
由小指肌肉汇聚而成，在掌的内侧形成一隆起
掌侧近端指间区 anterior proximal interphalangeal region
由指节间掌侧褶占据的区域，位于手指前面第一节和第二节指骨之间
掌侧远端指间区 anterior distal interphalangeal region
由指节间掌侧褶占据的区域，位于手指前面第二节和第三节指骨之间
指尖 fingertip
手指前面的末端，对应着拇指的第二节指骨和其余指的第三节指骨
第二指间隙 second interdigital space
位于第二指与第三指之间的皮肤区
第三指间隙 third interdigital space
位于第三指与第四指之间的皮肤区
第四指间隙 fourth interdigital space
将第四指与第五指隔开的皮肤区
Medillust

前面或掌面观 anterior or palmar view

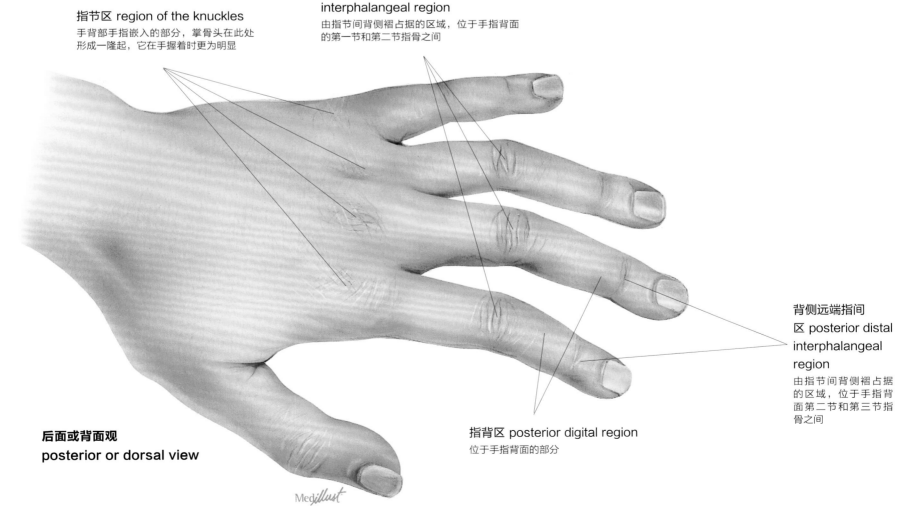

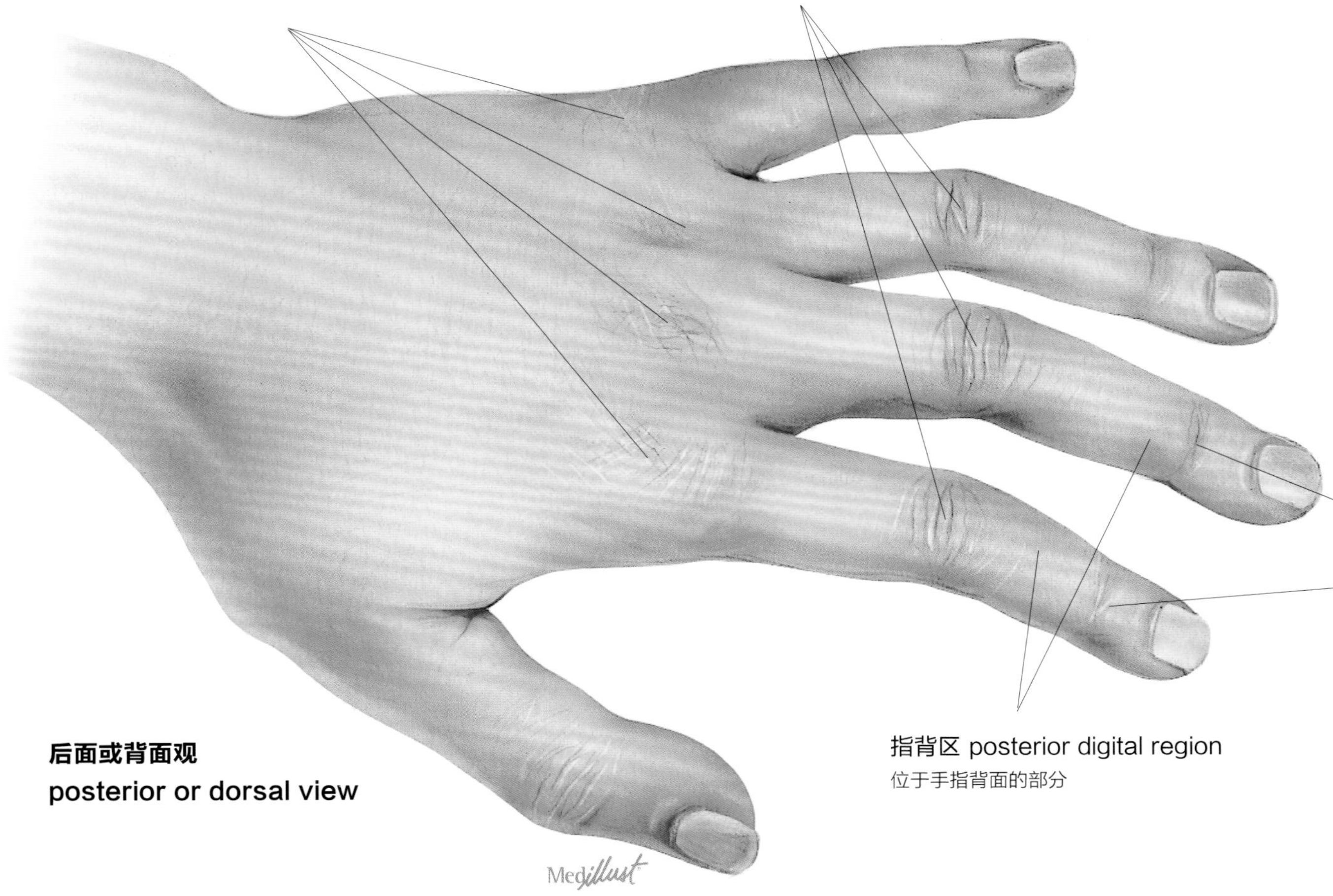
指节区 region of the knuckles
手背部手指嵌入的部分，掌骨头在此处形成一隆起，它在手握着时更为明显
背侧近端指间区 posterior proximal interphalangeal region
由指节间背侧褶占据的区域，位于手指背面的第一节和第二节指骨之间
背侧远端指间区 posterior distal interphalangeal region
由指节间背侧褶占据的区域，位于手指背面第二节和第三节指骨之间
指背区 posterior digital region
位于手指背面的部分
Medillust

后面或背面观
posterior or dorsal view

足的分区 regions of the foot

跖面观 plantar view

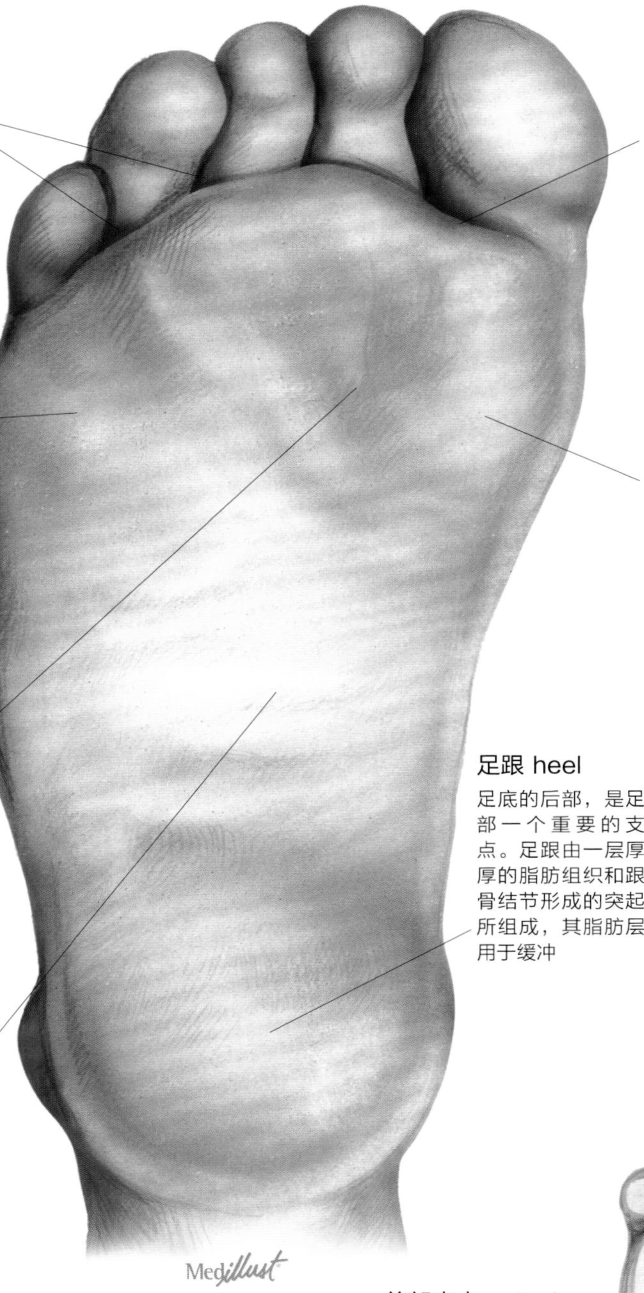

趾间隙 interdigital spaces
脚趾间的皮肤区

足底的前外侧隆起 anterior lateral eminence of the sole
是对应着第五跖骨头的一个隆起，它是足部最重要的支撑点，也是人体最重要的支撑点

前纵沟 anterior longitudinal sulcus
位于前外侧隆起和前内侧隆起之间的沟，对应着中趾的跖趾关节区域

足底的中心区 central plantar region
正常情况下，由于足纵弓的原因，足部在此区域是不接触地面的

足的趾跖褶 digitoplantar fold of the foot
位于足底的一条水平皮褶，从外侧端延伸到内侧端，并且对应着足的跖趾关节

足底的前内侧隆起 anterior medial eminence of the sole of the foot
是对应着第一跖骨头的隆起，是足部和身体重要的支撑点。由于这个原因，它常被坚硬、胼胝质的皮肤所覆盖

足跟 heel
足底的后部，是足部一个重要的支点。足跟由一层厚厚的脂肪组织和跟骨结节形成的突起所组成，其脂肪层用于缓冲

内面观 medial view

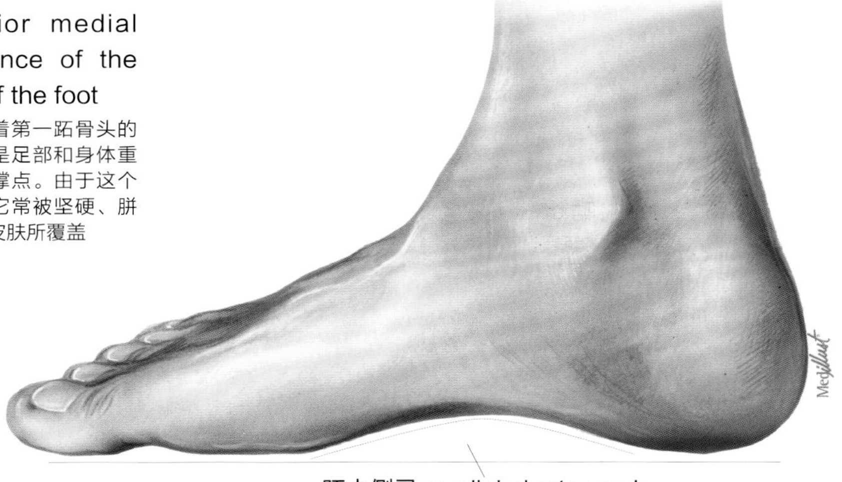

跖内侧弓 medial plantar arch
一个凹的纵弓，在足内侧面可以观察到。它从第一足趾的跖趾关节到足跟，覆盖着足底的内侧缘

正常足 normal foot
正常情况下，体重不是均匀地依靠足底来支持，而是分布在3个主要部分：后区（足跟）、前区和外侧缘，三者构成足纵弓，使一部分足不接触地面

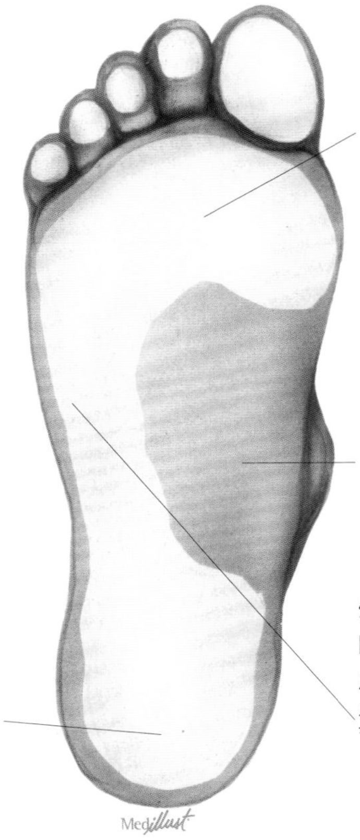

前部支点 anterior support
足底的前端支点位于跖趾关节区，每个跖骨头与地面相接触。它从内侧缘延伸至外侧缘，然而最大的压力负荷位于第一和第五跖骨头

内侧跖区 medial plantar region
在行走时不能完全支撑的足底区域。在内侧形成内侧弓，维持抬高状态

外侧支点 lateral support
足底外侧界的支点，自小趾的跖趾关节延伸至跖区后侧

后部支点 posterior support
足底的后部支点，位于跟骨的后部结节

扁平足 pes planus or flat foot
足纵弓消失引起的畸形。它意味着整只脚的支撑均匀落在地面上。这改变了下肢的动力学，并且可能导致关节的退行性改变。另外，根据足纵弓高度的不同可以分为不同程度的扁平足

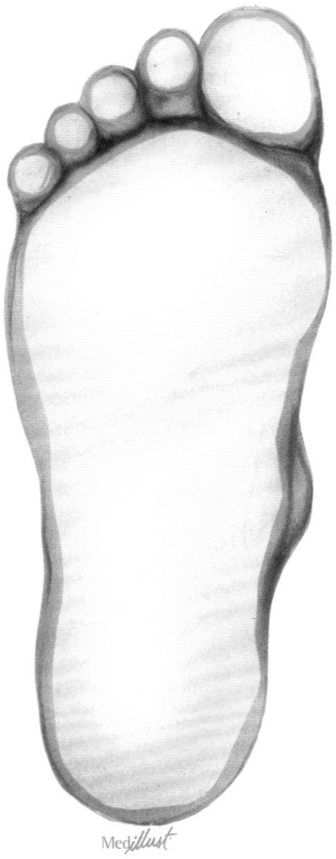

足部的支点 footprints regions of support

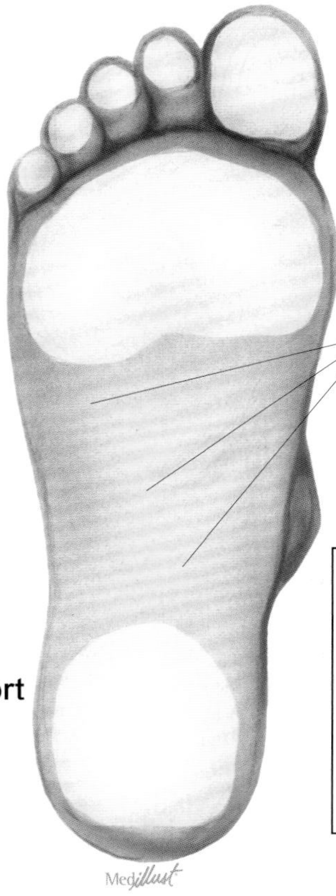

内侧跖区 medial plantar region

高弓足 pes cavus or high arch
与扁平足相反的一种足部畸形。高弓足意味着足纵弓的抬高，导致前部的支点超负荷。这可以导致前部支点部位形成胼胝，走路时疼痛，长期会导致附骨和足趾畸形

内部体腔和器官 internal cavities and organs

男性前面观 male anterior view

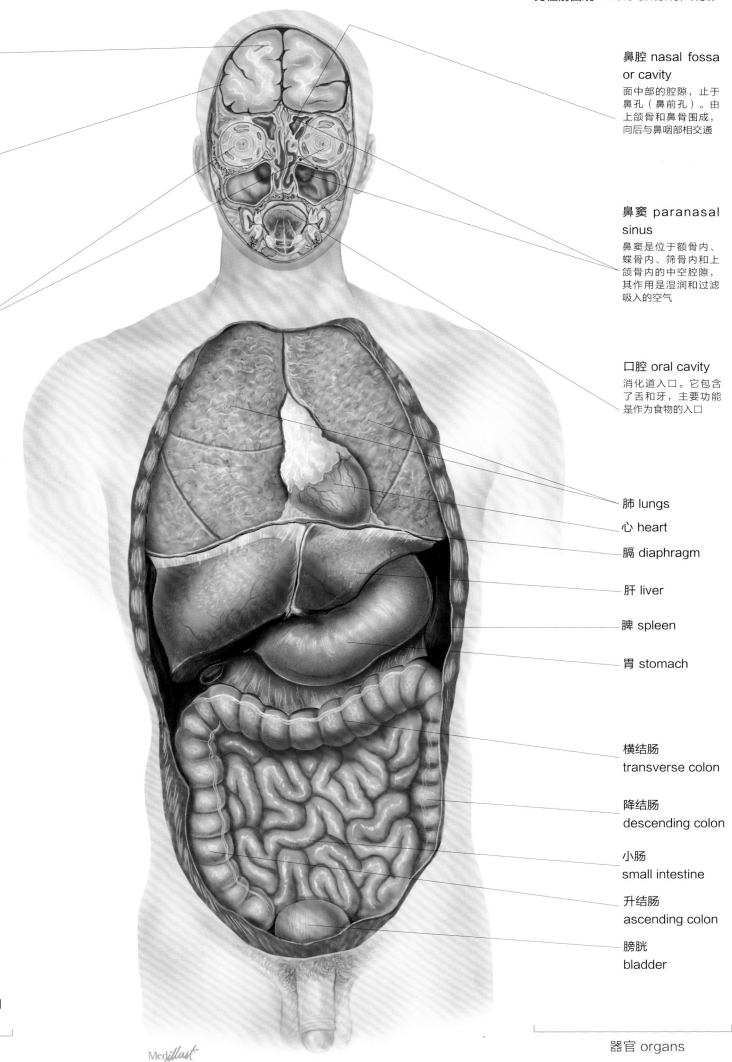

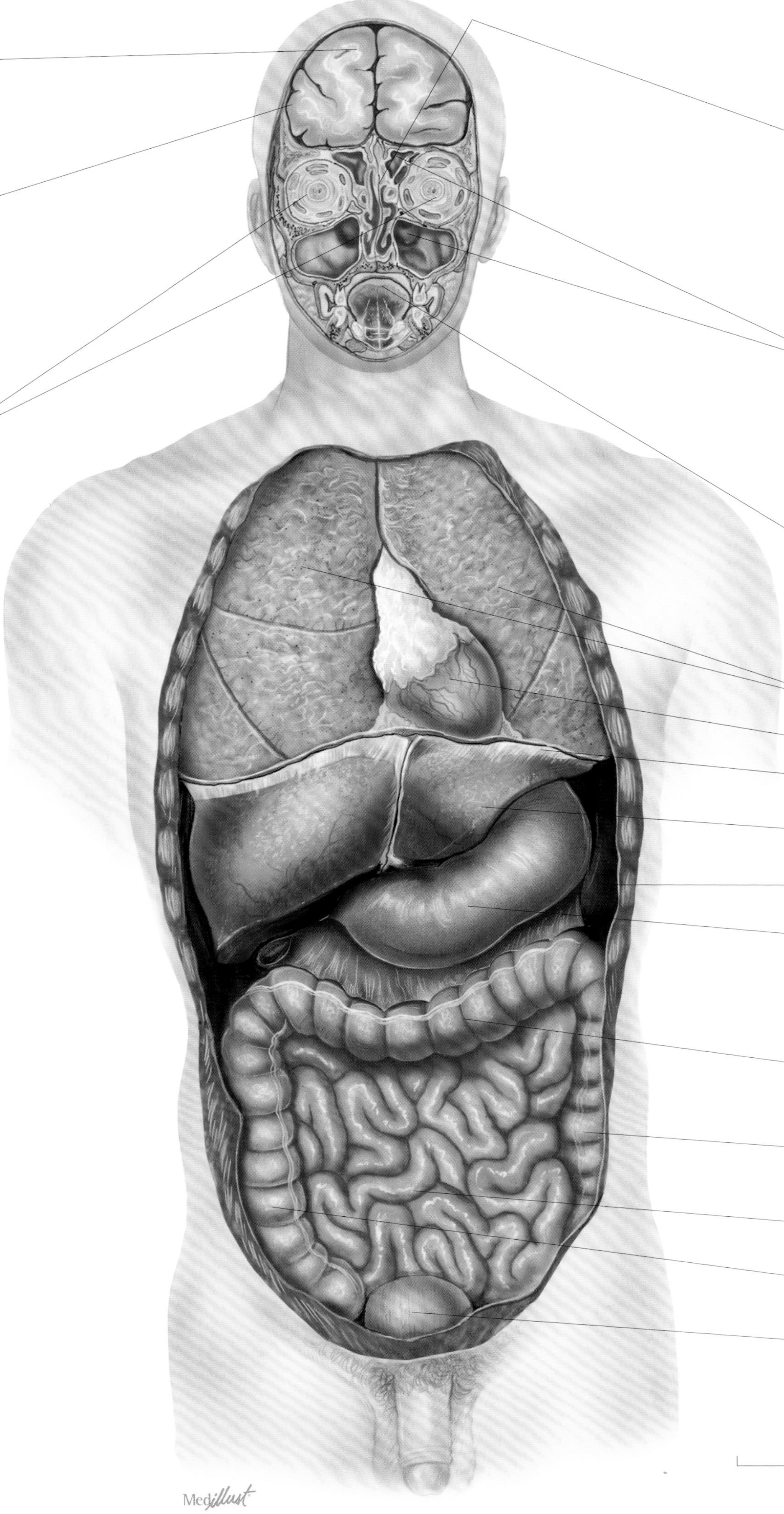

Medillust

脑 brain

颅腔 cranial cavity

颅腔位于颅的内部，由额骨、顶骨、枕骨、颞骨、蝶骨和筛骨构成。这些骨除了在婴儿期外都是紧密连结。因此颅腔不同于其他体腔，它不能扩展。颅腔容纳脑，脑由大脑、小脑、中脑、脑桥和延髓构成

眶 orbits

位于额骨下面、颧骨上面的一对腔，其内容物是眼球。眶壁主要由额骨、颧骨、蝶骨、筛骨和上颌骨构成

胸腔 thoracic cavity

肋骨向前与胸骨相结合，向后与胸椎相结合，围成胸腔。肋骨的弹性容许胸腔随着肺和心的周期运动，同步进行舒张和收缩。胸腔可以分成一个中间腔和两个外侧腔

胸膜腔 pleural spaces

此腔位于胸腔两侧，是脏、壁两层胸膜之间的潜在腔隙，其中含少量滑液

纵隔腔 mediastinal spaces

胸腔的中间腔，位于两肺之间

腹腔 abdominal cavity

腹腔位于腹内部并几乎完全被腹肌和后背的下部肌肉所包绕。其上部借膈与胸腔相隔开。腹腔内有两腔：腹膜腔和腹膜后腔

腹膜腔 peritoneal compartment

腹膜腔由腹膜的壁脏两层围绕而成，腹膜脏层包容了大部分消化器官如肝、胃、小肠、大肠，以及脾

腹膜后腔 retroperitoneal compartment

腹膜后腔在腹膜后方，内含胰、肾上腺、肾、输尿管、腹主动脉和下腔静脉及其分支

体腔及其区分 cavities and general compartments

鼻腔 nasal fossa or cavity

面中部的腔隙，止于鼻孔（鼻前孔）。由上颌骨和鼻骨围成，向后与鼻咽部相交通

鼻窦 paranasal sinus

鼻窦是位于额骨内、蝶骨内、筛骨内和上颌骨内的中空腔隙，其作用是湿润和过滤吸入的空气

口腔 oral cavity

消化道入口。它包含了舌和牙，主要功能是作为食物的入口

肺 lungs

心 heart

膈 diaphragm

肝 liver

脾 spleen

胃 stomach

横结肠 transverse colon

降结肠 descending colon

小肠 small intestine

升结肠 ascending colon

膀胱 bladder

器官 organs

内部体腔和器官 internal cavities and organs

女性侧面观 female lateral view

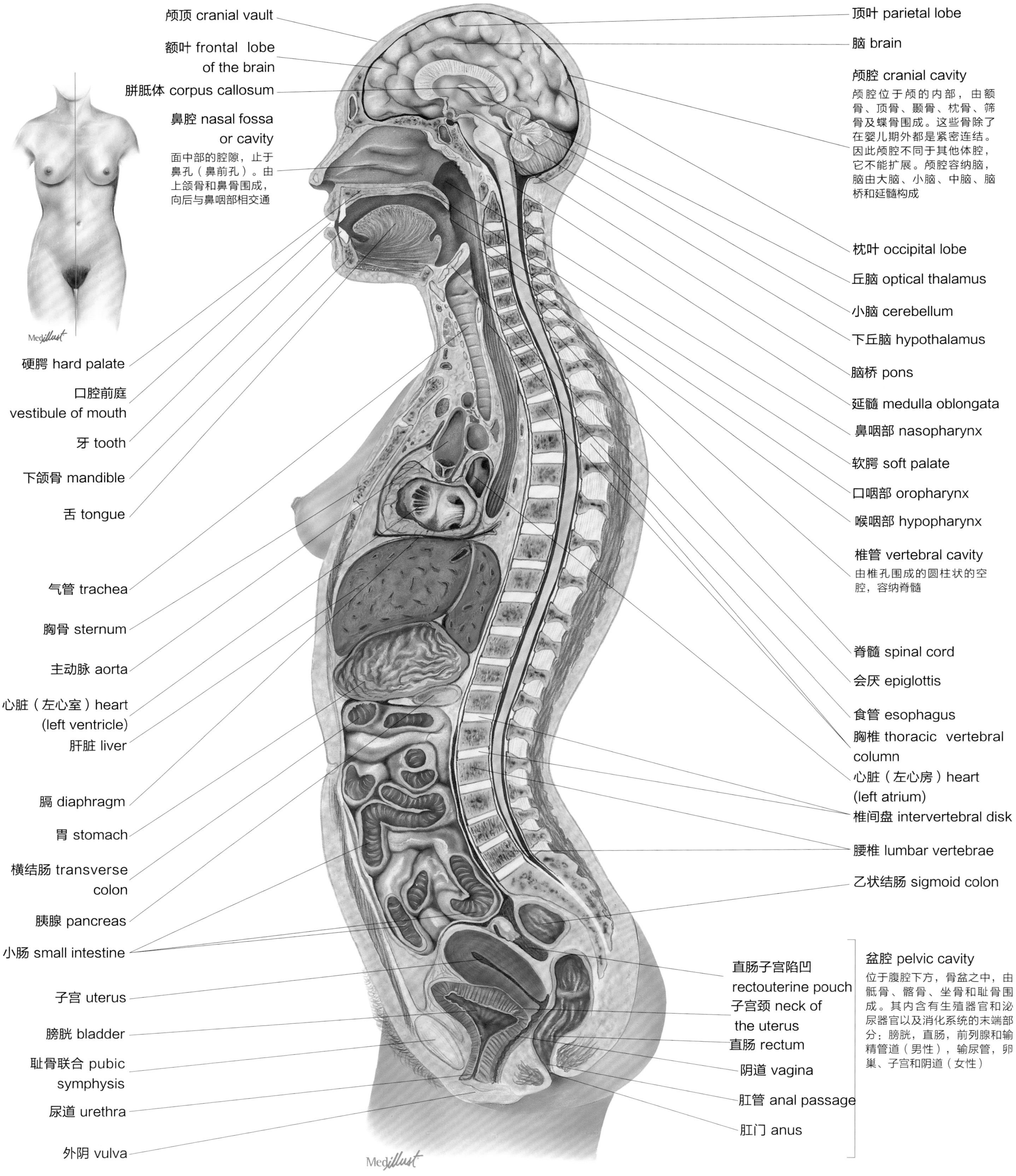
颅顶 cranial vault
额叶 frontal lobe of the brain
胼胝体 corpus callosum
鼻腔 nasal fossa or cavity
面中部的腔隙，止于鼻孔（鼻前孔）。由上颌骨和鼻骨围成，向后与鼻咽部相交通
硬腭 hard palate
口腔前庭 vestibule of mouth
牙 tooth
下颌骨 mandible
舌 tongue
气管 trachea
胸骨 sternum
主动脉 aorta
心脏（左心室）heart (left ventricle)
肝脏 liver
膈 diaphragm
胃 stomach
横结肠 transverse colon
胰腺 pancreas
小肠 small intestine
子宫 uterus
膀胱 bladder
耻骨联合 pubic symphysis
尿道 urethra
外阴 vulva
顶叶 parietal lobe
脑 brain
颅腔 cranial cavity
颅腔位于颅的内部，由额骨、顶骨、颞骨、枕骨、筛骨及蝶骨围成。这些骨除了在婴儿期外都是紧密连结。因此颅腔不同于其他体腔，它不能扩展。颅腔容纳脑，脑由大脑、小脑、中脑、脑桥和延髓构成
枕叶 occipital lobe
丘脑 optical thalamus
小脑 cerebellum
下丘脑 hypothalamus
脑桥 pons
延髓 medulla oblongata
鼻咽部 nasopharynx
软腭 soft palate
口咽部 oropharynx
喉咽部 hypopharynx
椎管 vertebral cavity
由椎孔围成的圆柱状的空腔，容纳脊髓
脊髓 spinal cord
会厌 epiglottis
食管 esophagus
胸椎 thoracic vertebral column
心脏（左心房）heart (left atrium)
椎间盘 intervertebral disk
腰椎 lumbar vertebrae
乙状结肠 sigmoid colon
直肠子宫陷凹 rectouterine pouch
子宫颈 neck of the uterus
直肠 rectum
阴道 vagina
肛管 anal passage
肛门 anus
盆腔 pelvic cavity
位于腹腔下方，骨盆之中，由骶骨、髂骨、坐骨和耻骨围成。其内含有生殖器官和泌尿器官以及消化系统的末端部分：膀胱，直肠，前列腺和输精管道（男性），输尿管，卵巢、子宫和阴道（女性）

内脏体表投影 external projection of internal organs

男性前面观 male anterior view

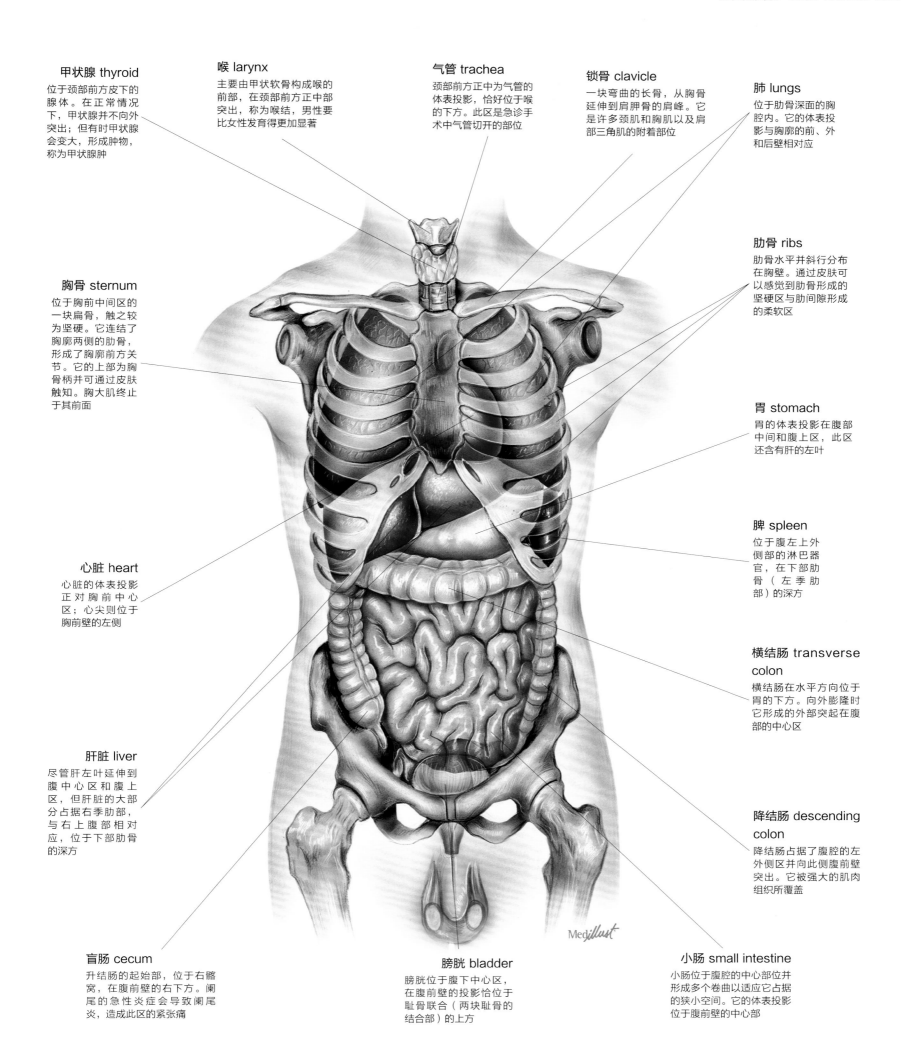

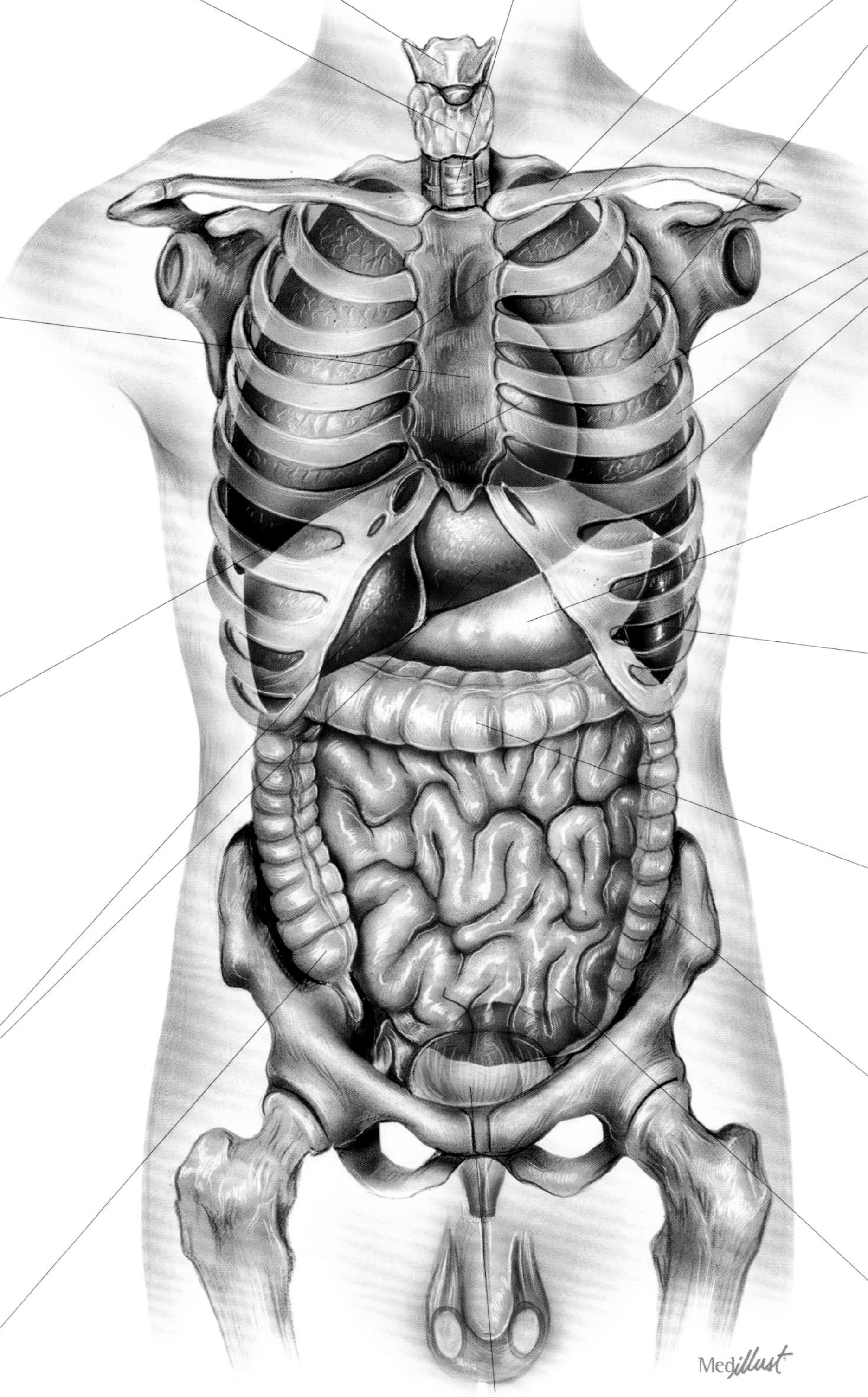
甲状腺 thyroid
位于颈部前方皮下的腺体。在正常情况下，甲状腺并不向外突出；但有时甲状腺会变大，形成肿物，称为甲状腺肿
喉 larynx
主要由甲状软骨构成喉的前部，在颈部前方正中部突出，称为喉结，男性要比女性发育得更加显著
气管 trachea
颈部前方正中为气管的体表投影，恰好位于喉的下方。此区是急诊手术中气管切开的部位
锁骨 clavicle
一块弯曲的长骨，从胸骨延伸到肩胛骨的肩峰。它是许多颈肌和胸肌以及肩部三角肌的附着部位
肺 lungs
位于肋骨深面的胸腔内。它的体表投影与胸廓的前、外和后壁相对应
胸骨 sternum
位于胸前中间区的一块扁骨，触之较为坚硬。它连结了胸廓两侧的肋骨，形成了胸廓前方关节。它的上部为胸骨柄并可通过皮肤触知。胸大肌终止于其前面
肋骨 ribs
肋骨水平并斜行分布在胸壁。通过皮肤可以感觉到肋骨形成的坚硬区与肋间隙形成的柔软区
胃 stomach
胃的体表投影在腹部中间和腹上区，此区还含有肝的左叶
脾 spleen
位于腹左上外侧部的淋巴器官，在下部肋骨（左季肋部）的深方
心脏 heart
心脏的体表投影正对胸前中心区；心尖则位于胸前壁的左侧
横结肠 transverse colon
横结肠在水平方向位于胃的下方。向外膨隆时它形成的外部突起在腹部的中心区
肝脏 liver
尽管肝左叶延伸到腹中心区和腹上区，但肝脏的大部分占据右季肋部，与右上腹部相对应，位于下部肋骨的深方
降结肠 descending colon
降结肠占据了腹腔的左外侧区并向此侧腹前壁突出。它被强大的肌肉组织所覆盖
MedIllust
盲肠 cecum
升结肠的起始部，位于右髂窝，在腹前壁的右下方。阑尾的急性炎症会导致阑尾炎，造成此区的紧张痛
膀胱 bladder
膀胱位于腹下中心区，在腹前壁的投影恰位于耻骨联合（两块耻骨的结合部）的上方
小肠 small intestine
小肠位于腹腔的中心部位并形成多个卷曲以适应它占据的狭小空间。它的体表投影位于腹前壁的中心部

内脏体表投影 external projection of internal organs

后面观 posterior view

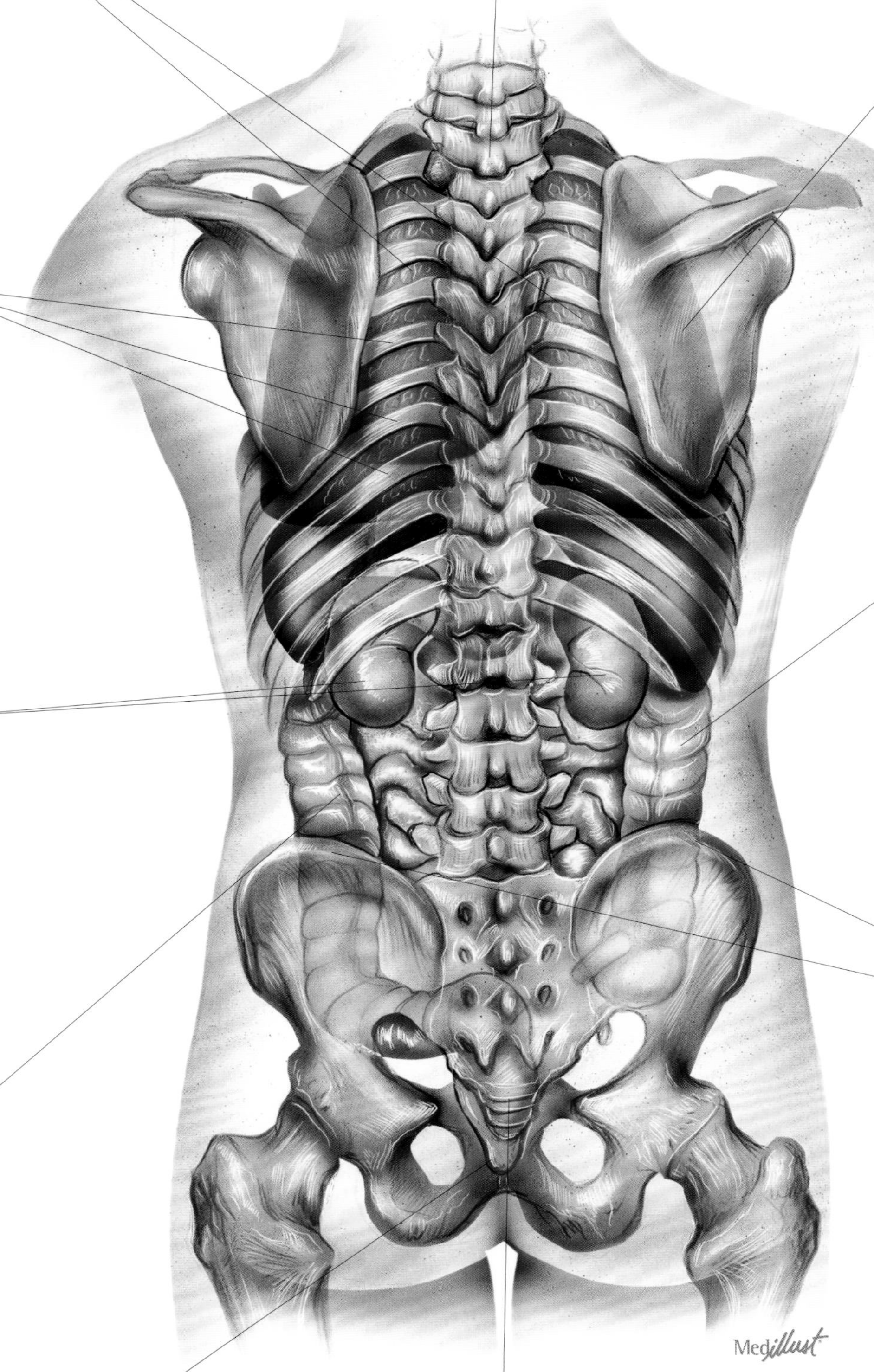
MedIllust

脊柱 vertebral column

形成脊柱的椎骨在背部的正中突出，形成椎体线。这些椎骨的棘突可以通过皮肤触知

肺 lungs

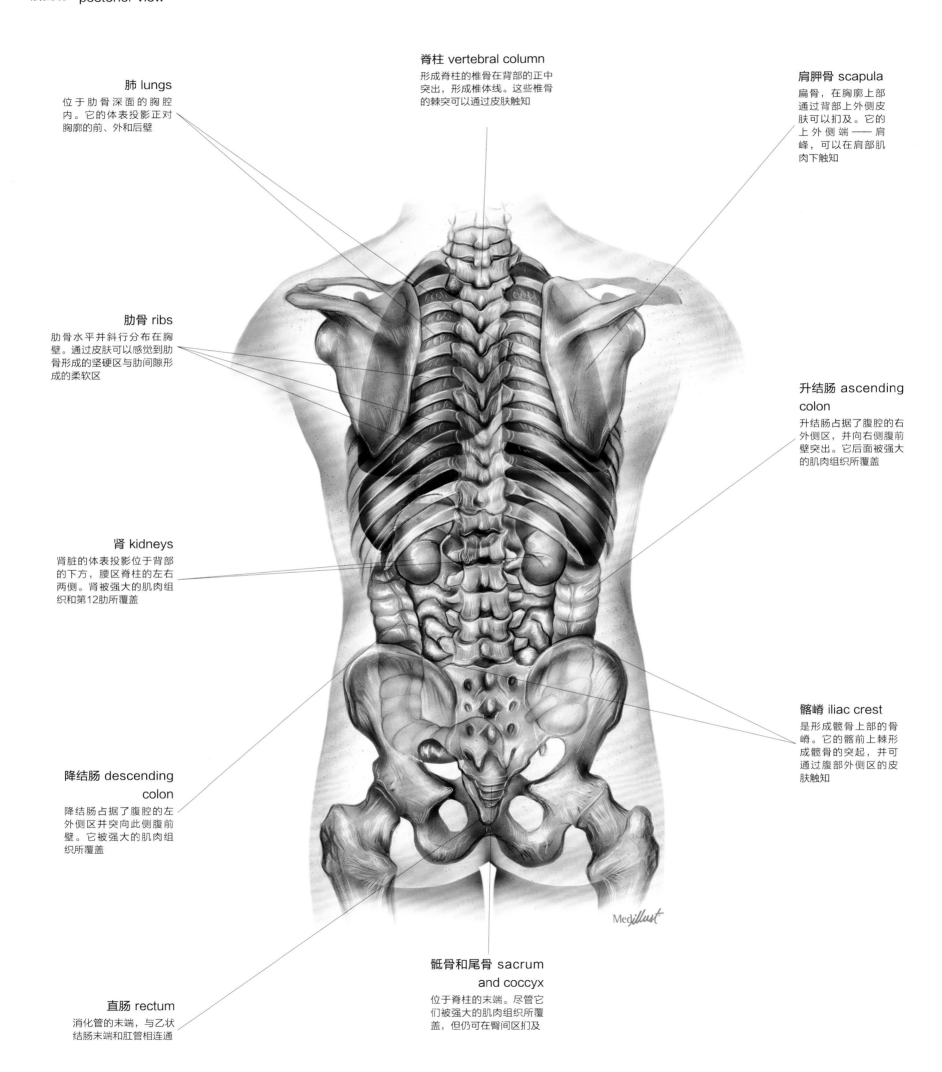

位于肋骨深面的胸腔内。它的体表投影正对胸廓的前、外和后壁

肩胛骨 scapula

扁骨，在胸廓上部通过背部上外侧皮肤可以扪及。它的上外侧端——肩峰，可以在肩部肌肉下触知

肋骨 ribs

肋骨水平并斜行分布在胸壁。通过皮肤可以感觉到肋骨形成的坚硬区与肋间隙形成的柔软区

升结肠 ascending colon

升结肠占据了腹腔的右外侧区，并向右侧腹前壁突出。它后面被强大的肌肉组织所覆盖

肾 kidneys

肾脏的体表投影位于背部的下方，腰区脊柱的左右两侧。肾被强大的肌肉组织和第12肋所覆盖

髂嵴 iliac crest

是形成髋骨上部的骨嵴。它的髂前上棘形成髋骨的突起，并可通过腹部外侧区的皮肤触知

降结肠 descending colon

降结肠占据了腹腔的左外侧区并突向此侧腹前壁。它被强大的肌肉组织所覆盖

骶骨和尾骨 sacrum and coccyx

位于脊柱的末端。尽管它们被强大的肌肉组织所覆盖，但仍可在臀间区扪及

直肠 rectum

消化管的末端，与乙状结肠末端和肛管相连通

内脏体表投影 external projection of internal organs

男性右侧面观 male right lateral view

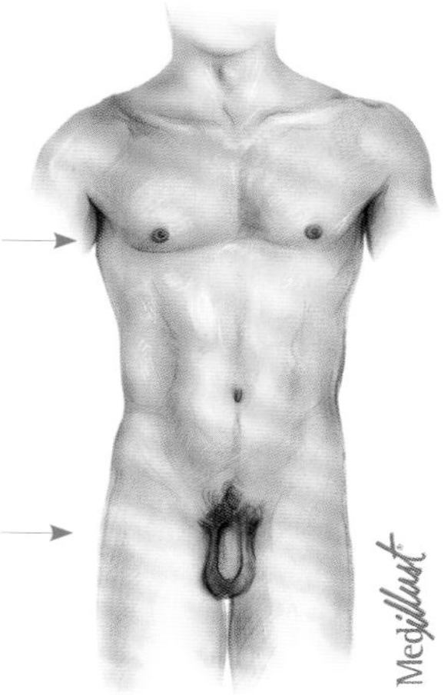

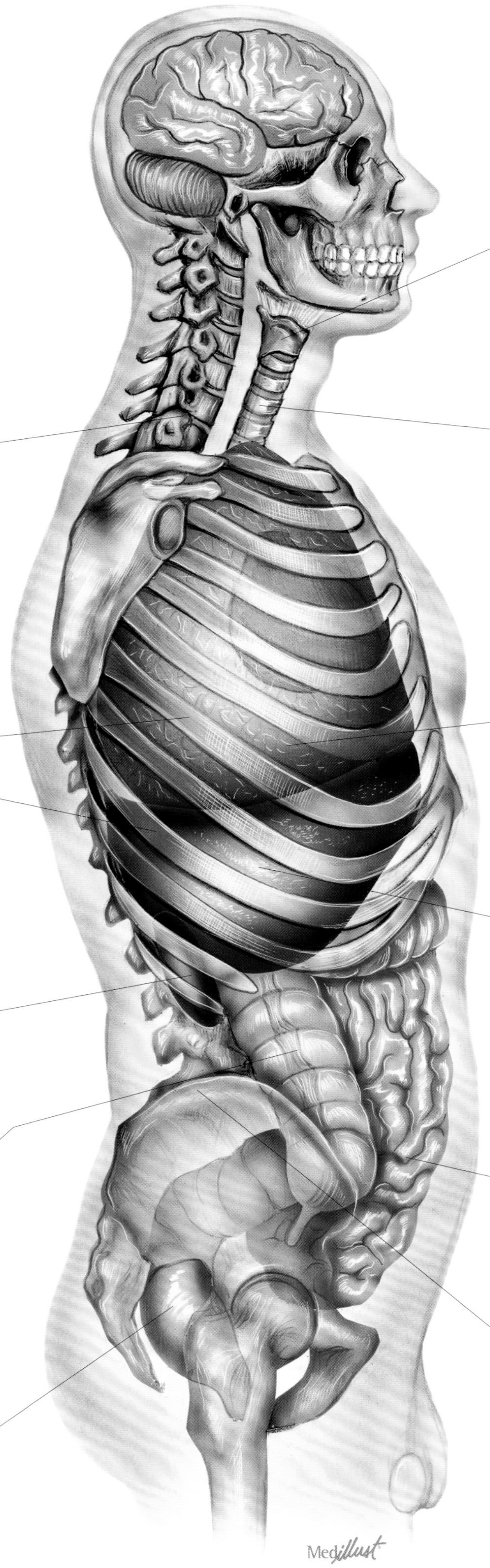

喉 larynx

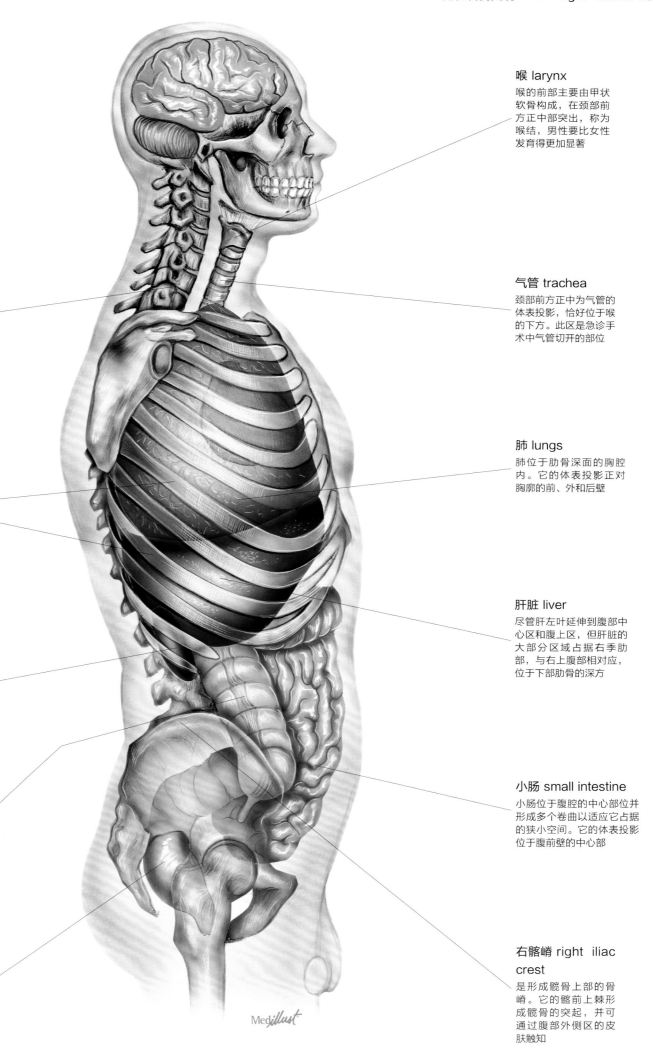

喉的前部主要由甲状软骨构成，在颈部前方正中部突出，称为喉结，男性要比女性发育得更加显著

脊柱 vertebral column

形成脊柱的椎骨在背部的正中突出，形成椎体线。这些椎骨的棘突可以通过皮肤触知

气管 trachea

颈部前方正中为气管的体表投影，恰好位于喉的下方。此区是急诊手术中气管切开的部位

肺 lungs

肺位于肋骨深面的胸腔内。它的体表投影正对胸廓的前、外和后壁

肋骨 ribs

肋骨水平并斜行分布在胸壁。通过皮肤可以感觉到肋骨形成的坚硬区与肋间隙形成的柔软区

肝脏 liver

尽管肝左叶延伸到腹部中心区和腹上区，但肝脏的大部分区域占据右季肋部，与右上腹部相对应，位于下部肋骨的深方

肾 kidneys

肾的体表投影位于背部的下方，脊柱腰区的左右两侧。肾脏被强大的肌肉组织和第12肋所覆盖

小肠 small intestine

小肠位于腹腔的中心部位并形成多个卷曲以适应它占据的狭小空间。它的体表投影位于腹前壁的中心部

升结肠 ascending colon

升结肠占据了腹腔的右外侧区并可突向右髂嵴后方

右髂嵴 right iliac crest

是形成髋骨上部的骨嵴。它的髂前上棘形成髋骨的突起，并可通过腹部外侧区的皮肤触知

直肠 rectum

消化管的末端，分别与乙状结肠末端和肛管相连通

内脏体表投影 external projection of internal organs

男性左侧面观 male left lateral view

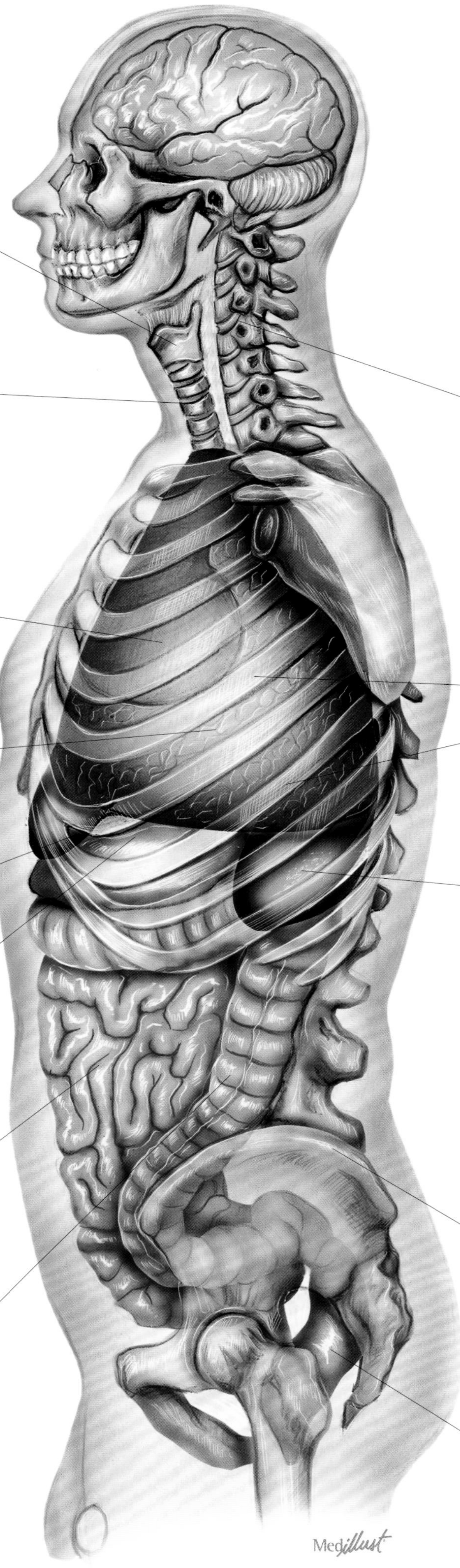

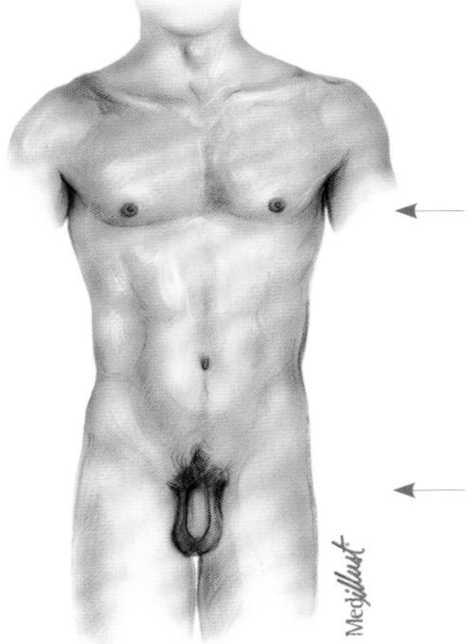

喉 larynx

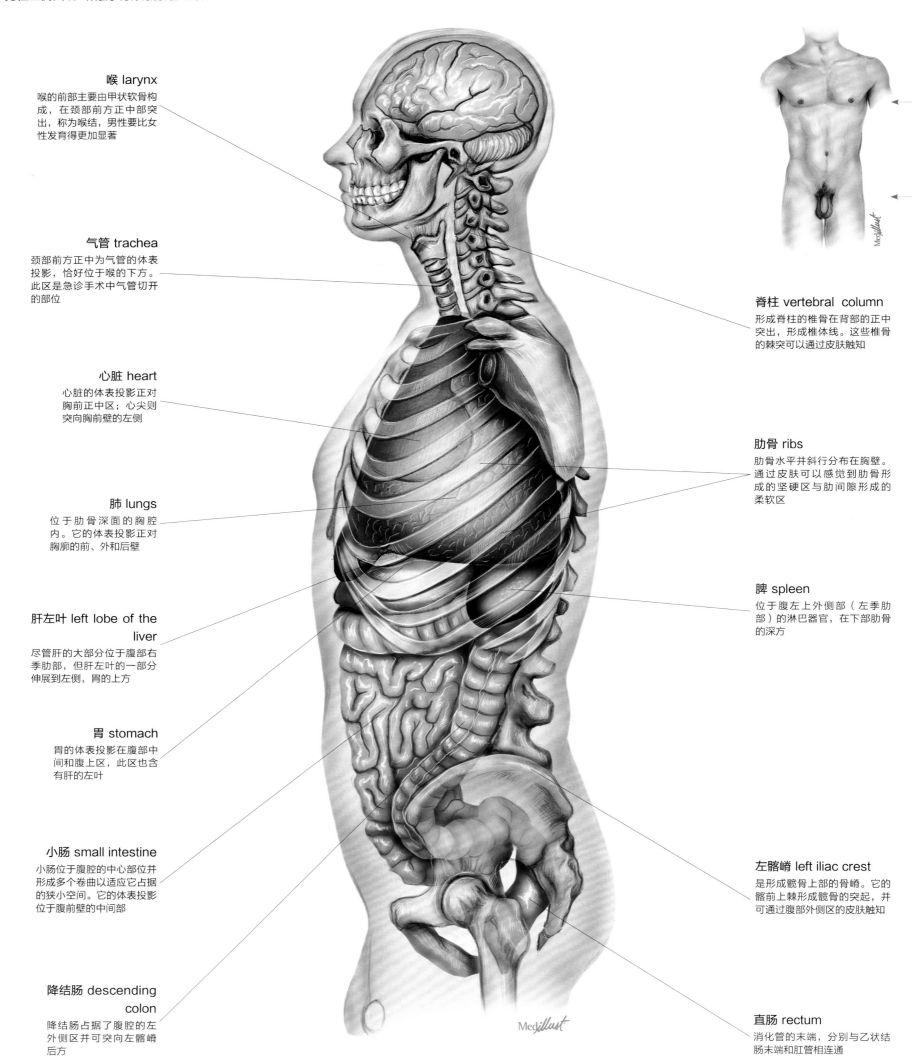

喉的前部主要由甲状软骨构成，在颈部前方正中部突出，称为喉结，男性要比女性发育得更加显著

气管 trachea

颈部前方正中为气管的体表投影，恰好位于喉的下方。此区是急诊手术中气管切开的部位

心脏 heart

心脏的体表投影正对胸前正中区；心尖则突向胸前壁的左侧

肺 lungs

位于肋骨深面的胸腔内。它的体表投影正对胸廓的前、外和后壁

肝左叶 left lobe of the liver

尽管肝的大部分位于腹部右季肋部，但肝左叶的一部分伸展到左侧，胃的上方

胃 stomach

胃的体表投影在腹部中间和腹上区，此区也含有肝的左叶

小肠 small intestine

小肠位于腹腔的中心部位并形成多个卷曲以适应它占据的狭小空间。它的体表投影位于腹前壁的中间部

降结肠 descending colon

降结肠占据了腹腔的左外侧区并可突向左髂嵴后方

脊柱 vertebral column

形成脊柱的椎骨在背部的正中突出，形成椎体线。这些椎骨的棘突可以通过皮肤触知

肋骨 ribs

肋骨水平并斜行分布在胸壁。通过皮肤可以感觉到肋骨形成的坚硬区与肋间隙形成的柔软区

脾 spleen

位于腹左上外侧部（左季肋部）的淋巴器官，在下部肋骨的深方

左髂嵴 left iliac crest

是形成髋骨上部的骨嵴。它的髂前上棘形成髋骨的突起，并可通过腹部外侧区的皮肤触知

直肠 rectum

消化管的末端，分别与乙状结肠末端和肛管相连通

人体检查 examination of the human body

描述术语 descriptive terminology

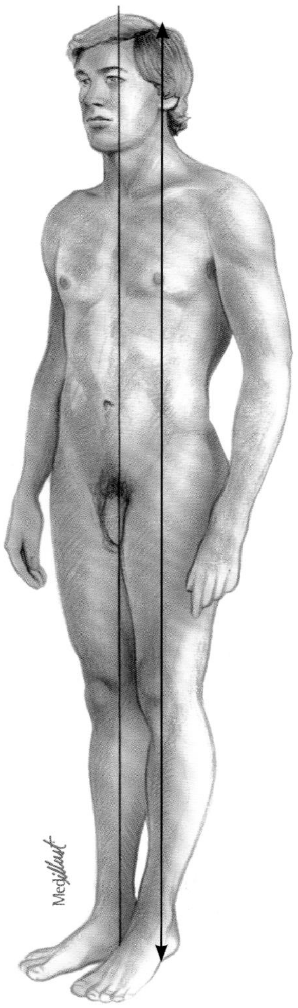

人体纵轴 longitudinal bodily axis

是一条从头到足在正中把人体一分为二的假想线或轴

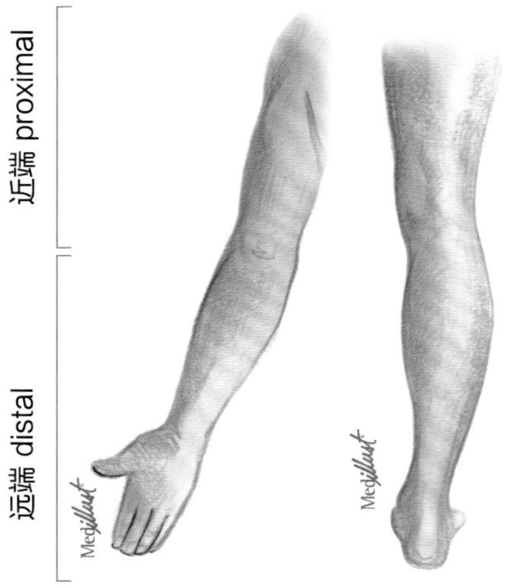

近端 proximal
远端 distal

远端或近端 distal or proximal

相对于肢体根部（肩或腹股沟）的位置描述。近端是相对于肢体根部较近的位置。远端是相对于肢体根部较远的位置

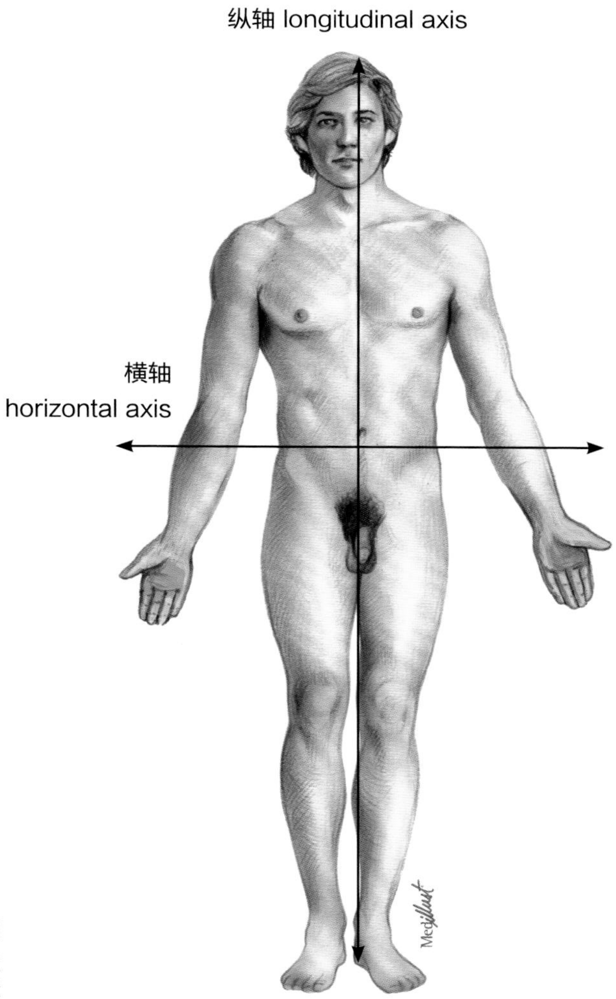

纵轴 longitudinal axis
横轴
horizontal axis

前面、冠状面或腹侧面 anterior, frontal or ventral face

这个术语可用来描述整个人体或人体局部，如胸廓的前面、腹部的前面、心脏的前面等

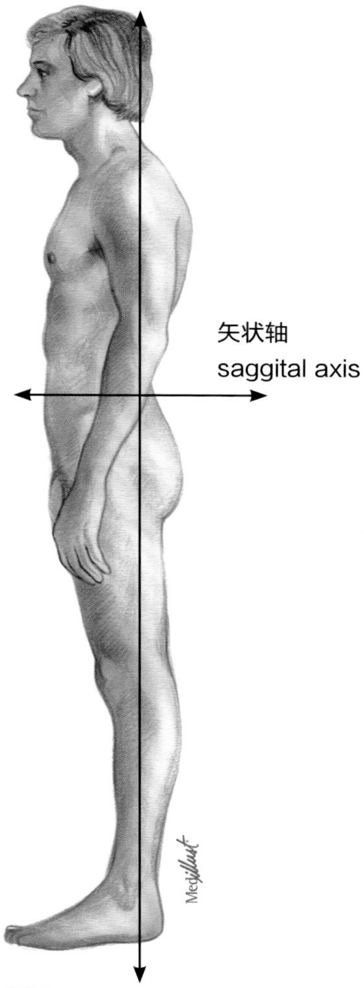

矢状轴
saggital axis

侧面 lateral face

人体表面或内部器官左侧面或右侧面的观察

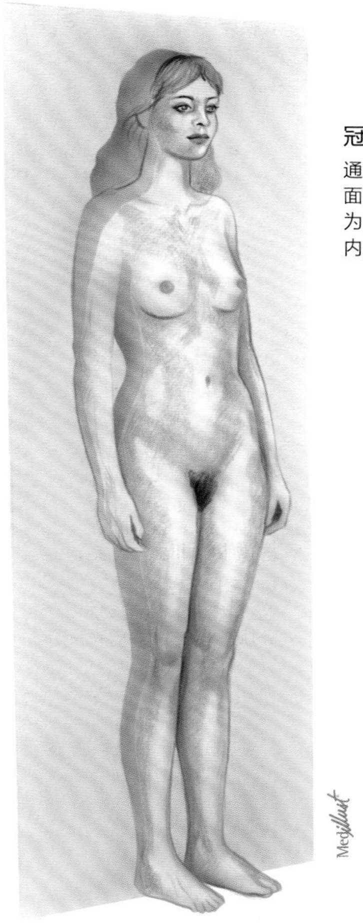

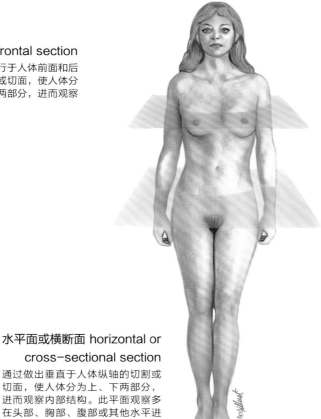

冠状面 frontal section

通过做平行于人体前面和后面的切割或切面，使人体分为前、后两部分，进而观察内部结构

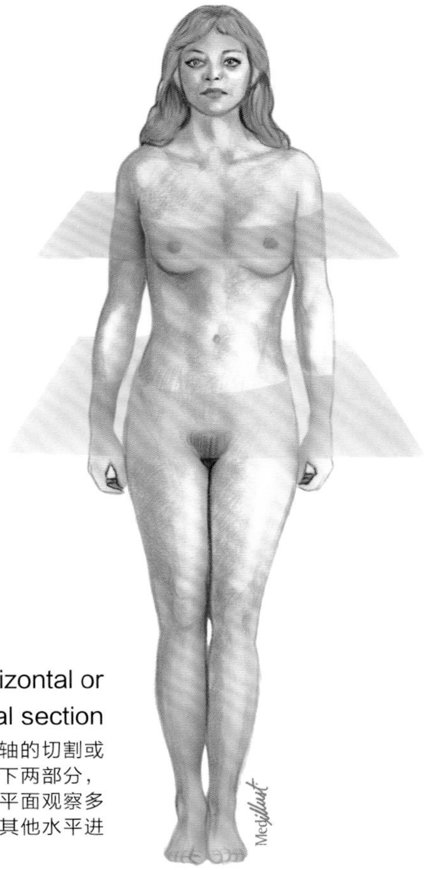

水平面或横断面 horizontal or cross-sectional section

通过做出垂直于人体纵轴的切割或切面，使人体分为上、下两部分，进而观察内部结构。此平面观察多在头部、胸部、腹部或其他水平进行

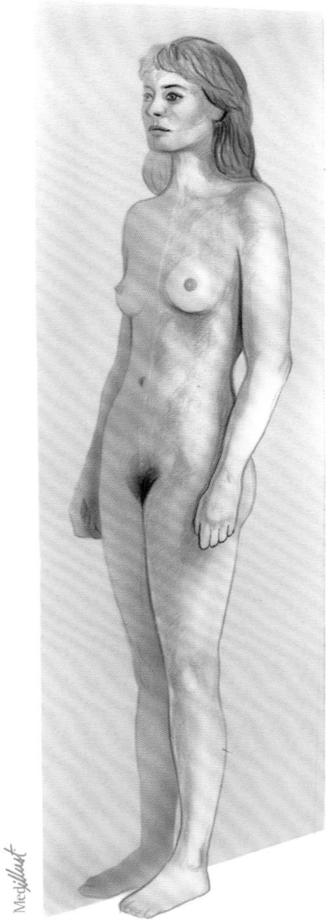

矢状面 saggital section

通过做平行于人体纵轴的切割或切面，使人体分为左右两部分，观察内部结构

人体不同体位 different positions of the human body

描述术语 descriptive terminology

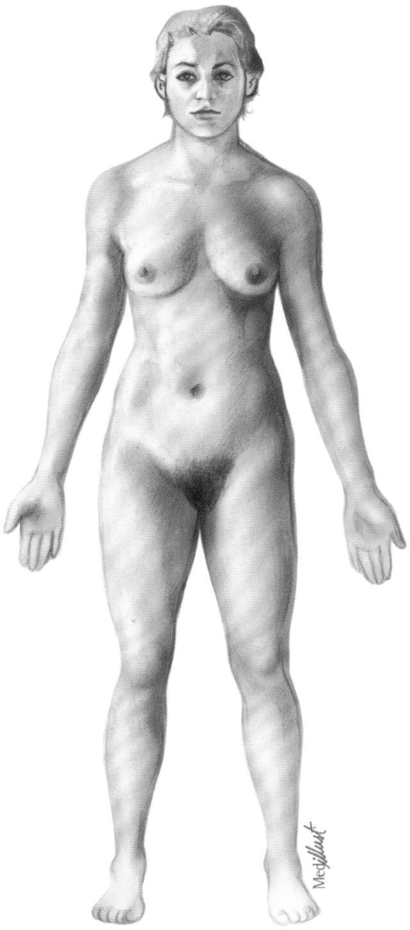

俯卧位 ventral decubitus

在水平面人面向下平卧

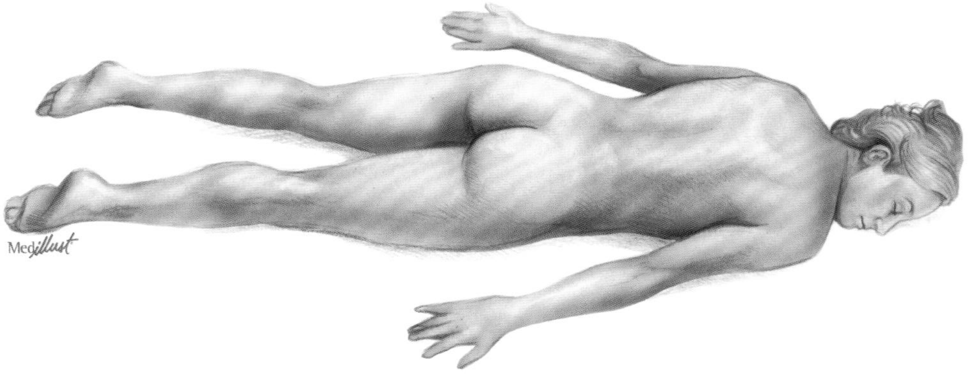

直立位 anatomical position

人体直立，双足轻微叉开，手掌面向前，面向前

仰卧位 dorsal decubitus

在水平面人面向上平卧

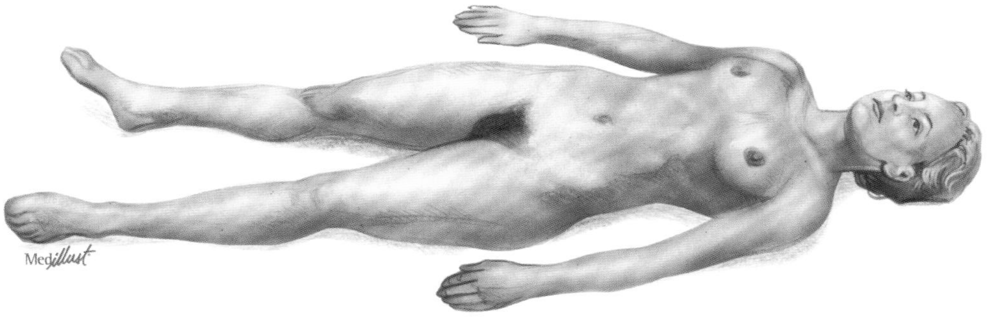

右侧卧位 right lateral decubitus

在水平面向右侧卧位

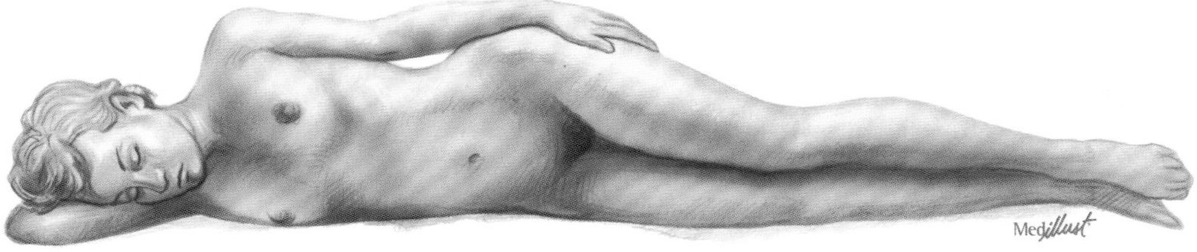

左侧卧位 left lateral decubitus

在水平面向左侧卧位

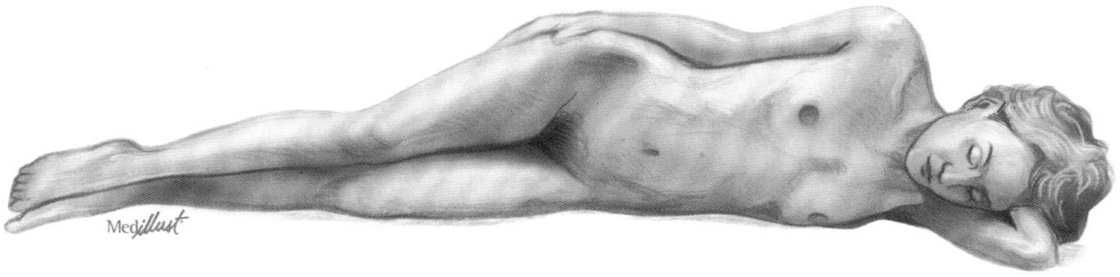

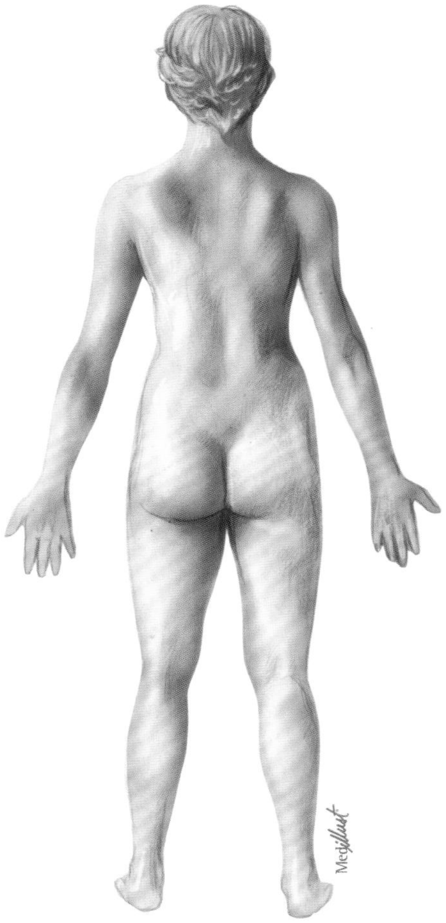

背侧面或后面解剖学姿势 dorsal or posterior anatomical position

人体直立，双足轻微叉开，手掌向前，面向前，从背侧面观察

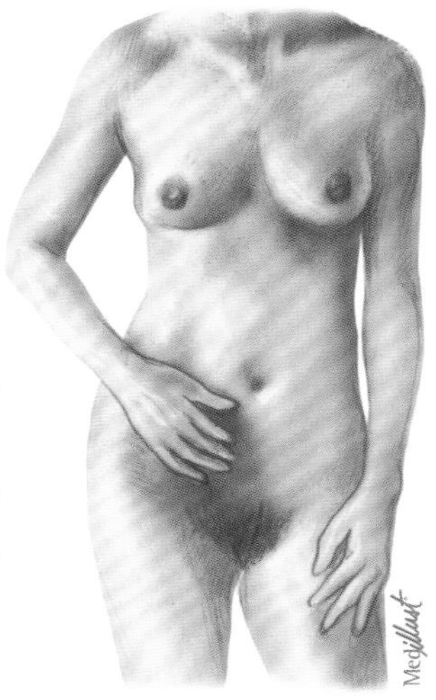

前面、冠状面或腹侧面 anterior, frontal or ventral face

这个术语可用来描述整个人体或人体局部，如腹部的前面、颈部的前面等

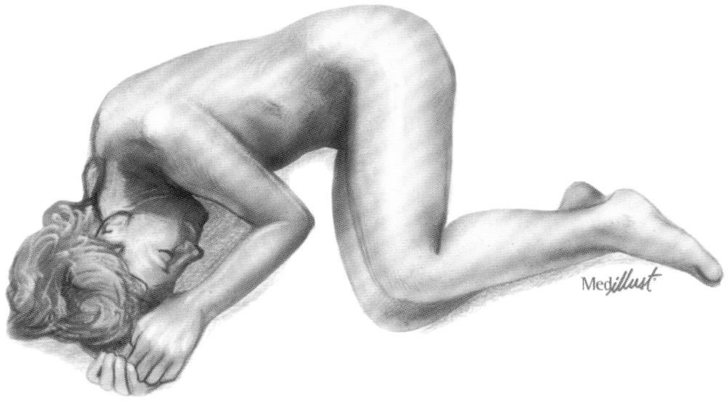

胎儿位 fetal position

人体处于卧位，同时小腿屈向大腿，大腿屈向腹部，头部倾向胸部。这种姿势是胎儿在子宫中的正常姿势

体型 somatypes

所有正常人的组成结构、功能和运转机制都是一样的，但是外貌、器官和肌肉的体积大小可以有很大的不同。除了种族因素以外，已经证实主要有3种体型。这些体型大部分特点受遗传控制，其余的通过饮食、锻炼等生活方式的改变而变化

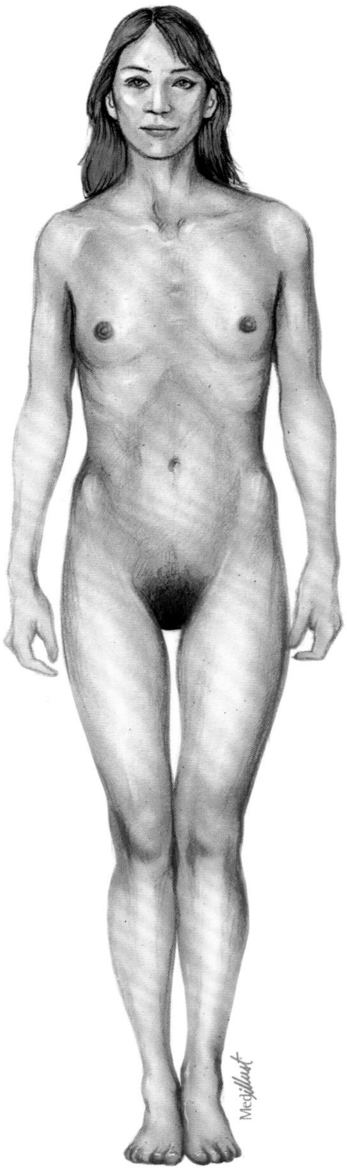

瘦型体质 ectomorph

这样的人肢体长，个高，脂肪较少；胸廓窄，肌肉组织少。这主要是因为来源于外胚层的组织在发育中占有优势

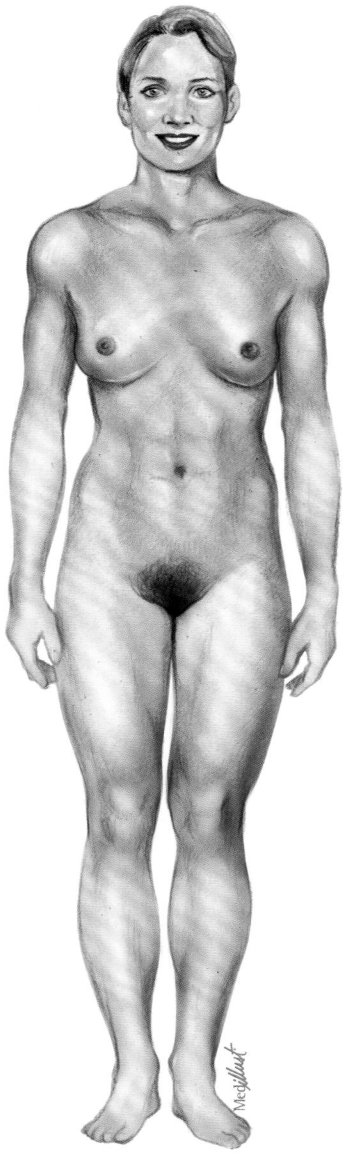

体育型体质 mesomorph

这样的人中胚层在发育中占优势，肌肉和胸廓得到了很好的发育。肩部通常比腰部要宽

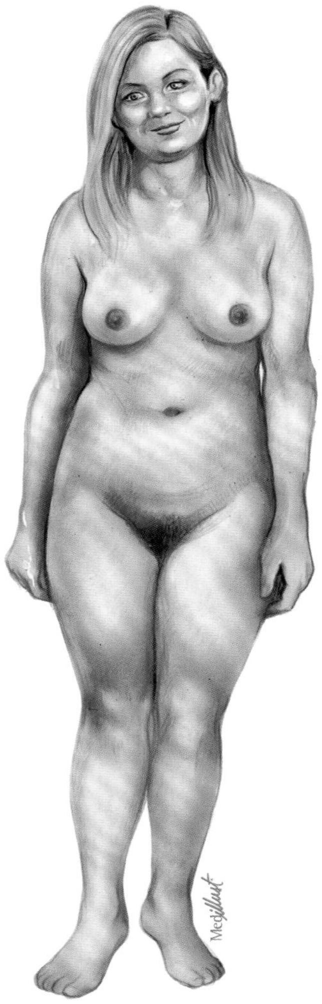

胖型体质 endomorph

这样的人内胚层在发育中占有优势，他们一般身材较矮，具有丰富的脂肪组织。腰部通常比肩部宽

种族类型 racial types

种族被定义为拥有一系列共同遗传特点（此遗传特点能将不同种族人群区别开来）的同一种类人群。这些特点包括皮肤颜色、头部结构、身材等。每一种族类型可再细分为亚型和种族群体

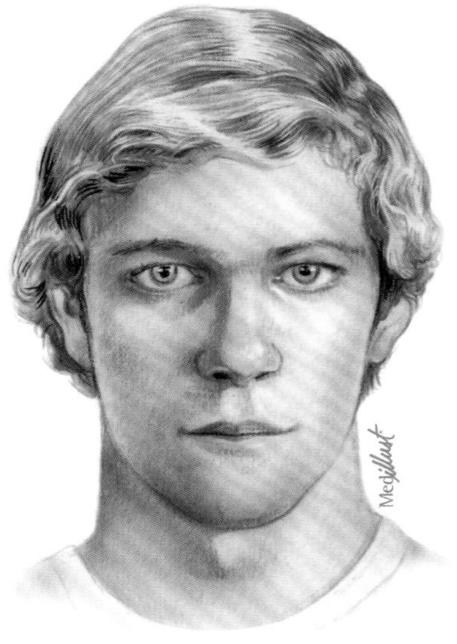

高加索人 caucasian

特点为皮肤呈白色，身材匀称、较高，头发光滑，可有不同颜色，直鼻梁，薄嘴唇，眼睛颜色多种多样

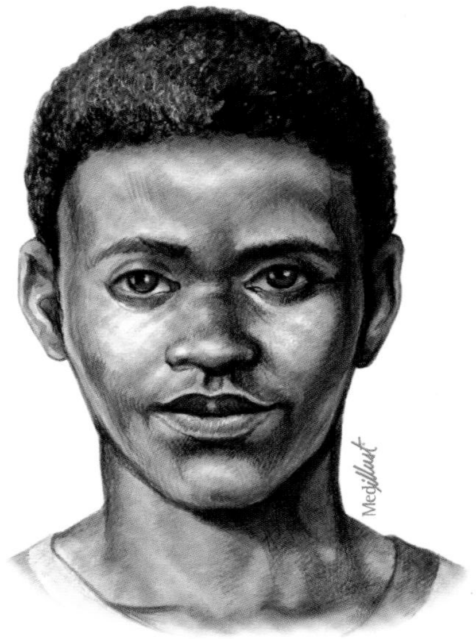

黑种人 negroid

特点为黑皮肤，皮肤颜色从深黑到浅黑不等，身材高，头发卷曲、呈黑色，扁鼻梁，厚嘴唇和水平方向较长的头颅

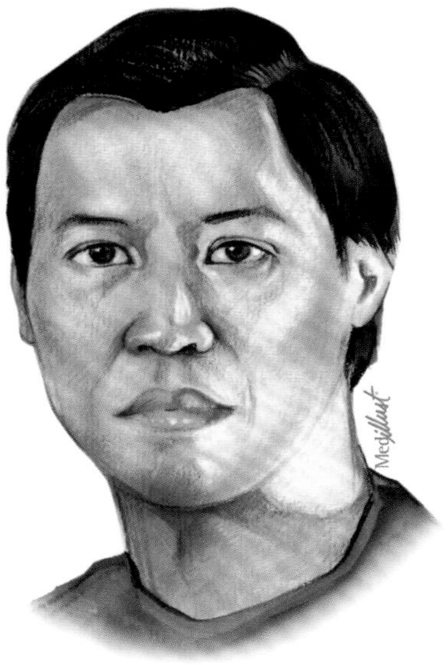

亚洲人 asian

特点为黄色皮肤，个矮，黑直头发，眼下方有打褶的内眦皮，面部平坦

儿童 childhood

儿童期的男孩和女孩在体格上非常相似，外生殖器是其主要的不同点。这时期的主要特点是生长迅速

体重 weight

婴儿 infants

在出生后的前几天内，体重通常会减少；而生后第1个月内，婴儿的体重会常规性增加，在生后第4～5个月，体重为出生时的2倍。出生6个月之后，这种生长节奏减缓。1岁婴儿体重通常为出生时的3倍

幼儿和学龄前儿童 toddlers and preschool children

此期体重增长更加平稳，平均每年增加2~2.5 kg。在这个时期，儿童失去在婴儿时期的饱满体态

学龄儿童 schoolchildren

此期一般从5岁到11岁左右。特点为连续稳定的体重增加，平均每年增加3 kg左右

头部生长 cranial growth

脑体积的增长可以通过头颅的生长反映出来，这可能是因为在发育初期，组成头颅的各颅骨还没有完全融合。在出生后的前6个月，头围每个月增加超过1cm，而在之后的6个月中，每月增加0.5cm左右。在1岁以后，头颅发育非常缓慢，并且与身体的其他部分成比例生长。在儿童和成人其比例是不同的，在新生儿，头与身长的比例为1：3；而在成人此比例为1：7

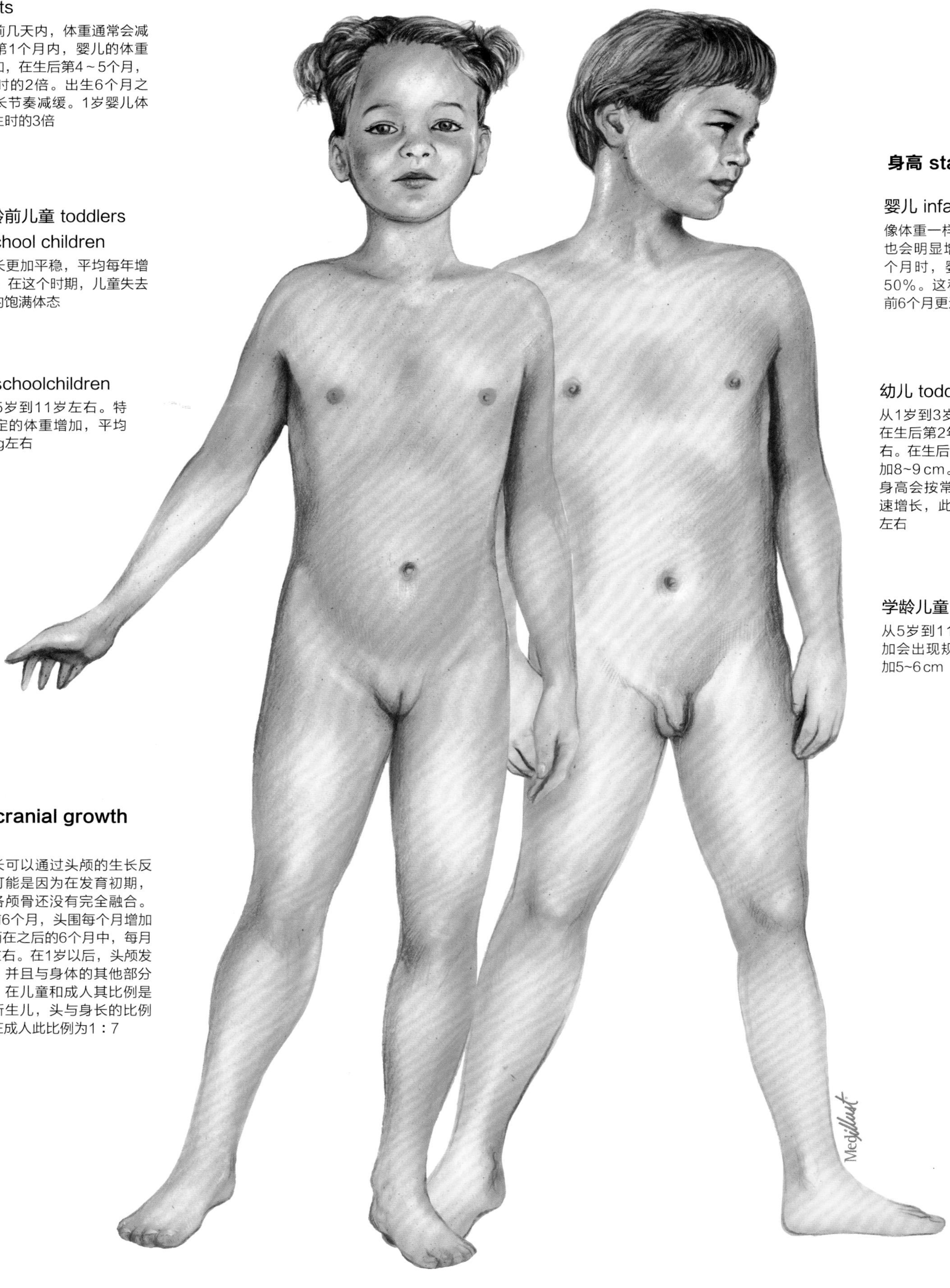

身高 stature

婴儿 infants

像体重一样，在第1年，身高也会明显增长。到生后第12个月时，婴儿要比出生时高50%。这种生长通常在生后前6个月更迅速一些

幼儿 toddlers

从1岁到3岁身高持续快速增长。在生后第2年，身高增加12 cm左右。在生后第2~3年，一般身高增加8~9 cm。在3~5岁之间，儿童身高会按常规增长，不会出现急速增长，此时平均每年增加7 cm左右

学龄儿童 schoolchildren

从5岁到11岁左右，身高的增加会出现规律性，平均每年增加5~6 cm

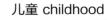

人体的生命阶段 the stages of human life

男性青春期 male adolescence

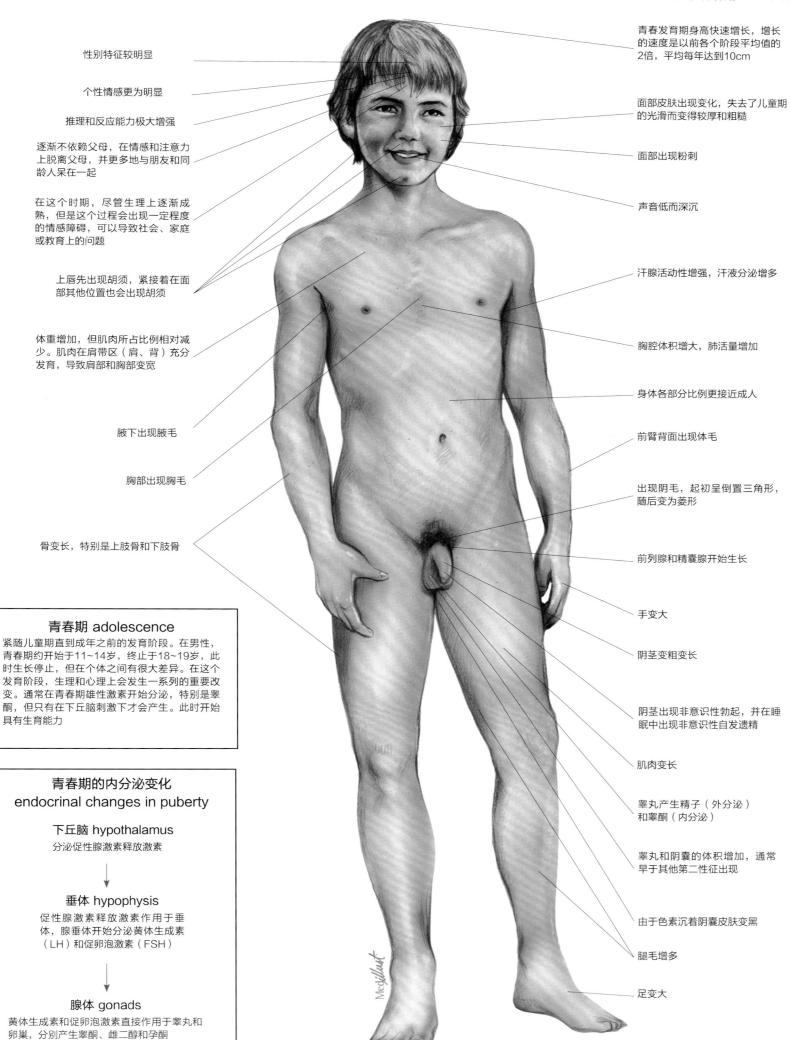

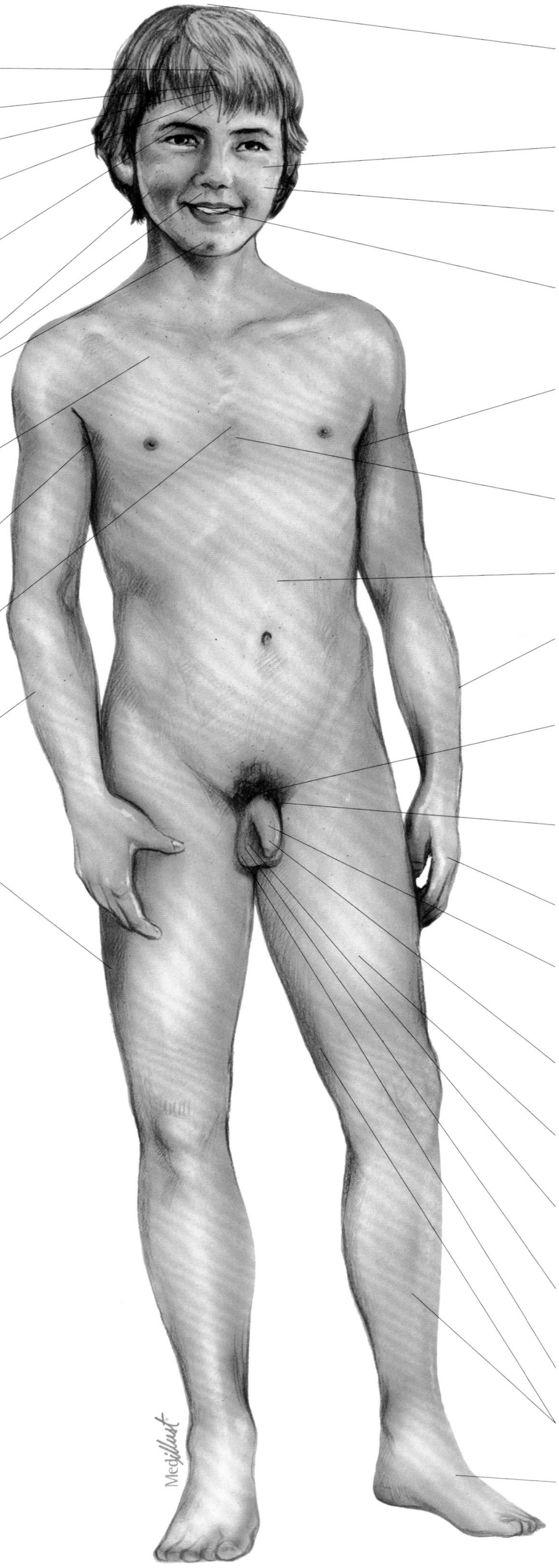
性别特征较明显
个性情感更为明显
推理和反应能力极大增强
逐渐不依赖父母，在情感和注意力上脱离父母，并更多地与朋友和同龄人呆在一起
在这个时期，尽管生理上逐渐成熟，但是这个过程会出现一定程度的情感障碍，可以导致社会、家庭或教育上的问题
上唇先出现胡须，紧接着在面部其他位置也会出现胡须
体重增加，但肌肉所占比例相对减少。肌肉在肩带区（肩、背）充分发育，导致肩部和胸部变宽
腋下出现腋毛
胸部出现胸毛
骨变长，特别是上肢骨和下肢骨
青春发育期身高快速增长，增长的速度是以前各个阶段平均值的2倍，平均每年达到10cm
面部皮肤出现变化，失去了儿童期的光滑而变得较厚和粗糙
面部出现粉刺
声音低而深沉
汗腺活动性增强，汗液分泌增多
胸腔体积增大，肺活量增加
身体各部分比例更接近成人
前臂背面出现体毛
出现阴毛，起初呈倒置三角形，随后变为菱形
前列腺和精囊腺开始生长
手变大
阴茎变粗变长
阴茎出现非意识性勃起，并在睡眠中出现非意识性自发遗精
肌肉变长
睾丸产生精子（外分泌）和睾酮（内分泌）
睾丸和阴囊的体积增加，通常早于其他第二性征出现
由于色素沉着阴囊皮肤变黑
腿毛增多
足变大

青春期 adolescence

紧随儿童期直到成年之前的发育阶段。在男性，青春期约开始于11~14岁，终止于18~19岁，此时生长停止，但在个体之间有很大差异。在这个发育阶段，生理和心理上会发生一系列的重要改变。通常在青春期雄性激素开始分泌，特别是睾酮，但只有在下丘脑刺激下才会产生。此时开始具有生育能力

青春期的内分泌变化 endocrinal changes in puberty

下丘脑 hypothalamus

分泌促性腺激素释放激素

↓

垂体 hypophysis

促性腺激素释放激素作用于垂体，腺垂体开始分泌黄体生成素（LH）和促卵泡激素（FSH）

↓

腺体 gonads

黄体生成素和促卵泡激素直接作用于睾丸和卵巢，分别产生睾酮、雌二醇和孕酮

人体的生命阶段 the stages of human life

女性青春期 female adolescence

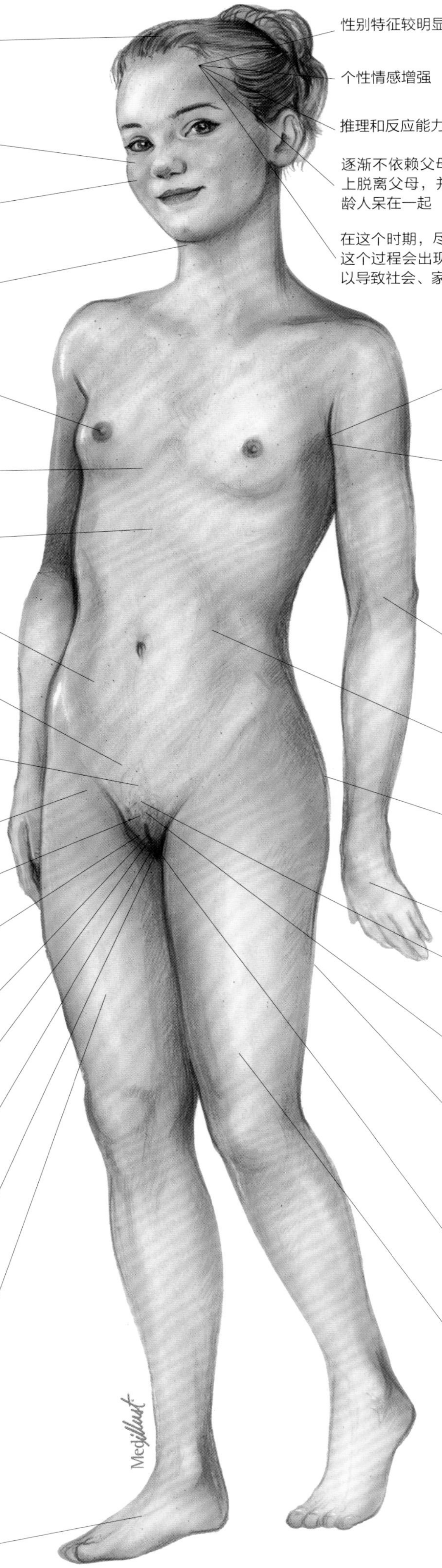

青春发育期身高快速增长，增长的速度是以前各个阶段平均值的2倍，平均每年达到10cm。生长通常在月经初潮（第一次月经）之前最快
个别人面部出现粉刺
面部皮肤出现变化，失去了儿童期的光滑而变得较厚
喉部的变化使声音变得高尖
乳头生长，并由于色素沉着使得乳头皮肤变黑。乳晕形成，也为黑色，环绕在乳头周围
胸部渐进性生长，乳房和乳腺发育
身体的各个部分比例更接近成人
体重增加伴随髋部、大腿部和臀部脂肪沉着
卵巢开始产生多个卵子
子宫发育：子宫颈和子宫体的比例出现逆转。输卵管发育并开始收缩
盆腔变宽以利于分娩
阴阜变得更为明显
大阴唇开始发育，有阴毛遮盖并封闭外阴
小阴唇界限明显并由于色素沉着而变得更黑
阴道细胞增殖
阴道分泌物开始出现，通常早于月经
月经初潮：月经开始后，紧随的是周期性月经，起初月经周期会很不规律
肌肉变长，但与男性相比还要差些
足变大
性别特征较明显
个性情感增强
推理和反应能力极大增强
逐渐不依赖父母，在情感和注意力上脱离父母，并更多地与朋友和同龄人呆在一起
在这个时期，尽管生理上逐渐成熟，但是这个过程会出现一定程度的情感障碍，可以导致社会、家庭或教育上的问题
腋下出现腋毛
汗腺活动性增强，汗液分泌增多
上肢变长
身体总体变得更为苗条
由于胫骨前缘和转子的生长使下肢带骨发育生长
手变大
卵巢中产生成熟的卵母细胞
耻骨区出现阴毛，逐渐覆盖阴阜，并呈倒置三角形
出现皮下脂肪沉积，使得肩部、髋部和腹部出现丰满外形
阴蒂变大，可以勃起
下肢变长

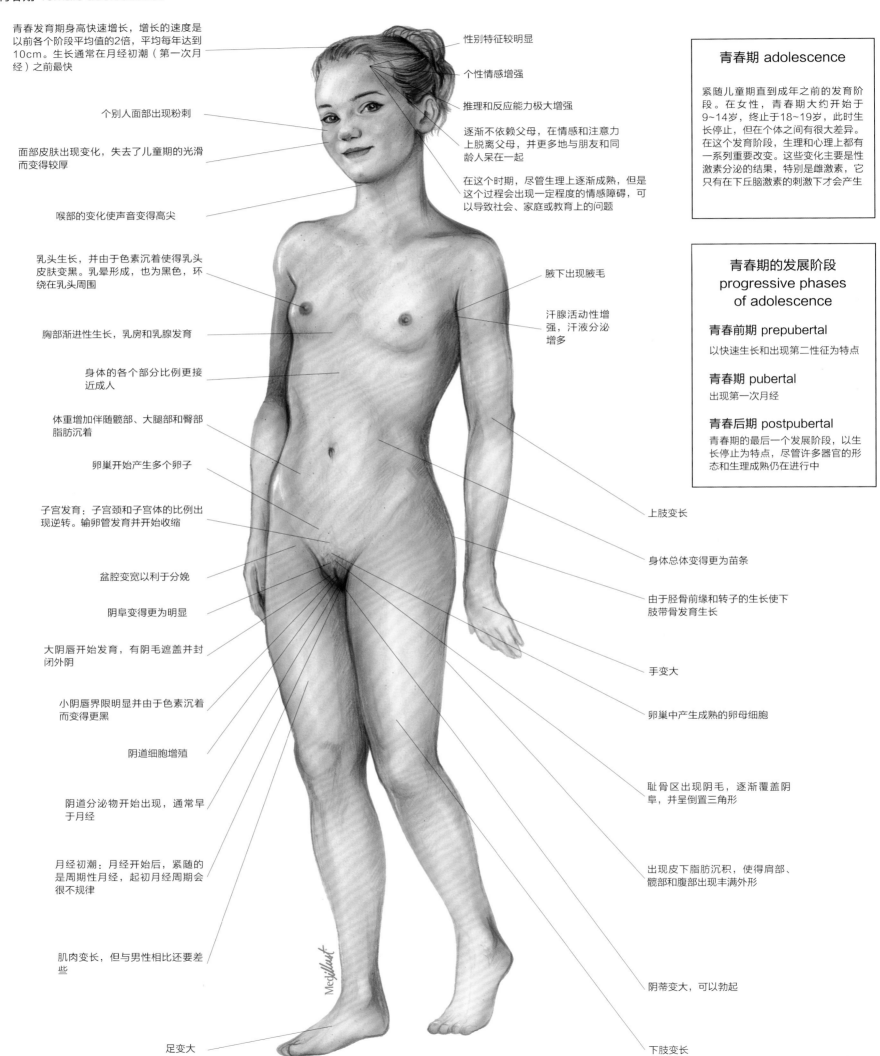

青春期 adolescence

紧随儿童期直到成年之前的发育阶段。在女性，青春期大约开始于9~14岁，终止于18~19岁，此时生长停止，但在个体之间有很大差异。在这个发育阶段，生理和心理上都有一系列重要改变。这些变化主要是性激素分泌的结果，特别是雌激素，它只有在下丘脑激素的刺激下才会产生

青春期的发展阶段 progressive phases of adolescence

青春前期 prepubertal

以快速生长和出现第二性征为特点

青春期 pubertal

出现第一次月经

青春后期 postpubertal

青春期的最后一个发展阶段，以生长停止为特点，尽管许多器官的形态和生理成熟仍在进行中

女性绝经期 the female menopause

绝经期 menopause

此期女性体内器官功能减退，特别是卵巢，停止产生雌激素。这就导致排卵停止和随后的绝经，并最终造成阴道、子宫内膜、子宫体和子宫颈的萎缩。月经的停止被称为绝经，通常发生在45～50岁。绝经标志着更年期的开始，此时，生理功能减退，女性相关激素减少并出现许多重要的变化

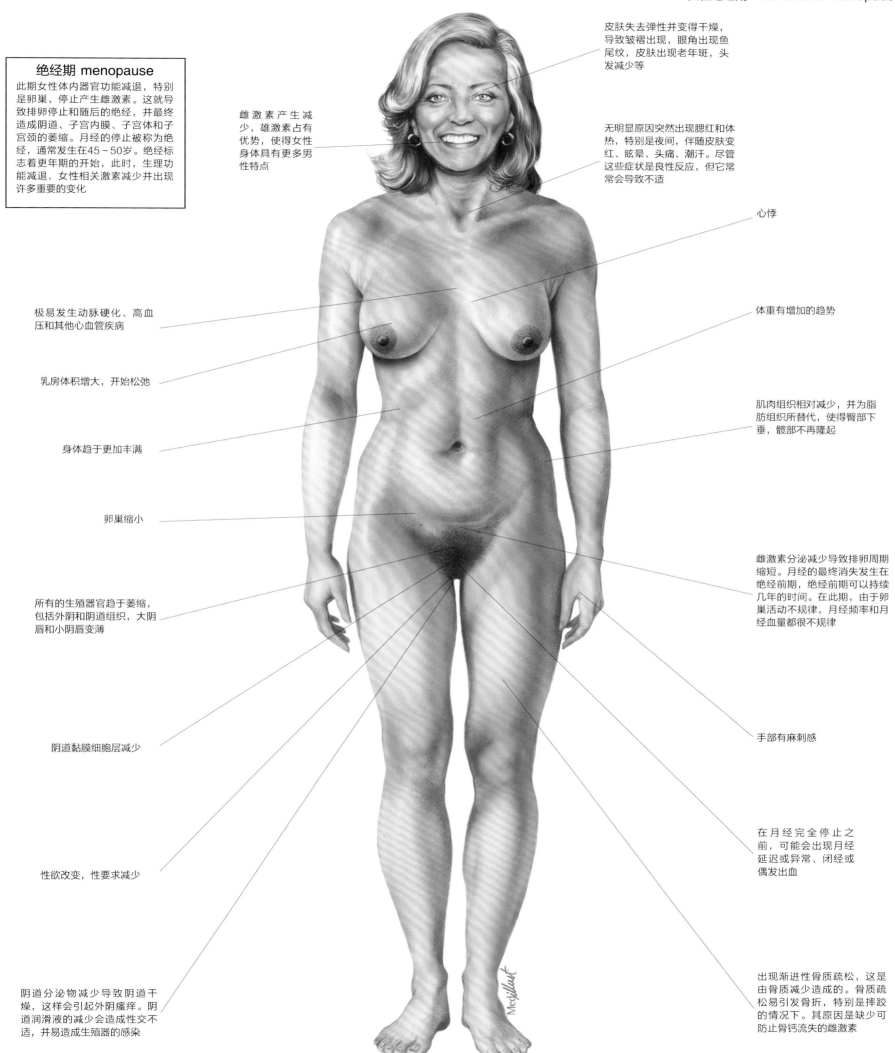

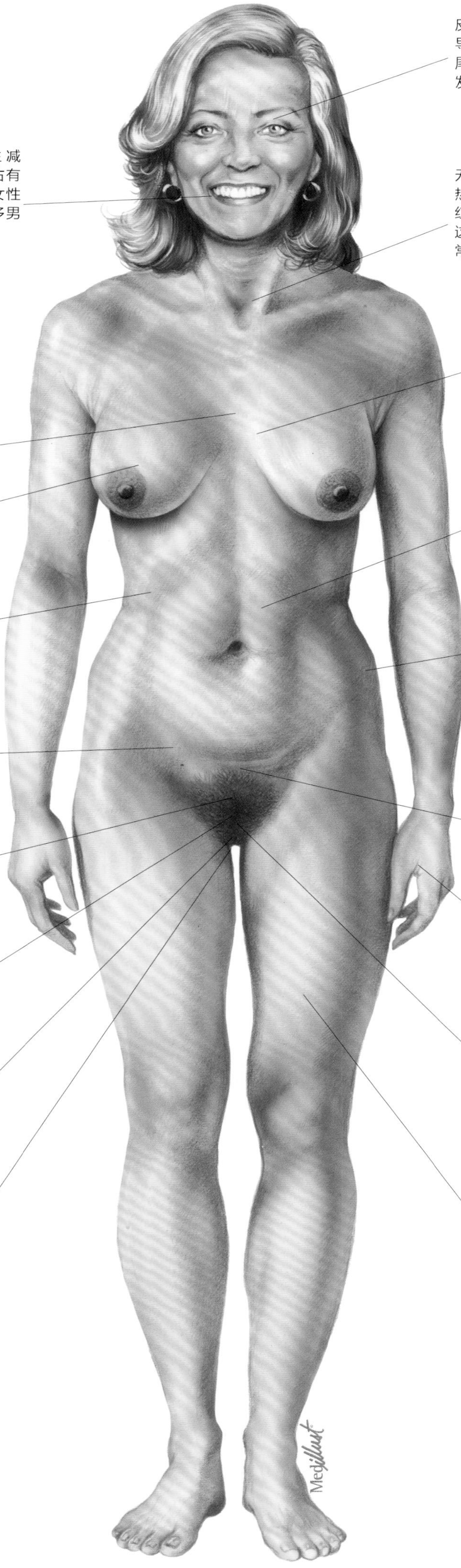
皮肤失去弹性并变得干燥，导致皱褶出现，眼角出现鱼尾纹，皮肤出现老年斑，头发减少等
雌激素产生减少，雄激素占有优势，使得女性身体具有更多男性特点
无明显原因突然出现腮红和体热，特别是夜间，伴随皮肤变红、眩晕、头痛、潮汗。尽管这些症状是良性反应，但它常常会导致不适
心悸
极易发生动脉硬化、高血压和其他心血管疾病
体重有增加的趋势
乳房体积增大，开始松弛
肌肉组织相对减少，并为脂肪组织所替代，使得臀部下垂，髋部不再隆起
身体趋于更加丰满
卵巢缩小
雌激素分泌减少导致排卵周期缩短。月经的最终消失发生在绝经前期，绝经前期可以持续几年的时间。在此期，由于卵巢活动不规律，月经频率和月经血量都很不规律
所有的生殖器官趋于萎缩，包括外阴和阴道组织，大阴唇和小阴唇变薄
手部有麻刺感
阴道黏膜细胞层减少
在月经完全停止之前，可能会出现月经延迟或异常、闭经或偶发出血
性欲改变，性要求减少
出现渐进性骨质疏松，这是由骨质减少造成的。骨质疏松易引发骨折，特别是摔跤的情况下。其原因是缺少可防止骨钙流失的雌激素
阴道分泌物减少导致阴道干燥，这样会引起外阴瘙痒。阴道润滑液的减少会造成性交不适，并易造成生殖器的感染

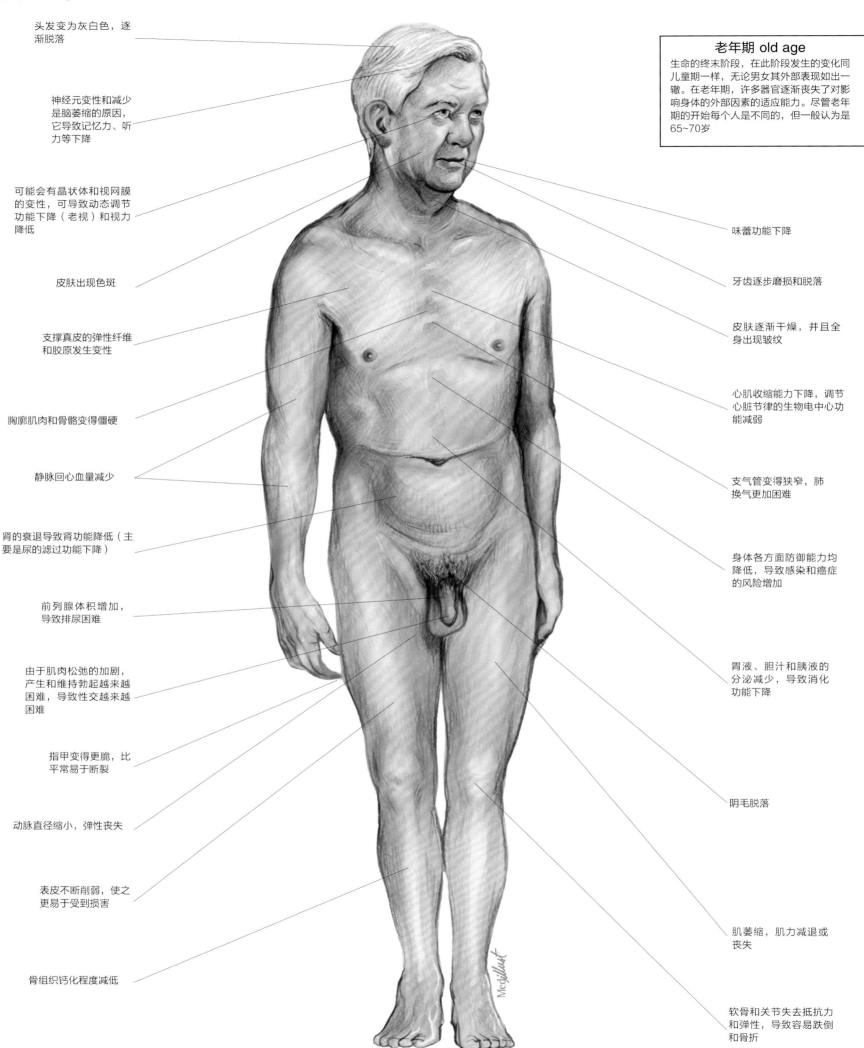

人体的生命阶段 the stages of human life

老年男性 old age in men

老年期 old age

生命的终末阶段，在此阶段发生的变化同儿童期一样，无论男女其外部表现如出一辙。在老年期，许多器官逐渐丧失了对影响身体的外部因素的适应能力。尽管老年期的开始每个人是不同的，但一般认为是65~70岁

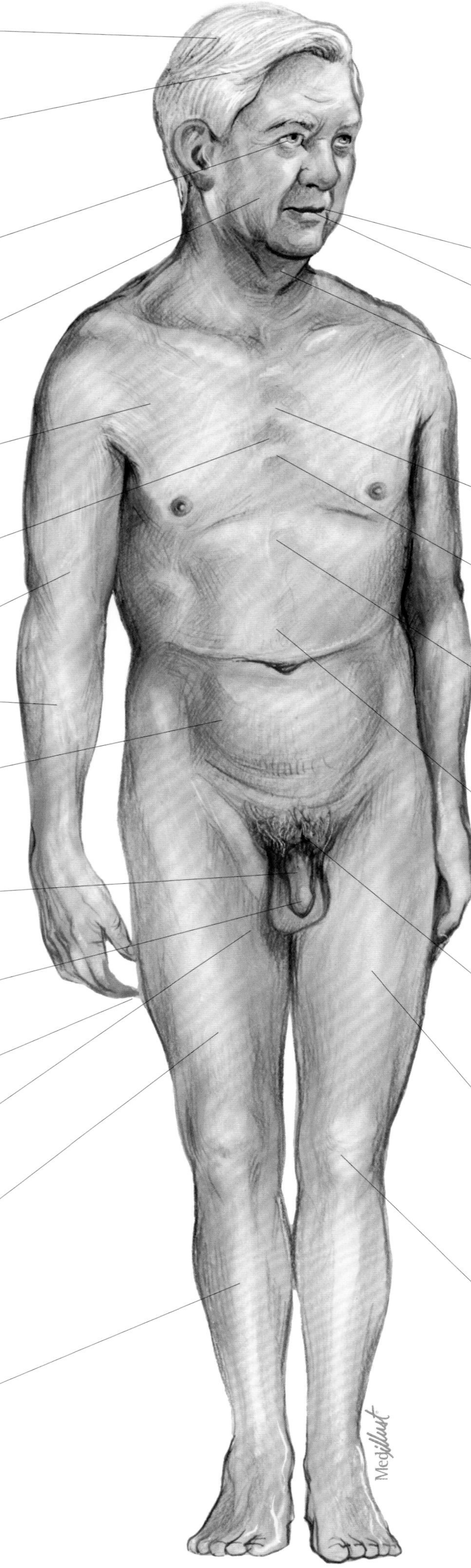

头发变为灰白色，逐渐脱落
神经元变性和减少是脑萎缩的原因，它导致记忆力、听力等下降
可能会有晶状体和视网膜的变性，可导致动态调节功能下降（老视）和视力降低
皮肤出现色斑
支撑真皮的弹性纤维和胶原发生变性
胸廓肌肉和骨骼变得僵硬
静脉回心血量减少
肾的衰退导致肾功能降低（主要是尿的滤过功能下降）
前列腺体积增加，导致排尿困难
由于肌肉松弛的加剧，产生和维持勃起越来越困难，导致性交越来越困难
指甲变得更脆，比平常易于断裂
动脉直径缩小，弹性丧失
表皮不断削弱，使之更易于受到损害
骨组织钙化程度减低
味蕾功能下降
牙齿逐步磨损和脱落
皮肤逐渐干燥，并且全身出现皱纹
心肌收缩能力下降，调节心脏节律的生物电中心功能减弱
支气管变得狭窄，肺换气更加困难
身体各方面防御能力均降低，导致感染和癌症的风险增加
胃液、胆汁和胰液的分泌减少，导致消化功能下降
阴毛脱落
肌萎缩，肌力减退或丧失
软骨和关节失去抵抗力和弹性，导致容易跌倒和骨折

老年女性 old age in women

老年期 old age

生命的终末阶段，在此阶段发生的变化同儿童期一样，无论男女其外部表现如出一辙。在老年期，许多器官逐渐丧失了对影响身体的外部因素的适应能力。尽管老年期的开始每个人是不同的，但一般认为是65~70岁

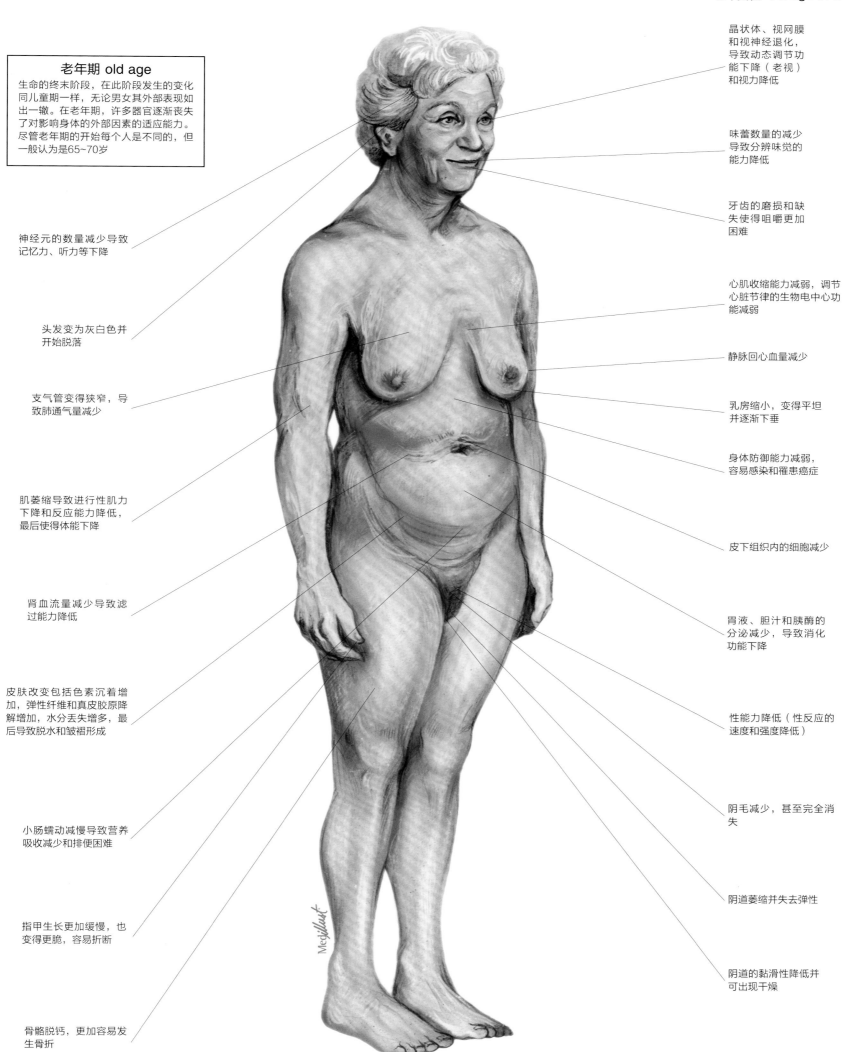

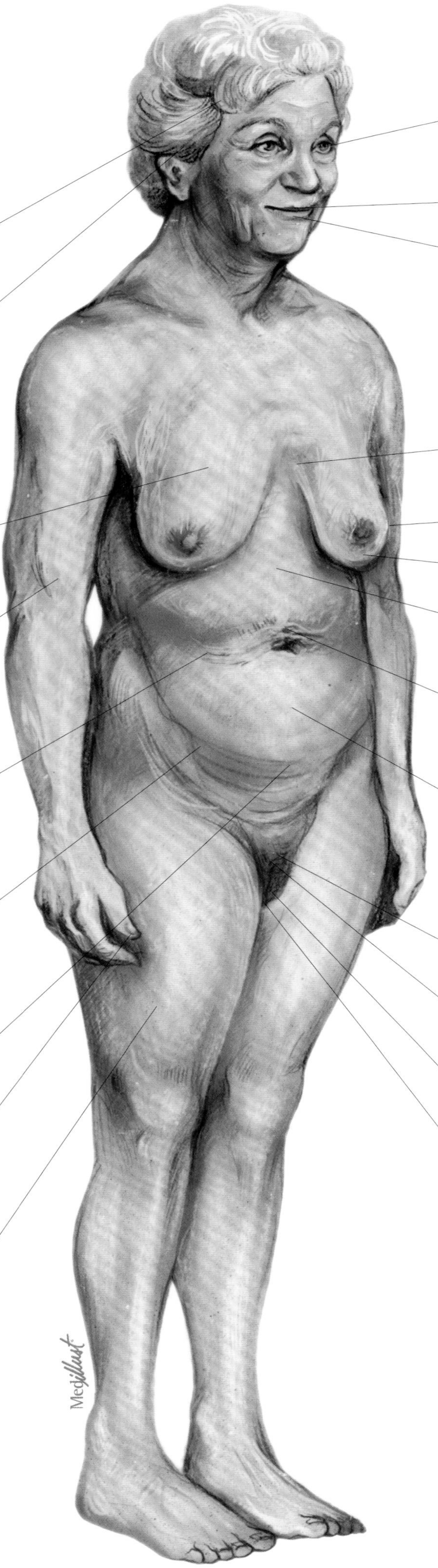
神经元的数量减少导致记忆力、听力等下降
头发变为灰白色并开始脱落
支气管变得狭窄，导致肺通气量减少
肌萎缩导致进行性肌力下降和反应能力降低，最后使得体能下降
肾血流量减少导致滤过能力降低
皮肤改变包括色素沉着增加，弹性纤维和真皮胶原降解增加，水分丢失增多，最后导致脱水和皱褶形成
小肠蠕动减慢导致营养吸收减少和排便困难
指甲生长更加缓慢，也变得更脆，容易折断
骨骼脱钙，更加容易发生骨折
晶状体、视网膜和视神经退化，导致动态调节功能下降（老视）和视力降低
味蕾数量的减少导致分辨味觉的能力降低
牙齿的磨损和缺失使得咀嚼更加困难
心肌收缩能力减弱，调节心脏节律的生物电中心功能减弱
静脉回心血量减少
乳房缩小，变得平坦并逐渐下垂
身体防御能力减弱，容易感染和罹患癌症
皮下组织内的细胞减少
胃液、胆汁和胰酶的分泌减少，导致消化功能下降
性能力降低（性反应的速度和强度降低）
阴毛减少，甚至完全消失
阴道萎缩并失去弹性
阴道的黏滑性降低并可出现干燥
MedIllust

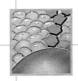

人体内部结构 internal structure of the human body

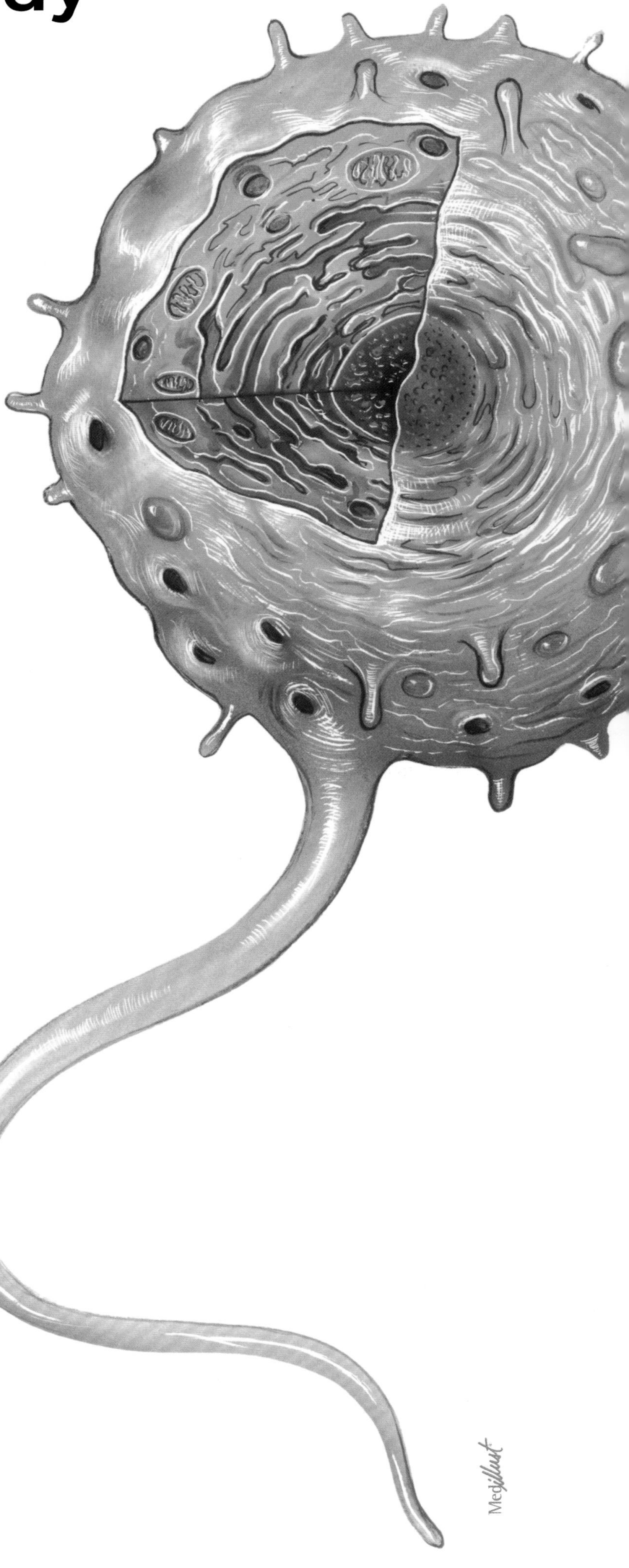

构成生命物质的不同元素结合起来形成更为复杂的形式——细胞。人体每一部分结构都是由这些微小的单元即细胞所组成。每一个细胞都可以看做是一个具有必要装备的活性结构。通过这些装备，细胞能够自我供养、产生能量、增殖，在某些情况下甚至还能运动。细胞的结构要适应特定功能的需要，所以并非所有的细胞都具有一致的形态和功能。但所有的细胞都具有类似的构成成分：

★ 限制体系，即细胞膜。细胞膜的作用类似皮肤，对细胞起隔离作用，防止细胞内容物的丢失，同时细胞膜还具有通透性，允许膜内外进行营养物质以及毒素的交换液体部分，即胞浆。胞浆中漂浮着各种不同的物质，统称为细胞器。同人体器官一样，细胞器都有其特定的功能，如摄取营养物质、消化、产生能量等。这些细胞器包括线粒体、核糖体、吞噬体、内质网。

★ 细胞核。细胞核位于胞浆中央，有核膜保护。细胞核中的细纤丝称为染色体，由脱氧核糖核酸（DNA）构成。其中每4个核苷酸序列就包含一个物种遗传密码相对应的编码信息。

人体中的每一个细胞都有46条染色体，排列成23对。细胞增殖从染色体开始，遵循遗传密码进行。大多数情况下细胞进行有丝分裂，而生殖细胞（男性的精子和女性的卵子）则进行减数分裂。

细胞聚集在一起形成相容性的群体，构成组织（上皮组织、结缔组织、肌肉组织、神经组织等）。组织结合在一起形成器官（心、肝、肺等）。器官又按照功能构成人体的不同系统（循环系统、呼吸系统、消化系统等）。

元素周期表 periodic table of the elements

	1	2	3	4	5	6	7	8	9	10	11	12	13	14	15	16	17	18
1	1 1.0079 -259.14 -252.87 H $1s^1$ HYDROGEN																	2 4.0026 -272.2 -268.93 He $1s^2$ HELIUM
2	3 6.941 180.54 1342 Li $[He]\ 2s^1$ LITHIUM	4 9.0122 1278 2970 Be $[He]\ 2s^2$ BERYLLIUM											5 10.81 2300 — B $[He]\ 2s^2 2p^1$ BORON	6 12.011 3550 4827 C $[He]\ 2s^2 2p^2$ CARBON	7 14.007 -209.86 -195.80 N $[He]\ 2s^2 2p^3$ NITROGEN	8 15.999 -218.4 -182.96 O $[He]\ 2s^2 2p^4$ OXYGEN	9 18.998 -219.62 -188.14 F $[He]\ 2s^2 2p^5$ FLUORINE	10 20.179 -248.67 -246.05 Ne $[He]\ 2s^2 2p^6$ NEON
3	11 22.990 97.81 882.9 Na $[Ne]\ 3s^1$ SODIUM	12 24.305 648.8 1090 Mg $[Ne]\ 3s^2$ MAGNESIUM											13 26.982 660.37 2467 Al $[Ne]\ 3s^2 3p^1$ ALUMINUM	14 28.086 1410 2355 Si $[Ne]\ 3s^2 3p^2$ SILICON	15 30.974 44.1 280 P $[Ne]\ 3s^2 3p^3$ PHOSPHORUS	16 32.06 112.8 444.67 S $[Ne]\ 3s^2 3p^4$ SULFUR	17 35.453 -100.98 -34.6 Cl $[Ne]\ 3s^2 3p^5$ CHLORINE	18 39.948 -189.2 185.7 Ar $[Ne]\ 3s^2 3p^6$ ARGON
4	19 39.098 63.25 759.9 K $[Ar]\ 4s^1$ POTASSIUM	20 40.08 839 1484 Ca $[Ar]\ 4s^2$ CALCIUM	21 44.956 1539 2832 Sc $[Ar]\ 3d^1 4s^2$ SCANDIUM	22 47.90 1660 3287 Ti $[Ar]\ 3d^2 4s^2$ TITANIUM	23 50.942 1890 3380 V $[Ar]\ 3d^3 4s^2$ VANADIUM	24 51.996 1857 2672 Cr $[Ar]\ 3d^5 4s^1$ CHROMIUM	25 54.938 1244 1962 Mn $[Ar]\ 3d^5 4s^2$ MANGANESE	26 55.847 1535 2750 Fe $[Ar]\ 3d^6 4s^2$ IRON	27 58.933 1495 2870 Co $[Ar]\ 3d^7 4s^2$ COBALT	28 58.71 1453 2732 Ni $[Ar]\ 3d^8 4s^2$ NICKEL	29 63.546 1083.4 2567 Cu $[Ar]\ 3d^{10} 4s^1$ COPPER	30 65.38 419.58 907 Zn $[Ar]\ 3d^{10} 4s^2$ ZINC	31 69.735 29.78 2403 Ga $[Ar]\ 3d^{10} 4s^2 4p^1$ GALLIUM	32 72.59 937.4 2830 Ge $[Ar]\ 3d^{10} 4s^2 4p^2$ GERMANIUM	33 74.922 817 — As $[Ar]\ 3d^{10} 4s^2 4p^3$ ARSENIC	34 78.96 217 684.9 Se $[Ar]\ 3d^{10} 4s^2 4p^4$ SELENIUM	35 79.904 -7.2 58.78 Br $[Ar]\ 3d^{10} 4s^2 4p^5$ BROMINE	36 83.80 -156.6 -152.3 Kr $[Ar]\ 3d^{10} 4s^2 4p^6$ KRYPTON
5	37 85.468 38.89 686 Rb $[Kr]\ 5s^1$ RUBIDIUM	38 87.62 769 1384 Sr $[Kr]\ 5s^2$ STRONTIUM	39 88.906 1523 3337 Y $[Kr]\ 4d^1 5s^2$ YTTRIUM	40 91.22 1852 4377 Zr $[Kr]\ 4d^2 5s^2$ ZIRCONIUM	41 92.906 2468 4742 Nb $[Kr]\ 4d^4 5s^1$ NIOBIUM	42 95.94 2617 4612 Mo $[Kr]\ 4d^5 5s^1$ MOLYBDENUM	43 98.906 2172 4877 Tc $[Kr]\ 4d^5 5s^2$ TECHNETIUM	44 101.07 2310 3900 Ru $[Kr]\ 4d^7 5s^1$ RUTHENIUM	45 102.91 1966 3727 Rh $[Kr]\ 4d^8 5s^1$ RHODIUM	46 106.4 1554 3140 Pd $[Kr]\ 4d^{10} 5s^0$ PALLADIUM	47 107.87 961.93 2212 Ag $[Kr]\ 4d^{10} 5s^1$ SILVER	48 112.41 320.9 765 Cd $[Kr]\ 4d^{10} 5s^2$ CADMIUM	49 114.82 156.61 2080 In $[Kr]\ 4d^{10} 5s^2 5p^1$ INDIUM	50 118.69 231.97 2270 Sn $[Kr]\ 4d^{10} 5s^2 5p^2$ TIN	51 121.75 630.7 1750 Sb $[Kr]\ 4d^{10} 5s^2 5p^3$ ANTIMONY	52 127.60 449.5 989.8 Te $[Kr]\ 4d^{10} 5s^2 5p^4$ TELLURIUM	53 126.90 113.5 184.35 I $[Kr]\ 4d^{10} 5s^2 5p^5$ IODINE	54 131.30 -111.9 -107.1 Xe $[Kr]\ 4d^{10} 5s^2 5p^6$ XENON
6	55 132.90 28.40 678.4 Cs $[Xe]\ 6s^1$ CESIUM	56 137.34 725 1640 Ba $[Xe]\ 6s^2$ BARIUM	57 138.90 920 3454 La* $[Xe]\ 5d^1 6s^2$ LANTHANUM	72 178.49 2227 4602 Hf $[Xe]\ 4f^{14} 5d^2 6s^2$ HAFNIUM	73 180.95 2996 5425 Ta $[Xe]\ 4f^{14} 5d^3 6s^2$ TANTALUM	74 183.85 3410 5660 W $[Xe]\ 4f^{14} 5d^4 6s^2$ TUNGSTEN	75 186.2 3180 5627 Re $[Xe]\ 4f^{14} 5d^5 6s^2$ RHENIUM	76 190.02 3045 5027 Os $[Xe]\ 4f^{14} 5d^6 6s^2$ OSMIUM	77 192.22 2410 4130 Ir $[Xe]\ 4f^{14} 5d^7 6s^2$ IRIDIUM	78 195.09 1772 3827 Pt $[Xe]\ 4f^{14} 5d^9 6s^1$ PLATINUM	79 196.97 1064 3080 Au $[Xe]\ 4f^{14} 5d^{10} 6s^1$ GOLD	80 200.59 -38.87 356.58 Hg $[Xe]\ 4f^{14} 5d^{10} 6s^2$ MERCURY	81 204.37 303.5 1457 Tl $[Xe]\ 4f^{14} 5d^{10} 6s^2 6p^1$ THALLIUM	82 207.2 327.5 1740 Pb $[Xe]\ 4f^{14} 5d^{10} 6s^2 6p^2$ LEAD	83 208.98 271 1560 Bi $[Xe]\ 4f^{14} 5d^{10} 6s^2 6p^3$ BISMUTH	84 210 254 962 Po $[Xe]\ 4f^{14} 5d^{10} 6s^2 6p^4$ POLONIUM	85 210 302 337 At $[Xe]\ 4f^{14} 5d^{10} 6s^2 6p^5$ ASTATINE	86 222 -71 -61.8 Rn $[Xe]\ 4f^{14} 5d^{10} 6s^2 6p^6$ RADON
7	87 223 27 677 Fr $[Rn]\ 7s^1$ FRANCIUM	88 226.02 700 1140 Ra $[Rn]\ 7s^2$ RADIUM	89 227 1050 3200 Ac** $[Rn]\ 6d^1 7s^2$ ACTINIUM	104 261 Rf $[Rn]5f^{14}6d^2 7s^2$ RUTHERFORDIUM	105 262 Db $[Rn]5f^{14}6d^3 7s^2$ DUBNIUM	106 263 Sg $[Rn]5f^{14}6d^4 7s^2$ SEABORGIUM	107 263 Bh $[Rn]5f^{14}6d^5 7s^2$ BOHRIUM	108 265 Hs $[Rn]5f^{14}6d^6 7s^2$ HASSIUM	109 266 Mt $[Rn]5f^{14}6d^7 7s^2$ MEITNERIUM	110 269 Ds $[Rn]5f^{14}6d^9 7s^1$ DARMSTADTIUM	111 272 Rg $[Rn]5f^{14}6d^{10} 7s^1$ ROENTGENIUM	112 277 Uub $[Rn]5f^{14}6d^{10} 7s^2$ UNUNBIUM	113 284 Uut $[Rn]5f^{14}6d^{10} 7s^2 7p^1$ UNUNTRIUM	114 285 Uuq $[Rn]5f^{14}6d^{10} 7s^2 7p^2$ UNUNQUADIUM	115 288 Uup $[Rn]5f^{14}6d^{10} 7s^2 7p^3$ UNUNPENTIUM	116 289 Uuh $[Rn]5f^{14}6d^{10} 7s^2 7p^4$ UNUNHEXIUM	117 Uus $[Rn]5f^{14}6d^{10} 7s^2 7p^5$ UNUNSEPTIUM	118 293 Uuo $[Rn]5f^{14}6d^{10} 7s^2 7p^6$ UNUNOCTIUM

图例：

原子序数

熔点	26 55.847 535 2750 Fe $[Ar]\ 3d^6 4s^2$ IRON	相对原子质量
电子构型		沸点 元素符号 元素名称

固态元素 液态元素

气态元素 合成元素

括号中的符号代表最稳定的同位素。气态元素中的数值代表其液态的沸点

*	58 140.12 798 3257 Ce $[Xe]\ 4f^1 5d^1 6s^2$ CERIUM	59 140.91 931 3212 Pr $[Xe]\ 4f^3 5d^0 6s^2$ PRASEODYMIUM	60 144.24 1010 3127 Nd $[Xe]\ 4f^4 5d^0 6s^2$ NEODYMIUM	61 145 1080 2460 Pm $[Xe]\ 4f^5 5d^0 6s^2$ PROMETHIUM	62 150.4 1072 1778 Sm $[Xe]\ 4f^6 5d^0 6s^2$ SAMARIUM	63 151.96 822 1597 Eu $[Xe]\ 4f^7 5d^1 6s^2$ EUROPIUM	64 157.25 1311 3233 Gd $[Xe]\ 4f^7 5d^1 6s^2$ GADOLINIUM	65 158.92 1360 3041 Tb $[Xe]\ 4f^9 5d^0 6s^2$ TERBIUM	66 162.50 1409 2335 Dy $[Xe]4f^{10} 5d^0 6s^2$ DYSPROSIUM	67 164.93 1470 2720 Ho $[Xe]4f^{11} 5d^0 6s^2$ HOLMIUM	68 167.26 1522 2510 Er $[Xe]4f^{12} 5d^0 6s^2$ ERBIUM	69 168.93 1545 1727 Tm $[Xe]4f^{13} 5d^0 6s^2$ THULIUM	70 173.04 824 1193 Yb $[Xe]4f^{14} 5d^0 6s^2$ YTTERBIUM	71 174.97 1656 3315 Lu $[Xe]4f^{14} 5d^1 6s^2$ LUTETIUM
**	90 232.04 1750 4790 Th $[Rn]5f^0 6d^2 7s^2$ THORIUM	91 231.04 <1600 — Pa $[Rn]5f^2 6d^1 7s^2$ PROTACTINIUM	92 238.03 1132 3818 U $[Rn]5f^3 6d^1 7s^2$ URANIUM	93 237.05 640 3902 Np $[Rn]5f^4 6d^1 7s^2$ NEPTUNIUM	94 244 641 3232 Pu $[Rn]5f^6 6d^0 7s^2$ PLUTONIUM	95 243 994 2607 Am $[Rn]5f^7 6d^0 7s^2$ AMERICIUM	96 247 1340 — Cm $[Rn]5f^7 6d^1 7s^2$ CURIUM	97 247 Bk $[Rn]5f^9 6d^0 7s^2$ BERKELIUM	98 251 Cf $[Rn]5f^{10} 6d^0 7s^2$ CALIFORNIUM	99 254 Es $[Rn]5f^{11} 6d^0 7s^2$ EINSTEINIUM	100 257 Fm $[Rn]5f^{12} 6d^0 7s^2$ FERMIUM	101 256 Md $[Rn]5f^{13} 6d^0 7s^2$ MENDELEVIUM	102 254 No $[Rn]5f^{14} 6d^0 7s^2$ NOBELIUM	103 257 Lr $[Rn]5f^{14} 6d^1 7s^2$ LAWRENCIUM

物质由原子构成，具有相同核电荷数的一类原子称为元素。元素周期表展示了以元素形式汇集的不同原子之间的关系，包括了自然元素及合成元素。元素周期表给出了元素的名称、符号（常用缩写）、相对原子质量（以一种碳原子质量的1/12为标准，其他原子的质量跟它相比较所得到的比值）、原子序数（元素在周期表中的位置）、电子构型及熔点和沸点（单位为摄氏度）。在118种元素中，碳、氢、氧、氮4种元素占人体体重的96%

细胞结构 cell structure

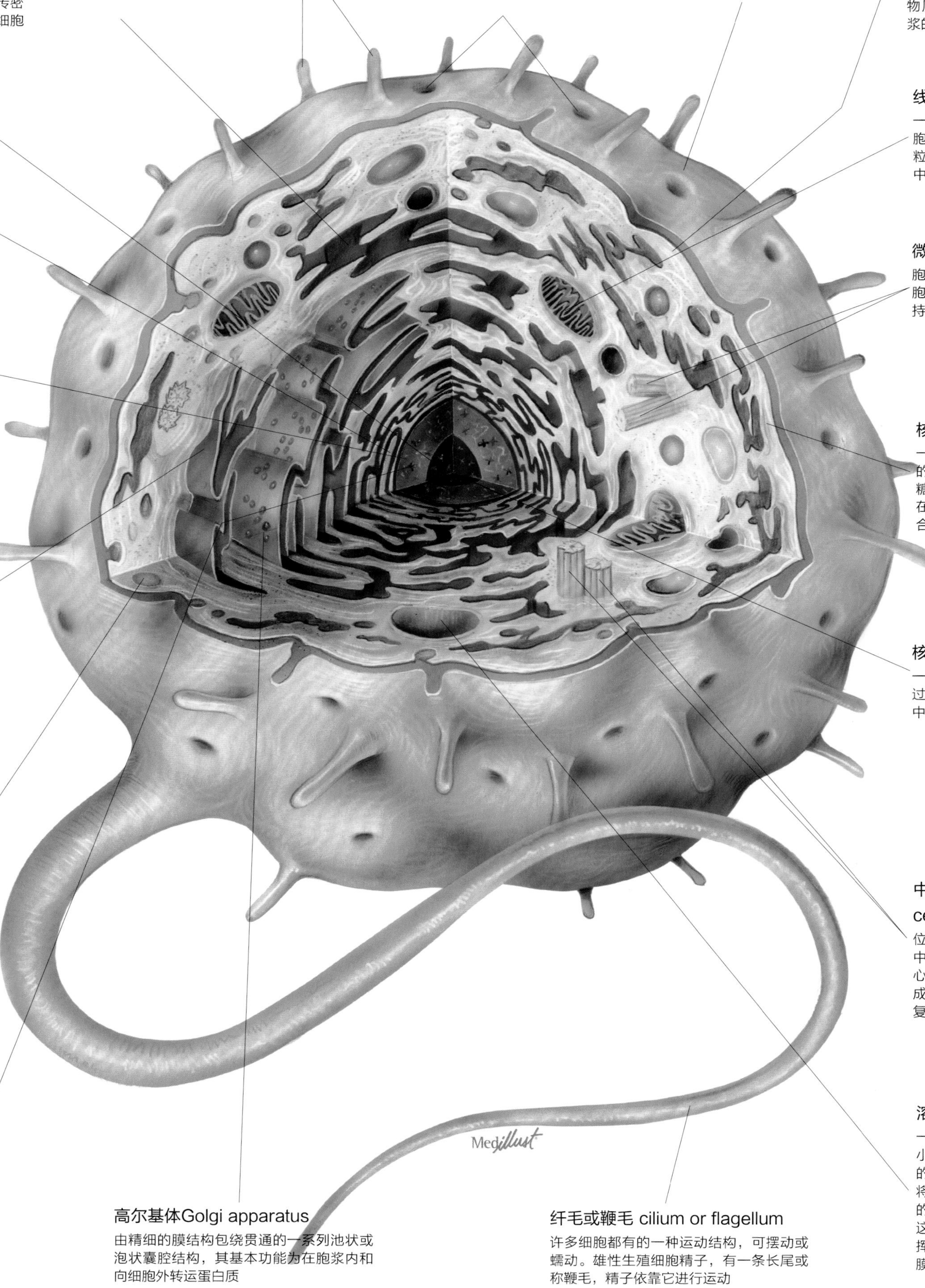

细胞核 nucleus

一个圆形或椭圆形的小体，常位于胞浆中央，有时可在周边。细胞核包含所有的遗传物质以及决定个体特征的遗传密码，其在生殖、生长以及细胞代谢中起重要作用

粗面内质网 rough endoplasmic reticulum

一种由贯穿胞浆的多重管状结构形成的复合体，表面附着有核糖体，被认为是核膜的延续

微绒毛 microvilli or microcilia

为细胞膜的延伸，以增加细胞吸收和分泌的表面积等

胞饮小泡或吞噬体 pinocyticx vesicle or phagosome

一种由细胞膜形成的小球形空泡，可通过胞饮作用将细胞周围液体中的分子吞饮进来

细胞膜 cell membrane

包被于细胞表面的外膜，富有弹性并且具有通透性，可允许细胞所需的物质进入并向外排出代谢废物。细胞膜由磷脂双分子层构成，其中镶嵌有蛋白质和碳水化合物

胞浆或原生质 cytoplasm or protoplasm

一种细胞膜内的液态物质，主要由水、蛋白质、脂肪、碳水化合物以及各种不同的结构或细胞器构成，每一种物质都有其特定的功能。胞浆的液体成分又称细胞溶胶

核膜 nucleus membrane

一个双层结构，包被细胞核，将细胞核同胞浆分隔，其多孔结构有利于两者之间进行频繁的物质交换

核浆 nucleoplasm

一种核膜内的液体，其中漂浮有核内物质

滑面内质网 smooth endoplasmic reticulum

同粗面内质网一样，为胞浆内的管状膜结构，但表面没有核糖体附着。主要功能为合成蛋白质、糖蛋白和脂质

过氧化物酶体 peroxisome

一种与溶酶体类似的含酶小体。与溶酶体不同之处在于其主要通过氧化过程参与细胞代谢

染色体 chromosomes

按特定顺序排列的由核苷酸构成的螺旋状DNA链形成的长丝状的染色质，染色质又形成核内细纤丝状的染色体。这些结构中含有包含遗传单位的基因，存储有个体特异性的遗传特征（如眼睛或毛发的颜色、腺体的功能等）。每一物种的染色体数量是固定的，人类有46条，排列成23对

线粒体 mitochondrion

一种由双层膜构成的管状细胞器，内膜折叠形成嵴。线粒体在细胞呼吸和能量制造中发挥重要作用

微丝 microfilaments

胞浆内多皱的微丝是构成细胞骨架的一部分，其参与维持细胞形状和协助细胞运动

核糖体 ribosome

一种附着于粗面内质网表面的小体。核糖体通过信使核糖核酸(mRNA)信息的指导在其内部连接不同氨基酸，合成生物蛋白质

核仁 nucleolus

一种圆球状的核内结构，通过合成核酸在细胞复制过程中发挥重要作用

中心粒 centrioles

位于细胞核附近的两个中空圆柱状结构。中心粒的壁由管状系统构成，其功能为进行细胞复制

溶酶体 lysosome

一种含有多种消化酶的小泡，能捕获吞噬体中的营养物质进行消化，将之酶解成对细胞有用的物质并将废物排出。这些小泡只在胞浆内发挥作用而不被排出细胞膜外

高尔基体Golgi apparatus

由精细的膜结构包绕贯通的一系列池状或泡状囊腔结构，其基本功能为在胞浆内和向细胞外转运蛋白白质

纤毛或鞭毛 cilium or flagellum

许多细胞都有的一种运动结构，可摆动或蠕动。雄性生殖细胞精子，有一条长尾或称鞭毛，精子依靠它进行运动

细胞膜或胞浆膜 cell or plasma membrane

为包被胞浆的薄膜，由脂质、蛋白质及碳水化合物以不同的比例构成，通常脂质约占65%，蛋白质约占25%，碳水化合物约占10%。细胞膜具有弹性和可通透性，利于营养物质的吸收和废物排出。由碳水化合物构成的糖萼和镶嵌蛋白的双层磷脂形成了细胞膜。细胞膜的选择性通透作用可保证细胞内介质成分维持在恒定水平

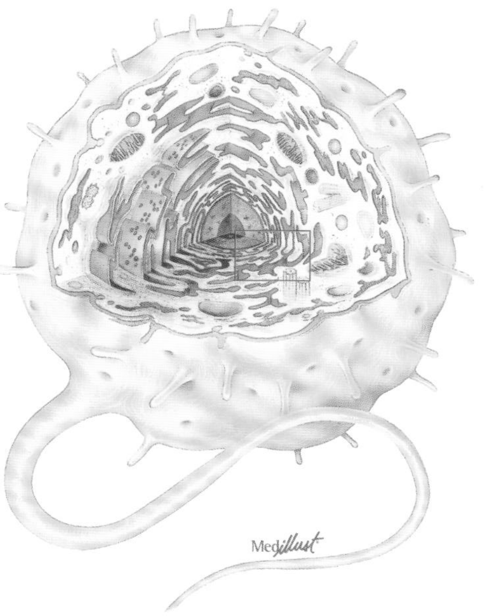

间质液 interstitial fluid

一种细胞周围的液体介质，主要由水分构成，内含电解质以及其他细胞营养和功能所需的有机质。间质液和细胞内液通过渗透压、流体静力学原理以及主动运输方式不断地通过细胞膜进行物质交换

糖蛋白 glycoprotein

由细胞外膜的蛋白质和寡糖组成的物质

多糖蛋白质复合物 glycocalyx

细胞膜的外周区，为一系列的碳水化合物构成的寡糖，这些寡糖同细胞外膜上的磷脂或者蛋白质分别结合成糖脂或糖蛋白

糖脂 glycolipid

由寡糖同细胞外膜上的磷脂结合构成的物质

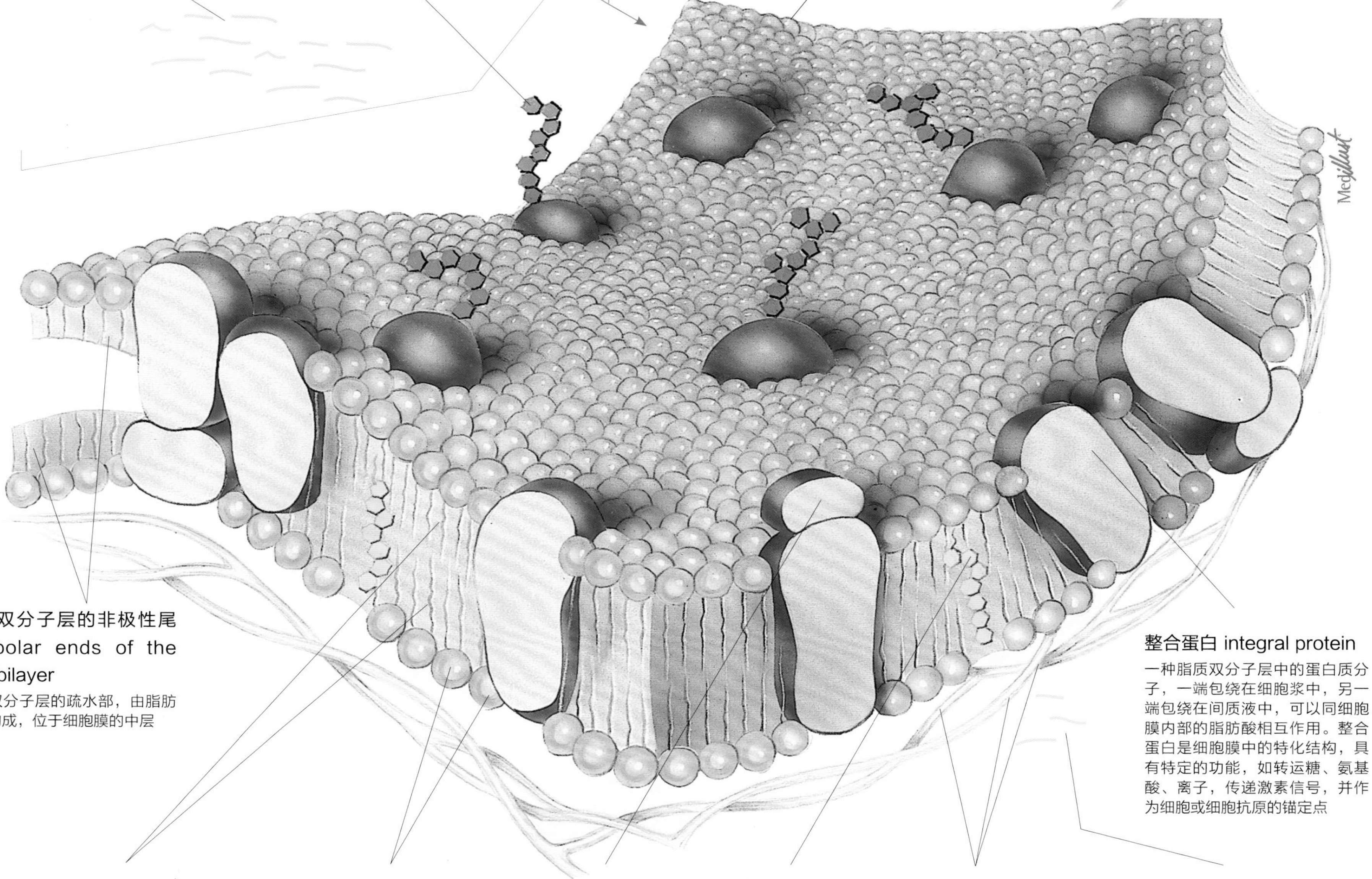

脂质双分子层的非极性尾部 apolar ends of the lipid bilayer

磷脂双分子层的疏水部，由脂肪酸尾构成，位于细胞膜的中层

整合蛋白 integral protein

一种脂质双分子层中的蛋白质分子，一端包绕在细胞浆中，另一端包绕在间质液中，可以同细胞膜内部的脂肪酸相互作用。整合蛋白是细胞膜中的特化结构，具有特定的功能，如转运糖、氨基酸、离子，传递激素信号，并作为细胞或细胞抗原的锚定点

脂质双分子层 lipid bilayer

构成细胞膜的双层磷脂被称为脂质双分子层，主要由鞘磷脂、磷酸卵磷脂、丝氨酸磷脂、胆固醇以及其他的脂质，还有少量的蛋白质构成。每一层都有亲水的极性面和疏水的非极性面，允许水、可溶性气体以及小分子自由通过

脂质双分子层的极性头部 polar heads of the lipid bilayer

脂质双分子层的亲水部，朝向细胞外的间质液以及细胞内的胞浆

周围蛋白 peripheral protein

一种与整合蛋白内侧末端或外侧末端黏附或相互作用的蛋白质。位于细胞膜的内外表面

胆固醇 cholesterol

位于磷脂分子层中间的脂肪分子，可降低膜的流动性

细胞骨架 cytoskeleton

由微管和中间丝构成的长的肌动蛋白纤维形成的细胞内网络结构。这些细胞内网络通常连接于整合蛋白之上，形成细胞膜上整合蛋白运动的通道。细胞骨架的主要作用是负责细胞形状的改变和细胞运动

胞浆或原生质 cytoplasm or protoplasm

一种细胞膜内的液体，同间质液类似。胞浆的成分包括液体介质，由脂肪、碳水化合物、蛋白质和电解质构成的细胞溶胶以及各种细胞内细胞器（内质网、高尔基体、细胞核和过氧化物酶体等）。每一种成分都有其特定的功能。胞浆中溶解的物质不断地通过细胞膜同间质液中的物质进行交换

内质网 endoplasmic reticulum

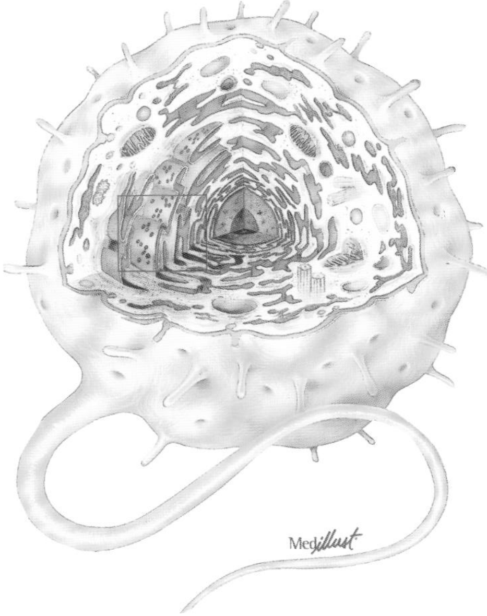

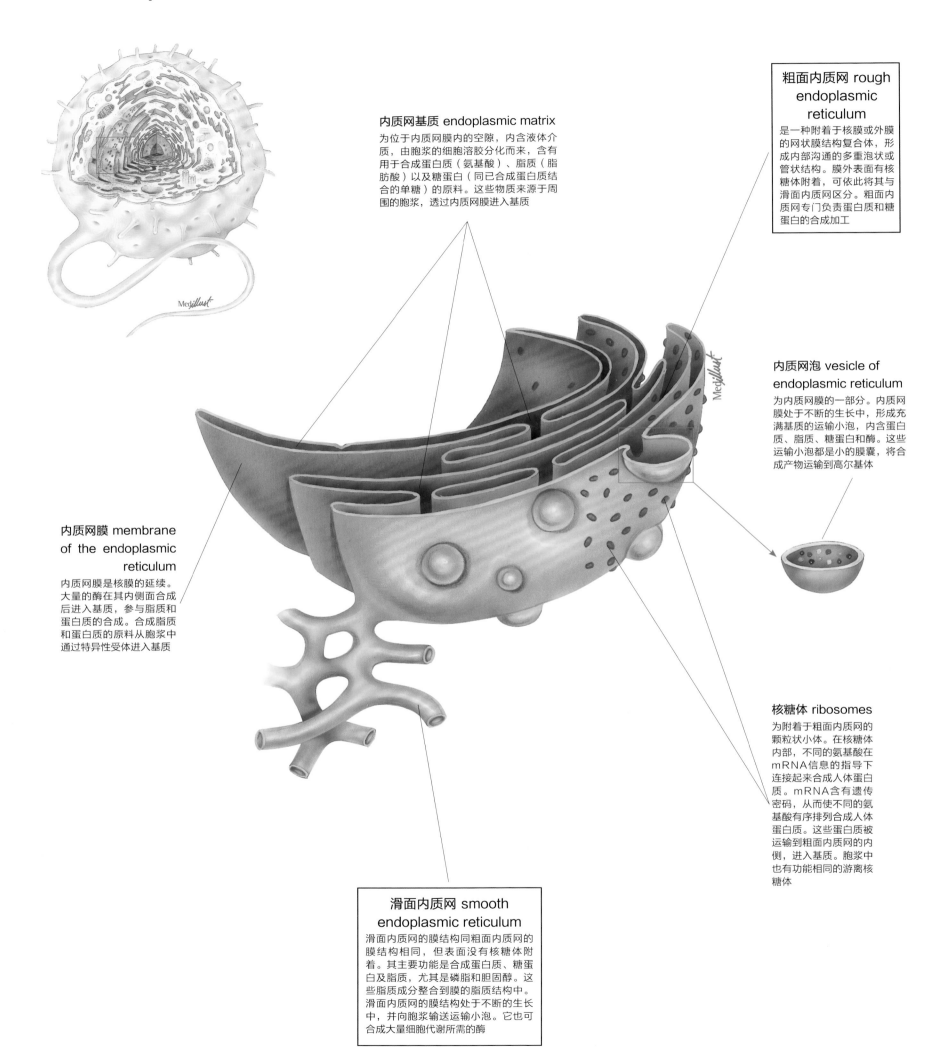

内质网基质 endoplasmic matrix

为位于内质网膜内的空隙，内含液体介质，由胞浆的细胞溶胶分化而来，含有用于合成蛋白质（氨基酸）、脂质（脂肪酸）以及糖蛋白（同已合成蛋白质结合的单糖）的原料。这些物质来源于周围的胞浆，透过内质网膜进入基质

粗面内质网 rough endoplasmic reticulum

是一种附着于核膜或外膜的网状膜结构复合体，形成内部沟通的多重泡状或管状结构。膜外表面有核糖体附着，可依此将其与滑面内质网区分。粗面内质网专门负责蛋白质和糖蛋白的合成加工

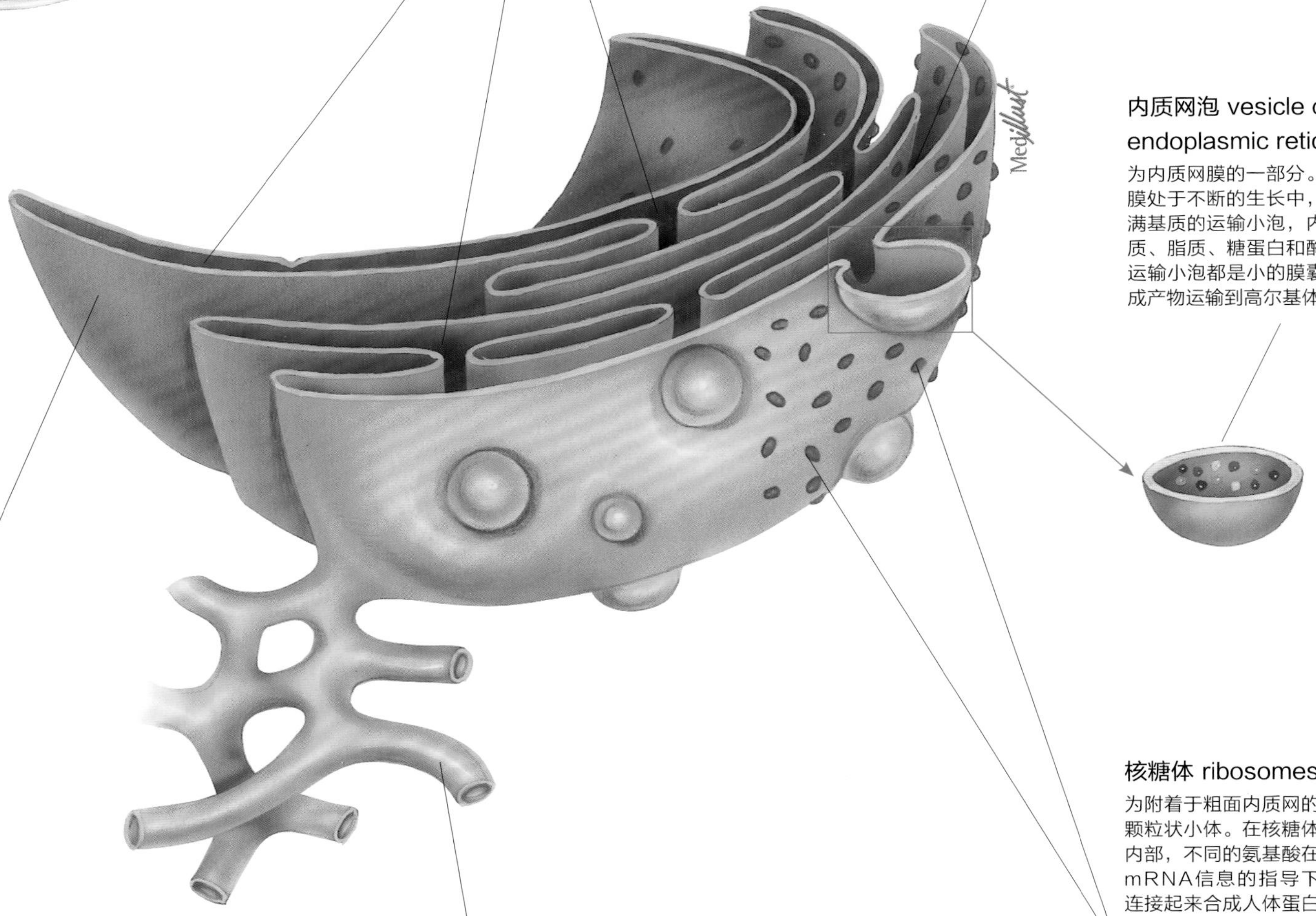

内质网泡 vesicle of endoplasmic reticulum

为内质网膜的一部分。内质网膜处于不断的生长中，形成充满基质的运输小泡，内含蛋白质、脂质、糖蛋白和酶。这些运输小泡都是小的膜囊，将合成产物运输到高尔基体

内质网膜 membrane of the endoplasmic reticulum

内质网膜是核膜的延续。大量的酶在其内侧面合成后进入基质，参与脂质和蛋白质的合成。合成脂质和蛋白质的原料从胞浆中通过特异性受体进入基质

核糖体 ribosomes

为附着于粗面内质网的颗粒状小体。在核糖体内部，不同的氨基酸在mRNA信息的指导下连接起来合成人体蛋白质。mRNA含有遗传密码，从而使不同的氨基酸有序排列合成人体蛋白质。这些蛋白质被运输到粗面内质网的内侧，进入基质。胞浆中也有功能相同的游离核糖体

滑面内质网 smooth endoplasmic reticulum

滑面内质网的膜结构同粗面内质网的膜结构相同，但表面没有核糖体附着。其主要功能是合成蛋白质、糖蛋白及脂质，尤其是磷脂和胆固醇。这些脂质成分整合到膜的脂质结构中。滑面内质网的膜结构处于不断的生长中，并向胞浆输送运输小泡。它也可合成大量细胞代谢所需的酶

高尔基体 Golgi apparatus

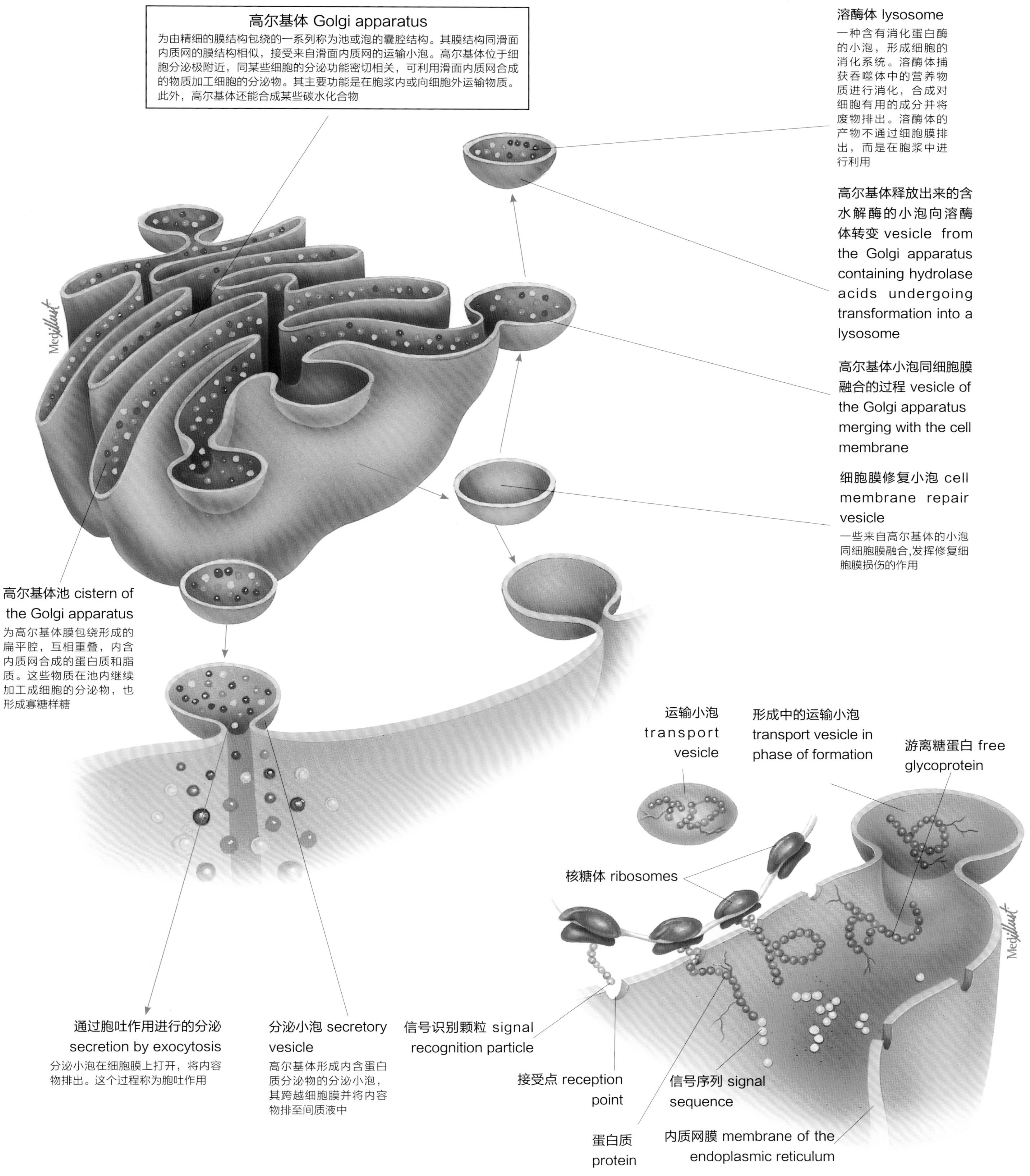
高尔基体 Golgi apparatus
为由精细的膜结构包绕的一系列称为池或泡的囊腔结构。其膜结构同滑面内质网的膜结构相似，接受来自滑面内质网的运输小泡。高尔基体位于细胞分泌极附近，同某些细胞的分泌功能密切相关，可利用滑面内质网合成的物质加工细胞的分泌物。其主要功能是在胞浆内或向细胞外运输物质。此外，高尔基体还能合成某些碳水化合物
溶酶体 lysosome
一种含有消化蛋白酶的小泡，形成细胞的消化系统。溶酶体捕获吞噬体中的营养物质进行消化，合成对细胞有用的成分并将废物排出。溶酶体的产物不通过细胞膜排出，而是在胞浆中进行利用
高尔基体释放出来的含水解酶的小泡向溶酶体转变 vesicle from the Golgi apparatus containing hydrolase acids undergoing transformation into a lysosome
高尔基体小泡同细胞膜融合的过程 vesicle of the Golgi apparatus merging with the cell membrane
细胞膜修复小泡 cell membrane repair vesicle
一些来自高尔基体的小泡同细胞膜融合,发挥修复细胞膜损伤的作用
高尔基体池 cistern of the Golgi apparatus
为高尔基体膜包绕形成的扁平腔，互相重叠，内含内质网合成的蛋白质和脂质。这些物质在池内继续加工成细胞的分泌物，也形成寡糖样糖
运输小泡 transport vesicle
形成中的运输小泡 transport vesicle in phase of formation
游离糖蛋白 free glycoprotein
核糖体 ribosomes
通过胞吐作用进行的分泌 secretion by exocytosis
分泌小泡在细胞膜上打开，将内容物排出。这个过程称为胞吐作用
分泌小泡 secretory vesicle
高尔基体形成内含蛋白质分泌物的分泌小泡，其跨越细胞膜并将内容物排至间质液中
信号识别颗粒 signal recognition particle
接受点 reception point
信号序列 signal sequence
蛋白质 protein
内质网膜 membrane of the endoplasmic reticulum

线粒体——细胞能量的加工厂 mitochondria. production of cellular energy

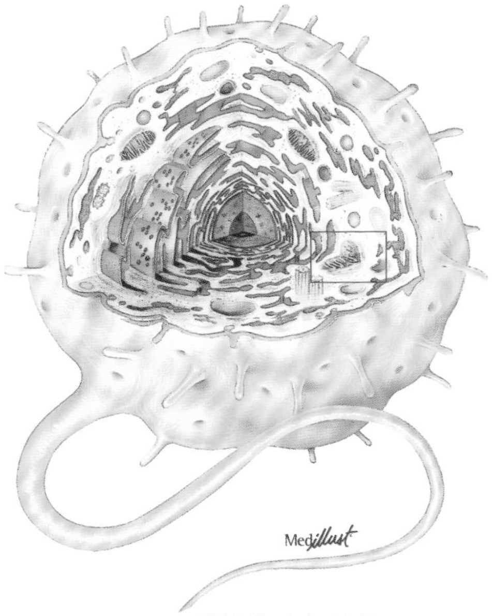

Medillust

线粒体 mitochondria

胞浆中的管状小体，是细胞真正的能量中心。三磷酸腺苷（ATP）在线粒体内合成，没有ATP，任何需要能量的生物活动都无法进行。依细胞对能量需求的不同，胞浆内线粒体的数量（从数百个到数千个）和体积也不同。线粒体由一层外膜和一层内膜构成，内膜向内突起形成嵴。线粒体在细胞的呼吸中发挥重要作用，因此肌纤维的肌质中含有大量的线粒体，以ATP的形式为肌肉收缩提供能量

线粒体的显微结构 microscopic view of a mitochondrion

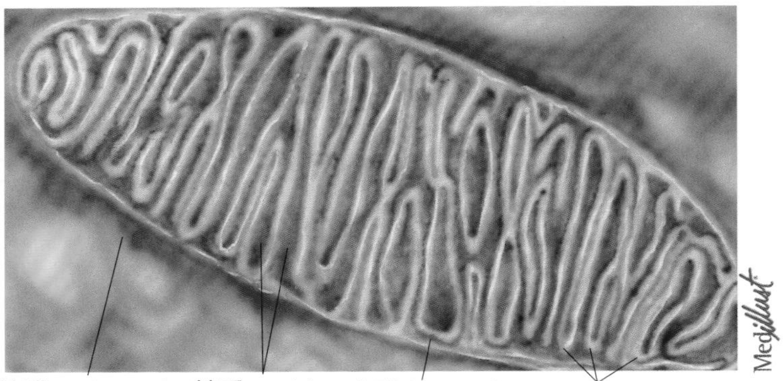

外膜 external membrane
基质 matrix
内膜 internal membrane
嵴 cristae
Medillust

线粒体内部结构 interior of a mitochondrion

嵴 cristae
线粒体内膜的内侧面形成皱褶或嵴，构成突向线粒体内侧的小腔，增加了线粒体膜的功能表面积

内膜 internal membrane
线粒体内膜蛋白质含量占80%，脂质只有20%，通透性较外膜差

膜间隙 intermembrane space
一种膜之间的小空隙，由外膜渗透进来的物质聚集于此，再由内膜进行进一步的选择性吸收

外膜 external membrane
线粒体有双层膜结构，外膜含有等量的脂质和蛋白质，其中蛋白质为孔道蛋白。外膜具有良好的通透性，允许大量的小分子物质通过

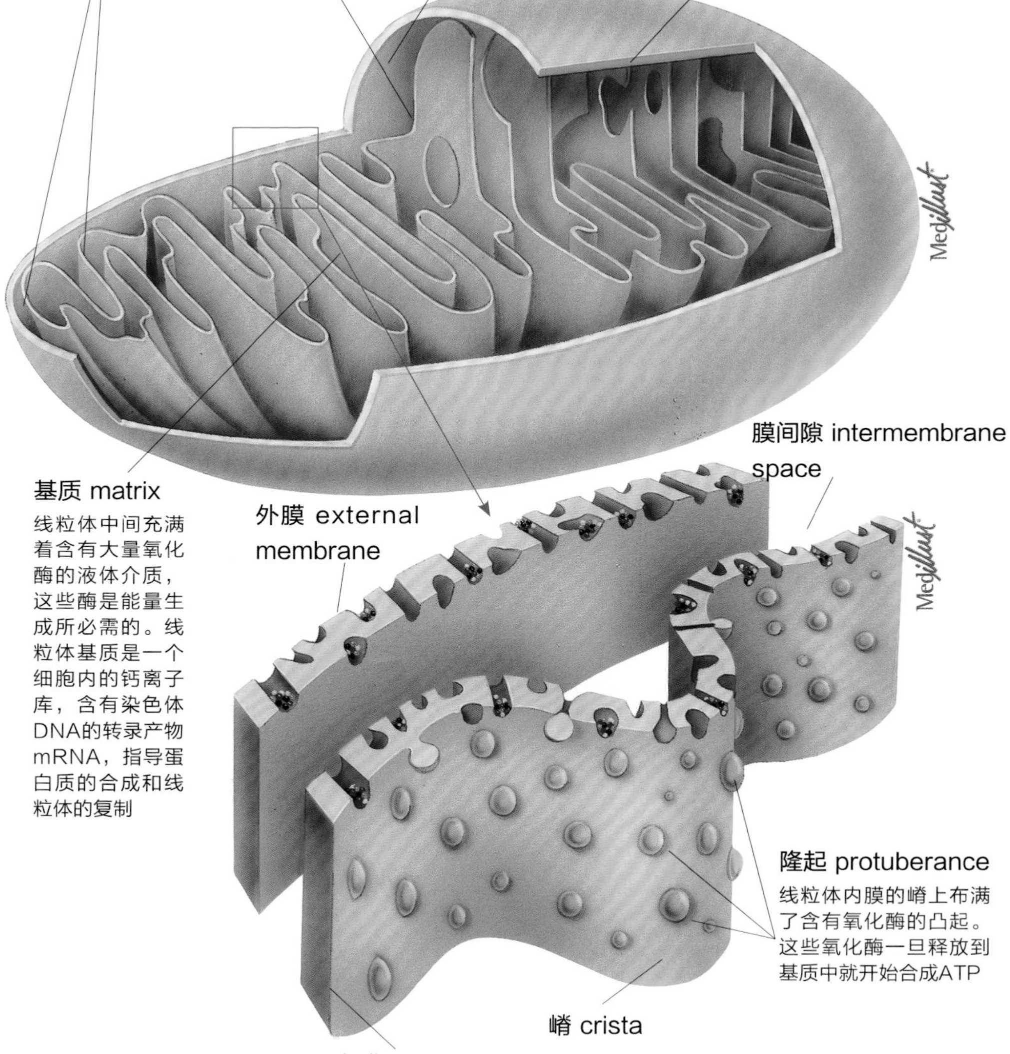

Medillust
膜间隙 intermembrane space
外膜 external membrane
嵴 crista
内膜 internal membrane

基质 matrix
线粒体中间充满着含有大量氧化酶的液体介质，这些酶是能量生成所必需的。线粒体基质是一个细胞内的钙离子库，含有染色体DNA的转录产物mRNA，指导蛋白质的合成和线粒体的复制

隆起 protuberance
线粒体内膜的嵴上布满了含有氧化酶的凸起。这些氧化酶一旦释放到基质中就开始合成ATP

能量产生过程 the process of energy creation

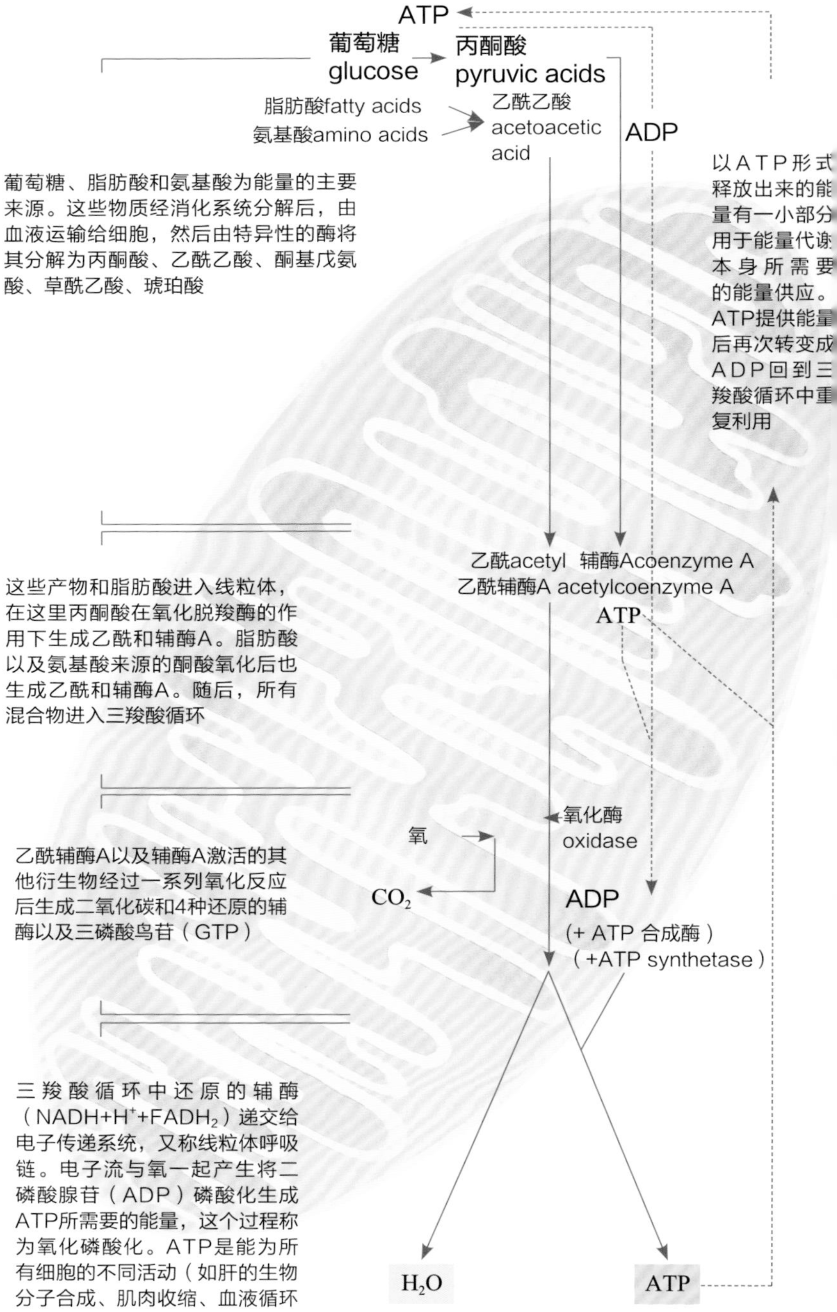

ATP
葡萄糖 glucose
丙酮酸 pyruvic acids
脂肪酸fatty acids
氨基酸amino acids
乙酰乙酸 acetoacetic acid
ADP
乙酰acetyl 辅酶Acoenzyme A
乙酰辅酶A acetylcoenzyme A
ATP
氧
CO_2
氧化酶 oxidase
ADP
(+ ATP 合成酶)
(+ATP synthetase)
H_2O
ATP

葡萄糖、脂肪酸和氨基酸为能量的主要来源。这些物质经消化系统分解后，由血液运输给细胞，然后由特异性的酶将其分解为丙酮酸、乙酰乙酸、酮基戊氨酸、草酰乙酸、琥珀酸

以ATP形式释放出来的能量有一小部分用于能量代谢本身所需要的能量供应。ATP提供能量后再次转变成ADP回到三羧酸循环中重复利用

这些产物和脂肪酸进入线粒体，在这里丙酮酸在氧化脱羧酶的作用下生成乙酰和辅酶A。脂肪酸以及氨基酸来源的酮酸氧化后也生成乙酰和辅酶A。随后，所有混合物进入三羧酸循环

乙酰辅酶A以及辅酶A激活的其他衍生物经过一系列氧化反应后生成二氧化碳和4种还原的辅酶以及三磷酸鸟苷（GTP）

三羧酸循环中还原的辅酶（NADH+H^++$FADH_2$）递交给电子传递系统，又称线粒体呼吸链。电子流与氧一起产生将二磷酸腺苷（ADP）磷酸化生成ATP所需要的能量，这个过程称为氧化磷酸化。ATP是能为所有细胞的不同活动（如肝的生物分子合成、肌肉收缩、血液循环等）提供能量的唯一物质

纤毛或鞭毛 cilium or flagellum

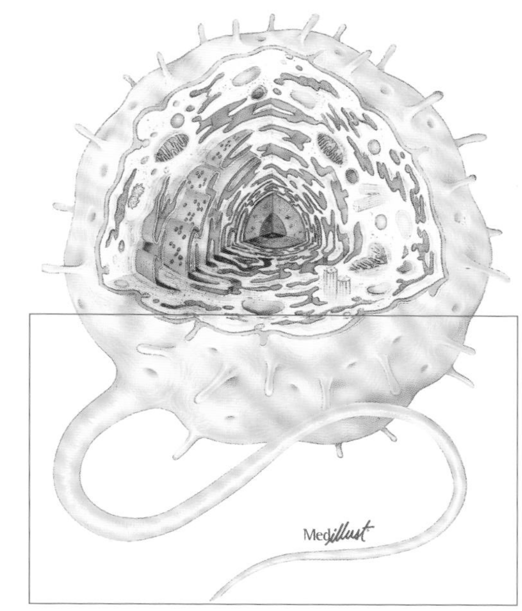

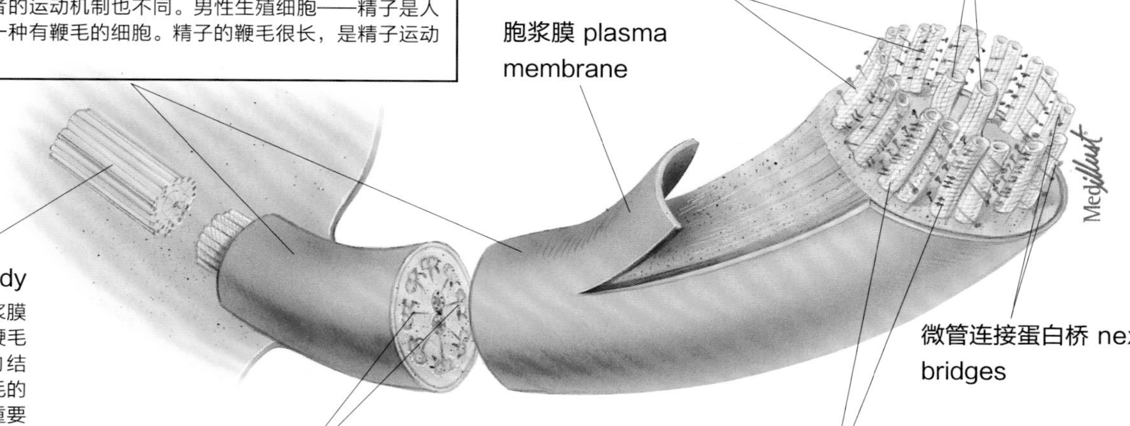

纤毛或鞭毛 cilium or flagellum
某些细胞表面的细丝状附属物，由延伸的胞浆外被细胞膜构成，为细胞的运动器官（鞭毛），或通过摆动等运动形式驱散细胞表面的细胞外液（纤毛）。鞭毛和纤毛的主要区别在于鞭毛的长度更长，并且二者的运动机制也不同。男性生殖细胞——精子是人类细胞中唯一一种有鞭毛的细胞。精子的鞭毛很长，是精子运动的结构基础
周围微管 peripheral microtubules
中央微管 central microtubules
胞浆膜 plasma membrane
基体 basal body
一种位于胞浆内浆膜之下、由纤毛或鞭毛底部微管构成的结构，在纤毛和鞭毛的发生和生长中起重要作用
微管连接蛋白桥 nexin bridges
微管辐射丝 radius of the microtubules
原细丝 protofilaments

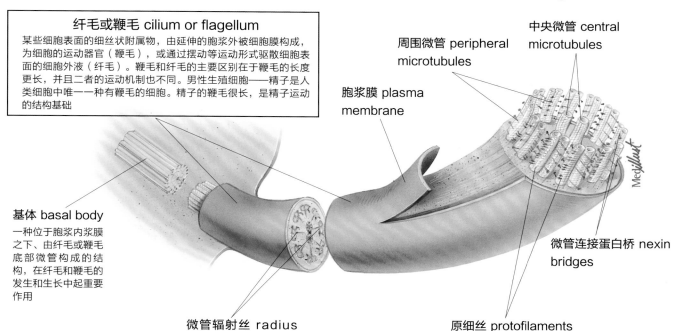

纤毛或鞭毛外观 general view of a cilium or flagellum

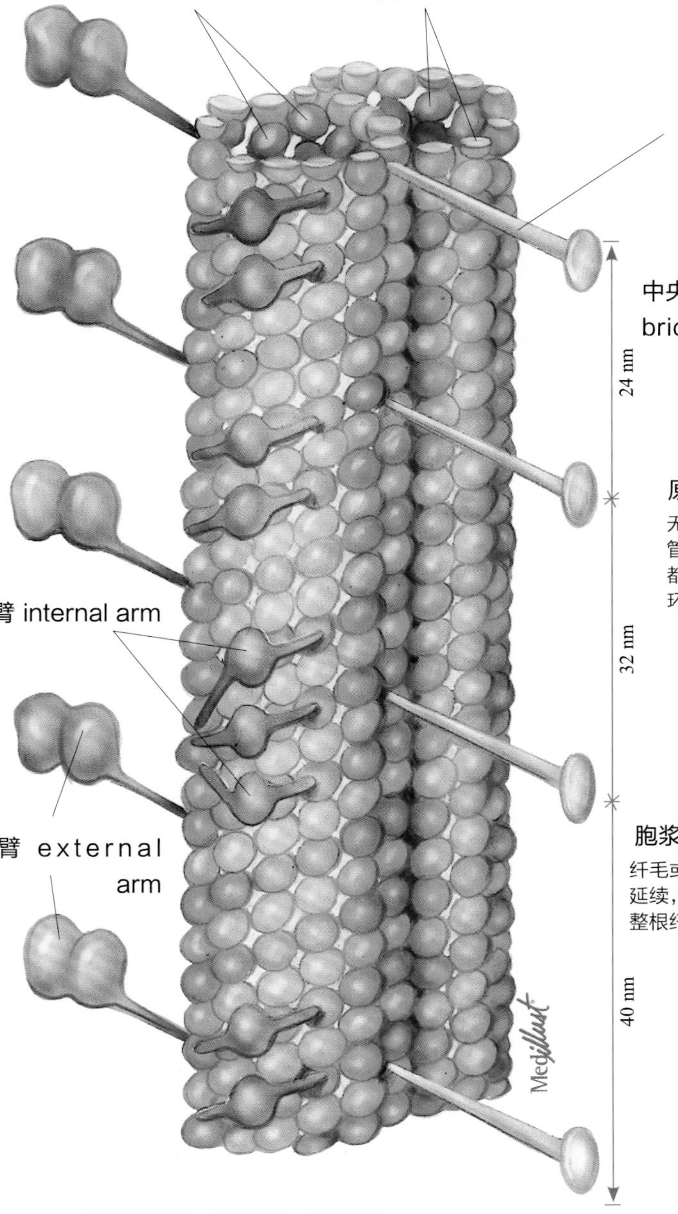

亚纤维A subfibers A
亚纤维B subfibers B
内臂 internal arm
外臂 external arm
24 nm
32 nm
40 nm

周围微管二联管的三维结构
three dimensional detail of a doublet of peripheral microtules

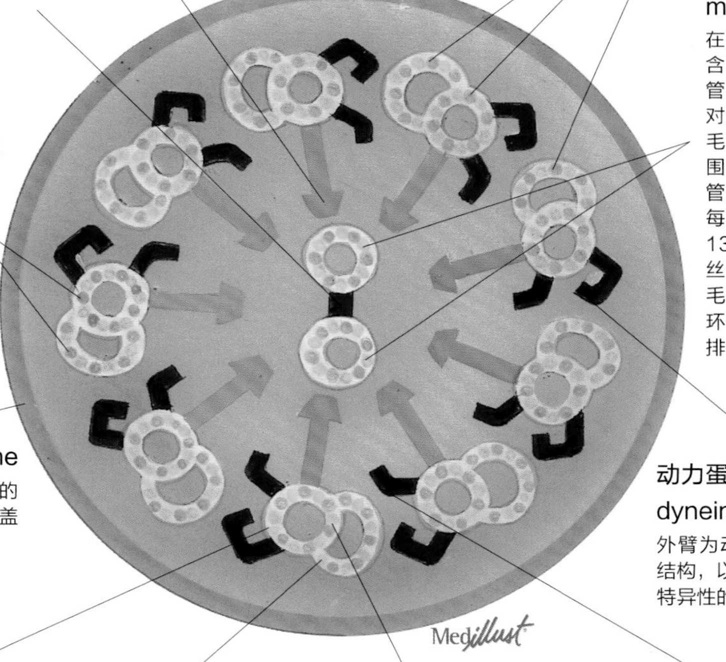

微管辐射丝 radius of the microtubules
每一对周围微管二联管都通过亚纤维A伸出的突起，即辐射丝同中央微管相连。与中央微管相连接的部位称为辐条小头。辐射丝以24nm、32nm、40nm的间距呈环状分布于亚纤维A
周围微管 peripheral microtubules
含9对微管结构的纤维。每对二联管由两组纤维构成：亚纤维A和亚纤维B。纤毛或鞭毛内部的胞浆被外周排列的二联管微管系统牵拉形成纵向的沟槽。周围微管由微观蛋白形成的蛋白链构成
中央微管间的连接桥 connecting bridge between the central microtubules
中央微管 central microtubules
在纤毛或鞭毛的中央含有一对类似周围微管的双管结构，由一对纵行贯穿纤毛或鞭毛的微管构成。同周围微管一样，中央微管也由原细丝构成，每一根中央微管含有13根环状排列的原细丝。所有的纤毛或鞭毛都是由9对周围微管环绕中央微管（9+2排列）构成
原细丝 protofilaments
无论是中央微管还是周围微管的亚纤维A或亚纤维B，都在纵向上被一固定纤维的环状系统所交叉
胞浆膜 plasma membrane
纤毛或鞭毛的最外层，为细胞膜的延续，同细胞膜的结构相同，覆盖整根纤毛或鞭毛
动力蛋白外臂 external dynein arm
外臂为动力蛋白构成的单支结构，以24nm的间距附着于特异性的亚纤维A原细丝上
亚纤维A subfiber A
每对周围微管二联管都是由两根互相黏附的管道构成的，其中一根被称为亚纤维A，由13根原细丝组成的环状系统所构成
亚纤维B subfiber B
周围微管二联管的另一根管道为亚纤维B，由10或11根周围排列的原细丝构成
微管连接蛋白桥 nexin bridge
由微管连接蛋白构成的富有弹性的结构，将周围微管二联管连接起来
动力蛋白内臂 internal dynein arm
内臂也称延长部分，以规则间距黏附于亚纤维A的特异性原细丝上，构成动力蛋白的两臂或三臂系统。动力蛋白在鞭毛或纤毛的运动机制中发挥重要作用

纤毛或鞭毛的横断面 cross section of a cilium or flagellum

细胞运动 cell movement

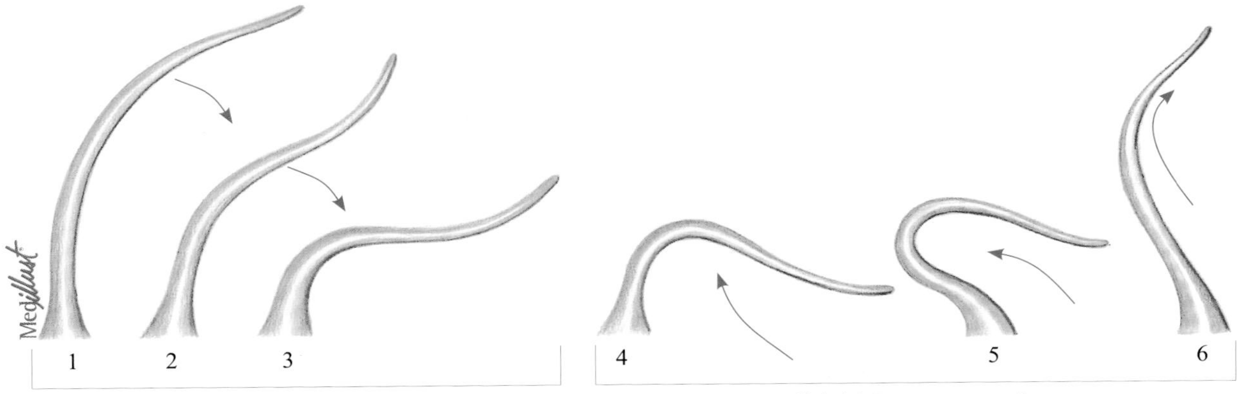

1
2
3
4
5
6
Medillust
纤毛动力过程 power stroke
恢复过程 return stroke

纤毛及鞭毛运动
movement of cilia and flagella

所有的细胞运动都要消耗能量。这一过程需要能为所有人体活动提供能量的物质ATP以及含有足够钙离子、镁离子的介质

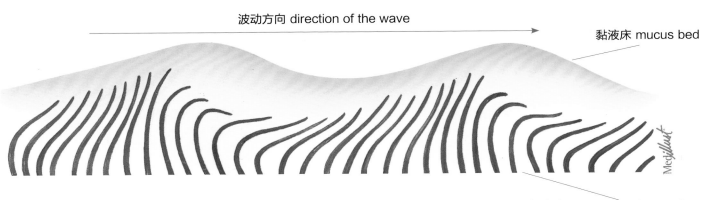

波动方向 direction of the wave
黏液床 mucus bed
细胞表面 surface of the cell
Medillust

纤毛摆动运动 ciliary vibratory movement

纤毛进行鞭状运动时，伸展的纤毛先向前运动（动力过程），然后再向后运动（恢复过程），这样基底面积就增加了一倍，并且静止细胞表面的细胞外液（黏液）也可以通过这一过程扩散开，如呼吸系统表面的纤毛

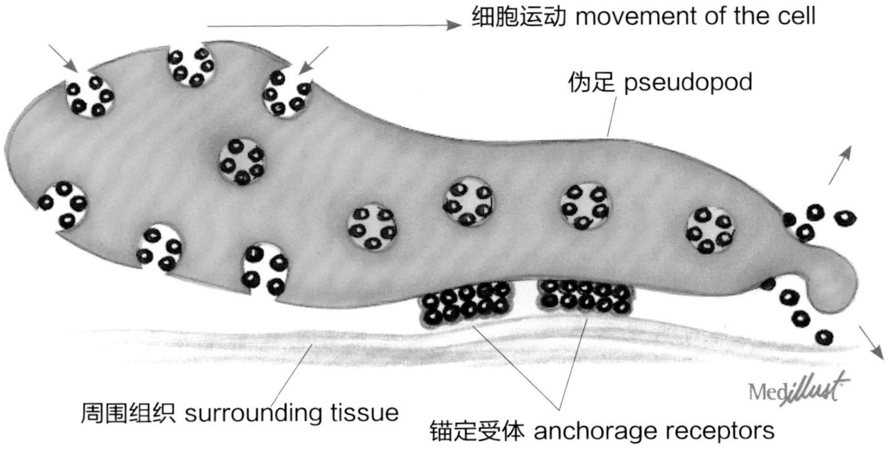

细胞运动 movement of the cell
伪足 pseudopod
周围组织 surrounding tissue
锚定受体 anchorage receptors
Medillust

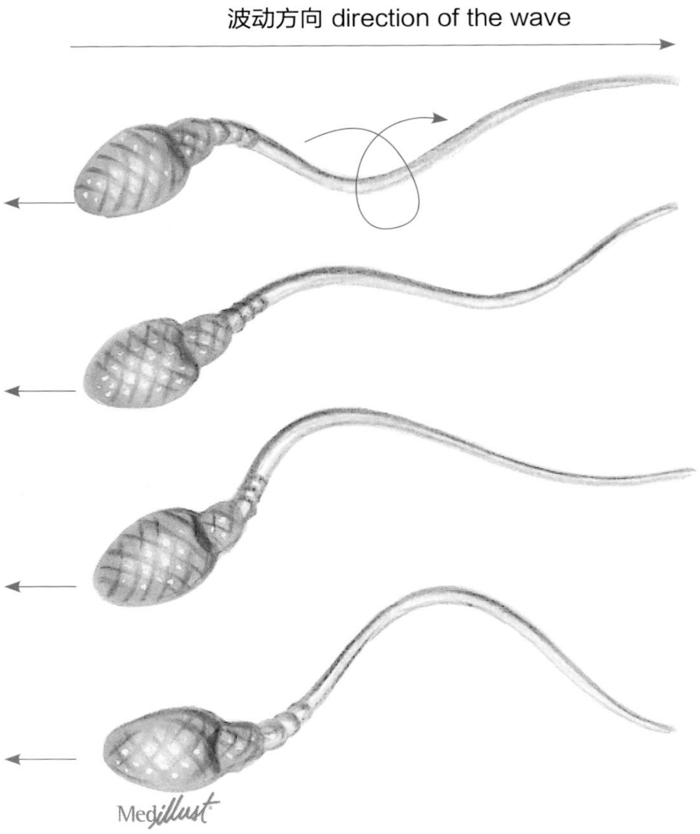

波动方向 direction of the wave
Medillust

鞭毛运动 flagellum movement

鞭毛运动从鞭毛基底部开始，以波形方式沿鞭毛体传播从而引发细胞的运动。精子主要以这种形式运动

阿米巴样运动 amoeboid movement

多种没有纤毛或鞭毛的细胞，如白细胞，阿米巴样运动为其主要运动形式。细胞伸出伪足或前突起通过纤维蛋白连接素形成的锚样结构附着于其前方组织表面，然后胞体收缩，使整个细胞向前运动。伪足是细胞通过趋化作用在化学浓度梯度的诱导下形成的

细胞核 nucleus

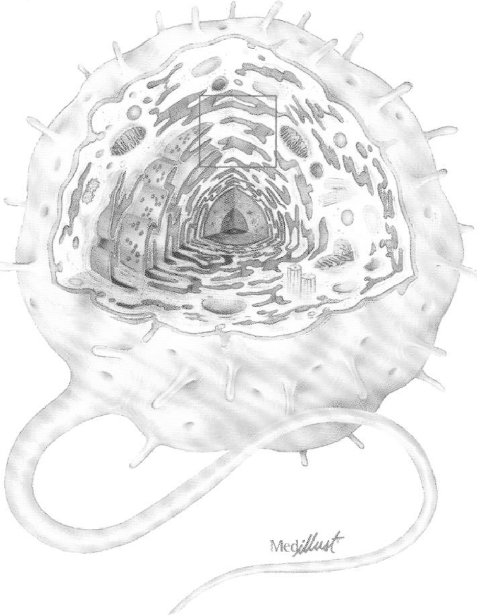

细胞核 nucleus

为一般位于胞浆中央的球形或卵圆形小体。细胞核中有含人体细胞所有特征的遗传密码图，掌管所有的细胞活动，尤其是细胞的增殖、生长及代谢。核内物质的排列因细胞增殖周期的不同而各异

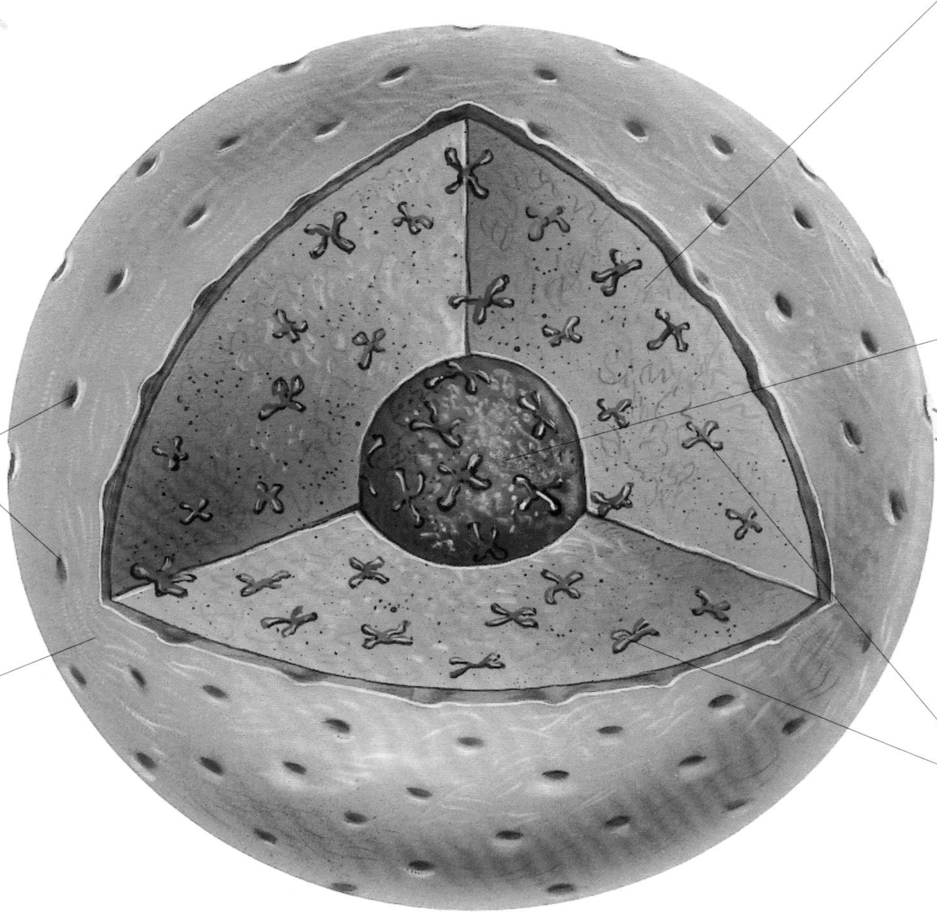

核浆 nucleoplasm

一种与胞浆成分相似的液体介质，核内结构及细胞器漂浮其中

核仁 nucleolus

一种无膜的球形核内细胞器，合成核酸，在细胞的增殖中发挥重要的作用。一些细胞有多种核仁，内含mRNA，这些mRNA接收到DNA指令后穿过核膜附着于胞浆核糖体上，在核糖体中将遗传信息翻译合成蛋白质。还有一种RNA负责向核糖体中转运氨基酸，称为转运RNA（tRNA）。细胞大量合成蛋白质时，核仁的体积增大

核孔 nucleus pores

核膜上有大量的孔洞允许某些分子进出

核被膜 nuclear envelope

核被膜由双层膜结构以及二者之间狭窄的核周隙构成。核被膜包绕细胞核，将其与胞浆分开，其通透性允许二者之间进行物质交换。核被膜于多个位点同粗面内质网连接

染色质 chromatin

为细长的纤丝，细胞分裂间期在细胞核中央形成致密团块。进入有丝分裂的复制期后，这些细纤丝形成螺旋，自我折叠形成染色体。染色质纤丝是由DNA的双螺旋链形成的

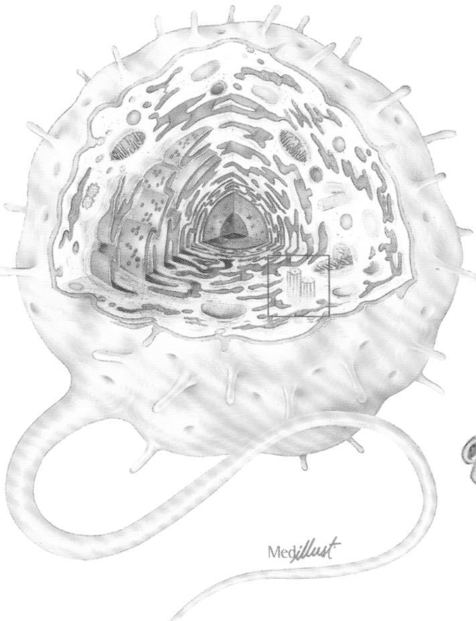

中心体 centrosome

细胞中的微管在中心体合成。中心体由一对排列成直角、互相垂直的小细胞器——中心粒构成。在细胞分裂期，中心体分离，中心粒进行复制

中心粒 centriole

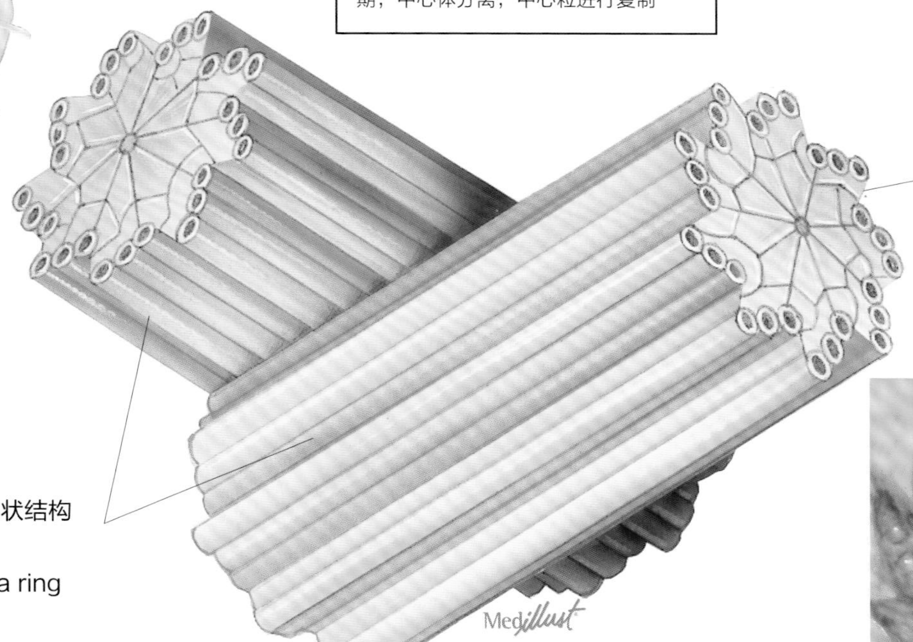

中心粒 centriole

中心粒为一对小细胞器，是由9组微管形成的环状结构，每组由3个融合的微管构成。两个中心粒排列成直角，互相垂直。细胞分裂期，中心体分离，中心粒进行复制并分别移至胞浆相对的两极作为细胞核同源染色体的收缩附着点

由三联微管形成的9组环状结构 groups of three fused microtubules forming a ring of nine groups

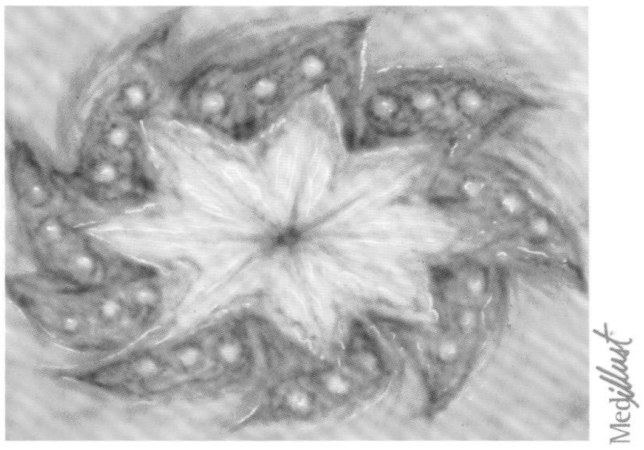

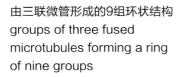

中心粒横断面（显微观）cross-section of a centriole (microscopic view)

染色体.DNA chromosomes.DNA

染色体 chromosome

染色体为细胞核内的结构，由染色质构成，只见于分裂期的细胞核中。细胞核内核苷酸以特异性的顺序排列起来形成螺旋结构的DNA链，呈长的螺旋状丝，即染色质。每一条染色体都有两条一样的染色单体，因此它们的DNA信息是相同的。这些结构中储存有控制每一种特异性遗传特征或个体特性（如头发和眼睛的颜色、腺体的功能等）的遗传单位——基因。每个物种都有特定数量的染色体。人类染色体有46条，共23对，其中22对染色体是男女相同的，另外一对染色体称为X（女性）或Y（男性）染色体，其决定性别（性染色体）

短臂 short arm

中心粒将染色单体分为两部分，较短的部分称为短臂

着丝点 centromere

两条结构一致的染色单体结合形成染色体的中间点。在有丝分裂的前中期，着丝点的两侧出现着丝粒结构，将染色体同纺锤丝连接起来

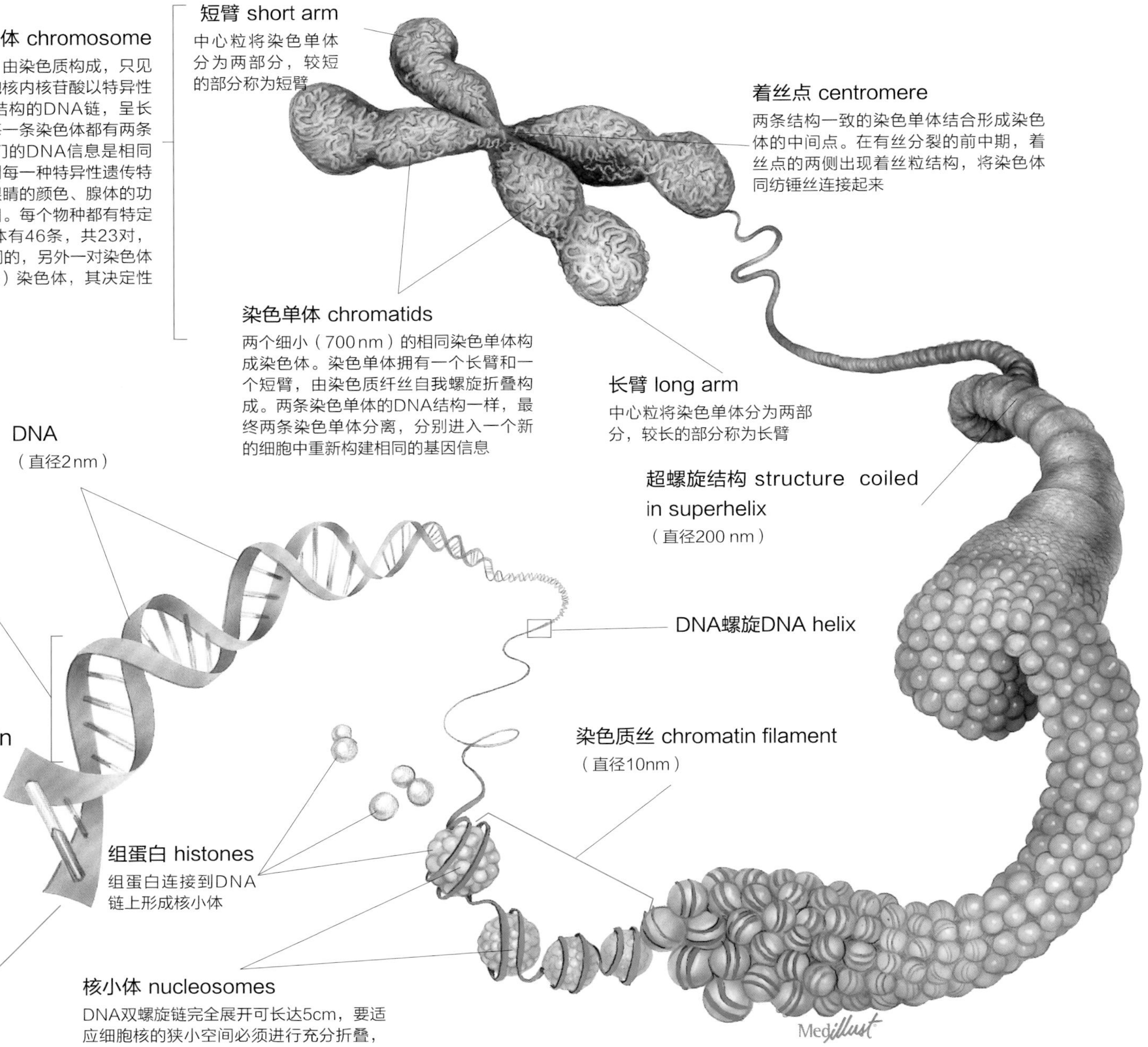

染色单体 chromatids

两个细小（700 nm）的相同染色单体构成染色体。染色单体拥有一个长臂和一个短臂，由染色质纤丝自我螺旋折叠构成。两条染色单体的DNA结构一样，最终两条染色单体分离，分别进入一个新的细胞中重新构建相同的基因信息

长臂 long arm

中心粒将染色单体分为两部分，较长的部分称为长臂

核苷酸 nucleotide

核苷酸是DNA链的组分之一，由磷酸、脱氧核苷同鸟嘌呤、腺嘌呤、胸嘧啶或胞嘧啶构成。因此每条DNA链都是由4种不同的核苷酸以特定序列重复排列构成的

DNA

（直径2 nm）

超螺旋结构 structure coiled in superhelix

（直径200 nm）

DNA螺旋DNA helix

DNA链示意图 schematic representation of the DNA chain

染色质丝 chromatin filament

（直径10nm）

组蛋白 histones

组蛋白连接到DNA链上形成核小体

核小体 nucleosomes

DNA双螺旋链完全展开可长达5cm，要适应细胞核的狭小空间必须进行充分折叠，这个过程就需要由组蛋白同DNA链结合形成核小体来完成。DNA链围绕组蛋白旋转两圈，大大缩减了链的长度

Medillust

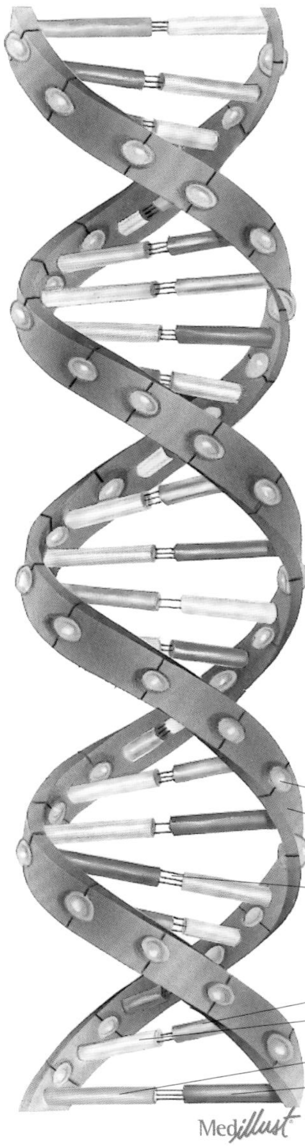

DNA

染色质纤丝是由两条链形成的双螺旋结构。该双螺旋结构由重复排列的磷酸、糖基以及脱氧核糖构成骨架，其上连接有4种以特定顺序排列的碱基：腺嘌呤（A）、鸟嘌呤（G）、胸腺嘧啶（T）、胞嘧啶（C）。双链之间依次由氢键相连。4种物质（A，G，T，C）的不同结合方式形成遗传密码，如果能正确翻译就可以揭示细胞的遗传信息

磷酸 phosphate

脱氧核糖 deoxyribose

氢键 hydrogen bridge

鸟嘌呤 guanine (G)

胞嘧啶 cytosine (C)

胸腺嘧啶 thymine (T)

腺嘌呤 adenine (A)

Medillust

核型 karyotype

有丝分裂中期分化良好的全套人类染色体。黑色条带代表目前已经明确的基因，分布于染色单体的长臂和短臂。图中每条染色体都有特定的形态和长度以便于识别

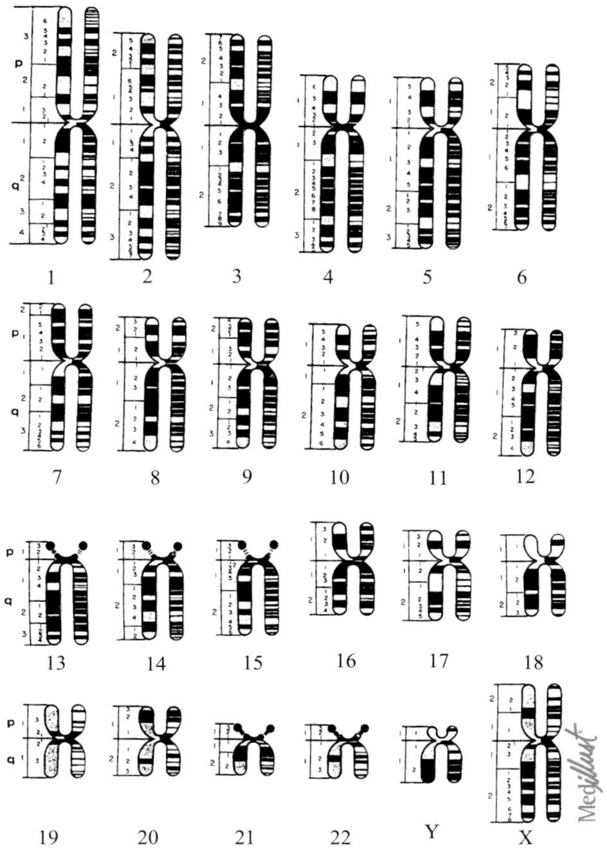
1 2 3 4 5 6
7 8 9 10 11 12
13 14 15 16 17 18
19 20 21 22 Y X
Medillust

人23对染色体核型
the 23 chromosomes of the human karyotype
（男性）

细胞周期 cell cycle

细胞周期 cell cycle

在生命过程中，细胞经历不同的活动阶段，可概括为有丝分裂期（增殖期，M期）和有丝分裂间期（非增殖期）

有丝分裂 mitosis

细胞通过有丝分裂一分为二，形成两个结构相同、含有相同细胞器和数量一致染色体（46条）的子细胞。在人体中，除了生殖细胞（精子和卵子）以外，所有的细胞都通过这种方式进行增殖。生殖细胞通过减数分裂自我复制。通过这种复制方式，生殖细胞只获得体细胞一半数量（23条）的染色体。有丝分裂可分为不同的分裂时相：前期、前中期、中期、后期、末期和胞浆分裂期

有丝分裂间期 interphase

细胞在间期保留代谢、营养、生长等活性，但不进行增殖。细胞增殖的全过程仅需几小时，因此，有丝分裂间期占据了细胞周期的大部分。有丝分裂间期细胞核中的遗传物质不再保持分化良好的染色体状态，染色体在细胞核中央形成松散无序的团块状结构。有丝分裂间期又分为G1期、S期、G2期

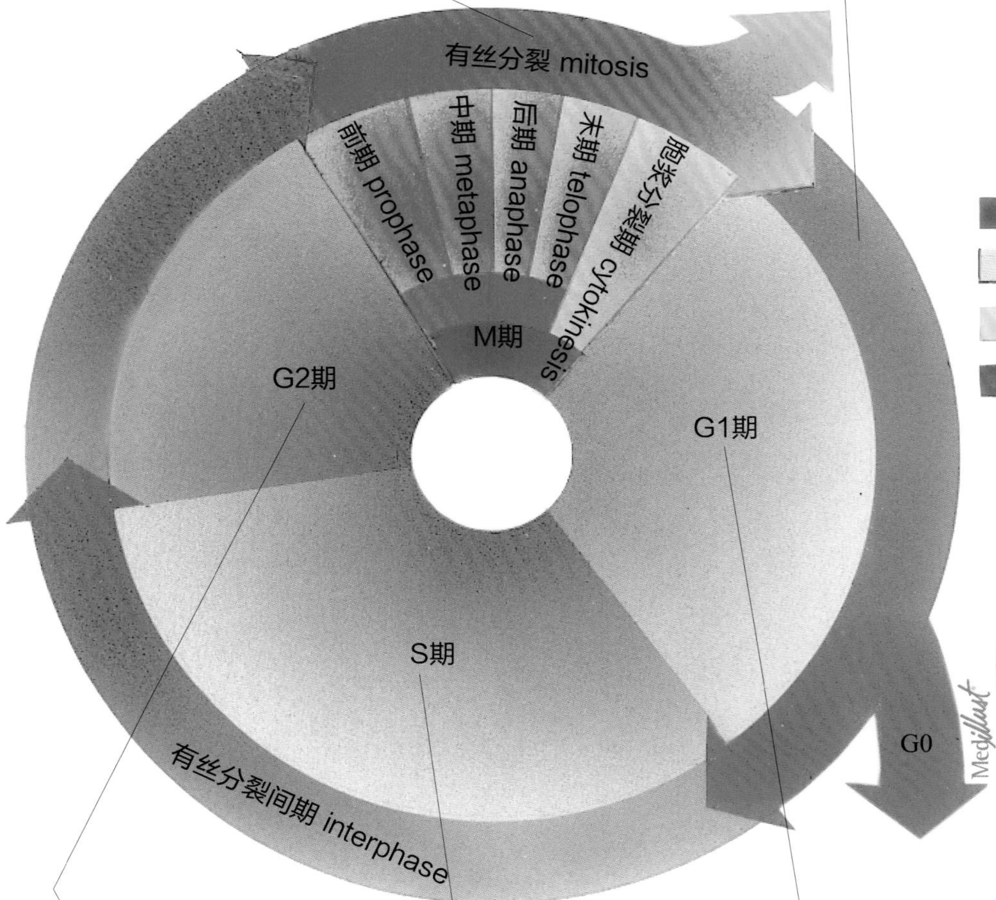

有丝分裂 mitosis
前期 prophase
中期 metaphase
后期 anaphase
末期 telophase
胞浆分裂期 cytokinesis
M期
G2期
G1期
S期
G0
有丝分裂间期 interphase
Medillust

G2期
G2 phase

此期细胞各种成分的生长完成，准备好进行有丝分裂

S期S phase

进入S期（合成期）后，细胞开始DNA的合成和复制，染色体的数目加倍。每条染色体都含有由着丝粒连接的两条一样的染色单体。DNA链中间部分分开，氢键自复制叉处断裂时开始DNA的复制，DNA双链像拉链一样被拉开，然后两条链分别进行复制，形成双螺旋结构

G1期
G1 phase

细胞经历有丝分裂后生物合成活动减少，进入G1期开始重新恢复细胞的代谢以及生长活性，并开始复制中心粒为下一次有丝分裂做准备

DNA复制 DNA replication

在有丝分裂S期（合成期），细胞染色体进行复制。DNA双螺旋之间的氢键断裂，并在DNA聚合酶的作用下自我复制。这样就形成了含有自由碱基的两条链，其中腺嘌呤、胸腺嘧啶、鸟嘌呤和胞嘧啶以特定的顺序排列。另外新合成链的碱基也以特定的顺序排列加入原有的两条链中：以2个氢键连接腺嘌呤和胸腺嘧啶，以3个氢键连接鸟嘌呤和胞嘧啶，这样就不断形成新的DNA双螺旋链

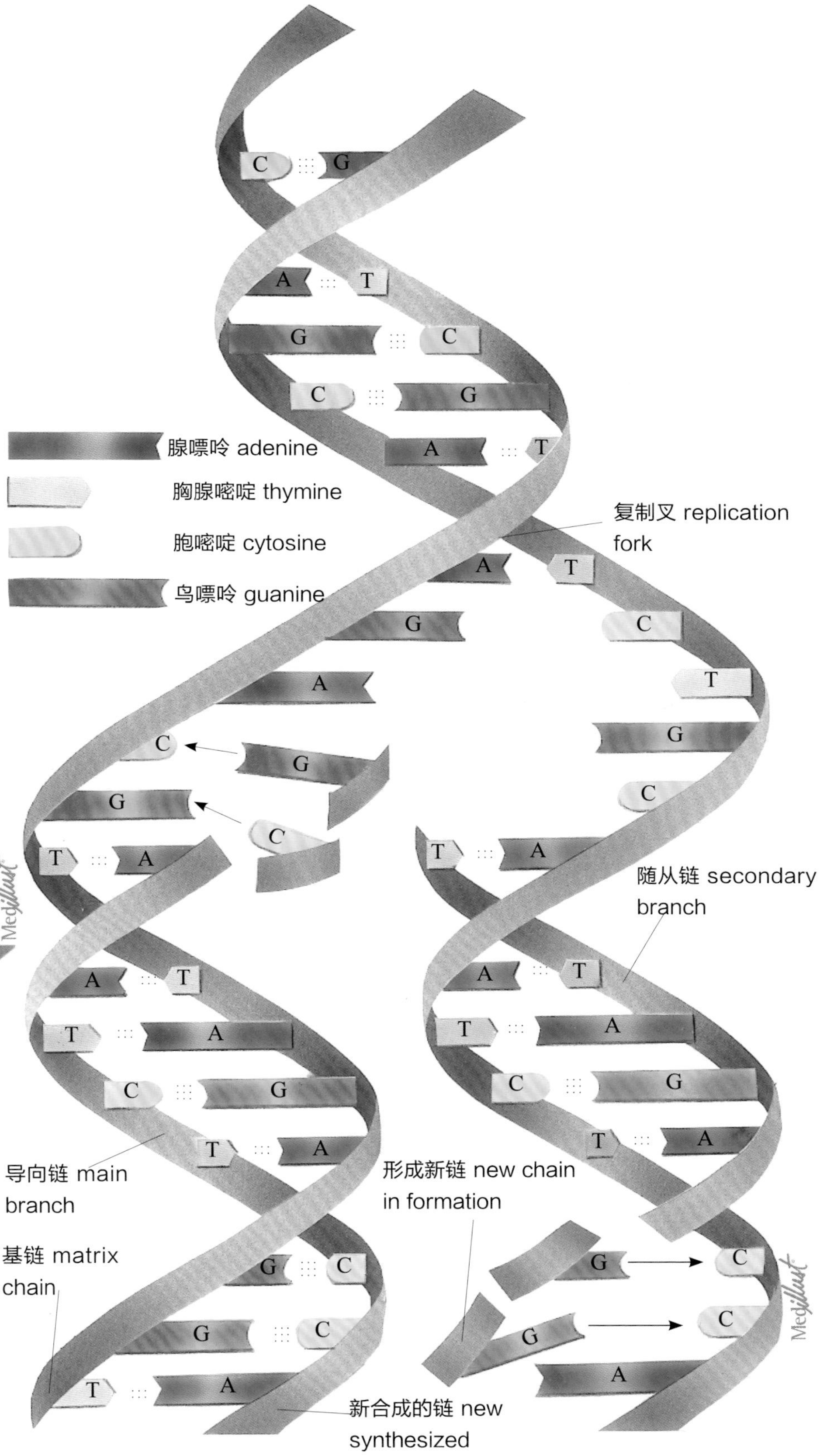

腺嘌呤 adenine
胸腺嘧啶 thymine
胞嘧啶 cytosine
鸟嘌呤 guanine
复制叉 replication fork
随从链 secondary branch
导向链 main branch
基链 matrix chain
形成新链 new chain in formation
新合成的链 new synthesized chain
Medillust

细胞增殖.有丝分裂周期 cell reproduction. phase of mitosis

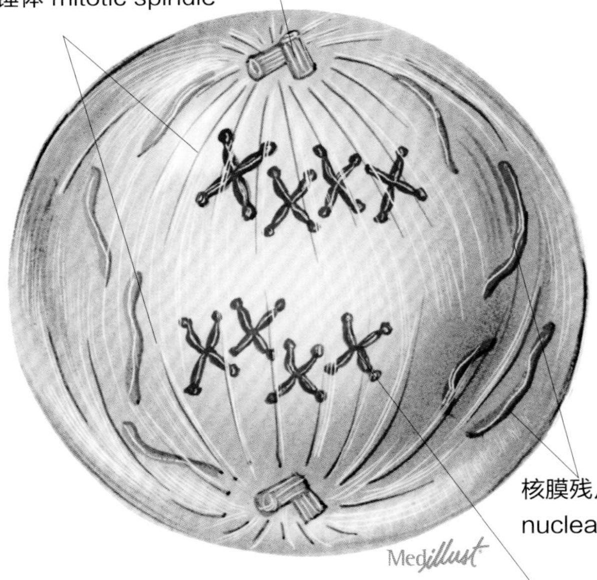
纺锤体极点（中心粒）pole of the spindle (centriole)
纺锤体 mitotic spindle
核膜残片 fragments of nuclear membrane
染色体以主动运动的方式随机排列 chromosome placed at random in active movement

前中期 prometaphase

在有丝分裂的前中期，中心粒完全位于细胞两极，但它们仍由组成纺锤体细胞骨架的小管构成的丝相连。同时，核膜溶解，核仁消失，染色体通过中心粒的特殊结构——着丝点固定于纺锤丝

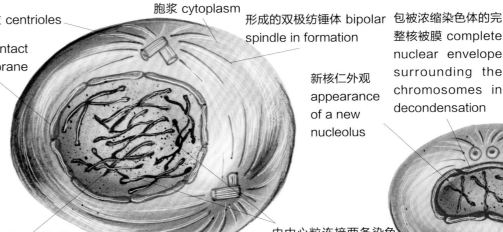

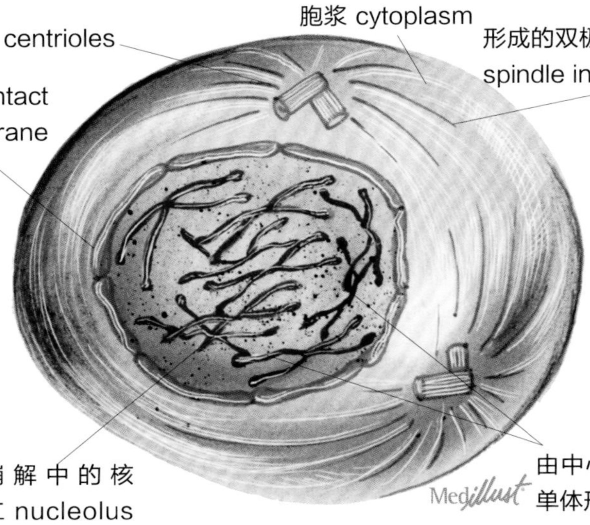
胞浆 cytoplasm
中心粒 centrioles
形成的双极纺锤体 bipolar spindle in formation
完整的核膜 intact nuclear membrane
崩解中的核仁 nucleolus in dispersion
由中心粒连接两条染色单体形成的浓缩染色体 chromosome in condensation with two chromatids united by a centromere

前期 prophase

细胞有丝分裂于前期正式开始。染色质纤丝形成46条23对染色体（核型），每一对染色体都含有两条一样的DNA链。同时胞浆内的中心粒分离，各自形成一对新的中心粒，移至细胞两极

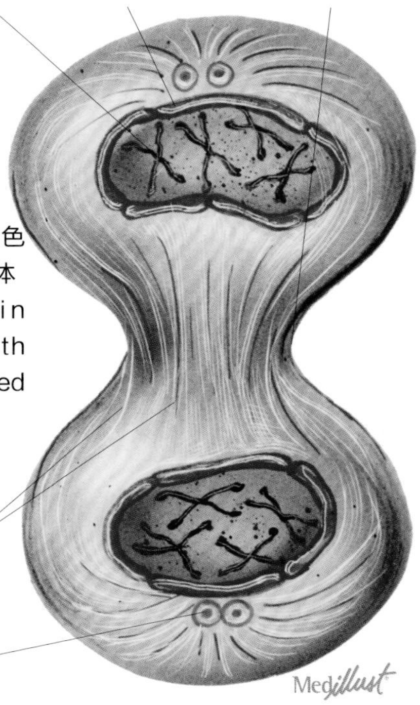
包被浓缩染色体的完整核被膜 complete nuclear envelope surrounding the chromosomes in decondensation
形成分裂沟的收缩环 contractile ring that generates the segmentation sulcus
新核仁外观 appearance of a new nucleolus
纺锤丝的收缩残留物 narrowed remains of filaments of the spindle
中心粒 centrioles

胞浆分裂期 cytokinesis

胞浆中的纺锤体消失，细胞膜于细胞赤道的分裂沟处开始进行性收缩，形成两个一致的子细胞。在新的核膜内，核仁出现。增殖结束后，细胞重新进入间期（又称非分裂期）

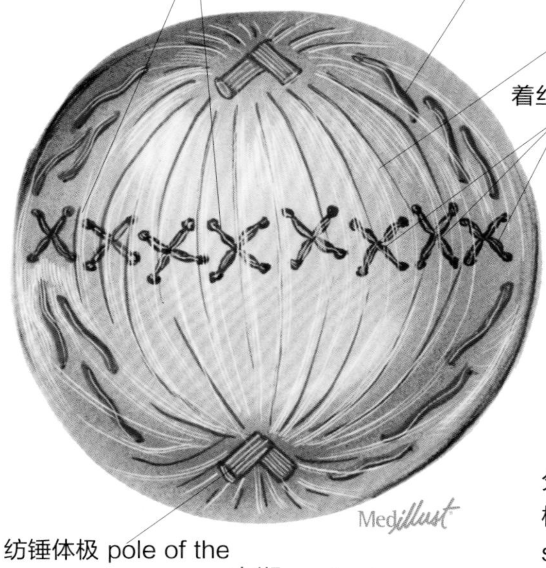
排列在两极之间赤道板上静止的染色体 stationary chromosomes aligned in the metaphasic plate halfway between the poles of the cell
核被膜碎片 fragment of nuclear envelope
纺锤丝 filament of the mitotic spindle
着丝点 kinetochores
纺锤体极 pole of the mitotic spindle

中期 metaphase

一旦中心粒被移至细胞两极，并且染色体通过着丝点同纺锤丝相连，两对中心粒就会以相同的力量分别向两极牵拉染色体，最终染色体移至细胞中央的赤道面上，形成有丝分裂的中期

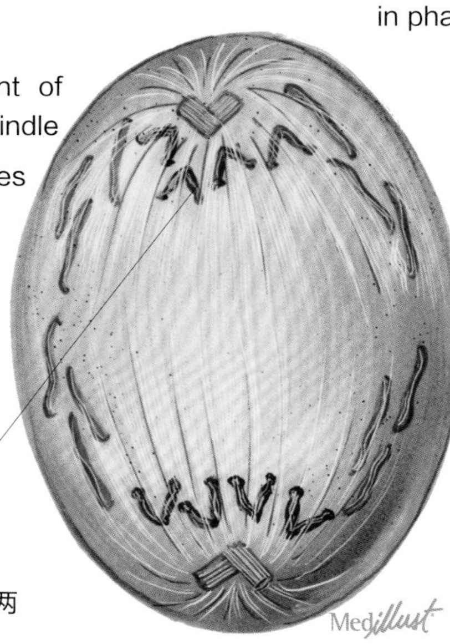
分离并附着于两极的染色单体 separated chromatid attracted towards the pole

后期 anaphase

有丝分裂后期，中心粒牵拉染色体的力量更大，每一对染色体都从着丝点处分开，分别移向细胞的两极。同时细胞拉长，两极间距离增大

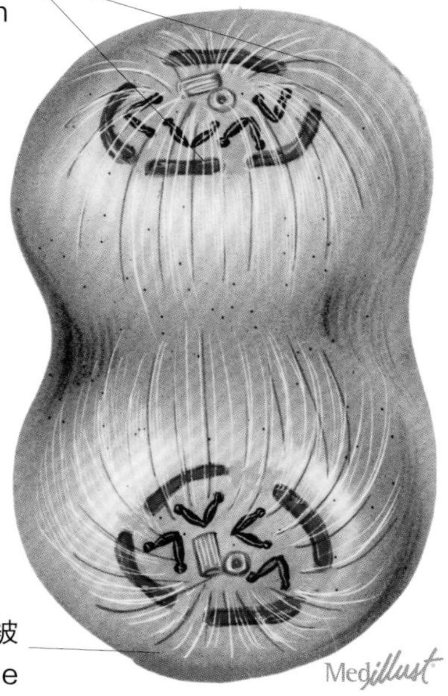
正在浓缩的染色体（染色单体）chromosomes (chromatids) in phase of decondensation
围绕染色体形成的核被膜 nuclear envelope in the phase of formation around each chromosome

末期 telophase

此期染色体围绕中心粒排列，周围形成膜结构，最终形成核膜。末期后期，染色体松解，再次形成松散的染色质

人体的系统 the systems of the body

人体是由不同系统构成的，每个系统都有其特定的功能，如营养、支持、防御、生殖、调节和控制。这些功能对于维持人体的最佳状态至关重要。

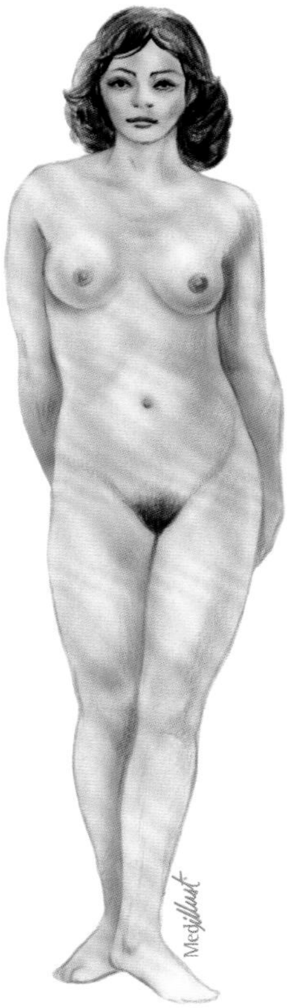

皮肤 skin

覆盖于整个人体表面的最外层，主要起防御作用，将体内器官与外界环境分隔开，保护体内器官不受外界侵犯，并防止体液丢失。皮肤由3层结构构成，分别为表皮、真皮和皮下组织。除了各种附属器官，如指甲、汗腺、毛囊、触觉小体等，皮肤还有自己的血液循环和神经支配

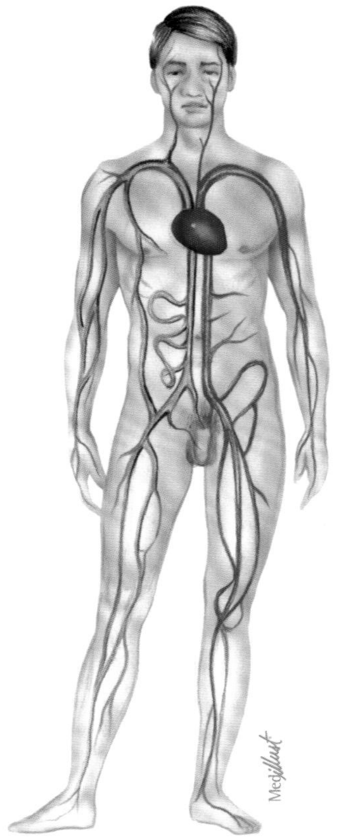

心血管系统 ardiovascular system

心血管系统是由心脏、动脉、静脉、毛细血管和血液构成的。其中心脏负责维持血压，推进血液流动；动脉负责将血液从心脏运输到毛细血管；静脉负责将血液从毛细血管运回心脏；毛细血管为血液与组织间液进行物质交换的场所；血液负责运送氧气、二氧化碳以及营养物质，并运走代谢废物，抵抗疾病

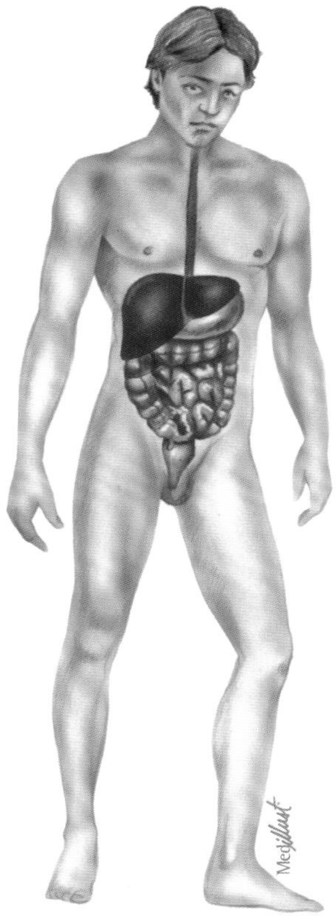

消化系统 digestive system

消化系统负责食物的摄入、消化、吸收和排泄，由唾液腺、咽、食管、胃、小肠、大肠以及肛门等构成。肝除了有消化功能还有净化功能；胰也是消化系统的一部分，具有消化功能，同时作为内分泌腺参与血糖的调节

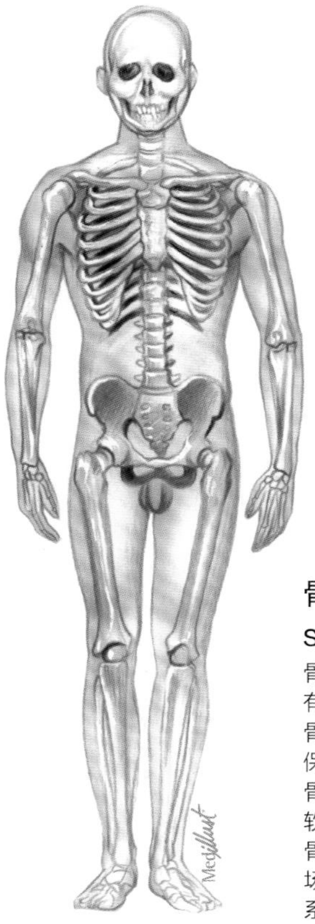

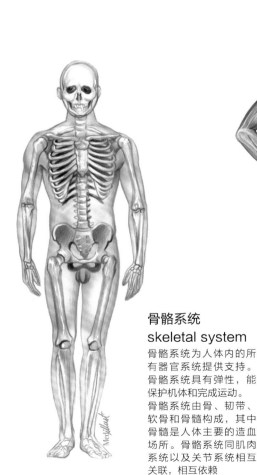

骨骼系统 skeletal system

骨骼系统为人体内的所有器官系统提供支持。骨骼系统具有弹性，能保护机体和完成运动。骨骼系统由骨、韧带、软骨和骨髓构成，其中骨髓是人体主要的造血场所。骨骼系统同肌肉系统以及关节系统相互关联，相互依赖

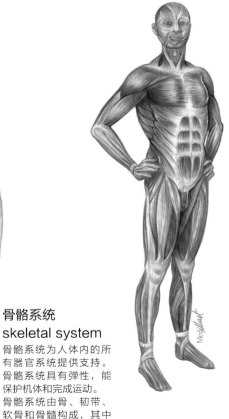

肌肉系统 muscular system

肌肉系统为骨和关节的活动提供必需的动力，支持人体，并使各类关节能够运动。肌肉系统由腱、腱膜和肌肉构成。其中围绕骨骼系统排列的称为横纹肌，能够随意运动；而位于体内脏器中的肌肉称为平滑肌，如消化、呼吸和循环系统等脏器中的肌肉，平滑肌能自主运动而不受意志支配

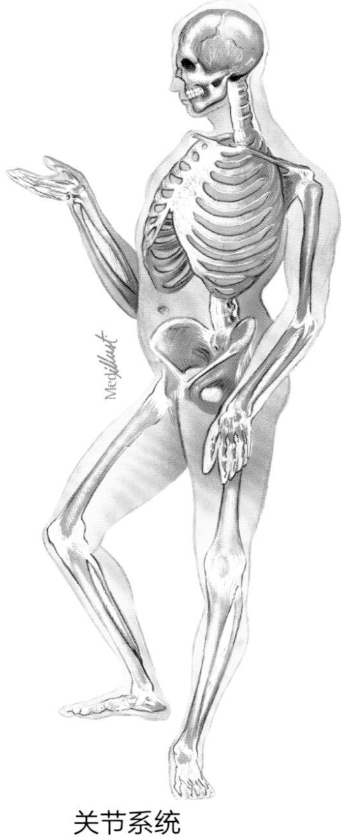

关节系统 articular system

关节是身体各部分活动的基础，同肌肉系统和骨骼系统密切相关。关节系统由关节复合排列而成，包括软骨和韧带。关节系统将身体的某些部位牢固地连结起来，并允许一些部位做大幅度的运动

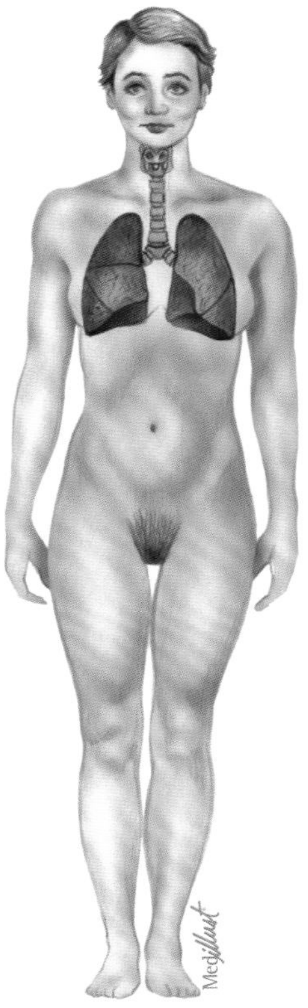

呼吸系统 respiratory system

呼吸系统具有双重功能，一方面它为血液提供氧气，保证人体细胞的新陈代谢，同时又将代谢废物二氧化碳排出体外。呼吸系统净化来自心脏的血液，血液携氧后再回流至心脏。呼吸系统由呼吸道（鼻、喉、气管和支气管）和肺（气道和肺泡）构成。肺为气体与血液进行气体交换的场所

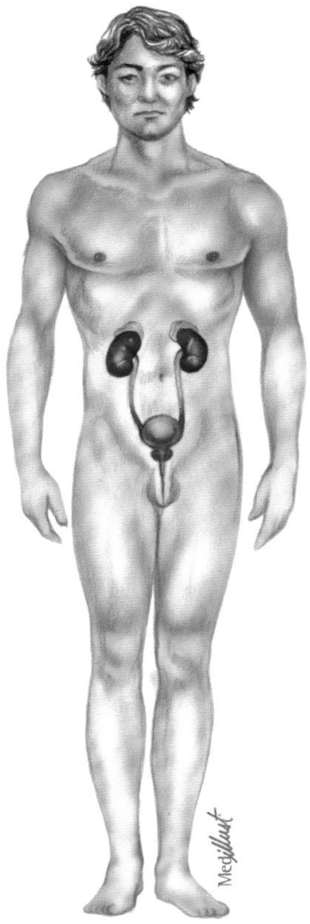

泌尿系统 urinary system

泌尿系统的主要功能是净化血液中的废物，并把其由尿液排出。泌尿系统由肾、输尿管、膀胱和尿道构成。其中肾位于腹腔内，是尿液产生和浓缩的场所；输尿管负责将尿液从肾运输到膀胱；膀胱在尿液排空之前储存尿液；尿道将尿液排出体外

血液系统 blood system

血液的功能是向各种组织运输氧气和营养物质，保证细胞的新陈代谢，并带走废物，最终将其排出。血液是人体中唯一一种由液体成分——血浆构成的系统。血浆的密度较水略高，含有矿物质、维生素、蛋白质等。此外血浆中还有有形成分，包括红细胞、白细胞和血小板。血液还有帮助机体抵抗毒素和病原体等功能

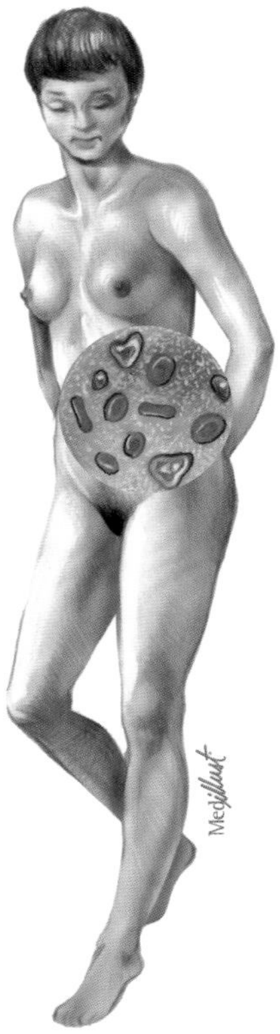

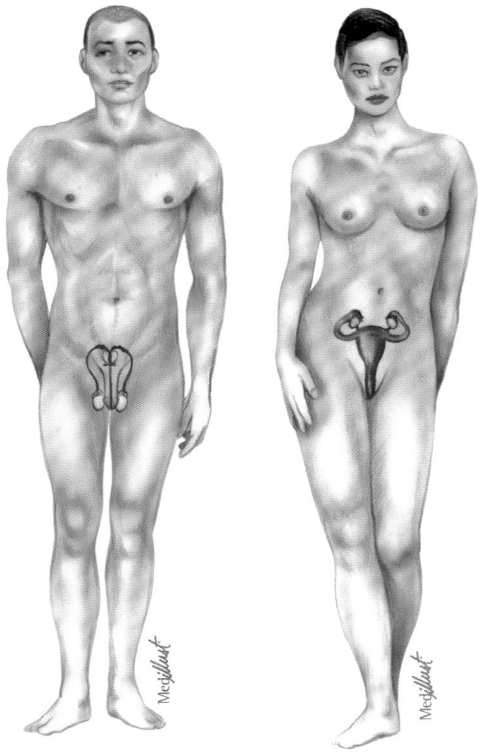

男性 male　　女性 female

生殖系统 reproductive system

生殖系统实现人类的生殖功能。男性生殖系统包括睾丸、附睾、输精管、精囊、前列腺、尿道和外生殖器（阴茎和阴囊）。女性生殖系统包括卵巢、输卵管、子宫、阴道、外阴（阴蒂、阴唇）以及乳腺

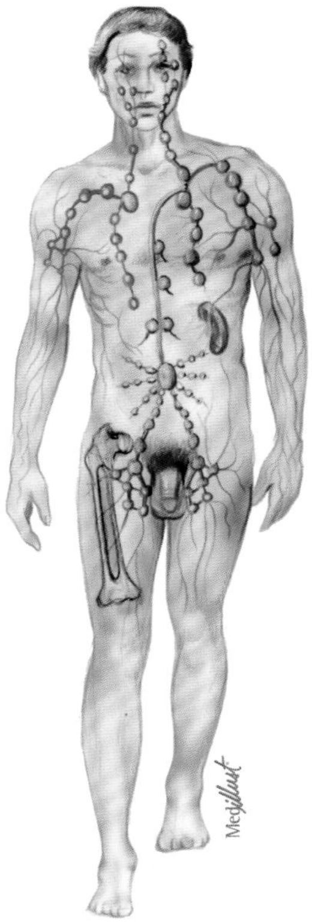

淋巴系统 lymphatic system

淋巴系统是人体的主要防御系统，负责识别异物，产生免疫应答。淋巴系统由淋巴管、淋巴结、脾和胸腺构成。其中淋巴管负责将淋巴液运输到心血管系统的静脉中；淋巴结监控淋巴液成分，包围病原体并引发免疫应答；脾监控血液，包围其中的病原体，刺激免疫应答；胸腺调控T淋巴细胞的发育。其他的淋巴细胞和血液细胞如白细胞均在骨髓中生成。人体还可进行其他形式的特异性和非特异性免疫应答

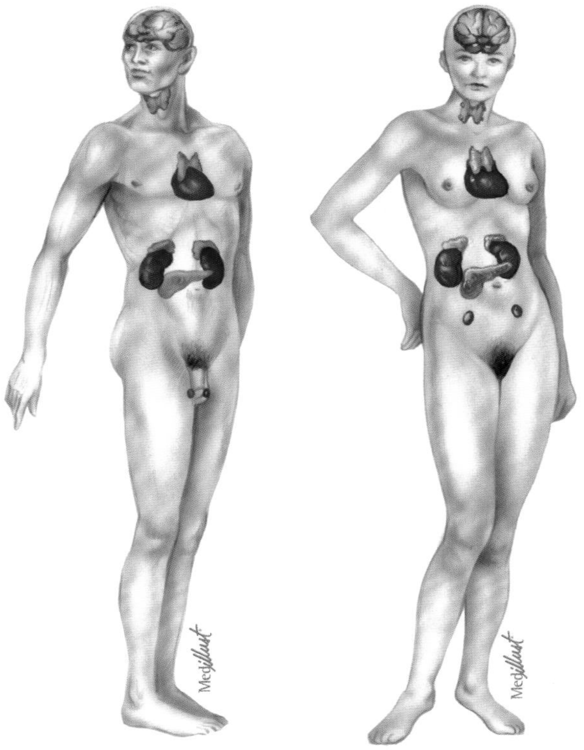

男性 male　　女性 female

内分泌系统 endocrine system

内分泌系统具有调节其他系统的功能，由分泌激素的腺体构成，分泌的激素调节人体器官的功能。激素是由一个或一群细胞分泌的化学物质。主要的内分泌腺包括垂体、甲状腺、甲状旁腺、肾上腺和胸腺。肾、胰腺以及男性的睾丸、女性的卵巢也有内分泌功能

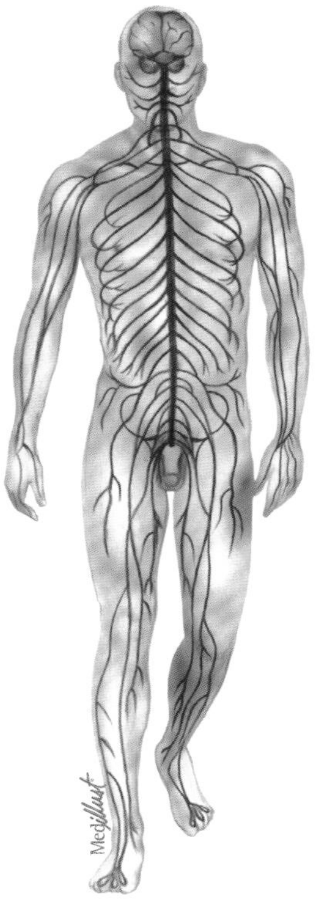

神经系统 nervous system

在内外环境刺激作用下，神经系统发送随意的或自主性指令控制和协调人体其余系统的功能。神经系统包括中枢神经系统、周围神经系统和自主神经系统。中枢神经系统由大脑、间脑、小脑、中脑、脑桥、延髓和脊髓构成。周围神经系统包括自主神经、脑神经和脊神经。自主神经中枢位于下丘脑，调节控制生命体征和非随意的功能，如呼吸、血液循环、消化以及肾功能等

感觉器官 sense organs

人体通过感觉器官对周围信号进行应答，将外界信号转换为感觉，如视觉、触觉、听觉、嗅觉和味觉。感觉器官同神经系统密切相关，感觉信号传递到中枢神经系统的大脑，由大脑对感觉信号进行解释和应答。外部感觉器官包括眼球及其附属物，外耳、中耳和内耳，皮肤的触觉小体，舌头的味蕾，鼻腔的嗅黏膜。感觉系统除了外部感觉器官以外还有复杂的神经网络将各类刺激传递到中枢神经系统中

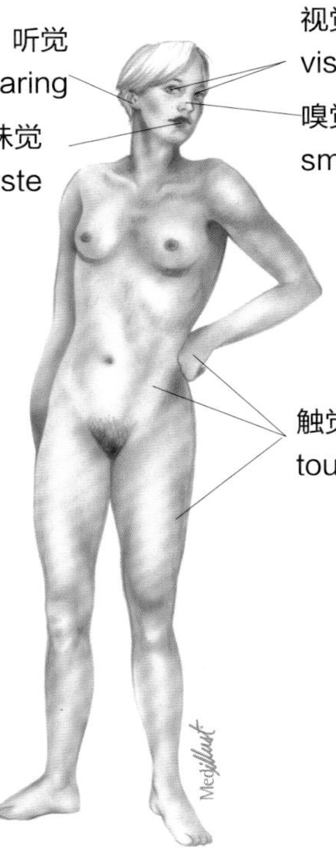

听觉
hearing
味觉
taste
视觉
vision
嗅觉
smell
触觉
touch

上皮细胞 epithelial cells

上皮由上皮细胞构成，覆盖人体内外表面。根据各类上皮的不同功能，上皮细胞也特化出不同的功能，可形成腺体或鳞状上皮

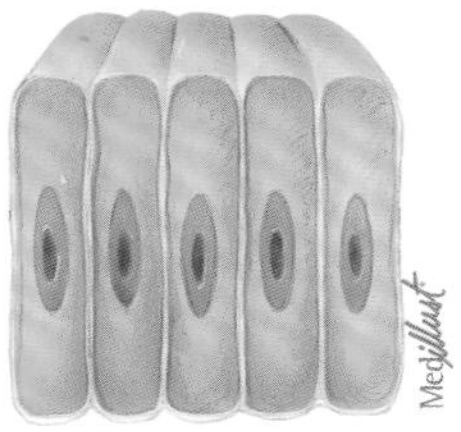

柱状上皮 columnar epithelia

鳞状上皮 squamous epithelia

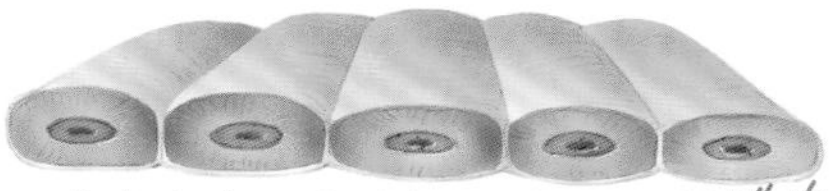

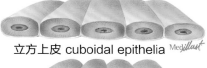

立方上皮 cuboidal epithelia

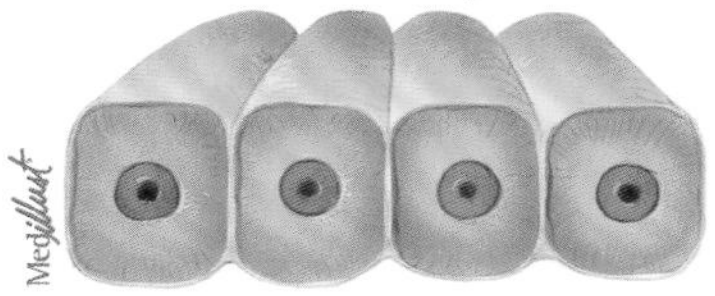

鳞状上皮细胞 squamous epithelia cells

皮肤及脏器内面的黏膜由类型不同的上皮细胞构成。上皮细胞因功能不同而形态各异，如立方上皮、柱状上皮、鳞状上皮

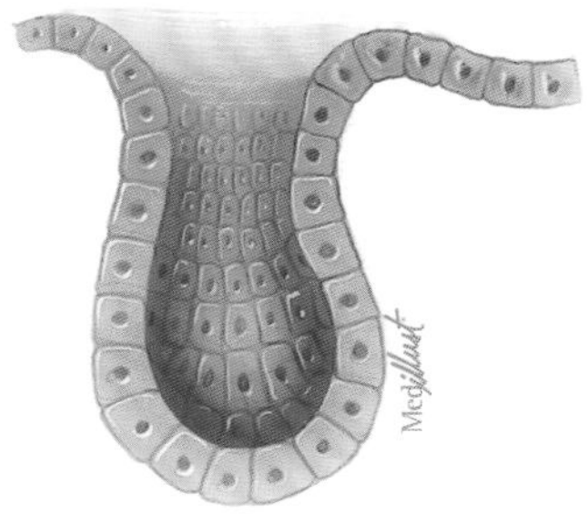

分泌性或腺体上皮细胞 secretory or glandular epithelial cells

这类细胞含有合成分泌物质的胞浆结构，通过细胞膜将合成的分泌物质排出。通常情况下，这些细胞积聚起来形成腺体。腺体为特化的结构，能够分泌特定的分泌物，如汗液、泪液（外分泌腺）；或向血液中分泌物质，如激素（内分泌腺）

结缔组织细胞 connective cells

结缔组织细胞类型多样，为结缔组织的构成成分

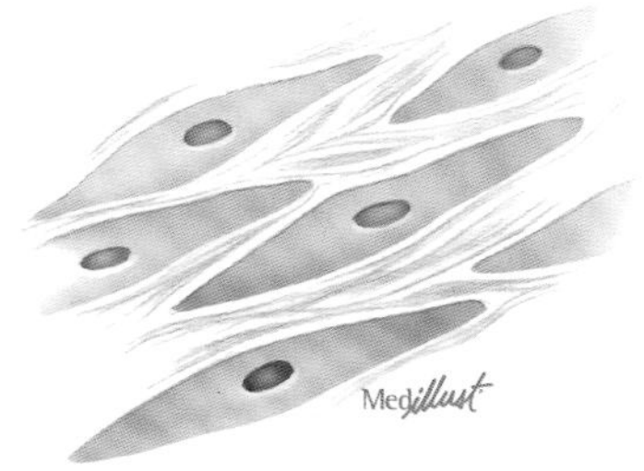

成纤维细胞 fibroblasts

成纤维细胞为一种星形的细胞，是结缔组织中含量最丰富的固有细胞，负责合成和维持结缔组织纤维

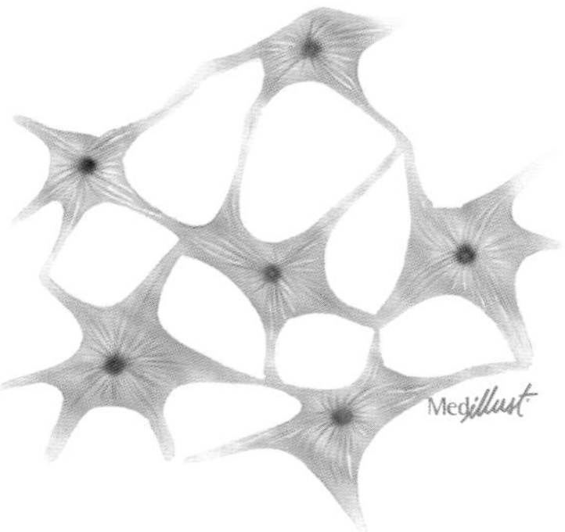

成骨细胞 osteoblasts

构成致密结缔组织，尤其是骨的构成细胞之一。这些细胞分泌细胞间基质，随后成骨所需要的钙盐或磷酸盐沉积于此

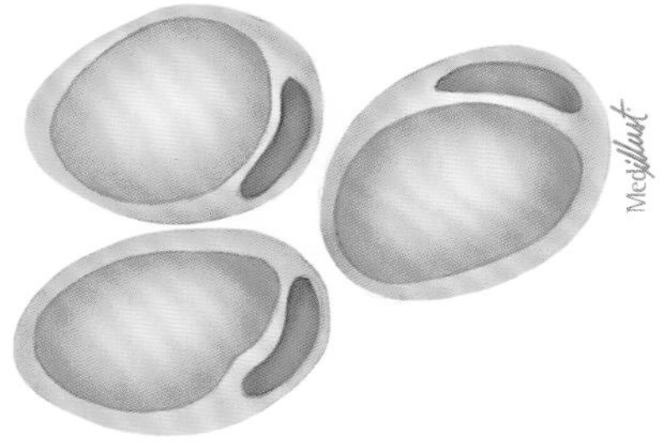

脂肪细胞 adipocyte

脂肪细胞构成脂肪组织，是人体内最大的细胞之一，负责储存体内的脂肪。脂肪细胞的胞浆几乎完全被脂肪占满，压缩了细胞核和各类细胞器

神经元 neurons

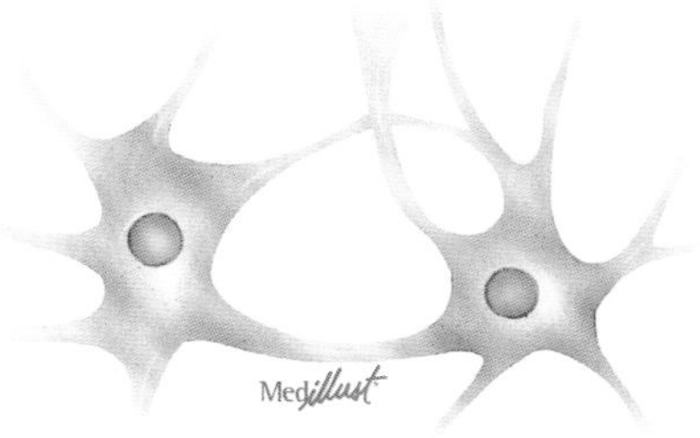

神经元构成神经组织（脑、脊髓、神经等），被支持细胞或胶质细胞所环绕，它们负责在脑和周围器官之间来回传递生物电信号。这些冲动或者信号通过神经元之间复杂的连接——突触而在不同的神经元之间传递

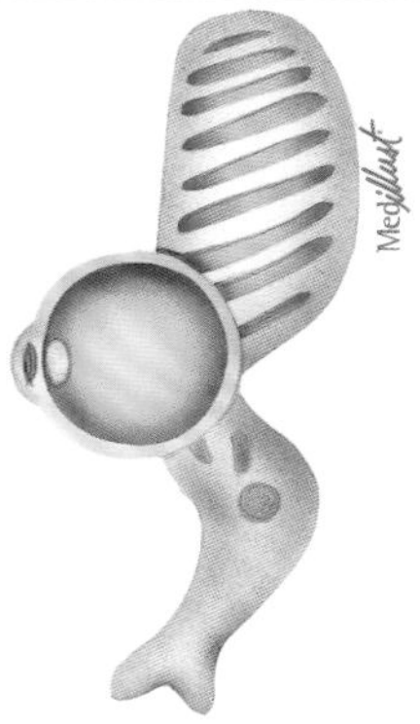

感觉细胞 sensory cells

是最复杂的细胞类型之一。感觉细胞为高度特化的神经细胞，负责接受外部刺激（声、光、气味等），将之转变为生物电信号，并通过神经元传递到脑

生殖细胞 germinal cells

参与人类生殖活动的细胞，包括两种类型：雄性的精子和雌性的卵子。与人体其他类型细胞不同，这类细胞只含有正常数目一半的染色体(23条)，因此当二者融合以后就形成含有正常数量(46条) 染色体的细胞

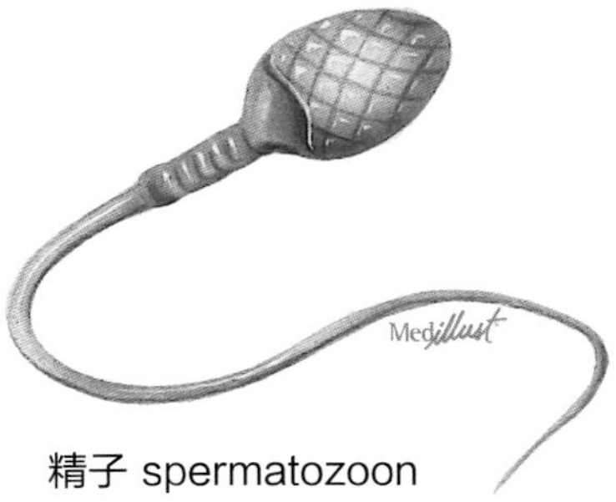

精子 spermatozoon

一种在睾丸中生成的小细胞，由一个头和一个长尾（或称鞭毛）构成。鞭毛为精子运动的结构基础

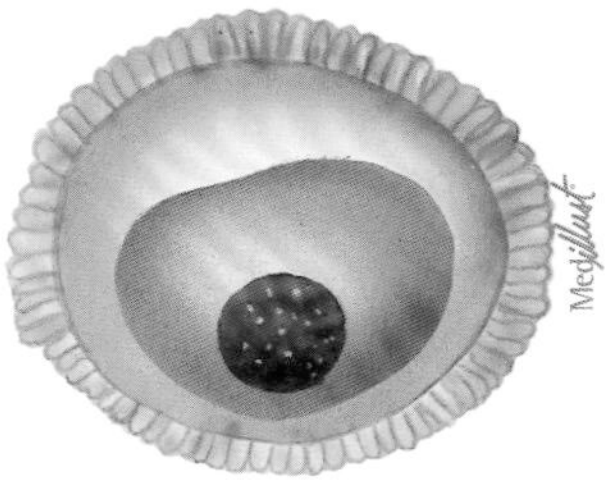

卵子 ovum

一种在卵巢中生成的大细胞，精子穿过其外层的放射冠后使其受精

肌细胞 muscle cells

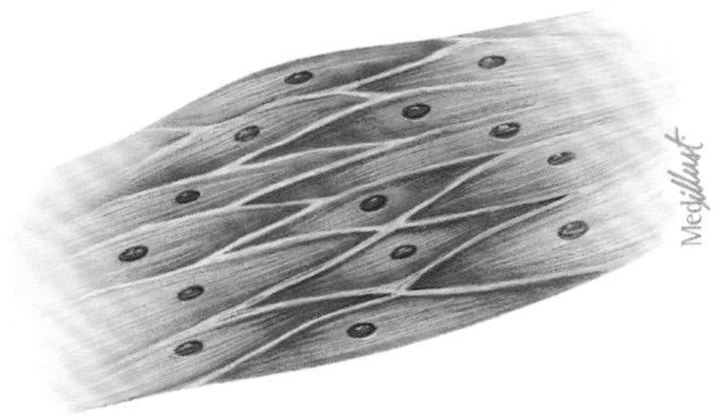

肌细胞以纤维的形式排列，它们由多个细胞核以及肌动蛋白和肌球蛋白丝构成。肌动蛋白和肌球蛋白排列起来，通过纤维重叠引发肌肉收缩

血细胞 blood cells

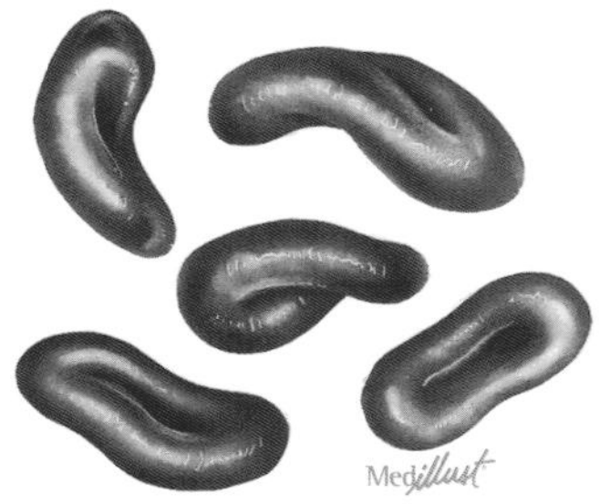

红细胞 erythrocytes

又称红血球。红细胞非常小且不含细胞核或胞浆细胞器，它们负责运输氧气

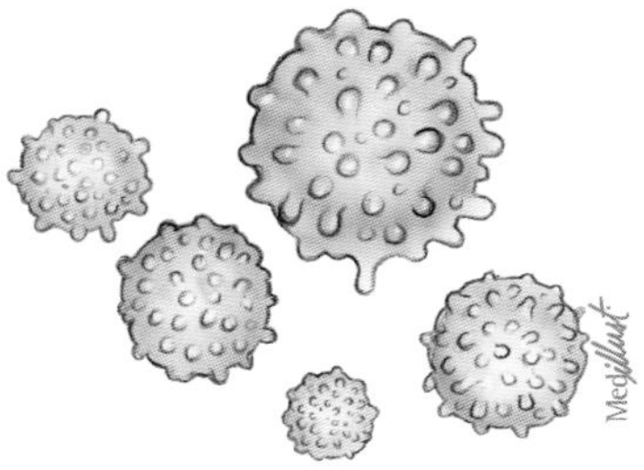

白细胞 leukocytes

又称白血球。白细胞有不同的类型，具有不同的防御功能，如产生抗体，破坏细菌，排除异物

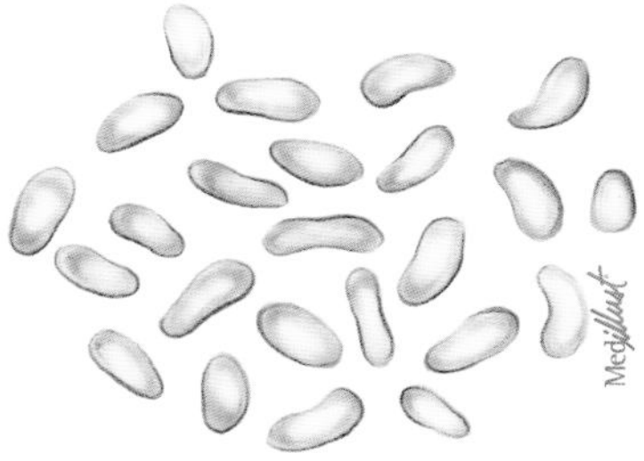

血小板 thrombocytes

又称凝血细胞，为大型的巨核细胞散落下来的小细胞，它们能通过凝集作用（凝血）预防血液流失

人体组织 body tissues

组织tissues

人体细胞聚集在一起形成更为复杂的结构称为组织。组织是人体各系统的基本组成成分

鳞状上皮 squamous epithelia

单层上皮 simple epithelium

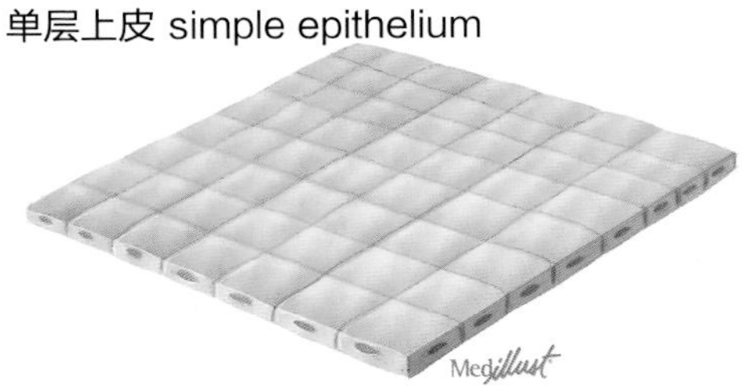

覆盖于人体表面和脏器内侧腔面的组织分别形成皮肤或黏膜。这些组织细胞可排列成单层（单层上皮）、多层（复层上皮）或阶梯状（假复层）

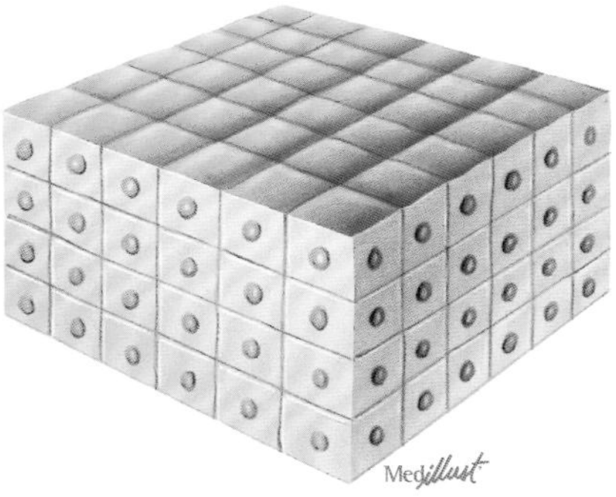

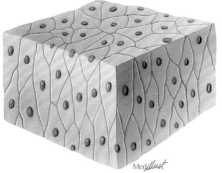

复层上皮 stratified epithelium

假复层上皮 pseudostratified epithelium

结缔组织 connective tissue

结缔组织类型多样，又称为结合组织

疏松结缔组织 loose tissue

为构建大部分器官（肝、消化管、肺等）的基质，形成内膜的一部分，填充其中的间隙。疏松结缔组织由成纤维细胞构成，成纤维细胞由水、矿物质和糖、胶原纤维、网状纤维及弹性纤维构成

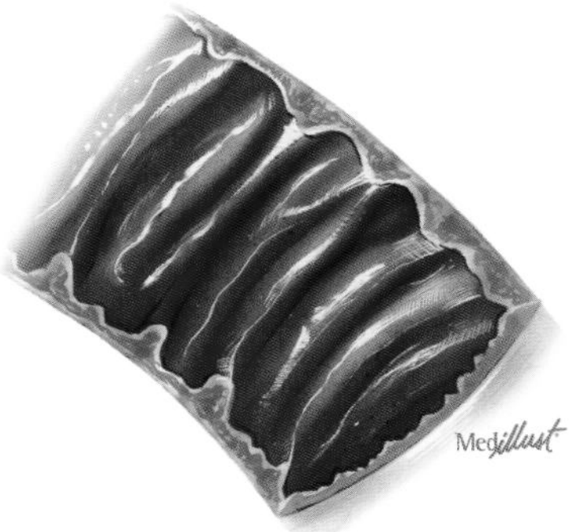

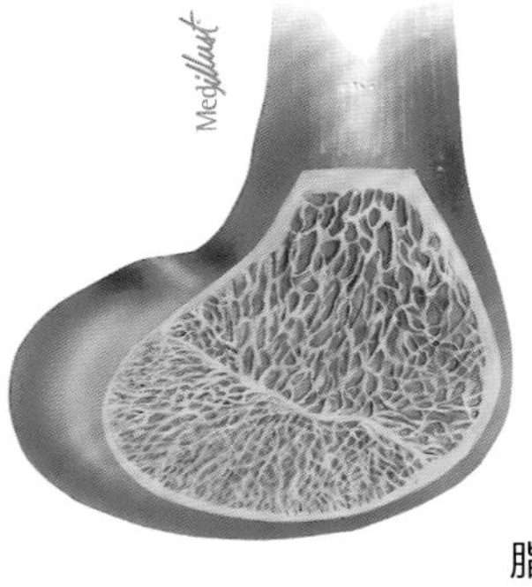

致密结缔组织 dense tissue

致密组织起支持作用，形成骨、肌腱、韧带、血管等结构。致密结缔组织同疏松结缔组织结构类似，只是纤维的含量不同

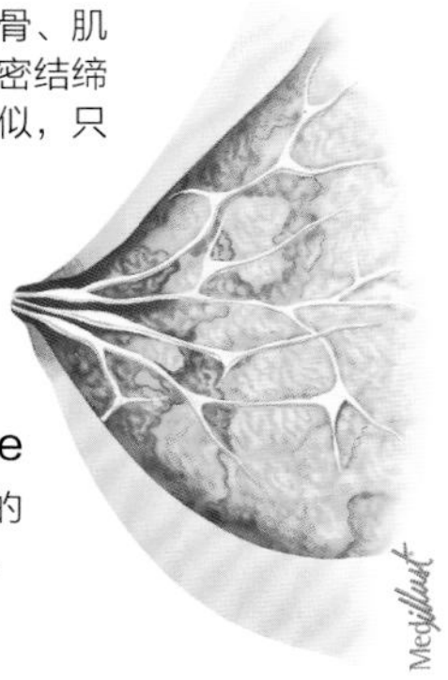

脂肪组织 adipose tissue

脂肪组织是人体的脂肪库和重要的能量库，为内脏器官提供保护垫，由富含脂肪的细胞构成

腺上皮 glandular epithelia

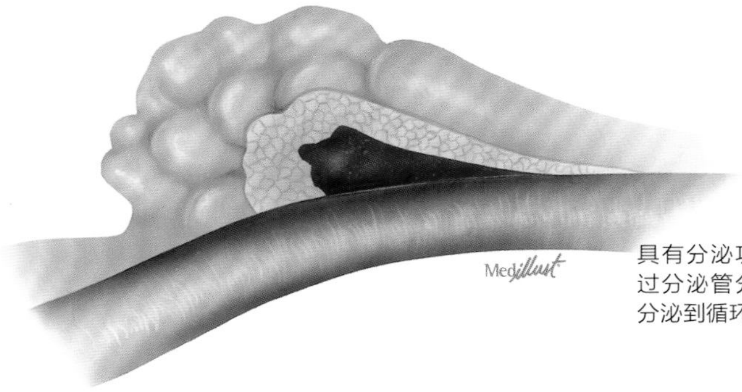

具有分泌功能的特化组织，形成通过分泌管分泌的外分泌腺或者直接分泌到循环系统中的内分泌腺

血液 blood

人体通过血液向身体各部位运输细胞所需的营养物质，并带走代谢废物。血液由液相成分（血浆）和固相成分（血细胞）构成

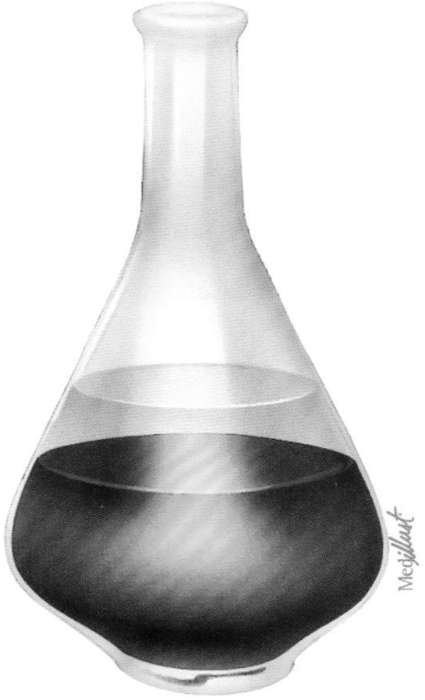

淋巴组织 lymphoid tissue

为生成淋巴细胞、浆细胞等细胞的特化组织，构成人体的防御机制，负责抵抗异物，如细菌、病毒等。淋巴组织主要位于淋巴器官中，如淋巴结、骨髓和扁桃体

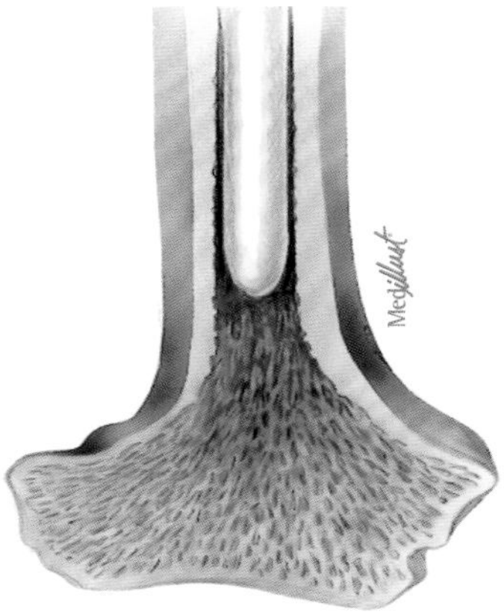

神经组织 nerve tissue

一种传递神经电冲动的特化组织，是建立神经系统所有支配功能的基础，允许大脑发送指令。大脑、小脑、脊髓以及所有的神经都由神经组织构成

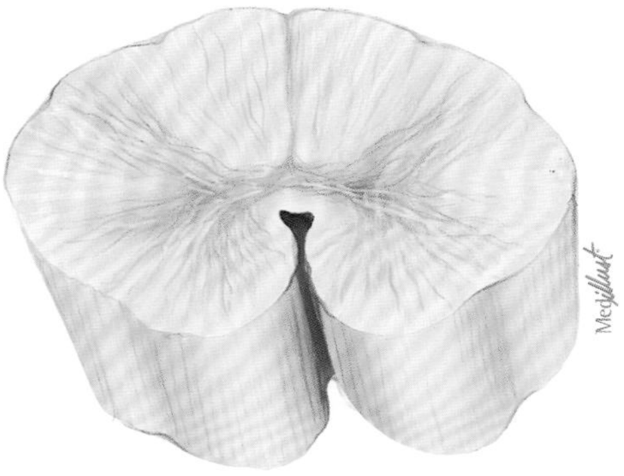

肌肉组织 muscle tissue

肌肉通过收缩完成机械功能。平滑肌进行非随意性收缩，其位于内脏器官，如小肠、子宫和动脉中。骨骼肌能够随意收缩，其位于肢体、颈部、胸部和腹部等部位

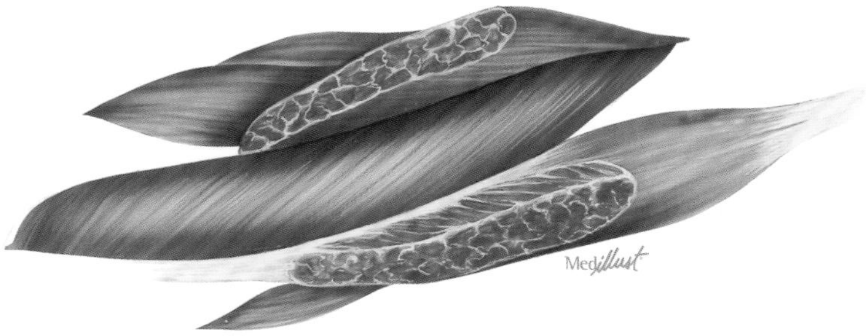

腺体 glands

很多上皮中都存在具有分泌功能的腺细胞。腺体分为两类：内分泌腺，将分泌物释放到间质组织中，在内分泌系统一章中有详细介绍；外分泌腺，将分泌物排放到上皮表面，可根据分泌的类型和机制以及腺体的结构再进行分类

单腺 simple glands

腺细胞围绕在一根中央导管周围，由管道排泄分泌物。这类腺体可呈管状或泡状结构

单管腺 simple tubular glands

腺体导管为直径一致的管状结构。导管可分为单管（小肠腺）、单螺旋状管（局部分泌的汗腺）和单分支状管（胃腺）

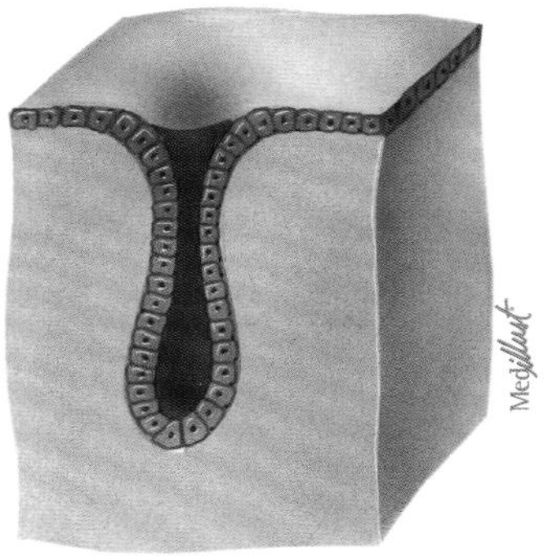

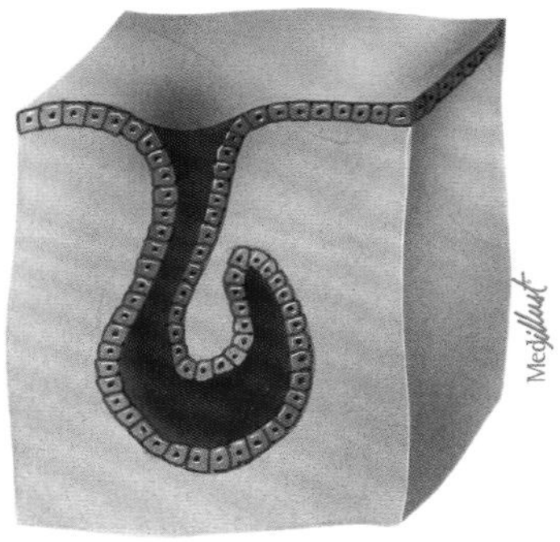

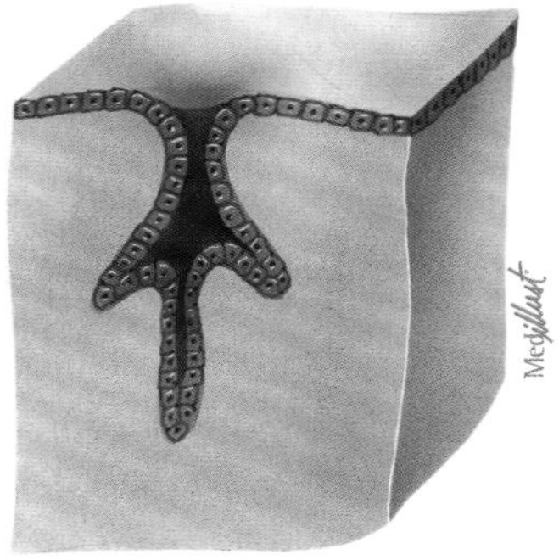

单泡腺 simple alveolar glands

腺体的分泌细胞形成管状和囊状结构，如皮脂腺

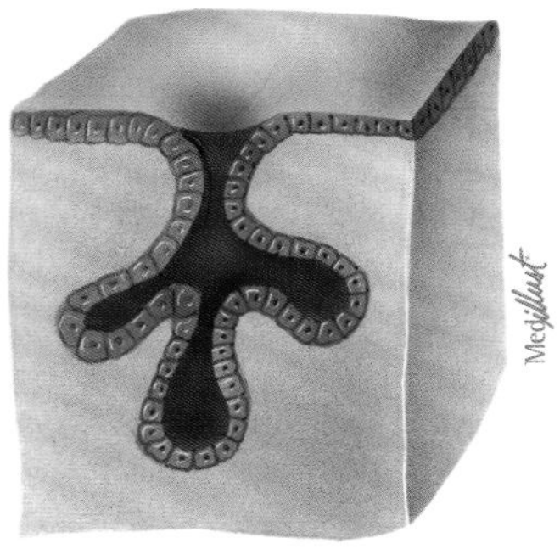

复合腺 compound glands

腺细胞围绕一系列复合导管排列，最终通过一个单独的分泌管排出分泌物。可为管状、泡状或管泡状

复合管状腺 compound tubular glands

腺细胞形成管状结构并反复分支，如十二指肠腺及口腔黏膜腺

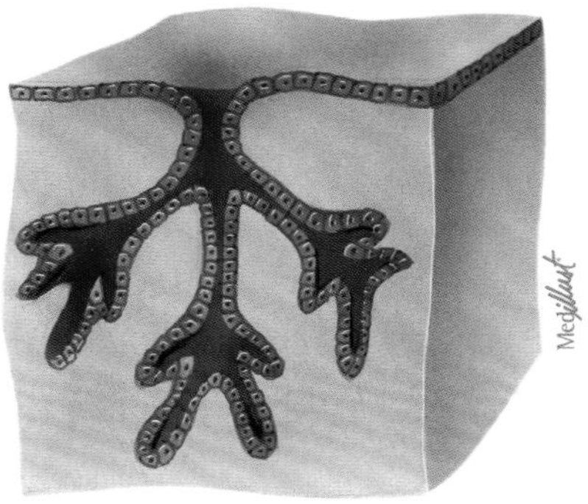

复合泡状腺 compound alveolar glands

腺细胞形成盲囊结构并反复分支，如乳腺

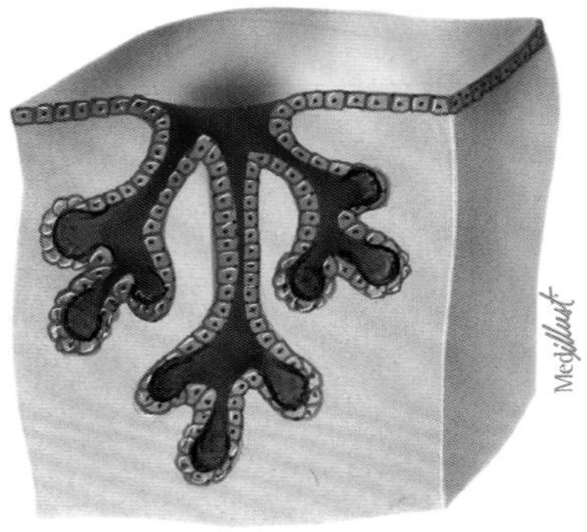

管泡状复合腺 tubuloalveolar compound glands

腺细胞既形成管状结构又形成泡状结构并反复分支，如唾液腺及胰腺

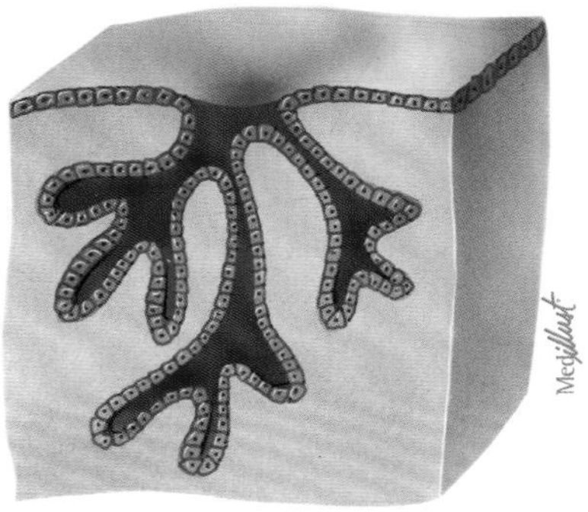

腺体分泌机制 glandular secretion mechanism

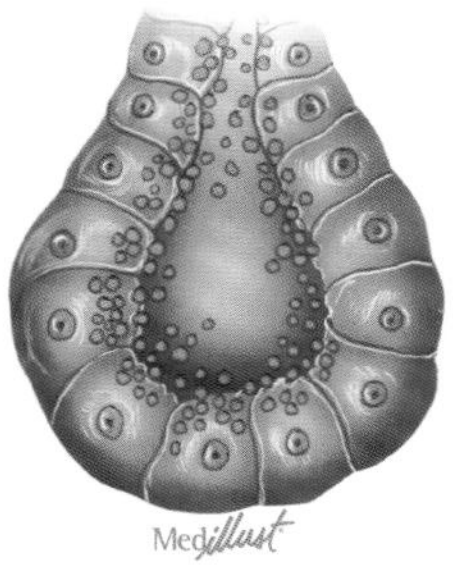

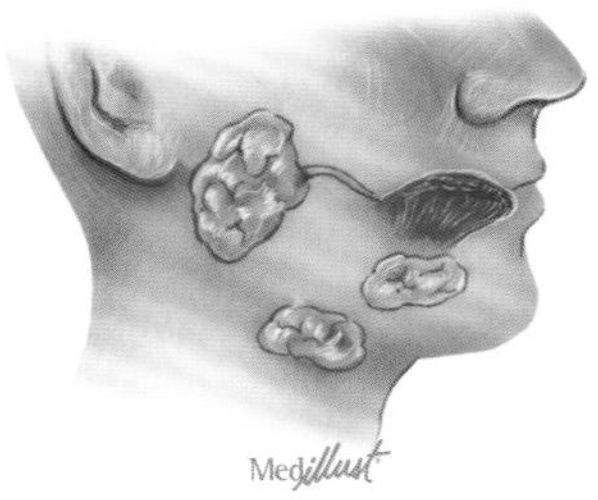

局部分泌腺 merocrine glands

腺体细胞内形成很多由膜包绕的分泌小泡，随后分泌小泡被运输到细胞顶端，同顶端的膜融合并将其中的分泌物释放。大部分腺体通过这种方式分泌，如唾液腺和汗腺

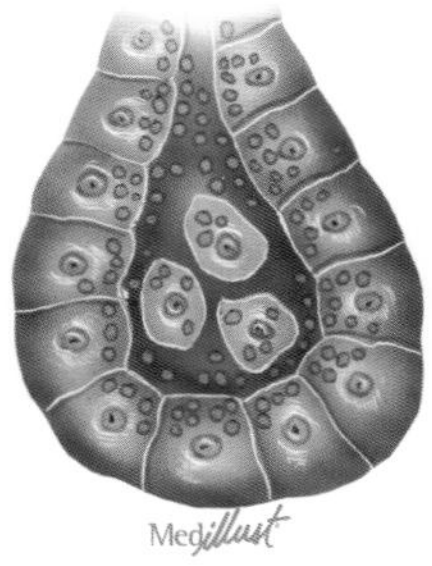

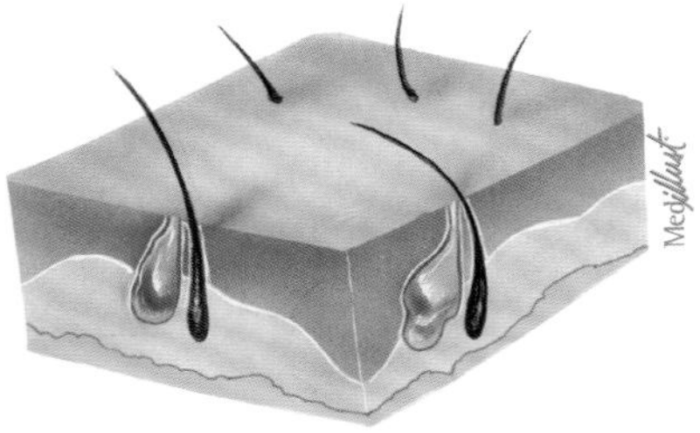

全分泌腺 holocrine glands

腺体的分泌功能通过细胞的死亡实现。分泌细胞被释放崩解后，其内容物就成为分泌物质。这类腺体需要不断地进行更新，如皮脂腺和某些汗腺

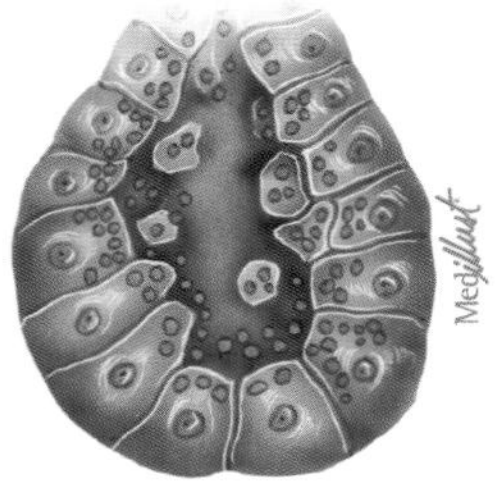

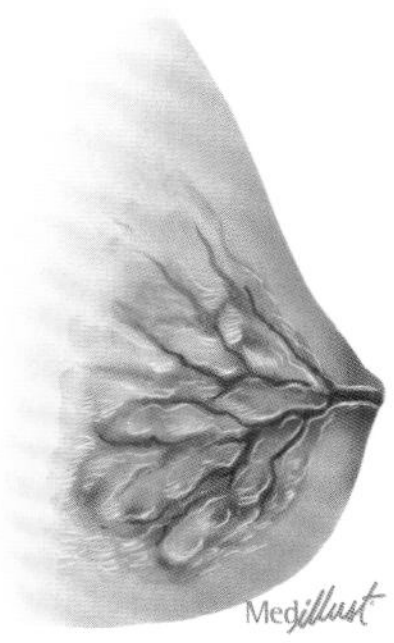

顶质分泌腺 apocrine glands

在分泌过程中，腺体细胞顶部收缩并同细胞分离将其分泌物排出。分泌物中包含一系列分子成分。如乳腺

常见代谢异常 main metabolism disorders

概述 description	症状 symptoms	诊断 diagnosis	治疗 treatment
低 β-脂蛋白血症 abetalipoproteinemia 一种脂蛋白代谢病。脂蛋白负责将脂质从小肠和肝脏中运输到外周器官，并将代谢废物运回肝脏。该病的产生是由于小肠和肝脏细胞内质网缺陷，从而导致脂蛋白的合成障碍。多种疾病可归类为低β-脂蛋白血症	童年期发病，表现为肠道症状（腹泻、维生素吸收不良等），神经、视觉、肌肉以及血液异常	出现血中胆固醇及三酰甘油水平下降并伴有相应临床表现时应考虑该病。发现β-脂蛋白缺乏可确诊	◆低脂饮食，并添加不饱和脂肪酸及维生素
胱氨酸尿症 cystinuria 一种遗传性疾病，病因为某些双碱基氨基酸（胱氨酸、赖氨酸、精氨酸、鸟氨酸）的跨膜运输障碍。该病导致细胞尤其是溶酶体内氨基酸的堆积，引发肾、眼、骨、淋巴组织以及血液的异常改变	最严重的表现为肾功能异常，可能在童年期就加重，引发佝偻病，生长迟缓，甚至肾衰竭。轻者主要表现为由于胱氨酸沉积导致的角膜异常或肾结石	诊断主要依据尿中相关氨基酸水平和组织（肾、角膜、血细胞等）中堆积的胱氨酸结晶水平。 该病可进行产前诊断	◆没有根治方法，主要为对症治疗，改善肾功能低下引起的改变。 ◆严重肾衰竭病例需要进行肾移植
家族性高胆固醇血症 familial hypercholesterolemia 一种遗传性胆固醇代谢异常。细胞膜上负责低密度脂蛋白代谢的受体异常，引发血中低密度脂蛋白及总胆固醇含量升高	通常因常规检查发现血胆固醇含量升高或调查家族史而发现该病。 发病初期没有症状，40岁以后出现由于血管堵塞引发的缺血性心脏病和脑血管疾病。严重者40岁之前就出现症状。 典型特征为肌腱（黄色瘤）、眼睑（黄斑瘤）以及角膜（角膜弓）的胆固醇沉积	高危人群及其近亲的脂质异常调查很重要。 高胆固醇水平、黄色瘤、角膜弓以及家族遗传都支持诊断。 遗传学检查可确诊	◆坚持低胆固醇和低动物脂肪饮食，避免肥胖和高血压等心血管疾病的危险因素。 ◆大部分患者需要药物治疗，降低血胆固醇含量。部分对药物不敏感者需要通过其他方法清除血中低密度脂蛋白
半乳糖血症 galactosemia 一种遗传性半乳糖代谢病。半乳糖为乳糖中的碳水化合物，牛奶中的糖成分。半乳糖不能被机体代谢，从而在各种组织中沉积，引发眼、肝、肾和神经的损伤。该病是由于半乳糖-1-磷酸尿苷转移酶缺乏造成的	该病于童年期甚至是新生儿期就出现症状，类似全身性感染。随后症状逐渐出现，表现为肝、肾功能的障碍和白内障以及神经功能的恶化	最简单的诊断方法就是通过诊断试纸检测尿中半乳糖的含量。 血中酶缺乏以及遗传学检测可以确诊。 该病可进行产前诊断	◆主要疗法为不含半乳糖饮食。必须终身进行饮食控制，并定期检查血糖及其代谢产物水平。 ◆市面有售不含乳糖的小儿乳品
糖原累积病 glycogenosis 一组糖原代谢障碍的遗传性疾病。糖原是由葡萄糖分子合成的碳水化合物，以能量库的形式储存于肝脏或肌肉中。本病导致糖原在身体的不同部位沉积。 根据酶缺乏的种类，可将糖原累积病分为下面几类： ▲葡萄糖-6-磷酸酶缺乏（Ⅰ型）。 ▲α-1，4葡萄糖苷酶缺乏（Ⅱ型）。 ▲淀粉-1，6葡萄糖苷酶缺乏（Ⅲ型）。 ▲其他	糖原累积病会影响内脏器官（肝、肾、小肠等），某些类型还会引起神经、肌肉改变以及生长迟缓和面部皮肤粗糙	几乎所有的糖原累积病都会引起血糖降低，随之引发其他代谢异常（酸中毒、尿酸升高等）。 需要通过刺激糖原代谢以及酶定量的检测来确定糖原累积病的类型	◆目前只能进行对症治疗，如控制饮食避免低血糖或使用药物对抗代谢异常。 ◆出现严重肝损伤的病例需要进行肝移植
同型半胱氨酸尿症 homocystinuria 一种甲氨酸及同型半胱氨酸代谢异常疾病。由于酶缺乏导致这两种氨基酸不能正常代谢，进而影响胱硫醚合成酶和5，10-次甲基四氢叶酸还原酶的代谢，导致血和尿中甲氨酸及同型半胱氨酸水平升高	该病临床表现多样，最严重的表现包括： ▲神经病变，严重的精神损害。 ▲眼部异常，导致晶状体脱位。 ▲静脉血栓，大血管的堵塞和骨骼异常	血、尿中甲氨酸及同型半胱氨酸浓度升高可确诊。 通过检测可明确酶缺乏的种类。 未来可能会找到该病的致病基因	◆ 治疗主要为低甲氨酸饮食。尽管已经出现的症状不会再消失，但是很多患者除饮食控制外再服用维生素B和叶酸治疗后症状会有所改善
脂沉积症 lipidosis 一组脂质代谢异常病，表现为细胞内脂质沉积。多种酶缺乏会引发该病，如鞘磷酯酶缺乏（Niemann-Pick病）、β-糖苷酶缺乏（Gaucher病）等	该病表现多样，童年期发病者症状最严重，可引发进行性神经损伤，肝、脾和呼吸系统损害以及视觉损伤，甚至致盲。 童年期以后发病者症状稍轻，表现为肝、脾、呼吸系统和骨的病变，少数病例出现神经症状。 青少年期的Gaucher病可出现严重的骨骼改变	发病年龄早的严重Niemann-Pick病的特征性表现为眼底出现红斑。Gaucher病的典型表现为骨髓和血细胞中出现脂质（Gaucher 细胞）。 白细胞中酶的活性下降。 该病可进行产前诊断	◆目前Gaucher病可进行缺乏酶的替换疗法

概述 description	症状 symptoms	诊断 diagnosis	治疗 treatment
黏多糖病 mucopolysaccharidosis 一组由于多种酶的遗传性缺乏导致黏多糖堆积引发的疾病。这些酶缺乏可导致多种疾病，如艾杜糖醛酸硫酸酯酶缺乏可导致Hunter综合征，半乳糖-6-硫酸酯酶缺乏可导致Morquio 综合征等	症状出现早，呈进行性，且因黏多糖沉积器官不同而表现各异。典型表现为面部特征性的粗糙，中、重度的精神运动性迟钝，心理发育迟滞，关节、肝、眼睛病变和骨骼畸形	根据患者的身体状况结合症状及影像学证据应考虑该病。可通过特异性的酶缺乏检测以及尿中出现代谢废物的堆积确诊。 该病可进行产前诊断	◆尽管有早期进行骨髓移植并恢复良好的病例，但目前仍以对症治疗为主。将来可进行缺失酶的有效替代治疗
苯丙酮尿症 phenylketonuria 一种苯丙氨酸代谢病。苯丙氨酸的代谢需要苯丙氨酸羟化酶参与完成。本病是由于基因异常引起的酶缺失，导致血中大量的苯丙氨酸沉积，影响了不同的器官。 苯丙酮尿症类型多样，其中遗传型苯丙酮尿症为常染色体隐性遗传	本病为先天性疾病，如不进行早期治疗，婴儿期就会出现明显的病变。最明显的改变出现在中枢神经系统，导致精神损害、惊厥、肌力丧失等。此外还可能出现其他症状，如皮肤及毛发的色素缺失、湿疹。通常情况下，尿液会有特殊的气味	血中苯丙氨酸及其异常代谢产生的代谢产物水平升高可确诊。 作为代谢性疾病早期筛查项目之一，目前可通过简单的方法对新生儿进行筛查。 该病可进行产前诊断	◆治疗主要为早期进行低苯丙氨酸饮食。疾病引发的损伤为不可逆性，饮食控制可避免血中苯丙氨酸水平升高以及器官损伤。饮食控制复杂并且必须终身进行，尤其是儿童时期，因为大部分的神经系统损伤发生在这一阶段。 ◆应进行酪氨酸（氨基酸）补充治疗
卟啉病 porphyria 一组遗传性疾病，主要原因为肝脏或骨髓细胞中血红蛋白生物合成通路异常。 蛋白合成缺陷导致中间代谢产物堆积，从而引发各种临床表现	根据缺陷不同可表现为皮肤或皮外异常。 皮肤异常包括：急性光过敏（光暴露数分钟后出现瘙痒、疼痛、刺激，随后出现红斑及水肿）、皮肤过分脆弱（轻微损伤即出现表皮水疱）。 皮外异常包括：卟啉病危象（急性消化系统、神经和精神症状，这些症状与使用巴比妥酸盐、抗癫痫药、麦角胺和饮酒等诱因有关）、贫血及肝功能异常	通过血、尿、大便、红细胞以及骨髓中中间代谢产物的检测可诊断	◆避免引发卟啉病危象的因素，尤其注意避光。 ◆部分患者需要进行脾切除。 ◆其他治疗还包括阶段性的放血治疗、抗疟疾治疗和补充β-胡萝卜素（维生素A前体）
酪氨酸血症 tyrosinemia 一组酪氨酸代谢缺陷性疾病。酪氨酸代谢异常引发血中酪氨酸堆积，导致多种内脏器官不同程度的损伤。 根据酪氨酸代谢循环被阻断的部位可将该系列疾病分为三类： Ⅰ型，延胡索酰乙酰乙酸缺乏。 Ⅱ型，酪氨酸转氨酶缺乏。 Ⅲ型，4-羟基苯丙酮双加氧酶缺乏	Ⅰ型酪氨酸血症最为严重，可在婴儿早期以严重肝衰竭的形式急性发病。慢性发病常出现于儿童期，表现为肾和肝损伤。 Ⅱ型、Ⅲ型酪氨酸血症可出现神经系统的异常，导致严重的精神迟钝	发现由于代谢循环中断导致的血酪氨酸水平升高和尿中酪氨酸代谢产物水平升高可确诊。 也可通过进一步定量检测酶的缺乏诊断	◆ 酪氨酸血症的主要治疗为限制含酪氨酸和苯丙氨酸饮食。苯丙氨酸的代谢途径与酪氨酸相似。 ◆目前已出现阻断某些酪氨酸代谢产物毒性作用的药物。 ◆严重病例需要进行肝移植

细胞基本病变 basic cell pathology

肿瘤 cancer 肿瘤是异型性细胞的生长失控所致。细胞偏离细胞周期进行无控制增殖时就会发生肿瘤。细胞周期的调节基因称为癌基因。癌基因遗传密码异常触发细胞的恶性转变。

肿瘤的病因学和病理学尚不清楚。但是临床、流行病学以及实验室数据都提示环境因素为很多肿瘤的潜在病因，而这些环境因素可能与生活方式、职业和环境污染有关。最广为人知的例子就是肺癌与吸烟之间的关系。

在西方国家中，最常见的肿瘤为男性的前列腺癌、肺癌、结肠癌、直肠癌以及泌尿道癌和女性的乳腺癌、肺癌、结肠癌、直肠癌以及子宫癌。

与正常细胞不同，肿瘤细胞的特点表现为过度增生，在体外限制细胞分裂的机制被破坏（接触抑制丧失），膜的神经节苷脂分解，使细胞骨架崩解、核浆比例改变，产生遗传突变，并具有血管发生的能力以及向毗邻或远处结构侵入的能力（转移）。

根据起源细胞可将肿瘤分为：①癌，起源于上皮或腺体(腺癌)；②肉瘤，起源于结缔组织；③淋巴瘤（淋巴细胞和淋巴结）；④白血病（骨髓）；⑤黑色素瘤（黑色素细胞）；⑥胶质瘤（中枢神经系统）等。

总之，肿瘤多表现为局部的肿块，改变了器官的正常结构。

出现的症状可能是肿瘤累及器官、浸润毗邻结构或转移引起的。

此外肿瘤还会影响总体的健康状态，如体重下降、食欲减退、虚弱无力等。

肿瘤通常通过血液（如肝癌、肺癌、肾癌或前列腺癌）或淋巴系统（如胸腺部位、颈部、乳腺的肿瘤）转移。

某些肿瘤通过激素分泌在病灶之外的其他部位出现症状（瘤外综合征）。

通常情况下需要进行组织活检确诊，某些肿瘤(膀胱癌或子宫癌)的诊断可以通过脱落细胞的分析（细胞学）进行推断。

治疗方案、对于治疗的反应以及长期预后都取决于肿瘤的类型、影响的器官、浸润的程度、转移情况以及原发细胞系对治疗的敏感性。早期检查是很重要的。

目前肿瘤的治疗手段包括手术、放疗、化疗、激素疗法以及生物疗法，这些疗法可单用或联合应用

细胞损伤 cell damage 细胞在体内介质和外界压力下主动维持稳定或稳态。如果损伤超出了细胞的适应能力就会造成细胞损伤。

损伤程度因细胞类型、致伤因素的强度以及损伤持续的时间而不同。

某种程度以内的细胞损伤是可逆性的，但是如果刺激一直持续或从一开始就很强烈，就会造成细胞的不可逆损伤直至细胞死亡。生理、生物或化学因素是引发细胞损伤的潜在因素。

最常见的原因是缺氧。

缺氧首先影响到需氧呼吸的功能。线粒体密度增高是细胞损伤最早的表现。

内质网的溶解表明细胞无法合成蛋白质。

不可逆性细胞损伤的特征性表现为：细胞膜完整性缺失，出现髓磷脂分解以及核遗传器的破坏（核凝缩、碎裂、溶解）。

通常情况下，细胞损伤只有通过显微镜观察才能发现。

某些情况下检测血清中某些细胞内蛋白可以间接判断某类细胞的破坏

细胞坏死、凋亡 cell necrosis, apoptosis 细胞坏死是指非程序性的细胞死亡，由于细胞结构改变，发生酶的消化、蛋白变性，最终胞膜破裂、胞浆释放，激活免疫反应以吞噬细胞的残留物。

细胞凋亡或程序性细胞死亡是受遗传信息控制的过程，细胞在特异性刺激信息作用下通过该过程引发自身的死亡。这些信号源自细胞本身或同其他细胞的相互作用。

在正常情况下，凋亡是维持人体稳态的一个重要机制。分娩后子宫的退化，免疫细胞的删减以及胚胎发育过程中神经细胞的死亡都属于凋亡过程。病理过程中也会发生细胞凋亡，如滤泡性淋巴瘤、获得性免疫缺陷综合征（艾滋病）、肌萎缩侧索硬化以及缺血再灌注损伤。

细胞坏死包括：

▲以蛋白质变性为主的坏死称为凝固性坏死，实质性器官（心、脾、肾等）缺血常发生凝固性坏死，表现为细胞“干枯”和轻微的结构改变。

▲液化坏死发生于中枢神经系统以及化脓性感染中。主要机制为溶酶体膜的破裂和溶酶体酶的释放。

▲干酪样坏死为结核的特征性改变，表现为液化坏死和脂质复合物的沉积。

▲脂肪坏死是胰酶释放后组织脂肪的皂化改变（胰腺炎）。

▲在免疫复合物介导的疾病中出现明显的炎症反应伴随纤维蛋白沉积，称为纤维蛋白样坏死。

▲凋亡与坏死不同，不出现炎症反应和细胞膜的激活。在凋亡中形成有胞浆膜包绕的小的细胞片断，随后被邻近细胞或巨噬细胞所吞噬。

这些异常可用显微镜检查进行诊断

细胞适应 cell adaptation 指细胞为适应外界伤害性改变而发生的一系列结构和功能的改变。细胞增大体积以改善其功能的过程称为细胞肥大。细胞肥大常见于不分裂细胞，如骨骼肌细胞。反之，细胞为适应功能需要而减小体积的过程称为细胞萎缩。

增生是细胞数量有控制地增加，细胞体积不增大。肝脏切除术后肝脏恢复其正常体积时即为增生。

▲化生是一种潜在可逆的现象，为一种组织类型的细胞转化为另一种类型或胚胎源性的细胞。化生常发生于吸烟者的支气管，纤毛柱状上皮为假复层鳞状上皮所替代；或胃食管反流患者，食管下段上皮为胃腺上皮所替代。

▲非典型性增生是细胞数量无序、可逆、非恶性增多，伴随异常分裂象。非典型性增生细胞的形态和体积各异。理论上这一过程是可逆的、非浸润性的

遗传性疾病 genetic disorders 遗传性疾病由错误的遗传信息所致。

当各种外界因素，如热、化学试剂、放射因素攻击基因组并超出了DNA的修复能力时就会改变遗传信息。也可由单个基因或多个基因变异、染色体异常、线粒体DNA缺陷、序列的扩增或修复机制缺陷引起。

症状取决于基因突变所引发的病理改变。

单基因疾病是单个基因改变引发的疾病。与常染色体改变相关的疾病包括家族性高胆固醇血症、成人多发性肾囊肿、囊性纤维病等。当受影响的基因位于性染色体（常为X染色体）上时，定义为伴性遗传，如A型血友病、Duchenne肌营养不良以及色盲。

糖尿病、癫痫、动脉硬化为与环境因素相关的多基因疾病，其染色体发生结构或数量的改变。

结构改变可能为缺失（染色体片段缺失）、片段复制、倒位（即方向改变）、转位（删除的片段转移到另一位置）、易位（两条染色体之间交换片段）等。

三体性指出现一条额外的染色体，染色体总数达47条。大部分三体性妊娠最终流产。临床最常见的为21三体（Down综合征）、18三体（Edward综合征）和13三体（Patau综合征）。

在合子的形成过程中，线粒体由母亲遗传而来，因此线粒体DNA的异常是由母亲遗传给子代的，而父亲的线粒体异常不会遗传。如Leber遗传性视神经病变。

序列扩增导致的异常是指DNA分子的某些特异性序列由重复性的核苷酸序列异常延伸，导致该基因序列的调节异常。这种异常包括脆性X综合征、Huntington舞蹈病等。

DNA修复机制改变后，细胞不能纠正突变，从而使人体容易受到化学或放射因素的影响而引发疾病，如头-眼-皮肤综合征、着色性干皮病以及Fanconi贫血等。目前已经出现了多种基因分析技术，可在产前诊断时发现单基因疾病的携带者。

通过超声检查、母体血清激素水平检测以及胎儿DNA分析可对某些疾病进行充分的产前诊断。对于新生儿的治疗取决于疾病的种类和严重程度。某些遗传性疾病可进行宫内治疗，能显著改善预后

线粒体病 mitochondrial cytopathy 线粒体病是一组线粒体功能异常的疾病。线粒体是能量产生过程中的重要元件，对人体尤其是高耗能组织，如神经和肌肉系统非常重要。

这类疾病的表现形式多样，但是通常都会在15～20岁以前出现症状。

▲一组临床表现为视力异常伴随心脏和小脑异常。

▲另一组表现为惊厥、肌肉无力以及平衡失调。

▲第三组表现为生长迟缓、惊厥。

这些疾病的特点为血液中代谢异常，如乳酸酸中毒。

可以通过肌肉活检、肌电图、分子和生化检验进行诊断。

这组疾病目前尚无治愈方法。尽管已经使用过多种治疗方案（维生素、糖皮质激素等），但均无明显疗效

皮肤 the skin

人的体表覆盖着细腻的皮肤。皮肤虽然看起来简单，却是一个完善的系统，它与机体的其他系统一样，结构复杂、功能重要。

皮肤的主要功能是抵御微生物，它通过机械屏障和隔离机制发挥功能，保护内脏器官免受外来侵袭。皮肤的表层由极具抵抗力的角质细胞构成，常受摩擦的部位角质层较厚。指/趾的末端有指/趾甲保护。皮肤还形成机体免疫系统的一部分，能够识别和抵抗企图通过皮肤进入机体的病毒、细菌和异物。皮肤还能防止体液丢失。

除保护和防御功能外，皮肤的另一重要功能是将体温维持在37℃左右。在气温极端异常的环境中，皮肤启动一系列的温度调节机制，以防止体温的过分升高或降低。这一功能是通过一系列的分泌结构，如汗腺、毛囊，以及广泛的皮肤血管网来实现。

最后，皮肤作为与外界接触的器官，还拥有与周围环境保持联系的功能。这一功能通过各种神经末梢来实现。不同的神经末梢能够感受不同的感觉，如触、痛、冷、热等，由神经传递到中枢神经系统，脑对这些信息进行加工处理并做出适当反应。

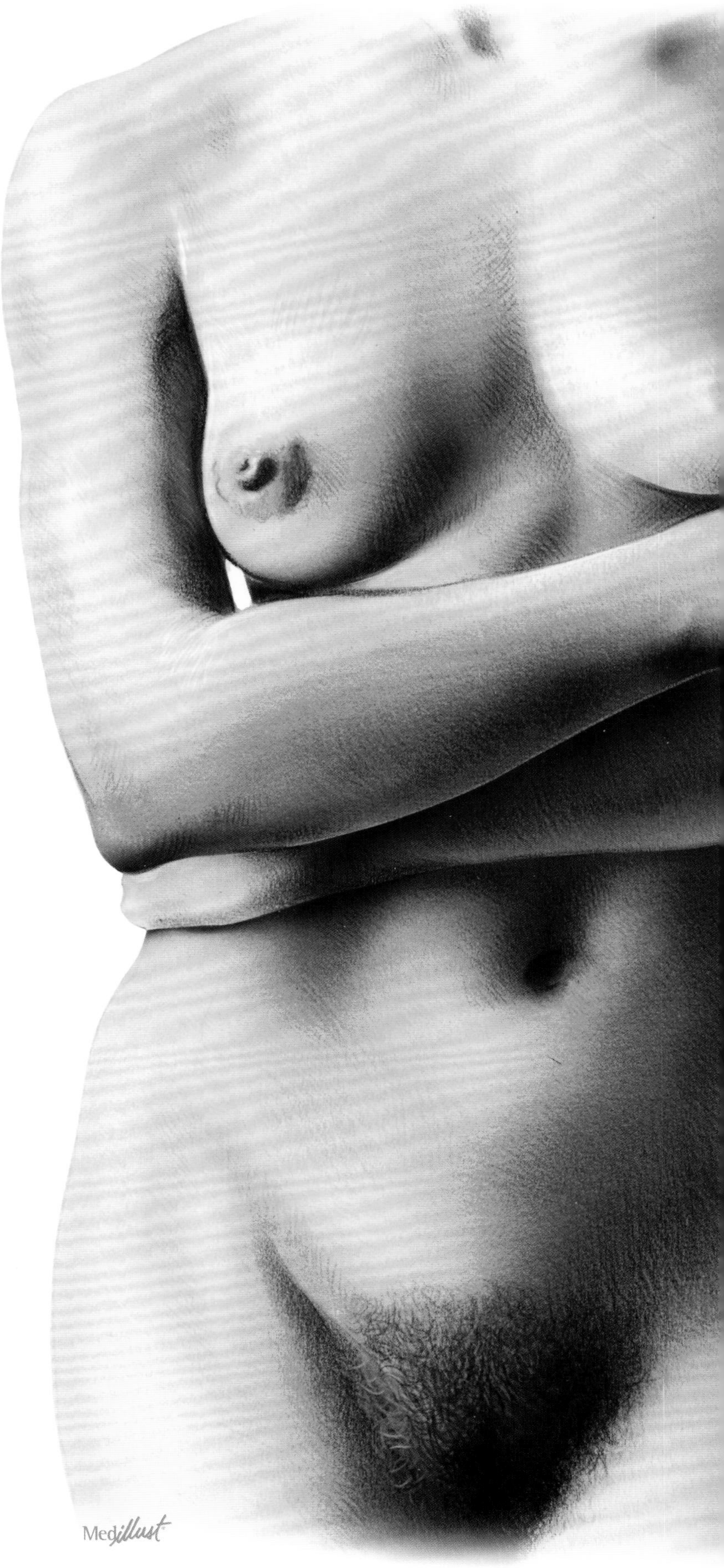
MedIllust

皮肤的细微结构 microscopic structure of the skin

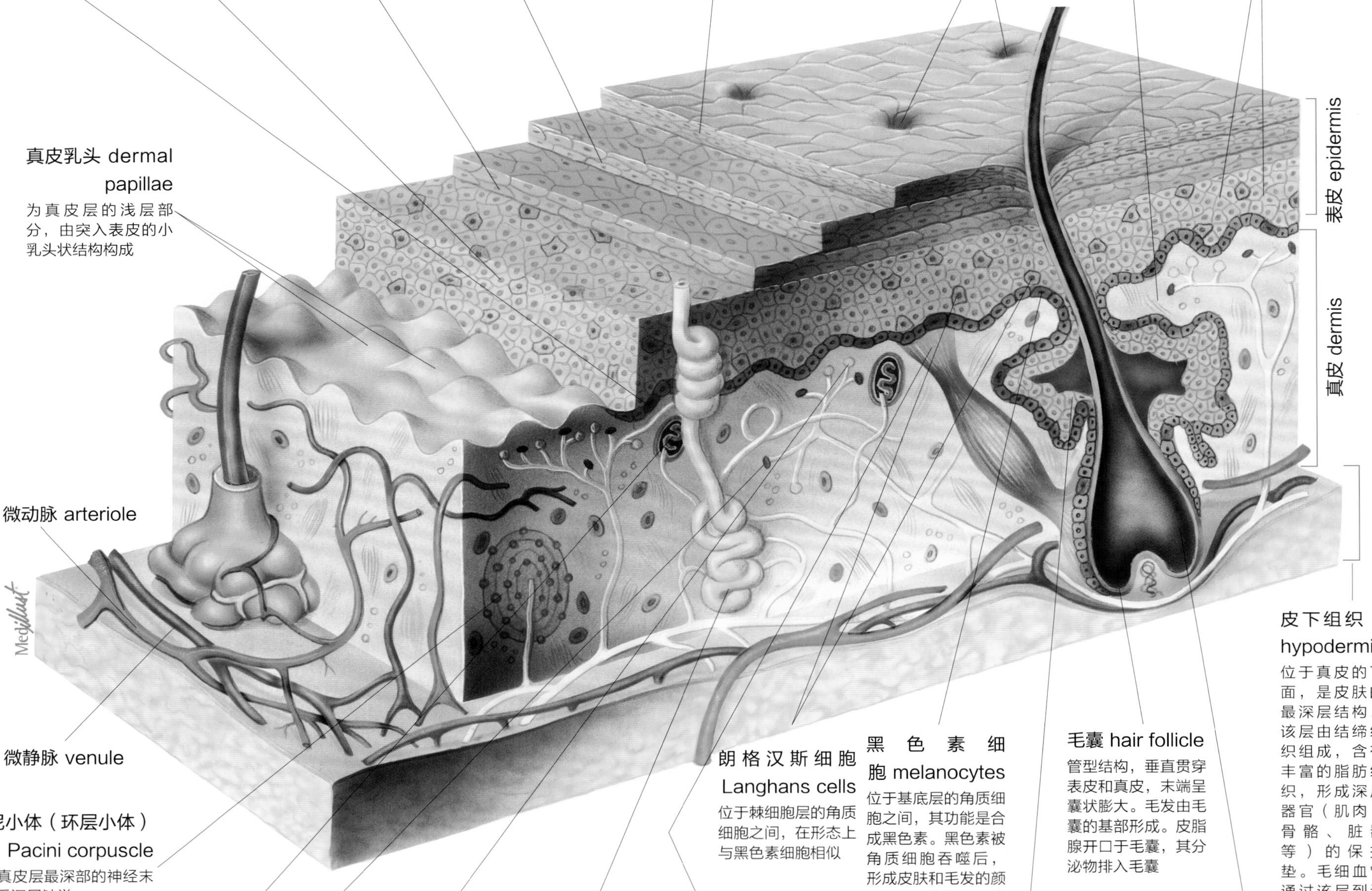

真皮 dermis
位于表皮的深面，由疏松结缔组织和纤维组织构成。真皮中含大量神经末梢和血管，还含有汗腺、皮脂腺、毛根和各类细胞，如成纤维细胞（含大量胶原并具有架构功能的管状细胞）、组织细胞（与成纤维细胞极为相似，但具有防御功能）和肥大细胞（呈圆形，沿血管分布，在皮肤过敏反应中起重要作用）
表皮 epidermis
为皮肤3层结构中的外层。表皮由5层细胞组成，其中表皮细胞，即角质细胞，通过角质化过程逐步演变，呈进行性硬化，死亡的细胞由深层的细胞代替
基底层 basal layer
也叫生发层，位于表皮的最深处，能连续不断地生成新的角质细胞
棘细胞层 spinous layer
位于基底层的上方，由连续的复层角质细胞组成
颗粒层 granular layer
由开始角化或硬化的表皮细胞组成
透明层 clear layer
透明层仅见于皮肤特别致密的部位，含有扁平形死角质细胞
角质层 horny layer
为表皮的浅层，角化的表皮细胞脱落，由其他细胞代替。在足底和手掌此层较厚
毛孔 pores
皮肤表面的小孔，常位于毛囊附近。有时恰好与汗腺排泄管的上端或体毛的萌出部相连
角化细胞 keratinocytes
为构成表皮的细胞，由基底层产生，逐渐演化成为角质层的死细胞，最终脱落
真皮乳头 dermal papillae
为真皮层的浅层部分，由突入表皮的小乳头状结构构成
表皮 epidermis
真皮 dermis
微动脉 arteriole
微静脉 venule
帕西尼小体（环层小体）Pacini corpuscle
是位于真皮层最深部的神经末梢，感受深层触觉
朗格汉斯细胞 Langhans cells
位于棘细胞层的角质细胞之间，在形态上与黑色素细胞相似
黑色素细胞 melanocytes
位于基底层的角质细胞之间，其功能是合成黑色素。黑色素被角质细胞吞噬后，形成皮肤和毛发的颜色，对阳光有极强的过滤作用
毛囊 hair follicle
管型结构，垂直贯穿表皮和真皮，末端呈囊状膨大。毛发由毛囊的基部形成。皮脂腺开口于毛囊，其分泌物排入毛囊
皮下组织 hypodermis
位于真皮的下面，是皮肤的最深层结构。该层由结缔组织组成，含有丰富的脂肪组织，形成深层器官（肌肉、骨骼、脏器等）的保护垫。毛细血管通过该层到达毛囊
麦斯纳小体（触觉小体）Meissner corpuscle
是位于真皮层内的神经末梢，感受表层触觉，手指尖较多
鲁斐尼小体（热感受器）Ruffini corpuscle
位于真皮层内，是专门感受温热的神经末梢
克劳斯小体（冷感受器）Krause corpuscle
是位于真皮层内专门感受冷凉的神经末梢
汗腺 sweat glands
为弯曲管状的腺性结构，专门分泌汗液。汗腺位于真皮内，汗液由开口于表皮的小孔排出
立毛肌 erector muscle of the hair
连接于毛囊基部与表皮之间的小肌束。其功能是在寒冷、应激等情况下，使毛发竖立
皮脂腺 sebaceous gland
为开口于毛囊内的腺性结构，分泌油性物质，滋润毛发。有些皮脂腺的分泌物不通过毛囊而直接排至皮肤表面
毛发 hair
为皮肤的附属器。由毛囊内部形成毛根，随后经毛囊长出毛干

皮肤附属器.毛囊 accessory organs of the skin. hair follicle

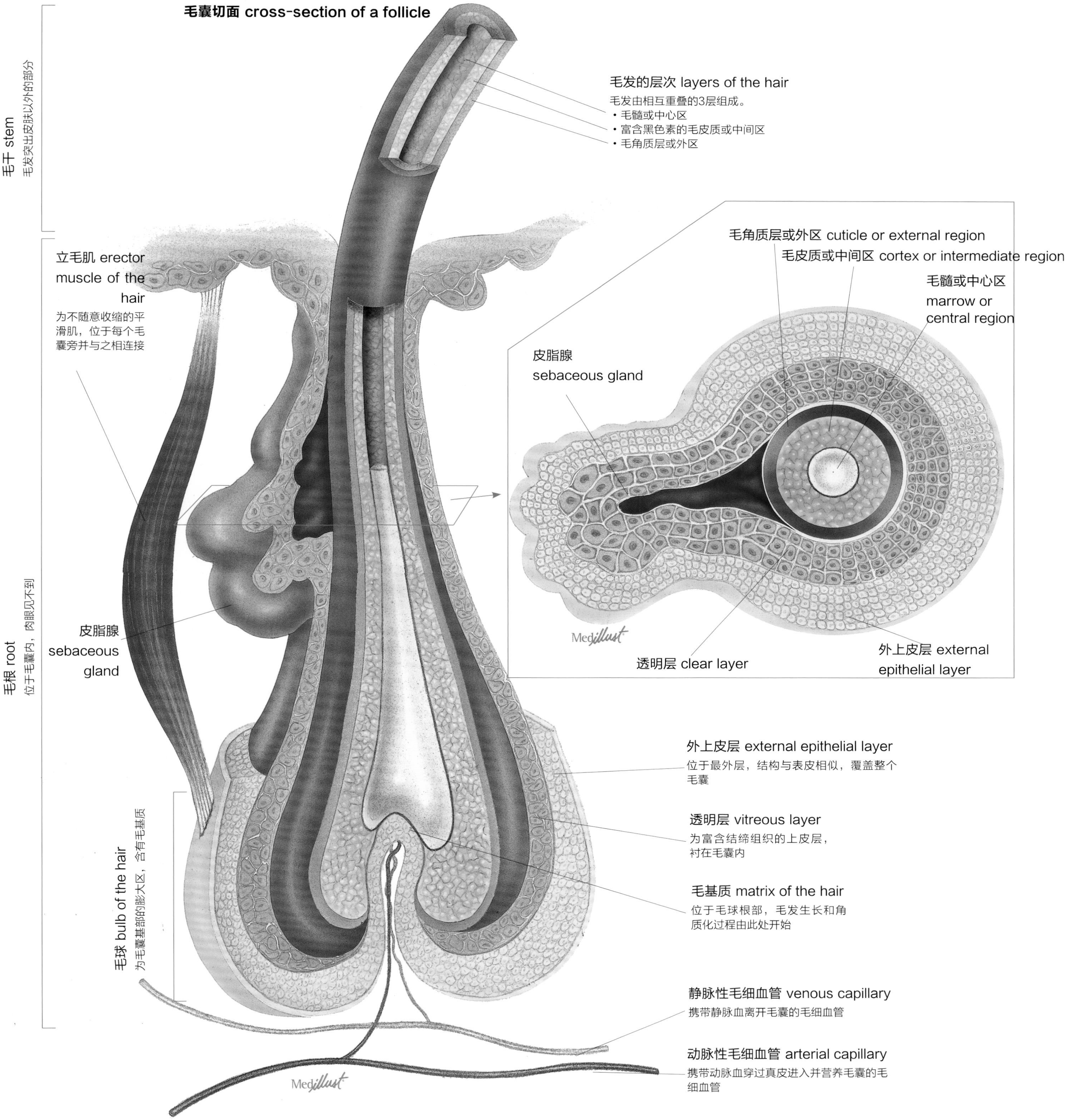
毛干 stem
毛发突出皮肤以外的部分
毛根 root
位于毛囊内，肉眼见不到
毛球 bulb of the hair
为毛囊基部的膨大区，含有毛基质
毛囊切面 cross-section of a follicle
毛发的层次 layers of the hair
毛发由相互重叠的3层组成。
• 毛髓或中心区
• 富含黑色素的毛皮质或中间区
• 毛角质层或外区
立毛肌 erector muscle of the hair
为不随意收缩的平滑肌，位于每个毛囊旁并与之相连接
皮脂腺 sebaceous gland
毛角质层或外区 cuticle or external region
毛皮质或中间区 cortex or intermediate region
毛髓或中心区 marrow or central region
皮脂腺 sebaceous gland
透明层 clear layer
外上皮层 external epithelial layer
外上皮层 external epithelial layer
位于最外层，结构与表皮相似，覆盖整个毛囊
透明层 vitreous layer
为富含结缔组织的上皮层，衬在毛囊内
毛基质 matrix of the hair
位于毛球根部，毛发生长和角质化过程由此处开始
静脉性毛细血管 venous capillary
携带静脉血离开毛囊的毛细血管
动脉性毛细血管 arterial capillary
携带动脉血穿过真皮进入并营养毛囊的毛细血管
Medillust
Medillust

皮肤附属器.毛发 accessory organs of the skin. hair

头皮切面 cross-section of the scalp

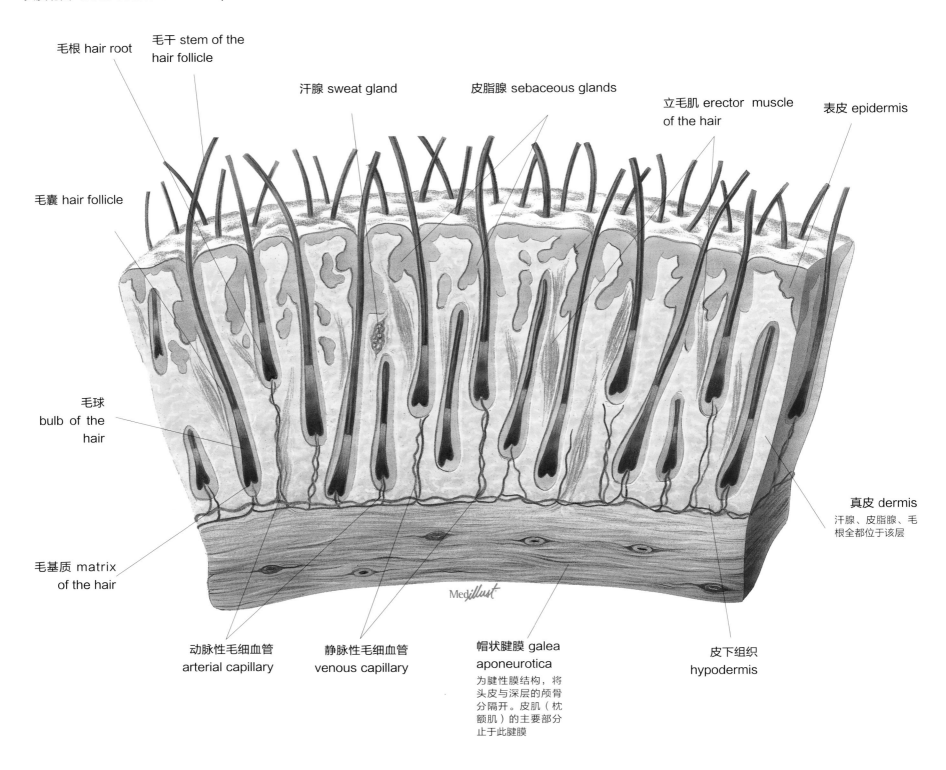

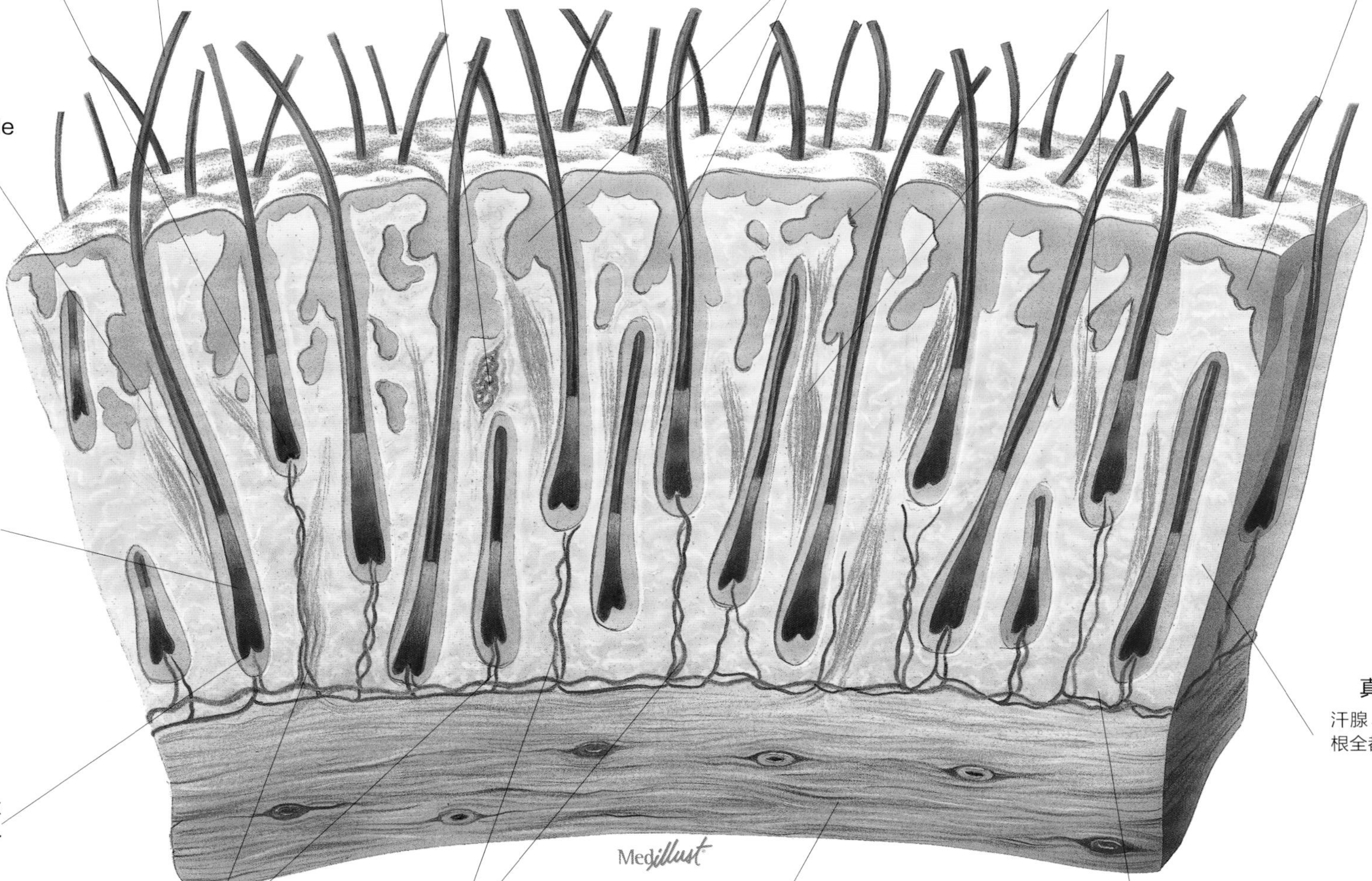
毛根 hair root
毛干 stem of the hair follicle
汗腺 sweat gland
皮脂腺 sebaceous glands
立毛肌 erector muscle of the hair
表皮 epidermis
毛囊 hair follicle
毛球 bulb of the hair
真皮 dermis
汗腺、皮脂腺、毛根全都位于该层
毛基质 matrix of the hair
动脉性毛细血管 arterial capillary
静脉性毛细血管 venous capillary
帽状腱膜 galea aponeurotica
为腱性膜结构，将头皮与深层的颅骨分隔开。皮肌（枕额肌）的主要部分止于此腱膜
皮下组织 hypodermis

头发脱落及新发生长 hair loss and growth of new hair

1. 健康、外观正常的毛发。

2. 因毛球破坏而死亡的毛发。受损毛囊的透明层扩大。

3. 死亡的毛发开始脱落。毛囊的中央出现新的毛基质。

4. 新发的生长促使死发脱落。

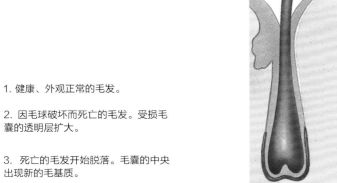

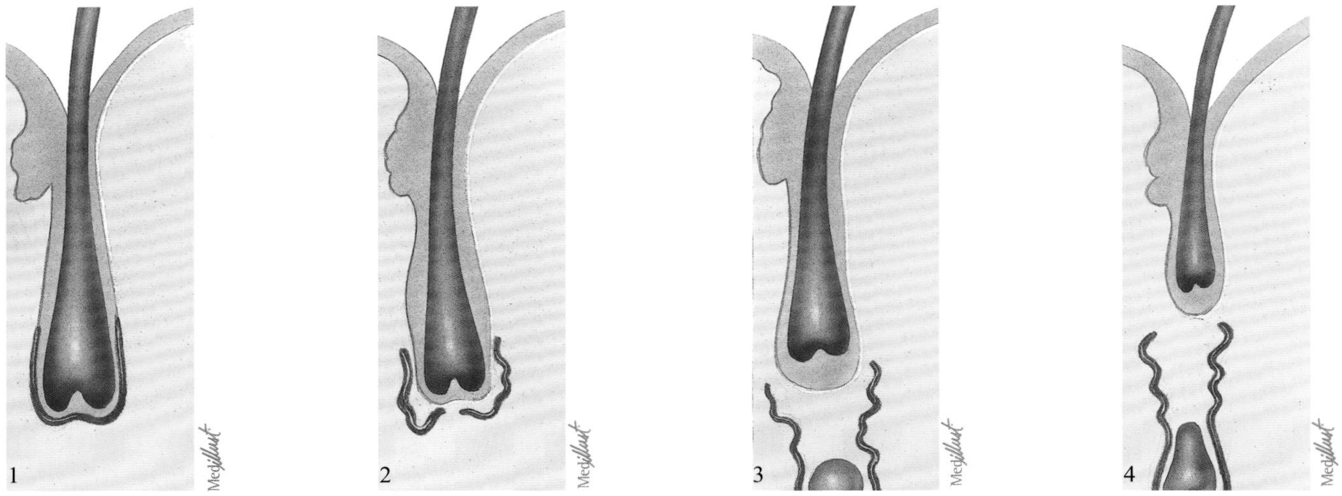
1
2
3
4

皮肤附属器.指甲 accessory organs of the skin. fingernail

手指切面 cross-section of the finger

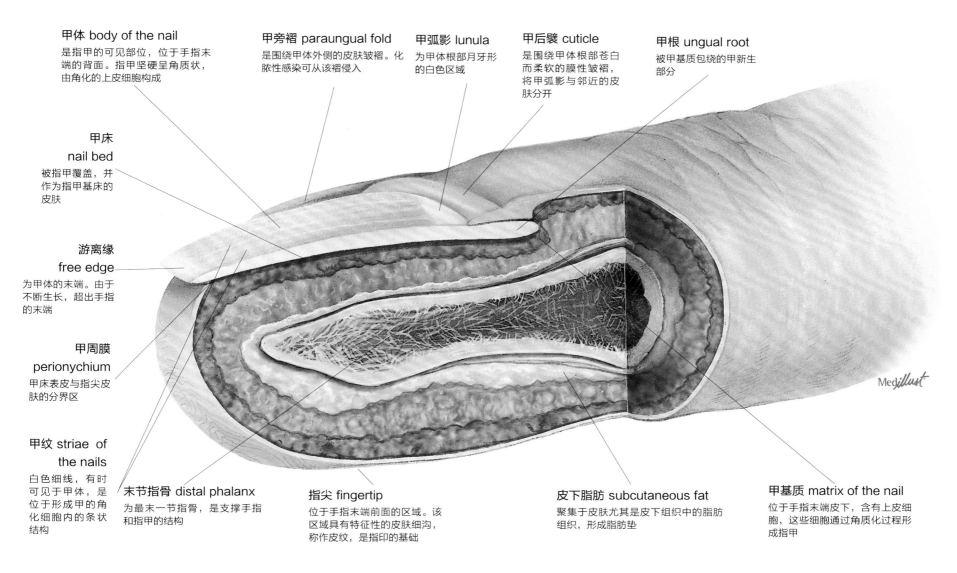

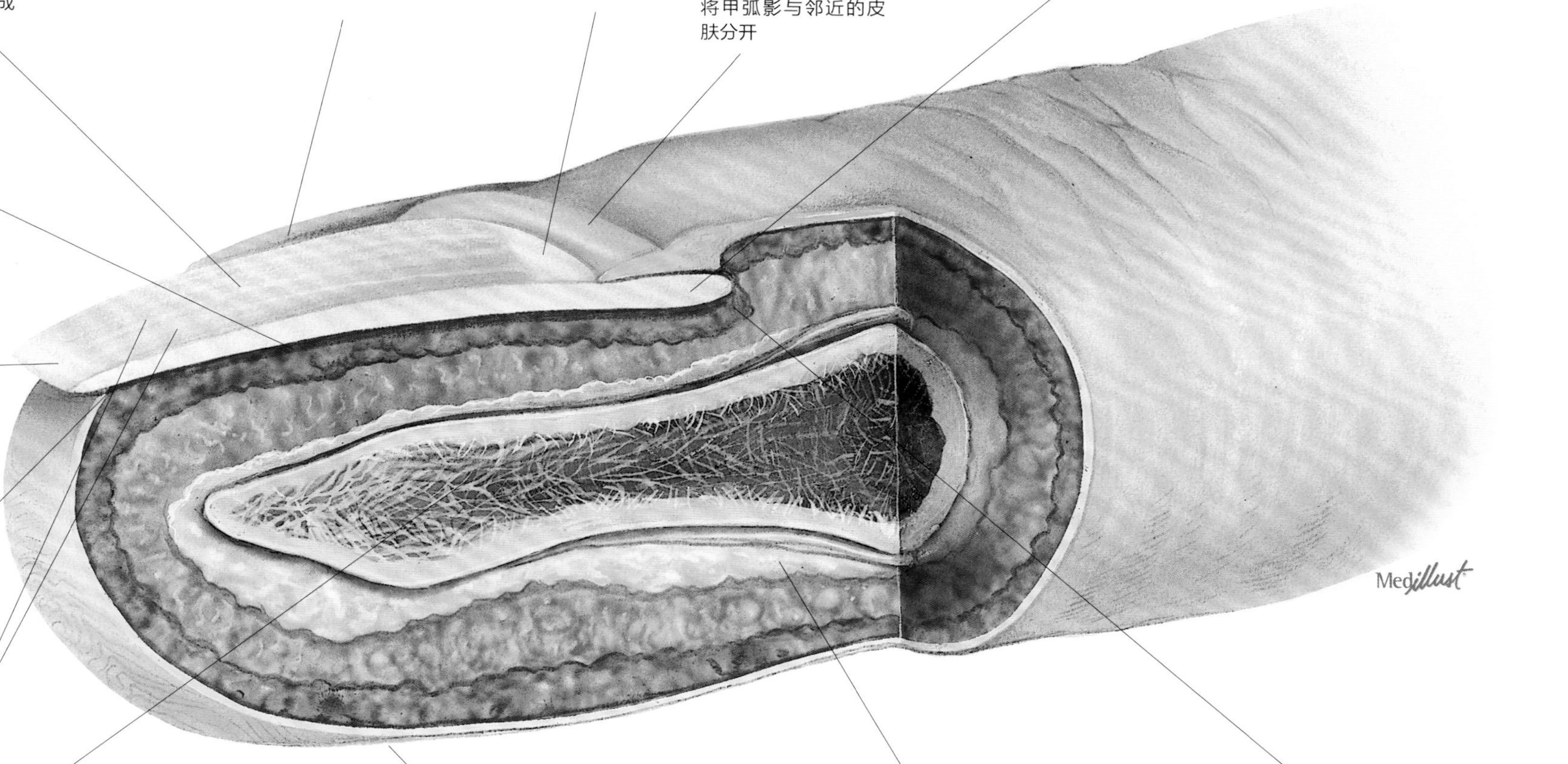
甲体 body of the nail
是指甲的可见部位，位于手指末端的背面。指甲坚硬呈角质状，由角化的上皮细胞构成
甲旁褶 paraungual fold
是围绕甲体外侧的皮肤皱褶。化脓性感染可从该褶侵入
甲弧影 lunula
为甲体根部月牙形的白色区域
甲后襞 cuticle
是围绕甲体根部苍白而柔软的膜性皱褶，将甲弧影与邻近的皮肤分开
甲根 ungual root
被甲基质包绕的甲新生部分
甲床
nail bed
被指甲覆盖，并作为指甲基床的皮肤
游离缘
free edge
为甲体的末端。由于不断生长，超出手指的末端
甲周膜
perionychium
甲床表皮与指尖皮肤的分界区
甲纹 striae of the nails
白色细线，有时可见于甲体，是位于形成甲的角化细胞内的条状结构
末节指骨 distal phalanx
为最末一节指骨，是支撑手指和指甲的结构
指尖 fingertip
位于手指末端前面的区域。该区域具有特征性的皮肤细沟，称作皮纹，是指印的基础
皮下脂肪 subcutaneous fat
聚集于皮肤尤其是皮下组织中的脂肪组织，形成脂肪垫
甲基质 matrix of the nail
位于手指末端皮下，含有上皮细胞，这些细胞通过角质化过程形成指甲
MedIllust

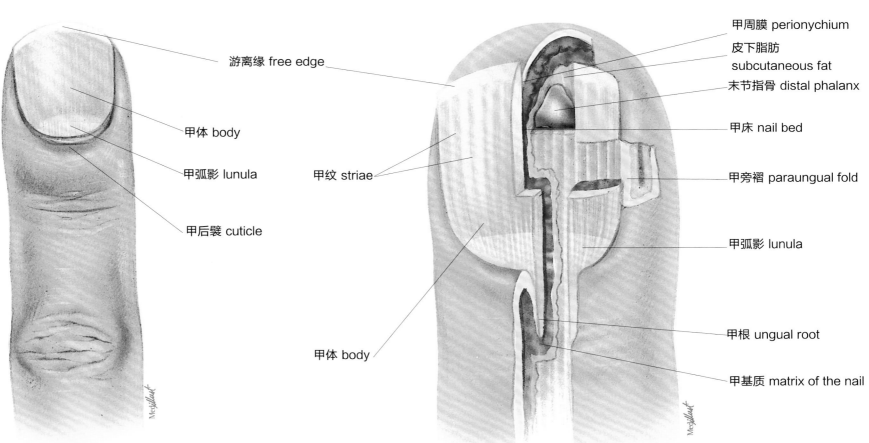

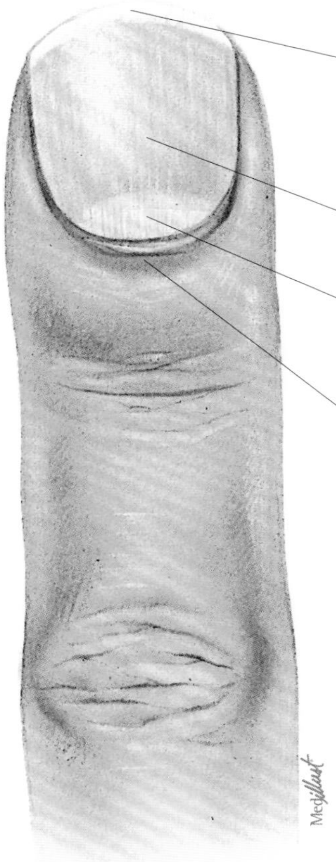
游离缘 free edge
甲体 body
甲弧影 lunula
甲后襞 cuticle
MedIllust

手指背面观 dorsal view of a finger

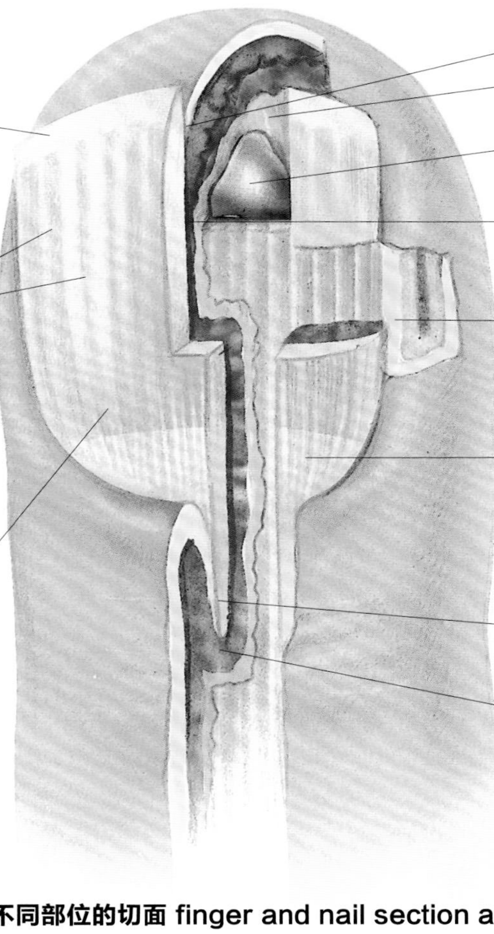
甲周膜 perionychium
皮下脂肪
subcutaneous fat
末节指骨 distal phalanx
甲床 nail bed
甲旁褶 paraungual fold
甲纹 striae
甲弧影 lunula
甲体 body
甲根 ungual root
甲基质 matrix of the nail
MedIllust

手指和指甲不同部位的切面 finger and nail section at different levels

皮肤附属器.汗腺 accessory organs of the skin. sweat glands

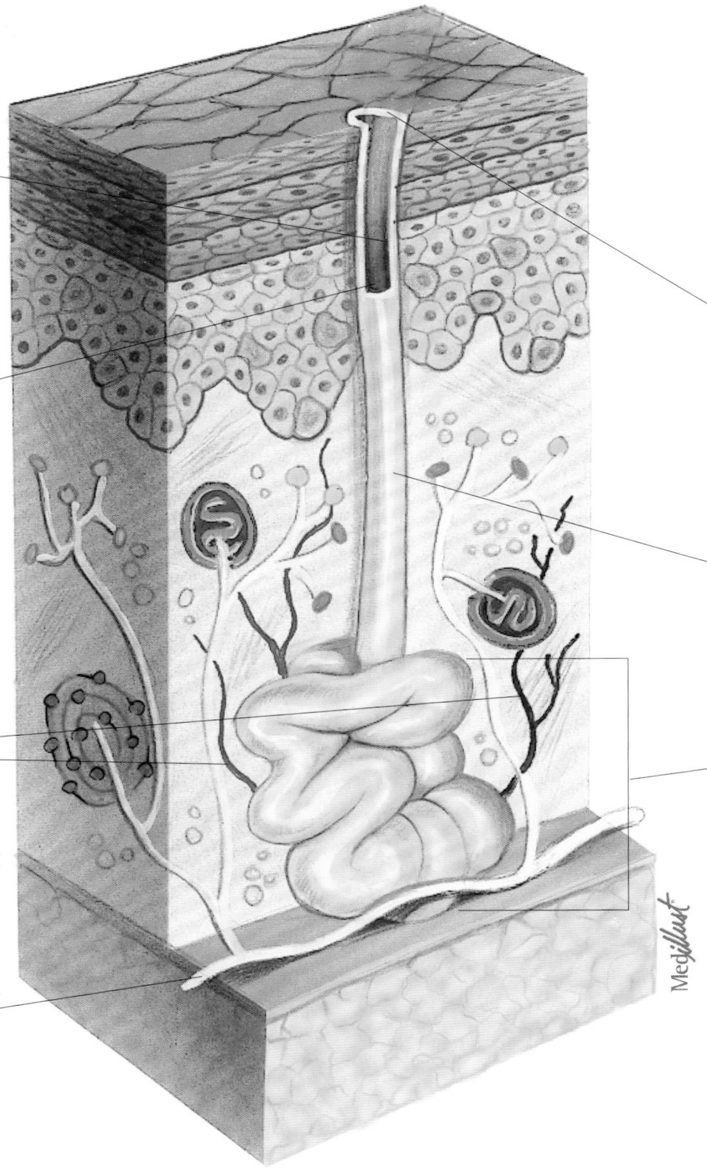
外层 external layer
由肌上皮细胞构成，覆盖整个汗腺
表皮 epidermis
内层 internal layer
由上皮细胞构成，在排泄管中呈双层，在分泌部是单层，为汗腺的“衬里”
真皮 dermis
毛细血管 blood capillaries
为汗腺分泌部基底运输血液的动脉性或静脉性微细血管
皮下组织 hypodermis
交感神经末梢 sympathetic nervous termination
汗腺受交感神经系统自主神经末梢的支配
汗腺 sweat gland
弯曲的管状腺，位于真皮窦内，专门泌汗，汗液通过管道排到表皮的毛孔
毛（汗）孔 pore
汗腺的外孔，与外界相通，为分泌汗液的汗腺排泄管的最末端。毛（汗）孔一般位于毛囊附近
排泄管 excretory duct
是起于汗腺分泌部，呈螺旋状上升的管状结构，末端终于体表
分泌部 secretory portion
位于真皮的最深层，由盘绕的管道构成，管壁的细胞特化，分泌汗液
汗液 sweat
由汗腺分泌，主要成分是水，含有大量可溶性矿物质。汗液的蒸发在体温调节中起重要作用
Medillust

汗液的成分 the composition of sweat

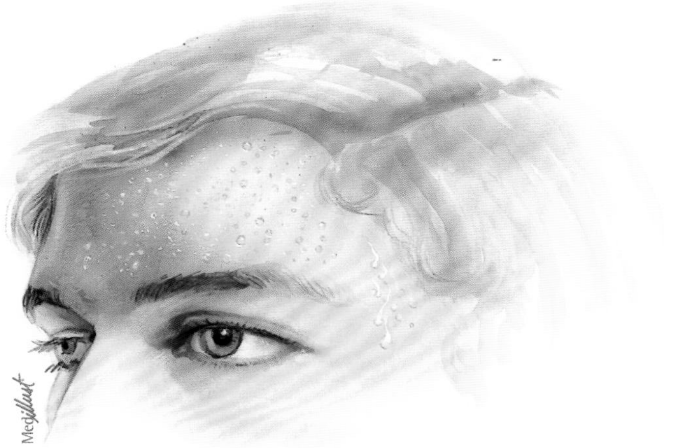

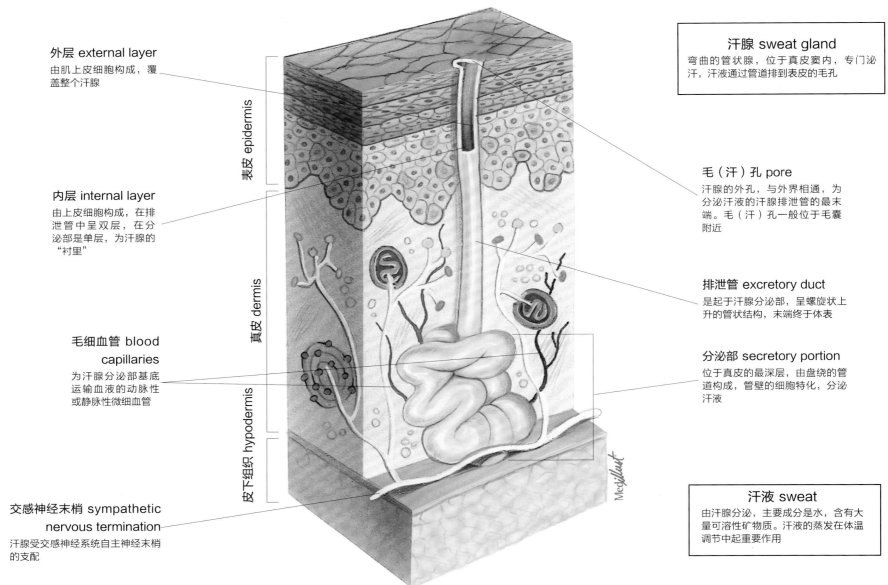
Medillust

水：98%
总氮：25～60 mg/100mL
尿素：10～575 mg/100mL
氯：可达40 mmol/L
钠：10～60 mmol/L
钾：3～10 mmol/L
乳酸：45～450 mg/100 mL
尿酸：0.7～2.5 mg/100mL
丙酮酸：4.4 mg/100mL
酪氨酸：3.2 mg/100mL
苏氨酸：5.5 mg/100mL
精氨酸：13.5 mg/100mL
组氨酸：8 mg/100mL

汗腺的分布 distribution of the sweat glands

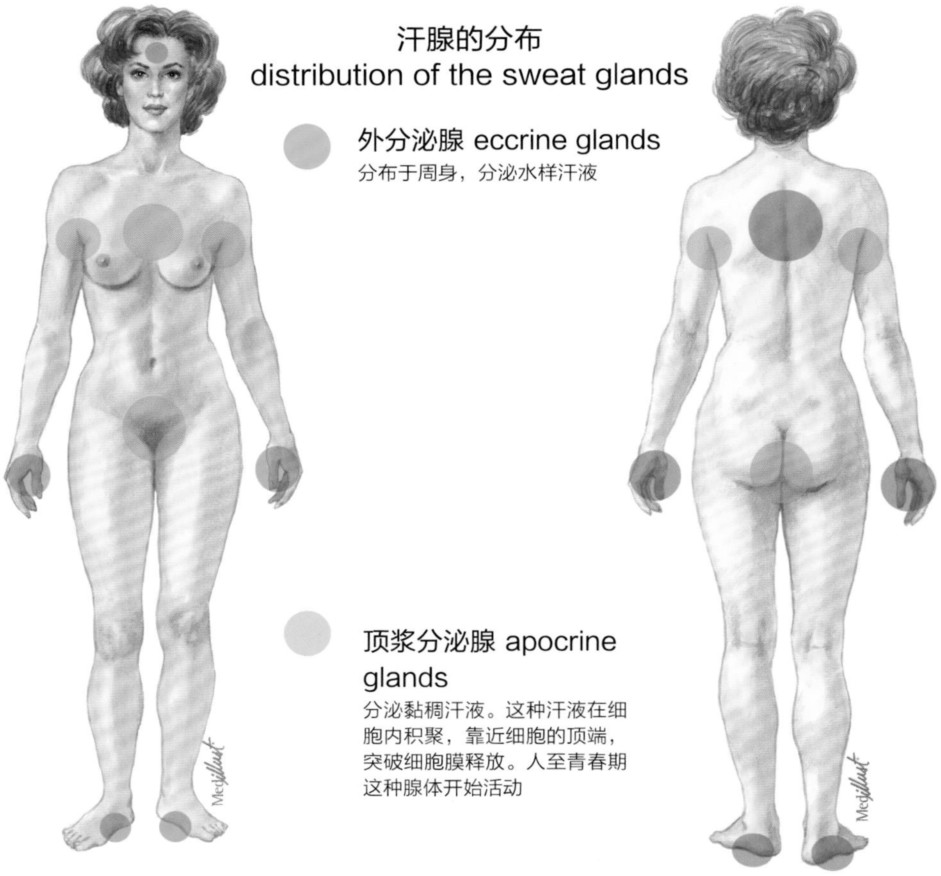
外分泌腺 eccrine glands
分布于周身，分泌水样汗液
顶浆分泌腺 apocrine glands
分泌黏稠汗液。这种汗液在细胞内积聚，靠近细胞的顶端，突破细胞膜释放。人至青春期这种腺体开始活动
Medillust
Medillust

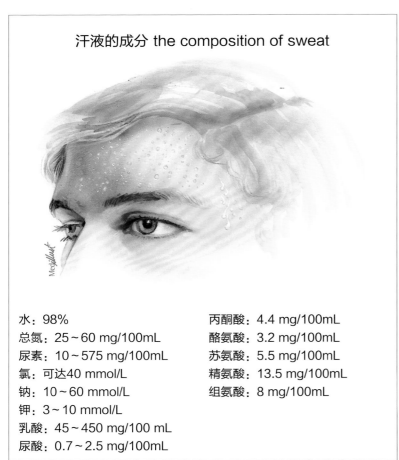

手.掌纹和指纹 the hand. palmar crease and fingerprints

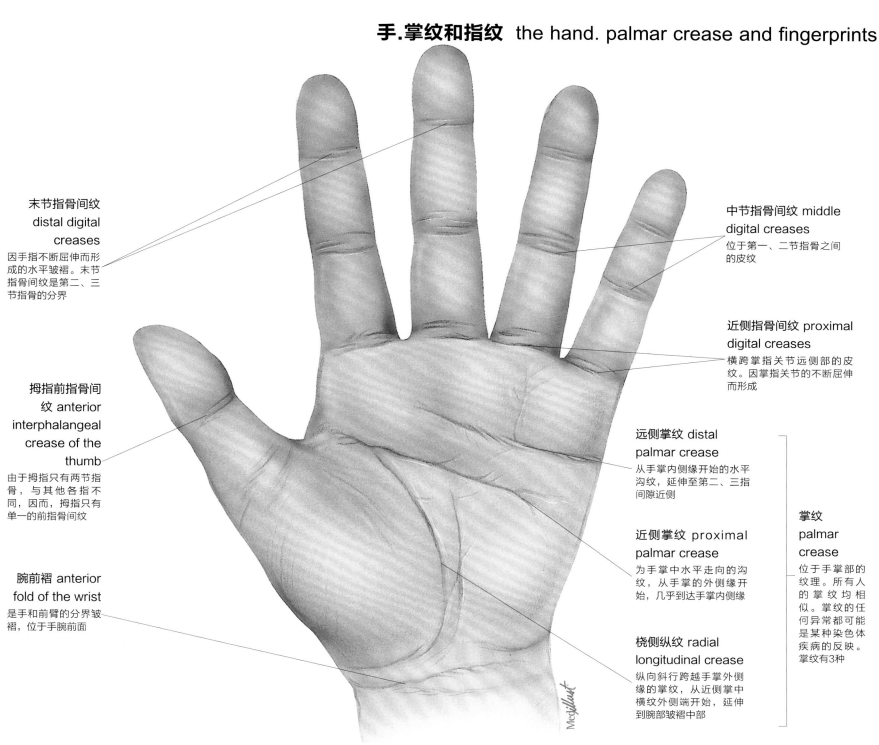

末节指骨间纹 distal digital creases

因手指不断屈伸而形成的水平皱褶。末节指骨间纹是第二、三节指骨的分界

拇指前指骨间纹 anterior interphalangeal crease of the thumb

由于拇指只有两节指骨，与其他各指不同，因而，拇指只有单一的前指骨间纹

腕前褶 anterior fold of the wrist

是手和前臂的分界皱褶，位于手腕前面

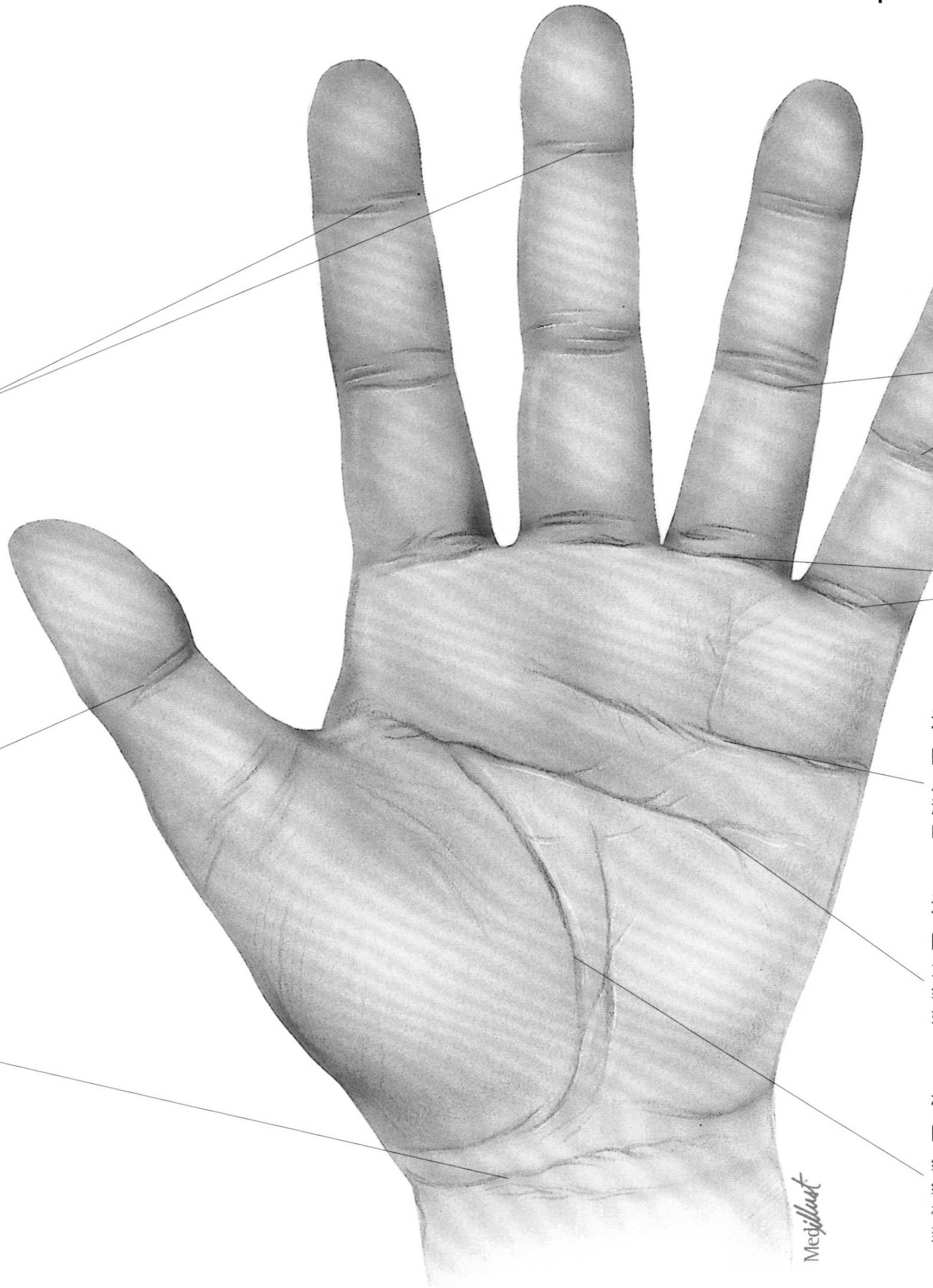

中节指骨间纹 middle digital creases

位于第一、二节指骨之间的皮纹

近侧指骨间纹 proximal digital creases

横跨掌指关节远侧部的皮纹。因掌指关节的不断屈伸而形成

远侧掌纹 distal palmar crease

从手掌内侧缘开始的水平沟纹，延伸至第二、三指间隙近侧

近侧掌纹 proximal palmar crease

为手掌中水平走向的沟纹，从手掌的外侧缘开始，几乎到达手掌内侧缘

桡侧纵纹 radial longitudinal crease

纵向斜行跨越手掌外侧缘的掌纹，从近侧掌中横纹外侧端开始，延伸到腕部皱褶中部

掌纹 palmar crease

位于手掌部的纹理。所有人的掌纹均相似。掌纹的任何异常都可能是某种染色体疾病的反映。掌纹有3种

指纹 fingerprints

见于手掌和足底皮肤上的沟和纹理。个体间各不相同。把它们用墨汁印在纸上，就出现特征性的外观，叫做手印（全手）、足印（脚印）或指印（各指）。这些印迹可作为官方身份文件、案件处理、法医等的个人认证

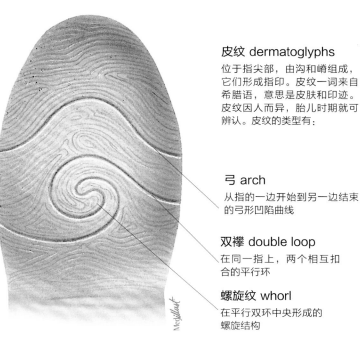

皮纹 dermatoglyphs

位于指尖部，由沟和嵴组成，它们形成指印。皮纹一词来自希腊语，意思是皮肤和印迹。皮纹因人而异，胎儿时期就可辨认。皮纹的类型有：

弓 arch

从指的一边开始到另一边结束的弓形凹陷曲线

双襻 double loop

在同一指上，两个相互扣合的平行环

螺旋纹 whorl

在平行双环中央形成的螺旋结构

襻 loop

由嵴形成的曲线。曲线的起端和终端都位于指的同一侧边缘，因此曲线的开口朝向指的侧缘，开口向内的襻称尺侧襻，开口向外的称桡侧襻

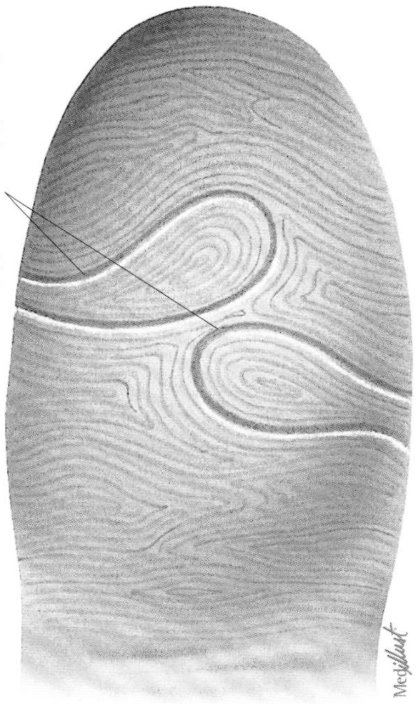

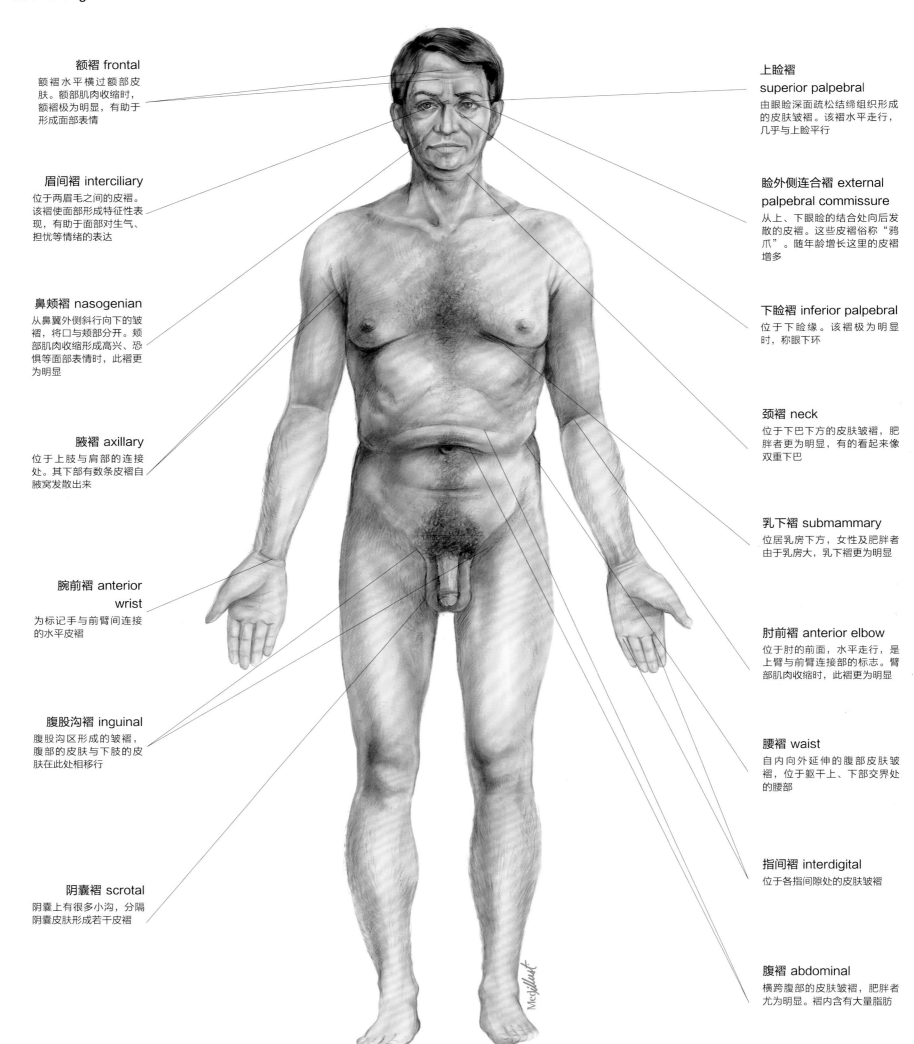

皮褶 cutaneous folds

前面整体观 general anterior view

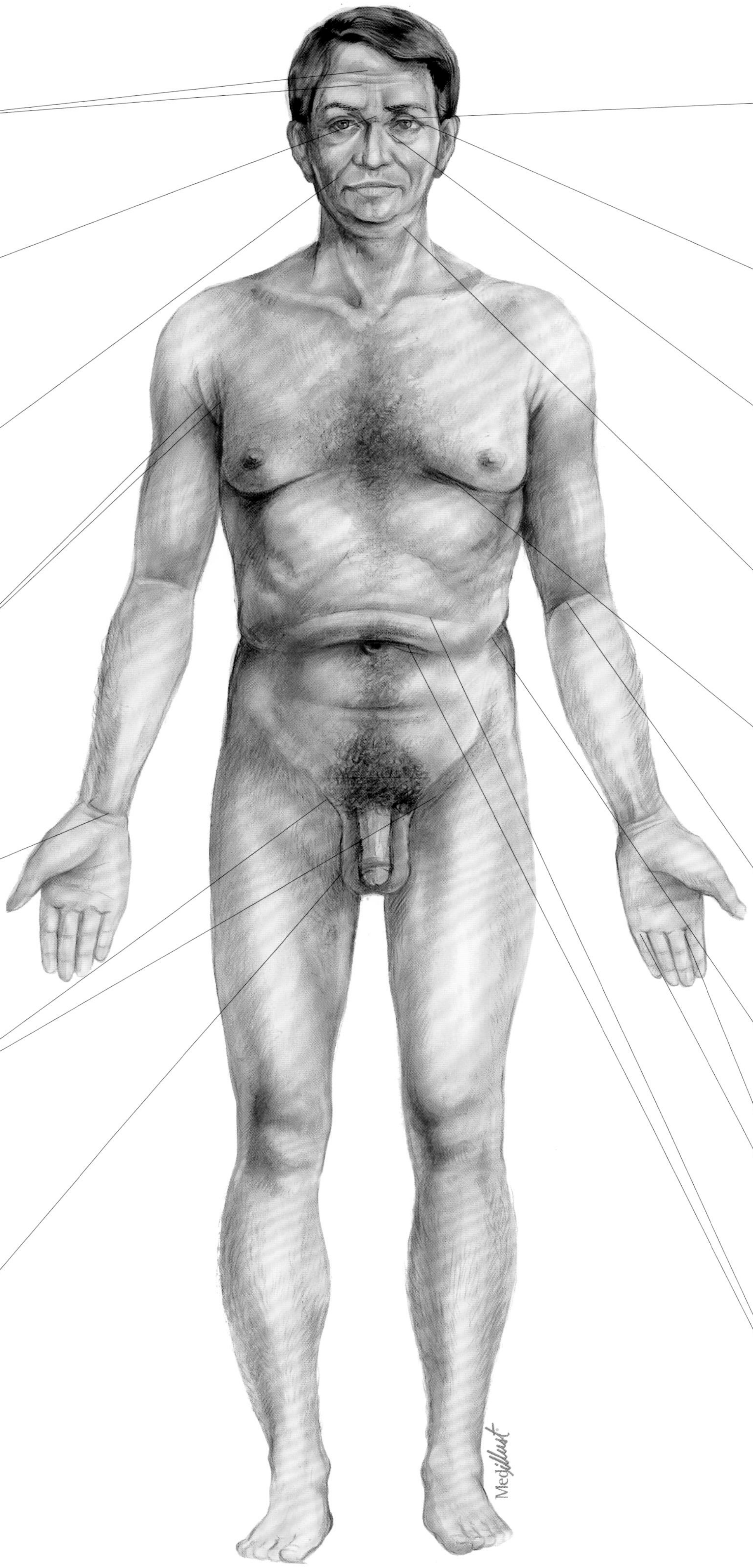

额褶 frontal

额褶水平横过额部皮肤。额部肌肉收缩时，额褶极为明显，有助于形成面部表情

眉间褶 interciliary

位于两眉毛之间的皮褶。该褶使面部形成特征性表现，有助于面部对生气、担忧等情绪的表达

鼻颊褶 nasogenian

从鼻翼外侧斜行向下的皱褶，将口与颊部分开。颊部肌肉收缩形成高兴、恐惧等面部表情时，此褶更为明显

腋褶 axillary

位于上肢与肩部的连接处。其下部有数条皮褶自腋窝发散出来

腕前褶 anterior wrist

为标记手与前臂间连接的水平皮褶

腹股沟褶 inguinal

腹股沟区形成的皱褶，腹部的皮肤与下肢的皮肤在此处相移行

阴囊褶 scrotal

阴囊上有很多小沟，分隔阴囊皮肤形成若干皮褶

上睑褶 superior palpebral

由眼睑深面疏松结缔组织形成的皮肤皱褶。该褶水平走行，几乎与上睑平行

睑外侧连合褶 external palpebral commissure

从上、下眼睑的结合处向后发散的皮褶。这些皮褶俗称“鸦爪”。随年龄增长这里的皮褶增多

下睑褶 inferior palpebral

位于下睑缘。该褶极为明显时，称眼下环

颈褶 neck

位于下巴下方的皮肤皱褶，肥胖者更为明显，有的看起来像双重下巴

乳下褶 submammary

位居乳房下方，女性及肥胖者由于乳房大，乳下褶更为明显

肘前褶 anterior elbow

位于肘的前面，水平走行，是上臂与前臂连接部的标志。臂部肌肉收缩时，此褶更为明显

腰褶 waist

自内向外延伸的腹部皮肤皱褶，位于躯干上、下部交界处的腰部

指间褶 interdigital

位于各指间隙处的皮肤皱褶

腹褶 abdominal

横跨腹部的皮肤皱褶，肥胖者尤为明显。褶内含有大量脂肪

皮褶 cutaneous folds

后面整体观 general posterior view

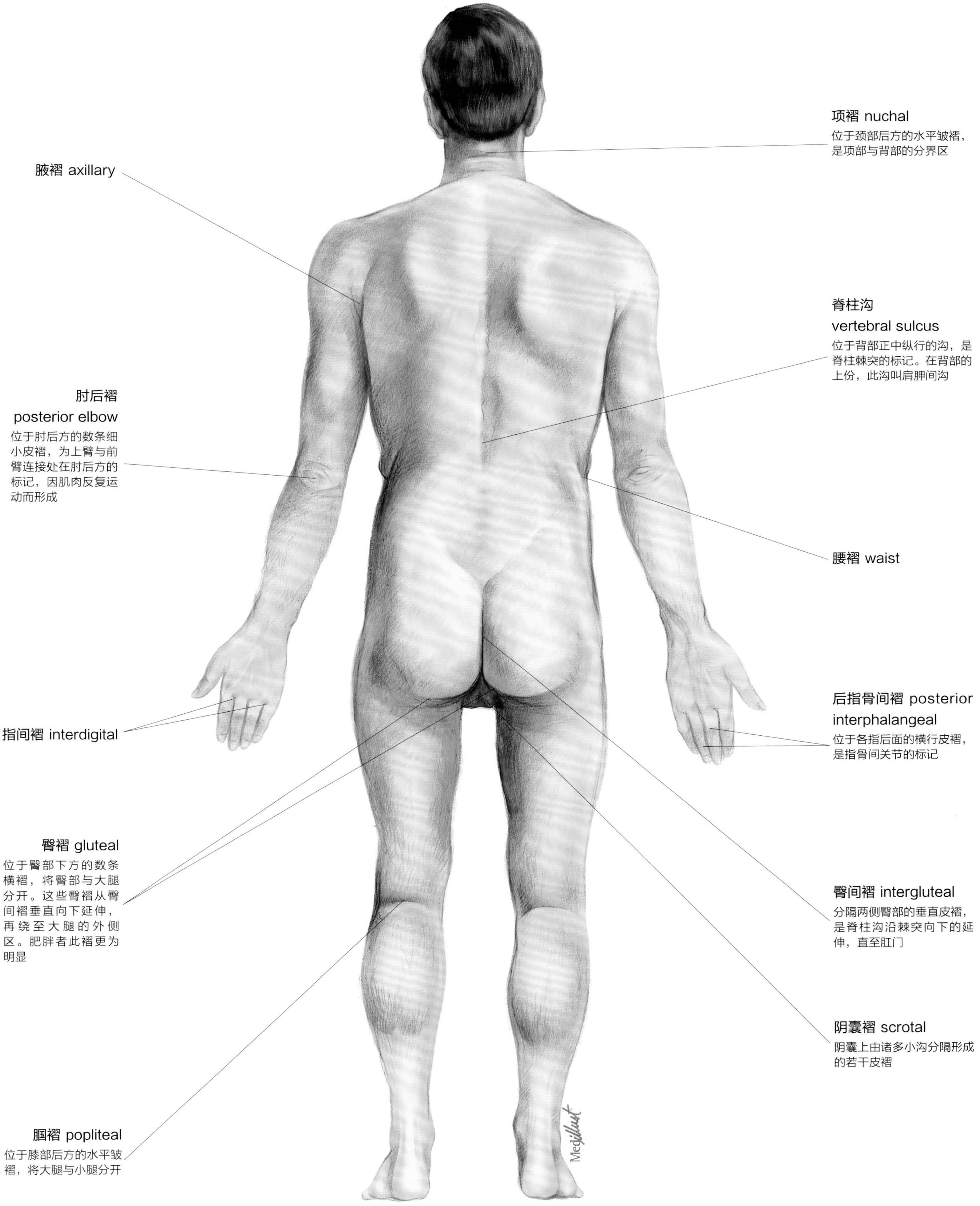

项褶 nuchal
位于颈部后方的水平皱褶，是项部与背部的分界区
腋褶 axillary
脊柱沟
vertebral sulcus
位于背部正中纵行的沟，是脊柱棘突的标记。在背部的上份，此沟叫肩胛间沟
肘后褶
posterior elbow
位于肘后方的数条细小皮褶，为上臂与前臂连接处在肘后方的标记，因肌肉反复运动而形成
腰褶 waist
后指骨间褶 posterior interphalangeal
位于各指后面的横行皮褶，是指骨间关节的标记
指间褶 interdigital
臀褶 gluteal
位于臀部下方的数条横褶，将臀部与大腿分开。这些臀褶从臀间褶垂直向下延伸，再绕至大腿的外侧区。肥胖者此褶更为明显
臀间褶 intergluteal
分隔两侧臀部的垂直皮褶，是脊柱沟沿棘突向下的延伸，直至肛门
阴囊褶 scrotal
阴囊上由诸多小沟分隔形成的若干皮褶
腘褶 popliteal
位于膝部后方的水平皱褶，将大腿与小腿分开
Medillust

常见皮肤病 main skin disorders

概述 description	症状 symptoms	诊断 diagnosis	治疗 treatment
痤疮（粉刺）acne 发生于毛囊的炎症性皮肤病，多发于青少年。本病是多因素综合作用的结果。如毛囊漏斗部的角化异常，形成栓子（粉刺）堵塞毛孔；雄激素引起的皮脂腺过度分泌；以及痤疮丙酸杆菌增生引起局部菌群失调等。 应激、激素影响以及对患部的不当刺激可使病变加重	痤疮初期（黑头）出现于面部、背部、肩膀和胸部，可逐渐发展成炎症性皮损，形成丘疹、脓疱、结节、囊肿等，并可遗留瘢痕。 聚合性痤疮（皮损范围大，有瘘管沟通，可遗留广泛瘢痕）和暴发性痤疮（伴有发热和全身反应）是痤疮的严重类型	通过对皮损的临床检查即可确诊	◆轻症可使用角质剥脱剂、祛死皮素或局部抗生素治疗。 ◆中至重度则需口服抗生素、抗雄激素药（女性）、维生素A的衍生物，特别是皮质类固醇
光化性角化病 actinic keratosis 为最常见的癌前病变，由长期暴露于阳光，尤其是紫外线（波长200～400nm）中的UVB（中波红斑效应紫外线，波长290～320nm）所致。 大部分UVB被臭氧层吸收，仅有少量能到达地表。但近年来由于氟氯烃和其他化合物的污染，致使臭氧层出现空洞，使得更多的UVB透过臭氧层	常见于肤色浅或长期暴露于阳光下的老年人（农民、渔夫等），主要发生于易受阳光照射的部位，如面部、背部、手和颈部等。 临床表现为红斑丘疹，表面覆盖鳞屑或斑片，病情进展数月或数年	可通过活检和镜检确诊	◆治疗包括局部给予5-氟尿嘧啶、冷冻治疗和外科手术
脱发 alopecia 身体毛发脱失。个别患者一出生就毛发缺失（先天性脱发）。但大多是皮肤外伤、烧伤或感染之后的结果（瘢痕性脱发）；或是遗传、激素（弥漫性雄激素性脱发）、免疫及神经因素（斑秃）等影响的结果	在先天性脱发和广泛性毛发缺失病例中，常出现全身皮肤的改变。 瘢痕性脱发，脱发部位局限于受瘢痕影响的皮肤，一般不可再生。 广泛性头部脱发，男性较为常见，是睾酮（雄激素）作用的结果。脱发从前额开始，向头顶、头侧部、枕部扩展，最后导致全头脱发。 斑秃常见于青年人，是头皮特定区域的毛发脱失，常可再生	瘢痕性脱发和斑秃较易诊断。有些病例须与营养缺乏（贫血）、感染（头癣）等鉴别	◆脱发药物治疗一般疗效不佳。在某些斑秃病例中，使用睾酮抑制剂可能有一定疗效。 ◆目前，头发修复、头发移植是常用的补救措施
血管瘤 angiomas 由于皮下血管大量聚集而形成的良性肿瘤。可出生就有（先天性血管瘤），也可后天出现（后天性血管瘤）。它们见于皮肤的任何部位，有时其可见部分仅为瘤体的一小部分，而大部分位于更深层的部位	扁平血管瘤表现为皮肤的浅红色改变，当其体积增大时，被称为海绵状血管瘤，可构成体积巨大、触感柔软的紫红色瘤。它们一般不产生疼痛，但有时会出血	检查局部皮肤即可作出诊断。有时需通过辅助检查（CT、MRI）等测量瘤体的生长深度	◆治疗通常是为满足美观需求。瘤体压迫周围器官时需切除。过去曾用过注射硬化剂法治疗血管瘤，现在激光手术亦能达到很好的疗效，手术切除也是可选方案
细菌性皮肤感染 bacterial skin infection 引起皮肤感染最常见的细菌是葡萄球菌和链球菌。这些细菌是皮肤的正常菌群，但在皮肤外伤、穿刺、溃烂时可引起感染。 细菌性皮肤感染包括： ▲毛囊炎：毛囊的感染。 ▲蜂窝织炎：皮下组织的感染。 ▲丹毒：由链球菌感染引起的一种特殊性蜂窝织炎。 ▲脓疱病：只影响皮肤的表层	毛囊炎表现为毛发周围红肿，有触痛。 蜂窝织炎范围较广，皮肤逐渐变红、肿胀，疼痛明显，常伴有发热。蜂窝织炎的一种危险情况是细菌进入血液，并扩散到其他器官。面部丹毒因病灶靠近脑和脑膜，比其他类型的感染更为危险。 脓疱病表现为界限不清的皮肤红肿，表面有小水疱，水疱破裂干燥后形成黄色脓痂	通过观察皮损作出诊断。可通过表面分泌物的培养（脓疱病）或血液培养（丹毒）确定致病细菌	◆ 抗生素治疗，患处需保持清洁。 ◆毛囊炎和脓疱病可用抗生素药膏治疗。 ◆丹毒需口服抗生素治疗，重症患者可注射抗生素

概述 description	症状 symptoms	诊断 diagnosis	治疗 treatment
基底细胞癌 basal cell carcinoma 最常见的皮肤恶性肿瘤。长期暴露于阳光下是该病的主要危险因素。 肿瘤起源于表皮的基底细胞	肿瘤一般在40岁后发生，出现在面部、颈部、四肢末端和躯干。 其表现为白色丘疹，呈渐进性生长，有珍珠样光泽。中央可形成溃疡。 虽然对病灶局部的侵袭性和破坏性很强，但转移的风险较低	活检可确诊	◆刮除术和电凝法是最常用的治疗方法。 ◆根据肿瘤的大小及其特征，使用单纯切除术、莫氏切除术（切除皮肤肿瘤并用显微镜观察肿瘤侵袭情况）、冷冻手术、激光手术、局部注射干扰素或类视黄醇等方法均可获得较高的成功率
良性皮肤肿瘤 benign skin tumors 良性皮肤肿瘤是起源于表皮、真皮、皮下组织等部位的常见肿瘤。 此类肿瘤可以有很多类型，包括脂溢性角化病、表皮样囊肿、脂肪瘤、毛基质瘤、血管瘤等	脂溢性角化病非常常见，是面部、躯干部无症状的表皮增生。发病与年龄相关，表现为色素性丘疹（棕色、黑色），触感柔软。 漏斗状脂肪瘤或表皮脂肪瘤是由角蛋白构成的瘤，表现为无症状的小瘤，但有传染性。 脂肪瘤是软瘤皮损，由增生的皮下脂肪细胞构成。 毛基质瘤是最常见的头发良性肿瘤。 血管瘤（草莓胎痣）是皮肤血管异常增生造成的病变。一般出生时就有，或出生后数月内出现	一般通过病史、视诊和体检作出诊断。 对皮损进行显微镜检查可进一步确诊	◆一般没有并发症，无需特殊治疗。 ◆出于美容需要，一些皮损可通过外科手术和激光治疗
烧伤 burns 是热源对身体刺激造成的损伤。 热源可以是火、化学试剂、高温的物体、电等。 由于与热源接触时间长短和程度不同，烧伤可根据损伤深度，分为Ⅰ、Ⅱ、Ⅲ三度	皮肤暴露于热源后，可被迅速烧伤。 ▲Ⅰ度烧伤是皮肤表层局限性发红，仅皮肤最外层受累。 ▲Ⅱ度烧伤累及真皮层，皮肤上可出现大小不等的水疱。 ▲Ⅲ度烧伤的特征是皮肤全层坏死或完全失活。 烧伤可导致疼痛和大范围皮肤损伤，并伴高蛋白体液的流失	根据热源暴露史和对皮损的视诊即可作出诊断。 依据皮损的表现可判断烧伤深度：发红（Ⅰ度），水疱（Ⅱ度），坏死（Ⅲ度）。 烧伤面积按下列规则计算：头颈部占9%，每侧上肢占9%，每侧下肢占18%，躯干前面和背面各占18%，生殖区占1%。若烧伤面积在50%以上，则病情危重，30%～50%为非常严重，15%~30%为严重	◆Ⅰ度烧伤需用冷水浴或冷敷患处。 ◆Ⅱ度烧伤需要冲洗，局部涂擦专用霜或软膏后包扎，水疱初期不要挑破。 ◆Ⅲ度烧伤的治疗方法基本同上，但多数病例需入院治疗并延长治疗时间
假丝酵母菌病 candidiasis 由假丝酵母菌（一般是白假丝酵母菌）感染皮肤和黏膜所致。 公认的致病因素是免疫抑制、抗生素的长期使用、妊娠和避孕药的应用	当病变累及大皮褶时（褶烂）可造成红斑伴龟裂性表面水疱。 累及指甲的病变（甲癣）最初表现为甲床和甲周的炎症（甲周炎）。 有的还可出现外阴瘙痒、外阴阴道炎及白色稠厚白带。 口腔假丝酵母菌病（鹅口疮）见于免疫力低下的患者和母乳喂养的婴儿，患儿口腔出现白色绒状斑片，刮擦易脱落。 吸毒者常在头皮、胡须等部位出现脓疱状皮肤损伤（假丝酵母菌性毛囊炎）	根据临床检查所见即可诊断。 应进行口腔或组织脱落物的镜检。 通过细胞培养可完全确诊	◆由于潮湿利于菌群生长，因此要保持皮肤干燥。 ◆轻症患者，局部使用抗真菌类药物较为有效。 ◆严重患者，可能需要口服药物或静脉注射治疗
皮肌炎 dermatomyositis 一种病因不明的慢性疾病，可造成皮肤及其深面肌肉的炎症。本病多见于女性，疑与免疫系统有关	皮肤呈现红色鳞片状丘疹，多见于掌指关节、肘部、膝部及其他部位。眼周围变红，出现炎症。如肌肉受累，出现进行性肌无力，肌力消失；某些患者还累及吞咽肌和呼吸肌，预后不佳	除可见的皮肤损伤外，还有血液指标的变化（肌酶和抗肌抗体水平升高）与肌电图的异常，肌肉活检可见病理变化	◆目前本病尚无根治方法。使用皮质醇有助于减轻症状。 ◆另外，康复性物理疗法有助于避免或延缓肌肉挛缩和肌萎缩
外胚层发育异常 ectodermic dysplasia 是一种造成毛少、毛细、汗腺少，并累及指甲和牙齿的先天性皮肤疾病	患者的皮肤看上去显老，异常干燥，几乎无头发。由于缺乏汗腺，患者难耐高温，常发生脱水。出牙时间不正常，很晚，常有数颗牙齿始终不出。出来的少数几颗牙常带有畸形	前面描述的症状表现可作为本病的诊断依据，进一步通过皮肤活检找出特征性异常并证实缺乏汗腺，即可确诊	◆目前该病无根治方法。建议采取皮肤保湿、避开热环境等方法缓解症状，用补牙等方法对牙齿不全做补救

概述 description	症状 symptoms	诊断 diagnosis	治疗 treatment
湿疹 eczema 是一种慢性皮肤病，特征表现为鳞片状皮疹和瘙痒。 本病的发展分为数个阶段。 湿疹可因皮肤直接接触刺激物出现自身免疫反应而发病（接触性湿疹），也可因吃入或吸入过敏性物质产生异常皮肤反应而发病，还可因对阳光过分敏感而发病，或继发于静脉功能不全、感冒、使用利尿剂以及甲状腺功能亢进等	瘙痒是其主要症状。 ▲急性期可见红斑、水肿、小囊泡、水疱以及渗出等。 ▲亚急性期可结痂，并可见痂屑。 ▲慢性期可出现苔藓样变、鳞屑和皲裂现象。 接触性湿疹多发生于手背，尤其以工人发病居多。 能够造成接触性湿疹的过敏原有多种，最主要的有：镍（珠宝首饰的仿制品）、铬（水泥及皮革制品）、对苯二胺（染发剂主要成分）、花露水、香料和药物。 遗传性过敏性湿疹虽童年发病，但可见于任何年龄段。 通常有哮喘等病史，病变通常见于皮肤皱褶处	依据病史和病变的位置与类型可作出诊断。 通过对病变与过敏原之间因果关系的分析可确定致病物质	◆过敏原一经确定，应避免接触。 ◆要设法减轻瘙痒，以避免抓挠造成更进一步的皮损。 ◆保持卫生，必要时可用麦片粥和润肤剂洗涤并保湿。 ◆使用抗组胺药和皮质醇以及阳光浴很有效。
红斑结节 erythema nodosum 为发生于腿部的结节状红色斑片，能自行消退。 一般来说，机体对感染、某些疾病（结节病、溃疡性结肠炎、肿瘤等）或药物（如口服避孕药、硫酰胺类药物）等产生免疫反应时，易发生此病	本病主要发生于女性。 病变不结痂，4～6周自愈	确诊要靠活检	◆建议卧床休息，治疗原发病。 ◆使用非甾体抗炎药物和碘化钾药物较为有效
单纯疱疹 herpes simplex 本病病毒有两种类型： ▲Ⅰ型：通常不发生于生殖器。 ▲Ⅱ型：导致生殖器疱疹。 本病主要累及皮肤和黏膜。 直接接触造成感染。 原发性感染后，病毒寄宿于局部神经节。 复发通常比原发感染症状轻	Ⅰ型感染，最常见的临床表现是口面部出现疱疹。 一般来说，原发性感染时，无明显症状。不过有少数患者会出现多发性口腔溃疡、颈部淋巴结肿大，有时还会出现全身反应（见于疱疹性齿龈口腔炎）。 创伤、日晒、感冒、应激、发热及月经等因素可造成潜伏的病毒发病。一般情况下，复发时出现口唇疱疹（疱疹样口周囊泡）。 其他临床表现有疱疹样甲沟炎、疱疹样角膜结膜炎、疱疹样湿疹，或因出生时的感染而发生新生儿疱疹。 生殖器疱疹是导致生殖器溃疡的最常见原因。原发性感染通常无症状。性接触3～4天后，会在阴茎龟头与包皮之间的沟内或包皮上出现很多溃疡面，并伴有腹股沟淋巴结肿大	具有典型皮肤表现的轻症患者，通过物理检查即可确诊。 若有疑问，可对疱疹小疱的标本做镜检（Tzanck 涂片法）。 进行病毒培养可证实诊断	◆轻症者无需治疗。 ◆重症者可口服或静脉注射特异性抗病毒药物。 ◆局部治疗无效
水痘-带状疱疹 herpes varicella-zoster 直接接触传染性疾病。 原发性感染表现为水痘。病毒位于神经节。复发者表现为带状疱疹	水痘是高度传染性疾病。潜伏期约15天，发病初期的特征是出现呈头尾方向扩散的皮疹样水疱，奇痒，常伴低热，有的患者出现全身倦怠和不适症状。 儿童最常见的并发症是皮损区的继发性细菌感染。成人常有20%患者继发肺炎。 抓挠患处往往造成永久性瘢痕。 病毒终生潜伏于离皮肤近的较敏感的神经节内。 带状疱疹在机体对病毒的免疫力降低后发病。 水痘最常见的发病部位是胸部（肋间隙），也可累及脑神经。 小水疱沿神经的走行分布，剧痛。2～3周可以治愈。 最常见的并发症是带状疱疹后神经痛	依据典型的临床表现不难确诊	◆水痘无并发症时，只需使用祛痒和降体温的药物对症治疗即可。 ◆重症患者或有并发症时，要使用抗病毒类药物治疗。 ◆免疫力低下、年老体弱、临床症状不典型的带状疱疹患者以及发病在48～72小时以内的患者，可用抗病毒类药物治疗。 ◆本病通常不复发

概述 description	症状 symptoms	诊断 diagnosis	治疗 treatment
荨麻疹 hives 一种皮肤炎症，局部出现皮疹，奇痒。 一般认为约20%的人群会患荨麻疹，可发生于任何年龄段。 荨麻疹是真皮中肥大细胞异常反应的结果。皮肤受到特异性刺激时，释放作用于血管的化学物质，从而产生大量液体，造成炎症。 所释放的化学物质最常见的是组胺，组胺刺激皮肤内的神经末梢，造成皮肤奇痒。能引起肥大细胞反应的刺激包括某些药物（如抗体、阿司匹林、抗炎药等）、食品（奶粉、鸡蛋、水果、鱼等）、添加剂、防腐剂、化妆品等。应激刺激也可造成荨麻疹	荨麻疹产生的皮疹特点是呈红色、高出皮肤、奇痒无比。皮疹可发生于皮肤的任何部位，范围可大可小。 虽然某些荨麻疹病例可能转成慢性，但通常都持续时间不长，治疗效果也较好。 一种严重的荨麻疹类型是炎症累及呼吸道，导致呼吸困难甚至窒息	依据典型的皮疹，诊断通常不难。 虽然发病时的因果关系有时很明确，但病因可能很复杂，尤其是皮疹出现在不同年龄段的人群，原因更为复杂。风疹通常与阳光照射、寒冷刺激以及服用特殊药品等有关。 诊断不明时，就需要对可疑物进行可控范围的试验，以观察皮肤的反应。方法是将极少量的化学药剂注入皮肤或使皮肤浅层形成一个皮丘。对有些患者通过验血可查出引起过敏反应的抗体	◆对致病因素明确的患者，主要是采取预防措施，避免与致敏原接触。 ◆荨麻疹急性发作时，可使用抗组胺类药物，以降低肥大细胞的反应。皮质醇具有很强的抗炎作用，可口服、注射或局部用药治疗。 ◆重症患者可使用肾上腺素
良性黑色素瘤 benign melanin tumors 皮肤的良性黑色素瘤，可能是由于色素增加或色素细胞数目增加所致	在真皮中，黑色素累积，形成雀斑、淡棕色斑点（可随年龄增长而消失）和贝克（Becker）痣。常位于肩部，与多毛症和皮下平滑肌错构瘤有关。 真皮内色素增加形成色斑，与口服避孕药和妊娠有关（黑斑病或黄褐斑）。 因皮肤内色素细胞增加形成的病变有蒙古斑和痣（胎痣）。 先天性痣出生时就有，为直径大于2 cm的色斑，表面有毛。 获得性痣于儿童期出现，随年龄增长而增大，有的可发展成色素癌（非可塑性痣）。这种痣边缘不规则、不对称、直径大于5mm、呈杂合色	一般来说，临床检查足以确诊。 不能确定的病例，要做活检和显微镜检查	◆对患者进行定期随访，建议避免阳光直晒。 ◆某些病例可采取手术切除
鱼鳞癣 ichthyosis 为与表皮角化过程紊乱有关的先天性疾病。其名称源于希腊文ijthys，意思是“鱼”，因为此症患者的皮肤呈鱼鳞状	本病可有不同的临床表现，但所有病例的共同特征是进行性皮肤干燥，最终变成可脱落的鳞片。某些患者出生时就有病变，这样的新生儿皮肤无弹性，表面光亮，带有易破的大水疱	通过观察病变皮肤和活检足以确诊	◆虽然无法治愈，但通过温热、加湿和水浴，能改善症状。可用凡士林、角质祛除剂等软膏软化角质，去除鳞片
麻风 leprosy 是由麻风杆菌造成的皮肤及周围神经损害（汉森病，Hansen disease）。 该杆菌不能进行试管培养，常见其孤立存在或位于巨噬细胞内，这样的巨噬细胞聚集成群，叫做麻风球。 本病的发病虽然与长期密切接触麻风患者有关，但传染途径尚不清楚	有多种临床表现： 未定型麻风： ▲常为感染的先前表现。 ▲常见疼痛性无色斑点并伴温度觉缺失。 ▲可以治愈或转变成其他临床表现。 结核样型麻风： ▲见于免疫力强者。 ▲无色斑片边缘清晰，局部感觉丧失、斑秃脱毛、无汗。 瘤型麻风： ▲具有细胞免疫损害性疾病的特征。 ▲具有特征性麻风结节（沉积于面部和四肢的斑块）。 ▲感觉障碍出现较晚。 ▲面部出现麻风结节、眉毛脱落，面部呈特征性的狮子脸。 中间界限类麻风： ▲混杂上述临床特征的不定型临床表现	由于杆菌无法培养，全靠直接观察患者的排出物（痰液检查）进行诊断。 麻风菌素试验（注射失活的麻风杆菌）阳性（3～4周后出现丘疹反应），是唯一有效的临床证据	◆麻风是一种可治愈的活动性感染，但需要数年或更长时间的治疗，避免反复。 ◆对多菌感染性症状，建议用抗生素治疗2年，随访8年。 ◆对少菌感染性症状（少菌型麻风），建议用药6个月，随访4年。 ◆另外，物理康复疗法和社会关爱是必要的

概述 description	症状 symptoms	诊断 diagnosis	治疗 treatment
红斑狼疮 lupus erythematosus 为累及皮肤及内脏器官的慢性炎症性疾病。致病原因不明，可能与基因异常导致免疫机制的错误操作有关。诱发因素有日照、某些激素作用、某些药物、病毒感染等。女性发病居多	皮肤的主要表现包括： ▲位于鼻部和颊部的红色斑片，形似蝶翼。患者常因过分日晒而急性发病。 ▲斑片状丘疹位于肩部、四肢和胸部，常相互连接成片。 ▲面部和头皮出现大块红色慢性斑片，局部皮肤增厚，最终形成特征性瘢痕。 除皮肤表现，红斑狼疮还可造成肌肉和关节疼痛、乏力、发热、关节炎等。约有50%的患者还可能累及心（心包炎）、肺（胸膜炎）、血液、肾脏及消化系统，还会出现高血压	根据患者的皮肤表现、对日照敏感以及关节、心肺等器官受累等即可作出诊断。 血液检查可见贫血、血沉加快、自身抗体。在孕妇，自身抗体可通过胎盘造成新生儿狼疮。目前，尚不能依靠对红斑狼疮细胞的鉴别性检查作出诊断	◆必须注意避免诱发因素，如避免日晒、忌用特殊药物。 ◆皮质类固醇及其他抗炎药物可改善症状，但不能治愈
肥大细胞增生症 mastocytosis 为真皮中肥大细胞过分增生形成的疾病，是肥大细胞通过释放大量组胺及其他物质对某些轻微刺激所做出的反应。 本病也可累及内脏器官（系统性肥大细胞增生），预后较差。通常儿童期多发	皮肤上可出现色素性荨麻疹，褐色，奇痒，极易形成风疹块。病变可因轻微触动、活动、气温变化及某些药的使用而加重。有时也可出现局限性肥大细胞良性肿瘤（肥大细胞瘤），但常随时间推移而自行消失。可能受累及的器官常包括骨、骨髓和消化系统	Darier's征，即轻微摩擦皮肤就出现风疹块，是确诊的依据。皮肤活检可见真皮内有肥大细胞异常积聚	目前此病尚不能治愈。可用抗组胺药物抑制组胺的释放。 尽可能避免皮肤损伤和其他可能加重病变的因素
黑色素瘤 melanoma 一种起源于黑色素细胞的皮肤肿瘤。 黑色素瘤极易转移，因而是一种最具侵袭性的皮肤肿瘤。 暴露日晒是主要的发病因素之一。 此外，先天性巨大黑痣和发育不良的痣也可发展成黑色素瘤	临床上，可见多种不同表现。 ▲浅表扩散型色素瘤最为多见：与急性、间歇性日晒有关。一般情况下，女性的病变位于腿部，男性的则位于背部。生长缓慢，有的可萎缩、变色，边缘不规则。 ▲结节型色素瘤：极具浸润性。常见于头部或躯干，呈结节状，从起始部垂直向下生长。 ▲肢端黑色素瘤：累及手掌、足底、指（趾）甲等。黑种人更为常见。 恶性雀斑性黑色素瘤多见于暴露日晒的部位（尤其是面部）和老年人。当病变局限于表皮时，叫做恶性雀斑样痣，出现浸润时则叫恶性雀斑性黑色素瘤	通过活检和显微镜检查可确诊	◆早期确诊的黑色素瘤有可能治愈。 ◆黑色素瘤仅局限于表皮而不超过皮肤基底膜时，可做手术切除，成功率为100%。 ◆黑色素瘤穿过基底膜并开始向深面生长时，预后不良。 ◆对原发性黑色素瘤的治疗是手术切除，手术范围要大，深度要达肌肉筋膜。 ◆若有淋巴结受累，必须切除局部淋巴结。 ◆在肿瘤的进展期，化疗也很有效
传染性软疣 molluscum contagiosum 是一种由痘病毒造成的皮肤感染。儿童发病多于成年人，染病途径尚不清楚	典型的表现是皮肤出现一个小的突起或丘疹，周边红润，压之出少许白色液体。发病初期极易传染到身体的其他部分	此病具特异性表现，单凭观察就可确诊。若有疑问，用显微镜检查其液体即可确定	◆本病随时间推移可自行消失。但为防止自身感染和扩散，建议切除
虱病 pediculosis 由一种叫人体虱的寄生虫（白虱居多）造成的皮肤感染。白虱钻入皮内，吸取毛细血管内的血液，并传播疾病。 这种感染多见于身体毛发多的部位，如头皮（头虱）或阴部（阴虱）。通过共用衣被和梳子等可直接在人与人之间传染。居住拥挤与卫生条件差等有助体虱的传播。 阴虱可通过性活动传播。头虱多见于学童	一旦白虱感染了身体某个毛发多的部位，就会产下大量的卵，附着于毛发并扩散感染，导致局部奇痒，过分抓挠会造成皮肤损伤	皮肤奇痒难忍时，要考虑有体虱感染。找到成虱或虱卵，即可确诊	◆最好的预防措施是养成良好的个人卫生习惯。若已感染，应以抗寄生虫类药剂、洗剂或浴液等洗涤毛发，随后用细密的梳子（虱卵梳）梳理毛发。用稀释的醋润湿毛发能抑制虱卵。 上述这些方法必须7～8天重复一次。 ◆衣服和梳子应保持清洁无污染

概述 description	症状 symptoms	诊断 diagnosis	治疗 treatment
天疱疮 pemphigus 是一种以皮肤和黏膜出现水疱为特征的疾病。 该病破坏细胞间的连接，使棘细胞层松解，造成表皮细胞层破坏裂解，并产生抗细胞连接蛋白的抗体。 天疱疮的类型包括寻常型天疱疮、落叶型天疱疮、药物诱发型天疱疮和副肿瘤性天疱疮（淋巴瘤）	寻常型天疱疮最常见而且最严重，症状为出现水疱（通常先发生于口腔黏膜），易破碎，可形成疼痛性创面和难以愈合的痂。 表现为典型的棘细胞松解特征（用棉签向两侧拨擦皮肤时，皮肤极易分离）。 本病可导致严重并发症。 落叶型天疱疮一开始就在脂溢性部位出现创面和痂，随后扩展到皮肤的其他部位。黏膜极少受累	Tzanck试验或创面活检可见棘细胞层松解。免疫荧光检查可检测到抗细胞连接蛋白的抗体	◆选用皮质类固醇和免疫抑制剂治疗
光照性皮肤病（日晒皮疹）photodermatosis 是皮肤对紫外线的一系列反应症状。 日光含多种辐射线，而以紫外线造成伤害为常见。阳光对皮肤的辐射作用分为两类：一类是所有人均表现出的或有或无的作用；另一类是对日光异常敏感的人群表现出的作用。而后者造成的皮肤病变就叫做光照性皮肤病	日光对正常人皮肤的作用包括皮肤变红、灼伤、色素沉着以及长跑者所呈现的青年皮肤老化。 皮肤含色素多、色泽深的人比含色素少的白种人对日光的抵抗力强。 紫外线也是皮肤黑色素瘤的诱发因素。 日照造成严重损伤的表现有多方面： ▲日晒疹——光照造成广泛性奇痒水疱。 ▲着色性干皮病是一种先天性疾病，幼年发作，表现为色素斑点。受日光辐射可形成黑色素瘤。 ▲药物诱发性光敏症是某些人受某些药物作用后变得对阳光异常敏感。 ▲多形性日光疹是暴露于日晒下的皮肤出现疱疹、小疱及痂	诊断主要根据对皮肤病变的观察和对日晒与病变的因果关系分析	◆预防为先。患者应该穿戴适当的防晒衣帽，避免长时间日晒，尤其要避开中午的强烈日光。 ◆要戴深色眼镜保护眼睛，用水性护肤霜保护口唇，用帽子保护头部。 ◆日灼伤一旦出现，就应采取与治疗烧伤相似的方法处理
花斑癣 pityriasis versicolor 是由卵状糠疹癣菌造成的皮肤感染。一般认为，很多因素如内分泌紊乱、高温、潮湿及脂溢症等均可造成该病	本病主要见于青壮年。 本病的特征性表现为深色或浅色斑块，常见于躯干，搔抓后脱皮。浅色性病变可持续数月	对病变皮肤做显微镜检查便可明确诊断	◆局部使用抗真菌类药物是治疗本病的有效方法
玫瑰糠疹 pityriasis rosea 是一种病因不明的局限性皮肤炎症，可能与病毒有关	本病好发于青壮年。病变几乎总是见于胸部或腹部，最初表现为直径2～3 cm的红色先兆性斑片，随后出现较小的病变而波及全身并有中度瘙痒。这些皮肤症状通常于数周内自行消失	观察皮肤表现可作出诊断	◆没有能缩短病程的好方法。建议使用水性护肤药膏及弱抗组胺类药物减轻瘙痒
银屑病（牛皮癣）psoriasis 是一种病因不明的慢性炎症性疾病，疑与遗传因素有关。此病常以多种因素诸如气候变化、情绪紧张、创伤以及某些药物等为诱因而突然发病	病变多见于肘部、膝部和头皮，也可累及手、足和生殖器，发作时出现多发性圆形红色斑片，表面覆以灰白色皮片。本病还常伴有指甲的病变和关节的炎症。 本病其他表现形式还包括： ▲翻转性银屑病，见于肘部皮肤皱褶。 ▲色斑状银屑病，病变较小且较局限。 ▲脓疱型银屑病，呈脓疱状	虽然银屑病可通过肉眼观察而确诊，但此病常与其他皮肤病相混淆，因此需做皮肤活检	◆局部可使用水性和脱角质性药膏，减轻皮肤干燥、去除皮痂。也可使用皮质醇类药物。 ◆对于某些患者，日晒也可能有效。 ◆对于严重的银屑病患者，可在严格的控制下，使用细胞生长抑制剂抑制细胞的生长和增殖
疥疮 scabies 是一种由小疥螨虫造成的皮肤感染。传染途径是人与人之间的传染。居住拥挤和卫生条件差是重要的发病因素	小疥螨虫穿入皮肤后，钻入新形成的成列排列的皮肤沟纹样丘疹内，奇痒。病变常见于腕部前面和手指之间、乳晕及腋窝	肉眼观察位于特定部位的奇痒性病变的特征表现即可确诊。几乎总伴有家庭成员的染病史。若诊断有疑问，从病变区刮取皮肤碎片进行显微镜检查即可确诊	◆每天使用含抗寄生虫药物的洗液或药膏擦洗。 ◆病人的衣物、被褥及个人物品要彻底清洗。同室居住者也需对衣物做同样处理

概述 description	症状 symptoms	诊断 diagnosis	治疗 treatment
硬皮症 scleroderma 患者皮肤组织变硬增厚，偶尔有内脏器官受累。多见于女性。本病病因不明，但考虑可能与免疫系统紊乱以及皮肤的胶原纤维合成异常有关	本病的皮肤病变可有多种表现： ▲斑片局限性硬皮症（硬斑症），使特殊的硬化蜡色皮肤区产生红色硬斑。 ▲线性硬皮症，病变可遍布一个肢体，因皮肤增厚硬化，肢体难以正常活动。 ▲普遍性硬皮症，病变可累及全身皮肤。 本病最严重的表现是累及内脏器官、食管、小肠、心脏和肌肉。肌肉受累导致关节僵直，运动严重受限。重症者，局部皮肤可能萎缩，造成面部表情缺失	依据典型的皮肤表现就可认定此病；进而通过血液中免疫标记物的检出和病变组织内的特异性变化确诊	◆无根治方法。可用皮质醇及其他抗炎药减轻症状。 ◆建议使用物理疗法，以防止关节僵直。内脏器官受累时，需要对症治疗
皮脂腺囊肿（粉瘤）sebaceous cysts 是发生于皮肤毛囊周围的囊状肿胀，因皮脂腺的阻塞而发病，囊肿内含大量皮脂和死亡的上皮细胞。囊肿由一囊膜包裹，生长缓慢，不发生恶变	囊肿摸起来柔润。多位于头皮、面部或躯干部。囊肿表面的皮肤发红，无触痛	依据囊肿的特点（密度、外观、部位等）即可确诊	◆虽然囊肿是良性的，但常因其不断生长而影响美观。必要时可在局麻下切除囊肿及其被囊
脂溢性皮炎 seborrheic dermatitis 是一种发生在真皮的炎症，内含大量皮脂腺。见于头皮（头皮屑）、面部、腋窝、腹股沟及躯干中线等处。 该病虽与卵状糠疹癣菌感染有关，但具体病因仍然不明	幼儿型脂溢性皮炎发生于出生后数月的婴儿，呈现为覆以黄色鳞屑的红斑。大多数发展成为莱内（Leiner）病。 在成年人，覆以鳞屑的红色皮损区多见于眉毛、鼻唇沟、前额以及胸骨前方和肩胛之间等处	依靠病史和临床检查即可确诊	◆使用抗真菌药和类固醇制剂治疗。 ◆若病变位于头皮，通常可用洗发剂洗涤
鳞状细胞癌 squamous cell carcinoma（表皮细胞癌 epidermoid cell carcinoma） 是发病率仅次于基底细胞癌的恶性皮肤肿瘤。此瘤起源于表皮的角质层细胞，侵犯皮肤和黏膜。主要致病因素是暴露日照	约50%～60%的患者病变位于头颈部。多发生于受过化学损伤的皮肤以及患过黏膜白斑病、瘢痕、溃疡等症的皮肤	疑似病例应进行临床检查，并务必做活检证实	◆治疗首选手术切除
癣 tinea 是一种由真菌造成的皮肤感染。常发生于头皮（头癣）、脚（足癣）或身体其他部位的皮肤（体癣）。这些真菌可能存在于家养动物身上以及地面上，由此而传染给人类	头癣的特征是成片的头皮没有头发，却有鳞片斑。癣斑可以感染化脓（Celso脓癣）。 足癣造成足趾之间的皮肤呈鳞片状损伤，常扩散到足底，奇痒难忍。 体癣表现为红色圆形皮损，边缘部比中央部更显著。体癣表面常覆盖鳞屑，奇痒	一般来说，肉眼观察即可作出初步诊断。头发和鳞屑的显微镜检查可显示致病真菌。在暗室内用紫外线检查癣区，可见典型的真菌荧光形态	◆治疗方法包括局部涂抹抗真菌药膏和口服抗真菌药物。治疗需持续数周
白癜风 vitiligo 本病的特点是因黑色素细胞损伤引起局部皮肤色素缺失。发病率为1%。 发病原因不明，可能与遗传因素有关	色素缺失的斑片从童年就可出现，病程缓慢。斑片分布广泛，常见于颈部、腋窝、面部和生殖器	观察皮损即可诊断	◆皮质类固醇可用于治疗局限性皮损。 ◆光敏性药物可用于治疗广泛的皮损
疣 warts 皮肤感染人类乳头状瘤病毒而致。 通过直接接触传播，多见于儿童和青少年	疣有多种表现形式，以寻常疣最为常见。寻常疣为具有坚硬外表的小丘疹，常见于手部。 另一种是跖疣，位于足底，呈圆形的坚硬皮损，中央区颜色较深。这是唯一一种可引起疼痛的疣。 扁平疣常见于面部，表现为大量玫瑰红色小丘疹	通过肉眼观察通常容易确诊	◆疣一般有自愈性，但进程相当缓慢。 ◆治疗包括局部使用角质软化剂（药水、药膏及药敷等），起效缓慢。 ◆其他方法包括利用电烧灼、手术切除、液氮冷冻等除去疣

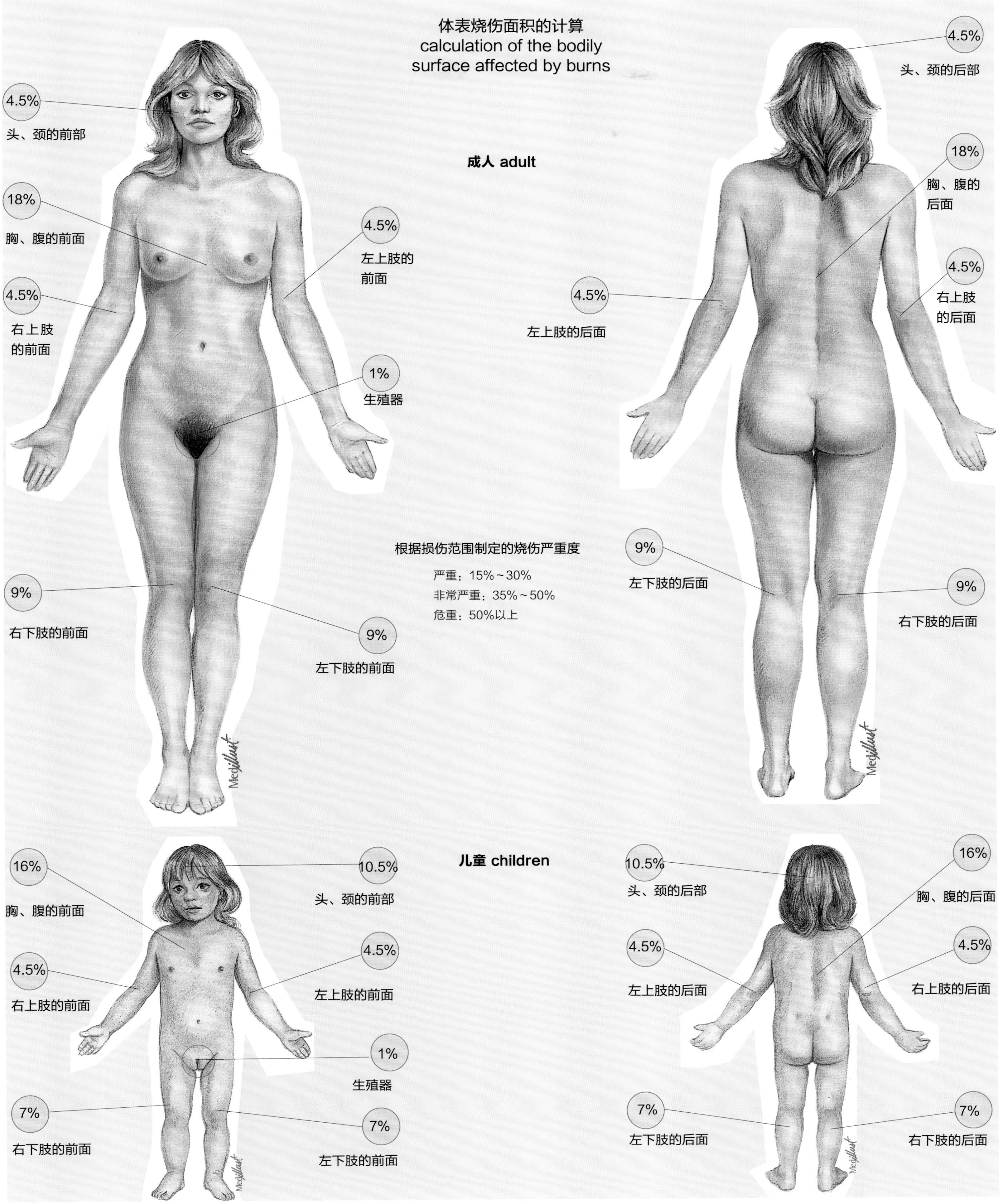

体表烧伤面积的计算
calculation of the bodily surface affected by burns
成人 adult
4.5%
头、颈的前部
18%
胸、腹的前面
4.5%
左上肢的前面
4.5%
右上肢的前面
1%
生殖器
9%
右下肢的前面
9%
左下肢的前面
4.5%
头、颈的后部
18%
胸、腹的后面
4.5%
左上肢的后面
4.5%
右上肢的后面
9%
左下肢的后面
9%
右下肢的后面
根据损伤范围制定的烧伤严重度
严重：15%～30%
非常严重：35%～50%
危重：50%以上
儿童 children
16%
胸、腹的前面
10.5%
头、颈的前部
4.5%
右上肢的前面
4.5%
左上肢的前面
1%
生殖器
7%
右下肢的前面
7%
左下肢的前面
10.5%
头、颈的后部
16%
胸、腹的后面
4.5%
左上肢的后面
4.5%
右上肢的后面
7%
左下肢的后面
7%
右下肢的后面
Medillust

肌肉系统 muscular system

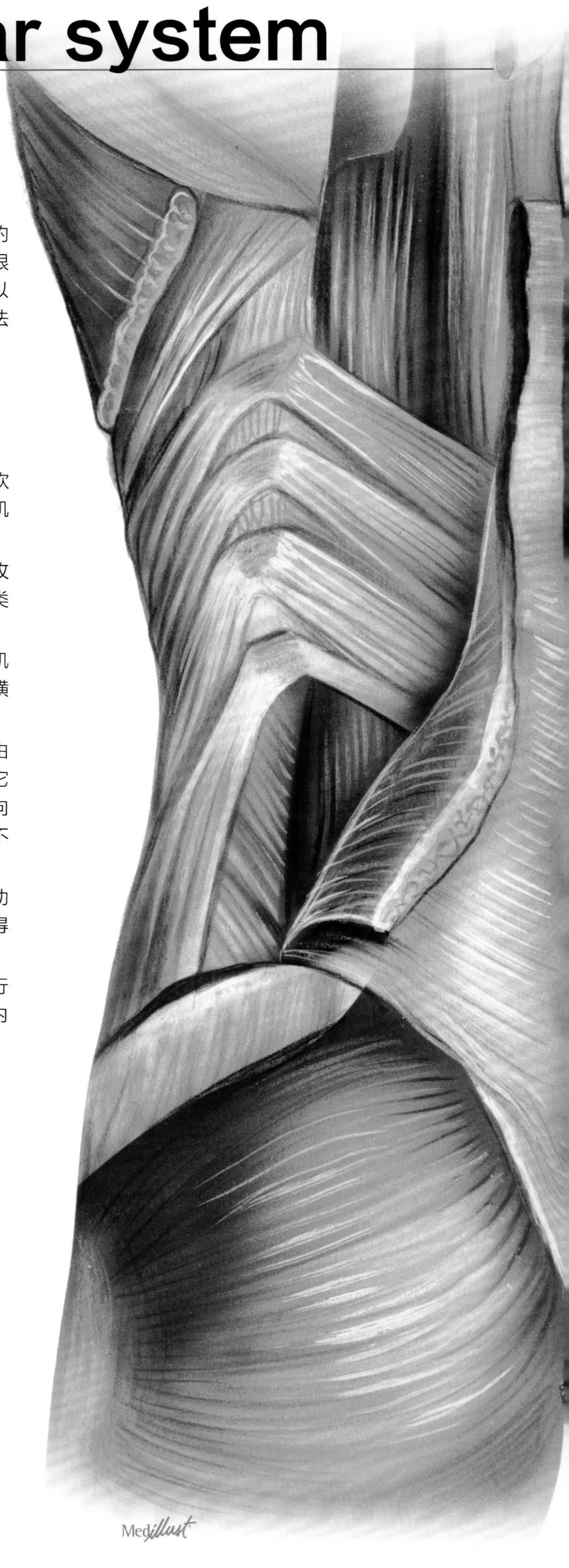
MedIllust

肌肉系统由肌肉、肌腱以及腱膜构成，是人体进行所有运动的基础：肢体运动、将血液输送到全身的心脏跳动、使得我们能够眼观四方的眼球运动、胃肠的收缩运动、产生各种表情的面部运动以及协调呼吸的喉部运动等。如果没有肌肉的参与，这些运动将无法完成。

人体具有各种不同类型的肌肉，可以划分如下：

★横纹肌或骨骼肌，司骨骼的随意运动；

★平滑肌或内脏肌肉，司内脏器官的不随意运动。

几乎所有的横纹肌都位于皮肤深部，附着于骨性结构（骨、软骨、关节）上，而且一般呈拮抗组群分布（拮抗肌）。这些拮抗肌的存在使得脊柱、面部等部位进行的运动受到一定程度的限制。

平滑肌分布在内脏器官，使血管、肠、膀胱、支气管等完成收缩运动。心脏的肌肉组织属于横纹肌，但不能随意运动，是这一类肌肉中的一个特例。

所有的肌肉都是由成束的被称为肌纤维的结构组成的，这些肌纤维根据肌肉的类型而排列各异。横纹肌的肌纤维排列呈规则的横纹，而平滑肌的肌纤维则排列成细小、不规则的肌束。

肌肉接受来自中枢神经系统的指令而产生运动，这些指令是由支配这些肌肉的神经传递的。支配横纹肌的神经就是躯体神经，它们将源于脑的要求产生运动的意识传递到肌肉从而完成动作。而向平滑肌传递指令的是自主神经系统，它们收集神经系统自发性或不自主产生的神经冲动并将其传递到血管、肠道等。

各种不同神经与肌肉（横纹肌）连接发生作用的结构称为运动终板，它将神经冲动的电信号转化为肌肉内细微的化学信号，使得肌肉产生收缩和舒张运动。

本章从总体上对肌肉的功能进行了描述，并重点对横纹肌进行了细致的阐述。对于平滑肌的介绍，请参照内脏器官各章的具体内容。

肌肉系统 muscular system

整体浅层前面观 general anterior superficial view

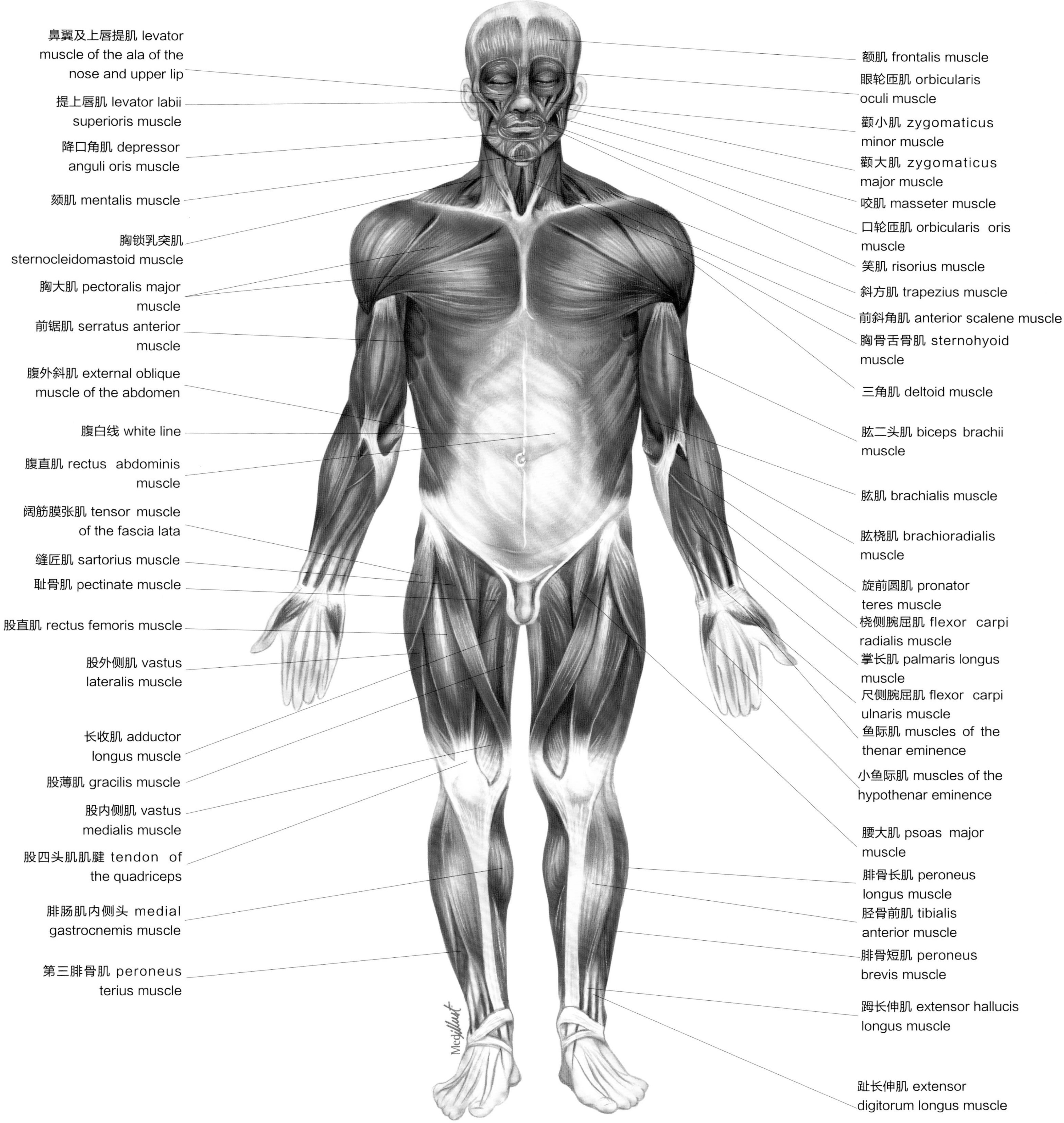

鼻翼及上唇提肌 levator muscle of the ala of the nose and upper lip
提上唇肌 levator labii superioris muscle
降口角肌 depressor anguli oris muscle
颏肌 mentalis muscle
胸锁乳突肌 sternocleidomastoid muscle
胸大肌 pectoralis major muscle
前锯肌 serratus anterior muscle
腹外斜肌 external oblique muscle of the abdomen
腹白线 white line
腹直肌 rectus abdominis muscle
阔筋膜张肌 tensor muscle of the fascia lata
缝匠肌 sartorius muscle
耻骨肌 pectinate muscle
股直肌 rectus femoris muscle
股外侧肌 vastus lateralis muscle
长收肌 adductor longus muscle
股薄肌 gracilis muscle
股内侧肌 vastus medialis muscle
股四头肌肌腱 tendon of the quadriceps
腓肠肌内侧头 medial gastrocnemis muscle
第三腓骨肌 peroneus terius muscle
额肌 frontalis muscle
眼轮匝肌 orbicularis oculi muscle
颧小肌 zygomaticus minor muscle
颧大肌 zygomaticus major muscle
咬肌 masseter muscle
口轮匝肌 orbicularis oris muscle
笑肌 risorius muscle
斜方肌 trapezius muscle
前斜角肌 anterior scalene muscle
胸骨舌骨肌 sternohyoid muscle
三角肌 deltoid muscle
肱二头肌 biceps brachii muscle
肱肌 brachialis muscle
肱桡肌 brachioradialis muscle
旋前圆肌 pronator teres muscle
桡侧腕屈肌 flexor carpi radialis muscle
掌长肌 palmaris longus muscle
尺侧腕屈肌 flexor carpi ulnaris muscle
鱼际肌 muscles of the thenar eminence
小鱼际肌 muscles of the hypothenar eminence
腰大肌 psoas major muscle
腓骨长肌 peroneus longus muscle
胫骨前肌 tibialis anterior muscle
腓骨短肌 peroneus brevis muscle
踇长伸肌 extensor hallucis longus muscle
趾长伸肌 extensor digitorum longus muscle
MediIllust

肌肉系统 muscular system

整体浅层后面观 general posterior superficial view

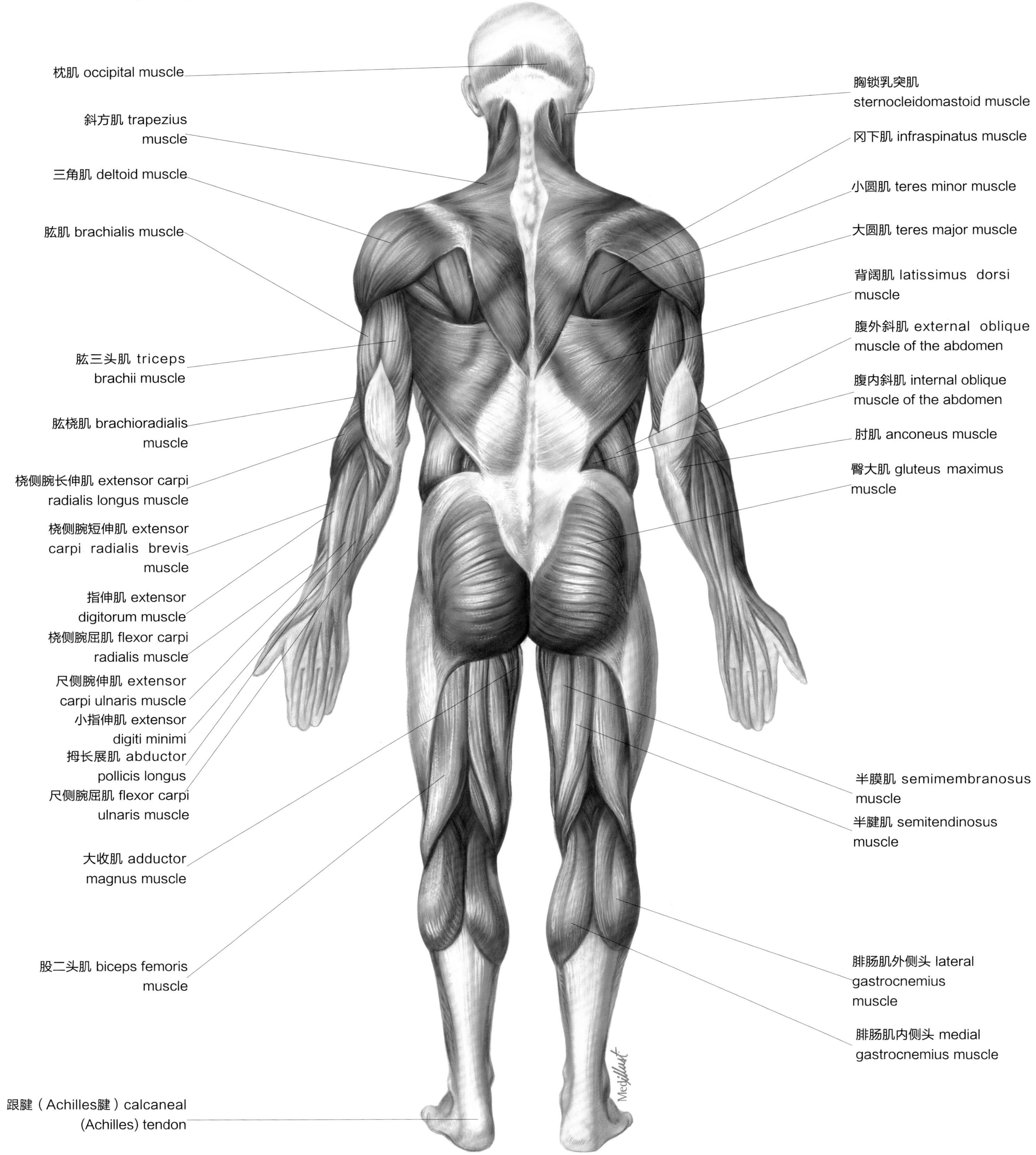

枕肌 occipital muscle
斜方肌 trapezius muscle
三角肌 deltoid muscle
肱肌 brachialis muscle
肱三头肌 triceps brachii muscle
肱桡肌 brachioradialis muscle
桡侧腕长伸肌 extensor carpi radialis longus muscle
桡侧腕短伸肌 extensor carpi radialis brevis muscle
指伸肌 extensor digitorum muscle
桡侧腕屈肌 flexor carpi radialis muscle
尺侧腕伸肌 extensor carpi ulnaris muscle
小指伸肌 extensor digiti minimi
拇长展肌 abductor pollicis longus
尺侧腕屈肌 flexor carpi ulnaris muscle
大收肌 adductor magnus muscle
股二头肌 biceps femoris muscle
跟腱（Achilles腱）calcaneal (Achilles) tendon
胸锁乳突肌 sternocleidomastoid muscle
冈下肌 infraspinatus muscle
小圆肌 teres minor muscle
大圆肌 teres major muscle
背阔肌 latissimus dorsi muscle
腹外斜肌 external oblique muscle of the abdomen
腹内斜肌 internal oblique muscle of the abdomen
肘肌 anconeus muscle
臀大肌 gluteus maximus muscle
半膜肌 semimembranosus muscle
半腱肌 semitendinosus muscle
腓肠肌外侧头 lateral gastrocnemius muscle
腓肠肌内侧头 medial gastrocnemius muscle
Medillust

横纹肌 striated muscle

外部及内部结构 external and internal structure

横纹肌 striated muscle

也称骨骼肌，是指能够在大脑意志支配下进行随意运动的肌肉。大脑的意志通过躯体神经传导到躯体的不同部位，产生运动

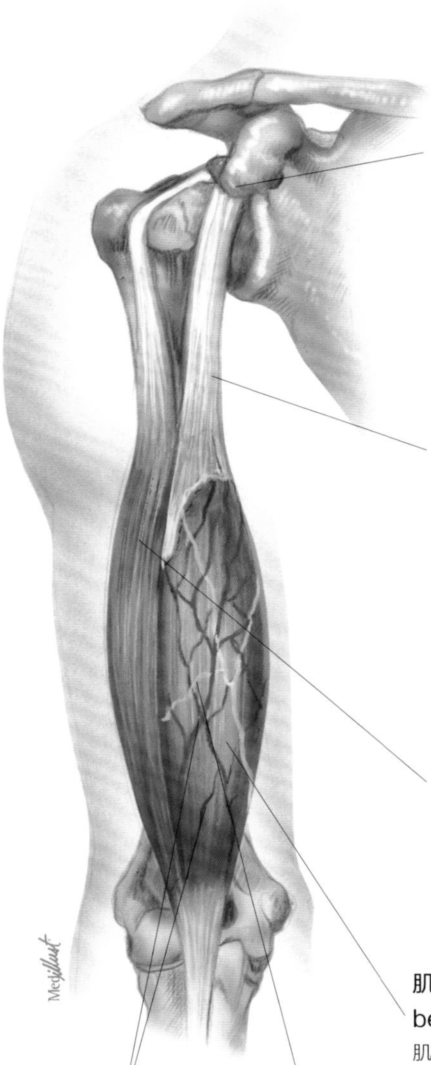
附着点 insertion point
肌腱在骨骼上的附着点，使得肌肉收缩能够传递到骨、软骨或关节上，完成运动
肌腱 tendons
几乎存在于每块横纹肌的末端，作为肌肉和骨骼之间的连结固定装置。它们由似珍珠色的胶原纤维结缔组织构成
深筋膜 deep fascia
包裹横纹肌的膜性鞘，并将其分隔成不同肌群，它们是由类似于肌腱一样的纤维结缔组织构成的
肌腹 muscular belly
肌肉最膨胀处，几乎都处于肌肉的中间部位
血管 blood vessels
肌肉由携带含氧血液的血管提供营养，这些血管通过动脉毛细血管穿入肌肉，并通过静脉毛细血管将去氧血液带入静脉网
躯体神经 somatic nerve
脑将神经冲动通过这些神经传递到肌肉，使其产生随意运动，这些粗大的神经由脊髓发出，支配全身的横纹肌

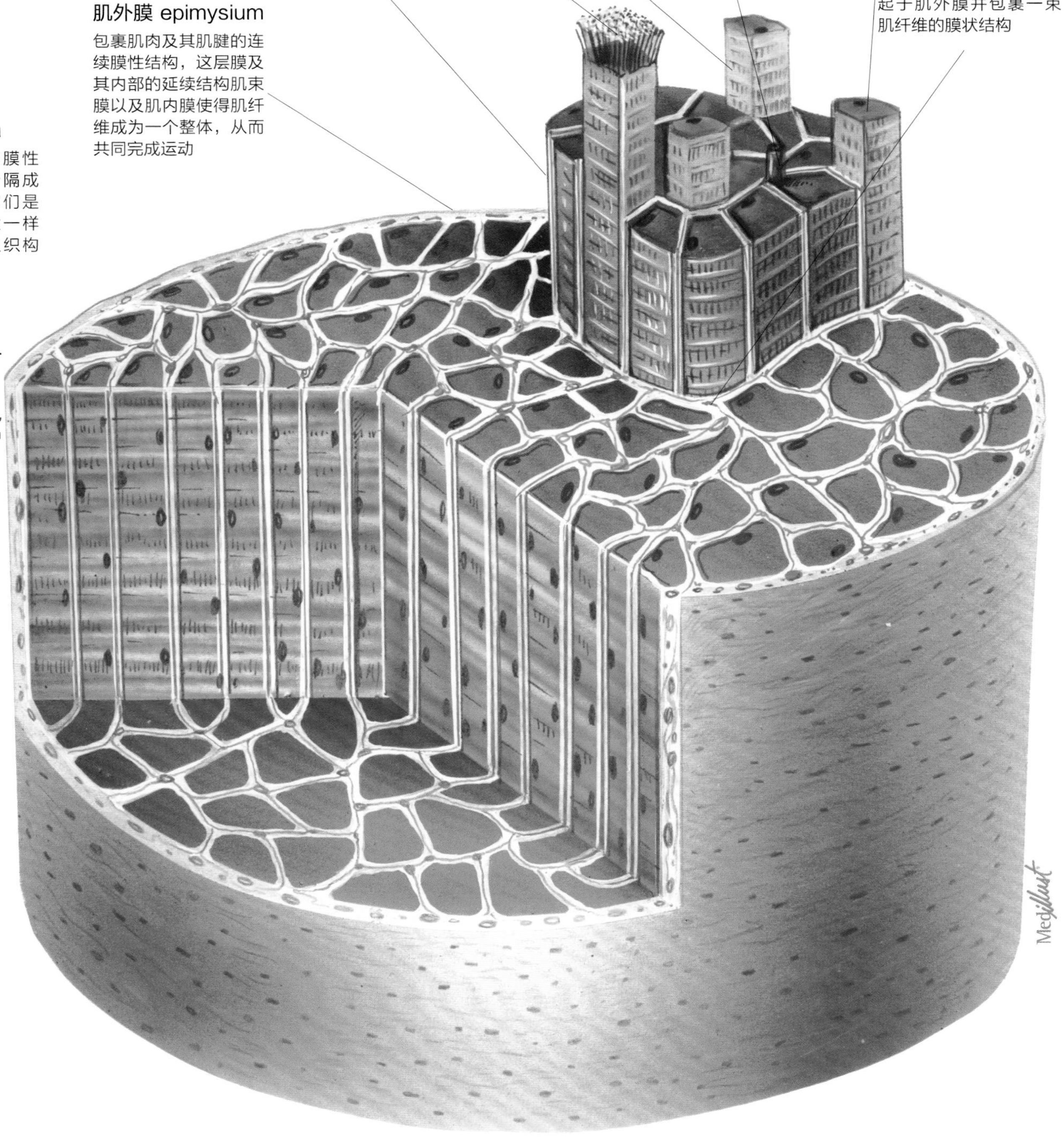
肌原纤维 myofibrils
直径约为1～2μm的细小圆柱状细丝，每根肌纤维包含数以千计的肌原纤维
肌纤维膜 sarcolemma
包裹在每一个肌纤维或肌细胞表面的细胞膜。它的组成和其他所有的细胞膜都类似，但富含胶原和多糖，将收缩性（神经）冲动传递到肌原纤维的电化学变化就是在肌纤维膜上进行的
毛细血管 blood capillaries
这些细小的毛细血管穿过肌束膜将血流运送到肌纤维
肌纤维 muscular fibers
亦称肌细胞或结构单位，在肌内纵行排列。它们的直径在18～80μm之间。其中包含肌原纤维和一种叫做肌浆的液态物质。在神经终末的部位，它们参与组成神经肌肉单位——运动终板
肌内膜 endomysium
起于肌束膜并包裹肌纤维的薄层网状纤维，其上有大量神经末梢分布
肌束膜 perimysium
起于肌外膜并包裹一束肌纤维的膜状结构
肌外膜 epimysium
包裹肌肉及其肌腱的连续膜性结构，这层膜及其内部的延续结构肌束膜以及肌内膜使得肌纤维成为一个整体，从而共同完成运动

平滑肌 smooth muscle

外部及内部结构 external and internal structure

平滑肌 smooth muscles

也称内脏肌，随着产生于中枢神经的自发性冲动而产生不随意运动，不受意志的支配。平滑肌常见于内脏器官壁，如血管、肠管、支气管等，此外，皮肤、眼也有分布。平滑肌的存在使得上述器官能够在睡眠和清醒状态下都能进行工作

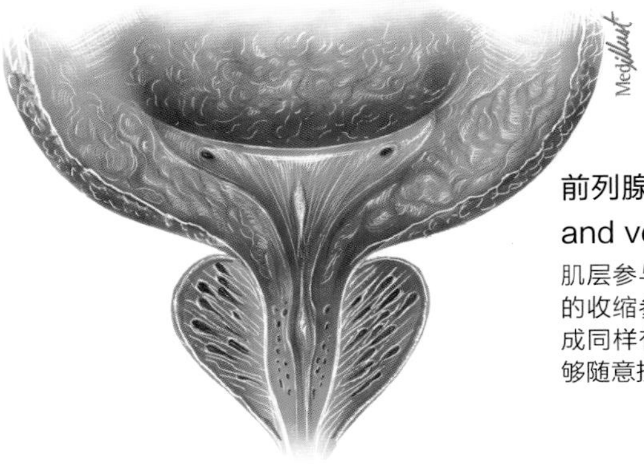

前列腺与膀胱肌性结构 prostate and vesicle musculature

肌层参与组成膀胱和前列腺的壁，它们的收缩参与完成射精或排尿。膀胱的组成同样有横纹肌的参与，这样使得人能够随意控制排尿

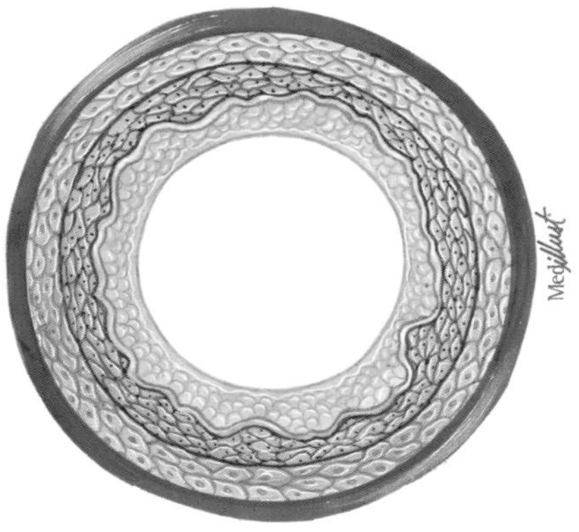

动脉血管壁的肌性结构 musculature of the arterial walls

血管壁的肌性结构使得血管能够改变直径从而改变血流和血压

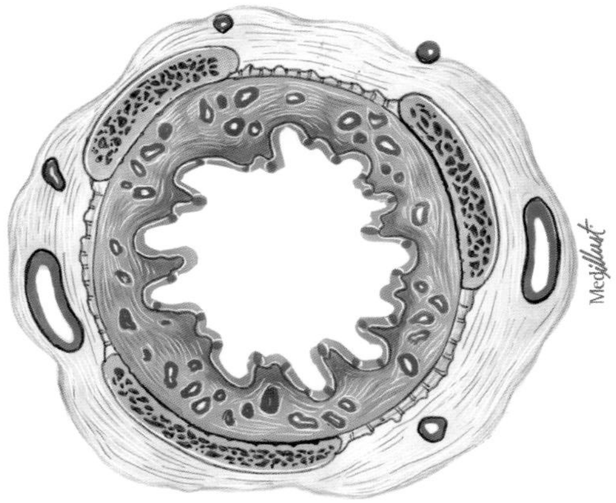

支气管壁的肌性结构 musculature of the bronchial walls

支气管壁的肌层通过收缩或舒张使得支气管变粗或变细，从而调整进入肺泡空气量的多少

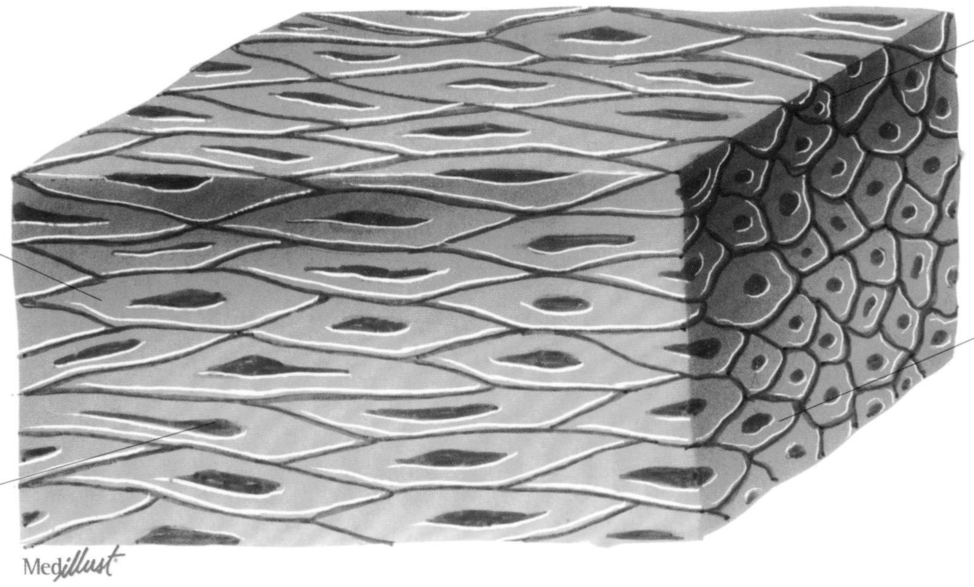

平滑肌纤维 smooth muscular fiber

平滑肌是由80～200μm长度不等的纺锤状的细胞构成的肌束，一般排列成层状，特别是参与构成中空器官壁时（肠管、血管、支气管等）。此外，平滑肌还参与组成连续性组织如前列腺，或者单独形成结构单位，如毛发的立毛肌以及虹膜肌

细胞核 nucleus

平滑肌细胞中央有一个核，通常位于线粒体的周边部位

细胞膜 cellular membrane

包裹在平滑肌纤维上的一层薄膜，包含互相交叉联系的纤维网络

肌浆 sarcoplasm

肌浆（或称细胞浆）是肌纤维内部位于肌原纤维或其他结构周围的液态介质。尤其富含糖原、肌球蛋白、钾离子、镁离子和磷。它含大量细小的不规则排列的肌原纤维，这只有在电子显微镜下才能看见。肌原纤维由肌动蛋白和肌球蛋白组成，参与完成肌肉收缩

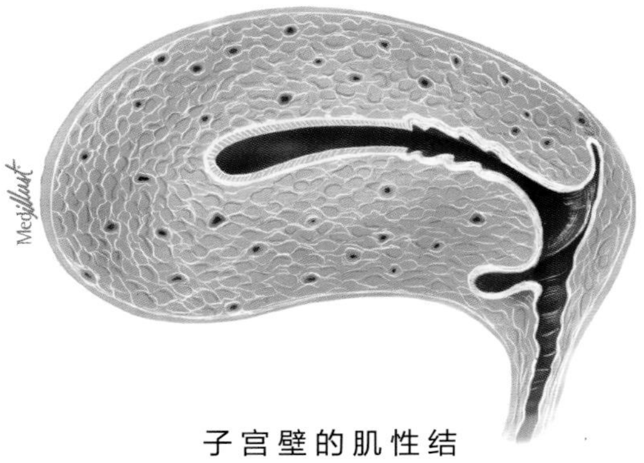

子宫壁的肌性结构 musculature of the uterine wall

胎儿分娩的机制很可能就是由于在激素的作用下，子宫壁强大的肌肉产生收缩而完成的

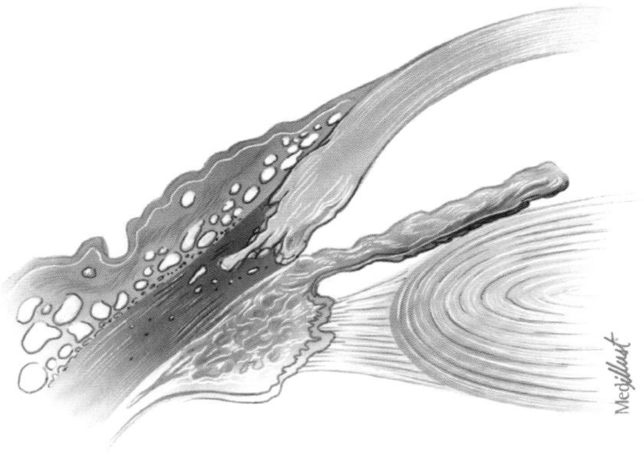

眼的睫状肌 ciliary musculature of the eye

瞳孔周围的睫状肌收缩以及舒张使得瞳孔的形状发生变化从而达到最佳视觉效果

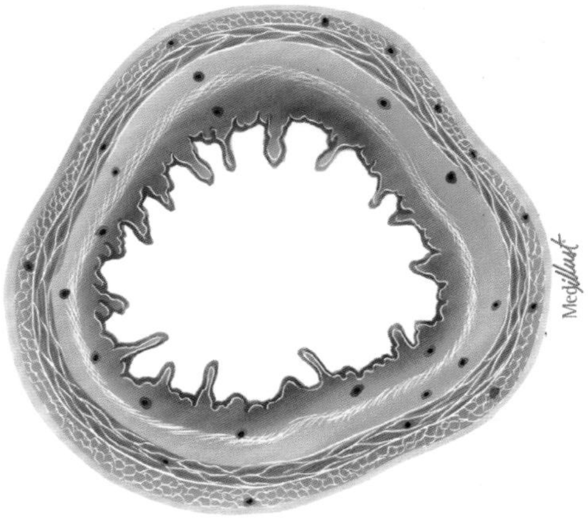

肠壁的肌性结构 musculature of the intestinal wall

该类肌肉收缩产生的蠕动使得食团能够在胃肠道中逐级向下排送

运动终板 motor end plate

神经末梢、轴突通过该结构与肌纤维进行联系。通过这个复合的连接结构，来源于中枢神经系统的神经冲动能够传递到肌肉并使其产生收缩或舒张

轴突末梢膨大 terminal dilation of the axon

在躯体神经和肌纤维连接处，轴突变得粗大，插入到肌纤维膜内凹形成的突触间隙内

髓鞘 myelin sheath

包绕在神经细胞轴突的脂蛋白鞘，具有支持神经纤维、增加神经冲动传导速度的作用。在外周神经系统和中枢神经系统，髓鞘分别由Schwann细胞和少突胶质细胞构成

躯体神经 somatic nerve

脑和脊髓将神经冲动通过这些神经传递到肌肉，使其产生随意运动。一些粗大的神经根由脊髓发出，支配全身的骨骼肌

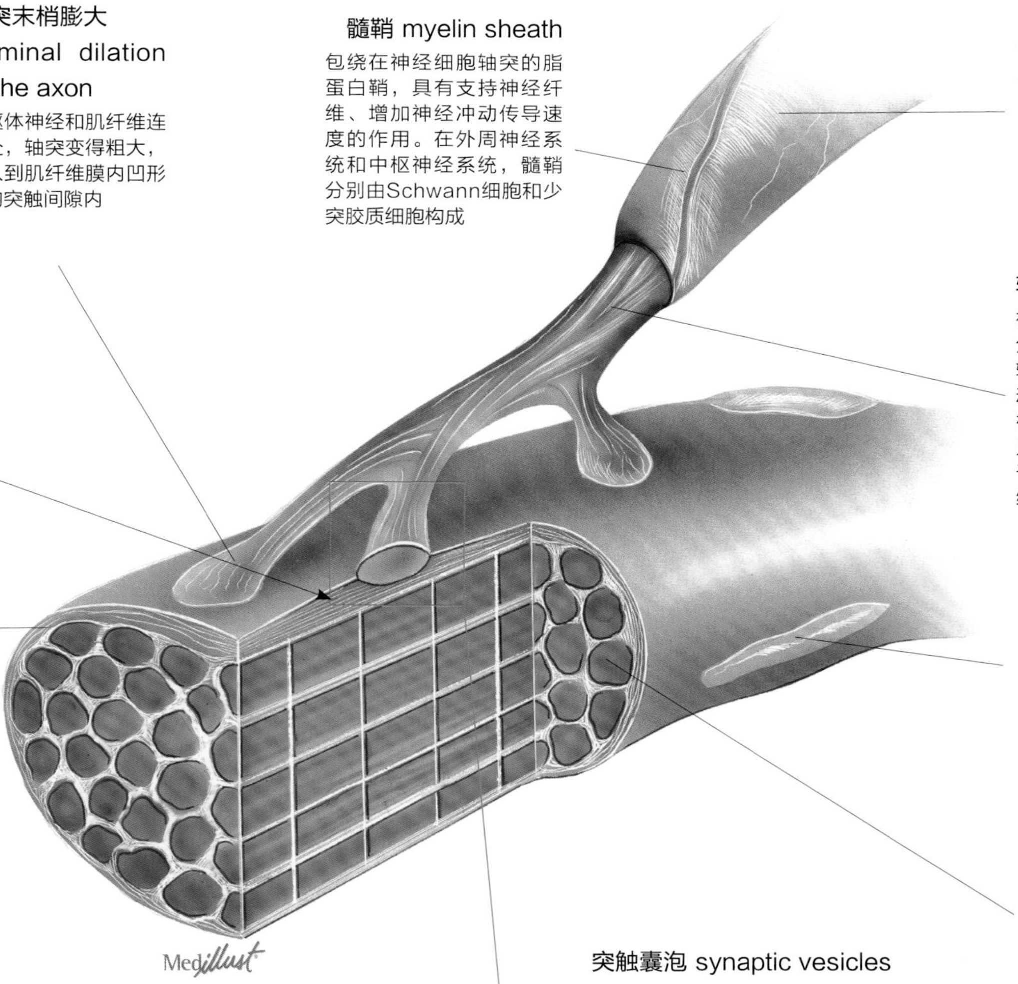

轴突 axon

神经元或称神经细胞的延长部分。神经纤维的绝大部分都是由轴突构成的。它们的功能就是将动作电位传递到运动终板或其他神经元。一般来说，一个神经元只有一个轴突，而且轴突一般长于树突。有一些轴突有髓鞘包绕，而有一些则没有

肌纤维膜 sarcolemma

包裹在每一个肌纤维（肌细胞）表面的细胞膜。它的组成和其他所有的细胞膜都类似，但富含胶原和多糖，将收缩性（神经）冲动传递到肌原纤维的电化学变化就是在肌纤维膜上进行的

细胞核 nucleus

平滑肌细胞中央有一个核，通常位于线粒体的周边部位

肌纤维 muscular fibers

T 系统 Tsystem

肌纤维膜内陷形成的小管状结构，走向与肌纤维方向垂直，并将肌原纤维分隔成各个单位，称为肌(原纤维)节。它们的存在使每个肌原纤维可以共同收缩

突触间隙 synaptic cleft

在神经–肌肉接头处肌纤维膜形成的一个凹陷。轴突末梢的膨大刚好插入到该凹陷内

突触囊泡 synaptic vesicles

在轴突末梢的膨大部位有大量的（>300 000个）突触囊泡聚集。它们内含一种称为乙酰胆碱的神经递质。乙酰胆碱使得两个神经元之间发生化学联系，并使神经冲动由神经元传递到肌纤维。突触囊泡接受轴突传导的电冲动的指令而释放

肌原纤维 myofibrils

直径为1～2μm的细小圆柱状细丝，每根肌纤维包含数以千计的肌原纤维。肌原纤维是由肌动蛋白和肌球蛋白组成的互相连接的肌丝构成的。肌原纤维上有相间的明带（又称I带）和暗带（A带），与Z线共同组成一个肌节

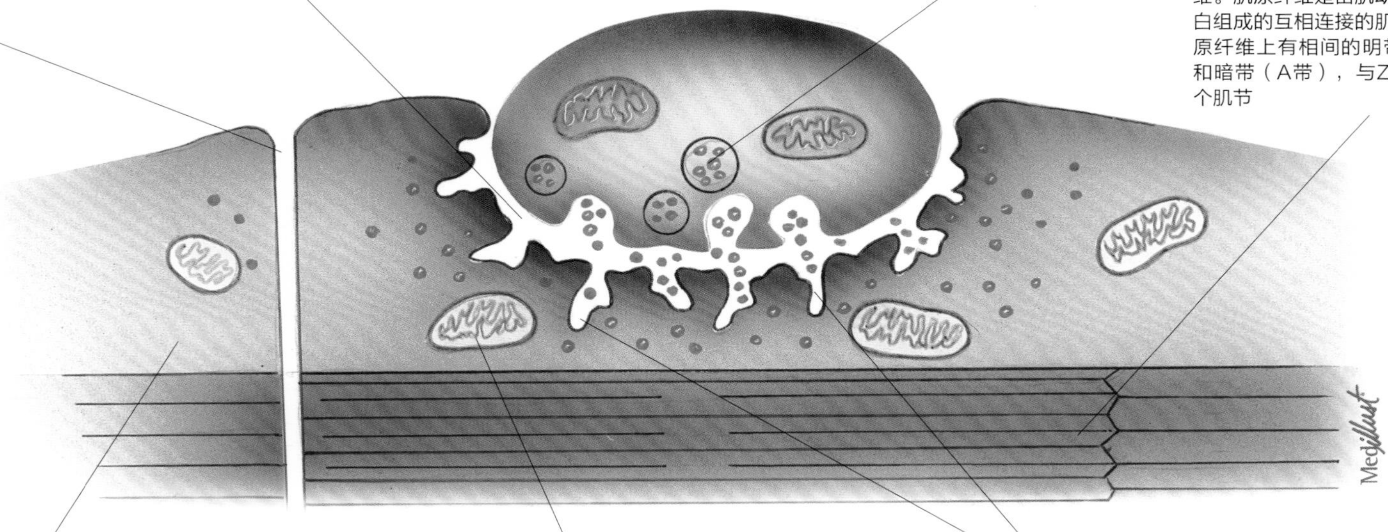

肌浆 sarcoplasm

肌浆（或称细胞浆）是肌纤维内部位于肌原纤维或其他结构周围的液态介质，富含糖原、肌球蛋白、钾离子、镁离子和磷。它含大量细小的不规则排列的肌原纤维，这只有在电子显微镜下才能看见。肌原纤维由肌动蛋白和肌球蛋白组成，参与完成肌肉收缩

线粒体 mitochondria

是胞浆中作为细胞能量可靠来源的粒状小体，能够产生人体能量的来源——ATP。如果没有ATP，生物将无法进行任何消耗能量的活动。肌纤维的细胞浆中含有大量的线粒体，能够提供肌肉舒张和收缩所需的能量

连接皱褶 junctional fold

突触间隙向肌浆内凹陷而延伸，使神经末梢释放的各种分子与肌纤维膜上的受体结合

肌肉收缩 muscular contraction

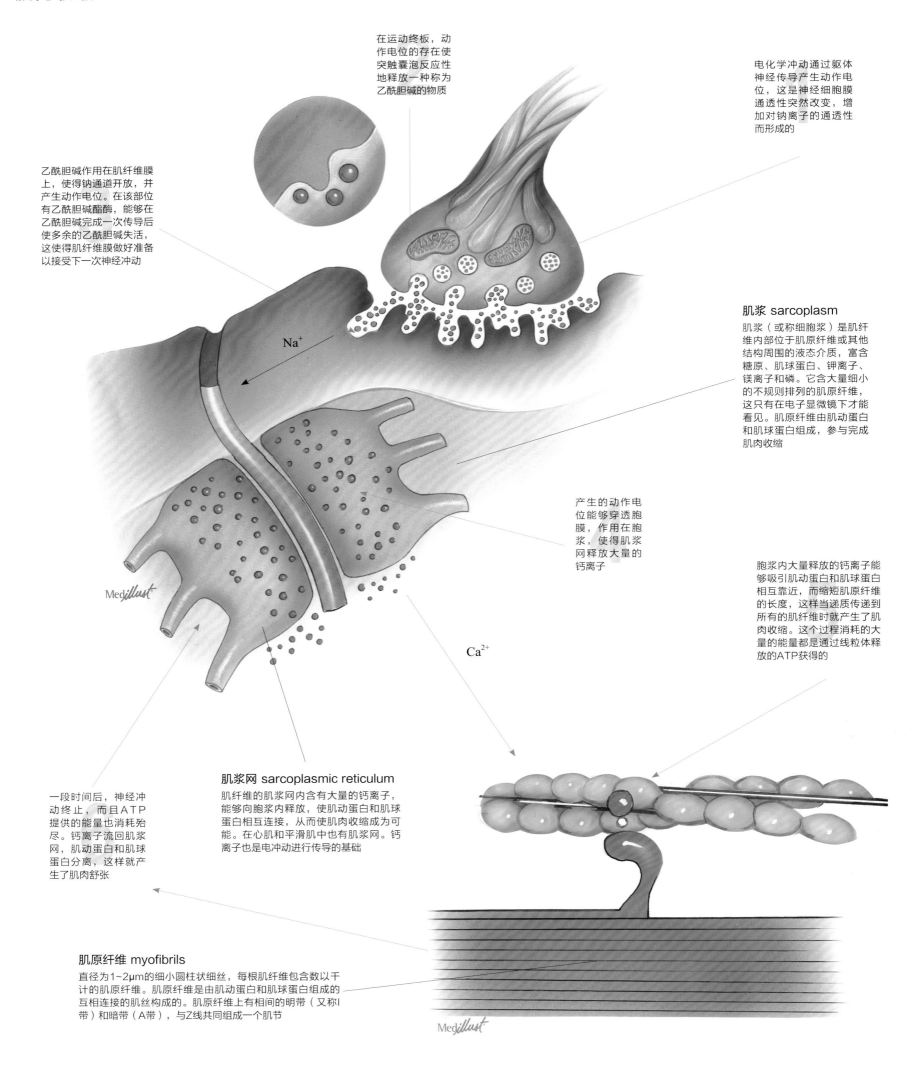

在运动终板，动作电位的存在使突触囊泡反应性地释放一种称为乙酰胆碱的物质

电化学冲动通过躯体神经传导产生动作电位，这是神经细胞膜通透性突然改变，增加对钠离子的通透性而形成的

乙酰胆碱作用在肌纤维膜上，使得钠通道开放，并产生动作电位。在该部位有乙酰胆碱酯酶，能够在乙酰胆碱完成一次传导后使多余的乙酰胆碱失活，这使得肌纤维膜做好准备以接受下一次神经冲动

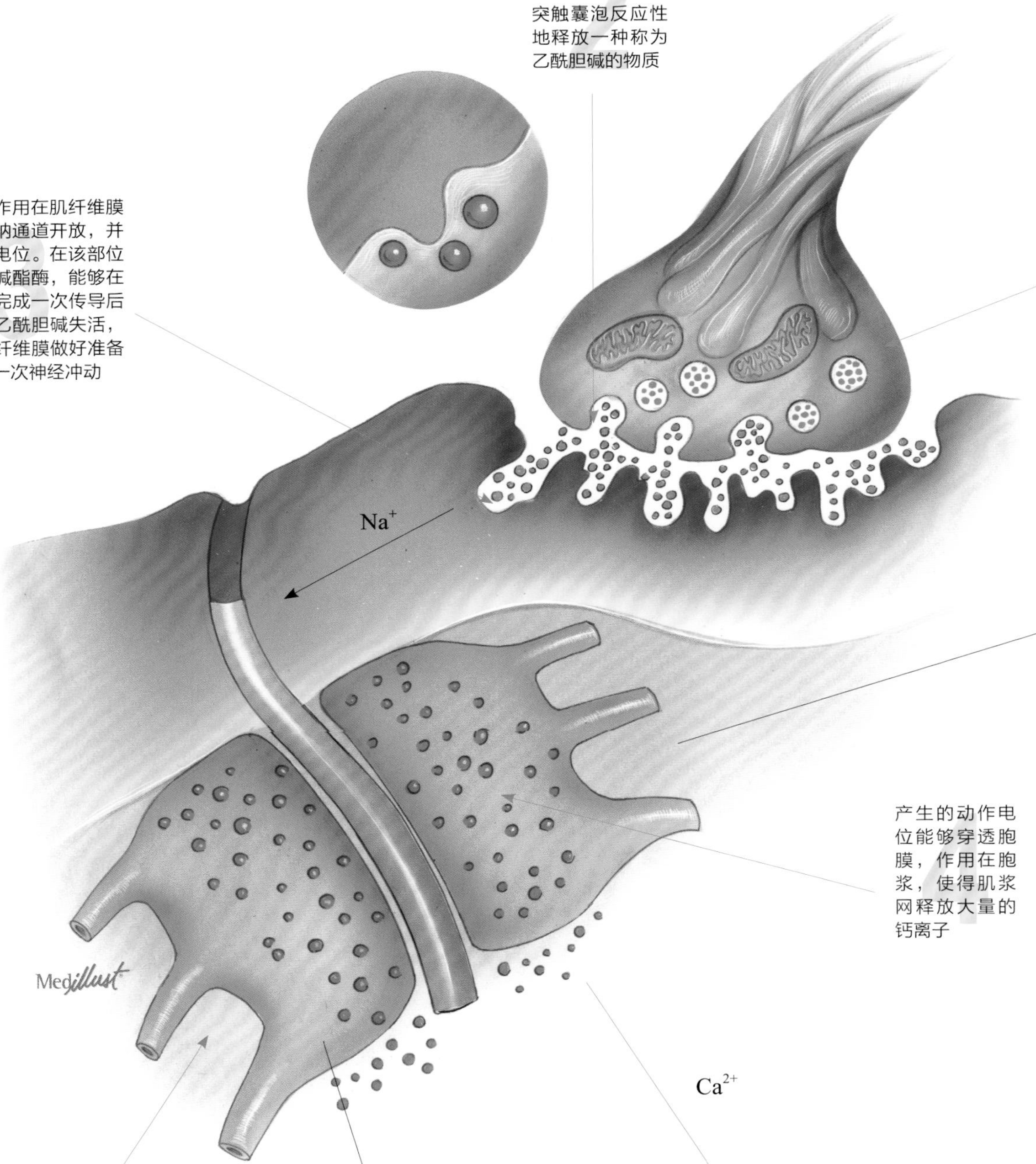

Na^+
Medillust
Ca^{2+}

肌浆 sarcoplasm

肌浆（或称细胞浆）是肌纤维内部位于肌原纤维或其他结构周围的液态介质，富含糖原、肌球蛋白、钾离子、镁离子和磷。它含大量细小的不规则排列的肌原纤维，这只有在电子显微镜下才能看见。肌原纤维由肌动蛋白和肌球蛋白组成，参与完成肌肉收缩

产生的动作电位能够穿透胞膜，作用在胞浆，使得肌浆网释放大量的钙离子

胞浆内大量释放的钙离子能够吸引肌动蛋白和肌球蛋白相互靠近，而缩短肌原纤维的长度，这样当递质传递到所有的肌纤维时就产生了肌肉收缩。这个过程消耗的大量的能量都是通过线粒体释放的ATP获得的

肌浆网 sarcoplasmic reticulum

肌纤维的肌浆网内含有大量的钙离子，能够向胞浆内释放，使肌动蛋白和肌球蛋白相互连接，从而使肌肉收缩成为可能。在心肌和平滑肌中也有肌浆网。钙离子也是电冲动进行传导的基础

一段时间后，神经冲动终止，而且ATP提供的能量也消耗殆尽。钙离子流回肌浆网，肌动蛋白和肌球蛋白分离，这样就产生了肌肉舒张

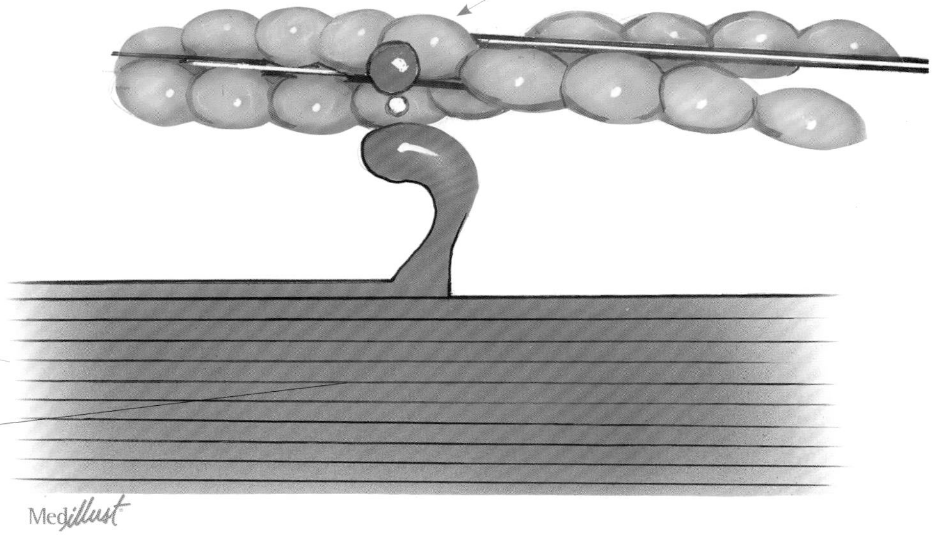

Medillust

肌原纤维 myofibrils

直径为1~2μm的细小圆柱状细丝，每根肌纤维包含数以千计的肌原纤维。肌原纤维是由肌动蛋白和肌球蛋白组成的互相连接的肌丝构成的。肌原纤维上有相间的明带（又称I带）和暗带（A带），与Z线共同组成一个肌节

所有的面部肌肉均由颈外动脉分支供血

降眉间肌 procerus muscle

从眉间到鼻软骨和鼻骨沿鼻背垂直延伸的一块面肌，该肌收缩使眉间出现皮褶。受面神经分支支配

帽状腱膜 galea aponeurotica

包绕在头颅上方的一层纤维膜，与覆盖它的皮肤紧密结合为一层，可在骨面上滑动。它是头颅多个皮肌的起点

额肌 frontalis muscle

位于额部皮下，起于帽状腱膜止于眼眶上缘的一块面肌。该肌收缩能够拉紧帽状腱膜，并参与形成如提眉、皱眉等面部表情。受面神经分支支配

皱眉肌 superciliary muscle

一块细小纤薄的面肌，位于眼轮匝肌和额肌深面，从眼眶内区到眉内侧部皮肤。该肌收缩形成皱眉。受面神经支配

鼻肌 nasalis muscle

也称鼻横肌，从鼻软骨中线到鼻翼部皮肤。该肌收缩能够缩小鼻孔，形成纵行的皮褶。受面神经支配

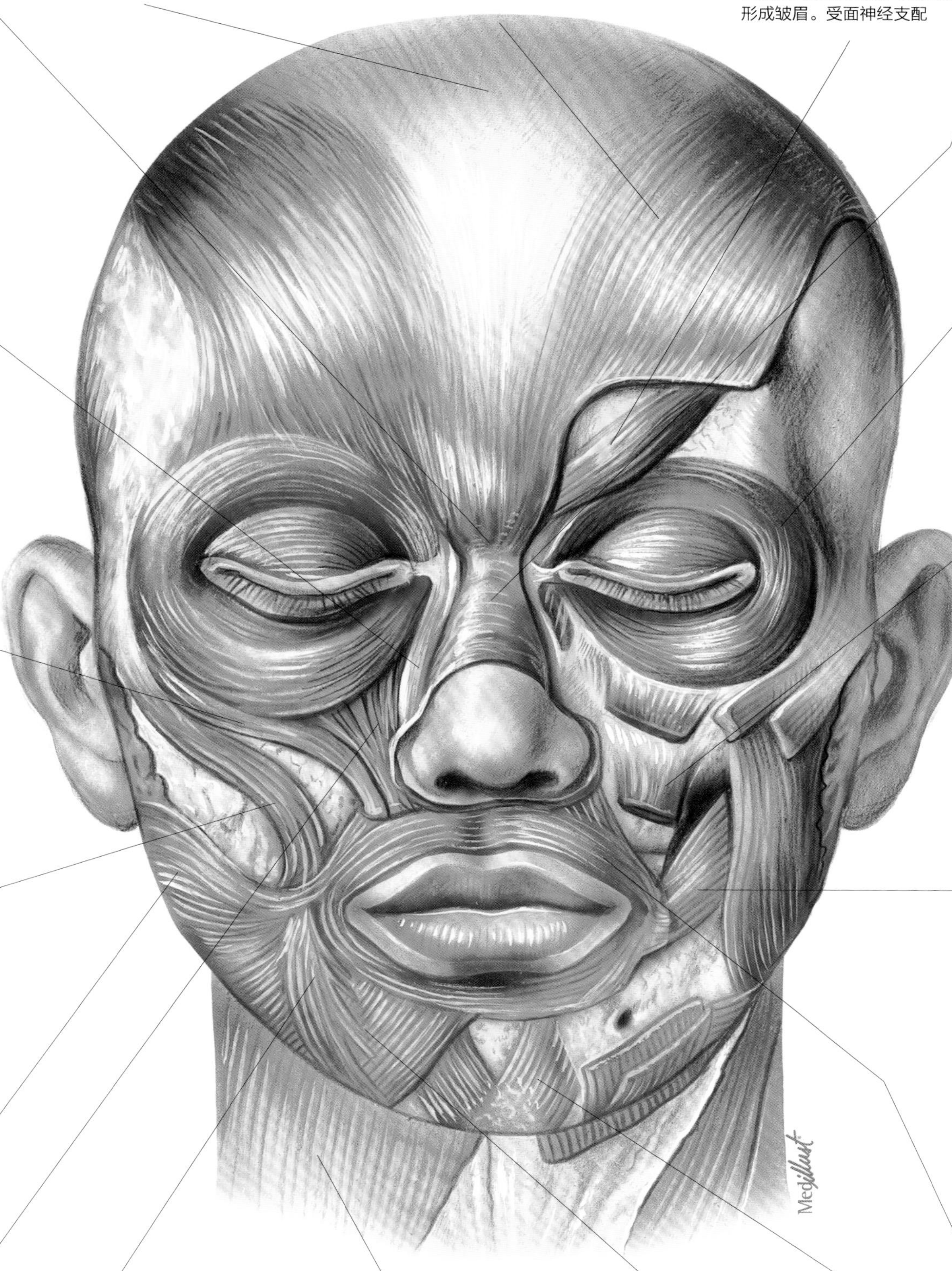

鼻翼及上唇提肌 levator muscle of the ala of the nose and upper lip

起自上颌骨内部的一块面肌，在该部位它分为两股肌束，分别附着到鼻翼和上唇的皮肤。该肌收缩能够上提鼻翼、扩张鼻孔并使上唇上翘。受面神经支配

颧小肌 zygomaticus minor muscle

起自颧骨颊部的一块面肌，止于上唇的皮肤。该肌的收缩能够上提、外翻上唇，受面神经分支支配

颧大肌 zygomaticus major muscle

起自颧骨颊部的一块长而薄的面肌，止于口角的皮肤。该肌收缩能够辅助提口角肌上提口角。受面神经支配

笑肌 risorius muscle

能够上提并牵口角向外而产生笑容的面肌，起自腮腺区皮肤，自该部位其纤维横向至口角皮肤。受面神经支配

眼轮匝肌 orbicularis oculi muscle

环绕在眼裂周围的环形面肌。分布在眼内眦和外眦之间，并附着于眼睑皮肤。该肌可开启、闭合眼睑，完成瞬目、眨眼等动作。受面神经支配

提口角肌 levator anguli oris

也称为尖牙肌。起于尖牙窝，止于口角皮肤，收缩能上提口角，是颧大肌的拮抗肌。受面神经支配

颊肌 buccinator muscle

附着于口角周围皮下的面肌。起自下颌骨上缘、上颌骨下缘，并延伸到面颊的深面，部分肌束起自下颌骨和颅底翼突之间的翼突下颌韧带。该肌的主要功能是外拉口角，并与其他肌肉协作完成吹口哨、吮吸等动作。尽管主要是作为面部表情肌，它还具有帮助咀嚼、进食等功能。它由上颌动脉的下行降支颊动脉供血，受面神经分支支配

口轮匝肌 orbicularis oris muscle

由一侧口角向另一侧延伸的上下两股肌束环绕口裂构成的椭圆形面肌。在口角，该肌附着于皮肤以及相对应的上颌骨。该肌收缩能够完成开口和闭口，并与其他肌肉协作完成吹口哨、吮吸等动作。受面神经支配

提上唇肌 levator labii superioris muscle

起自上颌骨眶下方处，止于上唇皮肤的一块面肌，该肌与鼻翼及上唇提肌走向平行。该肌收缩能够上提上唇中部。受面神经支配

降口角肌 depressor anguli oris muscle

由于形状为三角形，也称唇三角肌。起自下颌骨下缘，上端部分伸入口角皮肤。该肌收缩能够下拉口角，产生恶心或悲伤的表情。受面神经支配

颈阔肌 platysma

延伸到颈外侧部的一块面肌。紧挨皮下，位置极为表浅。起自下唇和颏部附近，延伸到锁骨处的皮下。该肌收缩能够迫使下唇和颏部的皮肤向下，和降口角肌协作，完成厌恶或悲伤的表情。受面神经支配

降下唇肌 depressor labii inferioris muscle

起自下颌骨下缘止于下唇皮肤的面肌。该肌收缩能够下降、外拉下唇。受面神经支配

颏肌 mentalis muscle

位于颏外侧部的小块面肌，起自下颌骨外侧面，止于该部位的皮下，因此该肌收缩能够上提颏部皮肤。受面神经支配

头面部 skull and face

浅层侧面观 superficial lateral view

所有的面部肌肉均由颈外动脉分支供血

颞肌 temporal muscle

位于颞筋膜下的一块宽大的扇形肌。起自颞窝和颧弓，下行止于下颌骨的冠突。能上提下颌骨，完成咀嚼动作。颞肌由颞动脉供血，受三叉神经之下颌神经的分支支配

额肌 frontalis muscle

位于额部皮下，起于帽状腱膜止于眼眶上缘的一块面肌。该肌收缩能够拉紧帽状腱膜，并参与形成如提眉、皱眉等面部表情。受面神经分支支配

颞筋膜 temporal fascia

覆盖颞窝、包绕颞肌并与其紧密结合的一层纤维膜。上方附着于颅骨，下方附着于颧弓

帽状腱膜 galea aponeurotica

包绕在头颅上方的一层纤维膜，与覆盖它的皮肤紧密结合成一层，可在骨面上滑动。它是头颅多个皮肌的起点

耳上肌 auricularis superior muscle

位于耳廓上方一块扁平、几乎萎缩的肌肉。起自帽状腱膜的外侧缘，止于耳廓软骨上部。该肌收缩能够使耳廓轻微上提。也存在有耳前肌和耳后肌。受面神经分支支配

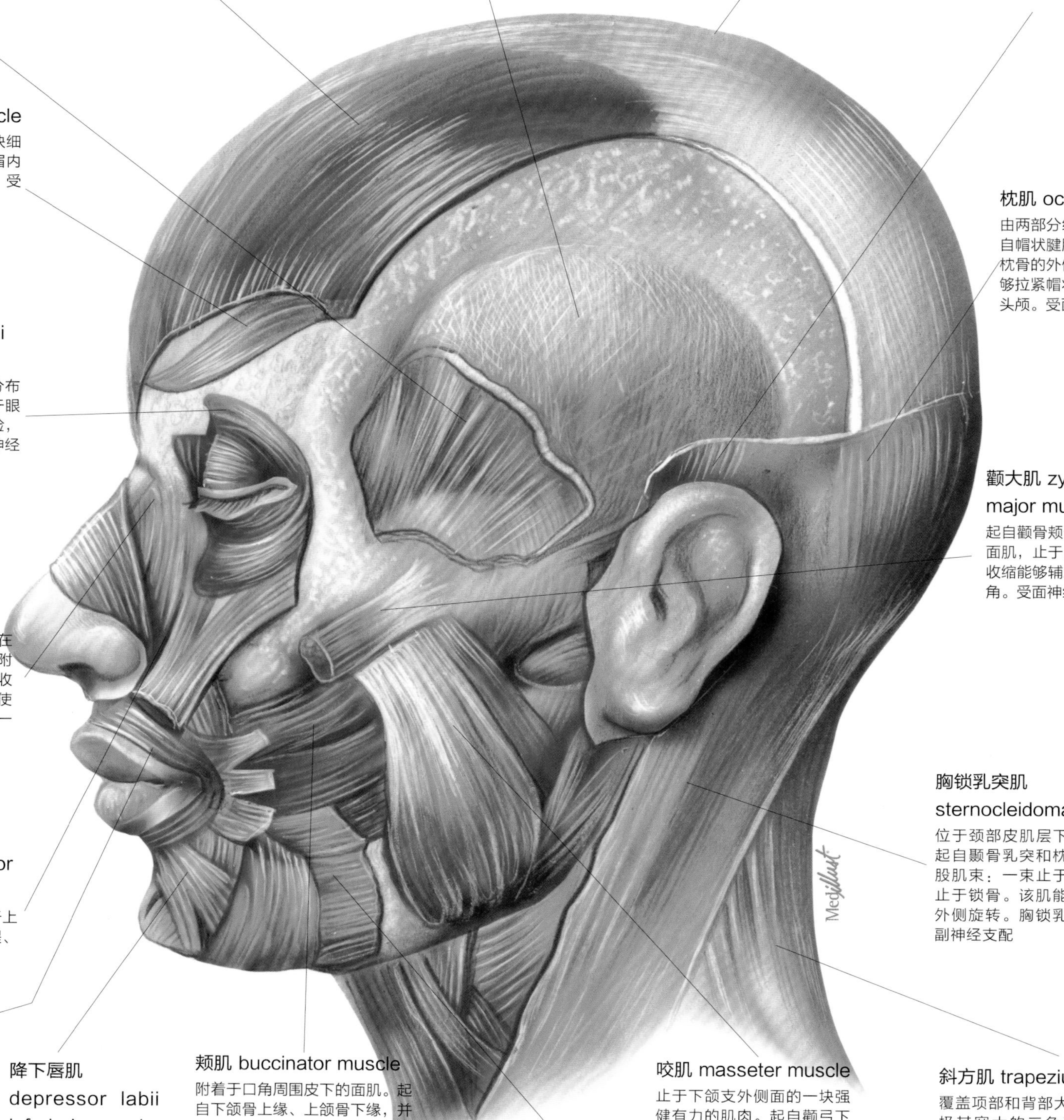

皱眉肌 superciliary muscle

位于眼轮匝肌和额肌深面的一块细小纤薄的面肌，从眼眶内区到眉内侧部皮肤。该肌收缩完成皱眉。受面神经支配

眼轮匝肌 orbicularis oculi muscle

环绕在眼裂周围的环形面肌。分布在眼内眦和外眦之间，并附着于眼睑皮肤。该肌可开启、闭合眼睑，完成瞬目、眨眼等动作。受面神经支配

鼻翼及上唇提肌 levator muscle of the ala of the nose and upper lip

起自上颌骨内部的一块面肌，在该部位它分为两股肌束，分别附着于鼻翼和上唇的皮肤。该肌收缩能够上提鼻翼、扩张鼻孔并使上唇上翘。该肌和其他面肌一样，受面神经支配

颧小肌 zygomaticus minor muscle

起自颧骨颊部的一块面肌，止于上唇的皮肤。该肌的收缩能够上提、外翻上唇，受面神经分支支配

枕肌 occipital muscle

由两部分组成的扁平肌，起自帽状腱膜，向后延伸到达枕骨的外侧区。该肌收缩能够拉紧帽状腱膜，使其覆盖头颅。受面神经分支支配

颧大肌 zygomaticus major muscle

起自颧骨颊部的一块长而薄的面肌，止于口角的皮肤。该肌收缩能够辅助提口角肌上提口角。受面神经支配

胸锁乳突肌 sternocleidomastoid muscle

位于颈部皮肌层下方的一块颈肌。起自颞骨乳突和枕骨，下行分为两股肌束：一束止于胸骨柄，另一束止于锁骨。该肌能够屈颈并使其向外侧旋转。胸锁乳突肌受颈神经和副神经支配

口轮匝肌 orbicularis oris muscle

由一侧口角向另一侧延伸的上下两股肌束环绕口裂构成的椭圆形面肌。在口角，该肌附着于皮肤以及相对应的上颌骨。该肌收缩能够完成开口和闭口，并与其他肌肉协作完成吹口哨、吮吸等动作。受面神经支配

降下唇肌 depressor labii inferioris muscle

起自下颌骨下缘，止于下唇皮肤的面肌。该肌收缩能够下降、外拉下唇。受面神经支配

颊肌 buccinator muscle

附着于口角周围皮下的面肌。起自下颌骨上缘、上颌骨下缘，并延伸到面颊的深面，部分肌束起自下颌骨和颅底翼突之间的翼突下颌韧带。该肌的主要功能是外拉口角，并与其他肌肉协作完成吹口哨、吮吸等动作。尽管主要是作为面部表情肌，它还具有帮助咀嚼、进食等功能。它由上颌动脉的下行降支颊动脉供血，受面神经分支支配

笑肌 risorius muscle

能够上提并牵口角向外而产生笑容的面肌，起自腮腺区皮肤，自该部位其纤维横向至口角皮肤。受面神经支配

咬肌 masseter muscle

止于下颌支外侧面的一块强健有力的肌肉。起自颧弓下缘。有深浅两股肌束。该肌的收缩、舒张分别使下颌骨上升、下降，完成咀嚼的基本动作。咬肌由面动脉和上颌动脉的分支咬肌动脉供血，受三叉神经之下颌神经的分支支配

斜方肌 trapezius muscle

覆盖项部和背部大部分肌肉的一块极其宽大的三角形肌肉。起自枕骨、上项线、项韧带、第7颈椎和全部胸椎的棘突。该三角形肌肉止于肩部的肩胛冈、肩峰、锁骨。该肌可以上提、收紧并上下旋转肩胛骨。斜方肌受副神经和颈神经支配，由颈横动脉供血

所有的面部肌肉均由颈外动脉分支供血

面肌和咀嚼肌群 facial and masticatory muscles

浅层外侧面观 superficial lateral view

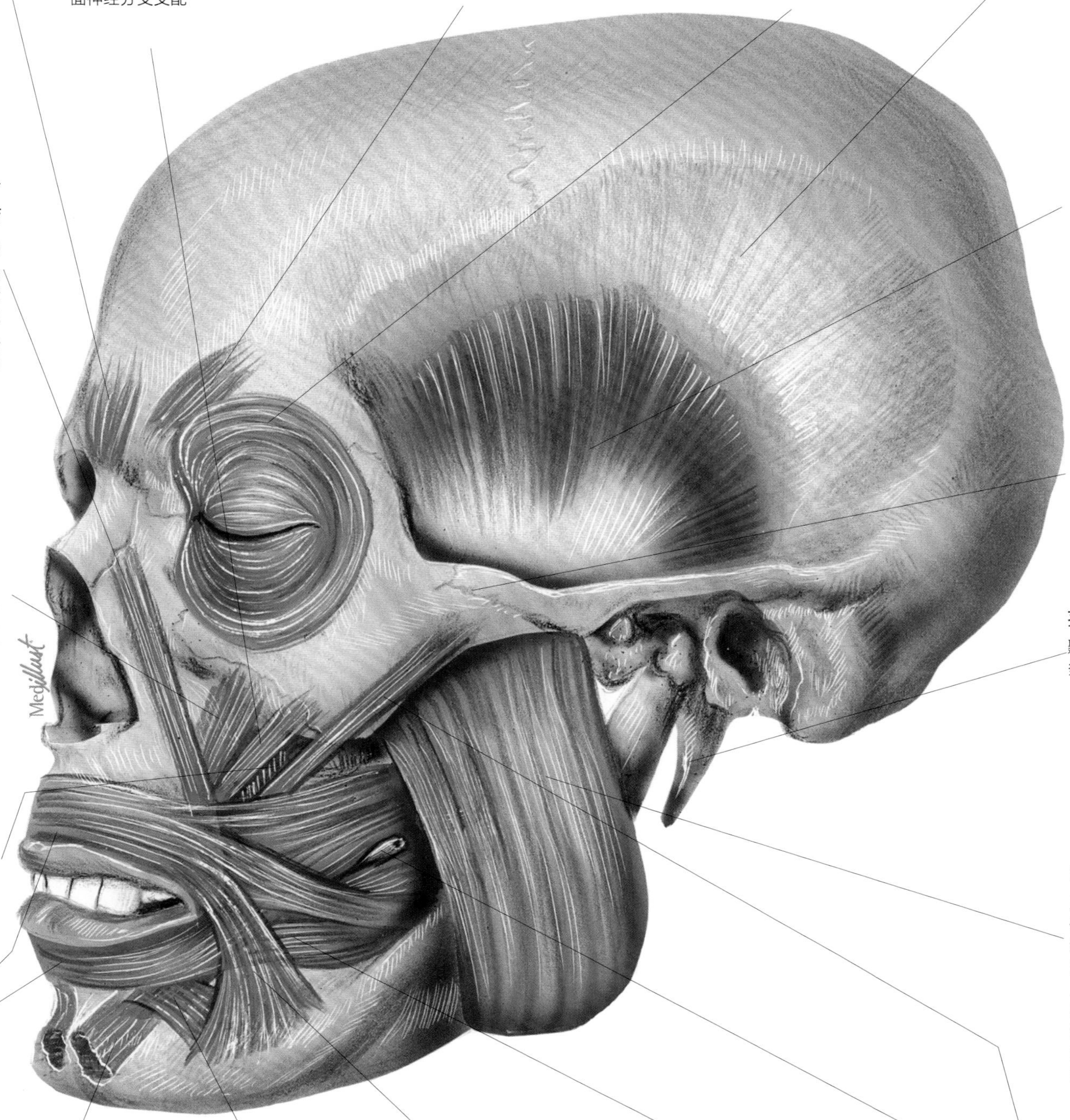

降眉间肌 procerus muscle
从眉间到鼻软骨和鼻骨沿鼻背垂直延伸的一块面肌，该肌收缩使眉间出现皮褶。降眉间肌由面神经分支支配

颧小肌 zygomaticus minor muscle
起自颧骨颊部的一块面肌，止于上唇的皮肤。该肌的收缩能够上提、外翻上唇，受面神经分支支配

皱眉肌 superciliary muscle
位于眼轮匝肌和额肌深面的一块细小纤薄的面肌，从眼眶内区到眉内侧部皮肤。该肌收缩完成皱眉。受面神经支配

眼轮匝肌 orbicularis oculi muscle
环绕在眼裂周围的环形面肌，分布在眼内眦和外眦之间，并附着于眼睑皮肤。该肌可开启、闭合眼睑，完成瞬目、眨眼等动作。受面神经支配

颞筋膜 temporal fascia
覆盖颞窝、包绕颞肌并与其紧密结合的一层纤维膜。上方附着于颅骨，下方附着于颧弓

颞肌 temporal muscle
位于颞筋膜下的一块宽大的扇形肌。起自颞窝和颧弓，下行止于下颌骨的冠突。能上提下颌骨，完成咀嚼动作。颞肌由颞动脉供血，受三叉神经之下颌神经的分支支配

鼻翼及上唇提肌 levator muscle of the ala of the nose and upper lip
起自上颌骨的一块面肌，在该部位它分为两股肌束，分别附着于鼻翼和上唇的皮肤。该肌收缩能够上提鼻翼，扩张鼻孔并使上唇上翘。受面神经支配

颧弓 zygomatic arch
由颧骨的颞突和颞骨的颧突形成的骨弓，作为多块咀嚼肌的附着点

提上唇肌 levator labii superioris muscle
起自上颌骨眶下方处，止于上唇皮肤的一块面肌，该肌与鼻翼及上唇提肌走向平行。该肌收缩能够上提上唇中部。受面神经支配

茎突 styloid process
颞骨的一个细小突起，作为多个肌肉、韧带的附着点

提口角肌 levator anguli oris
也称为尖牙肌。分布到颧骨的尖牙窝到口角的皮下，收缩能上提口角。受面神经支配

咬肌 masseter muscle
止于下颌支外侧面的一块强健有力的肌肉。起自颧弓下缘，有深浅两股肌束。该肌的收缩、舒张分别使下颌骨上升、下降，完成咀嚼的基本动作。咬肌由面动脉和上颌动脉的分支咬肌动脉供血，受三叉神经之下颌神经的分支支配

口轮匝肌 orbicularis oris muscle
由一侧口角向另一侧延伸的上下两股肌束环绕口裂构成的椭圆形面肌。在口角，该肌附着于皮肤以及相对应的上颌骨。该肌收缩能够完成开口和闭口，并与其他肌肉协作完成吹口哨、吮吸等动作。受面神经支配

颏肌 mentalis muscle
位于颏外侧部的小块面肌，起自下颌骨外侧面，止于该部位的皮下，因此该肌收缩能够上提颏部皮肤。受面神经支配

降下唇肌 depressor labii inferioris muscle
起自下颌骨下缘止于下唇皮肤的面肌。该肌收缩能够下降、外拉下唇。受面神经支配

降口角肌 depressor anguli oris muscle
由于形状为三角形，也称唇三角肌。起自下颌骨下缘，上端部分附着于口角皮肤。该肌收缩能够下拉口角，产生恶心或悲伤的表情。受面神经支配

颊肌 buccinator muscle
附着于口角周围皮下的面肌。起自下颌骨上缘、上颌骨下缘，并延伸到面颊的深面，部分肌束起自下颌骨和颅底翼突之间的翼突下颌韧带。该肌的主要功能是外拉口角，并与其他肌肉协作完成吹口哨、吮吸等动作。尽管主要是作为面部表情肌，它还具有帮助咀嚼、进食等功能。受面神经分支支配

腮腺管 parotid duct
腮腺中许多收集唾液的小管汇集成腮腺管。它横行越过咬肌表面，开口于与上颌第2磨牙相对的颊黏膜，其中部穿过颊肌

颧大肌 zygomaticus major muscle
起自颧骨颊部的一块长而薄的面肌，止于口角的皮肤。该肌收缩能够辅助提口角肌上提口角。受面神经支配

咀嚼肌群 masticatory muscles

深层外侧面观 deep lateral view

所有的面部肌肉均由颈外动脉分支供血

颧弓 zygomatic arch

由颧骨的颞突和颞骨的颧突形成的骨弓，作为多块咀嚼肌的附着点(此处切断以显示深层咀嚼肌)

翼外肌 lateral pterygoid muscle

位于下颌骨内面，起自颅底和翼突的外侧板，止于下颌颈内侧面。该肌能够上提、拉平下颌骨并使其向侧方移动。由下颌神经的分支支配

髁突（下颌头）condylar process (head of mandible)

下颌支末端的骨性突起，与颞骨关节盂形成颞下颌关节

翼突 pterygoid process

蝶骨体下面两侧向下延伸的突起。起自两个根，根向下延伸形成外侧板和内侧板。翼突作为多块咀嚼肌、软腭肌、咽肌以及一些韧带的附着点

外耳道 external acoustic meatus

颞骨外侧部的一个管道，其上部由颞骨鳞部、下部由颞骨鼓部构成。外耳道从耳廓通至鼓膜，其表面有耳廓延续的皮肤被覆，上有纤细的毛发

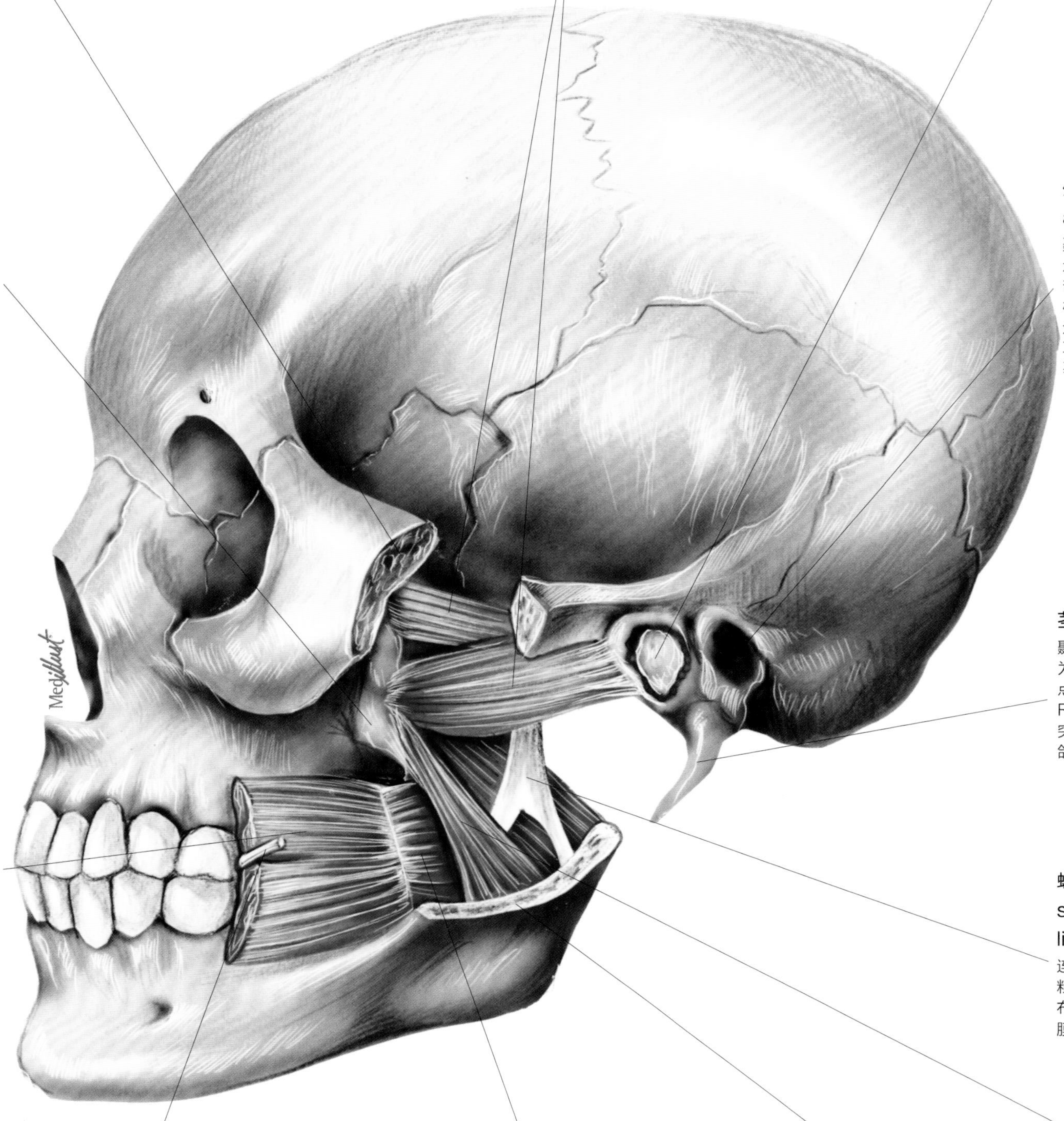

颊肌 buccinator muscle

嵌入到口角周围皮下的面肌。起自下颌骨上缘、上颌骨下缘，并延伸到面颊的深面，部分肌束起自下颌骨和颅底翼突之间的翼突下颌韧带。该肌的主要功能是外拉口角，并与其他肌肉协作完成吹口哨、吮吸等动作。尽管主要是作为面部表情肌，它还具有帮助咀嚼、进食等功能。它由上颌动脉的下行降支颊动脉供血，受面神经分支支配

茎突 styloid process

颞骨的一个细小突起，作为多个肌肉、韧带的附着点，这些肌肉、韧带被称为Riolan束（茎突舌骨肌、茎突咽肌、茎突舌肌、茎突上颌韧带、茎突舌骨韧带）

蝶下颌韧带 sphenomandibular ligament

连结下颌骨和颅底的一根粗大的韧带。参与形成分布在翼内、外肌的纤维膜。其作用与咀嚼肌类似

腮腺管 parotid duct

腮腺中许多收集唾液的小管汇集成腮腺管。横行越过咬肌表面，开口于与上颌第2磨牙相对的颊黏膜，其中部穿过颊肌

咽上缩肌 superior pharyngeal constrictor muscle

起自翼突和下颌支，下行至咽后壁。部分延续形成舌咽肌分布到舌外侧部。该肌能够使咽部变窄并缩短，在吞咽中起重要作用。由舌咽神经和脊神经支配

下颌支 ramus of the mandible

下颌骨向上形成的垂直骨板（部分切断以显示深层咀嚼肌）

翼内肌 medial pterygoid muscle

起于颅底翼突，止于下颌支内侧面。能够上提、收缩下颌骨并使其向侧方移动。由三叉神经之下颌神经的分支支配

舌与口底部 tongue and floor of the mouth

冠状面观 frontal section view

颊肌 buccinator muscle

止于口角周围皮肤的面肌。起自下颌骨上缘、上颌骨下缘，并延伸到面颊的深面，部分肌束起自下颌骨和颅底翼突之间的翼突下颌韧带。该肌的主要功能是外拉口角，并与其他肌肉协作完成吹口哨、吮吸等动作。尽管主要是作为面部表情肌，它还具有帮助咀嚼、进食等功能。它由上颌动脉的下行降支颊动脉供血，受面神经分支支配

舌横肌 transverse muscle of the tongue

在舌上纵肌下方横贯舌。其纤维起源于将舌一分为二的舌中隔，止于舌外侧区的黏膜。其收缩能使舌变宽或缩窄。舌横肌由舌下神经分支支配，舌动脉供血

舌上纵肌 superior longitudinal muscle of the tongue

位于舌腱膜下的一层扁平肌，由舌的上表面向后扩展至舌骨和会厌软骨。其收缩能使舌下降。由舌下神经分支支配，舌动脉供血

舌中隔 lingual septum

垂直于舌中间并将其分为相对称的两部分的纤维隔

舌黏膜 lingual mucosa

含有味蕾和许多小唾液腺

舌腱膜 lingual aponeurosis

位于舌黏膜下，覆盖在舌上面及外侧面肌肉上的膜性结构

舌下腺 sublingual gland

位于口底的一个小腺体，通过Barthonlin管将唾液分泌到口腔

下颌骨 mandible

粗壮，呈“U”形，中部形成颏部（下巴），两端水平分支向后并形成垂直的下颌支，与颞骨相关节。该骨构成骨性下颌并作为舌肌群的附着点

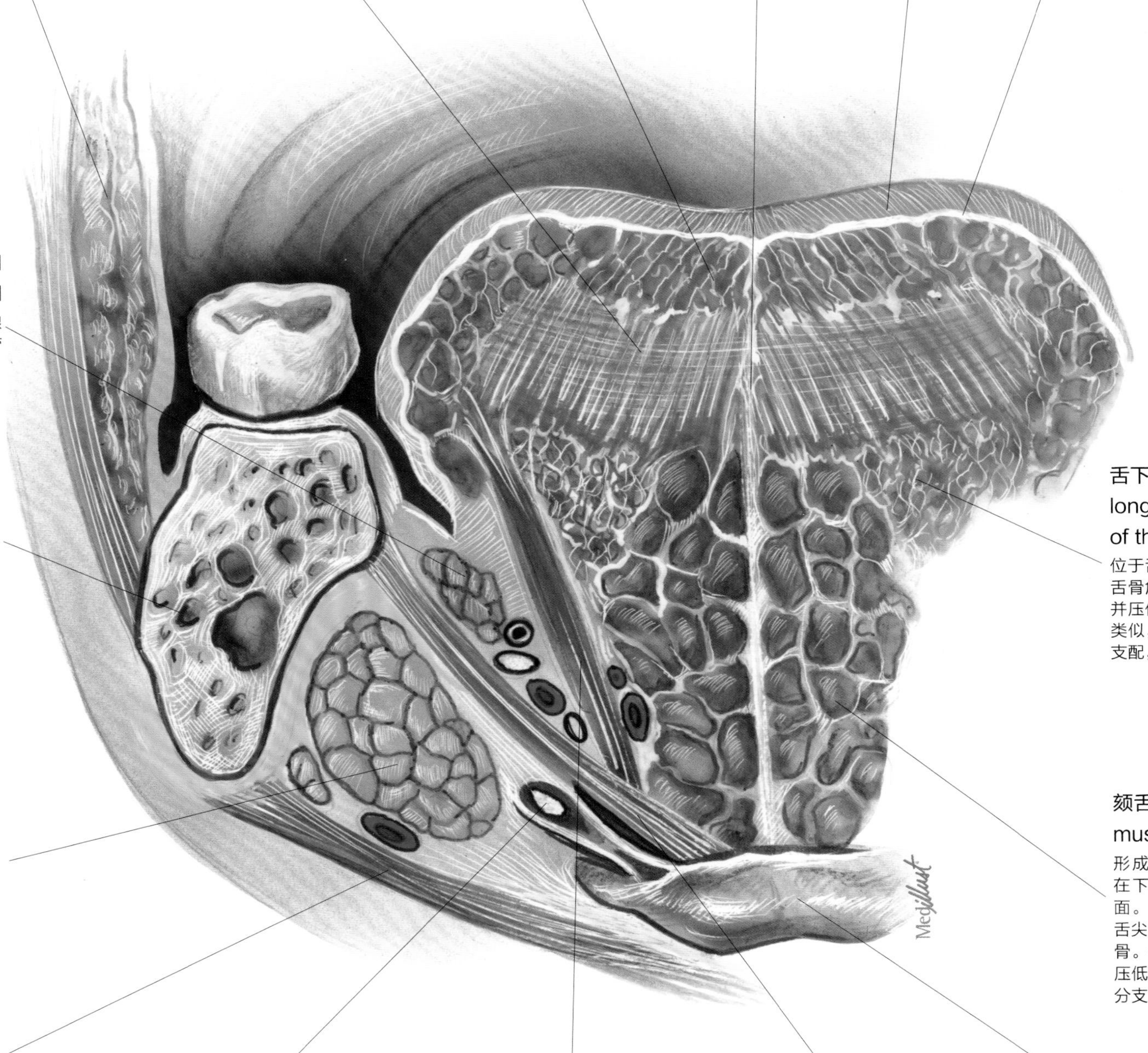

舌下纵肌 inferior longitudinal muscle of the tongue

位于舌外侧面，舌尖黏膜和舌骨角之间。该肌可以回缩并压低舌。与其他所有舌肌类似，舌下纵肌受舌下神经支配，由舌动脉供血

下颌下腺 submandibular gland

位于口底下颌骨水平部内侧面的一个狭长形腺体，通过下颌下腺管通口腔。其功能是分泌具有消化食物作用的唾液

颏舌肌 genioglossus muscle

形成舌体的主要肌。附着在下颌骨的内面、颏部后面。发出3股肌束，分别到舌尖、舌上方的黏膜以及舌骨。各股肌束均可以前伸并压低舌。颏舌肌受舌下神经分支支配，由舌动脉供血

颈阔肌 platysma

位于颈外侧部的一块面肌，紧挨皮下，位置极为表浅。起自下唇和颏部附近，延伸到锁骨部位的皮下。该肌收缩能够迫使下唇和颏部的皮肤向下，和降口角肌协作，完成厌恶或悲伤的表情。受面神经支配

二腹肌腱 tendon of the digastricus muscle

将二腹肌两部分连接起来的肌腱。前部起自二腹肌后部延续过来的肌腱，止于下颌骨颏部，并通过腱纤维与舌骨相连。二腹肌前腹能够下降下颌骨，但如果前后腹同时收缩，能够上提舌骨。二腹肌由三叉神经的分支（前腹）和面神经（后腹）支配，并由枕动脉、耳后动脉和面动脉等供血

舌骨舌肌 hyoglossus muscle

位于舌外侧区的一块扁平肌。起自舌骨，自此其纤维上行伸入到邻近舌尖处。该肌收缩时与舌下纵肌和颏舌肌共同使舌回缩、下降。舌骨舌肌受舌下神经支配，舌动脉供血

下颌舌骨肌 mylohyoid muscle

自下颌骨内侧面延伸至舌骨，该肌收缩可向前上方提舌骨。下颌下腺管跨过其上方。尽管参与形成口底，但由于其不参与舌的运动，因此并不是严格意义上的舌肌。下颌舌骨肌受三叉神经分支支配，由颏下动脉和面动脉的分支下颌舌骨动脉供血

舌骨 hyoid bone

位于颈前部，下颌骨和甲状软骨之间的一块“U”形骨，作为咽部和口底多块肌肉的附着点

舌与口底部 tongue and floor of the mouth

外侧面观 lateral section view

舌下纵肌 inferior longitudinal muscle of the tongue

位于舌外侧面，从舌尖黏膜至舌外侧区或舌骨角。该肌可以回缩并下降舌。与其他所有舌肌类似，舌下纵肌受舌下神经支配，由舌动脉供血

舌黏膜 lingual mucosa

含有味蕾和许多小唾液腺

硬腭 hard palate

上颌骨的一部分，形成口腔顶壁的骨性结构

腭舌肌 palatoglossus muscle

起自舌侧缘后部，向上止于腭腱膜前面，在中线左右交汇。它能使舌侧缘上提并使软腭下降，咽峡缩小。该肌由下颌神经的分支舌神经支配，接受舌动脉供血

咽上缩肌 superior pharyngeal constrictor muscle

起自翼突和下颌支，下行到咽后壁，部分延续形成舌咽肌分布到舌外侧部。该肌收缩使咽部变窄并缩短，在吞咽中起重要作用。由舌咽神经和咽神经丛分支支配，受面动脉分支供血

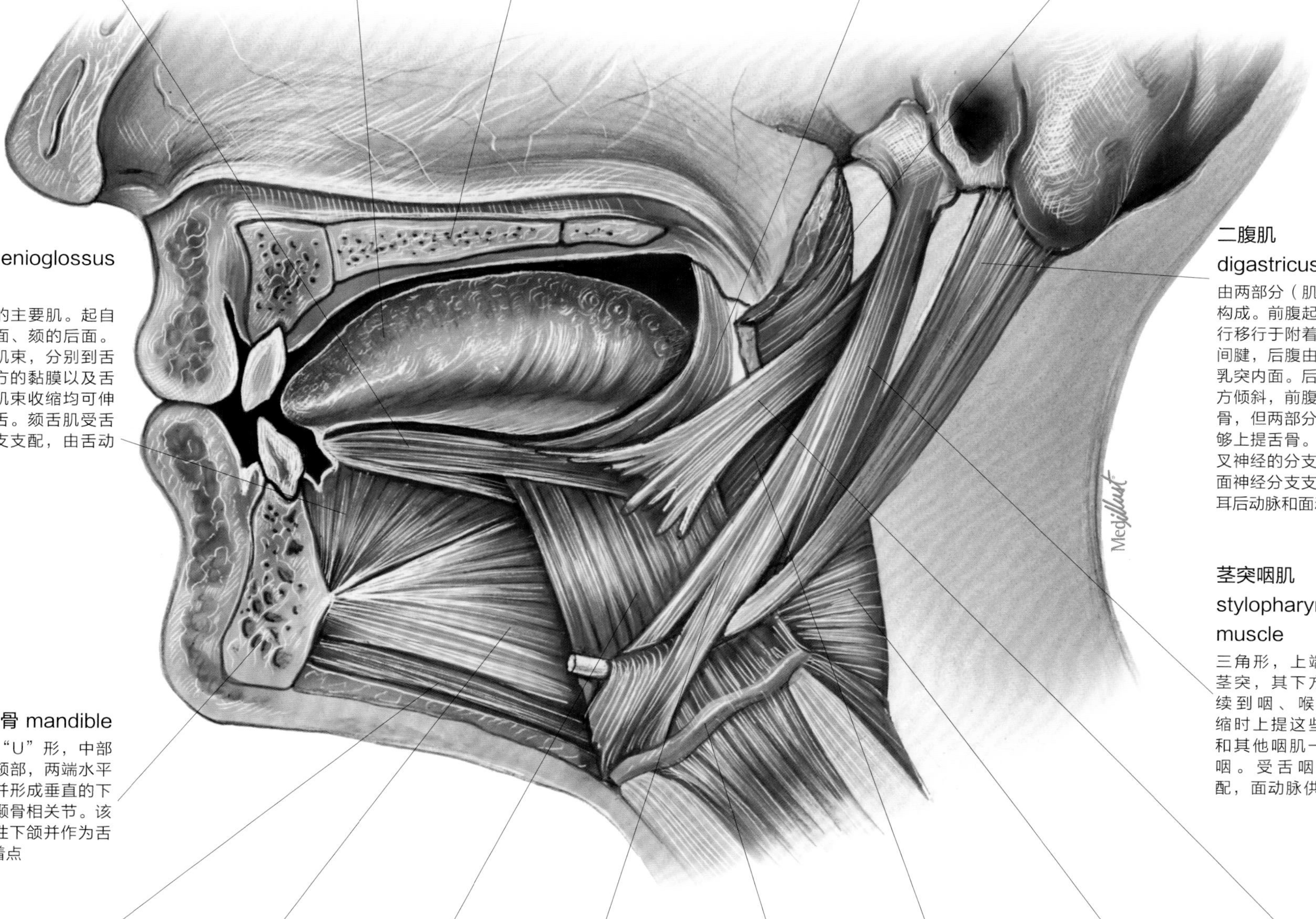

颏舌肌 genioglossus muscle

形成舌体的主要肌。起自下颌骨内面、颏的后面。发出三股肌束，分别到舌尖、舌上方的黏膜以及舌骨。各股肌束收缩均可伸长并压低舌。颏舌肌受舌下神经分支支配，由舌动脉供血

下颌骨 mandible

粗壮，呈“U”形，中部形成下颌颏部，两端水平分支向后并形成垂直的下颌支，与颞骨相关节。该骨构成骨性下颌并作为舌肌群的附着点

二腹肌 digastricus muscle

由两部分（肌腹）和中间腱构成。前腹起自下颌骨，下行移行于附着在舌骨上的中间腱，后腹由中间腱至颞骨乳突内面。后腹能使颈向侧方倾斜，前腹能够下降下颌骨，但两部分同时收缩则能够上提舌骨。该肌前腹由三叉神经的分支支配，后腹由面神经分支支配，枕动脉、耳后动脉和面动脉供血

茎突咽肌 stylopharyngeus muscle

三角形，上端起自颅底的茎突，其下方宽大部分延续到咽、喉和会厌，收缩时上提这些结构，从而和其他咽肌一样，帮助吞咽。受舌咽神经分支支配，面动脉供血

下颌舌骨肌 mylohyoid muscle

从下颌骨内侧面延伸至舌骨，该肌收缩可向前上方上提舌骨。下颌下腺管跨过其上方。尽管参与形成口底，但由于其不参与舌的运动，因此并不是严格意义上的舌肌。下颌舌骨肌受三叉神经分支支配，由颏下动脉和面动脉的分支下颌舌骨动脉供血

颏舌骨肌 geniohyoid muscle

位于下颌骨中部和舌骨之间的一块扁平肌。它能使下颌下降、舌骨上提。颏舌骨肌受舌下神经支配，舌动脉供血

舌骨舌肌 hyoglossus muscle

位于舌外侧区的一块扁平肌。起自舌骨，自此其纤维上行伸入到邻近舌尖处。该肌收缩时与舌下纵肌和颏舌肌共同使舌回缩、下降。舌骨舌肌受舌下神经支配，舌动脉供血

茎突舌骨肌 stylohyoid muscle

从颅底的茎突一直延伸到舌骨的一块长条形肌肉。能够上提舌骨及其上所有附着结构。茎突舌骨肌接受面神经分支支配，耳上动脉和舌动脉供血

舌骨 hyoid bone

位于颈前部下颌骨和甲状软骨之间的一块“U”形骨，作为咽部和口底多块肌肉的附着点

舌咽肌 glossopharyngeal muscle

位于茎突舌肌的内侧。部分肌肉由咽部一直延伸到舌外侧区黏膜附近，形成咽缩肌的一部分。其功能是伸舌并使舌上提。受舌咽神经支配

咽中缩肌 middle constrictor muscle of the pharyngeal

由舌骨外支延伸到咽侧壁。其收缩能够缩窄并上提咽。咽中缩肌接受舌咽神经和咽丛支配，咽后动脉供血

茎突舌肌 styloglossus muscle

起自颅底茎突，从舌外侧入舌，止于其下面的黏膜。其收缩能够缩舌并使舌侧缘上提。茎突舌肌由舌下神经分支支配。舌动脉供血

颈阔肌 platysma

位于颈外侧部的一块面肌，紧挨皮下，位置极为表浅。起自下唇和颏部附近，延伸到锁骨部皮下。该肌的收缩能够迫使下唇和颏部的皮肤向下，和降口角肌协作，完成厌恶或悲伤的表情。颈阔肌受面神经支配，并和其他所有面肌一样，由颈外动脉供血

二腹肌 digastricus muscle

由两部分（肌腹）和中间腱构成。前腹起自下颌骨，下行移行于附着在舌骨上的中间腱，后腹由中间腱至颞骨乳突内面。后腹能使颈向侧方倾斜，前腹能够下降下颌骨，但两部分同时收缩则能够上提舌骨。该肌前腹由三叉神经的分支支配，后腹由面神经分支支配，枕动脉、耳后动脉和面动脉供血

下颌舌骨肌 mylohyoid muscle

位于下颌骨内侧面和舌骨之间，该肌收缩可向前上方上提舌骨，下颌下腺管跨过其上方。尽管参与形成口底，但由于其不参与舌的运动，因此并不是严格意义上的舌肌。下颌舌骨肌受三叉神经分支支配，由颏下动脉和面动脉的分支下颌舌骨动脉供血

下颌骨 mandible

粗壮，呈“U”形，中部形成下颌颏部（下巴），两端水平分支向后并形成垂直的下颌支，与颞骨相关节。该骨构成骨性下颌并作为舌肌群的附着点

舌骨 hyoid bone

位于颈前部下颌骨和甲状软骨之间的一块“U”形骨，作为咽部和口底多块肌肉的附着点

甲状舌骨肌 thyrohyoid muscle

位于舌骨和喉的甲状软骨之间的一条狭长形肌肉。收缩时能上提喉。甲状舌骨肌接受舌下神经分支支配。舌动脉和甲状腺上动脉分支供血

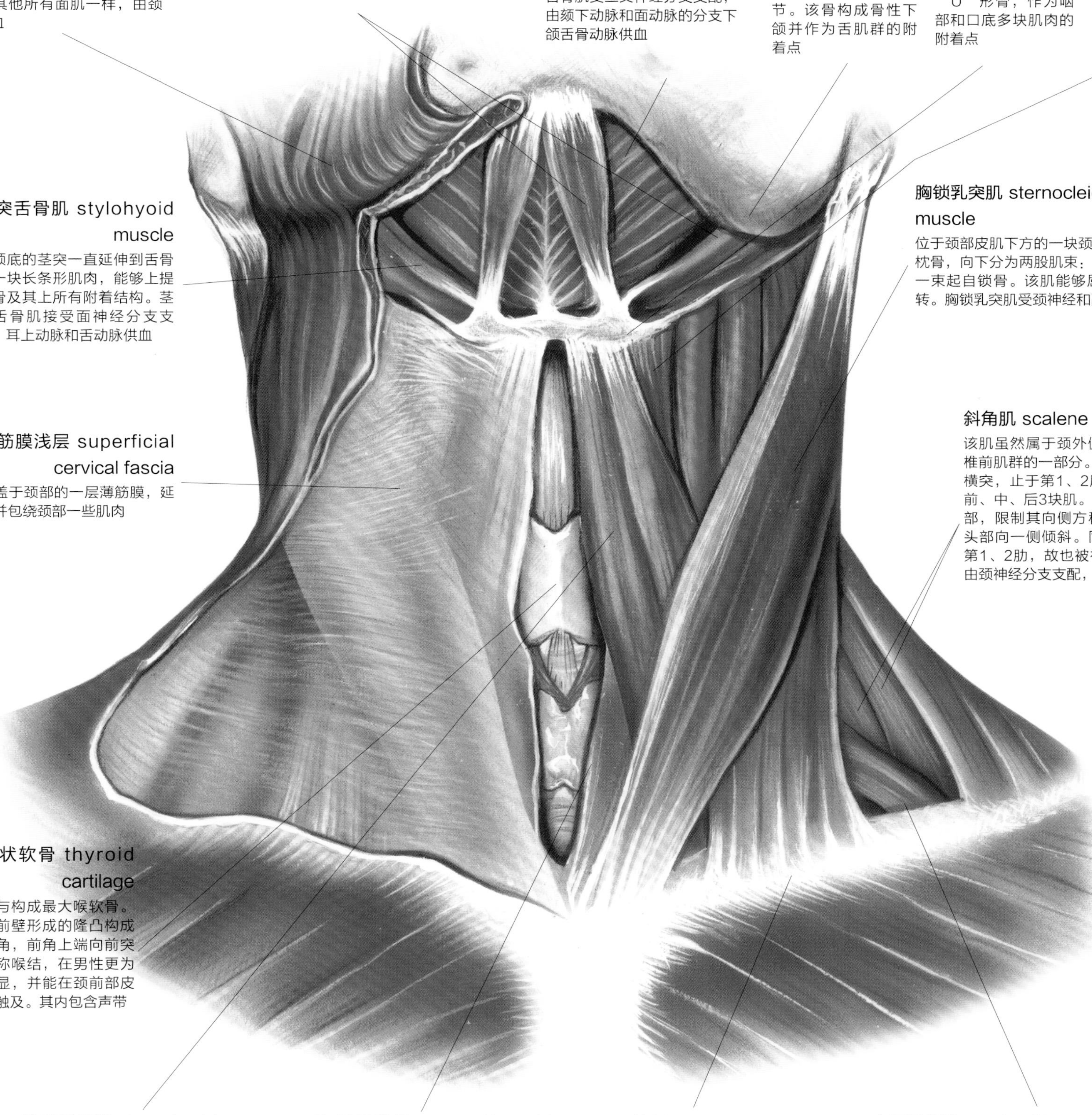

茎突舌骨肌 stylohyoid muscle

从颅底的茎突一直延伸到舌骨的一块长条形肌肉，能够上提舌骨及其上所有附着结构。茎突舌骨肌接受面神经分支支配，耳上动脉和舌动脉供血

颈筋膜浅层 superficial cervical fascia

覆盖于颈部的一层薄筋膜，延伸并包绕颈部一些肌肉

甲状软骨 thyroid cartilage

参与构成最大喉软骨。其前壁形成的隆凸构成前角，前角上端向前突出称喉结，在男性更为明显，并能在颈前部皮下触及。其内包含声带

胸锁乳突肌 sternocleidomastoid muscle

位于颈部皮肌下方的一块颈肌。止于颞骨乳突和枕骨，向下分为两股肌束：一束起自胸骨柄，另一束起自锁骨。该肌能够屈颈并使其向外侧旋转。胸锁乳突肌受颈神经和副神经支配

斜角肌 scalene muscle

该肌虽然属于颈外侧肌群，但也可视为椎前肌群的一部分。它起于下6个颈椎的横突，止于第1、2肋上缘。斜角肌包含前、中、后3块肌。双侧收缩能够固定颈部，限制其向侧方移动，单侧收缩则使头部向一侧倾斜。同时，由于其能上提第1、2肋，故也被视为吸气肌。斜角肌由颈神经分支支配，锁骨下动脉供血

胸骨舌骨肌 sternohyoid muscle

位于舌骨和胸骨柄之间的一块扁平肌。其收缩时能使舌骨及其上所有附着结构下降。胸骨舌骨肌接受舌下神经和第1~3颈神经的分支支配，甲状腺上动脉供血

胸骨甲状肌 sternothyroid muscle

位于喉部的甲状软骨和胸骨柄之间。其收缩能使咽喉下降。胸骨甲状肌接受舌下神经和第1~3颈神经支配，甲状腺上、下动脉供血

锁骨 clavicle

扁平的长骨，与胸骨和肩胛骨相关节，是颈、胸部多块肌肉以及肩部三角肌的附着点

肩胛舌骨肌 omohyoid muscle

包含不同走向的两块肌肉，两者通过腱相连。其中一块由舌骨垂直下降，穿过胸锁乳突肌深面。另一部分由该部位起向侧方止于肩胛骨上缘。该肌收缩能够回缩并下降舌骨及其附着结构。肩胛舌骨肌接受舌下神经和1~3颈神经支配，甲状腺上动脉和肩胛上动脉供血

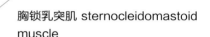

颈部 neck

椎前位观 prevertebral view

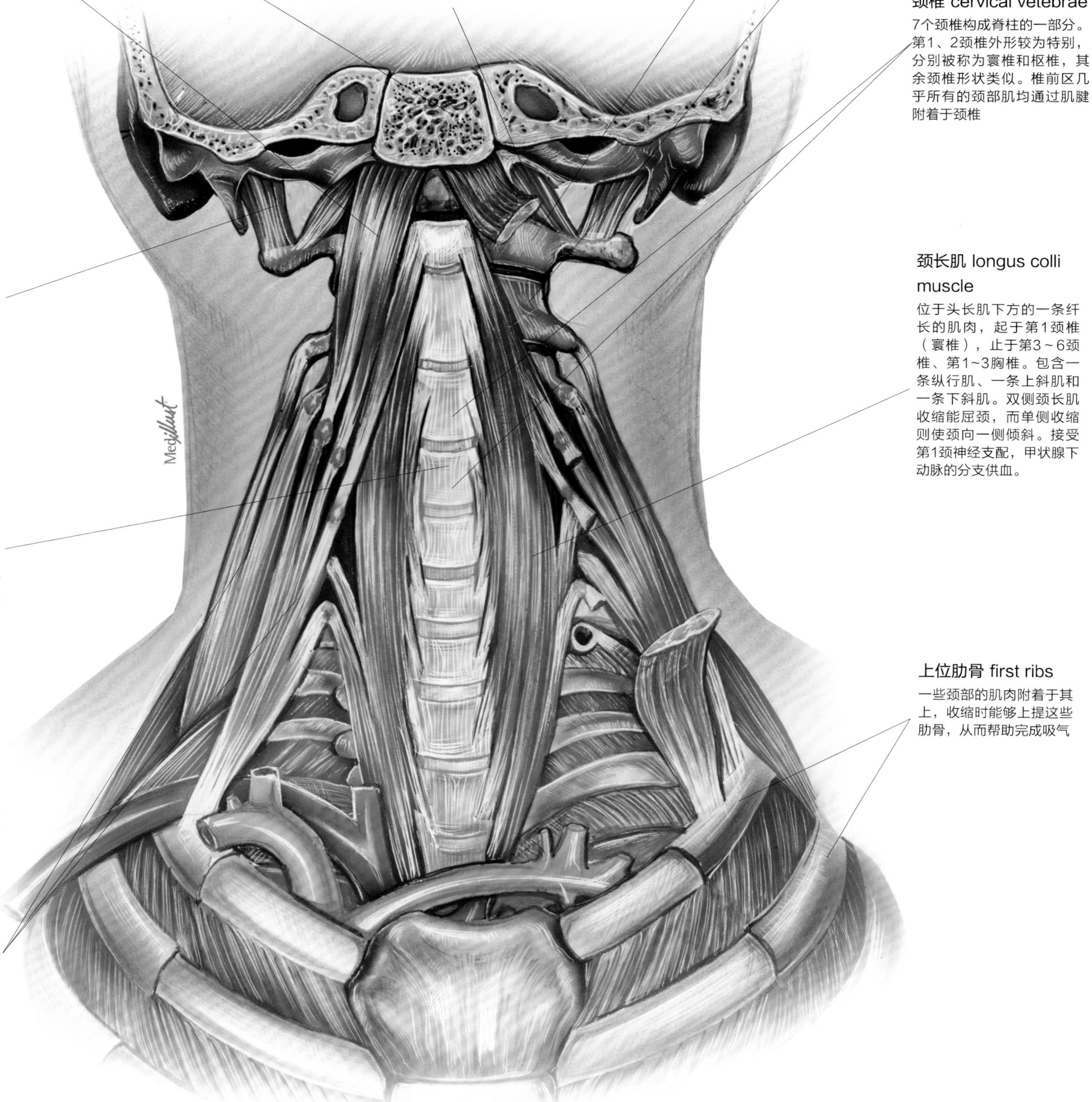

头长肌 longus capitis muscle

由枕骨大孔前缘一直延伸到第3~6颈椎横突。双侧头长肌收缩能使头前屈，而单侧收缩则使头向一侧旋转。头长肌由颈神经分支支配，颈动脉分支供血

枕骨 occipital bone

形成颅腔的后下部，有枕骨大孔，脑通过该孔和脊髓相延续。枕骨大孔周围有颈静脉和基底动脉突，作为一些椎前肌的附着点

头前直肌 rectus capitis anterior muscle

一块非常小的肌肉，位于头长肌后方，起自第1颈椎（寰椎）的横突，止于枕骨大孔前缘。双侧同时收缩可使头前倾，单侧收缩则使头向一侧稍微倾斜。头前直肌接受第1颈神经分支支配，颈外动脉椎前支和颈升动脉供血

寰椎 atlas

第1颈椎，上下分别与枕骨、第2颈椎相关节。颈部的一些椎前肌附着于其粗大的横突上

枢椎 axis

第2颈椎，也是该区域多块肌肉的附着点

颈椎 cervical vetebrae

7个颈椎构成脊柱的一部分。第1、2颈椎外形较为特别，分别被称为寰椎和枢椎，其余颈椎形状类似。椎前区几乎所有的颈部肌均通过肌腱附着于颈椎

头外侧直肌 rectus capitis lateralis muscle

圆柱状，起自枕骨，止于第1颈椎（寰椎）的横突。主要功能便是使头向一侧倾斜，而且能上提胸廓而具有辅助吸气的功能。头外直肌接受第1颈神经分支支配

颈长肌 longus colli muscle

位于头长肌下方的一条纤长的肌肉，起于第1颈椎（寰椎），止于第3~6颈椎、第1~3胸椎。包含一条纵行肌、一条上斜肌和一条下斜肌。双侧颈长肌收缩能屈颈，而单侧收缩则使颈向一侧倾斜。接受第1颈神经支配，甲状腺下动脉的分支供血。

椎前韧带 anterior vertebral ligament

覆盖于颈椎至骶椎椎体前方的一条韧带性的被膜，将各个椎体连结

上位肋骨 first ribs

一些颈部的肌肉附着于其上，收缩时能够上提这些肋骨，从而帮助完成吸气

斜角肌 scalene muscle

虽然该肌肉属于颈外侧肌群，但也可被视为椎前肌群的一部分。它起于下6位颈椎的横突，止于第1、2肋上缘。斜角肌包含前、中、后3部分。双侧收缩能够固定颈部，限制其向侧方移动，单侧收缩则使头部向一侧倾斜。同时，由于其能上提第1、2肋，故也被视为吸气肌。斜角肌由颈神经分支支配，锁骨下动脉供血

项部 nape of the neck

浅层和中间层观 superficial and intermediate views

头后小直肌 rectus capitis posterior minor muscle

位于头后大直肌内侧的一对小肌肉。起于寰椎后结节，止于枕骨的下项线。收缩时使头向一侧倾斜和向后仰。接受第1颈神经分支支配，颈动脉分支供血

头后大直肌 rectus capitis posterior major muscle

起于枢椎的棘突尖或寰椎，止于枕骨下项线的一块扁肌。它能使头向一侧倾斜或向后外旋转。接受第1颈神经分支支配，椎动脉分支供血。

帽状腱膜 galea aponeurotica

包绕在头颅上方的一层纤维膜，与覆盖它的皮肤紧密结合，能使该处皮肤在头骨面滑动。它是头颅多个皮肌的起点

枕肌 occipital muscle

由两部分组成的扁平肌，起自帽状腱膜，向后延伸到达枕骨的外侧区。该肌收缩能够拉紧帽状腱膜，使其覆盖头颅。受面神经分支支配，颈外动脉分支供血

头半棘肌 semispinalis capitis muscle

起于枕骨，止于第7颈椎和第1胸椎横突，被其中间腱一分为二。能使头后仰，也能使头向外侧旋转。受枕大神经支配，颈深动脉和枕动脉供血

头下斜肌 obliqus capitis inferior muscle

起于枢椎的棘突，止于寰椎的横突。使头向一侧旋转。头下斜肌接受第1颈神经支配，椎动脉供血

头上斜肌 obliquus capitis superior muscle

位于寰椎横突和枕骨之间，头后大直肌外侧的一块三角形肌。收缩时使头后仰。与其余项部深层肌肉一样，头上斜肌接受第1颈神经支配，椎动脉供血。

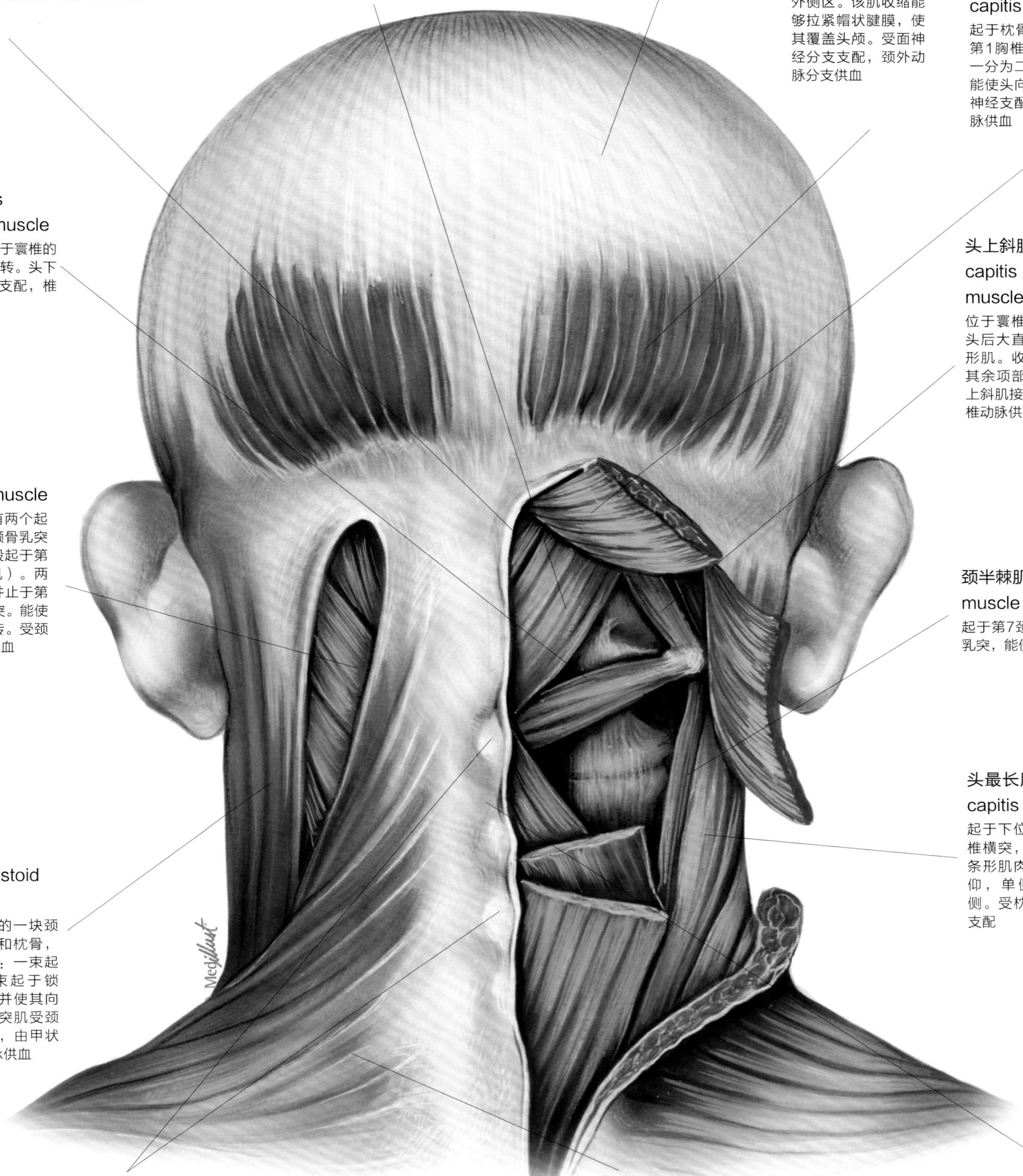

Medillust

夹肌 splenius muscle

位于斜方肌深面，有两个起点：一股肌束起于颞骨乳突（头夹肌），另一股起于第1颈椎横突（颈夹肌）。两股肌束下行，汇合并止于第7颈椎和第1胸椎棘突。能使头后仰、侧倾或旋转。受颈神经支配，枕动脉供血

颈半棘肌 semispinosus muscle of the neck

起于第7颈椎横突，止于颞骨乳突，能使头后仰和偏向一侧

头最长肌 longissimus capitis muscle

起于下位4～5颈椎和第1胸椎横突，止于颞骨乳突的长条形肌肉。双侧收缩使头后仰，单侧收缩使头偏向一侧。受枕神经和颈神经分支支配

胸锁乳突肌 sternocleidomastoid muscle

位于颈部皮肌深面的一块颈肌。止于颞骨乳突和枕骨，向下分为两股肌束：一束起于胸骨柄，另一束起于锁骨。该肌能够屈颈并使其向一侧旋转。胸锁乳突肌受颈神经和副神经支配，由甲状腺上动脉和枕后动脉供血

颈椎棘突 spinous processes of cervical vertebrae

颈椎向后延伸形成的骨性突起，各个颈椎棘突之间由棘间韧带相连。颈椎棘突末端通常分叉，为棘间韧带和棘间肌的附着点

斜方肌 trapezius muscle

覆盖项部和背部大部分肌肉的一块极其宽大的三角形肌肉。起自枕骨、上项线、项韧带、第7颈椎和全部胸椎的棘突。该三角形肌的顶点止于肩部的肩胛冈、肩峰、锁骨。该肌可以上提、收紧并能上下旋转肩胛骨。斜方肌受副神经和颈神经支配，由颈横动脉供血

颈筋膜浅层 superficial cervical fascia

覆盖于颈部的一层薄筋膜或腱膜，延伸并包绕颈部一些肌肉

项部 nape of the neck

深层观 deep view

头半棘肌 semispinalis capitis muscle

起于枕骨，止于第7颈椎和第1胸椎，被其中间腱一分为二。能使头后仰，也能使头向外侧旋转。受枕大神经支配，颈深动脉和枕动脉供血

头后小直肌 rectus capitis posterior minor muscle

位于头后大直肌内侧的一对小肌肉。起于寰椎后结节，止于枕骨的下项线。收缩使头向一侧倾斜或向后仰。接受第1颈神经分支支配，枕动脉分支供血

头后大直肌 rectus capitis posterior major muscle

起于枢椎的棘突尖，止于枕骨下项线的一块扁肌。它能使头向一侧倾斜或向后外旋转。接受第1颈神经分支支配，椎动脉分支供血

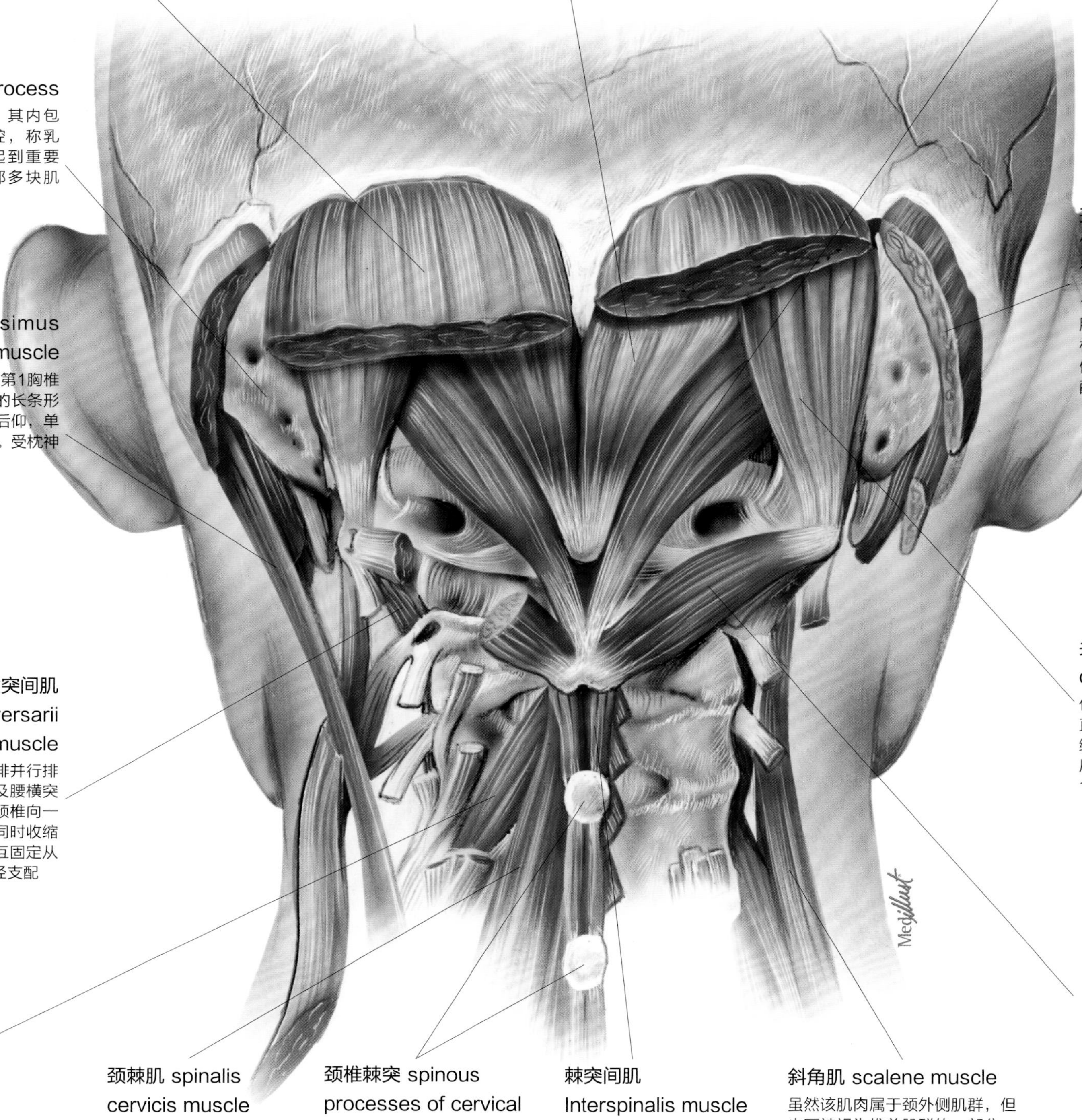

乳突 mastoid process

颞骨后下方的突起，其内包含很多不规则的空腔，称乳突小房，在听觉中起到重要作用。乳突也是颈部多块肌肉的附着点

头最长肌 longissimus capitis muscle

起于下位4～5颈椎和第1胸椎横突，止于颞骨乳突的长条形肌肉。双侧收缩使头后仰，单侧收缩使头偏向一侧。受枕神经和颈神经分支支配

横突间肌 intertransversarii muscle

颈椎横突之间前后两排并行排列的扁肌。也存在胸及腰横突间肌。单侧收缩能使颈椎向一侧倾斜。当两股肌束同时收缩时能够使各个椎骨相互固定从而稳定脊柱。受颈神经支配

夹肌 splenius muscle

位于斜方肌深面，有两个起点：一股肌束起于颞骨乳突（头夹肌），另一股起于第1颈椎横突（颈夹肌）。两股肌束下行，汇合并止于第7颈椎和第1胸椎棘突。能使头后仰、侧倾或旋转。受颈神经支配，枕动脉供血

头上斜肌 obliquus capitis superior muscle

位于横突和枕骨之间，头后大直肌外侧的一块三角形肌。收缩时使头后仰。与其余项部深层肌肉一样，头上斜肌接受第1颈神经支配，椎动脉供血

头下斜肌 obliquus capitis inferior muscle

起于枢椎的棘突，止于寰椎的横突。单侧收缩使头向同侧旋转。头下斜肌接受第1颈神经支配，椎动脉供血

多裂肌 multifidus muscle

颈多裂肌细长而纤薄，起于第7颈椎横突，止于第1颈椎棘突。同时在胸和腰也有相应的多裂肌。它们共同作用能使脊柱旋转。颈多裂肌受颈神经后支支配

颈棘肌 spinalis cervicis muscle

起自第7颈椎和第1胸椎棘突，止于枢椎棘突，是腰棘肌和胸棘肌向上的延续。颈棘肌是颈部脊柱的伸肌，受颈神经后支支配

颈椎棘突 spinous processes of cervical vertebrae

颈椎向后延伸形成的骨性突起，各个颈椎棘突之间有棘间韧带相连。颈椎棘突末端通常分叉，为棘间韧带和棘间肌的附着点

棘突间肌 Interspinalis muscle of the neck

连结在各个颈椎棘突之间的一组肌肉。在休息状态下，背部和腰部棘突间肌使脊柱维持平衡。它们能使颈部后仰，受颈神经后支支配

斜角肌 scalene muscle

虽然该肌肉属于颈外侧肌群，但也可被视为椎前肌群的一部分。它起于下6位颈椎的横突，止于第1、2肋上缘。斜角肌包含前、中、后3部分。双侧收缩能够固定颈部，限制其向侧方移动，单侧收缩则使头部向一侧倾斜。同时，由于其能上提第1、2肋，故也被视为吸气肌。斜角肌由颈神经分支支配，锁骨下动脉供血

咽及软腭 pharynx and soft palate

后面观 posterior view

咽丛由舌咽神经、迷走神经和交感神经干发出的分支组成

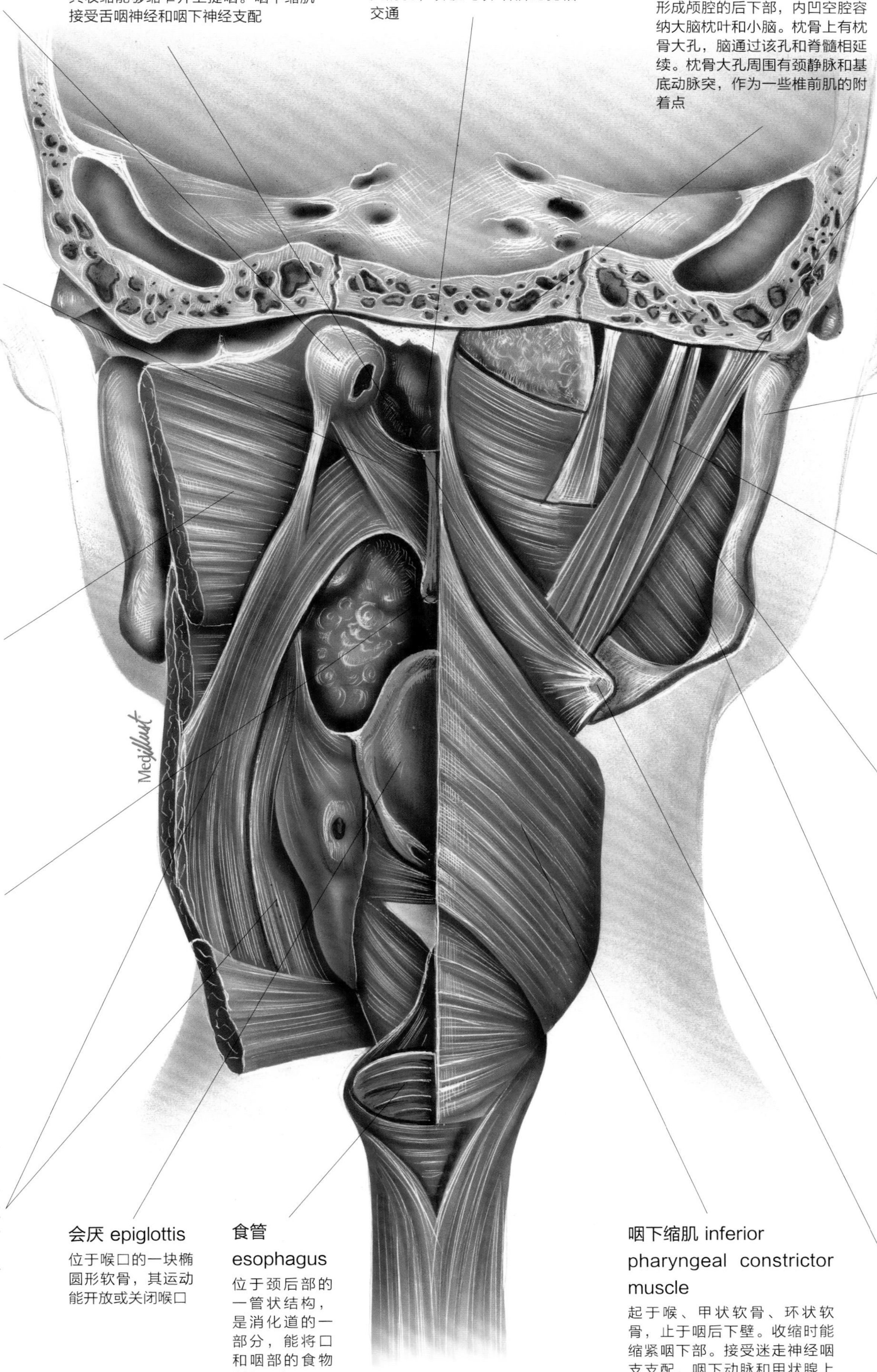

咽鼓管 pharyngotympanic tube

连通鼻咽和鼓室的一根纤维软骨性管道，使空气能从鼻咽进入鼓室，从而使鼓膜两侧压力平衡。它由骨性部分和纤维软骨部分构成

腭垂提肌 levator veli palatini muscle

附着于颅底颞骨岩部的下面，位于咽鼓管的后方并与其贴附在一起，向前延伸到软腭的后部。它能上提软腭，扩张咽峡并使咽鼓管开放从而向中耳通气。受迷走神经支配

咽上缩肌 superior pharyngeal constrictor muscle

起自翼突和下颌支，下行延伸到咽后壁。部分延续形成舌咽肌分布到舌外侧部。该肌能够使咽部变窄并缩短，在吞咽中起到重要作用。由舌咽神经和脊神经支配，面动脉分支供血

腭垂 uvula

是软腭后部中央形成的乳头样下垂突起

腭咽肌 palatopharyngeus muscle

参与形成软腭后柱和咽。其上部由三股肌束形成，分别来源于软腭的腭肌以及咽鼓管和翼突。三股肌束汇合形成软腭后柱并下降至咽侧壁和甲状软骨。其收缩时能缩窄咽峡，并在吞咽的同时使咽和喉上提。受迷走神经咽支支配，运动纤维来源于副神经

咽中缩肌 middle constrictor muscle of the pharyngeal

起自舌骨外侧支，止于咽后壁中缝。其收缩能够缩窄并上提咽。咽中缩肌接受舌咽神经和咽下神经支配

鼻后孔 choana

由鼻中隔、腭穹隆、蝶骨翼突以及鼻腔外侧壁围成的一个宽大的孔，鼻腔与鼻咽借此孔相交通

会厌 epiglottis

位于喉口的一块椭圆形软骨，其运动能开放或关闭喉口

食管 esophagus

位于颈后部的一管状结构，是消化道的一部分，能将口和咽部的食物送入胃中

枕骨 occipital bone

形成颅腔的后下部，内凹空腔容纳大脑枕叶和小脑。枕骨上有枕骨大孔，脑通过该孔和脊髓相延续。枕骨大孔周围有颈静脉和基底动脉突，作为一些椎前肌的附着点

咽下缩肌 inferior pharyngeal constrictor muscle

起于喉、甲状软骨、环状软骨，止于咽后下壁。收缩时能缩紧咽下部。接受迷走神经咽支支配，咽下动脉和甲状腺上动脉供血

二腹肌（后腹） digastricus muscle（posterior potion）

由两部分肌腹和中间腱构成。后腹由颅底的乳突延续到中间腱，前腹从中间腱延伸至下颌骨。后腹能使颈向侧方倾斜，前腹能够下降下颌骨，但如果两部分同时收缩则能够上提舌骨。前腹接受三叉神经分支支配，后腹由面神经分支支配。由枕动脉、耳后动脉和下颌下动脉供血

下颌骨 mandible

粗壮，呈“U”形，中部形成颏部（下巴），两端水平分支向后并形成垂直的下颌支，与颞骨相关节。构成骨性下颌并作为舌肌群的附着点

茎突舌骨肌 stylohyoid muscle

从颅底的茎突一直延伸到舌骨的一块长条形肌肉。能够上提舌骨及其上所有附着结构。茎突舌骨肌接受面神经分支支配，耳上动脉和舌动脉供血

茎突咽肌 stylopharyngeus muscle

三角形，起于颅底的茎突，其下方宽大部分延续到咽、喉和会厌，并能够在收缩时上提这些结构，从而和其他咽肌一样，帮助吞咽。受舌咽神经分支支配，面动脉分支供血

翼内肌 medial pterygoid muscle

起于颅底翼突，止于下颌支内侧面。能够上提、回缩下颌骨并使其向侧方移动。由三叉神经的上颌神经分支支配。面动脉分支供血

舌骨 hyoid bone

位于颈前部，下颌骨和甲状软骨之间的一块“U”形骨，作为咽部和口底多块肌肉的附着点

咽 pharynx

侧面观 lateral view

二腹肌（后腹）digastricus muscle（posterior potion）

由两部分肌腹和中间腱构成。后腹由颅底的乳突延续到中间腱，前腹则从中间腱延伸至下颌骨。后腹能使颈向侧方倾斜，前腹能够下降下颌骨，但如果两部分同时收缩则能够上提舌骨。前腹接受三叉神经分支支配，后腹由面神经分支支配。由枕动脉、耳后动脉和下颌下动脉供血

腭垂提肌 levator veli palatini muscle

附着于颅底颞骨岩部的下面，位于咽鼓管的后方并与其贴附在一起，向前延伸到软腭的后部。它能上提软腭，扩张咽峡并使咽鼓管开放从而向中耳通气。受迷走神经支配

腭帆张肌 tensor veli palatini muscle

起于颅底翼突和咽鼓管前部，止于软腭下部。收缩时能张开并绷紧软腭，同时打开咽鼓管，使空气进入中耳。接受三叉神经的分支下颌神经支配

咽上缩肌 superior pharyngeal constrictor muscle

起自翼突和下颌支，下行延伸到咽后壁。部分延续形成舌咽肌分布到舌外侧部。该肌能够使咽部变窄并缩短，在吞咽中起到重要作用。由迷走神经咽支支配，面动脉分支供血

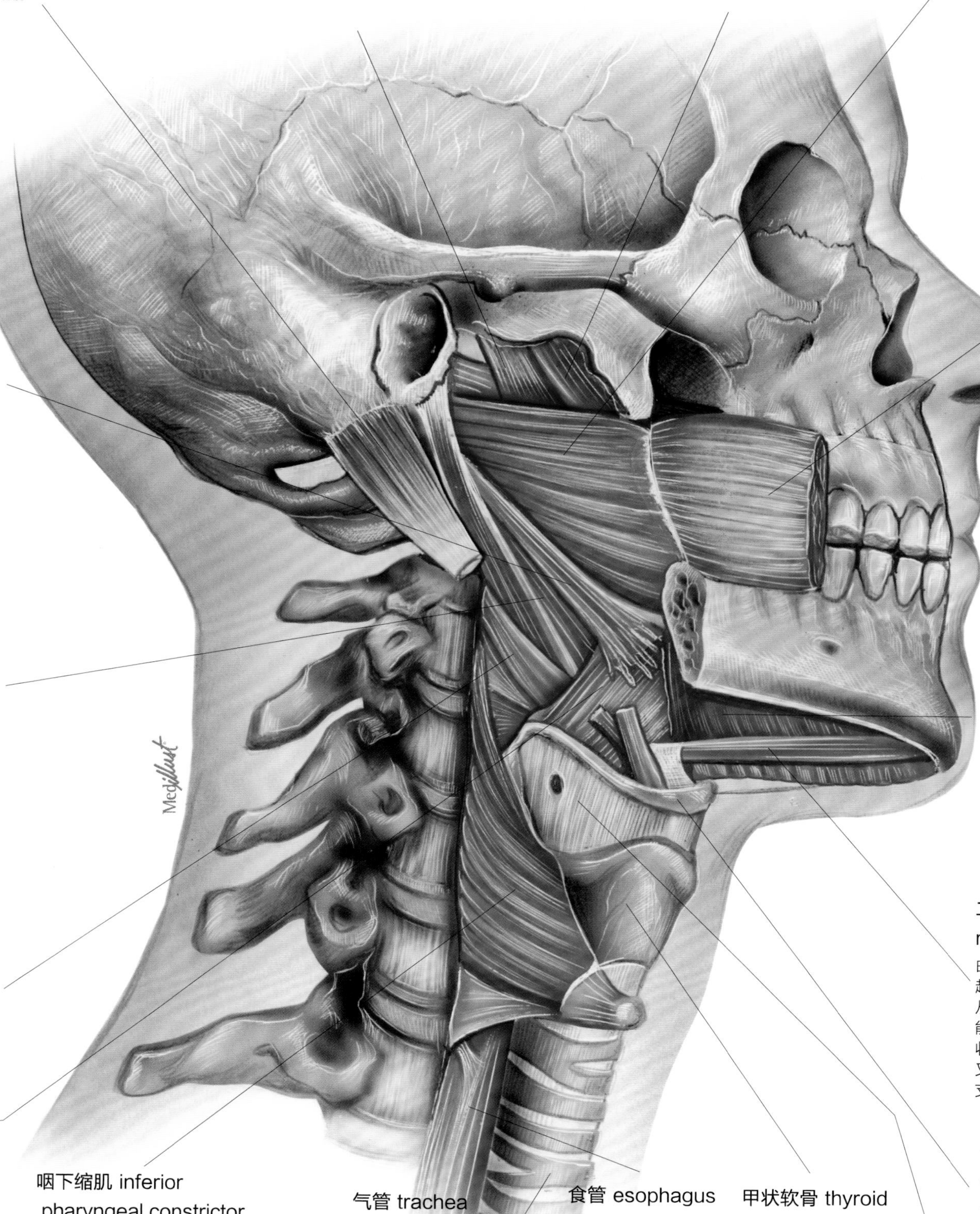

茎突舌肌 styloglossus muscle

起自颅底茎突，从舌外侧入舌止于其下面的黏膜。其收缩能够缩舌并使舌侧缘上提。茎突舌肌由舌下神经分支支配，舌动脉供血

颊肌 buccinator muscle

止于口角周围皮肤的面肌。起自下颌骨上缘、上颌骨下缘，并延伸到面颊的深面，部分肌束起自下颌骨和颅底翼突之间的翼突下颌韧带。该肌的主要功能是外拉口角，并与其他肌肉协作完成吹口哨、吮吸等动作。尽管主要是作为面部表情肌，它还具有帮助咀嚼、进食等功能。它由上颌动脉的下行降支颊动脉供血，受面神经分支支配

茎突咽肌 stylopharyngeus muscle

三角形，上端起自颅底的茎突，其下方宽大部分终止于咽、喉和会厌，并能够在收缩时上提这些结构，从而和其他咽肌一样，帮助吞咽。受舌咽神经分支支配，面动脉分支供血

下颌舌骨肌 mylohyoid muscle

分布在下颌骨内侧面和舌骨之间，收缩可向前上方提舌骨。下颌下腺管跨过其上方。尽管参与形成口底，但由于其不参与舌的运动，因此并不是严格意义上的舌肌。下颌舌骨肌受三叉神经分支支配，由颏下动脉和面动脉的分支下颌舌骨动脉供血

咽中缩肌 middle constrictor muscle of the pharyngeal

起自舌骨外侧支，止于咽后壁中缝。其收缩能够缩窄并上提咽。咽中缩肌受迷走神经咽支支配

二腹肌（前腹）digastricus muscle（anterior potion）

由两部分肌腹和中间腱构成。前腹起于下颌骨，延伸至中间腱，后腹从中间腱延伸至颅底的乳突。前腹能下降下颌骨，但如果两部分同时收缩则能够上提舌骨。前腹接受三叉神经分支支配，后腹由面神经分支支配。面动脉分支供血

舌骨舌肌 hyoglossus muscle

位于舌外侧区的一块扁平肌。起自舌骨，自此其纤维上行伸入到舌的末端。该肌收缩时与舌下纵肌和颏舌肌共同使舌回缩、下降。舌骨舌肌受舌下神经支配，舌动脉供血

咽下缩肌 inferior pharyngeal constrictor muscle

起于喉、甲状软骨、环状软骨，止于咽后下壁。收缩时能缩紧咽下部。受咽下神经和甲状腺上神经支配

气管 trachea

由一系列软骨叠覆形成的一个连续性管腔。下行垂直穿过颈部中央，最终分叉进入肺部。其存在使得空气能进（吸）出（呼）肺部

食管 esophagus

位于颈后部的管状结构，是消化道的一部分，能将口和咽的食物送入胃中

甲状软骨 thyroid cartilage

构成喉的最大软骨。其前壁形成的隆凸为前角，前角上端形成向前的突起称喉结，在男性更为明显，并能在颈前部皮下触及

舌骨 hyoid bone

位于颈前部，下颌骨和甲状软骨之间的一块“U”形骨，作为咽部和口底多块肌肉的附着点

甲状舌骨膜 thyrohyoid membrane

连接甲状软骨上缘和舌骨之间的一层坚韧膜性结构。其前部和侧面增厚，分别形成正中和外侧甲状舌骨韧带

喉 larynx

侧面及前面观 lateral and anterior view

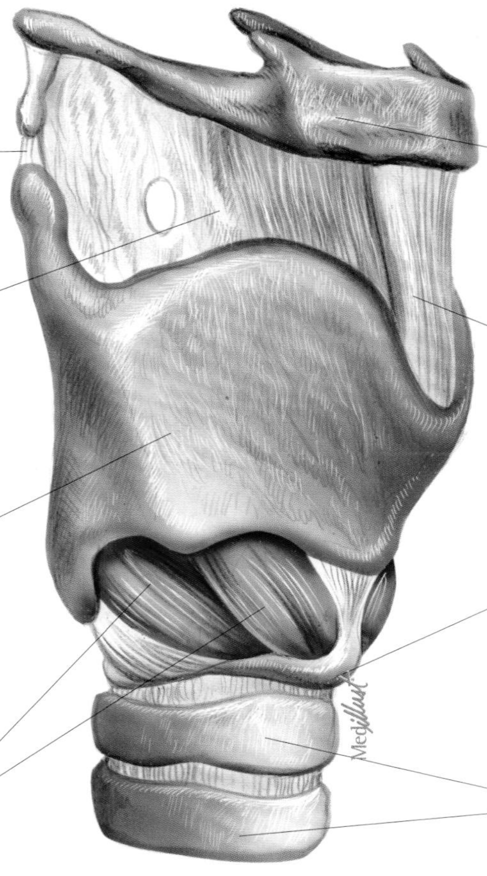

甲状舌骨外侧韧带 lateral thyrohyid ligament
甲状舌骨膜的侧面增厚形成的韧带，将甲状软骨和舌骨相连结

甲状舌骨膜 thyrohyoid membrane
连接甲状软骨上缘和舌骨之间的一层坚韧膜性结构。其前部和侧面增厚，分别形成正中和外侧甲状舌骨韧带

甲状软骨 thyroid cartilage
构成喉前壁和侧壁的最大喉软骨。其前部由两块四边形的软骨片融合形成前角，并在体表形成隆凸，前角上端称喉结，在男性更为明显，并能在颈前部皮下甲状腺峡部上方触及

环甲肌 cricothyroid muscle
起于环状软骨外侧面，止于甲状软骨下缘，由垂直部和斜部构成。紧张声带，接受迷走神经分支喉上神经支配，由甲状腺上动脉分支供血

舌骨 hyoid bone
位于颈前部，下颌骨和甲状软骨之间的一块“U”形骨，为咽部和口底多块肌肉的附着点

甲状舌骨正中韧带 medial thyrohyid ligament
甲状舌骨膜的前面增厚形成的韧带，将甲状软骨和舌骨相连结

环状软骨 cricoid cartilage
形成喉下部的软骨环，并靠气管上部予以支持。环状软骨位于食管的前方，下方续为气管

气管软骨 tracheal cartilages
形成气管壁的软骨环。这些软骨并不形成一个完整的环形，而是在后方留有一缺口，以肌纤维相连，这样使得软骨能够收缩和扩张。各软骨环之间靠环形韧带相连

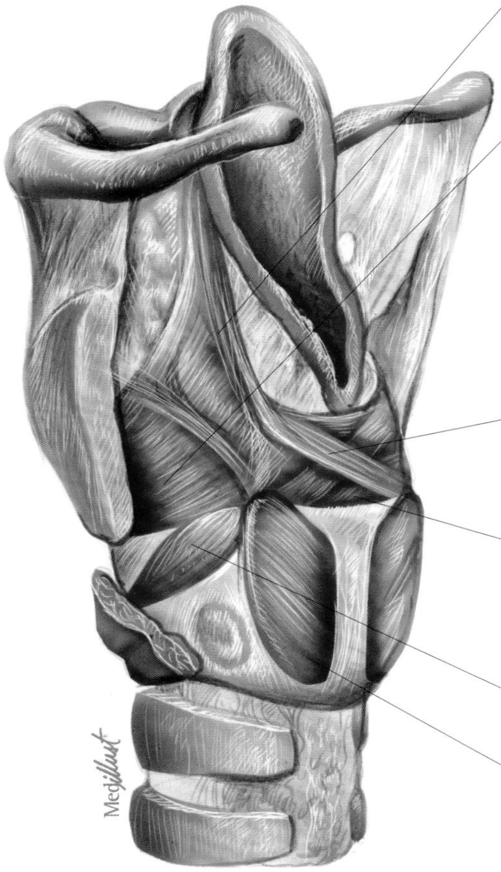

斜面观 oblique view

杓会厌肌 arytenoepiglottic muscle
为杓斜肌的延续，附着于杓状软骨尖，止于会厌的外侧缘。其收缩使会厌下降并缩小声门上腔。接受喉下神经支配，甲状腺上动脉分支供血

甲杓肌 thyroarytenoid muscle
起自甲状软骨角的内面，止于杓状软骨。其发出肌纤维附着于会厌的外侧缘构成甲状会厌筋膜。甲杓肌是声门的缩肌和声带的紧张肌。由喉下神经的分支支配，甲状腺上动脉分支供血

杓状软骨 arytenoid cartilage
两块三角形的软骨板构成，连结甲状软骨和环状软骨。其上有一肌突为多块肌肉的起点，一声带突为声带的附着点。甲状腺上动脉分支供血

杓斜肌 oblique arytenoids muscle
斜行连接杓状软骨肌突和对侧杓状软骨尖，并与杓横肌相附着。与杓横肌一样，杓斜肌是声门的缩肌和声带的紧张肌。由喉下神经支配，甲状腺上动脉分支供血

杓横肌 transverse arytenoid muscle
位于两块杓状软骨后面。杓横肌是声门的缩肌和声带的紧张肌。由喉下神经支配，甲状腺上动脉分支供血

环杓侧肌 lateral cricoarytenoid muscle
连结环状软骨上缘与杓状软骨侧部，收缩时能缩小声门。由喉下神经或迷走神经分支喉返神经支配，甲状腺上动脉分支供血

环杓后肌 posterior cricoarytenoid muscle
起于环状软骨后方，止于杓状软骨，收缩时能扩张声门。由喉下神经或迷走神经分支喉返神经支配，甲状腺上动脉分支供血

会厌 epiglottis
位于喉口的一椭圆形软骨，其运动能开放或关闭喉口

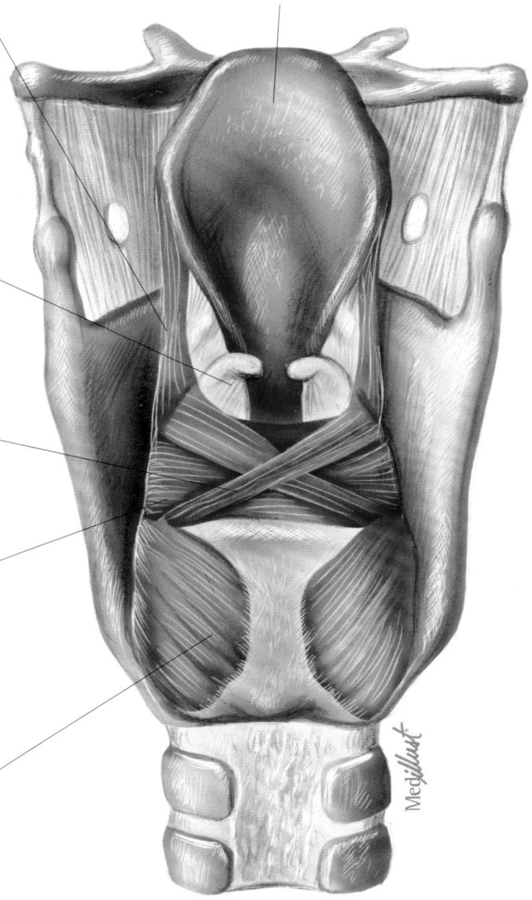

后面观 posterior view

颈部 neck

筋膜层次.第7颈椎横断面 fascial layers. cross-section at the level of the seventh cervical vertebra

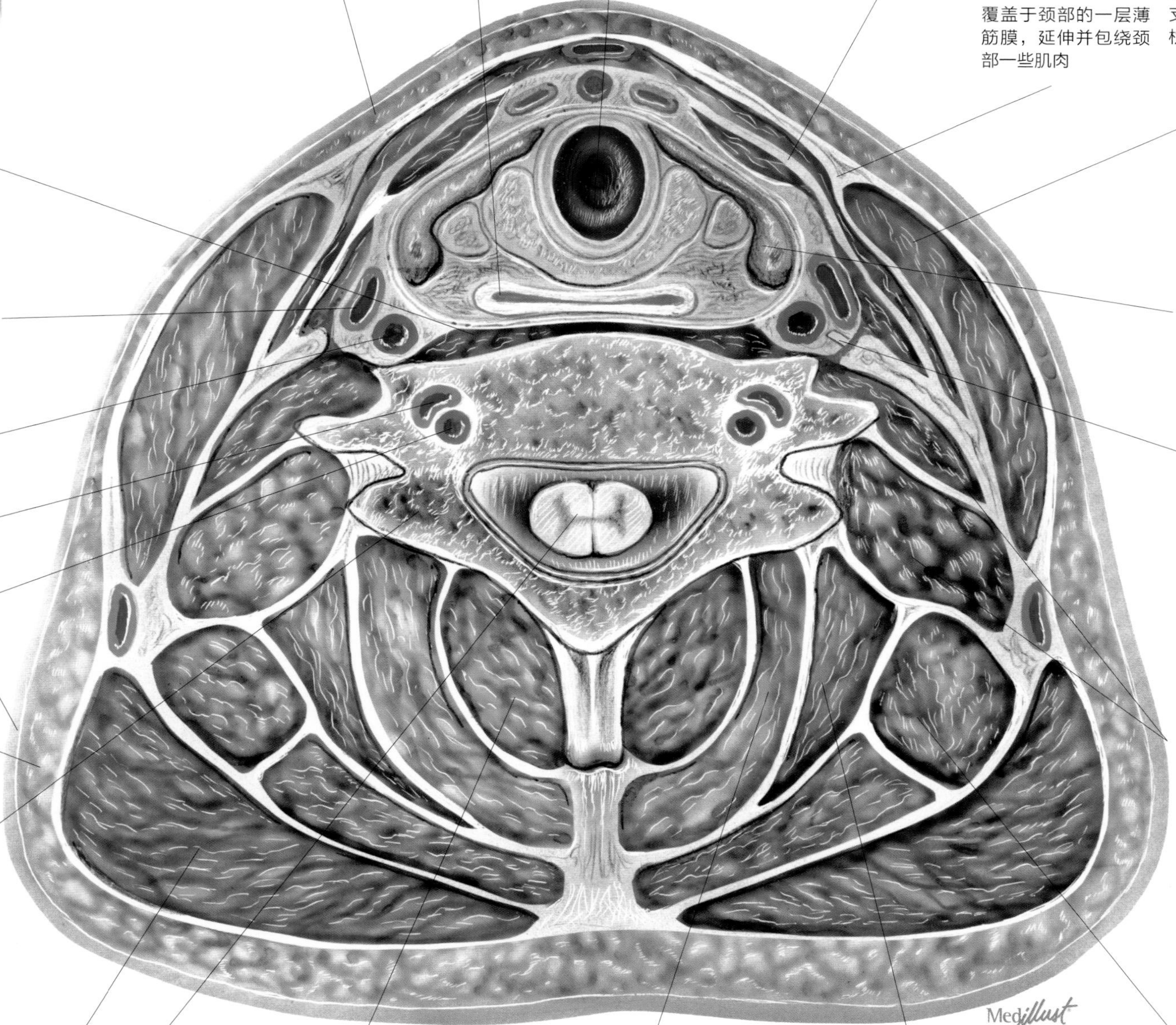

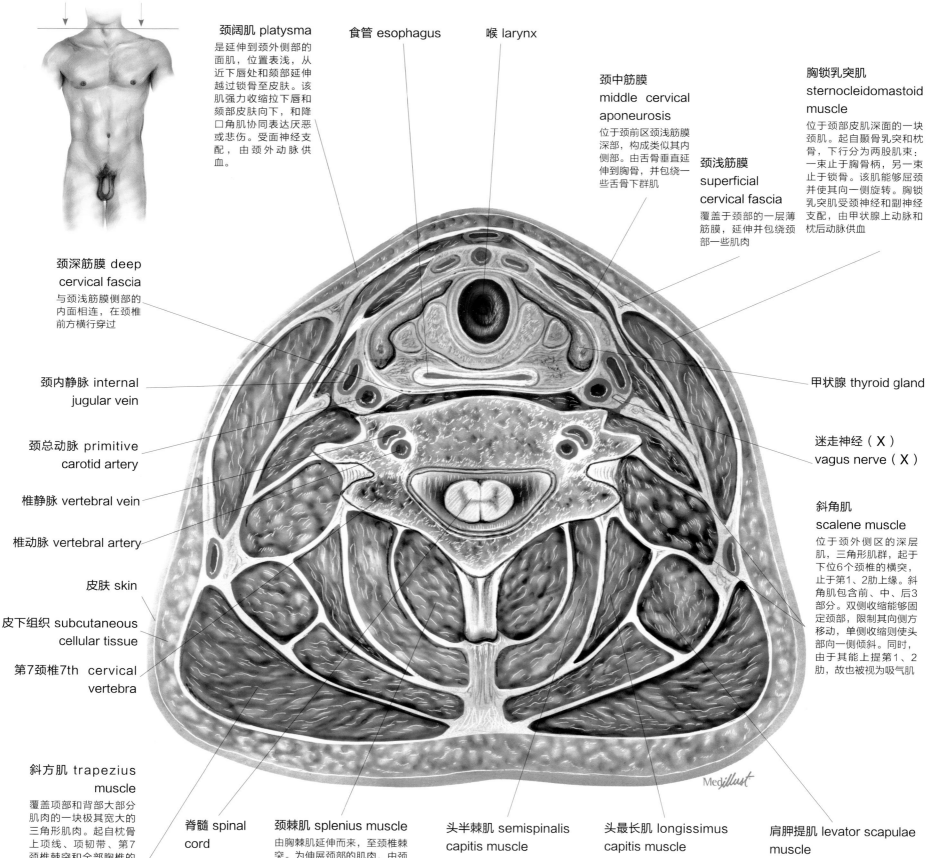

颈阔肌 platysma
是延伸到颈外侧部的面肌，位置表浅，从近下唇处和颏部延伸越过锁骨至皮肤。该肌强力收缩拉下唇和颏部皮肤向下，和降口角肌协同表达厌恶或悲伤。受面神经支配，由颈外动脉供血。
食管 esophagus
喉 larynx
颈中筋膜 middle cervical aponeurosis
位于颈前区颈浅筋膜深部，构成类似其内侧部。由舌骨垂直延伸到胸骨，并包绕一些舌骨下群肌
颈浅筋膜 superficial cervical fascia
覆盖于颈部的一层薄筋膜，延伸并包绕颈部一些肌肉
胸锁乳突肌 sternocleidomastoid muscle
位于颈部皮肌深面的一块颈肌。起自颞骨乳突和枕骨，下行分为两股肌束：一束止于胸骨柄，另一束止于锁骨。该肌能够屈颈并使其向一侧旋转。胸锁乳突肌受颈神经和副神经支配，由甲状腺上动脉和枕后动脉供血
颈深筋膜 deep cervical fascia
与颈浅筋膜侧部的内面相连，在颈椎前方横行穿过
颈内静脉 internal jugular vein
甲状腺 thyroid gland
颈总动脉 primitive carotid artery
迷走神经（X） vagus nerve（X）
椎静脉 vertebral vein
斜角肌 scalene muscle
位于颈外侧区的深层肌，三角形肌群，起于下位6个颈椎的横突，止于第1、2肋上缘。斜角肌包含前、中、后3部分。双侧收缩能够固定颈部，限制其向侧方移动，单侧收缩则使头部向一侧倾斜。同时，由于其能上提第1、2肋，故也被视为吸气肌
椎动脉 vertebral artery
皮肤 skin
皮下组织 subcutaneous cellular tissue
第7颈椎7th cervical vertebra
Medillust
斜方肌 trapezius muscle
覆盖项部和背部大部分肌肉的一块极其宽大的三角形肌肉。起自枕骨上项线、项韧带、第7颈椎棘突和全部胸椎的棘突，止于肩部的肩胛冈、肩峰、锁骨。该肌可以上提、向内移动和上下旋转肩胛骨。斜方肌受副神经和颈神经支配，由颈横动脉供血
脊髓 spinal cord
颈棘肌 splenius muscle
由胸棘肌延伸而来，至颈椎棘突。为伸展颈部的肌肉，由颈神经支配
头半棘肌 semispinalis capitis muscle
起于枕骨，止于第7颈椎和第1胸椎横突，被其中间腱一分为二。能使头后仰，也能使头向一侧旋转。受枕大神经支配，颈深动脉和枕动脉供血
头最长肌 longissimus capitis muscle
起于下位4～5个颈椎和第1胸椎横突，止于颞骨乳突的长条形肌肉。双侧收缩使头后仰，单侧收缩使头偏向一侧。受枕神经和颈神经分支支配
肩胛提肌 levator scapulae muscle
三角形，起于上位4～5个颈椎的横突，经过夹肌深面，止于肩胛骨上缘。能够上提肩胛骨并使肩部下降，也能使头部侧倾。由臂丛神经支配，颈升动脉、锁骨下动脉、肩胛下动脉供血

背部 the back

浅层观 superficial view

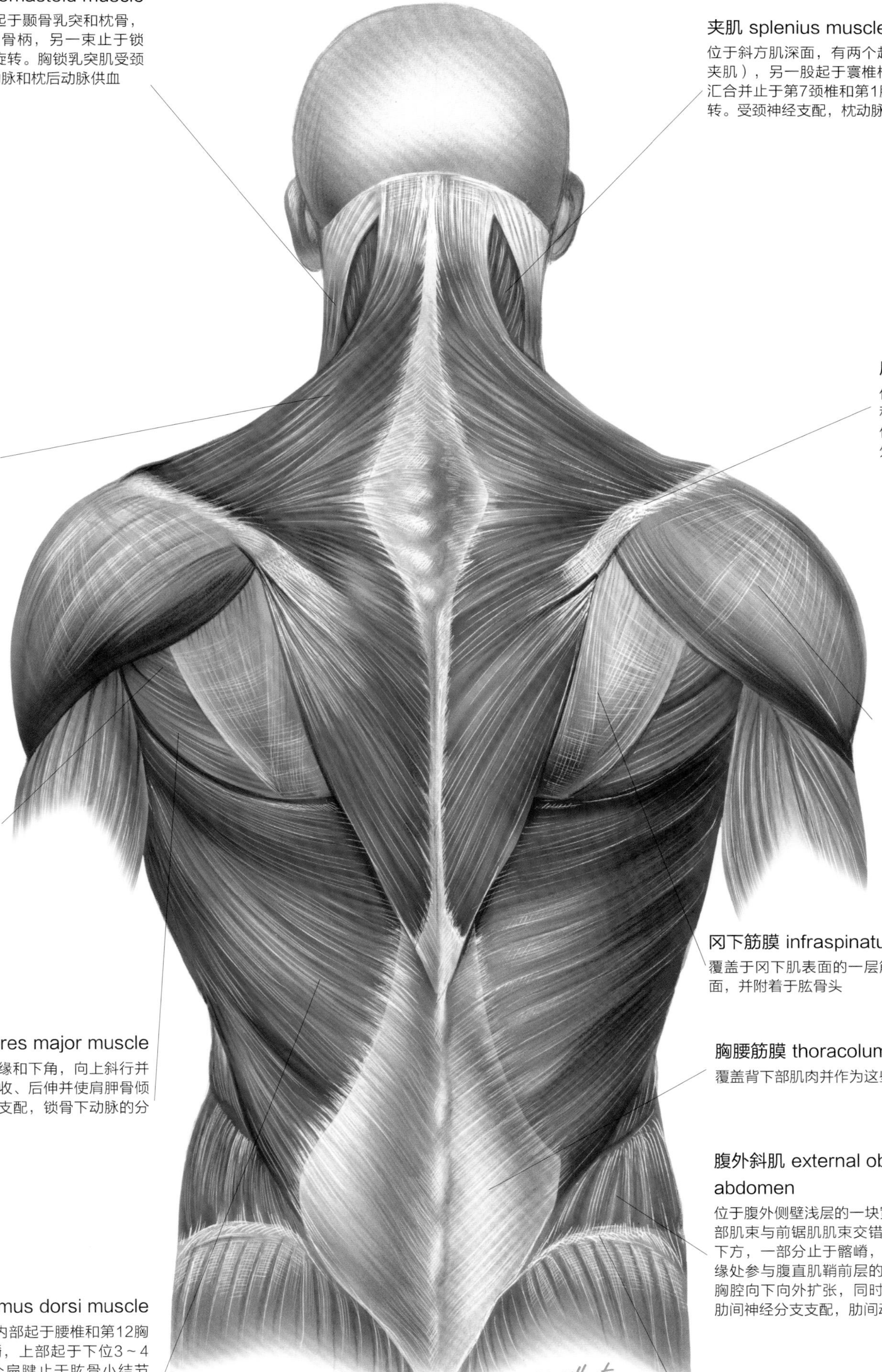

MedIllust

胸锁乳突肌 sternocleidomastoid muscle

位于颈部皮肌下方的一块颈肌，起于颞骨乳突和枕骨，向下分为两股肌束：一束止于胸骨柄，另一束止于锁骨。该肌能够屈颈并使其向一侧旋转。胸锁乳突肌受颈神经和副神经支配，由甲状腺上动脉和枕后动脉供血

斜方肌 trapezius muscle

覆盖项部和背部大部分肌肉的一块极其宽大的三角形肌肉。起自枕骨上项线、项韧带、第7颈椎棘突和全部胸椎的棘突，止于肩部的肩胛冈、肩峰、锁骨。该肌可以上提、向内移动和上下旋转肩胛骨。斜方肌受副神经和颈神经支配，由颈横动脉供血

小圆肌 teres minor muscle

细小并呈圆柱状，起自肩胛骨外侧缘上部，止于肱骨。其功能是使肱骨向后和外旋。小圆肌接受腋神经及第5、6颈神经支配，锁骨下动脉的分支肩胛下动脉供血

大圆肌 teres major muscle

粗大并呈圆柱状，起自肩胛骨外侧缘和下角，向上斜行并止于肱骨小结节嵴。收缩时使臂内收、后伸并使肩胛骨倾斜。该肌接受臂丛分支肩胛下神经支配，锁骨下动脉的分支肩胛下动脉供血

背阔肌 latissimus dorsi muscle

分布于背下部的一块宽大扁肌。内部起于腰椎和第12胸椎的棘突，下部起于骶骨和髂嵴，上部起于下位3～4肋。该肌向上走向腋窝，以一个扁腱止于肱骨小结节嵴。当臂上举时，该肌的收缩能使肱骨下降，同时内旋，也能使肩胛骨向下方转动。受第5颈神经的分支胸背神经支配，腰动脉和肩胛下动脉供血

夹肌 splenius muscle

位于斜方肌深面，有两个起点：一股肌束起于颞骨乳突（头夹肌），另一股起于寰椎横突（颈夹肌）。两股肌束下行，汇合并止于第7颈椎和第1胸椎棘突。能使头后仰、侧倾或旋转。受颈神经支配，枕动脉供血

肩胛冈 spine of the scapula

位于肩胛骨后面并将其分为冈上窝和冈下窝的一长条形隆起。它可以作为三角肌、斜方肌的附着点。其外侧部突起称为肩峰

三角肌 deltoid muscle

肩部浅层的一块宽大扁肌，位于锁骨、肩胛骨和肱骨的外侧面之间。起自锁骨的外侧段、肩峰和肩胛冈，肌束逐渐向外下方集中，止于肱骨外侧面的三角肌粗隆。主要是使肩关节外展，其前部肌纤维收缩可使肩关节前屈并略旋内；后部肌纤维收缩可使肩关节后伸并略旋外。三角肌接受臂丛的分支腋神经支配，旋肱后动脉供血

冈下筋膜 infraspinatus fascia

覆盖于冈下肌表面的一层筋膜，几乎占据了全部肩胛骨的后面，并附着于肱骨头

胸腰筋膜 thoracolumbar fascia

覆盖背下部肌肉并作为这些肌肉附着点的一层厚腱膜

腹外斜肌 external oblique muscle of the abdomen

位于腹外侧壁浅层的一块宽大肌肉。起自下位8肋外侧面，上部肌束与前锯肌肌束交错，肌束由后外上方呈扇形斜向前内下方，一部分止于髂嵴，而大部分形成腱膜，在腹直肌外侧缘处参与腹直肌鞘前层的构成。其收缩能使肋骨下降，并使胸腔向下向外扩张，同时压缩腹腔脏器。腹外斜肌接受下位肋间神经分支支配，肋间动脉和腰动脉供血

髂嵴 iliac crest

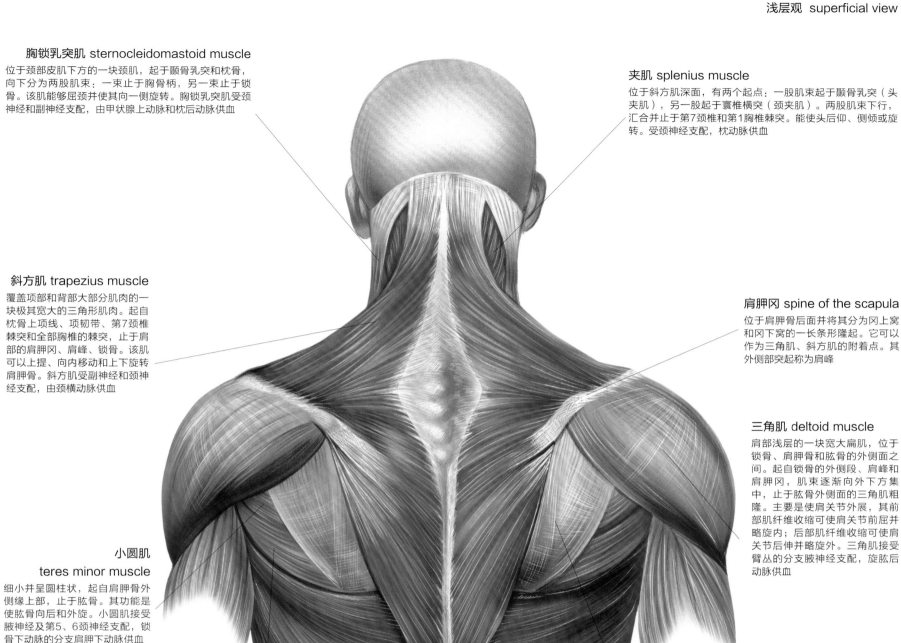

髂骨上缘的骨嵴，构成腹壁的许多肌肉、腱膜附着于其上。由骶髂关节一直延续到髂前上棘，能在腹外侧区皮下触及，并刚好形成臀部的轮廓

背部 the back

中层观 intermediate view

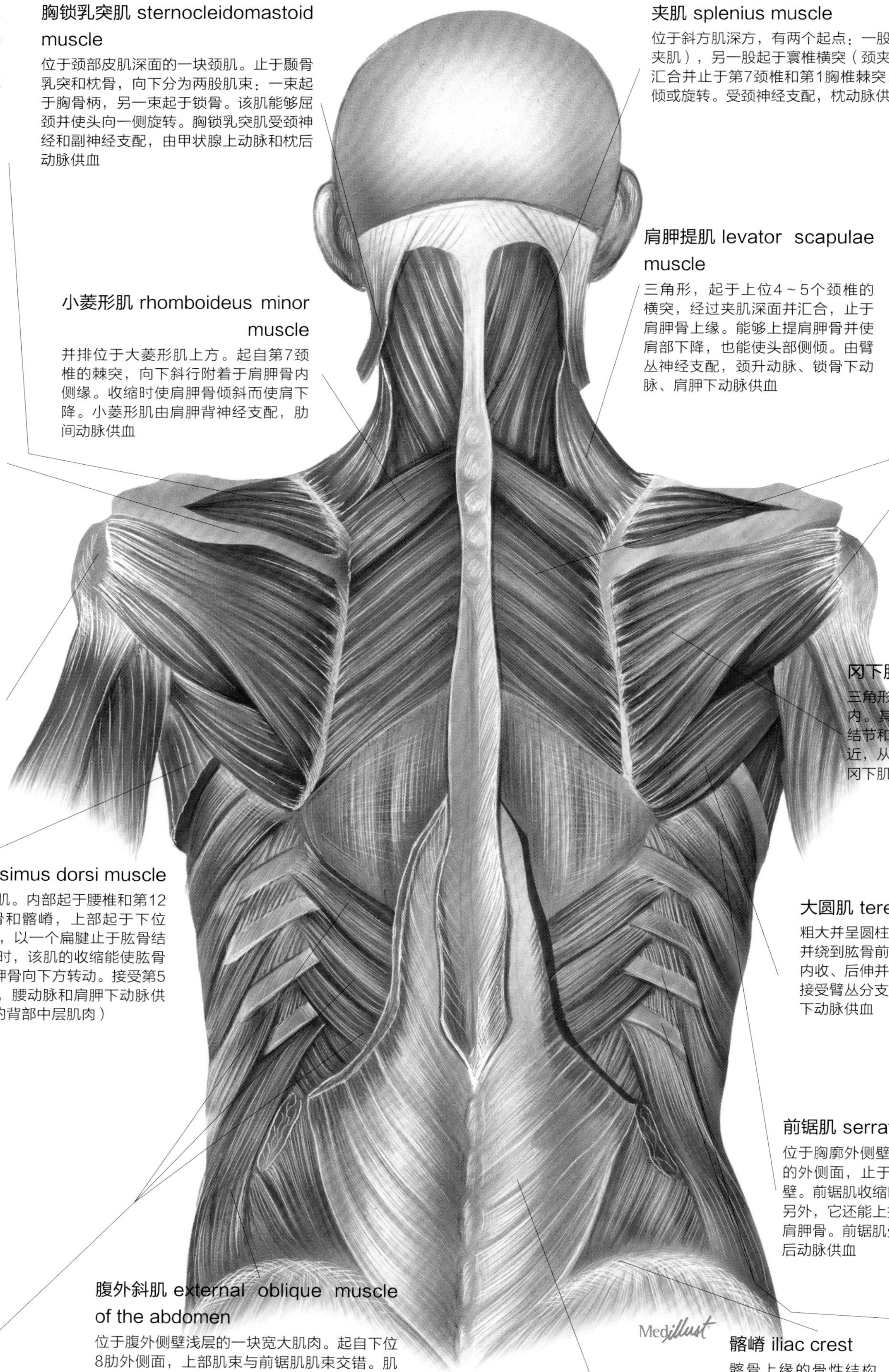

冈上肌 supraspinatus muscle

三角形，起于肩胛骨后面冈上窝内，向外侧延伸，形成肌腱附着于肩关节囊的边缘，止于肱骨大结节的上部。能使上臂外展并轻微内旋。冈上肌受臂丛的分支肩胛上神经支配，锁骨下动脉的分支肩胛上动脉供血

胸锁乳突肌 sternocleidomastoid muscle

位于颈部皮肌深面的一块颈肌。止于颞骨乳突和枕骨，向下分为两股肌束：一束起于胸骨柄，另一束起于锁骨。该肌能够屈颈并使头向一侧旋转。胸锁乳突肌受颈神经和副神经支配，由甲状腺上动脉和枕后动脉供血

夹肌 splenius muscle

位于斜方肌深方，有两个起点：一股肌束起于颞骨乳突（头夹肌），另一股起于寰椎横突（颈夹肌）。两股肌束下行，汇合并止于第7颈椎和第1胸椎棘突。夹肌能使头后仰、侧倾或旋转。受颈神经支配，枕动脉供血

大菱形肌 rhomboideus major muscle

起于上位4个胸椎棘突，止于肩胛骨内侧缘的一宽大肌。收缩时能使肩胛骨向内移动的同时倾斜而使肩部下降。大菱形肌接受肩胛背神经支配，肋间动脉和肩胛后动脉供血

肩胛提肌 levator scapulae muscle

三角形，起于上位4～5个颈椎的横突，经过夹肌深面并汇合，止于肩胛骨上缘。能够上提肩胛骨并使肩部下降，也能使头部侧倾。由臂丛神经支配，颈升动脉、锁骨下动脉、肩胛下动脉供血

小菱形肌 rhomboideus minor muscle

并排位于大菱形肌上方。起自第7颈椎的棘突，向下斜行附着于肩胛骨内侧缘。收缩时使肩胛骨倾斜而使肩下降。小菱形肌由肩胛背神经支配，肋间动脉供血

肩胛冈 spine of the scapula

位于肩胛骨后面并将其分为冈上窝和冈下窝的一长条形隆起。它可以作为三角肌、斜方肌的附着点。其外侧部突起称为肩峰

小圆肌 teres minor muscle

细小并呈圆柱状，起自肩胛骨外侧缘上部，止于肱骨大结节。其功能是使肱骨向后和外旋。小圆肌接受腋神经及第5、6颈神经支配，锁骨下动脉的分支肩胛下动脉供血

肱骨 humerus

形成上臂骨性结构的长骨。上部膨大形成肱骨头，并与肩胛骨形成肩关节。肱骨为肩部、胸部和上肢多块肌肉的附着点

冈下肌 infraspinatus muscle

三角形，起于肩胛骨后面并几乎完全占据冈下窝内。其纤维汇合上行，通过肌腱附着于肱骨大结节和肩关节囊。收缩时能使肱骨头向肩胛骨靠近，从而稳固肩关节，此外还能使肩关节外旋。冈下肌接受肩胛上神经支配，肩胛动脉网供血

背阔肌 latissimus dorsi muscle

分布于背下部的一块宽大扁肌。内部起于腰椎和第12胸椎的棘突，下部起于骶骨和髂嵴，上部起于下位3～4肋。该肌向上走向腋窝，以一个扁腱止于肱骨结节间沟的外侧唇。当臂上举时，该肌的收缩能使肱骨下降，同时内旋，也能使肩胛骨向下方转动。接受第5颈神经的分支胸背神经支配，腰动脉和肩胛下动脉供血（中部切断以暴露其覆盖的背部中层肌肉）

大圆肌 teres major muscle

粗大并呈圆柱状，起自肩胛骨外侧缘和下角，向上斜行并绕到肱骨前外侧面，止于肱骨小结节嵴。收缩时使臂内收、后伸并使肩胛骨倾斜，作为肩部的提肌。大圆肌接受臂丛分支肩胛下神经支配，锁骨下动脉的分支肩胛下动脉供血

前锯肌 serratus anterior muscle

位于胸廓外侧壁的扁肌。由一系列肌束起于第1～9肋骨的外侧面，止于肩胛骨的脊柱缘和下角，形成胸腔的侧壁。前锯肌收缩时能牵肩胛骨内侧边向前，并上提肩部。另外，它还能上提肋骨、扩大胸腔而帮助吸气，并能旋转肩胛骨。前锯肌受胸长神经支配，乳房外动脉和肩胛前、后动脉供血

（下）后锯肌 serratus posterior (inferior) muscle

位于背阔肌深面的一块四边形肌肉。借腱膜起自下位两个胸椎和上位两个腰椎棘突，分4股肌束分别止于下位4肋的下缘。能够下降下4肋，扩大胸腔从而辅助吸气。（下）后锯肌由肋间神经支配，肋间动脉分支供血

腹外斜肌 external oblique muscle of the abdomen

位于腹外侧壁浅层的一块宽大肌肉。起自下位8肋外侧面，上部肌束与前锯肌肌束交错。肌束由后外上方呈扇形斜向前内下方，一部分止于髂嵴，而大部分形成腱膜在腹直肌外侧缘处参与腹直肌鞘前层的构成。其收缩能使肋骨下降，并使胸腔向下向外扩张，同时压缩腹腔脏器。腹外斜肌接受下位肋间神经分支支配，肋间动脉和腰动脉供血（切断，仅暴露其在髂嵴的附着点）

胸腰筋膜 thoracolumbar fascia

覆盖背下部肌肉并作为这些肌肉附着点的一层厚筋膜。其下部附着于骨盆的髂嵴

髂嵴 iliac crest

髂骨上缘的骨性结构，构成腹壁的许多肌肉、腱膜均附着于其上。由骶髂关节一直延续到髂前上棘，能在腹外侧区皮下触及，并刚好形成臀部的轮廓

肋骨 ribs

扁平而弯曲，每侧12根，由背部的脊柱向前延伸至胸骨，构成骨性胸壁。胸部和腹部的许多韧带、肌肉附着于其上

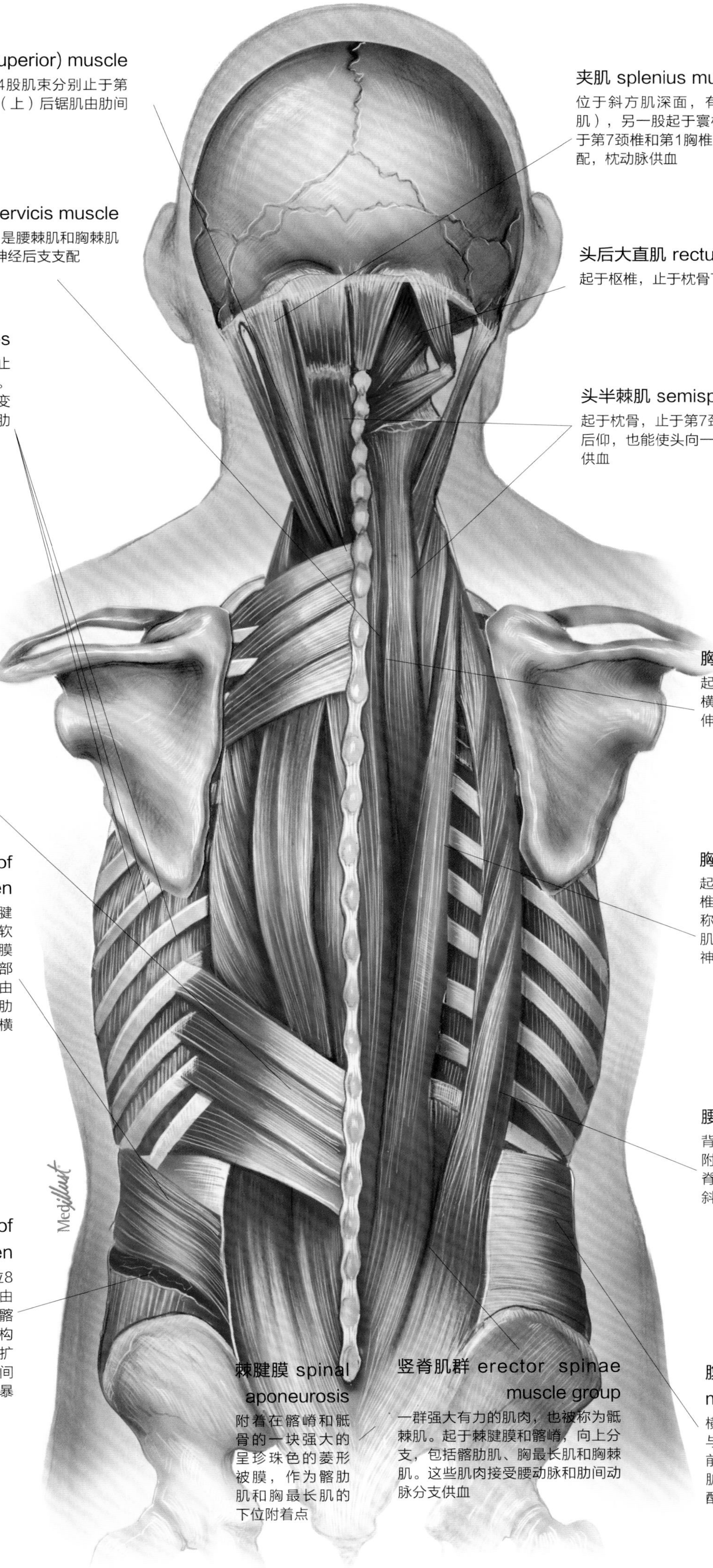

（上）后锯肌 serratus posterior (superior) muscle

呈四边形，起于第7颈椎和第1胸椎棘突，分4股肌束分别止于第2~5肋的外侧面。能够作为吸气肌上提肋骨。（上）后锯肌由肋间神经分支支配，肋间动脉供血

颈棘肌 spinalis cervicis muscle

起自第7颈椎和第1胸椎棘突，止于枢椎棘突，是腰棘肌和胸棘肌向上的延续。颈棘肌是颈部脊柱的伸肌，受颈神经后支支配

肋间肌 intercostal muscles

位于肋骨之间的扁平肌。起于上位肋的下缘，止于下位肋的上缘。由外、中、内3层肌肉组成。其功能是使肋骨相互靠近或远离，从而通过改变胸腔容积来完成呼吸。肋间肌由胸神经的分支肋间神经支配，肋间动脉供血

（下）后锯肌 serratus posterior (inferior) muscle

位于背阔肌深面的一块四边形肌肉。借腱膜起自下位两个胸椎棘突和上位两个腰椎棘突，分4股肌束分别止于下4肋的下缘。能够下降下4肋，扩大胸腔从而辅助吸气。（下）后锯肌由肋间神经支配，肋间动脉分支供血

腹内斜肌 internal oblique muscle of abdomen

位于腹外斜肌深面，起自髂前上棘和背阔肌腱膜，向前呈扇形展开。上部肌束止于下位肋软骨，下部肌束止于耻骨，中部形成一宽阔的腱膜与腹直肌鞘融合。腹内斜肌能下降肋骨，使胸部前屈或向侧方倾斜并压缩腹腔脏器。腹内斜肌由下位肋间神经支配，由腰动脉、腹壁上动脉、肋间动脉及旋髂动脉供血。在腹内斜肌深面有腹横肌并行通过

腹外斜肌 external oblique muscle of the abdomen

位于腹外侧壁浅层的一块宽大肌肉。起自下位8肋外侧面，上部肌束与前锯肌肌束交错，肌束由后外上方呈扇形斜向前内下方，一部分止于髂嵴，而大部分形成腱膜参与腹直肌鞘前层的构成。其收缩能使肋骨下降，并使胸腔向下向外扩张，同时压缩腹腔脏器。腹外斜肌接受下位肋间神经分支支配，肋间动脉和腰动脉供血（切断暴露腹内斜肌）

棘腱膜 spinal aponeurosis

附着在髂嵴和骶骨的一块强大的呈珍珠色的菱形被膜，作为髂肋肌和胸最长肌的下位附着点

竖脊肌群 erector spinae muscle group

一群强大有力的肌肉，也被称为骶棘肌。起于棘腱膜和髂嵴，向上分支，包括髂肋肌、胸最长肌和胸棘肌。这些肌肉接受腰动脉和肋间动脉分支供血

夹肌 splenius muscle

位于斜方肌深面，有两个起点：一股肌束起于颞骨乳突（头夹肌），另一股起于寰椎横突（颈夹肌）。两股肌束下行，汇合并止于第7颈椎和第1胸椎棘突，能使头后仰、侧倾或旋转。受颈神经支配，枕动脉供血

头后大直肌 rectus capitis posterior major muscle

起于枢椎，止于枕骨下项线

头半棘肌 semispinalis capitis muscle

起于枕骨，止于第7颈椎和第1胸椎，被其中间腱一分为二。能使头后仰，也能使头向一侧旋转。受枕大神经支配，颈深动脉和枕动脉供血

胸棘肌 spinalis thoracis muscle

起于骶棘肌群，沿脊柱上行，附着于腰椎和胸椎横突，在颈部延续成为颈棘肌。胸棘肌是脊柱的伸肌，接受腰神经和胸神经支配

胸最长肌 longissimus thoracis muscle

起于骶棘肌群，沿髂肋肌内侧缘上行，附着于腰椎横突和肋骨下缘。自此延伸到第7颈椎横突，称为颈最长肌。胸最长肌是脊柱的伸肌，和髂肋肌一样，能维持脊柱竖直固定。胸最长肌接受颈神经和胸神经支配

腰髂肋肌 iliocostalis lumborum muscle

背部沿脊柱下行的一长肌。起自竖脊肌群，向上附着各对肋骨，止于第7颈椎横突。腰髂肋肌是脊柱的伸肌，也能使脊柱在竖直固定时向侧方倾斜。腰髂肋肌受腰神经支配

腹横肌 transversus abdominis muscle

横行位于腹外侧壁，起于腰椎横突和髂嵴，向前与一宽大的腱膜合并覆盖其前面的其他肌肉。其前方有腹内斜肌和腹外斜肌。收缩时能压迫腹腔脏器。腹横肌接受后几对肋间神经和腰丛的支配，胸廓内动脉和腋动脉供血

背部 the back

深层观 deep view

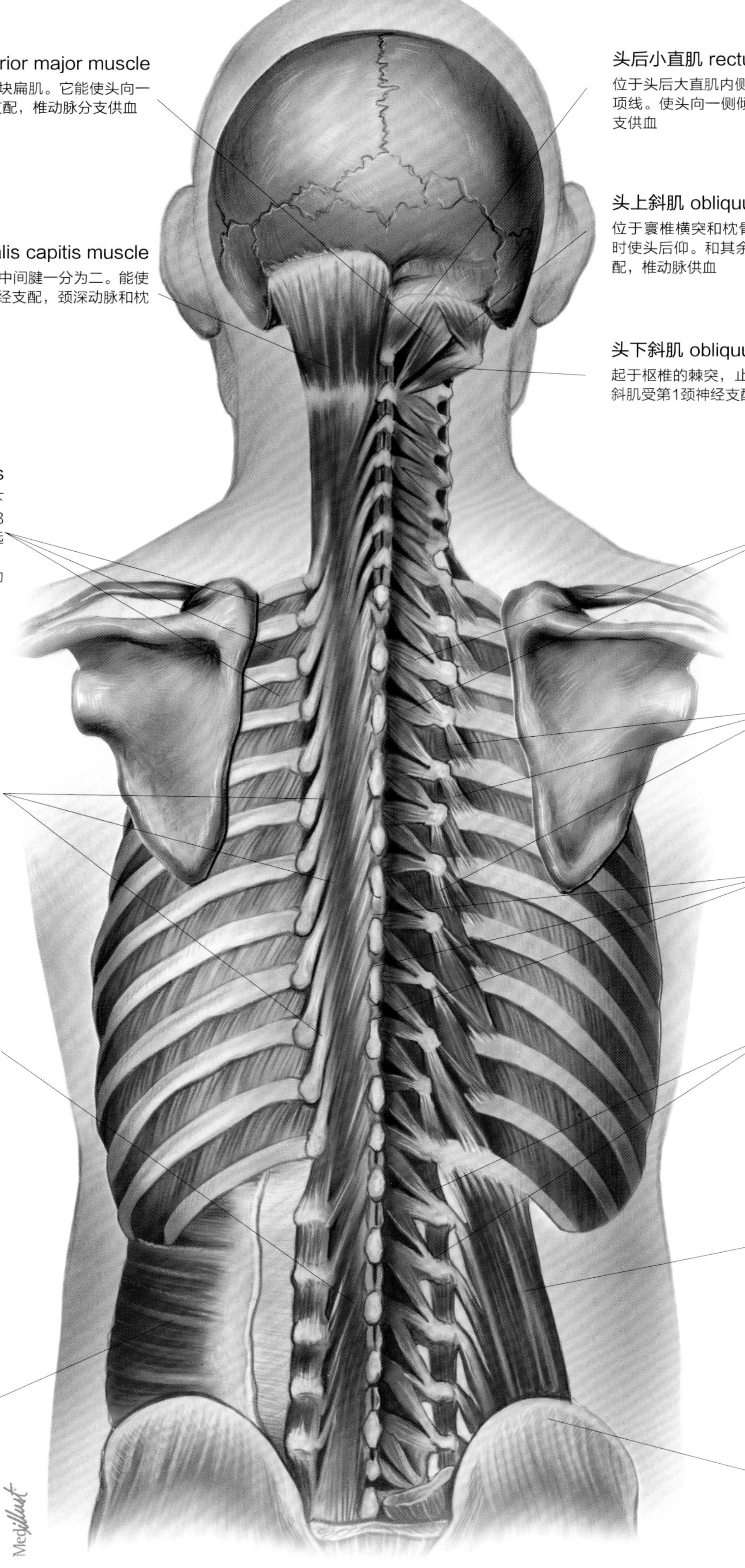

头后大直肌 rectus capitis posterior major muscle

起于枢椎的棘突尖，止于枕骨下项线的一块扁肌。它能使头向一侧倾斜或向后外旋转。受第1颈神经分支支配，椎动脉分支供血

头半棘肌 semispinalis capitis muscle

起于枕骨，止于第7颈椎和第1胸椎，被其中间腱一分为二。能使头后仰，也能使头向一侧旋转。受枕大神经支配，颈深动脉和枕动脉供血

肋间肌 intercostal muscles

位于肋骨之间的扁平肌。起于上位肋的下缘，止于下位肋的上缘。由外、中、内3层肌组成。其功能是使肋骨相互靠近或远离，从而通过改变胸腔容积来完成呼吸。肋间肌由胸神经的分支肋间神经支配，肋间动脉供血

胸半棘肌 semispinalis thoracics muscles

将第7颈椎和第1胸椎棘突与第12胸椎横突相连的一系列肌束。收缩时能旋转脊柱，受胸神经后支支配。同时也存在颈半棘肌

多裂肌 multifidus muscles

多裂肌短小而纤薄，分布于骶骨到第2颈椎之间。沿脊柱下行延续为胸和腰多裂肌。它们双侧收缩能拉伸脊柱，单侧收缩能使脊柱旋转。多裂肌受脊神经后支支配

腹横肌 transversus abdominis muscle

横行位于腹外侧壁前方，起于腰椎横突和髂嵴，向前与一宽大的腱膜合并覆盖其前面的其他肌肉。其前方有腹内斜肌和腹外斜肌，收缩时能压迫腹腔脏器。腹横肌接受下位肋间神经和腰丛的支配，胸廓内动脉和腋动脉供血

头后小直肌 rectus capitis posterior minor muscle

位于头后大直肌内侧的一对小肌肉，起于寰椎后结节，止于枕骨的下项线。使头向一侧倾斜或后仰。接受第1颈神经分支支配，颈动脉分支供血

头上斜肌 obliquus capitis superior muscle

位于寰椎横突和枕骨之间，头后大直肌外侧的一块三角形肌。收缩时使头后仰。和其余项部深层肌肉一样，头上斜肌接受第1颈神经支配，椎动脉供血

头下斜肌 obliquus capitis inferior muscle

起于枢椎的棘突，止于寰椎的横突。单侧收缩使头向一侧旋转。头下斜肌受第1颈神经支配，椎动脉供血

胸旋肌 rotator muscles of the thorax

位于各个胸椎横突和上位相邻胸椎椎板之间的短小肌束，能够使脊柱旋转，受脊神经支配

肋提肌 levatores costarum muscles

分布在椎骨横突至与其相邻两根肋骨的上缘（分别为长、短肌）。能够在呼吸时上提肋骨，扩大胸腔。由肋间神经支配

棘突间肌 interspinalis muscles

连接在各相邻椎骨棘突之间的一组肌肉。在休息状态下，背部和腰部棘突间肌使脊柱维持平衡。它们能使颈部后仰，受脊神经后支支配

外侧横突间肌 lateral intertransversarii muscles

连接两相邻椎骨横突之间的短肌束，能够固定脊柱并使其向一侧倾斜。这些肌肉由相对应的颈、胸、腰神经支配

腰方肌 quadratus lumborum muscle

一块沿腹后壁纵行分布的扁肌，位于第12肋至髂嵴之间，并有肌纤维附着在腰椎横突上。其收缩使腰椎向一侧倾斜，下降肋骨并使骨盆向一侧倾斜。腰方肌由最下一对肋间神经支配，腰动脉供血

髂嵴 iliac crest

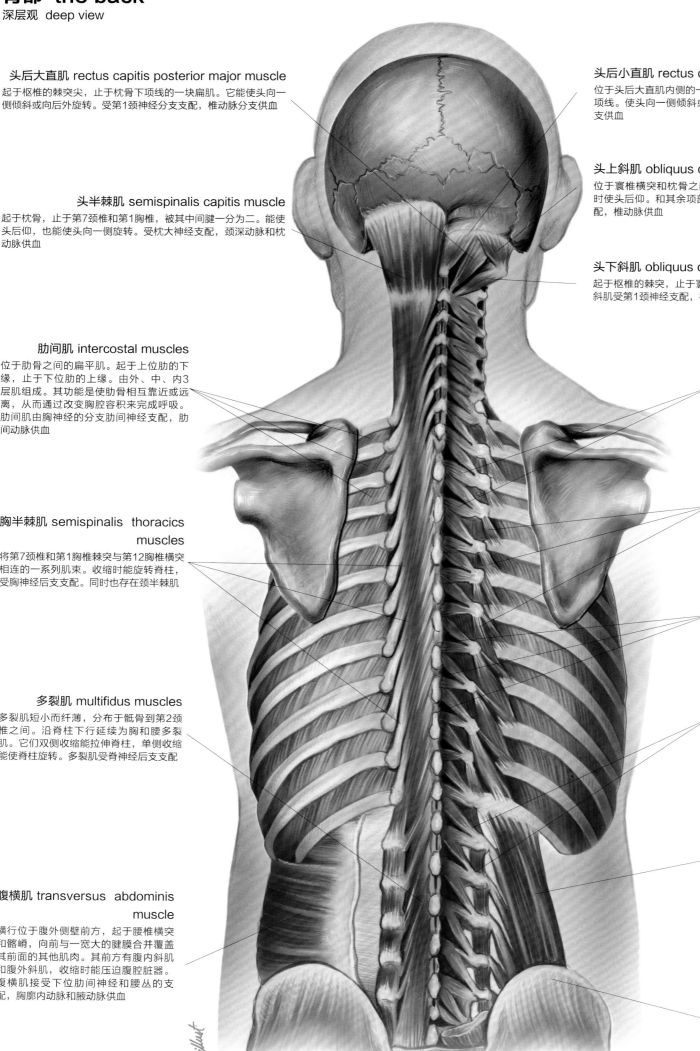

髂骨上缘的骨性结构，构成腹壁的许多肌肉、腱膜均附着于其上。由骶髂关节一直延续到髂前上棘，能在腹外侧区皮下触及，并刚好形成臀部的轮廓

胸部 thorax

前面浅层观 anterior superficial view

胸骨 sternum

位于胸壁前部正中的一块扁骨，其外侧缘有肋骨连结并与其形成胸前壁，其上部为胸骨柄，并能在体表触及。其前表面有胸肌附着

胸锁乳突肌 sternocleidomastoid muscle

位于颈部皮肌深面的一块颈肌。起自颞骨乳突和枕骨，下行分为两股肌束：一束止于胸骨柄，另一束止于锁骨。该肌能够屈颈并使头向一侧旋转。胸锁乳突肌受副神经（XI）和第2、3颈神经前支支配，由甲状腺上动脉和枕后动脉供血

气管 trachea

由一系列软骨环相互重叠形成的一个连续性管道，与喉相续。下行垂直穿过颈部中央，最终分为左、右支气管进入肺部。其使得空气能进（吸）出（呼）肺部

斜方肌 trapezius muscle

覆盖项部和背部大部分肌肉的一块极其宽大的三角形肌肉。起自枕骨上项线、项韧带、第7颈椎和12个胸椎的棘突，止于肩部的肩胛冈、肩峰、锁骨。该肌可以上提、向内移动和上下旋转肩胛骨。斜方肌受副神经和颈神经支配，由颈横动脉供血

锁骨 clavicle

扁平的长骨，与胸骨和肩胛骨相关节，是颈、胸部多块肌肉以及肩部三角肌的附着点

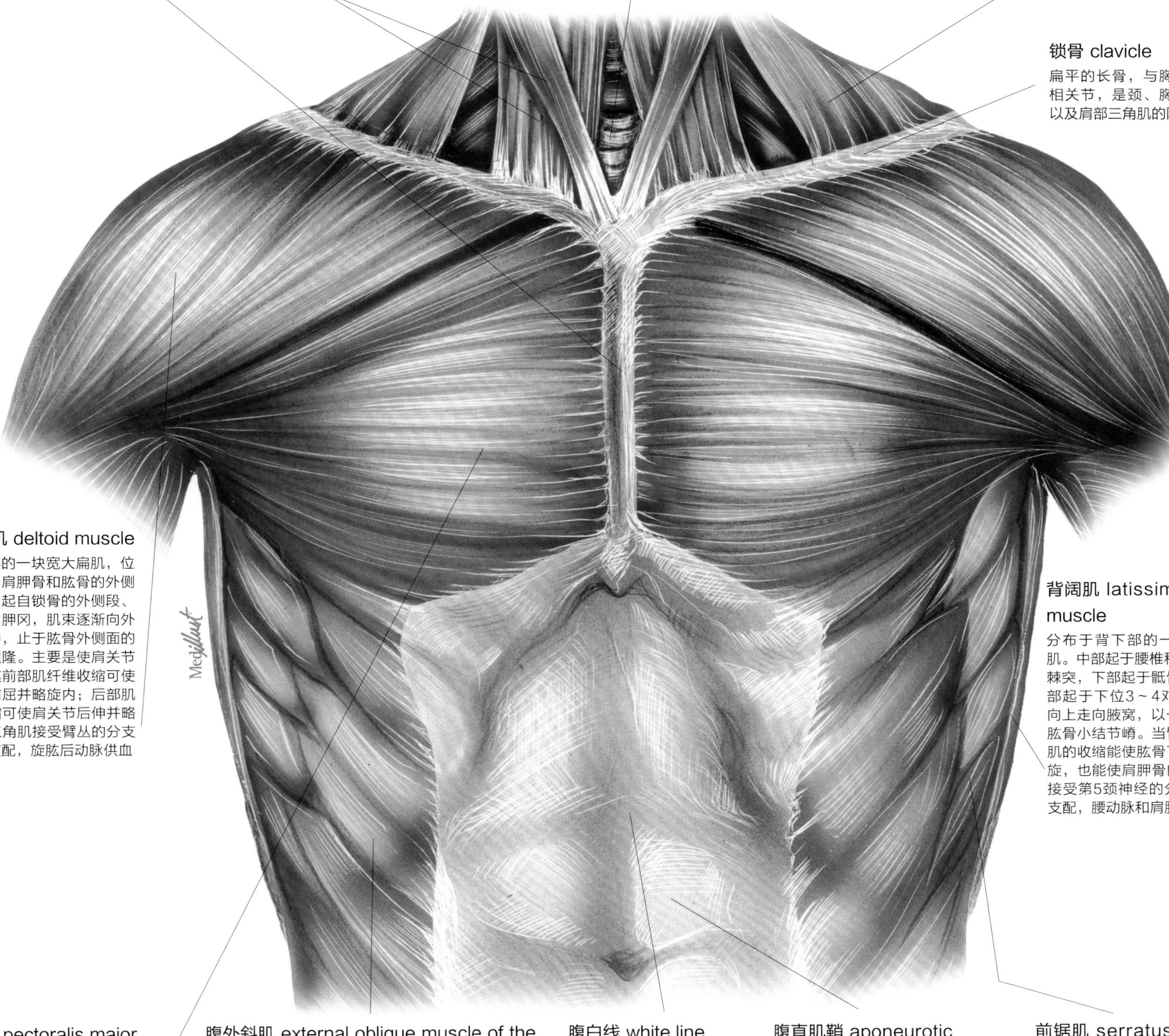

三角肌 deltoid muscle

肩部浅层的一块宽大扁肌，位于锁骨、肩胛骨和肱骨的外侧面之间。起自锁骨的外侧段、肩峰和肩胛冈，肌束逐渐向外下方集中，止于肱骨外侧面的三角肌粗隆。主要是使肩关节外展。其前部肌纤维收缩可使肩关节前屈并略旋内；后部肌纤维收缩可使肩关节后伸并略旋外。三角肌接受臂丛的分支腋神经支配，旋肱后动脉供血

背阔肌 latissimus dorsi muscle

分布于背下部的一块宽大的扁肌。中部起于腰椎和第12胸椎的棘突，下部起于骶骨和髂嵴，上部起于下位3～4对肋骨。该肌向上走向腋窝，以一个扁腱止于肱骨小结节嵴。当臂上举时，该肌的收缩能使肱骨下降，同时内旋，也能使肩胛骨向下方转动。接受第5颈神经的分支胸背神经支配，腰动脉和肩胛下动脉供血

胸大肌 pectoralis major muscle

起自胸骨前面、锁骨和上位肋骨的一块宽大的三角形肌。肌纤维向外汇合以一个扁腱止于三角肌深方的肱骨大结节嵴。胸大肌收缩时能使提起的上臂下降，上臂下垂时则使肩部向前并弓背，此外它还能上提胸廓。受胸神经支配，胸廓内动脉和胸肩峰动脉供血

腹外斜肌 external oblique muscle of the abdomen

位于腹外侧壁浅层的一块宽大肌肉。起自下位8肋外侧面，上部肌束与前锯肌肌束交错，肌束由后外上方呈扇形斜向前内下方，一部分止于髂嵴，而大部分移行为腱膜参与腹直肌鞘前层的构成。其收缩能使肋骨下降，并使胸腔向下向外扩张，同时压缩腹腔脏器。腹外斜肌接受下位肋间神经分支支配，肋间动脉和腰动脉供血

腹白线 white line

连接覆盖腹壁浅表肌肉腱鞘的腱性膜，为前腹壁连接胸骨剑突和耻骨的垂直正中线。其中部留有一小凹是连接胎儿脐带的残留

腹直肌鞘 aponeurotic sheath of rectus abdominis muscle

覆盖腹直肌的一层腱膜，两内侧缘相结合形成腹白线。向外侧延续为腹外侧肌群腱膜。其上下部均有腹直肌的附着点

前锯肌 serratus anterior muscle

位于胸外侧壁的扁肌。由一系列肌束起于第1～9肋骨的外面和上缘，止于肩胛骨的脊柱缘，形成胸腔的侧壁。前锯肌收缩时能牵肩胛骨脊椎缘向前，并上提肩部。另外，它还能上提肋骨、扩大胸腔而帮助吸气，并能转动肩胛骨。前锯肌接受胸长神经支配，乳房外动脉和肩胛前、后动脉供血

胸部 thorax

前面深层观 anterior deep layers view

肩胛骨喙突
coracoid process of the scapula
肩胛骨上缘外侧端的突起，为肩部、臂部和胸前壁多块肌肉以及韧带的附着点

锁骨下肌
subclavius muscle
斜行位于第1肋软骨和锁骨下缘之间的短肌，能够下降锁骨和肩部。锁骨下肌由臂丛神经分支支配，腋动脉分支供血

气管 trachea
由一系列软骨环相互重叠形成的一个连续性管道，与喉相续。下行垂直穿过颈部中央，最终分左、右支气管进入肺部。其存在使得空气能进（吸）出（呼）肺部

胸骨甲状肌
sternothyroid muscle
位于喉部的甲状软骨和胸骨柄之间，收缩时能使咽喉下降

肩胛提肌 levator scapulae muscle
三角形，起于上位4～5颈椎的横突，穿过夹肌深面并汇合，止于肩胛骨上缘。能够上提肩胛骨并使肩部下降，也能使头部侧倾。由臂丛神经支配，颈升动脉、锁骨下动脉、肩胛下动脉供血

锁骨 clavicle
扁平的长骨，与胸骨和肩胛骨相关节，是颈、胸部多块肌肉以及肩部三角肌的附着点。

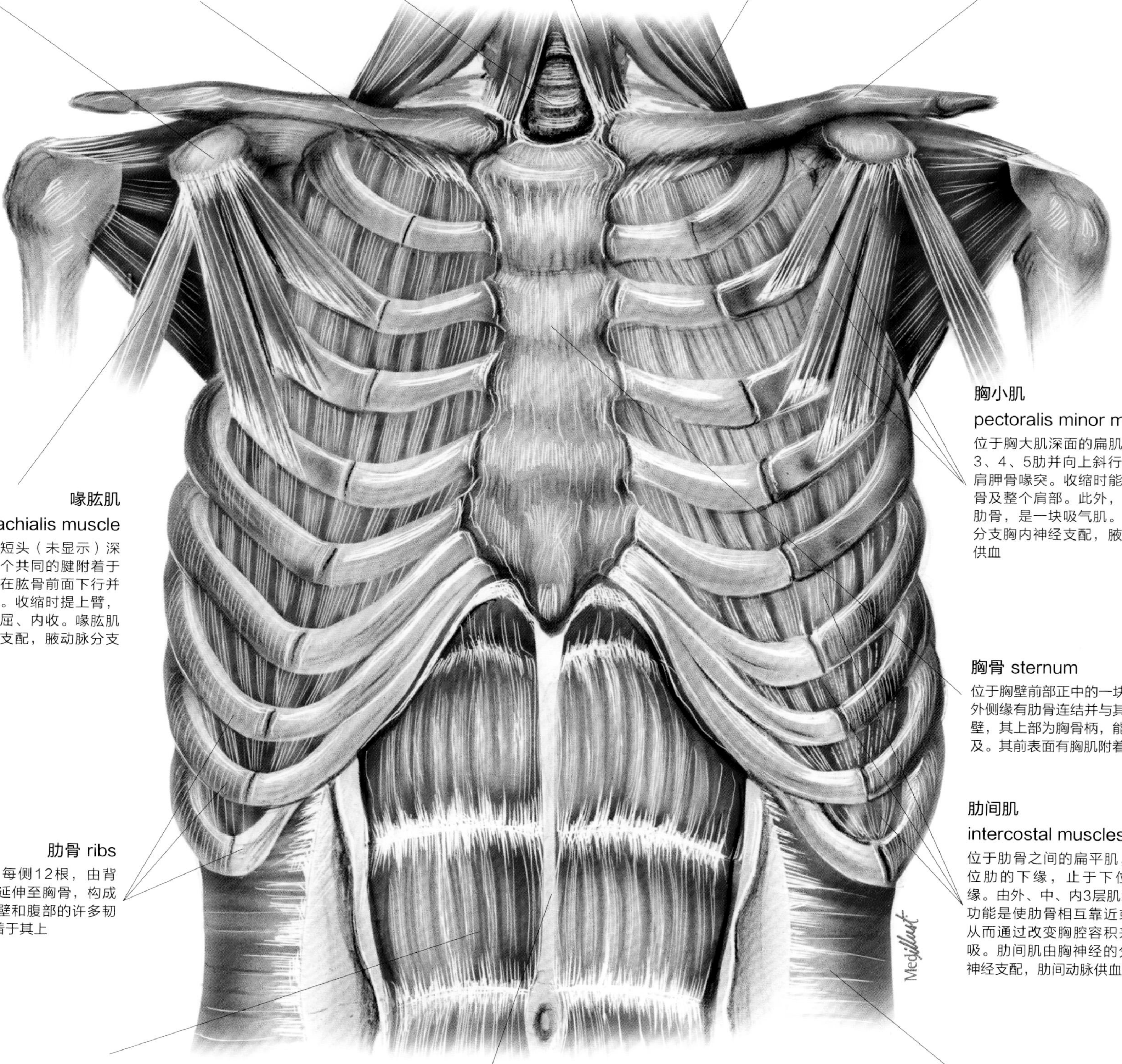

喙肱肌
coracobrachialis muscle
位于肱二头肌短头（未显示）深面并与其以一个共同的腱附着于肩胛骨喙突。在肱骨前面下行并在其中部终止。收缩时提上臂，同时使上臂前屈、内收。喙肱肌接受肌皮神经支配，腋动脉分支供血

胸小肌
pectoralis minor muscle
位于胸大肌深面的扁肌。起自第3、4、5肋并向上斜行，附着于肩胛骨喙突。收缩时能下降肩胛骨及整个肩部。此外，还能上提肋骨，是一块吸气肌。接受臂丛分支胸内神经支配，腋动脉分支供血

胸骨 sternum
位于胸壁前部正中的一块扁骨，其外侧缘有肋骨连结并与其形成胸前壁，其上部为胸骨柄，能在体表触及。其前表面有胸肌附着

肋骨 ribs
扁平而弯曲，每侧12根，由背部的脊柱向前延伸至胸骨，构成骨性胸壁。胸壁和腹部的许多韧带、肌肉均附着于其上

肋间肌
intercostal muscles
位于肋骨之间的扁平肌，起于上位肋的下缘，止于下位肋的上缘。由外、中、内3层肌组成。其功能是使肋骨相互靠近或远离，从而通过改变胸腔容积来完成呼吸。肋间肌由胸神经的分支肋间神经支配，肋间动脉供血

腹直肌 rectus abdominis muscle
位于腹前壁白线两侧的一块扁肌。起于第5、6、7肋软骨和胸骨剑突，垂直下行附着于耻骨上缘。该肌被腱划划分为多个肌腹。收缩时使胸廓前移或使骨盆上提，同时压缩腹腔脏器。该肌在排便和分娩中起到重要作用。腹直肌由第5~12肋间神经支配，腹壁上、下动脉和胸廓内动脉供血

腹白线 white line
连接覆盖腹壁浅表肌肉腱鞘的腱性膜，为腹前壁连接胸骨剑突和耻骨的垂直正中线。其中部留有一小凹是连接胎儿脐带的残留

腹内斜肌 internal oblique muscle of the abdomen
位于腹外斜肌深面，起自髂前上棘和背阔肌筋膜，向前呈扇形展开。上部肌束止于下位肋软骨，下部肌束止于耻骨，中部形成一宽阔的腱膜与腹直肌鞘融合。腹内斜肌能下降肋骨，使胸部前屈或向侧方倾斜并压缩腹腔脏器。腹内斜肌由下位肋间神经支配，由腰动脉、腹壁上动脉、肋间动脉及旋髂动脉供血。在腹内斜肌深面有腹横肌并行通过

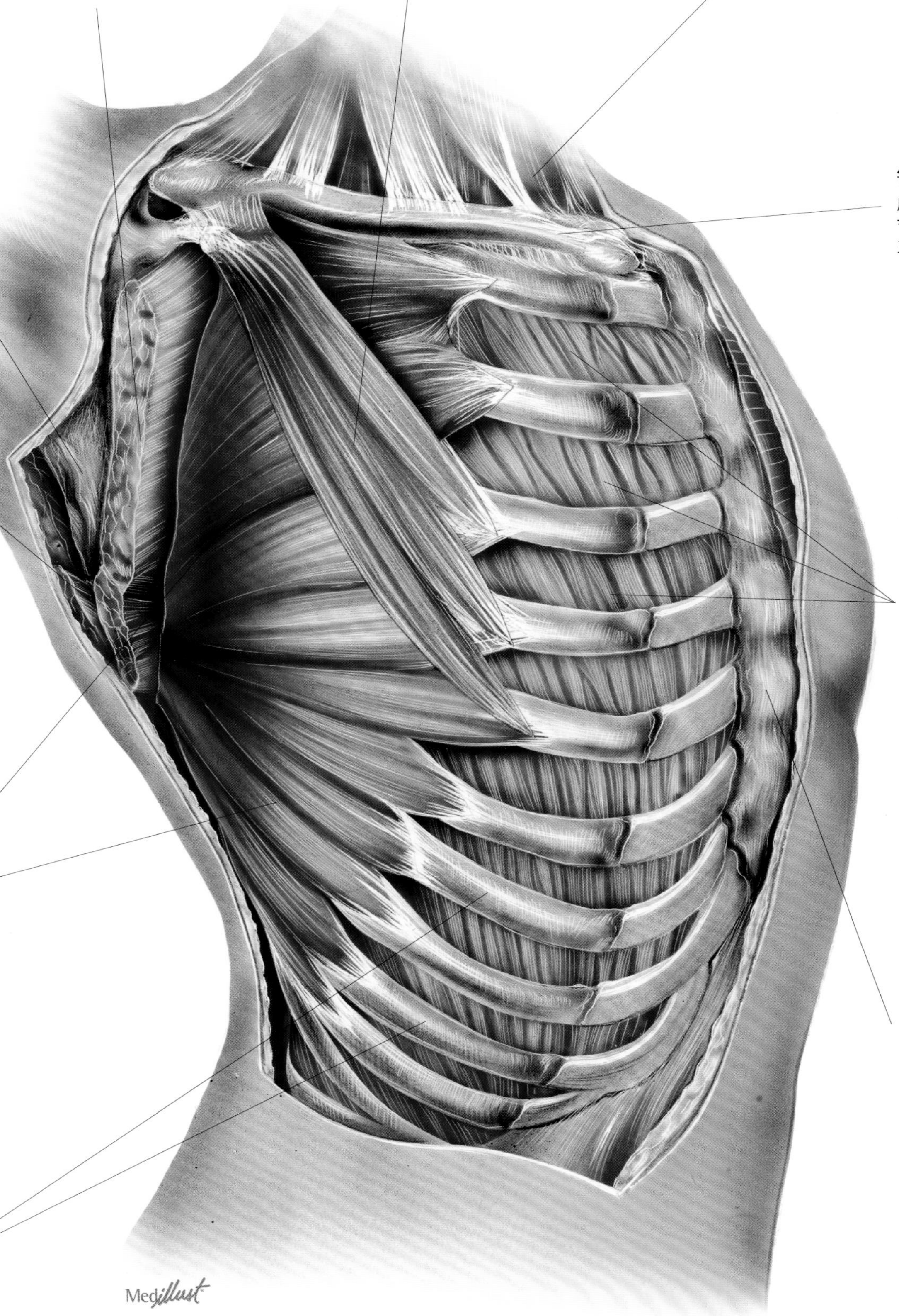

Med*illust*

肩胛骨 scapula

一块对上肢和胸廓起稳固作用的三角形扁骨。它与胸后壁紧密相贴附并与肱骨和锁骨相关节。其后面有肩胛冈横行穿过。肩胛骨能够在肩部皮下触及。其上外侧形成的肩峰能够在肩部肌肉深方触及

肩胛下肌 subscapularis muscle

扁而宽阔，位于肩胛骨前面肩胛下窝内。起自肩胛下窝，向上外方附着于肱骨小结节（附着部位切断）。它能使上臂内旋，使其靠近躯干，并使肱骨头与关节腔相贴附而稳固。肩胛下肌由臂丛神经的分支肩胛下神经支配，锁骨下动脉的分支肩胛上动脉供血

胸小肌 pectoralis minor muscle

位于胸大肌深面的扁肌。起自第3、4、5肋并向上斜行，附着于肩胛骨喙突。收缩时能下降肩胛骨及整个肩部。此外，还能上提肋骨，是一块吸气肌。接受臂丛分支胸内神经支配，腋动脉分支供血

胸锁乳突肌 sternocleidomastoid muscle

位于颈部皮肌之下的一块颈肌。起自颞骨乳突和枕骨，下行分为两股肌束：一束止于胸骨柄，另一束止于锁骨。该肌能够屈颈并使头向一侧旋转。胸锁乳突肌受副神经和第2、3颈神经前支支配，由甲状腺上动脉和枕动脉供血

锁骨 clavicle

扁平的长骨，与胸骨和肩胛骨相关节，是颈、胸部多块肌肉以及肩部三角肌的附着点

大圆肌 teres major muscle

粗大并呈圆柱状，起自肩胛骨外侧缘和下角，向上斜行并绕到肱骨前外侧面止于结节间沟的边缘（肱骨小结节嵴），收缩时使臂内收、后伸并使肩胛骨倾斜，为肩部的提肌。受臂丛分支肩胛下神经支配，锁骨下动脉的分支肩胛下动脉供血

肋间肌 intercostal muscles

位于肋骨之间的扁平肌。起于上位肋的下缘，止于下位肋的上缘，由外、中、内3层肌肉组成。其功能是使肋骨相互靠近或远离，从而通过改变胸腔容积来完成呼吸。肋间肌由胸神经的分支肋间神经支配，肋间动脉供血

前锯肌 serratus anterior muscle

位于胸外侧壁的扁肌。由一系列肌齿起于第1～9肋外面和上缘的肌束组成，止于肩胛骨的脊柱缘，形成胸腔的侧壁。前锯肌收缩时能牵肩胛骨脊柱缘向前，并上提肩部。另外，它还能上提肋骨、扩大胸腔而帮助吸气，并能转动肩胛骨。前锯肌接受胸长神经支配，乳房外动脉和肩胛前、后动脉供血

胸骨 sternum

位于胸壁前部正中的一块扁骨，其外侧缘有肋骨连结并与其形成胸前壁，其上部为胸骨柄，并能在体表触及。其前表面有胸肌附着

肋骨 ribs

扁平而弯曲，每侧12根，由背部的脊柱向前延伸至胸骨，构成骨性胸壁。胸壁和腹部的许多韧带、肌肉均附着于其上

胸壁 thoracic wall

前面内侧观 anterior internal view

斜角肌 scalene muscle

该肌肉虽然属于颈外侧肌群，但也可被视为椎前肌群的一部分。它起于下位6个颈椎的横突，止于第1、2肋上缘。斜角肌包含前、中、后3部分。双侧收缩能够固定颈部，限制其向侧方移动，单侧收缩则使头部向一侧倾斜。同时，由于其能上提第1、2肋，故也被视为吸气肌。斜角肌由颈神经分支支配，锁骨下动脉供血

胸骨舌骨肌 sternohyoid muscle

位于舌骨和胸骨柄之间的一块扁平肌。其收缩时能使舌骨及其上所有附着结构下降。胸骨舌骨肌接受舌下神经和第1颈神经的分支支配，甲状腺上、下动脉供血

胸骨甲状肌 sternothyroid muscle

位于颈前部深层，喉部的甲状软骨和胸骨柄之间，收缩时能使咽喉下降。胸骨甲状肌接受舌下神经支配，甲状腺上、下动脉供血

肋间肌 intercostal muscles

位于肋骨之间的扁平肌。起于上位肋的下缘，止于下位肋的上缘，由外、中、内3层肌肉组成。其功能是使肋骨相互靠近或远离，从而通过改变胸腔容积来完成呼吸。肋间肌由胸神经的分支肋间神经支配，肋间动脉供血

肋间最内肌 innermost intercostal muscles

占据肋间隙的中间部分，经常被视为肋间内肌的一股肌束。它分布于肋间隙中部和胸骨之间，其纤维由前至后、由上至下分布。肋间最内肌参与呼吸运动，受胸神经的肋间神经支配

肋间外肌 external intercostal muscles

位于肋间隙外部，分布于肋肋软骨关节和相对应的肋椎关节之间。其纤维由上至下、由后至前分布。肋间外肌参与呼吸运动，受起于胸神经的肋间神经支配

胸内筋膜 endothoracic fascia

后部厚于前部的纤维膜性结构，衬在胸腔内面。位于胸膜之外，肋间最内肌的内面

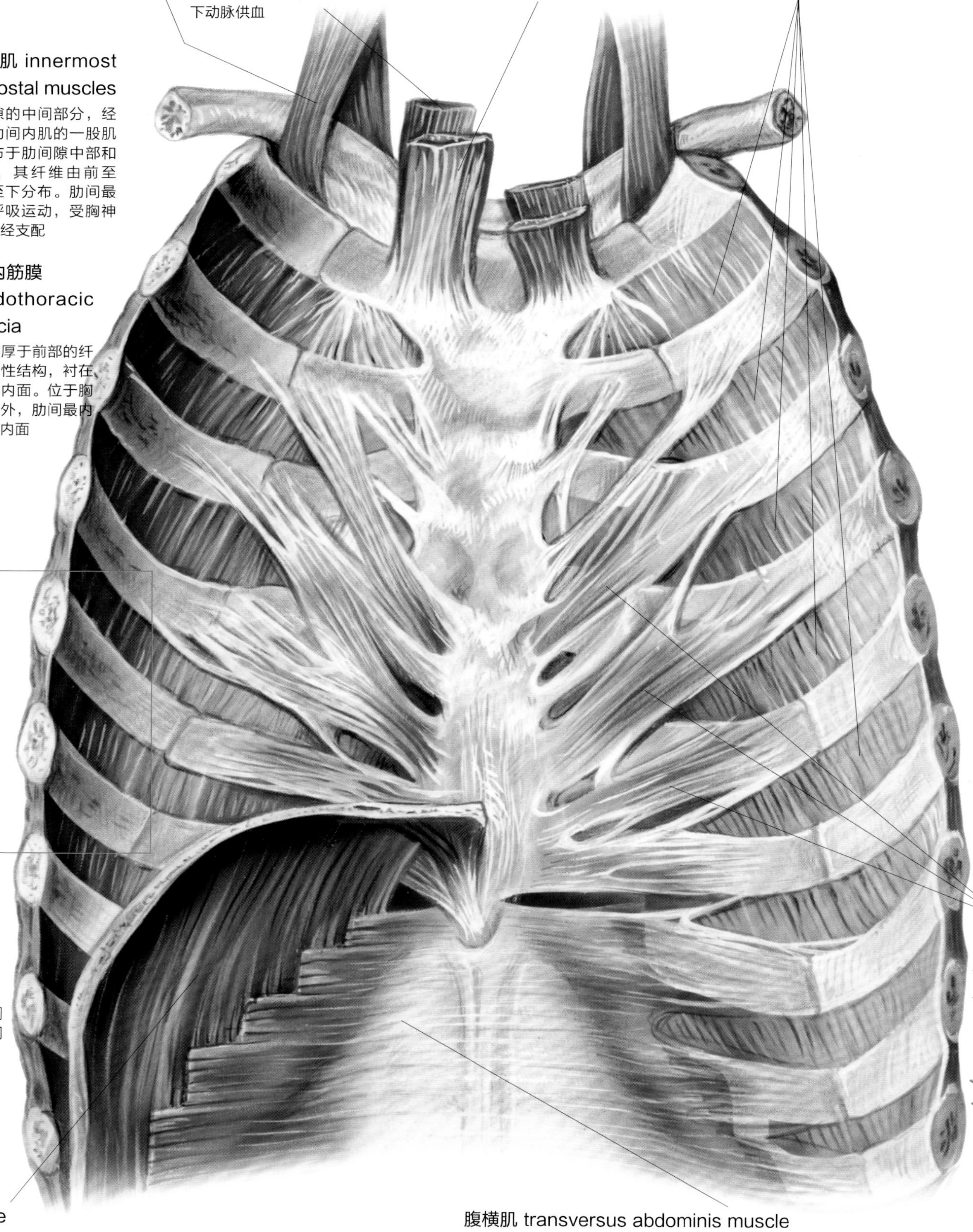

肋间内肌 internal intercostal muscles

位于肋间隙的内部，分布于肋骨的近胸骨端至肋角之间。其纤维和肋间最内肌一样，由前至后、由上至下分布。肋间内肌参与呼吸运动，接受起于胸神经的肋间神经支配

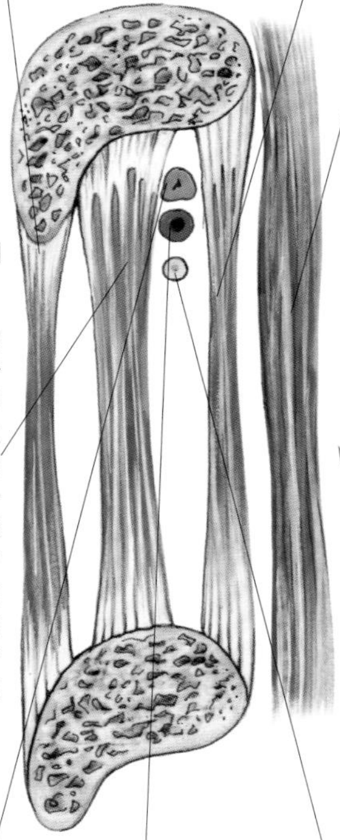

肋间静脉 intercostal vein

穿行于两肋间隙的最高处，即位于上位肋骨的下缘

肋间动脉 intercostal artery

穿行于肋间隙，位于肋间静脉下方、肋间神经上方

肋间神经 intercostal nerve

穿行于肋间隙，位于肋间动脉的下方

肋间隙 intercostal space

胸横肌 transversus thoracis muscle

膈肌 diaphragm muscle

将胸腔和腹腔隔开的一块扁肌，其形状类似于向上凹的穹隆。膈肌后方附着于第1腰椎和低位肋骨，前方附着于胸骨剑突和低位肋骨。其上有一些裂孔，血管、神经和食管等结构经此由胸腔通往腹腔。其功能是帮助胸腔进行呼吸。膈肌收缩时下降胸腔底，并上提肋骨。膈肌由颈丛的分支膈神经支配，胸廓内动脉和纵隔内动脉及膈肌动脉供血

腹横肌 transversus abdominis muscle

横行位于腹前壁，起于腰椎横突和髂嵴，向前形成一宽大的腱膜覆盖其前方的腹内斜肌和腹外斜肌。收缩时能压迫腹腔脏器。腹横肌接受后几对肋间神经和腰丛的支配，胸廓内动脉和腋动脉供血

膈 diaphragm

上面观 superior view

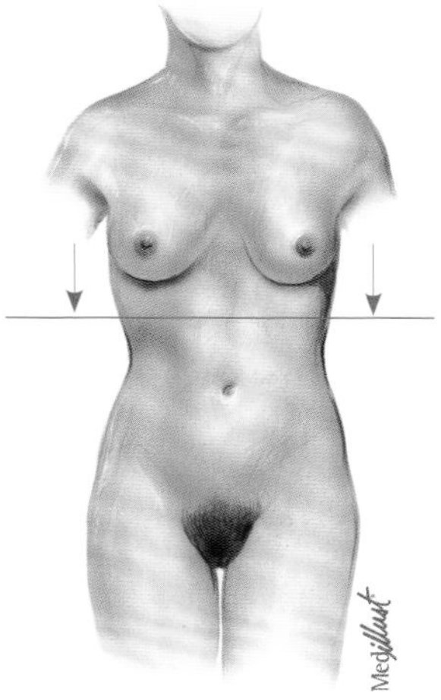

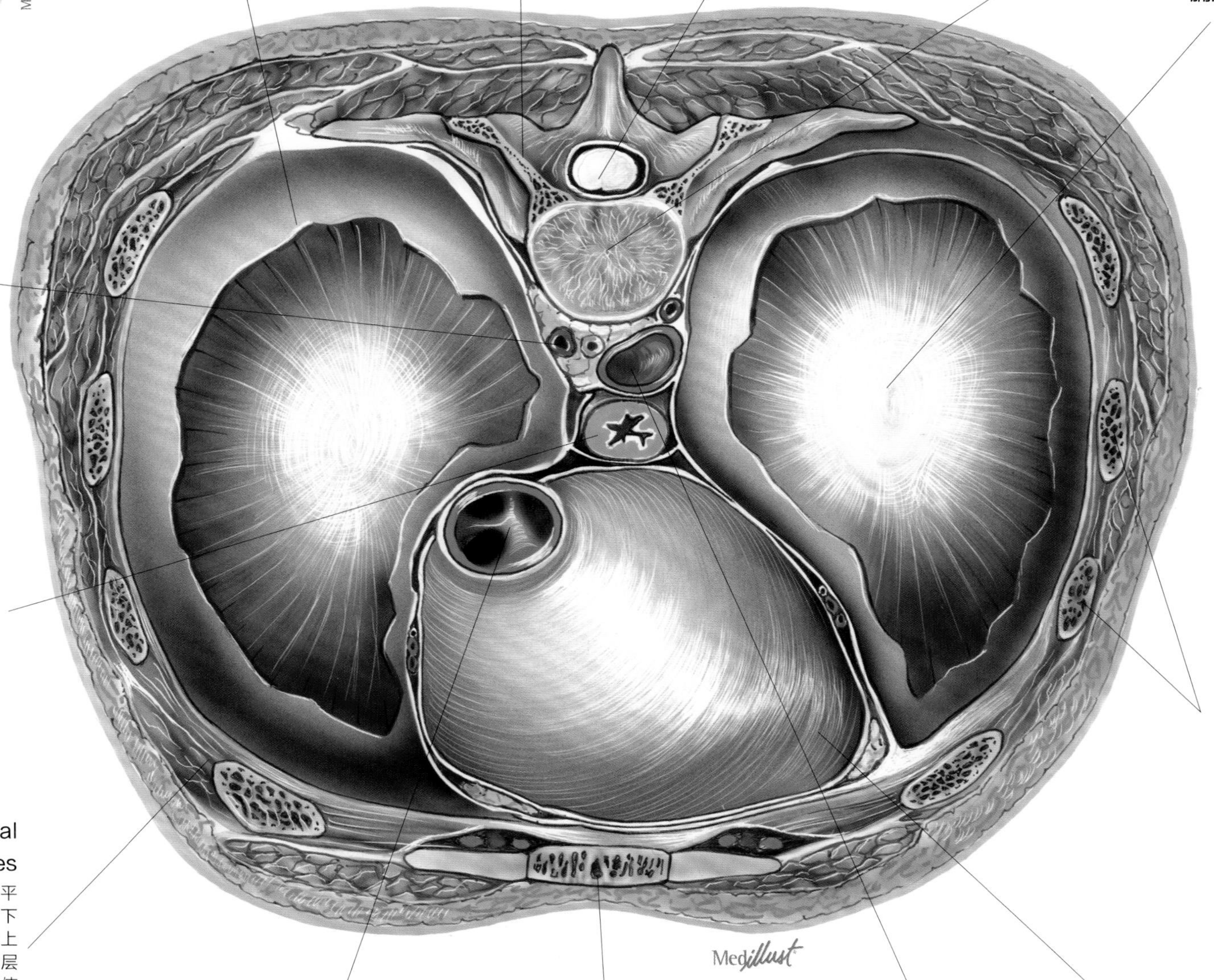

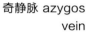

胸膜 pleura
包裹肺部的双层包膜。内层与肺组织紧密相贴，称为胸膜脏层。外层称为胸膜壁层，与肺周围组织如肋骨、膈肌、纵隔等相贴。脏、壁两层胸膜之间的腔隙便是胸膜腔。由于两层胸膜紧紧接触，因此胸膜腔是一个潜在的腔隙

腰椎 lumbar vertebra

脊髓 spinal cord
位于椎管内，呈长圆柱状，是延髓向下的延续。它发出许多脊神经分布到全身各个部位

椎间盘 intervertebral disc
位于椎体之间的纤维软骨盘，外形与其上下方椎体的外形一致，含有胶状核心和致密的纤维性外环。椎间盘能够作为椎骨间压力的缓冲垫

膈肌 diaphragm muscle

奇静脉 azygos vein
起自胸腔，与半奇静脉一同作为腔静脉的辅助静脉系统。收集来自纵隔、膈肌、肋间以及腰部的静脉血。于脊柱右侧上行，注入上胸部的上腔静脉

食管 esophagus
位于颈后部的管状结构，是消化道的一部分，口和咽的食物经其进入胃中

肋骨 ribs
扁平而弯曲，每侧12根，由背部的脊柱向前延伸至胸骨，构成骨性胸壁。胸壁和腹部的许多韧带、肌肉均附着于其上

肋间肌 intercostal muscles
位于肋骨之间的扁平肌。起于上位肋的下缘，止于下位肋的上缘，由外、中、内3层肌肉组成。其功能是使肋骨相互靠近或远离，从而通过改变胸腔容积来完成呼吸。肋间肌由胸神经的分支肋间神经支配，肋间动脉供血

心包膜 pericardium
包绕心脏的一层纤维组织膜，和胸膜一样，也分为内外两层即壁层和脏层。其下面与膈的顶部相贴附

下腔静脉 inferior vena cava
收集下半身静脉血的静脉干。由下腹部两根髂静脉（左、右髂总静脉）汇合而成，这些髂静脉收集盆腔和下肢的静脉血。下腔静脉最终和上腔静脉一样汇入右心房

胸骨 sternum
位于胸壁前部正中的一块扁骨，其外侧缘有肋骨连结并与其形成胸前壁，其上部为胸骨柄，并能在体表触及。其前表面有胸肌附着

胸主动脉 thoracic aorta
主动脉弓自心脏发出并向下方延续为胸主动脉，是一根粗大的血管，垂直穿过胸腔并分支营养胸腔脏器。在食管后部与其伴行下降，穿过膈肌进入腹部，移行为腹主动脉。其发出食管支、气管支、肋间支等到纵隔

膈 diaphragm

下面观 inferior view

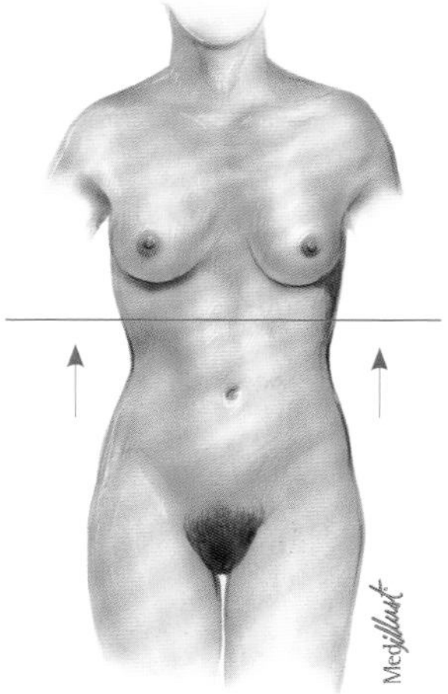

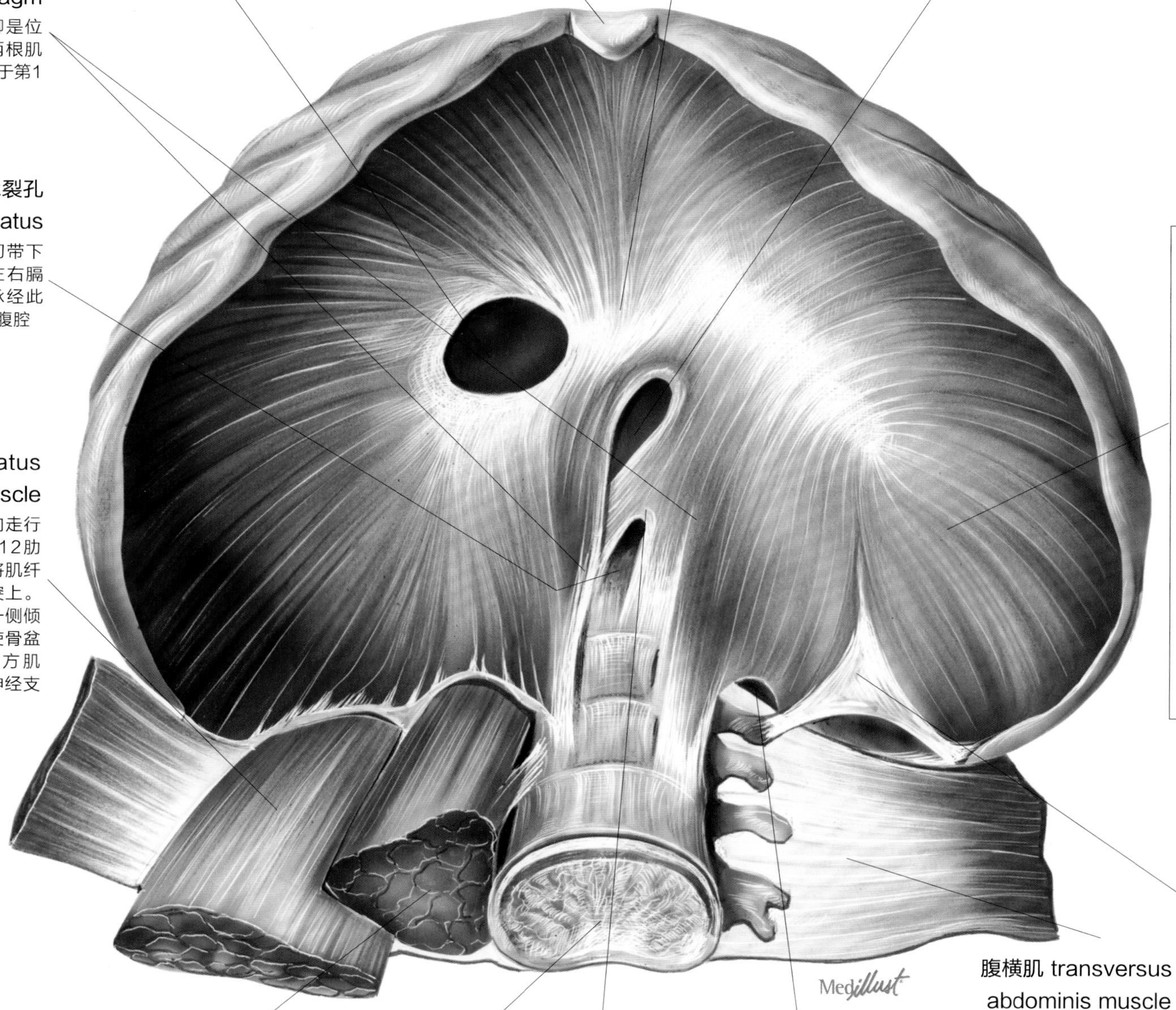

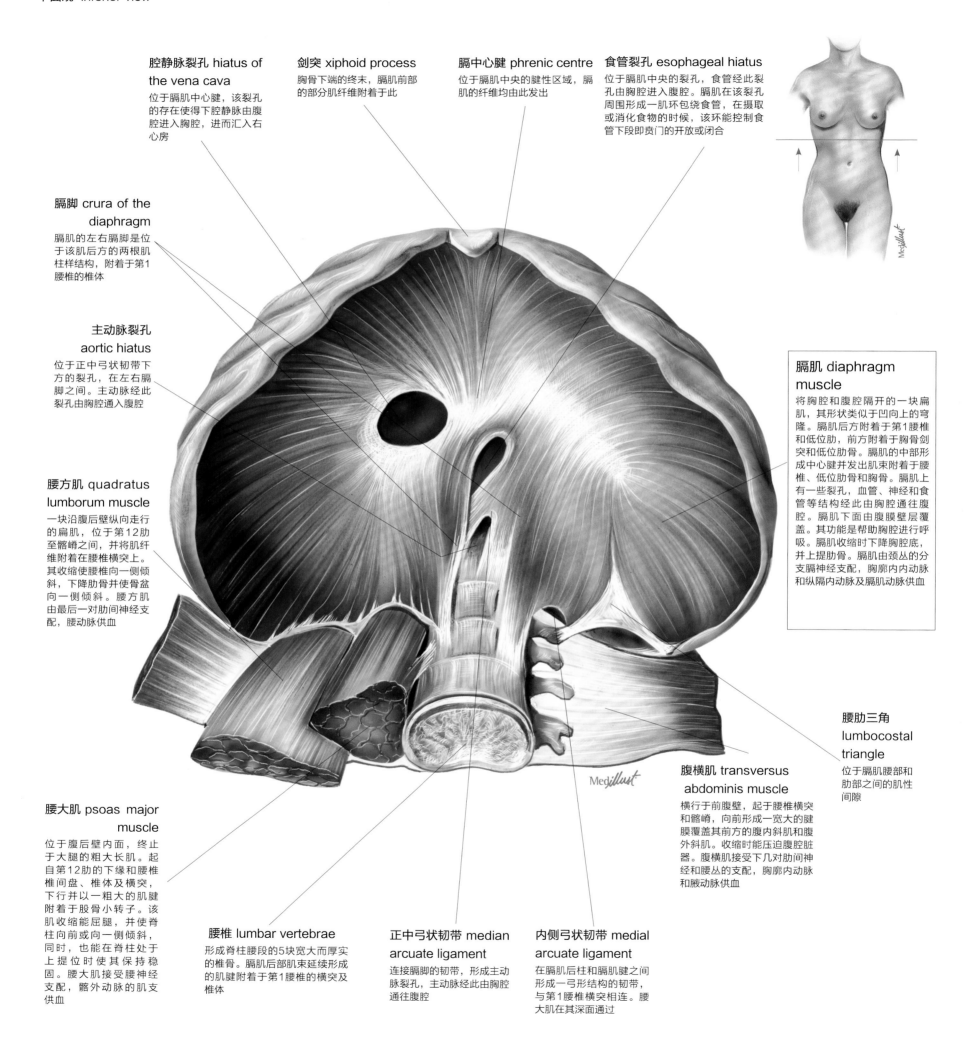

腔静脉裂孔 hiatus of the vena cava
位于膈肌中心腱，该裂孔的存在使得下腔静脉由腹腔进入胸腔，进而汇入右心房

剑突 xiphoid process
胸骨下端的终末，膈肌前部的部分肌纤维附着于此

膈中心腱 phrenic centre
位于膈肌中央的腱性区域，膈肌的纤维均由此发出

食管裂孔 esophageal hiatus
位于膈肌中央的裂孔，食管经此裂孔由胸腔进入腹腔。膈肌在该裂孔周围形成一肌环包绕食管，在摄取或消化食物的时候，该环能控制食管下段即贲门的开放或闭合

膈脚 crura of the diaphragm
膈肌的左右膈脚是位于该肌后方的两根肌柱样结构，附着于第1腰椎的椎体

主动脉裂孔 aortic hiatus
位于正中弓状韧带下方的裂孔，在左右膈脚之间。主动脉经此裂孔由胸腔通入腹腔

腰方肌 quadratus lumborum muscle
一块沿腹后壁纵向走行的扁肌，位于第12肋至髂嵴之间，并将肌纤维附着在腰椎横突上。其收缩使腰椎向一侧倾斜，下降肋骨并使骨盆向一侧倾斜。腰方肌由最后一对肋间神经支配，腰动脉供血

膈肌 diaphragm muscle
将胸腔和腹腔隔开的一块扁肌，其形状类似于凹向上的穹隆。膈肌后方附着于第1腰椎和低位肋，前方附着于胸骨剑突和低位肋骨。膈肌的中部形成中心腱并发出肌束附着于腰椎、低位肋骨和胸骨。膈肌上有一些裂孔，血管、神经和食管等结构经此由胸腔通往腹腔。膈肌下面由腹膜壁层覆盖。其功能是帮助胸腔进行呼吸。膈肌收缩时下降胸腔底，并上提肋骨。膈肌由颈丛的分支膈神经支配，胸廓内动脉和纵隔内动脉及膈肌动脉供血

腰肋三角 lumbocostal triangle
位于膈肌腰部和肋部之间的肌性间隙

腹横肌 transversus abdominis muscle
横行于前腹壁，起于腰椎横突和髂嵴，向前形成一宽大的腱膜覆盖其前方的腹内斜肌和腹外斜肌。收缩时能压迫腹腔脏器。腹横肌接受下几对肋间神经和腰丛的支配，胸廓内动脉和腋动脉供血

腰大肌 psoas major muscle
位于腹后壁内面，终止于大腿的粗大长肌。起自第12肋的下缘和腰椎椎间盘、椎体及横突，下行并以一粗大的肌腱附着于股骨小转子。该肌收缩能屈腿，并使脊柱向前或向一侧倾斜，同时，也能在脊柱处于上提位时使其保持稳固。腰大肌接受腰神经支配，髂外动脉的肌支供血

腰椎 lumbar vertebrae
形成脊柱腰段的5块宽大而厚实的椎骨。膈肌后部肌束延续形成的肌腱附着于第1腰椎的横突及椎体

正中弓状韧带 median arcuate ligament
连接膈脚的韧带，形成主动脉裂孔，主动脉经此由胸腔通往腹腔

内侧弓状韧带 medial arcuate ligament
在膈肌后柱和膈肌腱之间形成一弓形结构的韧带，与第1腰椎横突相连。腰大肌在其深面通过

腹部 abdomen

男性前面浅层观 male anterior superficial view

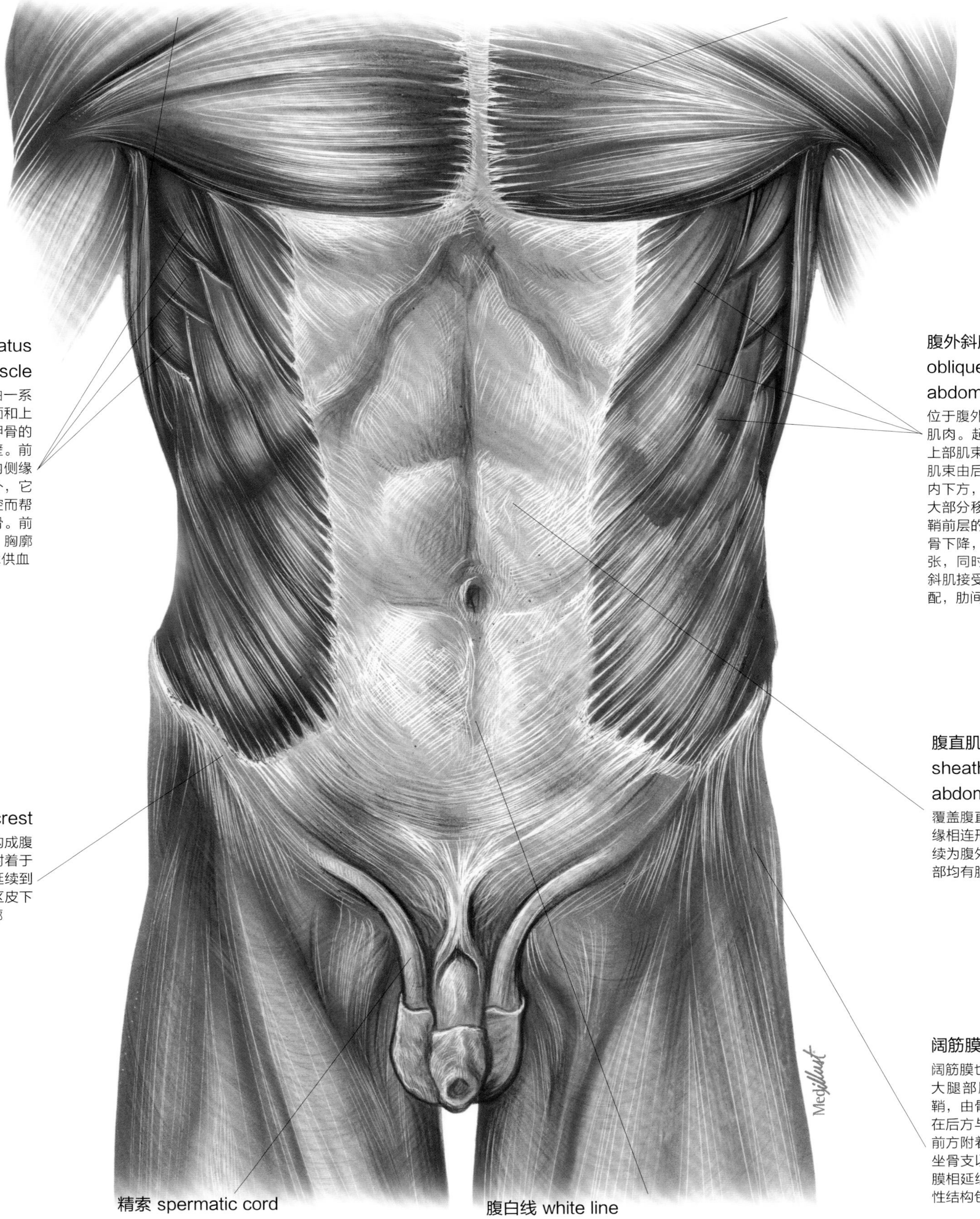

背阔肌 latissimus dorsi muscle

位于背下部的一块宽大扁肌。内部起于腰椎和第12胸椎的棘突，下部起于骶骨和髂嵴，上部起于下位3～4肋。该肌向上至腋窝，以一个扁腱止于肱骨结节间沟的外侧唇。当臂上举时，该肌的收缩能使肱骨下降，同时内旋，也能使肩胛骨向下方转动。接受第5颈神经的分支胸背神经支配，腰动脉和肩胛下动脉供血

胸大肌 pectoralis major muscle

起自胸骨前面、锁骨和上位肋骨的一块宽大三角形肌肉。肌纤维向外汇合以一个扁腱止于三角肌深面的肱骨大结节嵴。胸大肌收缩时能使提起的上臂下降，上臂下垂时则送肩部向前并弓背，此外它还能上提胸廓。由胸神经支配，胸廓内动脉和胸肩峰动脉供血

前锯肌 serratus anterior muscle

位于胸外侧壁的扁肌。由一系列肌齿起于第1～9肋外面和上缘的肌束组成，止于肩胛骨的脊柱缘，参与形成胸侧壁。前锯肌收缩时能牵肩胛骨内侧缘向前，并上提肩部。另外，它还能上提肋骨、扩大胸腔而帮助吸气，并能转动肩胛骨。前锯肌接受胸长神经支配，胸廓外动脉和肩胛前、后动脉供血

腹外斜肌 external oblique muscle of the abdomen

位于腹外侧壁浅层的一块宽大肌肉。起自下位8肋外侧面，上部肌束与前锯肌肌束交错，肌束由后外上方呈扇形斜向前内下方，一部分止于髂嵴，而大部分移行为腱膜参与腹直肌鞘前层的构成。其收缩能使肋骨下降，并使胸腔向下向外扩张，同时压缩腹腔脏器。腹外斜肌接受下位肋间神经分支支配，肋间动脉和腰动脉供血

腹直肌鞘 aponeurotic sheath of rectus abdominis muscle

覆盖腹直肌的腱膜鞘，两内侧缘相连形成腹白线。向外侧延续为腹外侧肌群腱膜。其上下部均有腹直肌的附着点

髂嵴 iliac crest

髂骨上缘的骨性结构，构成腹壁的许多肌肉、腱膜均附着于其上。由骶髂关节一直延续到髂前上棘，能在腹外侧区皮下触及，并形成臀部的轮廓

阔筋膜 fascia lata

阔筋膜也称股筋膜，是包裹在大腿部肌肉周围的一层筋膜鞘，由骨盆一直延伸到膝部。在后方与臀筋膜下方相延续，前方附着于腹股沟韧带、耻骨坐骨支以及耻骨，下方与胫筋膜相延续。它还发出一些筋膜性结构包绕其所在区域的肌肉

精索 spermatic cord

由筋膜、结缔组织、肌肉以及营养支配睾丸的血管、神经、淋巴管组成的管样结构，其中包裹有输精管

腹白线 white line

由3层腹壁阔肌腱膜，在两侧腹直肌内侧缘之间交错编织而成，位于前腹壁连结胸骨剑突和耻骨之间的垂直正中线。其中部留有一小孔是连接胎儿脐带的残留

腹前壁 anterior abdominal wall

男性深层观 male deep view

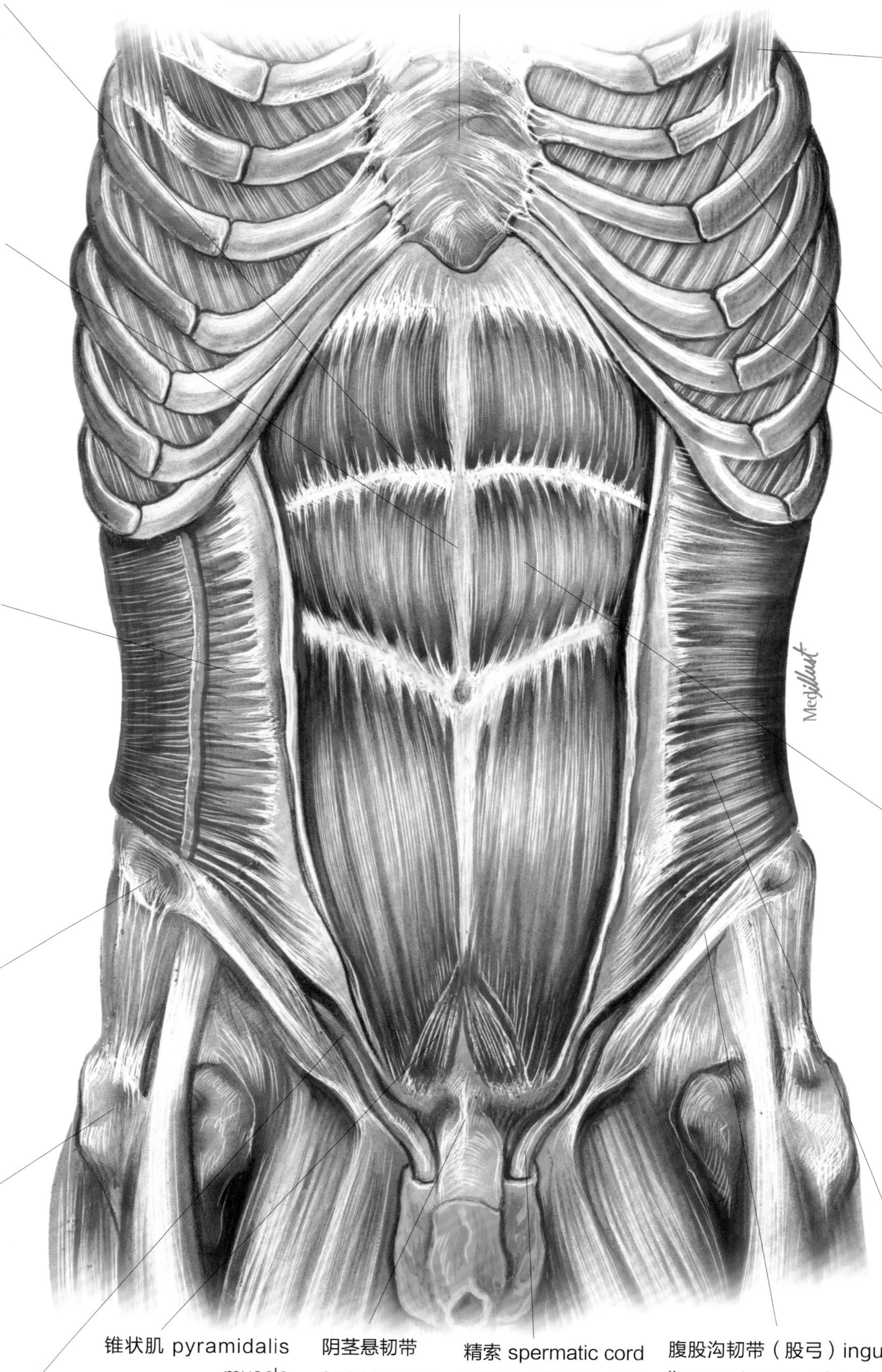
Medillust

腹直肌腱划 tendious insertions of the rectus abdominis muscle

部分或全部横行穿过腹直肌长纤维的韧带样纤维板

sternum 胸骨

位于胸壁前部正中的一块扁骨，其外侧缘有肋骨连结并与其形成胸前壁，其上部为胸骨柄，并能在体表触及。其前表面有胸肌附着。

胸小肌 pectoralis minor muscle

位于胸大肌深面的扁肌。起自第3、4、5肋并向上斜行，附着于肩胛骨喙突。收缩时能下降肩胛骨及整个肩部。此外，还能上提肋骨以帮助吸气。接受臂丛分支胸内神经支配，腋动脉分支供血

腹白线 white line

由3层腹壁阔肌腱膜，在两侧腹直肌内侧缘交错编织而成，居前腹壁连接胸骨剑突和耻骨之间的垂直正中线。其中部有一小孔是连接胎儿脐带的残留

肋间肌 intercostal muscles

位于肋骨之间的扁平肌。起于上位肋的下缘，止于下位肋的上缘，由外、中、内3层肌肉组成。其功能是使肋骨相互靠近或远离，从而通过改变胸腔容积来完成呼吸。肋间肌由胸神经的分支肋间神经支配，肋间动脉供血

腹横肌 transversus abdominis muscle

横行位于腹壁前方，起于腰椎横突和髂嵴，向前形成一宽大的腱膜覆盖其前方的腹内斜肌和腹外斜肌。收缩时能压迫腹腔脏器。腹横肌接受下位几对肋间神经和腰丛的支配，胸廓内动脉和腋动脉供血

腹直肌 rectus abdominis muscle

位于腹前壁白线两侧的一块扁肌。起于第5、6、7肋软骨和胸骨剑突，垂直下行附着于耻骨上缘。该肌被腱划划分为多个肌腹。收缩时使胸廓前屈或使骨盆上提，同时压缩腹腔脏器。该肌在排便和分娩中起重要作用。腹直肌由下位几对肋间神经支配，腹壁下动脉和胸廓内动脉供血

髂嵴 iliac crest

髂骨上缘的骨性结构，构成腹壁的许多肌肉、腱膜均附着于其上。由骶髂关节一直延续到髂前上棘，能在腹外侧区皮下触及，并形成臀部的轮廓

股骨大转子 greater trochanter of the femur

位于股骨解剖颈基底部位的一粗糙隆起，作为连接骨盆和大腿肌肉的附着点

腹内斜肌 internal oblique muscle of abdomen

位于腹外斜肌深面，起自髂前上棘和背阔肌腱膜，向前呈扇形展开。上部肌束止于下位几对肋软骨，下部肌束止于耻骨，中部形成一宽阔的膜状结构参与腹直肌鞘的形成。腹内斜肌能下降肋骨，使胸部前屈或向侧方倾斜并压缩腹腔脏器。腹内斜肌由下位几对肋间神经支配，由腰动脉、腹壁上动脉、肋间动脉及旋髂动脉供血。在腹内斜肌深面有腹横肌

腹股沟管 inguinal canal

位于腹前壁下内侧肌肉腱膜之间的腔隙。在男性有精索、女性有子宫圆韧带通过。它位于腹外斜肌和腹内斜肌腱膜以及腹横筋膜之间，并将该部位的结构与腹膜隔开

锥状肌 pyramidalis muscle

小且已经退化的肌肉，其功能目前尚不明确。位于下腹部，腹直肌前方。起自耻骨上缘，斜行向上延伸至腹白线。其接受最后一对肋间神经的分支以及生殖区一些神经支配

阴茎悬韧带 suspensory ligament of the penis

连接阴茎和腹前壁的纤维膜，使阴茎附着于耻骨联合上

精索 spermatic cord

由筋膜、结缔组织、肌肉以及营养支配睾丸的血管、神经、淋巴管组成的管样结构，其中包裹有输精管

腹股沟韧带（股弓）inguinal ligament or crural arch

由髂前上棘向耻骨结节斜行分布的纤维束，是腹外斜肌腱膜向下的延续。位于腹股沟部位皮褶附近并作为腹部与股部的交界。向下肢走行的神经和血管均通过腹股沟韧带的深面

浅层观 superficial view

深层观 deep view

髂嵴 iliac crest

髂骨上缘的骨性结构，构成腹壁的许多肌肉、腱膜均附着于其上。由骶髂关节一直延续到髂前上棘，能在腹外侧区皮下触及，并形成臀部的轮廓

腹外斜肌 external oblique muscle of the abdomen

位于腹外侧壁浅层的一块宽大肌肉。起自下位8肋外面，上部肌束与前锯肌肌束交错，肌束由后外上方呈扇形斜向前内下方，一部分止于髂嵴，而大部分移行为腱膜参与腹直肌鞘前层的构成。其收缩能使肋骨下降，并使胸腔向下向外扩张，同时压缩腹腔脏器。腹外斜肌接受下位肋间神经分支支配，肋间动脉和腰动脉供血

胸腰筋膜 thoracolumbar fascia

覆盖背下部肌肉并作为这些肌肉附着点的一层厚筋膜。其下部附着于骨盆的髂嵴

竖脊肌群 erector spinae muscle group

一群强大有力的肌肉，也被称为骶棘肌。起于棘腱膜和髂嵴，向上分支，包括髂肋肌、胸最长肌和胸棘肌。这些肌肉接受腰动脉和肋间动脉分支供血

腹内斜肌 internal oblique muscle of abdomen

位于腹外斜肌深面，起自髂前上棘和背阔肌腱膜，向前呈扇形展开。上部肌束止于下位几对肋软骨，下部肌束止于耻骨，中部形成一宽阔的腱膜参与腹直肌鞘的形成。腹内斜肌能下降肋骨，使胸部前屈或向侧方倾斜并压缩腹腔脏器。腹内斜肌由下位几对肋间神经支配，由腰动脉、腹壁上动脉、肋间动脉及旋髂动脉供血。在腹内斜肌深面有腹横肌

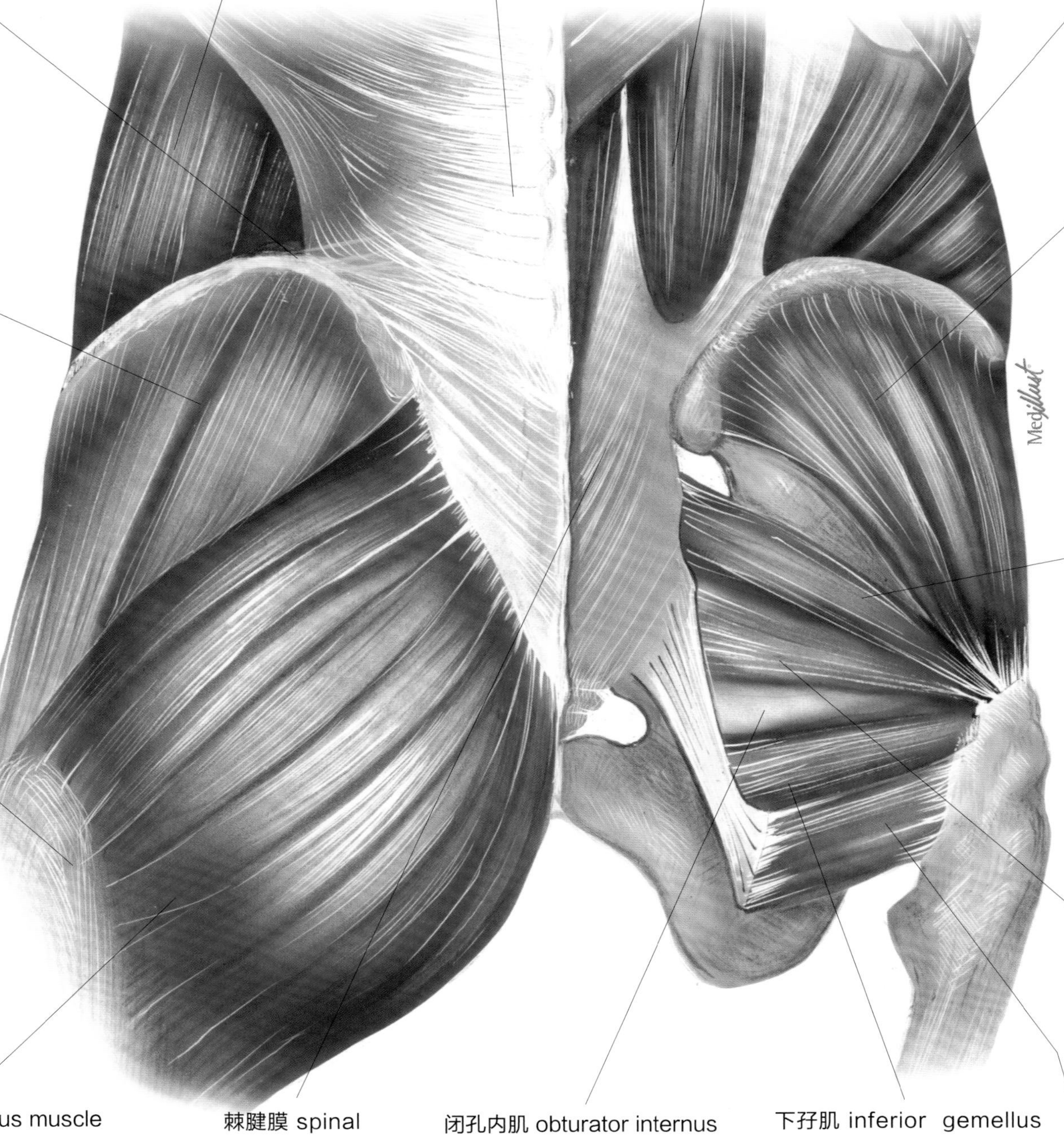

臀中肌 gluteus medius muscle

位于臀大肌深面的一块非常宽大、厚实的肌肉。起自髂嵴、髂前上棘、外侧髂窝、骶髂纤维弓和臀筋膜，肌束汇合并止于股骨大转子。作用为外展大腿，部分纤维可内旋或外旋大腿。受臀上神经支配

臀中肌 gluteus medius muscle

梨状肌 piriform muscle

起自骶骨前面并附着于股骨大转子的一块三角形肌肉。穿过坐骨大孔离开骨盆，收缩时使大腿外旋。当大腿和骨盆屈曲相对，如坐立时，它能使大腿外展，两腿分开。梨状肌接受骶丛神经的分支梨状肌神经支配，臀下动脉供血

阔筋膜 fascia lata

阔筋膜也称股腱膜，是包裹在股部肌肉周围的一层腱膜鞘，由骨盆一直延伸到膝部。在后方与臀筋膜下方相延续，前方附着于腹股沟韧带、耻骨坐骨支以及耻骨，下方与胫筋膜相延续。它还发出一些筋膜性结构包绕其所在区域的肌肉

上孖肌 superior gemellus muscle

起于坐骨棘并向外水平延伸的一块盆部扁肌，与下孖肌和闭孔内肌融合，以一个总腱止于股骨大转子。上孖肌能使大腿外旋。接受骶丛神经的分支支配，阴部内动脉供血

臀大肌 gluteus maximus muscle

位于臀部的一块粗大肌肉。起自髂嵴、骶骨、尾骨和腰背筋膜，向下斜行，形成一大块肌束，附着于髂胫束和股骨大转子下方的臀肌粗隆，一部分与阔筋膜张肌相愈合。主要作用是使大腿后伸，同时外旋。也有固定骨盆于股骨之上维持人体直立的作用，因此该肌是参与行走以及维持骨盆稳定的重要肌肉。臀大肌由臀下神经、第5腰神经、第1~2骶神经支配，臀上、下动脉供血

棘腱膜 spinal aponeurosis

附着在髂嵴和骶骨的一块强大的呈珍珠色的菱形被膜，作为髂肋肌和胸最长肌的下位附着点

闭孔内肌 obturator internus muscle

与上、下孖肌伴行并位于两者之间。起自覆盖于闭孔的闭孔膜内面，和上、下孖肌以一个总腱止于股骨大转子。收缩时外旋大腿，屈时可外展大腿。闭孔内肌由骶丛神经支配，臀下动脉供血

下孖肌 inferior gemellus muscle

起自坐骨结节的一块扁肌，向外延展并与上孖肌和闭孔内肌愈合，以一个总腱止于股骨大转子。与它所连接的两块肌肉一样，下孖肌能使大腿外旋。接受第4～5腰神经和第1骶神经支配，臀下动脉供血

股方肌 quadratus femoris muscle

位于髋关节后方的一块四方形肌肉。起于坐骨结节，止于股骨后部。股方肌能使大腿外旋，和下孖肌一样由骶丛神经的分支支配，内旋动脉和坐骨动脉供血

腹部 abdomen

后壁肌群 muscles of the posterior wall

腰肋三角 lumbocostal triangle
位于膈肌腰部和肋部之间的肌性腔隙

内侧弓状韧带 medial arcuate ligament
在膈肌脚和膈肌腱之间形成一弓形结构的韧带，与第1腰椎横突相连。腰大肌在其深面通过

腰椎 lumbar vertebrae
形成脊柱腰段的5块宽大而厚实的椎骨。膈肌后部肌束延续形成的肌腱附着于第1腰椎的横突及椎体

膈肌 diaphragm muscle
将胸腔和腹腔隔开的一扁肌，其形状类似于向上凹的穹隆。膈肌后方附着于第1腰椎和低位肋骨，前方附着于胸骨剑突和低位肋骨。其上有一些裂孔，血管、神经和食管等结构经此由胸腔通往腹腔。其功能是帮助胸腔进行呼吸。膈肌收缩时下降胸腔底，并上提肋骨。膈肌由颈丛的分支膈神经支配，胸廓内动脉、纵隔内动脉和膈肌动脉供血

腰方肌 quadratus lumborum muscle
一块沿腹后壁纵行分布的扁肌，位于第12肋至髂嵴之间，并将肌纤维附着在腰椎横突上。其收缩使腰椎向一侧倾斜，下降肋骨并使骨盆向一侧倾斜。腰方肌由最后一对肋间神经支配，腰动脉供血

梨状肌 piriform muscle
起自骶骨前面并附着于股骨大转子的一块三角形肌肉。穿过坐骨大孔离开骨盆，收缩时使大腿外旋。当大腿和骨盆屈曲相对，如坐位时，它能使大腿外展并外旋，两腿分开。梨状肌接受骶丛神经的分支梨状肌神经支配，臀下动脉供血

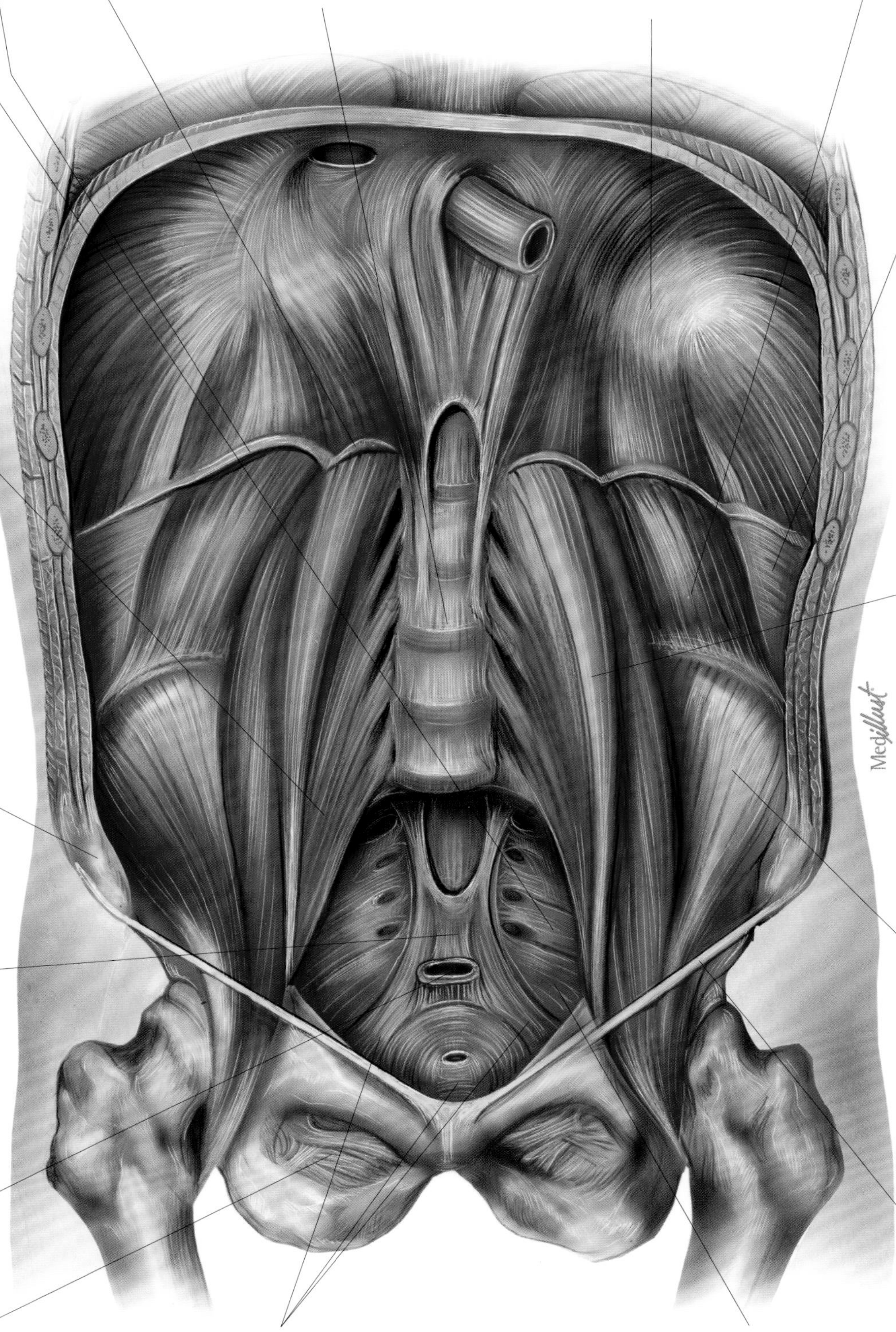

腹横肌 transversus abdominis muscle
横行位于腹前壁，起于腰椎横突和髂嵴，向前形成一宽大的腱膜覆盖其前方的腹内斜肌和腹外斜肌。收缩时能压迫腹腔脏器。腹横肌接受下几对肋间神经和腰丛的支配，胸廓内动脉和腋动脉供血

腰大肌 psoas major muscle
位于腹后壁内面直至大腿的粗大长肌。起自第12肋的下缘和腰椎椎间盘、椎体及横突，下行并以一粗大的肌腱附着于股骨小转子。该肌收缩能屈腿，并使脊柱向前或向一侧倾斜，同时，也能在脊柱处于上提位时使其保持稳固。腰大肌接受腰神经支配，髂外动脉的肌支供血

腰小肌 psoas minor muscle
位于腰大肌前方的一块纤薄肌肉。起自第12胸椎和第1腰椎的椎体，向下以肌腱止于髋骨的坐骨耻骨支。接受腰丛神经的分支支配，腰动脉分支供血

髂前上棘 anterosuperior iliac spine
位于髂嵴前端的骨性突起，能在体表触及，是腹股沟韧带的起始点

髂肌 iliac muscle
位于髂窝内侧的一三角形扁肌。起自髂窝上部、骶骨、髂嵴和髂前上棘，其纤维汇聚，离开盆腔，穿过腹股沟韧带深面，与腰大肌一同止于股骨小转子。由于两块肌肉在该部位有同一附着点，因此两肌的下部被视为同一块肌肉即髂腰肌。髂肌能使大腿前屈并向中线接近，也能使骨盆前倾。接受股神经分支支配，闭孔动脉分支供血

直肠尾骨肌 rectococcygeal muscle
是肛提肌后方的延续，由骶骨向尾骨延伸，能够辅助肛提肌进行活动

直肠 rectum
消化道的最后部分，连接结肠末端与肛门。由肛提肌包绕，其收缩能够压迫直肠，协助排便

腹股沟韧带（股弓）inguinal ligament or crural arch
由髂前上棘向耻骨结节斜行分布的纤维束，是腹外斜肌腱膜向下的延续。位于腹股沟部位皮褶附近并作为腹部与股部的交界。向下肢走行的神经血管均通过腹股沟韧带的深面

闭孔膜 obturator membrane
位于坐骨和耻骨之间，封闭闭孔的筋膜。其上部留有闭孔沟，骨盆的神经、血管经此沟穿出

肛提肌 levator ani muscle
由耻骨向骶骨和肛门（耻骨直肠肌）延伸，在前列腺侧壁通过，后部达到坐骨棘（髂骨尾骨肌）和尾骨（耻骨尾骨肌），包含深、浅两股肌束。该肌能够上提肛门、压迫直肠以协助排便，同时还有支持盆腔脏器的作用。肛提肌接受骶神经支配，髂内动脉的分支阴部动脉供血

坐骨尾骨肌 ischiococcygeus muscle
参与形成会阴的一块三角形扁肌。位于肛提肌的后部，前方附着于坐骨棘并延伸到尾骨。能够上提肛门，支持盆腔脏器。坐骨尾骨肌接受骶部的神经、血管支配营养

胸部肌束 fascicles of the thoracic musculature

第6胸椎横断面 cross-section at the height of the sixth thoracic vertebra

前锯肌 serratus anterior muscle

位于胸外侧壁的扁肌。由一系列肌齿起于第1～9肋外面和上缘的肌束组成，止于肩胛骨的脊柱缘，形成胸侧壁。前锯肌收缩时能牵肩胛骨脊柱缘向前，并上提肩部。另外，它还能上提肋骨、扩大胸腔而帮助吸气，并能转动肩胛骨。前锯肌接受胸长神经支配，胸廓外动脉和肩胛前、后动脉供血

腹外斜肌 external oblique muscle of the abdomen

位于腹外侧壁浅层的一块宽大肌肉。起自下位8肋外侧面，上部肌束与前锯肌肌束交错，肌束由后外上方呈扇形斜向前内下方，一部分止于髂嵴和耻骨，而大部分移行为腱膜参与腹直肌鞘前层的构成。其收缩能使肋骨下降，并使胸腔向下向外扩张，同时压缩腹腔脏器。腹外斜肌接受下位肋间神经分支支配，肋间动脉和腰动脉供血

肋间外肌 external intercostal muscles

位于肋间隙外部，分布于肋肋软骨关节与相对应的肋椎关节之间。其纤维由上至下、由后至前分布。肋间外肌参与呼吸运动，接受起于胸神经的肋间神经支配

肋间内肌 internal intercostal muscles

位于肋间隙的内部，分布于肋骨的近胸骨端至肋角之间。其纤维和肋间最内肌一样，由前至后、由上至下分布。肋间内肌参与呼吸运动，接受起于胸神经的肋间神经支配

胸大肌 pectoralis major muscle

起自胸骨前面、锁骨和上位肋骨的宽大三角形肌肉。肌纤维向外汇合以一个扁腱止于三角肌深面的肱骨大结节嵴。胸大肌收缩时能使提起的上臂下降，上臂下垂时则送肩部向前并弓背，此外它还能上提胸廓。胸神经支配，胸廓内动脉和胸肩峰动脉供血

背阔肌 latissimus dorsi muscle

覆盖背部下半部的宽阔、扁平肌肉。中部起自腰椎和第12胸椎棘突。下部起自骶骨、髂骨。上部起自下位3～4个肋骨。该肌向上走向腋窝，以肌腱止于肱骨小结节嵴。当臂部上提，背阔肌收缩使肱骨下降并向内旋，同时提高肋骨。背阔肌由第5颈神经的分支之一胸背神经支配，由肩胛下动脉和腰动脉供血

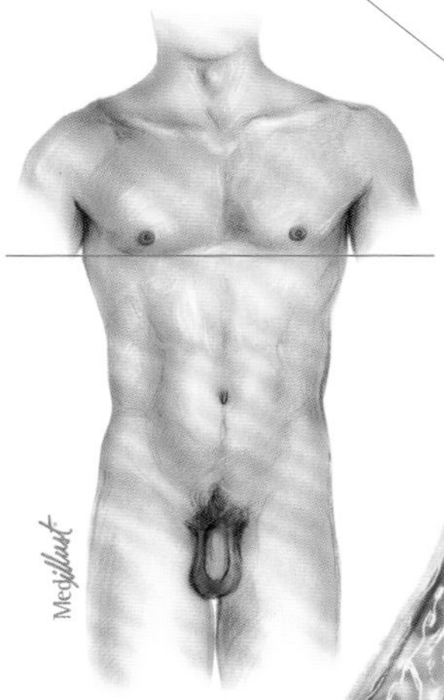

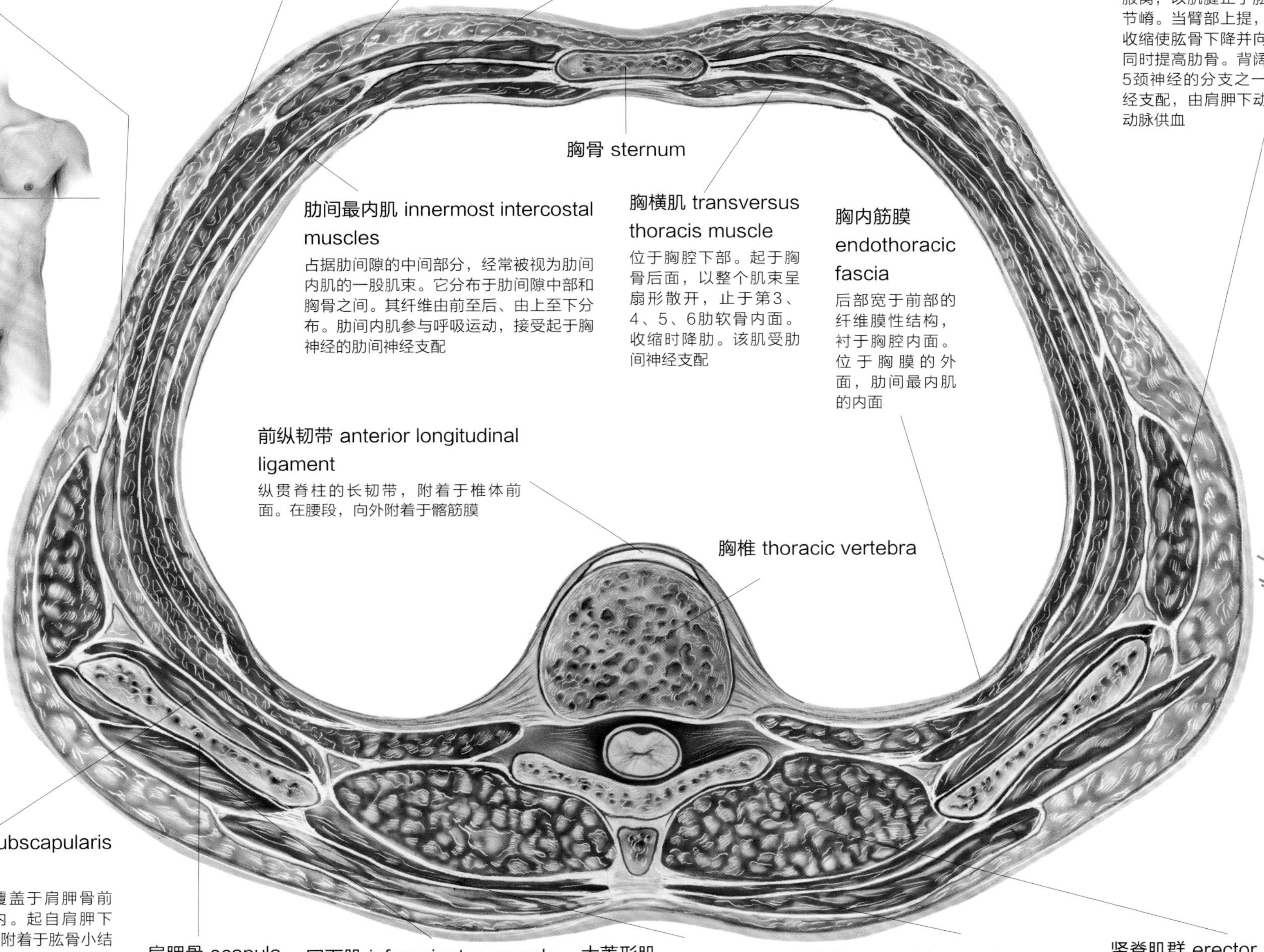

胸骨 sternum

肋间最内肌 innermost intercostal muscles

占据肋间隙的中间部分，经常被视为肋间内肌的一般肌束。它分布于肋间隙中部和胸骨之间。其纤维由前至后、由上至下分布。肋间内肌参与呼吸运动，接受起于胸神经的肋间神经支配

胸横肌 transversus thoracis muscle

位于胸腔下部。起于胸骨后面，以整个肌束呈扇形散开，止于第3、4、5、6肋软骨内面。收缩时降肋。该肌受肋间神经支配

胸内筋膜 endothoracic fascia

后部宽于前部的纤维膜性结构，衬于胸腔内面。位于胸膜的外面，肋间最内肌的内面

前纵韧带 anterior longitudinal ligament

纵贯脊柱的长韧带，附着于椎体前面。在腰段，向外附着于髂筋膜

胸椎 thoracic vertebra

肩胛下肌 subscapularis muscle

扁而宽阔，覆盖于肩胛骨前面肩胛下窝内。起自肩胛下窝，向上外方附着于肱骨小结节（附着部位切断）。它能使上臂内旋，使其靠近躯干，并使肱骨头与关节腔相贴附而稳固。肩胛下肌由臂丛神经的分支肩胛下神经支配，锁骨下动脉的分支肩胛上动脉供血

肩胛骨 scapula

冈下肌 infraspinatus muscle

三角形，起于肩胛骨后面并几乎完全占据冈下窝。其纤维汇合上行，以肌腱附着于肱骨大结节和肩关节囊。收缩时能使肱骨头向肩胛骨靠近，从而稳固肩关节，此外还能使肩关节外旋。冈下肌接受肩胛上神经支配，肩胛动脉网供血。

大菱形肌 rhomboideus major muscle

起于第1胸椎棘突，止于肩胛骨内侧缘的宽大肌。收缩时能使肩胛骨向内移动的同时倾斜而使肩部下降。大菱形肌接受肩胛背神经支配，肋间动脉和肩胛后动脉供血

斜方肌 trapezius muscle

覆盖项部和背部大部分肌肉的一块极其宽大的三角形肌肉。起自枕骨上项线、项韧带、第7颈椎棘突和全部胸椎的棘突，止于肩部的肩胛冈、肩峰、锁骨。该肌可以上提、向内移动和上下旋转肩胛骨。斜方肌受副神经和颈神经支配，由颈横动脉供血

竖脊肌群 erector spinae muscle group

一群强大有力的肌肉，也称为骶棘肌。起于棘腱膜和髂嵴，向上分为髂肋肌、胸最长肌和胸棘肌。这些肌肉接受腰动脉和肋间动脉分支供血

腹部肌束 muscular fascicles of the abdomen

第2腰椎横断面 cross-section at the height of the second lumbar vertebra

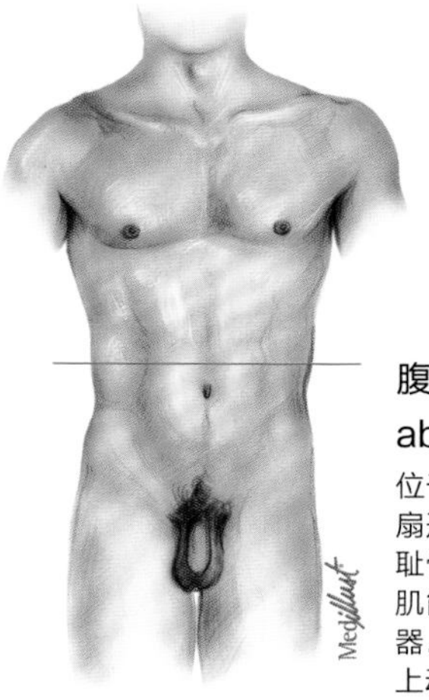

腹外斜肌 external oblique muscle of the abdomen

位于腹前外侧壁浅层的一块阔肌。起自下位8肋外面，上部肌束与前锯肌肌束交错，肌束由后外上方呈扇形斜向前内下方，一部分止于髂嵴，而大部分移行为腱膜参与腹直肌鞘前层的构成。其收缩能使肋骨下降，并使胸腔向下向外扩张，同时增加腹压，压迫腹腔内器官。腹外斜肌接受下位肋间神经分支支配，肋间动脉和腰动脉供血

腹内斜肌 internal oblique muscle of abdomen

位于腹外斜肌深面，起自髂前上棘和背阔肌筋膜，向前呈扇形展开。上部肌束止于下位几对肋软骨，下部肌束止于耻骨，中部形成一宽阔的腱膜参与构成腹直肌鞘。腹内斜肌能下降肋骨，使胸部前屈或向侧方倾斜并压缩腹腔脏器。腹内斜肌由下位几对肋间神经支配，由腰动脉、腹壁上动脉、肋间动脉及旋髂动脉供血。在腹内斜肌深面有腹横肌

腹直肌 rectus abdominis muscle

位于腹前壁白线两侧的一块扁肌。起于第5、6、7肋软骨和胸骨剑突，垂直下行附着于耻骨上缘。该肌被腱划划分为多个肌腹。收缩时使胸廓前移或使骨盆上提，同时压缩腹腔脏器。该肌在排便和分娩中起重要作用。腹直肌由5~12对肋间神经支配，腹壁下动脉和胸廓内动脉供血

腹横肌 transversus abdominis muscle

横行于腹前壁，起于腰椎横突和髂嵴，向前形成一宽大的腱膜覆盖其前方的腹内斜肌和腹外斜肌。收缩时能压迫腹腔脏器。腹横肌接受下位几对肋间神经和腰丛的支配，胸廓内动脉和腋动脉供血

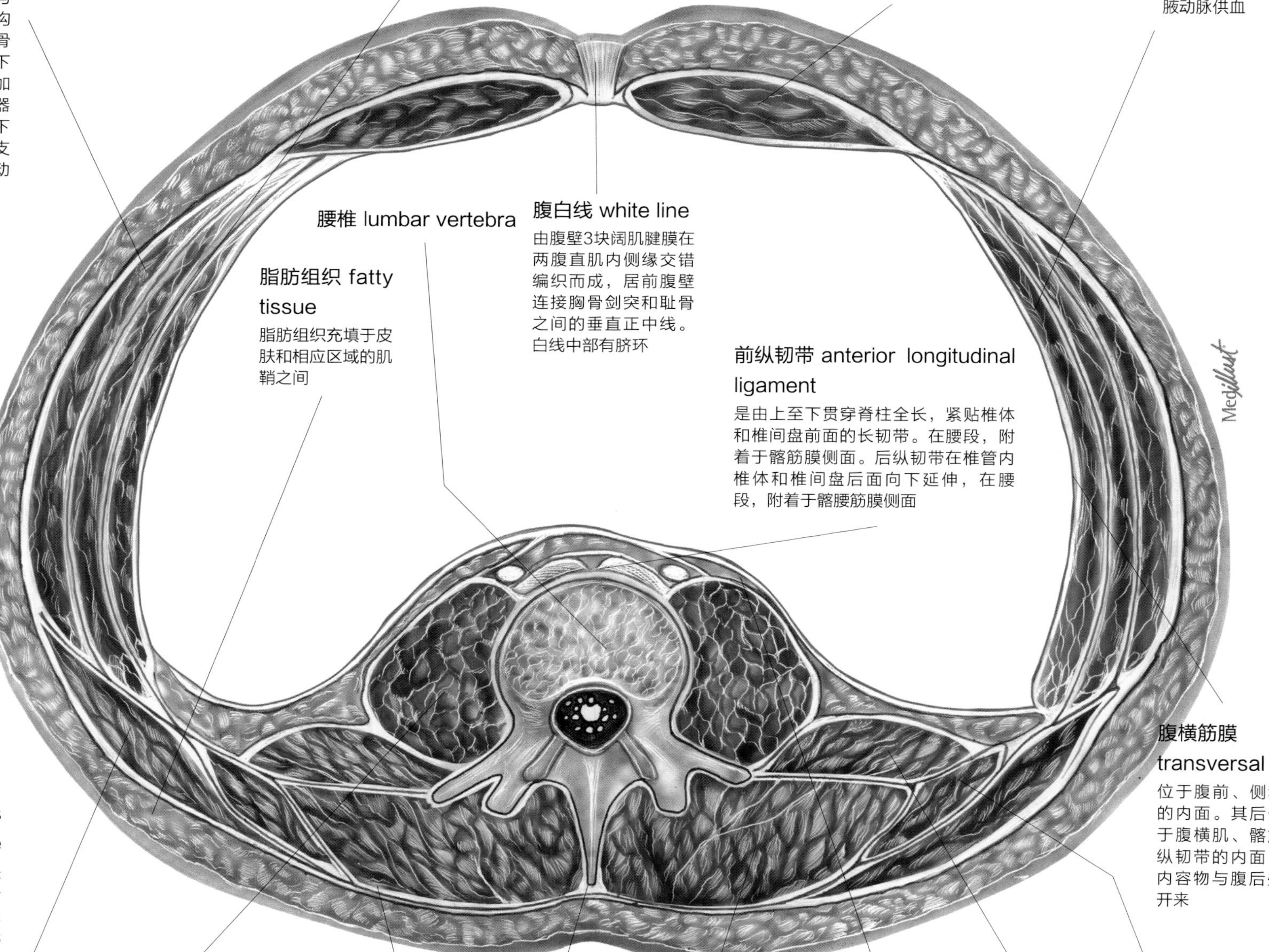

腰椎 lumbar vertebra

腹白线 white line

由腹壁3块阔肌腱膜在两腹直肌内侧缘交错编织而成，居前腹壁连接胸骨剑突和耻骨之间的垂直正中线。白线中部有脐环

脂肪组织 fatty tissue

脂肪组织充填于皮肤和相应区域的肌鞘之间

前纵韧带 anterior longitudinal ligament

是由上至下贯穿脊柱全长，紧贴椎体和椎间盘前面的长韧带。在腰段，附着于髂筋膜侧面。后纵韧带在椎管内椎体和椎间盘后面向下延伸，在腰段，附着于髂腰筋膜侧面

腹横筋膜 transversal fascia

位于腹前、侧和后肌群的内面。其后外侧区位于腹横肌、髂筋膜和前纵韧带的内面，将腹腔内容物与腹后壁肌分离开来

背阔肌 latissimus dorsi muscle

分布于背下部的一块宽大扁肌。内部起于腰椎和下位6个胸椎的棘突，下部起于骶骨和髂嵴，上部起于下位3～4对肋骨。该肌向上经腋窝，以一个扁腱止于肱骨小结节嵴。当臂上举时，该肌的收缩能使肱骨下降，同时内旋，也能使肩胛骨向下方转动。接受第5颈神经的分支胸背神经支配，腰动脉和肩胛下动脉供血

腰大肌 psoas major muscle

位于腹后壁内侧直至大腿的粗大长条肌。起自第12肋的下缘和腰椎椎间盘、椎体及横突，下行以一粗大的肌腱附着于股骨小转子。该肌收缩能屈腿，并使脊柱向前或向一侧倾斜，同时，也能在脊柱处于上升时使其保持稳固。腰大肌接受腰神经支配，股内侧动脉的肌支供血

胸腰筋膜 thoracolumbar fascia

是一厚腱性膜，包裹背部深层肌肉并作为这些肌肉附着处

棘上韧带 supraspinous ligament

是连于腰椎棘突和胸腰筋膜的韧带。棘上韧带深部是棘间韧带，棘间韧带连结在两个相邻的棘突之间

竖脊肌群 erector spinae muscle group

起于棘腱膜和髂骨的强大肌群。向上分为3部，包括髂肋肌、最长肌和胸棘肌。由腰动脉和肋间动脉供血

髂筋膜 iliac fascia

自上端起点至下端股骨止点的腱性膜，被覆于腰大肌和髂肌表面。其内侧部附着于腰椎体，并与这个区域的前纵韧带愈合

腰方肌 quadratus lumborum muscle

沿腹后壁纵行分布的扁肌，位于第12肋至髂嵴之间，并将肌纤维附着在腰椎横突上。其收缩使腰椎向一侧倾斜，下降肋骨并使骨盆向一侧倾斜。腰方肌由最后一对肋间神经支配，腰动脉供血

（下）后锯肌 serratus posterior (inferior) muscle

位于背阔肌深面的四边形肌肉。借腱膜起于下位两个胸椎和上位两个腰椎棘突。分4股肌束分别止于下位4对肋骨的外侧面。能够下降后几对肋骨，扩大胸腔从而辅助呼吸。后锯肌由肋间神经支配，肋间动脉分支供血

男性腹股沟区 male inguinal region

浅层观 superficial view

髂耻筋膜 iliopectineal fascia

髂筋膜的延续，覆盖腰大肌和髂肌的前面。在腹股沟区，其发出筋膜从腹股沟韧带延伸至髋骨髂耻隆起

腹外斜肌腱鞘 aponeurotic sheath of the external oblique muscle of the abdomen

覆盖腹外斜肌的坚韧腱鞘。在腹股沟区，其延伸为腹股沟韧带和腔隙韧带

股静脉 femoral vein

将下肢深浅静脉中的静脉血运至腹腔。在腹股沟韧带附近，其接受大隐静脉回流。经过腹股沟环后移行为髂外静脉。两条股静脉分支伴行一条股动脉分支。其走行中收集股部肌组织的静脉血

腹股沟环 inguinal ring

是一个沟通腹腔和大腿上部的椭圆形孔口。其上部由腹股沟韧带、内侧由腔隙韧带、下侧由耻骨梳韧带、前面由髂耻筋膜围成。腹腔的髂动、静脉通经腹股沟环后易名为股动、静脉

腹股沟韧带（股弓） inguinal ligament or crural arch”

由髂前上棘斜行至耻骨结节的纤维束，是腹外斜肌腱膜的延续。位于腹股沟皮褶附近并作为腹部与股部的交界。到下肢的神经和血管从腹股沟韧带深方通过

股动脉 femoral artery

走行于股内侧的粗大动脉，是腹部髂外动脉的延续，下行移行为腘动脉，为下肢输送动脉血。腹部部分为髂外动脉，经过腹股沟环后易名为股动脉

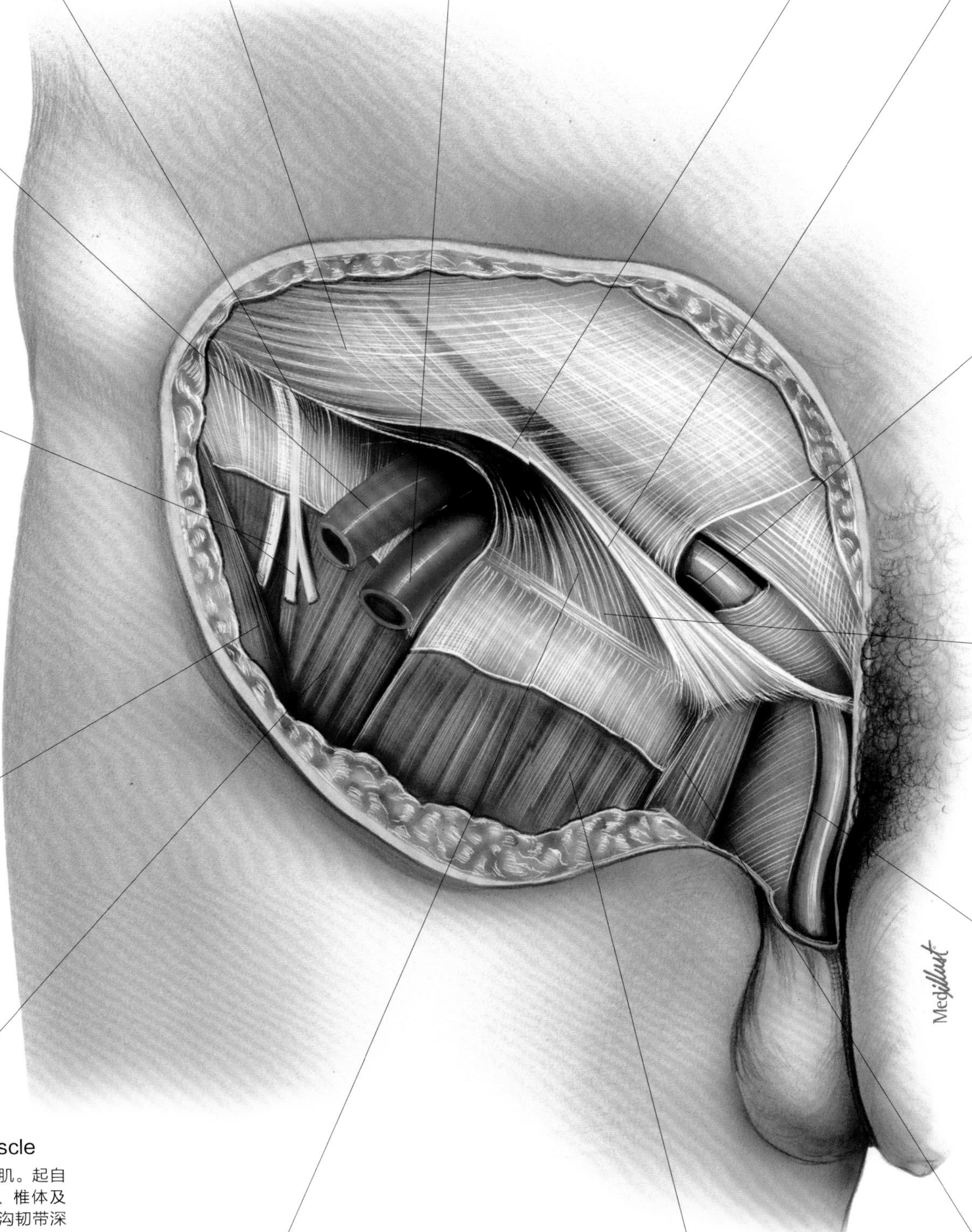

腹股沟管 inguinal canal

位于腹部下内侧部肌腱膜之间的腔隙。在男性有精索、女性有子宫圆韧带通过。其从腹外斜肌和腹内斜肌腱膜以及腹横筋膜之间经过，并将该区结构与腹膜隔开

股神经 femoral nerve

是腰丛分支之一。从髂耻筋膜深面穿过，走行中发出分支支配腰大肌和髂肌

耻骨梳韧带 pectineal ligament

从耻骨延伸至髋骨髂耻隆起的坚韧厚韧带，形成三角形（由腔隙韧带构成）的底边

缝匠肌 sartorius muscle

扁带状肌，斜行通过大腿前面，起自髂前上棘，止于胫骨上端内侧面，该处亦为股薄肌和半腱肌的止点。其可屈膝、屈髋，同时外旋和外展髋关节。受股神经支配，血供为股外侧动脉分支

精索 spermatic cord

由筋膜、结缔组织、肌肉以及营养支配睾丸的血管、神经、淋巴管组成的管样结构，内有输精管

腰大肌 psoas major muscle

腹后壁内侧面至股部的粗大长肌。起自第12肋的下缘和腰椎椎间盘、椎体及横突，下行离开盆腔，经腹股沟韧带深方，以粗大的肌腱止于股骨小转子。其可屈髋，使脊柱前倾或侧倾。还可在脊柱处于上提位时使其保持稳固。受腰神经支配，血供为腰动脉、髂腰动脉、髂外动脉和股动脉的肌肉支

腔隙韧带 lacunar ligament

三角形纤维膜，从腹股沟韧带内部延伸至髋骨坐骨耻骨支。其为腹外斜肌腱膜的延续

耻骨肌 pectineus muscle

连结骨盆和股骨的扁平肌，起自骨盆耻骨梳和耻骨梳韧带，斜行下降，以肌腱止于股骨耻骨肌线和小转子。其可使髋关节屈曲、内收和内旋。受股神经支配，血供为旋股内侧动脉分支

长收肌 adductor longus muscle

从骨盆延伸至股骨的肌肉，与耻骨肌平行。起自耻骨，止于股骨内侧缘。像其他内收肌一样，其可内收、外旋髋关节。受闭孔神经支配，血供为股动脉分支

男性腹股沟区 male inguinal region

深层观 deep view

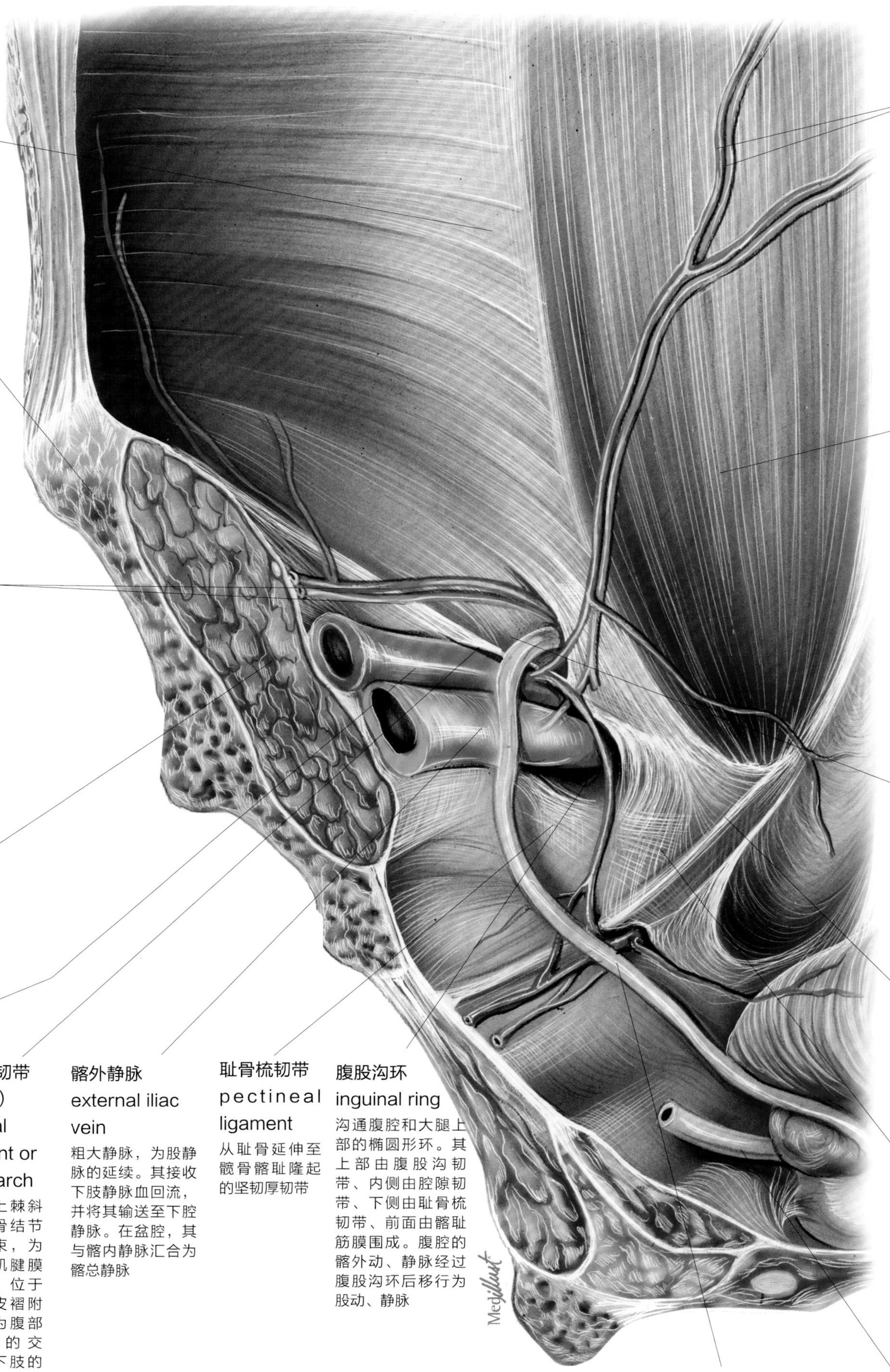

腹横筋膜
transversal fascia
衬于腹前壁的内表面。在后外侧区，其位于腹横肌腱鞘、髂筋膜和前纵韧带的下方，将腹内脏器与腹后壁隔开

髂前上棘
anterosuperior iliac spine
髂嵴前端的骨性隆起，经髋部皮肤可触及，是腹股沟韧带（或称股弓）的起点

精索静脉和动脉
spermatic vein and artery
与生殖神经分支、输精管共同被包绕于精索中穿过腹股沟管

腰大肌和髂肌
psoas major and iliac muscle
两块肌肉，沿髂窝内侧穿过盆腔，从腹股沟韧带深面穿过，两肌腱合为一个肌腱止于股骨小转子。可使髋关节屈曲、外旋

腹壁下动脉和静脉
epigastric artery and vein
髂外动脉和髂外静脉的分支，沿腹前壁腹直肌鞘后上行，在脐附近分别加入腹壁上动脉和静脉

腹直肌 rectus abdominis muscle
位于腹前壁白线两侧的扁平肌，起自第5、6、7肋软骨和胸骨剑突，垂直下行止于耻骨上缘。其肌束被腱划划分为多个肌腹。其可使胸廓前倾或骨盆上抬，同时压缩腹腔脏器。其在排便和分娩中有重要作用。受下位几支肋间神经支配，血供为胸廓内动脉和腹壁下动脉

腹股沟管
inguinal canal
位于腹部下内侧部肌腱膜之间的腔隙。在男性有精索、女性有子宫圆韧带通过。位于腹外斜肌和腹内斜肌腱膜以及腹横筋膜之间，并将该区结构与腹膜隔开

脐韧带 umbilical ligament
出生后脐动脉萎缩后的残余物

腔隙韧带 lacunar ligament
三角形纤维膜，从腹股沟韧带内部延伸至髋骨坐骨耻骨支。其为腹外斜肌腱膜的延续。前面为腹股沟环

髂外动脉
external iliac artery
髂总动脉两个分支的外侧支。斜行穿过盆腔，经过腹股沟韧带后易名为股动脉，由它发出下肢各动脉。髂外动脉有分支至输尿管、腹壁和盆部，还有一个分支沿腹前壁上行，称为腹壁下动脉

腹股沟韧带（股弓）
inguinal ligament or crural arch
由髂前上棘斜行至耻骨结节的纤维束，为腹外斜肌腱膜的延续。位于腹股沟皮褶附近并作为腹部与股部的交界。到下肢的神经、血管从腹股沟韧带深面通过

髂外静脉
external iliac vein
粗大静脉，为股静脉的延续。其接收下肢静脉血回流，并将其输送至下腔静脉。在盆腔，其与髂内静脉汇合为髂总静脉

耻骨梳韧带
pectineal ligament
从耻骨延伸至髋骨髂耻隆起的坚韧厚韧带

腹股沟环
inguinal ring
沟通腹腔和大腿上部的椭圆形环。其上部由腹股沟韧带、内侧由腔隙韧带、下侧由耻骨梳韧带、前面由髂筋膜围成。腹腔的髂外动、静脉经过腹股沟环后移行为股动、静脉

输精管 ductus deferens
连接睾丸与精囊的管道。起自精囊，包绕于精索中，经输尿管后方在盆腔下行，后经腹股沟管至附睾

输尿管 ureter
连接肾与膀胱后部的泌尿系管道，沿腹腔后壁垂直下行

男性骨盆底 male pelvic floor

肛提肌 levator ani muscle

起始于耻骨，延伸到直肠及肛门（耻骨直肠部），经前列腺外侧壁，在后部终止于坐骨棘（髂尾部）及尾骨（耻尾部）。它包含浅部及深部两个肌束。它通过挤压直肠及上提肛门参与排便，同时还对骨盆内脏器起支撑作用。该肌受骶神经支配，接受来自髂内动脉的分支阴部动脉的供血

耻骨 pubis

髋骨由3块骨构成，耻骨是最前面的一块。耻骨可分为体、上支和下支，中间部分连结对侧耻骨形成耻骨联合，其下支连于坐骨。耻骨上支上缘锐利的骨嵴叫耻骨梳，耻骨结节内侧叫耻骨嵴，是大腿和骨盆肌肉附着点

耻骨联合 pubic symphysis

连结两侧耻骨，封闭骨盆腔的前口。该联合为微动关节，有较小的活动度。位于两个关节面间的骨间韧带、耻骨间纤维软骨盘和耻骨弓韧带加强了其连结

会阴横韧带 transverse perineal ligament

占据耻骨联合后骨盆底前部空间的纤维性膜，对前列腺起支持作用。附着于耻骨联合、坐骨支和会阴横肌

尿道裂孔 urethral hiatus

位于会阴横韧带中的孔裂，男性有尿道通经

直肠 rectum

消化道的终末部分，连接结肠末端与肛门，终止于腹腔下部会阴区臀间皱褶处。被肛提肌包绕，该肌肉收缩引起直肠的紧缩以利于排便

闭孔内肌 obturator internus muscle

该肌与上、下孖肌平行走行，位于两者之间。起始于骨盆的闭孔膜，与上、下孖肌合成一总腱，止于股骨大转子。收缩时股部向外侧旋转，屈曲时外展股部。该肌与上孖肌均受骶丛神经支配，血供来自臀下动脉

坐骨棘 ischial spine

坐骨大切迹之下、坐骨小切迹之上的隆凸，为骨盆肌肉及韧带提供附着点

闭膜管 obturator canal

前界为耻骨的水平支，后界为闭孔膜。闭孔神经、闭孔动脉、闭孔静脉通过该管

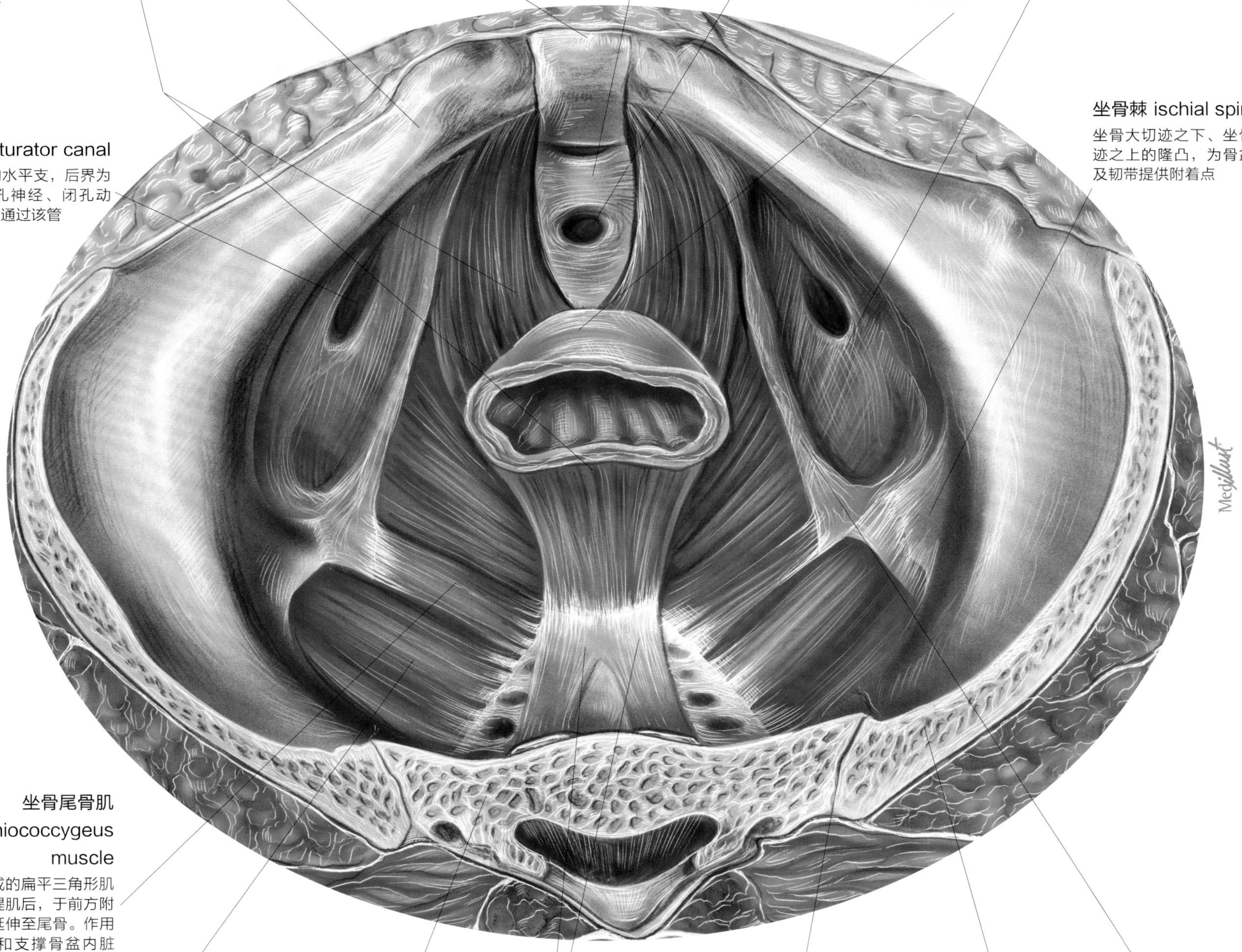

坐骨尾骨肌 ischiococcygeus muscle

参与会阴组成的扁平三角形肌肉。位于肛提肌后，于前方附着坐骨棘，延伸至尾骨。作用为提升肛门和支撑骨盆内脏器。该肌受骶神经支配，血供为骶动脉

梨状肌 piriformis muscle

起始于骶骨前部，止于股骨大转子的三角形肌肉。经坐骨大孔离开骨盆。该肌收缩引起股部外旋，当处于坐姿股部屈曲时，该肌引起股部外展。受骶丛神经的分支梨状肌神经支配，血供来自臀上、臀下动脉

骶骨 sacrum

由几块紧密连结的骶椎构成的三角形骨。该骨组成脊柱的底部，侧面连结髋骨。虽然该骨被发达的肌肉所覆盖，但在臀间区仍可触及

骶尾前韧带 anterior sacrococcygeal ligaments

从骶骨下部至尾骨前部的两条纤维性韧带，起加强两骨间连结的作用

骶髂关节 sacro-iliac joint

连结骶骨与髋骨的关节，为滑动关节，所以活动度非常小。这两块骨由一纤维软骨层分隔。整个关节由关节囊包裹

髂骨 ilium

髋骨中位于上方且最外侧的骨。形似铲状，组成盆腔外侧及后壁，后部与骶骨相关节

肛提肌腱弓 tendinous arch of the levator ani muscle

覆盖于闭孔内肌的腱膜纤维性肥厚部分，是肛提肌中的髂尾肌的附着点

女性骨盆底 female pelvic floor

肛提肌Levator ani muscle

肛提肌是从耻骨延伸到直肠和肛门（耻骨直肠部）的扁肌，止于坐骨棘（髂尾部）和尾骨（耻尾部）。肛提肌由两个肌束组成，一束位于表面，另一束位于深部。通过挤压直肠和提肛，有助于排便，还对骨盆内器官有支撑作用。肛提肌受骶神经支配，由髂内动脉的分支阴部动脉供血

闭孔管 obturator canal

闭孔管是一个上毗邻耻骨水平支下毗邻闭孔肌膜的管孔。闭孔神经和闭孔动静脉经过此管

耻骨联合 oubis symphysis

耻骨联合是连结两侧耻骨和封闭骨盆腔前部的关节，它是微动关节，活动度较小。位于两个关节表面的骨间韧带、耻骨间纤维软骨板和耻骨弓状韧带使之得以加强

尿道 urethra

尿道是连接膀胱和尿道外口的管道。尿道穿过会阴横韧带后终止于尿道外口

阴道 vagina

阴道是由源于宫颈的肌肉和膜形成的管道。它通过阴道口与外部相通。它的功能是在性交时容纳男性阴茎，在分娩时可以极大地扩展以利胎儿娩出

直肠 rectum

直肠是肠道的末段，使结肠的末端和肛门连通。它终结于腹腔下部会阴区的臀间皱褶处。它被肛提肌包裹，当肛提肌收缩时，直肠受到挤压，促进排便

闭孔内肌筋膜 fascia of the obturator internus muscle

闭孔内肌起自闭孔和闭孔膜内面。它横贯坐骨小孔，改变方向，与上、下孖肌形成总腱止于股骨大转子。其内面被筋膜或纤维膜覆盖

髂骨 ilium

髂骨是髋骨三部分中位于外上方的部分。它呈铲形，构成了骨盆腔外壁和后壁，在后方与骶骨形成关节

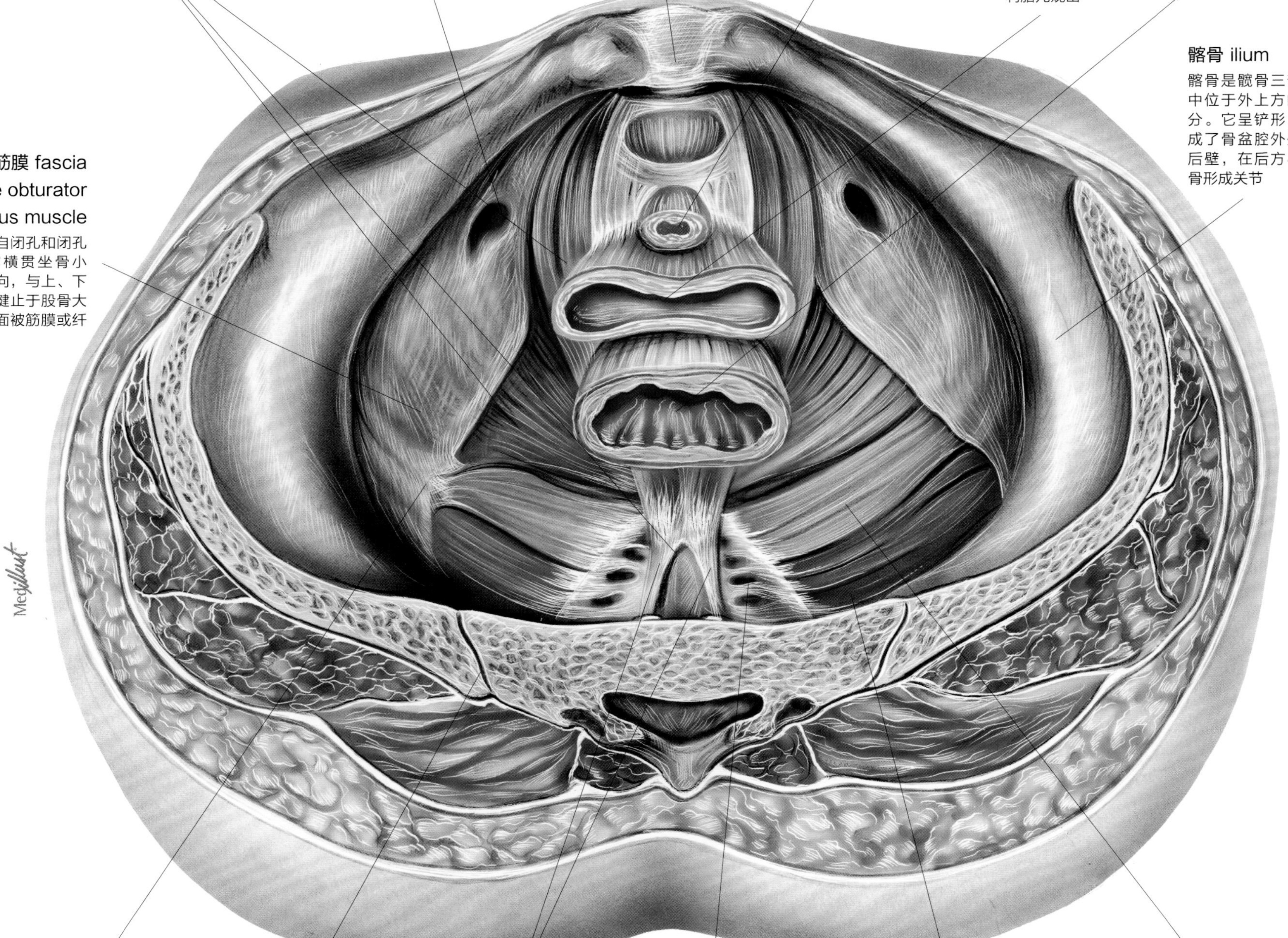

坐骨棘 ischial spine

坐骨棘是位于坐骨大切迹下和坐骨小切迹上的隆凸，是骨盆区肌肉和韧带的附着点

骶髂关节 sacro-iliac joint

骶髂关节是位于骶骨和对应的髂骨之间的关节，此关节为滑动关节，运动度非常小。骶骨形成外侧耳状关节面，髂骨内侧部形成另一关节面，两者相连结形成关节。骶骨和髂骨由一层纤维软骨隔离开来。整个关节被关节囊包裹着

骶尾前韧带 anterior sacrococcygeal ligaments

骶尾前韧带是两束从骶骨下部延伸到尾骨前面的纤维韧带，它增强连结骶骨和尾骨的关节

骶骨 sacrum

骶骨是一块由几个骶椎骨性结合形成的三角形骨。它组成了脊柱的基底，并且两侧连结髋骨。虽然被发达的肌肉组织所覆盖，骶骨仍可以在臀间区触摸到

梨状肌 iriformis muscle

梨状肌是起自骶骨前面的三角形肌肉，它附着于股骨大转子。它穿过坐骨大孔出骨盆。梨状肌的收缩使大腿外旋。当大腿弯曲，如坐着的时候，梨状肌使大腿外展。梨状肌受骶丛的分支梨状肌神经支配，由臀上和臀下动脉供血

坐骨尾骨肌 schiococcygeus muscle

坐骨尾骨肌是形成部分会阴的扁三角形肌肉。它位于肛门提肌后，在坐骨棘前附着并延伸到尾骨。它的作用是提升肛门和支撑骨盆内脏器。坐骨尾骨肌受骶神经支配，由骶动脉供血

男性会阴 male perineum

男性会阴 male perineum

位于大腿内侧中间部位，形成了盆腔的底部，从阴囊的后方延伸至肛门

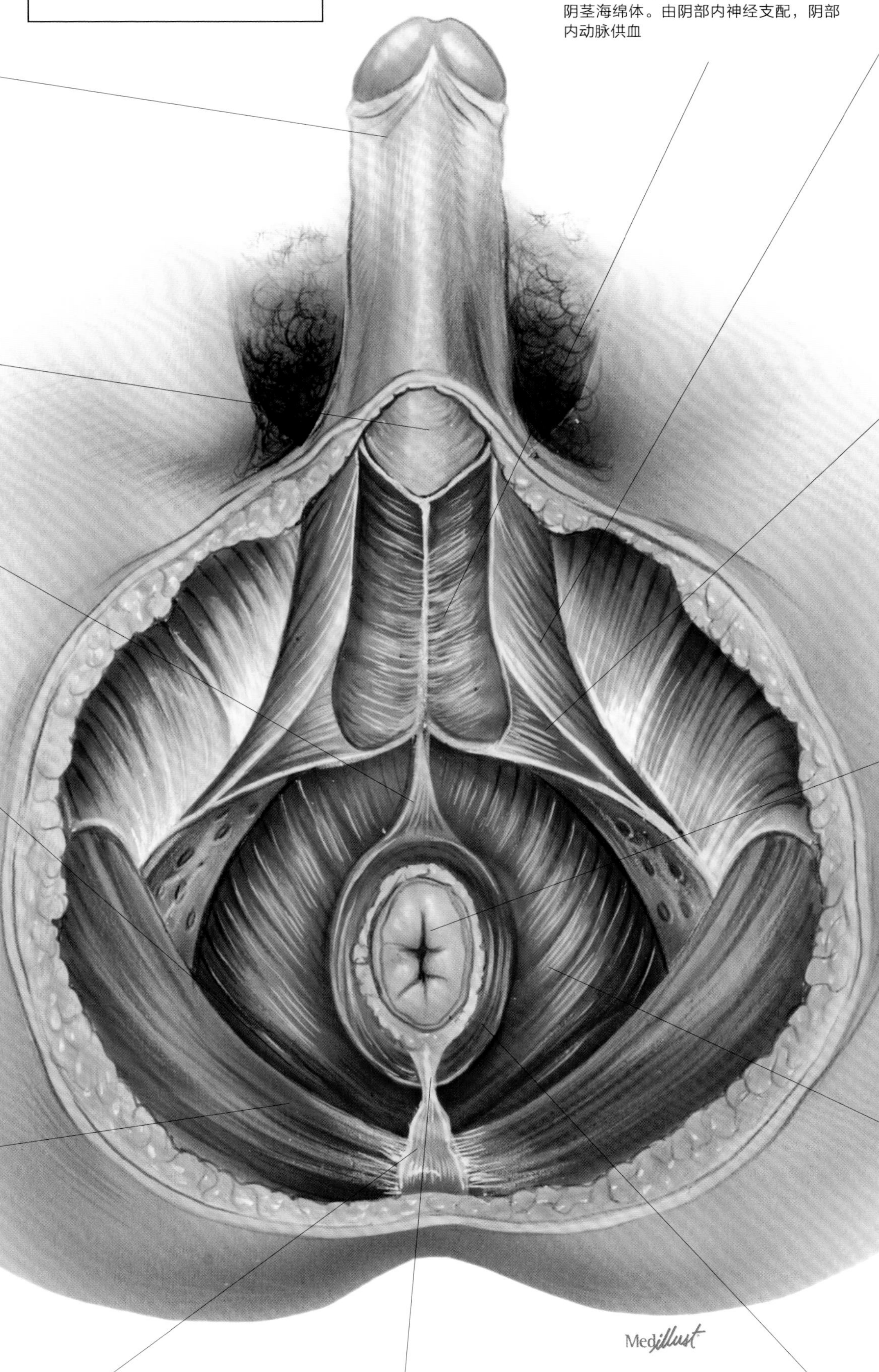

阴茎 penis

男性的生殖器官。内部含有阴茎海绵体，有性冲动时可充血，使得阴茎勃起。阴茎呈圆柱状，位于阴囊的前方。它有排尿功能（它通过尿道海绵体部排出尿液），另外还有生殖功能。它的远端称作龟头

阴茎深筋膜 deep fascia of the penis

包绕阴茎海绵体和尿道海绵体的一层膜状物

直肠前缝 prerectal raphe

连接肛门前部和阴茎底部的一层膜状物

坐骨尾骨肌 ischiococcygeus muscle

一块扁平三角形肌肉，组成会阴的一部分，位于肛提肌的后方。它在前面附着于坐骨棘，延伸至尾骨。它的作用是提肛和支撑骨盆内器官。它由骶神经支配，由骶动脉供血

臀大肌 gluteus maximus muscle

一块覆盖臀部的厚实肌肉。起自髂嵴、骶骨、尾骨及腰背筋膜，斜形下降延伸，在股骨大转子下方附着于髂胫束和股骨的臀肌粗隆，一部分并入阔筋膜张肌。它的主要作用是后伸大腿的同时外旋大腿，还有助于在骨盆固定时，维持身体的直立，从而对于行走和骨盆固定起到非常重要的作用。臀大肌由臀下神经（第5腰神经、第1和第2骶神经）支配，由臀上、臀下动脉供血

球海绵体肌 bulbocavernosus muscle

一块勃起肌，起自直肠前区域，向前上方延伸，作为尿道海绵体的边界，止于阴茎海绵体。由阴部内神经支配，阴部内动脉供血

坐骨海绵体肌 ischiocavernosus muscle

从阴茎海绵体延伸至坐骨。它的作用是使阴茎海绵体顺利充血，并刺激阴茎的勃起。它由阴部神经的分支支配，阴部内动脉的分支供血

会阴浅横肌 superficial transverse muscle of the perineum

是一块小肌肉，从坐骨延伸到中线，附着在直肠前缝，与深部的会阴深横肌呈平行排列。它辅助肛提肌促进排便过程，同时也涉及排尿和射精。会阴浅横肌由阴部神经的一个分支支配，由阴部内动脉和会阴深动脉供血

肛门 anus

是大肠的外口和会阴的后界，由两块肌肉环——肛门内括约肌和肛门外括约肌环绕。它可以随意收缩，允许粪便顺利排出体外

肛提肌 levator ani muscle

是一块扁肌，经过前列腺的外侧壁从耻骨延伸到直肠和肛门（耻骨直肠部），后部抵达坐骨棘（髂尾部）和尾骨（耻尾部）。它由两束组成，一束表浅，一束较深。它的作用是通过挤压直肠和提升肛门完成排便，以及支撑骨盆内器官。肛提肌由骶神经支配，由髂内动脉的分支阴部动脉供血

尾骨末端 termination of the coccyx

是末节尾椎，被腱膜覆盖，作为会阴区多块肌肉的附着点

肛尾韧带 anococcygeal ligament

是膜状结构，从肛门的后缘延伸至末节尾椎

肛门外括约肌 external anal sphincter

是包围在肛门周围的一块环形肌肉，与会阴和肛尾部的皮肤相接。作为括约肌，当它收缩时阻止排便，松弛时允许粪便通过。肛门外括约肌由发自骶神经的分支支配，由阴部内动脉的分支供血

女性会阴 female perineum

女性会阴 female perineum
居两侧大腿的内侧面之间，构成盆腔底，自会阴联合延伸至肛门

坐骨海绵体肌 ischiocavernosus muscle
起于坐骨支和坐骨结节内面，止于阴蒂脚侧面和下面，助阴蒂勃起。受阴部神经支配，阴部动脉供血

球海绵体肌 bullbocavernosus muscle
起于肛门前部，向上延伸至阴道和尿道远端，止于阴蒂。性交时有助于阴蒂勃起、阴道收缩和黏液腺的分泌。受阴部神经支配，阴部动脉供血

阴蒂 clitoris
是位于小阴唇联合处顶点的勃起器官，部分被皮肤覆盖。由阴蒂海绵体构成，性交时充满血液

尿道口 urethral orifice
位于阴蒂下方、阴道口上方，是尿道终端，尿液经此排出

小阴唇 labia minara
包绕阴道口外侧的黏膜和皮肤

阴道口 vaginal orifice
女性外阴和阴蒂之间的孔，位于尿道口之下。形态可变。在年轻女性，此处有处女膜，呈膜性。通常处女膜在第一次性交时被破坏。在性交时阴道口接受阴茎插入，同时是分娩时胎儿的出口

会阴浅横肌 superifical transverse muscle of the perineum
起自坐骨、止于正中线上的直肠前缝的小肌肉。辅助上提尿道肌肉，促进排便。受阴部神经分支支配，会阴深动脉和阴部动脉营养

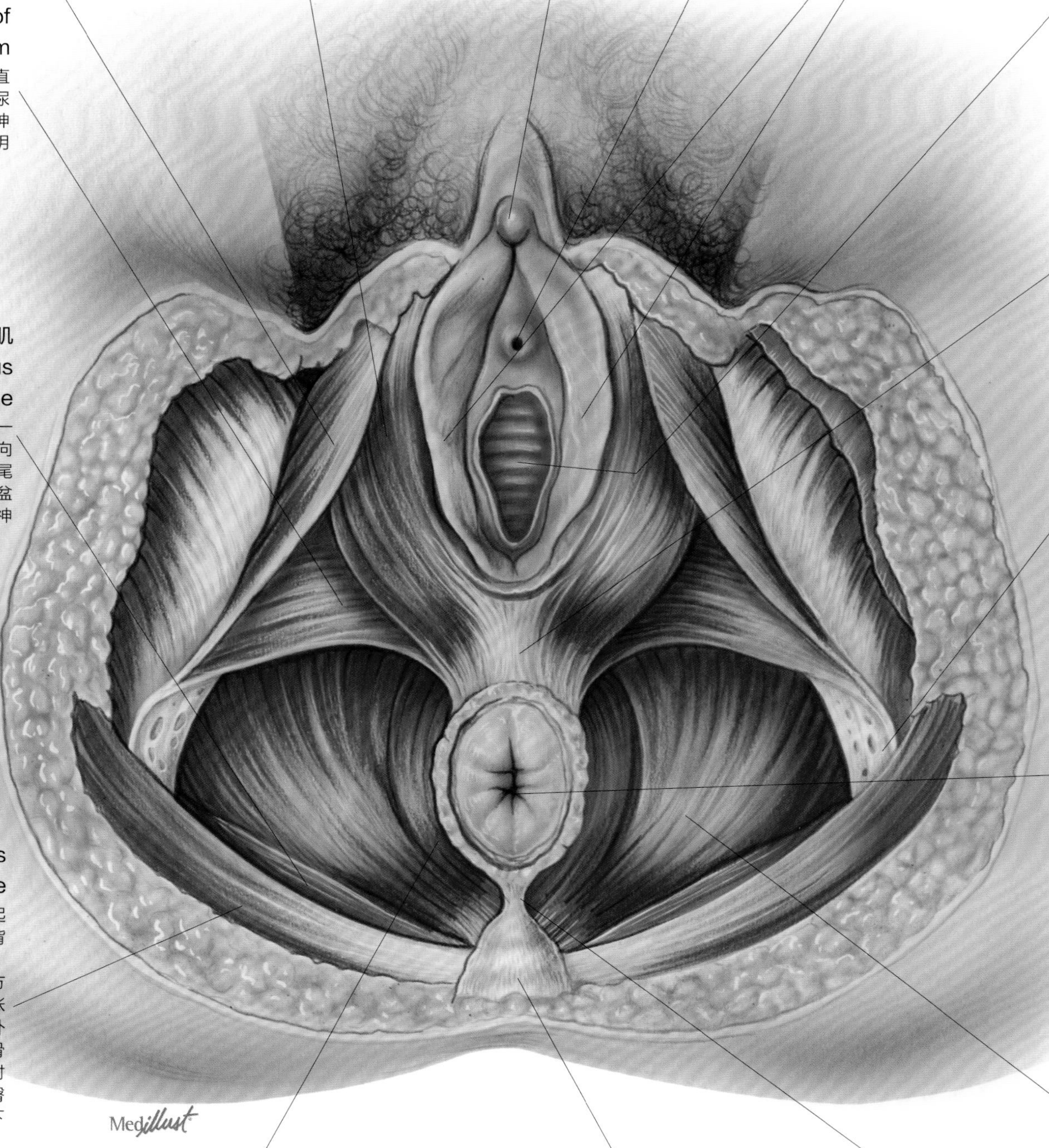

会阴缝 perineal raphe
阴道口后部与肛门前面之间的膜性结构，位于会阴深面

坐骨尾骨肌 ischiococcygeus muscle
扁三角形肌肉，构成盆膈的一部分。位于肛提肌的后面，向前附着于坐骨棘，向后止于尾骨。作用是上提肛门并支撑盆腔内脏器。坐骨尾骨肌受骶神经支配，骶动脉供血

坐骨结节 ischiatic tuberosity
坐骨下面的骨性突起，是盆腔、会阴和大腿部多块肌肉的附着点

肛门 anus
是大肠的外口和会阴后界，包括肛门内括约肌和肛门外括约肌两个肌肉环，可随意开、闭以排便

臀大肌 gluteus maximus muscle
覆盖整个臀部的厚实肌肉。起自髂骨嵴、骶骨、尾骨和腰背筋膜。以大的肌块斜形向下，止于髂胫束和股骨大转子下方的臀肌粗隆，部分与阔筋膜张肌融合。主要作用是当大腿外旋时后伸大腿。有助于固定骨盆于股骨上使躯干直立。同时是行走和骨盆稳定的基础。臀大肌受臀下神经支配。受臀下和臀上动脉营养

肛提肌 levator ani muscle
为扁肌，起于耻骨，延伸至直肠和肛门（耻骨直肠部），向后到达坐骨棘（髂尾部）和尾骨（耻尾部）。包括两束肌肉，分别位于浅部和深部。通过挤压直肠帮助排便，上提肛门，并支持盆腔内脏器。受骶神经支配，阴部动脉营养

肛门外括约肌 external anal sphincter
环绕肛门的环形括约肌，与会阴部和肛尾缝的皮肤相连，收缩时阻止排便，舒张时允许内容物通过直肠。肛门外括约肌受骶神经支配，阴部内动脉供血

尾骨末端 termination of the coccyx
尾骨末端被腱膜覆盖，该处是会阴区多块肌肉的附着点

肛尾韧带 anococcygeal ligament
起自肛门后缘、止于尾骨末端的膜性结构

肩和上臂 shoulder and arm

前面浅层观 anterior superficial view

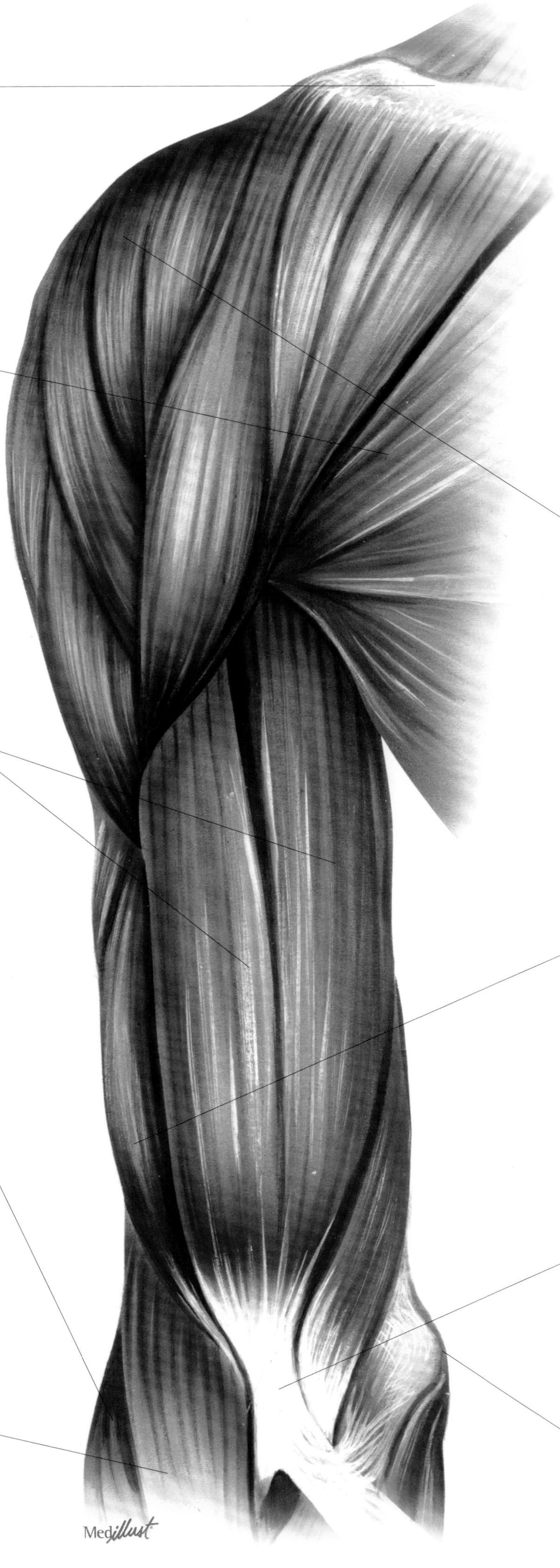

锁骨 clavicle

连于胸骨和肩胛骨肩峰之间的长骨，是三角肌等多块颈部、肩部和胸部肌肉的止点

胸大肌 pectoralis major muscle

较宽的三角形肌，内侧部起于胸骨、锁骨和上位肋骨的前面，肌纤维向外汇聚成一肌腱，在三角肌深方止于肱骨大结节嵴。当臂处于上举位时，胸大肌收缩可以使臂下降；当臂处于下降位时，其收缩可以使臂内收、旋内。此外，胸大肌的收缩还有提升胸腔的作用。该肌由胸神经支配，由胸廓内动脉和胸肩峰动脉供血

肱二头肌 biceps brachii muscle

是位于臂前面的较厚肌肉。该肌由两部分组成：外侧部又叫长头部，起于肩胛骨外侧角的盂上粗隆，较短的内侧部起于肩胛骨喙突。两部分融合成一块肌肉，渐变为肌腱，跨过肘部止于桡骨粗隆。肱二头肌有屈前臂，使前臂处于外旋位（掌心向上），举臂向上的作用。肱二头肌由肌皮神经支配，由肱动脉的肌支供血

桡侧腕长伸肌 extensor carpi radialis longus muscle

位于肱桡肌深方的扁平肌。起于肱桡肌以下的肱骨外侧面，跨过前臂的外侧界，末段以肌腱的形式跨过腕关节，止于第2掌骨底。收缩时，伸第2掌骨，使手背伸。桡侧腕长伸肌受桡神经支配，由桡动脉供血

肱桡肌 brachioradialis muscle

属于长肌，起于肱骨外上髁，跨过前臂，变换为肌腱终止于桡骨茎突。其主要功能为屈前臂，此外还有使旋后的前臂旋前，使旋前的前臂旋后的作用。肱桡肌受桡神经支配，由肱动脉和桡动脉的分支供血

三角肌 deltoid muscle

是位于肩（自锁骨和肩胛骨起，到肱骨外侧面）浅表层的扁平宽大肌肉。起于锁骨、肩胛骨肩峰和肩胛冈，下行以肌腱止于肱骨外侧面上的三角肌粗隆。它可以外展臂，其前部有助于屈臂并使臂内旋，其后部有助于伸臂并使臂外旋。三角肌由腋神经和部分臂丛支配，由胸肩峰动脉、旋肱后动脉供血

肱肌 brachialis muscle

是位于肱二头肌深面的较宽肌肉，起于肱骨内侧面和外侧面及内外侧肌间隔，下行，跨过肘前部，止于尺骨粗隆。其主要功能为屈肘。肱肌由肌皮神经的分支支配，由肱动脉的分支和桡返动脉供血

肱二头肌肌腱 tendon of the biceps brachii muscle

是肱二头肌两部分终止端的强力肌腱。此肌腱跨过肘关节，止于桡骨粗隆。其作用为屈前臂，外旋前臂，举臂

内上髁 medial epicondyle

是位于肱骨下端内侧部的骨性突起，也是肘关节韧带和一些前臂肌的止点

肩和上臂 shoulder and arm

后面浅层观 posterior superficial view

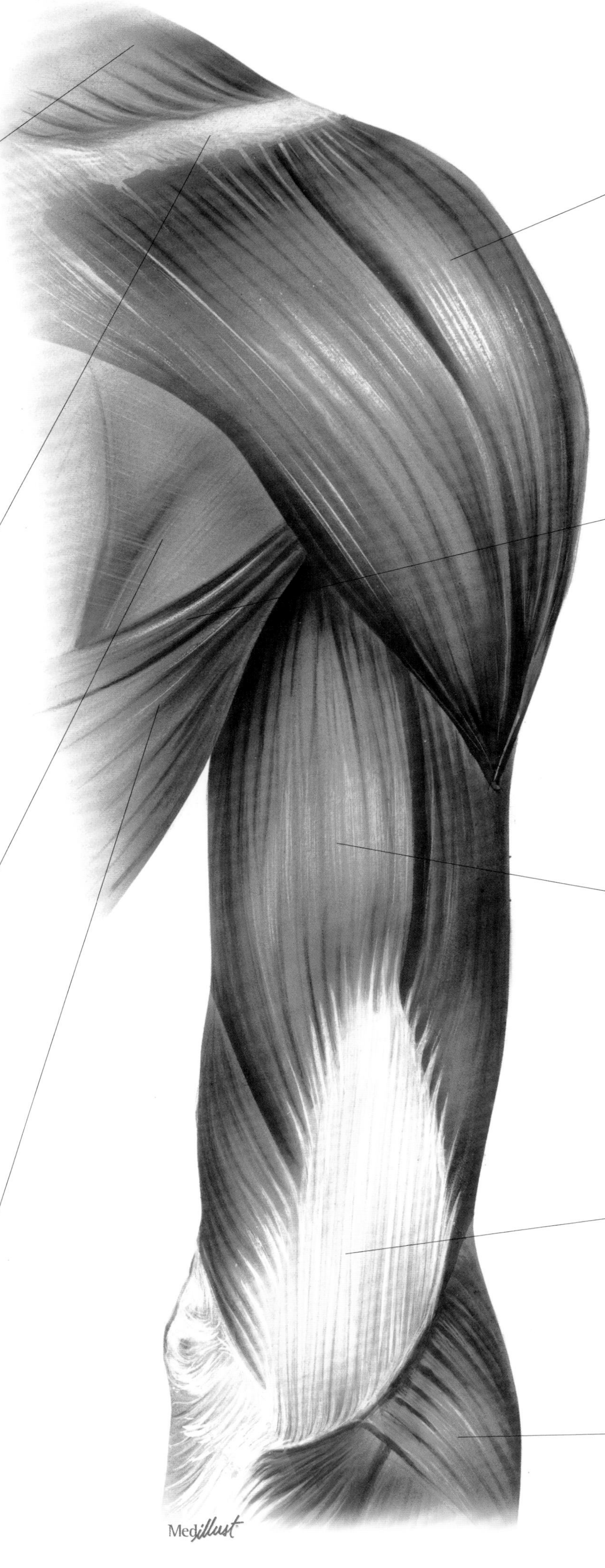

Medillust

斜方肌 trapezius muscle

一块宽阔的三角形肌肉，覆盖了项部及后背其他几乎所有的肌肉。起自枕外隆凸、枕骨上项线、项韧带、第7颈椎和全部胸椎的棘突，止于肩峰、肩胛冈及锁骨。它的作用是上提、收缩及上下旋转肩胛骨。它由副神经及脊神经支配，由颈横动脉供血

肩胛冈 spine of the scapula

位于肩胛骨后表面的隆凸，将该区域划分为冈上窝及冈下窝。它的作用是作为三角肌和斜方肌的起止点。它最外端的部分形成了肩峰

冈下肌筋膜 infraspinatus fascia

覆盖冈下肌的一层薄膜。它覆盖了肩胛骨的大部分后表面，并且延伸至肱骨头

背阔肌 latissimus dorsi muscle

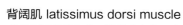

一块宽阔而薄的肌肉，沿着背部的下方区域延伸。它的中间部纤维起自腰椎和胸椎的棘突，下部纤维起自骶骨和髂嵴，上部纤维起自下位3~4根肋骨。它向上延伸至腋窝，借肌腱止于肱骨小结节嵴。上臂向上抬起时，它的收缩使得肱骨在向内旋转的同时向下运动。它也能抬高肋骨。它由胸背神经支配，由腰动脉及肩胛下动脉供血

三角肌 deltoid mescle

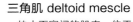

一块大而宽阔的肌肉，位于肩部的浅表层，从锁骨、肩胛骨直至肱骨的外面。起自锁骨、肩峰及肩胛冈，延伸形成一条抵止腱，止于肱骨外面的三角肌粗隆。它的作用是外展肩关节，前部纤维可使肩关节屈并旋内，后部纤维则可使肩关节伸并旋外。它由腋神经及部分臂丛支配，由胸肩峰动脉、旋肱后动脉供血

大圆肌 teres major muscle

一块厚实的圆柱状肌肉，起自肩胛骨的外缘及下角，倾斜延伸，止于肱骨的前外侧面，即位于容纳肱二头肌肌腱的结节间沟的边缘处。当它收缩时，可向内、向后屈曲臂部，也可倾斜肩胛骨，可视作肩部的上提肌。它由臂丛的分支肩胛下神经支配，由锁骨下动脉的分支肩胛下动脉供血

肱三头肌 triceps brachii muscle

一块厚实的肌肉，位于臂部后面。起始部包括以下3个部分：长头起自肩胛骨的盂下粗隆；外侧头起自肱骨的后面上外；内侧头起自肱骨的后内面。这3个部分共同组成了这块强而有力的肌肉，以一条肌腱止于鹰嘴。长头使臂内收，内侧头和外侧头伸肘关节。它由起自臂丛的桡神经支配。肱动脉的肌支、尺侧上副动脉及肱深动脉供血

肱三头肌肌腱 tendon of the triceps brachii muscle

一块由肱三头肌3个部分移行成的肌腱，止于尺骨的鹰嘴。收缩时伸前臂

肱桡肌 brachioradialis muscle

一块长形的肌肉，起自肱骨的外上髁，横跨前臂后，止于桡骨茎突。它的主要作用是屈肘，同时可使前臂旋前或旋后。它由桡神经支配，由桡动脉和肱动脉的分支供血

前面深层观 anterior deep view

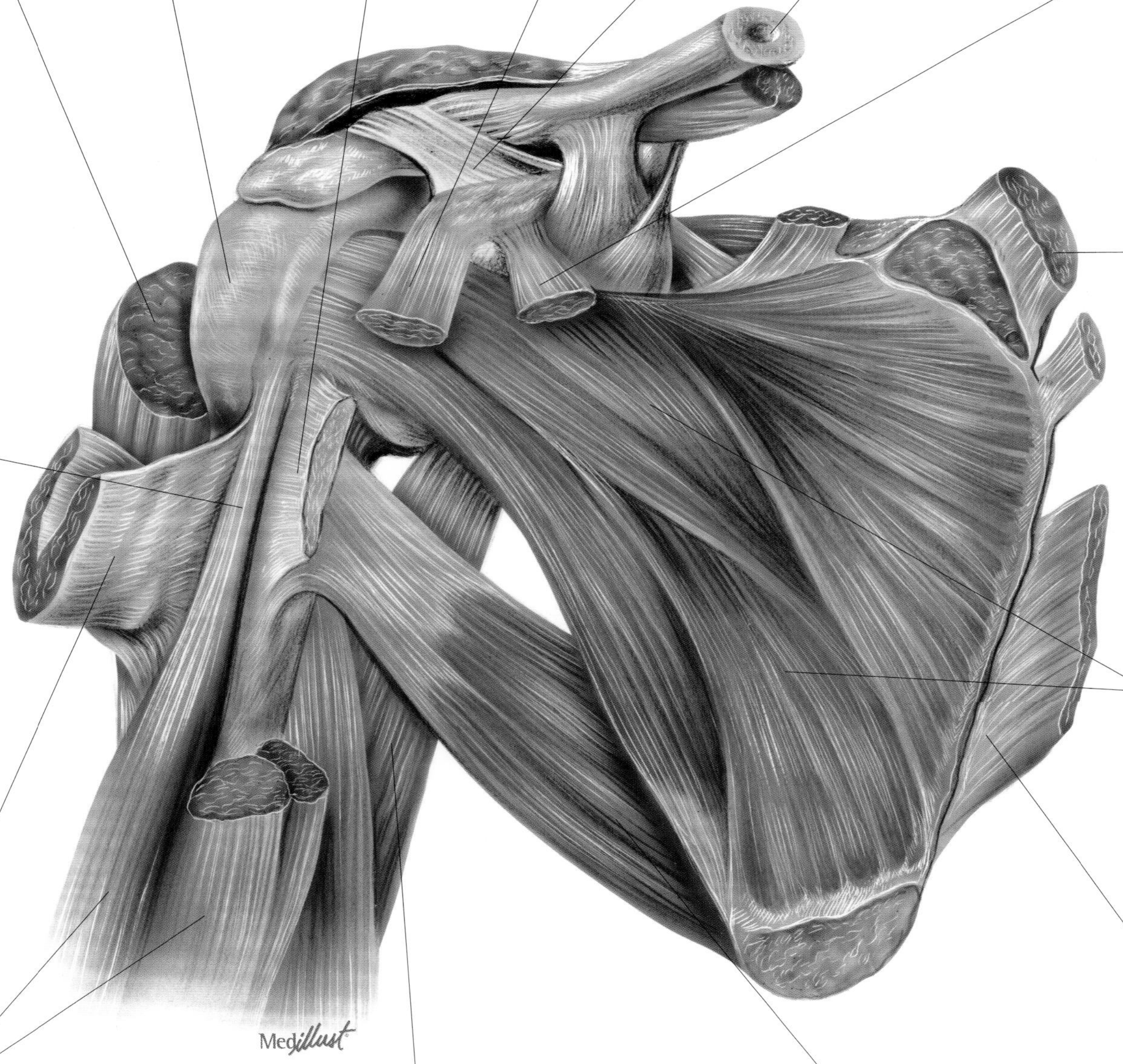

Medillust

三角肌 deltoid muscle

一块大而宽阔的肌肉，覆盖肩部的浅表层，从锁骨、肩胛骨直至肱骨的外面。起自锁骨、肩峰及肩胛冈，延伸成一条抵止腱，止于肱骨外面的三角肌粗隆。它的作用是外展肩关节，前部纤维可使肩关节屈并旋内，后部纤维则可使肩关节伸并旋外。它由腋神经及部分臂丛神经支配

肱骨 humerus

由肩至肘部形成臂部骨架的长骨。上端膨大形成肱骨头，与肩胛骨形成肩关节，下端和尺骨、桡骨形成肘关节。其为肩部、胸部和上肢肌肉的止点

背阔肌腱 tendon of the latissimus dorsi muscle

从腰骶部向上跨过背部浅层肌肉，以一肌腱在结节间沟附近止于肱骨小结节嵴。作用是使肩上抬时臂部向下运动。也作为躯体上提肌

肱二头肌短头肌腱 tendon of the short head of the biceps brachii muscle

肱二头肌短头以厚肌腱起始于肩胛骨喙突。同时一部分起自喙肱肌

喙肩韧带 coracoacromial ligament

连结肩胛骨喙突和肩胛冈外侧端（即肩峰）的纤维板

锁骨 clavicle

连结于胸骨和肩胛骨之间的长骨，是颈部、肩部和胸部多块肌肉例如三角肌的附着点

胸小肌肌腱 tendon of the pectoralis minor muscle

胸小肌起自第3~5肋，肌纤维向外上方聚集，以短腱止于肩胛骨喙突。作用是下拉肩胛骨和肩，也能上提肋骨以助吸气。胸小肌受臂丛神经支配，腋动脉营养

肩胛提肌肌腱 tendon of the levator scapulae muscle

由肩胛提肌形成的三角形外顶点处汇聚为肌腱，止于肩胛骨上部，并延伸至上位4~5颈椎横突

肱二头肌长头 tendon of the long head of the biceps brachii muscle

以厚腱板起自肩胛骨外侧角的盂上粗隆，于关节腔上部与肩关节关节囊相连。肌腱在肱骨结节间沟内下行，与短头汇合形成肱二头肌肌腹

肩胛下肌 subscapularis muscle

覆盖肩胛骨前面（肩胛下窝）的厚实扁肌。起自肩胛下窝，向上外汇聚，止于肱骨小结节。内旋臂部，当臂部离开躯干时使臂部内收，固定肱骨头于关节腔内。肩胛下肌受臂丛分支肩胛下神经支配，由来自锁骨下动脉的肩胛上动脉供血

胸大肌肌腱 tendon of the pectoralis major muscle

由胸大肌形成的三角形的外侧角移行为肌腱，容纳肱二头肌长头肌腱。终止于结节间沟附近

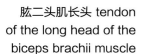

肱二头肌 biceps brachii muscle

覆盖整个臂部前面的厚实肌肉。包括两部分：外侧部也称长头，起自肩胛骨外侧角的盂上粗隆，内侧短头部分起自肩胛骨喙突。两部分相聚共同形成肌腹，移行为肌腱跨过肘部前方，终止于桡骨粗隆

肱三头肌 triceps brachii muscle

覆盖整个臂部后面的厚实肌肉。起始部包括3部分：长头起自肩胛骨外侧面的盂下粗隆，外侧头起自肱骨后面上外，内侧头起自肱骨内侧后面。3部分汇合形成厚实的肌腹，移行为肌腱止于尺骨鹰嘴。主要功能为伸肘，其长头还可内收臂部。肱三头肌受起自臂丛的桡神经支配，受肱动脉和尺侧上副动脉以及肱深动脉营养

大圆肌 teres major muscle

起自肩胛骨下角背面，斜形向上，止于肱骨外侧前面的结节间沟边缘，是厚实的圆柱形肌肉。收缩时使臂部内收和后伸，并倾斜肩胛骨，是肩部的提肌。大圆肌受来自臂丛的肩胛下神经支配，由来自锁骨下动脉的肩胛下动脉营养

前锯肌 serratus anterior muscle

位于胸部外侧壁的扁平肌肉。由一系列肌齿起自第1~9肋外面和上缘的肌束共同组成，肌束汇集终止于肩胛骨脊柱缘，构成胸壁外侧部。收缩时使肩胛骨内侧缘下部向上旋转，助臂上举。同时作为吸气肌，上提肋骨、扩大胸腔。也可使肩胛骨能够进行旋转运动。前锯肌受颈神经支配，由乳房外动脉和肩胛前、后动脉供血

肩部 shoulder

后面深层观 posterior deep view

肩胛提肌 levator scapulae muscle

三角形肌，起自上位4～5个颈椎横突，从头颈夹肌深面经过，止于肩胛骨内角和脊柱缘上部。其可使肩胛骨倾斜、肩部下压和头部侧倾。受颈丛支配，血供为颈升动脉、锁骨下动脉和肩胛下动脉

冈上肌 supraspinatus muscle

位于肩胛骨后面冈上窝的三角形肌肉。起自冈上窝，向外延伸，其肌腱越过肩关节囊，止于肱骨大结节。可使臂上举，也可使上臂轻微内旋。受臂丛分支肩胛上神经支配，血供为锁骨下动脉分支肩胛上动脉

锁骨 clavicle

连结胸骨和肩胛骨肩峰的长形扁骨。其为颈部、肩部和胸部许多肌肉（如三角肌）的附着处

肩胛冈 spine of the scapula

肩胛骨背面的骨性隆起，将该区分为冈上窝和冈下窝。其为三角肌和斜方肌的附着处。其外侧端突起形成肩峰

肱骨 humerus

从肩部到肘部的长骨，其上端膨大形成头部，与肩胛骨形成肩关节。肱骨下端与尺骨和桡骨构成肘关节。其为肩部、胸部和上肢肌肉的附着处

三角肌 deltiod muscle

位于肩部浅层，从锁骨、肩峰延伸至肱骨外侧面的宽大扁平肌。起自锁骨、肩峰和肩胛冈，下行以肌腱止于肱骨外侧面的三角肌粗隆。其可使上臂外展，前部分可使上臂屈曲并内旋，而后部分可使上臂伸展并外旋。受臂丛分支腋神经支配

小菱形肌 rhomboideus minor muscle

位于大菱形肌上方并与之平行。起自下两个颈椎棘突，斜行向下止于肩胛骨内侧缘。其可使肩胛骨倾斜、肩部下压。受肩胛背神经支配，血供为肋间动脉

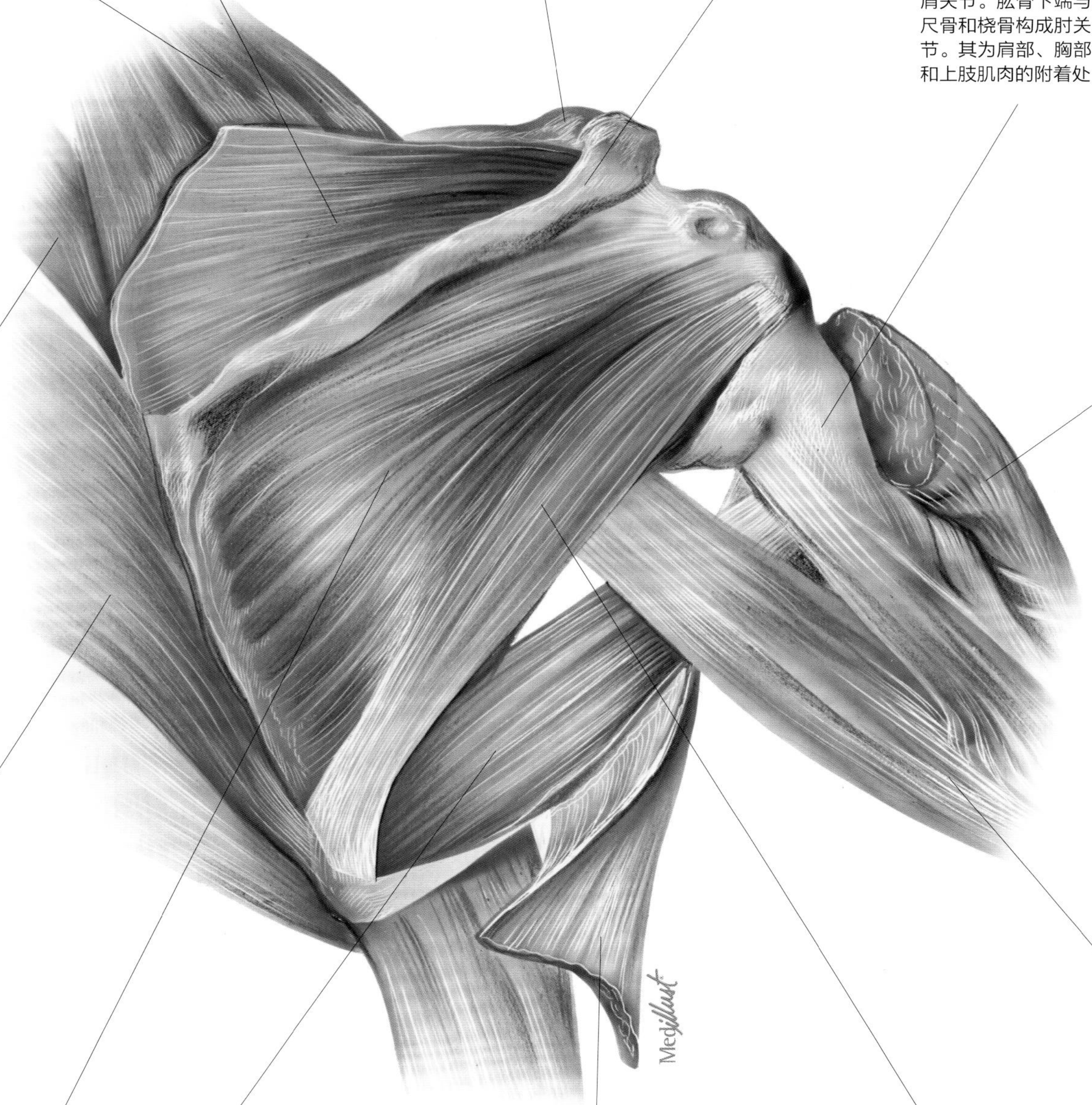

大菱形肌 rhomboideus major muscle

起于上位4个胸椎棘突、延伸至肩胛骨内侧缘的宽阔肌。其可使肩胛骨斜向内、肩部下压。受肩胛背神经支配，血供为肋间动脉和肩胛背动脉

肱三头肌 triceps brachii muscle

位于上臂后群的厚实肌肉。其起始部由3部分构成：起自肩胛骨外侧角盂下粗隆的长头、起自肱骨后面上外的外侧头和起自肱骨后面的内侧头。这3部分融合成一个强大的肌束，以肌腱止于尺骨鹰嘴。主要功能是伸肘，长头还可使上臂内收。受臂丛分支桡神经支配。血供为肱动脉肌支、尺侧上副动脉和肱深动脉

冈下肌 infraspinatus muscle

几乎完全占据肩胛骨后面冈下窝的宽大三角形肌肉。起自冈下窝，其纤维聚集、上行，以肌腱止于肱骨大结节和肩关节囊。其可使肱骨头紧贴肩胛窝，有助于固定肩关节，还可使上臂外旋。受肩胛上神经支配，血供为肩胛动脉

大圆肌 teres major muscle

厚圆柱形肌肉，起自肩胛外侧缘及肩胛下角，斜行向上，止于肱骨的前外侧面。其可使上臂内收、后伸，还可使肩胛骨倾斜、肩部上提。受臂丛分支肩胛下神经支配，血供为锁骨下动脉分支肩胛下动脉

背阔肌 latissimus dorsi muscle

位于背部下方的宽阔扁平肌。中间部起自腰椎和胸椎棘突，下部起自骶骨和髂嵴，上部起自下位3～4肋，向腋窝上行，以肌腱止于肱骨小结节嵴。当上臂抬高时，其可使肱骨下降同时内旋，也可上抬肋骨。受胸背神经支配，血供为肩胛下动脉和腰动脉

小圆肌 teres minor muscle

小圆柱形肌肉，起自冈下窝下部，斜向外上，止于肱骨大结节，其可使肱骨外旋。受腋神经支配，血供为锁骨下动脉分支肩胛下动脉和肩胛上动脉

臂 arm

前面深层观 anterior deep view

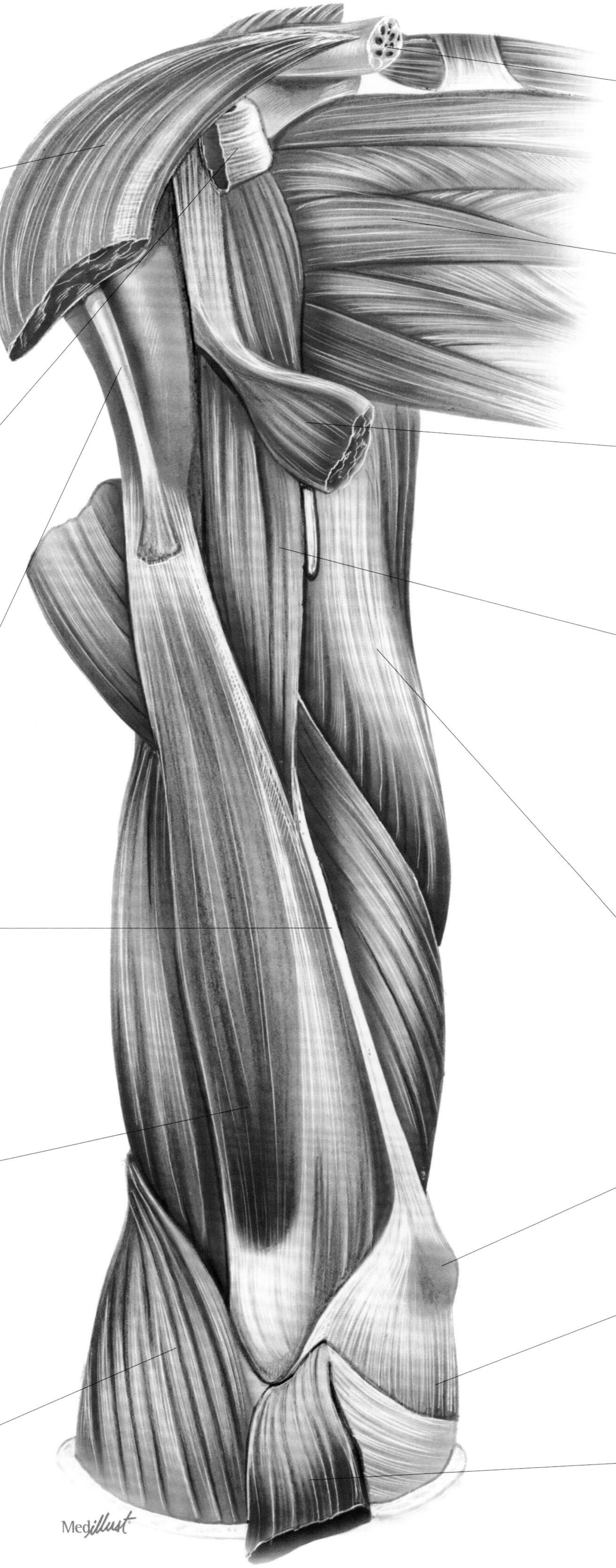
Medillust

三角肌 deltiod muscle

位于肩部浅层，从锁骨、肩峰延伸至肱骨外侧面的宽大扁平肌。起自锁骨、肩峰和肩胛冈，下行以肌腱止于肱骨外侧面的三角肌粗隆。其可使上臂外展，前部分可使上臂屈曲并内旋，而后部分可使上臂伸展并外旋。受臂丛分支腋神经支配，血供为旋肱后动脉

胸小肌肌腱 tendon of the pectoralis minor muscle

胸小肌以肌腱附着于肩胛骨喙突，呈扇形分开止于第3~5肋骨。其可使肩胛骨和肩部下压，也可使肋骨上抬，有助于吸气。受臂丛支配，血供为腋动脉分支

肱二头肌肌腱 tendon of the biceps brachii muscle

肱二头肌长头是起自肩胛骨外侧角盂上粗隆的坚实肌腱，附于肩关节囊，腱膜越过关节盂上方，沿肱骨前面的结节间沟下行，后与短头融合为肱二头肌肌腹

内侧肌间隔 medial intermusclar septum

上臂前群和后群的肌肉以两个坚韧的筋膜隔开：分别在肱骨内侧和外侧延伸的内侧和外侧肌间隔

肱肌 brachialis muscle

位于肱二头肌深面的宽阔肌肉。起自肱骨内、外侧面和内、外侧肌间隔，下行穿过肘前部，止于尺骨粗隆。其可屈肘。受肌皮神经分支和桡神经分支支配，血供为肱动脉分支和桡返动脉

肱桡肌 brachioradialis muscle

起自肱骨外侧缘的长肌，越过前臂，以肌腱止于桡骨茎突。其可屈肘，并使前臂处于旋后位时旋前，处于旋前位时旋后。受桡神经支配，血供为桡动脉和肱动脉分支

锁骨 clavicle

连结胸骨和肩胛骨肩峰的长形骨。其为颈部、肩部和胸部许多肌肉（如三角肌）的附着处

肩胛下肌 subscapularis muscle

覆盖肩胛骨前面（肩胛下窝）的宽阔厚肌。起自肩胛下窝，向上外聚集，止于肱骨小结节。其可使上臂旋前、内收，还可固定肱骨头于关节盂，稳定关节。受肩胛下神经支配，血供为肩胛上动脉

肱二头肌短头肌腱 tendon of the short head of the biceps brachii muscle

肱二头肌短头以肌腱起自肩胛骨喙突，后者亦为喙肱肌的起点

喙肱肌 coracobrachialis muscle

位于肱二头肌短头深方，且同样起自肩胛骨喙突，沿肱骨前面下行，止于肱骨中部。其可上抬上臂，同时使其前屈、内收。受肌皮神经支配，血供为腋动脉分支

肱三头肌 triceps brachii muscle

位于上臂后群的厚实肌肉。起始部由3部分构成：起自肩胛骨盂下粗隆的长头、起自肱骨后面上外的外侧头和起自肱骨后面下内的内侧头。这3部分融合成一个强大的肌束，以肌腱止于尺骨鹰嘴。主要功能是伸肘，长头还可使上臂内收。受臂丛分支桡神经支配，血供为肱动脉肌支、尺侧上副动脉和肱深动脉

内上髁 medial epicondyle

位于肱骨下端内侧的骨性隆起，是肘关节韧带和一些前臂肌的附着处

前臂筋膜鞘 aponeurotic sheath of the forearm

圆柱形筋膜鞘，完全覆盖上臂和前臂的肌肉。其上内侧部止于肱骨内上髁

肱二头肌下端肌腱 inferior tendon of the biceps brachii muscle

肱二头肌长头和短头融合为一块肌腹，下行穿过上臂前面，移行为肌腱，越过肘关节，止于桡骨头的桡骨粗隆

肩和臂部 shoulder and arm

后面深层观 posterior deep view

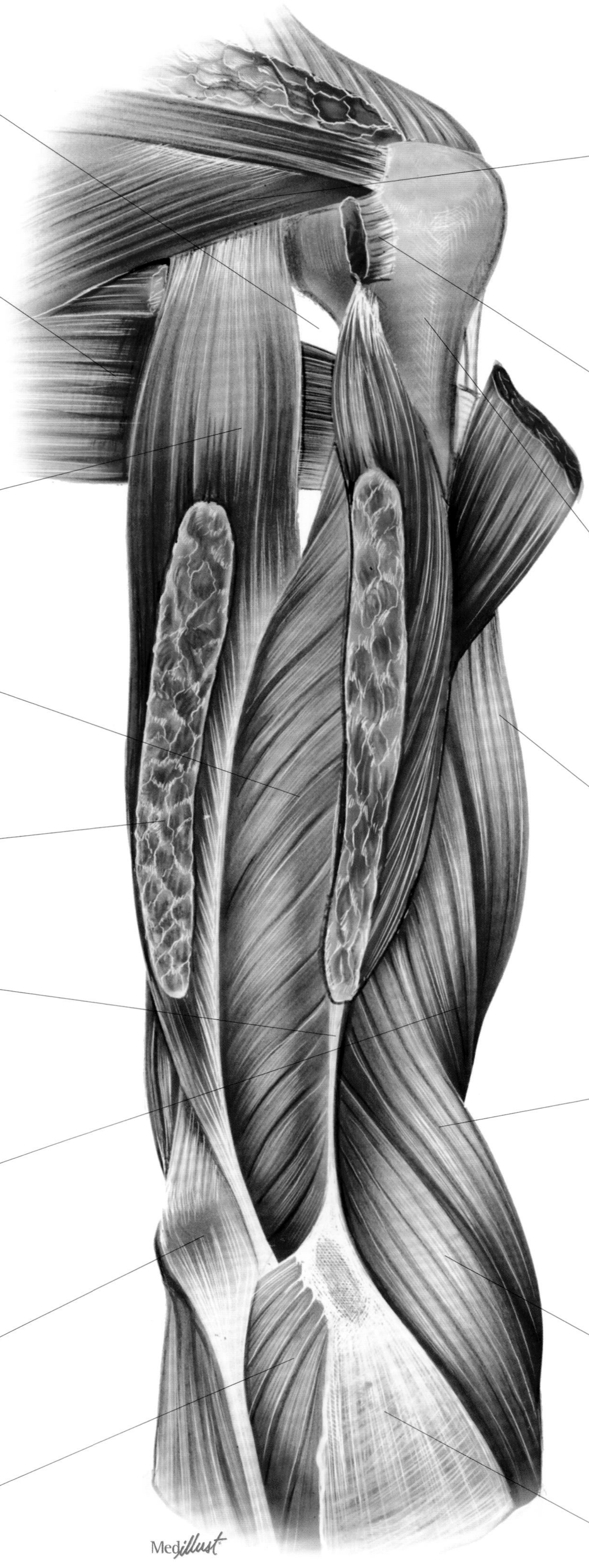

四边孔 guadiilateral foraman

方形腔隙，由肱三头肌长头、大圆肌、肱骨颈和肱骨头围成。许多血管、神经经此通往上臂

大圆肌 teres major muscle

厚圆柱形肌肉，起自肩胛外侧缘及肩胛下角，斜行向上，止于肱骨前外侧面的结节间沟的边缘（结节间沟内有肱二头肌腱经过）。其可使上臂内收、后伸，还可使肩胛骨倾斜、肩部上提。受肩胛下神经支配，血供为肩胛下动脉

肱三头肌长头 long head of the triceps brachii muscle

构成肱三头肌起始部的3个头之一，起自肩胛骨的盂下粗隆，沿三角肌深面、大圆肌后方下行

肱三头肌外侧头 lateral head of the triceps brachii muscle

肱三头肌3个头中的外侧部分。起自肱骨后面桡神经沟以上部分，部分纤维起始于外侧肌间隔，从长头表面越过

肱三头肌内侧头 medial head of the triceps brachii muscle

肱三头肌3个头中的最内侧部分。起自肱骨后面桡神经沟以下部分面和内侧肌间隔，经长头深方下行

内侧肌间隔 medial intermusclar septum

上臂前群和后群的肌肉被两个坚韧的筋膜隔开：分别在肱骨内侧和外侧延伸的内侧和外侧肌间隔

肱肌 brachialis muscle

位于肱二头肌深方的宽阔肌肉。起自肱骨内、外侧面和内、外侧肌间隔，下行经过肘前部，止于尺骨粗隆。可屈肘。受肌皮神经分支和桡神经分支支配，血供为肱动脉分支和桡返动脉

尺骨鹰嘴 olecranon of ulna

尺骨上端后面的骨性隆起，伸肘时容纳于肱骨鹰嘴窝中。其为肱三头肌、前臂肘肌和肘关节韧带的附着处

肘肌 anconeus muscle

扁平的三角形肌。起自肱骨外上髁，止于鹰嘴外侧部和尺骨体。与肱三头肌协同伸肘。受桡神经分支支配，血供为中副动脉

冈下肌 infraspinatus muscle

几乎完全占据肩胛骨后面冈下窝的宽大三角形肌肉。起自冈下窝，其纤维聚集、上行，以肌腱止于肱骨大结节和肩关节囊。其可使肱骨头紧贴关节盂，有助于固定肩关节，还可使上臂外旋。受肩胛上神经支配，血供为肩胛动脉

小圆肌肌腱 tendon of the teres minor muscle

小圆肌起自肩胛骨外侧缘，以肌腱沿肩关节囊止于肱骨大结节。可使肱骨外旋。受腋神经分支支配，血供为肩胛动脉

肱骨外科颈 surgical neck of the humerus

肱骨体上端增厚形成肱骨头和结节的地方。应与肱骨解剖颈区分开，后者包绕着肱骨头，位置更高一些

肱二头肌 biceps brachii muscle

位于上臂前面的厚实肌肉。包括两部分：起自肩胛外侧角盂上粗隆的外侧部或长头，起自肩胛骨喙突的内侧部或短头。两者融合为一个肌腹，移行为肌腱，在前方越过肘关节，止于桡骨粗隆。其可屈肘，使前臂处于旋后位时手掌向前，还可上抬上臂。受肌皮神经支配，血供为肱动脉分支

肱桡肌 brachioradialis muscle

起自肱骨外侧缘的长肌，越过前臂，以肌腱止于桡骨茎突。其可屈肘，并使前臂处于旋后位时旋前，处于旋前位时旋后。受桡神经支配，血供为桡动脉和肱动脉分支

桡侧腕长伸肌 extensor carpi radialis longus

扁平肌，起自肱骨外侧面肱桡肌深方，沿前臂外侧下行，以肌腱通过腕关节，止于第2掌骨底。其收缩时可伸第2掌骨、伸腕。受桡神经支配，血供为桡动脉

前臂筋膜鞘 aponeurotic sheath of the forearm

圆柱形筋膜鞘，完全覆盖上臂和前臂的肌肉。其上内侧部止于肱骨内上髁

前臂 forearm

前面浅层观 anterior superficial view

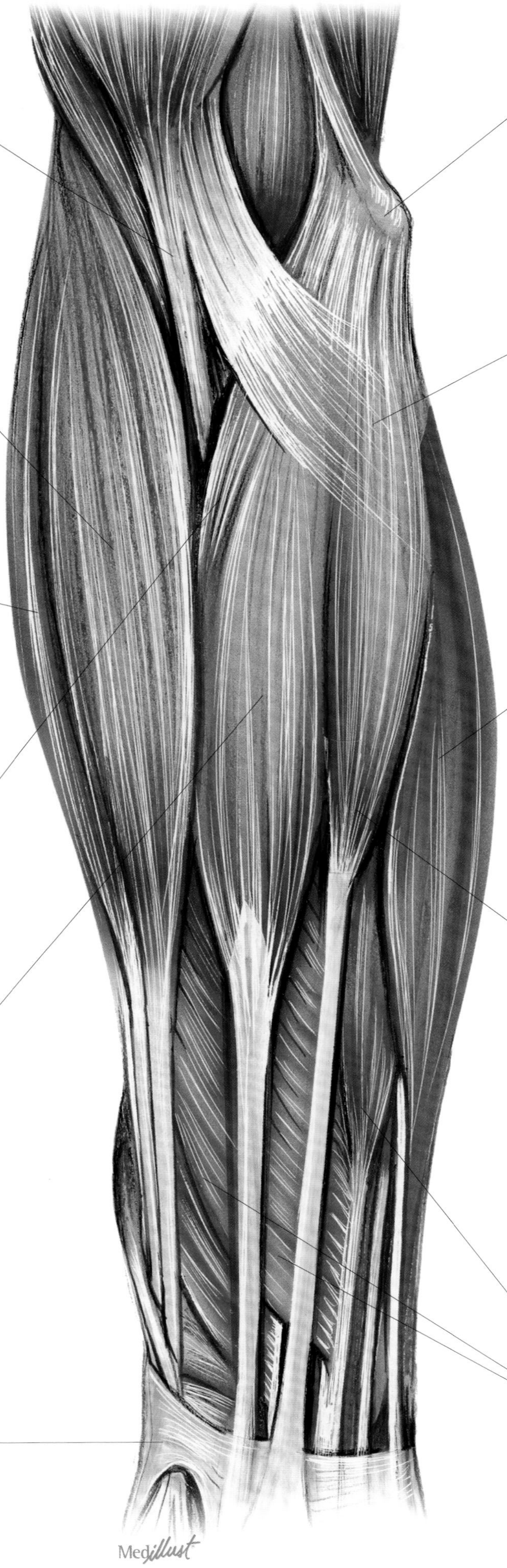

肱二头肌肌腱 tendon of the biceps brachii muscle

肱二头肌长头和短头融合为坚韧的肌腱，越过肘部，止于桡骨粗隆。其可屈肘、使前臂外旋，还可上抬上臂

肱桡肌 brachioradialis muscle

起自肱骨外侧缘的长肌，越过前臂，以肌腱止于桡骨茎突。其可屈肘，并使前臂处于旋后位时旋前，处于旋前位时旋后。受桡神经支配，血供为桡动脉和肱动脉分支

桡侧腕长伸肌 extensor carpi radialis longus muscle

扁平肌，起自肱骨外侧面肱桡肌深方，沿前臂外侧下行，以肌腱通过腕关节，止于第2掌骨底。其可伸示指、伸腕。受桡神经支配，血供为桡动脉

旋前圆肌 pronator teres muscle

圆锥状长肌，从肱骨内上髁和尺骨冠突斜行延伸至桡骨内侧面。其可屈肘，使前臂处于旋后位时旋前。受正中神经分支支配，血供为肱动脉和尺动脉分支

桡侧腕屈肌 flexor carpi radialis muscle

从肱骨内上髁斜行穿过前臂前面至第2掌骨。其可屈腕、屈肘和使腕桡侧偏斜。受正中神经支配，血供为尺动脉和桡动脉分支

屈肌支持带 flexor retinaculum

从腕外侧缘延伸至内侧缘的纤维韧带。其上部为前臂筋膜鞘的延续，下部延伸为掌腱膜。其为手掌面肌肉的附着处。屈肌腱经其深面至掌部

内上髁 medial epicondyle

位于肱骨下端内侧的骨性隆起，是肘关节韧带和一些前臂肌肉(如肱骨内上髁肌肉)的附着处

前臂筋膜鞘 aponeurotic sheath of the forearm

圆柱形筋膜鞘，完全覆盖上臂和前臂的肌肉。其上内侧部止于肱骨内上髁

尺侧腕屈肌 flexor carpi ulnaris muscle

位于前臂内侧缘。起自肱骨内上髁上部和尺骨鹰嘴，沿尺骨内侧缘下行，越过腕关节，以肌腱止于豌豆骨。其可屈腕，使腕尺侧偏斜。受尺神经分支支配，血供为尺动脉分支

掌长肌 palmaris longus muscle

瘦长肌，与桡侧腕屈肌走行一致。起自肱骨内上髁，以一长肌腱止于屈肌支持带和掌腱膜。其可屈腕。受正中神经分支支配，血供为尺动脉分支

指浅屈肌 flexor digitorum superficialis muscle

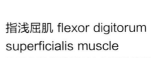

几乎占据前臂前面中间层的宽阔肌。起自肱骨内上髁和尺骨冠突，宽大的肌束分为4部分，以肌腱从屈肌支持带深方经过腕关节，分别止于第2~5指第2节指骨。其可屈第1指间关节、屈掌指关节、屈腕和屈肘。受正中神经分支支配，血供为尺动脉和桡动脉分支

前臂 forearm

前面中层观 middle anterior view

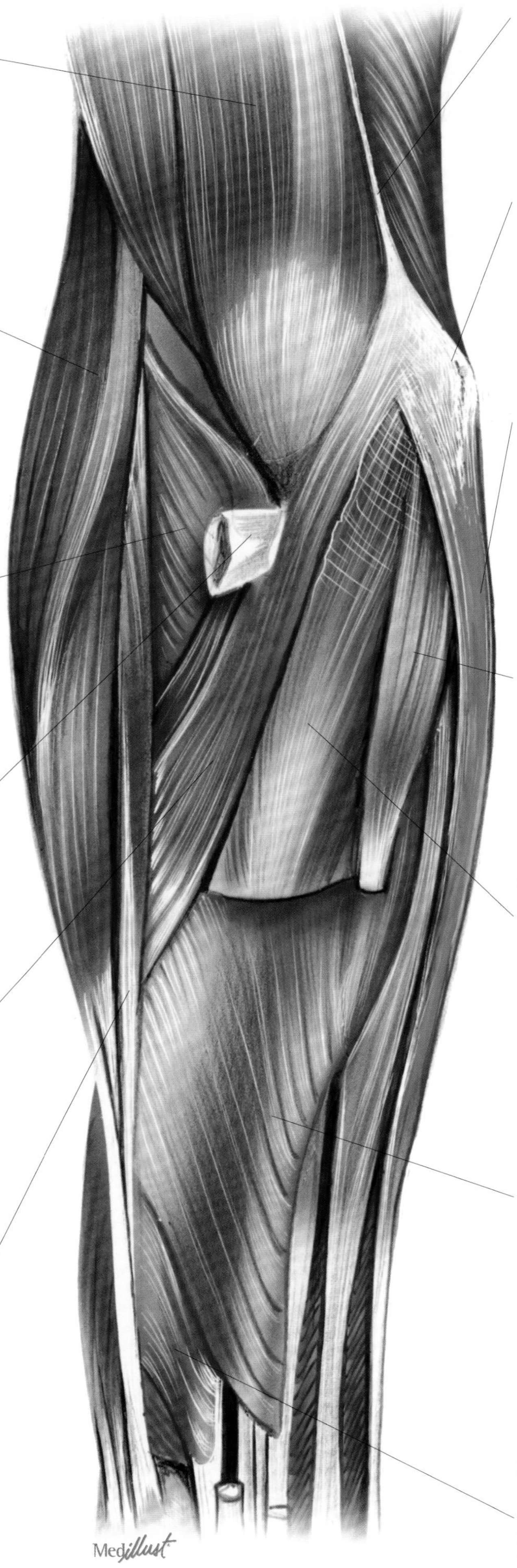
MedIllust

内侧肌间隔 medial intermusclar septum

上臂前群和后群的肌肉被两个坚韧的筋膜隔开：分别在肱骨内侧和外侧延伸的内侧肌间隔和外侧肌间隔

肱肌 brachialis muscle

位于肱二头肌深面的宽阔肌肉。起自肱骨内、外侧面和内、外侧肌间隔，下行穿过肘前部，止于尺骨粗隆。其可屈肘。受肌皮神经分支和桡神经分支支配，血供为肱动脉分支和桡返动脉

内上髁 medial epicondyle

位于肱骨下端内侧的骨性隆起，是肘关节韧带和一些前臂肌的附着处

肱桡肌 brachioradialis muscle

起自肱骨外侧缘的长肌，越过前臂，以肌腱止于桡骨茎突。其可屈肘，并使前臂处于旋后位时旋前，处于旋前位时旋后。受桡神经支配，血供为桡动脉和肱动脉分支（分离以显露深层）

尺侧腕屈肌 flexor carpi ulnaris muscle

位于前臂内侧缘。起自肱骨内上髁上部和尺骨鹰嘴，沿尺骨内侧缘下行，越过腕关节，以肌腱止于豌豆骨。其可屈腕，使腕尺侧偏斜。受尺神经分支支配，血供为尺动脉分支

旋后肌 supinator muscle

位于前臂中部的肌肉，从尺骨旋后肌嵴和肘关节囊延伸并包绕桡骨上1/3。其可旋转桡骨，使整个前臂旋后。受桡神经分支支配，血供为桡返动脉

掌长肌 palmaris longus muscle

瘦长肌，与桡侧腕屈肌走行一致。起自肱骨内上髁，以一长肌腱止于屈肌支持带和掌腱膜。其可屈腕。受正中神经分支支配，血供为尺动脉分支

肱二头肌肌腱 tendon of the biceps brachii muscle

肱二头肌长头和短头融合为坚韧的肌腱，越过肘部，止于桡骨粗隆。其可屈肘、使前臂外旋，还可上抬上臂

桡侧腕屈肌 flexor carpi radialis muscle

从肱骨内侧髁斜行穿过前臂前面至第2掌骨。其可屈腕、屈肘和使腕桡侧偏斜。受正中神经支配，血供为尺动脉和桡动脉分支

旋前圆肌 pronator teres muscle

圆锥状长肌，从肱骨内上髁和尺骨冠突斜行延伸至桡骨内侧面。其可屈肘，使前臂处于旋后位时旋前。受正中神经分支支配，血供为肱动脉和尺动脉分支

指浅屈肌 flexor digitorum superficialis muscle

几乎占据前臂前面中层的宽阔肌。起自肱骨内上髁和尺骨冠突，宽大的肌束分为4部分，以肌腱从屈肌支持带深面经过腕关节，分别止于2~5指第2节指骨。其可屈第1指间关节、屈掌指关节、屈腕和屈肘。受正中神经分支支配，血供为尺动脉和桡动脉分支

桡侧腕长伸肌 extensor carpi radialis longus muscle

扁平肌，起自肱骨外侧面肱桡肌深面，沿前臂外侧下行，以肌腱通过腕关节，止于第2掌骨底。其可伸示指、伸腕。受桡神经支配，血供为桡动脉

拇长屈肌 flexor pollicis longus muscle

位于指深屈肌外侧的深层肌。起自桡骨前面和骨间膜，此外一部分上部肌束起自内上髁或尺骨冠突。纤维聚集为肌腱经屈肌支持带深面止于拇指远端指节骨底。其可屈拇指指间关节和掌指关节。受正中神经分支支配，血供为桡动脉分支

前臂 forearm

前面深层观 anterior deep view

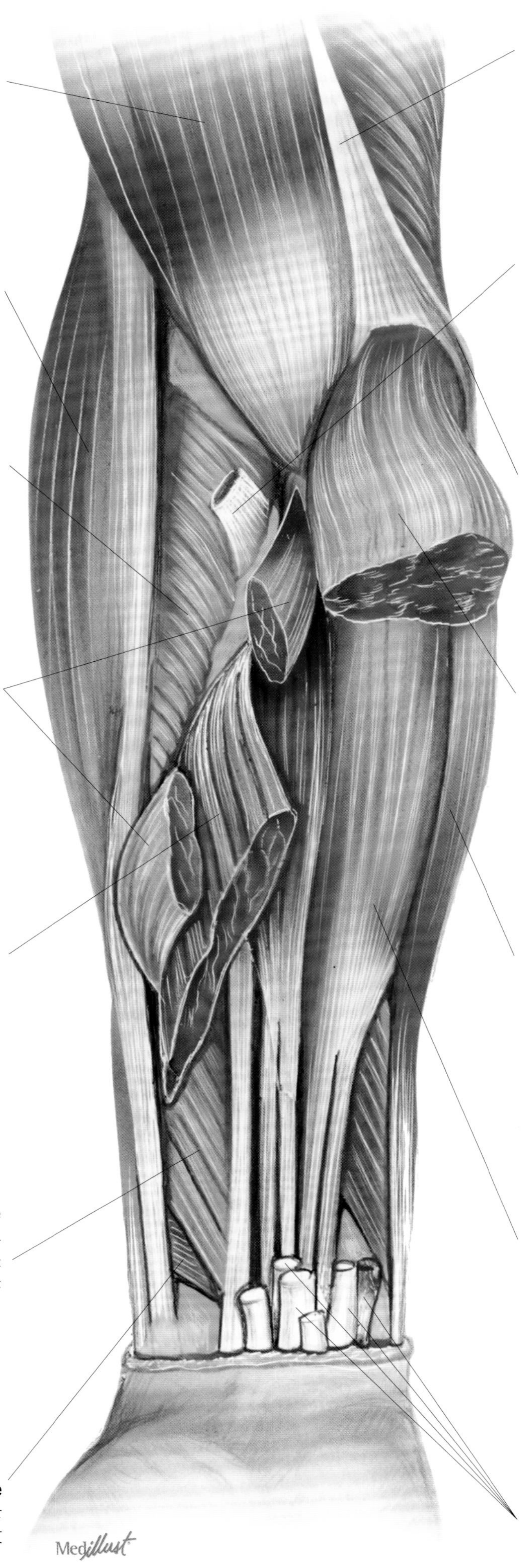

Medillust

肱肌 brachialis muscle

位于肱二头肌深面的宽阔肌肉。起自肱骨内、外侧面和内、外侧肌间隔，下行越过肘前部，止于尺骨粗隆。其可屈肘。受肌皮神经分支和桡神经分支支配，血供为肱动脉分支和桡返动脉

肱桡肌 brachioradialis muscle

起自肱骨外侧缘的长肌，越过前臂，以肌腱止于桡骨茎突。其可屈肘，并使前臂处于旋后位时旋前，处于旋前位时旋后。受桡神经支配，血供为桡动脉和肱动脉分支

旋后肌 supinator muscle

位于前臂中部的肌肉，从尺骨旋后肌嵴和肘关节囊延伸并包绕桡骨上1/3。其可旋转桡骨，使整个前臂旋后。受桡神经分支支配，血供为桡返动脉

旋前圆肌 pronator teres muscle

圆锥状长肌，从肱骨内上髁和尺骨冠突斜行延伸至桡骨中部内侧面。其可屈肘，使前臂处于旋后位时旋前。受正中神经分支支配，血供为肱动脉和尺动脉分支

指浅屈肌 flexor digitorum superficialis muscle

几乎占据前臂前面中间层的宽阔肌。起自肱骨内上髁和尺骨冠突，宽大的肌束分为4部分，以肌腱从屈肌支持带下方经过腕关节，分别止于2~5指第2节指骨。其可屈第1指间关节、屈掌指关节、屈腕和屈肘。受正中神经分支支配，血供为尺动脉和桡动脉分支

拇长屈肌 flexor pollicis longus muscle

位于指深屈肌外侧的深层肌。起自桡骨前面和骨间膜，此外一部分上部肌束起自内上髁或尺骨冠突。纤维聚集为肌腱经屈肌支持带深面止于拇指远端指节骨底。其可屈拇指指间关节和掌指关节。受正中神经分支支配，血供为桡动脉分支

旋前方肌 pronator quadratus muscle

小的扁平、方形肌肉，位于前臂远端最深层。从尺骨前缘下部延伸至同水平的桡骨。其可使前臂旋前。受正中神经分支支配，血供为骨间前动脉

内侧肌间隔 medial intermuscular septum

上臂前群和后群的肌肉被两个坚韧的筋膜隔开：分别在肱骨内侧和外侧延伸的内侧肌间隔和外侧肌间隔

肱二头肌肌腱 tendon of the biceps brachii muscle

肱二头肌长头和短头融合为坚韧的肌腱，越过肘部，止于桡骨粗隆。其可屈肘、使前臂外旋，还可上抬上臂

内上髁 medial epicondyle

位于肱骨下端内侧的骨性隆起，是肘关节韧带和一些前臂肌的附着处

桡侧腕屈肌 flexor carpi radialis muscle

从肱骨内侧髁斜行穿过前臂前面至第2掌骨。其可屈腕、屈肘和使腕桡侧偏斜。受正中神经支配，血供为尺动脉和桡动脉分支

尺侧腕屈肌 flexor carpi ulnaris muscle

位于前臂内侧缘。起自肱骨内上髁上部和尺骨鹰嘴，沿尺骨内侧缘下行，越过腕关节，以肌腱止于豌豆骨。其可屈腕，使腕尺侧偏斜。受尺神经分支支配，血供为尺动脉分支

指深屈肌 flexor digitorum profundus muscle

位于指浅屈肌深层的宽阔肌肉。起自尺骨前面、骨间膜和桡骨内侧面，下行分为4个肌腱，越过腕关节，止于2~5指远端指节骨。其可屈指间关节、屈掌指关节和屈腕。受正中神经和尺神经分支支配，血供为骨间动脉和尺动脉分支

指浅屈肌腱 tendons of the flexor digitorum superficialis muscle

指浅屈肌腱在2~5指第1节指骨水平分为两支，止于第2节指骨侧面。指深屈肌腱从两分支中间穿过。其可屈指、屈腕

前臂 forearm

前臂附着肌.前面观 attachments of muscles of forearm.anterior view

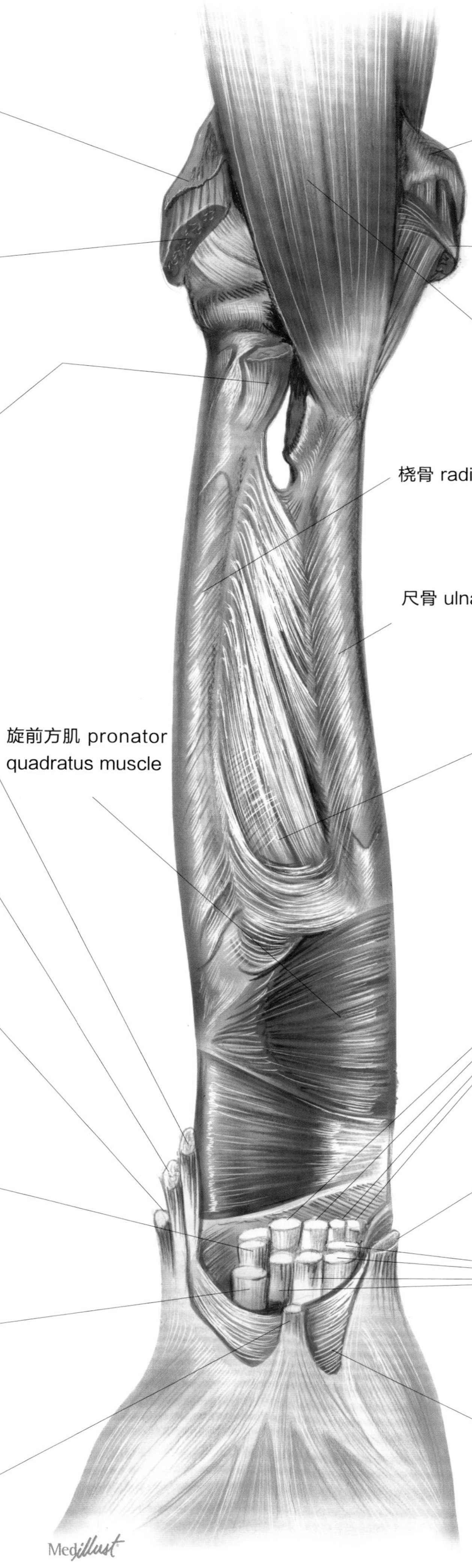

外上髁 lateral epicondyle
位于肱骨下端外侧的骨性隆起，是肘关节韧带和一些前臂肌的附着处

肱骨外上髁伸肌总腱 common extensor tendon of epicondylar muscle
指伸肌、小指伸肌、旋后肌、肘肌和桡侧腕短伸肌及尺侧腕伸肌都附着于外上髁

肱二头肌肌腱 tendon of the biceps brachii muscle
肱二头肌长头和短头融合为坚韧的肌腱，越过肘部，止于桡骨粗隆。其可屈肘、使前臂外旋，还可上抬上臂

肱桡肌肌腱 tendon of the brachioradialis muscle
肱桡肌沿前臂外侧缘下行，以肌腱止于桡骨茎突

拇长展肌腱 tendon of the abductor pollicis longus muscle
拇长展肌以肌腱穿过腕关节，止于第1掌骨

拇短展肌腱 tendon of the abductor pollicis brevis muscle
位于前臂后群深部的肌肉，以肌腱穿过腕部，止于拇指第1节指骨。其可伸展拇指

拇长屈肌腱 tendon of the flexor pollicis longus muscle
拇长屈肌沿前臂前面下行，以肌腱穿过腕部，止于拇指第2节指骨

桡侧腕屈肌腱 tendon of the flexor carpi radialis
桡侧腕屈肌以长腱下行，止于第2掌骨底

掌长肌腱 tendon of the palmaris longus muscle
掌长肌沿前臂前面下行，以肌腱穿过腕部，融合于掌腱膜

桡骨 radius

尺骨 ulna

旋前方肌 pronator quadratus muscle

内上髁 medial epicondyle
位于肱骨下端内侧的骨性隆起，是肘关节韧带和一些前臂肌的附着处

肱骨内上髁附着腱 insertion tendons of the epitrochlear muscles
附于内上髁的肌腱，其为旋前圆肌、掌长肌、指浅屈肌、指深屈肌和尺侧腕屈肌的附着处

肱肌 brachialis muscle
位于肱二头肌深面的宽阔肌肉。起自肱骨内、外侧面和内、外侧肌间隔，下行经过肘前部，止于尺骨粗隆。其可屈肘。受肌皮神经分支和桡神经分支支配，肱动脉分支和桡返动脉供血

骨间膜 interosseous membrane
从尺骨外侧缘延伸至桡骨内侧缘的纤维韧带。其为前臂肌肉的附着处。其上有一些裂孔，是血管从后群向前群移行的通道

指深屈肌腱 tendons of the flexor digitorum profundus muscle
指深屈肌位于前臂前群深层。指浅屈肌腱在2~5指第1节指骨水平分为两支，指深屈肌腱从两分支中间穿过，止于2~5指第3节指骨。其可屈指、屈腕

尺侧腕屈肌腱 tendon of the flexor carpi ulnaris muscle
沿前臂内侧缘下行，穿过腕关节，以肌腱止于腕部豌豆骨。其可屈腕，使腕尺侧偏斜

指浅屈肌腱 tendons of the flexor digitorum superficialis muscle
指浅屈肌腱在2~5指第1节指骨水平分为两支，止于第2节指骨侧面。指深屈肌腱从两分支中间穿过。其可屈指、屈腕

屈肌支持带 flexor retinaculum
从腕外侧缘延伸至内侧缘的纤维韧带。其上部为前臂筋膜鞘的延续，下部延伸为掌腱膜。其为手掌面肌肉的附着处。屈肌腱经其深面至掌部

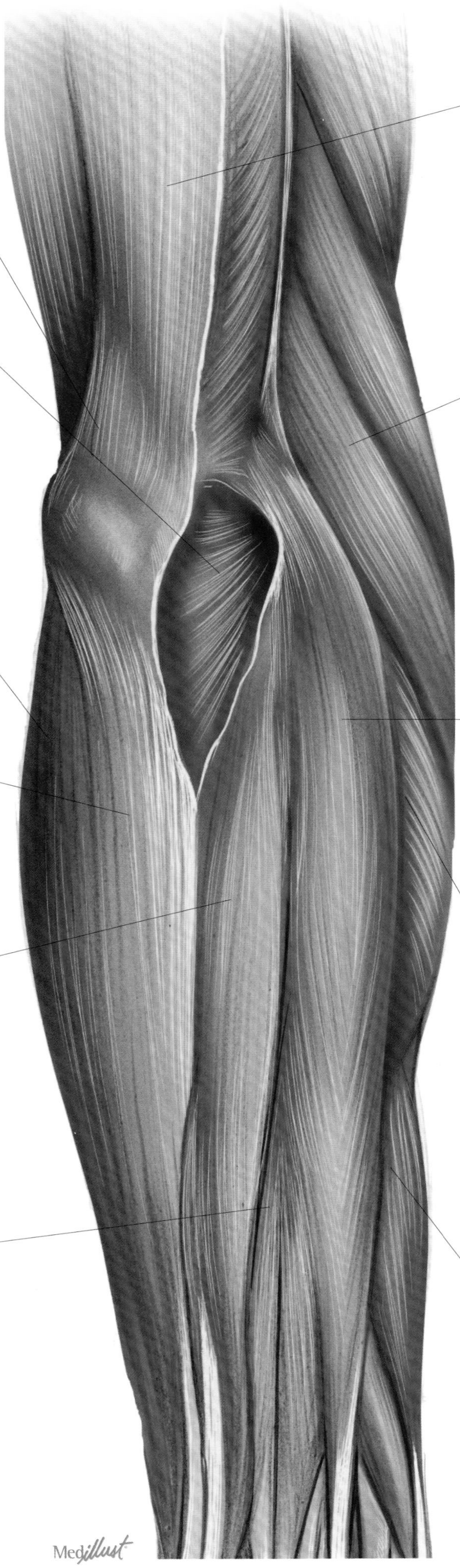

Medillust

内上髁 medial epicondyle

位于肱骨下端内侧的骨性隆起，是肘关节韧带和一些前臂肌的附着处

肘肌 anconeus muscle

扁平三角形肌肉。起自肱骨外上髁，止于鹰嘴外侧部和尺骨体。与肱三头肌协同伸肘。受桡神经分支支配，血供为中副动脉

尺侧腕屈肌 flexor carpi ulnaris muscle

位于前臂内侧缘。起自肱骨内上髁上部和尺骨鹰嘴，沿尺骨内侧缘下行，穿过腕关节，以肌腱止于豌豆骨。其可屈腕，使腕尺侧偏斜。受尺神经分支支配，血供为尺动脉分支

前臂筋膜鞘 aponeurotic sheath of the forearm

圆柱形筋膜鞘，完全覆盖上臂和前臂的肌肉。其上内侧部止于肱骨内上髁

尺侧腕伸肌 extensor carpi ulnaris muscle

起自肱骨外上髁，沿前臂后部斜向下行，越过腕关节，止于第5掌骨。其可伸腕，同时使腕尺侧偏斜

小指伸肌 extensor digiti minimi

瘦长肌，起自肱骨外上髁，经过前臂后部，以肌腱止于小指第2和第3节指骨，在止点其肌腱与指伸肌腱融合。其可伸小指。受桡神经分支支配，血供为桡动脉分支

肱三头肌肌腱 tendon of the brachial triceps muscle

肱三头肌的3个头融为一个强大的肌束，移行为肌腱，到达肘部，止于尺骨鹰嘴。其可伸肘

桡侧腕长伸肌 extensor carpi radialis longus muscle

扁平肌，起自肱骨外侧面肱桡肌深面，沿前臂外侧下行，以肌腱通过腕关节，止于第2掌骨底。其可伸示指、伸腕。受桡神经支配，血供为桡动脉

指伸肌 extensor digitorum muscle

扁平肌，起自肱骨外上髁，下行分为3个肌束，后移行为肌腱，经伸肌支持带深面止于2~5指第2和第3节指骨。其可伸指间关节、伸掌指关节、伸腕和伸肘。受桡神经分支支配，血供为桡返动脉后支骨间后动脉

桡侧腕短伸肌 extensor carpi radialis brevis muscle

位于前臂外侧区、桡侧腕长伸肌深面。从肱骨外上髁和桡侧副韧带延伸经腕关节，止于第3掌骨底。其可伸腕，使腕桡侧偏斜。受桡神经支配，血供为桡动脉分支

拇长展肌 abductor pollicis longus muscle

起自尺骨和桡骨后面，经伸肌支持带深面止于第1掌骨底。可外展第1掌骨，协助旋转拇指、屈腕。受桡神经支配，骨间后动脉和骨间前动脉穿支供血

前臂 forearm

后面深层观 posterior deep view

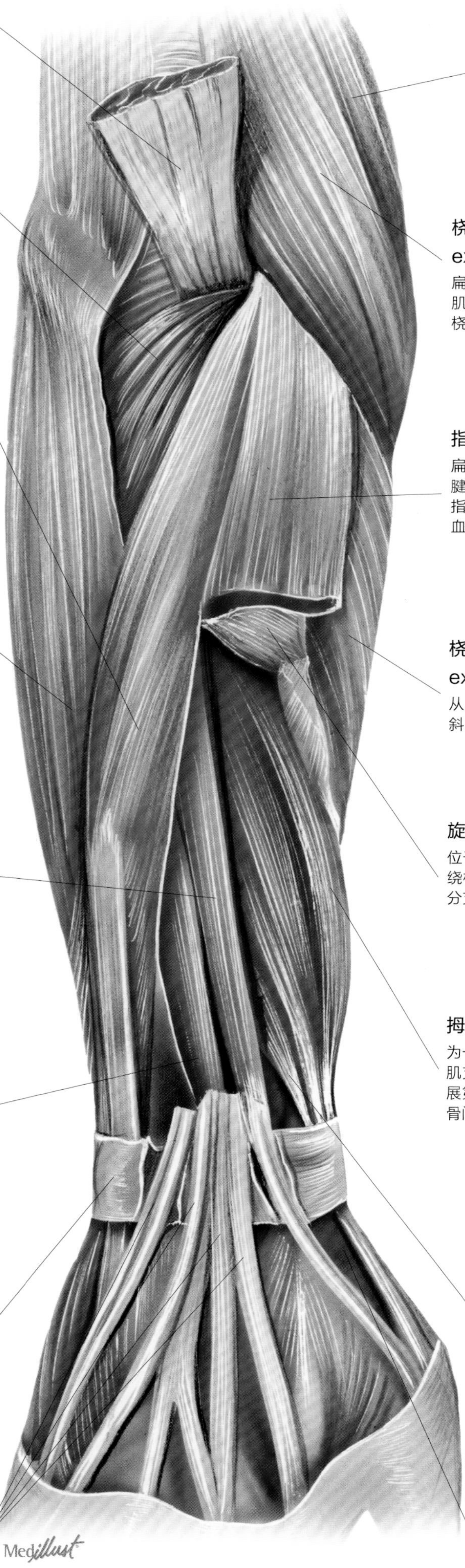

肱三头肌肌腱

tendon of the triceps brachial muscle

肱三头肌的3个头融为一个强大的肌束，移行为肌腱，到达肘部，止于尺骨鹰嘴

肘肌 anconeus muscle

扁平三角肌。起自肱骨外上髁，止于鹰嘴外侧部和尺骨体。与肱三头肌协同伸肘。受桡神经分支支配，血供为中副动脉

尺侧腕伸肌 extensor carpi ulnaris muscle

起自肱骨外上髁，沿前臂后部斜向下行，越过腕关节，止于第5掌骨。其可伸腕，同时使腕尺侧偏斜。受桡神经支配，血供为桡返动脉后支和骨间后动脉

尺侧腕屈肌 flexor carpi ulnaris muscle

位于前臂内侧缘。起自肱骨内上髁上部和尺骨鹰嘴，沿尺骨内侧缘下行，穿过腕关节，以肌腱止于豌豆骨。其可屈腕，使腕尺侧偏斜。受尺神经分支支配，血供为尺动脉分支

拇长伸肌 extensor pollicis longus muscle

梭状。起自尺骨后面和骨间膜，在前臂后面深层斜行向下，穿过腕关节后移行为肌腱，止于拇指末节指骨。其可伸拇指指间关节、掌指关节。受桡神经分支支配，血供为骨间前动脉穿支

示指伸肌 extensor indicis muscle

梭状。起自尺骨后面和骨间膜，从伸肌支持带深面穿过，移行为肌腱，在手背与示指的指伸肌腱融合。与指伸肌协同伸示指。受桡神经分支支配，血供为骨间动脉

伸肌支持带 extensor retinaculum

沿腕关节背侧延伸的纤维韧带。其上端为前臂筋膜鞘的延续，下端延续为指背筋膜。前臂后群肌腱经此韧带深面至手背。前臂和手的浅静脉从其浅方通过

指伸肌腱 extensor digitorum tendons

拇长伸肌、示指伸肌、小指伸肌和指伸肌均以长肌腱从伸肌支持带深面经过，走行在手背筋膜浅层和深层之间，止于各个手指

肱桡肌 brachioradialis musle

起自肱骨外侧缘的长肌，越过前臂，以肌腱止于桡骨茎突。其可屈肘，并使前臂处于旋后位时旋前，处于旋前位时旋后。受桡神经支配，血供为桡动脉和肱动脉分支。

桡侧腕长伸肌

extensor carpi radialis longus muscle

扁平肌，起自肱骨外侧面肱桡肌下方，沿前臂外侧下行，以肌腱通过腕关节，止于第2掌骨底。其可伸示指、伸腕。受桡神经支配，血供为桡动脉

指伸肌 extensor digitorum muscle

扁平肌，起自肱骨外上髁，下行分为3个肌束，后移行为肌腱，经伸肌支持带深面止于2~5指第2和第3节指骨。其可伸指间关节、伸掌指关节、伸腕和伸肘。受桡神经分支支配，血供为桡返动脉后支和骨间后动脉。

桡侧腕短伸肌

extensor carpi radialis brevis muscle

从肱骨外上髁延伸至第3掌骨底。其可伸腕，使腕桡侧偏斜。受桡神经支配，血供为骨间后动脉和骨间前动脉穿支

旋后肌 supinator muscle

位于前臂中部的肌肉，从尺骨旋后肌嵴和肘关节囊延伸并包绕桡骨上1/3。其可旋转桡骨，使整个前臂旋后。受桡神经分支支配，血供为桡返动脉

拇长展肌 abductor pollicis longus muscle

为一长肌。起自尺骨、桡骨后面和骨间膜。垂直下行，经伸肌支持带深面外侧缘穿过腕关节，止于第1掌骨底。其可外展第1掌骨，伸展和旋转拇指。受桡神经分支支配，血供为骨间后动脉和骨间前动脉穿支

拇短伸肌 extensor pollicis brevis muscle

与拇长展肌起点相同，且走向一致。起自尺骨、桡骨后面和骨间膜，下行通过腕关节后止于拇指第1节指骨。其可伸拇指，使腕桡侧偏斜。受桡神经分支支配，血供为骨间后动脉和骨间前动脉穿支

鼻烟壶 anatomical snuffbox

在腕外侧缘经皮肤可见的三角形凹陷，由拇长伸肌腱和拇短伸肌腱围成。因曾被用来放鼻烟故而得名

手 hand

掌面浅层观 anterior superficial view

小鱼际 hypothenar eminence

小指对掌肌 opponens digiti minimi muscle

位于小指展肌和小指屈肌深面。起自屈肌支持带和钩骨，止于第5掌骨。其可使小指向前、内收，与拇指对掌。受尺神经支配，血供为尺动脉掌深支

蚓状肌 lumbrical muscle

4块细小肌。起自2~5指的指深屈肌腱桡侧，下行分别与相应的指伸肌腱融合。其可屈掌指关节、伸指间关节，同时内收2~5指。第1、2蚓状肌受正中神经支配，第3、4蚓状肌受尺神经支配，血供为掌深弓

指深屈肌腱 tendon of the flexor digitorum profundus muscle

指深屈肌位于前臂前群肌深层。指浅屈肌腱在2~5指第1节指骨水平分为两支，指深屈肌腱从两分支中间穿过，止于2~5指第3节指骨。其可屈指、屈腕

指浅屈肌腱 tendons of the flexor digitorum superficialis muscle

指浅屈肌腱在2~5指第1节指骨水平分为两支，止于第2节指骨侧面。指深屈肌腱从两分支中间穿过。其可屈指、屈腕

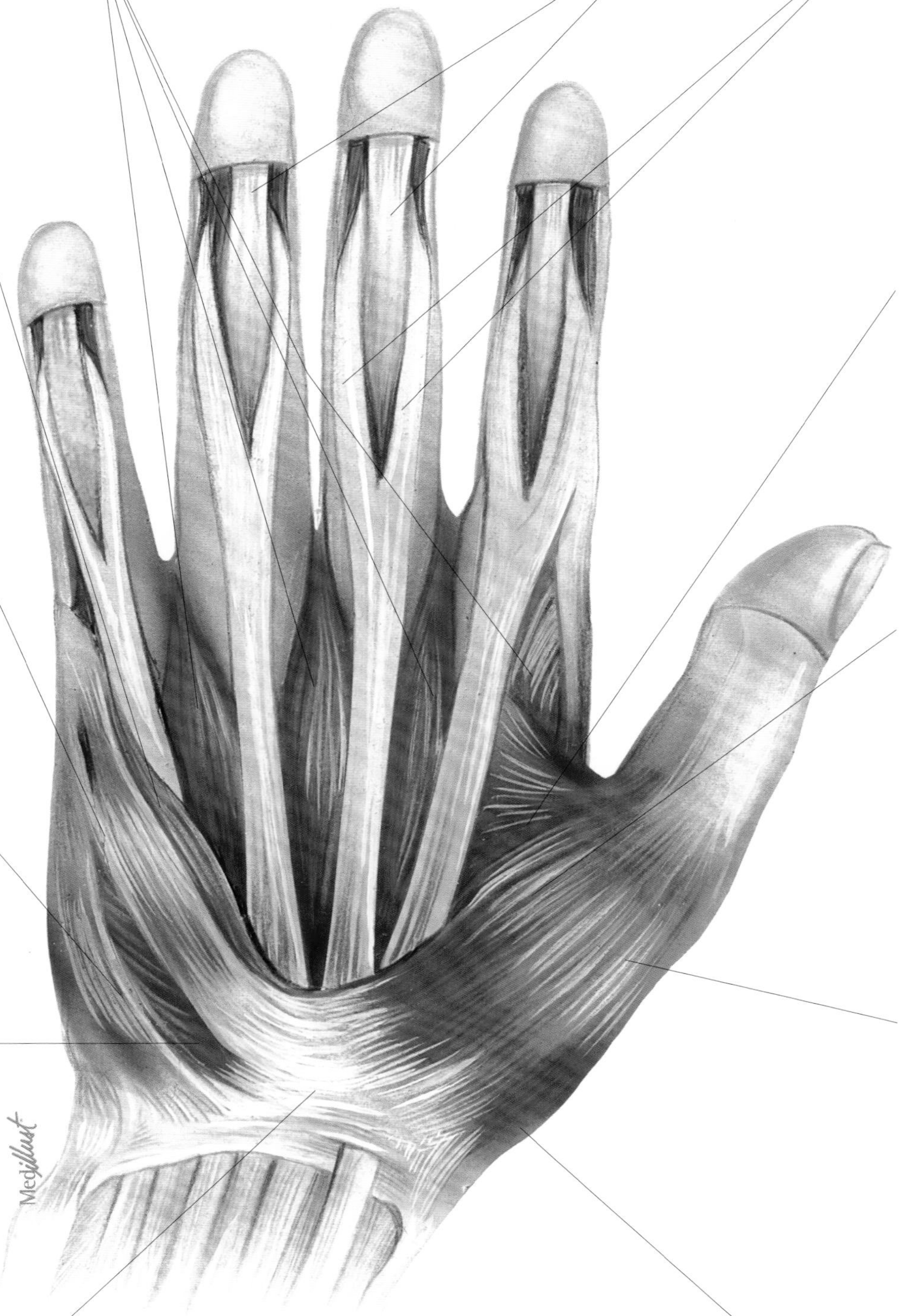

小指短屈肌 flexor digiti minimi brevis muscle

与小指展肌走向一致。起自腕部钩骨和屈肌支持带，与小指展肌以同一肌腱止于小指第1节指骨底。其可屈小指掌指关节。受尺神经分支支配，血供为尺动脉分支

掌短肌 palmaris brevis muscle

小的表浅肌肉，有许多肌束，止于小鱼际皮肤内面和掌腱膜外侧面。其功能已退化，有助于收拢手掌部皮肤。受尺神经分支支配，血供为尺动脉分支

小指展肌 abductor digiti minimi muscle

位于手掌内侧缘。起自手腕豌豆骨，止于小指第1节指骨。其可使小指外展、屈曲。受尺神经分支支配

屈肌支持带 flexor retinaculum

从腕外侧缘延伸至内侧缘的纤维韧带。其上部为前臂筋膜鞘的延续，下部延伸为掌腱膜。其为手掌面肌肉的附着处。正中神经后支经其深面至手掌

鱼际 thenar eminence

拇收肌 adductor pollicis muscle

三角形肌肉，包括两个肌束：斜头起自腕骨，横头起自第2和第3掌骨。肌束聚集止于拇指第1节指骨。其可内收拇指。受尺神经分支支配

拇短屈肌 flexor pollicis brevis muscle

位于拇短展肌深面。起自屈肌支持带和腕骨，止于拇指第1节指骨。其可使拇指向前、向内。受尺神经和正中神经分支支配，血供为桡动脉浅支

拇短展肌 abductor pollicis brevis muscle

位于鱼际浅层。起自屈肌支持带和腕骨，止于拇指第1节指骨。一些肌束与来自前臂的拇长展肌腱融合。其可外展拇指，同时使其向前。受正中神经和桡神经分支支配，血供为桡动脉掌支

拇指对掌肌 opponens pollicis muscle

小的三角形肌肉。起自屈肌支持带和腕骨，止于拇指第1节指骨。其可使第1掌骨和拇指向前、向内，同时轻度内旋拇指，使其与其他4指对掌。受正中神经分支支配，血供为桡动脉分支

手 hand

背面浅层观 posterior superficial view

骨间背侧肌 dorsal interosseous muscle

细小肌。起自骨间隙背面，下行与第2、3、4指相应的指伸肌腱融合。其可屈掌指关节、伸指间关节，同时固定中指，外展示指和无名指。受尺神经分支支配，血供为掌深弓

指浅屈肌腱 tendons of the flexor digitorum superficialis muscle

指浅屈肌腱在2~5指第1节指骨水平分为两支，止于第2节指骨侧面。指深屈肌从两分支中间穿过。其可屈指、屈腕

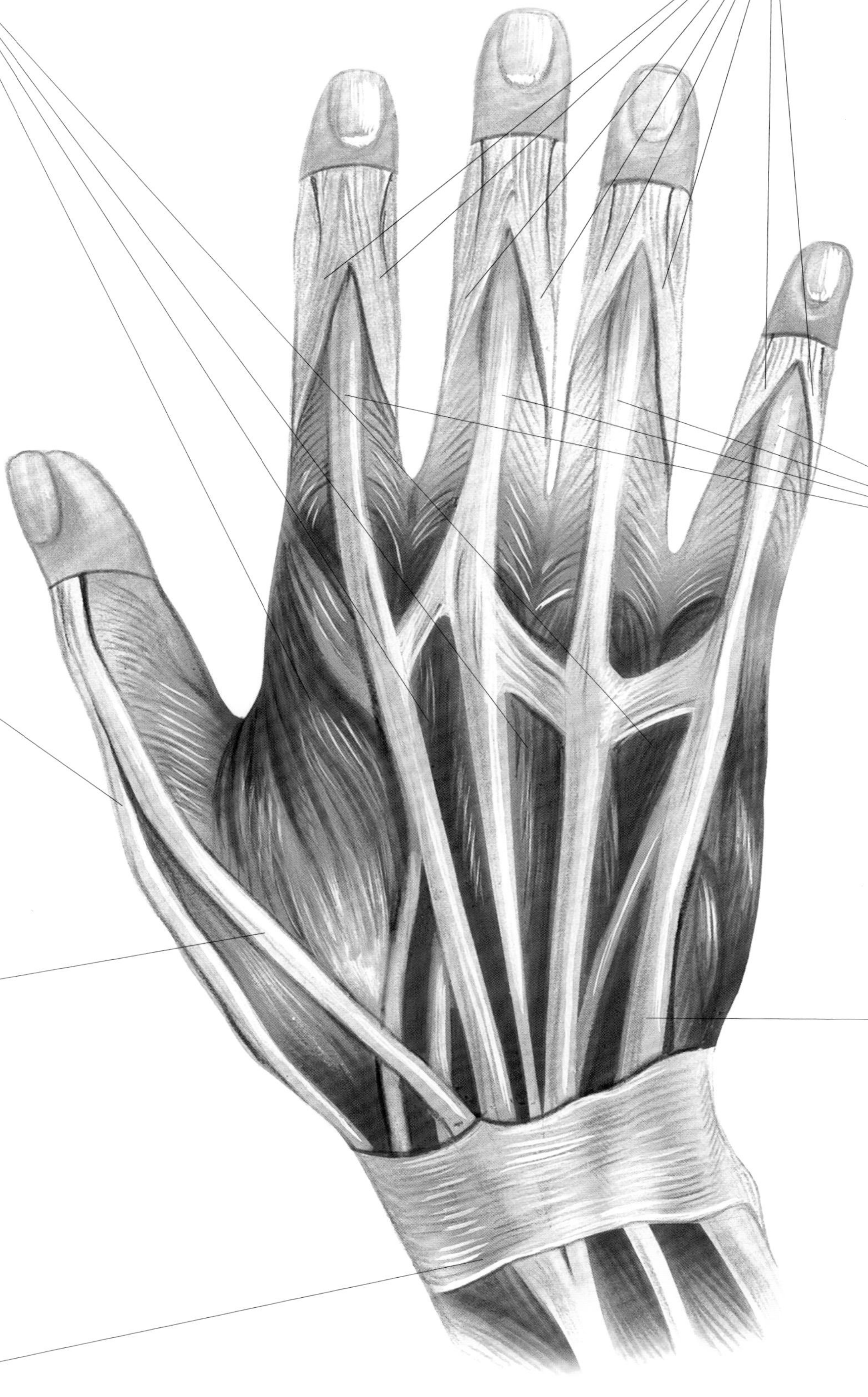

指伸肌腱 tendon of the extensor digitorum muscle

指伸肌位于前臂后部，以3个肌腱止于手背部。外侧肌腱止于第2指、中间肌腱止于第3指、内侧肌腱分为两支分别止于第4和第5指。这些肌腱止于2~5指第2节和第3节指骨，同时与骨间背侧肌、骨间掌侧肌和蚓状肌腱融合。其可伸指间关节、伸掌指关节、伸腕和伸肘

拇短伸肌腱 tendon of the extensor pollicis brevis muscle

拇短伸肌位于前臂后部深层，通过腕关节后止于拇指第1节指骨。其可伸拇指

拇长伸肌腱 tendon of the extensor pollicis longus muscle

拇长伸肌从前臂后部深层延伸至拇指末节指骨

小指伸肌腱 tendon of the extensor digiti minimi muscle

小指伸肌位于前臂后部，与指伸肌腱融合，延伸至小指。其可伸小指

伸肌支持带 extensor retinaculum

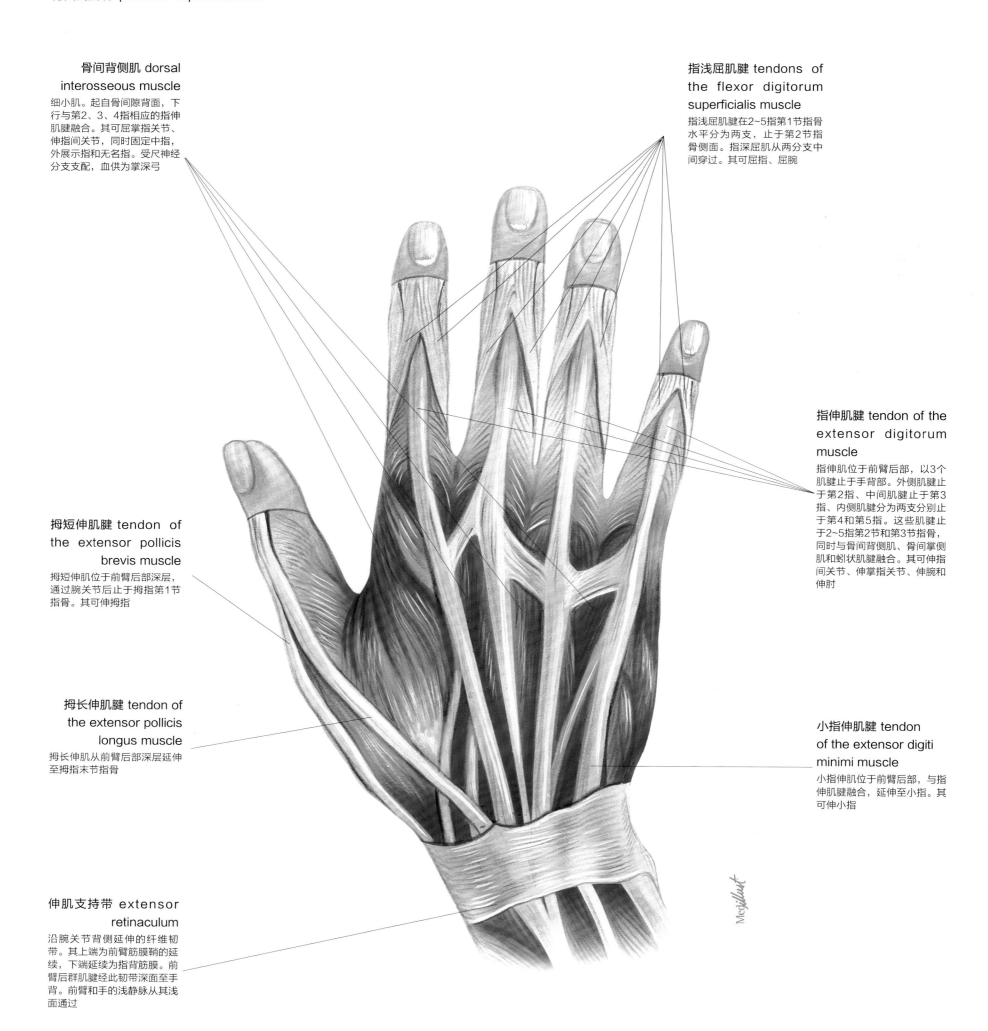

沿腕关节背侧延伸的纤维韧带。其上端为前臂筋膜鞘的延续，下端延续为指背筋膜。前臂后群肌腱经此韧带深面至手背。前臂和手的浅静脉从其浅面通过

背面观 dorsal view

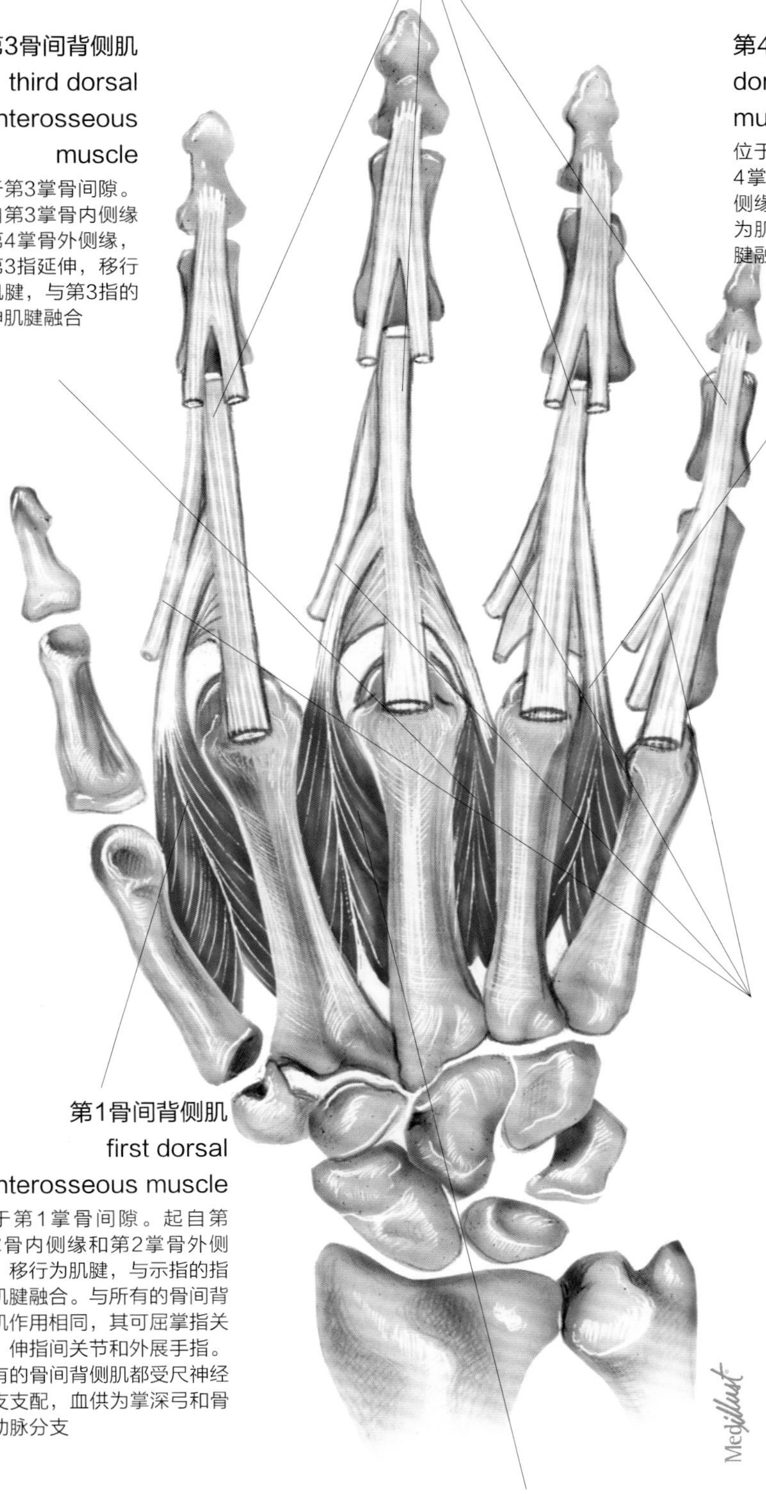

指伸肌腱 tendon of the extensor digitorum muscle

指伸肌位于前臂后部，以3个肌腱止于手背部。外侧肌腱止于第2指、中间肌腱止于第3指、内侧肌腱分为两支分别止于第4和第5指。这些肌腱止于2~5指第2节和第3节指骨，同时与骨间背侧肌、骨间掌侧肌和蚓状肌腱融合。其可伸指间关节、伸掌指关节、伸腕和伸肘

第3骨间背侧肌 third dorsal interosseous muscle

位于第3掌骨间隙。起自第3掌骨内侧缘和第4掌骨外侧缘，向第3指延伸，移行为肌腱，与第3指的指伸肌腱融合

第4骨间背侧肌 fourth dorsal interosseous muscle

位于第4掌骨间隙。起自第4掌骨内侧缘和第5掌骨外侧缘，向第4指延伸，移行为肌腱，与第4指的指伸肌腱融合

蚓状肌腱 tendon of the lumbrical muscles

蚓状肌位于手掌偏浅层区，但与骨间肌腱和指伸肌腱融合止于手背。其可屈掌指关节、伸指间关节

第1骨间背侧肌 first dorsal interosseous muscle

位于第1掌骨间隙。起自第1掌骨内侧缘和第2掌骨外侧缘，移行为肌腱，与示指的指伸肌腱融合。与所有的骨间背侧肌作用相同，其可屈掌指关节、伸指间关节和外展手指。所有的骨间背侧肌都受尺神经分支支配，血供为掌深弓和骨间动脉分支

第2骨间背侧肌 second dorsal interosseous muscle

位于第2掌骨间隙。起自第2掌骨内侧缘和第3掌骨外侧缘，向第3指延伸，移行为肌腱，与第3指的指伸肌腱融合

掌面观 palmar view

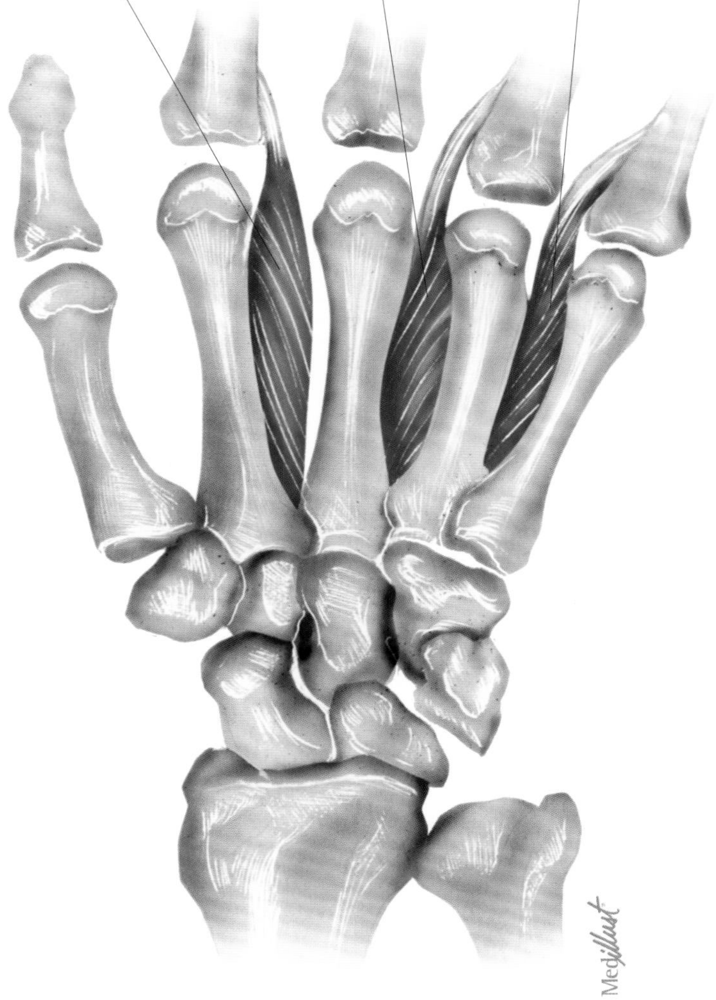

第1骨间掌侧肌 first palmar interosseous muscle

位于第2掌骨间隙掌侧区。起自第2掌骨内侧缘，移行为肌腱，与第2指的指伸肌腱融合。其作用与骨间背侧肌相似，但不同的是，骨间掌侧肌内收手指

第2骨间掌侧肌 second palmar interosseous muscle

位于第3掌骨间隙掌侧区。起自第4掌骨外侧缘，移行为肌腱，与第4指的指伸肌腱融合

第3骨间掌侧肌 third palmar interosseous muscle

位于第4掌骨间隙掌侧区。起自第5掌骨外侧缘，移行为肌腱，与小指伸肌腱融合

上臂. 肌腔隙 arm. muscular compartments

横断面.上面观 cross-section. superior view

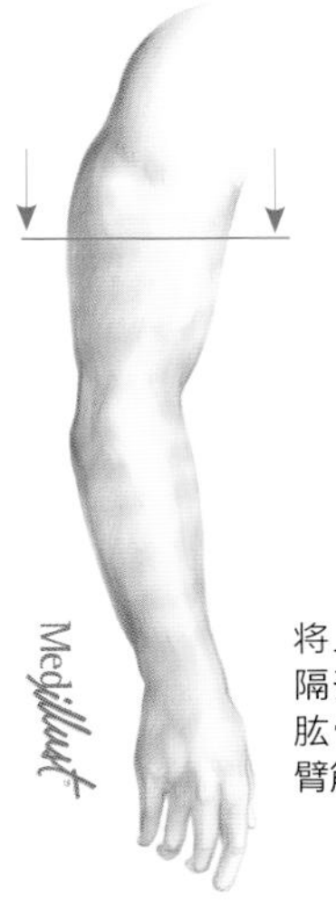

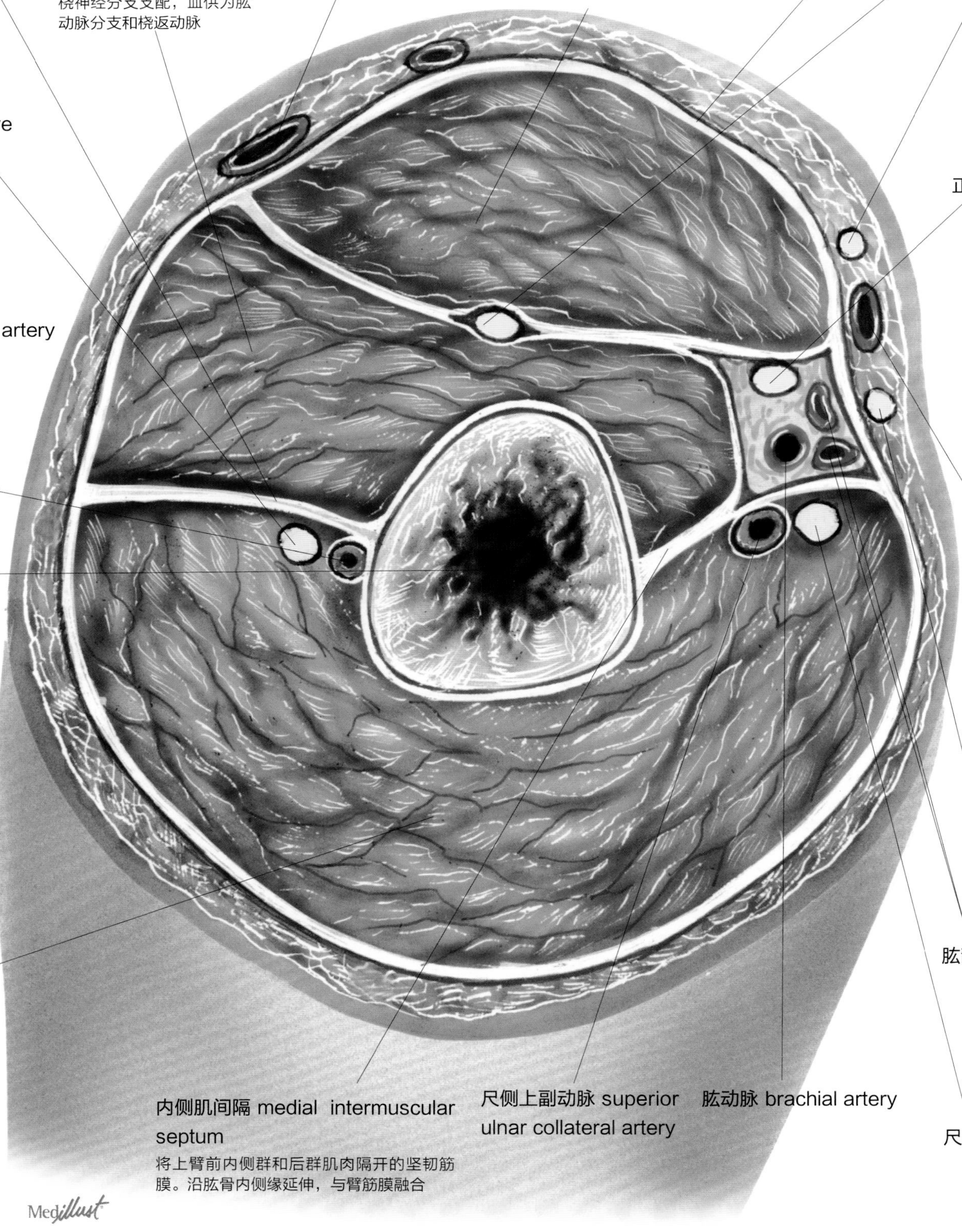

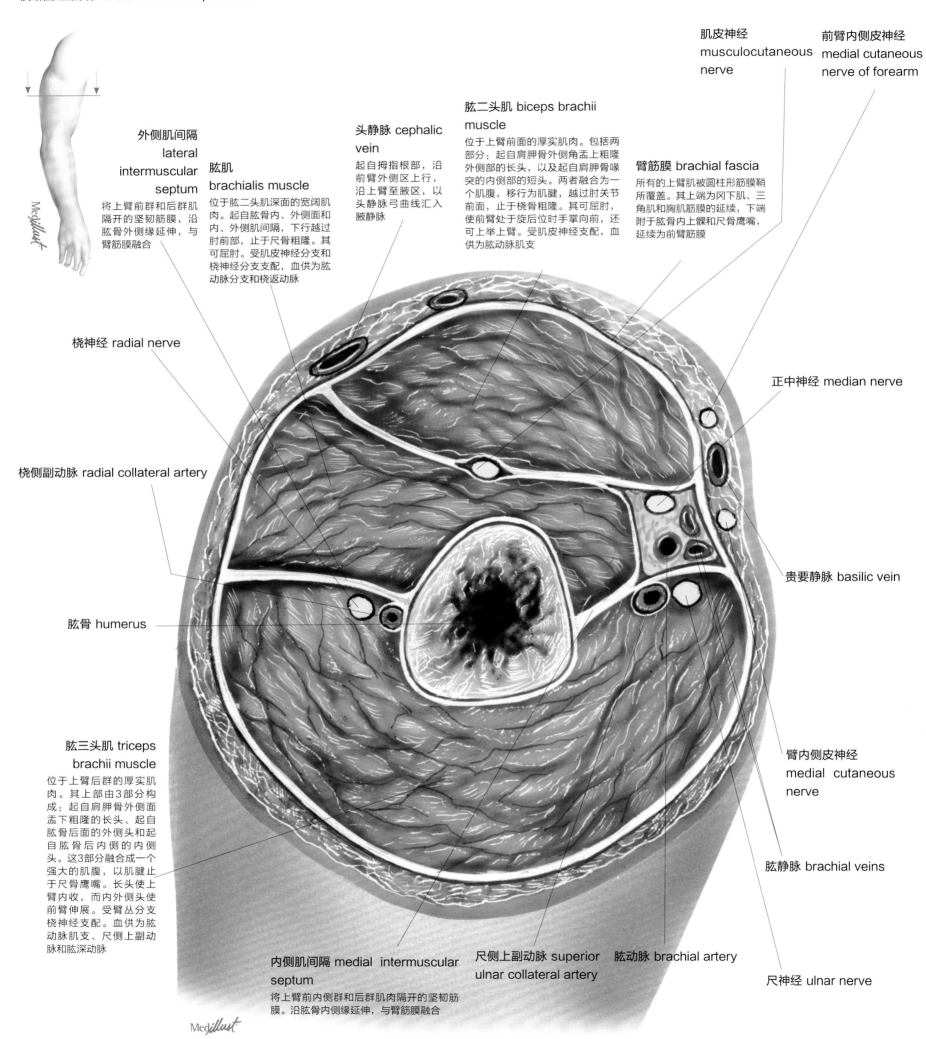

外侧肌间隔 lateral intermuscular septum
将上臂前群和后群肌隔开的坚韧筋膜，沿肱骨外侧缘延伸，与臂筋膜融合
肱肌 brachialis muscle
位于肱二头肌深面的宽阔肌肉。起自肱骨内、外侧面和内、外侧肌间隔，下行越过肘前部，止于尺骨粗隆。其可屈肘。受肌皮神经分支和桡神经分支支配，血供为肱动脉分支和桡返动脉
头静脉 cephalic vein
起自拇指根部，沿前臂外侧区上行，沿上臂至腋区，以头静脉弓曲线汇入腋静脉
肱二头肌 biceps brachii muscle
位于上臂前面的厚实肌肉。包括两部分：起自肩胛骨外侧角盂上粗隆外侧部的长头，以及起自肩胛骨喙突的内侧部的短头。两者融合为一个肌腹，移行为肌腱，越过肘关节前面，止于桡骨粗隆。其可屈肘，使前臂处于旋后位时手掌向前，还可上举上臂。受肌皮神经支配，血供为肱动脉肌支
臂筋膜 brachial fascia
所有的上臂肌被圆柱形筋膜鞘所覆盖。其上端为冈下肌、三角肌和胸肌筋膜的延续，下端附于肱骨内上髁和尺骨鹰嘴，延续为前臂筋膜
肌皮神经 musculocutaneous nerve
前臂内侧皮神经 medial cutaneous nerve of forearm
桡神经 radial nerve
正中神经 median nerve
桡侧副动脉 radial collateral artery
贵要静脉 basilic vein
肱骨 humerus
肱三头肌 triceps brachii muscle
位于上臂后群的厚实肌肉。其上部由3部分构成：起自肩胛骨外侧面盂下粗隆的长头、起自肱骨后面的外侧头和起自肱骨后内侧的内侧头。这3部分融合成一个强大的肌腹，以肌腱止于尺骨鹰嘴。长头使上臂内收，而内外侧头使前臂伸展。受臂丛分支桡神经支配。血供为肱动脉肌支、尺侧上副动脉和肱深动脉
臂内侧皮神经 medial cutaneous nerve
肱静脉 brachial veins
内侧肌间隔 medial intermuscular septum
将上臂前内侧群和后群肌肉隔开的坚韧筋膜。沿肱骨内侧缘延伸，与臂筋膜融合
尺侧上副动脉 superior ulnar collateral artery
肱动脉 brachial artery
尺神经 ulnar nerve

前臂. 肌腔隙 forearm. muscular compartments

横断面.上面观 cross-section. superior view

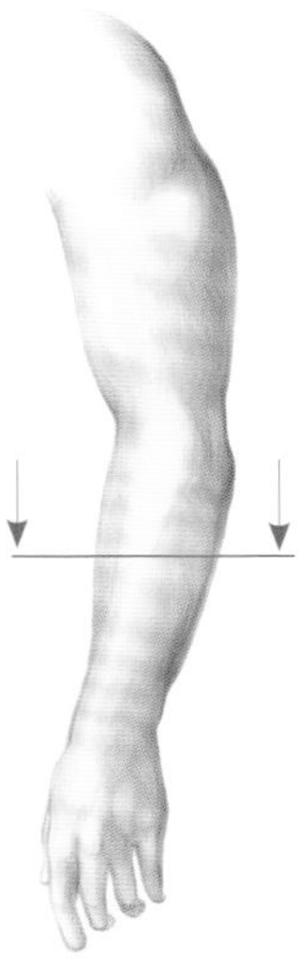

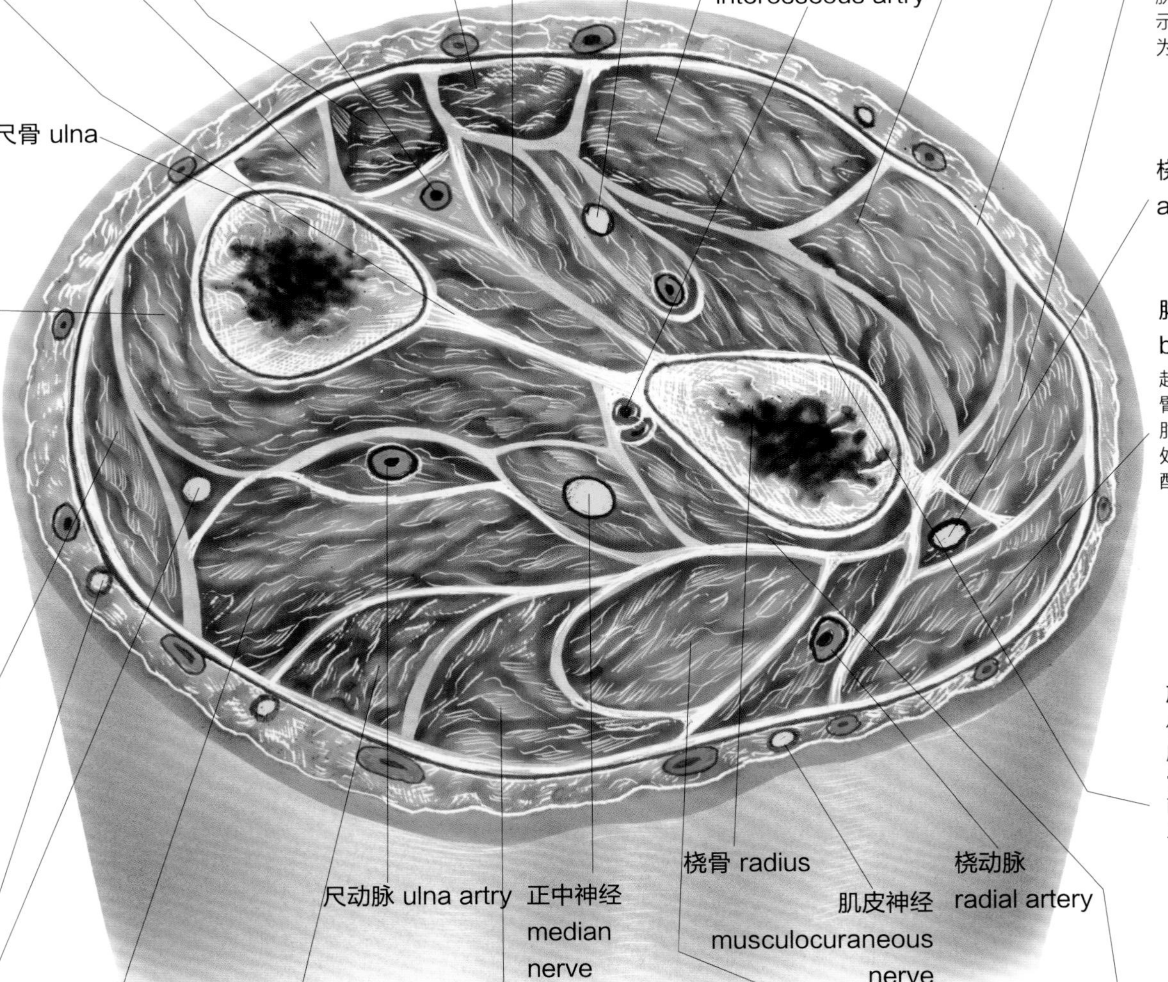

肘肌 anconeus muscle
扁平、呈三角形。起自肱骨外上髁，止于鹰嘴外侧部和尺骨体。与肱三头肌协同伸肘

尺侧腕伸肌 extensor carpi ulnaris muscle
起自肱骨外上髁，沿前臂后部斜向下行，穿过腕关节，止于第5掌骨。其可伸腕，同时使腕尺侧偏斜。受桡神经支配

小指伸肌 extensor digiti minimi muscle
梭状肌，起自肱骨外上髁，经过前臂后部，以肌腱止于小指第2节和第3节指骨，在止点其肌腱与指伸肌腱融合。其可伸小指。受桡神经分支支配，血供为桡动脉分支

拇长展肌 abductor pollicis longus muscle
起自尺骨和桡骨后面，经伸肌支持带深面止于第1掌骨底。其可外展第1掌骨，有助于旋转拇指、屈腕。受桡神经分支支配

指伸肌 extensor digitorum muscle
扁平肌，起自肱骨外上髁，下行，分为3个肌束，后移行为肌腱，经伸肌支持带深方止于2~5指第2节和第3节指骨。其可伸指间关节、伸掌指关节、伸腕和伸肘。受桡神经分支支配

桡侧腕短伸肌 extensor carpi radialis brevis muscle
位于前臂外侧区，桡侧腕长伸肌深面。从肱骨外上髁和桡侧副韧带延伸至腕关节，止于第3掌骨底。其可伸腕，使腕桡侧偏斜。受桡神经支配

前臂筋膜 antebrachial fascia
前臂的前群和后群肌肉都被圆柱形的筋膜鞘所覆盖，该腱鞘为臂筋膜的延续。其下端延续为手筋膜

桡侧腕长伸肌 extensor carpi radialis longus muscle
扁平肌，起自肱骨外侧面肱桡肌下方，沿前臂外侧下行，以肌腱通过腕关节，止于第2掌骨底。其可伸示指、伸腕。受桡神经支配，血供为桡动脉

骨间膜 interosseous membrane
从尺骨外侧缘延伸至桡骨内侧缘的纤维韧带。其为前臂肌肉的附着处。其上有一些裂孔，是血管从后群向前群移行的通道

骨间后动脉 posterior interosseous artery

桡神经后支 radial nerve-posterior branch

骨间前动脉 anterior interosseous artry

尺骨 ulna

指深屈肌 flexor digitorum profundus muscle
位于指浅屈肌深层的宽阔肌肉。起自尺骨前面、骨间膜和桡骨内侧面。下行分为4个肌腱，穿过腕关节前面，止于2~5指远端指骨。其可屈指间关节、屈掌指关节和屈腕

桡神经前支 radial nerve-anterior branch

肱桡肌 brachioradialis muscle
起自肱骨外侧缘的长肌，越过前臂，以肌腱止于桡骨茎突。其可屈肘，并使前臂处于旋后位时旋前，处于旋前位时旋后。受桡神经支配，血供为桡动脉和肱动脉分支

尺侧腕屈肌 flexor carpi ulnaris muscle
位于前臂内侧缘。起自肱骨内上髁上部和尺骨鹰嘴，沿尺骨内侧缘下行，穿过腕关节，以肌腱止于豌豆骨。其可屈腕，使腕尺侧偏斜。受尺神经分支支配，血供为尺动脉分支

旋后肌 supinator muscle
位于前臂中部的肌肉，从尺骨旋后肌嵴和肘关节囊延伸并包绕桡骨上1/3。其可旋转桡骨，使整个前臂旋后。受桡神经分支支配，血供为桡返动脉

臂内侧皮神经 internal cutaneous brachial nerve

尺神经 ulnar nerve

尺动脉 ulna artry

正中神经 median nerve

桡骨 radius

肌皮神经 musculocuraneous nerve

桡动脉 radial artery

指浅屈肌 flexor digitorum superficialis muscle
几乎占据前臂前面中间层的宽阔肌。起自肱骨内上髁和尺骨冠突，宽大的肌束分为4部分，以肌腱从屈肌支持带深面经过腕关节，分别止于2~5指第2节指骨。其可屈第1指间关节、屈掌指关节、屈腕和屈肘

桡侧腕屈肌 flexor carpi radialis muscle
从肱骨内上髁斜行穿过前臂前面至第2掌骨。其可屈腕、屈肘和使腕桡侧偏斜。受正中神经支配，血供为尺动脉和桡动脉分支

掌长肌 palmaris longus muscle
瘦长肌，与桡侧腕屈肌走行一致。起自肱骨内上髁，以一长肌腱止于屈肌支持带和掌腱膜。其可屈腕。受正中神经分支支配，血供为尺动脉分支

旋前圆肌 pronator teres muscle
圆锥状肌，从肱骨内上髁和尺骨冠突斜行延伸至桡骨内侧面。其可屈肘，使前臂处于旋后位时旋前

拇长屈肌 flexor pollicis longus muscle
位于指深屈肌外侧的深层肌。起自桡骨前面和骨间膜，此外一部分上部肌束起自内上髁或尺骨冠突。其可屈拇指指间关节和掌指关节

手. 肌腔隙 hand. muscular compartments

腕部横断面.上面观 cross-section at the wrist. superior view

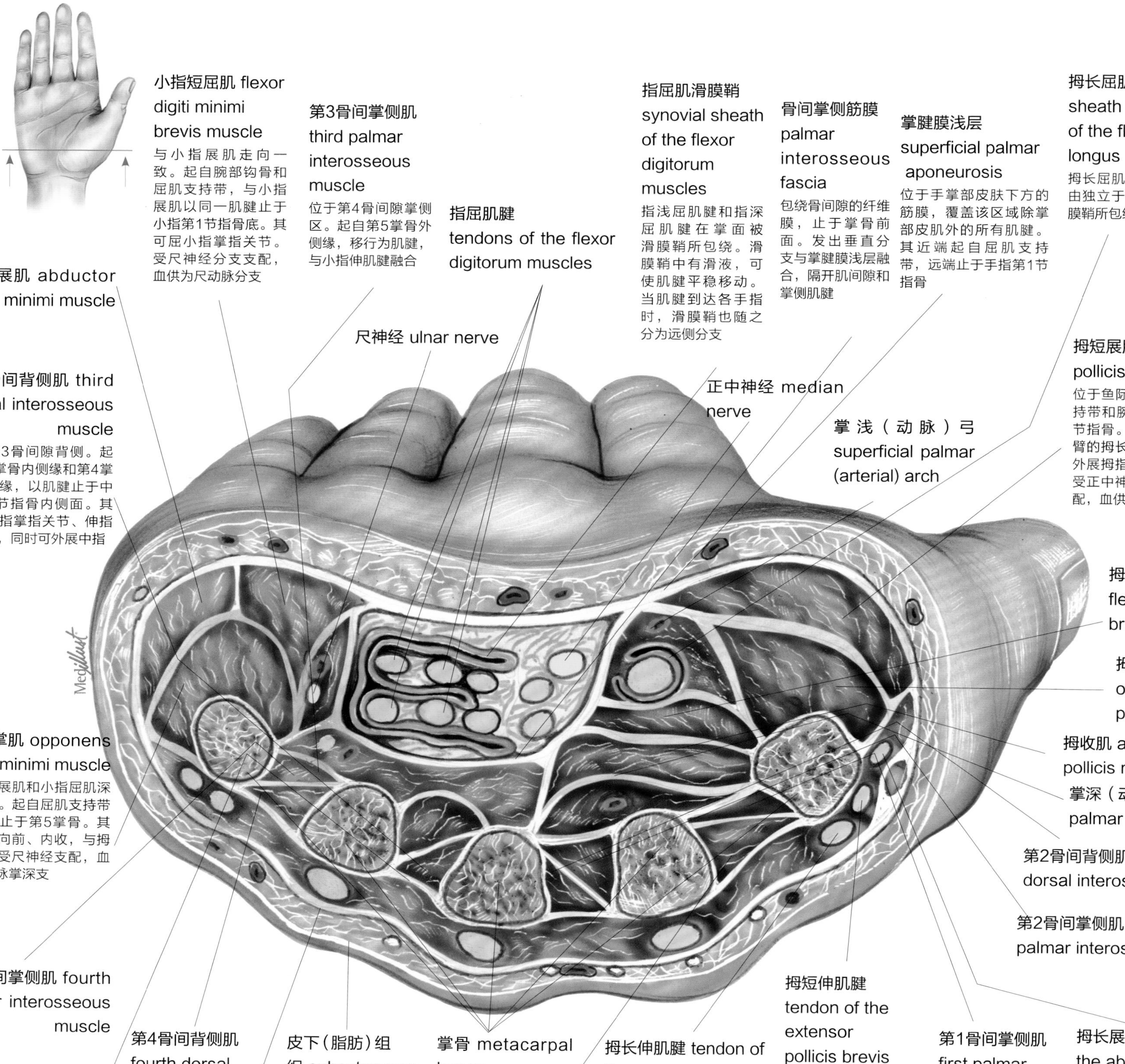

Medillust
小指短屈肌 flexor digiti minimi brevis muscle
与小指展肌走向一致。起自腕部钩骨和屈肌支持带，与小指展肌以同一肌腱止于小指第1节指骨底。其可屈小指掌指关节。受尺神经分支支配，血供为尺动脉分支
第3骨间掌侧肌 third palmar interosseous muscle
位于第4骨间隙掌侧区。起自第5掌骨外侧缘，移行为肌腱，与小指伸肌腱融合
指屈肌腱 tendons of the flexor digitorum muscles
指屈肌滑膜鞘 synovial sheath of the flexor digitorum muscles
指浅屈肌腱和指深屈肌腱在掌面被滑膜鞘所包绕。滑膜鞘中有滑液，可使肌腱平稳移动。当肌腱到达各手指时，滑膜鞘也随之分为远侧分支
骨间掌侧筋膜 palmar interosseous fascia
包绕骨间隙的纤维膜，止于掌骨前面。发出垂直分支与掌腱膜浅层融合，隔开肌间隙和掌侧肌腱
掌腱膜浅层 superficial palmar aponeurosis
位于手掌部皮肤下方的筋膜，覆盖该区域除掌部皮肌外的所有肌腱。其近端起自屈肌支持带，远端止于手指第1节指骨
拇长屈肌腱鞘 sheath of the tendon of the flexor pollicis longus muscle
拇长屈肌腱的手掌部和远端由独立于其他屈肌腱鞘的滑膜鞘所包绕
小指展肌 abductor digiti minimi muscle
尺神经 ulnar nerve
正中神经 median nerve
掌浅（动脉）弓 superficial palmar (arterial) arch
拇短展肌 abductor pollicis brevis muscle
位于鱼际浅层。起自屈肌支持带和腕骨，止于拇指第1节指骨。一些肌束与来自前臂的拇长展肌腱融合。其可外展拇指，同时使其向前。受正中神经和桡神经分支支配，血供为桡动脉掌支
第3骨间背侧肌 third dorsal interosseous muscle
位于第3骨间隙背侧。起自第3掌骨内侧缘和第4掌骨外侧缘，以肌腱止于中指第1节指骨内侧面。其可屈中指掌指关节、伸指间关节，同时可外展中指
拇短屈肌 flexor pollicis brevis muscle
拇指对掌肌 opponens pollicis muscle
小指对掌肌 opponens digiti minimi muscle
位于小指展肌和小指屈肌深面的肌肉。起自屈肌支持带和钩骨，止于第5掌骨。其可使小指向前、内收，与拇指对掌。受尺神经支配，血供为尺动脉掌深支
拇收肌 adductor pollicis muscle
掌深（动脉）弓 deep palmar (arterial) arch
第2骨间背侧肌 second dorsal interosseous muscle
第2骨间掌侧肌 second palmar interosseous muscle
第4骨间掌侧肌 fourth palmar interosseous muscle
第4骨间背侧肌 fourth dorsal interosseous muscle
皮下（脂肪）组织 subcutaneous adipose (fatty) tissue
掌骨 metacarpal bones
拇长伸肌腱 tendon of the extensor pollicis longus muscle
梭状肌。起自尺骨后面和骨间膜，在前臂后面深层斜行向下，穿过腕关节后移行为肌腱，止于拇指末节指骨。其可伸拇指指间关节、掌指关节。受桡神经分支支配，血供为骨间后动脉和骨间前动脉穿支
拇短伸肌腱 tendon of the extensor pollicis brevis muscle
与拇长展肌起点相同，且走向一致。起自尺骨、桡骨后面和骨间膜，下行通过腕关节后止于拇指第1节指骨。其可伸拇指，使腕桡侧偏斜。受桡神经分支支配
第1骨间掌侧肌 first palmar interosseous muscle
位于第2骨间隙掌侧区。起自第2掌骨内侧缘，移行为肌腱，与示指的指伸肌腱融合。其作用与骨间背侧肌相似，但不同的是，骨间掌侧肌内收手指
拇长展肌腱 tendon of the abductor pollicis longus muscle
从尺骨和桡骨后面，经伸肌支持带深面穿过腕关节，止于第1掌骨底。其可外展第1掌骨，伸展和旋转拇指并屈腕。受桡神经分支支配，血供为骨间后动脉和骨间前动脉穿支
骨间背侧筋膜 dorsal interosseous fascia
位于指伸肌腱深方，附于掌骨背侧的腱膜
手背筋膜 dorsal fascia of hand
第1骨间背侧肌 first dorsal interosseous muscle
起自第1掌骨内侧缘和第2掌骨外侧缘，以肌腱止于示指第1节指骨。其可屈掌指关节、伸指间关节。受尺神经分支支配，血供为掌深弓和骨间动脉分支

胸腰筋膜 thoracolumbar fascia

覆盖背下部肌肉并为其附着处的坚韧腱性膜。其下部止于骨盆髂嵴

腹外斜肌 external oblique muscle of the abdomen

位于腹壁外侧浅层的阔肌。起自第5~12肋骨的外面，扇形斜向延伸，其肌腱与腹直肌鞘融合，并止于髂嵴。起始肌束与前锯肌肌束交错。其可使肋骨下降，胸廓前屈和侧倾，同时内压腹腔脏器。受第5~7肋间神经支配，血供为腰动脉和肋间动脉

腹外斜肌筋膜 fascia of the external oblique muscle of the abdomen

腹外斜肌前部移行为筋膜，与腹直肌筋膜融合，止于白线

臀筋膜 gluteal fascia

臀上外侧部覆盖臀肌的坚厚腱性膜，它向深面发出纤维隔分隔臀大肌、臀中肌和梨状肌。周围附着于髂嵴，与阔筋膜融合，止于大腿

髂嵴 iliac crest

构成髋骨上界的骨嵴，为腹壁肌肉和韧带的附着处。形成臀部的轮廓，经腹外侧皮肤可触及其前端的髂前上棘

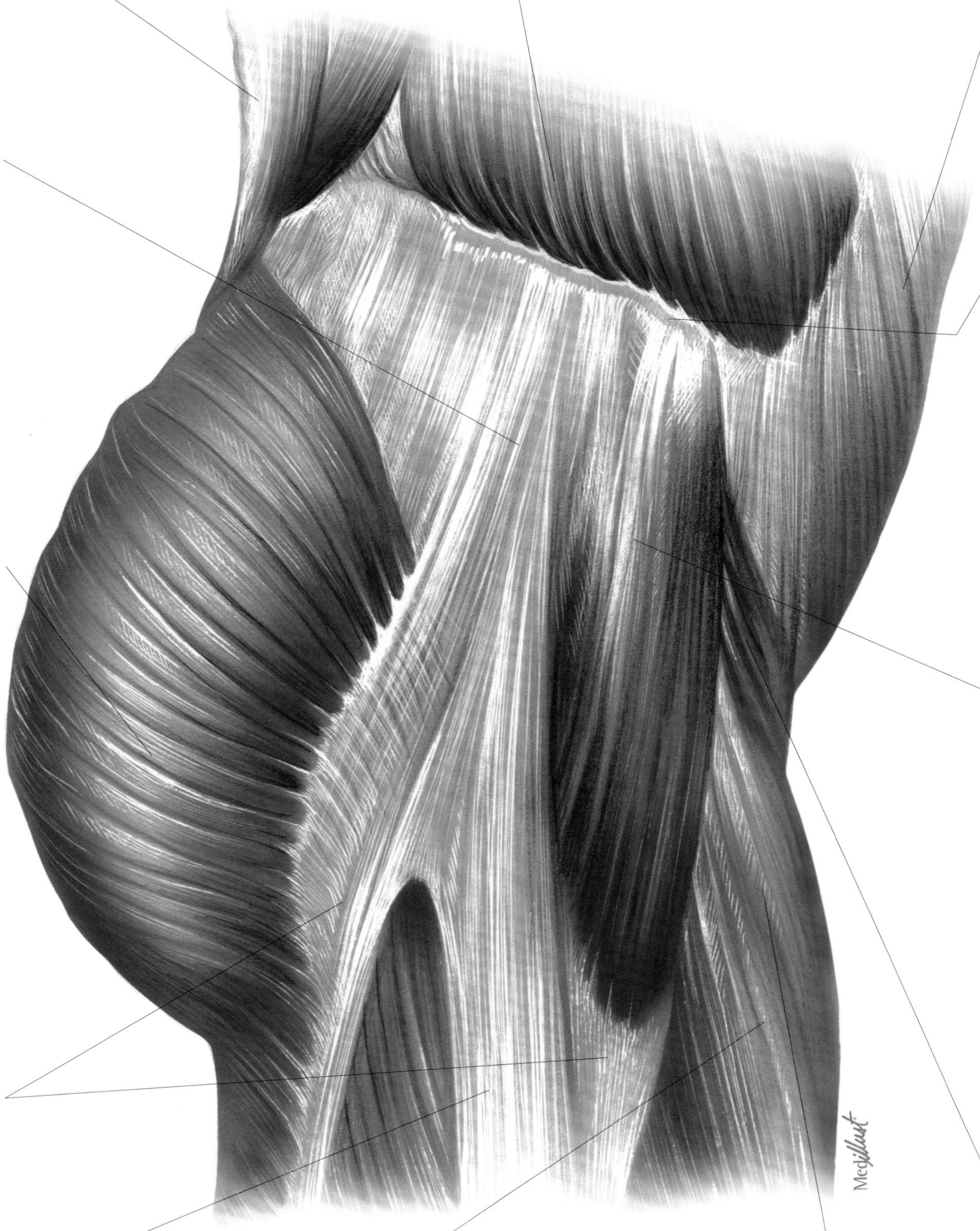

臀大肌 gluteus maximus muscle

覆盖臀部的厚实肌肉，起自髂嵴、骶骨、尾骨和胸腰筋膜，肌束斜行向下，止于髂胫束和股骨大转子下方的臀肌粗隆，一部分肌束合并于阔筋膜张肌。主要作用为后伸并外旋髋关节。还可通过固定骨盆于股骨维持身体直立，因此对于行走和骨盆的稳定具有重要作用。受臀下神经支配，血供为臀上和臀下动脉

阔筋膜张肌 tensor muscle of the fascia lata

扁平肌，起自髂嵴、髂前上棘和臀肌筋膜。部分肌束斜行向下与阔筋膜融合，其余肌束止于胫骨外侧髁。其可紧张股阔筋膜外侧部，同时外展髋关节。其还可使骨盆倾向一侧，站立时使骨盆固定于下肢。受臀上神经支配，血供为臀上动脉和旋股外侧动脉

阔筋膜 fascia lata

包绕股部肌肉的纤维鞘，从盆部延伸至膝部。其后部为臀肌筋膜向下的延续，前部起自腹股沟韧带、坐骨耻骨支和耻骨。其下部延伸为胫腱膜。在其行程中，向内延续，包绕股部肌肉

髂胫束 iliotibial tract

走行于大腿外侧面浅层的纤维膜，因有阔筋膜张肌的腱纤维编入而加厚，呈扁带状

股外侧肌 vastus lateralis muscle of the quadriceps famoris muscle

股四头肌的外侧部分，起自大转子、股骨前面和臀大肌腱。沿大腿外侧下行，与股四头肌的其他三部分融合成股四头肌腱。其可伸膝、屈髋。受股神经支配，血供为股四头肌动脉和旋股外侧动脉

股直肌 rectus femoris muscle

股四头肌的中间部分，以两头起自髂前下棘和髋关节囊，沿股骨前面中部下行，与股四头肌的其他三部分融合成总腱。受股神经支配，血供为旋股外侧动脉

缝匠肌 sartorius muscle

扁带状肌，斜行通过大腿前面，起自髂前上棘，止于胫骨上端内侧的鹅足，该处亦为股薄肌和半腱肌的止点。其可屈膝、屈髋，同时旋转和外展髋关节。受股外侧皮神经分支支配，血供为股外侧动脉分支

盆部. 臀部 pelvis.gluteal region

侧面深层观 deep lateral view

梨状肌 piriformis muscle

三角形肌肉，起自骶骨盆面，经坐骨大孔出骨盆，止于股骨大转子。其可外旋髋关节。呈坐姿时，髋关节屈曲，其可外展髋关节。受骶丛分支梨状肌神经支配，血供为臀上和臀下动脉

臀大肌 gluteus maximus muscle

覆盖臀部的厚实肌肉，起自髂嵴、骶骨、尾骨和胸腰筋膜，肌束斜行向下，止于髂胫束和股骨大转子下方的臀肌粗隆，一部分肌束合并于阔筋膜张肌。其可后伸并外旋髋关节。还可通过固定骨盆于股骨维持身体直立，因此对于行走和稳定骨盆具有重要作用。受臀下神经支配，血供为臀上和臀下动脉

臀小肌 gluteus minimus muscle

位于臀中肌深面，起自髂嵴前面和髂窝外面，止于股骨大转子和髋关节囊。其可外展、旋转髋关节，稳定骨盆。受臀上神经分支支配，血供为臀动脉分支

上孖肌 superior gemellus muscle

盆部扁平肌，起自坐骨棘，水平侧行，与闭孔内肌和下孖肌合并为一个总腱止于股骨大转子。其可外旋髋关节。受骶丛分支支配，血供为阴部内动脉

闭孔内肌 obturator internus muscle

平行走行于上、下孖肌之间。起自覆盖骨盆闭孔的闭孔膜，与上、下孖肌形成终腱止于股骨大转子。可外旋髋关节，当其屈曲时可使其外展。神经支配为骶丛神经分支，血供为臀下动脉

骶结节韧带 sacrotuberuous ligament

从骶骨和尾骨外侧缘延伸向坐骨结节的三角形厚韧带

坐骨 ischium

构成盆部最下部分，最厚处为坐骨结节

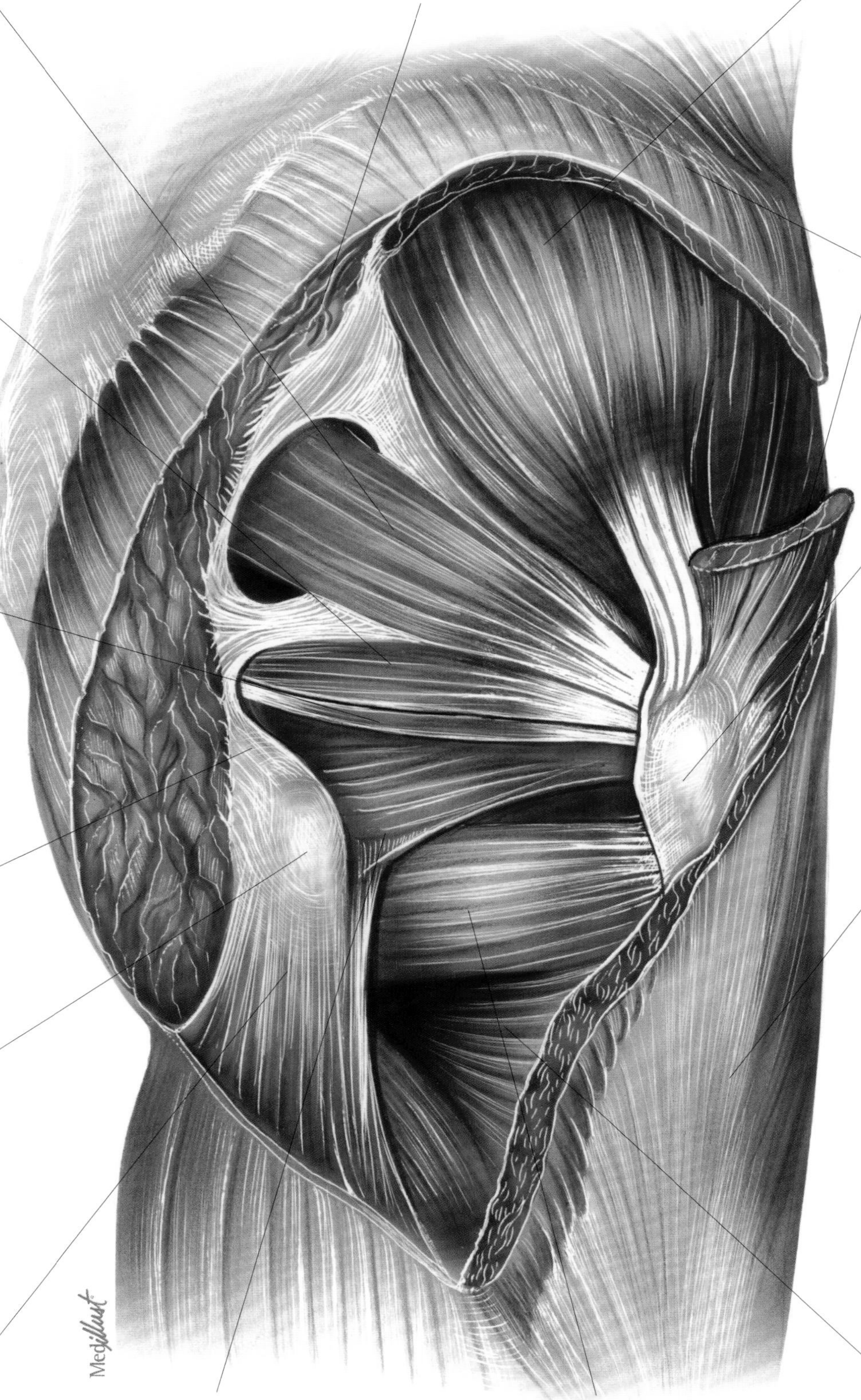
Medillust

臀中肌 gluteus medius muscle

宽厚肌肉，起自髂嵴、髂前上棘、髂窝外面、骶髂部纤维弓和臀肌腱膜，止于股骨大转子。其可外展、上抬和内旋髋关节，还可稳定骨盆。受臀上神经支配，血供为臀动脉分支

股骨大转子 greater trochanter of the femur

股骨解剖颈基底部的隆起，是连结盆部和大腿的肌肉的附着处

阔筋膜张肌 tensor muscle of the fascia lata

扁平肌，起自髂嵴、髂前上棘和臀肌筋膜。部分肌束斜行向下与阔筋膜融合，其余肌束止于胫骨外侧髁。其可紧张股阔筋膜外侧部，同时外展髋关节。其还可使骨盆倾向一侧，站立时将骨盆固定于下肢。受臀上神经支配，血供为臀上动脉和旋股外侧动脉

半腱肌 semitendinosus muscle

起自坐骨结节，经大腿后侧下行，经膝内侧后，绕至前侧，止于鹅足，该处亦为缝匠肌和股薄肌在胫骨上的共同止点。其可在屈膝的同时内旋髋关节，还可伸髋。受骶丛分支支配，血供为旋股内侧动脉和股深动脉穿支

下孖肌 inferior gemellus muscle

扁平肌，起自坐骨结节，向外延伸，与上孖肌和闭孔内肌合并为一个总腱止于股骨大转子。作用与这两块肌肉相同，协同外旋髋关节。受骶丛分支支配，血供为臀下动脉

股方肌 quadratus femoris muscle

位于髋关节后部的方形肌。起自坐骨结节，止于股骨后方。其可外旋髋关节。神经支配与下孖肌相同，为骶丛神经分支，血供为旋股内侧动脉

大收肌 adductor magnus muscle

从盆部延伸至大腿的三角形肌肉。起自骨盆的坐骨耻骨支，下行至大腿，止于股骨内侧缘。其可内收、伸展和外旋髋关节。受闭孔神经和坐骨神经支配，血供为股深动脉的肌支

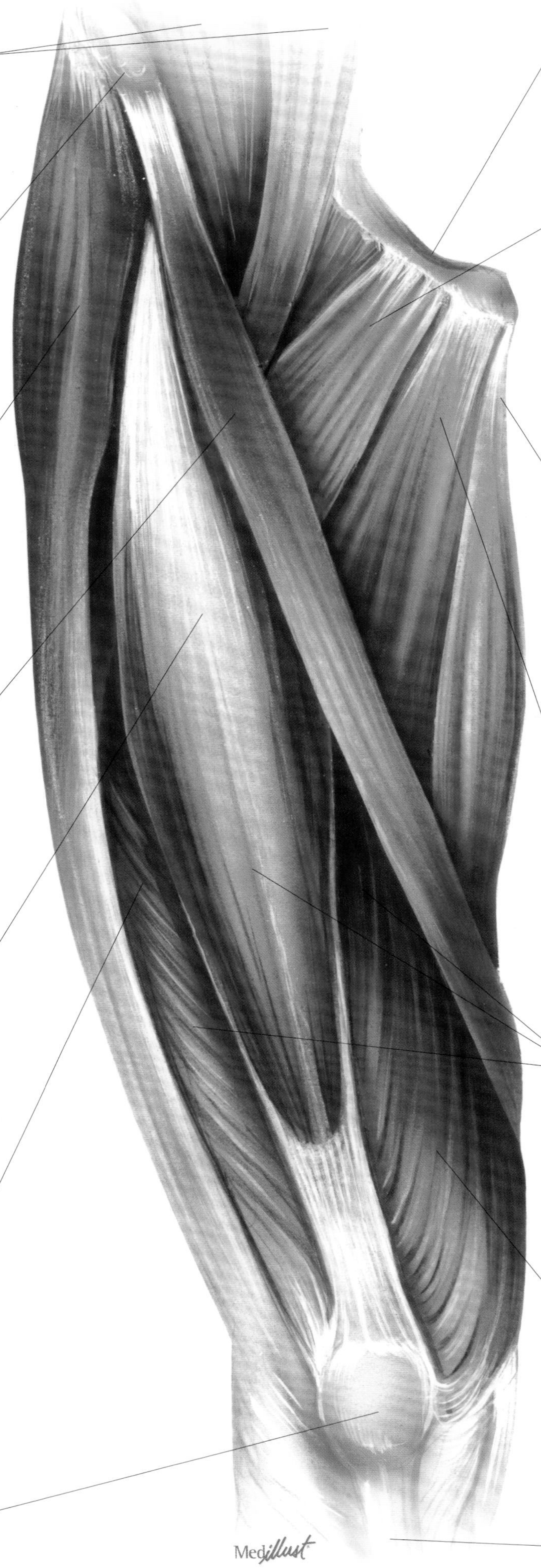

MedIllust

髂腰肌 iliopsoas muscle
包括腰大肌和髂肌两部分。腰大肌起自第12胸椎体，上4个腰椎和椎间盘内侧面，髂肌起自髂骨和骶骨。两者融合止于股骨小转子。其可屈髋，使其前倾，直立时固定髋关节于脊柱。受腰神经支配，血供为腰动脉、髂腰动脉、股动脉和髂外动脉。髂肌血供还有闭孔动脉分支

髂前上棘 anterior superior iliac spine
髂嵴上缘前端的骨性隆起，是腹股沟韧带（股弓）的起点，经髋部皮肤可触及

阔筋膜张肌 tensor muscle of the fascia lata
扁平肌，起自髂嵴、髂前上棘和臀肌筋膜。部分肌束斜行向下与阔筋膜融合，其余肌束止于胫骨外侧髁。其可紧张股阔筋膜外侧部，同时外展髋关节。其还可使骨盆倾向一侧，站立时将骨盆固定于下肢。受臀上神经支配，血供为臀上动脉

缝匠肌 sartorius muscle
扁带状肌，斜行通过大腿前面，起自髂前上棘，止于胫骨上端内侧的鹅足，该处亦为股薄肌和半腱肌的止点。其可屈膝、屈髋，同时旋转和外展髋关节。受股神经支配，血供为股外侧动脉分支

股直肌 rectus femorior muscle
股四头肌的中间部分，以两头起自髂前下棘和髋关节囊，沿股骨前面中部下行，与股四头肌的其他三部分融合成总腱，止于髌骨。受股神经支配，血供为旋股外侧动脉分支

股外侧肌 vastus lateralis muscle
股四头肌的外侧部分，起自大转子、股骨前面和臀大肌腱。沿大腿外侧下行，与股四头肌的其他三部分融合成股四头肌腱。其可伸膝、屈髋。受股神经支配，血供为旋股外侧动脉

髌骨 patella
位于膝关节前方的短小、扁平样骨。其前方凸面受滑液囊保护，在髌骨与腓骨之间也存在滑液囊。后面微凸，有两个关节面，与股骨两髁构成关节。髌骨是大腿和小腿许多肌肉的附着处。股四头肌腱止于髌骨上缘，向下延续为髌韧带止于胫骨粗隆

耻骨 pubic bone
位于髋骨前部，是组成髋骨的3块骨之一。在该区域，可看到耻骨嵴或耻骨梳，是股骨和骨盆肌肉的附着处

耻骨肌 pectinate muscle
连结骨盆和股骨的扁平肌，起自耻骨梳和耻骨梳韧带，斜行下降，以肌腱止于股骨小转子下方。其可使髋关节屈曲、内收和内旋。受股神经和闭孔神经支配。血供为旋股内侧动脉

股薄肌 gracilis muscle
长而窄，起自耻骨联合和耻骨下支，沿股骨内侧缘到达胫骨上端，止于鹅足，该处亦为半腱肌和缝匠肌的止点。其可屈膝、内收髋关节。受腰丛分支闭孔神经的支配，血供为闭孔动脉

长收肌 adductor longus muscle
从骨盆延伸至股骨的肌肉，与耻骨肌平行。起自耻骨，止于股骨内侧缘。像其他内收肌一样，其可内收、外旋髋关节。受闭孔神经支配，血供为股动脉分支

股四头肌 quadriceps femoris muscle
包绕大腿前面的厚实肌肉，由四部分肌束组成：股外侧肌、股内侧肌、股直肌和股中间肌。股中间肌处于深层。这些肌束止于总腱，总腱附着于髌骨，并延续为髌韧带，止于胫骨粗隆。其可伸膝、屈髋。受腰丛分支股神经支配

股内侧肌 vastus medialis muscle
股四头肌的内侧部分，起自股骨颈和体交界处，与股四头肌的其他部分融合成腱。受股神经支配，血供为股浅动脉

髌韧带 patellar ligament
从髌骨尖延伸至胫骨粗隆的厚韧带，是股四头肌止点肌肌腱的延续。十分坚韧，将髌骨与胫骨粗隆连结在一起

股部 thigh

前面深层观 anterior deep view

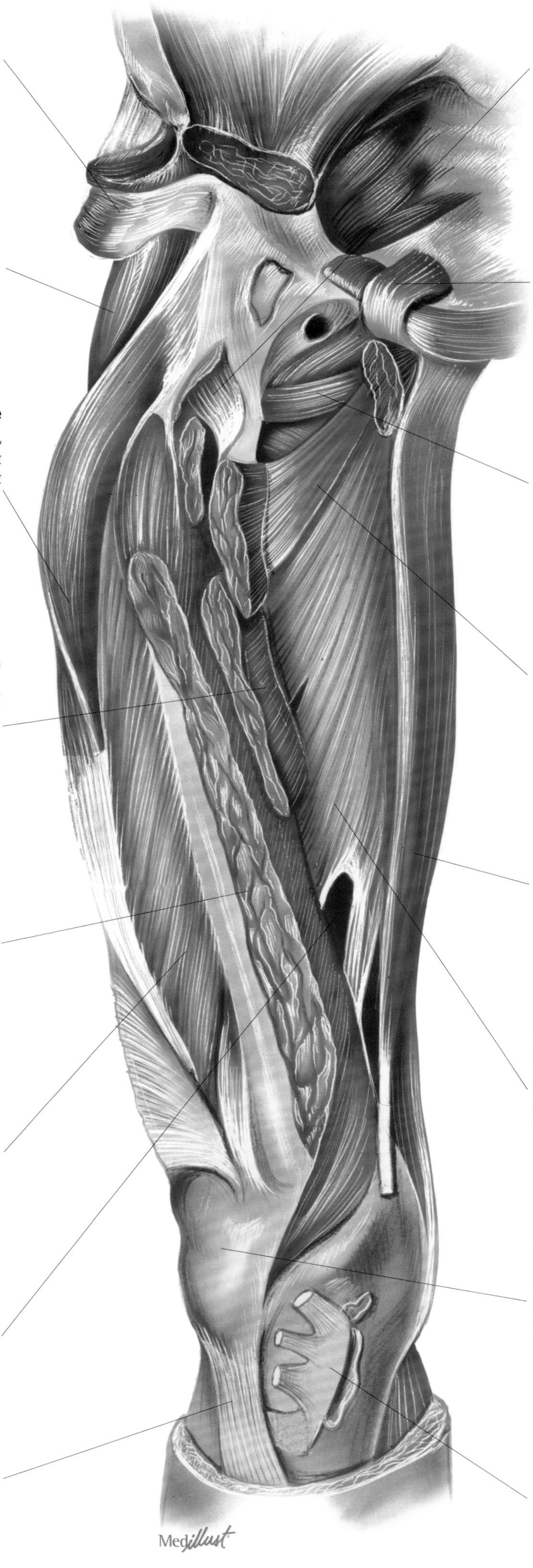
MedIllust

股直肌 rectus femoris muscle

股四头肌的中间部分，以两头起自髂前下棘和髋关节囊，沿股骨前面中部下行，与股四头肌的其他三部分融合成总腱。受股神经支配，血供为股动脉分支股四头肌动脉

臀中肌 gluteus medius muscle

位于臀大肌深方的宽厚肌肉，起自髂嵴、髂前上棘、髂窝外面、骶髂部纤维弓和臀肌筋膜，止于股骨大转子。其可外展、上抬和内旋髋关节，还可稳定骨盆。受臀上神经支配，血供为臀动脉分支

股外侧肌 vastus lateralis muscle

股四头肌的外侧部分，起自大转子、股骨前面和臀大肌腱。沿大腿外侧下行，与股四头肌的其他三部分融合成股四头肌腱。其可伸膝、屈髋。受股神经支配，血供为旋股外侧动脉

长收肌 adductor longus muscle

从骨盆延伸至股骨的肌肉，与耻骨肌平行。起自耻骨，止于股骨内侧缘。像其他内收肌一样，其可内收、外旋髋关节。受闭孔神经支配，血供为股动脉分支

股内侧肌 vastus medialis muscle

股四头肌的内侧部分，起自股骨颈和体交界处，与股四头肌的其他部分融合成腱。受股神经支配，血供为股浅动脉

股中间肌 vastus intermedius muscle

股四头肌的一部分，位于股骨前面的最深层，股外侧肌和股内侧肌的深方。起自股骨干上部，止于股四头肌腱，后者止于髌骨。受股神经支配，血供为旋股外侧动脉

收肌腱裂孔 adductor hiatus

大收肌肌束止于股骨形成的裂孔或裂隙，包括股动脉在内的多种结构经此通过

髌韧带 patellar ligament

从髌骨尖延伸至胫骨粗隆的厚韧带，是股四头肌的止点肌腱的延续。十分坚韧，将髌骨与胫骨粗隆连结在一起

髂腰肌 iliopsoas muscle

包括腰大肌和髂肌两部分。腰大肌起自第12胸椎和上4个腰椎，髂肌起自髂骨和骶骨。两者融合止于股骨小转子。其可屈髋，使其前倾，直立时固定髋关节于脊柱。受腰神经支配，腰大肌血供为腰动脉、髂腰动脉、髂外动脉和股动脉，髂肌血供为闭孔动脉分支

耻骨肌 pectinate muscle

连结骨盆和股骨的扁平肌，起自耻骨梳和耻骨梳韧带，斜行下降，以肌腱止于股骨小转子下方。其可使髋关节屈曲、内收和内旋。受股神经和闭孔神经支配，血供为旋股内侧动脉

闭孔外肌 obturator externus muscle

扁平肌，归属于盆部肌肉更为合适。从骨盆闭孔膜外侧面、耻骨和坐骨延伸至股骨颈后部。受腰丛分支闭孔神经支配，血供为闭孔动脉和旋股内侧动脉分支

小收肌 adductor minimus muscle

像其他内收肌一样，连结骨盆和股骨。起自耻骨，向外延伸为两个肌束，止于股骨粗线内侧缘。其可内收和旋转髋关节。受闭孔神经分支支配，血供为内收肌动脉、旋股内侧动脉和闭孔动脉分支

股薄肌 gracilis muscle

长而窄，起自耻骨，沿股骨内侧缘到达胫骨上端，止于鹅足，该处亦为半腱肌和缝匠肌的止点。其可屈膝、内收髋关节。受腰丛分支闭孔神经的支配，血供为闭孔动脉

大收肌 adductor magnus muscle

从盆部延伸至大腿的三角形肌肉。起自骨盆的坐骨支和耻骨下支，下行止于内收肌结节和部分股骨嵴。像其他内收肌一样，其可内收、伸展和外旋髋关节。受闭孔神经和胫神经支配，血供为股深动脉的肌支

髌骨 patella

位于膝关节前方的短小、扁平样骨。其前方凸面受滑液囊保护，在髌骨与腓骨之间也存在滑液囊。后面微凸，有两个关节面，与股骨两髁构成关节。髌骨是大腿和小腿许多肌肉的附着处。股四头肌腱止于髌骨上缘，向下延续为髌韧带止于胫骨粗隆。

鹅足 pes anserinus

止于胫骨上端内侧面的厚肌腱。由3块肌肉(缝匠肌、半腱肌和股薄肌)的肌腱组成。名称由形状而得

股部 thigh

侧面浅层观 superficial lateral view

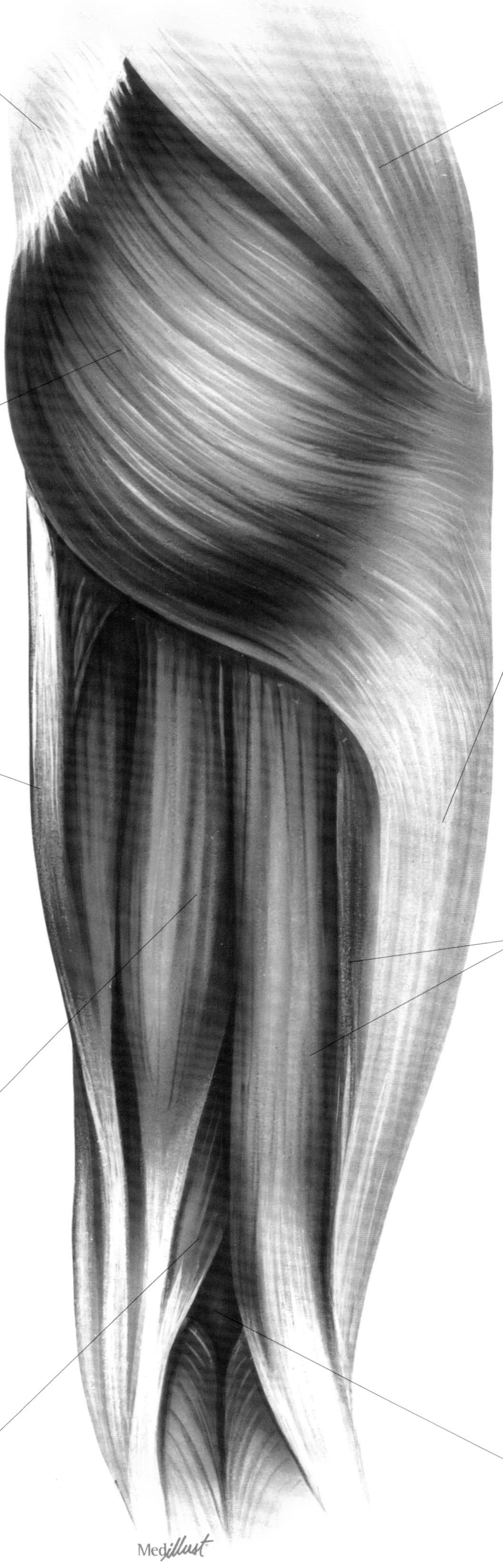

胸腰筋膜 thoracolumbar fascia

覆盖背部肌肉组织的厚筋膜，止于骨盆髂嵴

臀筋膜 gluteal aponeuosis

臀上外侧部覆盖臀肌的坚厚筋膜，发出纤维隔分隔臀大肌、臀中肌和梨状肌。起自髂嵴，与阔筋膜融合，止于大腿

臀大肌 gluteus maximus muscle

覆盖臀部的厚实肌肉，起自髂嵴、骶骨、尾骨和胸腰筋膜，肌束斜行向下，止于髂胫束和股骨大转子下方的臀肌粗隆，一部分肌束合并于阔筋膜张肌。其可后伸并外旋髋关节,还可通过固定骨盆于股骨维持身体直立，因此对于行走和稳定骨盆具有重要作用。受臀下神经支配，血供为臀上和臀下动脉

髂胫束 iliotibial tract

走行于大腿外侧面浅层的纤维膜，因有阔筋膜张肌的腱纤维编入而加厚，呈扁带状

股薄肌 gracilis muscle

长而窄，起自耻骨联合和耻骨下支，沿股骨内侧缘到达胫骨上端，止于鹅足，该处亦为半腱肌和缝匠肌的止点。其可屈膝、内收髋关节。受腰丛分支闭孔神经的支配，血供为闭孔动脉

股二头肌 biceps femoris muscle

走行于大腿后部外侧浅层的厚实肌肉。上部由长头和短头构成，两者融合为一个十分长的肌腱，止于腓骨头，形成腘窝的上外侧壁。其可在屈膝的同时轻微外旋髋关节，还可伸大腿。受胫神经和腓总神经支配，血供为股深动脉分支穿动脉和臀下动脉

半腱肌 semitendinosus muscle

起自坐骨，经大腿后侧下行，经膝内侧后，绕至前侧，止于鹅足，该处亦为缝匠肌和股薄肌在胫骨上的共同止点。其可在屈膝的同时内旋髋关节，还可伸大腿。受坐骨神经分支支配，血供为旋股内侧动脉和股深动脉分支穿动脉

半膜肌 semimembranosus muscle

部分被半腱肌覆盖，其上1/3由宽阔的腱膜组成，故称其半膜肌。起自坐骨结节，止于胫骨上端。与半腱肌作用相似：屈膝、伸髋和内旋小腿骨。受坐骨神经支配，血供为穿动脉分支

腘窝 popliteal fossa

位于膝后方的菱形间隙，由大腿和小腿后群肌肉（半膜肌、股二头肌和腓肠肌）组成。其为从大腿至小腿的神经和血管提供通道，为小隐静脉向深部注入腘静脉的标志

股部 thigh

后面深层观 posterior deep view

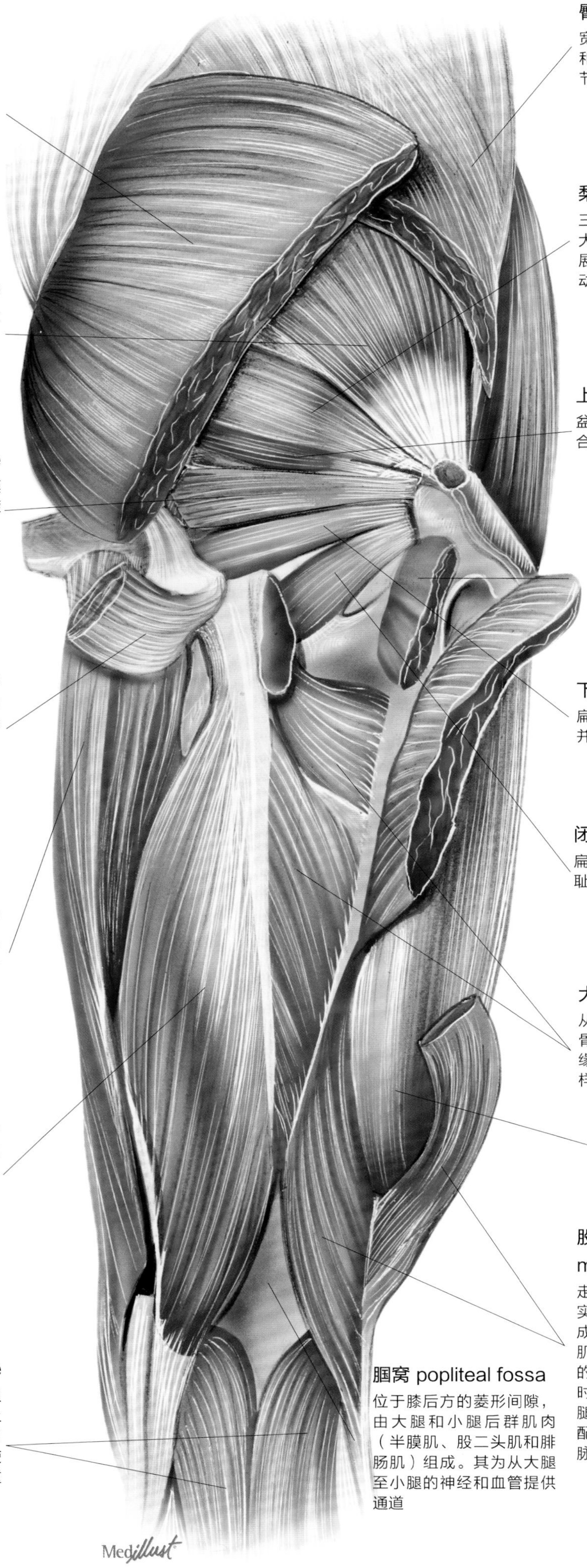

臀大肌 gluteus maximus muscle

覆盖臀部的厚实肌肉，起自髂嵴、骶骨、尾骨和胸腰筋膜，肌束斜行向下，止于髂胫束和股骨大转子下方的臀肌粗隆，一部分肌束合并于阔筋膜张肌。其可后伸并外旋髋关节，还可通过固定骨盆于股骨维持身体直立，因此对于行走和稳定骨盆具有重要作用

臀小肌 gluteus minimus muscle

位于臀中肌深面，起自髂嵴前面和髂窝外面，止于股骨大转子和髋关节囊。其可外展、旋转髋关节，稳定骨盆

闭孔内肌 obturator internus muscle

平行走行于上、下孖肌之间。起自覆盖骨盆闭孔的闭孔膜内面，与上、下孖肌形成总腱止于股骨大转子。其可外旋髋关节，当髋关节屈曲时可使其外展

半腱肌 semitendinosus muscle

起自坐骨结节，经大腿后侧下行，经膝内侧后，绕至前侧，止于鹅足，该处亦为缝匠肌和股薄肌在胫骨上的共同止点。其可在屈膝的同时内旋髋关节，还可伸大腿

股薄肌 gracilis muscle

长而窄，起自耻骨联合和耻骨下支，沿股骨内侧缘到达胫骨上端，止于鹅足，该处亦为半腱肌和缝匠肌的止点。其可屈膝、内收髋关节

半膜肌 semimembranosus muscle

部分被半腱肌覆盖，其上1/3由宽阔的腱膜组成，故称其半膜肌。起自坐骨结节，以3个腱膜止于胫骨上端。与半腱肌作用相似：屈膝、伸髋和内旋胫骨

腓肠肌 gastrocnemius muscle

位于胫骨后方上端十分强大的肌肉。其上部由两部分组成：腓肠肌外侧头和内侧头，分别起自股骨外上髁、内上髁。在胫骨中1/3处，二者合并为一个肌腹，末端与比目鱼肌肌腱融合，形成跟腱，止于跟骨结节。收缩时，可使足跖屈，屈小腿；直立时，固定踝关节。其对行走具有重要作用

臀中肌 gluteus medius muscle

宽厚肌肉，起自髂嵴、髂前上棘、髂窝外面、骶髂部纤维弓和臀肌腱膜，止于股骨大转子。其可外展、上抬和内旋髋关节，还可稳定骨盆

梨状肌 piriformis muscle

三角形肌肉，起自骶骨盆面，经坐骨大孔出骨盆，止于股骨大转子。其可外旋髋关节。呈坐姿时，髋关节屈曲，其可外展髋关节。受骶丛分支梨状肌神经支配，血供为臀上和臀下动脉

上孖肌 superior gemellus muscle

盆部扁平肌，起自坐骨棘，水平侧行，与闭孔内肌和下孖肌合并为总腱止于股骨大转子。其可外旋髋关节

股方肌 quadratus femoris muscle

位于髋关节后部的方形肌。起自坐骨结节，止于股骨后方。其可外旋髋关节

下孖肌 inferior gemellus muscle

扁平肌，起自坐骨结节，向外延伸，与上孖肌和闭孔内肌合并为总腱止于股骨大转子。其可外旋髋关节

闭孔外肌 obturator externus muscle

扁平肌，归属于骨盆肌肉更为合适。从骨盆闭孔膜外侧面、耻骨和坐骨延伸至股骨颈后部。其可外旋髋关节

大收肌 adductor magnus muscle

从盆部延伸至大腿的三角形肌肉。起自骨盆的坐骨结节、坐骨支和耻骨下支，下行至股骨，几乎全部附于股骨嵴内侧缘，部分止于内收肌结节（股骨内上髁）。像其他内收肌一样，其可内收、伸展和外旋髋关节

腘窝 popliteal fossa

位于膝后方的菱形间隙，由大腿和小腿后群肌肉（半膜肌、股二头肌和腓肠肌）组成。其为从大腿至小腿的神经和血管提供通道

股二头肌 biceps femoris muscle

走行于大腿后部外侧浅层的厚实肌肉。上部由长头和短头构成，两者融合为一个十分长的肌腱，止于腓骨头，形成腘窝的上外侧壁。其可在屈膝的同时轻微外旋髋关节，还可伸大腿。受胫神经和腓总神经支配，血供为股深动脉分支穿动脉和臀下动脉

股外侧肌 vastus lateralis muscle

股四头肌的最外侧部分，起自大转子、股骨前面和臀大肌腱。沿大腿外侧下行，与股四头肌的其他三部分融合成股四头肌肌腱。主要作用为伸小腿

小腿 leg

前面浅层观 anterior superficial view

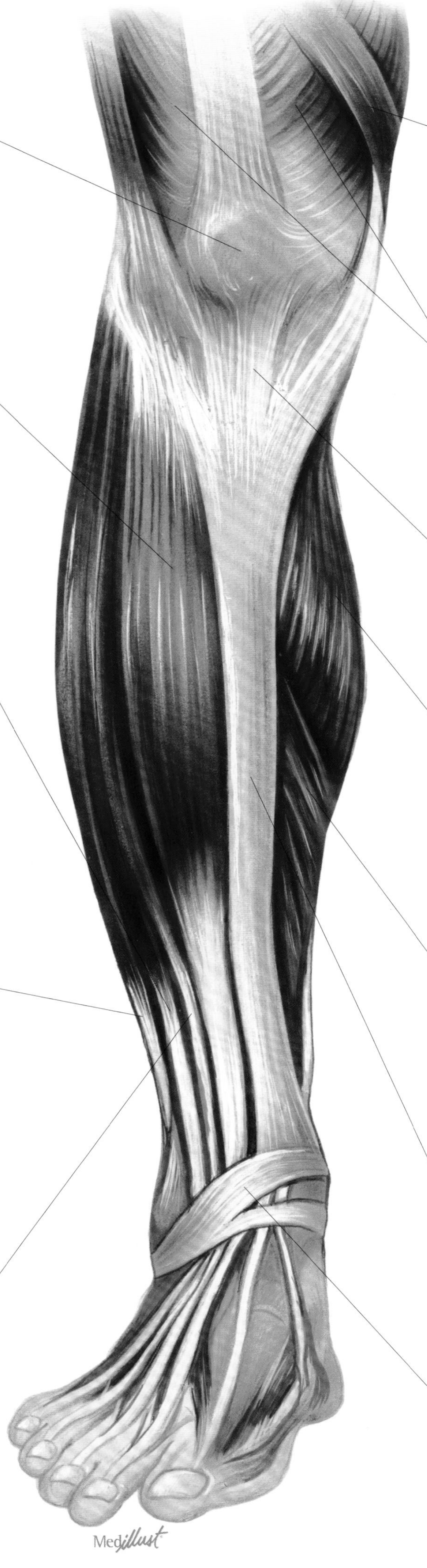
Medillust

髌骨 patella

位于膝关节前方的短小、扁平样骨。其前方凸面受滑液囊保护，在髌骨与腓骨之间也存在滑液囊。后面微凸，有两个关节面，与股骨两髁构成关节。髌骨是大腿和小腿许多肌肉的附着处。股四头肌肌腱止于髌骨上缘，向下延续为髌韧带附着于胫骨粗隆

胫骨前肌 tibialis anterior muscle

从小腿前外侧面至足内侧缘的长肌，起自胫骨外侧髁和胫骨上2/3，下降移行为强大的肌腱，从伸肌支持带深面穿过，止于第1跖骨和第1楔骨。其可使足背屈、内收和内翻。受腓深神经支配，血供为胫前动脉

趾长伸肌 extensor digitorum longus muscle

与胫骨前肌有一个共同起点的扁平长肌。起自胫骨外侧髁和腓骨前面，平行下降至足背，肌腱分为4束，分别止于2~5趾的第2节和第3节趾骨。其可背伸足，同时使足背屈、外翻。受腓深神经分支支配，血供为胫前动脉

腓骨长肌 peroneus longus muscle

位于小腿外侧缘的梭状肌。起自腓骨、胫骨和肌间隔，后者将其与姆长伸肌隔开。其在小腿下部移行为肌腱，经外踝后方止于第1跖骨跖面。其可使足跖屈、外翻和外展。受腓浅神经支配，血供为腓动脉的肌肉支

踇长伸肌 extensor hallucis longus muscle

大部分为胫骨前肌和趾长伸肌所覆盖。起自腓骨和骨间膜，下行穿过屈肌支持带，移行为肌腱。经足背内侧缘止于踇趾第1节和第2节趾骨。其可伸踇趾，使足背伸、内翻。受腓深神经分支支配，血供为胫前动脉

缝匠肌 sartorius muscle

扁带状肌，斜行通过大腿前面，起自髂前上棘，止于胫骨上端内侧的鹅足，该处亦为股薄肌和半腱肌的止点。其可屈膝、屈大腿，同时旋转和外展髋关节。受股神经支配，血供为股外侧动脉分支

股四头肌 quadriceps femoris muscle

包绕大腿前面的厚实肌肉，由四部分肌束组成：股外侧肌、股内侧肌、股直肌和处于深层的股中间肌。这些肌束止于总腱，总腱附着于髌骨，并延续为髌韧带，止于胫骨粗隆。其可伸膝、屈髋关节。受腰丛分支股神经支配

髌韧带 patellar ligament

从髌骨尖延伸至胫骨粗隆的厚韧带，是股四头肌腱的延续。十分坚韧，将髌骨与胫骨粗隆连结在一起

腓肠肌内侧头 medial gastrocnemius muscle

腓肠肌的内侧部分，起自股骨内上髁，在小腿的中部与腓肠肌外侧头和比目鱼肌融合为一个肌束，移行于跟腱

比目鱼肌 soleus muscle

位于小腿后方的扁阔肌，部分被腓肠肌覆盖。因形似比目鱼而得名。起自腓骨头、胫骨和二骨之间的纤维弓。其下行与腓肠肌肌腱融合为跟腱，止于跟骨结节后面。其功能与腓肠肌相同，可使足跖屈、上抬足跟，对行走具有重要作用。受胫神经分支支配，血供为胫腓干和腓动脉分支

胫骨嵴 tibial crest

贯穿胫骨干的前缘，无肌肉覆盖，直接位于小腿前部的皮肤下，在小腿前内侧可触及。

伸肌下支持带 inferio extensor retinaculum

水平和斜行通过脚踝前方的纤维韧带。起自跟骨前面外侧部，在中部分为上支和下支，下支又分为深部和浅部止于足内踝。其向内发出纤维隔，将不同的肌腱隔开。小腿前面的伸肌腱、血管和神经经其深方至足背

小腿 leg

前面深层观 anterior deep view

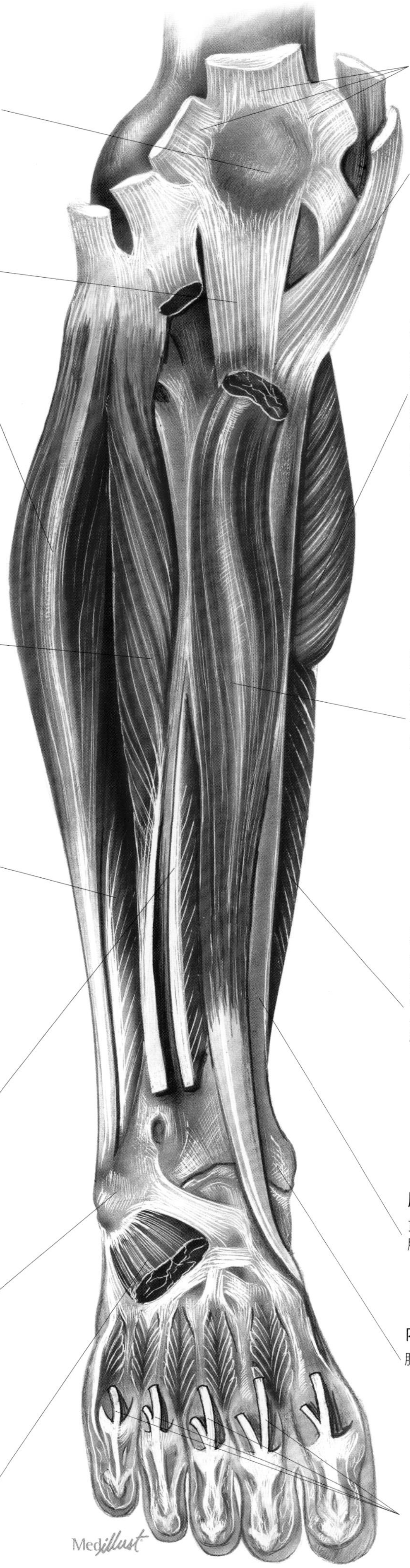

髌骨 patella

位于膝关节前方的短小、扁平样骨。其前方凸面受滑液囊保护，在髌骨与腓骨之间也存在滑液囊。后面微凸，有两个关节面，与股骨两髁构成关节。它是大腿和小腿许多肌肉的附着处。股四头肌腱止于髌骨上缘，向下延续为髌韧带止于胫骨粗隆

髌韧带 patellar ligament

从髌骨尖延伸至胫骨粗隆的厚韧带，是股四头肌腱的延续。十分坚韧，将髌骨与胫骨粗隆连结在一起

腓骨长肌 peroneus longus muscle

位于小腿外侧缘的梭状肌。起自腓骨、胫骨和肌间隔，后者将其与踇长伸肌隔开。其在小腿下部移行为肌腱，经外踝后方止于第1跖骨跖面。其可使足跖屈、外翻和外展。受腓浅神经支配，血供为腓动脉的肌肉支

趾长伸肌 extensor digitorum longus muscle

与胫骨前肌有一个共同起点的扁平长肌。起自胫骨外侧髁和腓骨前面，平行下行至足背，肌腱分为4束，分别止于后4趾的第2节和第3节趾骨。其可背伸后4趾，同时使足背屈、外翻。受腓深神经分支支配，血供为胫前动脉

腓骨短肌 peroneus brevis muscle

位于腓骨长肌深面的肌肉，从腓骨外侧面，经足外踝后方至足外侧缘，止于第5跖骨。其可使足外翻、外展和轻微跖屈。受腓浅神经支配，血供为胫前动脉和腓动脉分支

踇长伸肌 extensor hallucis longus muscle

大部分为胫骨前肌和趾长伸肌所覆盖。起自腓骨和骨间膜，下行穿过屈肌支持带，移行为肌腱。经足背内侧缘止于踇趾第1节和第2节趾骨。其可伸踇趾，使足背伸、内翻。受腓深神经分支支配，血供为胫前动脉

外踝 lateral malleolus

腓骨外侧缘下端的骨性隆起，在踝部突起，容纳腓骨肌肌腱的管道经此通过

趾短伸肌 extensor digitorum brevis muscle

起自跟骨，斜行越过足背的扁平肌。以4个肌腱分别止于1~4趾。在第1趾止于第1节趾骨，而在其他3趾，其与趾长伸肌腱融合。与趾长伸肌协同背伸前4趾。受腓深神经分支支配，血供为足背动脉

股四头肌肌腱 tendon of the quadriceps muscle

股四头肌的4个部分融合为强大的肌腱，越过髌骨，止于胫骨粗隆

鹅足 pes anserinus

止于胫骨上端内侧面的厚肌腱，由3块肌肉（缝匠肌、半腱肌和股薄肌）的肌腱组成。名称由形状而得

腓肠肌 gastrocnemius muscle

位于胫骨后方上端十分强大的肌肉。其上部由两部分组成：腓肠肌外侧头和内侧头，分别起自股骨外、内上髁。在胫骨中1/3处，二者合并为一个肌腹，末端与比目鱼肌肌腱融合，形成跟腱，止于跟骨结节。收缩时，可使足跖屈；直立时，固定踝关节，同时伸膝。其对行走具有重要作用。受胫神经支配，血供为腘动脉、腓动脉和胫后动脉分支（经前面可以看到放大的内侧头）

胫骨前肌 tibialis anterior muscle

从小腿前外侧面至足内侧缘的长肌，起自胫骨外侧髁和胫骨上2/3。下降移行为强大的肌腱，从伸肌支持带深面穿过，止于第1跖骨和第1楔骨。其可使足背屈、内收和内翻。受腓深神经支配，血供为胫前动脉

比目鱼肌 soleus muscle

位于小腿后方的扁阔肌，部分被腓肠肌覆盖。起自腓骨头、胫骨和二骨之间的纤维弓，下行移行为宽腱，与腓肠肌肌腱融合为跟腱，止于跟骨结节。其功能与腓肠肌相同，可使足跖屈、上抬脚跟，对行走具有重要作用。受胫神经支配，血供为胫动脉和腓动脉分支

胫骨嵴 tibial crest

贯穿胫骨干的胫骨前缘，无肌肉覆盖，直接位于小腿前部的皮肤下，在小腿前内侧可触及

内踝 medial malleolus

胫骨内侧缘下端的骨性隆起，在踝部突起，为关节韧带的附着处

趾长伸肌腱 tendons of the extensor digitorum longus muscle

趾长伸肌的4个肌腱，位于小腿前面，至足背分别分为3个分支，一支止于第2节趾骨，其余两支止于2~5趾的第3节趾骨。其可背伸2~5趾，使足背屈、外翻

小腿 leg

后面浅层观 posterior superficial view

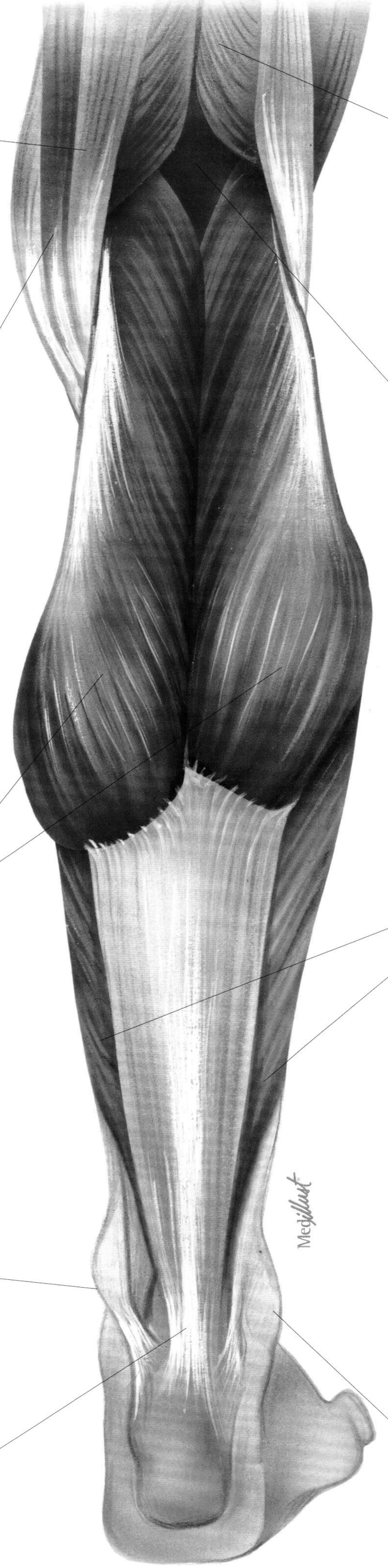
Medillust

半膜肌 semimembranosus muscle

部分被半腱肌覆盖，其上1/3由宽阔的腱膜组成，故称其半膜肌。起自坐骨结节，以3个腱膜止于胫骨上端。其与半腱肌作用相似：屈膝、伸髋和内旋胫骨。受坐骨神经支配，血供为穿动脉分支

半腱肌 semitendinosus muscle

起自坐骨结节，经大腿后侧下行，经膝内侧后，绕至前侧，止于鹅足，该处亦为缝匠肌和股薄肌在胫骨上的共同止点。其可在屈膝的同时内旋髋关节，还可伸大腿。受坐骨神经分支支配，血供为旋股内侧动脉和股深动脉分支穿动脉

腓肠肌 gastrocnemius muscle

位于胫骨后方上端十分强大的肌肉。其上部由两部分组成：腓肠肌外侧头和内侧头，分别起自股骨外上髁、内上髁。在胫骨中1/3处，二者合并为一个肌腹，末端与比目鱼肌肌腱融合，形成跟腱，止于跟骨结节。收缩时，可使足跖屈，屈小腿；直立时，固定踝关节，同时伸膝。其对行走具有重要作用。受胫神经支配，血供为腘动脉、腓动脉和胫后动脉分支

内踝 medial malleolus

胫骨内侧缘下端的骨性隆起，在踝部隆起，为关节韧带的附着处

跟腱(Achilles腱) calcaneal tendon

腓肠肌和比目鱼肌的共同腱。止于踝关节后面的跟骨结节。经踝关节后部皮肤可见这一坚韧的韧带

股二头肌 biceps femoris muscle

走行于大腿后部外侧浅层的厚实肌肉。上部由长头和短头构成，两者融合为一个十分长的肌腱，止于腓骨头，形成腘窝的上外侧壁。其可在屈膝的同时轻微外旋髋关节，还可伸髋。受胫神经和腓总神经支配，血供为股深动脉分支穿动脉和臀下动脉

腘窝 popliteal fossa

位于膝后方的菱形间隙，由大腿和小腿后群肌肉（半膜肌、股二头肌和腓肠肌）组成。其为从大腿至小腿的神经和血管提供通道，是小隐静脉注入腘静脉的标志

比目鱼肌 soleus muscle

位于小腿后方的扁阔肌，部分被腓肠肌覆盖。起自腓骨头、胫骨和二骨之间的纤维弓，下行移行为宽腱，与腓肠肌肌腱融合为跟腱，止于跟骨结节。其功能与腓肠肌相同，可使足跖屈、上抬踝关节，对行走具有重要作用。受胫神经支配，血供为胫腓动脉分支

外踝 lateral malleolus

腓骨外侧缘下端的骨性隆起，在踝部隆起，容纳腓骨肌肌腱的管道经此通过

小腿 leg

后面深层观 posterior deep view

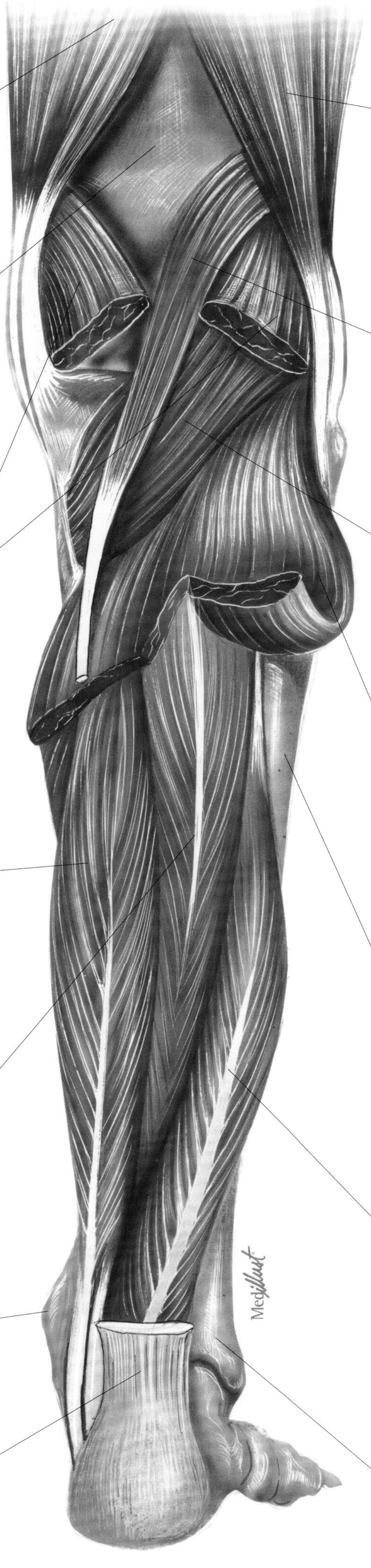

半膜肌 semimembranosus muscle

部分被半腱肌覆盖，其上1/3由宽阔的腱膜组成，故称其半膜肌。起自坐骨结节，以3个腱膜止于胫骨上端。与半腱肌作用相似：屈膝、伸髋和内旋胫骨。受坐骨神经支配，血供为穿动脉分支

腘窝 popliteal fossa

位于膝后方的菱形间隙，由大腿和小腿后群肌肉组成（半膜肌、股二头肌和腓肠肌）。其为从大腿至小腿的神经和血管提供通道，是小隐静脉注入腘静脉的标志

腓肠肌 gastrocnemius muscle

位于胫骨后方上端十分强大的肌肉。其上部由两部分组成：腓肠肌外侧头和内侧头，分别起自股骨外、内上髁。在胫骨中1/3处，二者合并为一个肌腹，末端与比目鱼肌肌腱融合，形成跟腱，止于跟骨结节。收缩时，可使足跖屈，屈小腿；直立时，固定踝关节，同时伸膝。其对行走具有重要作用。受胫神经支配，血供为腘动脉、腓动脉和胫后动脉分支

趾长屈肌 flexor digitorum longus muscle

位于小腿后部深层内侧部。起自胫骨后面，以肌腱从内踝后方伸肌下支持带深面通过，在足底分为4支，分别止于2~5趾远节趾骨。其可屈趾、使足跖屈。受胫后神经支配，血供为胫后动脉

胫骨后肌 tibialis posterior muscle

位于趾长屈肌和踇长屈肌之间。起自胫骨后面、腓骨内侧面和骨间膜。下行移行为肌腱，经内踝后方至足底，止于舟骨，还发出肌束止于3块楔骨和第2～4跖骨。其有助于稳定踝关节，使足内收、内翻

内踝 medial malleolus

胫骨内侧缘下端的骨性隆起，在踝部隆起，为关节韧带的附着处

跟腱 (Achilles腱) calcaneal tendon

腓肠肌和比目鱼肌的共同腱，止于踝关节后面的跟结节。经踝关节后部皮肤可见这一坚韧的韧带

股二头肌 biceps femoris muscle

走行于大腿后部浅层的厚实肌肉。上部由长头和短头构成，两者融合为一个十分长的肌腱，止于腓骨头，形成腘窝的上外侧壁。其可在屈膝的同时轻微外旋髋关节，还可伸大腿。受胫神经和腓总神经支配，血供为股深动脉分支穿动脉和臀下动脉

跖肌 plantaris muscle

起自股骨外上髁、膝关节囊和腓肠肌外侧头，经膝后方、腓肠肌内侧头下方，沿跟腱内侧缘止于跟骨。与腓肠肌和比目鱼肌协同使足跖屈、上抬脚跟。受胫神经支配，血供为腘动脉分支

腘肌 popliteal muscle

位于膝后方，跖肌和腓肠肌深面。从股骨外上髁延伸至胫骨后面。其可屈膝，同时使其内旋。受胫神经分支支配，血供为腘动脉分支

比目鱼肌 soleus muscle

位于小腿后方的扁阔肌，部分被腓肠肌覆盖。起自腓骨头、胫骨和二骨之间的纤维弓，下行移行为宽腱，与腓肠肌肌腱融合为跟腱，止于跟骨结节。其功能与腓肠肌相同，可使足跖屈、上抬脚跟，对行走具有重要作用。受胫神经支配，血供为胫腓动脉分支

腓骨 fibula

细长骨，与胫骨形成小腿的骨结构。在小腿的外侧缘从膝部延伸至踝部，为该区域肌肉的附着处

踇长屈肌 flexor hallucis longus muscle

与趾长屈肌走行一致。起自腓骨和骨间膜，沿胫骨后面下行，移行为肌腱，从内踝后方至足底，止于踇趾第2节趾骨。其可屈踇趾、使足跖屈。受胫后神经支配，血供为腓动脉

外踝 lateral malleolus

腓骨外侧缘下端的骨性隆起，在踝部隆起，容纳腓骨肌肌腱的管道经此通过

小腿 leg

外侧浅层观 lateral superficial view

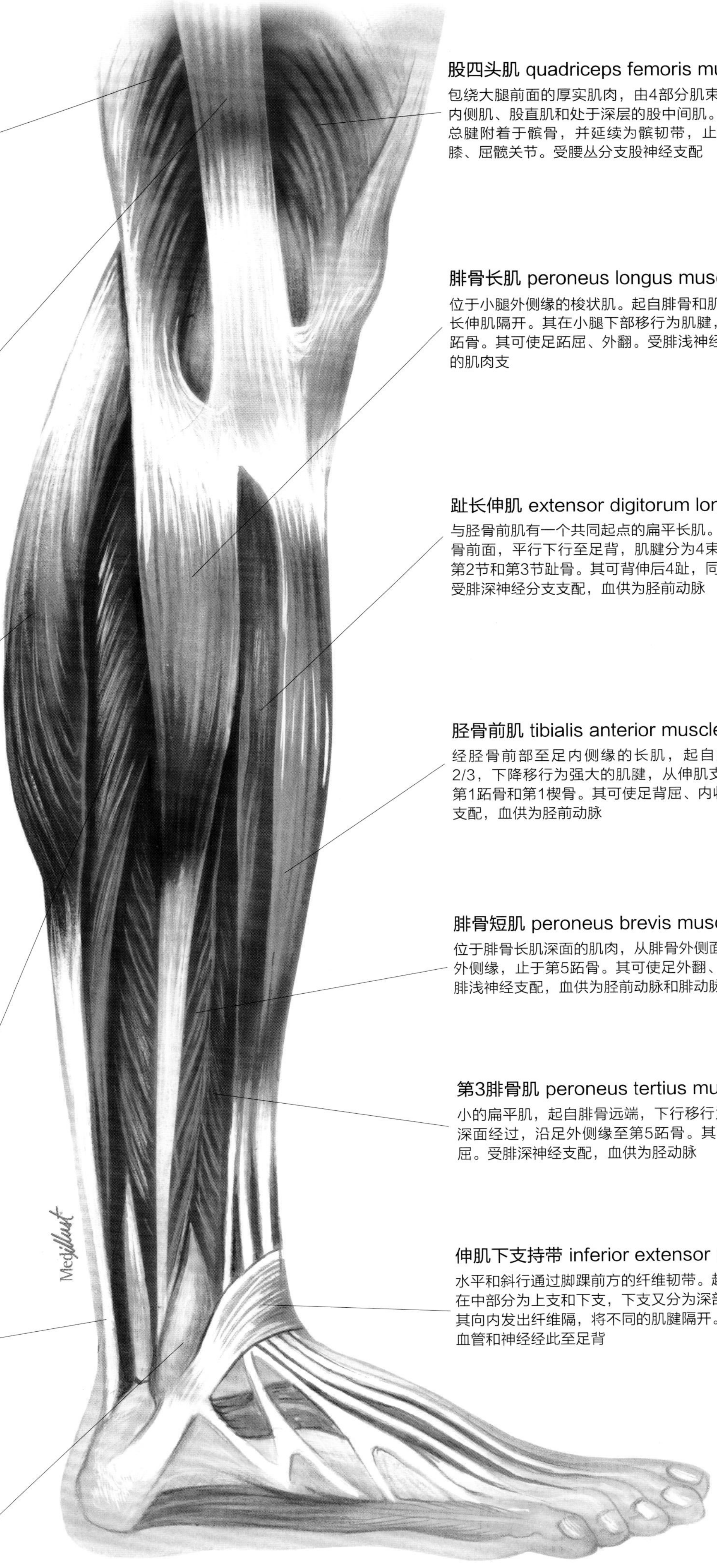

股二头肌 biceps femoris muscle

走行于大腿后部外侧浅层的厚实肌肉。上部由长头和短头构成，两者融合为一个十分长的肌腱，止于腓骨头，形成腘窝的上外侧壁。其可在屈膝的同时轻微外旋髋关节，还可伸大腿。受胫神经和腓总神经支配，血供为股深动脉分支穿动脉和臀下动脉

髂胫束 iliotibial tract

走行于大腿外侧面浅层的纤维膜，由阔筋膜纤维和阔筋膜张肌纤维联合组成

腓肠肌 gastrocnemius muscle

位于胫骨后面上端十分强大的肌肉。其上部由两部分组成：腓肠肌外侧头和内侧头，分别起自股骨外上髁、内上髁。在胫骨中1/3处，二者合并为一个肌腹，末端与比目鱼肌肌腱融合，形成跟腱，止于跟骨结节。收缩时，可使足跖屈；直立时，固定踝关节，同时伸大腿。其对行走具有重要作用。受胫神经支配，血供为腘动脉、腓动脉和胫后动脉分支

比目鱼肌 soleus muscle

位于小腿后方的扁阔肌，部分被腓肠肌覆盖。起自腓骨头、胫骨和二骨之间的纤维弓，下行移行为宽腱，与腓肠肌肌腱融合为跟腱，止于跟骨结节。其功能与腓肠肌相同，可使足跖屈、上抬脚跟，对行走具有重要作用。受胫神经支配，血供为胫腓动脉分支

跟腱(Achilles腱) calcaneal tendon

腓肠肌和比目鱼肌的共同腱，止于踝关节后面的跟骨结节。经踝关节后部皮肤可见这一坚韧的韧带

外踝 lateral malleolus

腓骨外侧缘下端的骨性隆起，容纳腓骨肌肌腱的管道经此通过

股四头肌 quadriceps femoris muscle

包绕大腿前面的厚实肌肉，由4部分肌束组成：股外侧肌、股内侧肌、股直肌和处于深层的股中间肌。这些肌束止于总腱，总腱附着于髌骨，并延续为髌韧带，止于胫骨粗隆。其可伸膝、屈髋关节。受腰丛分支股神经支配

腓骨长肌 peroneus longus muscle

位于小腿外侧缘的梭状肌。起自腓骨和肌间隔，后者将其与踇长伸肌隔开。其在小腿下部移行为肌腱，经外踝后方止于第1跖骨。其可使足跖屈、外翻。受腓浅神经支配，血供为腓动脉的肌肉支

趾长伸肌 extensor digitorum longus muscle

与胫骨前肌有一个共同起点的扁平长肌。起自胫骨外侧髁和腓骨前面，平行下行至足背，肌腱分为4束，分别止于2~5趾的第2节和第3节趾骨。其可背伸后4趾，同时使足背屈、外翻。受腓深神经分支支配，血供为胫前动脉

胫骨前肌 tibialis anterior muscle

经胫骨前部至足内侧缘的长肌，起自胫骨外侧髁和胫骨上2/3，下降移行为强大的肌腱，从伸肌支持带深方穿过，止于第1跖骨和第1楔骨。其可使足背屈、内收和内翻。受腓深神经支配，血供为胫前动脉

腓骨短肌 peroneus brevis muscle

位于腓骨长肌深面的肌肉，从腓骨外侧面，经足外踝后方至足外侧缘，止于第5跖骨。其可使足外翻、外展和轻微跖屈。受腓浅神经支配，血供为胫前动脉和腓动脉分支

第3腓骨肌 peroneus tertius muscle

小的扁平肌，起自腓骨远端，下行移行为肌腱，从附骨支持带深面经过，沿足外侧缘至第5跖骨。其可伸第5趾，也使足背屈。受腓深神经支配，血供为胫动脉

伸肌下支持带 inferior extensor retinaculum

水平和斜行通过脚踝前方的纤维韧带。起自跟骨前面外侧部，在中部分为上支和下支，下支又分为深部和浅部止于足内踝。其向内发出纤维隔，将不同的肌腱隔开。小腿前面的伸肌腱、血管和神经经此至足背

小腿 leg

内侧浅层观 medial superficial view

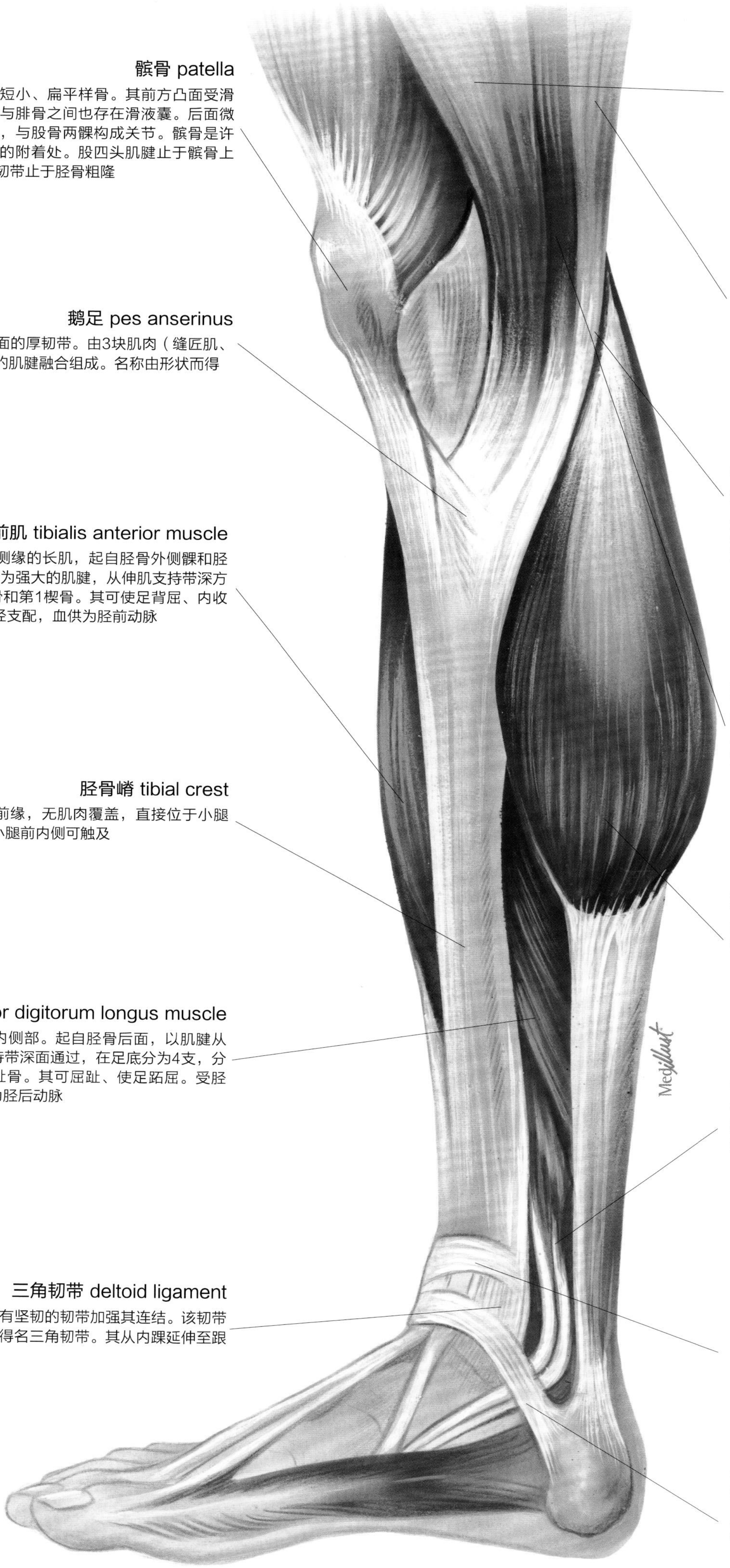

髌骨 patella

位于膝关节前方的短小、扁平样骨。其前方凸面受滑液囊保护，在髌骨与腓骨之间也存在滑液囊。后面微凸，有两个关节面，与股骨两髁构成关节。髌骨是许多大腿和小腿肌肉的附着处。股四头肌腱止于髌骨上缘，向下延续为髌韧带止于胫骨粗隆

鹅足 pes anserinus

止于胫骨上端内侧面的厚韧带。由3块肌肉（缝匠肌、半腱肌和股薄肌）的肌腱融合组成。名称由形状而得

胫骨前肌 tibialis anterior muscle

经胫骨前部至足内侧缘的长肌，起自胫骨外侧髁和胫骨上2/3，下降移行为强大的肌腱，从伸肌支持带深方穿过，止于第1跖骨和第1楔骨。其可使足背屈、内收和内翻。受腓深神经支配，血供为胫前动脉

胫骨嵴 tibial crest

纵贯胫骨干的胫骨前缘，无肌肉覆盖，直接位于小腿前部的皮肤下，在小腿前内侧可触及

趾长屈肌 flexor digitorum longus muscle

位于小腿后部深层内侧部。起自胫骨后面，以肌腱从内踝后方伸肌下支持带深面通过，在足底分为4支，分别止于2~5趾远节趾骨。其可屈趾、使足跖屈。受胫后神经支配，血供为胫后动脉

三角韧带 deltoid ligament

在胫骨和跗骨的内侧有坚韧的韧带加强其连结。该韧带浅层为三角形，故而得名三角韧带。其从内踝延伸至跟骨、舟骨和距骨

缝匠肌 sartorius muscle

扁带状肌，起自髂前上棘,斜行穿过大腿前面，止于胫骨上端内侧的鹅足，该处亦为股薄肌和半腱肌的止点。其可屈膝、屈髋，同时外展髋关节。受股神经分支支配，血供为股外侧动脉分支

半膜肌 semimembranosus muscle

部分被半腱肌覆盖，其上1/3由宽阔的腱膜组成，故称其半膜肌。起自坐骨结节，以3个腱膜止于胫骨上端。作用与半腱肌相似：屈膝、伸髋和内旋胫骨。受坐骨神经支配，血供为股深动脉分支穿动脉

半腱肌 semitendinosus muscle

起自坐骨结节，经大腿后侧下行，经膝内侧后，绕至前侧，止于鹅足，该处亦为缝匠肌和股薄肌在胫骨上的共同止点。其可在屈膝的同时内旋髋关节，还可伸大腿。受坐骨神经分支支配，血供为股深动脉分支穿动脉和臀下动脉。

股薄肌 gracilis muscle

长而窄，起自耻骨联合和耻骨下支，沿股骨内侧缘到达胫骨上端，止于鹅足。其可屈膝、内收髋关节。受腰丛分支闭孔神经的支配，血供为闭孔动脉

腓肠肌 gastrocnemius muscle

位于小腿后面的肌肉。其两个起点分别为股骨外、内上髁。在胫骨中1/3处，二者合并为一个肌腹，移行于跟腱

踇长屈肌 flexor hallucis longus muscle

与趾长屈肌走行一致。起自腓骨和骨间膜，沿胫骨后面下行，移行为肌腱，从内踝后方至足底，止于踇趾第2节趾骨。其可屈踇趾、使足跖屈。受胫神经支配，血供为腓动脉

伸肌上支持带 superior extensor retinaculum

水平和斜行通过脚踝前方的纤维韧带。起自跟骨前面外侧部，在中部分为上支和下支，下支又分为深部和浅部止于足内踝。其向内发出纤维隔，将不同的肌腱隔开。小腿前面的伸肌腱、血管和神经经此至足背

屈肌支持带（内侧部）flexor retinaculum (medial)

从胫骨内踝延伸至跟骨内侧面和后缘的纤维韧带。其深部有趾屈肌腱和小腿后群肌腱经过

足底浅层观 plantar superficial view

小趾短屈肌 flexor digiti minimi brevis muscle

与小趾展肌走行一致。从第5跖骨底延伸至小趾第1节趾骨。与趾短屈肌协同屈小趾。受足底外侧神经分支支配

蚓状肌 lumbrical muscles

4个小的圆柱形肌肉，起自并位于4个趾长屈肌腱之间和第2趾屈肌腱和跗长屈肌腱之间，止于2~5趾第1节趾骨和相应的伸肌腱。其可屈2~5趾跖趾关节，伸趾间关节。第1和第2蚓状肌受足底内侧神经分支支配，第3和第4蚓状肌受足底外侧神经支配。所有蚓状肌血供为足底深弓分支

屈肌腱鞘 sheaths of the tendons of the flexor muscles

在趾部，屈肌腱由5个腱鞘所包绕

跗长屈肌腱 tendon of the flexor hallucis longus muscle

位于小腿后部深层。起自腓骨，经内踝后方、跟骨下方止于跗趾第2节趾骨。在其走行中，发出纤维与趾长屈肌腱融合。可屈跗趾趾间关节、使足跖屈。受胫后神经支配，血供为足底内侧动脉

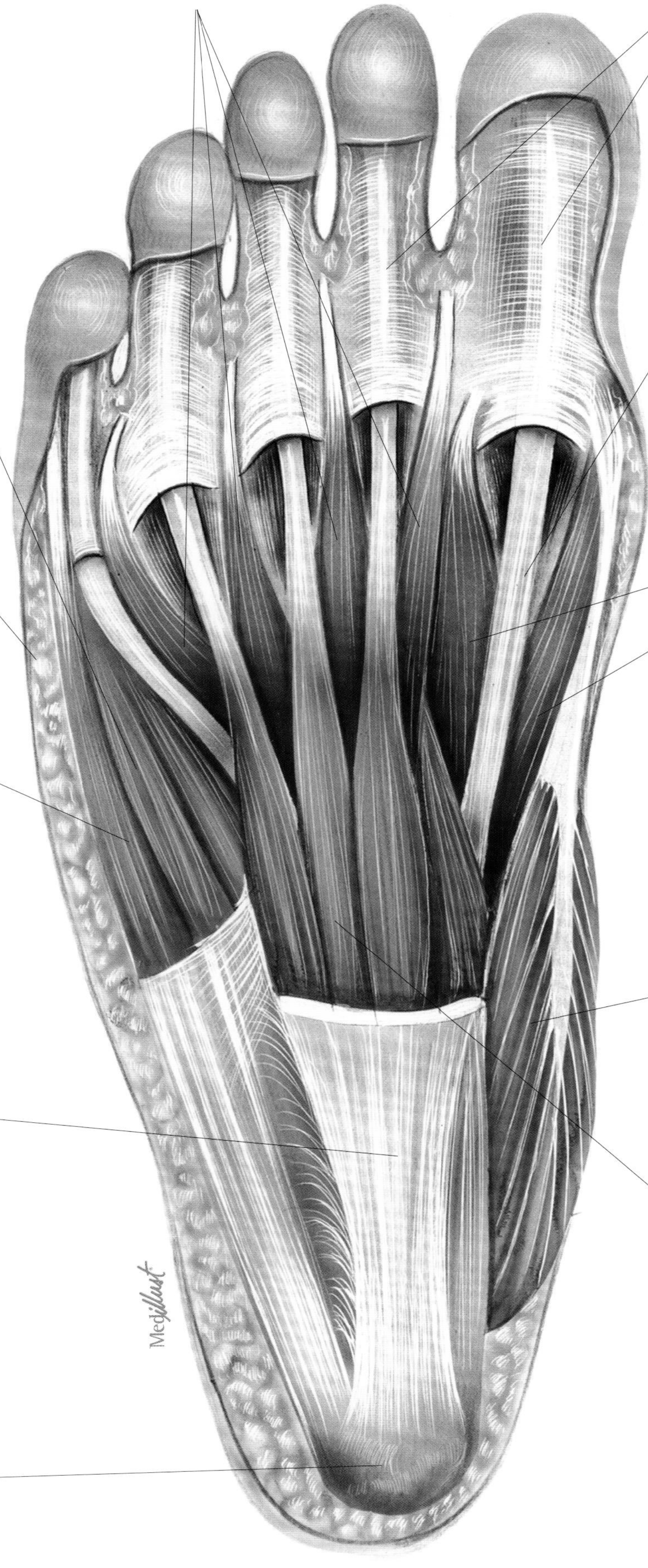

足底（脂肪）组织 plantar adipose (fatty) tissue

位于足底皮肤和足底腱膜之间的脂肪组织。其对承受全身体重具有缓冲作用

小趾展肌 abductor digiti minimi muscle

位于足底外侧缘。从跟骨延伸至小趾第1节趾骨和第5跖骨。其可外展小趾。受足底外侧神经分支支配，血供为足底外侧动脉分支

足底腱膜 plantar fascia

位于足底皮肤下覆盖足底肌肉组织的坚韧三角形腱膜。从跟骨后部延伸至5趾底，发出纤维形成屈肌腱鞘。脂肪组织位于足底腱膜和足底皮肤之间

跟骨结节 tuberosity of the calcaneus

跟骨后方的骨性隆起，形成足跟，是覆盖足底肌组织的足底腱膜的起点

跗短屈肌 flexor hallucis brevis muscle

起自内侧楔骨和跟骨，位于足底深层，分为两支：一支与跗展肌腱融合，一支与跗收肌腱融合。其可屈跗趾。受足底外侧和内侧神经分支支配

跗展肌 abductor hallucis muscle

位于足底内侧缘。起自跟骨，以肌腱止于跗趾第1节趾骨，该肌腱与跗长屈肌腱融合。其可屈跗趾、外展跗趾。受足底内侧神经分支支配，血供为足底内侧动脉

趾短屈肌 flexor digitorum brevis muscle

位于足底中间，起自跟骨，分为4个肌束，移行为肌腱，分别止于2~5趾第2节趾骨。其可屈后4趾趾间关节。受足底内侧神经分支支配，血供为足底外侧动脉分支

足 foot

足底中层观 intermediate plantar view

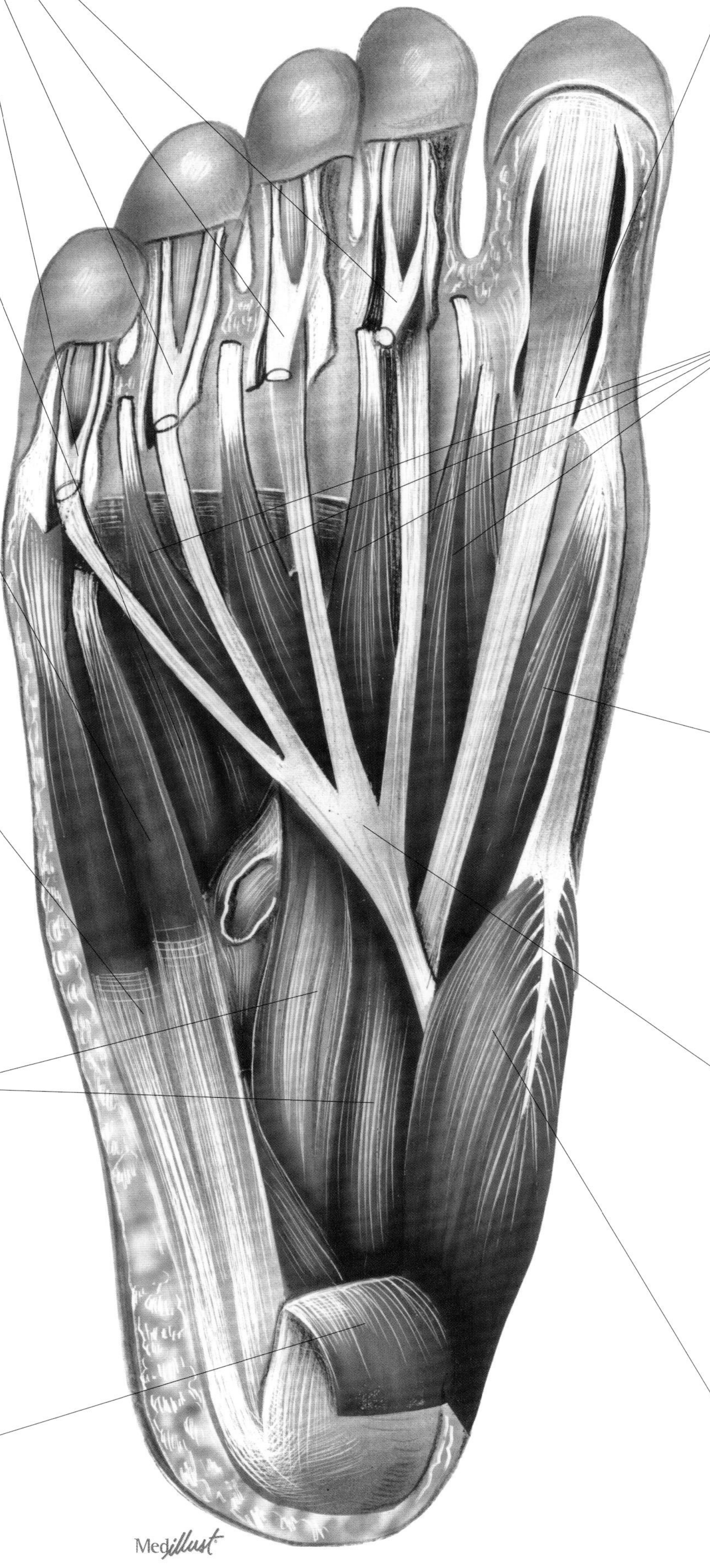
MedIllust

趾短屈肌腱 tendons of the flexor digitorum brevis muscle

该肌腱以两个细腱止于2~5趾第2节趾骨的内侧部和外侧部。趾长屈肌的止腱从两细腱之间穿过

第3骨间足底肌 third interossenous plantar muscle

足底最深层肌肉，位于第4跖骨间隙。从第5跖骨内侧面延伸至小趾第1节趾骨。其可屈小趾跖趾关节，伸趾间关节，同时内收小趾。其神经支配和血供同其他两块骨间足底肌

小趾短屈肌 flexor digiti minimi brevis muscle

与小趾展肌走行一致。从第5跖骨底延伸至小趾第1趾骨。协同趾短屈肌屈小趾。受足底外侧神经分支支配

小趾展肌 abductor digiti minimi muscle

位于足底外侧缘。从跟骨延伸至小趾第1节趾骨和第5跖骨。其可外展小趾。受足底外侧神经分支支配，血供为足底外侧动脉

跖方肌 quadratus plantae muscle

位于小趾短屈肌深面的扁平肌。包括两个肌束：起自跟骨内侧面的内侧头和起自跟骨结节外侧的外侧头，肌束融合后止于趾长屈肌腱。可协同屈趾。受足底外侧和内侧神经分支支配，血供为足底外侧动脉

趾短屈肌 flexor digitorum brevis muscle

位于足底中间，起自跟骨，分为4个肌束，移行为肌腱，分别止于2~5趾第2节趾骨。其可屈2~5趾趾间关节。受足底内侧神经支配，血供为足底外侧动脉分支

踇长屈肌腱 tendon of the flexor hallucis longus muscle

位于小腿后部深层。起自腓骨，经内踝后方、跟骨下方止于踇趾第2节趾骨。在其走行中，发出纤维与趾长屈肌腱融合。其可屈踇趾趾间关节、使足跖屈。受胫后神经支配，血供为足底内侧动脉

蚓状肌 lumbrical muscles

4个小的圆柱形肌肉，起自并位于4个趾长屈肌腱之间和第2趾屈肌腱和踇长屈肌腱之间，止于2~5趾第1节趾骨和相应的伸肌腱。其可屈2~5趾跖趾关节，伸趾间关节。第1和第2蚓状肌受足底内侧神经分支支配，第3和第4蚓状肌受足底外侧神经支配。所有蚓状肌血供为足底动脉深弓分支

踇短屈肌 flexor hallucis brevis muscle

起自内侧楔骨和跟骨，位于足底深层，分为两支：一支与踇展肌腱融合，一支与踇收肌腱融合。其可屈踇趾。受足底外侧和内侧神经分支支配

趾长屈肌腱 tendons of the flexor digitorum longus muscle

趾长屈肌腱在足底内侧缘分为4个肌腱，经趾短屈肌腱两支之间止于2~5趾第3节趾骨。在发出分支之前，其与部分踇长屈肌腱纤维融合

踇展肌 abductor hallucis muscle

位于足底内侧缘。起自跟骨，以肌腱止于踇趾第1节趾骨，该肌腱与踇长屈肌腱融合。其可屈踇趾、外展踇趾。受足底内侧神经分支支配，血供为足底内侧动脉

足 foot

足底深层观 deep plantar view

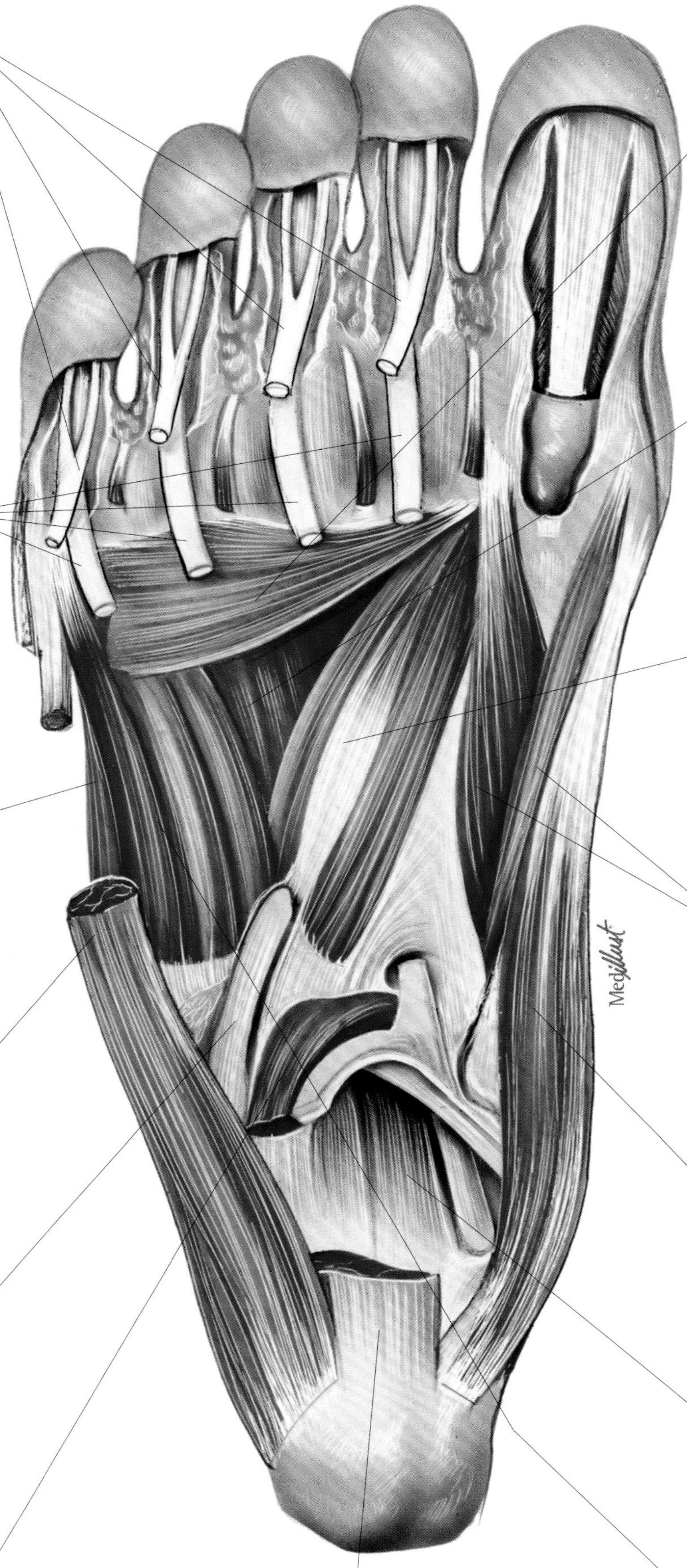

趾短屈肌腱 tendons of the flexor digitorum brevis muscle

该肌腱以两个细腱止于2~5趾第2节趾骨的内侧部和外侧部。趾长屈肌的止腱从两细腱之间穿过

趾长屈肌腱 tendons of the flexor digitorum longus muscle

趾长屈肌腱在足底内侧缘分为4个肌腱，经趾短屈肌腱两支之间止于2~5趾第3节趾骨。在发出分支之前，其与部分踇长屈肌腱纤维融合

小趾对跖肌 opponens digiti minimi muscle

被小趾展肌和小趾短屈肌所覆盖。起自骰骨和腓骨长肌腱，止于第5跖骨远端外侧面。其可屈小趾，同时内收小趾。受足底外侧神经分支支配，血供为足底外侧动脉

小趾展肌 abductor digiti minimi muscle

从跟骨延伸至小趾第1节趾骨和第5跖骨。其可外展小趾。受足底外侧神经分支支配，血供为足底外侧动脉

腓骨长肌腱 tendon of the peroneus longus muscle

腓骨长肌位于小腿外侧区，从外踝后方通过，其肌腱与腓骨短肌腱共同包绕于保护其通过踝关节的滑膜鞘，然后斜行穿过足底，止于第1跖骨

足底方肌 quadratus plantae muscle

位于小趾短屈肌深面的扁平肌。包括两个肌束：起自跟骨内侧面的内侧头和起自跟骨结节外侧的外侧头，肌束融合后止于趾长屈肌腱。可协同屈趾。受足底外侧神经分支支配，血供为足底外侧动脉

踇收肌横头 transverse head of the adductor hallucis muscle

踇收肌横头起自2~5趾跖趾关节，止于踇趾背面和跖面，与踇长屈肌腱和踇长伸肌腱融合。其可内收踇趾，还可使踇指跖屈。受足底外侧神经分支支配，血供为足底外侧动脉分支

第2骨间足底肌 second interossenous plantar muscle

位于足底最深层的骨间隙。从第4跖骨内侧面延伸至第4趾第1节趾骨。其可屈第4趾跖趾关节，伸趾间关节，同时内收该趾

踇收肌斜头 obique head of the adductor hallucis muscle

形成踇收肌的两部分肌束之一，起自骰骨下面和第3、4跖骨底，止于踇趾第1节趾骨。其可屈踇趾，同时还可内收第1、2趾。受足底外侧神经分支支配，血供为足底外侧动脉分支

踇短屈肌 flexor hallucis brevis muscle

起自跗骨和舟骨，位于足底深层，分为两支：一支与踇展肌腱融合，一支与踇收肌腱融合。其可屈踇趾。受足底外侧和内侧神经分支支配，足底内侧动脉供血

踇展肌 abductor hallucis muscle

位于足底内侧缘。起自跟骨，以肌腱止于踇趾第1节趾骨，该肌腱与踇长屈肌腱融合。其可屈踇趾，同时使踇趾与第2趾分开（外展踇趾）。受足底内侧神经分支支配，血供为足底内侧动脉

足底长韧带 long plantar ligament

从跟骨下面经骰骨下面至后4个跖骨的宽阔韧带

小趾短屈肌 flexor digiti minimi brevis muscle

从第5跖骨底延伸至小趾第1节趾骨。协同趾短屈肌屈小趾。受足底外侧神经分支支配，血供为足底外侧动脉分支

趾短屈肌 flexor digitorum brevis muscle

位于足底中间，起自跟骨，分为4个肌束，移行为肌腱，分别止于2~5趾第2节趾骨。其可屈2~5趾趾间关节。受足底内侧神经支配，血供为足底外侧动脉分支

足 foot

足背浅层观 dorsal superficial view

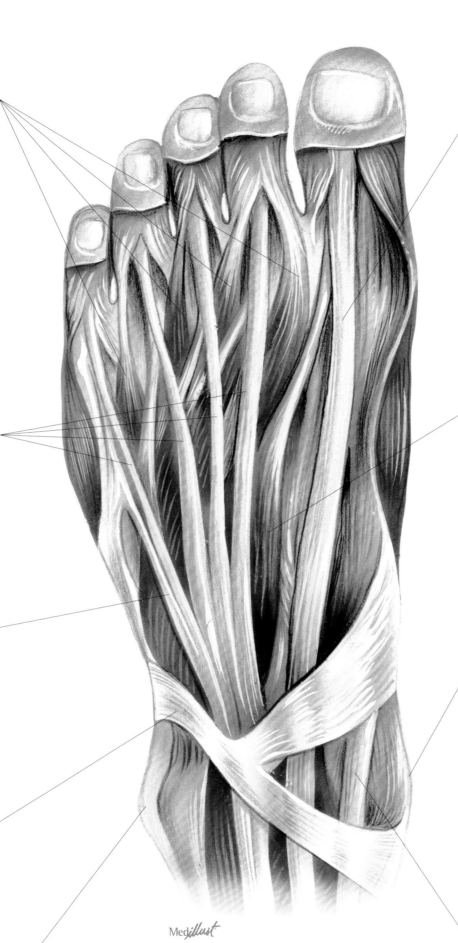

MedIllust

骨间背侧肌 dorsal interossenous muscle

位于足底深层的4块肌肉。位于第1～4跖骨间隙，止于第2、3、4趾的第1节趾骨。其可屈跖趾关节、伸趾间关节。受足底外侧神经分支支配，血供为足底弓分支骨间动脉

趾长伸肌腱 tendons of the extensor digitorum longus muscle

趾长伸肌的4个肌腱，位于小腿前面，至足背分别至2~5趾的第2、3节趾骨；至2、3、4趾的肌腱与趾短伸肌腱融合。其可伸后4趾，使足背屈、外翻

第3腓骨肌腱 tendon of the peroneus tertius muscle

第3腓骨肌位于小腿前面，经足外侧缘、伸肌下支持带深面，止于第5跖骨。其可使足背屈，同时外旋、外展

伸肌下支持带 inferior extensor retinaculum

水平和斜行通过足踝前方的纤维韧带。起自跟骨前面外侧部，在中部分为上支和下支，下支又分为深部和浅部止于足内踝。其向内发出纤维隔，将不同的肌腱隔开。小腿前面的伸肌腱、血管和神经经此至足背

外踝 lateral malleolus

腓骨外侧缘下端的骨性隆起，在踝部隆起，容纳腓骨肌肌腱的管道经此通过

跗长伸肌腱 tendon of the extensor hallucis longus muscle

跗长伸肌位于小腿前面，经足背内侧缘以肌腱止于跗趾第1、2节趾骨。其可使跗趾背伸、足背屈和内翻

趾短伸肌 extensor digitorum brevis muscle

扁平肌。起自跟骨，沿足背斜行，以4个肌腱分别止于前4趾。在第1趾，其止于第1节趾骨，而在其他3趾，其与趾长伸肌腱融合。与趾长伸肌协同背伸前4趾。受腓深神经分支支配，血供为足背动脉

内踝 medial malleolus

胫骨内侧缘下端的骨性隆起，在踝部隆起，为关节韧带的附着处

胫骨前肌腱 tendon of the tibialis anterior muscle

起自小腿外侧面，经伸肌支持带深面，止于第1跖骨和第1楔骨。其可使足背屈、内收和内旋

足 foot

足背深层观 dorsal deep view

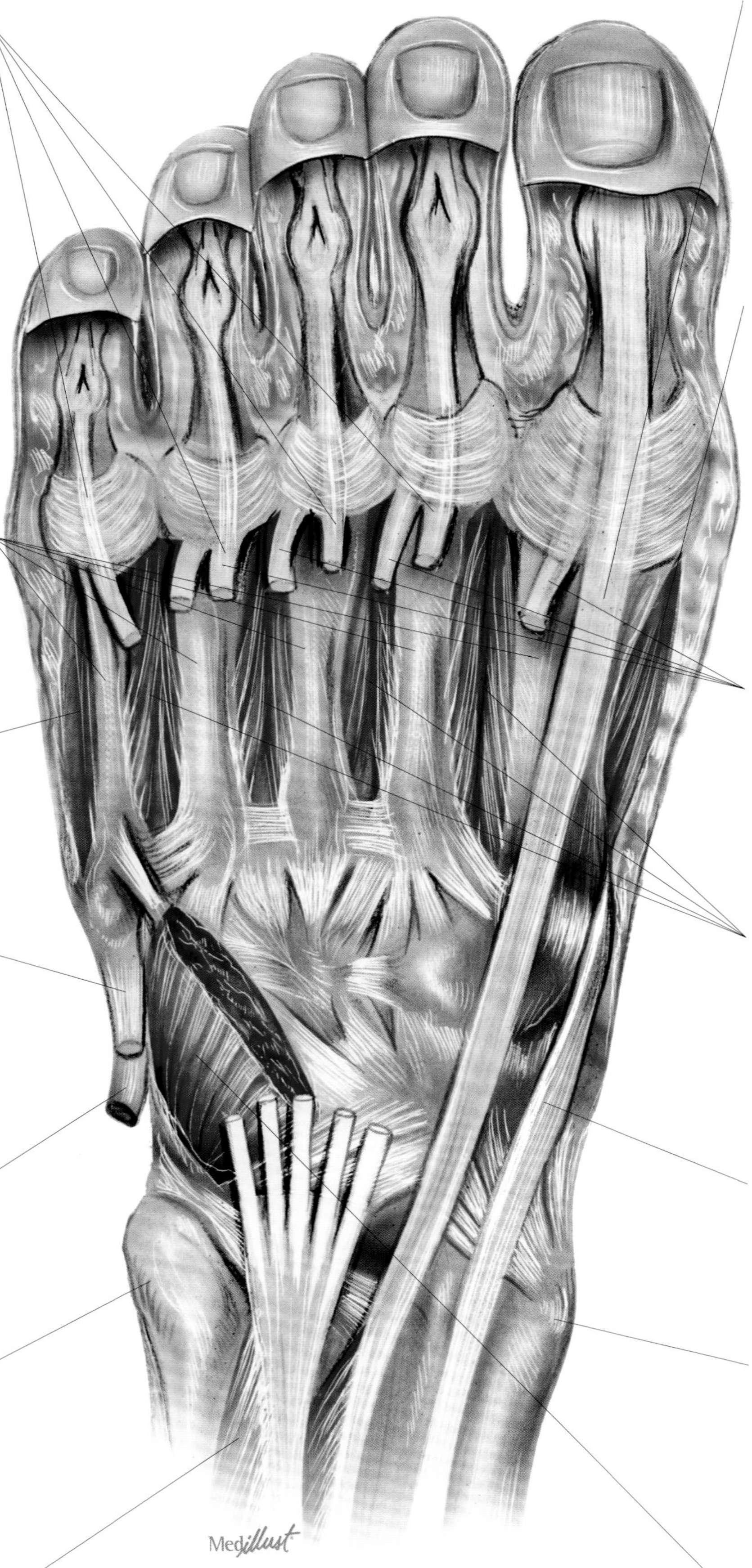

趾长伸肌腱 tendon of the extensor digitorum longus muscle

趾长伸肌的4个肌腱位于小腿前面，经足背部到达2~5趾的第2、3节趾骨，与第2~4趾的趾短伸肌腱融合。其可使2~5趾背屈，同时使足背屈、外展

跖骨 metataral bone

5个长形骨，形成跖部，其后面接跗骨，前面接趾骨。其为骨间肌的附着处

小指展肌 abductor digiti minimi muscle

位于足底外侧缘。从跟骨延伸至小趾第1节趾骨和第5跖骨。其可外展小趾。受足底外侧神经分支支配，血供为足底外侧动脉分支

腓骨短肌腱 tendon of the peroneus brevis muscle

腓骨短肌位于腓骨长肌深面，远端移行为肌腱，经外踝后方至足外侧缘，止于第5跖骨

腓骨长肌腱 tendon of the peroneus longus muscle

腓骨长肌位于小腿外侧区，从外踝后方通过，其肌腱与腓骨短肌腱共同包绕于保护其通过踝关节的滑膜鞘。斜行穿过足底，止于第1跖骨

外踝 lateral malleolus

腓骨外侧缘下端的骨性隆起，在踝部隆起，容纳腓骨肌肌腱的管道经此通过

趾长伸肌 extensor digitorum longus muscle

与胫骨前肌有一个共同起点的扁平肌。起自胫骨外侧髁和腓骨前面，相伴下行至足背，肌腱分为4束，分别止于2~5趾的第2、3节趾骨。其可背伸2~5趾，同时使足背屈、外翻。受腓深神经分支支配，血供为胫前动脉

踇长伸肌腱 tendon of the extensor hallucis longus muscle

踇长伸肌位于小腿前面，经足背内侧缘以肌腱止于踇趾第1、2节趾骨。其可使踇趾背伸、足背屈和内翻

踇展肌 abductor hallucis muscle

位于足底内侧缘。起自跟骨，以肌腱止于踇趾第1节趾骨，该肌腱与踇长屈肌腱融合。其可屈踇趾，外展踇趾。受足底内侧神经分支支配，血供为足底内侧动脉

趾短伸肌腱 tendon of the extensor digitorum brevis muscle

该肌腱止点如下：在第1趾，其止于第1节趾骨，而在其他3趾，其与趾长伸肌腱融合

骨间背侧肌 dorsal interossenous muscle

位于足底深层的4块肌肉。位于第1~4跖骨间隙，止于2~4趾的第1节趾骨。其可屈跖趾关节、伸趾间关节。受足底外侧神经分支支配，血供为足底深弓分支骨间动脉

胫骨前肌腱 tendon of the tibialis anterior muscle

起自小腿外侧缘，经伸肌支持带深方，止于第1跖骨和第1楔骨。其可使足背屈、内收和内旋

内踝 medial malleolus

胫骨内侧缘下端的骨性隆起，在踝部隆起，为关节韧带的附着处

趾短伸肌 extensor digitorum brevis muscle

扁平肌。起自跟骨，沿足背斜行，以4个肌腱分别止于前4趾。在第1趾，其止于第1节趾骨，而在其他3趾，其与趾长伸肌腱融合。与趾长伸肌协同背伸前4趾。受腓深神经分支支配，血供为足背动脉

足 foot

骨间肌 interosseous muscles

跖面观 plantar view

第3骨间足底肌 third plantar interosseous muscle

位于第4跖骨间隙。起自第5跖骨内侧面，止于第5趾的第1节趾骨。它可以屈第5趾的第1节趾骨，伸其他两节趾骨，还可以内收第5趾。该肌肉的神经支配和血供与其他两条趾骨间肌相同

第2骨间足底肌 second plantar interosseous muscle

起自第3跖骨的内侧面，止于第4趾的第1节趾骨。它可以屈第4趾的第1节趾骨，伸其他两节趾骨，同时还可以内收该趾

第1骨间足底肌 first plantar interosseous muscle

位于第2跖骨间隙跖面，起自第3跖骨的内侧面，止于第3趾的第1节趾骨。它可以屈第3趾的第1节趾骨，伸其他两节趾骨，同时还可以内收该趾。与其他骨间肌一样，该肌由足底外侧神经的肌支支配，由足底骨间动脉分支供给血液

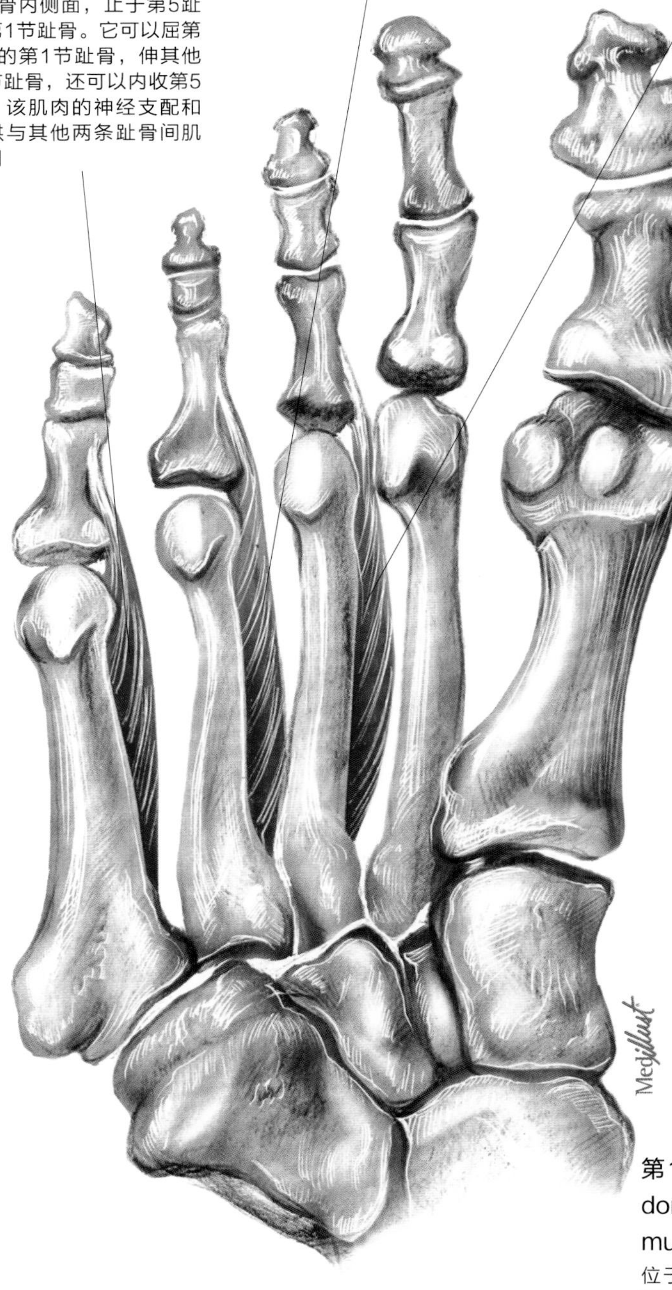

背面观 dorsal view

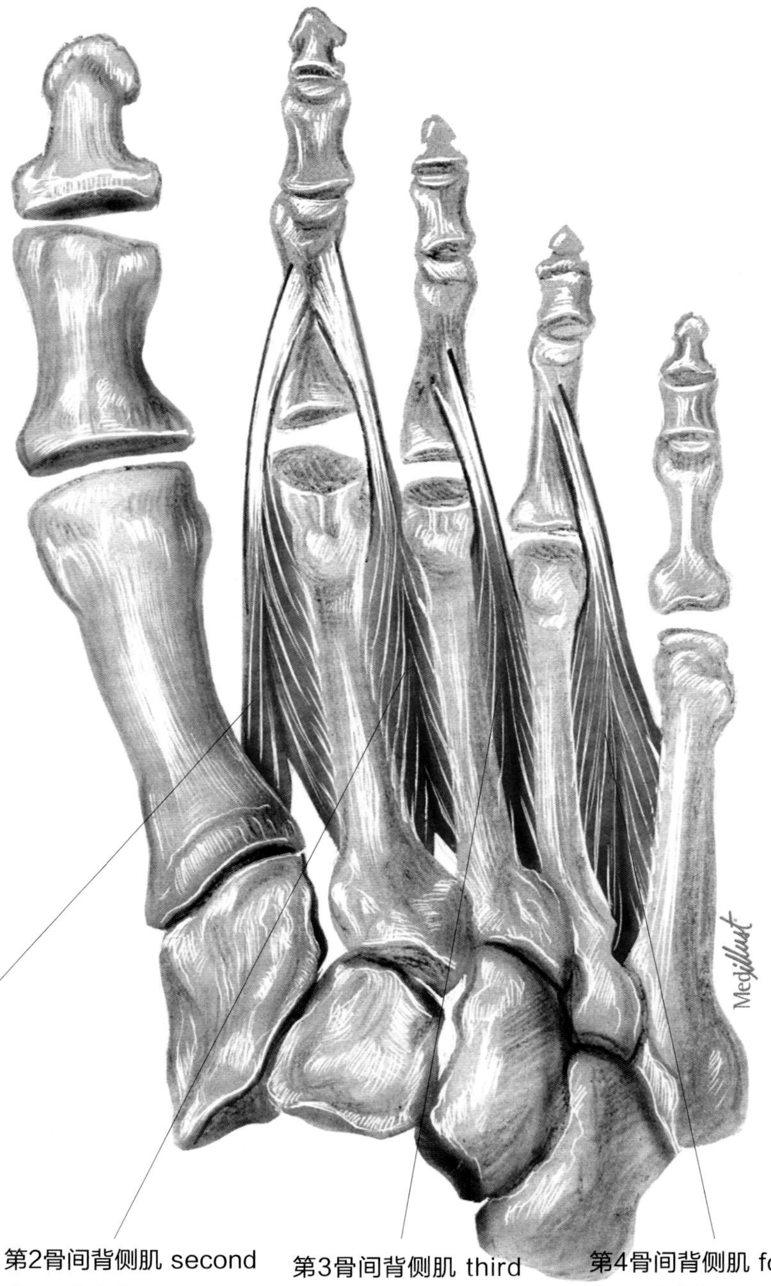

第1骨间背侧肌 first dorsal interosseous muscle

位于第1跖骨间隙的背侧部。起自第1跖骨的外侧缘和第2跖骨的内侧缘，行向第2趾，以肌腱止于第2趾第1节趾骨的内侧缘。可以屈第2趾的第1节趾骨，伸其他两节趾骨。该肌由足底外侧神经支配，由足底骨间动脉分支供给血液

第2骨间背侧肌 second dorsal interosseous muscle

位于第2跖骨间隙的背侧部。起自第2跖骨的外侧缘和第3跖骨的内侧缘，行向第3趾，止于第2趾第1节趾骨的外侧面。屈第2趾的第1节趾骨，伸其他两节趾骨，同时外展该趾

第3骨间背侧肌 third dorsal interosseous muscle

占据了第3跖骨间隙的背侧部。起自第3跖骨的外侧缘和第4跖骨的内侧缘，以肌腱止于第3趾第1节趾骨的外侧面。屈第3趾的第1节趾骨，伸其他两节趾骨，同时外展该趾

第4骨间背侧肌 fourth dorsal interosseous muscle

位于第4跖骨间隙的背侧部。起自第4跖骨的外侧缘和第5跖骨的内侧缘，行向第4趾，并以肌腱止于该趾第1节趾骨的外侧面。屈第4趾的第1节趾骨，伸其他两节趾骨，同时外展该趾

股部.肌肉层 thigh. muscular compartments

横断面. 上面观 cross-section. superior view

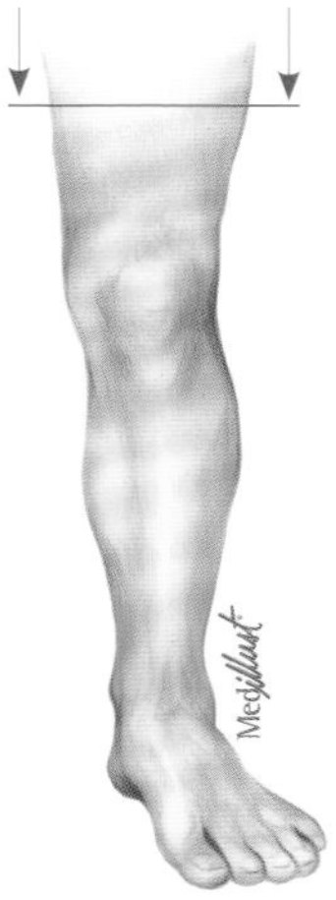

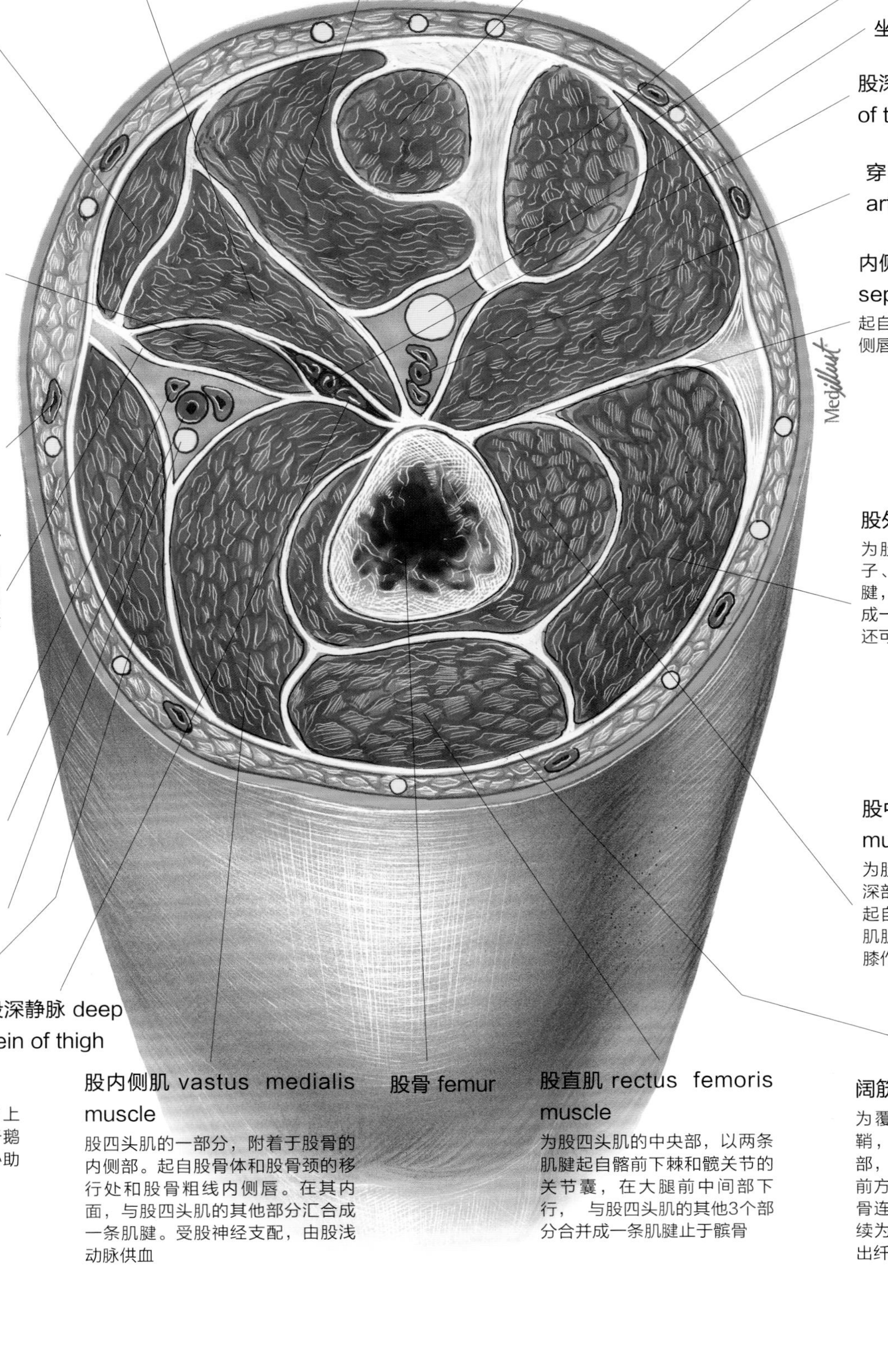

股薄肌 gracilis muscle

是一条长而薄的肌肉，起自耻骨联合和耻骨下支，沿大腿内侧缘延续为肌腱到达胫骨上端，止于鹅足。协助屈小腿和内收大腿。受闭孔神经支配，由闭孔动脉供给血液

大收肌 adductor magnus muscle

为一块三角形的肌肉，起自坐骨及耻骨，下行至大腿，止于股骨的内侧缘。向中线方向内收大腿，还可以屈和外旋大腿。受闭孔神经和胫神经支配，由股深动脉的肌支供给血液

半膜肌 semimembranosus muscle

部分被半腱肌覆盖。因其上1/3由宽的腱膜构成故名半膜肌。起自坐骨结节，向下止于胫骨上端。其作用与半腱肌相似，可以屈膝、伸髋、内旋小腿。受坐骨神经支配，由股动脉的穿动脉分支供给血液

半腱肌 semitendinosus muscle

起自坐骨结节，沿大腿背侧下行，绕过膝关节的内侧缘，行向前面，移行为一肌腱，止于胫骨上端。这里也是缝匠肌和股薄肌的止点。半腱肌收缩可以屈膝、内旋小腿和伸髋。受坐骨神经支配

股二头肌长头 long head of biceps femoris muscle

股二头肌上部的两个头之一。起自坐骨结节，在大腿背面斜向下行，在股骨中1/3的位置与股二头肌短头汇合

股二头肌短头 short head of biceps femoris muscle

构成股二头肌的上部，起自股骨内侧缘的股骨粗线外侧唇，下行与股二头肌长头汇合，止于腓骨头

坐骨神经 sciatic nerve

股深动脉 deep artery of thigh

穿动脉和穿静脉 perforating arteries and vein

内侧肌间隔 lateral intermuscular septum

起自阔筋膜的内侧区，延续至股骨粗线外侧唇，将股部肌分为前群和后群

长收肌 addcutor longus muscle

由盆部行向大腿，与耻骨肌平行。起自耻骨，止于股骨内侧缘。与其他内收肌一样，长收肌可协助大腿内收及外旋。受坐骨神经支配，由股动脉分支供给血液

大隐静脉 great saphenous vein

内侧肌间隔 medial intermuscular septum

为一厚的膜性结构，起自股筋膜的内侧区，止于股骨粗线内侧唇，起到分隔股前、后部肌群的作用

股静脉 femoral vein

股动脉 femoral artery

隐神经 saphenous nerve

股深静脉 deep vein of thigh

股外侧肌 vastus lateralis muscle

为股四头肌的最外侧部，起自股骨大转子、股骨前面、粗线外侧唇和臀大肌肌腱，向下与股四头肌的其他3块肌肉合并成一条肌腱。该肌的主要作用为伸小腿，还可协助屈大腿

股中间肌 vastus intermedius muscle

为股四头肌的一部分，位于股前区的深部，股外侧肌和股内侧肌的深面。起自股骨体上端，向下融合到股四头肌肌腱，包绕髌骨。股中间肌具有伸膝作用

缝匠肌 sartorius muscle

一条长而薄的肌肉，起自髂前上棘，向下斜行穿过股前部，止于鹅足。缝匠肌收缩可以屈小腿及协助屈大腿，同时外旋大腿

股内侧肌 vastus medialis muscle

股四头肌的一部分，附着于股骨的内侧部。起自股骨体和股骨颈的移行处和股骨粗线内侧唇。在其内面，与股四头肌的其他部分汇合成一条肌腱。受股神经支配，由股浅动脉供血

股骨 femur

股直肌 rectus femoris muscle

为股四头肌的中央部，以两条肌腱起自髂前下棘和髋关节的关节囊，在大腿前中间部下行，与股四头肌的其他3个部分合并成一条肌腱止于髌骨

阔筋膜 fascia lata

为覆盖和包绕股部肌肉的筋膜鞘，由盆部延伸到膝部。在后部，它是臀筋膜向下的延续；在前方，它起自腹股沟韧带、坐耻骨连结处和耻骨。阔筋膜向下延续为小腿筋膜。阔筋膜向深部发出纤维隔分隔股部的肌群

小腿. 肌肉层 leg. muscular compartments

横断面. 下面观 cross-section. inferior view

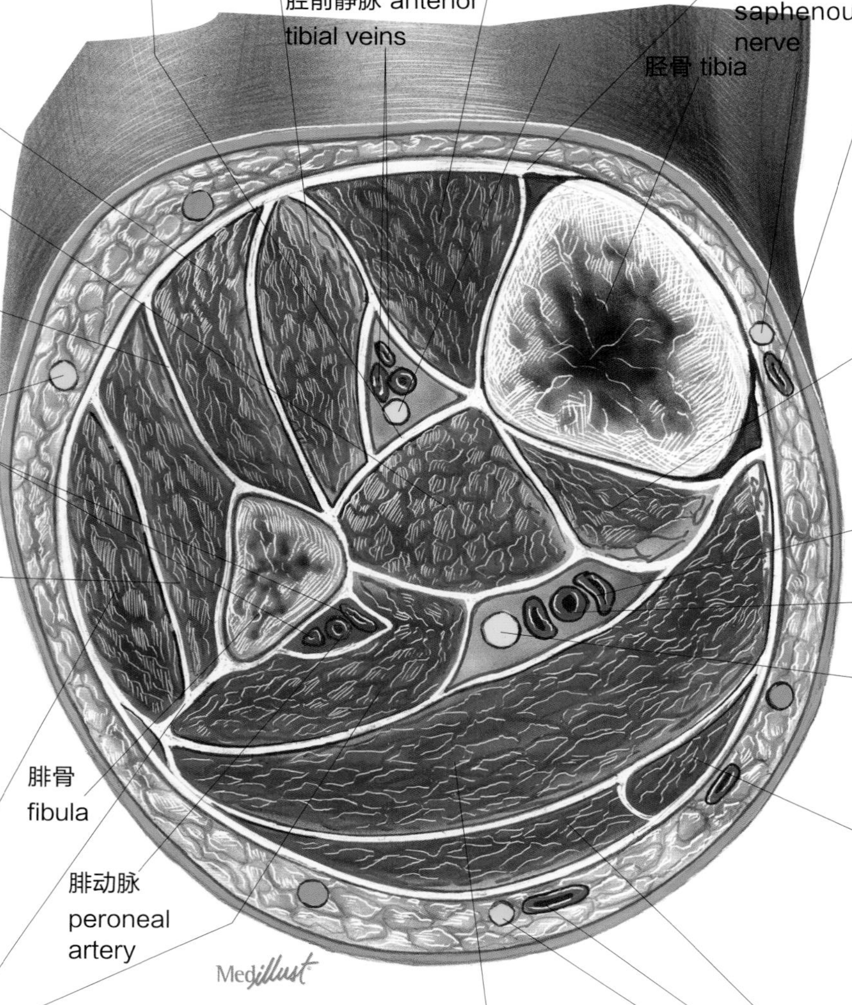

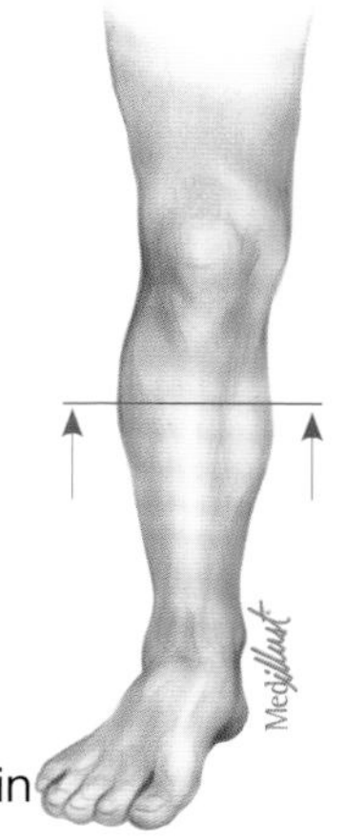

胫骨后肌 tibialis posterior muscle

位于趾长屈肌和拇长屈肌之间。起自胫骨后面、腓骨内侧面和骨间膜。该肌向下移行为肌腱，经胫骨内踝的后面到达足底，终止于舟骨。它也发出腱膜到达3块楔骨和第2、3、4跖骨。该肌可协助稳定踝关节，使足内收并翻转

趾长伸肌 extensor digitorum longus muscle

是一块扁状肌肉，与胫骨前肌共同起自胫骨外侧髁和腓骨前面，然后平行向下至足背，分成4条肌腱，分别到达第2～5足趾，止于第2、3节趾骨。该肌可背伸后4个足趾，同时使足背屈和外翻。受腓深神经的分支支配，由胫前动脉供血

骨间韧带 interosseous ligmant

为一厚的纤维膜，位于胫骨外侧缘和腓骨的内侧缘之间，将两骨连结，同时将小腿分成前、后两部分

拇长伸肌 extensor hallucis longus muscle

部分被胫骨前肌和趾伸肌覆盖。起自腓骨和骨间韧带，向下穿过踝部的屈肌支持带，移行为肌腱，进而沿足背外侧缘止于拇趾的第1、2节趾骨。该肌伸拇趾，也协助足背屈和内旋

胫骨前肌 tibialis anerior muscle

为一块较大的肌肉，经由小腿前面至足内侧缘。起自胫骨髁及胫骨上2/3，下行逐渐形成一条强大的肌腱，从伸肌支持带深方穿过，止于第1跖骨和第1楔骨。该肌收缩可使足背屈、内收及内翻

小腿筋膜 crural fascia

为覆盖在小腿肌肉外面的膜性结构，但其没有覆盖胫骨的前内侧面，这个区域直接位于皮下。小腿深筋膜向上与股部的筋膜相连续，向下延续为足部筋膜，形成踝部的增厚区，构成踝关节的前环状韧带。它向小腿内部发出许多纤维隔，形成包裹不同肌肉的鞘

大隐静脉 greater saphenous vein

腓深神经 deep peroneal nerve

胫前静脉 anterior tibial veins

隐神经 saphenous nerve

胫骨 tibia

趾长屈肌 flexor digitorum longus muscle

位于小腿后面深部的内侧，起自胫骨后面，以肌腱的形式向下通过内踝后方，经过屈肌支持带深面，至足底分为4腱，分别止于第2～5趾的远节趾骨。收缩时屈第2～5趾，同时协助足跖屈。受胫后神经支配，由胫后动脉供血

前肌间隔 anterior intermuscular septum

为起自胫筋膜前外侧区的纤维隔，终止于腓骨的前缘，分隔小腿的外侧肌群和前肌群

腓浅神经 superficial peroneal nerve

腓静脉 peroneal vein

腓骨短肌 peroneus brevis muscle

位于腓骨长肌的深面。起自腓骨外侧面，在外踝处移行为肌腱，向后方走行，到达足外侧区，止于第5跖骨。可使足外翻及外展，并可协助足背屈

胫后静脉 posterior tibial vein

胫后动脉 posterior tibial artery

胫神经 tibial nerve

腓骨长肌 peroneus longus muscle

腓骨长肌较薄，位于小腿的外侧缘。起自腓骨、胫骨及肌间隔。肌间隔将其与拇长伸肌分隔。该肌向下移行为肌腱，向后经过外踝，终止于第1跖骨。可使足背屈和外翻

腓骨 fibula

腓动脉 peroneal artery

腓肠肌（内侧头）gastrocnemius muscle (medial head)

为腓肠肌的内侧部，起自股骨内上髁，在小腿中1/3处，与腓肠肌外侧头合并成一个肌腹，终止于跟腱

腓肠肌（外侧头）gastrocnemius muscle (lateral head)

为一块巨大的肌肉，占据小腿后面浅层。以内侧头和外侧头分别起自股骨的内、外上髁，在小腿的中1/3处，两头合并形成一个肌腹，末端与比目鱼肌肌腱融合，形成强大的跟腱，止于跟骨结节。该肌收缩时，可使足跖屈。站立时，可固定踝关节。这些作用可保证行走及直立

后肌间隔 posterior intermuscular septum

起自胫筋膜的后外侧区，延伸到腓骨后缘，分隔小腿的外侧肌群和后肌群

拇长屈肌 flexor hallucis longus muscle

与趾长屈肌相伴走行。起自腓骨和骨间膜，在胫骨的后面下行，逐渐移行为韧带，经过内踝后方，到达足底，止于拇趾的第2节趾骨。可屈拇趾并协助足跖屈。拇长屈肌受胫神经支配，由腓动脉供血

比目鱼肌 soleus muscle

位于小腿后部一块较宽的肌肉，部分被腓肠肌覆盖。起自腓骨小头、胫骨及两骨间的纤维弓，向下移行为肌腱并与腓肠肌的肌腱合并形成跟腱，止于跟骨结节。比目鱼肌的作用与腓肠肌相同，可使足跖屈，提足跟，是保证行走的重要结构。由坐骨神经的分支胫神经支配，胫腓干和腓动脉分支供血

小隐静脉 small saphenous vein

外侧隐神经 lateral saphenous nerve

踝. 滑液鞘 ankle. synovial sheaths

外侧面观 lateral view

腓骨长肌腱 tendon of the peroneus longus muscle

该肌主要位于小腿外侧，向下形成细长的肌腱，在外踝后方由滑液鞘包绕，进而斜行到达足底，止于第1跖骨

腓骨肌滑液鞘 synovial sheath of the peroneal muscles

在腓骨长、短肌通过踝关节处包绕其肌腱，以减少运动时的摩擦。向下分成两个鞘分别包绕腓骨长肌和腓骨短肌肌腱

伸肌上支持带 superior extensor retinaculum

跗长伸肌滑液鞘 synovial sheath of the extensor hallucis longus muscle

在跗长伸肌通过伸肌支持带时包绕其肌腱，以减少该肌运动时的摩擦

伸肌下支持带 inferior extensor retinaculum

位于踝关节的前方，其外侧端附着于跟骨前部，内侧端分成上、下两支，上支又分成深部和浅部，止于内踝。此韧带向深面发出纤维隔，形成不同的骨纤维管。在此韧带的深方有伸肌肌腱、足背的血管和神经通过

腓骨短肌腱 Tendon of the peroneus brevis muscle

腓骨短肌肌腹位于腓骨长肌深方，向下形成细长的肌腱，经外踝后方到达足外侧部，止于第5跖骨

趾长伸肌腱 tendon of the extensor digitorum longus muscle

趾长伸肌腱在穿过伸肌下支持带深面后分成4束，分别止于第2～5趾的近节和远节趾骨。作用为伸第2～5趾，并协助足背屈

跟腱（Achilles腱）calcaneal tendon

为腓肠肌和比目鱼肌的共同止腱，在踝关节后方终止于跟骨结节。跟腱是一条强大的肌腱，在踝关节后方的皮下就可以看到

跗长伸肌腱 tendon of the extensor hallucis longus muscle

其肌腹位于小腿前面，经过足背的内侧缘，止于跗趾的第1、2节趾骨。作用为伸跗趾及使足背屈并内翻

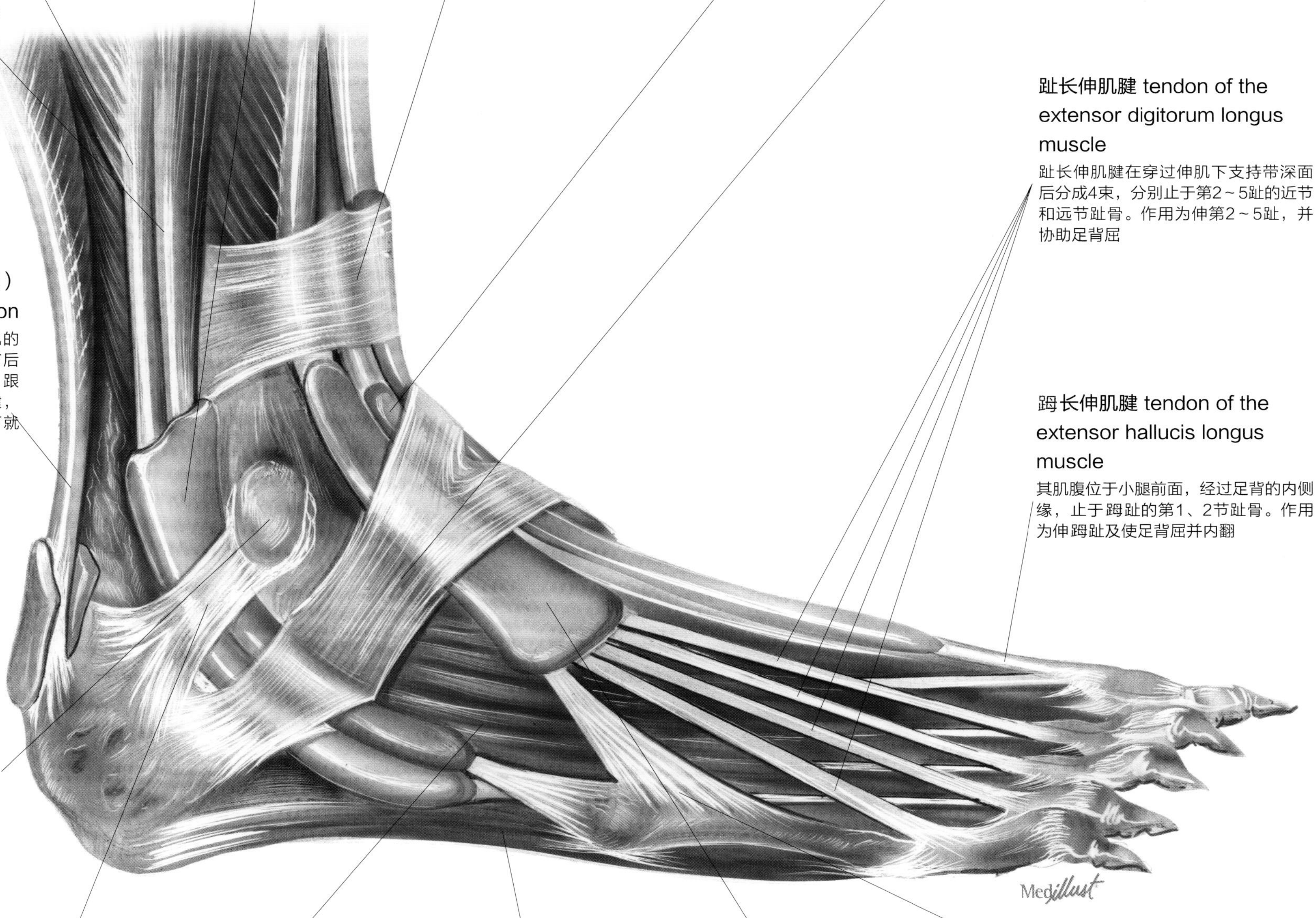

Medillust

外踝 lateral malleolus

为腓骨外侧缘下端的膨大部，参与踝关节的构成。其后方有腓骨肌的肌腱通过

腓骨肌上支持带 superior fibular retinaculum

为附着于外踝与跟骨外侧面之间的韧带，腓骨长、短肌的肌腱从其深方穿过

趾短伸肌 extensor digitorum brevis muscle

起自跟骨的扁肌，斜行穿过足的背面，发出4条肌腱，到达第1～4趾。在跗趾，肌腱止于第1节趾骨。在2～4趾，趾短伸肌与趾长伸肌的肌腱融合。其功能为与趾长伸肌一同伸第1～4趾。受腓深神经的分支支配，由足背动脉供血

小趾展肌 abductor digiti minimi

位于足底外侧缘，起自跟骨，止于小趾的近节趾骨和第5跖骨，收缩时可外展小趾。由足底外侧神经支配

趾伸肌腱滑液鞘 synovial sheath of the extensor digitorum muscle

在趾伸肌通过伸肌下支持带深方时包绕其肌腱，鞘内的滑液可减少运动时的摩擦

第3腓骨肌腱 tendon of the peroneus tertius muscle

其肌腹位于小腿前面，向下通过足外侧缘，穿过伸肌下支持带深面，止于第5跖骨。其作用是使足背屈和外翻

踝. 滑液鞘 ankle. synovial sheaths

内侧面观 medial view

胫骨前肌滑液鞘
synovial sheath of the tibialis anterior muscle
保护该肌的滑液性鞘，在伸肌支持带的深面穿过，使该肌腱易于滑动

胫骨后肌滑液鞘 synovial sheath of the tibialis posterior muscle
包裹胫骨后肌的滑液性鞘，在屈肌支持带的深面穿过，使该肌腱易于滑动

伸肌下支持带（上部）
inferior extensor retinaculum(superior part)
横行跨过跗骨和踝前面的韧带，分为两支：上支附着于胫骨和内踝，并向深层发出纤维隔。胫骨前肌腱和踇长伸肌腱穿过其深面

内踝 medial malleolus
胫骨内侧缘下端的骨性隆起，在踝部突起，为关节韧带的附着处

趾长屈肌 flexor digitorum longus
位于小腿后部深层内侧部。起自胫骨后面，以肌腱从内踝后方、伸肌下支持带深方通过，在足底分为4支，分别止于2~5趾远节趾骨。其可屈趾、使足跖屈。受胫神经支配，血供为胫后动脉

伸肌下支持带（下部）
inferior extensor retinaculum(inferior part)
横行跨过跗骨和踝前面的韧带，分为两支：下部附着于足内侧缘足舟骨和第1楔骨，胫骨前肌腱和踇伸肌腱穿过其深面

踇长屈肌滑液鞘
synovial sheath of flexor hallucis muscle
包裹该肌的滑液性鞘，在环状韧带的深面穿过，使该肌腱易于滑动

踇长伸肌滑液鞘 synovial sheath of the extensor hallucis longus muscle
包裹踇长伸肌腱的滑液鞘，在环状韧带的深面穿过。根据其含滑液的多少使肌腱产生不同程度的滑动

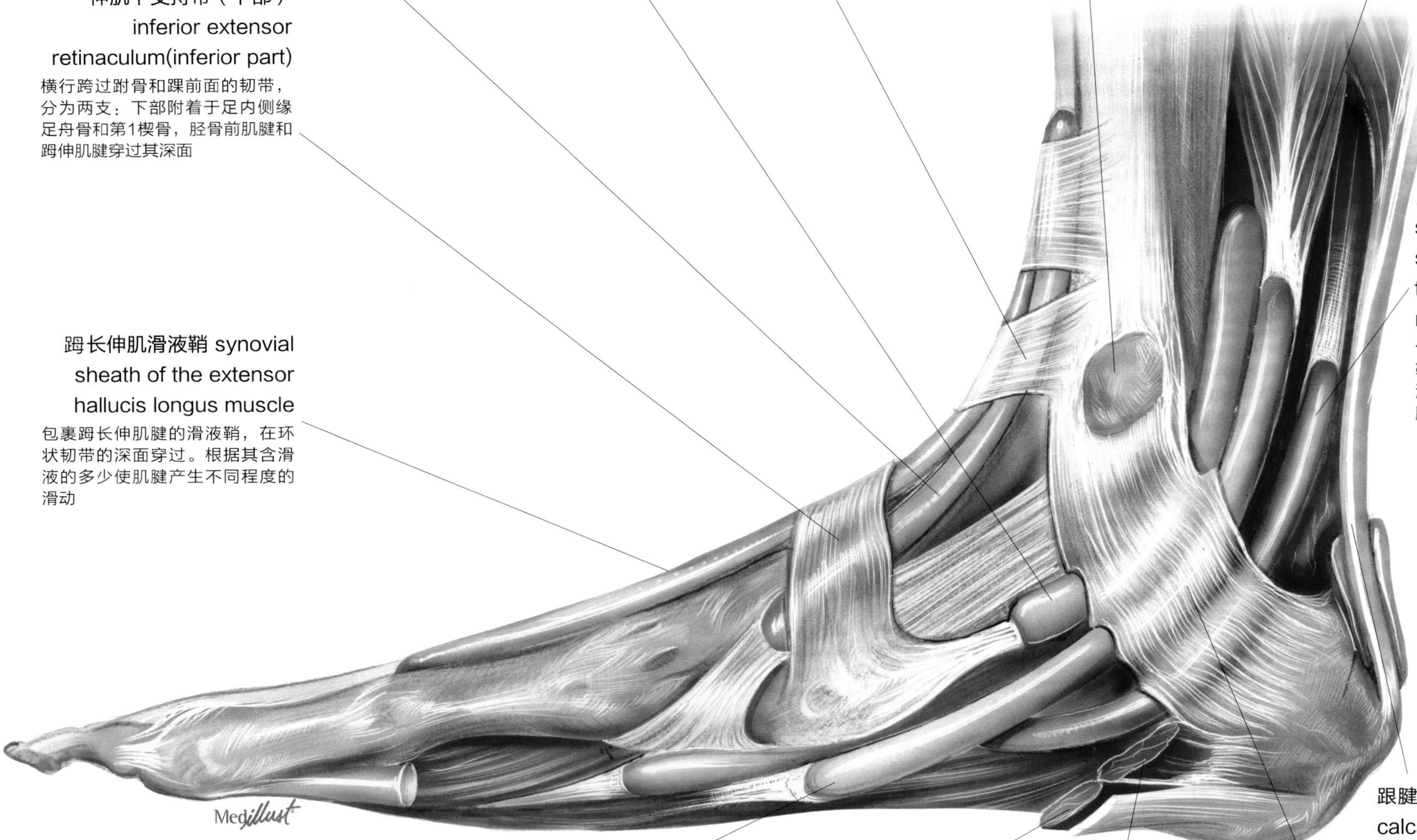

Medillust

跟腱（Achilles腱）
calcaneal tendon
腓肠肌和比目鱼肌的肌腱共同构成。止于踝关节后面的跟骨结节。经踝关节后部皮肤可见这一坚韧的韧带

趾长屈肌滑液鞘 synovial sheath of the flexor digitorum muscle
包裹该肌的滑液性鞘，在环状韧带的深面穿过，使该肌腱易于滑动

趾短屈肌 flexor digitorum brevis muscle
位于足跖部的中央区域。起自跟骨，分为4股肌束形成腱以纤细的末梢附着于2~5趾骨的中节趾骨底。其收缩时能够使2~5趾骨的中远节向足底屈曲。趾短屈肌接受足底内侧神经支配

踇展肌 abductor hallucis muscle
位于足底内侧缘。起自跟骨，以肌腱止于踇趾第1节趾骨，该肌腱与踇长屈肌腱融合。其可使踇趾屈、外展。受足底内侧神经分支支配，血供为足底内侧动脉

屈肌支持带 flexor retinaculum
从胫骨内踝延伸至跟骨内侧面和后缘的纤维韧带。其深面有趾屈肌腱和小腿后群肌腱经过

踝 ankle

肌腔隙. 横断面. 上面观 muscular compartments. cross-section. superior view

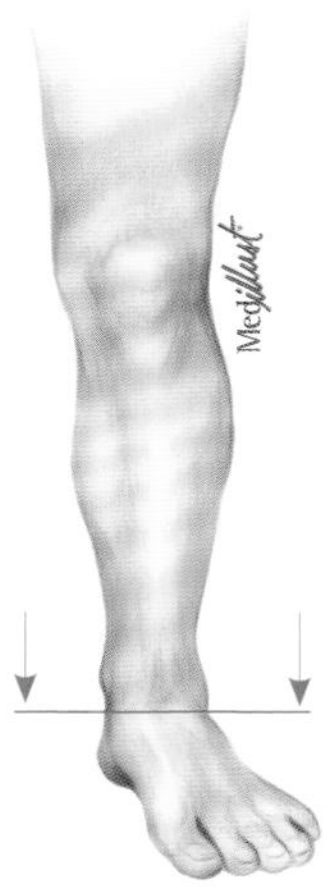

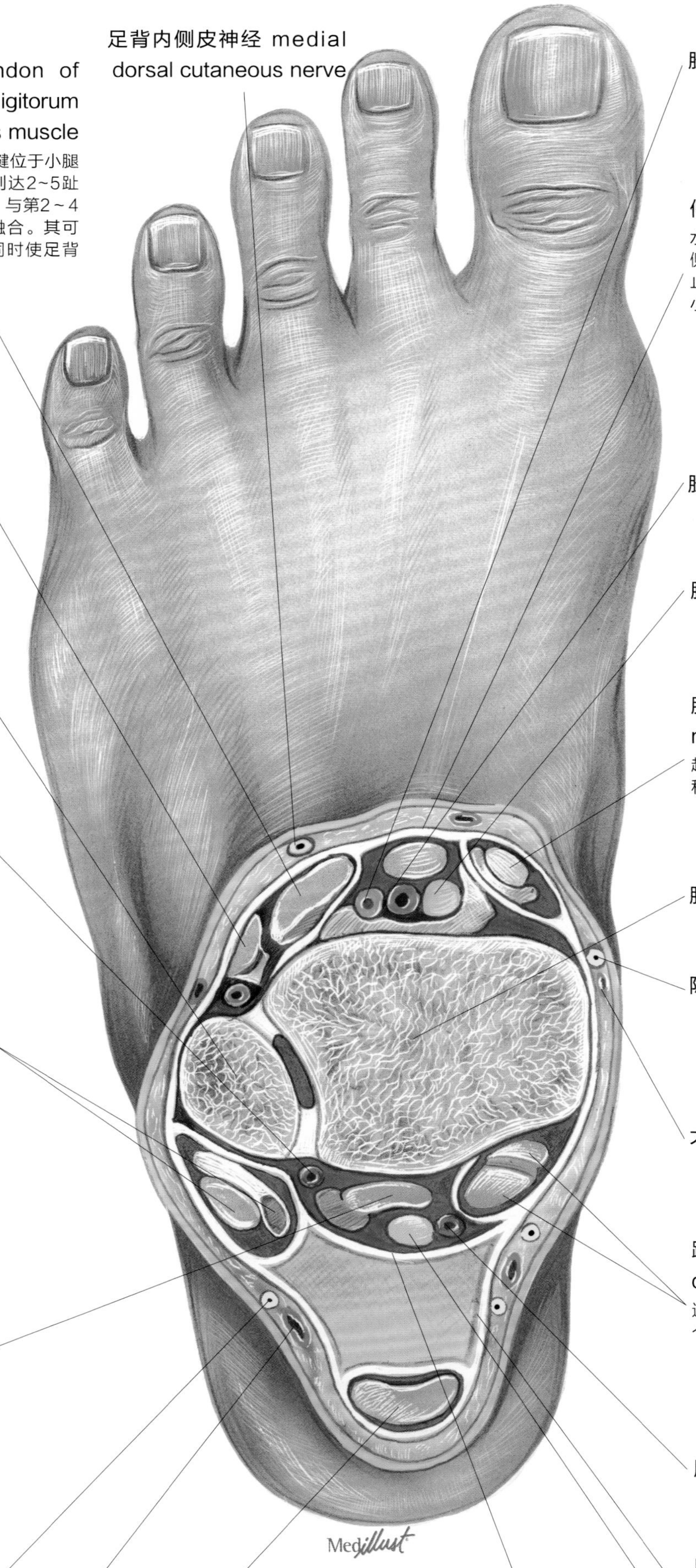

Medillust
趾长伸肌腱 tendon of the extensor digitorum longus muscle
趾长伸肌的4个肌腱位于小腿前面，经足背部到达2~5趾的第2、3节趾骨，与第2～4趾的趾短伸肌腱融合。其可使2~5趾背屈，同时使足背屈、外翻
足背内侧皮神经 medial dorsal cutaneous nerve
胫前静脉 anterior tibial vein
伸肌下支持带 inferior extensor retinaculum
水平和斜行通过足踝前方的纤维韧带。起自跟骨前面外侧部，在中部分为上支和下支，上支又分为深部和浅部止于足内踝。其向内发出纤维隔，将不同的肌腱隔开。小腿前面的伸肌腱、血管和神经经此至足背
第3腓骨肌腱 tendon of the peroneus tertius muscle
其肌性部分位于小腿前面。向下通过前环状韧带的深面，穿过足外侧缘，附着于第5跖骨。该肌为足的屈肌，能使足背屈、外翻
胫前动脉 anterior tibial artery
腓深神经 deep peroneal nerve
腓骨 fibula
胫骨前肌腱 tendon of the tibialis anterior muscle
起自小腿外侧缘，经伸肌支持带深面，止于第1跖骨和第1楔骨。其可使足背屈、内收和内旋
腓动脉 peroneal artery
胫骨 tibia
隐神经 saphenous nerve
腓骨长、短肌腱 tendons of the short and long lateral peroneal muscles
位于外踝后方的两块肌肉，向下抵达足趾。在该部位，腓骨长肌止于第1跖骨，而腓骨短肌止于第5跖骨
大隐静脉 greater saphenous vein
踇长屈肌腱 tendon of the flexor hallucis longus muscle
位于小腿后部深层。起自腓骨，经内踝后方、跟骨下方止于踇趾第2节趾骨。在其走行中，发出纤维与趾长屈肌腱融合。其可屈踇趾趾间关节、使足跖屈。受胫后神经支配，血供为足底内侧动脉
趾长屈肌和胫骨后肌腱 tendons of the flexor digitorum and tibialis posterior muscles
这些肌腱在内踝后方的肌间隔内穿过踝部。趾长屈肌形成4个肌腱附着于2～5趾的远节趾骨，胫骨后肌腱附着于跗骨
胫后动脉 posterior tibial artery
Medillust
外侧隐神经 lateral saphenous nerve
跟腱（Achilles腱）calcaneal tendon
腓肠肌和比目鱼肌的共同腱，止于踝关节后面的跟骨结节。经踝关节后部皮肤可见这一坚韧的韧带
胫后筋膜深层 deep posterior tibial aponeurosis
在小腿中部，起自腓骨后缘的膜性结构，延伸至胫骨后缘，形成支配该区域的血管、神经通经的间隙
胫后间隔浅层 superficial posterior tibial septum
小腿筋膜的延续，在踝部附着于内、外髁侧，形成后部肌间隔
小隐静脉 smaller saphenous vein
胫神经 tibial nerve

足 foot

筋膜间隔 aponeurotic compartments

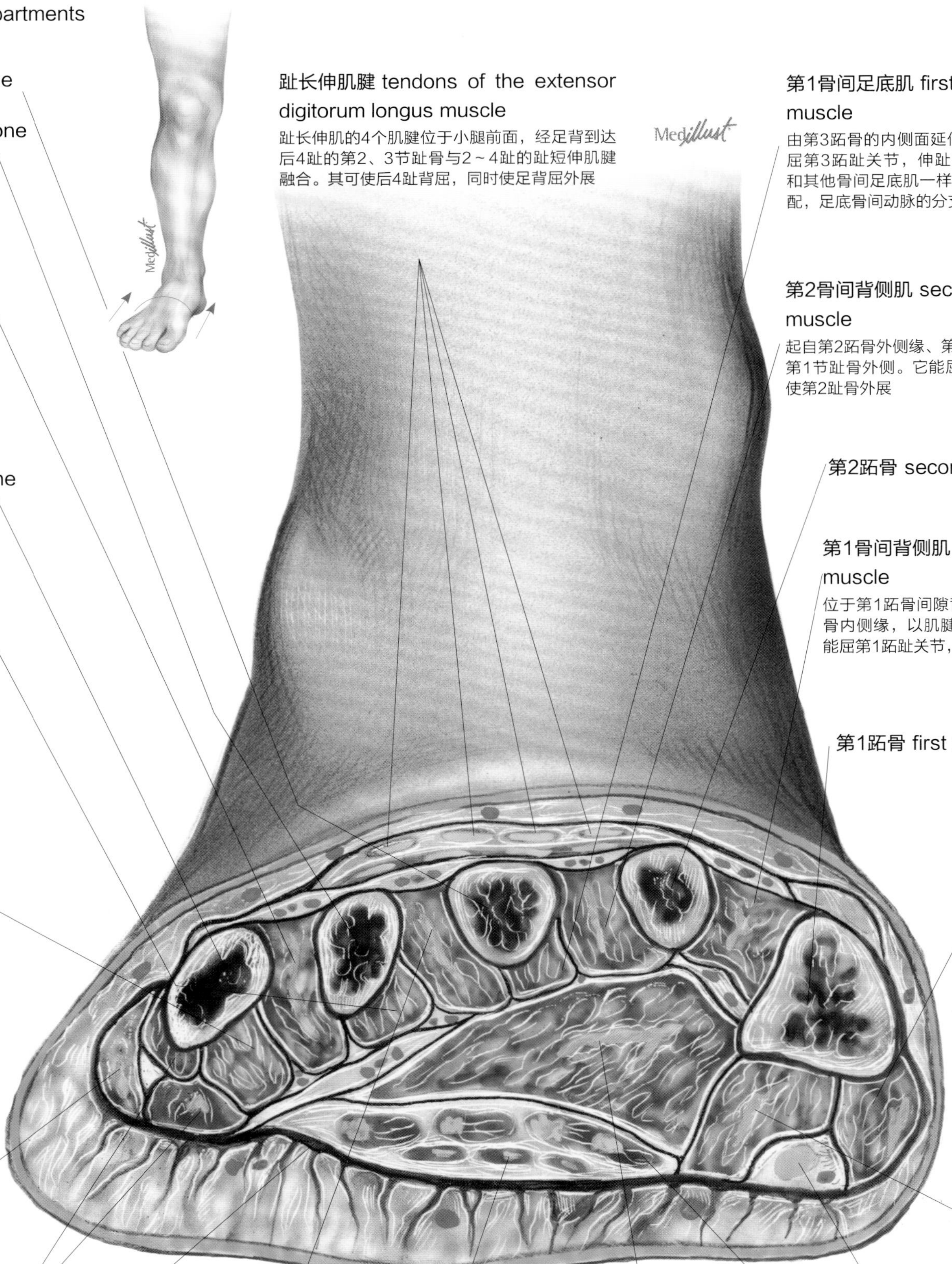

MedIllust

第3跖骨 third metatarsal bone

第4跖骨 fourth metatarsal bone

第4骨间背侧肌 fourth dorsal interosseous muscle

位于第4跖骨间隙，起自第4跖骨外侧缘、第5跖骨内缘，以肌腱止于第4趾第1节趾骨外侧。它能屈第4跖趾关节，伸趾间关节，并使第4趾骨外展

第5跖骨 fifth metatarsal bone

第2骨间足底肌 second plantar interosseous muscle

由第4跖骨的内侧面延伸至第4趾的第1节趾骨。它能屈第4跖趾关节，伸趾间关节，并使第4趾骨外展

第3骨间足底肌 third interosseous plantar muscle

由第5跖骨的内侧面延伸至第5趾骨的第1节趾骨。它能屈第5跖趾关节，伸趾间关节，并使第5趾骨内收

小趾展肌 abductor digiti minimi

位于足底外侧缘。从跟骨延伸至小趾第1节趾骨和第5跖骨。其可外展小趾。受足底外侧神经分支支配

趾长伸肌腱 tendons of the extensor digitorum longus muscle

趾长伸肌的4个肌腱位于小腿前面，经足背到达后4趾的第2、3节趾骨与2～4趾的趾短伸肌腱融合。其可使后4趾背屈，同时使足背屈外展

第1骨间足底肌 first plantar interosseous muscle

由第3跖骨的内侧面延伸至第3趾的第1节趾骨。它能屈第3跖趾关节，伸趾间关节，并使第3趾骨内收。和其他骨间足底肌一样，其接受足底外侧神经分支支配，足底骨间动脉的分支供血

第2骨间背侧肌 second dorsal interosseous muscle

起自第2跖骨外侧缘、第3跖骨内侧缘，以肌腱止于第2趾第1节趾骨外侧。它能屈第2跖趾关节，伸趾间关节，并使第2趾骨外展

第2跖骨 second metatarsal bone

第1骨间背侧肌 first dorsal interosseous muscle

位于第1跖骨间隙背侧，起自第1跖骨外侧缘、第2跖骨内侧缘，以肌腱止于第2趾第1节趾骨内侧缘。它能屈第1跖趾关节，伸趾间关节，并使第2趾骨外展

第1跖骨 first metatarsal bone

踇展肌 abductor hallucis muscle

位于足底内侧缘。起自跟骨，以肌腱止于踇趾第1节趾骨，该肌腱与踇长屈肌腱融合。其可屈、外展踇趾。受足底内侧神经分支支配，血供为足底内侧动脉

踇短屈肌 flexor hallucis brevis muscle

起自第1楔骨，位于足底深层，分为两支：一支与踇展肌腱融合，一支与踇收肌腱融合。其可屈踇趾。受足底外侧和内侧神经分支支配，足底内侧动脉供血

小趾对跖肌 opponens digiti minimi muscle

被小趾展肌和小趾短屈肌所覆盖。起自骰骨和腓骨长肌腱，止于第5跖骨远端外侧面

小趾屈肌 flexor digiti minimi muscle

由第5跖骨底延伸至小趾第1节趾骨。与趾短屈肌协同，屈小趾。小趾屈肌接受足底外侧神经支配

足底腱膜 plantar aponeurosis

呈三角形，后端较细，附着于跟骨结节，前端呈扇形分开至各趾，足底腱膜向深面发出两个肌间隔，分别附着于第1、5跖骨，将足底分为3个骨筋膜鞘，容纳足底3群肌肉。足底腱膜和皮肤之间有厚厚的脂肪层

第3骨间背侧肌 third dorsal interosseous muscle

位于第3跖骨间隙背侧，起自第3跖骨外侧缘、第4跖骨内侧缘，以肌腱止于第3趾第1节趾骨外侧。它能屈第3跖趾关节，伸趾间关节，并使第3趾骨外展

趾短屈肌腱 tendon of the flexor digitorum brevis muscle

该肌腱以两个细腱止于2~5趾第2节趾骨的内侧部和外侧部。趾长屈肌腱从两细腱之间穿过

踇内收肌斜头 oblique fascicle of the adductor hallucis muscle

踇展肌斜头起自骰骨下面和第3、4跖骨底，止于第1趾第1节趾骨。能屈曲第1趾骨，同时内收第1、2趾。接受足底外侧神经支配，足底外侧动脉供血

趾长屈肌腱 tendon of the flexor digitorum longus muscle

该肌的肌腱于趾短屈肌腱深面穿过足部深面，止于2~5趾第3节趾骨

踇长屈肌腱 tendon of the flexor hallucis longus muscle

位于小腿后部深层。起自腓骨，经内踝后方、跟骨下方止于踇趾第2节趾骨。在其走行中，发出纤维与趾长屈肌腱融合。其可屈踇趾趾间关节、使足跖屈。受胫后神经分支支配，血供为足底内侧动脉

常见肌肉病变 main muscular disorders

概述 description	症状 symptoms	诊断 diagnosis	治疗 treatment
乙醇（酒精）性肌病 alcoholic myopathy 乙醇能对人体所有组织产生毒性作用，在肌肉组织，乙醇能够造成各种直接的伤害。其他一些药物也能产生类似的中毒性肌病，从而导致肌肉无力和疼痛	慢性乙醇中毒能导致肌肉无力、进行性萎缩，尤其是骨盆和肩部肌肉，造成残疾。 另一种形式的乙醇性肌病是急性乙醇中毒，发病急，出现瘫痪等症状。 在一些病例中，心肌也会被累及	通过肌肉活检能够发现肌肉损伤。肌电图通常也用来检测肌肉病变。 在一些病例，血液中一些肌肉相关的酶会升高	◆所有这些病变的治疗基础是戒酒。 ◆如果病人停止饮酒，很多肌肉损伤都是可逆的
肉毒中毒 botulism 肉毒梭状芽孢杆菌产生的神经毒素所致的一种疾病。通常缘于摄入有毒的食物，偶尔也会经开放的伤口直接感染。 该毒素阻断了神经肌肉接头处乙酰胆碱的释放并影响自主神经系统，从而导致肌肉不能收缩以及自主神经系统功能紊乱	症状出现于摄入食物后1～2天或经伤口感染后2周。 肌肉的症状呈下行、对称性：由头部向颈部、上肢、躯干下部、下肢发展。 最常见的症状和体征有：肌肉无力，眼部肌肉受累导致的复视、视物模糊、畏光、瞳孔散大、固定。消化系统的症状包括吞咽疼痛，口、咽部干燥，恶心呕吐等	如果是食物中毒，对病人的血液、粪便、呕吐物以及污染的食物都应该进行毒素的检测。如果是源于伤口感染，应该对病人的血清和伤口部位进行采样检测	◆若是源于食物中毒，毒素在早期能用抗毒素进行中和。 ◆支持治疗非常重要。 ◆机械通气进行呼吸支持能够降低死亡率。 ◆若是伤口感染导致，伤口部位应当引流并使用抗生素。 ◆抗生素或抗毒素不能用于哺乳期婴儿的肉毒中毒，因为这样会使疾病迅速进展
狭窄性腱鞘炎 dequervain stenosing tenosynovitis 腕部第1背侧间隔内肌腱的疼痛性炎症。该间隔内的滑液鞘增厚、肿胀，使得其内部肌腱活动空间变小	桡骨茎突部位疼痛、有捻发音。当病人握拳、拇指位于小指下方及屈腕时症状加重	诊断主要依据病史及体格检查	◆休息、抗炎等保守治疗，在部分病例施行注射（药物）疗法。 ◆如果上述治疗无效，施行纤维鞘松解术或同时行滑膜切除术
Duchenne肌营养不良及Becker肌营养不良Duchenne and Becker muscular dystrophy Duchenne肌营养不良是最常见的肌营养不良症，在男性的发病率约为1/3 500。 上述两种肌营养不良均是因为缺乏一种对肌肉收缩起重要作用的抗肌萎缩蛋白，编码该蛋白的基因位于X染色体短臂。 这类疾病属X染色体隐性遗传病，因此发病者几乎均为男性，女性为携带者	在Duchenne肌营养不良症中，症状常出现于3～5岁儿童，表现为行走障碍，进行性肢端无力，屈颈。 8～10年后，大多数患者均需坐轮椅，并通常在20岁左右死亡。 大约30%的病例出现智障。 Becker肌营养不良症出现症状较迟，在5～15岁。累及的肌肉危险性较低，患者寿命通常能达到40～50岁甚至更久。 心肌受累也不少见（扩张性心肌病）	病人以及50%的女性携带者出生后血肌酸磷酸激酶水平一直较高。 肌电图能够发现肌肉病变，肌肉活检能明确诊断	◆各种试验性的治疗手段正在进行，如肽肌纤维移植，导入抗肌萎缩蛋白基因的基因治疗等
Dupuytren病（掌纤维瘤病）Dupuytren disease(palmar fibromatosis) 病因未知的一种连续性组织病变，表现为肌纤维母细胞的增生，从而导致细胞外间质的大量形成，尤其在手的掌面。常发生于中年男性，多种因素包括高加索种族、乙醇中毒、糖尿病、轻伤和癫痫均是该病的危险因素	在手掌面出现结节或纤维性条索，使掌腱膜挛缩，手指屈曲。 最先累及尺侧区域。 永久的屈曲畸形形成要经过数月和数年	病史和临床检查。	◆外科治疗：筋膜切除术（清除受累的筋膜）或筋膜切开术（切断纤维索）。 ◆经常复发
内分泌性肌病 endocrinal myopthy 一组由内分泌紊乱导致的肌肉病变，尤其是甲状腺疾病所致，包括甲状腺功能亢进和减低。 表现为肌肉无力	慢性甲亢导致肌肉无力，影响骨盆和肩部肌肉，也会影响眼部肌肉，导致斜视。 急性甲亢危象导致的肌肉无力可能会累及参与吞咽的咽肌。 甲减导致的肌肉无力会出现腱反射消失、痛性痉挛以及累及吞咽肌	肌肉无力伴有甲状腺功能异常时应考虑该病。在部分病例，血清中肌肉相关酶的升高、肌电图改变以及肌肉活检可明确诊断	◆肌肉症状几乎均会随着甲状腺功能的正常而消失

概述 description	症状 symptoms	诊断 diagnosis	治疗 treatment
纤维性肌痛 fibromyalgia 非炎性疾病，表现为全身肌肉疼痛、肌肉强直、感觉异常、疲倦等，病因未知，多种因素如慢波睡眠被干扰、精神障碍、自主神经功能异常以及疼痛调节机制的改变均会诱发该病。常发生于50岁左右的女性	病人全身肌肉疼痛，躯干和肩带、骨盆强直，伴有肌肉无力。活动后疼痛加剧。 碰触身体不同部位有可能出现选择性（区域）疼痛	目前尚无手段能够确诊该病。主要依据病人对症状的描述进行诊断	◆尚无有效治疗措施。 ◆应告知病人该病为慢性，但不会导致残疾或者畸形。 ◆建议病人避免剧烈运动、强迫体位等。 ◆最有效的药物是抗抑郁及抗焦虑药
感染性肌炎 infectious myositis 感染所致的肌肉炎症，感染介质包括细菌、病毒、真菌、寄生虫等，它们由感染原发灶向肌肉侵袭	感染性肌炎一般影响孤立的肌群，表现为肌肉疼痛和感染部位炎症，偶伴发热及全身不适	诊断基于上述症状的鉴别以及感染介质的分离	◆治疗包括给予针对感染介质的特异性抗感染药物
肱骨外上髁炎(网球肘)lateral epicondylitis (tennis elbow) 前臂伸肌和旋后肌总腱附着点的炎症。与该部位肌肉反复运动紧张性增加有关	肘外侧，肱骨外上髁中点远端1～2cm处疼痛，触诊该部位肌腹产生疼痛，而且疼痛向腕部放射。 夜间以及做拧螺钉动作时疼痛加剧	临床表现极为典型	◆休息，避免进行诱发疼痛的活动，抗炎、冷冻治疗以及应用肱骨外上髁炎专用小支具。 ◆顽固病例可采用糖皮质激素局部渗透疗法，部分病例有时尚需外科治疗
恶性高热 malignant hyperthermia 累及肌肉的急性病变，如中毒性肌病，常发生在全身麻醉时给予肌松剂后。表现为肌肉对药物反应异常	症状常在全身麻醉的过程中突然出现。 开始会有体温的急剧升高，随后出现肌肉强直及严重的代谢紊乱，从而危害呼吸及心脏功能	在麻醉过程中突然出现上述症状易于诊断。对有恶性高热或肌营养不良家族史的病人进行麻醉时，避免使用某些麻醉药物及肌松剂能够在一定程度上预防该病的发生	◆应当迅速停止麻醉，立即开始治疗。 ◆迅速降低体温并给予特异的肌松剂，同时完善病人通气支持
内上髁炎(高尔夫球肘)medial epicondylitis (golfer elbow) 前臂屈肌和旋前肌附着点的炎症	在做拧螺钉动作时肘部疼痛	临床症状极为典型	◆休息，避免进行诱发疼痛的活动，抗炎、冷冻治疗以及使用支具。 ◆部分病例有时尚需外科治疗。 ◆必要时可采用糖皮质激素局部注射。 ◆血浆置换
肌肉损伤 muscle trauma 肌肉损伤常与运动或过分伸展肌肉，超过其最大收缩能力有关。这些损伤包括牵拉伤（过分牵拉肌纤维）、肌肉撕裂、肌腱部分或完全断裂	主要症状是损伤区域突然疼痛，重复动作时疼痛会反复出现。疼痛有时伴有血肿。 如果发生完全断裂，通常会出现过伸畸形，从而使运动极为困难	超声诊断即可确诊，尽管在轻伤时这也许没有必要	◆基本治疗为以加压绷带制动数周。如肌肉完全撕裂需手术治疗
肌营养不良 muscular dystrophy 因基因变异而导致的一组疾病，表现为肌肉的强度和完整性进行性降低。目前已经鉴定出该疾病有34个不同基因的异常，因发病年龄、严重程度、遗传形式以及受累肌肉而不同	主要特征为进行性肌力降低	诊断基于血清中肌酸磷酸激酶的检测、肌电图的典型改变以及肌肉活检。 相关的基因变异也能辅助诊断。 出生前诊断亦可采用，携带者能够被鉴定出来	◆目前尚无有效治疗措施，康复疗法能够延缓疾病的进展
重症肌无力 myasthenia gravis 一种自身免疫性疾病，神经肌肉接头功能障碍，使得神经信号无法正常传递到肌肉。 该疾病源于免疫功能紊乱，免疫系统产生抗体阻断了肌肉上的受体，使得对乙酰胆碱不敏感。而乙酰胆碱是在神经和肌肉间传递信号的物质。乙酰胆碱的释放是正常的，但却不能产生肌肉收缩。 75%的患者伴有胸腺异常	典型症状表现为肌无力、疲倦而无其他神经病变。 最易累及的肌肉是眼部、面部、舌及咽部肌肉，也会累及上肢、骨盆甚至呼吸肌。 劳累后症状可加重，休息后有所缓解	诊断基于对肌无力症状的观察，确诊需要腾喜龙试验，即注射二甲基乙基-(3-羟苯基)铵（腾喜龙）后观察症状的缓解程度，因为腾喜龙能够增强乙酰胆碱在神经肌肉接头的效应。 肌电图也有典型的改变。血液检测可发现抗乙酰胆碱抗体	◆对症治疗包括抗胆碱酯酶药物，增加神经肌肉接头部位乙酰胆碱的效应，使用时一天需注射多次。 ◆严重的病例尚需糖皮质激素。 ◆可以使用免疫抑制剂降低免疫系统的破坏。 ◆当存在胸腺瘤或胸腺癌肿时，为避免局部扩散，应当手术切除胸腺，因为85%的病人手术后症状改善，而且即使没有癌肿时亦如此。 ◆顽固病例亦可考虑血浆置换疗法

概述 description	症状 symptoms	诊断 diagnosis	治疗 treatment
强直性肌营养不良(Steinert病) myotonic muscular dystrophy (Steinert disease) 由于第19号染色体长臂基因异常导致的一种常染色体显性遗传性肌病。 该基因变异不恒定，使得该病的临床表现严重程度差异较大	该病的严重症状可发生于感染母亲所生的婴儿（先天性强直性肌营养不良），表现为呼吸和吞咽困难。 一般多在20～30岁发病，表现为面部、颈部、上肢无力，最后可累及呼吸肌。 强直现象在手部、眼睑和舌部较为典型（肌肉受压后保持收缩状态不变）。 该疾病伴有智力低下，并累及消化系统和心脏以及性腺萎缩等	肌酸磷酸激酶水平一般正常。 可通过肌电图和肌肉活检进行确诊	◆目前尚无治疗措施。 ◆苯妥英钠能够缓解强直症状
周期性麻痹 periodic paralysis 突然发作并呈周期性反复出现的肌肉无力，并有可能导致瘫痪。该疾病有遗传倾向，在寒冷以及运动后容易诱发。几乎均伴有血钾降低	在青少年期开始发病，表现为持续性节律性的肌无力，并可导致肢体及其他肌群的麻痹。 一次发作一般持续12～48 h	典型表现为发作时血钾降低（低钾血症）和由于血钾降低导致的肌电图异常改变。家庭成员中有类似的病史有助于明确诊断。肌肉活检可能会发现典型异常改变	◆预防措施包括避免一些导致发作的因素。 ◆麻痹通常会随着补钾至正常水平后消失
多发性肌炎 polymyositis 病因未知的肌肉炎症，常累及其他组织（皮肌炎）。人们曾提出多种病因包括基因改变、自身免疫机制以及病毒感染	主要症状表现为肌肉无力，常累及颈部、肩部、骨盆的肌肉，可伴有疼痛、肌萎缩、挛缩以及吞咽困难。 亦可累及皮肤、心脏、关节以及其他器官	除了上述症状以外，还有血液中与肌肉相关的酶谱升高，肌肉活检以及肌电图的异常改变	◆治疗包括长时程给予糖皮质激素及免疫抑制剂
风湿性多发性肌痛 polymyalgia rheumatica 病因未知，表现为肌肉疼痛、强直、功能缺失。常累及肩带以及骨盆的肌肉。 常伴有颞动脉炎	该病发生于50岁以后，且多为女性。 症状进行性加重，最终导致残疾。 也有全身症状如发热、体重减轻和全身无力等	除上述临床表现外，典型特征为血沉升高及贫血。 肌肉相关酶谱正常	◆糖皮质激素被用于控制症状
肩部回旋肌腱炎 rotator cuff tendonitis 肩部回旋肌腱群由肩部的4根肌腱构成。 肩部回旋肌腱炎缘于重复的轻微外伤，尤其多见于冈上肌肌腱穿过肩峰下方的部位。该病是肩部疼痛最常见的原因	常发生于40岁左右的男性，尤其经常运动者，因为上臂外展更为频繁。夜间疼痛加剧	临床症状常极为典型，可据以明确诊断	◆可以尝试进行局部封闭、抗炎药物以及休息治疗。但如果没有改善，也可进行肩峰的部分切除
肌腱炎 tendonitis 身体任何部位肌腱的炎症，导致患病部位的局部症状。 炎症可由肌腱负载过重或过分重复运动所致	主要症状便是重复进行某一动作后导致疼痛。 受累肌腱可能钙化甚至断裂	临床症状常极为典型，可据以明确诊断	◆治疗以休息和局部热疗为基础，严重病例尚需局部封闭或手术
斜颈 torticollis 颈部肌肉非对称性收缩使得颈部向患侧倾斜。 部分病例缘于颈部肌肉的外伤性炎症，也可能由于暴力牵拉、颈椎异常及其他原因	主要症状表现为头向患侧倾斜，以及转动颈部所致的疼痛。症状常在数天后消失	早期诊断基于上述症状，如果怀疑是由于颈椎异常所致，应进行影像学检查	◆一般治疗包括受累部位休息，必要时使用脖套，相关的抗炎治疗、松弛局部肌肉以及热疗等

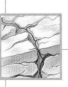

骨骼系统 skeletal system

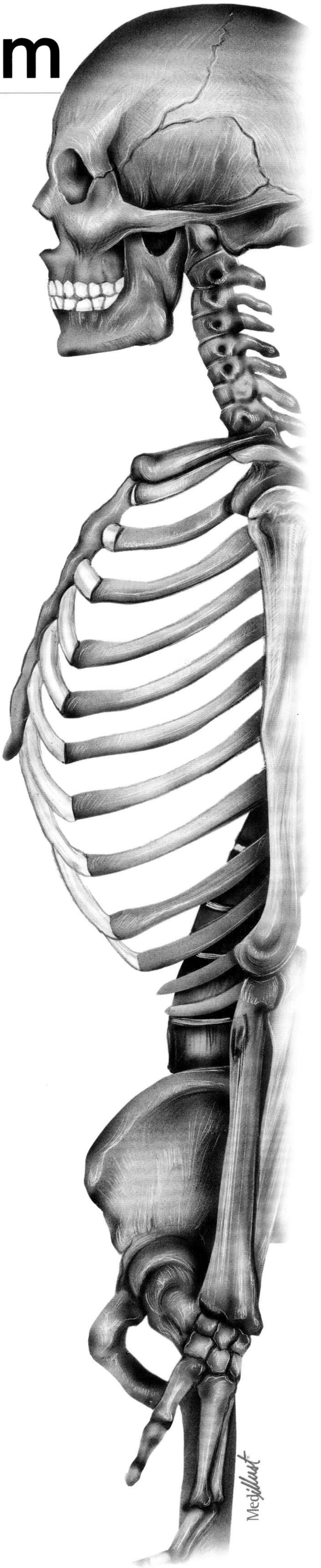

骨骼构成了身体的框架，对整个机体起着支撑作用。它同时还保护着一些重要的器官，比如由颅骨和脊柱保护着的中枢神经系统，以及胸腔里的心脏和肺。另外，由于骨骼是肌肉的附着点，故肌肉的收缩及舒张控制着骨骼的运动。

大到股骨，小到听小骨，全身的骨骼是由超过两百块的骨组成的。人类的骨呈灰白色（或米色），其最重要的特点就是坚硬，只有这样它才能承受住身体的重量以及抵抗住各种各样的牵拉。也正因为这个原因，骨是由无数的细胞（成骨细胞、骨细胞、破骨细胞）及包绕着这些细胞的能使骨骼坚硬、呈一定规律排列的无机物（主要是钙和磷）构成的骨组织来组成的。骨组织终身都在进行着不断的更新，密集的血管网连通着骨的内外，将成骨所需的营养物质通过血液源源不断地运送到骨组织内，同时将废物运出骨组织。由于这种持续的更新过程，骨折或者其他骨损伤都能自行修复。

身体在幼儿期及青春期的生长发育以骨骼的变化最为明显。事实上，青春期结束时骨骼里的无机盐含量达到最高点。骨骼的生长过程是受一系列激素调控的，但同时也需要从食物，比如乳汁中获取足够的钙。

从40多岁或50多岁开始，我们身体里的骨质开始大量的流失，这会导致各种各样的问题，尤其会使老年人骨折的风险大大增加。

由于功能的差别，体内骨的形状及大小都有很大不同。一般而言，它们可分为长骨、短骨及扁骨。长骨常分布于四肢，使身体可做出各种大幅度的动作；短骨常分布于需要力量来支撑重量的部位，如脊柱、踝关节及腕关节等；扁骨常围成可以保护内在器官的空腔，如围成颅腔、盆腔及胸腔的骨。

本章将身体内不同的骨作为一个骨骼系统做了细致的描述，也展示了骨与骨之间及骨与其他组织器官之间的联系，同时还对一些较重要的骨进行了单独、详细的描述。

骨骼系统 skeletal ststem

整体前面观 anterior general view

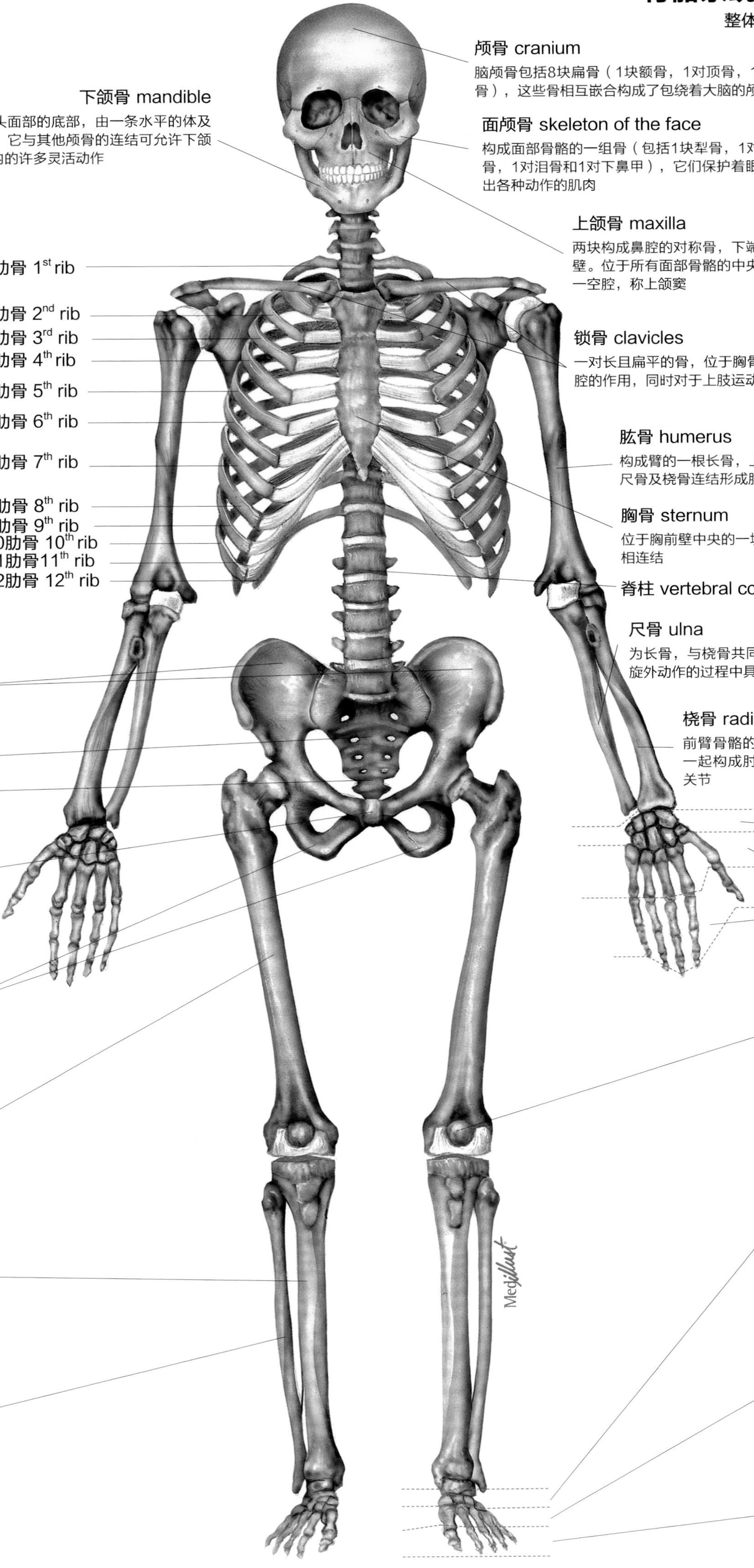

颅骨 cranium
脑颅骨包括8块扁骨（1块额骨，1对顶骨，1对颞骨，1块枕骨，1块蝶骨和1块筛骨），这些骨相互嵌合构成了包绕着大脑的颅腔
下颌骨 mandible
呈马蹄铁型，位于头面部的底部，由一条水平的体及两个垂直的支组成，它与其他颅骨的连结可允许下颌骨做出包括咀嚼在内的许多灵活动作
面颅骨 skeleton of the face
构成面部骨骼的一组骨（包括1块犁骨，1对上颌骨，1对鼻骨，1对腭骨，1对颧骨，1对泪骨和1对下鼻甲），它们保护着眼和口等器官，并且附着有能使面部做出各种动作的肌肉
上颌骨 maxilla
两块构成鼻腔的对称骨，下端相连，为口腔的上壁，也是眼眶的下壁。位于所有面部骨骼的中央位置，底部凹陷形成上牙槽。内部为一空腔，称上颌窦
第1肋骨 1st rib
第2肋骨 2nd rib
第3肋骨 3rd rib
第4肋骨 4th rib
第5肋骨 5th rib
第6肋骨 6th rib
第7肋骨 7th rib
第8肋骨 8th rib
第9肋骨 9th rib
第10肋骨 10th rib
第11肋骨 11th rib
第12肋骨 12th rib
肋骨 ribs
扁平，弯曲，围成胸腔，有7对肋骨的前端都与胸骨的边缘相连结，还有5对肋骨的前端或借助软肋与上位肋软骨连结，或游离，形成浮肋
锁骨 clavicles
一对长且扁平的骨，位于胸骨和肩胛骨之间。它起到固定上肢和胸腔的作用，同时对于上肢运动的灵活性有重要意义
肱骨 humerus
构成臂的一根长骨，上端与肩胛骨连结形成肩关节，下端与尺骨及桡骨连结形成肘关节
胸骨 sternum
位于胸前壁中央的一块扁骨，围成胸腔的肋骨与胸骨的侧面相连结
脊柱 vertebral column
尺骨 ulna
为长骨，与桡骨共同构成了前臂的骨架，在前臂和手完成旋外动作的过程中具有很重要的作用
髂骨 ilium
扁平，呈铲形，与后方的骶骨形成骶髂关节，构成盆腔的后壁。
骶骨 sacrum
尾骨 coccyx
桡骨 radius
前臂骨骼的外侧份，属长骨，上端与尺骨、肱骨一起构成肘关节，远端与尺骨及腕骨一起构成腕关节
腕骨 carpus
掌骨 metacarpus
指骨 phalanges of the fingers
耻骨 pubis
髋骨的一部分，闭合了盆腔的前部，正中有由软骨连结形成的耻骨联合
坐骨 ischium
髋骨的一部分，位于盆腔的下外侧，耻骨和髂骨之间，与髂骨连结构成髋臼，与股骨头构成髋关节
髌骨 patella
一块三角形的扁骨。它位于膝关节的前面，大腿和小腿的许多肌肉都附着于此
股骨 femur
支撑大腿的骨骼，长且结实。上端参与构成髋关节
跗骨 tarsus
由7块骨排成两列组成（跟骨、距骨、足舟骨、骰骨以及3块楔骨）。第1排骨是踝关节的一部分，同时也形成了足跟，第2排的骨与跖骨相关节
胫骨 tibia
一块构成小腿骨骼内侧份的长骨，上端膨大，与股骨一起构成膝关节。下端与跗骨相连结，并与腓骨一起构成踝关节
跖骨 metatarsus
由5块长骨构成，连结着第2排跗骨及足趾的趾骨并形成足弓
腓骨 fibula
一根细的长骨，位于胫骨的外侧，上下两端均与胫骨形成连结
趾骨 phalanges of the toes
构成足趾骨架的一组形态较小的骨骼，踇趾由两节构成，其余脚趾由3节构成
Medillust

骨骼系统 skeletal system

整体后面观 posterior general view

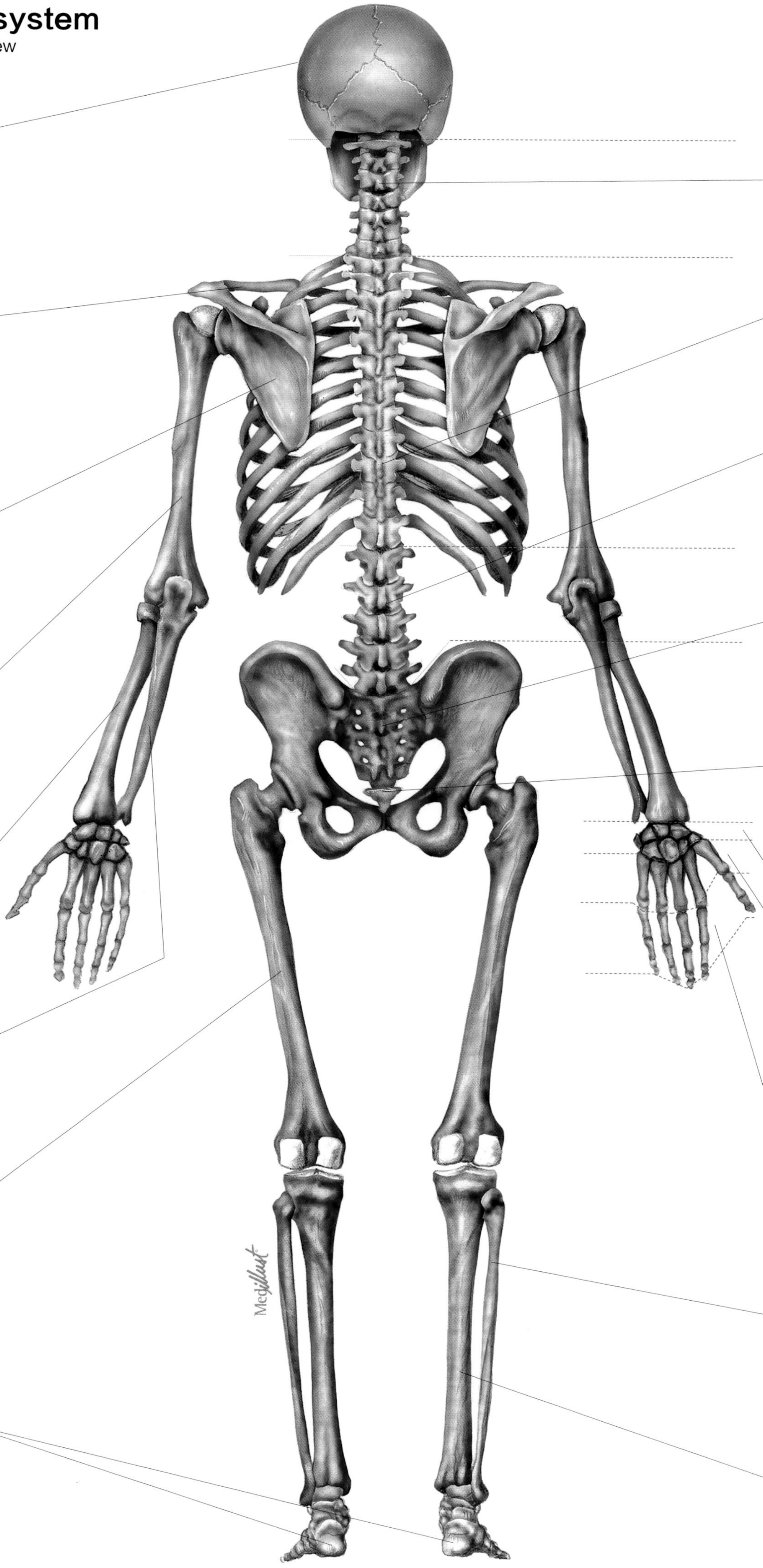

颅骨 cranium

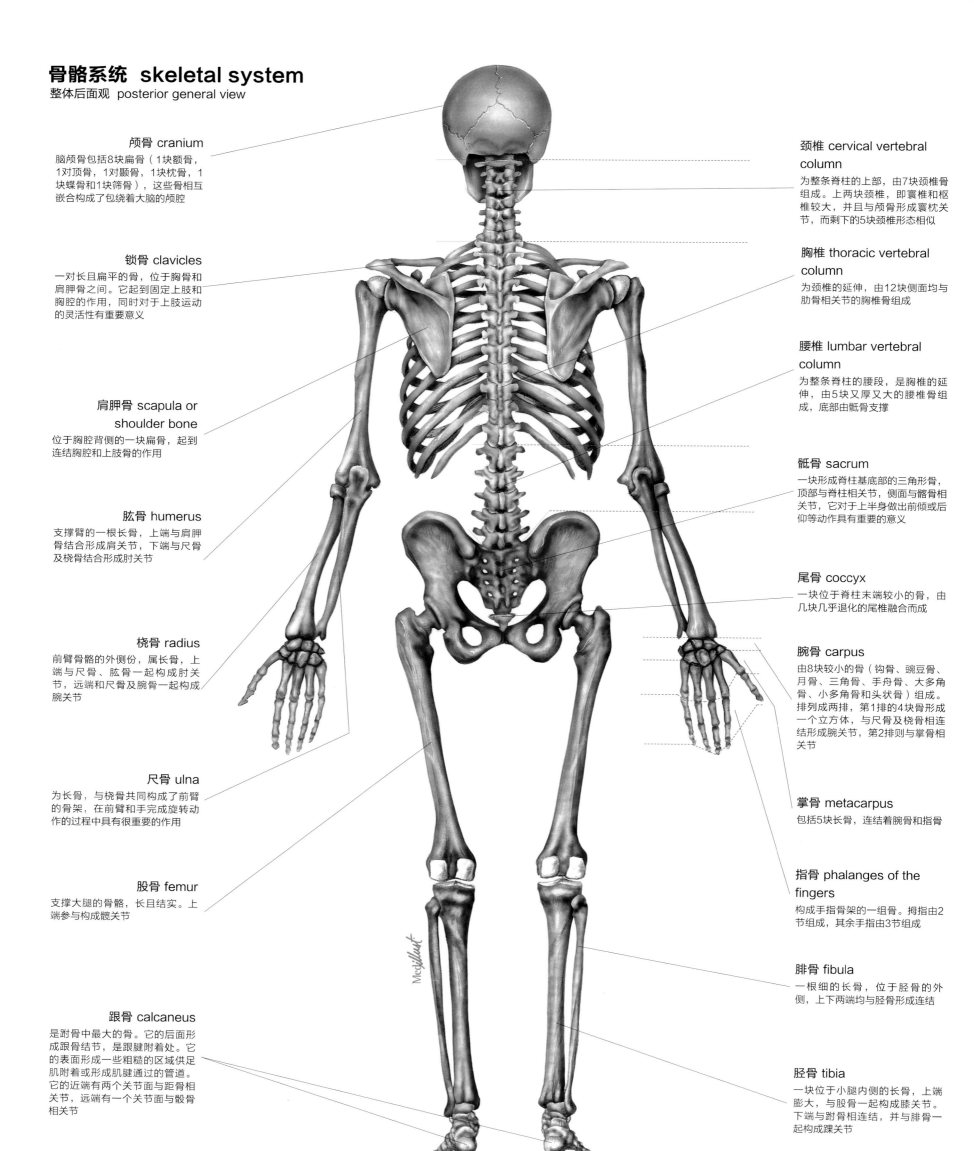

脑颅骨包括8块扁骨（1块额骨，1对顶骨，1对颞骨，1块枕骨，1块蝶骨和1块筛骨），这些骨相互嵌合构成了包绕着大脑的颅腔

锁骨 clavicles

一对长且扁平的骨，位于胸骨和肩胛骨之间。它起到固定上肢和胸腔的作用，同时对于上肢运动的灵活性有重要意义

肩胛骨 scapula or shoulder bone

位于胸腔背侧的一块扁骨，起到连结胸腔和上肢骨的作用

肱骨 humerus

支撑臂的一根长骨，上端与肩胛骨结合形成肩关节，下端与尺骨及桡骨结合形成肘关节

桡骨 radius

前臂骨骼的外侧份，属长骨，上端与尺骨、肱骨一起构成肘关节，远端和尺骨及腕骨一起构成腕关节

尺骨 ulna

为长骨，与桡骨共同构成了前臂的骨架，在前臂和手完成旋转动作的过程中具有很重要的作用

股骨 femur

支撑大腿的骨骼，长且结实。上端参与构成髋关节

跟骨 calcaneus

是跗骨中最大的骨。它的后面形成跟骨结节，是跟腱附着处。它的表面形成一些粗糙的区域供足肌附着或形成肌腱通过的管道。它的近端有两个关节面与距骨相关节，远端有一个关节面与骰骨相关节

颈椎 cervical vertebral column

为整条脊柱的上部，由7块颈椎骨组成。上两块颈椎，即寰椎和枢椎较大，并且与颅骨形成寰枕关节，而剩下的5块颈椎形态相似

胸椎 thoracic vertebral column

为颈椎的延伸，由12块侧面均与肋骨相关节的胸椎骨组成

腰椎 lumbar vertebral column

为整条脊柱的腰段，是胸椎的延伸，由5块又厚又大的腰椎骨组成，底部由骶骨支撑

骶骨 sacrum

一块形成脊柱基底部的三角形骨，顶部与脊柱相关节，侧面与髂骨相关节，它对于上半身做出前倾或后仰等动作具有重要的意义

尾骨 coccyx

一块位于脊柱末端较小的骨，由几块几乎退化的尾椎融合而成

腕骨 carpus

由8块较小的骨（钩骨、豌豆骨、月骨、三角骨、手舟骨、大多角骨、小多角骨和头状骨）组成。排列成两排，第1排的4块骨形成一个立方体，与尺骨及桡骨相连结形成腕关节，第2排则与掌骨相关节

掌骨 metacarpus

包括5块长骨，连结着腕骨和指骨

指骨 phalanges of the fingers

构成手指骨架的一组骨。拇指由2节组成，其余手指由3节组成

腓骨 fibula

一根细的长骨，位于胫骨的外侧，上下两端均与胫骨形成连结

胫骨 tibia

一块位于小腿内侧的长骨，上端膨大，与股骨一起构成膝关节。下端与跗骨相连结，并与腓骨一起构成踝关节

骨的分类及软骨 types of bones and cartilages

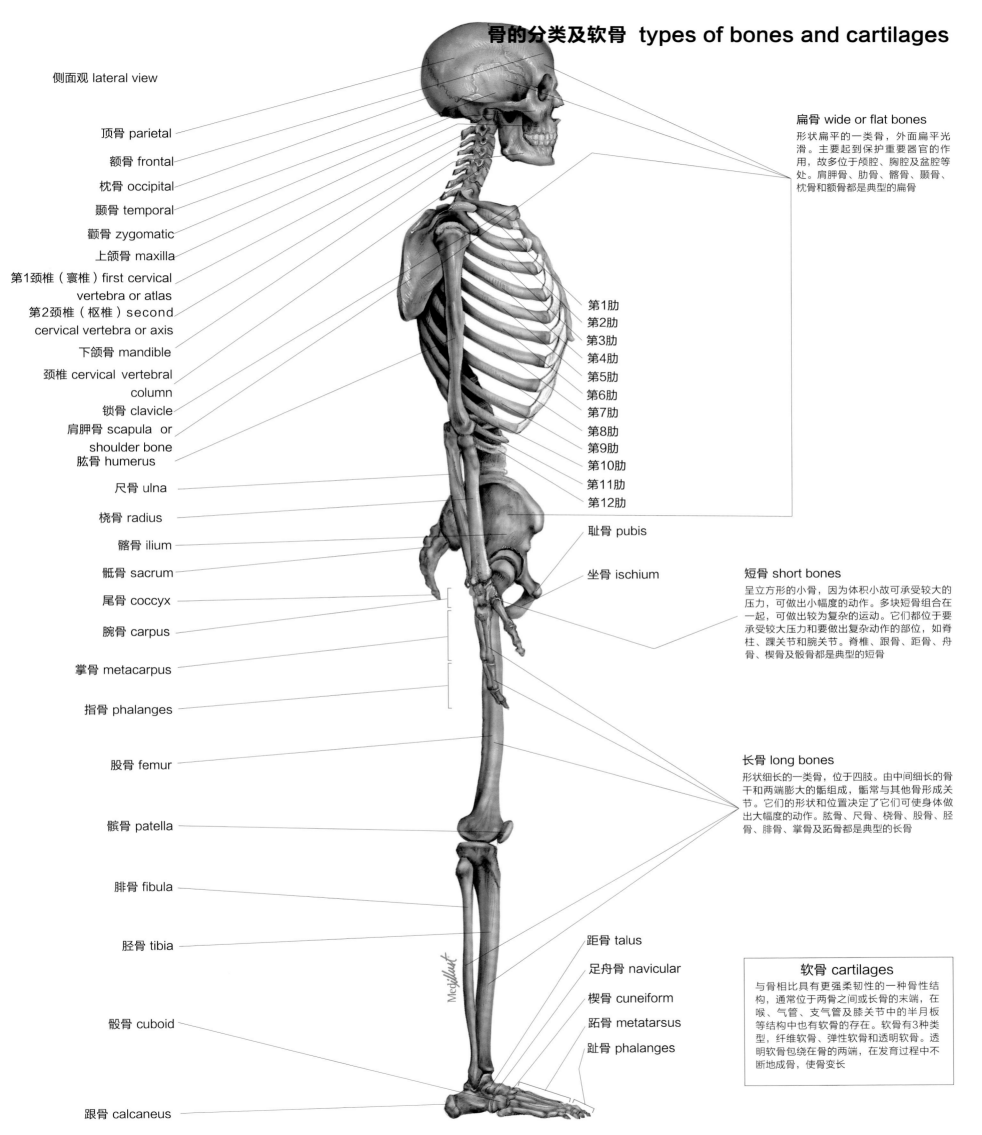

侧面观 lateral view

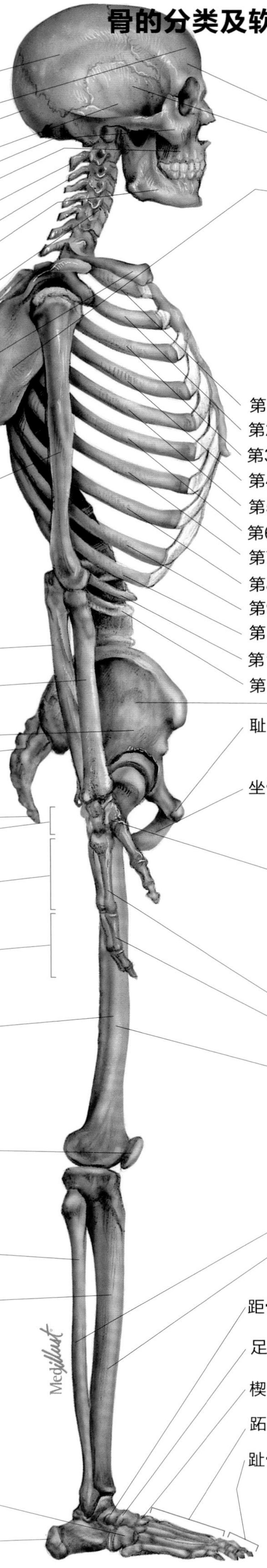
顶骨 parietal
额骨 frontal
枕骨 occipital
颞骨 temporal
颧骨 zygomatic
上颌骨 maxilla
第1颈椎（寰椎）first cervical vertebra or atlas
第2颈椎（枢椎）second cervical vertebra or axis
下颌骨 mandible
颈椎 cervical vertebral column
锁骨 clavicle
肩胛骨 scapula or shoulder bone
肱骨 humerus
尺骨 ulna
桡骨 radius
髂骨 ilium
骶骨 sacrum
尾骨 coccyx
腕骨 carpus
掌骨 metacarpus
指骨 phalanges
股骨 femur
髌骨 patella
腓骨 fibula
胫骨 tibia
骰骨 cuboid
跟骨 calcaneus
第1肋
第2肋
第3肋
第4肋
第5肋
第6肋
第7肋
第8肋
第9肋
第10肋
第11肋
第12肋
耻骨 pubis
坐骨 ischium
距骨 talus
足舟骨 navicular
楔骨 cuneiform
跖骨 metatarsus
趾骨 phalanges
Medillust

扁骨 wide or flat bones

形状扁平的一类骨，外面扁平光滑。主要起到保护重要器官的作用，故多位于颅腔、胸腔及盆腔等处。肩胛骨、肋骨、髂骨、颞骨、枕骨和额骨都是典型的扁骨

短骨 short bones

呈立方形的小骨，因为体积小故可承受较大的压力，可做出小幅度的动作。多块短骨组合在一起，可做出较为复杂的运动。它们都位于要承受较大压力和要做出复杂动作的部位，如脊柱、踝关节和腕关节。脊椎、跟骨、距骨、舟骨、楔骨及骰骨都是典型的短骨

长骨 long bones

形状细长的一类骨，位于四肢。由中间细长的骨干和两端膨大的骺组成，骺常与其他骨形成关节。它们的形状和位置决定了它们可使身体做出大幅度的动作。肱骨、尺骨、桡骨、股骨、胫骨、腓骨、掌骨及跖骨都是典型的长骨

软骨 cartilages

与骨相比具有更强柔韧性的一种骨性结构，通常位于两骨之间或长骨的末端，在喉、气管、支气管及膝关节中的半月板等结构中也有软骨的存在。软骨有3种类型，纤维软骨、弹性软骨和透明软骨。透明软骨包绕在骨的两端，在发育过程中不断地成骨，使骨变长

长骨的构造 structure of a long bone

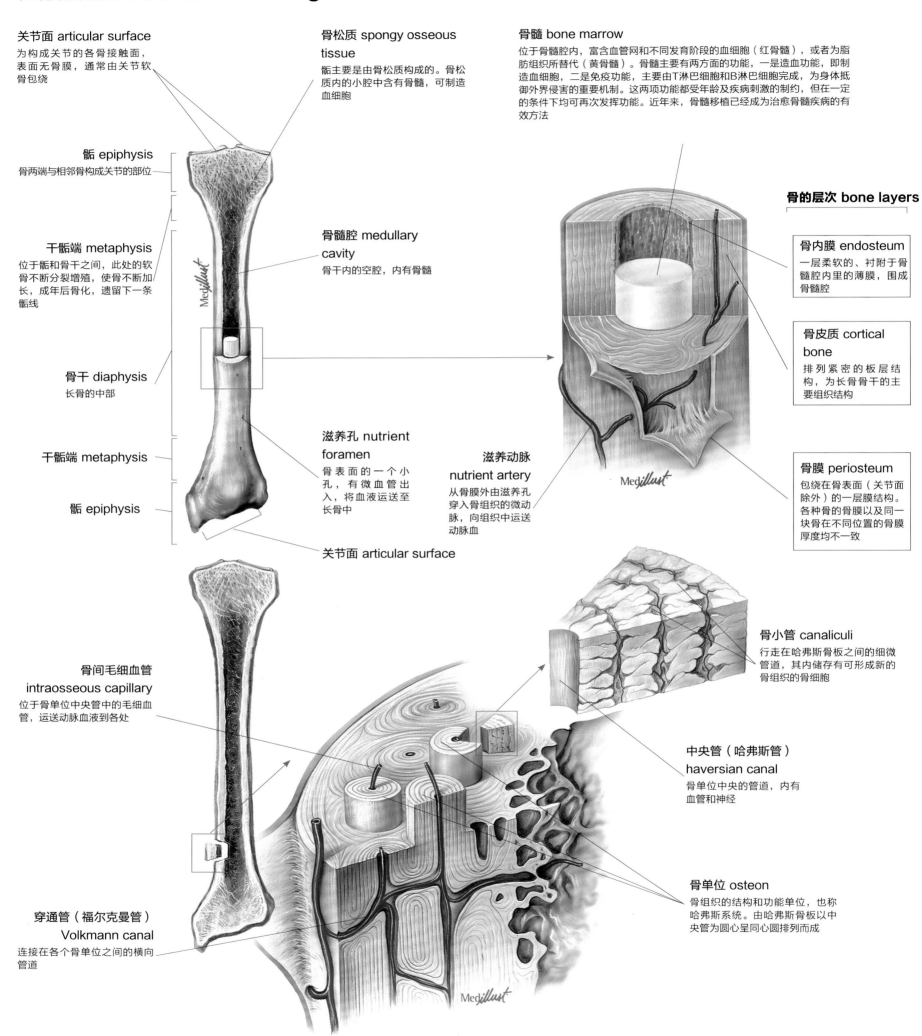

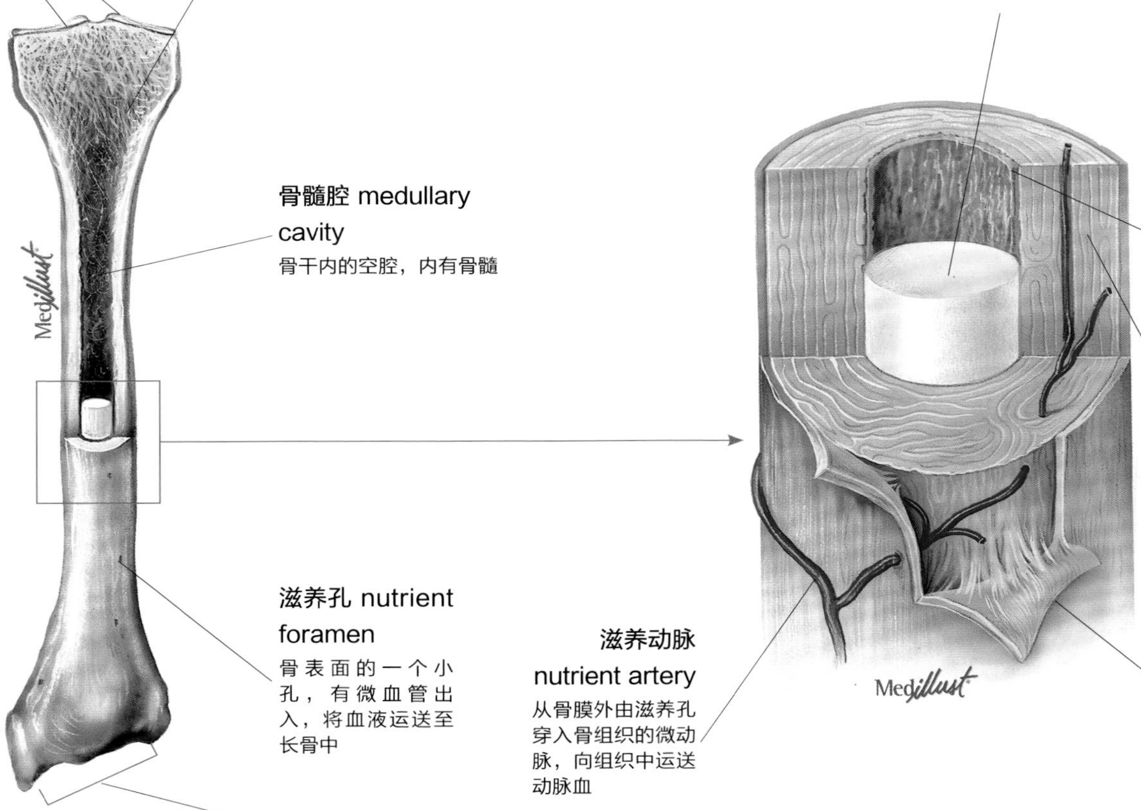
关节面 articular surface
为构成关节的各骨接触面，表面无骨膜，通常由关节软骨包绕
骺 epiphysis
骨两端与相邻骨构成关节的部位
干骺端 metaphysis
位于骺和骨干之间，此处的软骨不断分裂增殖，使骨不断加长，成年后骨化，遗留下一条骺线
骨干 diaphysis
长骨的中部
干骺端 metaphysis
骺 epiphysis
骨松质 spongy osseous tissue
骺主要是由骨松质构成的。骨松质内的小腔中含有骨髓，可制造血细胞
骨髓腔 medullary cavity
骨干内的空腔，内有骨髓
滋养孔 nutrient foramen
骨表面的一个小孔，有微血管出入，将血液运送至长骨中
关节面 articular surface
骨髓 bone marrow
位于骨髓腔内，富含血管网和不同发育阶段的血细胞（红骨髓），或者为脂肪组织所替代（黄骨髓）。骨髓主要有两方面的功能，一是造血功能，即制造血细胞，二是免疫功能，主要由T淋巴细胞和B淋巴细胞完成，为身体抵御外界侵害的重要机制。这两项功能都受年龄及疾病刺激的制约，但在一定的条件下均可再次发挥功能。近年来，骨髓移植已经成为治愈骨髓疾病的有效方法
骨的层次 bone layers
骨内膜 endosteum
一层柔软的、衬附于骨髓腔内里的薄膜，围成骨髓腔
骨皮质 cortical bone
排列紧密的板层结构，为长骨骨干的主要组织结构
骨膜 periosteum
包绕在骨表面（关节面除外）的一层膜结构。各种骨的骨膜以及同一块骨在不同位置的骨膜厚度均不一致
滋养动脉 nutrient artery
从骨膜外由滋养孔穿入骨组织的微动脉，向组织中运送动脉血
Medillust
Medillust

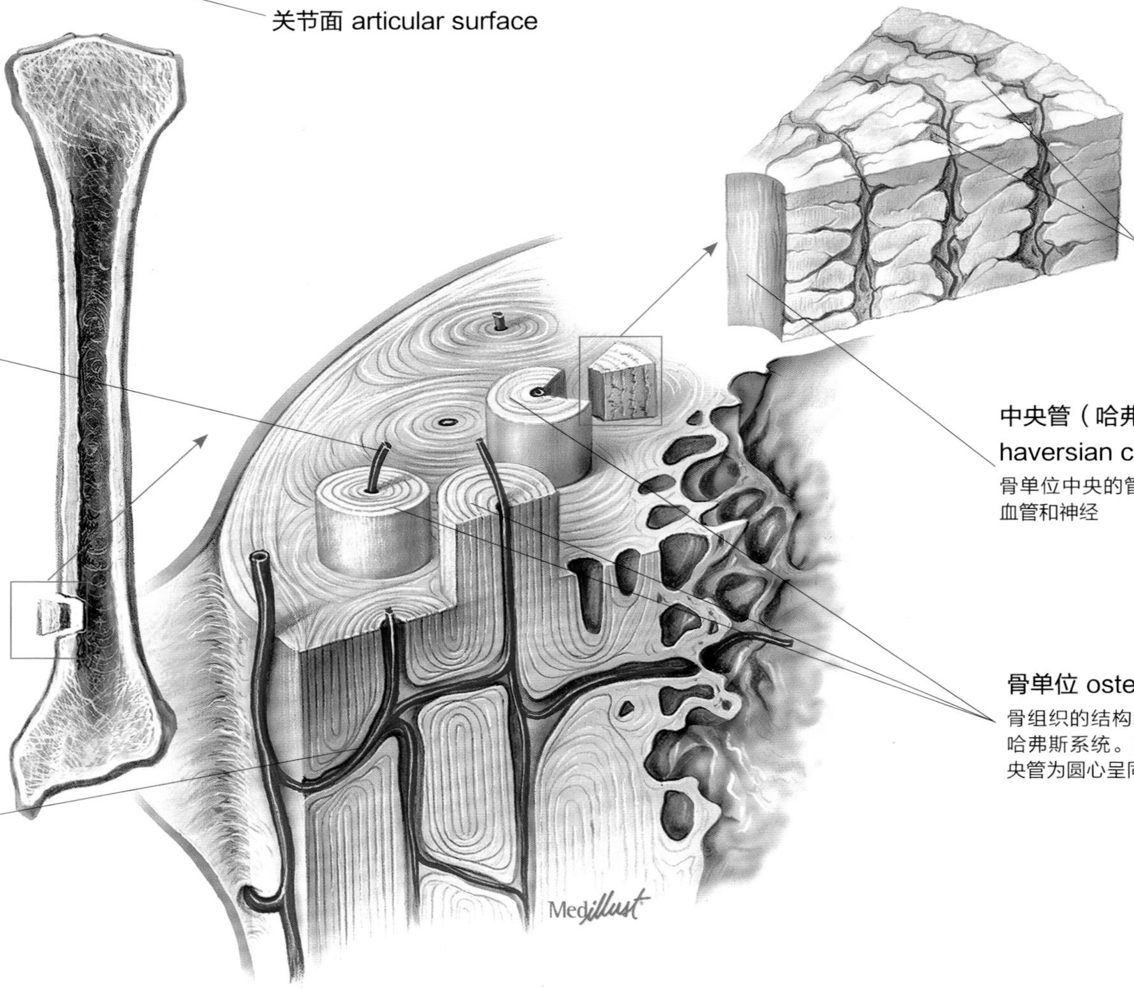
骨间毛细血管 intraosseous capillary
位于骨单位中央管中的毛细血管，运送动脉血液到各处
穿通管（福尔克曼管）Volkmann canal
连接在各个骨单位之间的横向管道
骨小管 canaliculi
行走在哈弗斯骨板之间的细微管道，其内储存有可形成新的骨组织的骨细胞
中央管（哈弗斯管）haversian canal
骨单位中央的管道，内有血管和神经
骨单位 osteon
骨组织的结构和功能单位，也称哈弗斯系统。由哈弗斯骨板以中央管为圆心呈同心圆排列而成
Medillust

颅骨 bones of the head

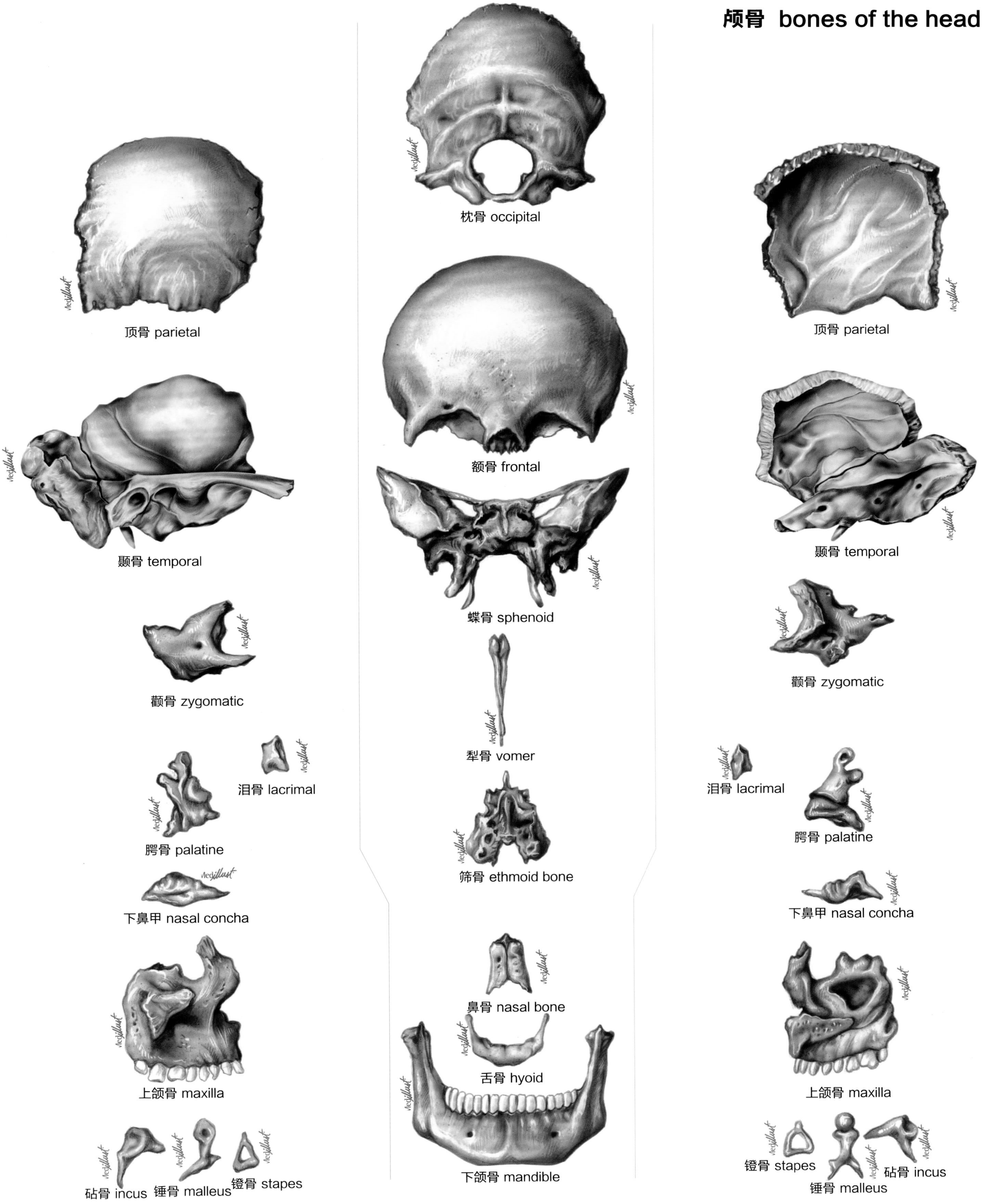
枕骨 occipital
顶骨 parietal
顶骨 parietal
额骨 frontal
颞骨 temporal
颞骨 temporal
蝶骨 sphenoid
颧骨 zygomatic
颧骨 zygomatic
犁骨 vomer
泪骨 lacrimal
泪骨 lacrimal
腭骨 palatine
腭骨 palatine
筛骨 ethmoid bone
下鼻甲 nasal concha
下鼻甲 nasal concha
鼻骨 nasal bone
舌骨 hyoid
上颌骨 maxilla
上颌骨 maxilla
下颌骨 mandible
砧骨 incus
锤骨 malleus
镫骨 stapes
镫骨 stapes
锤骨 malleus
砧骨 incus

躯干骨及四肢骨 bone of the trunk and limbs

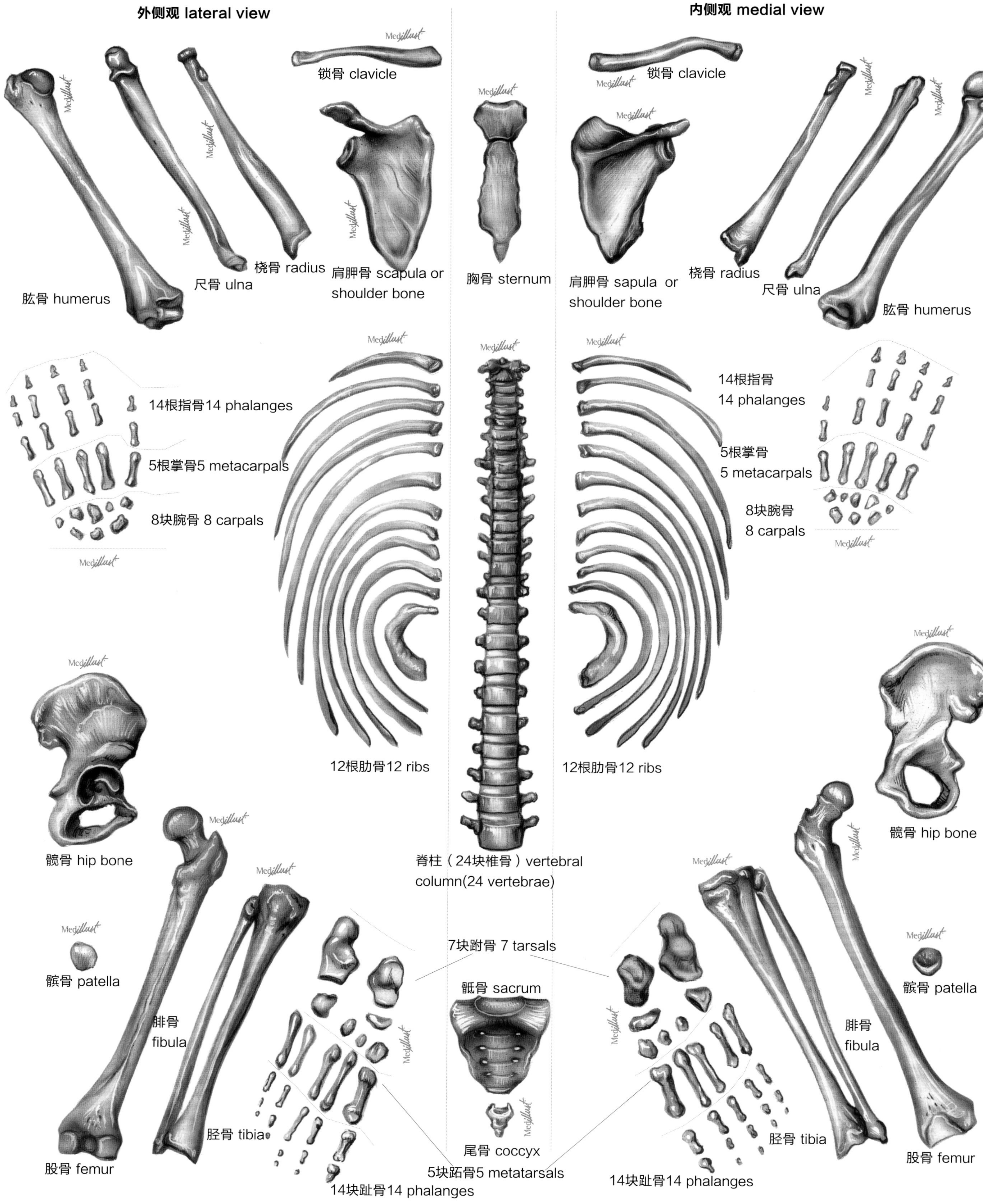
外侧观 lateral view
内侧观 medial view
锁骨 clavicle
锁骨 clavicle
肱骨 humerus
尺骨 ulna
桡骨 radius
肩胛骨 scapula or shoulder bone
胸骨 sternum
肩胛骨 sapula or shoulder bone
桡骨 radius
尺骨 ulna
肱骨 humerus
14根指骨14 phalanges
5根掌骨5 metacarpals
8块腕骨 8 carpals
14根指骨
14 phalanges
5根掌骨
5 metacarpals
8块腕骨
8 carpals
12根肋骨12 ribs
12根肋骨12 ribs
髋骨 hip bone
髋骨 hip bone
脊柱（24块椎骨）vertebral column(24 vertebrae)
髌骨 patella
腓骨
fibula
7块跗骨 7 tarsals
骶骨 sacrum
髌骨 patella
腓骨
fibula
胫骨 tibia
尾骨 coccyx
胫骨 tibia
股骨 femur
5块跖骨5 metatarsals
股骨 femur
14块趾骨14 phalanges
14块趾骨14 phalanges

颅骨 cranium

前面观 frontal view

面颅骨 viscerocranium

此组颅骨形成面部骨骼，它们保护着眼、口腔等重要器官，运动眼和口的肌肉附着其上

脑颅骨 cranium

围成颅腔包绕着脑，由分别称为外板和内板的骨密质和夹在它们之间的称为板障的骨松质构成。脑颅骨由8块扁骨（1块额骨，1对顶骨，1对颞骨，1块枕骨，1块蝶骨及1块筛骨）组成

额骨 frontal bone

一块较大的扁骨，构成颅腔的前上份，外面向前突起构成前额，内面向前凹陷，包绕着大脑的额叶。向侧后与顶骨及蝶骨相接；向下与颧骨、鼻骨、筛骨及上颌骨相接，构成眼眶

眉间 glabella

位于额骨中央，与鼻骨相连

额凸 frontal eminence

位于额骨前外侧的两个隆起，为前额的骨性结构

蝶骨 sphenoid bone

位于颅腔底部正中位置，与筛骨、额骨、颞骨及枕骨相连。蝶骨体向前发出蝶骨大翼和蝶骨小翼，它们的内侧面为眶的一部分，外侧面构成颞窝的一部分

眶 orbits

为一对四棱锥体形的腔，位于额骨和颧骨之间，整个面颅的上部，容纳眼球及眼副器，由额骨、颧骨、上颌骨、蝶骨及筛骨围成

眉弓 superciliary arch

额骨侧部的水平突起，构成眶的上缘，俗称眉弓，为前额和眶的边缘

颧骨 zygomatic bone

位于整个面颅的外侧，形成面颊部的骨性突起。向内与上颌骨相连，向前与额骨相连，向后与蝶骨和颞骨相连，附着有面肌和咀嚼肌。颧骨构成了眶的下缘及外侧缘，也构成了颧弓的一部分

眶下孔 infraorbital foramen

开口于上颌骨的表面，为眶下管的开口，内有眶下血管及眶下神经通经

上颌骨 maxillae

为两块对称的骨，下部相接，围成鼻腔，同时也构成口腔的上壁和眶的下壁。位于整个面颅的中央，与多块面颅骨相接。底面凹陷形成上牙槽，内部有一空腔称上颌窦

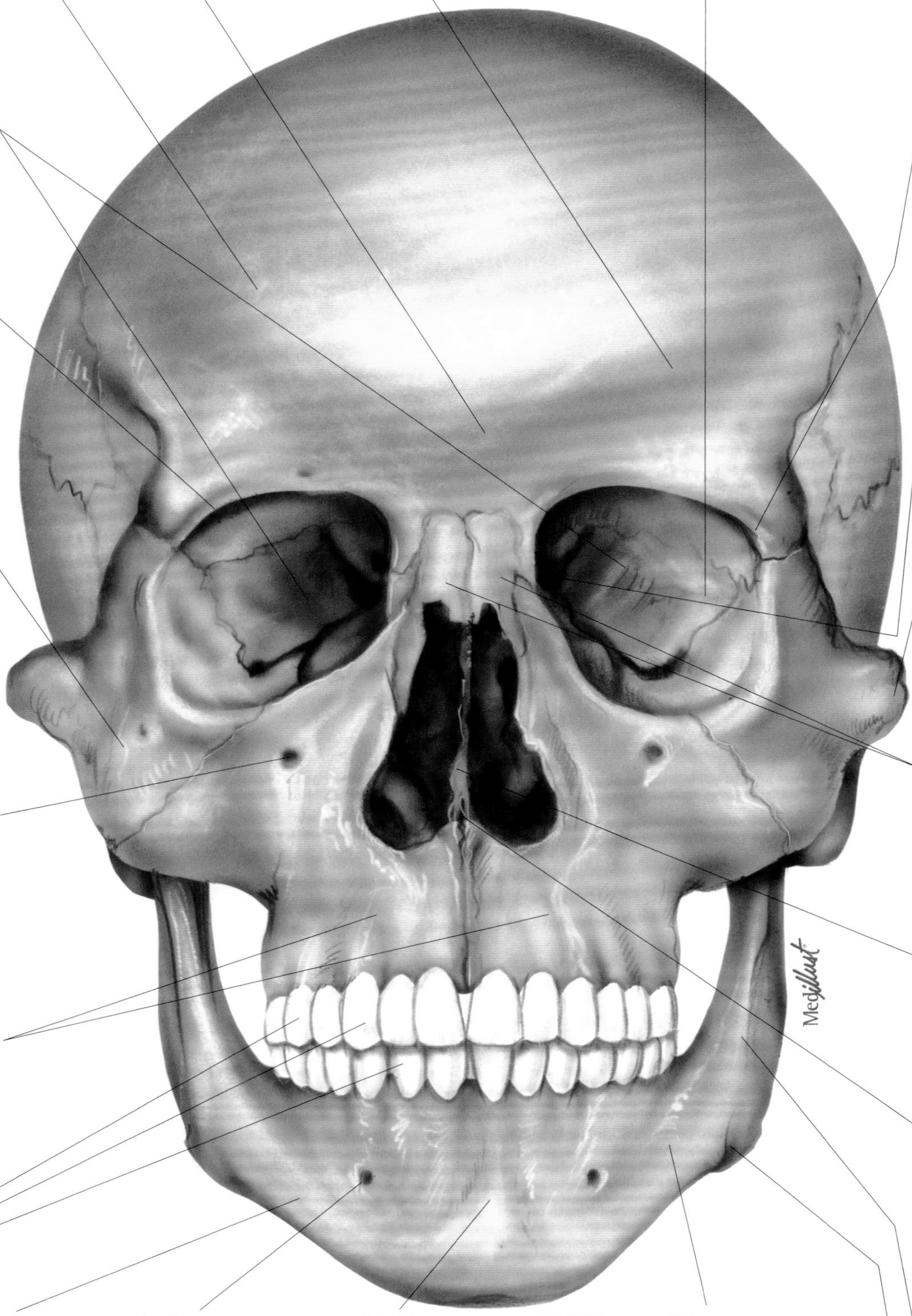

Megillust

外侧眶突 lateral orbital process

位于额骨的侧部，为额骨向外侧延伸而成，与颧骨相接，构成了眼眶的外侧突起

眶上裂 superioir orbital fissure

一条形状不规则的裂隙，位于参与构成眶和颅腔的蝶骨大翼和小翼之间，有动眼神经（Ⅲ）、滑车神经（Ⅳ）、展神经（Ⅵ）、三叉神经（Ⅴ）的分支眼神经及动静脉穿出

颧弓 zygomatic arch

从颧骨发出的弓状突起，向后延伸与颞骨的突起相接

鼻骨 nasal bones

两块细小的扁骨，位于骨性鼻腔的上部，内侧相接，构成了鼻的骨性结构。与额骨及上颌骨相连结，前面附着有降眉间肌

鼻中隔 nasal septum

鼻中隔分隔了左右鼻腔，一部分由软骨构成，一部分由极薄的筛骨构成，还有一部分由稍厚的犁骨构成

犁骨 vomer

牙 teeth

质地坚硬，排列成两排，每排16颗。上排嵌入上颌骨的上牙槽中，下排则嵌入下颌骨的下牙槽中

下颌体 body of the mandible

位于下颌骨的中央，呈水平位置，上缘为牙槽弓，容纳下颌牙根，下部中央突起为颏部

颏孔 mental foramen

两个开口于下颌骨体前面的小孔，有颏血管和神经穿出

颏 chin

下颌骨 mandible

位于面颅下部，呈“U”形，围成口腔的前壁和侧壁。中央部为颏部，并有一条水平的体和两条垂直的支，两支与颞骨形成关节。该关节非常灵活，可做出包括咀嚼动作在内的多种动作

下颌支 ramus of the mandible

从下颌体侧面向上延伸出的两个支，呈垂直位置

下颌角 mandibular angle

下颌骨两个垂直的支与水平的体的交汇处

颅骨 cranium

侧面观 lateral view

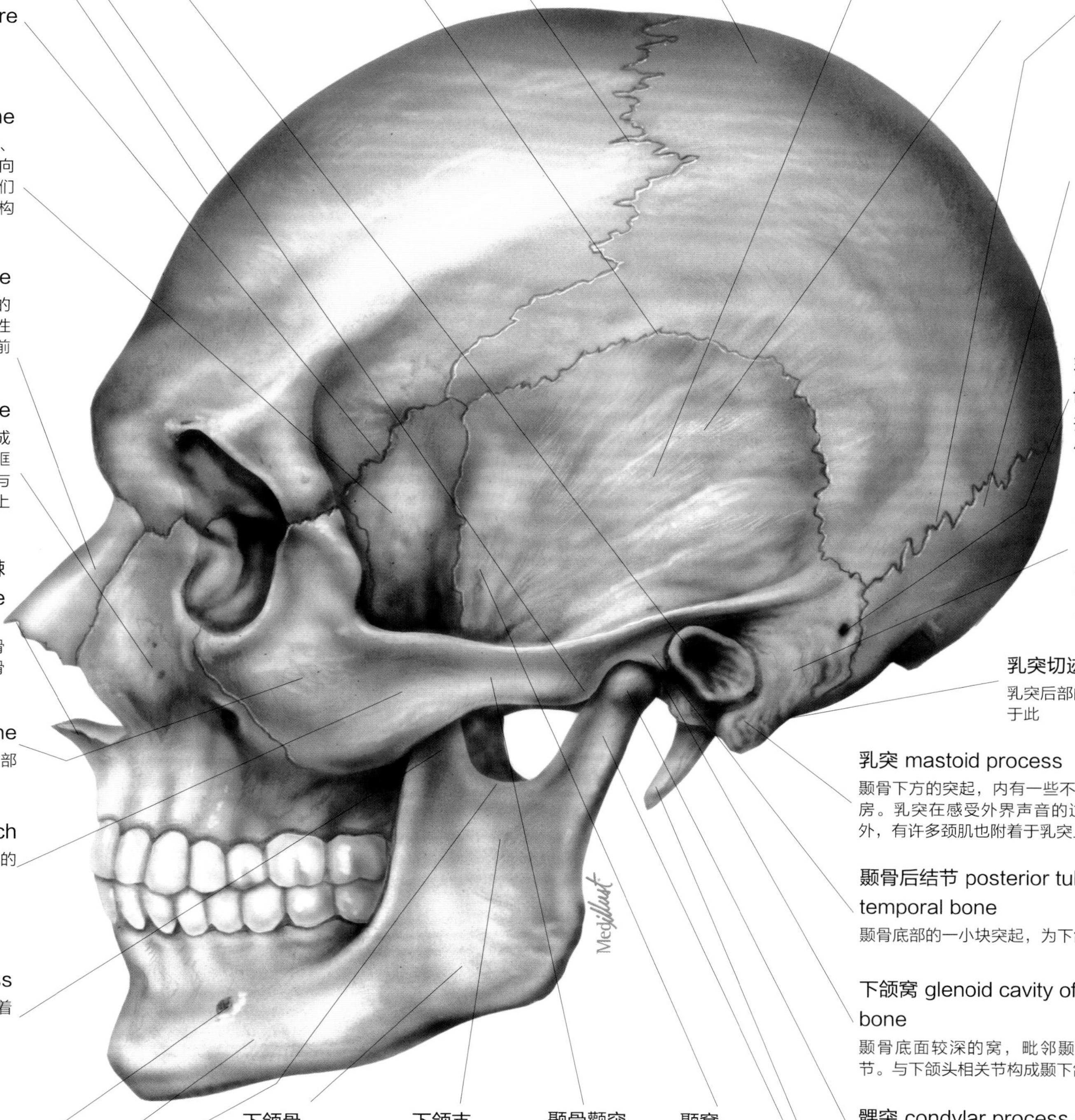

颞骨前结节 anterior tubercle of the temporal bone
位于颞骨颧突底部的骨性突起，分隔颞上窝和颞下窝

外耳道 external acoustic meatus
开口于颞骨的骨性管腔，内通中耳，由鼓部和颞骨鳞部构成

颞顶缝 temporoparietal suture
颞骨鳞部和顶骨间连结缝

冠状缝 coronal suture
额骨后缘与顶骨前缘连结而形成的缝，同颅骨的其他连结一样，是不能活动的

顶骨 parietal bone
两块对称的四边形扁骨，位于颅的侧面，表面隆起。向前与额骨相接，向后与枕骨相接，向下与颞骨相接

颞骨鳞部 squamous part of temporal bone
位于颞骨上部，扁平且垂直的部分构成了颅腔的侧壁，水平的部分则延伸为颞骨的颧突

颞骨 temporal bone
两块形状不规则的颅骨，参与构成颅盖和颅底。它由3部分组成：鳞部、岩部和鼓部。颞骨包绕着听觉感受器。向后与枕骨相接，向上与顶骨相接，向前与蝶骨相接

顶枕缝 lamboid suture
顶骨后缘与枕骨相接形成的缝

额骨 frontal bone
包绕大脑额叶的一块较大的扁骨，为颅腔的前壁

蝶额缝 frontosphenoidal suture
额骨与蝶骨大翼相接形成的缝

蝶骨 sphenoid bone
位于颅腔底部正中位置，与筛骨、额骨、颞骨及枕骨相连。蝶骨体向前发出蝶骨大翼和蝶骨小翼，它们的内侧面为眶的一部分，外侧面构成颞窝的一部分

鼻骨 nasal bone
两块细小的扁骨，位于骨性鼻腔的上部，内侧相接，构成了鼻的骨性结构。与上颌骨及额骨相连结，前面附着有降眉间肌

上颌骨 maxillae
为两块对称的骨，下部相接，围成鼻腔，同时也构成口腔的上壁和眶的下壁。位于整个面颅的中央，与多块面颅骨相接。底面凹陷形成上牙槽，内部有一空腔称上颌窦

鼻前棘 anterior nasal spine
位于两块上颌骨的中央前上部，呈垂直的小突起，从两块上颌骨相接处向上延伸，与鼻中隔软骨相接

颧骨 zygomatic bone
位于整个面颅的外侧，形成面颊部的骨性突起

颧弓 zygomatic arch
由颧骨和颞骨的颧突组合而形成的弓状骨性隆起

冠突 coronoid process
下颌支外侧前方的骨性突起，附着有可控制下颌骨运动的颞肌

颏孔 mental foramen
位于下颌体前面的两个小孔

下颌体 body of the mandible
位于下颌骨的中央，呈水平位置，上缘为下牙槽，容纳下颌牙根，下部中央突起为颏部

枕骨 occipital bone
一块形状不规则的骨，构成了颅腔的后下部，包绕着大脑枕叶和小脑。枕骨大孔位于枕骨上，使椎管和颅腔得以连接，脊髓也由此进入椎管中。枕骨的一些突起上附着有肌肉

乳突孔 mastoid foramen
开口靠近颞骨岩部后缘的小孔，内有静脉穿行

颞骨岩部 petrous bone
位于颅骨底部，是颞骨的一部分，内有许多小管和小腔，与位听觉有关

乳突切迹 mastoid notch
乳突后部的凹陷，二腹肌后腹附着于此

乳突 mastoid process
颞骨下方的突起，内有一些不规则的小腔，称乳突小房。乳突在感受外界声音的过程中起重要作用，另外，有许多颈肌也附着于乳突上

颞骨后结节 posterior tubercle of the temporal bone
颞骨底部的一小块突起，为下颌窝的后缘

下颌窝 glenoid cavity of the temporal bone
颞骨底面较深的窝，毗邻颞骨前结节和后结节。与下颌头相关节构成颞下颌关节

髁突 condylar process of the mandible
位于下颌支上端后方的突起，与颞骨的下颌窝相关节，构成颞下颌关节

茎突 styloid process of the temporal bone
由颞骨岩部向前下方伸出的细小突起，附着有许多韧带和肌肉，包括茎突舌骨肌、茎突咽肌、茎突舌肌、茎突下颌韧带及茎突舌骨韧带

下颌颈 neck of the condyle
下颌支与下颌头（髁突）的汇合处

下颌切迹 sigmoid notch
下颌骨冠突与髁突之间的切迹，有神经和血管穿出

下颌骨 mandible
位于面颅下部，呈“U”形，围成口腔的前壁和侧壁。中央部为颏部，下颌骨体呈水平位，下颌支自体后方垂直向上，其髁突与颞骨形成关节。该关节非常灵活，可做出包括咀嚼动作在内的多种动作

下颌支 ramus of the mandible
从下颌体侧面向上延伸出的两个支，呈垂直位置

颞骨颧突 zygomatic process of the temporal bone
颞骨向前延伸的突起，与颧骨相连形成颧弓

颞窝 temporal fossa
位于颅骨两侧的骨性凹陷，由蝶骨大翼和颞骨组成，颞肌有一大部分都附着于此窝中

额骨 frontal bone

额骨 frontal bone

一块较大的扁骨，构成颅腔的前上份，外面向前突起构成前额，内面向前凹陷，包绕着大脑的额叶。向侧后与顶骨及蝶骨相接，向下与颧骨、鼻骨、筛骨及上颌骨相接，构成眼眶

前面观 anterior view

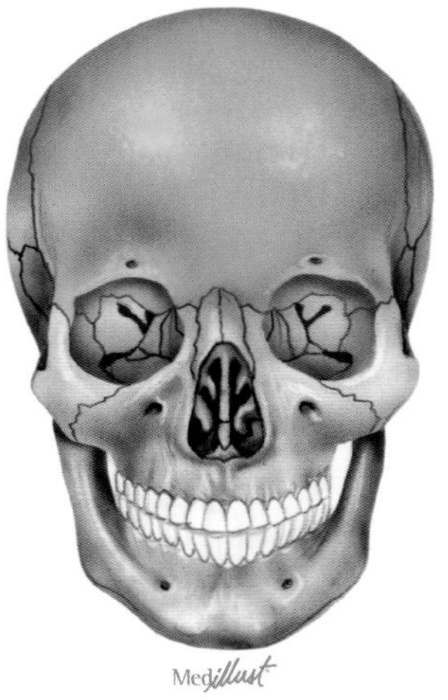

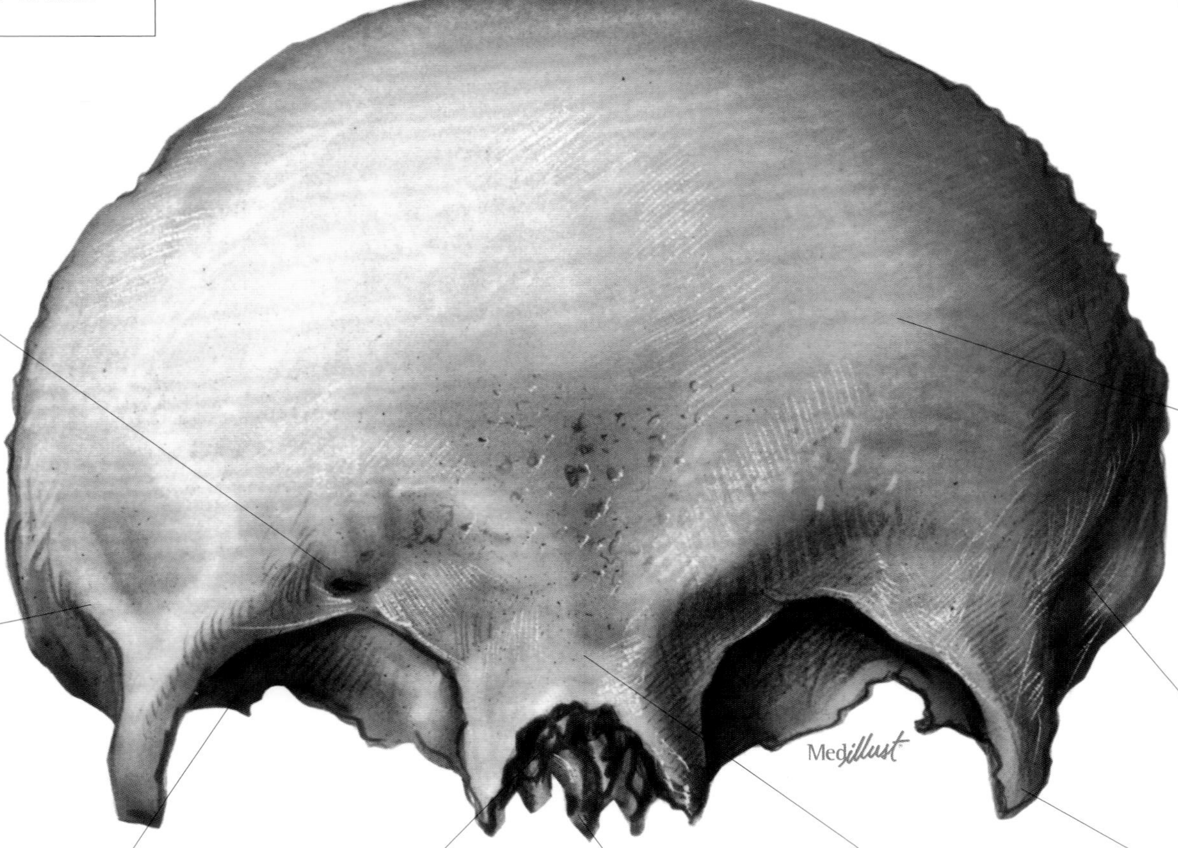

眶上切迹 supraorbital notch
开口于眶上缘内侧的小切迹，眶上神经由此穿出

额隆凸 frontal eminence
位于额骨前外侧的两个隆起，为前额的骨性结构

侧嵴 lateral crest
一条垂直走形的嵴，为额骨前面与侧面的分界线，颞窝即位于侧嵴后

额骨颞窝 temporal fossa of the frontal bone
额骨外侧的陷凹，与蝶骨、颞骨、顶骨相接，构成颅腔外侧的颞窝

眉弓 superciliary arch
额突下方的水平隆起，构成眶的上缘，为眉部的骨性结构，为前额与眶的分界线

鼻切迹 nasal notch
开口于眉间底部的切迹，与鼻骨及上颌骨相接

鼻前棘 anterior nasal spine
上颌骨前伸形成，居上颌间缝上部，自腭突前部向前伸延，在此两突相连，与鼻骨相连结

眉间 glabella
额骨的中央，与鼻骨相接

外侧眶突 lateral orbital process
额骨向外侧延伸出的突起，位于眉弓外侧，与颧骨相连，构成眶的外侧缘

下面观 inferior view

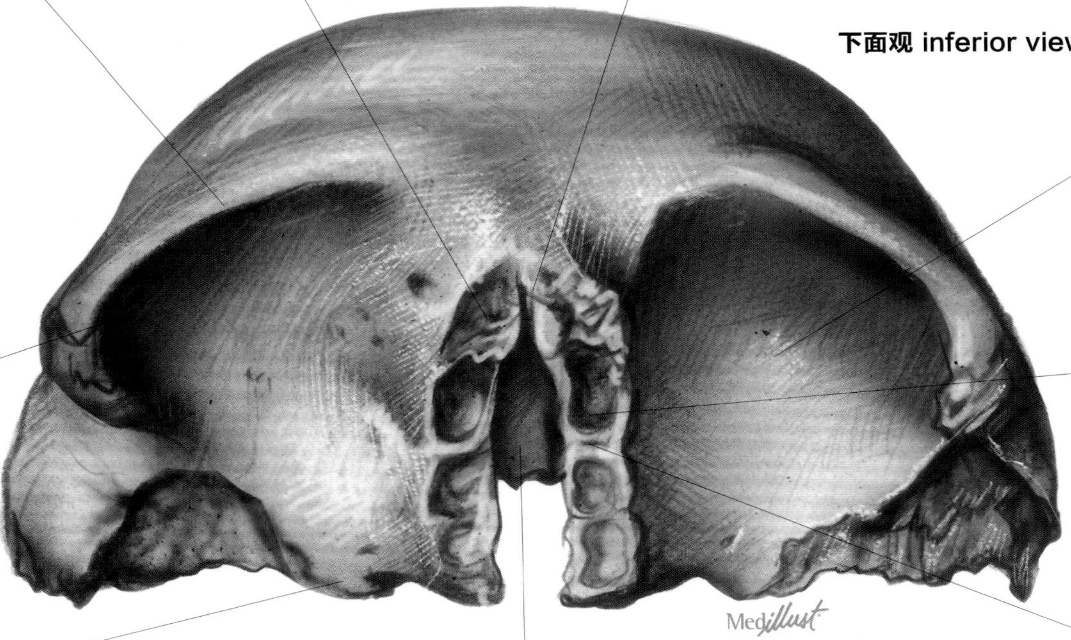

眼窝 orbital fossa
额骨底面的一个陷窝，同时也为眶的顶面

泪腺窝 lacrimal fossa
位于眶顶部外侧份的小陷窝，包绕着泪腺

筛小房顶面 superior surfaces of the cell ethmoidal
位于筛骨切迹四周，与筛骨上相对应的部位结合形成筛小房，也称筛窦

蝶骨缘 sphenoidal margin
额骨的后缘，与蝶骨的大翼相接，形成蝶额缝

筛骨切迹 ethmoidal notch
开口于额骨底面的较宽阔凹陷，与筛骨的顶部相接

内筛骨管 internal ethmoidal duct
筛骨与额骨之间的小管，走行有血管和神经

顶骨 parietal bone

顶骨 parietal bone

两块扁平、对称、四边形的扁骨，位于颅腔顶部两侧。向前与额骨相接，向后与枕骨相接，向下与颞骨相接。外表面呈球状隆起

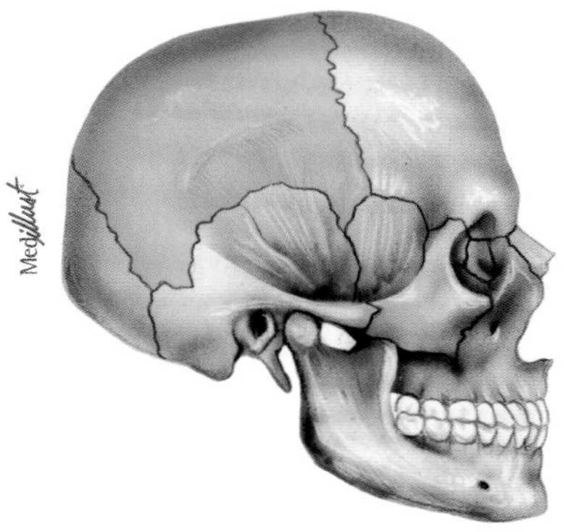
Medillust

外面观 external view

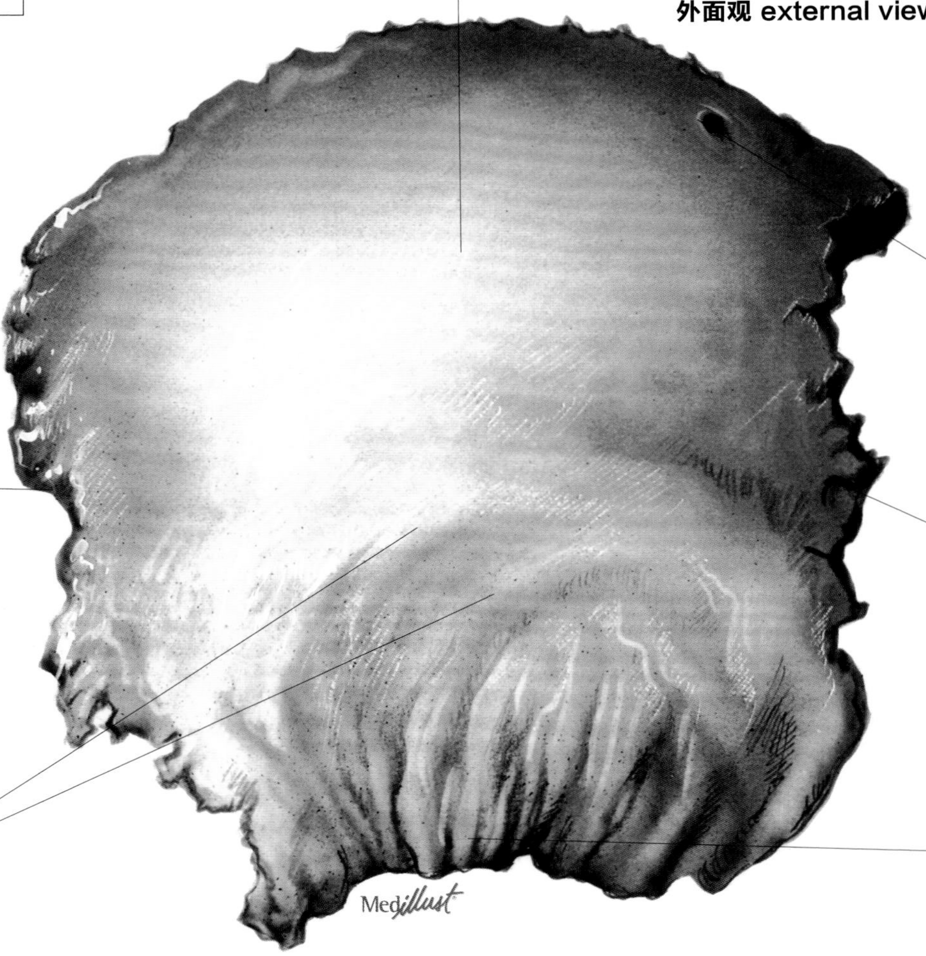
顶骨结节 parietal tuberosity
顶孔 parietal foramen
靠近顶骨上缘的一个小孔，穿行有小静脉
枕缘 occipital border
顶骨的后缘，形状不规则，与枕骨相接，形成顶枕缝。这两块骨的连结形成了颈静脉孔
额缘 frontal border
为顶骨的前缘，为锯齿状且非常薄。与额骨的后缘相接，形成额顶缝。在额缘底部有与蝶骨大翼相接的凸起
颞线 temporal lines
两条平行而弯曲的线状骨性隆起，之间形成一个小的凹槽。其上附着有颞肌及其肌腱
颞缘 temporal border
顶骨的下缘，向内凹陷，比上缘（矢状缘）薄。与颞骨鳞部相接，形成颞顶缝
Medillust

内面观 internal view

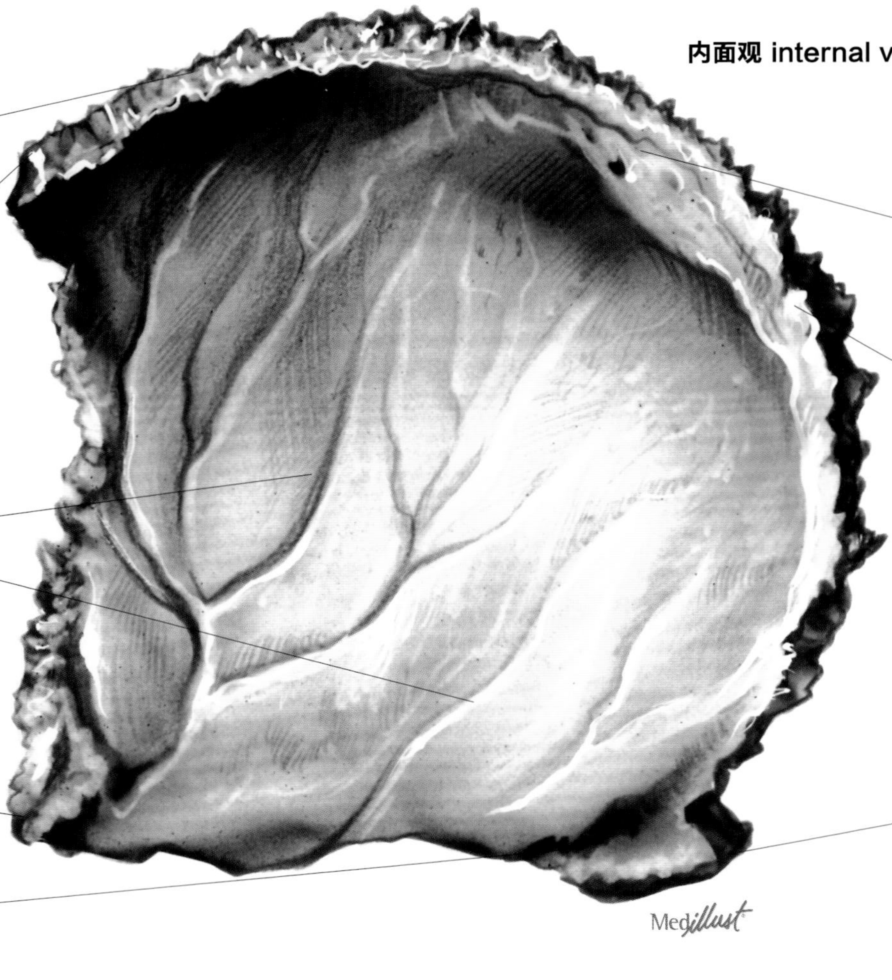
矢状缘 saggital border
呈锯齿状，较厚，与对侧顶骨的矢状缘相接，形成贯穿整个颅顶的矢状缝
矢状沟管 longitudinal canal
位于顶间缝下方的矢状沟，走行有上矢状窦
额角 frontal angle
枕角 occipital angle
血管压迹 vascular impressions
位于顶骨内面呈树枝状的凹槽，为贴近顶骨的脑膜血管的压迹
蝶骨角 sphenoidal angle
乳突角 mastoid angle
乙状窦沟 groove for sigmoid sinus
Medillust

颞骨 temporal bone

外面观 lateral view

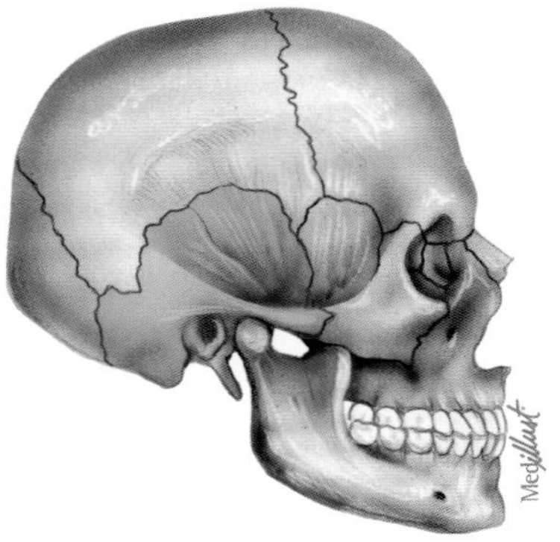

颞骨 temporal bone

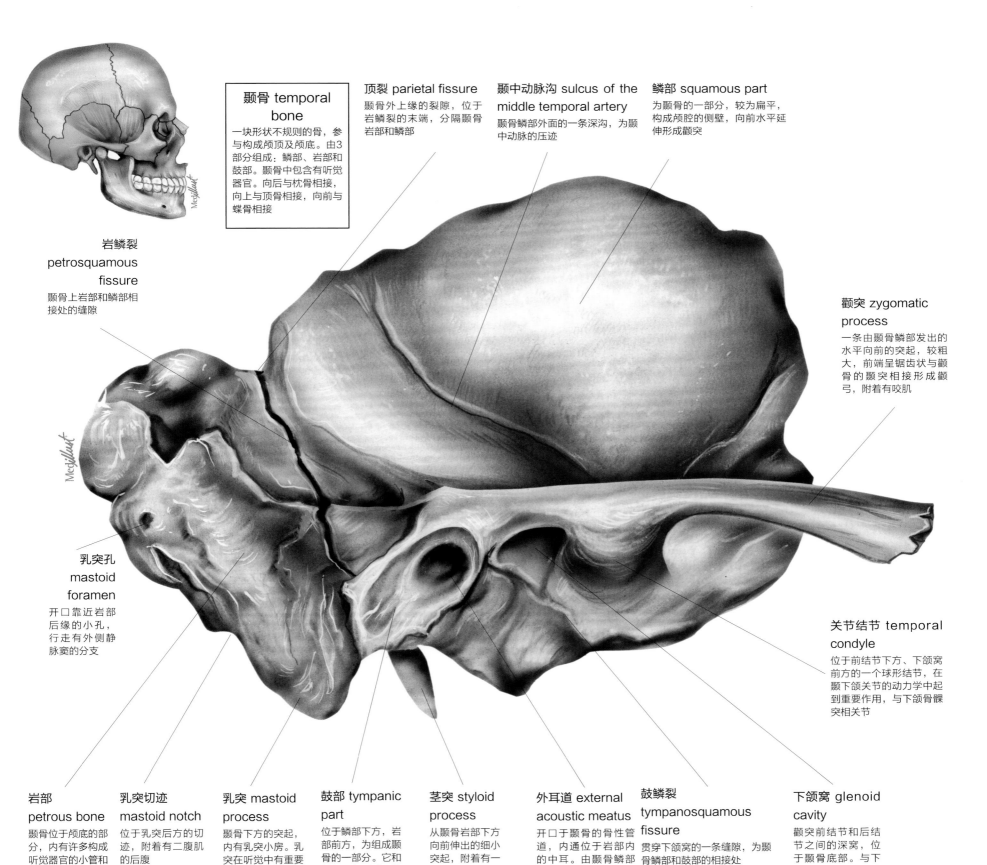

一块形状不规则的骨，参与构成颅顶及颅底。由3部分组成：鳞部、岩部和鼓部。颞骨中包含有听觉器官。向后与枕骨相接，向上与顶骨相接，向前与蝶骨相接

顶裂 parietal fissure

颞骨外上缘的裂隙，位于岩鳞裂的末端，分隔颞骨岩部和鳞部

颞中动脉沟 sulcus of the middle temporal artery

颞骨鳞部外面的一条深沟，为颞中动脉的压迹

鳞部 squamous part

为颞骨的一部分，较为扁平，构成颅腔的侧壁，向前水平延伸形成颧突

岩鳞裂 petrosquamous fissure

颞骨上岩部和鳞部相接处的缝隙

颧突 zygomatic process

一条由颞骨鳞部发出的水平向前的突起，较粗大，前端呈锯齿状与颧骨的颞突相接形成颧弓，附着有咬肌

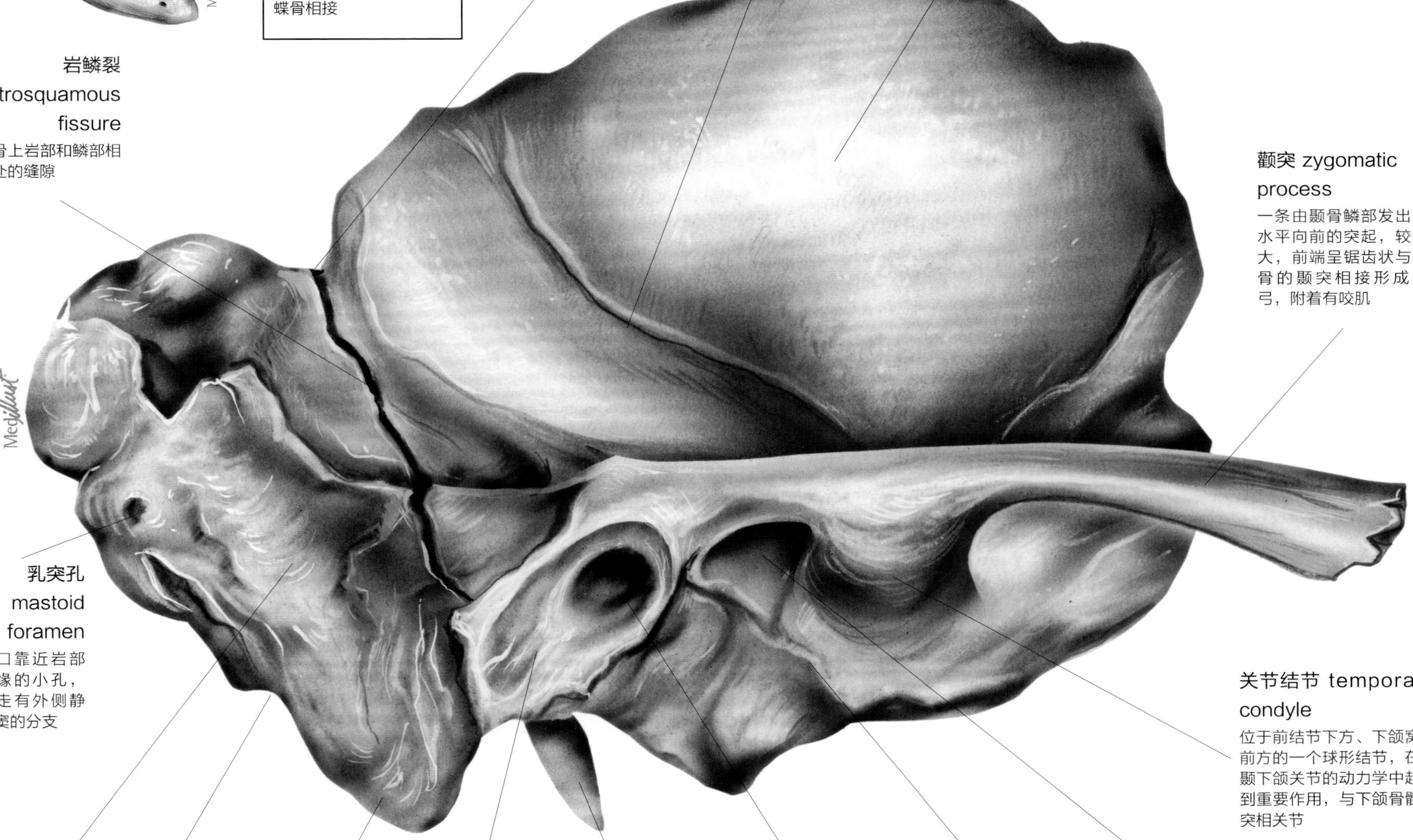

乳突孔 mastoid foramen

开口靠近岩部后缘的小孔，行走有外侧静脉窦的分支

关节结节 temporal condyle

位于前结节下方、下颌窝前方的一个球形结节，在颞下颌关节的动力学中起到重要作用，与下颌骨髁突相关节

岩部 petrous bone

颞骨位于颅底的部分，内有许多构成听觉器官的小管和小腔，为听觉器官的一部分

乳突切迹 mastoid notch

位于乳突后方的切迹，附着有二腹肌的后腹

乳突 mastoid process

颞骨下方的突起，内有乳突小房。乳突在听觉中有重要作用，也是许多颈肌的附着点

鼓部 tympanic part

位于鳞部下方，岩部前方，为组成颞骨的一部分。它和鳞部一起形成了终止于鼓膜的外耳道

茎突 styloid process

从颞骨岩部下方向前伸出的细小突起，附着有一组肌肉和肌腱，包括茎突舌骨肌、茎突咽肌、茎突舌肌、茎突下颌韧带及茎突舌骨韧带

外耳道 external acoustic meatus

开口于颞骨的骨性管道，内通位于岩部内的中耳。由颞骨鳞部和鼓部组成

鼓鳞裂 tympanosquamous fissure

贯穿下颌窝的一条缝隙，为颞骨鳞部和鼓部的相接处

下颌窝 glenoid cavity

颧突前结节和后结节之间的深窝，位于颞骨底部。与下颌头相关节，形成颞下颌关节

颞骨 temporal bone

内面观 medial view

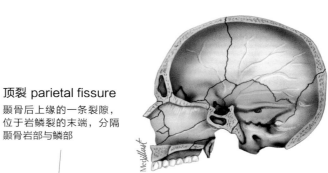

颞骨 temporal bone

一块形状不规则的骨，参与构成颅顶及颅底。由3部分组成：鳞部、岩部和鼓部。颞骨中包含有听觉器官。向后与枕骨相接，向上与顶骨相接，向前与蝶骨相接

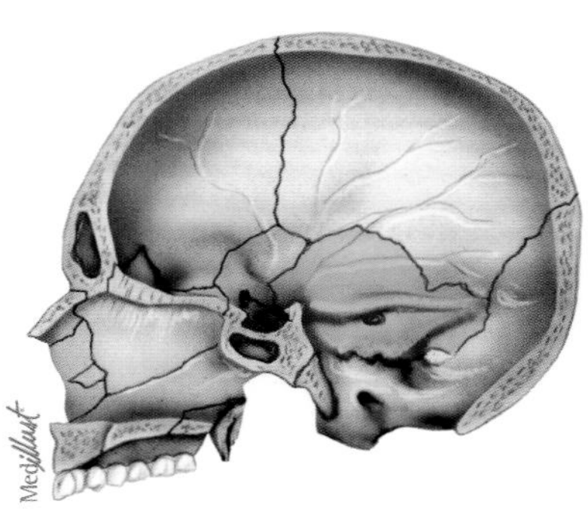

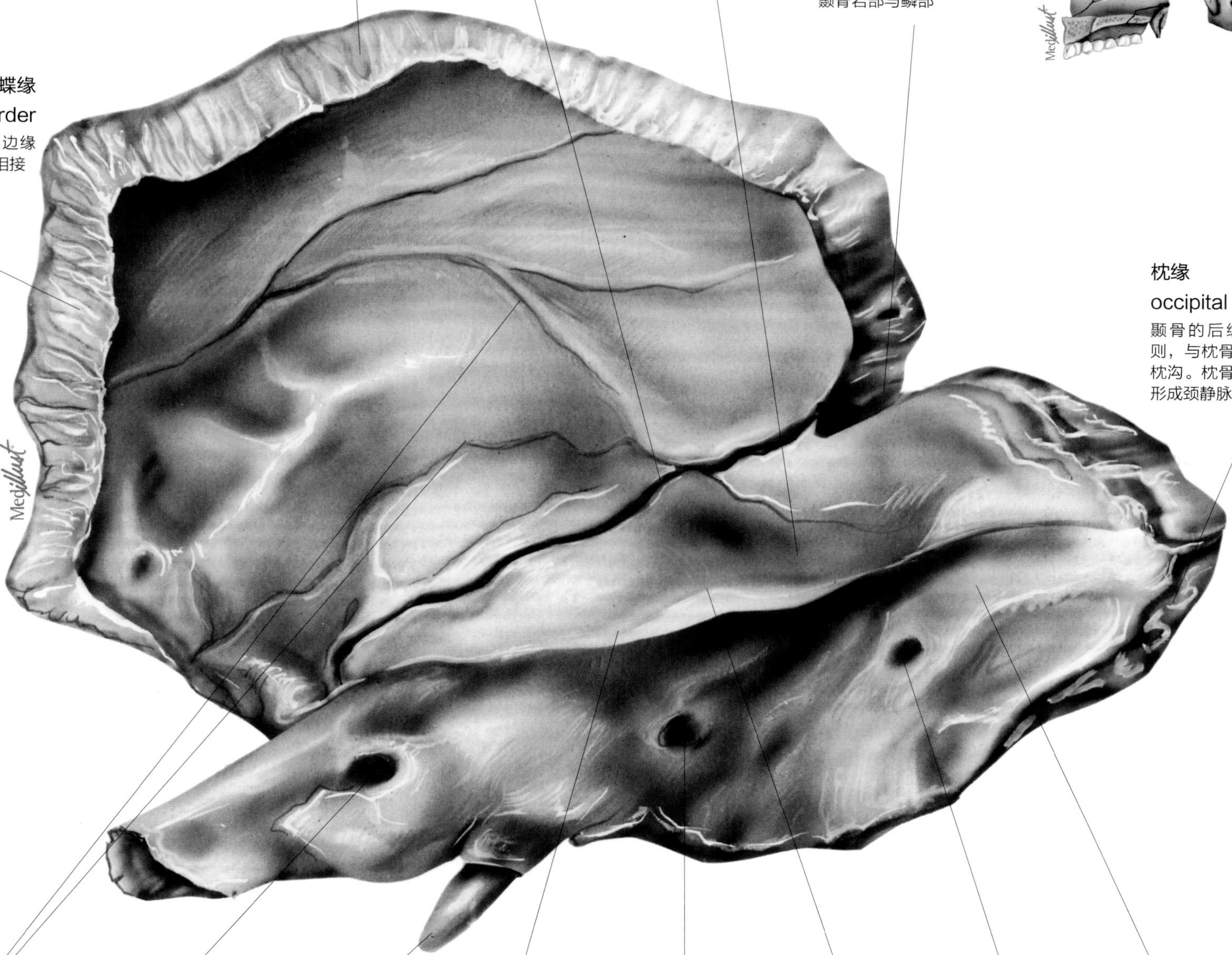

顶缘 parietal border

颞骨鳞部的斜上缘，与顶骨相接

岩鳞裂 petrosquamous fissure

颞骨岩部与鳞部相接处的缝隙

岩上窦沟 canal of the superior petrous sinus

一条与岩部上缘平行的浅沟，有岩上窦通行

顶裂 parietal fissure

颞骨后上缘的一条裂隙，位于岩鳞裂的末端，分隔颞骨岩部与鳞部

蝶缘 sphenoidal border

颞骨鳞部的前缘，边缘斜行，与蝶骨大翼相接

枕缘 occipital border

颞骨的后缘，形状不规则，与枕骨相接，形成颞枕沟。枕骨与颞骨的结合形成颈静脉孔

血管沟 vascular sulci

脑膜中动脉分支在颞骨鳞部内面形成的压迹

内耳道 internal acoustic meatus

颞骨岩部内面的骨性小管，开口于岩部内面的小脑面。走行有前庭蜗神经（Ⅷ）、面神经（Ⅶ）、中间神经以及滋养内耳迷路的迷路动脉。内耳道沟通了颅腔和耳蜗

茎突 styloid process

从颞骨岩部下方向前伸出的细小突起，附着有一组肌肉和肌腱，包括茎突舌骨肌、茎突咽肌、茎突舌肌、茎突下颌韧带及茎突舌骨韧带

岩部上缘 superior border of the petrous bone

岩部内面一条分明的界线，将岩部分为前后两部分，后部包绕部分大脑枕叶，前部包绕部分大脑顶叶

前庭小管口 orifice of the vestibular canaliculus

前庭的内淋巴管的开口，使前庭小管与颅腔相通

弓状隆起 arcuate eminence

岩部上缘中部的一个隆起，其内容纳上半规管

乳突孔 mastoid poramen

开口靠近岩部后缘的小孔，行走有外侧静脉窦的分支

乙状窦沟 sulcus of the sigmoid sinus

是外侧静脉窦行经的浅沟

枕骨 occipital bone

枕骨 occipital bone

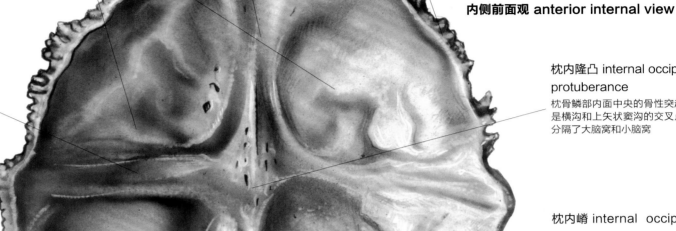

一块形状不规则的骨，构成了颅腔的后下部，容纳大脑枕叶和小脑。枕骨大孔即位于枕骨上，使椎管和颅腔得以连通，脊髓也由此进入椎管中。枕骨的一些突起上附着有肌肉

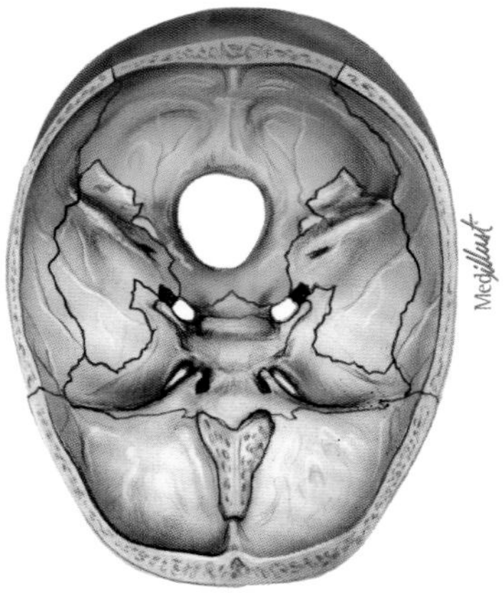

内侧前面观 anterior internal view

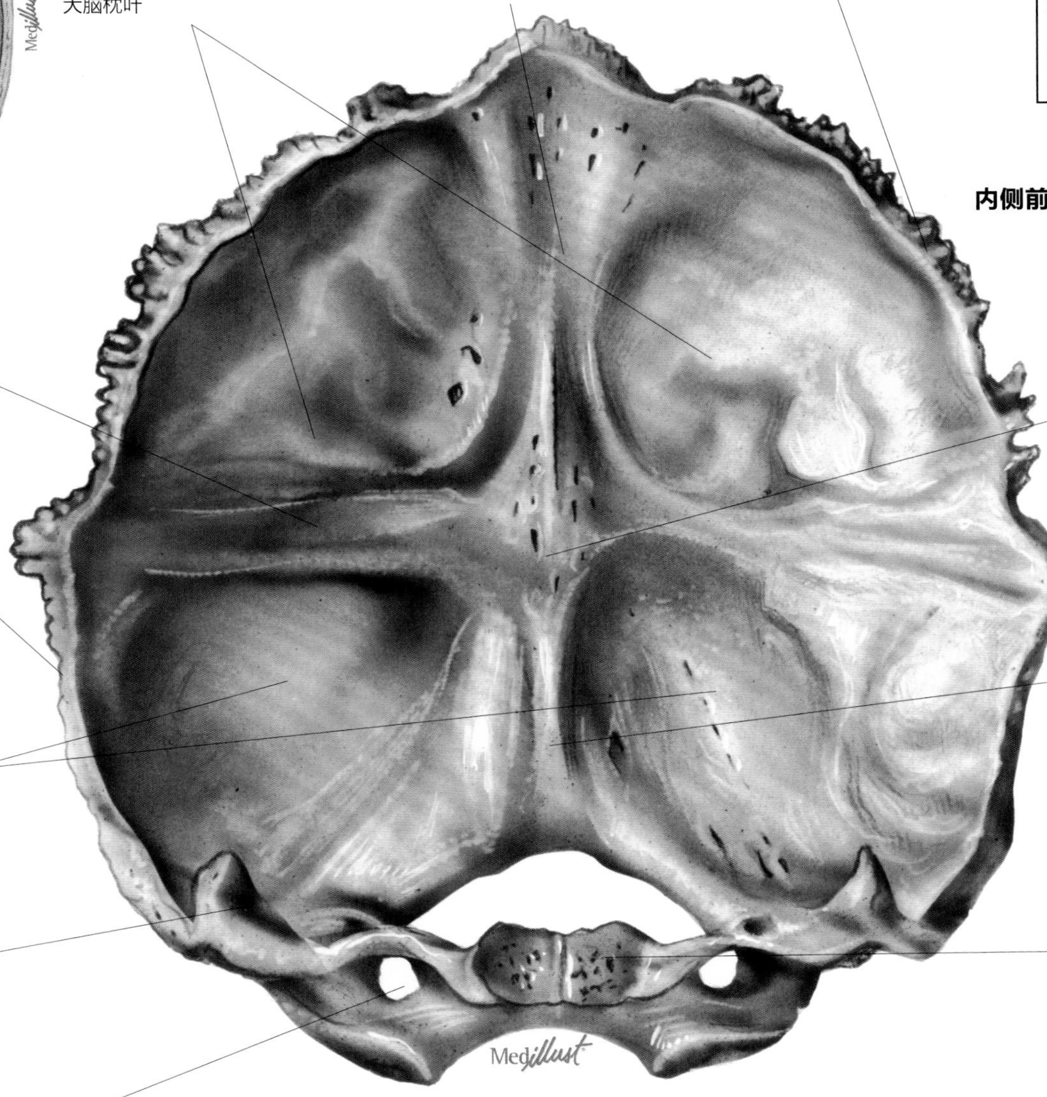

大脑窝 cerebral fossae
位于枕骨凹面纵沟两侧，容纳大脑枕叶

矢状沟 longitudinal canal
开口于枕骨凹面上部，终止于枕内隆凸的一条骨性沟，走行有上矢状静脉窦（上矢状窦）

顶缘 parietal border
枕骨外侧部的上缘，与顶骨相接，形成顶枕缝

横沟 lateral canal
两条横穿枕骨凹面的沟，终止于枕内隆凸，容纳横静脉窦

枕内隆凸 internal occipital protuberance
枕骨鳞部内面中央的骨性突起，是横沟和上矢状窦沟的交叉点，分隔了大脑窝和小脑窝

颞缘 temporal border
枕骨外侧区的下缘，与颞骨相接，形成颞枕缝

枕内嵴 internal occipital crest
从枕内隆凸垂直走行到枕骨大孔的骨性突嵴，分隔左右小脑窝

小脑窝 cerebellar fossae
位于枕骨凹面，枕内嵴两边，容纳小脑

颈静脉突 jugular process
位于枕骨颞缘上的突起，与一部分颞骨岩部相接

基底部 basilar part
从枕骨大孔向前上方延伸的四棱形突起，与蝶骨后部相连结。脑桥和部分延髓位于基底部上方

舌下神经管 hypoglossal canal
位于枕骨大孔前缘（枕髁）的小孔，有舌下神经（Ⅻ）穿行

外侧下面观 inferior external view

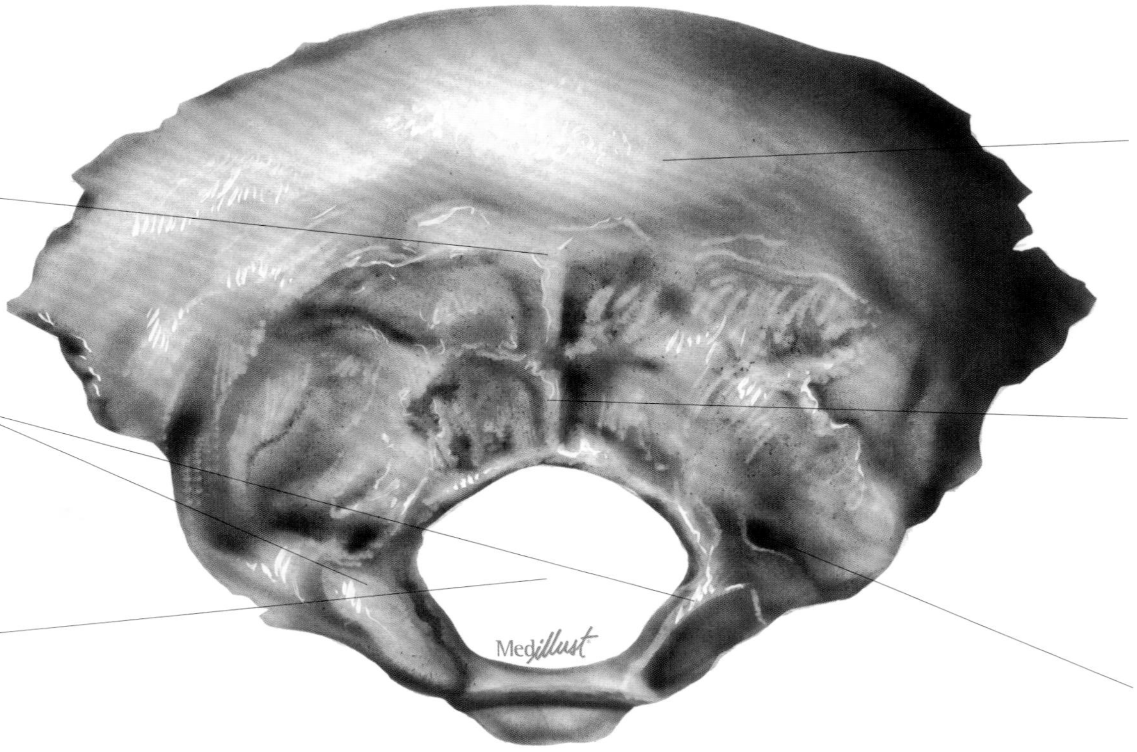

鳞部 squamous part
呈贝壳状，由枕骨大孔朝后上方伸展。它的内面容纳大脑枕叶及小脑

枕外隆凸 external occipital protuberance
枕骨大孔后方凹凸不平的突起，位于枕骨鳞部外面。有颈项部的一些肌肉和肌腱附着

枕骨髁 condyle
为两个关节突起，位于枕骨大孔两侧，与寰椎相关节

枕外嵴 external occipital crest
枕骨外面由枕外隆凸向枕骨大孔走行的线状隆起，向两侧发出上项线和下项线，有颈部肌肉附着

枕骨大孔 foramen magnum
枕骨底部一个较大的孔，颅腔和椎管通过此孔相连，延髓于此移行为脊髓。此孔有椎动脉和分布到脊髓的血管及副神经（Ⅺ）的脊髓根通过

髁管 condylar canal
位于枕骨大孔两侧，枕髁之后，髁窝里面的小管内有髁静脉穿行

筛骨 ethmoid bone

上面观 superior view

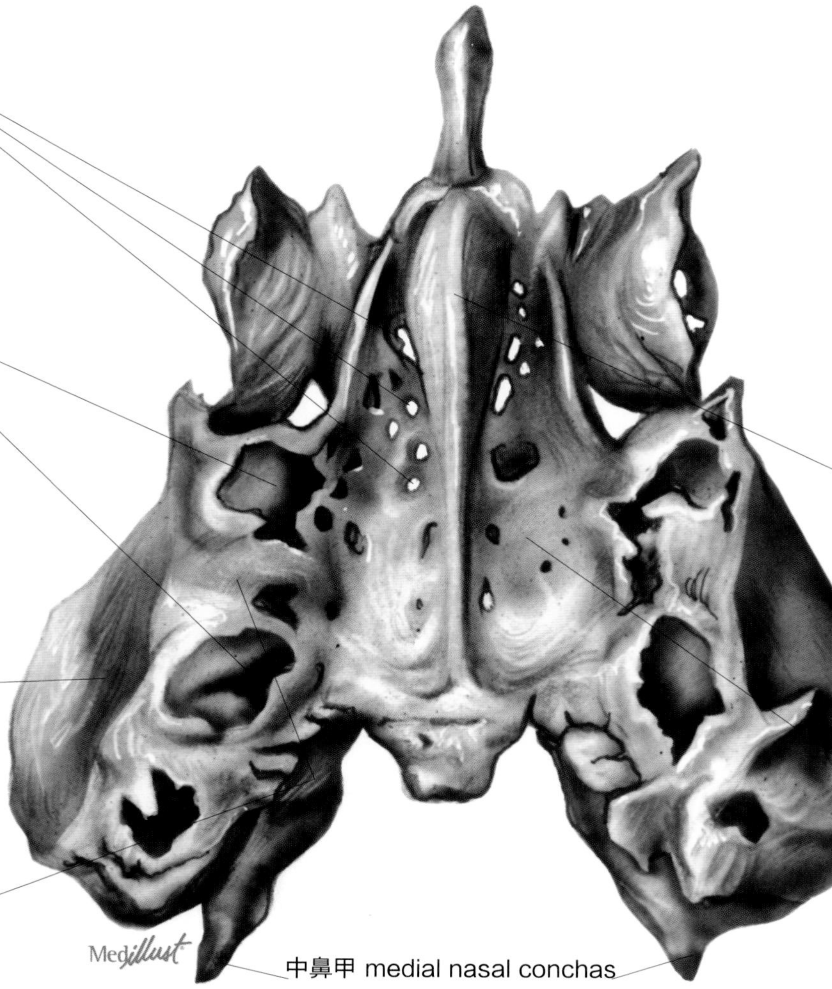

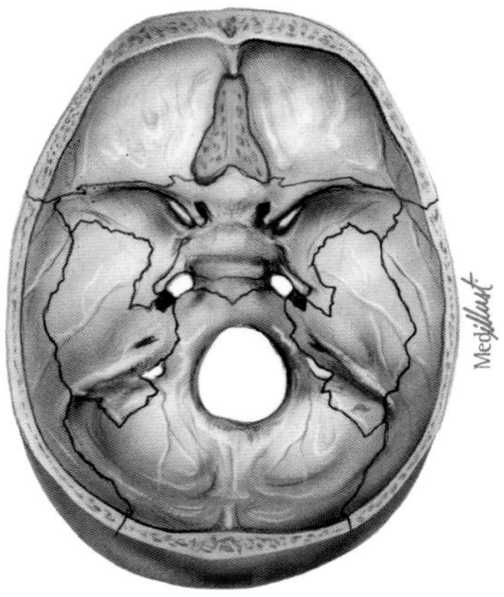

Medillust

筛孔 cribiform foramina
筛板前部的一些小孔，穿行有嗅神经和动脉

筛小房/筛窦 ethmoidal cell
位于筛骨迷路内的一些小腔，构成鼻窦的一部分，有温暖、湿润吸入的空气的作用。筛窦上部与额骨相应的小腔相拼合，形成完整的小腔。和其他鼻窦一样，筛窦也开口于鼻腔

筛骨迷路 lateral mass
筛板两侧由薄骨板圈成的许多小腔，位于鼻腔和眶之间。内有被极薄的骨片分隔开的筛小房，迷路的内面（图中未显示）形成了鼻腔的壁，并发出鼻甲

内筛骨管 internal ethmoidal duct
开口于额骨和筛骨之间的骨性管道，穿行有眶神经和血管

中鼻甲 medial nasal conchas
额骨和筛骨间的筛道开口，其内通经眶血管和神经

鸡冠 crista galli
筛骨中央垂直板的顶端，突入颅腔内，附着有分隔大脑左右半球的大脑镰

筛板 cribiform plate
鼻腔上方的一块水平骨性薄板，从鸡冠底部的两侧发出。其上有许多小孔，有嗅神经通过

外侧面观 lateral view

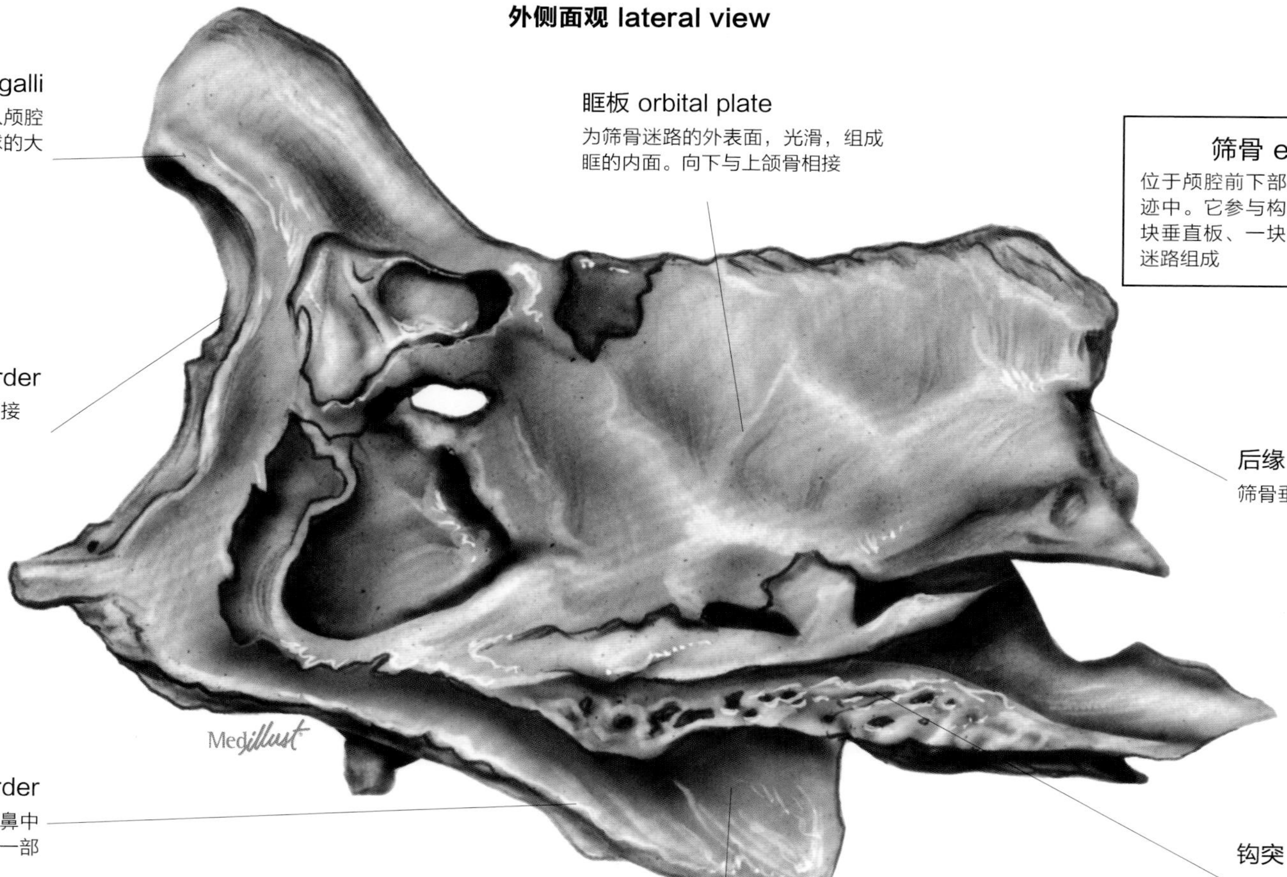

鸡冠 crista galli
筛骨中央垂直板的顶端，突入颅腔内，附着有分隔大脑左右半球的大脑镰

额缘 frontal border
筛骨垂直板的前缘，与额骨相接

下缘 inferior border
筛骨垂直板的下缘，与犁骨及鼻中隔软骨相连，是鼻中隔组成的一部分。向后与蝶骨相连

眶板 orbital plate
为筛骨迷路的外表面，光滑，组成眶的内面。向下与上颌骨相接

筛骨 ethmoid bone
位于颅腔前下部，蝶骨前面，额骨的筛切迹中。它参与构成部分的眶和鼻腔，由一块垂直板、一块水平的筛板和两侧的筛骨迷路组成

后缘 posterior border
筛骨垂直板的后缘，与蝶骨相连

钩突 uncinate process
迷路下面的薄板，位于上颌骨的上颌窦开口处上方，使其开口变窄

筛骨垂直板 perpendicular plate of ethmoid bone
位于筛骨中央部的骨板，从筛板向下垂直伸向下方。它构成鼻中隔的后部，下方与犁骨和鼻中隔软骨相结合，后方则与蝶骨相接

蝶骨 sphenoid bone

蝶骨 sphenoid bone

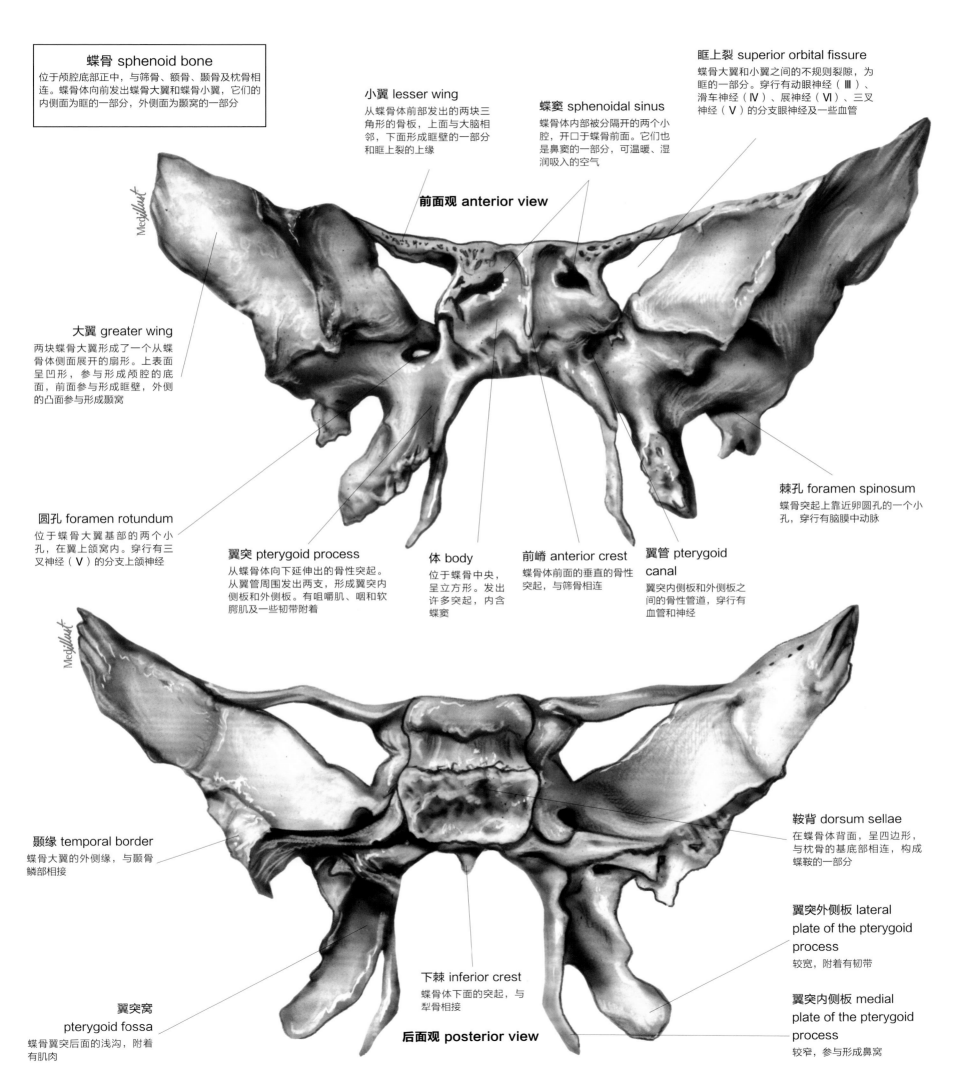

位于颅腔底部正中，与筛骨、额骨、颞骨及枕骨相连。蝶骨体向前发出蝶骨大翼和蝶骨小翼，它们的内侧面为眶的一部分，外侧面为颞窝的一部分

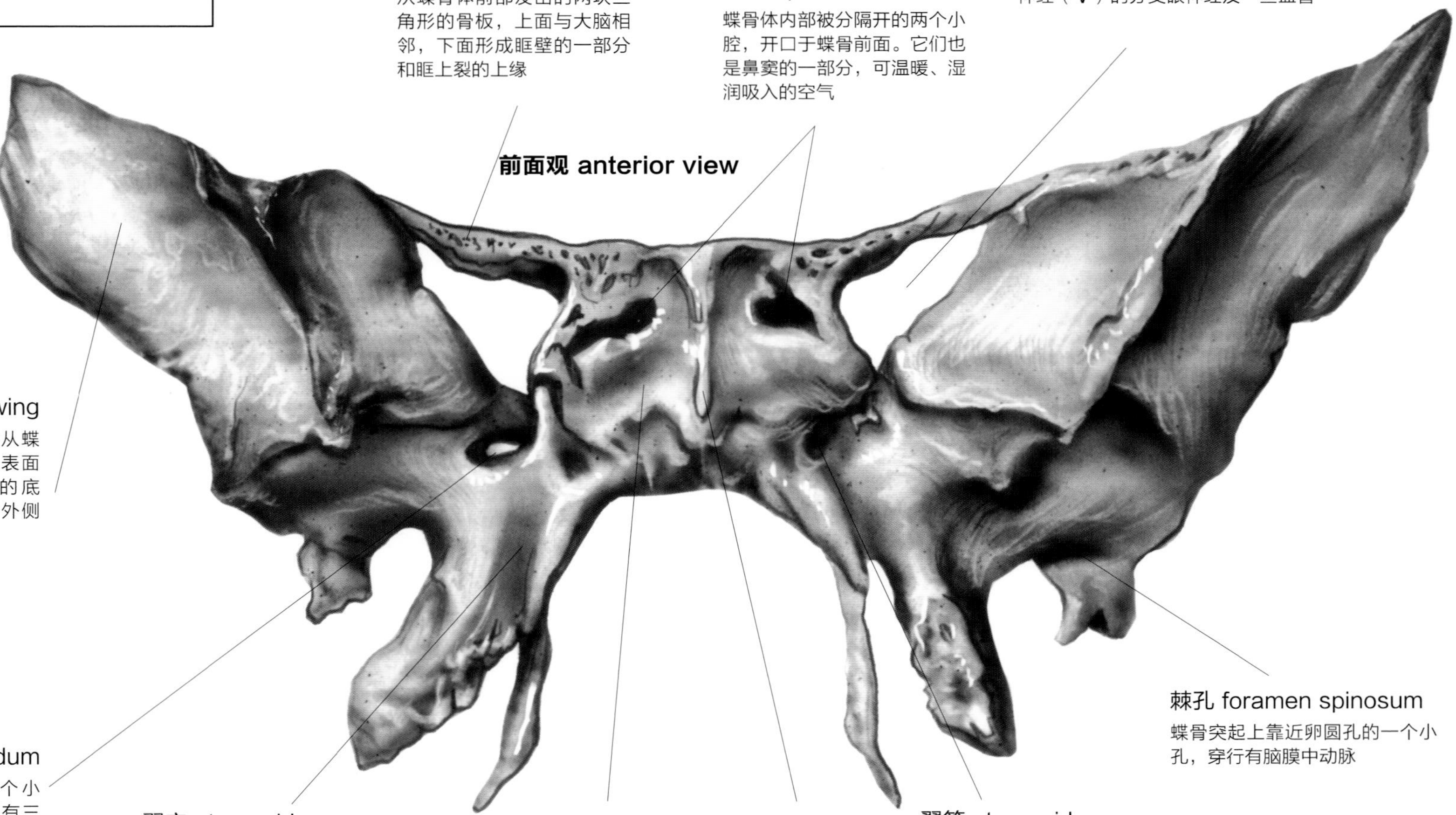

Medillust

前面观 anterior view

小翼 lesser wing
从蝶骨体前部发出的两块三角形的骨板，上面与大脑相邻，下面形成眶壁的一部分和眶上裂的上缘

蝶窦 sphenoidal sinus
蝶骨体内部被分隔开的两个小腔，开口于蝶骨前面。它们也是鼻窦的一部分，可温暖、湿润吸入的空气

眶上裂 superior orbital fissure
蝶骨大翼和小翼之间的不规则裂隙，为眶的一部分。穿行有动眼神经（Ⅲ）、滑车神经（Ⅳ）、展神经（Ⅵ）、三叉神经（Ⅴ）的分支眼神经及一些血管

大翼 greater wing
两块蝶骨大翼形成了一个从蝶骨体侧面展开的扇形。上表面呈凹形，参与形成颅腔的底面，前面参与形成眶壁，外侧的凸面参与形成颞窝

棘孔 foramen spinosum
蝶骨突起上靠近卵圆孔的一个小孔，穿行有脑膜中动脉

圆孔 foramen rotundum
位于蝶骨大翼基部的两个小孔，在翼上颌窝内。穿行有三叉神经（Ⅴ）的分支上颌神经

翼突 pterygoid process
从蝶骨体向下延伸出的骨性突起。从翼管周围发出两支，形成翼突内侧板和外侧板。有咀嚼肌、咽和软腭肌及一些韧带附着

体 body
位于蝶骨中央，呈立方形。发出许多突起，内含蝶窦

前嵴 anterior crest
蝶骨体前面的垂直的骨性突起，与筛骨相连

翼管 pterygoid canal
翼突内侧板和外侧板之间的骨性管道，穿行有血管和神经

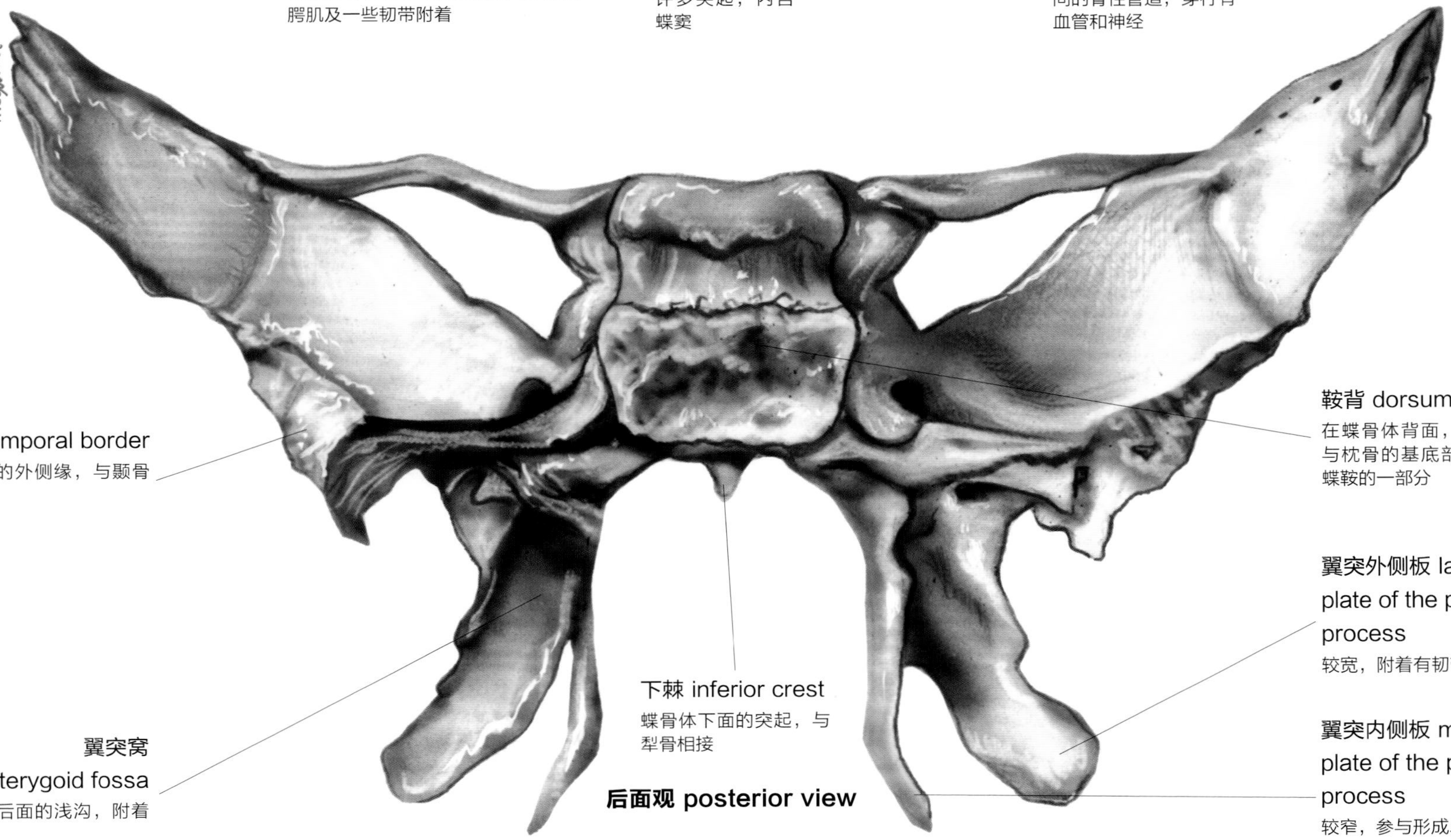

Medillust

颞缘 temporal border
蝶骨大翼的外侧缘，与颞骨鳞部相接

鞍背 dorsum sellae
在蝶骨体背面，呈四边形，与枕骨的基底部相连，构成蝶鞍的一部分

翼突外侧板 lateral plate of the pterygoid process
较宽，附着有韧带

下棘 inferior crest
蝶骨体下面的突起，与犁骨相接

翼突窝 pterygoid fossa
蝶骨翼突后面的浅沟，附着有肌肉

翼突内侧板 medial plate of the pterygoid process
较窄，参与形成鼻窝

后面观 posterior view

蝶骨 sphenoid bone

上面观 superior view

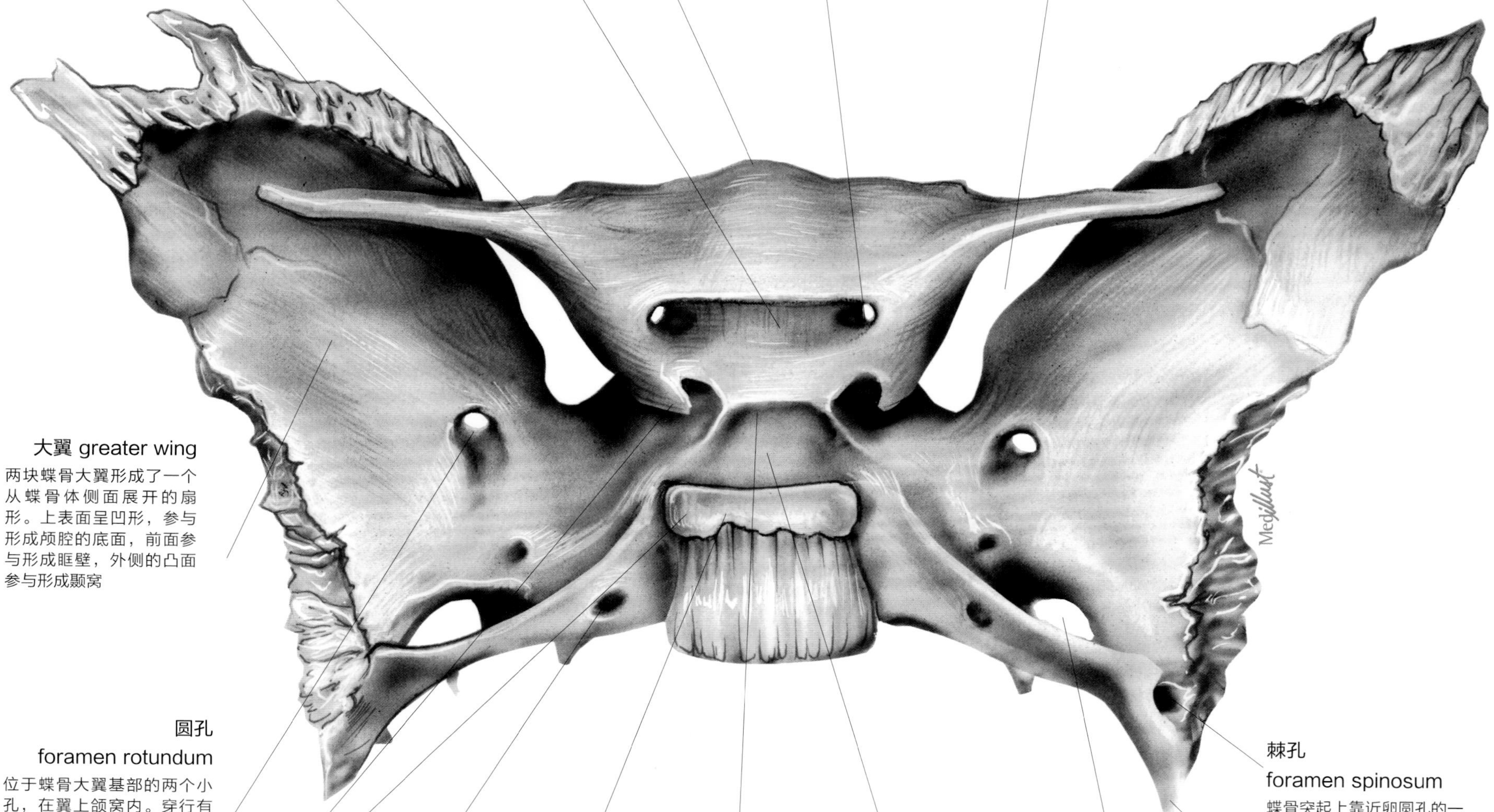

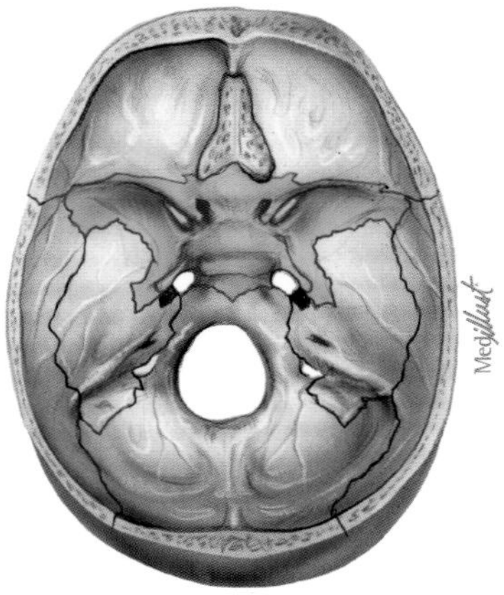

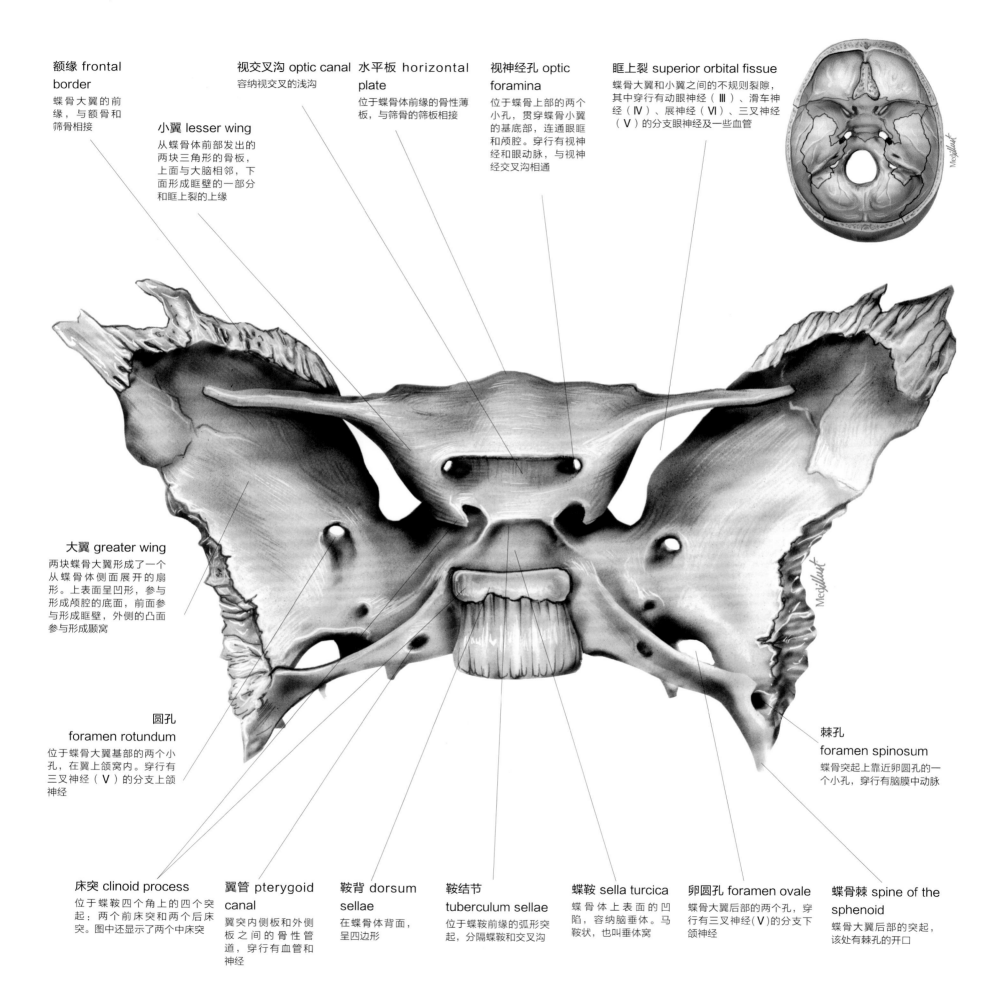

额缘 frontal border
蝶骨大翼的前缘，与额骨和筛骨相接

小翼 lesser wing
从蝶骨体前部发出的两块三角形的骨板，上面与大脑相邻，下面形成眶壁的一部分和眶上裂的上缘

视交叉沟 optic canal
容纳视交叉的浅沟

水平板 horizontal plate
位于蝶骨体前缘的骨性薄板，与筛骨的筛板相接

视神经孔 optic foramina
位于蝶骨上部的两个小孔，贯穿蝶骨小翼的基底部，连通眼眶和颅腔。穿行有视神经和眼动脉，与视神经交叉沟相通

眶上裂 superior orbital fissue
蝶骨大翼和小翼之间的不规则裂隙，其中穿行有动眼神经（Ⅲ）、滑车神经（Ⅳ）、展神经（Ⅵ）、三叉神经（Ⅴ）的分支眼神经及一些血管

大翼 greater wing
两块蝶骨大翼形成了一个从蝶骨体侧面展开的扇形。上表面呈凹形，参与形成颅腔的底面，前面参与形成眶壁，外侧的凸面参与形成颞窝

圆孔 foramen rotundum
位于蝶骨大翼基部的两个小孔，在翼上颌窝内。穿行有三叉神经（Ⅴ）的分支上颌神经

棘孔 foramen spinosum
蝶骨突起上靠近卵圆孔的一个小孔，穿行有脑膜中动脉

床突 clinoid process
位于蝶鞍四个角上的四个突起：两个前床突和两个后床突。图中还显示了两个中床突

翼管 pterygoid canal
翼突内侧板和外侧板之间的骨性管道，穿行有血管和神经

鞍背 dorsum sellae
在蝶骨体背面，呈四边形

鞍结节 tuberculum sellae
位于蝶鞍前缘的弧形突起，分隔蝶鞍和交叉沟

蝶鞍 sella turcica
蝶骨体上表面的凹陷，容纳脑垂体。马鞍状，也叫垂体窝

卵圆孔 foramen ovale
蝶骨大翼后部的两个孔，穿行有三叉神经(Ⅴ)的分支下颌神经

蝶骨棘 spine of the sphenoid
蝶骨大翼后部的突起，该处有棘孔的开口

上颌骨 maxilla

为两块对称的骨，下部相接，围成鼻腔，同时也构成口腔的上壁和眶的下壁。位于整个面颅的中央，与多块面颅骨相接。底面凹陷形成上牙槽，内部有一空腔称上颌窦

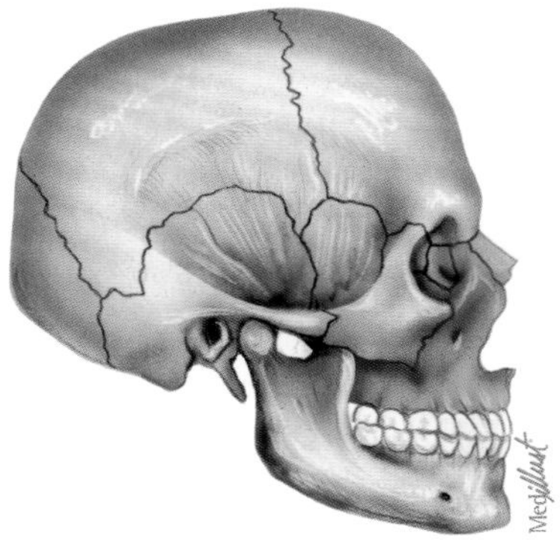

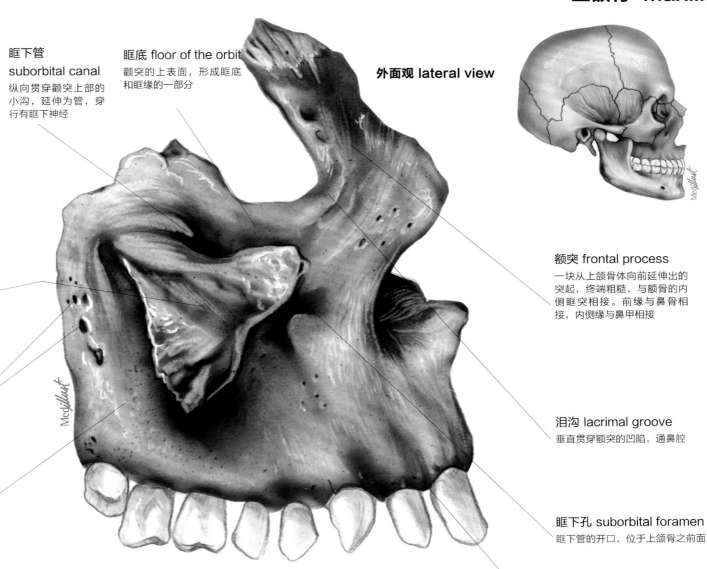

外面观 lateral view

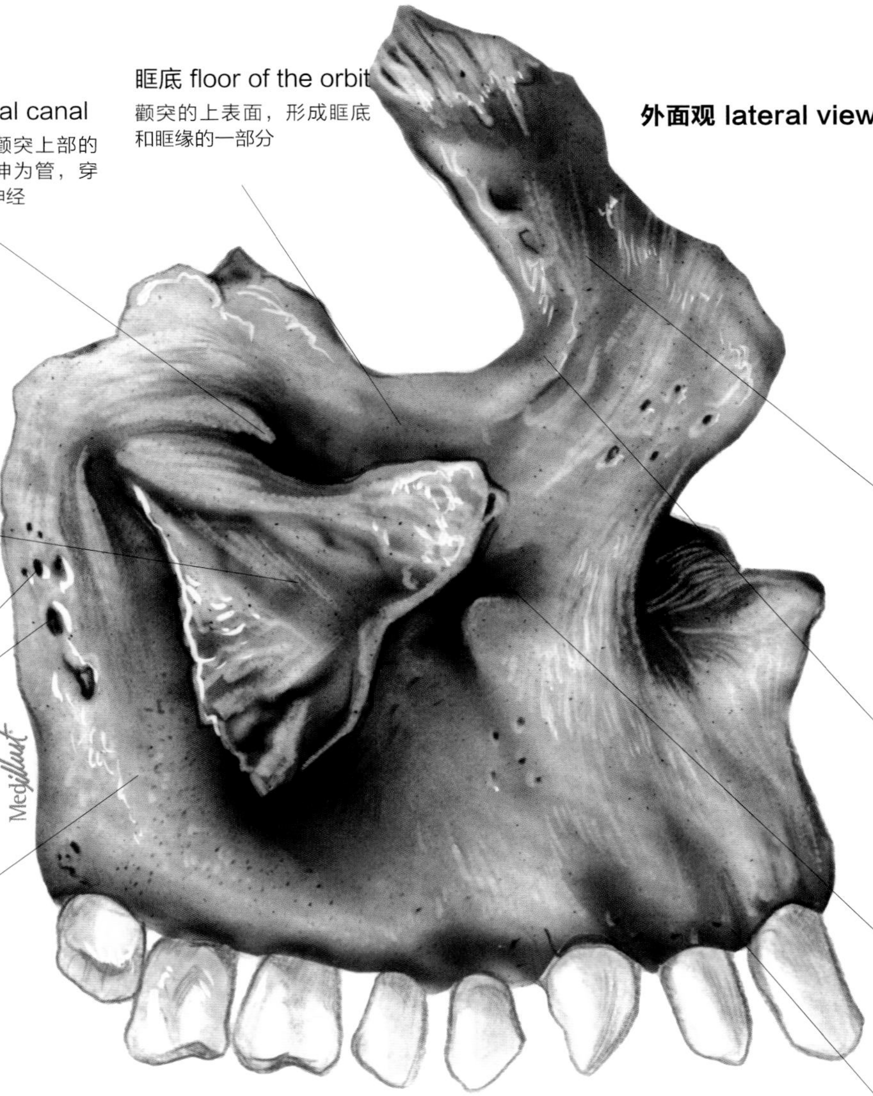

眶下管

suborbital canal

纵向贯穿颧突上部的小沟，延伸为管，穿行有眶下神经

眶底 floor of the orbit

颧突的上表面，形成眶底和眶缘的一部分

颧突

zygomatic process

上颌骨外面中央呈金字塔形的突起，外侧面不平整，与颧骨相接。后缘与蝶骨大翼相接

牙槽孔

alveolar foramina

位于上颌骨后缘，穿行有后牙槽神经

上颌结节

maxillary tuberosity

上颌骨的后缘，较厚且不平整，呈弧形，与腭骨相连

额突 frontal process

一块从上颌骨体向前延伸出的突起，终端粗糙，与额骨的内侧眶突相接。前缘与鼻骨相接，内侧缘与鼻甲相接

泪沟 lacrimal groove

垂直贯穿额突的凹陷，通鼻腔

眶下孔 suborbital foramen

眶下管的开口，位于上颌骨之前面

牙槽缘 alveolar border

上颌骨的下缘，有容纳上颌牙齿的上牙槽

内面观 medial view

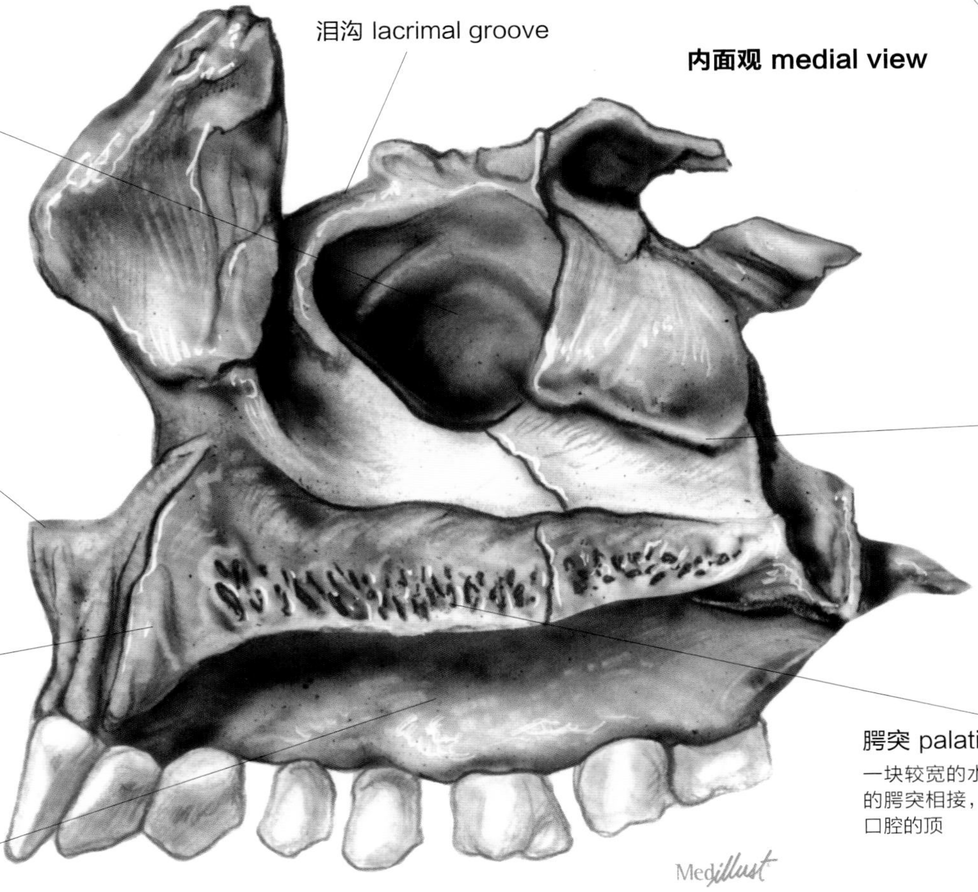

上颌窦 maxillary sinus

位于上颌骨内部的空腔，开口于上颌骨内侧面。可温暖、湿润吸入鼻腔的空气

泪沟 lacrimal groove

鼻前棘

anterior nasal spine

上颌骨向前延伸，在上颌间缝上部形成锐性突起，从上颌骨腭突的前部前伸，在此两侧腭突相会并连接鼻中隔软骨

切牙管 incisive canal

在鼻前棘之后自腭突内缘向下延伸，两个切牙管汇合为一个通经蝶腭动脉和神经的管道

腭顶 palatine vault

腭突的下表面，参与构成口腔顶（硬腭）

腭骨 palatine bone

与上颌骨后缘相接的一块小骨，为上颌骨向后延伸的部分。与上颌骨一起形成部分腭顶、鼻腔及眶。两块对称的腭骨构成了鼻腔的部分侧壁，每块腭骨都由水平部和垂直板组成

腭突 palatine process

一块较宽的水平骨板，与对侧的腭突相接，形成鼻腔的底及口腔的顶

颧骨 zygomatic bone

颧骨 zygomatic bone

位于整个面颅的外侧，形成面颊部的骨性突起。向内与上颌骨相连，向上与额骨相连，向后与蝶骨和颞骨相连，附着有面肌和咀嚼肌。颧骨构成了眶的下缘及外侧缘，也构成了颧弓的一部分

外侧面观 lateral view

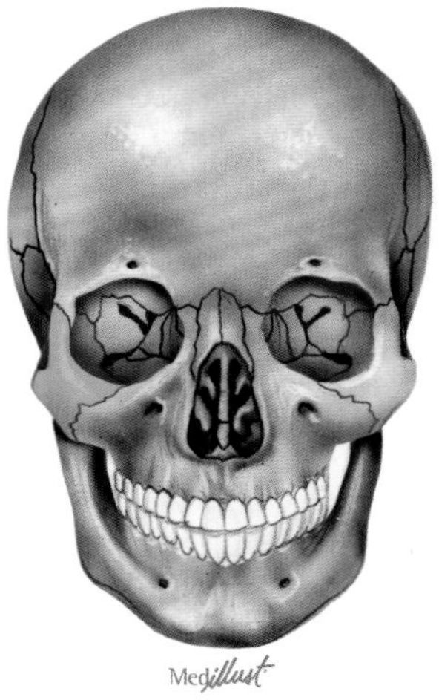
Medillust

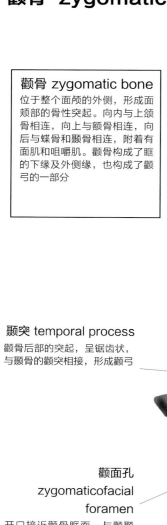

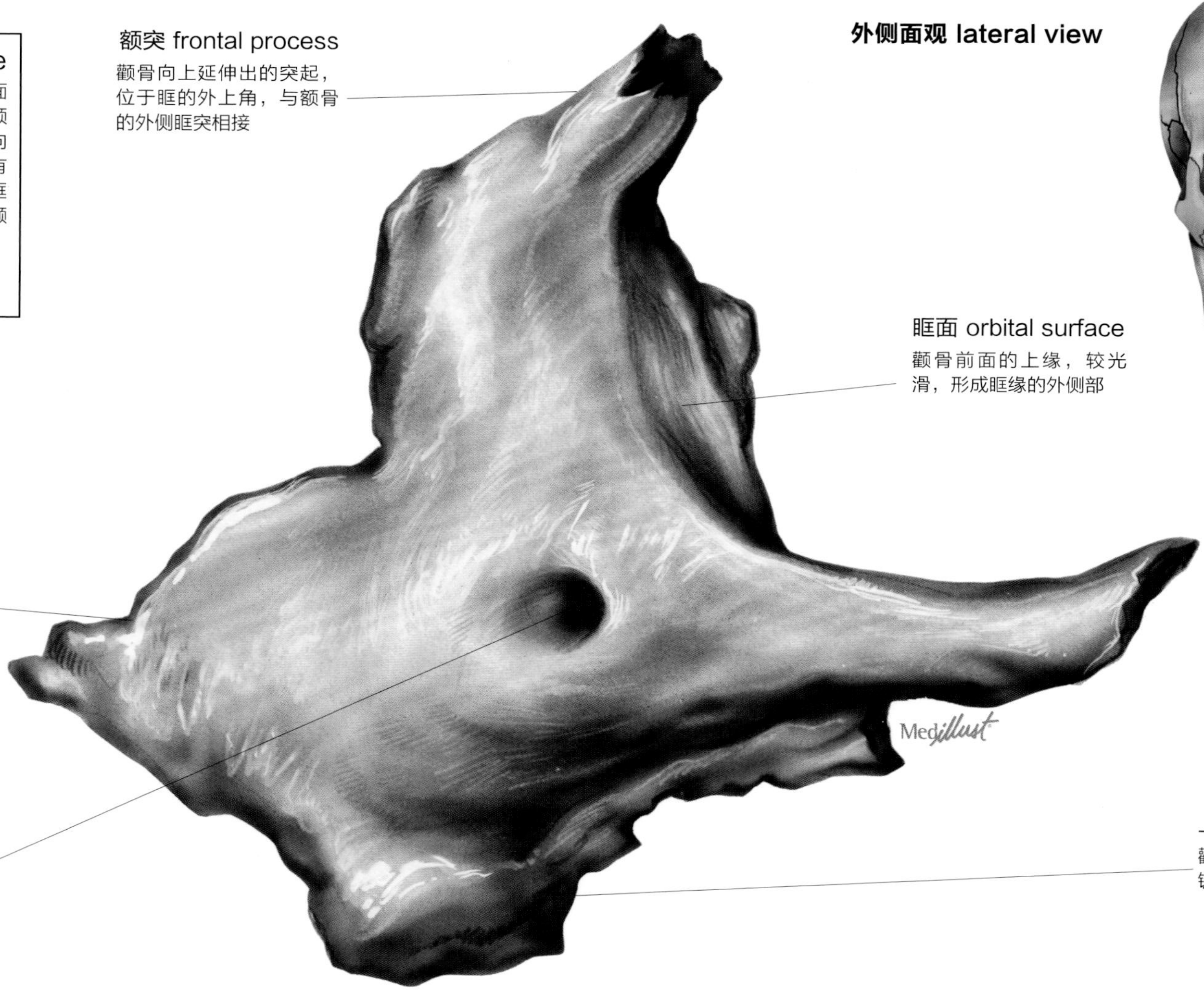
额突 frontal process
颧骨向上延伸出的突起，位于眶的外上角，与额骨的外侧眶突相接
眶面 orbital surface
颧骨前面的上缘，较光滑，形成眶缘的外侧部
颞突 temporal process
颧骨后部的突起，呈锯齿状，与颞骨的颧突相接，形成颧弓
颧面孔
zygomaticofacial
foramen
开口接近颧骨眶面，与颧颞管相通
上颌面 maxillary surface
颧骨的前下侧缘，呈不规则的锯齿状，与上颌骨的颧突相接
Medillust

内面观 medial view

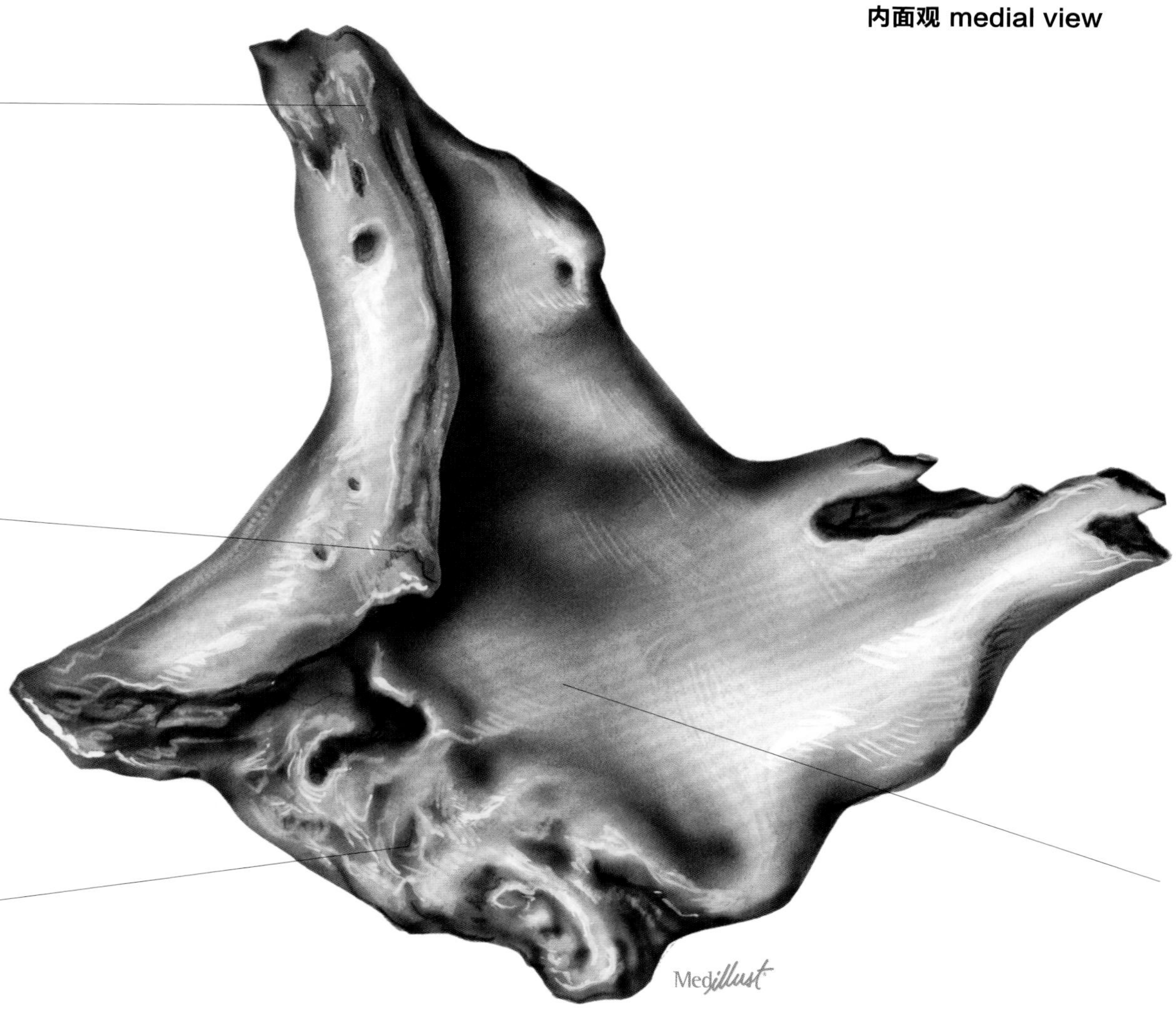
眶突 orbital process
从眶面向后延伸出的骨板。凹面形成部分眶壁，凸面参与形成颞窝
蝶面
sphenoidal surface
眶突的后缘，与蝶骨大翼相接
上颌面
maxillary surface
颧骨的前下侧缘，呈不规则的锯齿状，与上颌骨的颧突相接
颞面
temporal surface
为颧骨的后面，光滑且呈凹形，与顶骨、蝶骨、颞骨一起组成颞窝
Medillust

腭骨 palatine bone

腭骨 palatine bone

与上颌骨后缘相接的一块小骨，为上颌骨向后延伸的部分。和上颌骨一起形成部分腭顶、鼻腔及眶。两块对称的腭骨构成了鼻腔的部分侧壁，每块腭骨都由水平部和垂直板组成

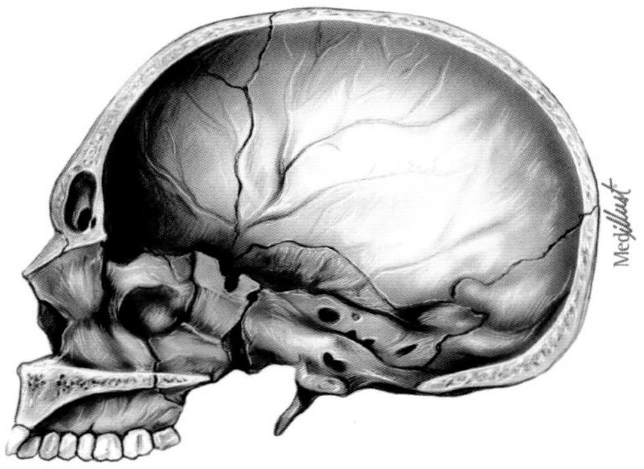

外面观 lateral view

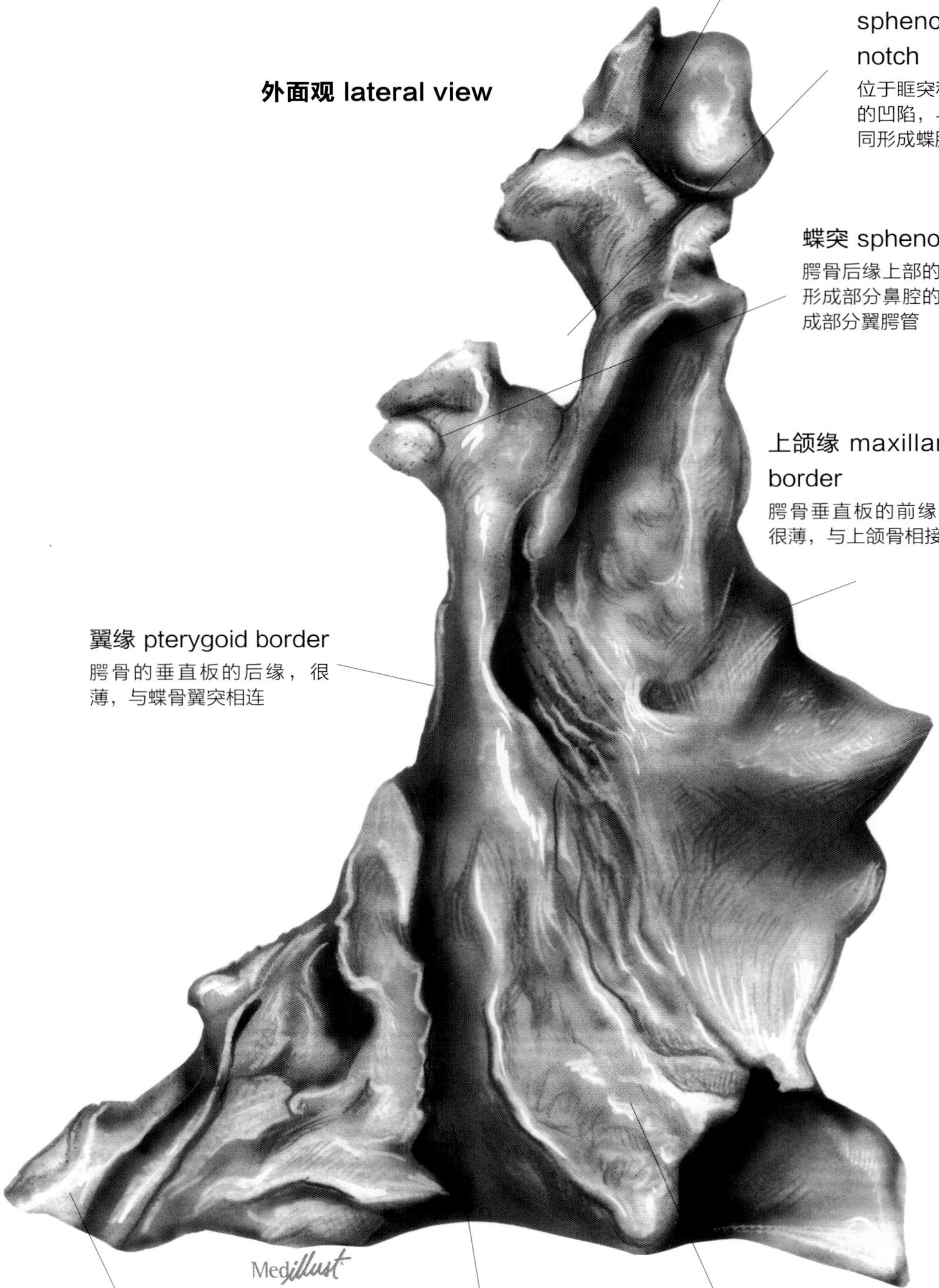

内面观 medial view

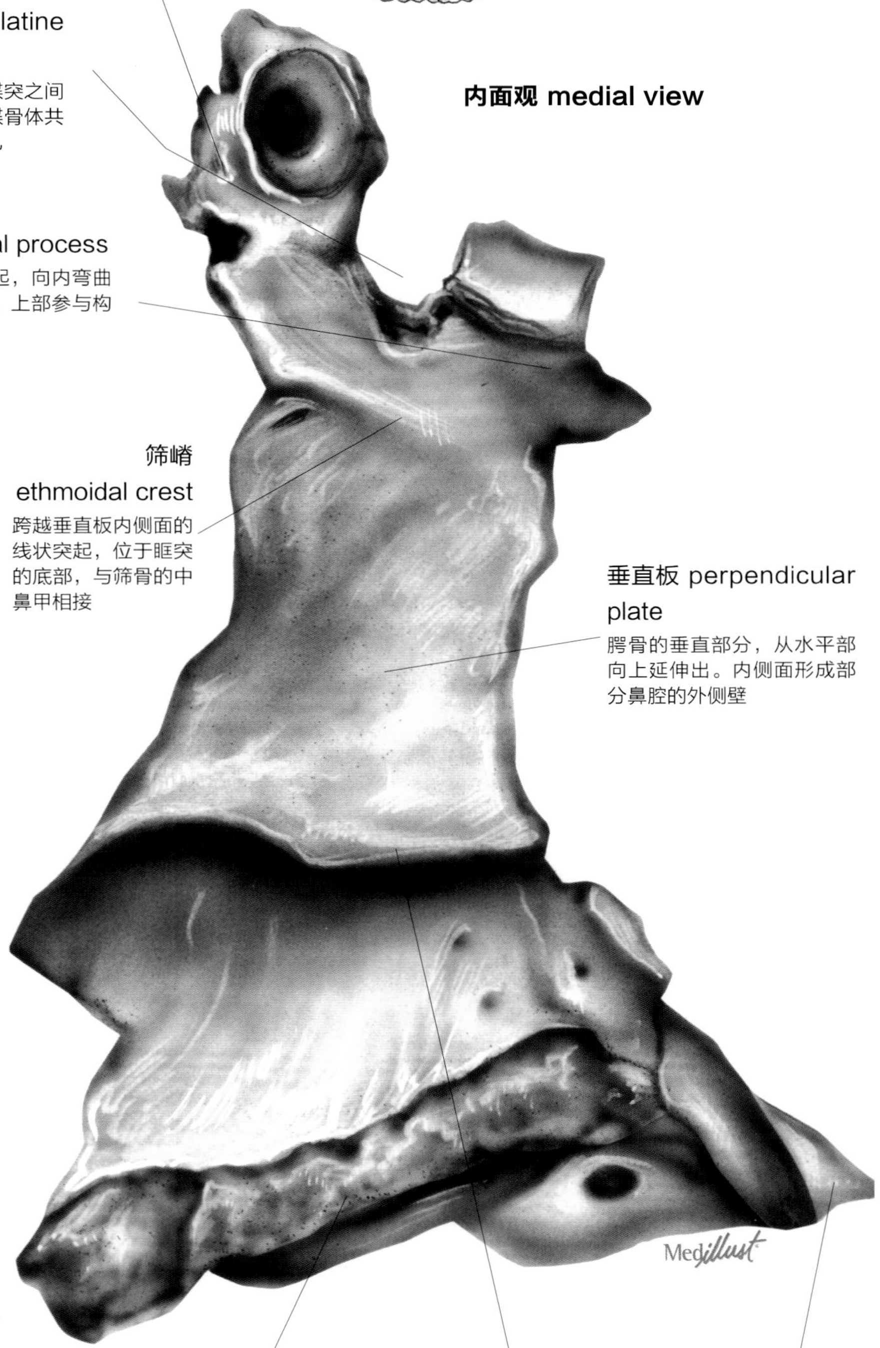

眶突 orbital process
腭骨上缘较粗大的突起，上部参与构成眶。部分表面与上颌骨、筛骨及蝶骨相连

蝶腭切迹 sphenopalatine notch
位于眶突和蝶突之间的凹陷，与蝶骨体共同形成蝶腭孔

蝶突 sphenoidal process
腭骨后缘上部的突起，向内弯曲形成部分鼻腔的顶。上部参与构成部分翼腭管

上颌缘 maxillary border
腭骨垂直板的前缘，很薄，与上颌骨相接

筛嵴 ethmoidal crest
跨越垂直板内侧面的线状突起，位于眶突的底部，与筛骨的中鼻甲相接

垂直板 perpendicular plate
腭骨的垂直部分，从水平部向上延伸出。内侧面形成部分鼻腔的外侧壁

翼缘 pterygoid border
腭骨的垂直板的后缘，很薄，与蝶骨翼突相连

锥突 pyramidal process
由垂直板后侧底部伸出的突起，与蝶骨翼突的外侧板和内侧板相接

腭大沟 greater palatine groove
垂直贯穿腭骨垂直板的骨性沟，与上颌骨一条形状相似的沟形成一条封闭管道

上颌关节面 maxillary articular surface
位于腭骨垂直板的外表面，粗糙，在腭大沟的前方，与上颌骨相接

水平部 horizontal portion
形成腭骨基底部的四边形骨板。向内与对侧的骨板相接，形成一个插入犁骨的小管道，下表面形成硬腭，上表面形成鼻腔的底

鼻甲嵴 conchal crest
跨越腭骨内面中部的线状突起，与下鼻甲相接

锥突 pyramidal process
由垂直板后侧底部伸出的突起，与蝶骨翼突的外侧板和内侧板相接

犁骨、泪骨及鼻骨 vomer,lacrimal and nasal bones

犁骨 vomer bone

一块骨板，形成鼻中隔的后部。前上部与筛骨相接，下部与腭骨相接，后上部与蝶骨相接，后下部游离

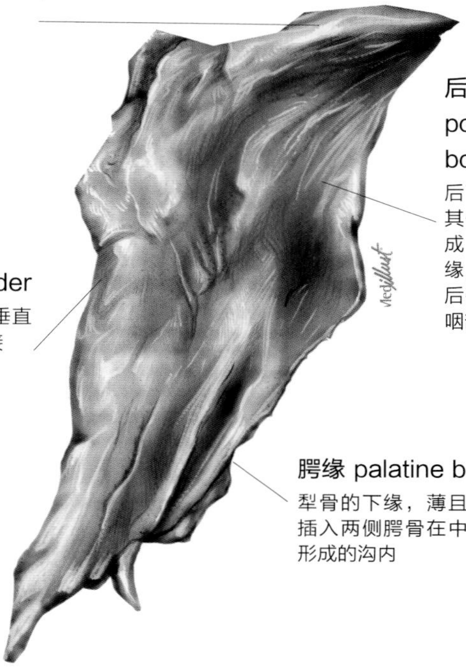

外侧面观 lateral view

蝶缘 sphenoidal border

与蝶骨体下表面相接，形成犁骨沟

后下缘 posteroinferior border

后下缘锐利，不与其他骨相连。它构成了鼻中隔的后缘，并参与形成鼻后孔，鼻后孔与鼻咽部相交通

筛缘 ethmoidal border

犁骨的前上缘，与筛骨的垂直板及鼻中隔前部的软骨相接

腭缘 palatine border

犁骨的下缘，薄且不平整，插入两侧腭骨在中线上连结形成的沟内

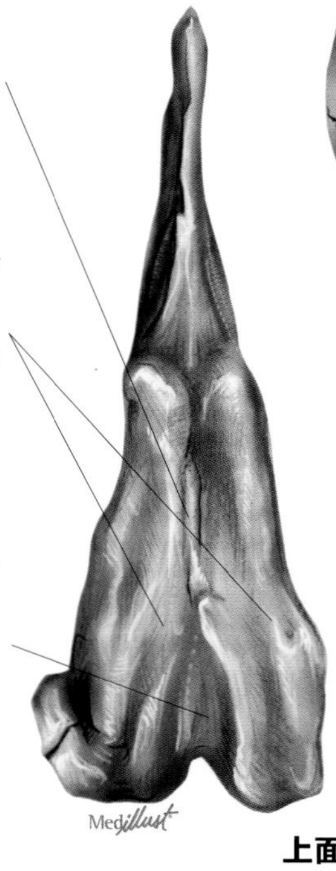

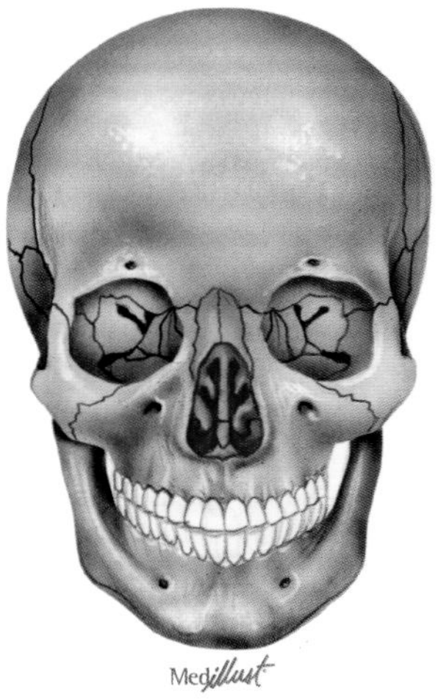

上面观 superior view

蝶缘 sphenoidal border

与蝶骨体下表面相接，形成犁骨沟

犁骨翼 alas of the vomer

从犁骨沟两侧发出的粗厚骨板

犁骨沟 vomerine groove

跨越犁骨后上缘（蝶缘）的浅沟，与蝶骨体下嵴一条形状相似的沟相连，形成一条穿行有血管的骨性管道

泪骨 lacrimal bone

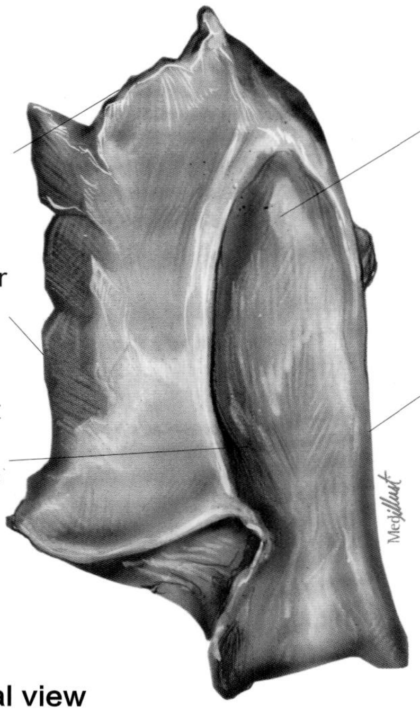

外面观 lateral view

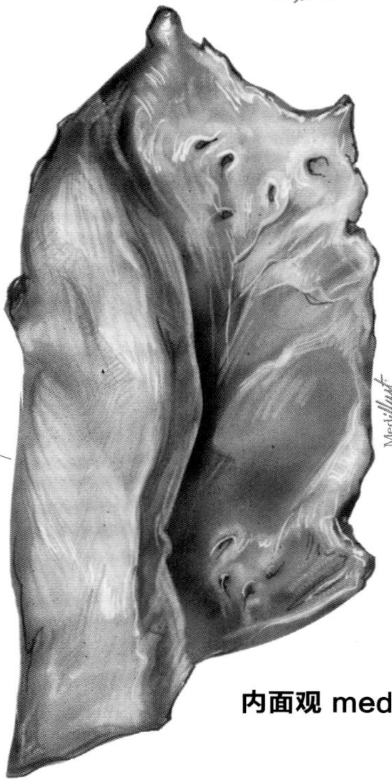

内面观 medial view

额缘 frontal border

为泪骨不规则的上缘，呈锯齿状，与额骨的内侧眶突相接

筛缘 ethmoidal border

泪骨的外侧缘，与筛骨相接

泪嵴 lacrimal crest

垂直跨越泪骨外侧面的嵴，将泪骨分隔为两部分，为眼轮匝肌的附着点

泪沟 lacrimal groove

跨越部分泪骨的浅沟，容纳泪囊，位于泪嵴之前，并延续为上颌骨额突上的鼻泪管

上颌缘 maxillary border

泪骨的后缘，与上颌骨的额突相连

鼻骨 nasal bones

两块细小的扁骨，位于骨性鼻腔的上部，内侧相接，构成了鼻的骨性结构。与上颌骨及额骨相连结，前面附着有降眉间肌

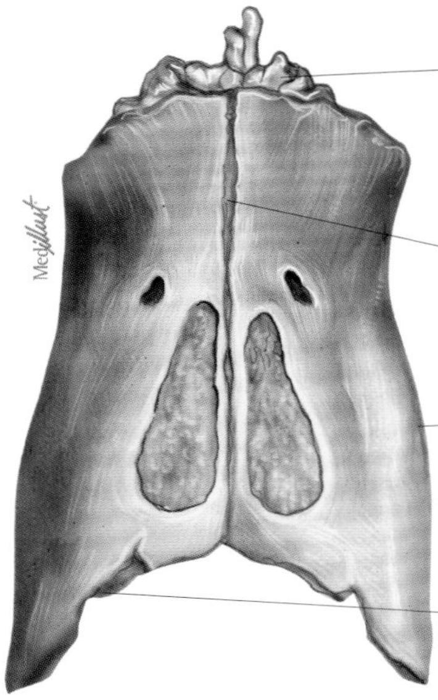

前面观 anterior view

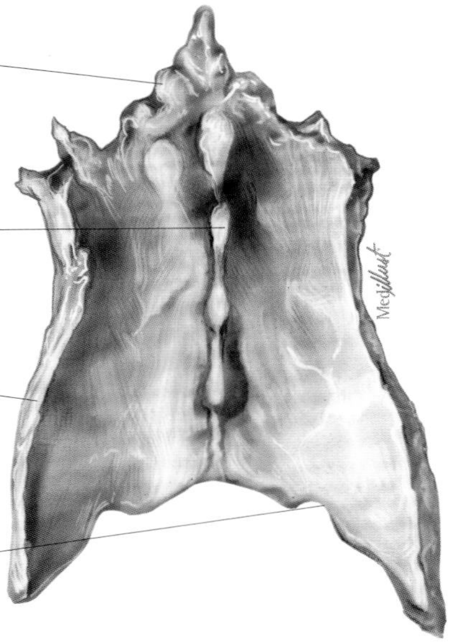

后面观 posterior view

额缘 frontal border

鼻骨的上缘，不规则，与额骨的鼻切迹相接

内侧缘 internal border

非常厚，与对侧鼻骨的内侧缘相接。上部与额骨鼻切迹及筛骨垂直板相接

上颌缘 maxllary border

为鼻骨外侧缘，较薄，与上颌骨的额突相接

下缘 inferior border

薄且不规则，与鼻软骨相连，其上有一个小切迹，穿行有鼻神经

下颌骨 mandible

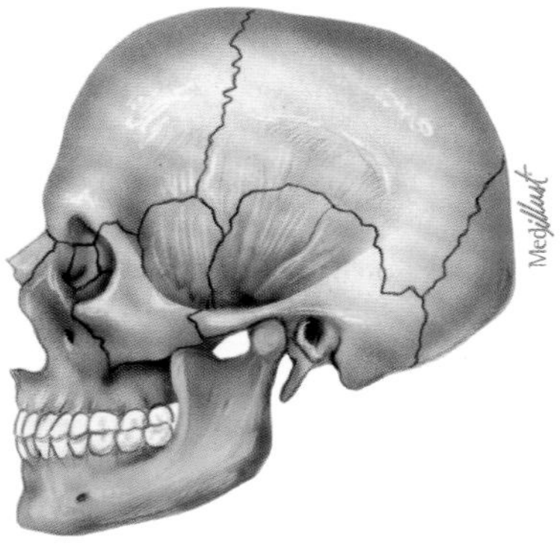

下颌骨 mandible

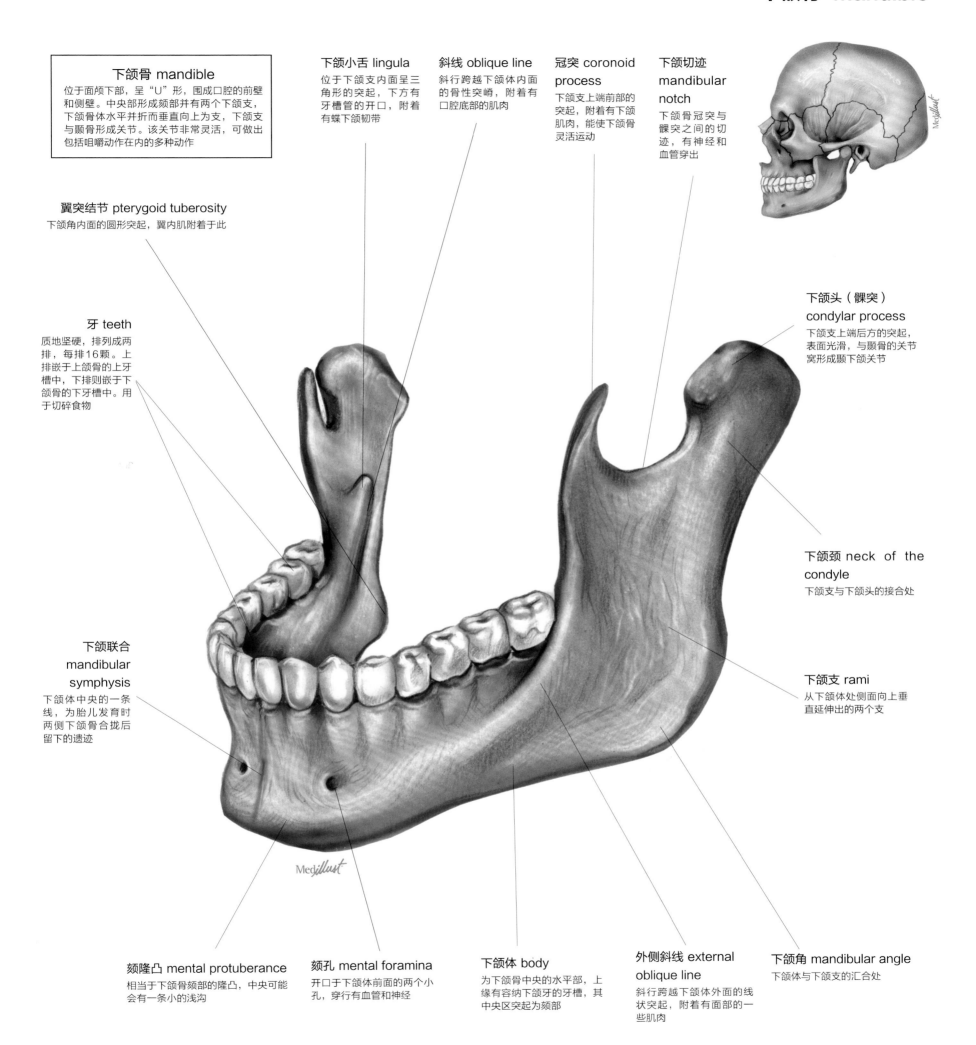

位于面颅下部，呈“U”形，围成口腔的前壁和侧壁。中央部形成颏部并有两个下颌支，下颌骨体水平并折而垂直向上为支，下颌支与颞骨形成关节。该关节非常灵活，可做出包括咀嚼动作在内的多种动作

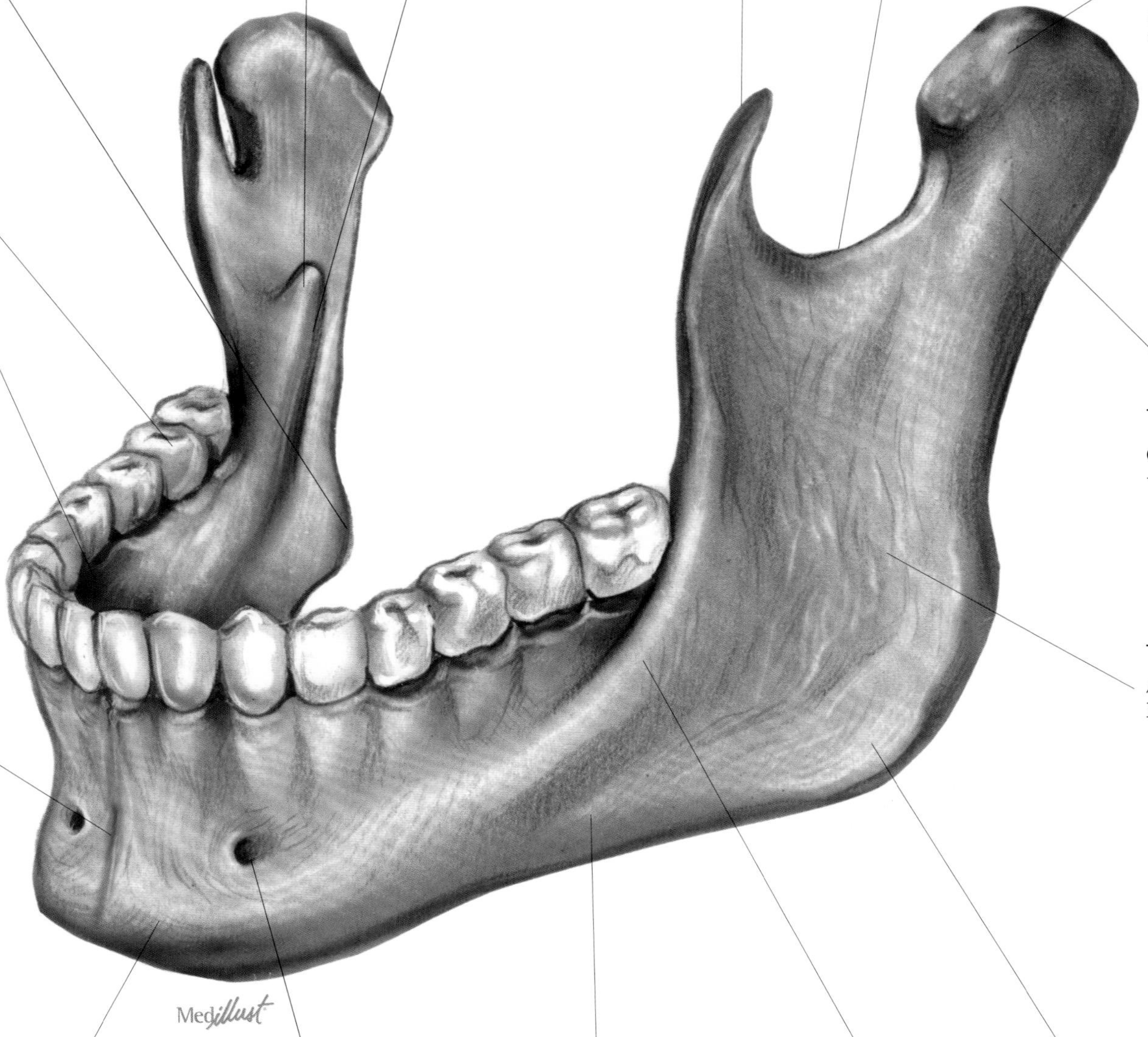

下颌小舌 lingula
位于下颌支内面呈三角形的突起，下方有牙槽管的开口，附着有蝶下颌韧带
斜线 oblique line
斜行跨越下颌体内面的骨性突嵴，附着有口腔底部的肌肉
冠突 coronoid process
下颌支上端前部的突起，附着有下颌肌肉，能使下颌骨灵活运动
下颌切迹 mandibular notch
下颌骨冠突与髁突之间的切迹，有神经和血管穿出
翼突结节 pterygoid tuberosity
下颌角内面的圆形突起，翼内肌附着于此
牙 teeth
质地坚硬，排列成两排，每排16颗。上排嵌于上颌骨的上牙槽中，下排则嵌于下颌骨的下牙槽中。用于切碎食物
下颌头（髁突） condylar process
下颌支上端后方的突起，表面光滑，与颞骨的关节窝形成颞下颌关节
下颌颈 neck of the condyle
下颌支与下颌头的接合处
下颌联合 mandibular symphysis
下颌体中央的一条线，为胎儿发育时两侧下颌骨合拢后留下的遗迹
下颌支 rami
从下颌体处侧面向上垂直延伸出的两个支
颏隆凸 mental protuberance
相当于下颌骨颏部的隆凸，中央可能会有一条小的浅沟
颏孔 mental foramina
开口于下颌体前面的两个小孔，穿行有血管和神经
下颌体 body
为下颌骨中央的水平部，上缘有容纳下颌牙的牙槽，其中央区突起为颏部
外侧斜线 external oblique line
斜行跨越下颌体外面的线状突起，附着有面部的一些肌肉
下颌角 mandibular angle
下颌体与下颌支的汇合处

颅顶 cranial vault

外面观 external view

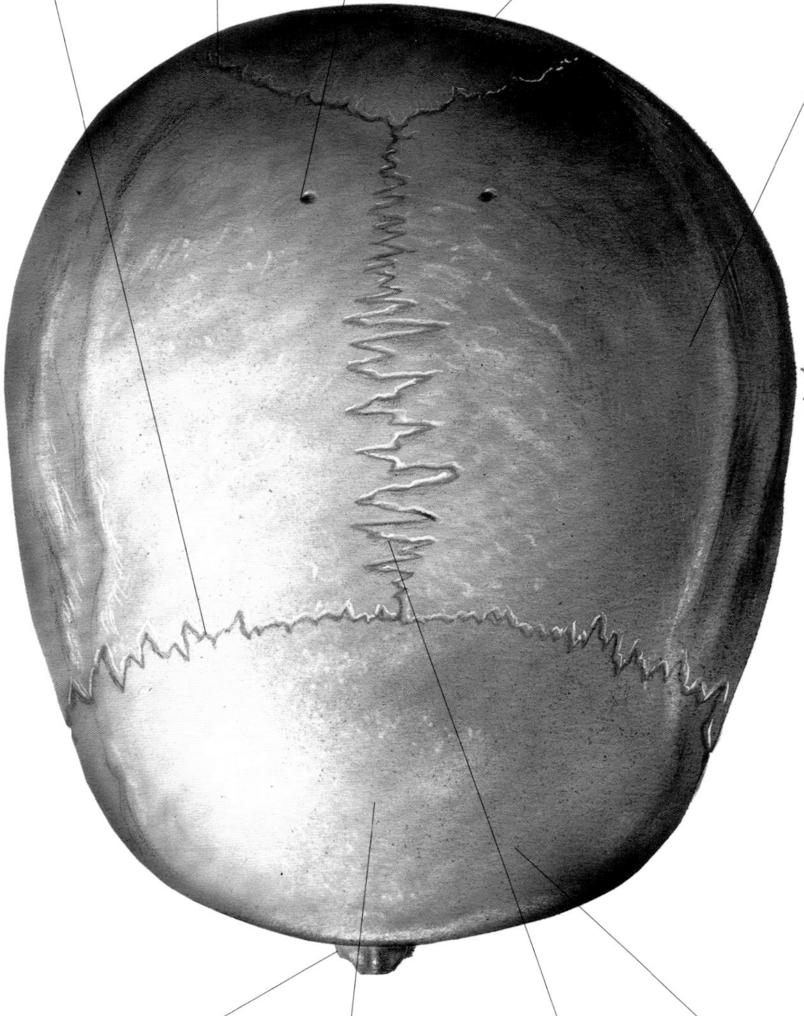

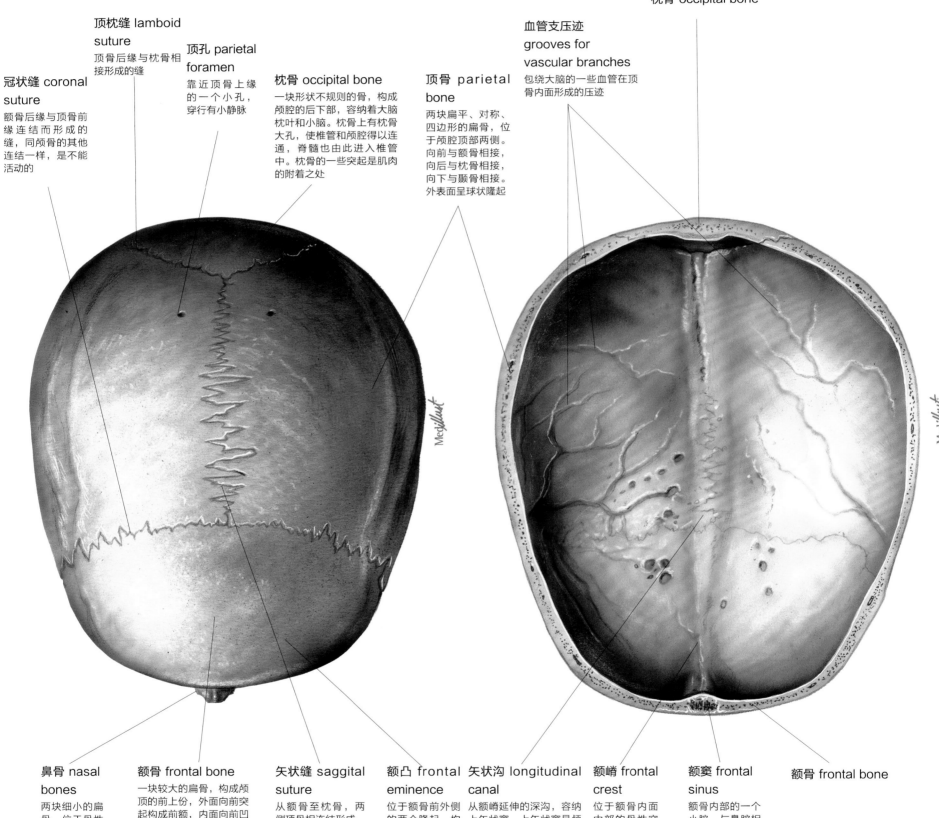

顶枕缝 lamboid suture
顶骨后缘与枕骨相接形成的缝
顶孔 parietal foramen
靠近顶骨上缘的一个小孔，穿行有小静脉
冠状缝 coronal suture
额骨后缘与顶骨前缘连结而形成的缝，同颅骨的其他连结一样，是不能活动的
枕骨 occipital bone
一块形状不规则的骨，构成颅腔的后下部，容纳着大脑枕叶和小脑。枕骨上有枕骨大孔，使椎管和颅腔得以连通，脊髓也由此进入椎管中。枕骨的一些突起是肌肉的附着之处
顶骨 parietal bone
两块扁平、对称、四边形的扁骨，位于颅腔顶部两侧。向前与额骨相接，向后与枕骨相接，向下与颞骨相接。外表面呈球状隆起
鼻骨 nasal bones
两块细小的扁骨，位于骨性鼻腔的上部，内侧相接，构成了鼻的骨性结构。与上颌骨及额骨相接，前面附着有降眉间肌
额骨 frontal bone
一块较大的扁骨，构成颅顶的前上份，外面向前突起构成前额，内面向前凹陷，容纳着大脑的额叶。向侧后与顶骨及蝶骨相接，向下与颧骨、鼻骨、筛骨及上颌骨相接，参与构成眼眶
矢状缝 saggital suture
从额骨至枕骨，两侧顶骨相连结形成
额凸 frontal eminence
位于额骨前外侧的两个隆起，构成前额
Megillust

内面观 internal view

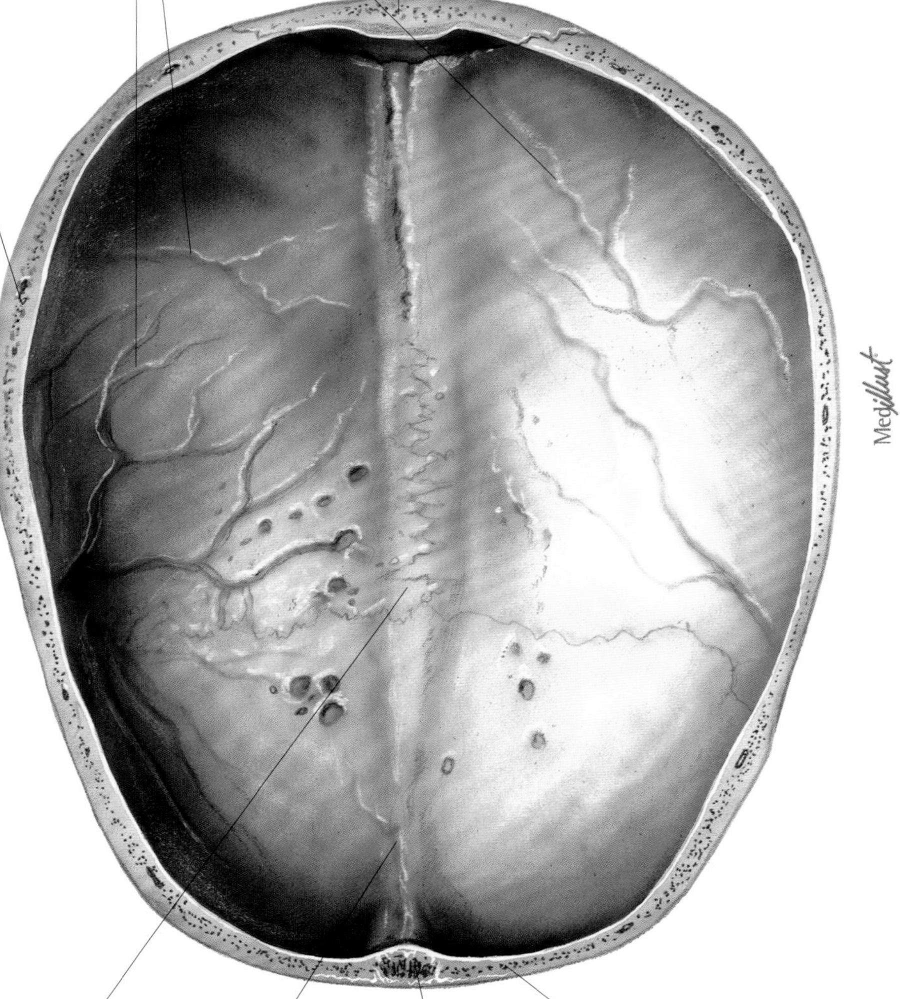

枕骨 occipital bone
血管支压迹 grooves for vascular branches
包绕大脑的一些血管在顶骨内面形成的压迹
矢状沟 longitudinal canal
从额嵴延伸的深沟，容纳上矢状窦。上矢状窦是颅内上部重要的静脉系统的属支
额嵴 frontal crest
位于额骨内面中部的骨性突嵴，容纳膜状的大脑镰，大脑镰分隔左右大脑半球
额窦 frontal sinus
额骨内部的一个小腔，与鼻腔相通，和上颌窦的功能相似，为筛窦向上的延伸
额骨 frontal bone
Megillust

颅底 base of the cranium

外面观 external view

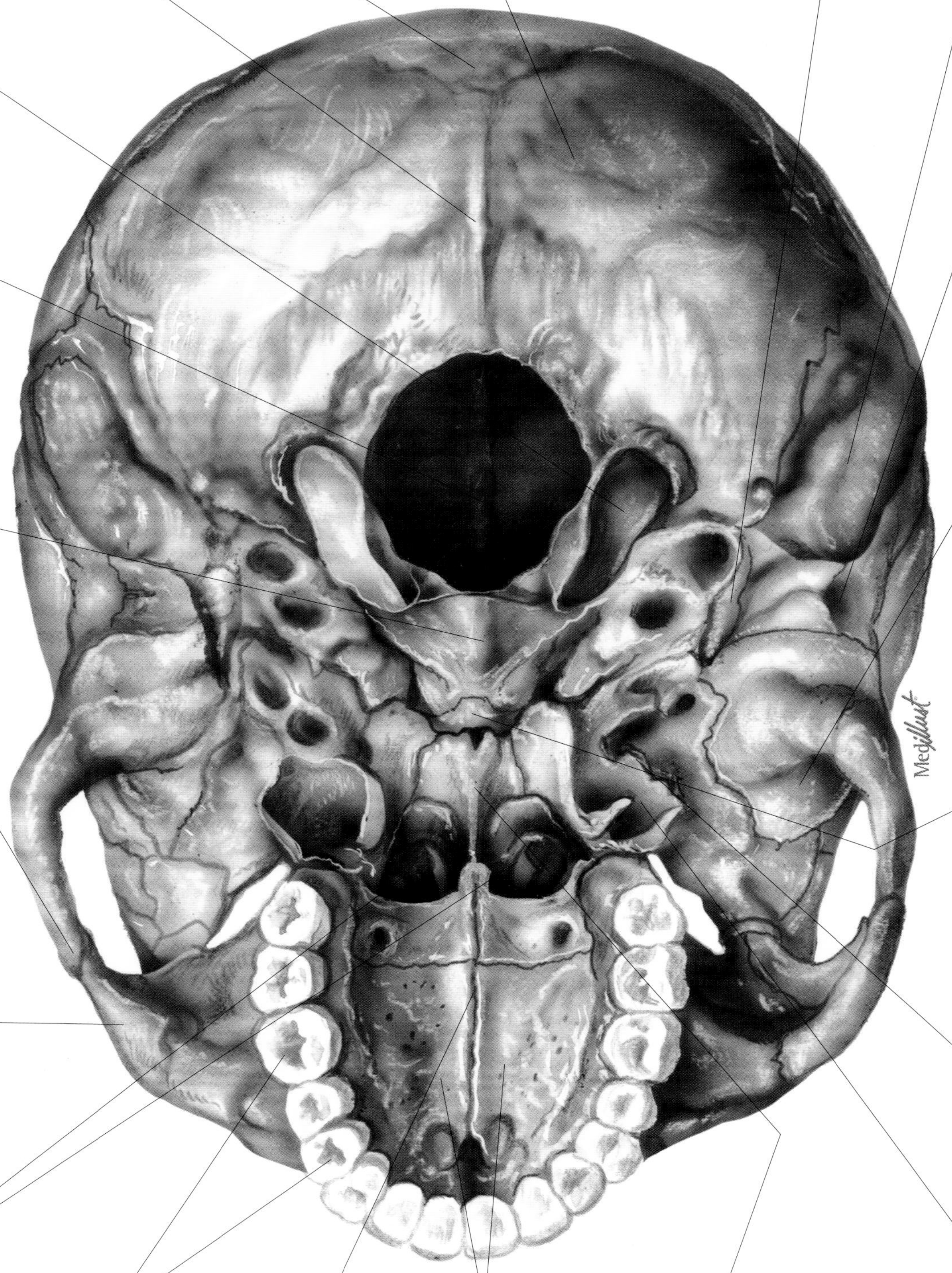

枕外嵴 lateral occipital crest
枕骨外面由枕外隆凸向枕骨大孔走行的线状隆起，向两侧发出上项线和下项线，为颈部肌肉附着处。

枕外隆凸 external occipital protuberance
枕骨大孔后方凹凸不平的突起，位于枕骨鳞部的凸面。附着有颈部及背部的一些肌肉

枕骨 occipital bone
一块形状不规则的骨，构成颅腔的后下部，容纳大脑枕叶和小脑。枕骨大孔即位于枕骨上，使椎管和颅腔得以连通，脊髓也由此进入椎管中。枕骨的一些突起上附着有肌肉

茎突 styloid process
从颞骨岩部下方向前伸出的细小突起，附着有一组肌肉和韧带，包括茎突舌骨肌、茎突咽肌、茎突舌肌、茎突下颌韧带及茎突舌骨韧带

乳突 mastoid process
颞骨下方的突起，内有一些不规则的小腔，称乳突小房。乳突在感受外界声音的过程中起重要作用，另外，有许多颈肌也附着于乳突上

枕髁 condyles of the occipital bone
位于枕骨大孔两侧的隆凸，与寰椎相关节

外耳道 external acoustic meatus
开口于颞骨的骨性管道，内通中耳，由颞骨鳞部和鼓部构成，延续至鼓膜

枕骨大孔 foramen magnum
枕骨底部的一个大孔，沟通颅腔和椎管，延髓在此与脊髓相续。此孔有椎动脉和分布到脊髓的血管及副神经（Ⅺ）的脊髓根通过

下颌窝 glenoid cavity of the temporal bone
颞骨底面较深的窝，以颞骨前结节和后结节为界，由颞骨的鳞部和岩部构成。与下颌头构成颞下颌关节

基底突 basilar process
位于枕骨大孔前方的四边形突起，与蝶骨后部相连，脑桥和部分延髓位于此骨性突起的上方

颧弓 zygomatic arch
由颧骨和颞骨的颧突组合而形成的弓状骨性隆起，附着有许多面肌

蝶骨 sphenoid bone
位于颅腔底部正中，与筛骨、额骨、颞骨及枕骨相接。蝶骨体向前发出蝶骨大翼和蝶骨小翼，它们的内侧面为眶的一部分，外侧面构成颞窝的一部分

颧骨 zygomatic bone
位于整个面颅的外侧，形成面颊部的骨性突起。向内与上颌骨相连，向前与额骨相连，向后与蝶骨和颞骨相连，附着有面肌和咀嚼肌。颧骨构成了眶的下缘及外侧缘，也构成了颧弓的一部分

翼窝 pterygoid fossa
蝶骨翼突后面的浅沟，附着有肌肉

鼻后孔 choanae
骨性鼻腔后缘两个较大的孔，由鼻中隔、硬腭、蝶骨翼突以及骨性鼻腔的侧壁构成，鼻腔经鼻后孔与鼻咽连接

牙 teeth
质地坚硬，排列成两列，每列16颗。上列嵌入上颌骨的上牙槽中，下列则嵌入下颌骨的下牙槽中。用于切碎食物

腭中缝 median palatine suture
上颌骨两侧腭突相接处的缝

上颌骨 maxillae
为两块对称的骨，下部相接，围成鼻腔，同时也构成口腔的上壁和眶的下壁。位于整个面颅的中央，与多块面颅骨相接。底面凹陷形成上牙槽，内部有一空腔称上颌窦

犁骨 vomer bone
呈板状，形成鼻中隔的后部。前上部与筛骨相接，下部与腭骨相接，后上部与蝶骨相接，后下部游离

翼突 pterygoid processes
从蝶骨体向下延伸出的骨性突起。从翼管周围发出两支，形成翼突内侧板和外侧板。翼突是一些咀嚼肌、软腭肌、咽肌及一些韧带的附着处

颅底 base of the cranium

内面观 internal view

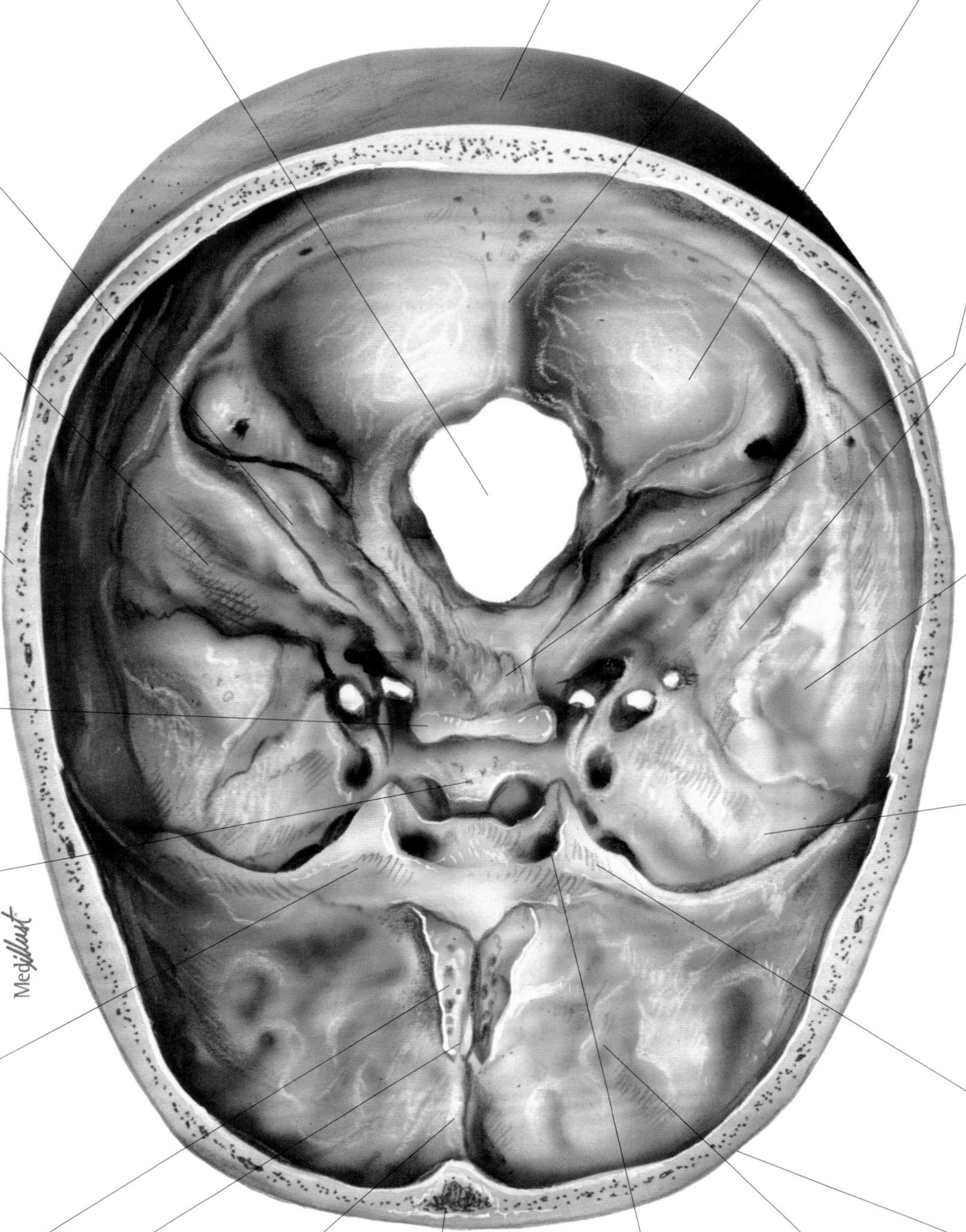

枕骨大孔 foramen magnum
枕骨基底部的一个大孔，颅腔和椎管通过此孔相连通，延髓于此接脊髓。还有分布到脊髓的血管及副神经（Ⅺ）的脊髓根通过

枕骨 occipital bone
一块形状不规则的骨，构成颅腔的后下部，容纳大脑枕叶和小脑。枕骨大孔即位于枕骨上，使椎管和颅腔得以连通，脊髓也由此进入椎管中。枕骨的一些突起上附着有肌肉

枕内嵴 internal occipital crest
从枕内隆凸垂直走行至枕骨大孔的骨性突嵴，分隔左右小脑窝

颅后窝 posterior crania fossa
从颞骨岩部上缘延伸到枕骨凹面的浅窝。分为两部分，大脑窝容纳大脑枕叶，小脑窝容纳小脑

颞骨岩部上缘 superior border of the petrous bone
颞骨岩部的内面上缘，将容纳大脑枕叶的后部颅腔和容纳颞叶的前部颅腔分隔开

枕骨基底部 basilar part of occipital bone
一个位于枕骨大孔前上方的四边形底部，容纳延髓和脑桥

颞骨岩部 petrous bone
颞骨的一部分，位于颅底。骨内有许多小腔和小管，参与构成听觉系统

颅中窝 middle cerebral fossa
位于颅底中间的浅窝，从蝶骨小翼延伸至颞骨岩部上缘，容纳大脑颞叶

顶骨 parietal bone
两块扁平、对称、四边形的扁骨，位于颅腔顶部两侧。向前与额骨相接，向后与枕骨相接，向下与颞骨相接。外表面呈穹隆状

颞骨鳞部 squamous part of temporal bone
为颞骨的一部分，较为扁平，构成颅腔的侧壁。向前水平延伸形成颧突

床突 clinoid process
位于蝶鞍四个角上的突起，包括两个前床突和两个后床突。图中还显示了两个中床突

蝶骨大翼 greater wing of the sphenoid bone
两块蝶骨大翼形成了一个从蝶骨体侧面展开的扇形。上表面的凹面参与形成颅腔的底面，前面参与形成眶壁，外侧的凸面参与形成颅腔外侧位于额骨和顶骨之间的颞窝

蝶鞍 sella turcica
蝶骨体上表面似马鞍状故得名蝶鞍，有容纳垂体的垂体窝

蝶骨 sphenoid bone
位于颅腔底部正中位置，与筛骨、额骨、颞骨及枕骨相连。蝶骨体向前发出蝶骨大翼和蝶骨小翼，它们的内侧面为眶的一部分，外侧面构成颞窝的一部分

蝶骨小翼 lesser wing of the sphenoid bone
从蝶骨体前部发出的两块三角形的骨板，上面与大脑相邻，下面参与形成眶壁和眶上裂

筛骨的筛板 cribiform plate of the ethmoid bone
筛骨的水平骨性薄板，从鸡冠底部的两侧发出。其上有许多小孔通向颅腔，起于鼻腔的嗅神经的纤维经小孔到大脑

鸡冠 crista galli
筛骨中央垂直板的顶端，从颅腔内面延伸出来，是分隔大脑左右半球的大脑镰附着处

额嵴 frontal crest
位于额骨内面中央的骨性突嵴，分隔左右大脑的大脑镰附着于此

额窦 frontal sinus
额骨内部的一个小腔，与鼻腔相通，和上颌窦的功能相似，为筛窦的延伸

视神经管 optic canal
视神经管的开口位于蝶骨上部，贯穿蝶骨小翼的基底部，连通眼眶和颅腔。穿行有视神经和眼动脉，与视神经交叉相通

颅前窝 anterior cerebral fossa
由额骨凹面形成的浅窝，延伸至蝶骨小翼，容纳大脑额叶

额骨 frontal bone
一块较大的扁骨，构成颅顶的前上份，外面向前突起构成前额，内面向前凹陷，容纳着大脑的额叶。向侧后与顶骨及蝶骨相接，向下与颧骨、鼻骨、筛骨及上颌骨相接，构成眼眶

颅底孔裂 orifices of the cranial base

内耳道 internal acoustic meatus

颞骨岩部内的骨性小管，开口于岩部的小脑面。其内走行有前庭蜗神经（Ⅷ）、面神经（Ⅶ）、中间神经以及滋养内耳迷路的迷路动脉。内耳道沟通耳蜗和颅腔

髁管 condylar canal

位于枕骨大孔两侧，枕髁之后，髁窝里面的小管，穿行有髁静脉

舌下神经管 hypoglossal canal

位于枕骨大孔前缘（枕髁）的小孔，有舌下神经（Ⅻ）穿行其中

枕骨大孔 foramen magnum

枕骨底部的一个大孔，颅腔和椎管通过此孔相连，延髓在此与脊髓相接。此孔穿行有分布到脊柱的血管及副神经（Ⅺ）的神经根

颈静脉孔 jugular foramen

颅底一个较大的裂孔，位于枕骨前缘和颞骨岩部后缘之间。穿行有舌咽神经（Ⅸ）、迷走神经（Ⅹ）、副神经（Ⅺ）和颈内静脉。岩下窦和脑膜后动脉供血区的静脉血液汇入颈内静脉

乳突孔 mastoid foramen

开口靠近岩部后缘的小孔，不恒定有横窦的属支通经

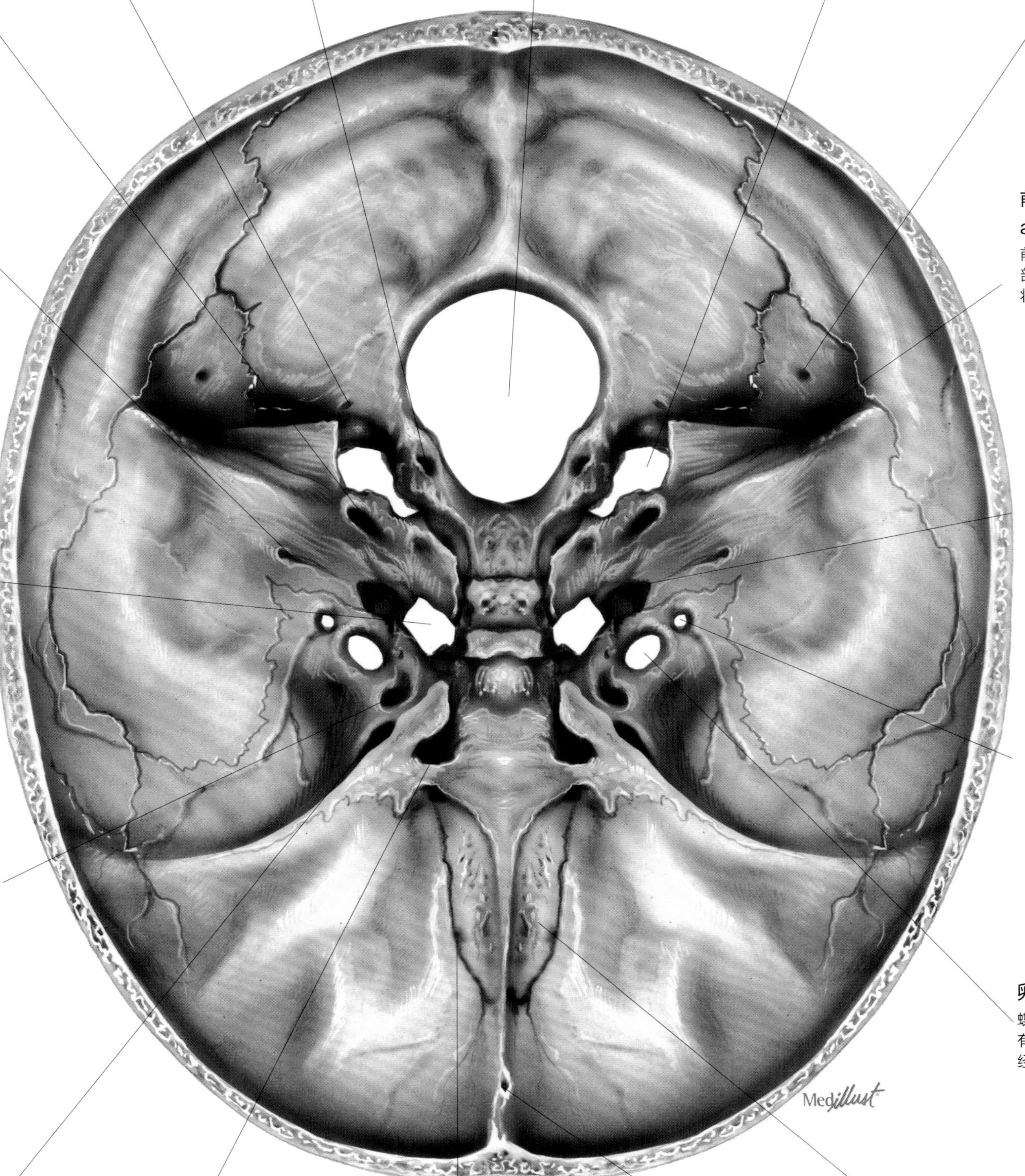

岩大神经裂 hiatus for greater petrosal nerve

位于颞骨岩部前面的小孔，通常还伴行有较小的岩小神经裂。穿行有岩浅神经和岩深神经以及面神经（Ⅶ）和舌咽神经（Ⅸ）的分支

破裂孔 foramen lacerum

位于颞骨岩部和蝶骨大翼之间的形状不规则的裂孔。穿行有由岩深神经（舌下神经的一条分支）和岩大神经（面神经的分支）形成的翼神经

圆孔 foramen rotundum

位于蝶骨大翼基部的两个小孔，在翼上颌窝内。穿行有三叉神经（Ⅴ）的分支上颌神经

眶上裂 superior orbital fissue

蝶骨大翼和小翼之间的不规则裂隙，为眶的一部分。穿行有动眼神经（Ⅲ）、滑车神经（Ⅳ）、展神经（Ⅵ）、眼神经及一些血管

前庭水管 vestibular aqueduct

前庭水管的外口位于颞骨岩部的后面，它通过内淋巴管将内淋巴液运送至内淋巴窦

颈动脉管 carotid canal

位于颞骨岩部尖端的小管，穿行有颈内动脉和颈动脉神经丛

棘孔 foramen spinosum

蝶骨棘上靠近卵圆孔的一个小孔，穿行有脑膜中动脉和三叉神经(Ⅴ)的分支下颌神经的脑膜支

卵圆孔 foramen ovale

蝶骨大翼后部的两个孔，穿行有三叉神经(Ⅴ)的分支下颌神经，岩小神经及副脑膜动脉

视神经管 optic canal

位于蝶骨上部小翼根部的两个孔道，连通颅腔和眶。穿行有视神经和眼动脉

前筛孔 anterior ethmoidal foramen

位于筛骨筛板和额骨相接处的孔，穿行有筛前动脉、筛前静脉和筛前神经，筛前神经为眼神经的一条分支

盲孔 foramen cecum

位于筛骨鸡冠和额骨额嵴相接处的一个小孔

筛板筛孔 foramina of cribiform plate

筛板上细小的孔，连通颅腔和鼻腔，有嗅神经穿行

脊柱 vertebral column

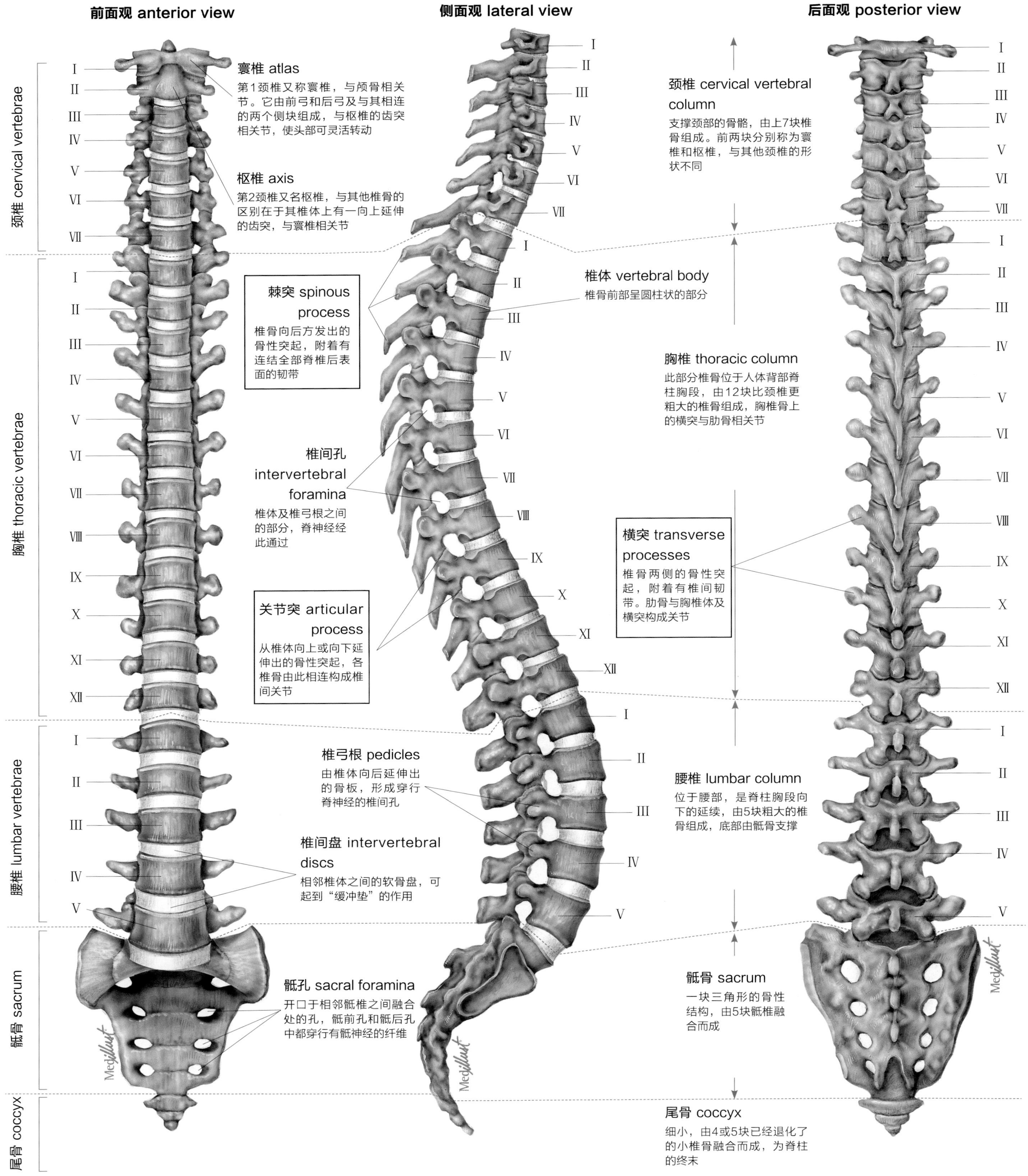

前面观 anterior view
侧面观 lateral view
后面观 posterior view
颈椎 cervical vertebrae
胸椎 thoracic vertebrae
腰椎 lumbar vertebrae
骶骨 sacrum
尾骨 coccyx
I
II
III
IV
V
VI
VII
VIII
IX
X
XI
XII
寰椎 atlas
第1颈椎又称寰椎，与颅骨相关节。它由前弓和后弓及与其相连的两个侧块组成，与枢椎的齿突相关节，使头部可灵活转动
枢椎 axis
第2颈椎又名枢椎，与其他椎骨的区别在于其椎体上有一向上延伸的齿突，与寰椎相关节
棘突 spinous process
椎骨向后方发出的骨性突起，附着有连结全部脊椎后表面的韧带
椎间孔 intervertebral foramina
椎体及椎弓根之间的部分，脊神经经此通过
关节突 articular process
从椎体向上或向下延伸出的骨性突起，各椎骨由此相连构成椎间关节
椎弓根 pedicles
由椎体向后延伸出的骨板，形成穿行脊神经的椎间孔
椎间盘 intervertebral discs
相邻椎体之间的软骨盘，可起到“缓冲垫”的作用
骶孔 sacral foramina
开口于相邻骶椎之间融合处的孔，骶前孔和骶后孔中都穿行有骶神经的纤维
颈椎 cervical vertebral column
支撑颈部的骨骼，由上7块椎骨组成。前两块分别称为寰椎和枢椎，与其他颈椎的形状不同
椎体 vertebral body
椎骨前部呈圆柱状的部分
胸椎 thoracic column
此部分椎骨位于人体背部脊柱胸段，由12块比颈椎更粗大的椎骨组成，胸椎骨上的横突与肋骨相关节
横突 transverse processes
椎骨两侧的骨性突起，附着有椎间韧带。肋骨与胸椎体及横突构成关节
腰椎 lumbar column
位于腰部，是脊柱胸段向下的延续，由5块粗大的椎骨组成，底部由骶骨支撑
骶骨 sacrum
一块三角形的骨性结构，由5块骶椎融合而成
尾骨 coccyx
细小，由4或5块已经退化了的小椎骨融合而成，为脊柱的终末
Medillust

寰椎 atlas

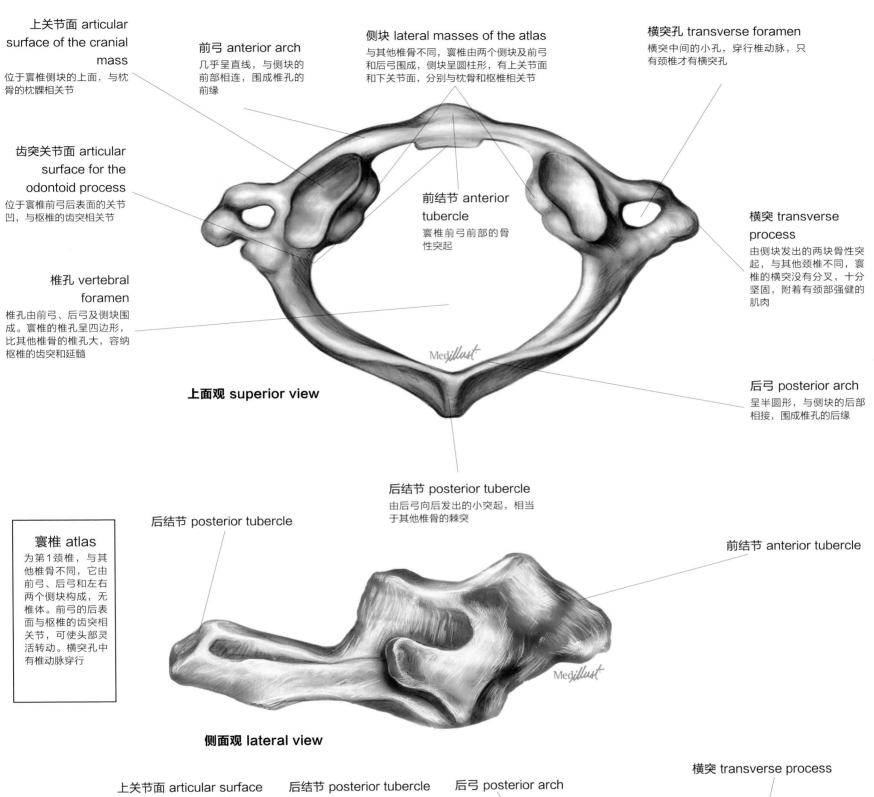

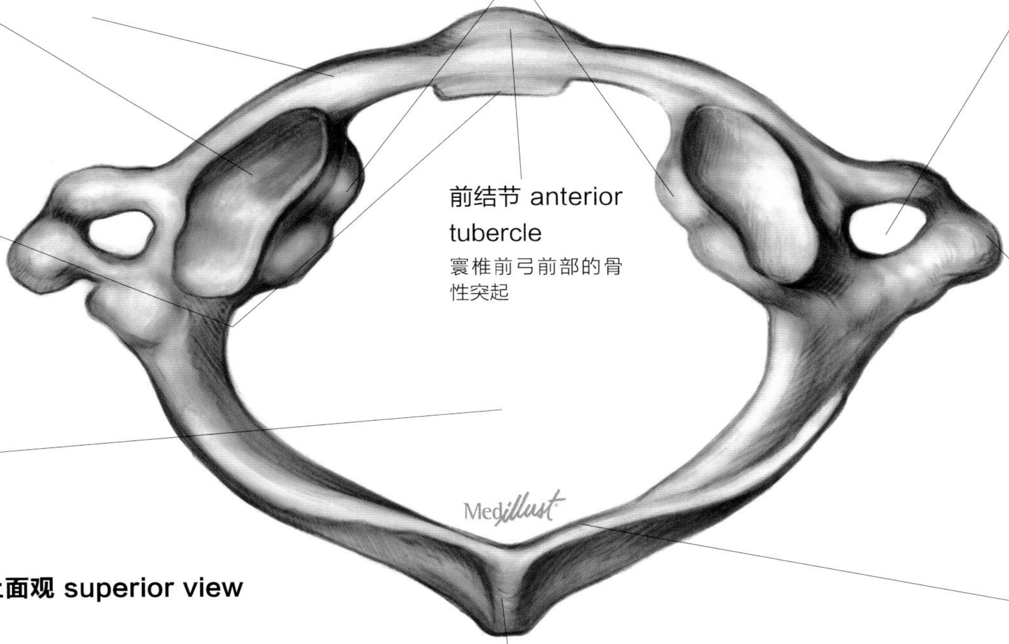
上关节面 articular surface of the cranial mass
位于寰椎侧块的上面，与枕骨的枕髁相关节
前弓 anterior arch
几乎呈直线，与侧块的前部相连，围成椎孔的前缘
侧块 lateral masses of the atlas
与其他椎骨不同，寰椎由两个侧块及前弓和后弓围成，侧块呈圆柱形，有上关节面和下关节面，分别与枕骨和枢椎相关节
横突孔 transverse foramen
横突中间的小孔，穿行椎动脉，只有颈椎才有横突孔
齿突关节面 articular surface for the odontoid process
位于寰椎前弓后表面的关节凹，与枢椎的齿突相关节
前结节 anterior tubercle
寰椎前弓前部的骨性突起
横突 transverse process
由侧块发出的两块骨性突起，与其他颈椎不同，寰椎的横突没有分叉，十分坚固，附着有颈部强健的肌肉
椎孔 vertebral foramen
椎孔由前弓、后弓及侧块围成。寰椎的椎孔呈四边形，比其他椎骨的椎孔大，容纳枢椎的齿突和延髓
后弓 posterior arch
呈半圆形，与侧块的后部相接，围成椎孔的后缘
后结节 posterior tubercle
由后弓向后发出的小突起，相当于其他椎骨的棘突
Medillust

上面观 superior view

寰椎 atlas
为第1颈椎，与其他椎骨不同，它由前弓、后弓和左右两个侧块构成，无椎体。前弓的后表面与枢椎的齿突相关节，可使头部灵活转动。横突孔中有椎动脉穿行

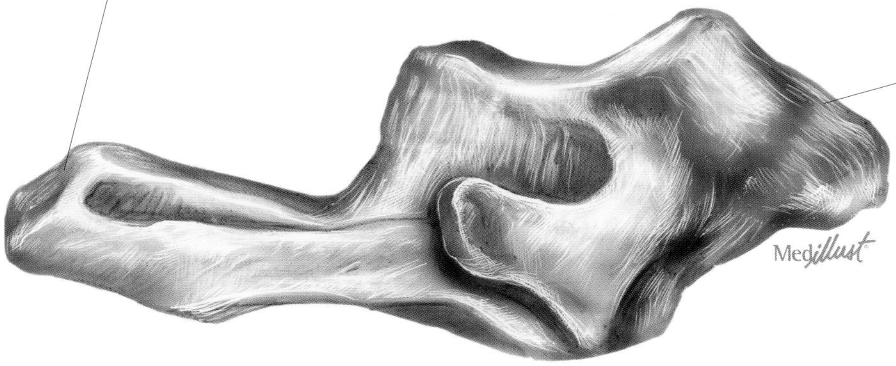
后结节 posterior tubercle
前结节 anterior tubercle
Medillust

侧面观 lateral view

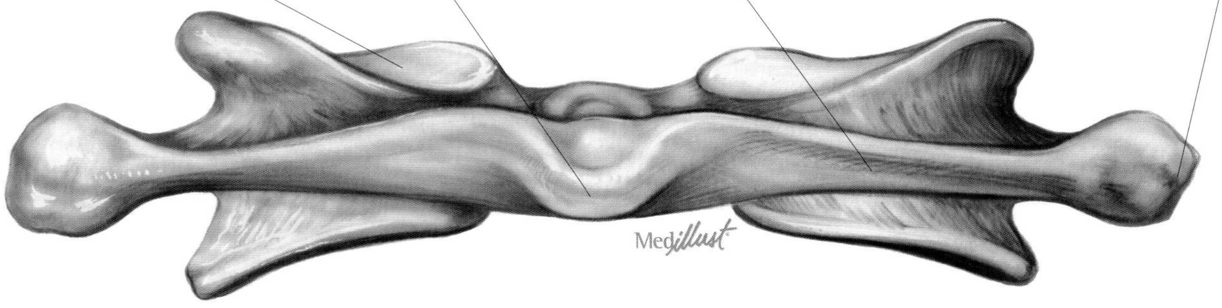
上关节面 articular surface
后结节 posterior tubercle
后弓 posterior arch
横突 transverse process
Medillust

后面观 posterior view

枢椎 axis

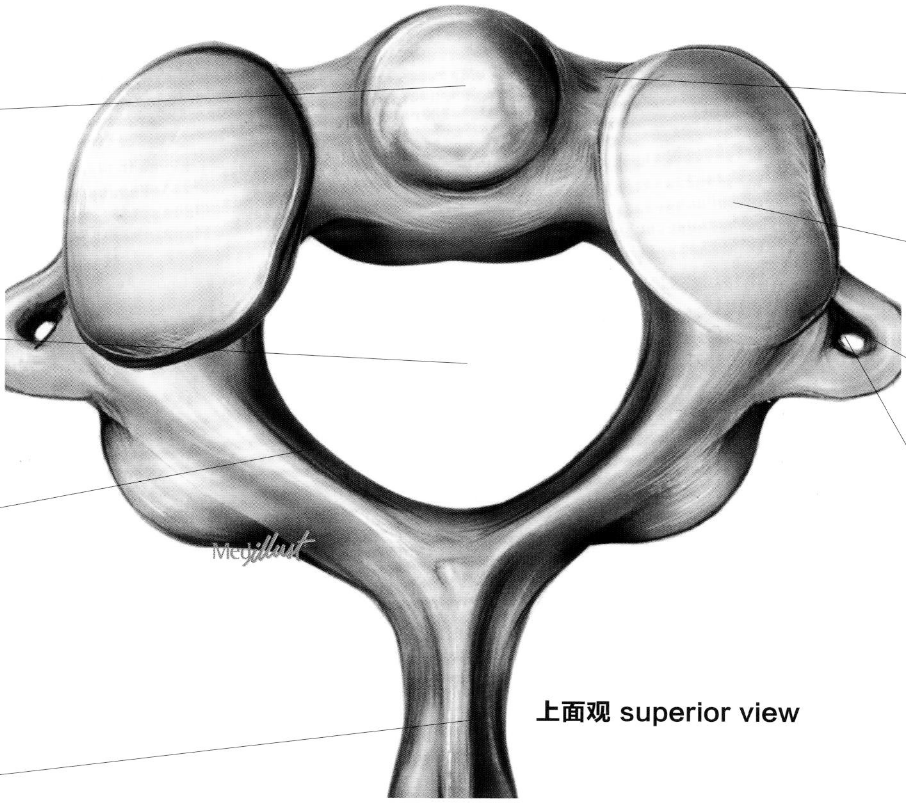
齿突 dens
由椎体向上垂直发出的突起，与寰椎前弓后面的关节面相关节
椎孔 vertebral foramen
比寰椎的椎孔狭窄一些，但比其他椎骨的椎孔宽，穿行有脊髓
椎板 lamina
围成椎孔后缘的骨板，两侧的椎板相接形成棘突
棘突 spinous process
由椎骨后部水平伸出的骨性突起，末端分叉
椎体 vertebral body
椎骨的前部，向上延伸出齿突
上关节面 superior articular surface
位于横突根部上表面，与寰椎相关节
横突 transverse process
由椎骨两侧发出，和寰椎一样，末端没有分叉
横突孔 transverse foramen
横突孔为颈椎特有的孔，有椎动脉穿过
Medillust

上面观 superior view

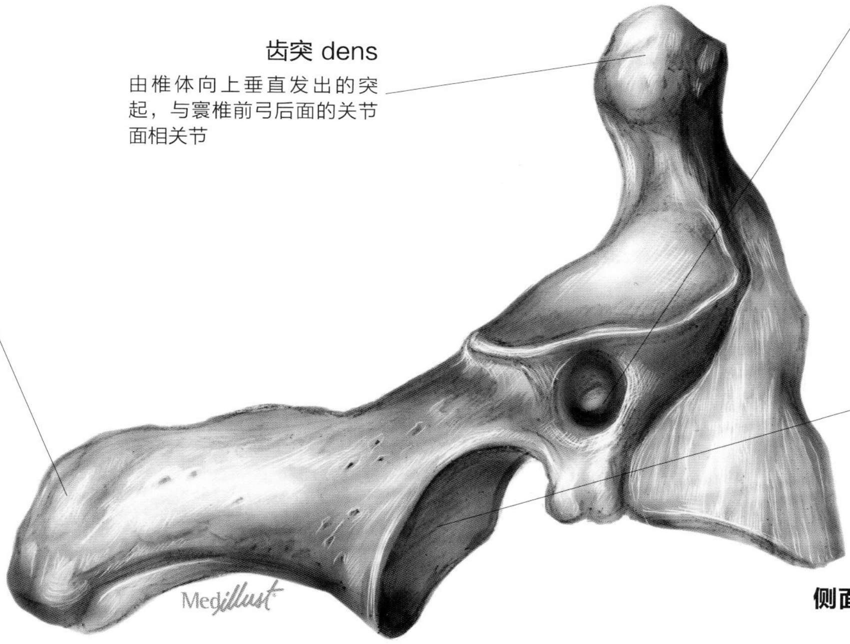
齿突 dens
由椎体向上垂直发出的突起，与寰椎前弓后面的关节面相关节
下关节面 inferior articular surface
位于横突根部下表面的关节面，与第3颈椎的上关节突相关节
Medillust

侧面观 lateral view

> **枢椎 axis**
> 为第2颈椎，向上与寰椎相关节，向下与第3颈椎相关节。与其他椎骨的区别在于其椎体垂直向上发出齿突，与寰椎相关节，可使头部灵活转动。有许多肌肉附着于枢椎

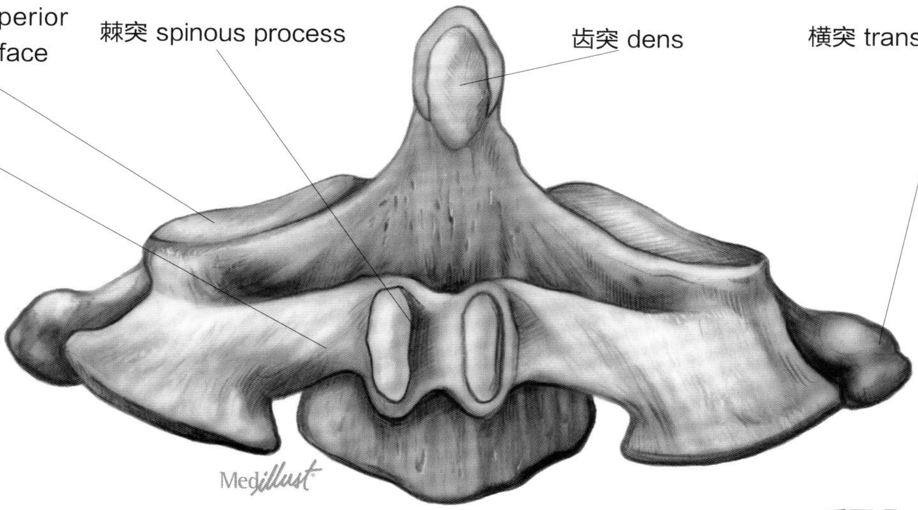
椎板 lamina
上关节面 superior articular surface
棘突 spinous process
齿突 dens
横突 transverse process
Medillust

后面观 posterior view

颈椎 cervical vertebra

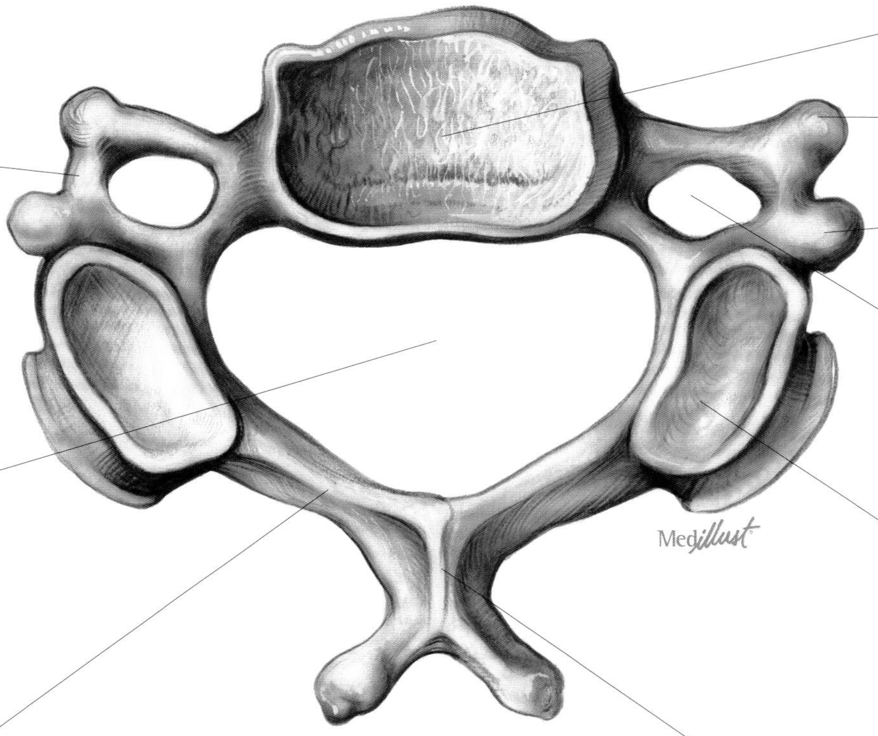

上面观 superior view

横突 transverse process
椎骨两侧发出的骨性突起，附着有许多强韧的韧带。颈椎的横突靠近椎体，且比胸椎和腰椎的横突短，末端分为前结节和后结节

椎孔 vertebral foramen
椎骨中央的大孔，由椎体、椎弓及椎弓根围成，容纳脊髓。颈椎的椎孔呈三角形

椎板 vertebral lamina
围成椎孔后缘的骨板，两侧的椎弓相接形成后伸的棘突。寰椎的椎弓较其他颈椎的要细

椎体 vertebral body
位于椎骨的前部，呈柱状。颈椎的椎体呈四边形，较宽

前结节 anterior tubercle

后结节 posterior tubercle

横突孔 transverse foramen
位于横突上的小孔，椎动脉穿行其中，为颈椎（包括寰椎和枢椎）特有的结构

上关节面 superior articular surface
位于上关节突表面，与相邻椎骨的相似关节面构成关节

棘突 spinous process
棘突为每块颈椎后部的骨性突起，且其间由棘间韧带相连结。它们由前向后发出，颈椎的棘突末端有分叉，附着有连结每个棘突的棘间韧带和棘间肌肉

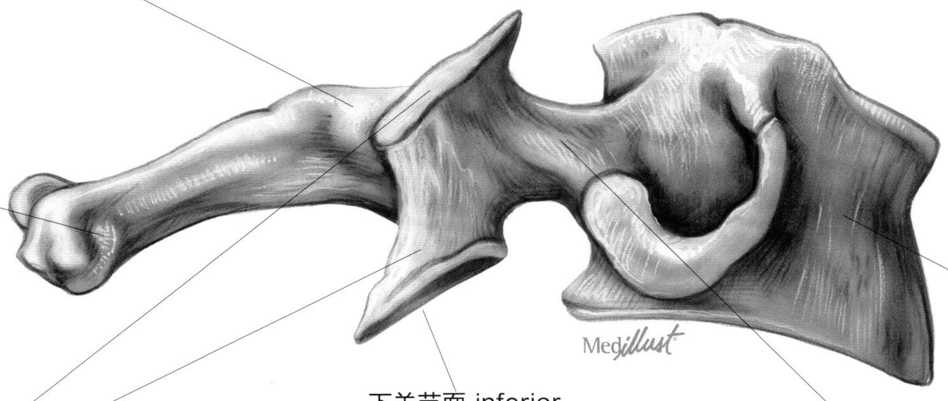

侧面观 lateral view

棘突 spinous process

下关节面 inferior articular surface

椎体 vertebral body
位于椎骨的前部，呈柱状。颈椎的椎体呈四边形，较宽

关节突 articular process
由横突向上和向下发出的骨性突起，构成椎骨间的关节。上关节面较下关节面更靠前

椎弓根 pedicle
由椎体向后发出的骨板，上表面和下表面都呈凹形，与相邻的椎弓根形成椎间孔，有脊神经从中穿过。颈椎椎弓根下缘弯曲的程度比上椎弓根要大

钩突 uncinate process

棘突 spinous process

上关节面 superior articular surface

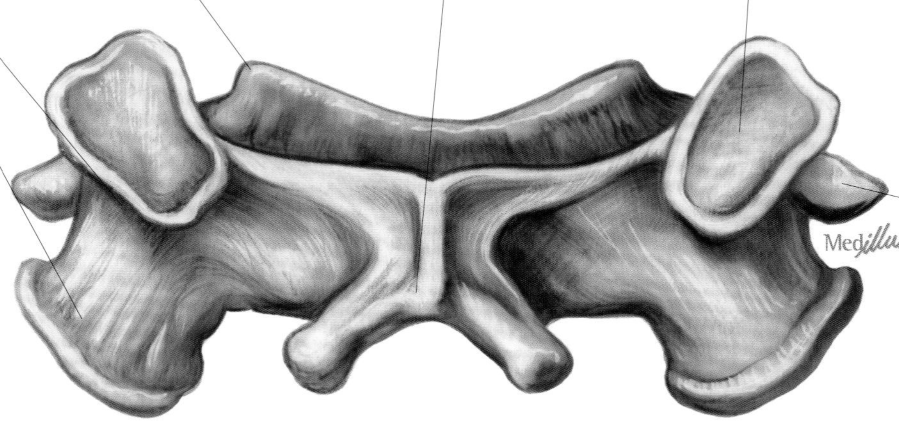

后面观 posterior view

横突 transverse process

> **颈椎 cervical vertebra**
> 由7块颈椎形成脊柱的颈段，前两块颈椎（寰椎和枢椎）与其他椎骨的形状不同，而剩下的5块椎骨则十分相似。它们之上附着了几乎所有的椎前区的肌肉和肌腱

胸椎 thoracic vertebra

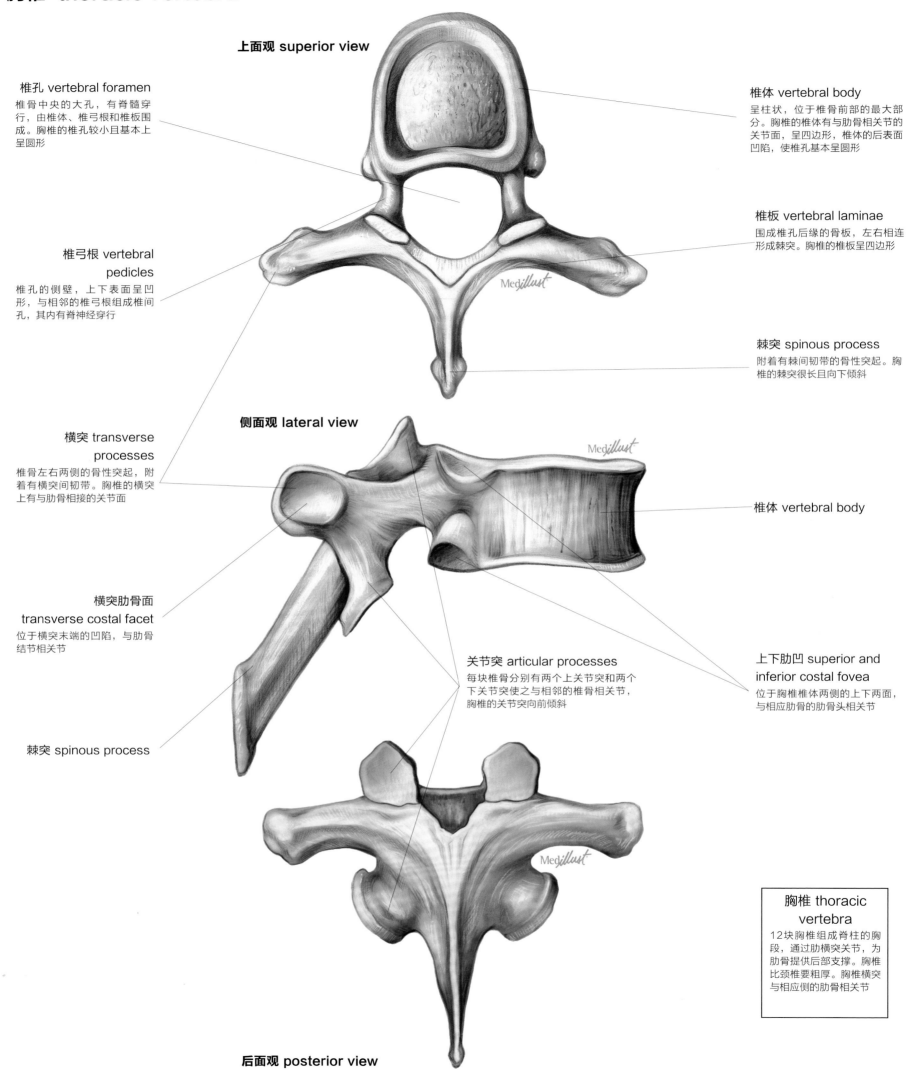

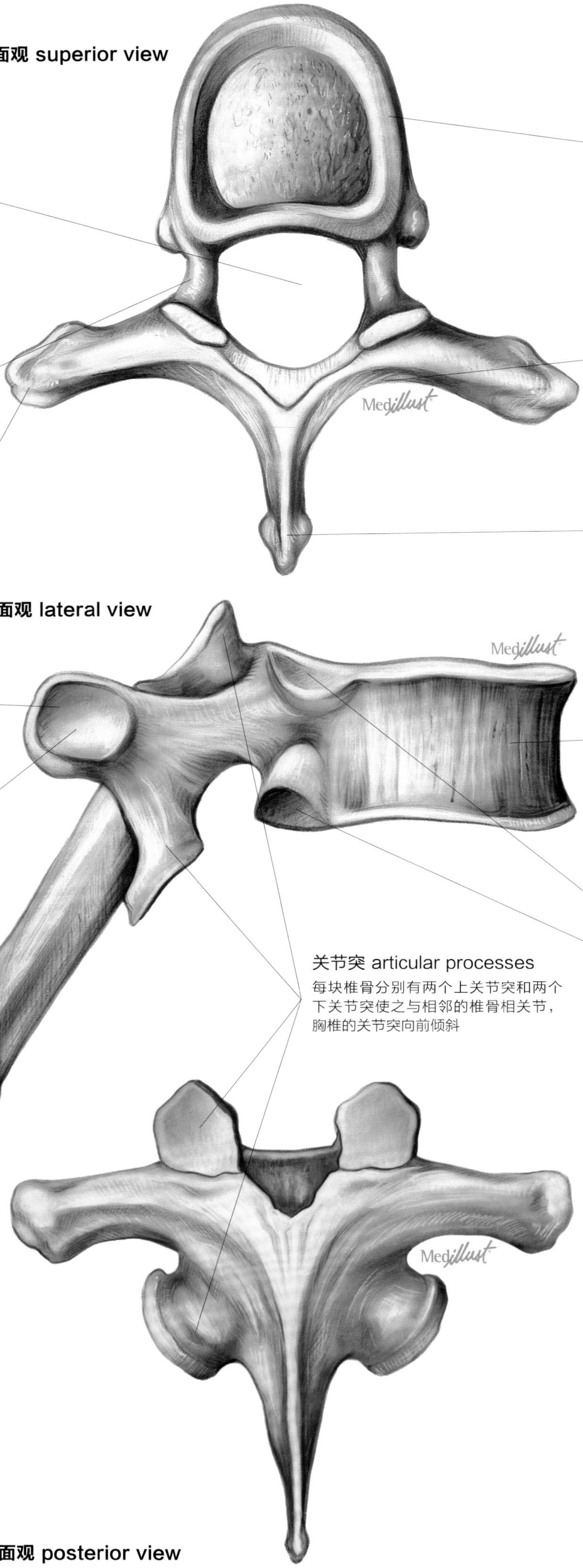
上面观 superior view
椎孔 vertebral foramen
椎骨中央的大孔，有脊髓穿行，由椎体、椎弓根和椎板围成。胸椎的椎孔较小且基本上呈圆形
椎体 vertebral body
呈柱状，位于椎骨前部的最大部分。胸椎的椎体有与肋骨相关节的关节面，呈四边形，椎体的后表面凹陷，使椎孔基本呈圆形
椎板 vertebral laminae
围成椎孔后缘的骨板，左右相连形成棘突。胸椎的椎板呈四边形
椎弓根 vertebral pedicles
椎孔的侧壁，上下表面呈凹形，与相邻的椎弓根组成椎间孔，其内有脊神经穿行
棘突 spinous process
附着有棘间韧带的骨性突起。胸椎的棘突很长且向下倾斜
侧面观 lateral view
横突 transverse processes
椎骨左右两侧的骨性突起，附着有横突间韧带。胸椎的横突上有与肋骨相接的关节面
椎体 vertebral body
横突肋骨面 transverse costal facet
位于横突末端的凹陷，与肋骨结节相关节
关节突 articular processes
每块椎骨分别有两个上关节突和两个下关节突使之与相邻的椎骨相关节，胸椎的关节突向前倾斜
上下肋凹 superior and inferior costal fovea
位于胸椎椎体两侧的上下两面，与相应肋骨的肋骨头相关节
棘突 spinous process
后面观 posterior view

胸椎 thoracic vertebra

12块胸椎组成脊柱的胸段，通过肋横突关节，为肋骨提供后部支撑。胸椎比颈椎要粗厚。胸椎横突与相应侧的肋骨相关节

腰椎 lumbar vertebra

椎弓根 vertebral pedicle
从椎体后缘延伸出的骨板。腰椎椎弓根短且粗，在它的下边界有一标志性的切迹。相邻腰椎椎弓根上下边界的切迹形成了椎间孔，椎间孔内有脊神经通过

椎板 vertebral laminae
为一骨性板层。它从后面环绕椎孔，同时参与形成棘突。腰椎的骨板为四边形

棘突 spinous process
向后方延伸，形成棘突间韧带的附着点。腰椎棘突发达，呈四边形，水平向后

椎体 vertebral body
位于椎骨前方最大、呈圆柱状的结构。腰椎有大、高、宽的椎体

椎孔 vertebral foramen
椎骨中间的孔，由椎体、椎弓根和椎板所围成。椎孔中有脊髓通过。在腰椎上，椎孔为等边三角形，比胸椎的椎孔大

横突 transverse process
每个椎骨两侧的骨性突起，是许多韧带的附着点。腰椎横突比胸椎的薄且更为水平

副突 accessory process

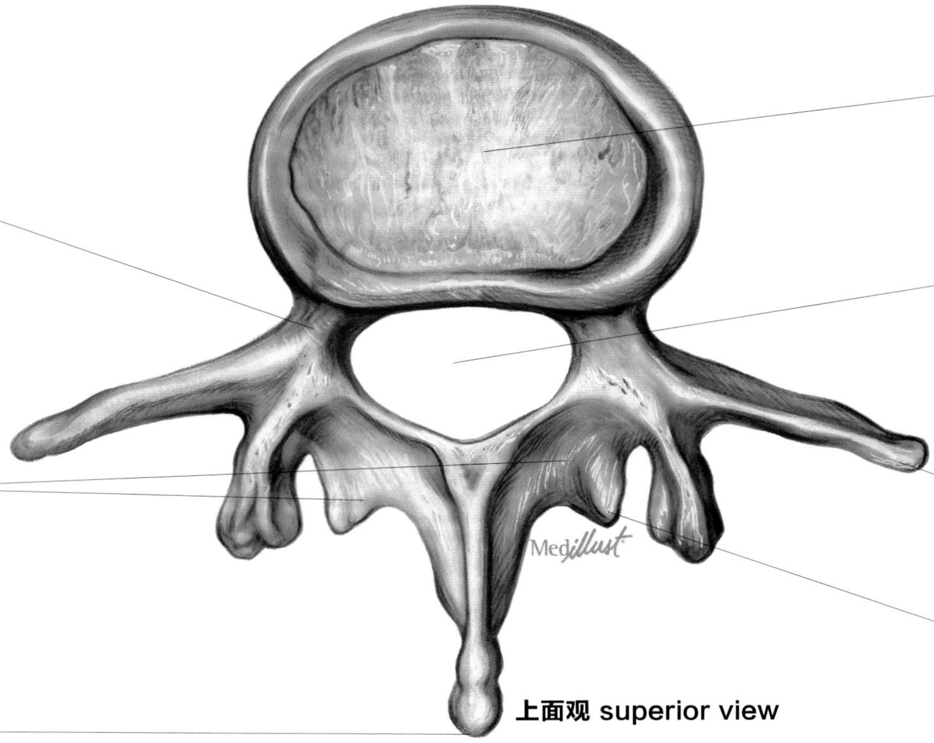

Medillust

上面观 superior view

关节突 articular process
每个腰椎都有两个上关节突和两个下关节突。相邻的椎骨关节突构成椎骨间关节

椎体 vertebral body

椎弓根 vertebral pedicles

棘突 spinous process

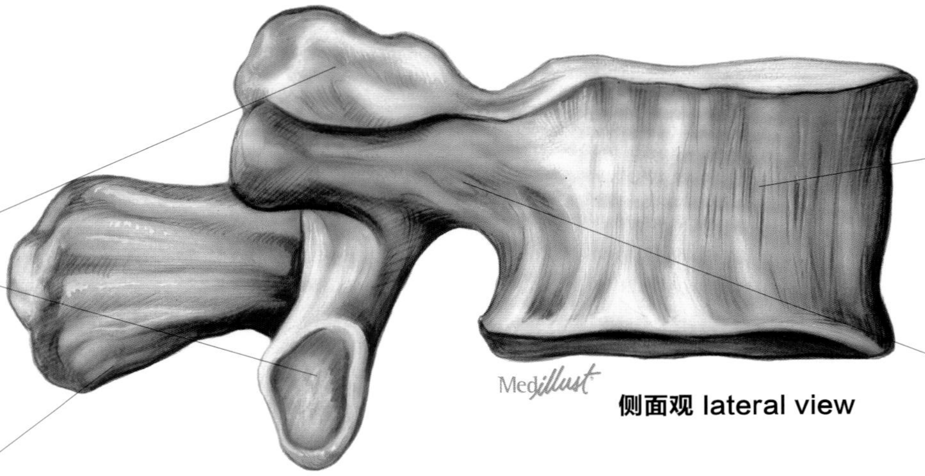

Medillust

侧面观 lateral view

乳突 mammilary process

横突 transverse process

关节突 articular process

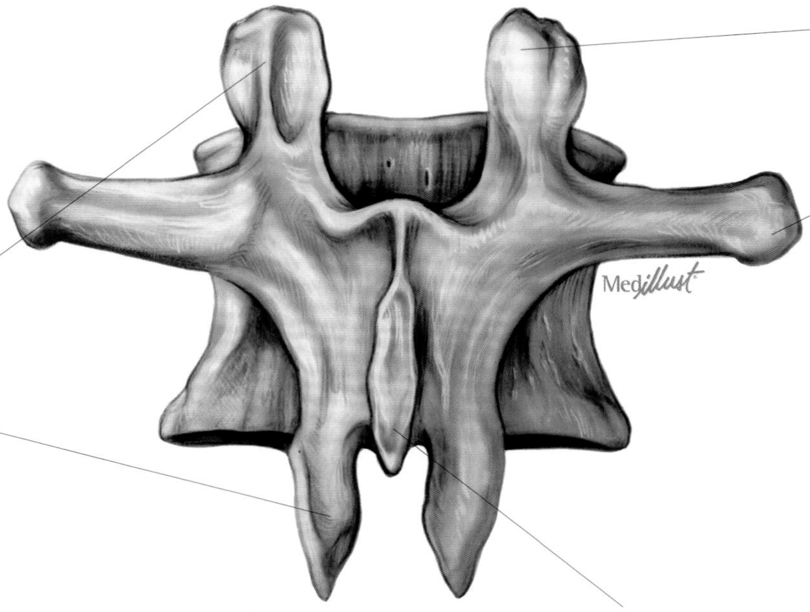

Medillust

后面观 posterior view

棘突 spinous process

> **腰椎 lumbar vertebra**
> 5块腰椎较大、较宽，构成脊柱的腰段，被骶骨支撑。第1腰椎椎体和横突为膈肌后部腱性延长部位的附着点

骶骨及尾骨 sacrum and coccyx

骶骨 sacrum

骶骨呈三角形，由5块骶椎骨化形成。位于脊柱底部，向上与第5腰椎相关节，在两侧与髋骨构成骨盆。骶骨与髋骨和第5腰椎的连结使胸部倾斜并朝前、后方向延伸。骶骨被肌肉层覆盖，但可以在臀肌间区上部触摸到

前面观 anterior view

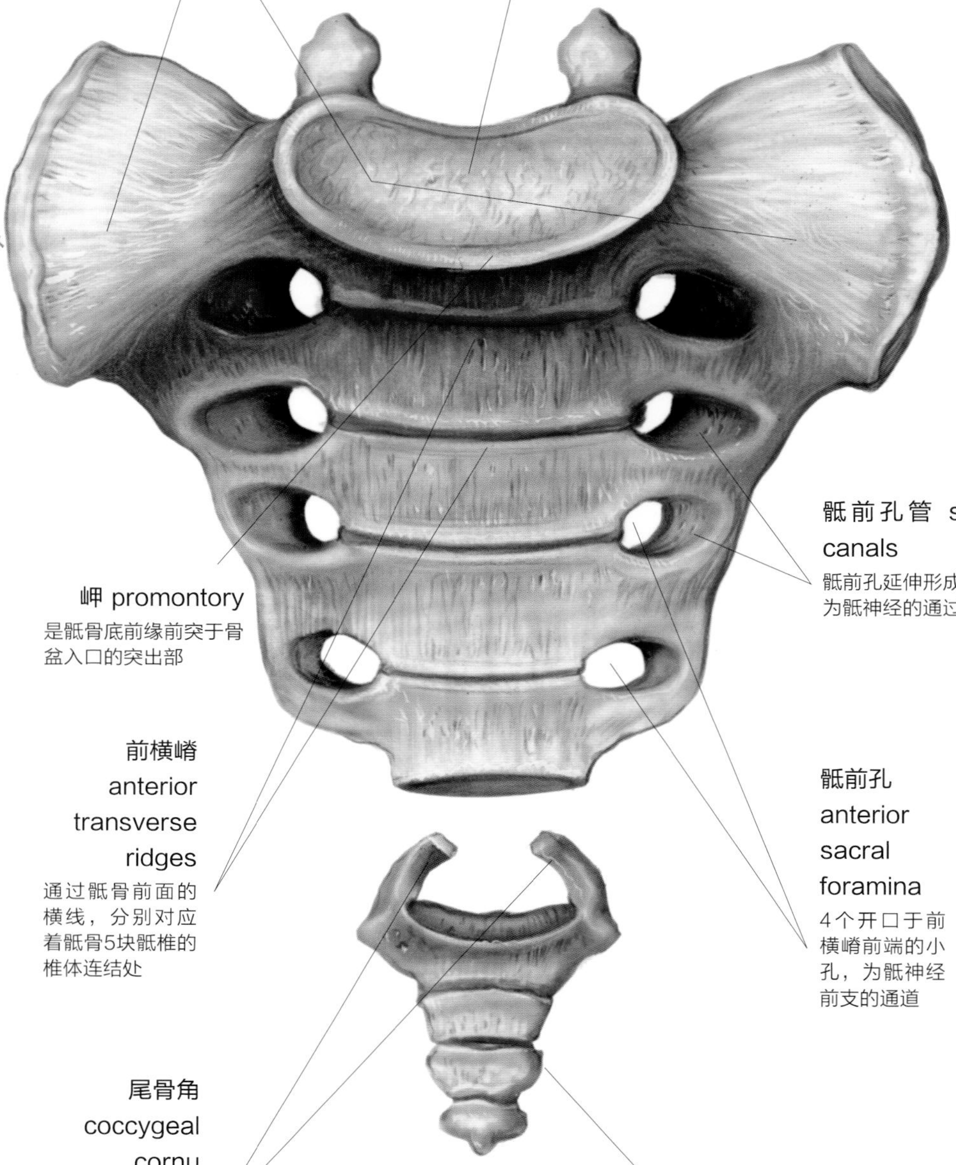

骶骨翼 ala of the sacrum
为一体积较大的三角面，在该面外部形成一关节面，与髋骨相对应的关节面形成骶髂关节
腰骶关节面
lumbosacral articular surface
骶骨上表面，与第5腰椎相连结
岬 promontory
是骶骨底前缘前突于骨盆入口的突出部
前横嵴
anterior
transverse
ridges
通过骶骨前面的横线，分别对应着骶骨5块骶椎的椎体连结处
尾骨角
coccygeal
cornu
为两块从尾骨延伸出的垂直突起，借助骶尾韧带与骶骨相连结
骶前孔管 sacral
canals
骶前孔延伸形成的管道，为骶神经的通过之处
骶前孔
anterior
sacral
foramina
4个开口于前横嵴前端的小孔，为骶神经前支的通道

后面观 posterior view

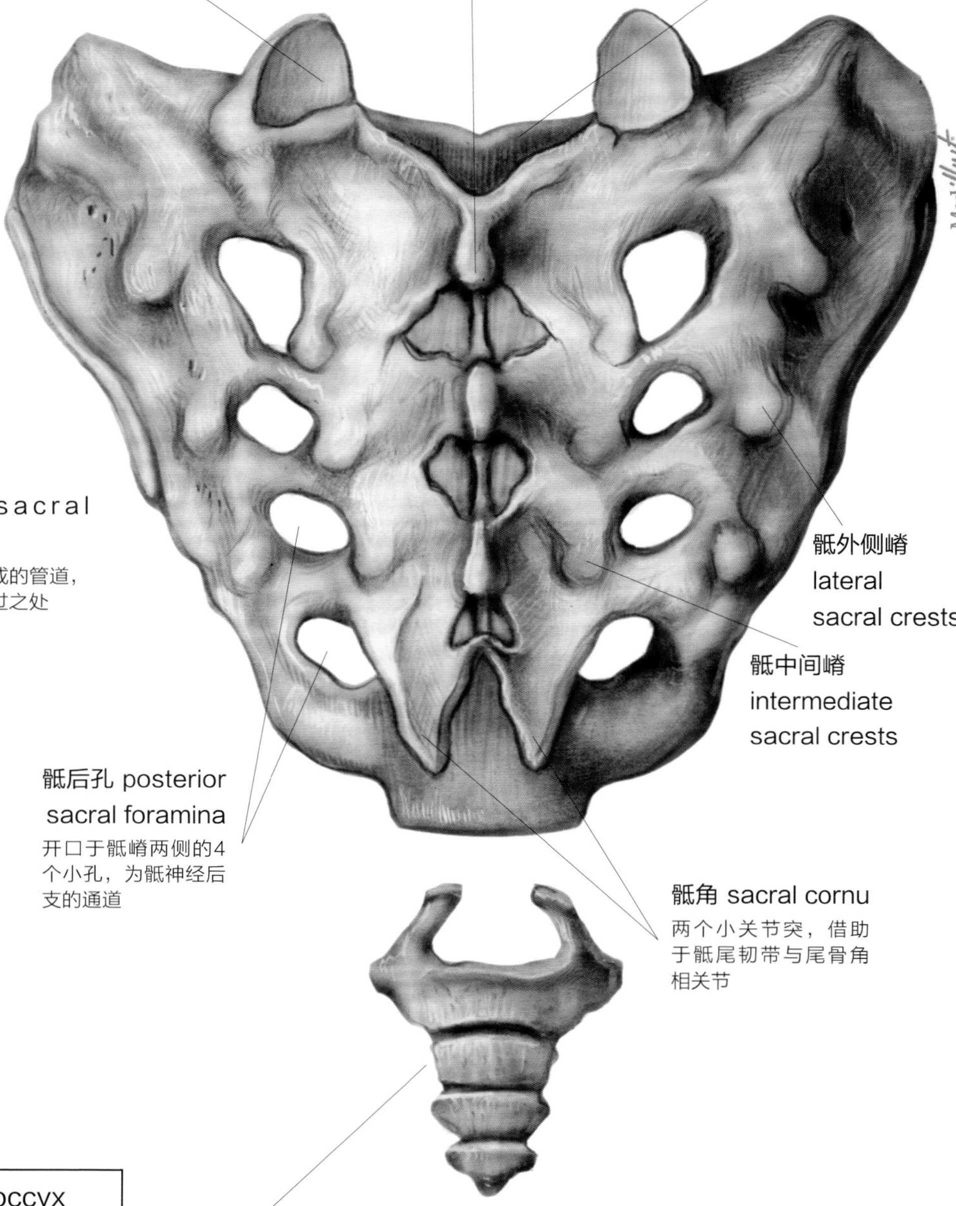

上关节突 superior
articular processes
为两个垂直的骨性突起，在突起后内侧有一关节面，与第5腰椎的下关节突相关节
骶正中嵴 sacral crest
为5块骶椎棘突愈合的痕迹，居骶骨背面正中线上
骶管 sacral duct
位于骶骨内部向下走行的管道，为椎管的延续。脊髓终末端、终丝和马尾神经都通过骶管
骶外侧嵴
lateral
sacral crests
骶中间嵴
intermediate
sacral crests
骶后孔 posterior
sacral foramina
开口于骶嵴两侧的4个小孔，为骶神经后支的通道
骶角 sacral cornu
两个小关节突，借助于骶尾韧带与尾骨角相关节

尾骨 coccyx

附着在骶骨下端，由4～5块细小的、已经退化的尾椎骨形成，构成脊柱的尾部。尾骨与哺乳动物的尾巴相对应。尾骨被肌肉层覆盖，但可在臀肌间区触摸到

胸骨 sternum

一位于胸腔前面的扁平状骨，能在皮下触摸到，与肋骨的前端相连结，闭合胸腔。胸骨上部，胸骨柄与锁骨相关节的部位有一切迹，能够通过皮肤直接触及，称为颈静脉切迹。胸骨前面为胸大肌附着点。胸骨分为3部分：胸骨柄、胸骨体和剑突

颈静脉切迹 jugular notch

一位于胸骨柄上缘的切迹，能通过皮肤触及，气管和大血管从切迹后方通过

锁骨关节面 articular surface for the clavicle

两个与锁骨内侧端相关节的关节面，位于胸骨柄颈静脉切迹侧面

胸骨柄 manubrium of the sternum

胸骨3部分中最上面的一部分，上缘为能通过皮肤触摸的颈静脉切迹，外侧部有两关节面，与锁骨和第1肋软骨相关节

肋关节面 costal articular surfaces

为位于胸骨两侧缘与肋软骨相关节的关节面。第1肋骨的关节面位于胸骨柄上锁骨关节面的下方，其他肋骨关节面位于胸骨体外侧缘

胸骨体 body of sternum

位于胸骨正中部位，上与胸骨柄相连结，下与剑突相连结。两侧有关节面与肋软骨相连结构成胸肋关节

剑突 xiphoid process

位于胸骨下缘（或下端），由软骨组织构成，可能朝前或者朝后倾斜。剑突可为三角形、卵圆形、正方形或者其他形状。在某些个体中，剑突有一小孔穿过，为剑突孔

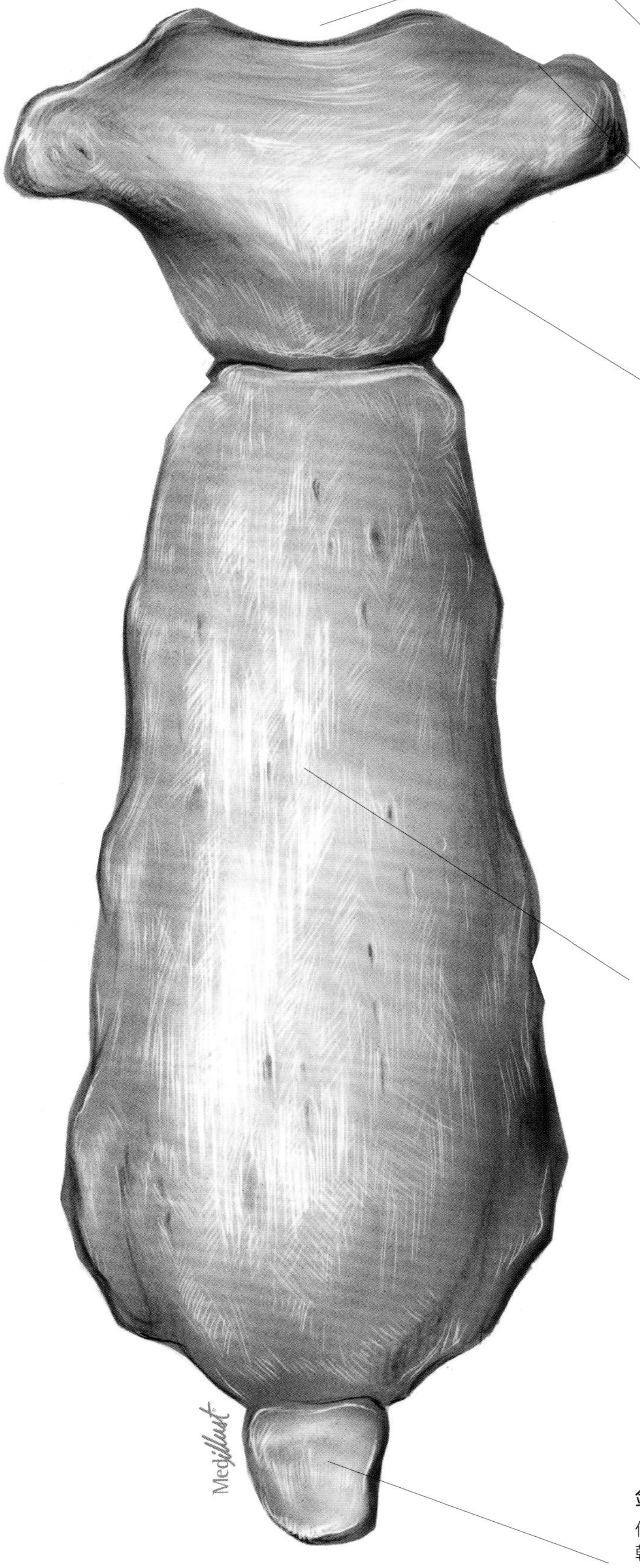
Medjillust

前面观 anterior view

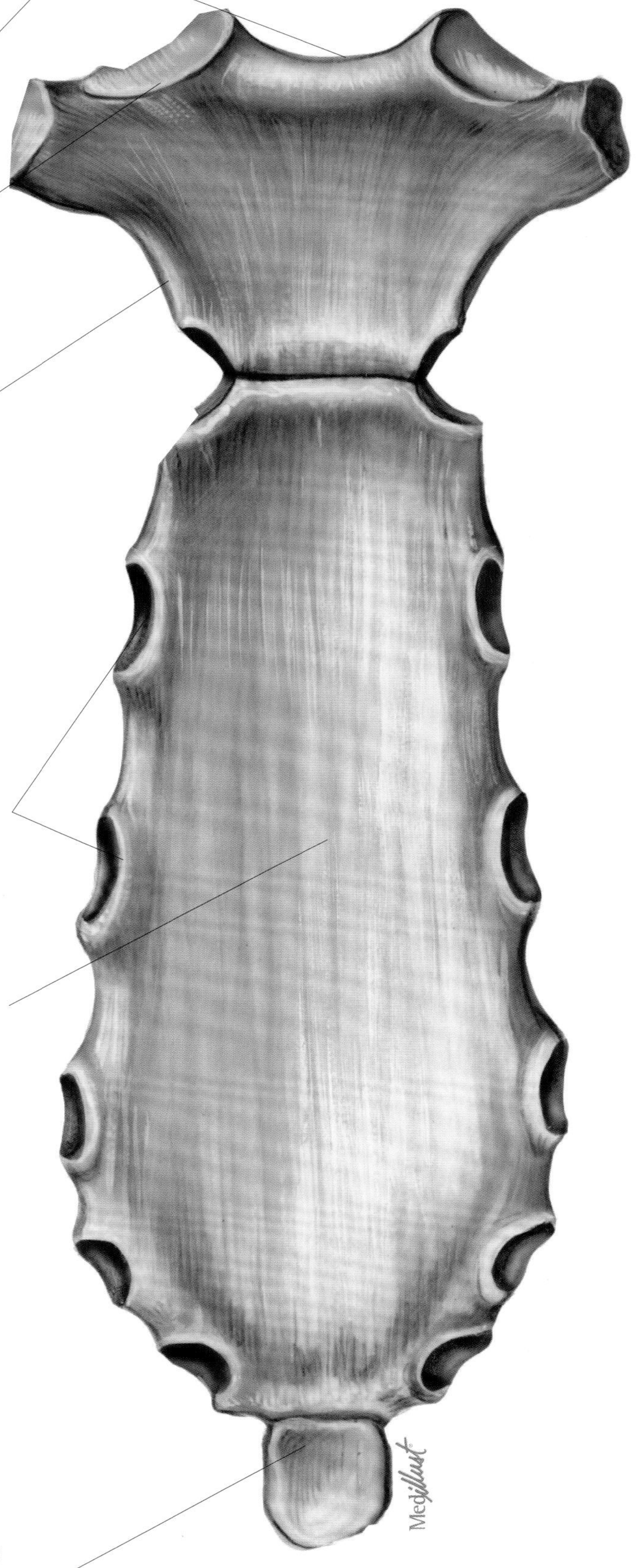
Medjillust

后面观 posterior view

锁骨及肋骨 clavicle and ribs

锁骨 clavicle

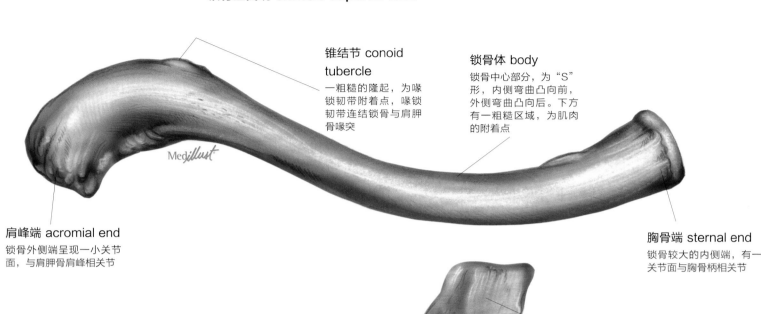

两块扁平的、较长的、呈“S”形的骨，位于胸廓的前上部分，从胸骨到肩胛骨肩峰。它们直接位于皮下，作为上肢骨和胸骨的一个固定点，对上肢运动起着重要作用。很多颈部、胸部的肌肉和肩部的三角肌附着在锁骨上。支配上肢的血管、神经走行于锁骨下方

锁骨上面观 clavicle superior face

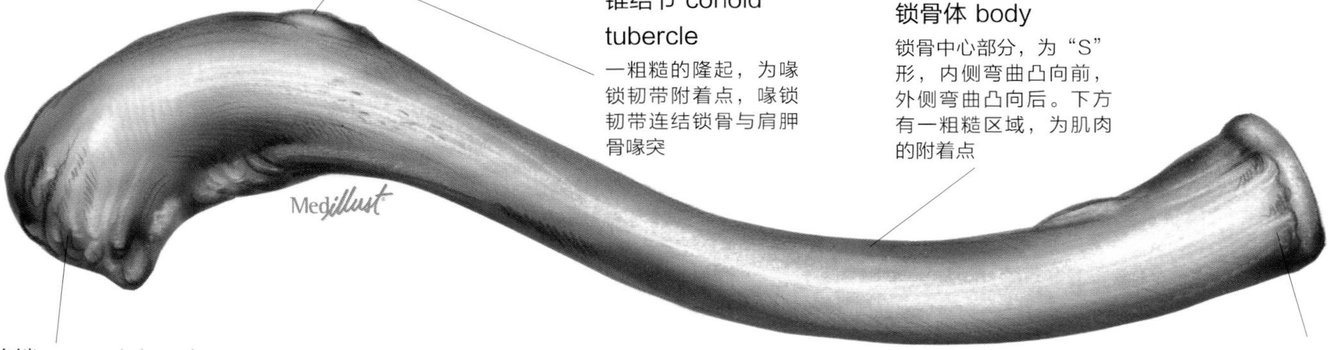

锥结节 conoid tubercle

一粗糙的隆起，为喙锁韧带附着点，喙锁韧带连结锁骨与肩胛骨喙突

锁骨体 body

锁骨中心部分，为“S”形，内侧弯曲凸向前，外侧弯曲凸向后。下方有一粗糙区域，为肌肉的附着点

肩峰端 acromial end

锁骨外侧端呈现一小关节面，与肩胛骨肩峰相关节

胸骨端 sternal end

锁骨较大的内侧端，有一关节面与胸骨柄相关节

肋骨上面观 rib superior face

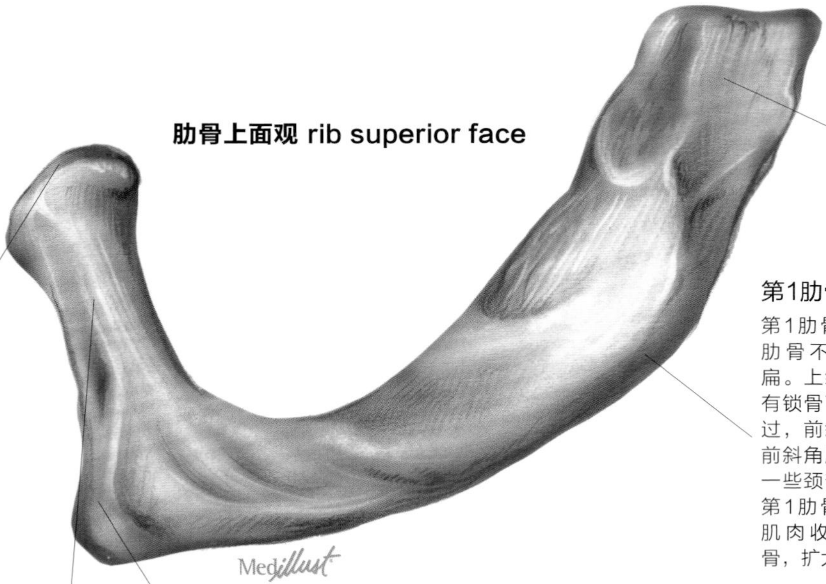

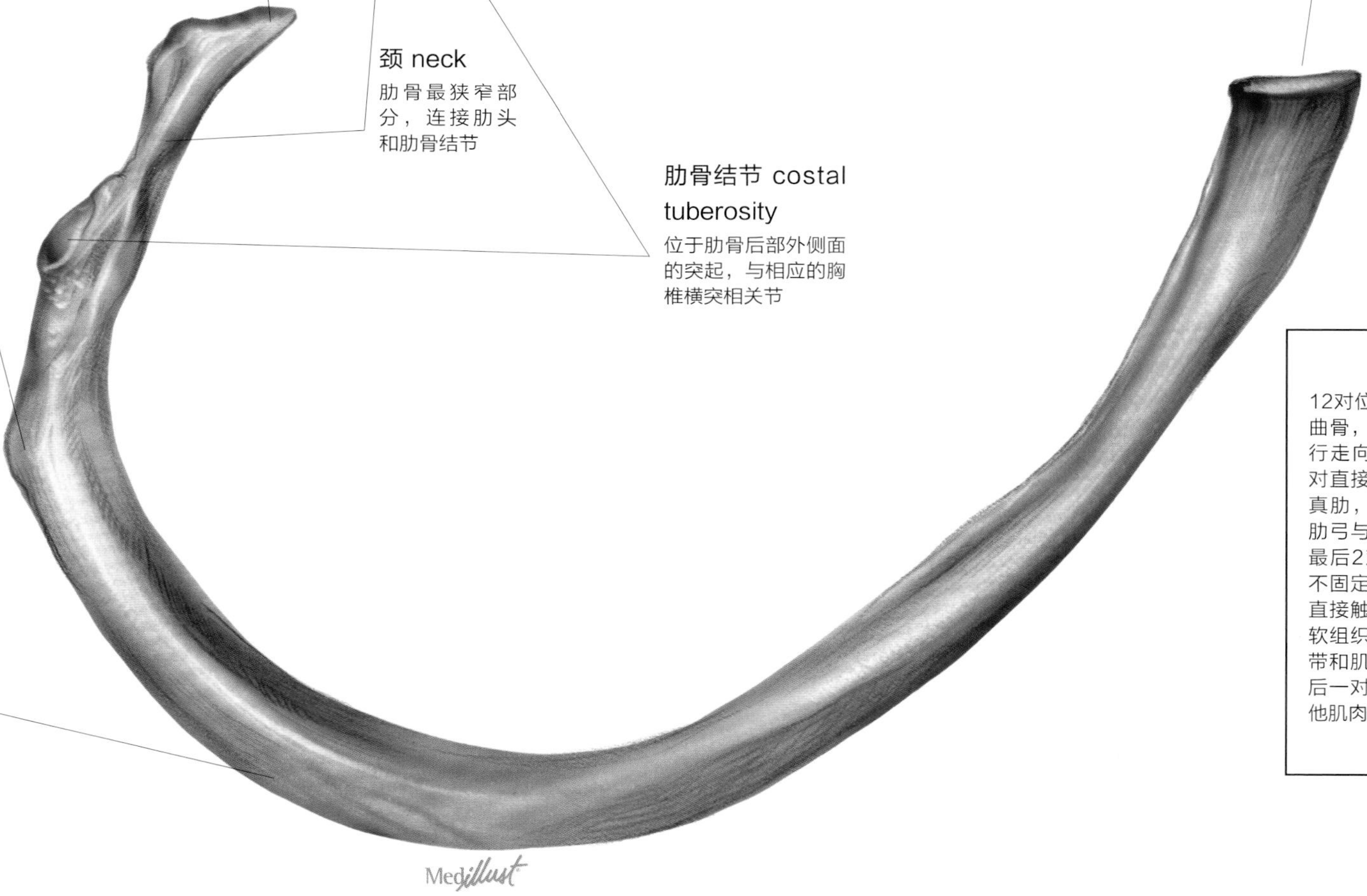

软骨胸骨端 chondrosternal end

肋骨前端呈现一凹面，容纳连结着胸骨和肋骨的肋软骨

头 head

位于肋骨后端，借助关节面与相应的胸椎椎体相关节

第1肋骨 1st rib

第1肋骨形状与其他肋骨不同，较短且扁。上缘有一条沟，有锁骨下动、静脉通过，前斜角肌结节为前斜角肌的附着点。一些颈部肌肉附着在第1肋骨上，当这些肌肉收缩时抬高肋骨，扩大胸腔助吸气

颈 neck

肋骨最狭窄部分，连接肋头和肋骨结节

肋骨角 costal angle

从肋骨体后份在胸廓外侧壁向内急转。在多数肋骨中，肋骨角大概离肋骨结节有5~6cm

肋骨结节 costal tuberosity

位于肋骨后部外侧面的突起，与相应的胸椎横突相关节

体 body

肋骨中间的扁平部分，其下缘有一条容纳相应肋间动脉、肋间静脉和肋间神经的沟

肋骨 rib

12对位于胸廓两侧的扁平弯曲骨，从胸部脊柱水平、斜行走向胸骨形成胸廓。上7对直接与胸骨相连的肋骨为真肋，3对借助软骨构成的肋弓与胸骨相连的为假肋，最后2对肋骨为浮肋，前端不固定。肋骨能够通过皮肤直接触摸，相应肋间隙内为软组织。胸壁和腹部许多韧带和肌肉附着在肋骨上。最后一对肋骨为膈肌和腹壁其他肌肉的附着点

胸廓 thorax

前面观 anterior view

锁骨 clavicle

两块扁平的、较长的、呈“S”形的骨，位于胸廓的前上部分，从胸骨到肩胛骨肩峰。它们直接位于皮下，作为上肢骨和胸骨的一个固定点，对上肢运动起着重要作用。很多颈部、胸部的肌肉和肩部的三角肌附着在锁骨上。支配上肢的血管、神经走行于锁骨下方

胸骨柄 manubrium

胸骨3部分中最上面的一部分，上缘为能通过皮肤直接触摸的颈静脉切迹，外侧部有两关节面与锁骨和第1肋软骨相关节

颈静脉切迹 jugular notch

一位于胸骨柄上缘的切迹，能通过皮肤直接触摸，气管从切迹后方通过

肋软骨 costal cartilages

连结肋骨和胸骨的软骨组织。在胸骨体每侧都有5块单独的软骨对应着上5个肋骨和1块总软骨连结第6～10肋骨

胸骨 sternum

一位于胸前壁正中的扁平状骨，能在皮下触摸到，与肋骨的前端相连，构成胸廓。胸骨上部的胸骨柄与锁骨相关节，并有一切迹，同样能够通过皮肤触及，称为颈静脉切迹。胸骨前面为胸大肌附着点。胸骨分为3部分：胸骨柄、胸骨体和剑突

肩峰 acromion

肩胛骨肩胛冈的外侧端，前面为与锁骨相关节的关节面。它比肩胛冈其余部分要厚，为肩关节很多韧带和肌肉的附着点

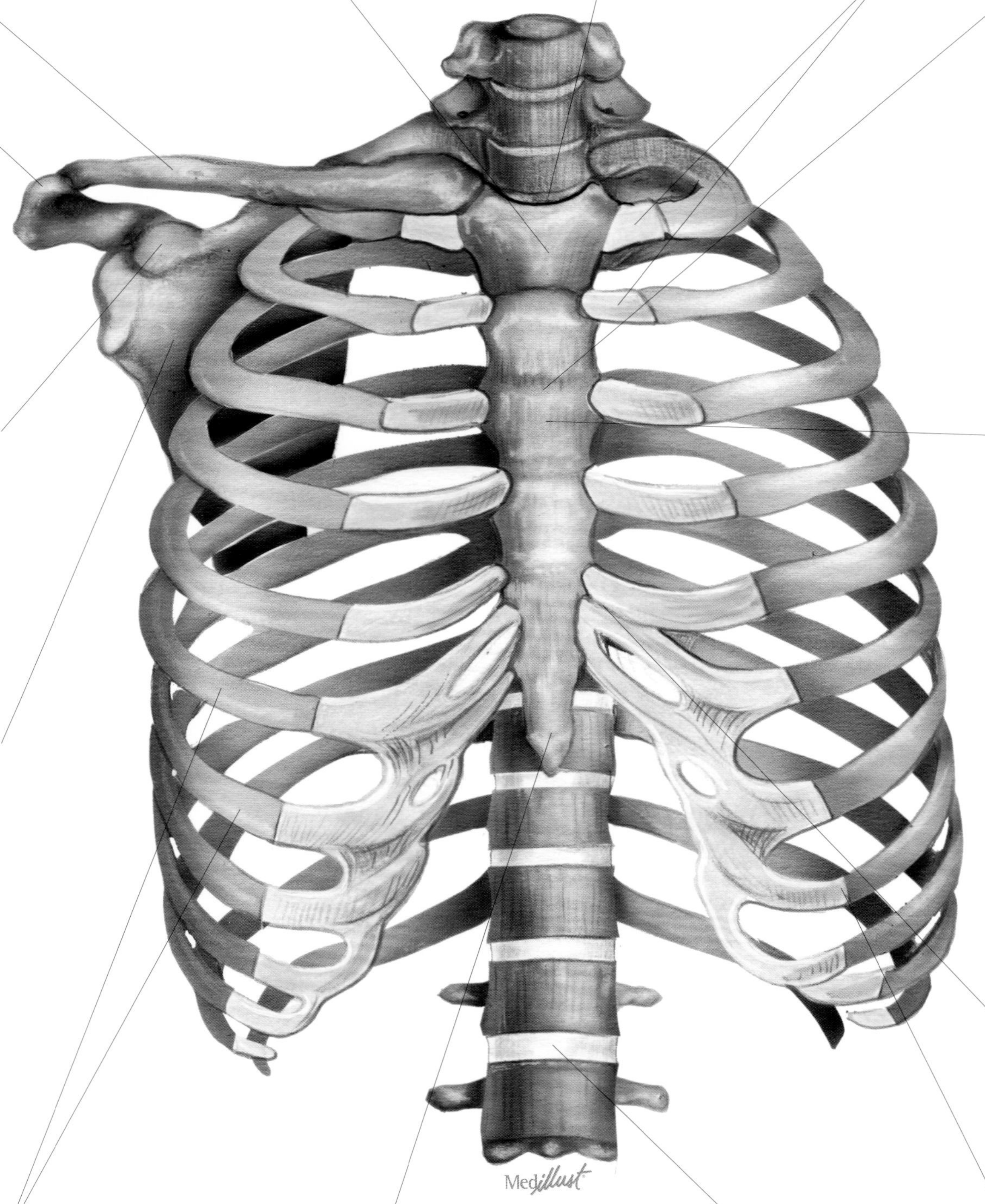
MedIllust

肩胛骨喙突 coracoid process of the scapula

位于肩胛骨上缘外侧端的指状隆起，形态较尖，为肩、臂和胸壁前面一些韧带和肌肉的附着点

胸骨体 body of sternum

位于胸骨正中部位，上与胸骨柄相连，下与剑突相连，两侧有关节面与肋软骨构成胸肋关节

肩胛骨 scapula

一扁平的三角骨，对上肢和胸部起着连结固定作用。它紧贴胸壁的上后区域，与肱骨和锁骨相关节。肩胛骨后面凸起，有肩胛冈水平通过

肋骨 rib

12对位于胸廓两侧的扁平弯曲骨，从胸部脊柱水平、斜行走向胸骨形成胸廓。上7对直接与胸骨相连的肋骨为真肋，3对借助软骨构成的肋弓与胸骨相连的为假肋，最后2对肋骨为浮肋，前端游离。肋骨能够通过皮肤直接触摸，相应肋间隙内为软组织。胸壁和腹部许多韧带和肌肉附着在肋骨上。最后一对肋骨为膈肌和腹壁其他肌肉的附着点

肋软骨胸骨关节 chondrosternal joint

肋软骨为肋的延长部分，与胸骨外侧缘的关节面相关节。它为滑动关节，能进行微小活动

剑突 xiphoid process

位于胸骨下缘（或下端），由软骨组织构成，可能朝前或者朝后倾斜。剑突可呈三角形、卵圆形、正方形或者其他形状。在某些个体，剑突有一小孔，称为剑突孔

脊柱腰段 lumbar vertebral column

脊柱腰段在腹壁背部向下走行，为脊柱胸段的延伸，由5块宽厚的腰椎构成，被骶骨支撑着

肋软骨连结 costochondral joint

肋骨与肋软骨相连结，无活动度，由两个连结面相互融合形成

胸廓 thorax

后面观 posterior view

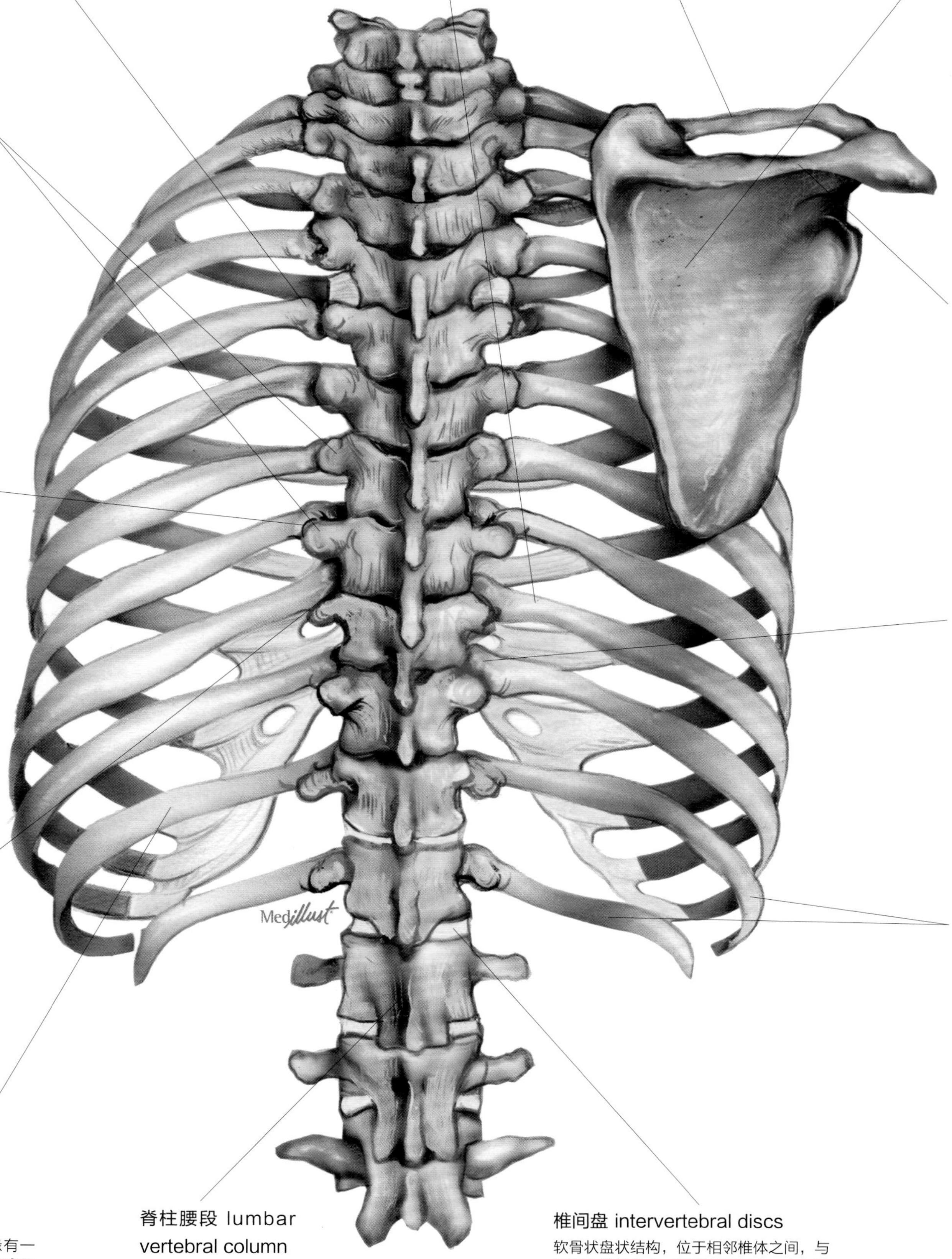

肋头 head of the rib
位于肋骨后端，借助关节面与相应胸椎体相关节

肋颈 neck of the rib
肋骨最狭窄部分，连接肋头和肋骨结节

锁骨 clavicle
两块扁平的、较长的、呈“S”形的骨，位于胸廓的前上方，从胸骨到肩胛骨肩峰。它们直接位于皮下，作为上肢骨和胸骨的一个固定点，对上肢运动起着重要作用。很多颈部、胸部的肌肉和肩部的三角肌附着在锁骨上。支配上肢的血管、神经走行于锁骨下方

肩胛骨 scapula
一扁平的三角形骨，对上肢和胸廓起着连结固定作用。它紧贴胸廓的上后区域，与肱骨和锁骨相关节。肩胛骨后面微凸，有肩胛冈水平通过

胸椎横突 transverse processes of the thoracic vertebrae
自胸椎体向两侧延伸而成，作为椎间韧带的附着点。胸椎横突有一个关节面，与肋骨结节相关节

肩胛冈 spine of the scapula
位于肩胛骨后面的水平隆起，把肩胛骨后面分成冈上窝和冈下窝。三角肌和斜方肌附着在肩胛冈上面，其外侧端形成肩峰

肋椎关节 costovertebral joint
肋骨与胸椎被活动度较小的关节连结。有2个关节：肋头与椎体关节面相关节，肋结节与横突相关节

肋结节 costal tuberosity
位于肋骨后部外侧面的隆起，其上有关节面与相应胸椎横突相关节

脊柱胸段 thoracic vertebral column
由12块胸椎形成的骨性结构。胸椎比颈椎厚，横突与椎体相应侧的肋骨相关节

浮肋 floating ribs
最后两对肋骨为浮肋，它们没有与胸骨相连，前端游离

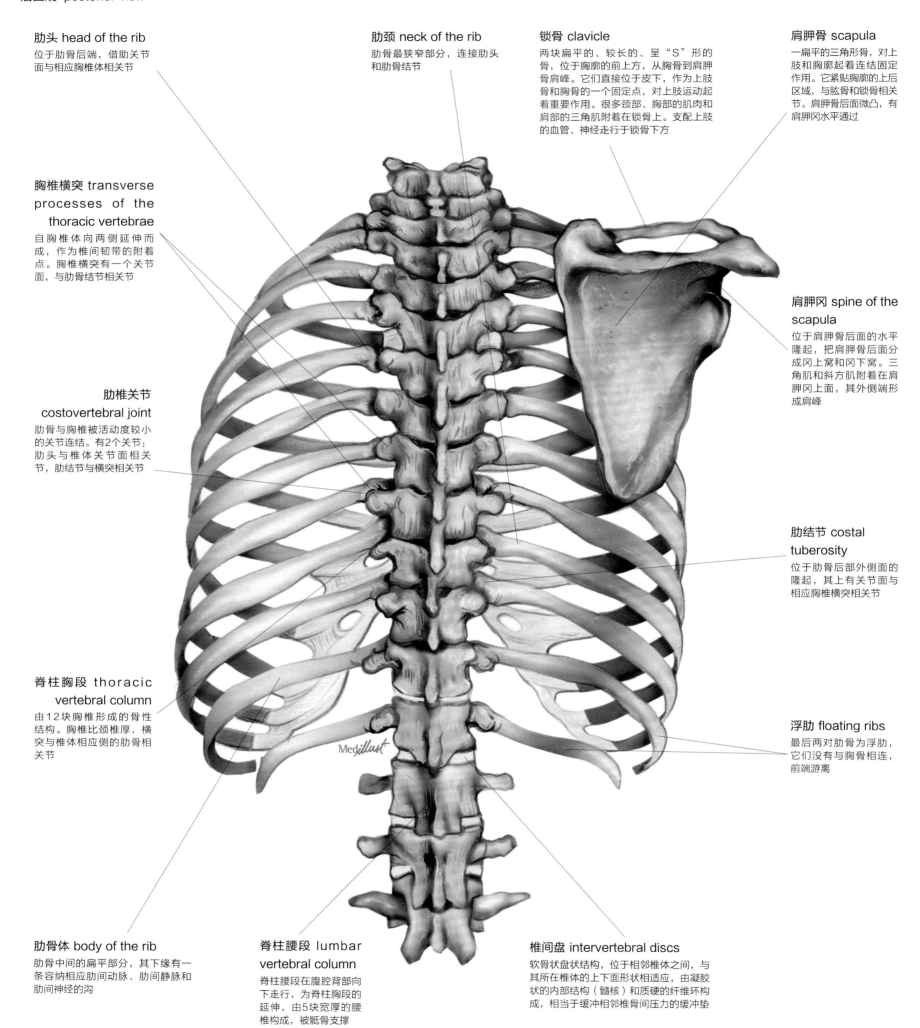

肋骨体 body of the rib
肋骨中间的扁平部分，其下缘有一条容纳相应肋间动脉、肋间静脉和肋间神经的沟

脊柱腰段 lumbar vertebral column
脊柱腰段在腹腔背部向下走行，为脊柱胸段的延伸，由5块宽厚的腰椎构成，被骶骨支撑

椎间盘 intervertebral discs
软骨状盘状结构，位于相邻椎体之间，与其所在椎体的上下面形状相适应，由凝胶状的内部结构（髓核）和质硬的纤维环构成，相当于缓冲相邻椎骨间压力的缓冲垫

胸廓 thorax

外侧面观 lateral view

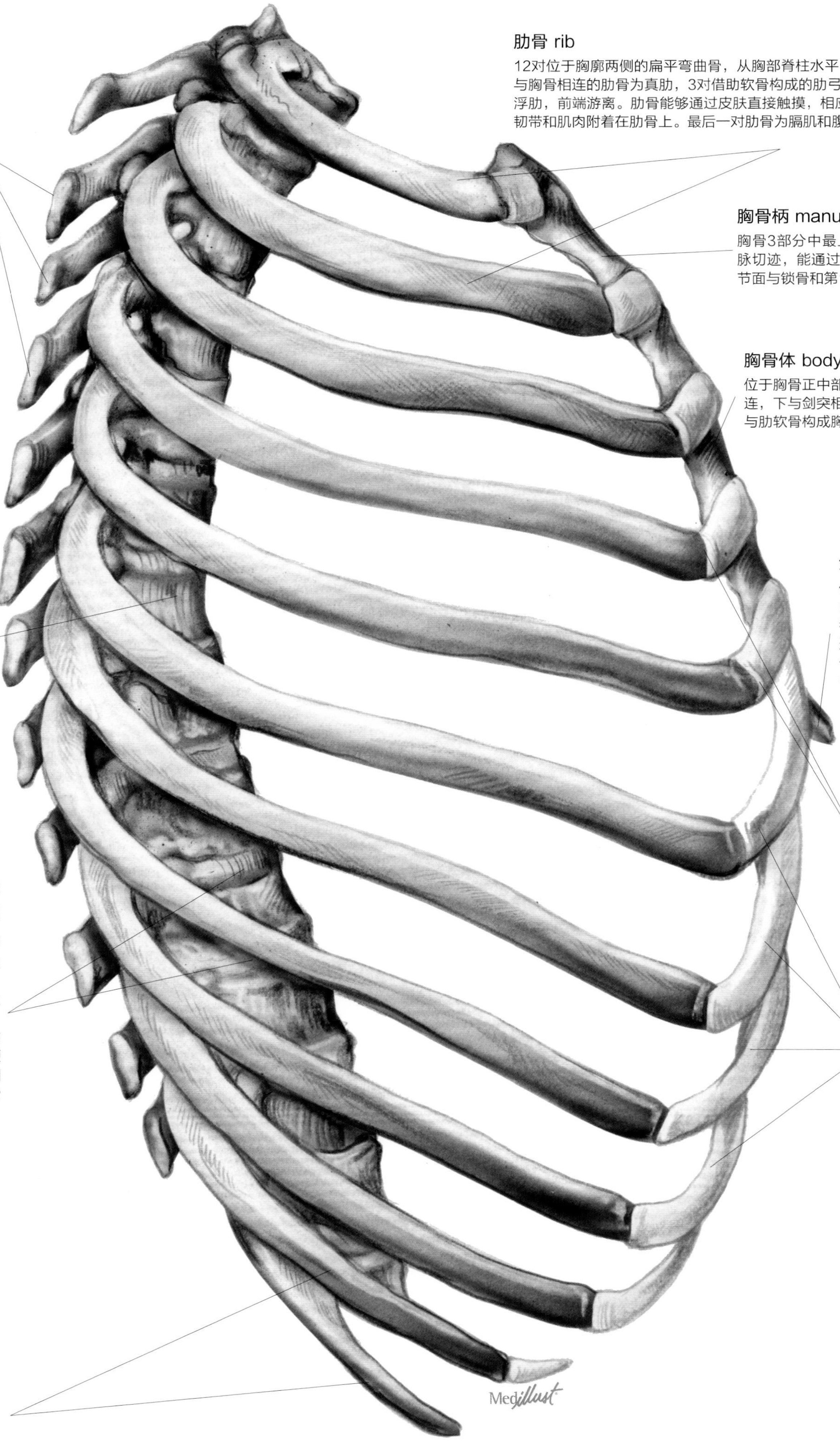
Medillust

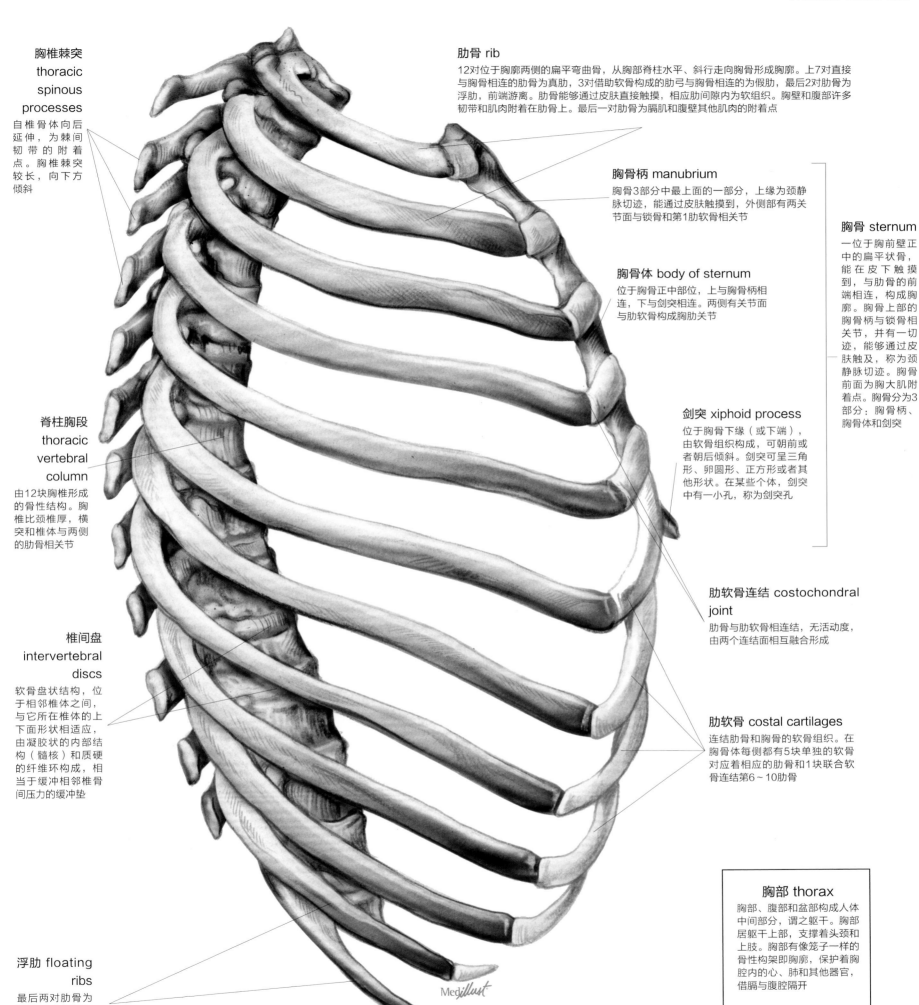

胸椎棘突 thoracic spinous processes

自椎骨体向后延伸，为棘间韧带的附着点。胸椎棘突较长，向下方倾斜

脊柱胸段 thoracic vertebral column

由12块胸椎形成的骨性结构。胸椎比颈椎厚，横突和椎体与两侧的肋骨相关节

椎间盘 intervertebral discs

软骨盘状结构，位于相邻椎体之间，与它所在椎体的上下面形状相适应，由凝胶状的内部结构（髓核）和质硬的纤维环构成，相当于缓冲相邻椎骨间压力的缓冲垫

浮肋 floating ribs

最后两对肋骨为浮肋，它们没有与胸骨相连，前端游离

肋骨 rib

12对位于胸廓两侧的扁平弯曲骨，从胸部脊柱水平、斜行走向胸骨形成胸廓。上7对直接与胸骨相连的肋骨为真肋，3对借助软骨构成的肋弓与胸骨相连的为假肋，最后2对肋骨为浮肋，前端游离。肋骨能够通过皮肤直接触摸，相应肋间隙内为软组织。胸壁和腹部许多韧带和肌肉附着在肋骨上。最后一对肋骨为膈肌和腹壁其他肌肉的附着点

胸骨柄 manubrium

胸骨3部分中最上面的一部分，上缘为颈静脉切迹，能通过皮肤触摸到，外侧部有两关节面与锁骨和第1肋软骨相关节

胸骨体 body of sternum

位于胸骨正中部位，上与胸骨柄相连，下与剑突相连。两侧有关节面与肋软骨构成胸肋关节

剑突 xiphoid process

位于胸骨下缘（或下端），由软骨组织构成，可朝前或者朝后倾斜。剑突可呈三角形、卵圆形、正方形或者其他形状。在某些个体，剑突中有一小孔，称为剑突孔

胸骨 sternum

一位于胸前壁正中的扁平状骨，能在皮下触摸到，与肋骨的前端相连，构成胸廓。胸骨上部的胸骨柄与锁骨相关节，并有一切迹，能够通过皮肤触及，称为颈静脉切迹。胸骨前面为胸大肌附着点。胸骨分为3部分：胸骨柄、胸骨体和剑突

肋软骨连结 costochondral joint

肋骨与肋软骨相连结，无活动度，由两个连结面相互融合形成

肋软骨 costal cartilages

连结肋骨和胸骨的软骨组织。在胸骨体每侧都有5块单独的软骨对应着相应的肋骨和1块联合软骨连结第6～10肋骨

胸部 thorax

胸部、腹部和盆部构成人体中间部分，谓之躯干。胸部居躯干上部，支撑着头颈和上肢。胸部有像笼子一样的骨性构架即胸廓，保护着胸腔内的心、肺和其他器官，借膈与腹腔隔开

胸廓弓 thoracic arch

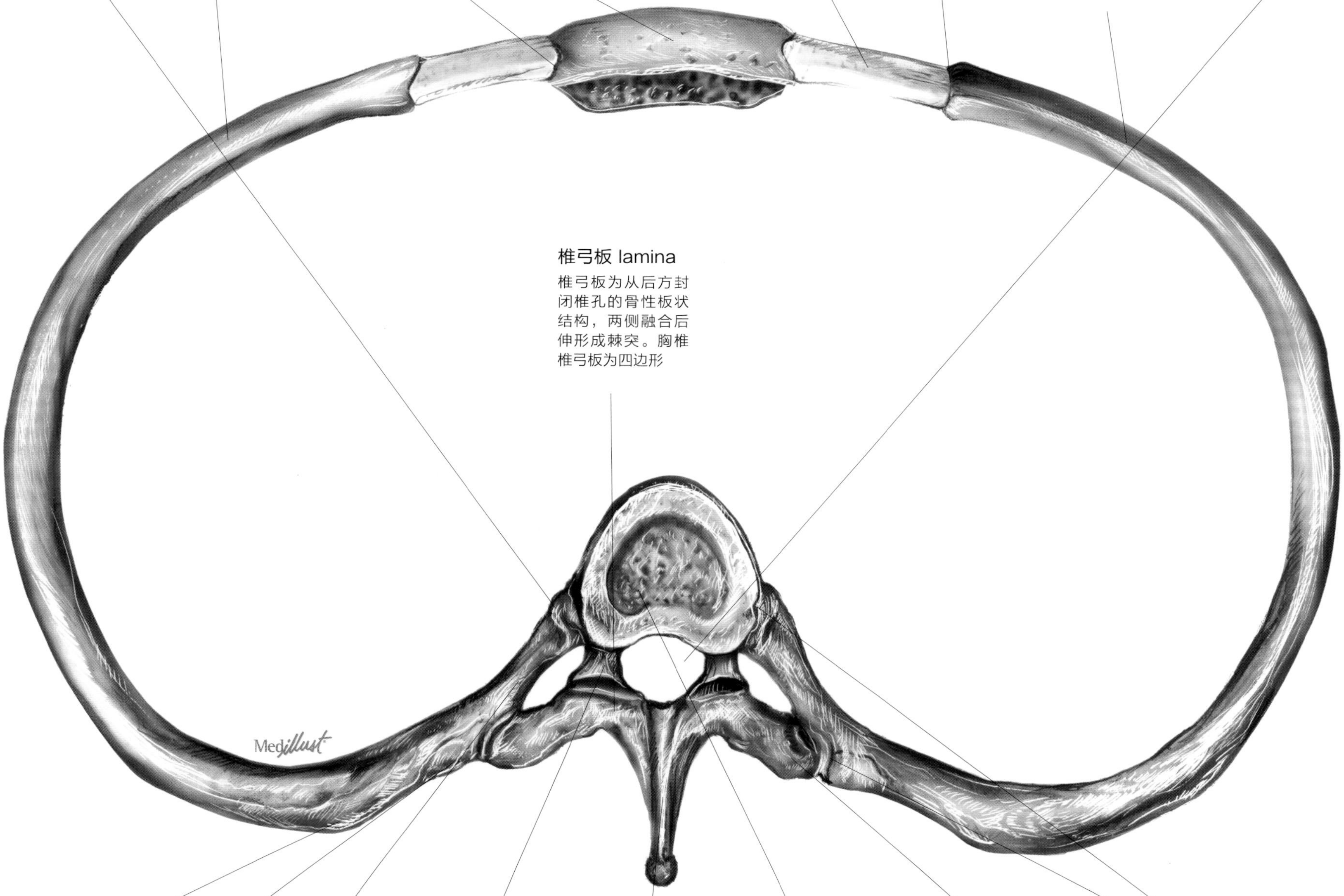

肋头 head of the rib
位于肋骨后端，借助关节面与相应胸椎体相关节
肋骨体 body of the rib
肋骨中间的扁平部分，其下缘有一条容纳相应肋间动脉、肋间静脉和肋间神经的沟
软骨胸骨关节 chondrosternal joint
肋软骨为肋的延长部分，与胸骨外侧缘关节面相关节。它为滑动关节，能进行微小活动
胸骨 sternum
一位于胸前壁正中的扁平状骨，能在皮下触摸到，与肋骨的前面相连结参与构成胸廓。胸骨上部的胸骨柄与锁骨相关节，并有一切迹，同样能够通过皮肤触及，称为颈静脉切迹。胸骨前面为胸大肌附着点。胸骨分为3部分：胸骨柄、胸骨体和剑突
肋软骨 costal cartilage
肋软骨连结着肋骨与胸骨
肋软骨连结 costochondral joint
肋骨与肋软骨相连的关节，无活动度，由两个关节面相互融合形成
肋骨 rib
12对位于胸廓两侧的扁平弯曲骨，从胸部脊柱水平、斜行走向胸骨形成胸廓。7对直接与胸骨相连的肋骨为真肋，3对借助肋软骨构成的肋弓与胸骨相连的为假肋，最后2对肋骨为浮肋，前端游离
椎孔 vertebral foramen
椎骨中央的大孔，有脊髓穿行。由椎体、椎弓和椎弓根围成。胸椎的椎孔较小且基本上呈圆形
椎弓板 lamina
椎弓板为从后方封闭椎孔的骨性板状结构，两侧融合后伸形成棘突。胸椎椎弓板为四边形
Medillust
肋角 costal angle
从肋骨体开始折转向内的部位，从胸壁后部到外侧壁。在多数肋骨中，肋骨角离肋骨结节有5~6cm
肋结节 costal tuberosity
位于肋骨后部外侧面的突起，与相应胸椎横突相关节
肋颈 neck of the rib
肋骨最狭窄部分，居肋头和肋结节之间
椎弓根 vertebral pedicles
从椎体后缘延伸出的骨板。相邻椎弓根上下边界的切迹形成了椎间孔，椎间孔为脊神经进出的通道
棘突 spinous process
附着有棘间韧带的骨性突起。胸椎的棘突长且向下倾斜
椎体 vertebral body
呈柱状，是椎骨前部最粗大的部分。胸椎的椎体有与肋骨相关节的侧关节面，呈四边形，椎体的后表面凹陷，使椎孔基本呈圆形
横突 transverse processes
椎骨两侧的骨性突起，附着有横突间韧带。胸椎的横突上有与肋骨相关节的关节面
肋椎关节 costovertebral joint
肋骨与胸椎被一活动度较小的关节连结。该连结点有2个：肋头与椎体构成的肋椎关节，肋结节与横突构成的肋横突关节

肩胛骨 scapula

肩胛骨 scapula

一扁平的三角骨，对上肢和胸部起着连结固定作用。它紧贴胸腔的上后部，与肱骨和锁骨相关节。肩胛骨后面微凸，有肩胛冈水平通过。肩胛骨可在背部的上外侧、胸壁上方通过皮肤直接触及。它上外侧端的肩峰，可在肩部肌肉组织的深面触摸到

前面观 anterior view

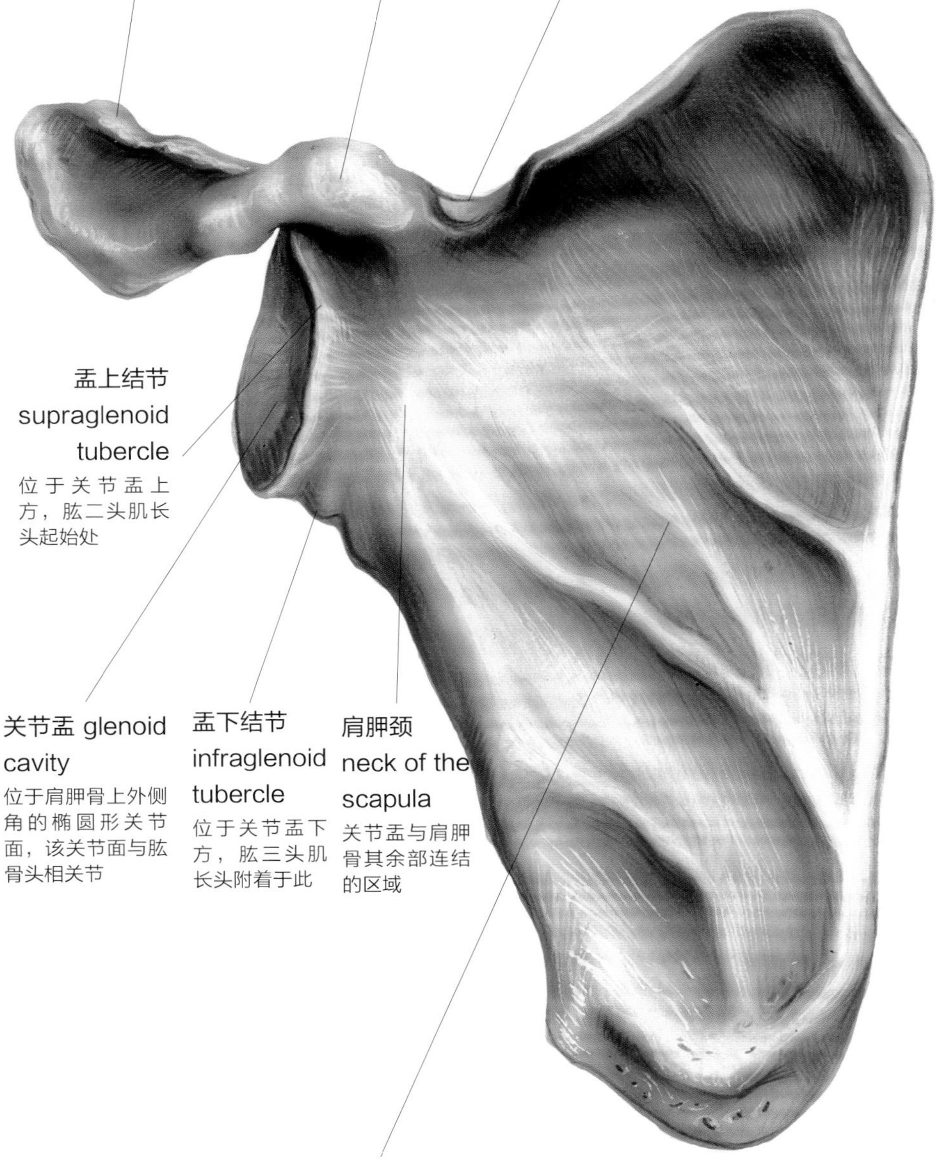

肩峰关节面 articular surface of the acromion
一小的、扁平的、位于肩峰前内侧的关节面，与锁骨相关节

喙突 coracoid process
一较短的骨性突起，为肩部、臂部和胸壁前面的肌肉和韧带的附着点

肩胛上切迹 suprascapular notch
位于肩胛骨上缘的切迹，有肩胛上神经通过

盂上结节 supraglenoid tubercle
位于关节盂上方，肱二头肌长头起始处

关节盂 glenoid cavity
位于肩胛骨上外侧角的椭圆形关节面，该关节面与肱骨头相关节

盂下结节 infraglenoid tubercle
位于关节盂下方，肱三头肌长头附着于此

肩胛颈 neck of the scapula
关节盂与肩胛骨其余部分连结的区域

肩胛下窝 subscapular fossa
肩胛骨前面的凹陷，为肩胛下肌的附着点

后面观 posterior view

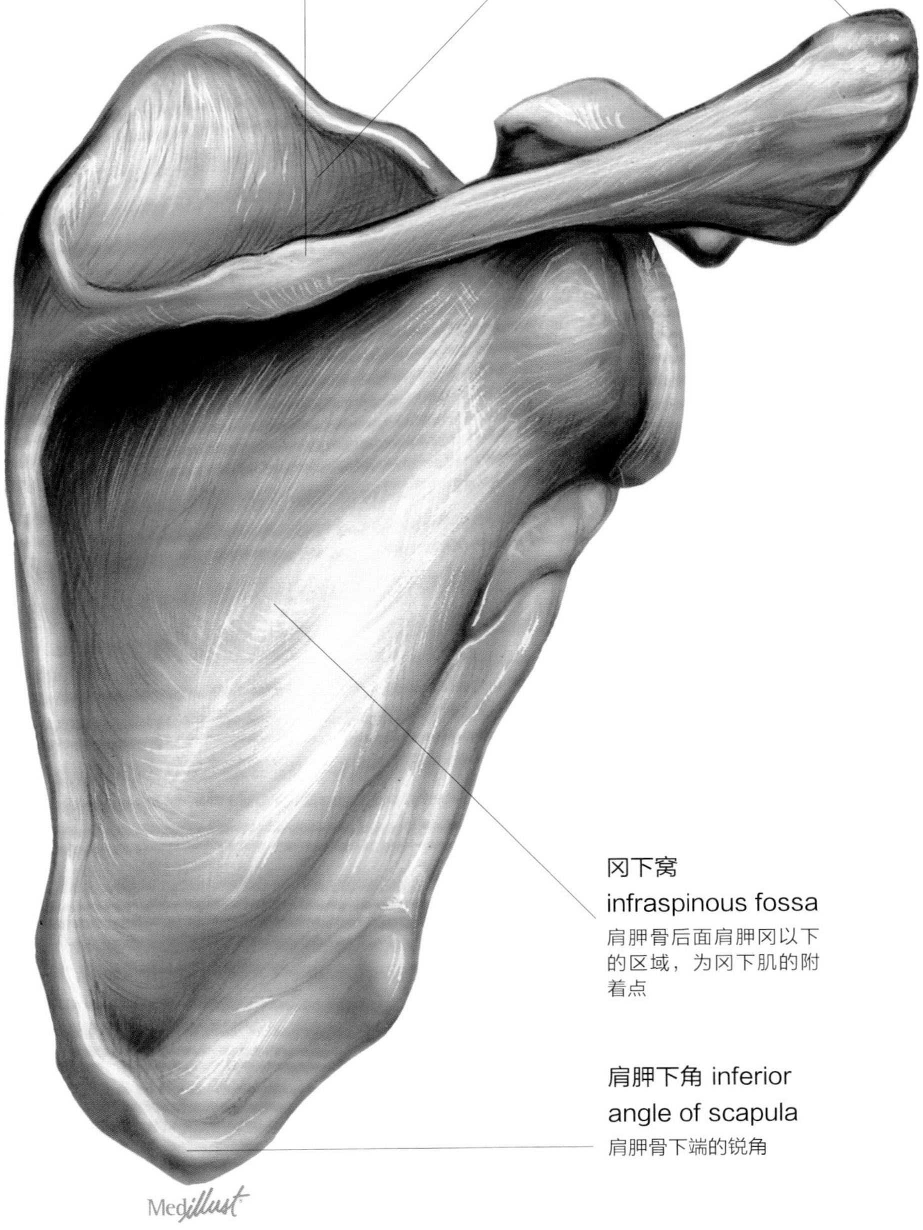

肩胛冈 spine of the scapula
位于肩胛骨后面的水平隆起，把肩胛骨后面分成冈上窝和冈下窝。三角肌和斜方肌附着在肩胛冈上面。外侧端形成肩峰

冈上窝 supraspinous fossa
肩胛骨后面肩胛冈以上的区域，作为冈上肌的附着点

肩峰 acromion
肩胛骨肩胛冈的外侧端，前面为与锁骨相关节的关节面。它比肩胛冈其余部分要厚，为肩部很多韧带和肌肉的附着点

冈下窝 infraspinous fossa
肩胛骨后面肩胛冈以下的区域，为冈下肌的附着点

肩胛下角 inferior angle of scapula
肩胛骨下端的锐角

肱骨 humerus

前面观 anterior view

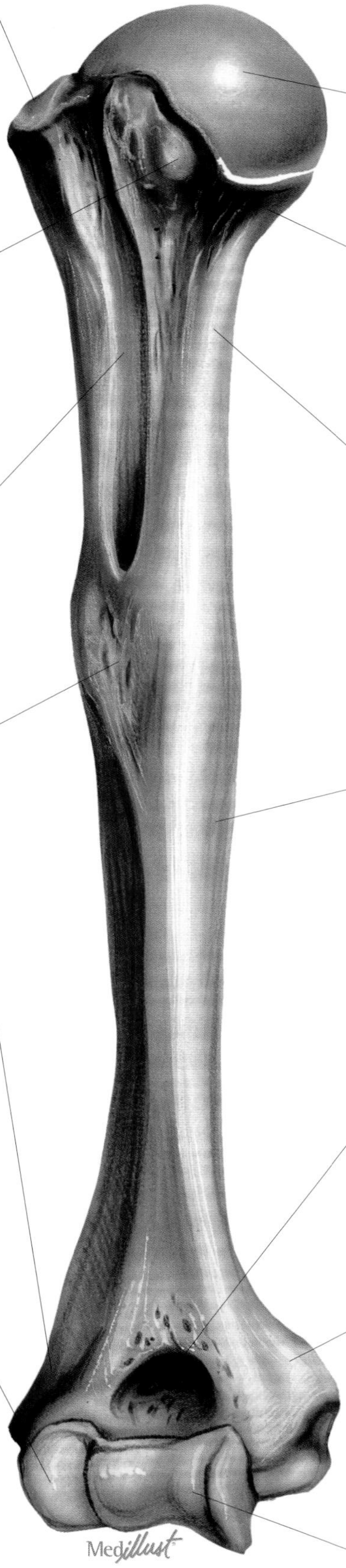

后面观 posterior view

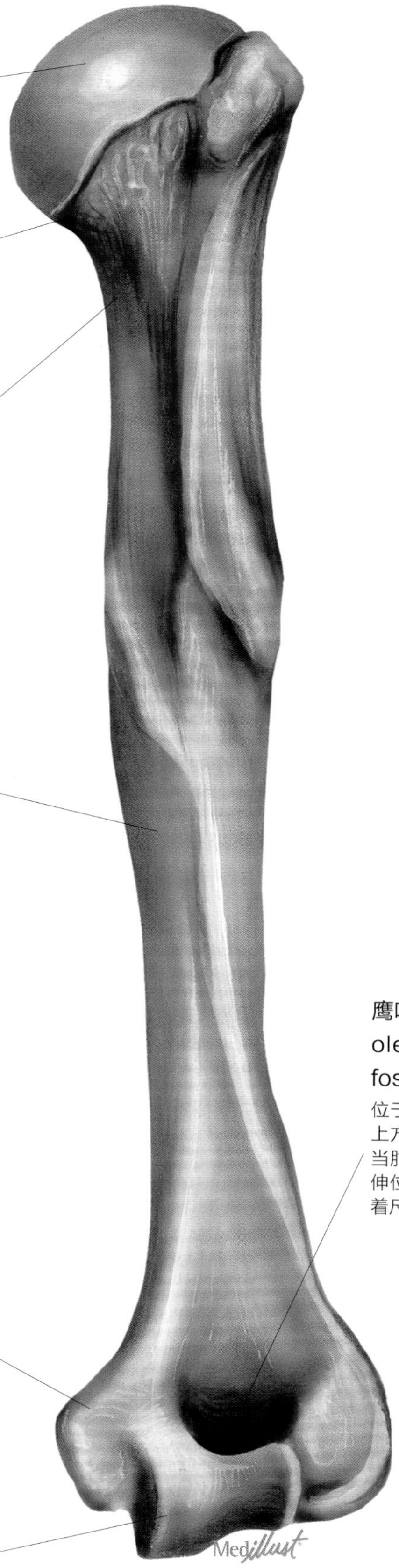

肱骨 humerus

一长而粗的骨骼，臂部的支架。上端为肱骨头，与肩胛骨构成肩关节。肱骨其余部分较长，远端与尺骨、桡骨形成肘关节。肱骨为肩部、胸部和上肢肌肉的附着点

大结节 greater tubercle

位于肱骨颈外侧的一个较大突起，为连结肱骨和肩胛骨肌肉的附着点

小结节 lesser tubercle

比大结节小的突起，位于肱骨颈的前部，为肩胛下肌的附着点

结节间沟 bicipital groove

一条在肱骨大小结节间下行的沟，肱二头肌长头腱由沟内通过

三角肌粗隆 deltoid tuberosity

位于肱骨体前外侧面的粗糙隆起，为三角肌的附着点

外上髁 lateral epicondyle

位于肱骨远端外侧面的隆起，在肱骨小头上方，为肘关节一些韧带和前臂一些肌肉的附着点

肱骨小头 humeral condyle

位于肱骨远端外侧区域的半球行突起，与桡骨的浅关节窝相关节

肱骨头 head

肱骨上端大约为1/3球面的平滑面，与肩胛骨的关节盂构成肩关节

解剖颈 anatomical neck

肱骨头周缘呈环状的浅沟，位于结节上方

外科颈 surgical neck

肱骨上端头与体交界的稍细处，位于大、小结节下方

肱骨体 body

肱骨中间的一段，几乎呈圆柱状，其中部后面有桡神经沟

冠突窝 coronoid fossa

位于滑车前面上方的窝状凹陷，当肘关节弯曲时容纳尺骨的冠突

内上髁 medial epicondyle

一粗糙的、位于肱骨体远端内侧面的隆起，在滑车上方，为肘关节的一些韧带和前臂滑车上肌肉群的附着点

肱骨滑车 humeral trochlea

形似滑车的关节面，位于肱骨远侧端，与尺骨的滑车切迹相关节

鹰嘴窝 olecranon fossa

位于滑车后面上方的凹窝，当肘关节处于伸位时，容纳着尺骨鹰嘴

桡骨 radius

构成前臂两长骨之一的骨骼，包括一体两端，上方与肱骨和尺骨相关节参与形成肘关节，下方与尺骨和腕骨相关节形成腕关节

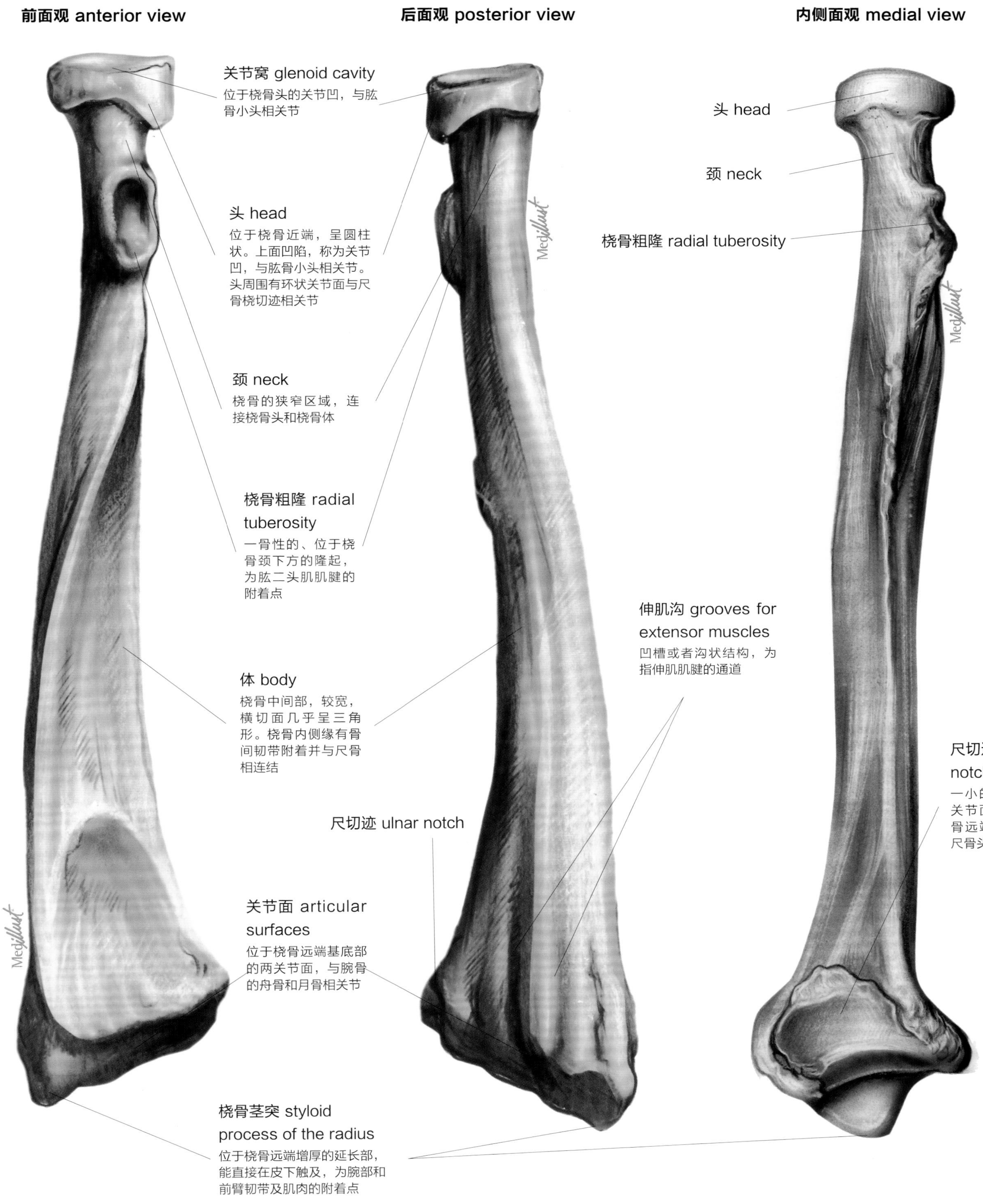
前面观 anterior view
后面观 posterior view
内侧面观 medial view
关节窝 glenoid cavity
位于桡骨头的关节凹，与肱骨小头相关节
头 head
位于桡骨近端，呈圆柱状。上面凹陷，称为关节凹，与肱骨小头相关节。头周围有环状关节面与尺骨桡切迹相关节
颈 neck
桡骨的狭窄区域，连接桡骨头和桡骨体
桡骨粗隆 radial tuberosity
一骨性的、位于桡骨颈下方的隆起，为肱二头肌肌腱的附着点
体 body
桡骨中间部，较宽，横切面几乎呈三角形。桡骨内侧缘有骨间韧带附着并与尺骨相连结
尺切迹 ulnar notch
关节面 articular surfaces
位于桡骨远端基底部的两关节面，与腕骨的舟骨和月骨相关节
桡骨茎突 styloid process of the radius
位于桡骨远端增厚的延长部，能直接在皮下触及，为腕部和前臂韧带及肌肉的附着点
伸肌沟 grooves for extensor muscles
凹槽或者沟状结构，为指伸肌肌腱的通道
头 head
颈 neck
桡骨粗隆 radial tuberosity
尺切迹 ulnar notch
一小的、凹陷的关节面，位于桡骨远端内侧，与尺骨头相关节
Medillust
Medillust
Medillust

尺骨 ulna

尺骨 ulna

位于前臂内侧部的长骨，与桡骨一起，是前臂和手旋转运动的结构基础。尺骨有一体两端，近端膨大，与肱骨滑车相关节，形成肘关节的一部分，远端构成腕关节的一部分

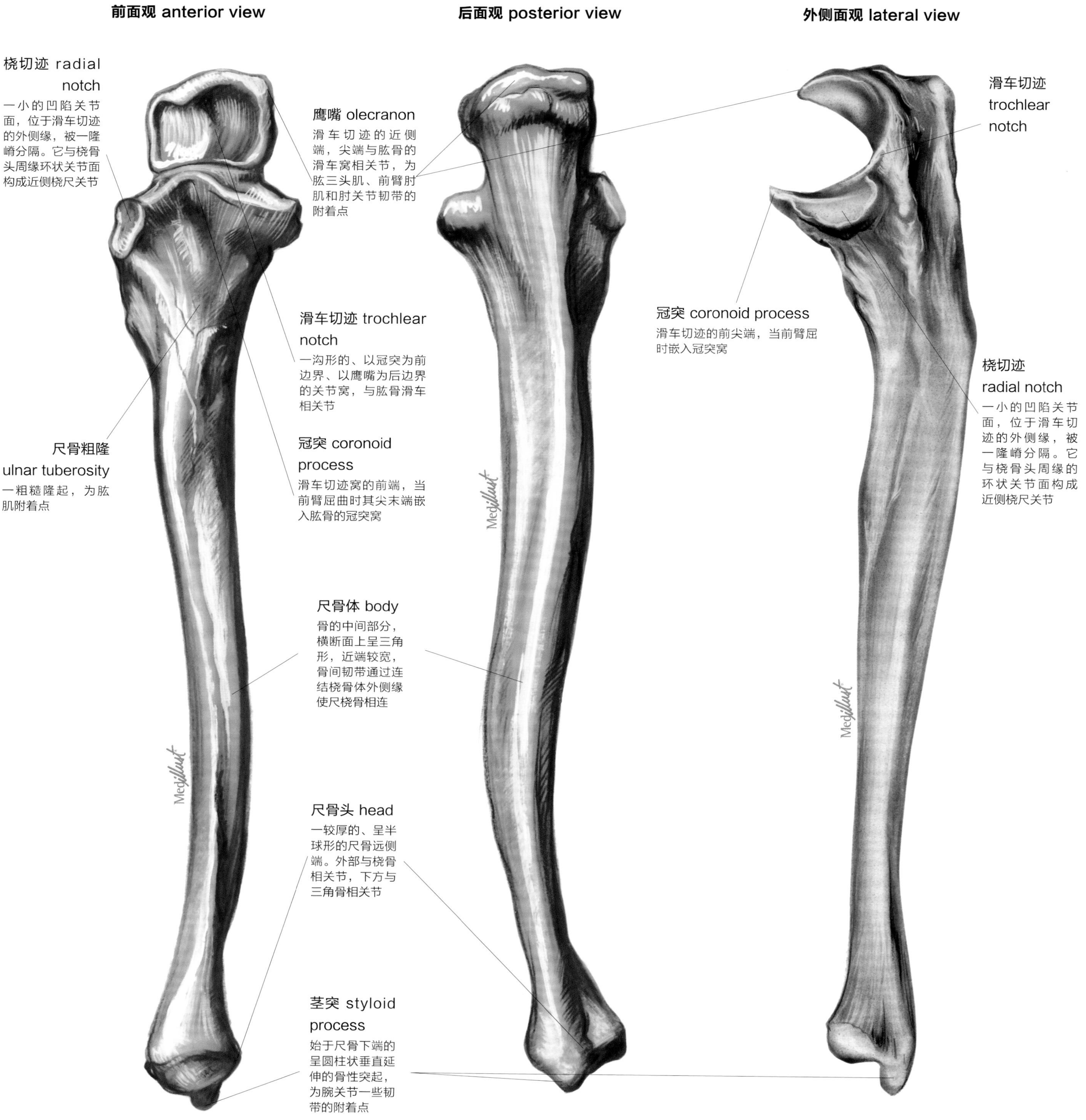

前面观 anterior view
后面观 posterior view
外侧面观 lateral view
桡切迹 radial notch
一小的凹陷关节面，位于滑车切迹的外侧缘，被一隆嵴分隔。它与桡骨头周缘环状关节面构成近侧桡尺关节
鹰嘴 olecranon
滑车切迹的近侧端，尖端与肱骨的滑车窝相关节，为肱三头肌、前臂肘肌和肘关节韧带的附着点
滑车切迹 trochlear notch
一沟形的、以冠突为前边界、以鹰嘴为后边界的关节窝，与肱骨滑车相关节
尺骨粗隆 ulnar tuberosity
一粗糙隆起，为肱肌附着点
冠突 coronoid process
滑车切迹窝的前端，当前臂屈曲时其尖末端嵌入肱骨的冠突窝
尺骨体 body
骨的中间部分，横断面上呈三角形，近端较宽，骨间韧带通过连结桡骨体外侧缘使尺桡骨相连
尺骨头 head
一较厚的、呈半球形的尺骨远侧端。外部与桡骨相关节，下方与三角骨相关节
茎突 styloid process
始于尺骨下端的呈圆柱状垂直延伸的骨性突起，为腕关节一些韧带的附着点
冠突 coronoid process
滑车切迹的前尖端，当前臂屈时嵌入冠突窝
滑车切迹 trochlear notch
桡切迹 radial notch
一小的凹陷关节面，位于滑车切迹的外侧缘，被一隆嵴分隔。它与桡骨头周缘的环状关节面构成近侧桡尺关节
Medillust
Medillust
Medillust

头状骨 capitate

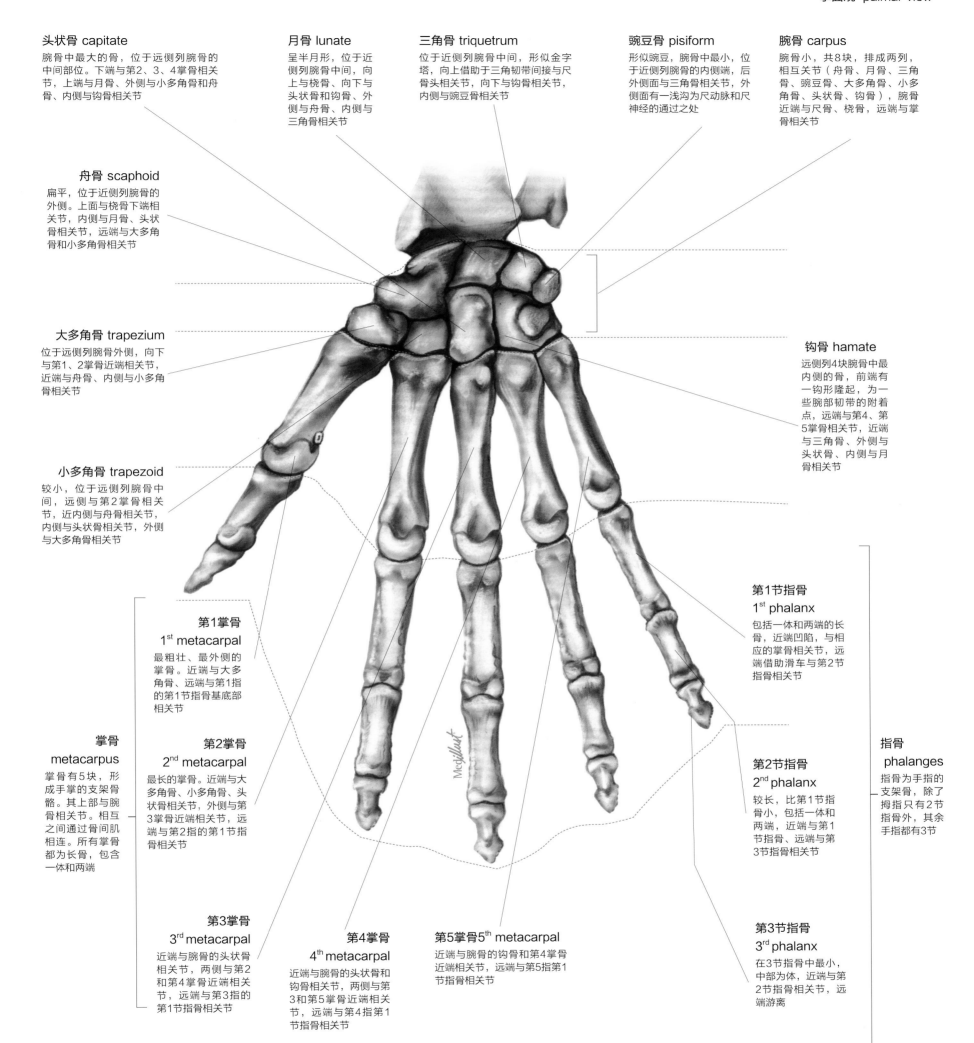

腕骨中最大的骨，位于远侧列腕骨的中间部位。下端与第2、3、4掌骨相关节，上端与月骨、外侧与小多角骨和舟骨、内侧与钩骨相关节

月骨 lunate

呈半月形，位于近侧列腕骨中间，向上与桡骨、向下与头状骨和钩骨、外侧与舟骨、内侧与三角骨相关节

三角骨 triquetrum

位于近侧列腕骨中间，形似金字塔，向上借助于三角韧带间接与尺骨头相关节，向下与钩骨相关节，内侧与豌豆骨相关节

豌豆骨 pisiform

形似豌豆，腕骨中最小，位于近侧列腕骨的内侧端，后外侧面与三角骨相关节，外侧面有一浅沟为尺动脉和尺神经的通过之处

腕骨 carpus

腕骨小，共8块，排成两列，相互关节（舟骨、月骨、三角骨、豌豆骨、大多角骨、小多角骨、头状骨、钩骨），腕骨近端与尺骨、桡骨，远端与掌骨相关节

舟骨 scaphoid

扁平，位于近侧列腕骨的外侧。上面与桡骨下端相关节，内侧与月骨、头状骨相关节，远端与大多角骨和小多角骨相关节

大多角骨 trapezium

位于远侧列腕骨外侧，向下与第1、2掌骨近端相关节，近端与舟骨、内侧与小多角骨相关节

钩骨 hamate

远侧列4块腕骨中最内侧的骨，前端有一钩形隆起，为一些腕部韧带的附着点，远端与第4、第5掌骨相关节，近端与三角骨、外侧与头状骨、内侧与月骨相关节

小多角骨 trapezoid

较小，位于远侧列腕骨中间，远侧与第2掌骨相关节，近内侧与舟骨相关节，内侧与头状骨相关节，外侧与大多角骨相关节

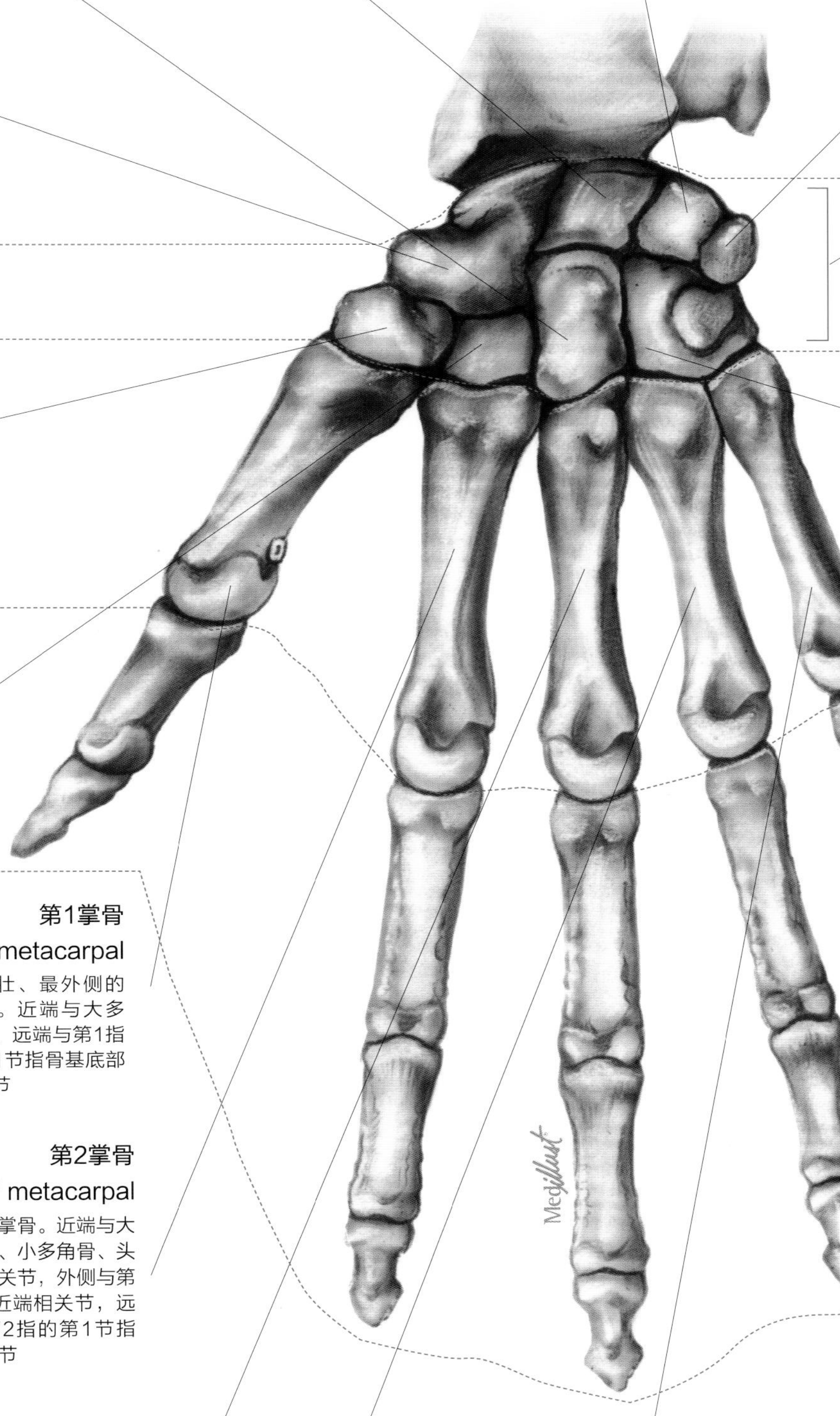

第1节指骨 1st phalanx

包括一体和两端的长骨，近端凹陷，与相应的掌骨相关节，远端借助滑车与第2节指骨相关节

第1掌骨 1st metacarpal

最粗壮、最外侧的掌骨。近端与大多角骨、远端与第1指的第1节指骨基底部相关节

掌骨 metacarpus

掌骨有5块，形成手掌的支架骨骼。其上部与腕骨相关节。相互之间通过骨间肌相连。所有掌骨都为长骨，包含一体和两端

第2掌骨 2nd metacarpal

最长的掌骨。近端与大多角骨、小多角骨、头状骨相关节，外侧与第3掌骨近端相关节，远端与第2指的第1节指骨相关节

第2节指骨 2nd phalanx

较长，比第1节指骨小，包括一体和两端，近端与第1节指骨、远端与第3节指骨相关节

指骨 phalanges

指骨为手指的支架骨，除了拇指只有2节指骨外，其余手指都有3节

第3掌骨 3rd metacarpal

近端与腕骨的头状骨相关节，两侧与第2和第4掌骨近端相关节，远端与第3指的第1节指骨相关节

第4掌骨 4th metacarpal

近端与腕骨的头状骨和钩骨相关节，两侧与第3和第5掌骨近端相关节，远端与第4指第1节指骨相关节

第5掌骨 5th metacarpal

近端与腕骨的钩骨和第4掌骨近端相关节，远端与第5指第1节指骨相关节

第3节指骨 3rd phalanx

在3节指骨中最小，中部为体，近端与第2节指骨相关节，远端游离

腕骨和掌骨 bones of the carpus and metacarpus

小多角骨 trapezoid
较小，位于远侧列腕骨中间，远侧与第2掌骨相关节，近内侧与舟骨相关节，内侧与头状骨相关节，外侧与大多角骨相关节

舟骨 scaphoid
扁平，位于近侧列腕骨的外侧。上面与桡骨下端相关节，内侧与月骨、头状骨相关节，远端与大多角骨和小多角骨相关节

头状骨 capitate
腕骨中最大的骨，位于远侧列腕骨的中间部位。下端与第2、3、4掌骨相关节，上端与月骨、外侧与小多角骨和舟骨、内侧与钩骨相关节

月骨 lunate
呈半月形，位于近侧列腕骨中间，向上与桡骨、向下与头状骨和钩骨、外侧与舟骨、内侧与三角骨相关节

钩骨 hamate
远侧列4块腕骨中最内侧的骨，前端有一钩形隆起，为一些腕部韧带的附着点，远端与第4、5掌骨相关节，近端与三角骨、外侧与头状骨、内侧与月骨相关节

三角骨 triquetrum
位于近侧列腕骨中间，形似金字塔，向上借助三角韧带间接与尺骨头相关节，向下与钩骨相关节，内侧与豌豆骨相关节

豌豆骨 pisiform
最小的一块腕骨，形似豌豆，位于近侧列腕骨的内侧端，后外侧面与三角骨相关节，外侧面有一浅沟为尺动脉和尺神经的通过之处

大多角骨 trapezium
位于远侧列腕骨外侧，向下与第1、2掌骨近端相关节，近端与舟骨、内侧与小多角骨相关节

籽骨 sesamoid
含有纤维结构的小骨，位于手部的关节周围，数量不定（图示2块籽骨位于第1指掌指关节周围）

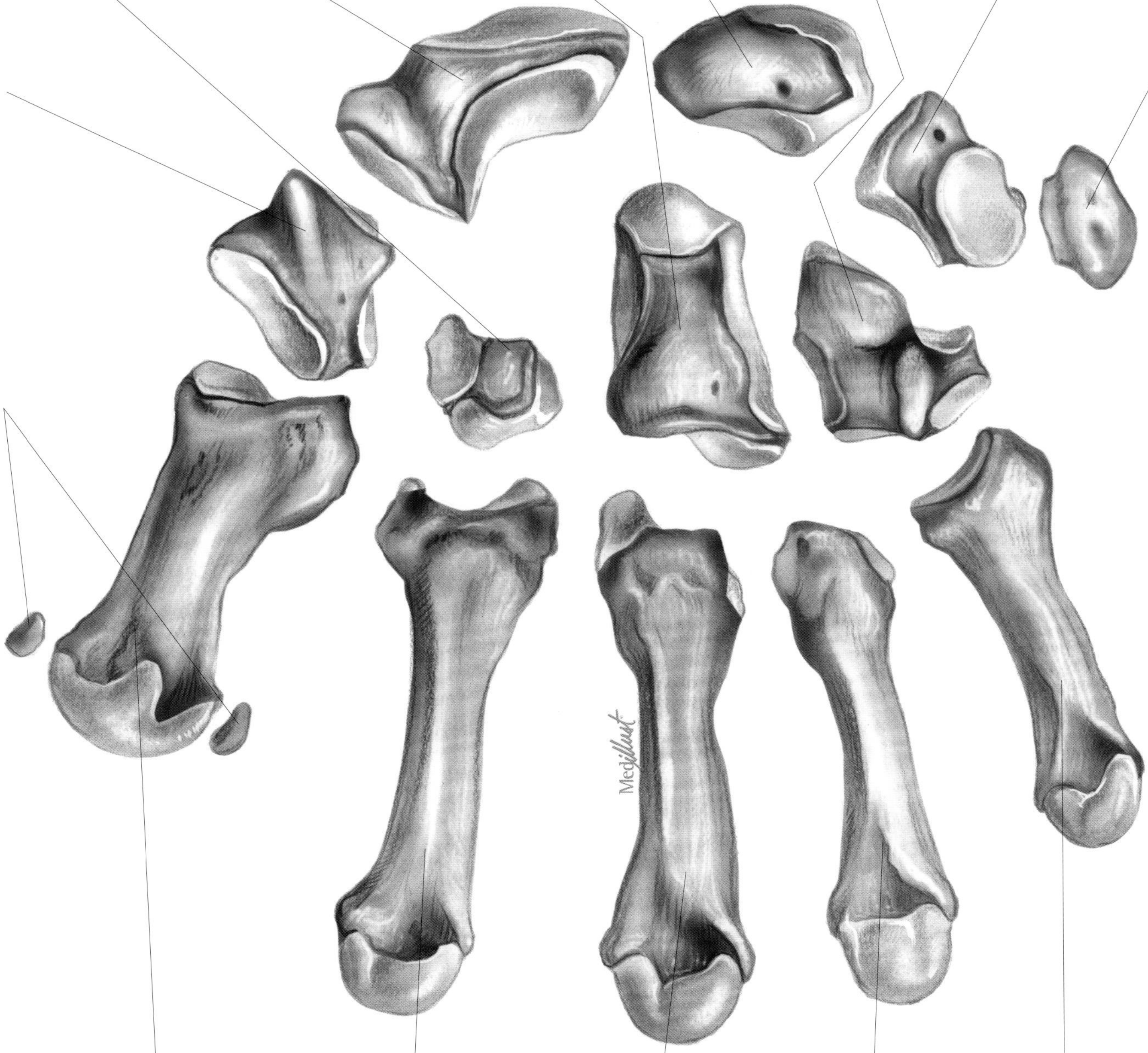

腕骨 carpus
腕骨小，共8块，排成两列，相互关节（舟骨、月骨、三角骨、豌豆骨、大多角骨、小多角骨、头状骨、钩骨）。腕骨近端与尺骨、桡骨，远端与掌骨相关节

掌骨 metacarpus
由5块骨组成，构成手掌的支架骨骼。它们上部与腕骨相关节，相互之间通过骨间肌相连。所有掌骨都为长骨，包含一体和两端

第1掌骨 1st metacarpal
最粗壮、最外侧的掌骨。近端与大多角骨、远端与第1指的第1节指骨基底部相关节

第2掌骨 2nd metacarpal
最长的掌骨。近端与大多角骨、小多角骨、头状骨相关节，侧面与第3掌骨近端相关节，远端与第2指的第1节指骨相关节

第3掌骨 3rd metacarpal
近端与腕骨的头状骨，侧面与第2和第4掌骨近端相关节，远端与第3指第1节指骨相关节

第4掌骨 4th metacarpal
近端与腕骨的头状骨和钩骨相关节，侧面与第3和第5掌骨近端相关节，远端与第4指第1节指骨相关节

第5掌骨 5th metacarpal
近端与腕骨的钩骨和第4掌骨近端相关节，远端与第5指第1节指骨相关节

骨盆 pelvis

前面观 anterior view

髂前下棘 anterior inferior iliac spine

一圆形的、位于髂嵴下方的骨性突起，为一些下行到大腿的肌肉如股直肌的附着点

髂骨 ilium

构成髋骨的上外侧部，形似铁铲，构成骨盆的外侧壁

骶骨 sacrum

骶骨呈三角形，由5块骶椎骨化形成。位于脊柱底部，向上与第5腰椎相关节，在两侧与髋骨构成骨盆。与髋骨和第5腰椎的连结使胸部倾斜并在前、后方向上延伸。骶骨被肌肉层覆盖，但可以在臀肌间区上部触摸到

髂窝（内侧面）iliac fossa (medial portion)

呈三角形、微凹、光滑的髂骨内侧骨面，为髂肌附着点

髋骨 hip bone

呈扁平的铲状，与骶骨一起构成骨盆壁。2块髋骨在后方与骶骨相关节，在前方相互连结，围成骨盆。髋骨由连结骶骨的髂骨、下方的坐骨和耻骨构成，耻骨与对侧的耻骨相关节，形成耻骨联合

弓状线 arcuate line

位于髂骨内侧面的线样隆起，向下延续为耻骨梳。在产科，弓状线是大、小骨盆的分界标志，这对胎儿分娩有着重要意义

髂嵴 iliac crest

构成髂骨上缘的骨性突起，为许多腹壁肌肉和腱膜的附着点。它从骶髂关节处开始向前方延伸，在腹壁外侧区皮肤下可触及

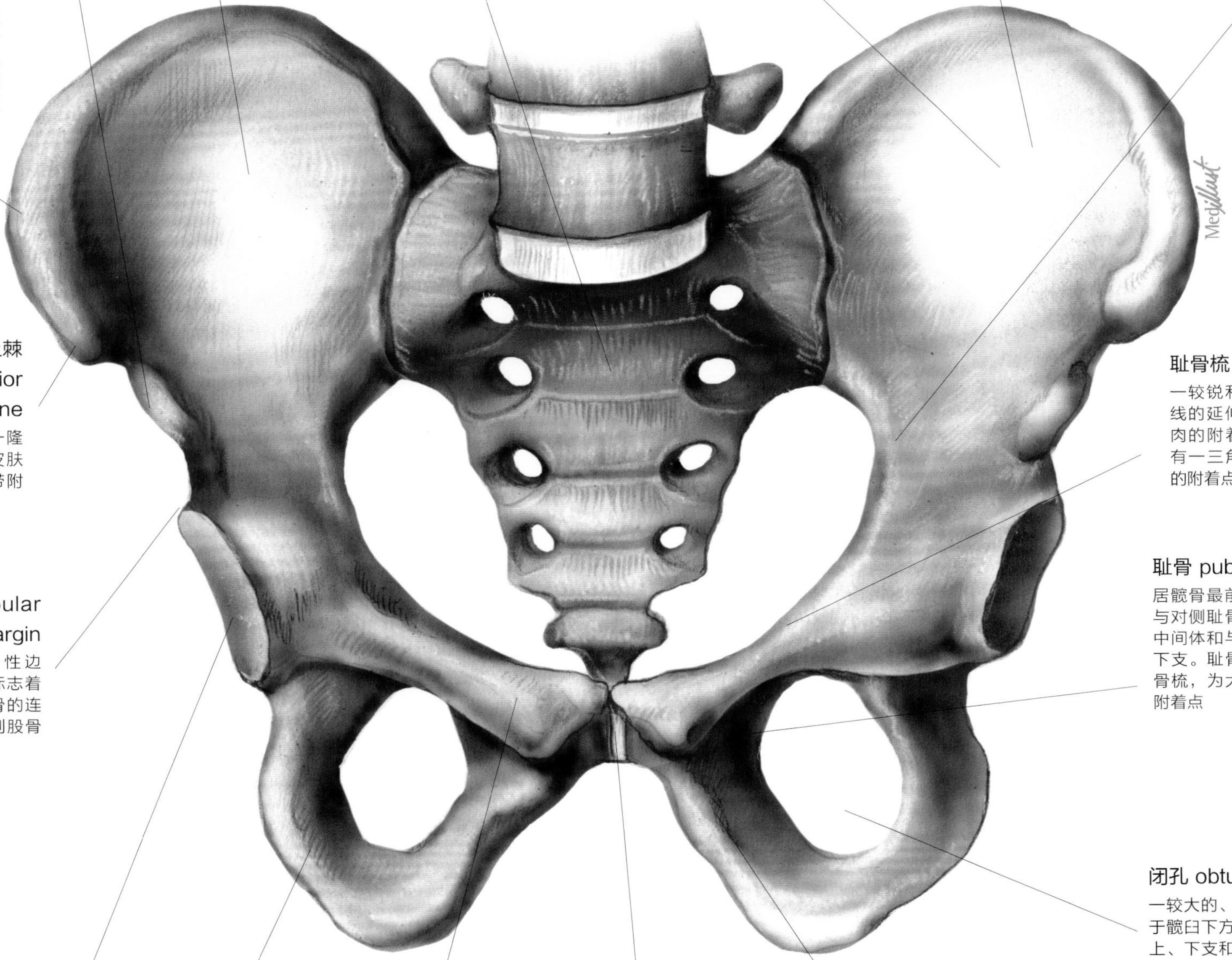

Medillust

髂前上棘 anterior superior iliac spine

髂嵴上缘前端的一隆起，能通过髋部皮肤触及。腹股沟韧带附着于此

耻骨梳 pectineal line

一较锐利的骨嵴，为弓状线的延伸，为一些盆腔肌肉的附着点。耻骨梳前方有一三角形面，为耻骨肌的附着点

髋臼缘 acetabular margin

围绕髋臼窝的骨性边缘，有一小沟，标志着髂骨、耻骨和坐骨的连结部。它为进入到股骨头的血管的通道

耻骨 pubis

居髋骨最前部。耻骨包括一与对侧耻骨形成耻骨联合的中间体和与坐骨相连结的上下支。耻骨形成一嵴，即耻骨梳，为大腿和骨盆肌肉的附着点

闭孔 obturator foramen

一较大的、三角形的裂孔，位于髋臼下方，由耻骨体，耻骨上、下支和外侧的坐骨支所围成。闭孔的大部分被一层纤维膜即闭孔膜所封闭，剩下的较小腔隙为闭孔管

髋臼 acetabulum

位于髋骨中心的深窝，与股骨头构成球窝关节。髋臼由髂骨（上部）、耻骨（前下部）和坐骨（后下部）所围成。髋臼最深的部位为髋臼窝，髋臼窝粗糙，并不直接与股骨头相关节

坐骨 ischium

坐骨构成髋骨的后下部，并与耻骨和髂骨共同形成与股骨头相关节的髋臼。坐骨包括一体积较大的体部和坐骨上、下支。坐骨下支与耻骨下支相连结

耻骨结节 pubic tubercle

位于耻骨梳末端的结节状突起，为腹股沟韧带内侧部的附着点

耻骨联合 pubic symphysis

连结两侧耻骨的关节，位于骨盆的前面，为微动关节，即有轻微的活动度。关节被位于两关节面之间的骨间韧带、4条分别覆盖关节上下前后面的外周韧带加强。在妊娠末期和分娩期，这些韧带松弛使产道增宽

耻骨下支 inferior pubic ramus

从内侧参与围成闭孔，朝内侧倾斜下行，和坐骨结节共同形成弓状结构

骨盆 pelvis

人体骨骼的一部分，包括左右髋骨、骶骨和尾骨。骨盆构成盆腔，盆腔分为上、下两部分，位于腹腔下部，容纳泌尿生殖系统的器官。总的看来，骨盆为无尖的、倒置的圆锥形结构，基底部（圆周部）在上方，尖在下方。这些对女性特别重要，因为它们围成产道，也就是说分娩时胎儿由此通过

骨盆 pelvis

后面观 posterior view

髋骨 hip bone

呈扁平铲状，与骶骨一起构成骨盆壁。两块髋骨在后方与骶骨相关节，在前方相互连结，围成骨盆。髋骨由连结骶骨的髂骨、下方的坐骨和耻骨构成，耻骨与对侧的耻骨相关节，形成耻骨联合

髂嵴 iliac crest

形成髋骨上缘的骨性突起，为腹壁许多肌肉和腱膜的附着点。髂嵴从骶髂关节前上延伸到髂前上棘，在骶髂关节上方可在腹部外侧区触及。髂前上棘作为髋部的突起可触及

髂骨外侧面 external iliac surface

位于髂骨后部的较宽平面，为臀肌附着点

骶骨 sacrum

骶骨呈三角形，由5块骶椎骨化形成。位于脊柱底部，向上与第5腰椎相关节，在两侧与髋骨构成骨盆。与髋骨和第5腰椎的连结使胸腔倾斜并在前、后方向上延伸。骶骨被肌肉层覆盖，但可以在臀肌间区上部触摸到

髂后上棘 posterior superior iliac spine

一圆形隆起，位于髂嵴后部末端，为该区域肌肉和韧带的附着点

骶髂关节 sacroiliac joint

位于骶骨和髂骨之间的关节，由骶骨和髂骨相应的耳状面相关节所成，为一微动关节，基本上没有活动度。两骨被纤维软骨分隔，关节被关节囊包绕

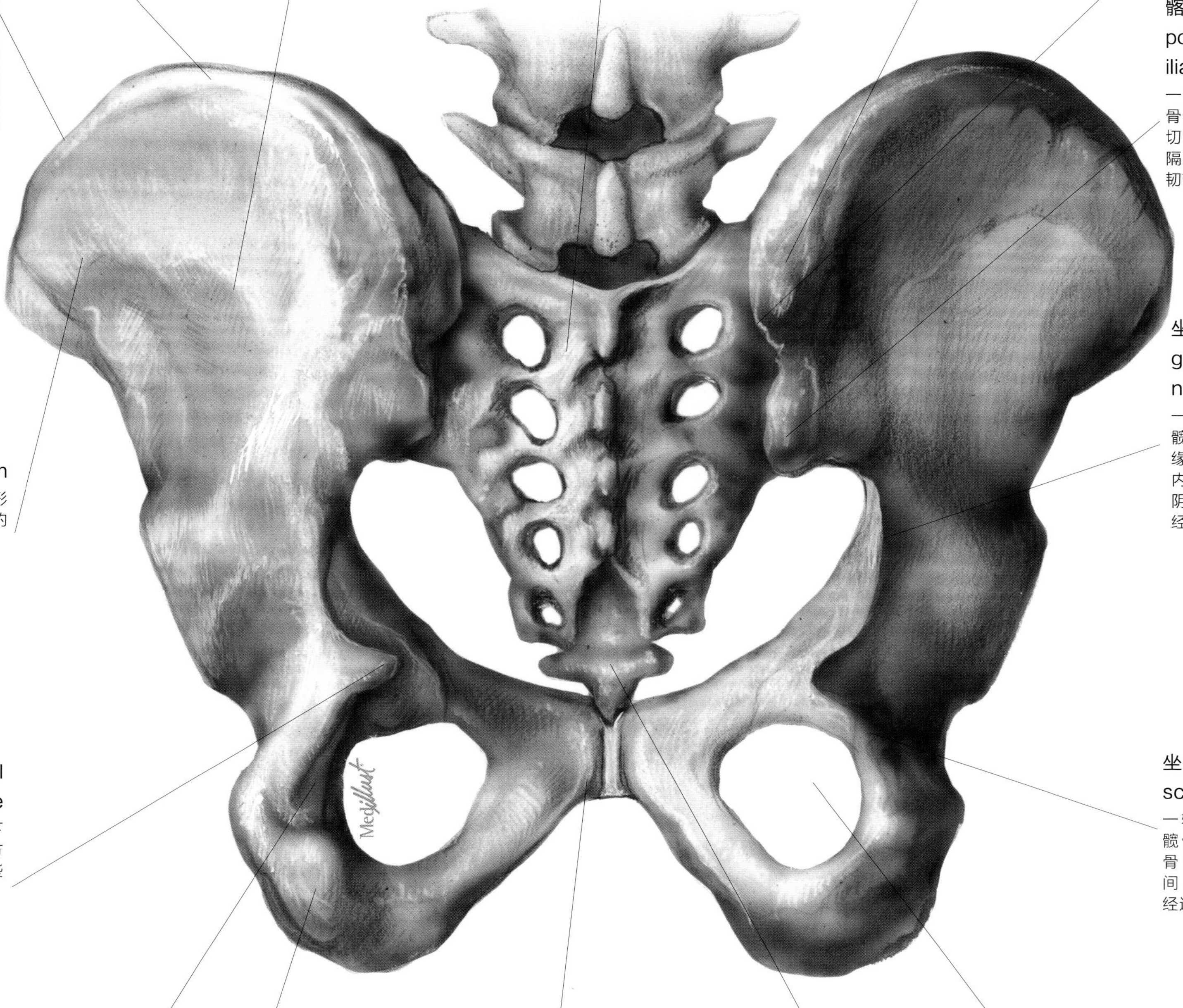

髂后下棘 posterior inferior iliac spine

一骨性隆起，位于髂骨后缘，靠一较小的切迹与髂后上棘分隔，它为一些肌肉和韧带的附着点

髂骨 ilium

髋骨的上外侧部，形似铁铲，构成骨盆的外侧壁

坐骨大切迹 greater sciatic notch

一较大的切迹，位于髋骨后缘，为髂骨后缘和坐骨的联合部，内有许多到大腿、会阴和臀区的血管、神经通过

坐骨棘 ischial spine

位于坐骨大切迹下方、坐骨小切迹上方的锐利突起，为一些肌肉和韧带的附着点

坐骨小切迹 lesser sciatic notch

一较小的切迹，位于髋骨后缘下部，在坐骨棘和坐骨结节之间，为盆部血管和神经进出的通道

坐骨 ischium

坐骨构成髋骨的后下部，并与耻骨和髂骨联合形成髋臼，与股骨头相关节。坐骨分为体部和与耻骨下支相连结的坐骨支

坐骨结节 ischial tuberosity

一较厚的、圆形的、位于坐骨后下方的突起，为盆底、会阴和大腿肌肉的附着点

耻骨 pubis

构成髋骨的前部。耻骨包括中间的耻骨体（与对侧耻骨构成耻骨联合），以及与坐骨相连结的耻骨上、下支。耻骨有一嵴，即耻骨梳，为大腿和骨盆肌肉的附着点

尾骨 coccyx

由4～5块细小的、已经完全退化的尾椎骨形成，构成脊柱的尾部。尾骨与哺乳动物的尾巴相对应。尾骨被肌肉层覆盖，但可在臀肌间区触摸到

闭孔 obturator foramen

一较大的、三角形的裂孔，位于髋臼下方，由耻骨体，耻骨上、下支和外侧的坐骨支所围成。闭孔的一部分被一层纤维膜即闭孔膜所封闭，剩下的较小腔隙为闭孔管

髋骨 hip bone

外侧面观 lateral view

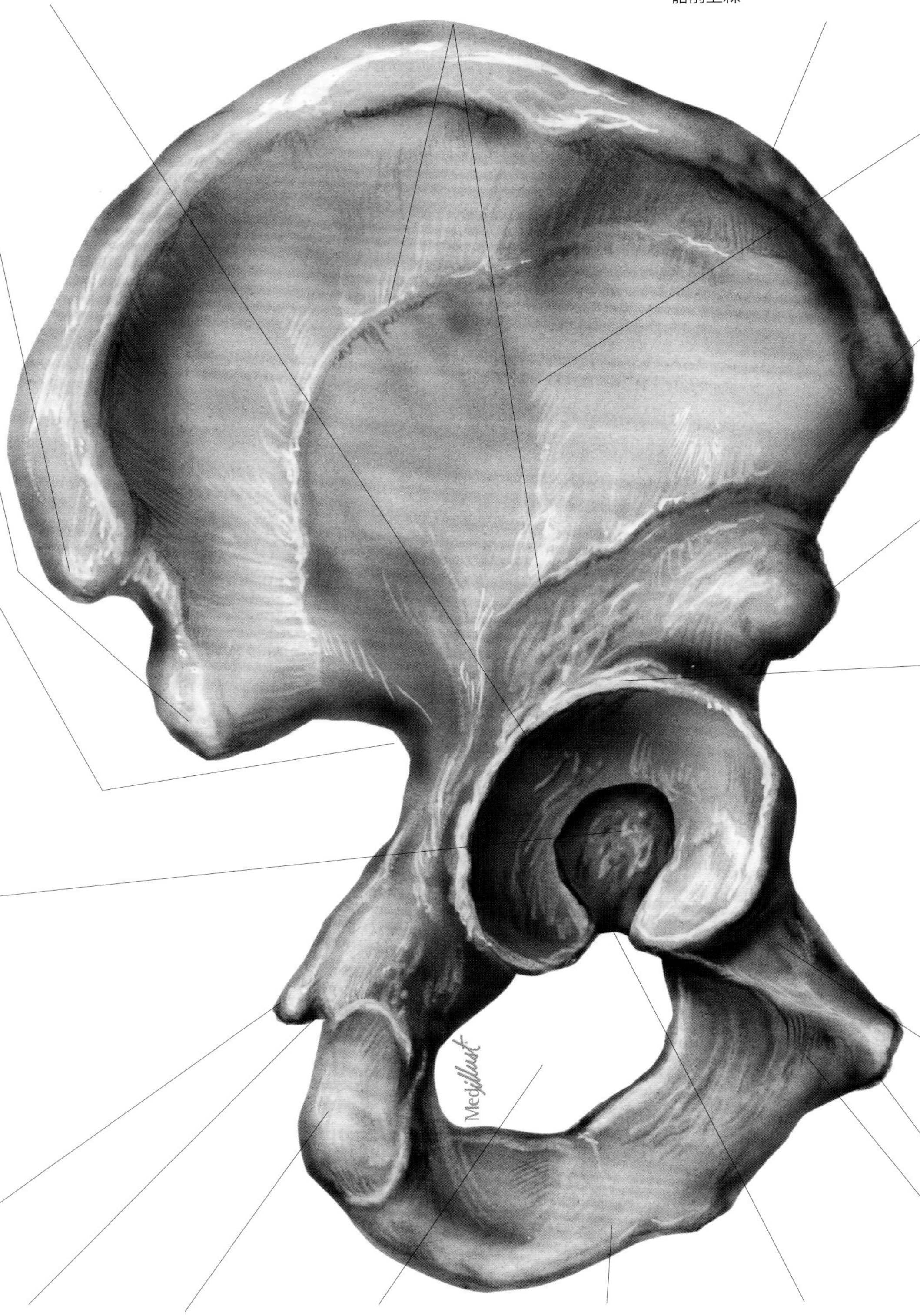
Medillust

髂后上棘 posterior superior iliac spine
一圆形隆起，位于髂嵴后部末端，为该区域肌肉和韧带的附着点

月状面 lunate surface
一半月形光滑的面，占据髋臼大部分区域，形成一关节面和股骨头相关节，它有前、后角终止于髋臼切迹

臀肌线 gluteal line
两个半环线，通过髂骨外侧面并将其分为3部分。上部为臀大肌附着点，中间有臀中肌附着，下部为臀小肌附着点。此处还有一臀下线，但并不明显

髂嵴 iliac crest
形成髋骨上缘的骨嵴，为腹壁许多肌肉和腱膜的附着点。髂嵴从骶髂关节前上方延伸到髂前上棘，在腹部外侧区可触及作为髋骨突起部的髂前上棘

髂骨外侧面 external iliac surface
位于髂骨后面，较宽，为臀肌附着点

髂后下棘 posterior inferior iliac spine
位于髂骨后缘的骨性隆起，有一小的切迹将其与髂后上棘分隔。它是一些肌肉和韧带的附着点

髂前上棘 anterior superior iliac spine
髂嵴前端的一个隆起，能通过髋部皮肤触及。腹股沟韧带附着于此

坐骨大切迹 greater sciatic notch
位于髋骨后缘，一大的切迹，为髂骨后缘和坐骨的连结处，其内通经许多到大腿、会阴和臀区的血管、神经

髂前下棘 anterior inferior iliac spine
位于髂前上棘下方的圆形骨性突起，为一些下行到大腿的肌肉，例如股直肌的附着点

髋臼缘 acetabular margin
围绕髋臼窝的骨性边缘，有一小沟，标志着髂骨、耻骨和坐骨的连结部，坐骨和耻骨的连结为三者最显著的部分，它为进入股骨头的血管的通道

髋臼 acetabulum
位于髋骨中心的深窝，与股骨头构成球窝关节。髋臼由髂骨（上部）、耻骨（前下部）和坐骨（后下部）所围成。髋臼最深的部位为髋臼窝，髋臼窝粗糙，并不直接与股骨头相连

耻骨梳 pectineal line
较锐利的嵴，为弓状线的延伸部，是一些盆腔肌肉的附着点。耻骨梳前部有一三角形面，为耻骨肌的附着点

坐骨棘 ischial spine
位于坐骨大切迹下方，坐骨小切迹上方，一锐利的隆起，为一些肌肉和韧带的附着点

坐骨小切迹 lesser sciatic notch
位于髋骨后缘下部的小切迹，在坐骨棘和坐骨结节之间，为盆部血管和神经进出的通道

坐骨结节 ischiatic tuberosity
位于坐骨后下方一较厚的圆形突起，为盆底、会阴和大腿肌肉的附着点

闭孔 obturator foramen
一较大的三角形裂孔，位于髋臼下方，由耻骨体和耻骨上、下支以及外侧的坐骨支所围成。闭孔一部分被闭孔膜所封闭，剩下的较小腔隙为闭孔管

耻骨下支 inferior pubic ramus
从内侧参与围成闭孔，朝内侧倾斜下行，和坐骨共同形成弓状结构

髋臼切迹 acetabular notch
髋臼缘下部的一个切迹

闭孔管 obturator canal
位于闭孔下部的小管道，为盆腔血管、神经进出的通道，由闭孔膜围成

耻骨结节 pubic tubercle
位于耻骨梳末端的结节状突起，为腹股沟韧带内侧的附着点

髋骨 hip bone

内侧面观 medial view

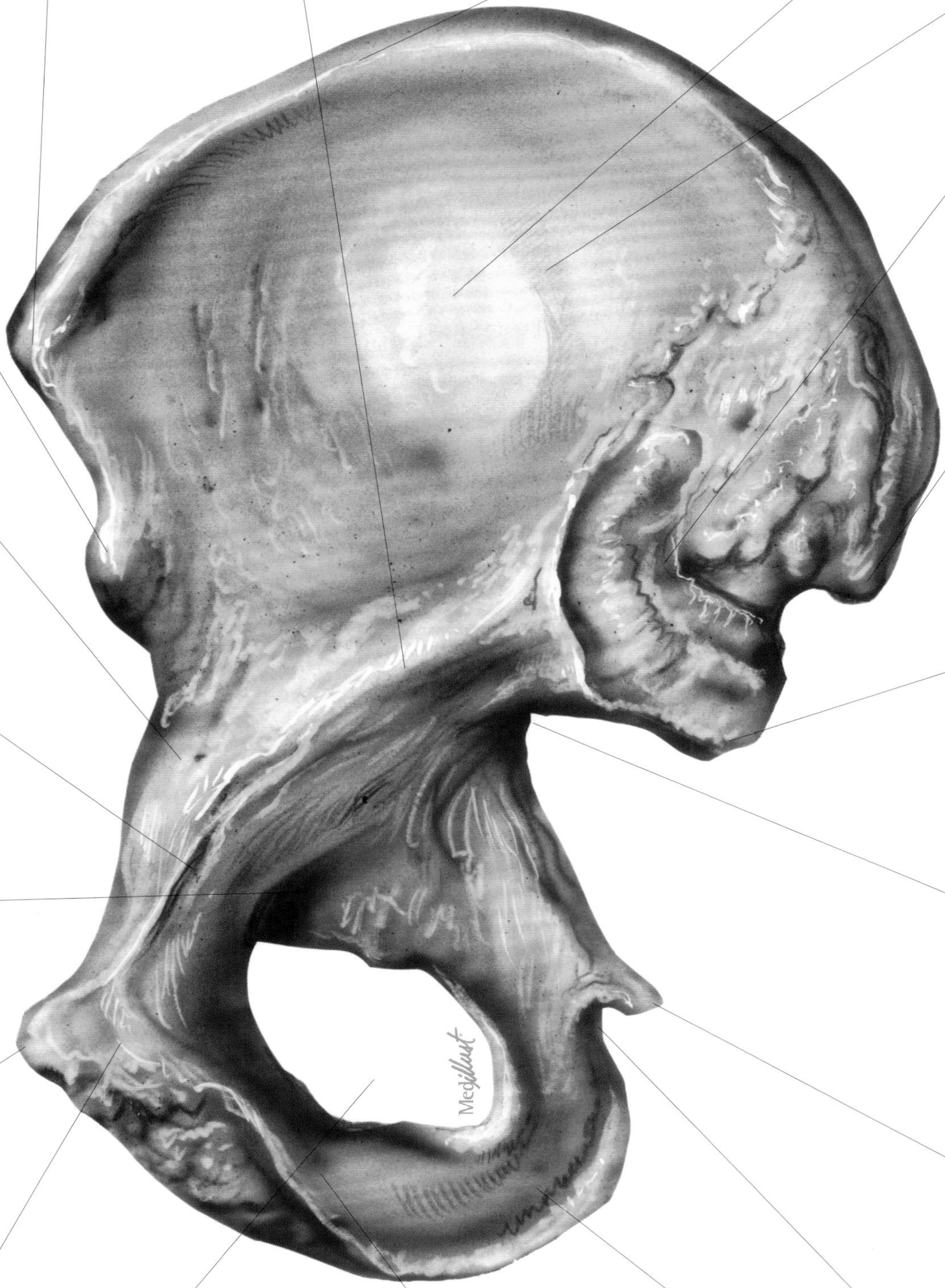

Medillust

髋骨 hip bone
呈扁平的铲状，与骶骨一起构成骨盆壁。两块髋骨在后方与骶骨相关节，在前方相互连结，围成骨盆。髋骨由髂骨、坐骨和耻骨构成，耻骨与对侧的耻骨相关节，形成耻骨联合

髂前上棘 anterior superior iliac spine
髂嵴上缘前端的隆起，能通过髋部皮肤触知。腹股沟韧带附着于此

弓状线 arcuate line
一通过髂窝下方的线样隆起，向下延续为耻骨梳。在产科，弓状线是大小骨盆的分界标志，这对胎儿分娩有着重要意义

髂嵴 iliac crest
髂骨上缘称为髂嵴，为腹壁许多肌肉和腱膜的附着点。髂嵴从骶髂关节向前上方延伸到髂前上棘。在骶髂关节前上方可触及髂嵴。髂前上棘作为髋部的突起可触及

髂窝 iliac fossa
一呈三角形、微凹、光滑的髂骨内侧骨面，为髂肌附着点

髂骨 ilium
构成髋骨的上外侧部，形成骨盆的外侧壁

髂前下棘 anterior inferior iliac spine
位于髂嵴前端下方的圆形骨性突起，为一些下行到大腿的肌肉，例如股直肌的附着点

髂耻隆起 iliopectineal eminence
位于髋骨前缘髋臼上方的圆形隆起。它标志着髂骨和耻骨的连结位置，为腹股沟区一些韧带的附着点

耻骨梳 pectineal line
一较锐利的嵴，为弓状线的延伸部，是一些盆腔肌肉的附着点。耻骨梳前部有一三角形面，为耻骨肌的附着点

闭孔管 obturator canal
位于闭孔下部的小管道，为盆腔血管神经进出的通道，由闭孔围成

耻骨结节 pubic tubercle
位于耻骨梳末端的结节状突起，为腹股沟韧带内侧部的附着点

骶骨关节面 articular surface for the sacrum
一外形粗糙的关节面，与骶骨的对应关节面相关节

髂后上棘 posterior superior iliac spine
位于髂嵴后部末端的圆形隆起，为该区域肌肉和韧带的附着点

髂后下棘 posterior inferior iliac spine
位于髂骨后缘的骨性隆起，有一小的切迹与髂后上棘分隔。它为一些肌肉和韧带的附着点

坐骨大切迹 greater sciatic notch
位于髋骨后缘，一大的切迹，为髂骨后缘和坐骨的连结部，其内通过许多到大腿、会阴和臀区的血管及神经

坐骨棘 ischial spine
位于坐骨大切迹下方、坐骨小切迹上方的锐利隆起，为一些肌肉和韧带的附着点

耻骨 pubis
构成髋骨的前部。耻骨包括中间的体，与坐骨相连结的耻骨上、下支。耻骨形成一嵴即耻骨梳，为大腿和骨盆肌肉的附着点

闭孔 obturator foramen
一较大的三角形裂孔，位于髋臼下方，由耻骨体和耻骨上、下支以及外侧的坐骨支所围成。闭孔一部分被一层纤维板即闭孔膜所封闭，剩下的较小腔隙为闭孔管

耻骨下支 inferior pubic ramus
从内侧参与围成闭孔，并朝内侧倾斜下行，和坐骨结节共同形成弓状结构

坐骨 ischium
坐骨构成髋骨的后下部，并与耻骨和髂骨共同形成与股骨头相关节的髋臼。坐骨包括体积较大的体部和与耻骨下支相连的坐骨支

坐骨小切迹 lesser sciatic notch
位于髋骨后缘下部，一较小的切迹，在坐骨棘和坐骨结节之间，为盆部血管和神经进出的通道

股骨 femur

股骨 femur

为长骨，构成大腿的支架。它是人体最长的骨，包含一体两端。近端的股骨头参与构成髋关节，远端和髌骨、胫骨一起构成膝关节。股骨远端为许多小腿肌肉的附着点

前面观 anterior view

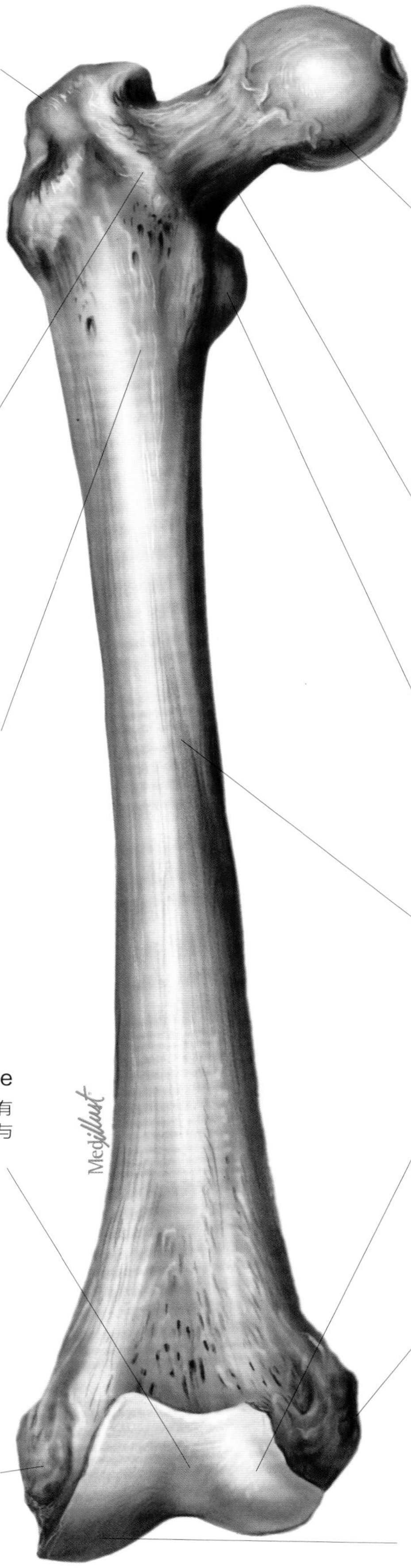

大转子 greater trochanter
一较粗壮的隆起，位于股骨解剖颈后外侧部，为连结骨盆和股骨的一些肌肉的附着点

转子间线 intertrochanteric line
一粗糙的骨嵴，位于股骨大、小转子之间，连接着大、小转子

外科颈 surgical neck
外科颈连接着股骨的上部，由股骨头、颈和大、小转子及股骨体共同构成

髌面 patellar surface
为形似滑车的关节面，中央有一切迹沿着股骨下端延伸，与髌骨相关节

股骨外上髁 lateral epicondyle of femur
位于股骨外侧髁上的结节状突起，为膝关节韧带的附着点

股骨头 head
光滑，几乎呈球形，为股骨颈的延续，与髋骨的髋臼形成球窝关节，即髋关节。在活体股骨头表面由一层关节软骨所覆盖，使两关节面更好地适应。股骨头中间有一圆形的小窝，为股骨头韧带附着点

解剖颈 anatomical neck
通称股骨颈，是连接股骨头和股骨其余部分的狭窄部位，形似扁平的圆柱体，为韧带和髋关节囊的附着点

小转子 lesser trochanter
位于股骨颈基底部内后方的突起，为一些连结骨盆和股部肌肉的附着点

股骨体 body
股骨中间呈圆柱形的骨干部分，微向后方弯曲

内侧髁 medial condyle
位于股骨下端内侧部的骨性隆起，与胫骨上端的内侧关节面相关节，为膝关节韧带的附着点

股骨内上髁 medial epicondyle of femur
位于股骨内侧髁上方的结节状突起，为膝关节韧带附着点

外侧髁 lateral condyle
位于股骨下端外侧部的骨性隆起，与胫骨上端外侧关节面相关节，它向外有附着关节韧带的结节

后面观 posterior view

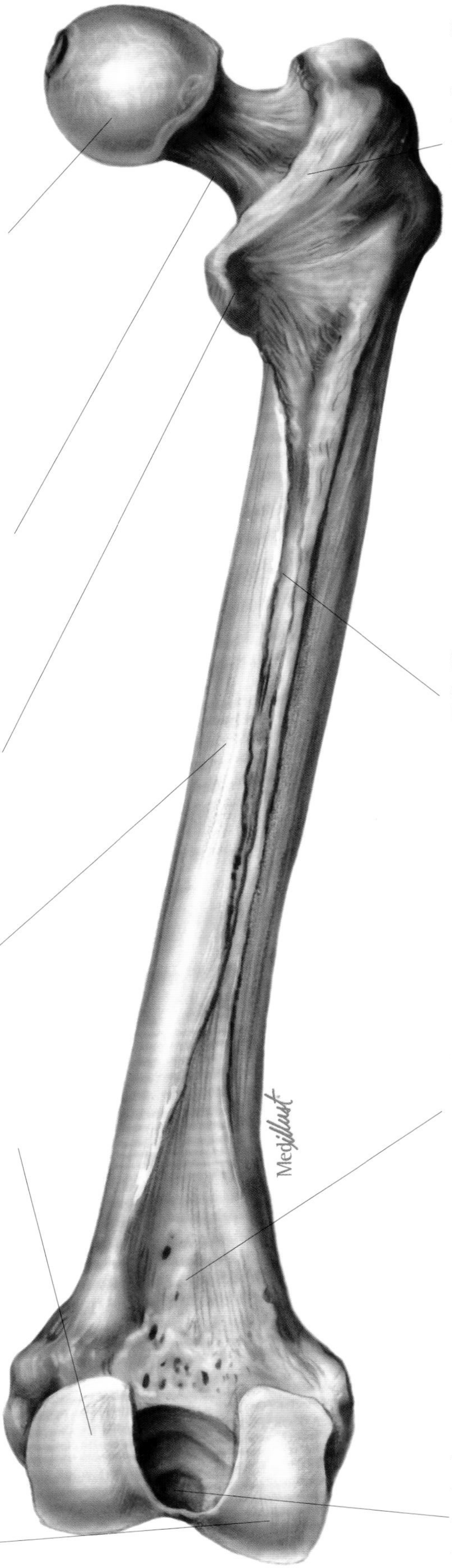

转子间嵴 intertrochanteric crest
一骨性线状突起，沿着股骨后面从大转子到小转子向下走行，为一些肌肉的附着点，标志着股骨颈后面和股骨体的结合部位

粗线 linea aspera
垂直通过股骨体后面的粗糙隆起，为大腿肌肉的附着点

腘面 popliteal surface
呈三角形，位于股骨下端后部，在此处粗线分叉形成内、外髁上线

髁间窝 intercondylar fossa
位于股骨髌面内的凹陷，在后方将股骨内、外侧髁分隔，内有从股骨到胫骨的交叉韧带通过

胫骨 tibia

胫骨 tibia

一长而粗的骨，与腓骨一起构成小腿的支架骨，包含一体和两端。近端较大，参与形成膝关节，远端较小，与腓骨和跗骨一起构成踝关节

前面观 anterior view

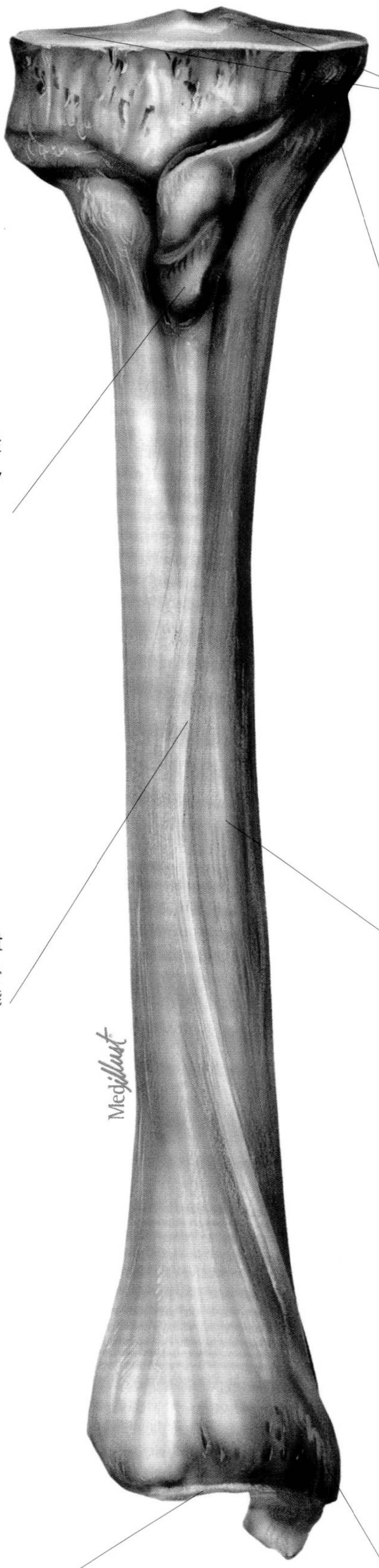

上关节面 superior articular surface
位于胫骨上部的两个关节面，与股骨内外侧髁相关节。关节面微凹，被一骨嵴即髁间隆起分隔开

胫骨粗隆 tibial tuberosity
位于胫骨前缘上部的突起，为髌韧带附着点

内侧髁 medial condyle
胫骨上端内侧一圆形隆起，关节内侧副韧带的附着点，上面有关节面

胫骨嵴 tibial crest
位于胫骨前缘，纵向通过胫骨体前部，它没有肌肉覆盖，能直接通过皮肤触及

胫骨体body
胫骨中间部，较长，呈三角形，骨间韧带连结着胫骨体外侧缘和腓骨

下关节面 inferior articular surface
微凹的关节面，位于胫骨下端基底部，与距骨滑车相关节，参与形成踝关节

内踝 medial malleolus
位于胫骨下端内侧的粗壮突起，参与形成踝关节，并为一些韧带的附着点

后面观 posterior view

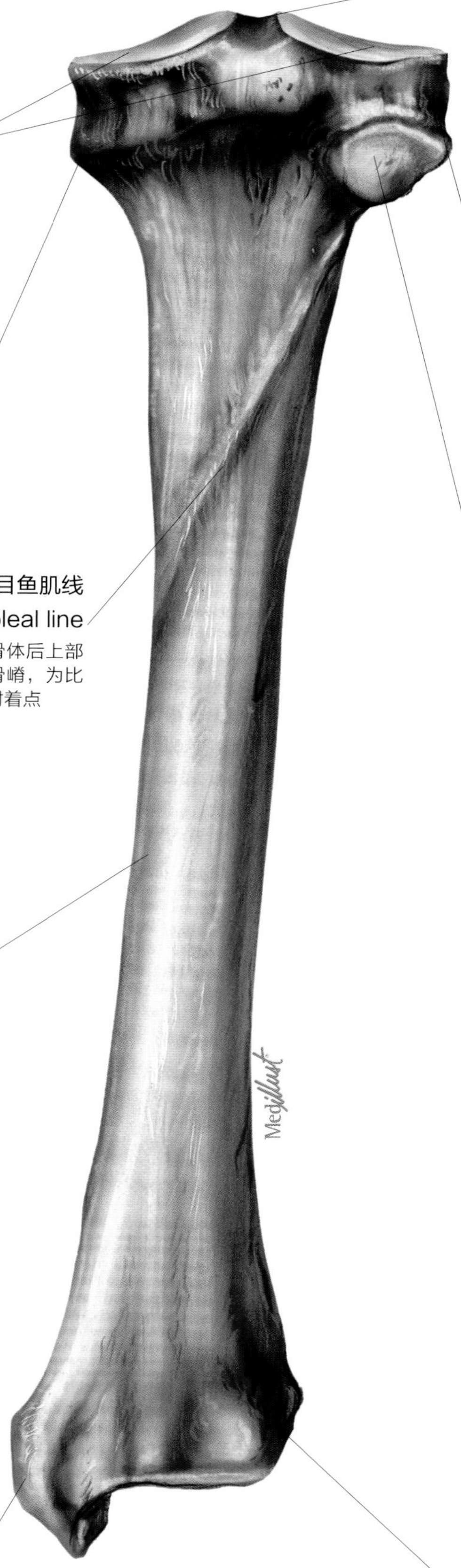

髁间隆起 intercondylar eminence
分隔胫骨内、外关节面的突起，与股骨下端滑车关节面相关节

外侧髁 lateral condyle
胫骨上端外侧的圆形隆起，关节外侧副韧带的附着点，上面包含外侧关节面

比目鱼肌线 soleal line
位于胫骨体后上部的粗糙骨嵴，为比目鱼肌附着点

腓骨关节面 fibular articular facet
位于外侧髁的关节面，与腓骨相关节。

腓切迹 fibular notch
一三角形关节面，位于胫骨远端外侧部，与腓骨远端相关节

腓骨、髌骨 fibula，patella

腓骨外侧面观 fibnla lateral view

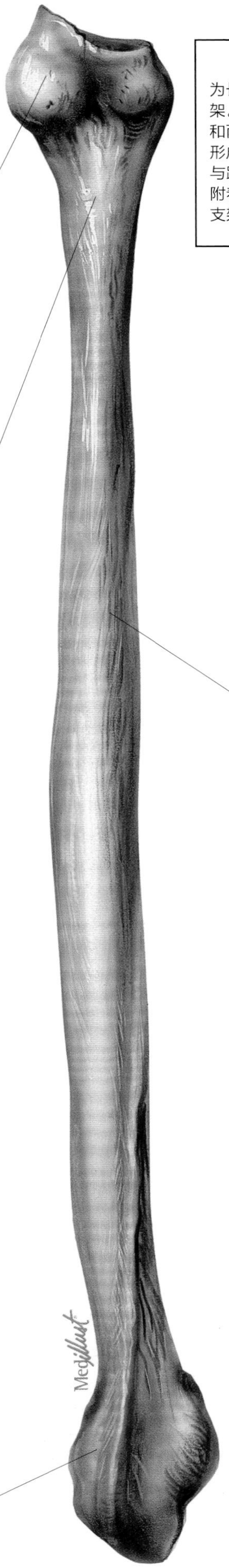

腓骨头 head
腓骨上端的膨大部，内侧部有一关节面与胫骨上端相关节
腓骨颈 neck
位于腓骨头下方的狭窄部，连接腓骨头和腓骨体
腓骨体 body
腓骨中心部，呈三角形，内侧缘或骨嵴为胫腓骨骨间韧带的附着点
外踝 lateral malleolus
位于腓骨下端外侧部的一骨性突起，上有一沟，内有腓骨肌的肌腱通过

腓骨 fibula

为长骨，与胫骨一起构成小腿的支架。腓骨位于胫骨外侧，分为一体和两端，上端和下端与胫骨相关节形成上、下胫腓关节，腓骨下端还与距骨相关节。腓骨为许多肌肉的附着点，但不像胫骨作为小腿的主支架骨

腓骨内侧面观 fibnla medial view

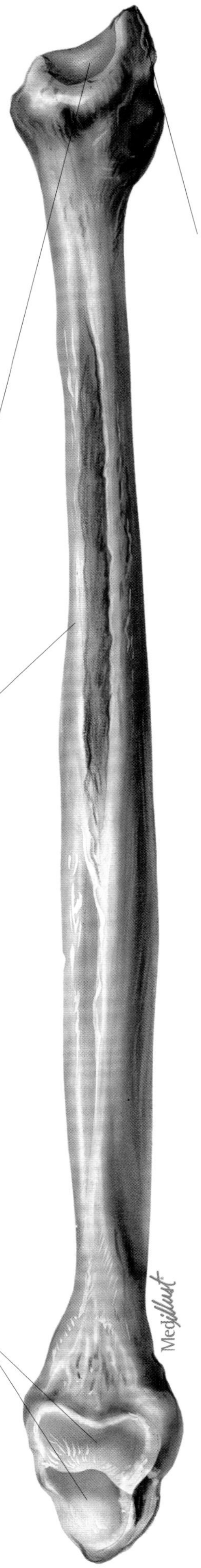

腓骨头尖 apex of head
腓骨头上端向上的尖锐突起，是股二头肌肌腱的附着点
关节面 articular facet
一凹陷面，与胫骨外侧髁上的关节面相关节
踝窝和关节面 malleolar fossa and articular facet
小关节面，踝窝与胫骨下端相关节，关节面与距骨上面相关节

髌骨 patella

一短的、盘状扁平骨，位于膝关节前部。髌骨凸出的前面受充满液体的囊即黏液囊保护。另有一相似的黏液囊位于髌骨和腓骨之间。髌骨后面轻度凸出，有两个关节面，与股骨髁相关节。髌骨为大腿、小腿多块肌肉的附着点，股四头肌肌腱附着于髌骨上部，延长形成髌韧带，附着于胫骨粗隆

髌骨前面观 pateua anterior view

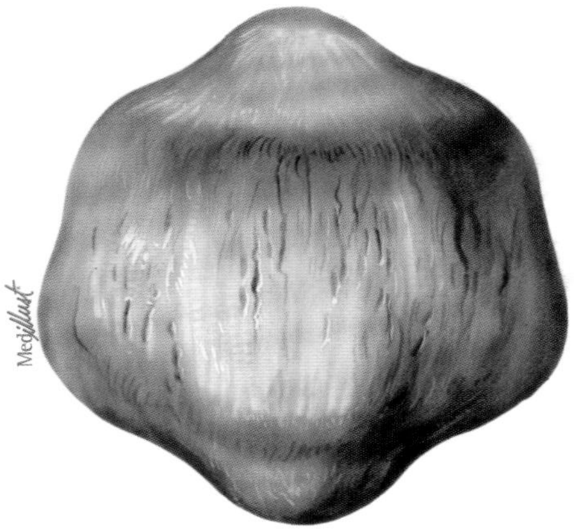

髌骨后面观 patella posterlor view

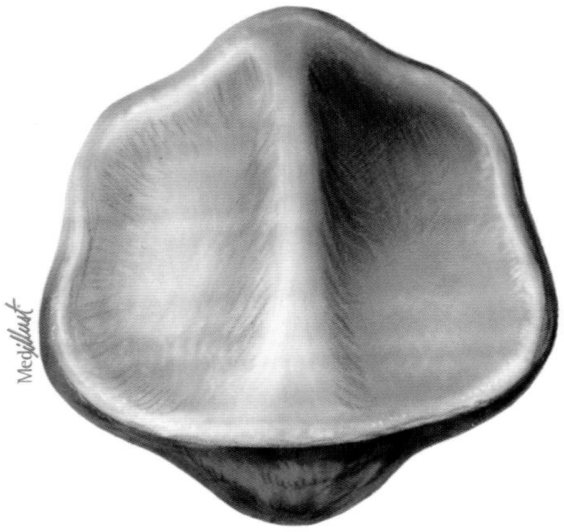

髌骨外侧观 patella lateral view

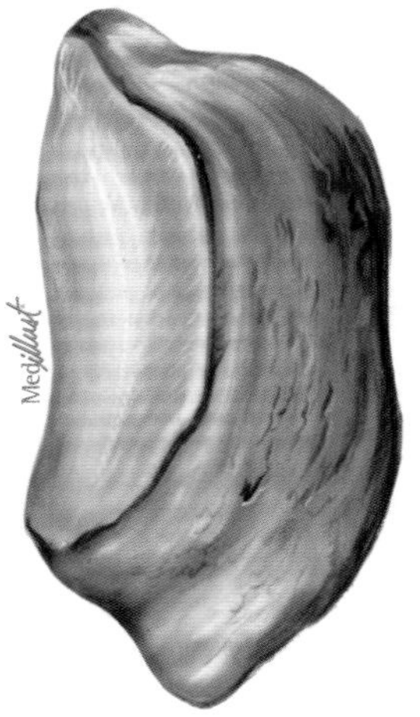

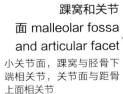

跗骨及跖骨 tarsus and metatarsus

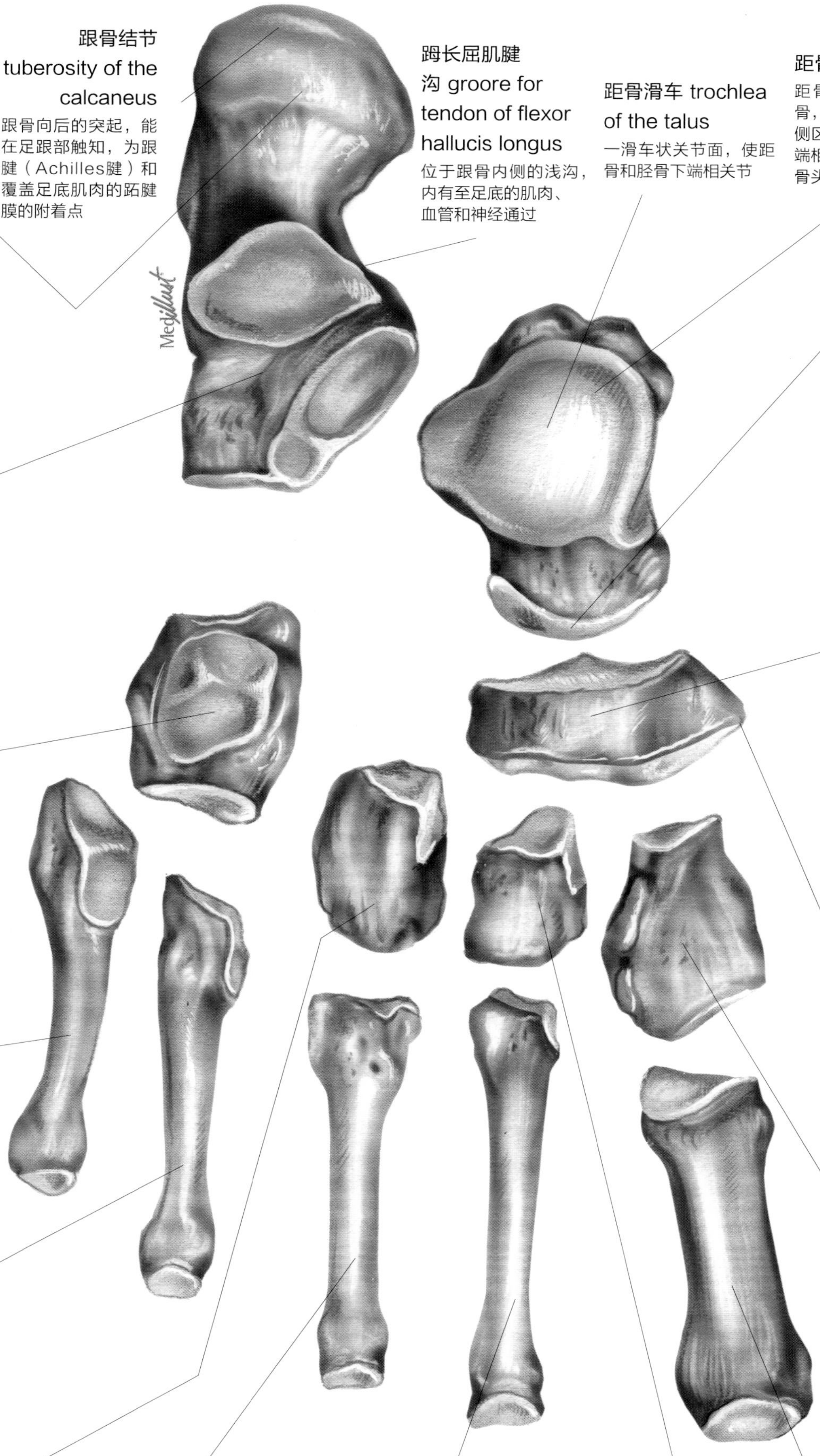

跟骨 calcaneus

跗骨中最大的骨，后面形成跟后突起，为跟腱（Achilles腱）附着点。跟骨表面有一粗糙区域，为足肌附着点和肌腱通道。跟骨近端有两个关节面，与距骨相关节，远端有一关节面与骰骨相关节

跟骨结节 tuberosity of the calcaneus

跟骨向后的突起，能在足跟部触知，为跟腱（Achilles腱）和覆盖足底肌肉的跖腱膜的附着点

踇长屈肌腱沟 groore for tendon of flexor hallucis longus

位于跟骨内侧的浅沟，内有至足底的肌肉、血管和神经通过

距骨滑车 trochlea of the talus

一滑车状关节面，使距骨和胫骨下端相关节

距骨 talus

距骨为跗骨中位置最高的骨，直接位于胫骨下端。外侧区域有一关节面与腓骨下端相关节，其前部突出为距骨头，与足舟骨相关节

距骨头 head of the talus

位于距骨前面的突起，靠一狭窄颈部连接距骨体，有一关节面与足舟骨相关节

跗骨 tarsus

跗骨由7块相互关节的骨（跟骨、距骨、骰骨、足舟骨和3块楔骨）组成。它们排成两排，第1排参与形成踝关节，构成足后半部的支架；第2排位于第1排和跖骨之间。跗骨整体排列呈向上的拱形，就动力学而言是足部运动的结构基础

跟骨沟 calcaneal sulcus

跟骨上部与距骨相关节的两关节面之间的浅沟，其内有一些韧带通过

足舟骨 navicular

扁平，位于跗骨远排内侧，向后与距骨头、远端与3块楔骨相关节。足舟骨内侧面有一突起为足舟骨结节，为一些肌肉附着点

骰骨 cuboid

位于跟骨远端。骰骨近端与跟骨相关节，远端与第4和第5跖骨相关节，内侧与足舟骨和第3楔骨相关节。骰骨远端含有骰骨沟，内有腓骨长肌肌腱通过

足舟骨结节 tuberosity of the navicular bone

位于足舟骨内侧面的突起，为一些肌肉附着点

第5跖骨 5th metatarsal

最短最细的跖骨，近端与骰骨和第4跖骨相关节，远端与第5趾近节趾骨相关节

第1楔骨 1st cuneiform

一楔形骨，位于跗骨前排内侧缘，外侧与第2楔骨、近端与足舟骨、远端与第1跖骨相关节，属楔骨中最大的骨

第4跖骨 4th metatarsal

近端与骰骨和第3楔骨以及第3、5跖骨相关节，远端与第4趾第1节趾骨相关节

跖骨 metatarsus

跖骨属长骨，共有5块，后方连结跗骨，下部向每个足趾延伸，体部在横断面上呈三角形，有轻度弯曲和凹陷，两端较粗

第3楔骨 3rd cuneiform

位于前排跗骨中间，与第2楔骨，第3、4跖骨，骰骨和足舟骨相关节

第1跖骨 1st metatarsal

跖骨中最粗最短的骨，位于足内侧缘，向后与第1楔骨和第2跖骨相关节，远端与踇趾第1节趾骨相关节

第3跖骨 3rd metatarsal

近端与第3楔骨和第2、4跖骨相关节，远端与第3趾第1节趾骨相关节

第2跖骨 2nd metatarsal

最长的跖骨，后端与第1、2、3楔骨和第1、3跖骨相关节，远端与第2趾第1节趾骨相关节

第2楔骨 2nd cuneiform

位于跗骨前排第1和第3楔骨之间，近端与足舟骨相关节，远端与第2跖骨相关节，属楔骨中最长的骨

足 foot

背面观 dorsal view

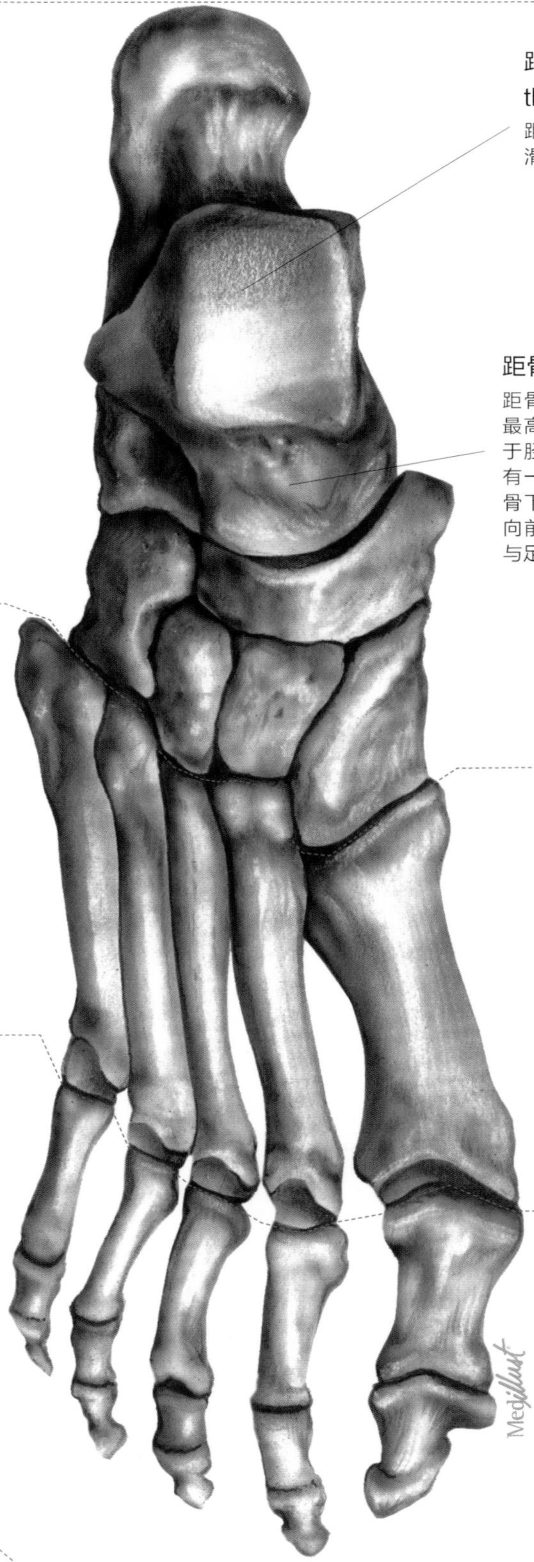

Medillust

距骨滑车 trochlea of the talus

距骨与胫骨下端相关节的滑车状关节面

跗骨 tarsus

跗骨由7块（跟骨、距骨、骰骨、足舟骨和3块楔骨）相互关节的骨组成。它们排成两排，第1排参与构成踝关节，构成足后半部的支架，第2排位于第1排跗骨和跖骨之间。跗骨整体排列呈向上的拱形，就动力学而言是足部运动的结构基础

距骨 talus

距骨为跗骨中位置最高的骨，直接位于胫骨下端。外侧有一关节面，与腓骨下端相关节，其向前突出的距骨头与足舟骨相关节

跖骨 metatarsus

跖骨属长骨，共有5块，后方接跗骨，向前伸向每个趾骨，体部在横断面上呈三角形，有轻度弯曲和凹陷，两端较粗

趾骨 phalanges of the toes

趾骨构成脚趾的支架，除了踇趾只有2节外，其余4个脚趾都有3节趾骨。趾骨为长骨，跟手指骨形态相似，有一体两端，较手指骨短

跖面观 planiar view

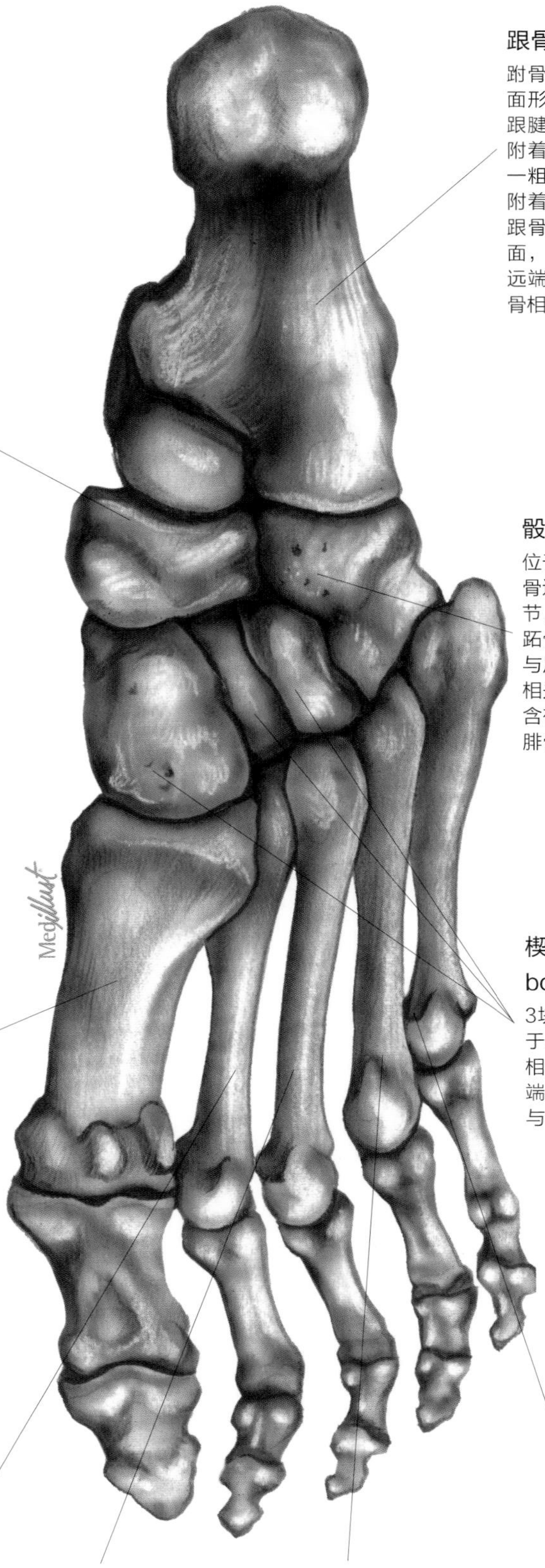

Medillust

跟骨 calcaneus

跗骨中最大的骨，后面形成跟后突起，为跟腱（Achilles腱）附着点。跟骨表面有一粗糙区域，为足肌附着点和肌腱通道。跟骨近端有两个关节面，与距骨相关节，远端有一关节面与骰骨相关节

足舟骨 navicular

扁平，位于跗骨远排内侧，向后与距骨头、远端与3块楔骨相关节。足舟骨内侧面有一突起为足舟骨结节，为一些肌肉附着点

骰骨 cuboid

位于跟骨远端。骰骨近端与跟骨相关节，远端与第4、5跖骨相关节，内侧与足舟骨和第3楔骨相关节。骰骨远端含有骰骨沟，内有腓骨长肌肌腱通过

第1跖骨 1st metatarsal

在跖骨中最粗最短，位于足内侧缘，向后与第1楔骨和第2跖骨相关节，远端与踇趾近节趾骨相关节

楔骨 cuneiform bones

3块呈楔状小骨，列于跗骨远排，它们相互形成关节，近端与足舟骨、远端与4块跖骨相关节

第2跖骨 2th metatarsal

跖骨中最长的骨，后端与第1、2、3楔骨及第1、3跖骨相关节，远端与第2趾第1节趾骨相关节

第3跖骨 3rd metatarsal

近端与第3楔骨和第2、4跖骨相关节，远端与第3趾第1节趾骨相关节

第4跖骨 4th metatarsal

近端与骰骨和第3楔骨以及第3、5跖骨相关节，远端与第4趾第1节趾骨相关节

第5跖骨 5th metatarsal

最短最细的跖骨，近端与骰骨和第4跖骨相关节，远端与第5趾第1节趾骨相关节

足 foot

外侧面观 lateral view

距骨 talus
距骨为跗骨中位置最高的骨，直接位于胫骨下面

足舟骨 navicular
扁平，位于跗骨远排内侧，近端与距骨头、远端与3块楔骨相关节。足舟骨内侧面有一突起为足舟骨结节，为一些肌肉附着点

第4跖骨 4th metatarsal
近端与骰骨和第3楔骨以及第3、5跖骨相关节，远端与第4趾第1节趾骨相关节

第3跖骨 3rd metatarsal
近端与第3楔骨和第2、4跖骨相关节，远端与第3趾第1节趾骨相关节

第2跖骨 2nd metatarsal
跖骨中最长的骨，后端与第1、2、3楔骨和第1、3跖骨相关节，远端与第2趾第1节趾骨相关节

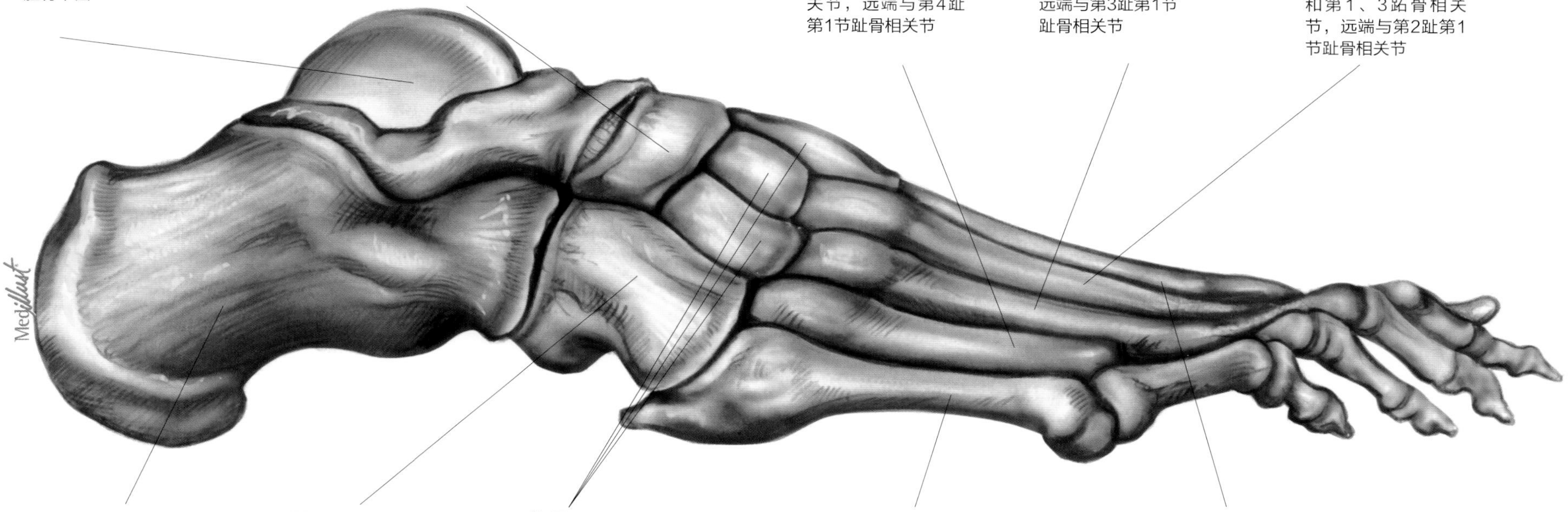
Medillust

跟骨 calcaneus
跗骨中最大的骨，向后形成跟后突起，为跟腱（Achilles腱）附着点。跟骨表面有一粗糙区域，为足肌附着点和肌腱通道。跟骨近端有两个关节面，与距骨相关节，远端有一关节面与骰骨相关节

骰骨 cuboid
位于跟骨远端。骰骨近端与跟骨相关节，远端与第4、5跖骨相关节，内侧与足舟骨和第3楔骨相关节。骰骨远端含有骰骨沟，内有腓骨长肌肌腱通过

楔骨 cuneiform bones
3块呈楔状小骨，列于跗骨远排。它们相互形成关节，近端与足舟骨、远端与4块跖骨相关节

第5跖骨 5th metatarsal
最短最细的跖骨，近端与骰骨和第4跖骨相关节，远端与第5趾第1节趾骨相关节

第1跖骨 1st metatarsal
趾骨中最粗最短的骨，位于足内侧缘，向后与第1楔骨和第2跖骨相关节，远端与踇趾第1节趾骨相关节

内侧面观 medial view

跗骨 tarsus
跗骨由7块相互关节的骨（跟骨、距骨、骰骨、足舟骨和3块楔骨）组成。它们排成两排，第1排参与形成踝关节，构成足后半部的支架；第2排位于第1排跗骨和跖骨之间。整体排列呈向上的拱形，就动力学而言，是足部运动的结构基础

跖骨 metatarsus
跖骨属长骨，共有5块，后近端连结跗骨，远端伸向每个趾骨，体部在横断面上为三角形，有轻度弯曲和凹陷，两端较粗

趾骨 phalanges of the toes
足趾骨构成足趾的支架，除了踇趾只有2节趾骨外，其余4个足趾都有3节趾骨，由近及远依次为第1、2、3节趾骨。足趾骨为长骨，与手指骨形态相似，有一体和两端，较手指骨短

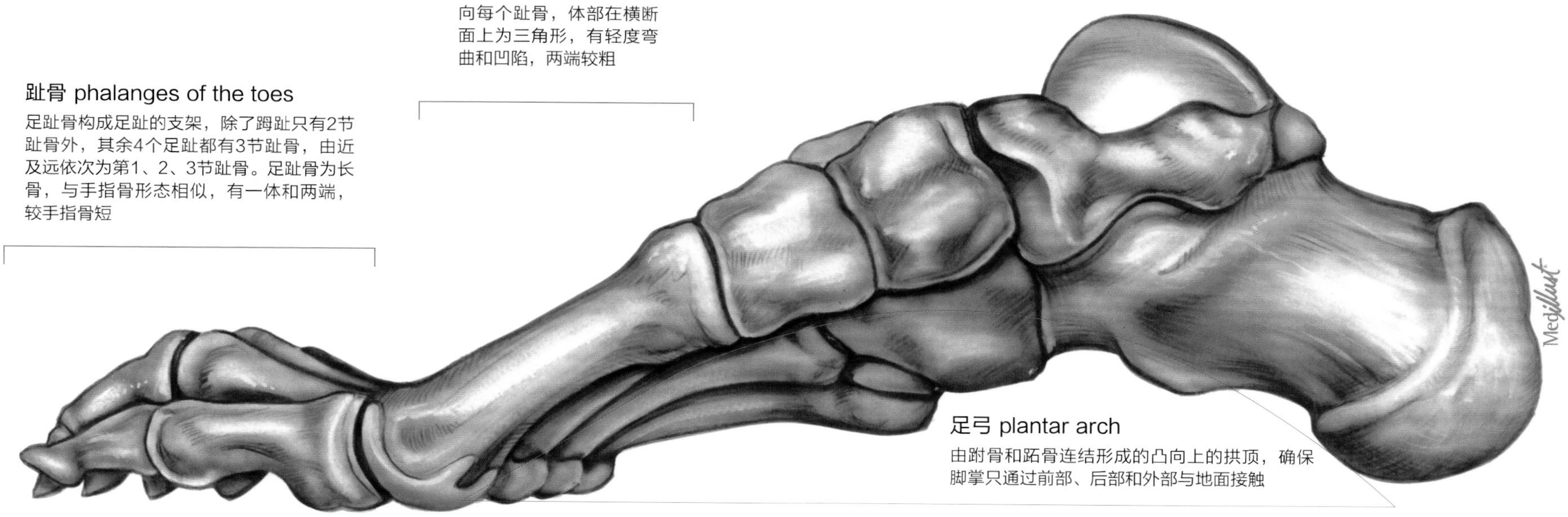
Medillust

足弓 plantar arch
由跗骨和跖骨连结形成的凸向上的拱顶，确保脚掌只通过前部、后部和外部与地面接触

常见骨骼疾病 main skeletal disorders

概述 description	症状 symptoms	诊断 diagnosis	治疗 treatment
缺血性坏死（无菌性坏疽、缺血性坏疽、骨坏死）avascular necrosis (aseptic necrosis，ischemic necrosis，osteonecrosis) 骨坏死为骨组织的破坏导致骨的功能丧失，主要由局部损伤（骨折）或者非创伤因素如慢性皮质类固醇激素治疗、血红蛋白病、脂肪栓塞、乙醇中毒、系统性红斑狼疮等引起，其次由血液中断引起。 典型的骨病部位见于手舟骨近端、距骨、股骨头、股骨髁和肱骨头。 股骨头是最常见的骨继发性损伤的部位	疼痛为常见症状，通常剧烈，发生在局部损伤区域。 在有诱因诱导的情况下，疼痛较轻且容易弥散。 功能障碍出现较晚	虽然目前MRI在疾病早期或无症状期诊断比较敏感，逐渐成为常规的检查方法，但X线影像仍为有效的诊断工具	◆非创伤性损伤的治疗主要是避免接触致伤因素如乙醇、皮质类固醇激素，或者进行相关疾病如系统性红斑狼疮、血红蛋白病的最优化治疗等
骨筋膜室综合征 compartmental syndrome 骨折的并发症。因为组织压力的增高，在肌肉筋膜隔的限制下，毛细血管的循环发生阻塞。 该病主要见于骨折或者擦伤点的创伤、血肿，其次是水肿。 它通常由烧伤、经常性的体液外渗和紧张缝合引起。 胫骨、前臂和肘关节骨折多见	血管神经受挤压产生肌肉和血管缺血的症状。 最初，产生剧烈的肌肉疼痛，疼痛随着骨筋膜室内肌肉受压程度增大而增强。 最后，感觉异常开始出现	直接插针测量骨筋膜室内压超过40mmHg，或者骨筋膜室内压和舒张压差小于30mmHg	◆绷带和固定物应定期检查。 ◆在临床上如怀疑是此病，应将固定物开一小口。 ◆如果临床症状未缓解，建议外科治疗，即将骨筋膜切开。 ◆如果诊断受延误，将会出现肌肉坏死、急性肾衰竭、持续性神经损伤和肌肉功能丧失。 ◆Volkmann缺血性肌挛缩为前臂前部深方的骨筋膜室综合征的后遗症
扁平足 flat foot 足背或足弓塌陷，接触地面时则为扁平足	扁平足发生在儿童，将导致患儿步行减慢、易疲劳、鞋子变形、鞋内缘磨损和小腿痛。 成年人发生这种缺陷主要是由于韧带松弛、超重、足内旋，表现出小腿内侧群肌肉易疲劳和夜间抽搐	临床检查和X线检查	◆鞋类整形，矫正足弓，足底足跟的内部加强和肌肉塑形。 ◆肥胖和超重的病人应当减肥
畸形足 foot deformities 畸形足或马蹄内翻足是一种足的先天性畸形，即当儿童出生时就表现出足翻向底侧和内侧。其他的足畸形包括爪形足、足外翻（足底与足跟发生成角，使足朝向上外方）、足空腔或高足弓、跖骨内收（足的前部翻向内侧）有时这些畸形会同时发生	这些畸形在男性发生率高，而且经常为双侧性的。 它们可能与其他先天性畸形同时存在	体格检查可提供明确的畸形依据。 X线检查可显示畸形的程度和足部结构的移位	◆治疗应越早越好。 ◆如果足能够弯曲，应行固定物矫正治疗。 ◆如畸形加重或者再次发生畸形，需进行外科治疗
踇趾外翻（踇囊炎）hallux valgus (bunion) 第1足趾外侧偏离于第1跖骨轴。 第1足趾逐渐从与第1跖骨相连的关节脱位，引起跖骨头突出于皮肤。 鞋类摩擦到踇囊炎将引起皮肤变硬和跖骨滑囊炎	踇囊炎女性多见，常由穿较窄的鞋引起。 第1足趾的跖趾关节疼痛和相邻关节的疼痛以及踇趾变形。 滑膜囊的感染（急性滑膜炎）将引起跖骨胼胝表面的腐烂和破坏	X线检查会发现第1跖骨和第2跖骨角度增大	◆虽然可以用合适的鞋（宽度合适，低跟和较紧的鞋背）进行治疗，但最好的方法为预防性治疗。 ◆当踇囊炎发生时，注射止痛剂和矫形剂进行保守治疗。 ◆当疼痛剧烈时行外科手术治疗
legg-calve-perthes病（假性髋关节痛）legg-calve-perthes disease(pseudocoxalgia osteochondritis deformans juvenilis) 先天性的正在生长中的股骨头中部发生缺血性坏死。 表现为修复后的变性和坏死（变性和钙化）。 4～9岁的儿童多见，特别是男孩	疾病最先表现为臀部、大腿或腹股沟的进展性疼痛，导致患者跛行。 在80%～90%的病例中，症状为单侧性的，左侧多见	X线检查可发现疾病的坏死和修复程度。 MRI有助于疾病的早期诊断和预后评估。 ^{99}锝放射性核素扫描对疾病的早期诊断也有帮助	◆60%病人出现明显症状，抗炎药物治疗效果较好。 ◆当治疗效果不理想时，建议进行外科手术或者用夹板固定住髋臼窝里的股骨头

概述 description	症状 symptoms	诊断 diagnosis	治疗 treatment
骨髓炎（骨的感染）osteomyelitis infection of the bone 金黄色葡萄球菌为该病的常见致病菌。 目前，革兰阴性菌感染发生率逐渐增高，免疫抑制病人、老年病人和长期进行抗炎治疗的病人多见。 感染途径主要通过皮肤、咽、肺或者直接通过伤口感染，其次为血行感染	急性骨髓炎常见于儿童和青少年，感染主要为血行感染，金黄色葡萄球菌感染占90%。 感染骨以股骨（下端）、胫骨和肱骨（上端）多见。 在临床上，疾病表现为无特异性感染，伴有发热和全身不适。继续发展，病骨表面皮肤的疼痛和局部炎性表现会出现，将影响到脊柱和邻近关节，形成脓肿或者瘘管。 慢性骨髓炎主要为骨髓炎诊断不及时的后遗症，或者为直接感染的结果。 慢性骨髓炎可能有几年的潜伏期，然后再次出现急性症状，伴随新的脓肿、瘘管或者慢性化脓性瘘管	在急性骨髓炎中，X线表现出现较晚。 骨的放射性核素扫描影像可用于该疾病的早期诊断。 在X线影像下，慢性骨髓炎出现两种特征性表现：Garre骨髓炎（慢性骨髓炎伴骨膜增生）和Brodie脓肿（局灶性、位于一根或多根长骨干骺端的脓腔——特别是胫骨和股骨）	◆治疗先以抗炎治疗为主。 ◆当抗炎效果不好时，应穿刺引流出脓液和坏死骨组织。 ◆慢性骨髓炎发生恶化时应休息，同时抗炎治疗。 ◆总而言之，慢性骨髓炎预后不好，外科治疗不能治愈
骨质疏松 osteoporosis 系统性骨质疾病，表现为大片骨的减少和骨组织结构的退化，造成骨质脆弱，容易骨折。它是一老年性疾病，女性多见。好发因素包括年龄（40岁后开始生理性骨缺失）、绝经（雌激素减少将加速大片骨的损失）、男性激素的减少、高皮质类固醇激素水平、甲亢、缺钙和维生素D、长期坐位的生活方式、酗酒、吸烟等	骨质疏松最常见的结果是容易导致骨折，常见于脊柱、臀部和前臂，在老年病人中，容易致残和致死	进行骨密度测量，可以对该病进行早期确诊。这些检查可常规用于有骨质疏松家族史的绝经期妇女、绝经较早的妇女、有吸烟史者、长期使用皮质类固醇激素治疗者和影响骨代谢疾病（甲亢、高甲状旁腺激素、风湿性关节炎和肾功能不全等）病人。骨矿物质密度测量可在腰椎和髋骨两个部位进行，效果较好。骨矿物质测量在骨折骨效果最好	◆治疗目的是减少骨折的发生率。 ◆健康教育有助于预防骨折。 ◆物理锻炼有助于加强肌肉和骨组织。 ◆足量钙（1.5g/d）和足量维生素D饮食对骨质疏松治疗很关键。 ◆Bisphosphonates为一种限制骨再吸收的药物，有助于预防骨折。 ◆Raloxifene为雌激素受体，对绝经后妇女有效。 ◆虽然雌激素替换治疗对预防骨质疏松意义不大，但有必要对绝经后妇女使用
假性关节病 pseudoarthrosis 假性关节病在骨折未经正常治疗时容易发生，骨补充修复停止，骨内产生含有液体的纤维组织腔。 该病常发生于骨折治疗不及时或治疗不完全后	最常见症状为骨折病人几个月不活动后，骨折断处出现异常活动。 同时伴有软组织的改变，如肌肉萎缩、皮损、腱性和囊性粘连。 通常不发生疼痛	X线诊断显示骨的连续性中断。 显微镜下检查可见位于骨折断端之间的或多或少的成熟纤维组织	◆当有必要做骨移植时，需要保持病灶的稳定性
脊椎前移和椎骨脱离 spondylolisthesis and spondylolysis 脊椎前移是椎体相对于相邻椎骨向前发生脱位。 峡部的椎骨脱离由椎骨脱离或者椎骨峡部（位于上、下关节突之间的部分）的压力性骨折引起。 年轻人多见，常发生于腰骶椎体的水平面（L_5和S_1之间）。 退行性病变发生于50岁以上的女性，表现为关节不稳定，特别在L_4和L_5区域	通常表现为腰椎痛和坐骨神经痛。 在儿童，可能出现姿势和走路动作的改变	可通过X线检查确诊	◆限制抗炎药物的使用。支架固定物在治疗中是必要的。 ◆当保守治疗后疼痛难以控制，有神经性改变，或者儿童的移位超过50%时，建议外科治疗
脊柱侧凸 scoliosis 脊柱向外侧偏曲，伴有椎体的旋转。 脊柱侧凸应区分功能性脊柱侧凸和姿势性脊柱侧凸，姿势性脊柱侧凸没有椎体的旋转，也没有椎体解剖形态的改变。 该病70%病因不明。 女性多见	3岁以前发病的为婴儿型，10岁以后的为成人型。 疾病呈进行性发展，就医的主要原因多是发现有胸廓的变形和躯体的不对称	体格检查显示肩部、肩胛骨高度的不对称和髂嵴在腰椎水平向外侧移位。 病人站立并向前方倾斜，棘突显得突出，可显示出是否有弯曲（Adams试验）。使C_7棘突保持一定的高度，可显示出到底偏离臀沟多远和脊柱向外侧的偏离角度（垂线试验）。两试验完成后可决定脊柱的旋转角度。 X线检查可确诊，显示出弯曲方式、角度，估计出脊柱的弯曲程度和椎体的旋转程度	◆部分病例仅需要观察和物理治疗。 ◆严重病例需要固定治疗，直到病人完全发育成熟为止。 ◆当患者大于14岁和使用固定物固定治疗病情仍进展，脊柱有严重弯曲时，建议外科治疗

概述 description	症状 symptoms	诊断 diagnosis	治疗 treatment
骨肿瘤 bone tumors			
骨肿瘤 bone tumors 多数骨肿瘤为转移性肿瘤。 在原发性肿瘤中，假肿瘤损伤和良性肿瘤比恶性肿瘤多见。 成年人常见的恶性肿瘤为骨髓瘤，然而在儿童常见的肿瘤为Ewing肉瘤。 50岁以上的转移性骨肿瘤多见。 有一半发现在腰椎部位。 转移性骨肿瘤常见原发灶在乳腺、前列腺、肺、胃、肾和甲状腺。 儿童常见的转移性骨肿瘤为神经母细胞瘤	症状为非特异性的，表现为持续疼痛、肿胀和功能受限	在X线检查中，不同的部位（骨干、骨骺和干骺端）、不同的骨和不同的肿瘤类型有不同的影像学表现。 CT和MRI扫描能提供骨内外完整的损伤信息。 动脉造影能清楚显示肿瘤的血管信息。 骨放射性核素扫描对评估转移性骨肿瘤的转移程度是有必要的。 组织活检显微镜下观察可以确诊	◆治疗方法主要视肿瘤类型和肿瘤的侵蚀程度而定
骨血管瘤 bone hemangioma 包含丰富血管的良性肿瘤。 少见，主要位于椎体和成年女性	这种血管瘤总的来说无症状	X线显示为典型的垂直条纹状的骨质溶解像	◆对于无症状病例，仅需要观察随访。 ◆如有疼痛，视病情选择外科治疗和放疗
Ewing 肉瘤 Ewing sarcoma 是儿童常见的恶性骨肿瘤。由小细胞集结形成。病变主要来自于原始的、未分化的结缔组织的间充质细胞	表现为肿瘤部位的疼痛、肿胀、发热和健康状况下降	当怀疑有肿瘤时，建议通过检查来鉴别原发肿瘤和转移性肿瘤。检查包括骨和胸部的X线检查、胸部和骨的CT扫描，以及肿瘤活检	◆治疗包括手术治疗、化疗和放疗
纤维皮质缺损 fibrous cortical defect 多发于儿童和青少年的假性肿瘤表现。位于长骨干骺端	无症状。 缺损通常持续两年后逐渐自发消失	X线检查可见形态不规则的椭圆形或圆形透明影像	◆观察随访
骨髓瘤 myeloma 成年人常见的原发恶性肿瘤。 表现为多发的弥漫性骨侵蚀，出现圆形的原生质细胞，但其分化程度不同。 血液和尿液有异常蛋白（Bence-Jones蛋白）出现	常见症状为进展性间歇性的脊柱、骶骨和尾骨的疼痛。 无创伤或者微小创伤的病理性骨折多见。 总体健康状况受影响	骨X线显示骨折或空洞性骨损伤。 检查显示血清钙离子和总蛋白的增高和肾功能异常。 红细胞、白细胞和血小板计数降低。其他检查可提示冷球蛋白和红细胞沉降率等发生改变	◆如果病损为局灶性的，可选用外科治疗，辅助或不辅助放疗。 ◆如果疾病不能治愈，可选择单独放疗。 ◆化疗联合放疗可用于弥散性病灶的病例
骨软骨瘤 osteochondroma 软骨形态的肿瘤，在骨的外表面发展，为常见的良性骨肿瘤。肿瘤与骨骼生长方向一致，在干骺端愈合时生长延迟	20岁以下男性多见，常见于长骨干骺端。 肿瘤可能无症状或有疼痛和压迫症状	X线检查和显微镜检查可以确诊	◆当肿瘤处于生长期，干骺端愈合完全，怀疑肿瘤为恶性时（少于1%），建议外科治疗
骨样骨瘤 osteoid osteoma 良性骨样肿瘤。发生于青春期男性	病人表现为钝痛，股骨、胫骨、椎骨或肱骨多见	X线检查显示典型的圆形或椭圆形病损，骨损（骨巢）直径小于2cm	◆治疗主要为外科手术去除中心骨巢。 ◆无恶变的可能性
骨肉瘤 osteosarcoma 恶性骨肿瘤。多见于10～25岁男性。超过40岁以上的病人，骨肉瘤常伴随Paget病。 病变多位于长骨干骺端	临床上，骨肉瘤表现为强烈的疼痛和肿胀。主要并发症为常规活动后的骨折。对这种年轻人的骨折应进行检查，确保没有潜在问题。 骨肉瘤会影响到全身的健康状况，可能出现肺转移	诊断包括相关区域的X线和CT扫描、血液检查、胸部的CT扫描、通过外科治疗的开放性活检，或者骨扫描，以确定肿瘤未转移到其他骨	◆治疗可选择化疗，使肿瘤缩小，然后通过外科治疗去除剩余肿瘤，在可行的情况下，尽量保留患肢。 ◆单独放疗用于外科手术不可治愈的骨肿瘤，目的是减轻肿瘤压力
单纯性骨囊肿 solitary bone cyst 一由类上皮细胞包被浆液性或血性液体形成的良性骨肿瘤。儿童和青少年多见，常见于长骨干骺端，尤其多见于肱骨和股骨	囊肿无症状。 通常因为有病理性骨折而确诊	X线检查显示在骨干骺端有透亮区域，囊肿使骨皮质变薄	◆总的来说，可通过骨折固定来治疗肿瘤。 ◆如果偶然发现存在该肿瘤，可抽吸出囊液并注入皮质类固醇激素

概述 description	症状 symptoms	诊断 diagnosis	治疗 treatment
骨折 fracture			
骨折 fracture 骨折表现为骨的断裂，通常伴随有受损部位周围组织的损伤。 剧烈的创伤，当其程度超过了正常骨所能承受强度的时候可能导致骨折发生；当骨已经受到某些疾病侵袭(骨质疏松症、Paget骨病、骨软化症、肿瘤、转移灶、多发性骨髓瘤等)发生了病理学改变，轻微的创伤也能导致其骨折	骨折的临床表现为：疼痛（受累区域弥散性分布，但只在骨折点最为明显）、肿胀、畸形、骨轴缺失、功能丧失。 骨折的特异性病征有：骨擦音（由骨碎片间极小的移位所产生的触觉和听觉上的感受）和受累部位非正常的活动度	尽管通过病史和体格检查可以鉴别诊断骨折，但影像学检查在绝大部分病例中是根本的检查手段，它能够确认骨折的存在，观察骨折线的解剖学特性和探查未知的损伤。 影像学检查至少需要两个方位的影像资料（通常是前后位片和侧位片），同时必须至少包含有骨折骨的一个关节。 某些特殊部位发生的骨折，例如骨盆、髋臼、跟骨、椎体，由于这些部位解剖结构复杂，可以应用CT进行检查。 同时还必须检查受累部位的血管、神经功能情况	◆治疗骨折的目的是希望通过促进骨的自然愈合过程，最终达到损伤部位最大程度功能恢复。 ◆骨折治疗途径：保守治疗或矫形外科治疗；外科手术治疗。 ◆矫形外科治疗手段包括：休息（单纯性肋骨骨折），固定（如靠坚固的石膏固定物使骨折手指和相邻手指整齐排列），根据骨折部位形态进行夹板或石膏固定。 ◆利用安置在皮肤上的装置或横向的骨钉，进行皮牵引或骨骼牵引，有利于骨折断端的对位和复位。这通常作为一种临时处理措施。 ◆外科治疗方式包括内固定和外固定
踝关节 ankle 踝关节为最常见的骨折部位。 踝关节骨折常由轴向创伤或直接扭伤引起	活动或试图行走都会增加肿胀和剧烈疼痛。 随后可能出现淤血	应该考虑可能发生距骨错位。 踝关节骨（距骨）错位可能会自愈，但有可能伴随有血管损伤。 影像学检查必须至少包括前后位片、侧位片和斜位片。CT扫描有助于解决疑点	◆移位性骨折通常需要切开复位或内固定。 ◆未发生移位的骨折行保守治疗
跟骨 calcaneus 跟骨骨折通常由于从高处跌落，足跟着地产生剧烈碰撞而致。 因此，跟骨骨折常伴随有胫骨骨折和脊柱骨折	肿胀，伴随足跟、跗骨区和膝关节剧烈疼痛。可能出现水肿和晚期足底淤斑。 足跟叩诊会出现剧烈疼痛	影像学检查应该包括至少3个方位。 由于该处骨折线的复杂性和未确诊因素存在的可能性，建议CT扫描	◆外科手术治疗是必要的常规治疗方法
颈椎棘突 cervical spine 颈椎棘突骨折发生频率高于背部或者胸椎棘突骨折。 50%的病例中出现神经系统受累而其中10%病例确诊较晚，这是由于意外发生时神经系统受累的症状并不明显。颈椎棘突骨折容易发生在青年人群。大约80%发生在C_3和C_7之间。寰椎和枢椎很少发生，但是一旦发生就有可能是致命的。发生在寰椎的损伤可能来自于颅骨和枢椎挤压或者侧面肿块的侧轴挤压。Jefferson骨折是前后弓骨折，可能伴随横韧带损伤。这种骨折的稳定性依赖于横韧带的完整性。引起C_3~C_7间损伤的机制有很多。最常见的是屈曲压缩，向前的力量使颅骨处于后上位，当速度锐减时躯干保持固定，头部被迫向前产生破坏性的过伸动作。这种颈部的损伤出现在迅速的前后运动中，常见于撞车事故。这个机制能引起严重的脊髓损伤，包括四肢瘫痪	如果损伤位于寰椎与枢椎之间，当枢椎的压力施加到颅骨和移动颅骨时，均会产生枕骨下区疼痛。 病人会出现自发的颈部强直。 多发性创伤的病人、遭受颅脑创伤的病人和表现出器质性颅脑综合征征象的病人都应高度怀疑C_3~C_7间发生骨折。 如果损伤到脊髓或者神经丛会有神经系统症状的表现	病人在检查过程中，头部应固定。 X线检查能够确诊。 CT和MRI有助于评估骨折片的移位或有无软组织侵入到椎管。 神经系统检查应作为常规检查，可显示出单根脊神经的损伤或臂丛损伤，以及不完全脊髓损伤或四肢瘫痪	◆寰椎和枢椎间稳定性骨折可以用颈圈或者石膏固定。 ◆Jefferson骨折一旦出现骨折部位明显的不稳定就需要进行外科手术治疗。 ◆C_3~C_7间发生的骨折如果没有累及神经，为了避免神经损伤通常采取保守治疗。 ◆当脊髓损伤时，应及时采取治疗，这对于预后非常重要。 ◆复位可采取颅骨牵引法。 ◆在其他治疗方案可行情况下，应尽可能地避免采用外科治疗
锁骨 clavicle 肩部的骨折通常是由于跌倒时身体一侧着地，肩部与坚硬地面发生碰撞所致。最常见的骨折部位是锁骨中1/3部位。 该处骨折大部分发生在青少年、青年以及分娩过程中操作影响到的新生儿。 运动损伤很常见（骑自行车、骑摩托车、骑马、滑冰等）	肩部和上肢功能障碍	骨折侧的肩部水平面低于正常对侧，锁骨下窝常出现淤血。 触诊可触到骨折片，还可以观察到活动度降低或骨擦音。 X线检查可确诊	通常采用保守治疗。如果出现严重移位，可采用“8”形包扎；如果移位不严重，可采用Velpeau绷带包扎。 外科手术指征为复合式骨折，或骨折处伴有血管损伤
胫骨(骨干) tibia(diaphysis) 骨干的骨折是最常见的。 通常为开放性骨折，并出现不同的症状。 一般由剧烈的、直接的创伤所引起	症状为疼痛、功能缺失、水肿和淤斑。 这种骨折通常有移位和偏离轴线	影像学检查应该检查整个胫骨及其上下两个关节。 腓骨损伤也应考虑。可能涉及的血管、神经和皮肤也应做检查	◆伴有轻微移位的骨折可以采用保守治疗。 ◆暴露性骨折需要用髓内钉进行外固定和内固定

概述 description	症状 symptoms	诊断 diagnosis	治疗 treatment
复合性（开放性）骨折 compound (open) fracture 骨折处直接通过皮肤暴露于体外的骨折，要么由创伤引起，要么来自骨本身撕裂或者磨损。复合性骨折比较容易感染，特别容易造成皮肤、皮下组织、骨（骨髓炎）等一系列并发症	这种骨折的表现和症状常伴随软组织损伤（如皮肤、皮下组织、肌肉、血管、神经）。 根据损伤大小，骨折可能表现为小的损伤合并较小的感染，或者表现为大的损伤，如神经、血管的实质性损伤和软组织的坏死	最初，完全的体格检查是必须的，包括生命体征、意识状况、体温和皮肤颜色等。 应考虑存在多发伤的可能性，同时给予相关的检查。 应仔细检查骨折区域，决定软组织损伤、血管损伤、出血和可能出现的神经性症状的程度。 X线检查必须包括所有的骨折骨，以及相关骨的近、远侧关节	◆复合性损伤需要紧急处理。 ◆处理的第一步是预防感染，固定骨折断片和用软组织覆盖骨。 ◆骨折的特别处理应考虑为第二步。 ◆首先，坏死和破坏的软组织应该移除，伤口应灌洗和封闭。 ◆接着，应使用抗生素，并预防破伤风。 ◆使用外固定固定骨折部位，或者在个别病例中使用髓内钉。外固定包括在骨折周围不同点的位置垂直打入髓内钉，髓内钉靠外固定物连接
肘关节.肱骨远端 elbow. distal humerus 肘关节骨折分为3种：髁上、外侧髁和内侧髁骨折。 髁上骨折为儿童和青少年肘关节创伤最常见的一种骨折，由手向前方摔倒破坏引起。 如骨折治疗比较复杂，可能出现血管、神经并发症和关节功能受到限制，应考虑为较严重的骨折。 外侧髁和内侧髁的骨折儿童多见	病人表现为疼痛，肘关节体积增大和变形，伴随肘关节功能缺失	双侧肘关节的X线检查，包括前后位、外侧位和斜位的检查。 CT检查有助于外侧髁骨折的诊断。 应尽早排除血管（肱动脉）和神经（正中神经、桡神经和尺神经）症状	◆儿童的髁上骨折应使用经皮克氏针进行限制和固定。 ◆早期并发症包括肱动脉损伤（Volkmann缺血性肌挛缩），正中神经、桡神经、尺神经的损伤和骨筋膜室综合征。晚期并发症可能包括残留尺骨内翻和外翻畸形、关节强直和骨化性骨髓炎。 ◆如果骨折不固定或者手法复位不成功，建议选择外科治疗，但外侧髁骨折可以通过手法复位、石膏和夹板固定来治疗。 ◆内、外侧髁的骨折还能够进行保守治疗，除非此处有内上髁的移位
肘.桡骨头骨折 elbow. fracture of the head of the radius 骨折多由于跌倒的同时肘关节固定和延伸引起，主要发生在成年人。 损伤通常包括肱骨外侧髁骨折，或者涉及关节软骨的骨折	当患者做旋前或旋后动作和按压桡骨头时伴有疼痛症状，应考虑这种骨折	X线检查至少要包括正、侧位片	◆骨折无移位或轻微移位考虑保守治疗。 ◆如骨折为粉碎性骨折，通常需要外科切除桡骨头。 ◆在桡骨头骨折的部位，常伴有急性的桡、尺骨远端的移位（Essex-Lopresti骨折），应选择内固定来保留桡骨头
股骨(干骺端) femur(diaphysis) 此部位骨折儿童和年轻人多见。 当暴力引起此骨损伤时，通常伴随严重的软组织损伤、骨折断端移位和血管、神经损伤	暴力创伤、疼痛和大腿变形，合并有骨折的典型表现	这种骨折通常发生于交通事故。可能伴随相关损伤，如股骨血管的损伤，估计将导致500～800mL的失血，同时可能伴有坐骨神经的敏感性降低	◆儿童最好进行矫形外科治疗。 ◆成年人，首要治疗包括持续骨牵引骨折固定。 ◆这些通常在外科手术治疗后进行
前臂 forearm 前臂骨折通常发生于跌倒时手部触地。 前臂单根骨骨折通常伴随另外一根骨的骨折，或者近、远桡尺关节的移位	骨折症状通常为疼痛、肿胀、变形、肢体轴的消失、功能缺失、骨擦音和相关部位的异常移动	为了排除相关的损伤，两种位置的X线检查应包括肘关节和腕关节。 Monteggia骨折为尺骨干的骨折，伴随桡骨头（近桡尺关节）的移位。 Galeazzi骨折为桡骨干的骨折，伴随远侧桡尺关节水平的移位	◆儿童选择矫形外科治疗，成年人最好进行外科治疗
手 hand 掌骨和指骨骨折常见于职业、家务和运动损伤	掌骨骨折常见于间接损伤或者锐器伤。 表现为手部弥散性疼痛和骨折中心的局灶性疼痛；总而言之，手部迅速出现出血。 Bennett骨折为拇指掌骨基底部的骨折，容易导致腕掌关节的移位。 第5掌骨颈通常由于冲击引发骨折（拳击手骨折）。	病史、临床症状和X线检查	◆掌骨和指骨骨折通常选择保守治疗。Bennett骨折通常需要开放复位和内固定
手腕. 桡骨远端骨折 wrist. fracture of the distal radius 这类骨折通常由手部伸展时跌倒所致。 这类骨折包括没有移位的桡骨远端骨折（隆凸骨折）、有移位和折叠的骨折以及尺骨骨折。还包括儿童的青枝骨折。Colles骨折为桡骨远端骨折中最常见的骨折，它包括向背侧和桡侧的移位，导致叉状变形。骨折线通常在关节内	这些骨折通常发生于40岁以后人群，跌倒时手腕根部着地。 症状有剧烈疼痛，功能缺失，手掌淤斑，腕关节和手的体积增大，呈特征样叉状变形	两个体位的X线检查，包括前后位和侧位	◆封闭式复位和支架限制可以采用，但是如果有移位则要采用外固定和内固定。 ◆Goyrand-Smith、Rhea-Barton和Hutchinson骨折一般要采用外科治疗。 这类骨折主要的并发症是： ◆压迫正中神经。 ◆反射性交感神经营养不良。 ◆创伤后骨关节炎

概述 description	症状 symptoms	诊断 diagnosis	治疗 treatment
髋部.股骨近端（hip. proximal end of the femur） 股骨骨折包括：股骨头骨折，股骨颈骨折，转子间骨折（斜跨大小转子之间）和转子下骨折（位于小转子正下方的平面）。 骨折线越靠近股骨头，血管损伤而引起股骨头坏死的可能性越大。 股骨颈的骨折是临床上最常见的。 这类骨折常发生在老年人，女性更多见，多由摔跌所致	跌倒外伤通常比较缓和，且比例高于骨损伤。 骨折可以引起大腿深部乃至全身的放射性疼痛。 体格检查能发现伤侧肢体缩短，并影响外展和外旋功能。 更特别的是，足跟不能从床上抬起	根据病史和体格检查结果，以及骨盆和髋骨的影像学检测，再加上健侧髋关节的内旋试验可以判断股骨颈的长度	◆由于长期卧床休息后，并发症发生率增高，因此治疗的关键点应该是让病人尽快下地行走。 ◆常规选用外科治疗。 ◆对于转子间骨折，应该采取内固定(髋骨滑螺钉)。 ◆股骨颈骨折应该采用环形内固定术（非移位骨折或年轻病人）或修补术（移位骨折或老年病人）。 ◆转子下骨折应该采用内固定术
肱骨（骨干）humerus (diaphysis) 肱骨骨折通常发生于成年人，继发于手臂的直接损伤，多见于运动损伤、交通事故、自行车翻倒等意外事件	骨折的典型症状是：疼痛、肿胀、变形、骨轴缺失、功能障碍、骨擦音和异常移动。 有时短时间内会影响到桡神经	诊断主要依据体格检查和影像学检查。 桡神经损伤的症状是：手下垂，手掌不能旋后，掌指关节不能伸展，并且手部桡侧感觉敏感性下降	◆这类骨折主要采取保守治疗。 ◆桡神经损伤需要4～12周才能恢复
肱骨(近端) humerus（proximal） 这类骨折包括肱骨颈、大结节和肱骨头骨折。肱骨头骨折不是很常见。 大结节为一个有冈上肌附着的隆突。大结节骨折由侧摔等外伤直接引起，并且容易导致粉碎性骨折。 大结节还会因冈上肌的牵引而移位。 肱骨颈的骨折在老年人中非常常见。这类骨折通常由摔倒所致，病人在摔倒时希望伸展上肢，手臂像杠杆一样在肩关节上转动，伴有手臂的内外扭转。当骨折使肱骨头发生移位时，可能发生无血管性坏死	这类骨折会出现疼痛和外展受限，例如，肢体不能做远离中轴或者矢状面的运动，但对伸展方向的前后运动没有影响。 在手臂内面可能出现淤斑	诊断需结合病史、体格检查和影像学检查	◆没有发生移位的大结节骨折或肱骨颈骨折一般采用保守治疗，不需要用支架和绷带来固定肩关节。 ◆对于有实质性移位骨折或者成角骨折，应该考虑外科治疗，尤其对年轻患者更应如此。 ◆功能恢复应该尽早开始，以避免将来关节活动受限
鹰嘴 olecrnon 鹰嘴骨折通常有两种机制：一种是外伤直接损伤肘关节下方，另一种是外伤直接损伤鹰嘴	症状主要为疼痛和肘关节不能正常伸展	诊断需结合病史、体格检查和影像学检查	◆有移位的骨折需要手术复位并且增加内固定来恢复韧带和三角肌功能
髌骨 patella 髌骨骨折很常见，可以由外伤直接引起，也可以由股四头肌收缩使关节被动屈曲所致	症状主要是疼痛、肿胀和屈曲位损伤、膝盖伸展障碍。骨折碎片间的分隔可被感知	诊断需依据前后位和侧位影像学检查结果	◆如果没有移位，此类骨折可以采取保守治疗。 ◆如果骨折伴有移位就应该采取外科治疗
骨盆 pelvis 骨盆骨折通常由附着于骨盆的大肌肉（髂前上棘的缝匠肌，髂前下棘的股直肌等）撕脱或剧烈收缩所致，或者由直接损伤所致。 由外伤引起的单纯性骨折一般较稳定（髂骨翼的分离性骨折，或者耻骨的水平支或坐骨支骨折），而多处骨折一般不稳定	撕脱性骨折通常由负重肌突然收缩引起，在年轻运动员中高发；而耻骨骨折老年人高发，并且多由摔倒引起。 患者会出现剧烈疼痛并有功能缺失。 此类骨折年轻人多见，多由外伤直接引起。交通事故造成的骨折通常不稳定，因此可能伤及骨盆内器官，造成腹膜后出血和低血容量性休克	诊断需结合病史、临床和影像学检查。 对于不稳定性、重力性骨折，骨盆内结构受到损伤者必须仔细检查，尤其是髂血管、腰骶丛、直肠、阴道、膀胱和尿道。 没有出血证据的高血压病人必须考虑腹膜后出血的可能性。 推荐采取腹部超声、CT扫描和膀胱造影检查	◆撕脱性和稳定性骨盆骨折可以采取保守治疗。 ◆不稳定性骨折最好采取内固定进行复位，有实质性移位的多处骨折，外科手术复位非常必要
胸椎和腰椎 thoracic and lumber spine 脊柱这一垂直柱被分为3个功能柱，椎体的前部形成前柱，椎体后部形成中间柱，椎弓根、椎板、横突、棘突和韧带形成后柱。 2～3根柱的损伤会导致不稳定。 这个部位的骨折最常见原因是椎骨前柱受压，在此处椎体前部被挤压成楔形	症状是肌肉挛缩，叩诊时疼痛。 在一些病例中伴随有神经症状：感觉异常、感觉减退、感觉缺失、反射异常。 脊髓反射尤其是球海绵体肌反射可以被检测到	诊断需通过影像学检查。 CT扫描对椎体病变很灵敏	◆稳定性骨折视具体情况决定采取或不采取内固定。 ◆对于多处损伤的不稳定性骨折和神经症状需进行外科治疗
手腕. 舟骨骨折wrist. scaphoid fracture 这种骨折通常发生在青少年手和手腕伸展时摔伤	患者桡骨背侧腕部疼痛，疼痛由手腕运动引起，或者鼻烟窝上产生疼痛	这类骨折很难诊断，需要腕部至少3个部位的X线检查	◆这种骨折应该用手臂石膏固定。 ◆需要2～3个月的固定时间。 ◆主要的并发症是骨不愈合（需要外科治疗），以及舟骨近端出现无血管坏死

关节 joints

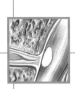

人体的骨由一系列的骨连结或关节连结在一起，这些关节与骨连结将骨连结在一起构成骨骼。关节为复杂的骨连结，是由相邻的骨和软组织如软骨、韧带和滑膜等连结形成的，主要维持骨的连结。

关节有两个作用：一是连结骨骼并防止它们分离;二是确保骨骼能通过一系列复杂的机制来维持身体的运动。一些简单的关节仅仅由两块骨形成，然而另一些关节的构成却非常复杂，也因此保证了它们具有较大的运动性。

关节按照它们的运动性质可分成以下3组：

★ 不动关节：不活动，见于颅骨相邻骨的连结。

★ 可动关节：具有较大幅度的活动度，如上、下肢骨连结（肩关节、肘关节、膝关节、髋关节等）以及身体其他部分的大部分关节。

★ 微动关节：半活动关节，有一定的活动度，但比较有限，如耻骨联合或椎间盘。

关节的组成包括多个结构。首先是关节面，与对应的关节面相关节；其次是关节面之间的组织，通常是软骨或纤维软骨；最后是韧带和关节囊，在大多数关节，其附着于关节周围的骨面，将相关节的骨连结起来。

可动关节具有较大的活动度，关节之间的组织具有多种类型：①关节面的关节软骨，能加深关节窝和增大关节接触面的关节唇；②使关节运动范围扩大的、位于两关节面之间的纤维软骨板或半月板；③连结相邻两骨之间的韧带（囊内韧带或囊外韧带）；④由关节囊的内层滑膜分泌的具有润滑关节作用的滑液等。

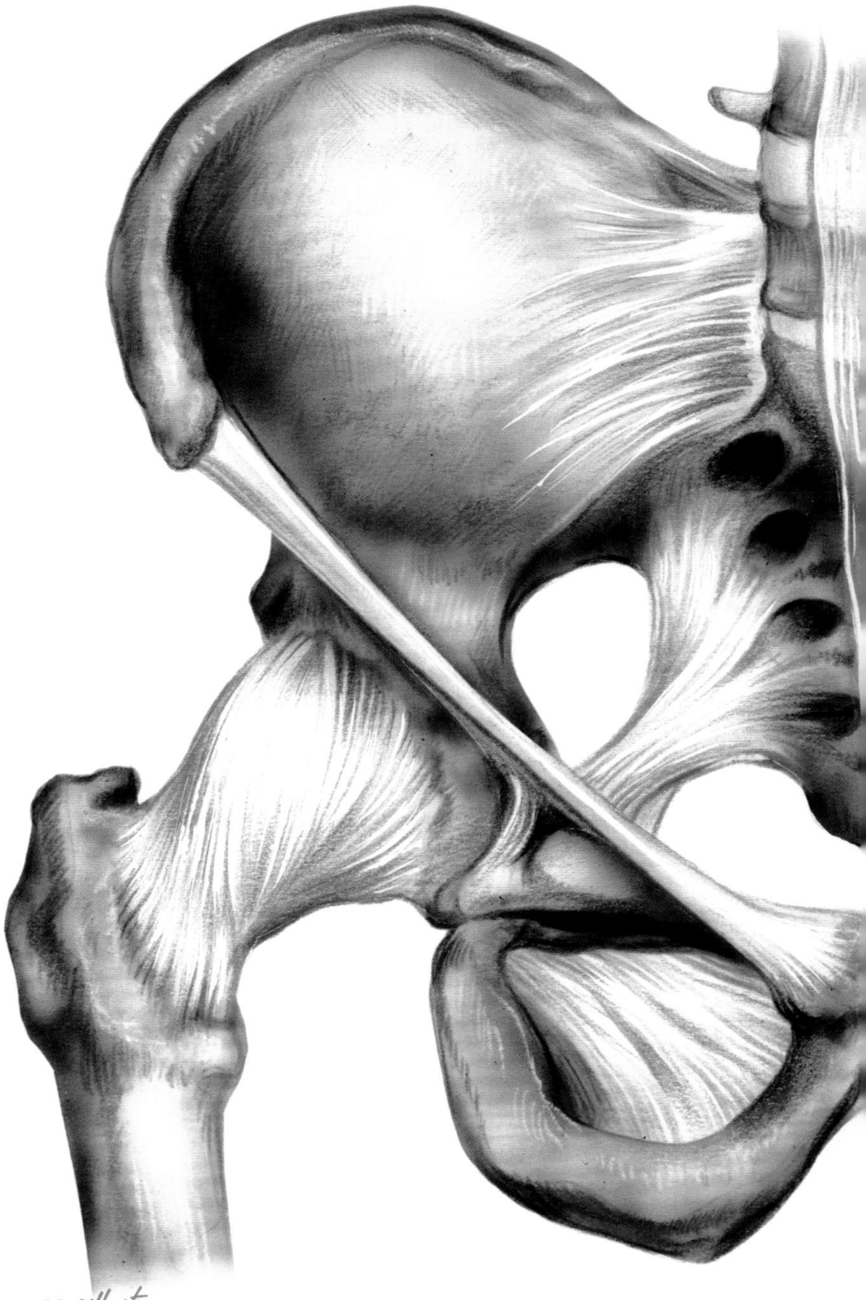
Medillust

关节类型 types of joints

不动关节 synarthroses

不动关节固定相邻两骨，没有任何活动性。由嵌入两骨关节面之间的组织（纤维或软骨）相连结，缺乏韧带，如颅骨之间是典型的该类连结

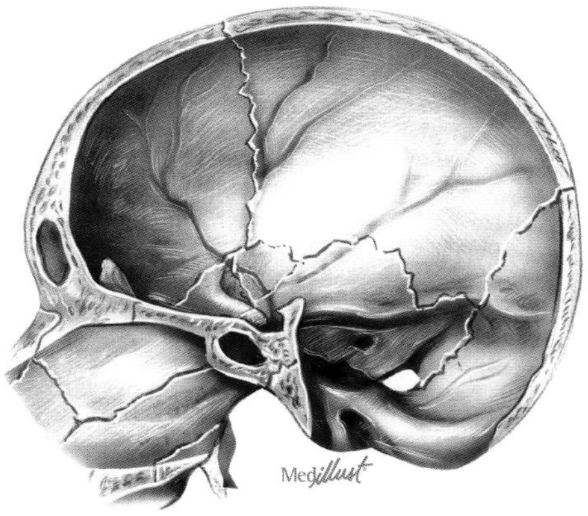
Medillust

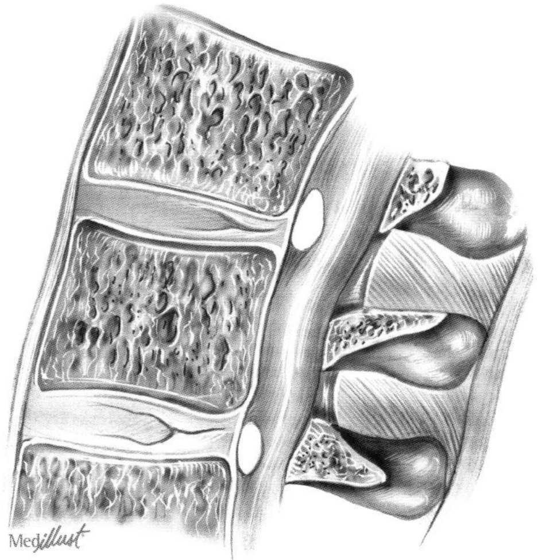
Medillust

微动关节 amphiarthroses

也称之为联合，它们可做非常少的移动，可归类为半活动关节，该类关节几乎均由覆盖着软骨的相对扁平骨面相关节形成，骨面间是纤维软骨盘，并通过周围韧带加强。典型的微动关节如椎体间的椎间盘和耻骨联合

可动关节 diarthroses

这种关节允许大范围的活动按照关节的运动和特征机制可分为：杵臼关节、椭圆关节(髁状关节)、鞍状关节、屈戌关节、车轴关节、滑动关节

杵臼关节 enarthroses

也称为球窝关节。杵臼关节的窝特别深。该关节由一个圆形的关节头和一个适合它的关节窝组成。关节面被关节囊和韧带包绕。可做各方向的运动：屈、伸、收、展和旋转。例如髋关节和肩关节

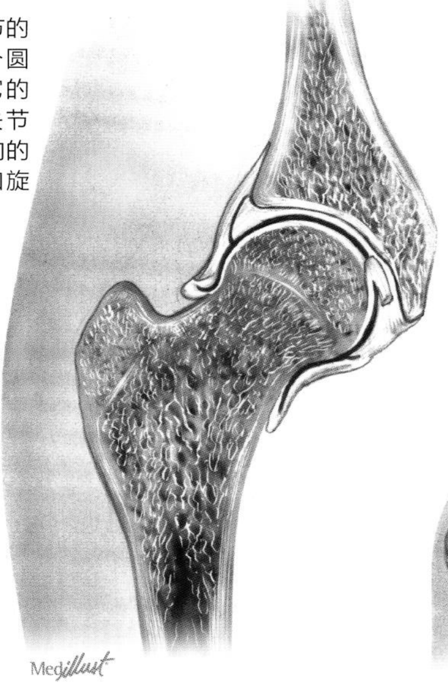
Medillust

椭圆关节 ellipsoidal

关节由一个伸展的关节头和适合它的关节窝组成。它可做屈、伸和收、展。例如腕关节

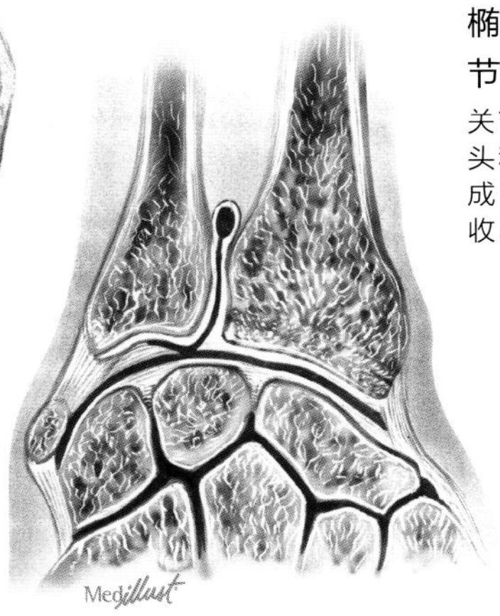
Medillust

鞍状关节 saddle joints

这类关节由相互适合的凸面和凹面形成，形似马鞍，由此得名。它可做屈、伸和收、展。如胸锁关节和最为典型的拇指腕掌关节

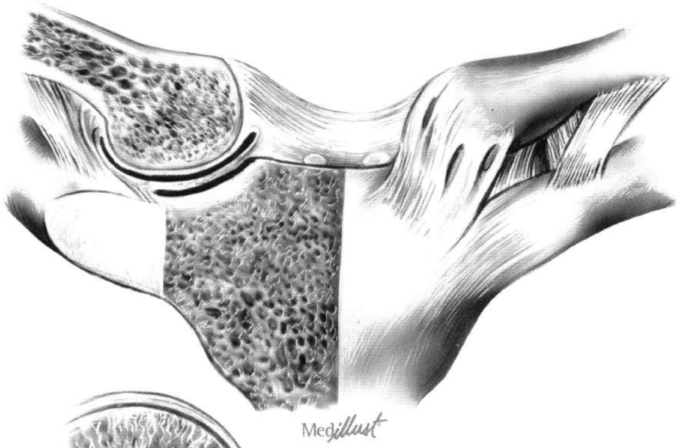
Medillust

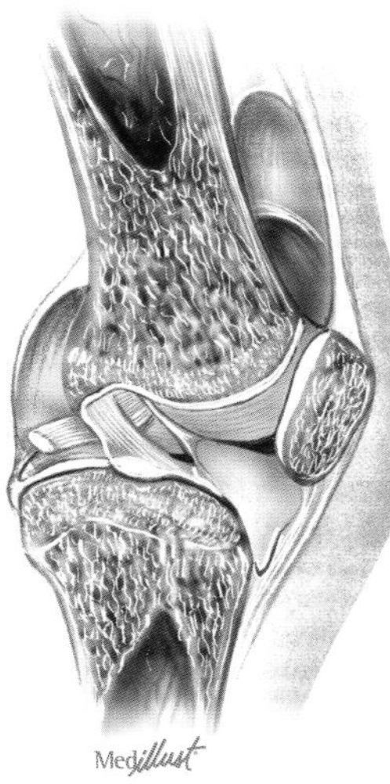
Medillust

屈戌关节 hinge joint

关节由滑车或滑轮状的关节头和相对应的关节凹构成，其关节凹中部突起的嵴与滑轮的中央凹关节，其两外侧面则与滑车的外侧面相关节，以限制关节的侧方运动。它们主要做屈、伸运动。如膝关节和肘关节

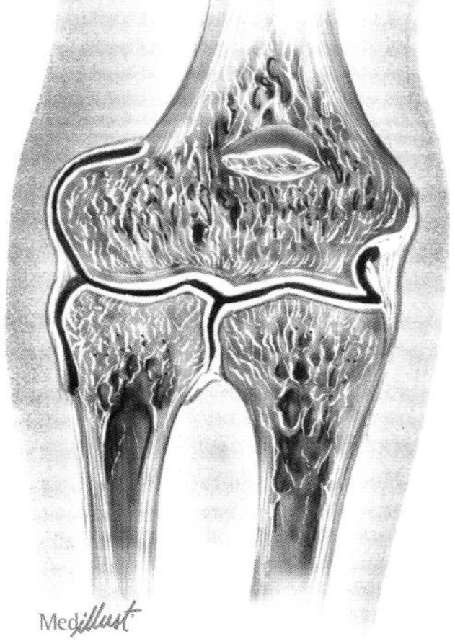
Medillust

车轴关节 trochoid

关节头的关节面呈圆柱状，关节窝常由骨和韧带连成的环构成。此关节只能做旋转运动。如桡尺近侧关节和寰枢关节

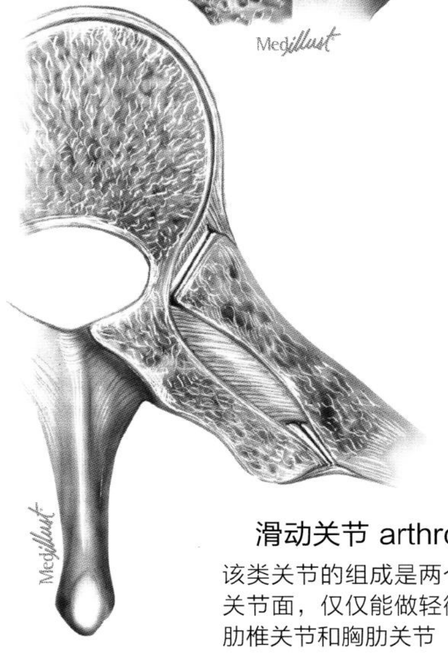
Medillust

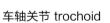

滑动关节 arthrodial joints

该类关节的组成是两个相对扁平的关节面，仅仅能做轻微的滑动。如肋椎关节和胸肋关节

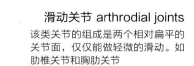

颞下颌关节 temporomandibular joint

该关节的运动与咀嚼有关。它由下颌骨和颞骨连结形成。下颌骨上有个圆形突起称下颌骨髁突，颞骨上有与之适应的关节窝。下颌骨的髁突与颞骨的关节窝相关节，当张口时，下颌骨的髁突滑向颞骨的关节窝。因此，该关节称为双髁状关节。在两关节面间有关节盘，使它们相适应

内侧面观 medial view

外侧面观 lateral view

翼棘韧带 pterygospinous ligament
一薄层的纤维膜，起自蝶骨翼突，止于蝶骨棘

蝶窦 sphenoidal sinus
位于蝶骨体内的空腔，向前开口于蝶筛隐窝。它是鼻窦之一，其作用为温暖和湿润吸入的空气

关节囊 joint capsule
一纤维套完全包绕该关节，下至整个下颌骨髁突的颈部周缘，向上延伸则可到颞骨的颧突、关节窝和蝶骨

颞下颌外侧韧带 lateral temporomandibular ligament
该韧带可加强关节囊，它从颞骨的颧突延伸到下颌骨髁突颈部的外侧面

颧弓 zygomatic arch
它是骨性的弓形结构，由颧骨的颞突向外延伸与颞骨的颧突连结形成。它常作为韧带和肌肉的附着点

冠突 coronoid process
下颌支上缘前部的骨性突起，它是颞肌的止点，该肌可帮助下颌骨运动

茎突 styloid process
颞骨岩部向下的细小骨性突起。它是一群肌肉（茎突舌骨肌、茎突咽肌、茎突舌肌）和韧带（茎突上颌韧带、茎突舌骨韧带）的附着点

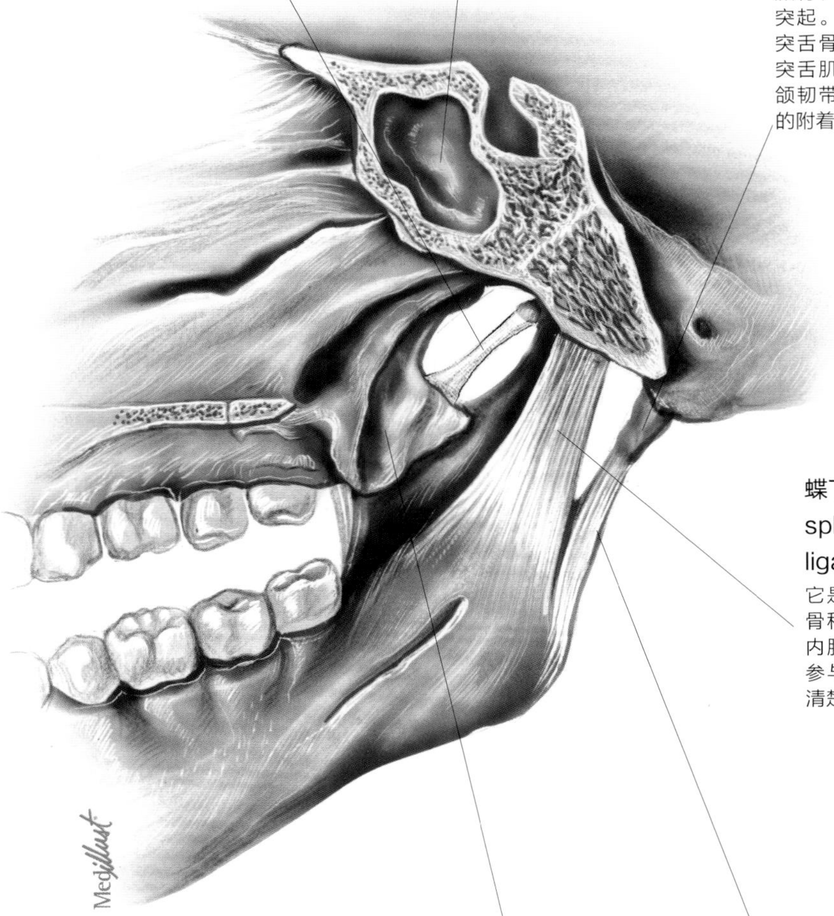
Medillust

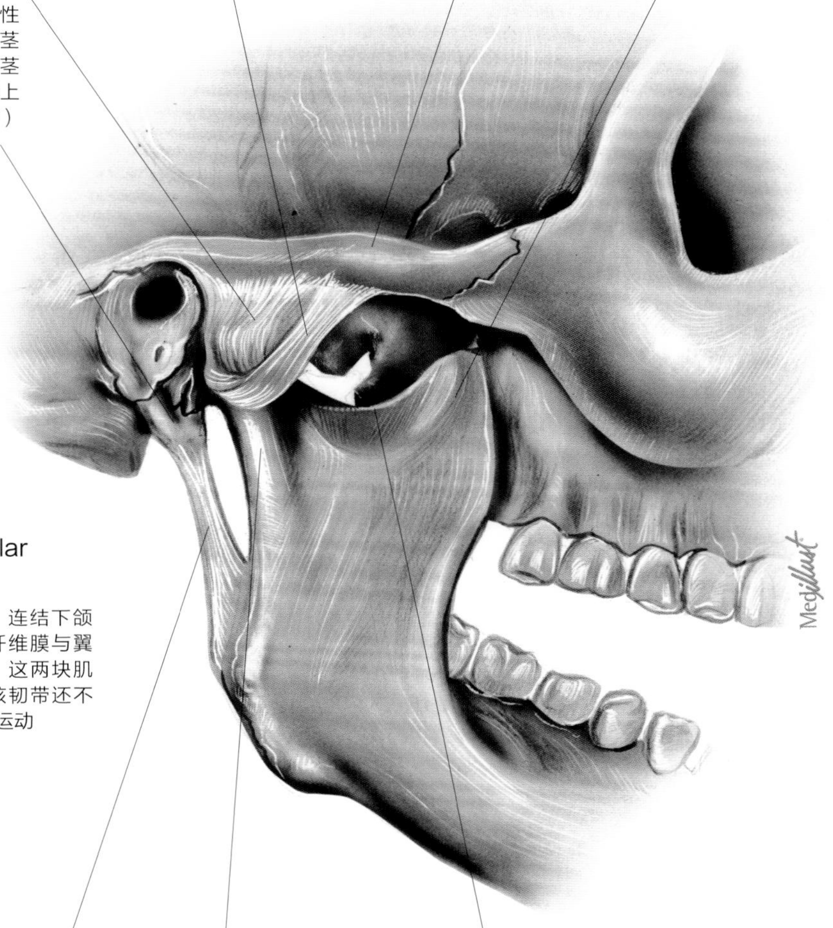
Medillust

蝶下颌韧带 sphenomandibular ligament
它是一粗厚的韧带，连结下颌骨和蝶骨。其部分纤维膜与翼内肌、翼外肌相贴。这两块肌参与咀嚼运动。但该韧带还不清楚能否协助下颌骨运动

翼突 pterygoid process
是蝶骨体下部两侧的骨性突起。从翼管周围发出两支，向下延伸形成外侧板和内侧板。它常作为咀嚼肌、软腭、咽部的一些肌肉和韧带的附着点

茎突下颌韧带 stylomandibular ligament
一稀疏的韧带，连结茎突和下颌支的后缘

髁突颈 neck of the condyle
髁突和下颌支的相交处

下颌切迹 sigmoid notch
下颌骨的冠突和髁突之间的宽大切迹。该处有咬肌的血管和神经通过

颈项部 nape of the neck

后面浅层观 superficial posterior view

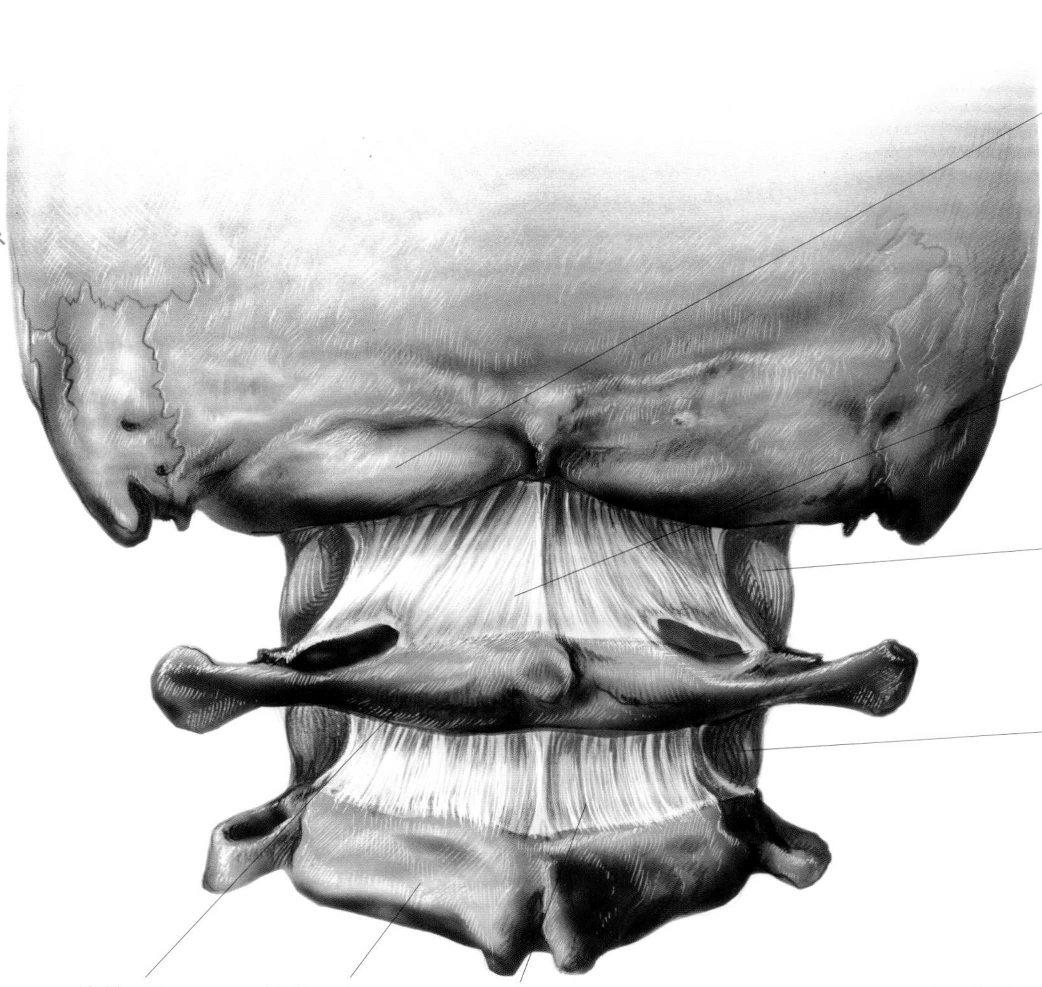

枕骨 occipital bone

位于颅后下部不成对的较为复杂的一块颅骨。其内凹面承托端脑的枕叶和小脑。它有一枕骨大孔，该孔的位置是颅与脊柱相交处，脊髓与脑的分界处。枕骨的颈静脉突和基底的突起常作为椎前肌的附着点

寰枕后韧带（寰枕后膜）posterior atlanto-occipital ligament (or membrane)

它是一细小的韧带，连结枕骨大孔的后缘与寰椎后弓的上缘

寰枕关节囊韧带 capsular ligament of the atlanto-occipital joint

围绕寰枕关节囊的一组韧带，上方起自枕骨髁的周围，向下止于寰椎关节凹的外缘

寰枢关节囊韧带 capsular ligament of the atlanto-axial joint

围绕寰枢关节囊的一组韧带，上方起自寰椎，向下止于枢椎的外缘

寰椎 atlas

第1颈椎。与其他颈椎不同，由两个侧块通过前、后弓连结而成。无椎体，其椎体的空隙被齿突占据。在前弓后面有一小的关节面与枢椎的齿突相关节，它能使颅骨相对脊柱有较大的运动性。横突孔内有椎动脉通经

枢椎 axis

第2颈椎，向上与寰椎相关节，向下与第3颈椎相关节。与其他颈椎也有不同。其椎体上有向上伸出的突起，称为齿突，与寰椎的齿突凹相关节，使得颅骨有较大的运动性。它也是该区域许多肌肉的止点

黄韧带 ligamenta flava

细小，呈板状，连结寰椎的后弓和枢椎的棘突根部，与其他椎骨间连结的黄韧带相同

> **寰枕关节 atlanto-occipital joint**
>
> 由枕骨髁与寰椎侧块的上关节凹构成。它将颅骨与脊柱连结在一起，属椭圆关节。该关节可使头做俯、仰和侧屈运动。另外枕骨与枢椎连结不是通过相应的关节，而是通过强大的韧带

后面中层观 medial posterior view

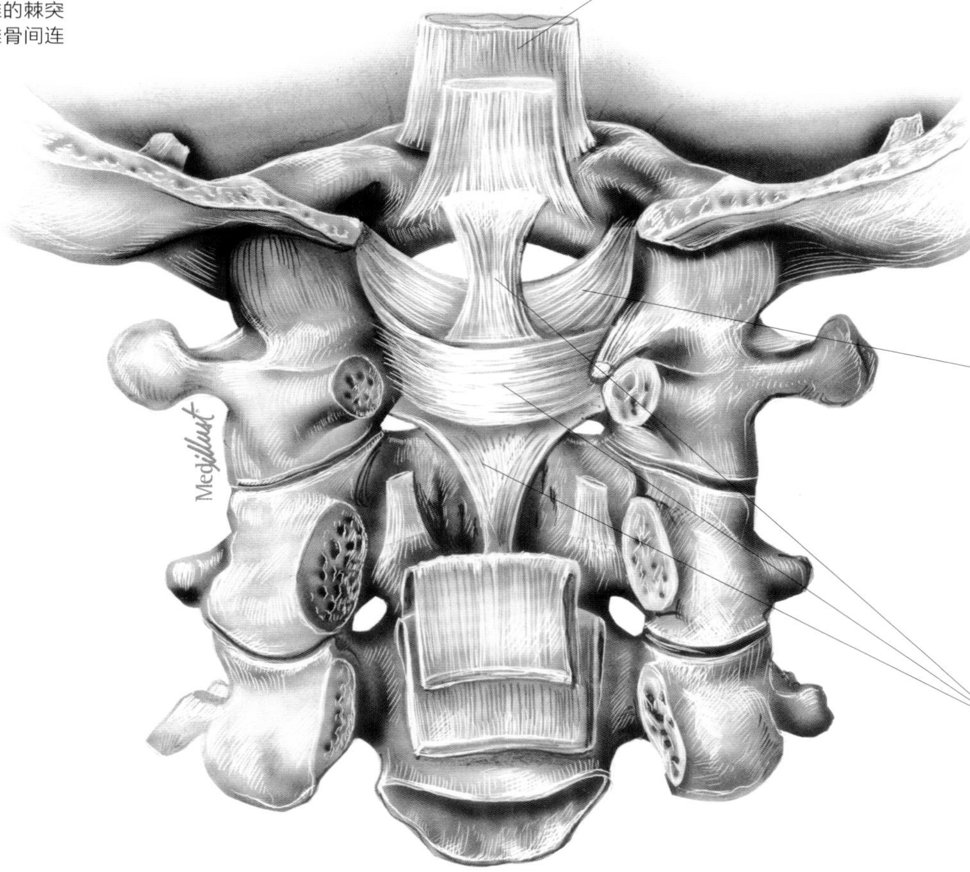

后纵韧带 posterior longitudinal ligament

是覆盖在椎体后部的韧带，位于椎管的内面。向上延伸形成覆膜

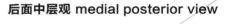

翼状韧带 alar ligament

外侧翼状韧带是短而强韧的韧带，起自齿突的两侧，止于枕骨髁。同时还有内侧翼状韧带（下方示十字韧带）

十字韧带 cruciate ligaments of atlas

其名字由韧带交叉形成十字状得来。其下部发散出一束纤维止于枢椎体后面，而上部同样向两侧延伸止于枕骨大孔的前缘

> **寰枢正中关节 median atlanto-axial joint**
>
> 由齿突与寰椎前弓后方的关节面和寰椎横韧带构成，属车轴关节。可做旋转运动，通过寰枕关节传递形成完整的头部运动

胸廓 thorax

前面观 anterior view

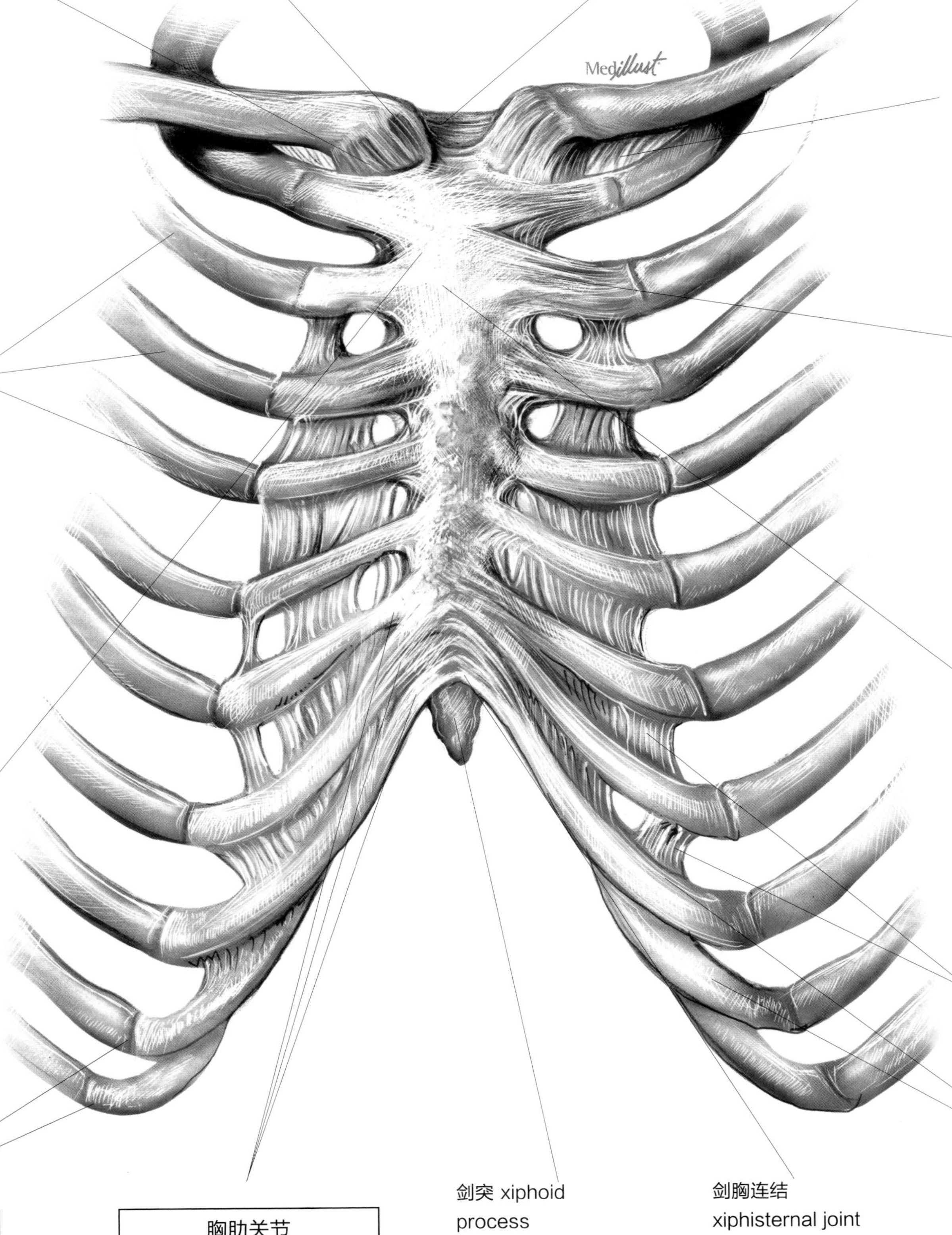
Medillust

胸锁前韧带 anterior sternoclavicular ligament

胸锁关节的关节囊前面由该韧带加强，其后部由胸锁后韧带加强

胸锁关节 sternoclavicular joint

该关节由锁骨的胸骨端和胸骨柄的锁切迹及第1肋软骨组成。其关节面覆盖着纤维软骨，属于鞍状关节

锁骨间韧带 interclavicular ligament

它是关节上方的韧带，部分止于胸骨柄的颈静脉切迹，其余部分横过锁骨

锁骨 clavicle

该骨扁平、狭长，呈“S”形弯曲。从肩胛骨的肩峰到胸骨，架于胸廓的前上方

肋锁韧带 costoclavicular ligament

它是关节的下部韧带，将锁骨和第1肋软骨连结

肋 ribs

12对扁平弯曲的肋位于胸廓的两侧，它们分别从脊柱胸椎水平或倾斜地延伸到胸骨形成一个笼状胸廓。第1~7对肋前端能与胸骨直接连结，称真肋。第8~10对肋借共同软骨与胸骨相连称假肋。第11~12对肋则称为浮肋，其前端游离

胸肋辐射韧带 radiate sternocostal ligament

该韧带可加强胸肋关节，它们起自肋软骨，呈扇形展开，终止于胸骨的前面。该韧带可分为前后两部分

胸骨 sternum

它是一块扁骨，位于胸前壁正中，可分为柄、体和剑突3部分。它通过肋软骨与肋连结，在上部胸骨柄中部的切迹被称为颈静脉切迹，胸大肌的起点也起源于胸骨前面。胸骨在胸廓前面的皮下可触摸到

柄胸连结 manubriosternal joint

该关节位于胸骨柄、体结合处，在呼吸时能允许小范围的运动，其结合部形成一个微向前凸的胸骨角。其关节的两骨面间有一层纤维软骨

肋间韧带 intercostal ligaments

该韧带薄而纤细，因连结相邻的肋软骨而命名

肋软骨连结 costochondral joints

肋骨通过一个不动关节连结肋软骨，关节的关节面被嵌合在一起

胸肋关节 sternochondral joints

由肋软骨与胸骨相应的肋切迹构成。它们属微动关节，能允许小范围的滑动

剑突 xiphoid process

它的形状变化较大，可能是多角形、卵圆形，一些人的剑突上可见剑突孔

剑胸连结 xiphisternal joint

由胸骨体和剑突构成，该关节在人约40岁时变成一个不动关节。在两骨面间存在一细小的纤维软骨

软骨间连结 interchondral joints

第8~10肋软骨前端不直接与胸骨相连，而是依次与上位肋软骨形成软骨间连结，构成微动关节

脊柱 spine

椎骨间关节 intervertebral joints
脊柱中有许多不同的关节类型。它包含连结椎体的微动关节，关节突之间的滑动关节，肋和横突间的滑动关节。所有这些关节共同使脊柱屈、伸、侧倾和旋转

肋椎关节 costovertebral joint
该关节是滑动关节，其关节面由肋头和椎体的上下肋凹构成，可被一前韧带、后韧带和肋间韧带加强，允许肋做上升和下降的运动。肋椎关节是联合关节，还包括肋横突关节，由肋结节和相应椎骨的横突肋凹构成

前面观 anterior view

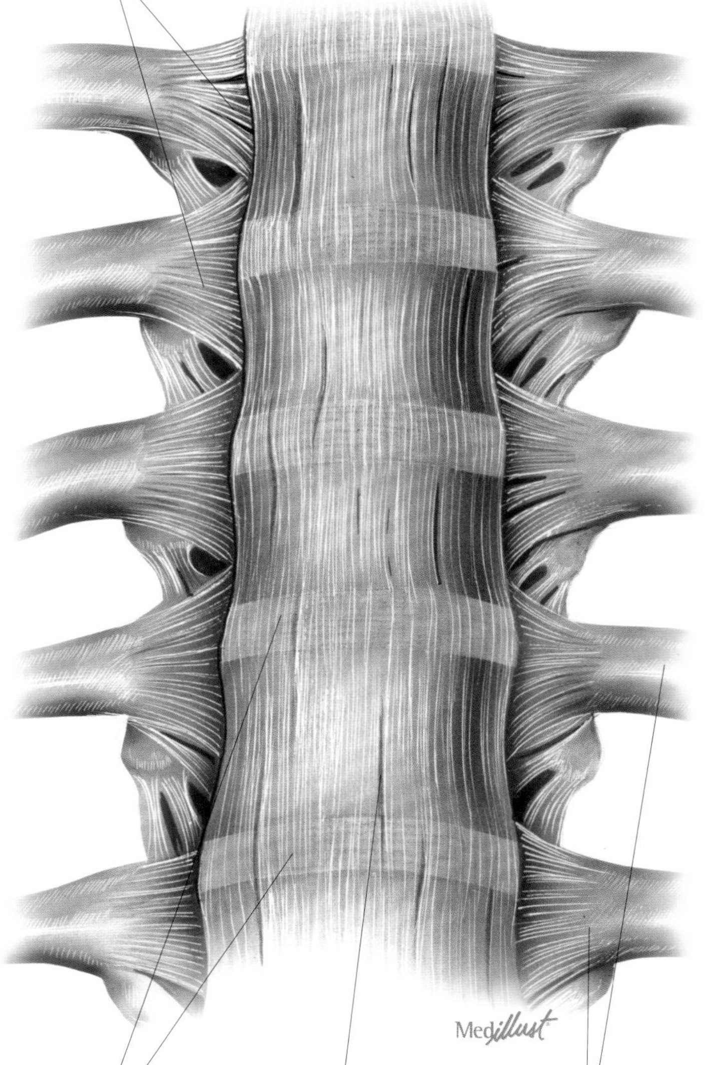

Medillust

胸肋辐射韧带 radiate sternocostal ligament
该韧带可加强胸肋关节，它们起自肋软骨，呈扇形展开，终止于胸骨的前面。该韧带可分为前后两部分

椎间盘 intervertebral discs
该纤维软骨盘位于相邻的两个椎体之间，外形与相邻椎体的上下关节面适应。椎间盘由两部分组成，中央部为髓核，为柔软而富有弹性的胶状物质；周围部为纤维环，由坚韧的纤维软骨环组成。椎间盘在承受压力时被压缩，除去压力后又可复原，具有弹簧垫的作用

前纵韧带 anterior longitudinal ligament
是椎体前面自上而下的一束坚固纤维束，其纵行的纤维牢固地附着于椎体和椎间盘的前面。同时在椎管内的椎体后面还有一束后纵韧带，在骶骨，它向外止于髂筋膜

肋 ribs
12对扁平弯曲的肋位于胸廓的两侧，它们从胸椎先水平后倾斜地延伸到胸骨形成一个笼状胸廓。第1~7对肋前端与胸骨直接连结，称真肋。第8~10对肋借共同软骨与胸骨相连称假肋。第11~12对肋则称为浮肋，其前部游离

后面观 posterior view

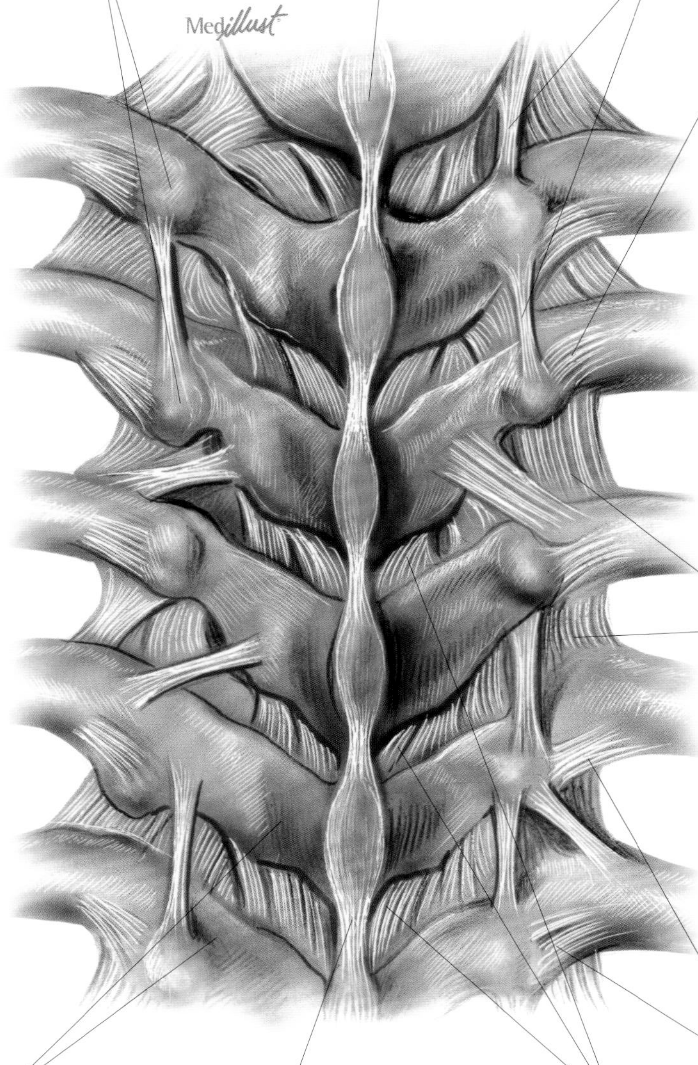

Medillust

横突 transverse processes
是椎骨外侧的骨性突出部分，常作为许多关节韧带的附着处。肋与胸椎的横突形成肋横突关节

棘突 spinous process
是椎骨后面的突出部分，韧带可连结不同的棘突，棘间韧带附着在棘突后面

横突间韧带 intertransverse ligaments
该韧带纤细，可连结相邻两椎骨的横突。其韧带的厚度取决于脊柱的水平

肋横突上韧带 superior costotransverse ligaments
该韧带可帮助连结肋椎关节。其韧带较厚，连结着肋颈的上缘和椎骨横突的下缘。在该肋的下方可见一更纤细的肋横突下韧带

肋横突后韧带 posterior costotransverse ligaments
该韧带可帮助连结肋椎关节。它是一方形纤维束，连结着肋结节和相应椎骨的横突

椎弓板 vertebral laminae
为椎弓后部扩展形成的较宽呈板状的骨结构，构成椎间孔和椎孔，其向后有一长的棘突

棘上韧带 supraspinous ligament
为位于整个脊柱后面正中的纵形长条纤维束， 连结第7颈椎至骶骨的各椎骨棘突。在相邻的棘突之间，连结相邻棘突下缘和上缘的薄片状韧带称棘间韧带， 其向前与黄韧带、向后与棘上韧带相连

黄韧带 yellow ligaments
为一带状纤维束， 从上位椎板的下缘连结至下位椎板的上缘。它由黄色的弹性纤维构成，在椎管的下端较易观察该韧带

骶髂关节区 sacro-iliac area

前面观 anterior view

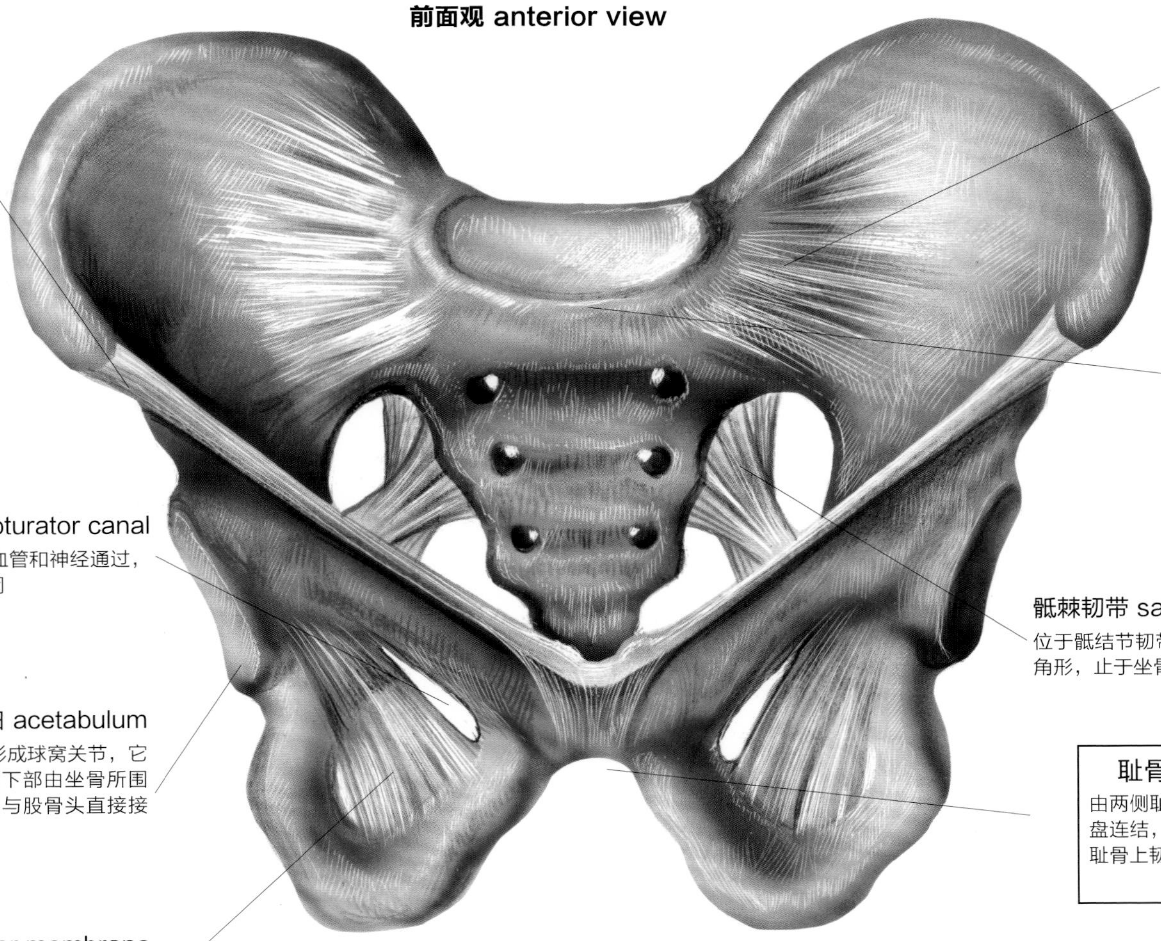

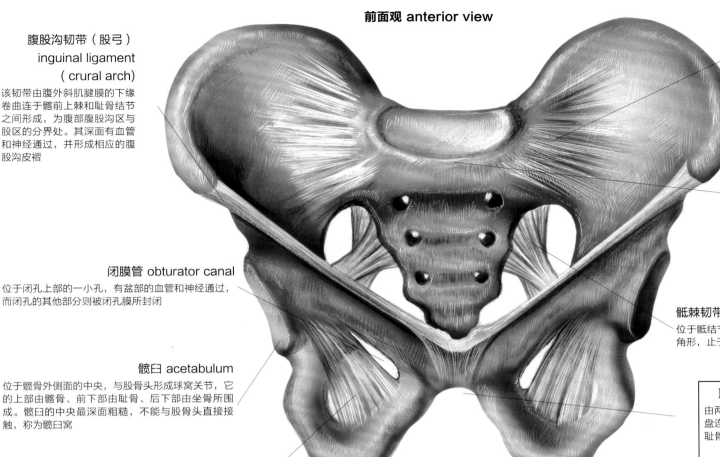

腹股沟韧带（股弓） inguinal ligament (crural arch)

该韧带由腹外斜肌腱膜的下缘卷曲连于髂前上棘和耻骨结节之间形成，为腹部腹股沟区与股区的分界处。其深面有血管和神经通过，并形成相应的腹股沟皮褶

闭膜管 obturator canal

位于闭孔上部的一小孔，有盆部的血管和神经通过，而闭孔的其他部分则被闭孔膜所封闭

髋臼 acetabulum

位于髋骨外侧面的中央，与股骨头形成球窝关节，它的上部由髂骨、前下部由耻骨、后下部由坐骨所围成。髋臼的中央最深面粗糙，不能与股骨头直接接触，称为髋臼窝

闭孔膜 obturator membrane

是一坚韧的薄纤维膜，覆盖着闭孔，其上部的闭膜管有盆腔的神经、血管通过

骶髂前韧带 anterior sacro-iliac ligament

是一宽而薄的纤维束，起自骶骨的前上部，止于髋骨内侧的髂窝

骶骨 sacrum

由5块骶椎融合而成，呈三角形，位于脊柱的底部，其上部与腰椎、外侧与髋骨均可形成关节，形成完整的骨盆。它可帮助形成脊柱的生理弯曲。尽管骶骨上有肌肉覆盖着，但仍能在臀沟间触摸到

骶棘韧带 sacrospinous ligament

位于骶结节韧带的前方，起自骶、尾骨侧缘，呈三角形，止于坐骨棘

耻骨联合 pubic symphysis

由两侧耻骨联合面借纤维软骨构成的耻骨间盘连结，是一微动关节，其上、下方分别有耻骨上韧带和耻骨弓状韧带加强

后面观 posterior view

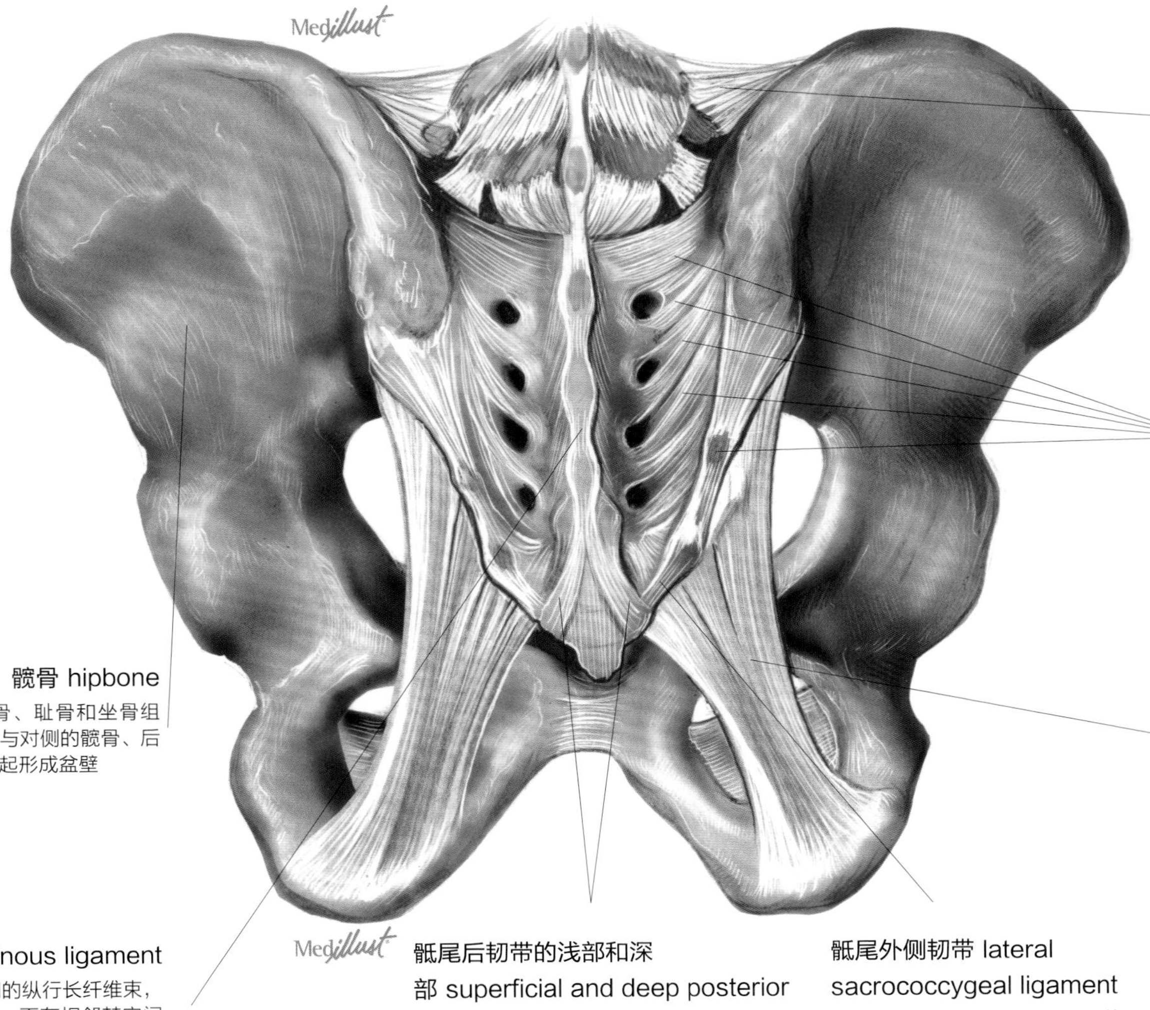

骶髂关节 sacro-iliac joint

由骶骨和髂骨相应的耳状面构成，两关节面之间有一层纤维软骨。关节完全被关节囊包绕着，活动度极小

髋骨 hipbone

一扁平铲状的骨，由髂骨、耻骨和坐骨组成，其前部通过耻骨联合与对侧的髋骨、后部通过骶髂关节与骶骨一起形成盆壁

棘上韧带 supraspinous ligament

它是连结脊柱棘突尖之间的纵行长纤维束，上至第7颈椎，下达骶骨。而在相邻棘突间有棘间韧带，向前与黄韧带、向后与棘上韧带相移行连结

骶尾后韧带的浅部和深部 superficial and deep posterior sacrococcygeal ligaments

该两部分纤维束从骶峭下部到尾骨的后面，同时在前面还有相似的骶尾前韧带加强骶、尾骨的连结

骶尾外侧韧带 lateral sacrococcygeal ligament

该韧带从骶骨的外侧缘到尾骨的外侧缘，并在外侧加强骶尾关节

髂腰韧带 iliolumbar ligament

由第5腰椎横突横行至髂嵴的后上部，位于骶髂关节的外侧，并加强该关节。该韧带的部分可垂直下降连于髂粗隆

骶髂后韧带 posterior sacro-iliac ligaments

该韧带成簇状，起自骶骨后面骶后孔附近，从不同方向止于髋骨的髂嵴

骶结节韧带 sacrotuberous ligament

一宽阔的纤维束，起自骶、尾骨的侧缘，止于坐骨结节。该韧带除连结髋骨和骶骨外，还可帮助支持骨盆，参与形成骨盆壁

肩关节 shoulder

盂肱上韧带 superior glenohumeral ligament
该韧带起自肩胛骨关节盂唇的上部，略向下止于肱骨大结节

肩峰 acromion
肩胛冈向外延伸的扁平突起，其前方有一关节面与锁骨相关节。它较肩胛冈其他部分粗壮，同时它也是肩部一些韧带和肌肉附着处。

肩锁关节 acromioclavicular joint
为一滑动关节，允许有限的滑动。其由锁骨的肩峰端和肩胛骨的肩峰组成，关节面被关节软骨覆盖，并被肩锁上、下韧带加强

肩锁关节囊 acromioclavicular joint capsule
该关节囊纤细，包裹着锁骨的外侧端（肩峰端）和肩胛骨的肩峰，参与形成肩锁关节

喙肩韧带 coracoacromial ligament
为三角形的韧带，连于肩胛骨的喙突和肩峰之间，架于肩关节的上方，形成其拱顶

锁骨 clavicle
为一块扁平、呈横置"S"形弯曲的骨，其内侧与胸骨、外侧与肩胛骨都能形成关节。颈部和胸部许多肌肉都附着在锁骨上

冈上肌肌腱 tendon of the supraspinosus muscle
起自肩胛骨后面的冈上窝内，向外经肩关节的关节囊上部止于肱骨的大结节

斜方韧带 trapezoid ligament
为一薄纤维膜，连结肩胛骨的喙突和锁骨外侧端的下缘

喙肱韧带 coracohumeral ligament
为一非常宽阔、坚韧的纤维膜，从肩胛骨的喙突至肱骨的大结节，与肩关节的关节囊紧密相贴

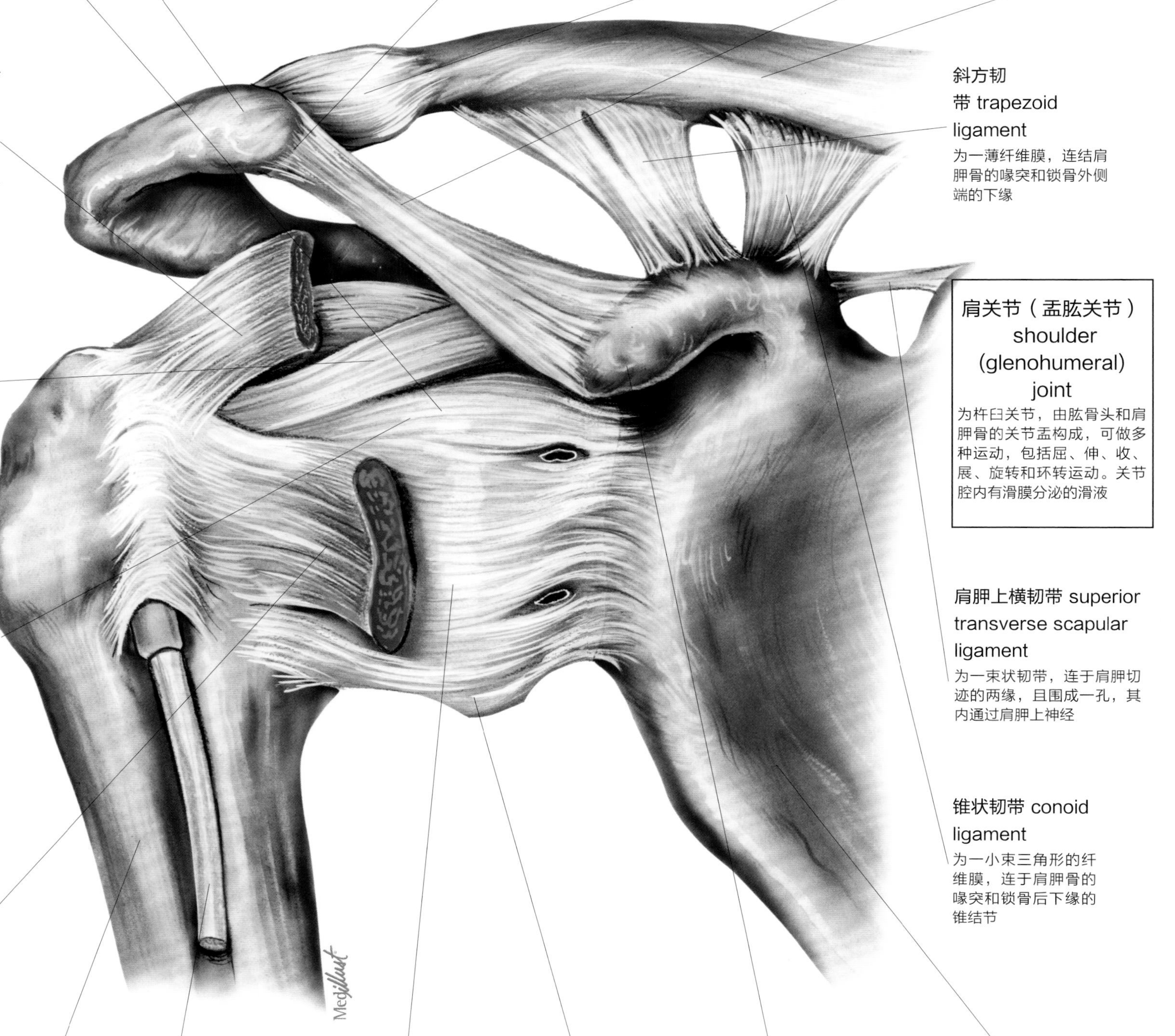

肩关节（盂肱关节） shoulder (glenohumeral) joint
为杵臼关节，由肱骨头和肩胛骨的关节盂构成，可做多种运动，包括屈、伸、收、展、旋转和环转运动。关节腔内有滑膜分泌的滑液

肩关节囊 joint capsule
呈纤维套包绕着整个肩关节。其肩胛骨端附着在关节盂的周缘，肱骨端附于解剖颈。其滑膜层可分泌滑液以利于关节面的滑动，关节囊的外部有盂肱韧带加强（图示关节囊被盂肱韧带遮盖）

肩胛上横韧带 superior transverse scapular ligament
为一束状韧带，连于肩胛切迹的两缘，且围成一孔，其内通过肩胛上神经

肩胛下肌肌腱 tendon of the subscapular muscle
肩胛下肌占据着整个肩胛骨的前面，其肌腱经肩关节囊的前方，向上外止于肱骨的大结节

锥状韧带 conoid ligament
为一小束三角形的纤维膜，连于肩胛骨的喙突和锁骨后下缘的锥结节

肱骨 humerus
位于臂部的长骨，分为一体两端。其上部有隆起的肱骨头，与肩胛骨相关节形成肩关节。下部与桡、尺骨形成肘关节。肱骨上有许多肩部、胸部和上肢肌肉附着

肱二头肌长头腱 tendon of the long portion of the biceps brachii muscle
肱二头肌长头腱起自肩胛骨外侧角的盂上结节（粗隆），作为一关节韧带连于关节囊，经肱骨结节间沟下降，在臂下部与短头合并成一个肌腹

盂肱中韧带 middle glenohumeral ligament
该韧带起自肩胛骨关节盂唇的前部，止于肱骨大结节的前部

盂肱下韧带 inferior glenohumeral ligament
该韧带起自肩胛骨关节盂唇的下部，止于肱骨解剖颈的前面。它是盂肱韧带中最坚韧的部分

喙突 coracoid process
肩胛骨上一短的骨性突起，它是肩部、臂部和胸部前面的许多韧带和肌肉的附着处

肩胛骨 scapula
为三角形扁骨，贴于胸廓后外面，可与肱骨和锁骨形成关节，以帮助固定上肢。其后部被肩胛冈水平地分成冈上窝和冈下窝。其肩胛冈和外侧的肩峰均能在体表触及

关节面 joint surface

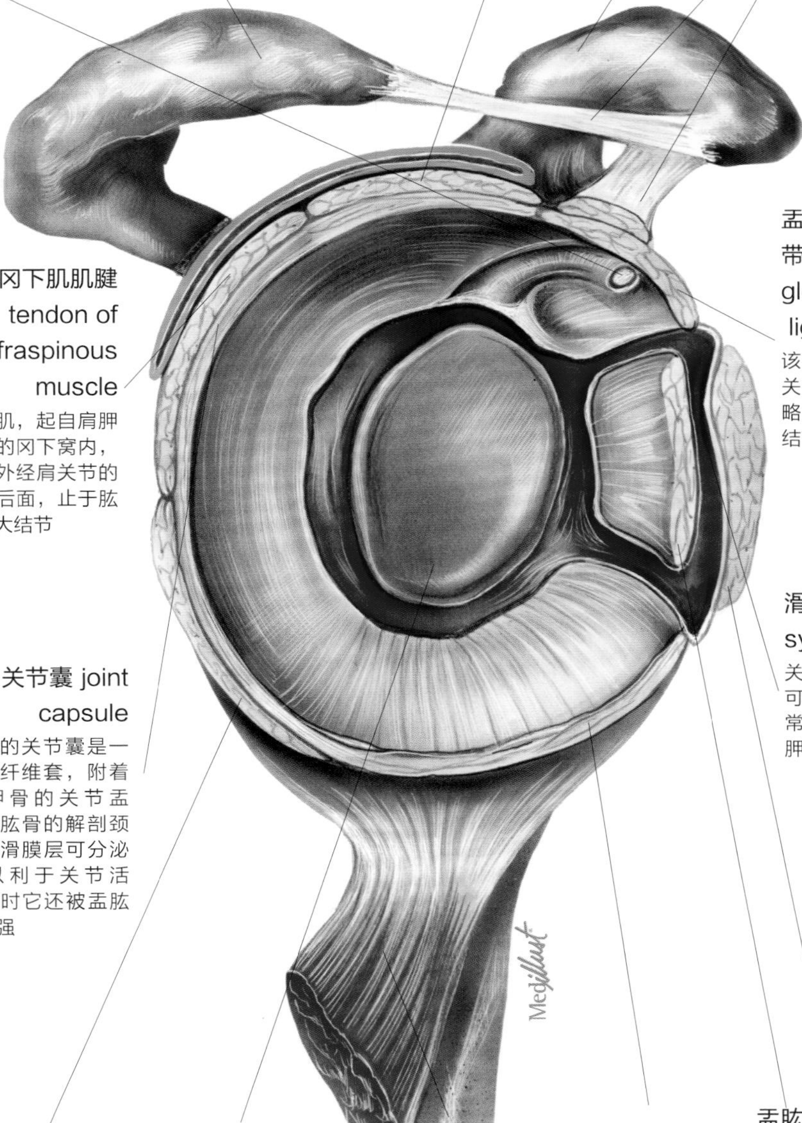
肱二头肌长头腱
tendon of the long head of the biceps brachii muscle
起于肩胛骨的盂上结节，经肩关节囊内，沿肱骨体前面下降，在臂下部与短头合并成一个肌腹
肩峰
acromion
肩胛冈向外延伸的扁平突起，其前方有一关节面与锁骨相关节。它较肩胛冈其他部分粗壮，同时它也是肩部一些韧带和肌肉附着处
冈上肌肌腱
tendon of the supraspinous muscle
起自肩胛骨后面的冈上窝内，向外经肩关节的关节囊上部止于肱骨头的大结节
喙突
coracoid process
肩胛骨上一短的骨性突起，它是肩部、臂部和胸部前面的许多韧带和肌肉的附着处
喙肱韧带
coracohumeral ligament
冈下肌肌腱
tendon of the infraspinous muscle
一宽扁肌，起自肩胛骨后面的冈下窝内，肌束向外经肩关节的关节囊后面，止于肱骨头的大结节
盂肱上韧带 superior glenohumeral ligament
该韧带起自肩胛骨关节盂唇的上部，略向下止于肱骨大结节
滑膜囊
synovial sacs
关节囊内层的滑膜层可膨出形成滑膜囊，常位于肩峰下部和肩胛下肌的后面
关节囊 joint capsule
肩关节的关节囊是一完整的纤维套，附着在肩胛骨的关节盂周缘和肱骨的解剖颈上。其滑膜层可分泌滑液以利于关节活动，同时它还被盂肱韧带加强
小圆肌肌腱
tendon of the teres minor muscle
起自肩胛骨的外侧缘背面，向上经肩关节囊的后部，止于肱骨大结节
肩胛骨关节盂
joint cavity of the scapula
肩胛骨上外侧角的椭圆形浅窝，它与肱骨头形成肩关节。关节盂周缘有纤维软骨构成的盂唇加深关节窝，以适应肩关节的肱骨头
肱三头肌长头
long head of the triceps brachii muscle
肱三头肌的长头位于该肌的上部，起自肩胛骨外侧缘的上部，经三角肌的深方和大圆肌的后面，其肌纤维与肩关节囊和背阔肌腱膜相贴
盂肱下韧带
inferior glenohumeral ligament
该韧带起自肩胛骨关节盂唇的下部，止于肱骨解剖颈的前面。它是盂肱韧带中最强韧的部分
盂肱中韧带
middle glenohumeral ligament
该韧带起自肩胛骨关节盂唇的前部，止于肱骨大结节的前部
Medillust

后面观 posterior face

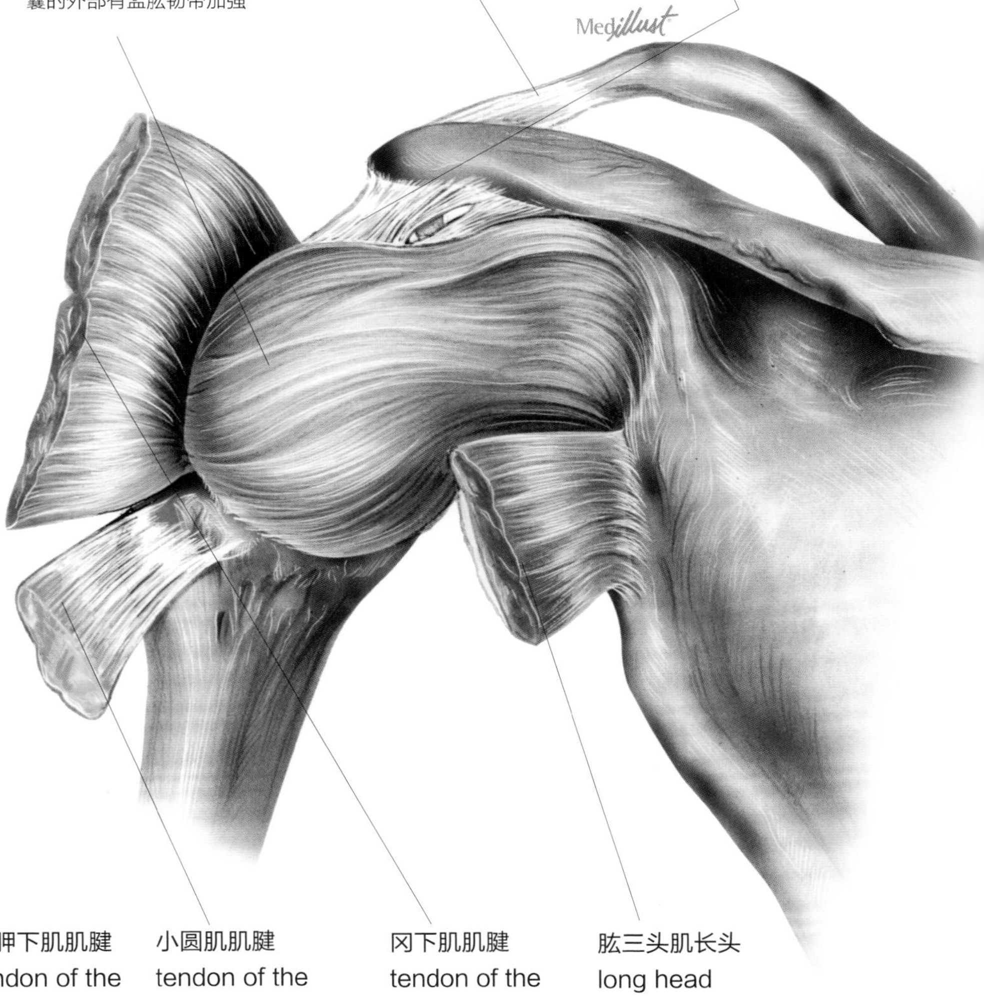
喙肩韧带 coracoacromial ligament
为三角形的韧带，连于肩胛骨的喙突和肩峰之间，架于肩关节的上方，形成其拱顶
喙肱韧带 coracohumeral ligament
为一非常宽阔、强韧的纤维膜，从肩胛骨的喙突至肱骨的大结节，与肩关节的关节囊紧密相贴
关节囊 joint capsule
它呈纤维套包绕着整个肩关节。其肩胛骨端附着在关节盂的周缘，肱骨端附于解剖颈。它的滑膜层可分泌滑液以利于关节面的滑动，关节囊的外部有盂肱韧带加强
肩胛下肌肌腱
tendon of the subscapular muscle
肩胛下肌占据着整个肩胛骨的前面，其肌腱经肩关节囊的前方，向上外止于肱骨的大结节
小圆肌肌腱
tendon of the teres minor muscle
冈下肌肌腱
tendon of the infraspinous muscle
肱三头肌长头
long head of the triceps brachii muscle
Medillust

肘关节 elbow

前面观 anterior view

肘关节 elbow joint

尽管其位于单一关节囊内，但包括3个关节。肱尺关节：由肱骨滑车和尺骨滑车切迹构成，属屈戌关节；肱桡关节：由肱骨外侧髁的肱骨小头和桡骨头的关节凹构成，属杵臼关节，它参与其他两个关节的运动；桡尺近侧关节：属车轴关节。肘关节的运动允许前臂做屈、伸、旋前和旋后运动

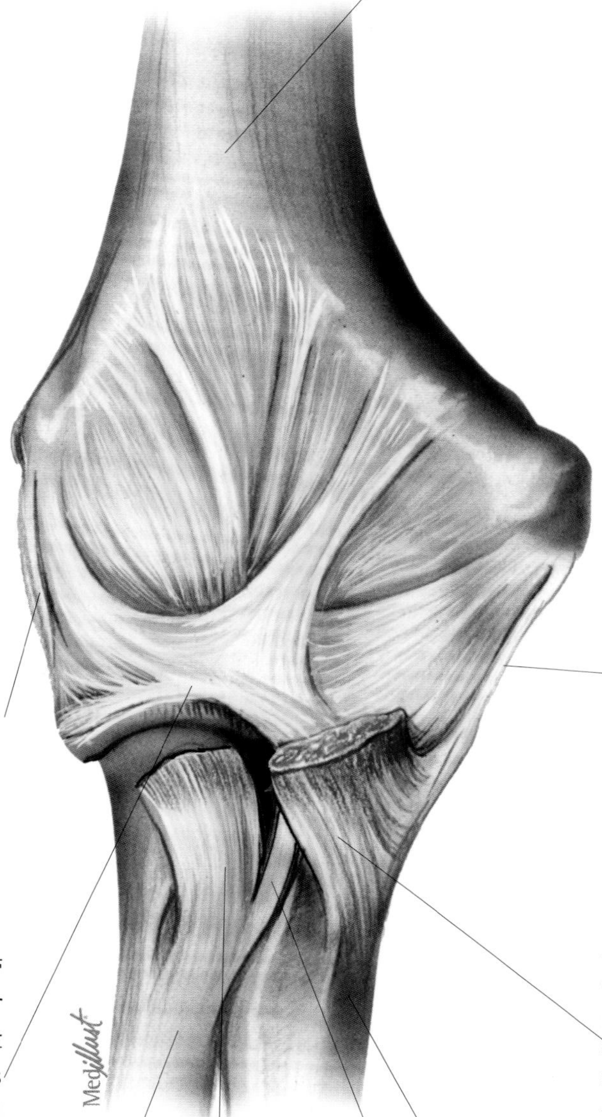
Medillust

肱骨 humerus

位于臂部的长骨，分为一体两端。其上部有球状突起的肱骨头，与肩胛骨相关节形成肩关节。下部与桡、尺骨形成肘关节。肱骨上有许多肩部、胸部和上肢肌肉附着

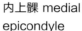

外侧副韧带 lateral collateral ligament

该韧带强健，可分成前、中、后3束，由肱骨的外上髁向下扩展，止于桡骨环状韧带

内侧副韧带 medial collateral ligament

为一非常粗厚的韧带，由前、中、后3束组成。由肱骨的内上髁向下扩展，止于尺骨的冠突、尺骨滑车切迹内侧缘和尺骨鹰嘴，其后束相对呈扇形

桡骨环状韧带 annular ligament of radius

一环形韧带，起自尺骨上端桡切迹的前缘，包绕桡骨头周围，止于尺骨上端桡切迹的后缘

肱肌肌腱 tendon of the brachialis muscle

位于肱二头肌的深面，起自肱骨的上部，止于尺骨粗隆

桡骨 radius

位于前臂的外侧，分为一体两端。其上端与肱骨、尺骨共同形成肘关节，下端与尺骨、腕骨形成腕关节

肱二头肌肌腱 tendon of the biceps brachii muscle

该肌腱强韧，由长头和短头合并形成，止于桡骨粗隆。其作用是屈前臂，使前臂旋后，还能协助臂部上举

斜索 oblique cord

为一薄弱的纤维束，起自桡骨粗隆附近，止于尺骨的冠突

尺骨 ulna

位于前臂的内侧，分为一体两端。其上端与肱骨滑车和桡骨头关节共同形成肘关节的一部分，而其下端参与组成腕关节。它与桡骨一起对前臂和手的旋转起基本作用

后面观 posterior view

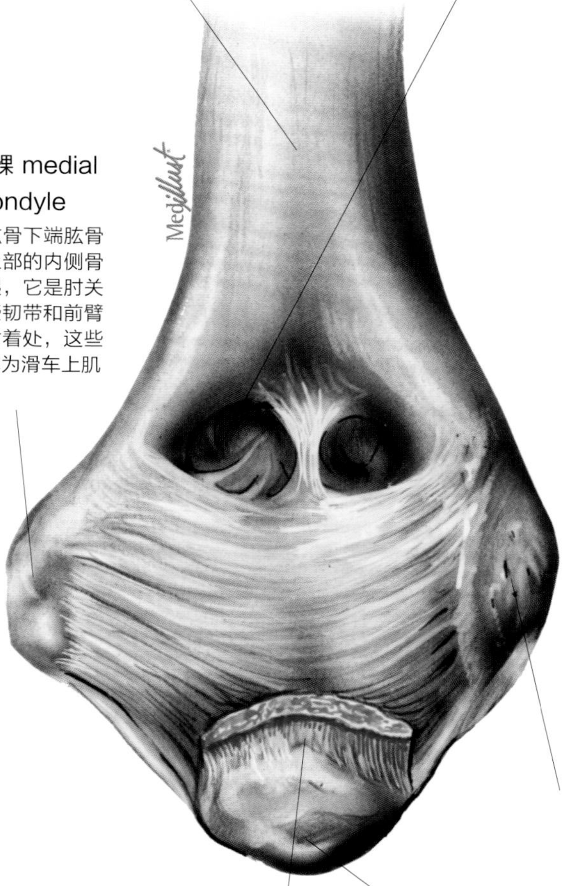
Medillust

鹰嘴窝 olecranon fossa

位于肱骨滑车后面上方的一窝，伸肘时容纳尺骨鹰嘴

内上髁 medial epicondyle

位于肱骨下端肱骨滑车上部的内侧骨性突起，它是肘关节一些韧带和前臂肌的附着处，这些肌总称为滑车上肌

外上髁 lateral epicondyle

位于肱骨下端肱骨髁上方外侧的骨性突起，是肘关节一些韧带和一些前臂肌的附着处，这些肌被称为髁上肌

肱三头肌肌腱 tendon of the triceps brachii muscle

肱三头肌由3个部分组成，其肌腱从臂后面下行，跨过肘关节，3个头向下以坚韧的肌腱止于尺骨鹰嘴

鹰嘴 olecranon

尺骨上端呈“C”形弯曲的骨性突起，与肱骨的鹰嘴窝相关节。它是肱三头肌的止点，也是前臂肘肌的止点和肘关节韧带的附着处

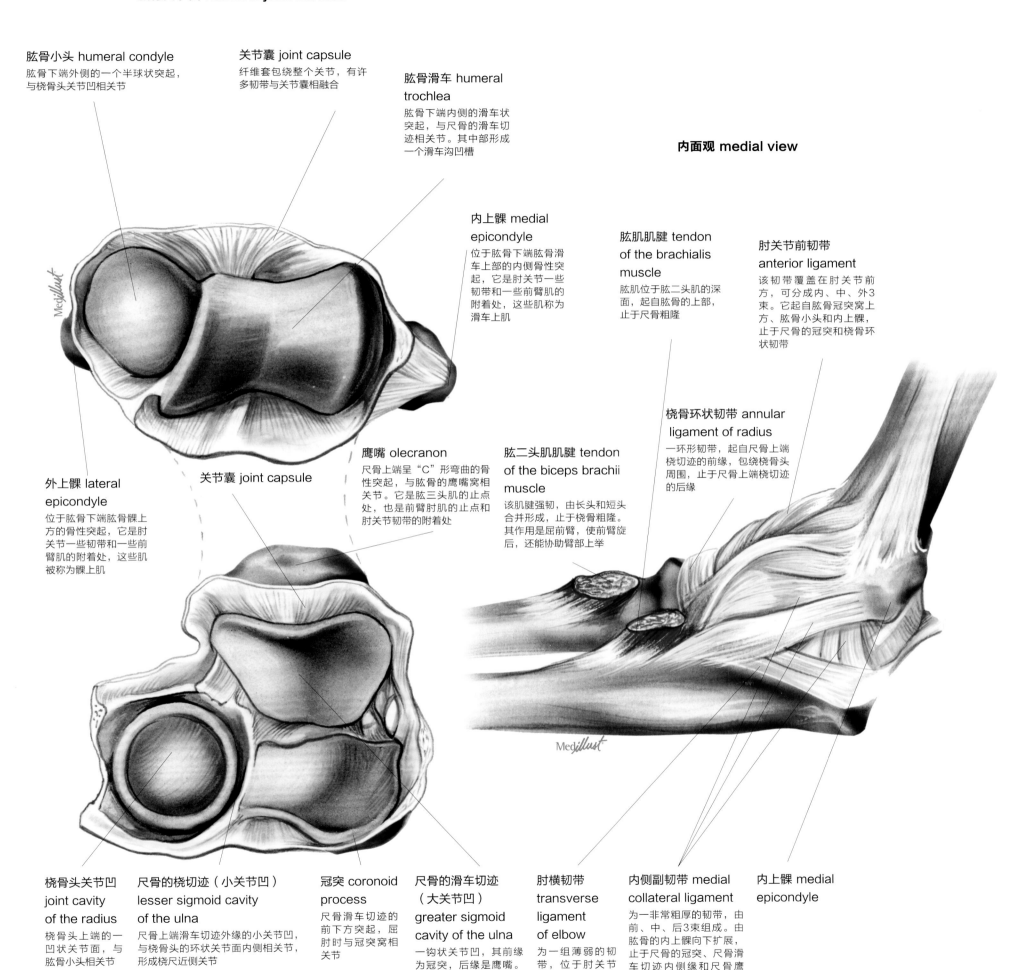

肱骨关节面 humeral joint surface

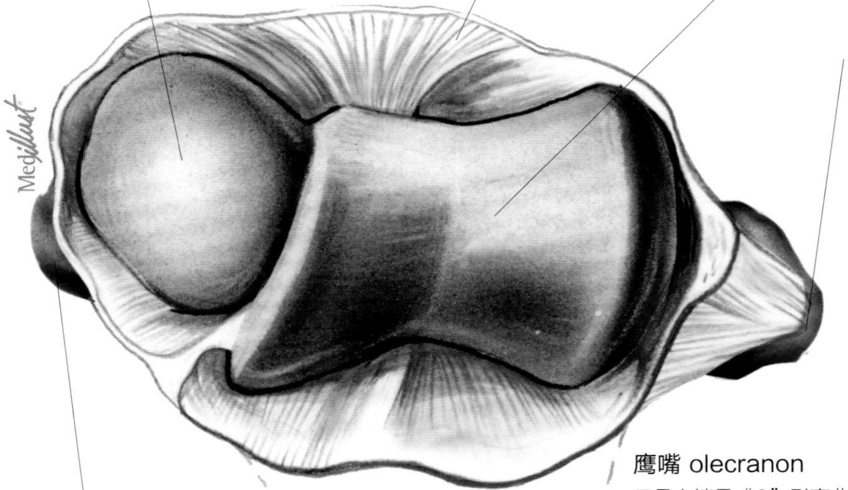

肱骨小头 humeral condyle
肱骨下端外侧的一个半球状突起，与桡骨头关节凹相关节

关节囊 joint capsule
纤维套包绕整个关节，有许多韧带与关节囊相融合

肱骨滑车 humeral trochlea
肱骨下端内侧的滑车状突起，与尺骨的滑车切迹相关节。其中部形成一个滑车沟凹槽

内上髁 medial epicondyle
位于肱骨下端肱骨滑车上部的内侧骨性突起，它是肘关节一些韧带和一些前臂肌的附着处，这些肌称为滑车上肌

外上髁 lateral epicondyle
位于肱骨下端肱骨髁上方的骨性突起，它是肘关节一些韧带和一些前臂肌的附着处，这些肌被称为髁上肌

关节囊 joint capsule

鹰嘴 olecranon
尺骨上端呈“C”形弯曲的骨性突起，与肱骨的鹰嘴窝相关节。它是肱三头肌的止点处，也是前臂肘肌的止点和肘关节韧带的附着处

内面观 medial view

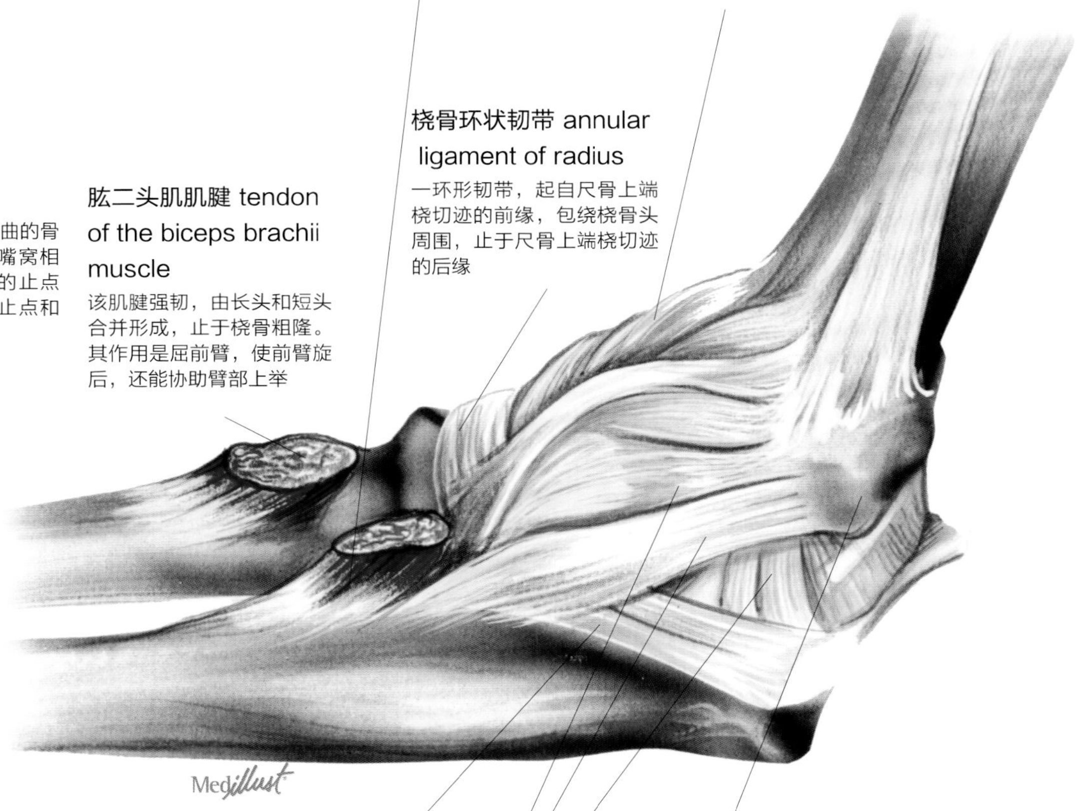

肱肌肌腱 tendon of the brachialis muscle
肱肌位于肱二头肌的深面，起自肱骨的上部，止于尺骨粗隆

肘关节前韧带 anterior ligament
该韧带覆盖在肘关节前方，可分成内、中、外3束。它起自肱骨冠突窝上方、肱骨小头和内上髁，止于尺骨的冠突和桡骨环状韧带

桡骨环状韧带 annular ligament of radius
一环形韧带，起自尺骨上端桡切迹的前缘，包绕桡骨头周围，止于尺骨上端桡切迹的后缘

肱二头肌肌腱 tendon of the biceps brachii muscle
该肌腱强韧，由长头和短头合并形成，止于桡骨粗隆。其作用是屈前臂，使前臂旋后，还能协助臂部上举

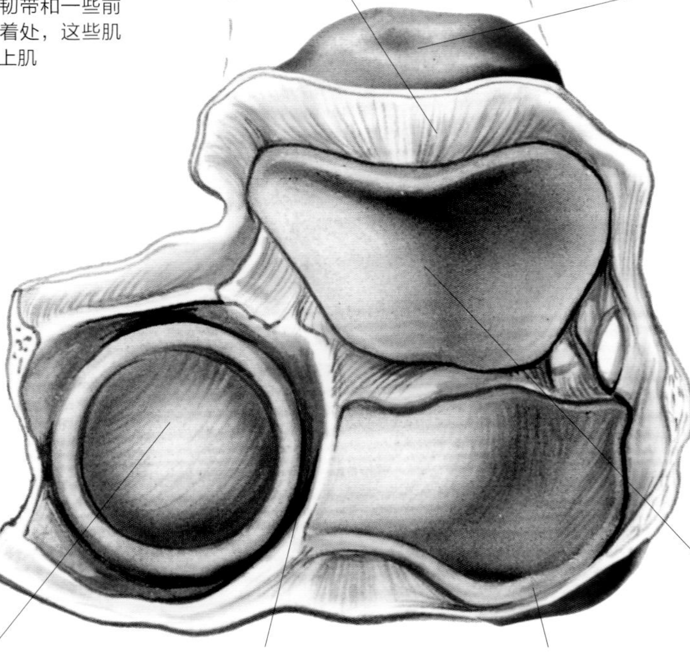

桡骨头关节凹 joint cavity of the radius
桡骨头上端的一凹状关节面，与肱骨小头相关节

尺骨的桡切迹（小关节凹） lesser sigmoid cavity of the ulna
尺骨上端滑车切迹外缘的小关节凹，与桡骨头的环状关节面内侧相关节，形成桡尺近侧关节

冠突 coronoid process
尺骨滑车切迹的前下方突起，屈肘时与冠突窝相关节

尺骨的滑车切迹（大关节凹） greater sigmoid cavity of the ulna
一钩状关节凹，其前缘为冠突，后缘是鹰嘴。它表面覆盖着一层软骨，与肱骨滑车相关节

肘横韧带 transverse ligament of elbow
为一组薄弱的韧带，位于肘关节内侧缘，连结鹰嘴基底部和冠突

内侧副韧带 medial collateral ligament
为一非常粗厚的韧带，由前、中、后3束组成。由肱骨的内上髁向下扩展，止于尺骨的冠突、尺骨滑车切迹内侧缘和尺骨鹰嘴，其后束相对呈扇形

内上髁 medial epicondyle

桡尺关节面 radio-ulnar joint surface

手 hand

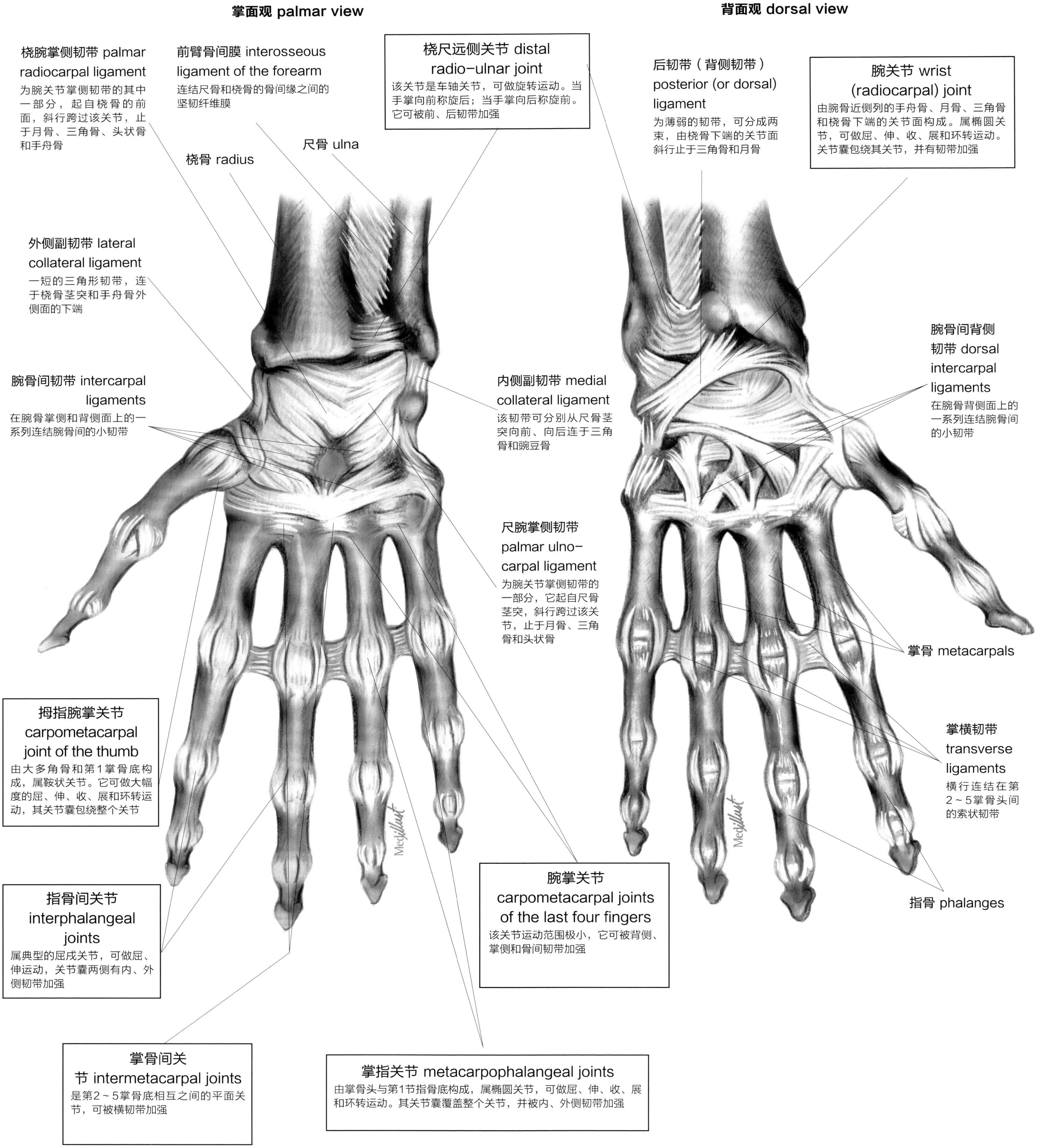

掌面观 palmar view
背面观 dorsal view
桡腕掌侧韧带 palmar radiocarpal ligament
为腕关节掌侧韧带的其中一部分，起自桡骨的前面，斜行跨过该关节，止于月骨、三角骨、头状骨和手舟骨
前臂骨间膜 interosseous ligament of the forearm
连结尺骨和桡骨的骨间缘之间的坚韧纤维膜
桡尺远侧关节 distal radio-ulnar joint
该关节是车轴关节，可做旋转运动。当手掌向前称旋后；当手掌向后称旋前。它可被前、后韧带加强
尺骨 ulna
桡骨 radius
外侧副韧带 lateral collateral ligament
一短的三角形韧带，连于桡骨茎突和手舟骨外侧面的下端
腕骨间韧带 intercarpal ligaments
在腕骨掌侧和背侧面上的一系列连结腕骨间的小韧带
内侧副韧带 medial collateral ligament
该韧带可分别从尺骨茎突向前、向后连于三角骨和豌豆骨
尺腕掌侧韧带 palmar ulno-carpal ligament
为腕关节掌侧韧带的一部分，它起自尺骨茎突，斜行跨过该关节，止于月骨、三角骨和头状骨
拇指腕掌关节 carpometacarpal joint of the thumb
由大多角骨和第1掌骨底构成，属鞍状关节。它可做大幅度的屈、伸、收、展和环转运动，其关节囊包绕整个关节
指骨间关节 interphalangeal joints
属典型的屈戌关节，可做屈、伸运动，关节囊两侧有内、外侧韧带加强
腕掌关节 carpometacarpal joints of the last four fingers
该关节运动范围极小，它可被背侧、掌侧和骨间韧带加强
掌骨间关节 intermetacarpal joints
是第2～5掌骨底相互之间的平面关节，可被横韧带加强
掌指关节 metacarpophalangeal joints
由掌骨头与第1节指骨底构成，属椭圆关节，可做屈、伸、收、展和环转运动。其关节囊覆盖整个关节，并被内、外侧韧带加强
后韧带（背侧韧带）posterior (or dorsal) ligament
为薄弱的韧带，可分成两束，由桡骨下端的关节面斜行止于三角骨和月骨
腕关节 wrist (radiocarpal) joint
由腕骨近侧列的手舟骨、月骨、三角骨和桡骨下端的关节面构成。属椭圆关节，可做屈、伸、收、展和环转运动。关节囊包绕其关节，并有韧带加强
腕骨间背侧韧带 dorsal intercarpal ligaments
在腕骨背侧面上的一系列连结腕骨间的小韧带
掌骨 metacarpals
掌横韧带 transverse ligaments
横行连结在第2～5掌骨头间的索状韧带
指骨 phalanges
Medillust
Medillust

冠状断面 frontal section

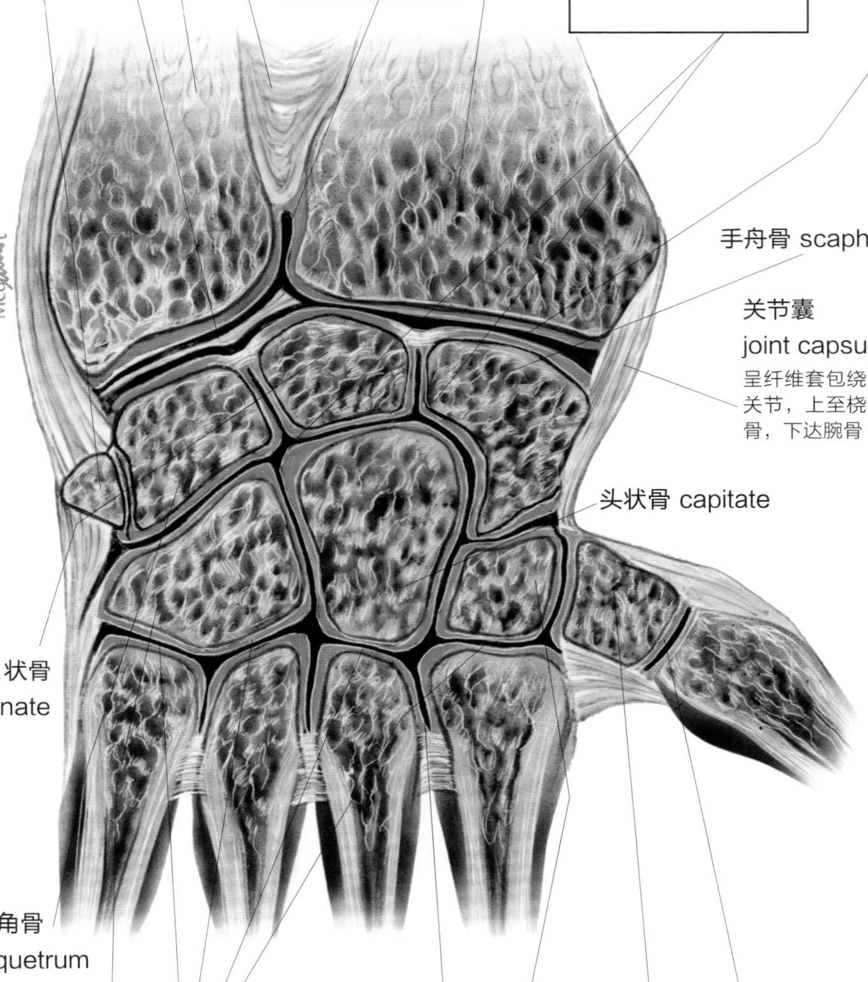
关节盘 articular disc
骨间膜 interosseous membrane
连结尺骨和桡骨的骨间缘之间的坚韧纤维膜
桡尺远侧关节 distal radio-ulnar joint
该关节是车轴关节，可做旋转运动。当手掌向前时称旋后（即桡骨转回至尺骨外侧）；当手掌向后时称旋前。它可被前、后韧带加强
桡骨 radius
腕骨间关节 mediocarpal joint
该关节连结近侧列的腕骨（除豌豆骨外）和远侧列的腕骨。由两部分组成：外侧部由手舟骨和大多角骨、小多角骨组成，属微动关节；内侧部由手舟骨、月骨、三角骨和头状骨、钩骨组成，属髁状关节。它们被掌侧、背侧和外侧韧带加强
腕关节（桡腕关节）wrist (radiocarpal) joint
由腕骨近侧列的手舟骨、月骨、三角骨和桡骨下端的关节面构成。属椭圆关节，可做屈、伸、收、展和环转运动。关节囊包绕其关节，并有韧带加强
尺骨 ulna
豌豆骨 pisiform
手舟骨 scaphoid
关节囊 joint capsule
呈纤维套包绕整个腕关节，上至桡骨、尺骨，下达腕骨
头状骨 capitate
月状骨 lunate
三角骨 triquetrum
钩骨 hamate
小多角骨 trapezoid
大多角骨 trapezium
第2～5腕掌关节 carpometacarpal joints of the last four fingers
该关节运动范围极小，它可被背侧、掌侧和骨间韧带加强
掌骨间关节 intermetacarpal joints
是第2～5掌骨底相互之间的平面关节，可被横韧带加强
拇指腕掌关节 carpometacarpal joint of the thumb
由大多角骨和第1掌骨底构成，属鞍状关节。它可做大幅度的屈、伸、收、展和环转运动，其关节囊包绕整个关节

关节面 articular surfaces

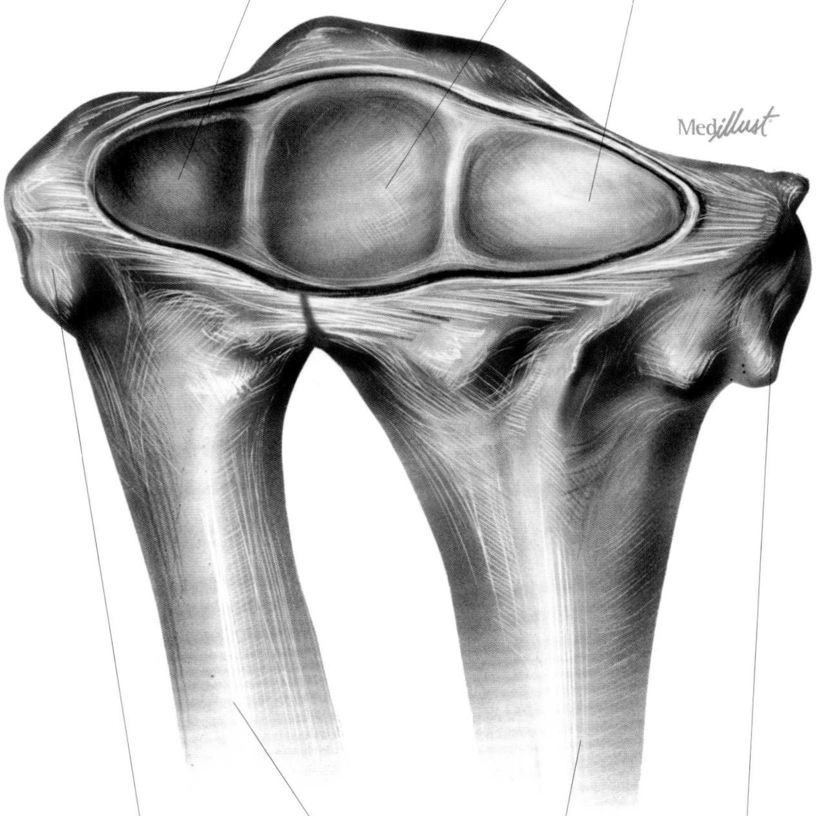
关节盘 articular disc
位于尺骨下端的三角形纤维软骨，与月骨、三角骨相关节。其基底部与桡骨的腕关节面内侧缘相连，顶端则连于尺骨茎突
桡骨腕关节面 carpal articular surfaces of the radius
桡骨下端底部的两个关节面，与腕骨的手舟骨、月骨相关节，在桡骨的腕关节面上覆盖着一层纤维软骨，它的内侧缘与尺骨下端的三角形关节盘相连
尺骨茎突 styloid process of the ulna
尺骨下端外侧的向下突起，在体表可被扪及。它常作为前臂和腕部肌肉、韧带的附着处
尺骨 ulna
桡骨 radius
桡骨茎突 styloid process of the radius
桡骨下端后内侧的垂直锥状突起，常作为腕关节一些韧带的附着处

髋关节 hip

后面观 posterior view

髋关节 hip joint

由髋臼和股骨头构成，属杵臼关节。它可做屈、伸、收、展和旋转运动。关节囊紧密包绕髋关节，其周围有许多韧带加强

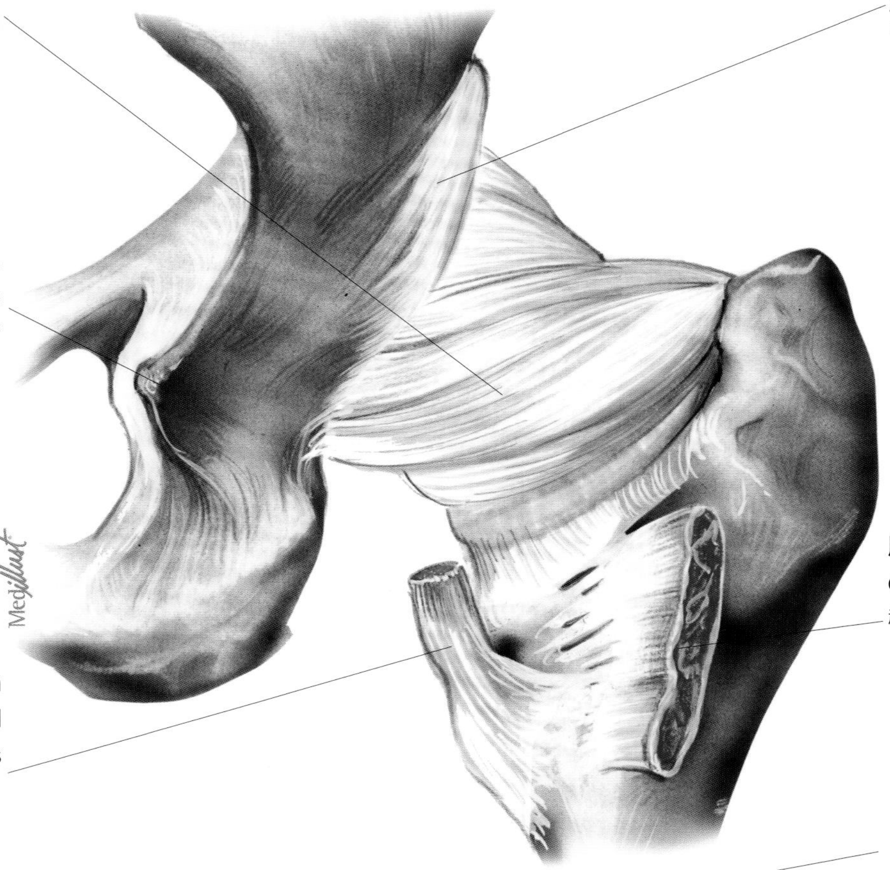

坐股韧带 ischiofemoral ligament

位于关节囊的后部，起自髋臼的下部，止于股骨的大转子

股直肌返转肌腱 reflected tendon of rectus femoris muscle

股直肌的上部起点有两个肌腱，其中返转肌腱起于髋臼周缘上部

坐骨棘 ischial spine

位于坐骨大小切迹间的骨性突起，是骶棘韧带的起点，也是盆底一些韧带和肌肉的附着处

股方肌肌腱 tendon of the quadratus femoris muscle

起自坐骨结节，向外止于转子间嵴

腰大肌和髂肌肌腱 tendon of the psoas mayor and iliacus muscles

两肌从盆腔下降，在下部汇合，止于股骨的小转子

髂骨 ilium

构成髋骨的上外部，呈铲状，形成盆腔的外侧壁

前面观 anterior view

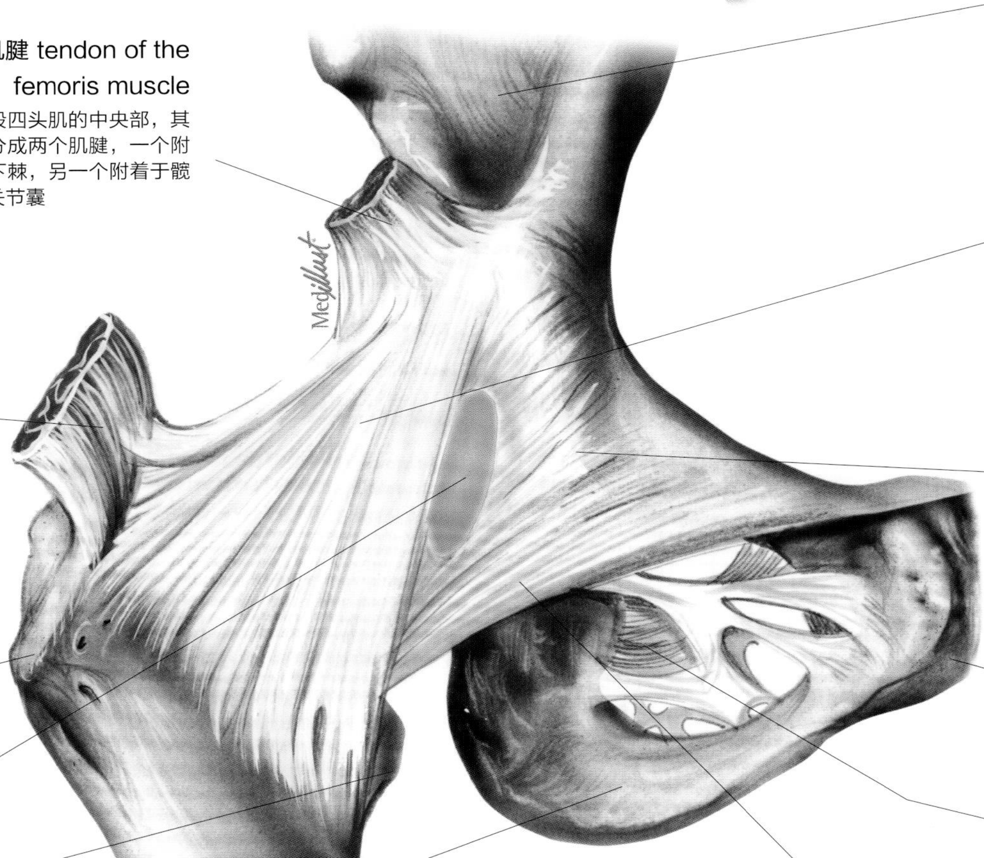

股直肌肌腱 tendon of the rectus femoris muscle

股直肌为股四头肌的中央部，其上部起点分成两个肌腱，一个附着于髂前下棘，另一个附着于髋臼周缘的关节囊

髂股韧带 iliofemoral ligament

位于髋关节的前面，起自髂前下棘，呈扇形止于股骨颈的转子间线。它可分为两束，上束可达大转子，下束终止于小转子

臀小肌肌腱 tendon of the gluteus minimus muscle

臀小肌位于臀中肌的深面，起自髂骨翼的外面，止于股骨的大转子

关节囊 joint capsule

髋关节的关节囊呈纤维套包绕整个关节，向上附着于髋臼周缘，向下附于股骨颈

股骨大转子 greater trochanter of femur

股骨颈基底部后外侧的粗壮隆起，股部和盆部一些肌群常附着于此

耻骨 pubis

构成髋骨的前下部，分一体和上、下两支。两耻骨体间形成耻骨联合，耻骨下支与坐骨相接，耻骨上支上面有一锐嵴，称耻骨梳，许多股部和盆部的肌肉附着于此

滑液囊 serous sac

由肌腱的滑膜层形成，位于关节韧带和骨性突起之间

股骨小转子 lesser throcanter of the femur

股骨颈基底部后内侧的突起，股部和盆部一些肌群常附着于此

坐骨 ischium

位于髋骨的后部和下部，分为大的坐骨体和坐骨支两部分，其坐骨支与耻骨下支相连

耻股韧带 pubofemoral ligament

由耻骨上支和耻骨体向外下止于股骨的小转子，与关节囊前下壁和髂股韧带的深部融合，以加强髋关节

闭孔膜 obturator membrane

是一坚韧的薄纤维膜，覆盖着闭孔，其上部的闭膜管有盆腔的神经、血管通过

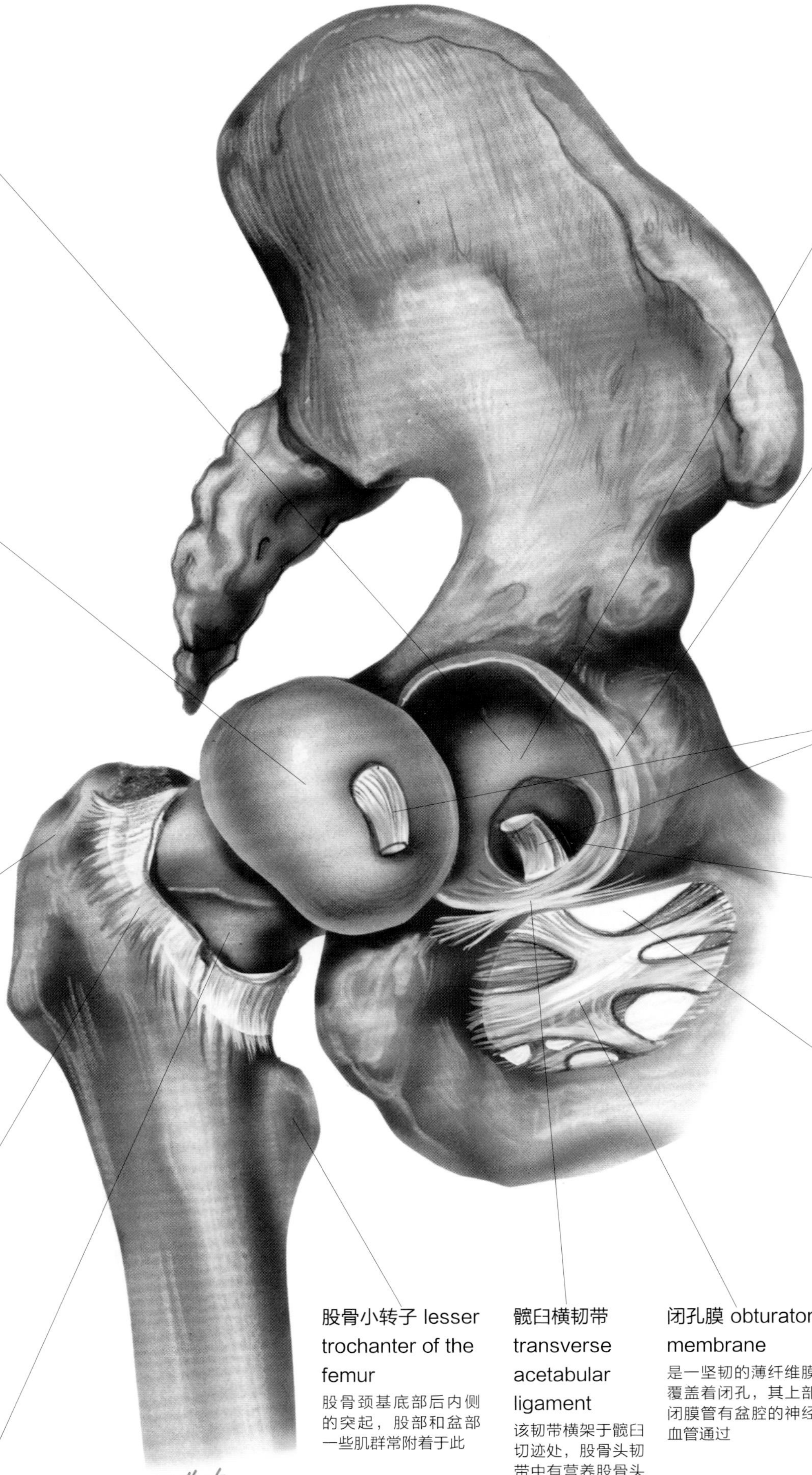

Medillust

髋臼月状面 lunate surface of acetabulum

髋臼窝内的光滑半月形关节面，与股骨头相关节，其边缘下部的缺口称髋臼切迹

股骨头 head of the femur

股骨上端朝向内上的光滑球状突起，其表面覆盖着一层关节软骨。它与髋臼相关节形成髋关节。在股骨头的中部可见一小凹，称为髋臼窝，有股骨圆韧带与之相连

股骨大转子 greater trochanter

股骨颈基底部后外侧的粗壮隆起，股部和盆部一些肌群常附着于此

关节囊 articular capsule

髋关节的关节囊呈纤维套包绕整个关节，向上附着于髋臼周缘，向下附于股骨颈（图示关节囊切开）

股骨解剖颈 anatomical neck of the femur

股骨头与体之间一个狭窄的连接部位，它的形状像一个扁平的圆柱状，是髋关节韧带和关节囊的附着处

髋臼 acetabulum

位于髋骨中央部的关节窝，与股骨头形成球窝关节。它由髂骨（上部）、耻骨（前下部）和坐骨（后下部）3骨合成。髋臼最深部粗糙，未形成关节面的部分称为髋臼窝

髋臼唇 acetabular labrum

为一环绕髋臼周缘的纤维软骨环

股骨头凹韧带 ligament of head of femur

它是一纤维索，位于髋关节内，连结股骨头凹和髋臼横韧带间。它也称为股骨圆韧带

髋臼窝 acetabular fossa

位于髋臼最深面的小窝，它不与股骨头直接接触

闭膜管 obturator canal

闭孔的上部未被闭孔膜封闭，形成一小孔，称为闭膜管，有盆腔的神经、血管通过

股骨小转子 lesser trochanter of the femur

股骨颈基底部后内侧的突起，股部和盆部一些肌群常附着于此

髋臼横韧带 transverse acetabular ligament

该韧带横架于髋臼切迹处，股骨头韧带中有营养股骨头的血管和神经，连于股骨头和髋臼横韧带间

闭孔膜 obturator membrane

是一坚韧的薄纤维膜，覆盖着闭孔，其上部的闭膜管有盆腔的神经、血管通过

膝关节 knee

后面观 posterior view

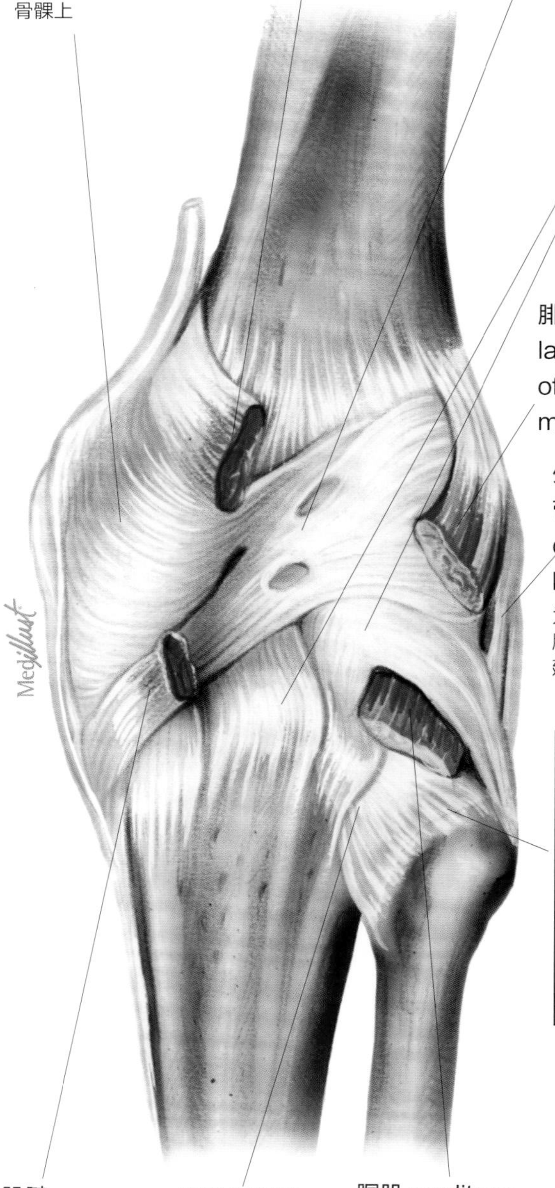

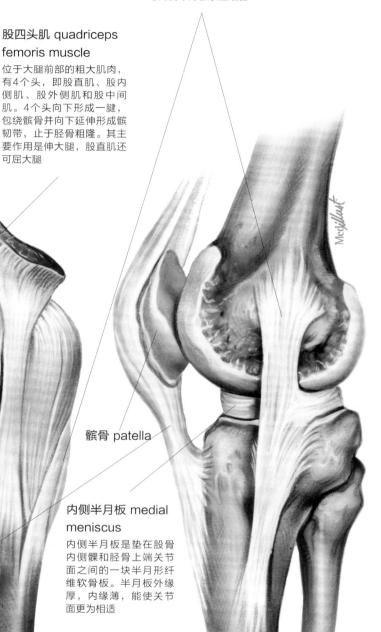

腓肠肌内侧头 medial gastrocnemius muscle
该肌位于小腿的后部，有两个头，起自股骨的内、外侧髁后面，在小腿的中下1/3处，内、外侧头合并，参与构成跟腱止于跟骨结节

腘斜韧带 oblique popliteal ligament
该韧带是后韧带的一部分，由半膜肌腱延伸而来，斜向外上方，止于股骨外上髁的关节囊

腘弓状韧带 arcuate popliteal ligament
该韧带是后韧带的一部分，可分成两束，起自胫骨的后上部，向上分别止于股骨内、外侧髁的关节囊

膝关节后韧带 posterior ligament
该韧带覆盖在关节囊后部，其外侧部可覆盖在股骨髁上

腓肠肌外侧头 lateral head of gastrocnemius muscle

外侧副韧带 lateral collateral ligament
为条索状韧带，起自股骨的外侧髁，向下延伸至腓骨头

胫腓近侧关节 superior tibiofibular joint
是由腓骨小头和胫骨上外侧端构成的滑动关节，被关节前、后韧带加强，可做轻微的伸膝运动

半膜肌肌腱 tendon of the semimembranous muscle
跨过股后内侧部，下端止于胫骨上端

胫腓后韧带 posterior
连结于胫、腓骨上端之间的强大韧带，与前韧带一起加强关节

腘肌 popliteus muscle
一块小的肌肉，位于膝关节的后部，跖肌和腓肠肌的深面，起自股骨的外侧髁，止于胫骨的后部。其作用为屈膝关节并使小腿旋内。该肌受胫神经支配，腘动脉的腓肠肌支供血

前面观 anterior view

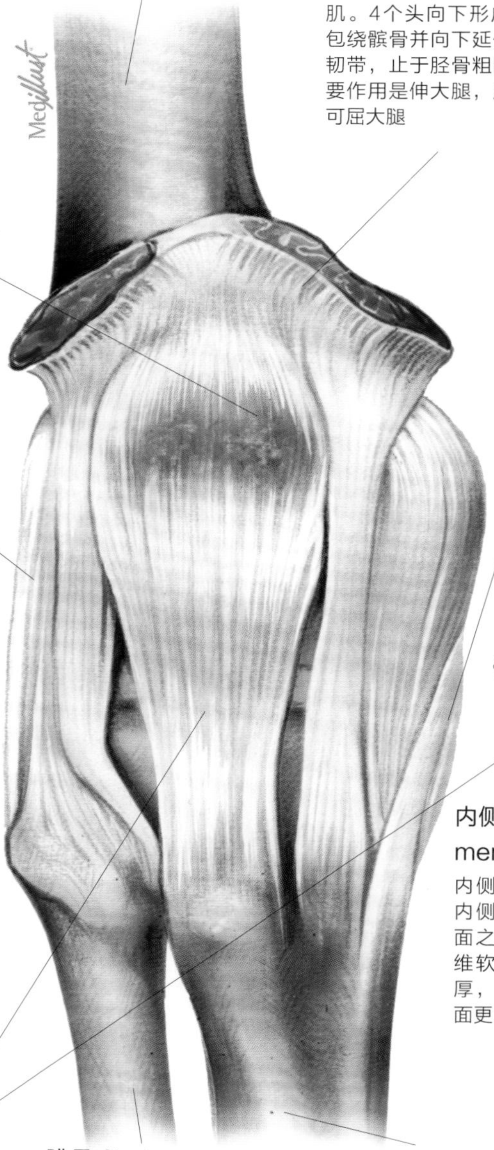

股骨 femur
是人体最长、粗大的长骨，形成人体大腿的骨骼。可分为一体和上、下两端，其上端参与组成髋关节，下端则与胫、髌骨一起组成膝关节。同时股部有许多肌肉附着在股骨上

股四头肌 quadriceps femoris muscle
位于大腿前部的粗大肌肉，有4个头，即股直肌、股内侧肌、股外侧肌和股中间肌。4个头向下形成一腱，包绕髌骨并向下延伸形成髌韧带，止于胫骨粗隆。其主要作用是伸大腿，股直肌还可屈大腿

髌骨 patella

髌韧带 patellar ligament
该韧带强韧，自髌骨向下止于胫骨粗隆，为股四头肌腱向下延伸包绕髌骨形成的

腓骨 fibula
位于小腿外侧细长的长骨，可分为一体和上、下两端。其上、下端均可与胫骨相关节形成胫腓关节，同时下端还与距骨相关节。它与胫骨一起支持体重

胫骨 tibia
位于小腿内侧粗大的长骨，可分为一体和上、下两端。其上端参与形成膝关节的下关节面，下端则与附骨相关节形成踝关节。它的主要作用是参与支持体重

外侧面观 lateral view

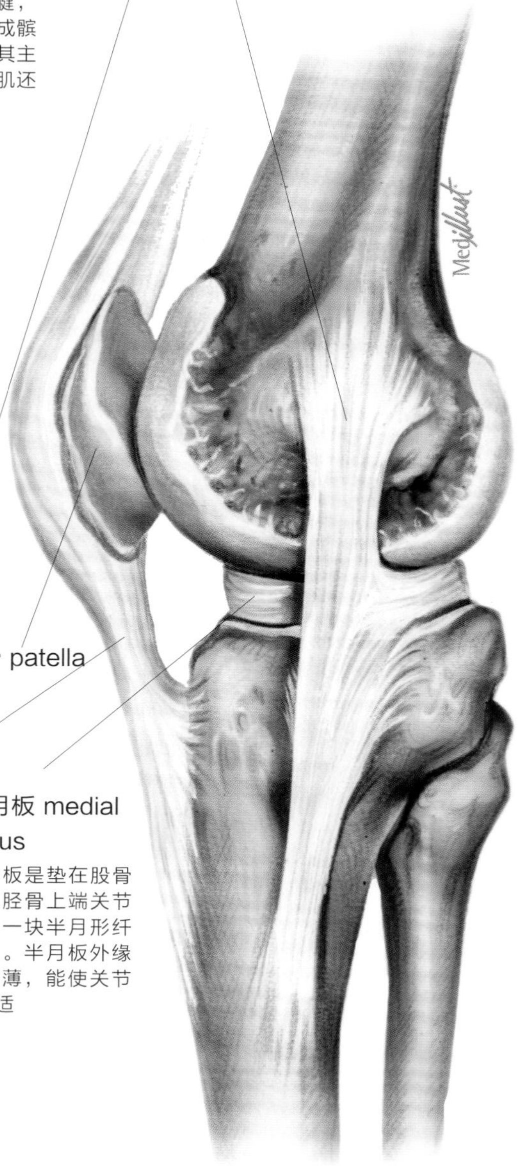

内侧副韧带 medial collateral ligament
一扁平韧带，起自股骨的内侧髁，向下附着于胫骨的内侧髁。其中一部分斜形纤维与内侧半月板紧密结合

髌骨 patella

内侧半月板 medial meniscus
内侧半月板是垫在股骨内侧髁和胫骨上端关节面之间的一块半月形纤维软骨板。半月板外缘厚，内缘薄，能使关节面更为相适

膝关节（股胫关节） femorotibial joint
膝关节由股骨下端、胫骨上端和髌骨构成。其关节面之间有两块半月板，关节的关节囊附着于各关节面的周缘，周围有韧带加强。关节囊内的韧带被称为交叉韧带。膝关节是屈戌关节，可做屈、伸运动，在半屈膝时，还可做轻度的旋内、旋外运动

前面观 anterior view

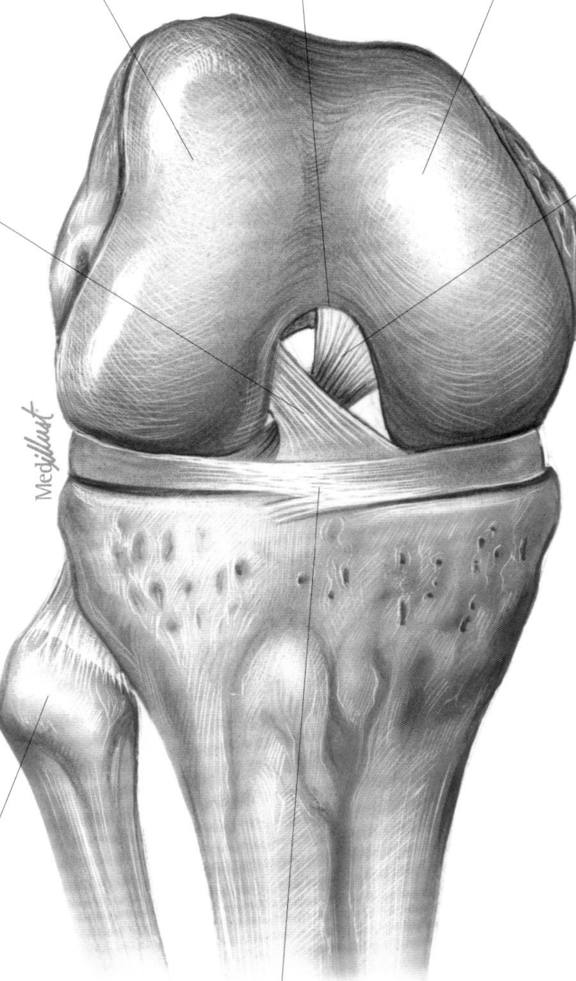

股骨外侧髁 lateral condyle of the femur
股骨下端的外侧膨大，与胫骨上端的关节面通过外侧半月板相关节。许多膝关节韧带附着在它的外侧突起处

髁间窝 intercondylar fossa
股骨滑车后方的宽大切迹，将内、外侧髁的下部和后部分开，膝关节内的交叉韧带经过此处

股骨内侧髁 medial condyle of the femur
股骨下端的内侧突起，与胫骨上端的关节面通过内侧半月板相关节。许多膝关节韧带附着在它的内侧突起处

后交叉韧带 posterior cruciate ligament
它也位于关节囊内，起自胫骨髁间隆起的后方，斜向前上方内侧，止于股骨内侧髁的外侧面

前交叉韧带 anterior cruciate ligament
位于关节囊内，起自胫骨髁间隆起的前方，斜向后上方外侧，止于股骨外侧髁的内侧面。前、后交叉韧带是非常强韧的韧带，连结在股骨和胫骨之间

胫腓近侧关节 superior tibiofibular joint
由腓骨小头和胫骨上外侧端构成的滑动关节，被关节前、后韧带加强，可做轻微的伸膝运动

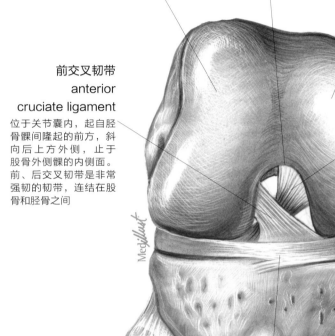

膝横韧带 transverse ligament of the knee
为一薄的纤维索，连结在两半月板的前角之间

上面观 superior view

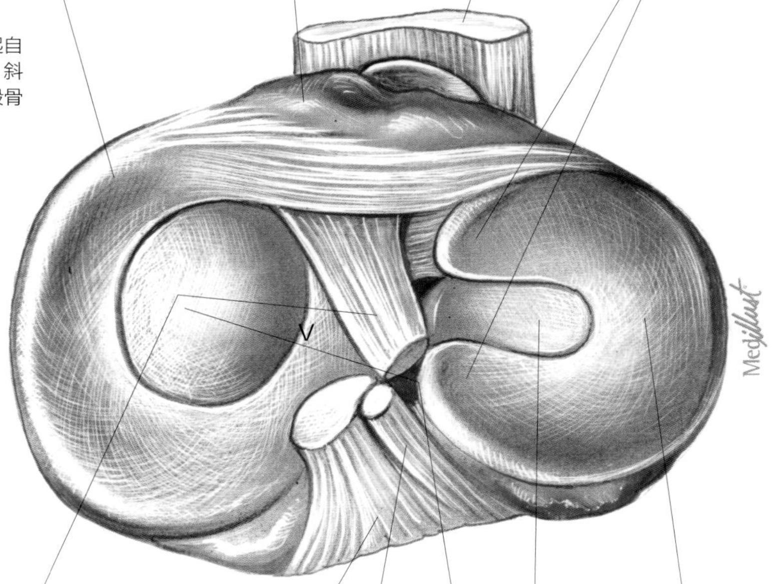

内侧半月板 medial meniscus
内侧半月板是垫在股骨内侧髁和胫骨上端关节面之间的一块半月形纤维软骨板。半月板外缘厚，内缘薄，能使关节面更为相适

胫骨粗隆 anterior tuberosity of the tibia
位于胫骨上端前缘的骨性突起，是髌韧带的止点处

髌韧带 patellar ligament
该韧带强韧，自髌骨向下止于胫骨粗隆，是股四头肌肌腱向下延伸包绕髌骨形成的

半月板的前、后角 meniscal horns
每块半月板都不是完整的，其前部和后部分别称为前、后角。它能使关节面更为相适

前交叉韧带 anterior cruciate ligament

后交叉韧带 posterior cruciate ligament

板股韧带 meniscofemoral ligament
为一附属于后交叉韧带的纤维束，贴于后交叉韧带的后面以加强该韧带，起自外侧半月板的后面，向上延伸止于股骨内侧髁

胫骨关节面 articular surfaces of the tibia
位于胫骨上端的两个略凹陷的关节面，即内侧和外侧关节面。两关节面之间的突起称为髁间隆起。它们与半月板一起与股骨的内、外侧髁相关节

外侧半月板 lateral meniscus
外侧半月板是垫在股骨外侧髁和胫骨上端关节面之间的一块半月形纤维软骨板。半月板外缘厚，内缘薄，它能使关节面更为相适

足 foot

内侧面观 medial view

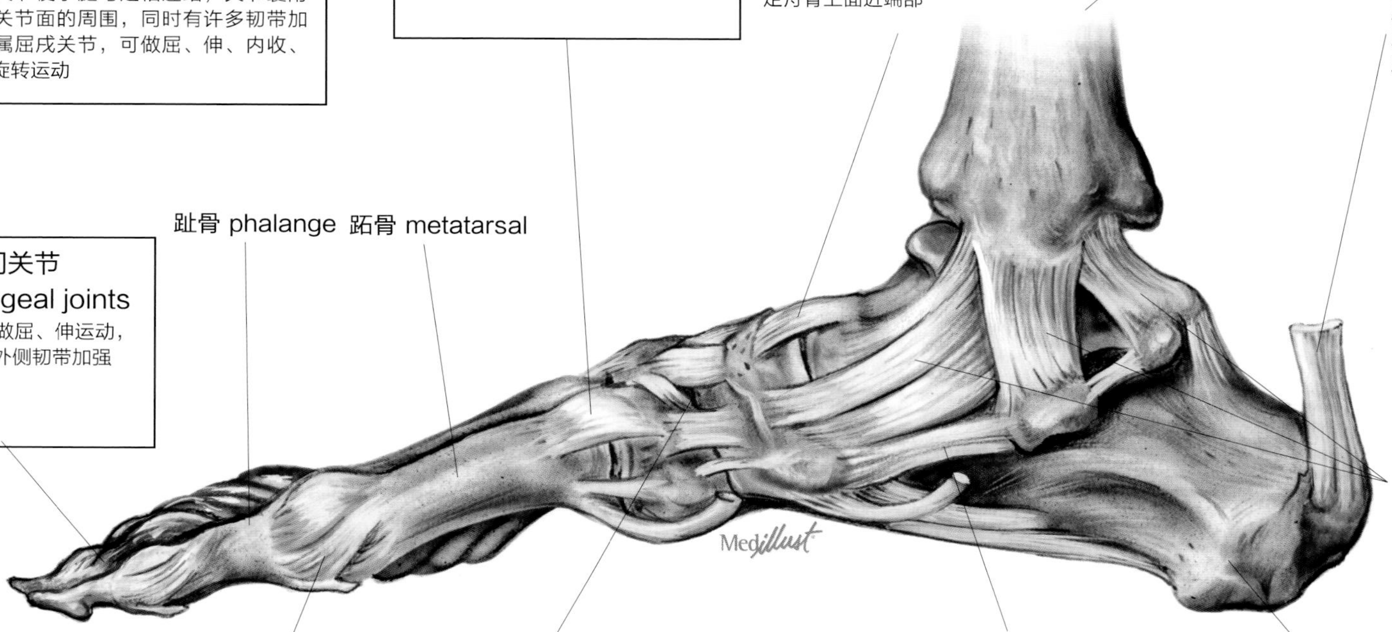

踝关节 tibiotalar joint
由胫、腓骨的下端与距骨滑车构成，胫、腓骨下端的膨大突起分别称为内踝和外踝。踝关节使小腿与足相连结，关节囊附着于各关节面的周围，同时有许多韧带加强。它属屈戌关节，可做屈、伸、内收、外展和旋转运动
跗跖关节 tarsometatarsal joints
由3块楔骨和骰骨的前端与5块跖骨的底构成，可做轻微滑动。骨间韧带、足背韧带和足底韧带均可加强该关节
距舟背侧韧带 dorsal talonavicular ligament
连结距骨和足舟骨的纤维索，起自距骨的前部，止于足舟骨上面近端部
胫骨 tibia
跟腱 (Achilles腱) calcaneal tendon
是由腓肠肌肌腱和比目鱼肌肌腱合成的粗大肌腱，止于跟骨结节后部。它可使踝关节做屈、伸运动。在踝关节后部皮下可见此肌腱
趾骨 phalange
跖骨 metatarsal
趾骨间关节 interphalangeal joints
为屈戌关节，可做屈、伸运动，关节囊可被内、外侧韧带加强
内侧韧带（三角韧带） medial (deltoid) ligament of ankle
一宽阔的三角形韧带，起自胫骨内踝，向下呈扇形朝3个方向延伸：前部止于距骨的前缘，中部止于跟骨和足舟骨，后部止于距骨的后缘
Medillust
跖趾关节 metatarsophalangeal joints
由跖骨头和相应的第1节趾骨底构成，可做轻微的屈、伸、收、展和旋转运动。该关节可被外侧韧带和一横跨第1趾骨到第5趾骨足底面的横韧带加强
跗横关节 transverse tarsal joint
该关节位于距骨、跟骨的前方和足舟骨、骰骨后方，由跟骰关节和距跟舟关节联合构成，前者属鞍状关节，后者属杵臼关节。跗横关节可做屈、伸、收、展和旋转运动
跟舟足底韧带 plantar calcaneonavicular ligament
它连结在跟骨的前部和足舟骨的下部，在两骨之间形成一个三角形的空隙
跟骨 calcaneus

外侧面观 lateral view

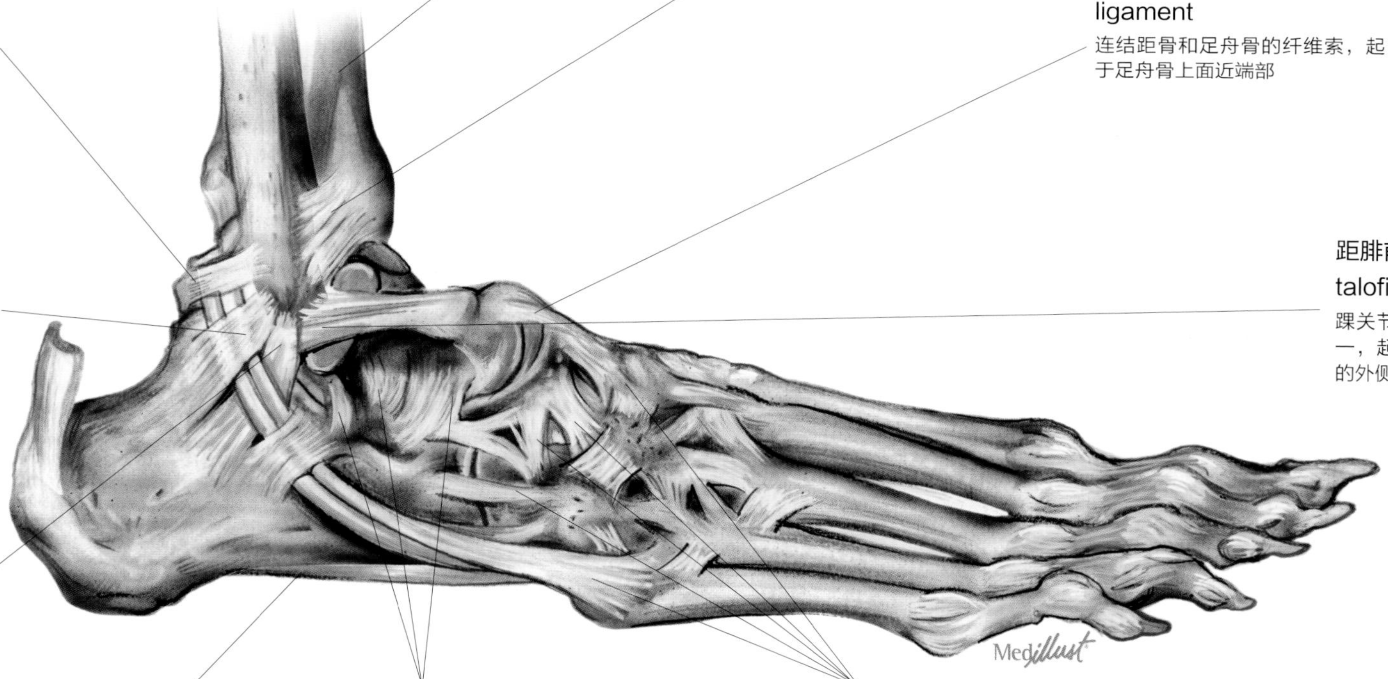

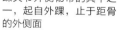

腓骨 fibula
胫腓韧带 tibiofibular ligament
分为胫腓前、后韧带两部分，可加强胫、腓骨下端的连结
距腓后韧带 posterior talofibular ligament
踝关节外侧韧带的其中之一，起自外踝，止于踝关节的后部和距骨
距舟背侧韧带 dorsal talonavicular ligament
连结距骨和足舟骨的纤维索，起自距骨的前部，止于足舟骨上面近端部
腓骨肌上支持带 superior fibular retinaculum
一纤维索，连于外踝后缘和跟骨外侧面上部之间，腓骨长、短肌腱可从其深面通过
距腓前韧带 anterior talofibular ligament
踝关节外侧韧带的其中之一，起自外踝，止于距骨的外侧面
跟腓韧带 calcaneofibular ligament
踝关节外侧韧带的其中之一，起自外踝，止于跟骨的外侧面
Medillust
足底长韧带 long plantar ligament
为宽而强韧的韧带，位于足底，连结跟骨的下面和第2列跗骨及骰骨
距跟韧带 talocalcaneal ligaments
为宽厚的纤维带，可分为内侧、外侧和后距跟韧带3部分，呈扇形展开连于距骨和跟骨之间
第2列跗骨间韧带 interosseous ligaments of the second row of the tarsus
该韧带连结于足舟骨、骰骨和3块楔骨之间

常见关节疾病 main joint disorders

概述 description	症状 symptoms	诊断 diagnosis	治疗 treatment
草酸钙沉积引起的关节炎 arthritis due to calcium oxalate deposit 草酸钙是抗坏血酸和一些氨基酸的代谢产物。该产物的增加是由于肾清除减少（肾功能不全）或是维生素C摄入增加所致。草酸钙常沉积在软骨、滑膜和关节旁组织	主要影响手和膝关节。可能出现急性关节炎或关节周围炎	通过关节滑液检查进行诊断	◆肾功能不全的患者避免维生素C的补充。 ◆药物治疗包括非类固醇抗炎药物、秋水仙碱或关节内皮质类固醇给药
黏液囊炎 bursitis 黏液囊位于骨与肌肉、皮肤和肌腱之间，最常见的黏液囊炎是鹰嘴黏液囊炎（常称为学生肘），还可发生在膝、肩、髋、足和跟腱处	疼痛，关节僵硬，运动困难；关节肿胀，感染	通过临床检查进行诊断	◆休息和抗炎治疗
羟磷灰石沉积病 calcium nydroxyapatite deposition disease 羟磷灰石是骨和牙齿的主要矿物盐，沉积在关节的原因不详，可能与结缔组织疾病或代谢性疾病、神经性紊乱有关	该疾病常无任何症状	通过关节滑液检查进行诊断	◆急性期可采用非类固醇抗炎药物、秋水仙碱治疗或关节内皮质类固醇给药。 ◆也可进行手术治疗
焦磷酸钙结晶沉积病(软骨钙质沉着病，假痛风) calcium pyrophosphate deposition disease，pseudogout 焦磷酸钙结晶常沉积在关节软骨、滑膜、关节周围韧带和肌腱。它是一种常染色体显性遗传疾病	该疾病多见于老人，好发于膝关节，是一种慢性疾病。平常可无任何症状，但有时出现急性关节炎的表现	通过关节液的检查进行诊断	◆可进行关节抽吸术，药物治疗包括非类固醇抗炎药物或关节内皮质类固醇给药
腱鞘囊肿 ganglion cyst 是发生于关节部腱鞘的囊性肿物	皮下腱鞘出现有弹性的囊肿。好发于腕关节的背部。有时可有疼痛感	其诊断依靠病史和临床检查。MRI或超声扫描有助确诊	◆其囊肿可自行消退。 ◆如有严重不适可行抽吸术或手术切除。 ◆该疾病可反复发作
膝内翻和膝外翻 genu rarum(bowleg) and Genu valgus (knock knees) 两者均为畸形。前者指在双踝关节、双足并拢并伸直膝关节的情况下，两侧膝关节不能靠拢；后者是指两小腿向外成角，在双膝关节并拢并伸直的情况下，两侧踝关节不能靠拢	膝内翻在2岁前儿童是生理性的，以后当股骨和胫骨之间的角度大于25°，应考虑为病理性。膝外翻在2~6岁儿童是生理性的	体格检查是有价值的。对膝内翻，若3岁以上儿童，X线检查有助畸形或不对称的诊断	◆严重的膝内翻需要手术治疗或支架矫形。 ◆年龄大于8岁的膝外翻儿童可进行矫形手术
痛风 Gout 是由于关节内尿酸结晶沉积造成的（尿酸是由组成DNA和RNA的嘌呤代谢产生的多余产物）。血液中尿酸的堆积原因可能是由于嘌呤代谢增加所致（像骨髓增生性疾病、骨髓瘤、肿瘤化疗、溶血等），遗传性疾病可导致嘌呤合成增加或肾清除减少（最常见）	痛风性急性单关节炎常反复发作，在晚上有剧烈的疼痛和炎症表现，常持续数天后自行缓解，小腿的关节常被累及，还可累及第1跖趾关节；反复发作是其特点；如果不予治疗，将发展为慢性或出现痛风结石（它是围绕尿酸结晶沉积形成的结节肉芽肿，对骨组织具有高度的破坏性）	诊断依靠关节滑液检查，可见被白细胞吞噬的尿酸盐结晶，检查时间在急性发作期、病人无关节症状时期均可。X线检查可见关节内或关节周缘骨腐蚀	◆急性期可用秋水仙碱或非类固醇抗炎药物治疗。治疗越早越有效。 ◆高尿酸血症可使用尿酸合成抑制药物（别嘌醇）或增加肾清除尿酸药物

概述 description	症状 symptoms	诊断 diagnosis	治疗 treatment
感染性关节炎 infectious arthritis 是指关节被细菌感染，其中最常见的致病菌是葡萄球菌，其次是链球菌和淋球菌。嗜血杆菌感染常见于母乳喂养的婴儿和老年人。尽管关节感染可直接由于关节开放性的创伤或骨中央感染蔓延而来，但最常见的感染途径是血源性播散（通过感染的皮肤、扁桃体炎和肺炎等）。感染可导致急性、慢性或破坏性关节炎	在青少年多见，最常累及的关节是膝关节（青少年）、髋关节（母乳喂养的婴儿和儿童）和肩关节。淋球菌感染的关节炎多见于青年。临床上，该病起病急骤，与个人的身体情况有关。症状有自发性关节疼痛、关节活动受限、关节红而肿胀、低热等炎症表现	诊断依靠关节滑液检查和实验室血培养。闪烁扫描法在疾病的早期有助于诊断。X线表现常出现在疾病的后期	◆广谱抗生素应尽可能早期应用，同时根据培养结果和关节液的药敏试验调整较敏感的抗生素。 ◆关节制动以帮助减轻疼痛。 ◆通过关节手术或关节内镜反复抽吸引流感染的关节滑液
骨性关节炎 osteoarthritis 一种退行性疾病，常见于40岁以上者，主要累及负重关节。它是慢性残疾的重要原因。脊柱骨性关节炎主要累及C_5、T_8、L_3和L_4，膝关节的骨性关节炎可由于膝关节的原发性退行性损伤造成，或继发于关节畸形（膝内翻）、关节损伤或关节炎症	其主要症状是疼痛、关节僵硬、运动受限和功能障碍。发病过程缓慢，需经历几年过程。脊柱骨性关节炎的症状是脊神经根性痛，感觉和运动障碍。累及颈椎时，有时可能压迫椎动脉，出现头昏、眩晕和头痛	X线检查可见关节间隙狭窄、软骨下骨板硬化、软骨下囊肿、骨赘形成和骨萎陷	◆其治疗需减轻疼痛和维持关节功能。 ◆非类固醇抗炎药物可减轻疼痛。减少负重对康复治疗是必须的。 ◆手术治疗适用于药物无法治疗的疼痛和/或关节功能严重损伤的病人
髋关节一过性滑膜炎 transient synovitis of the hip 围绕髋关节组织的急性炎症和肿胀。其发病因素不明，但可能是3~10岁儿童跛行和疼痛的最常见原因	急性起病，患儿可出现疼痛、跛行和负重困难。可能还有髋关节屈曲挛缩（Thomas征）	其诊断需排除感染性关节炎、结核、骨髓炎、Legg－Calve－Perthes病等	◆该疾病可3~4周后自行缓解，无后遗症。 ◆治疗包括观察、休息和镇痛
股骨近端骺脱离 Proximal femoral epiphysiolysis 是指股骨颈和股骨近端骺分离，常为进展性的，与软骨病理性生长有关。骺脱离常向后下位分离，常导致青春期儿童髋关节的疼痛和运动受限	症状包括髋部疼痛，行走困难，下肢外旋、内旋受限和屈髋困难（除非同时外旋才可屈髋），可急性或慢性突发	X线检查可显示分离程度	◆手术治疗可用螺丝钉固定。 ◆严重者需行截骨术。 ◆固定健侧髋关节，同时进行内分泌治疗作为预防
扭伤sprains			
膝. 韧带损伤 knee. ligament injury 这类型损伤可由单一或联合机制产生。其简单机制包括：屈膝时受到碰撞可损伤后交叉韧带，膝关节过伸可损伤前交叉韧带，高处跌落并伴屈膝时可损伤前、后交叉韧带。联合机制包括：足部固定，当膝关节屈曲时外翻或外旋（像滑冰运动员），常造成内侧半月板、内侧副韧带和前交叉韧带损伤，这种情况称为O'Donoghue三联伤。而当跳跃落下时，膝关节内翻或内旋则可能损伤外侧半月板、外侧副韧带和前交叉韧带	病人可出现关节疼痛和功能障碍。也可能有摇晃感觉或行走困难，并感觉膝关节消失	触诊韧带的附着处可有疼痛感。交叉韧带损伤的病人可能有关节腔内出血。通过专门的体格检查对韧带进行选择性检查。当膝关节伸直和屈曲30°位置下，做被动膝内翻与膝外翻动作，并与健侧作比较，可以检查外侧和内侧副韧带。如有疼痛或发现内翻、外翻角度超出正常范围并有弹跳感时，提示有侧副韧带扭伤或断裂。前交叉韧带损伤，可有Lachman征阳性（膝关节屈曲20°~30°，胫骨前移增加，需将健侧与患侧作对比）。后交叉韧带损伤的患者，反屈试验阳性：仰卧位，检查者同时握住双侧足尖部将下肢提离床面，患者可出现膝过伸；同时外旋小腿，患者胫骨明显偏离膝部中线。不同方位和膝内翻、外翻状态下的X线摄影、MRI均有助确诊	◆侧副韧带损伤可保守治疗：冰敷患处，绷带包扎或管型石膏固定，康复治疗。 ◆前交叉韧带完全断裂，会引起膝关节严重退化，一般需手术治疗
膝. 半月板损伤 knee.meniscus injury 其损伤是由于膝关节屈曲时旋转造成的。常见于青年人（由于外伤）和老年人（由于退化）。其半月板损伤的部位最常见的是内侧半月板的正中和后部之间。它可出现垂直性或放射状的撕裂，或完全撕裂	急性损伤的病人呈强迫的半屈位，一旦伸直膝关节感觉疼痛。慢性损伤病人疼痛不确定，不能完成重体力劳动，有关节弹响音，或感觉关节内有异物。可有股四头肌营养不良或萎缩	局限性关节内疼痛可暗示半月板损伤。墨菲检查：病人强迫屈位并外旋时，按压内侧的关节线，内侧半月板损伤可有疼痛，并有滴答声。同样检查可测试外侧半月板。Cabot检查：跟骨放在对侧小腿的胫骨嵴上，并缓慢屈膝关节，当屈膝为90°时，膝关节外侧疼痛使得跟骨停留在对侧小腿上（Cabot体位）。MRI或关节镜检查有助确诊	◆可通过关节镜行部分半月板摘除术，并尽可能保留健康的半月板

概述 description	症状 symptoms	诊断 diagnosis	治疗 treatment
滑雪者拇指 Skier thumb　即拇指掌指关节的尺侧副韧带损伤。一般是滑雪者摔倒时伸展的拇指落地，或落到雪洞里拇指过度外展造成的。这种损伤会破坏第1指和第2指之间的协调运动，导致抓握物困难	拇指掌指关节内侧疼痛，用第1指和第2指抓握困难	通过朝外按压关节以检查关节的稳定性。如果上述检查患者感到疼痛，而患侧关节肿胀程度不明显，提示可能是韧带部分断裂。韧带完全断裂后按压反而可能减轻疼痛	◆如果关节扭伤，采用网罩固定保守治疗。 ◆为避免韧带完全断裂，需手术治疗
扭伤/关节韧带损伤Sprain/ Injury of a joint ligament　扭伤程度可分为3级。Ⅰ级（轻度）：韧带纤维损伤10%以下的轻微撕裂；Ⅱ级（中度）：韧带广泛撕裂；Ⅲ级（重度）：韧带完全撕裂，关节功能丧失	根据严重程度，损伤处可偶尔疼痛、轻微肿胀或关节功能障碍、关节完全不稳	其诊断依靠体格检查和X线检查	◆治疗取决于损伤程度和是否累及关节。 ◆局部措施包括绷带包扎、制动、冰敷，患处病情程度评估或手术治疗是必要的
脱位 dislocations			
脱位 dislocation　脱位是形成关节的骨面失去正常的位置关系。脱位可有不同的程度。部分脱位是指正常的位置不完全丧失。脱位常由于跌落、突然撞击或其他外伤造成。脱位常造成关节囊和韧带的撕裂，并造成骨移位	移动关节则感到紧张、撕裂痛。关节淤血、肿胀和畸形，关节囊空虚。关节屈肌挛缩导致关节复原不能、关节功能丧失	主要通过临床表现诊断，X线检查有助确诊对骨的继发性损伤。相关的血管性和神经性损伤也必须迅速诊断	◆一般情况下，脱臼需尽快在麻醉下进行复位，以避免并发症，如关节僵硬、骨化性肌炎和不可逆的血管性和神经性损伤
肘关节脱位 Elbow pislocation　它主要是由于跌倒时用手撑地，肘呈屈位，作用力由前臂上传造成。多数是肘关节后脱位，发生率仅次于肩关节脱位。多见于儿童。可伴随有冠突、桡骨小头、肱骨髁或鹰嘴骨折	肘关节疼痛、功能丧失和肿胀。关节畸形，臂部和前臂部的长轴偏离	X线检查有助确诊，并有助于相关骨折的诊断	◆复位并用夹板后固定
髋. 先天性脱位 hip . congenital dislocation　髋部的发育异常。一些儿童的髋关节过于松弛是由于出生时发育不全所致，从而导致关节不稳。在每1 000个出生的儿童中有0.5～12个会有此类问题。常见于左髋。其发病因素包括雌激素、家族史、头产、羊水过少、双胞胎、巨胎、臀位出生、唐氏综合征和关节挛缩	在开始走路时可见蹒跚步态，下肢明显变短，髋关节屈曲位挛缩，不愿伸直，下肢外旋和外展困难	髋关节的稳定性需在新生儿出生后72h评价。正常情况下，新生儿屈膝、屈髋90°，医师面向新生儿臀部，用两手抓住其两膝同时外展，正常情况两膝可以放平而触及桌面。但髋关节脱位时外展明显受限，内收肌明显隆起，称作外展试验阳性。在外展过程中有滑动或跳动的咔嗒声，以后却可以外展至90°，称为Otolani跳动声，是一个重要诊断依据。另外还有巴罗（Barlow）试验：将患肢内收过程中，用力将大腿向后推，如股骨头滑出髋关节，则巴罗试验阳性并应考虑脱位。上述检查需在6周时和6~10个月时重复进行。同时可用超声扫描协助诊断。X线检查可用于3个月以前的婴儿	◆脱位的髋关节在复位前保持在外展位。 ◆根据其严重程度，采用双层尿布法（增加尿布的数量以增加两腿的分离度），支架固定（Pavlik固定支架、Frejka垫座、Von Rosen夹板）或用网罩固定。 ◆如在2岁以后发现，则因发现太晚，需行股骨或髋臼截骨术
髋. 外伤性脱位 hip . traumatic dislocation　一般是受到高强度的外部损伤造成的。常见于车祸时，乘客的腿交叉撞击在仪表板上。撞击通过股骨体向上传递，使股骨头向后脱位	常见于外伤的年轻病人。脱位一侧髋部疼痛，并内收、内旋、轻度屈曲，患侧与健侧相比较短	临床体征已述及，如怀疑后脱位，股骨头应能在臀肌下方扪到；如前脱位，则应能在腹股沟区或闭孔区扪及。X线检查可用于诊断髋臼缘的骨折	◆需立即在麻醉下进行复位，同时向后短暂牵引稳定关节。 ◆如果有髋臼骨折、关节内碎片，或复位无效，需进行外科手术治疗。 ◆最严重的并发症是股骨头缺血性坏死

概述 description	症状 symptoms	诊断 diagnosis	治疗 treatment
骨化性肌炎 myositis ossificans 其特点是骨质结构沉积于肌肉或肌骨化。外伤性骨化肌炎常继发于肌组织和其他软组织外伤后。有时损害是自发形成的	经常见于关节脱位造成的附近软组织损伤。有进展性关节移动困难，关节处可见柔软团块。伴或不伴皮下红斑	X线检查可见进行性的关节钙化	◆治疗关键在于预防：关节脱位后尽早复位，关节制动和逐步的关节功能锻炼。 ◆在骨化影响关节或神经6~12个月后需手术治疗
旋前疼痛. 桡骨头半脱位 Painful pronation. nursemaid elbow 桡骨头半脱位多见于环状韧带下方。常发生在1~3岁儿童，由于猛烈牵拉手部，导致肘部过伸和前臂旋前，也可由于手或腕关节被上提所致	桡骨小头处有压痛，患儿因疼痛可拒绝活动臂部	结合病史和临床体征可明确诊断，X线检查有助于伴发的有锁骨骨折或髁上骨折的诊断	◆通过前臂在伸直位时强迫旋后，接着屈肘来复位
盂肱关节脱位 glenohumeral dislocation 占所有关节脱位的50%以上。绝大多数是由于跌倒或运动损伤的间接暴力造成的，此时臂部处于外展和外旋。95%的肩关节脱位是前脱位。大约25%的患者伴有大结节骨折	常见于年轻人跌倒时上肢外展外旋。可有疼痛、畸形和功能丧失的症状	体格检查可见“方肩畸形”，肩峰明显突出，肱骨头可在前面摸到。如损伤环绕肱骨头的神经，则可导致三角肌瘫痪，三角肌区的后外侧和臂上半部感觉障碍。不同方位的X线检查有助判断脱位是否造成骨折	◆手法复位（Kocher复位、Cooper复位或Hippocratic复位）和Velpeau绷带后固定。 ◆由于外伤造成的习惯性脱位需手术治疗

心血管系统 cardiovascular system

心血管系统由在全身各处运输血液的不同器官组成。血液是含有氧和细胞必不可少的物质的液体，同时，血液带走细胞的代谢产物，这些代谢产物不能被机体利用，甚至对机体有毒。

心血管系统以胸腔内的心脏为中心。心脏作为一个“动力泵”，将氧合的血液通过密集的动脉网送往全身各处。

动脉网起于心脏。动脉、微动脉和毛细血管形成一个给身体各部供应氧和营养的系统。由于收缩期心脏的有力收缩，血液由动脉系泵出。

含氧少的血液被毛细血管以及静脉网中的大、小静脉所收集。由于心肌的舒张松弛，静脉网将这些含有细胞代谢产物的静脉血转运回心脏。

除了动脉和静脉网，人体还有第三个管网系统，称为淋巴系统。淋巴系统类似于静脉系统，运输一种清亮、黄色、源于血液的称之为淋巴的液体。

动脉和静脉血管向全身供应血液的过程称为体循环；身体还有另一种循环通路，即肺循环。像体循环一样，肺循环也是起始和终止于心脏。肺循环将富含二氧化碳的静脉血由心脏输送到肺，通过呼吸系统中肺的呼吸过程，二氧化碳被排出，静脉血重新变为充满氧气的动脉血。氧合后的动脉血又流回到心脏，并开始下一个体循环的过程。

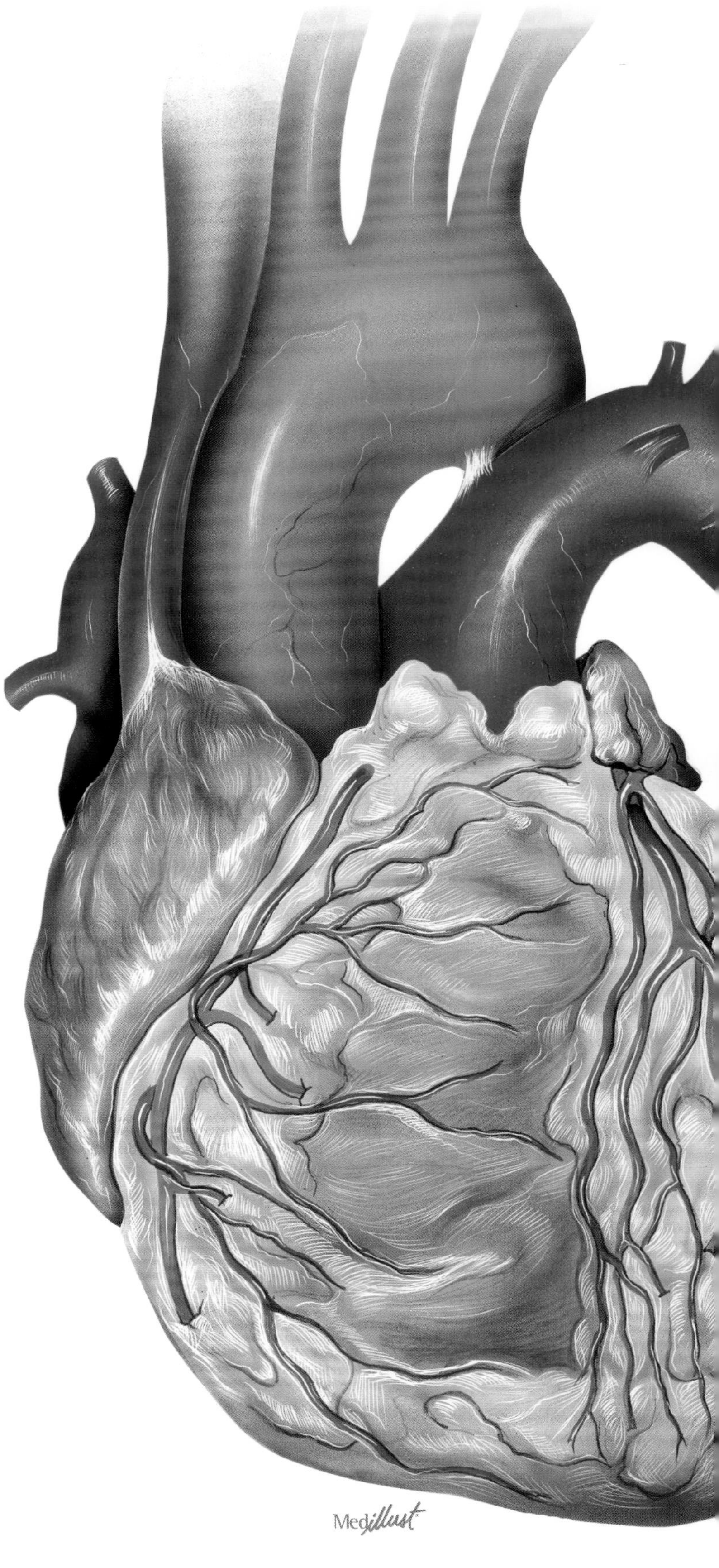
MedIllust

动脉系统 arterial system

整体前面观 anterior general view

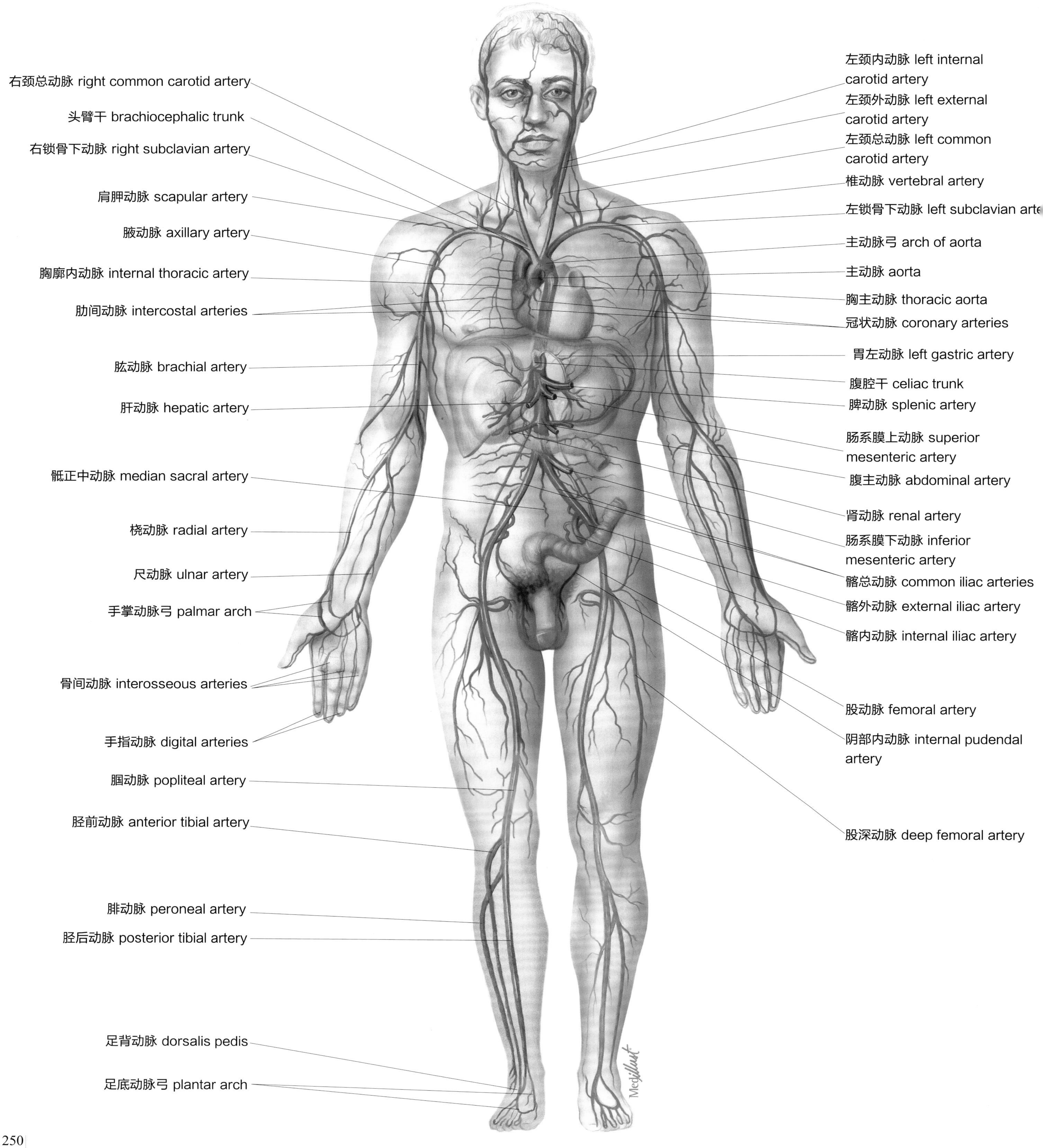

右颈总动脉 right common carotid artery
头臂干 brachiocephalic trunk
右锁骨下动脉 right subclavian artery
肩胛动脉 scapular artery
腋动脉 axillary artery
胸廓内动脉 internal thoracic artery
肋间动脉 intercostal arteries
肱动脉 brachial artery
肝动脉 hepatic artery
骶正中动脉 median sacral artery
桡动脉 radial artery
尺动脉 ulnar artery
手掌动脉弓 palmar arch
骨间动脉 interosseous arteries
手指动脉 digital arteries
腘动脉 popliteal artery
胫前动脉 anterior tibial artery
腓动脉 peroneal artery
胫后动脉 posterior tibial artery
足背动脉 dorsalis pedis
足底动脉弓 plantar arch
左颈内动脉 left internal carotid artery
左颈外动脉 left external carotid artery
左颈总动脉 left common carotid artery
椎动脉 vertebral artery
左锁骨下动脉 left subclavian arte
主动脉弓 arch of aorta
主动脉 aorta
胸主动脉 thoracic aorta
冠状动脉 coronary arteries
胃左动脉 left gastric artery
腹腔干 celiac trunk
脾动脉 splenic artery
肠系膜上动脉 superior mesenteric artery
腹主动脉 abdominal artery
肾动脉 renal artery
肠系膜下动脉 inferior mesenteric artery
髂总动脉 common iliac arteries
髂外动脉 external iliac artery
髂内动脉 internal iliac artery
股动脉 femoral artery
阴部内动脉 internal pudendal artery
股深动脉 deep femoral artery
Medillust

静脉系统 venous system

整体前面观 anterior general view

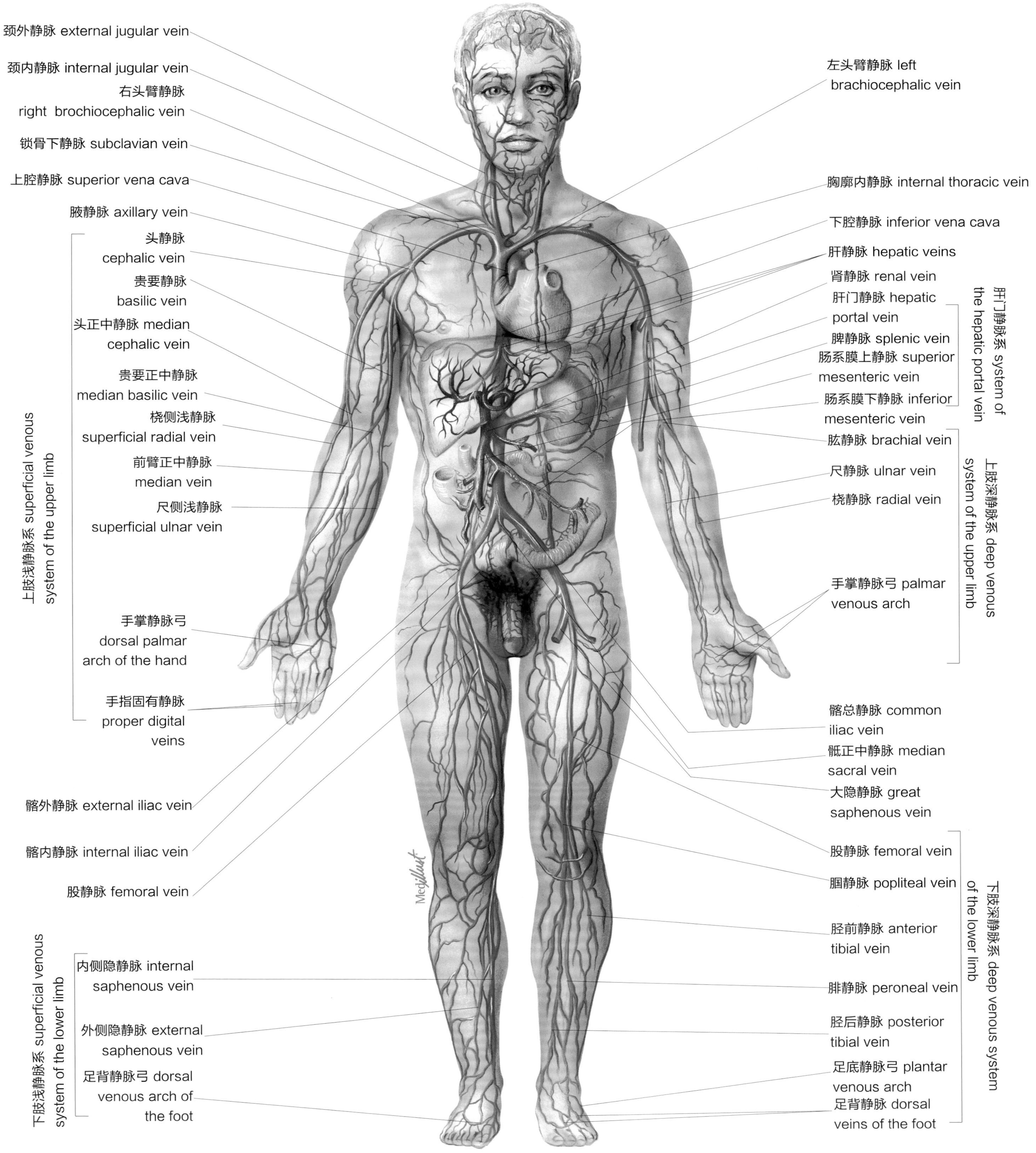
颈外静脉 external jugular vein
颈内静脉 internal jugular vein
右头臂静脉
right brochiocephalic vein
锁骨下静脉 subclavian vein
上腔静脉 superior vena cava
腋静脉 axillary vein
头静脉
cephalic vein
贵要静脉
basilic vein
头正中静脉 median
cephalic vein
贵要正中静脉
median basilic vein
桡侧浅静脉
superficial radial vein
前臂正中静脉
median vein
尺侧浅静脉
superficial ulnar vein
手掌静脉弓
dorsal palmar
arch of the hand
手指固有静脉
proper digital
veins
上肢浅静脉系 superficial venous
system of the upper limb
髂外静脉 external iliac vein
髂内静脉 internal iliac vein
股静脉 femoral vein
内侧隐静脉 internal
saphenous vein
外侧隐静脉 external
saphenous vein
足背静脉弓 dorsal
venous arch of
the foot
下肢浅静脉系 superficial venous
system of the lower limb
左头臂静脉 left
brachiocephalic vein
胸廓内静脉 internal thoracic vein
下腔静脉 inferior vena cava
肝静脉 hepatic veins
肾静脉 renal vein
肝门静脉 hepatic
portal vein
脾静脉 splenic vein
肠系膜上静脉 superior
mesenteric vein
肠系膜下静脉 inferior
mesenteric vein
肝门静脉系 system of
the hepatic portal vein
肱静脉 brachial vein
尺静脉 ulnar vein
桡静脉 radial vein
手掌静脉弓 palmar
venous arch
上肢深静脉系 deep venous
system of the upper limb
髂总静脉 common
iliac vein
骶正中静脉 median
sacral vein
大隐静脉 great
saphenous vein
股静脉 femoral vein
腘静脉 popliteal vein
胫前静脉 anterior
tibial vein
腓静脉 peroneal vein
胫后静脉 posterior
tibial vein
足底静脉弓 plantar
venous arch
足背静脉 dorsal
veins of the foot
下肢深静脉系 deep venous system
of the lower limb
Medillust

淋巴系统 lymphatic system

整体前面观 anterior general view

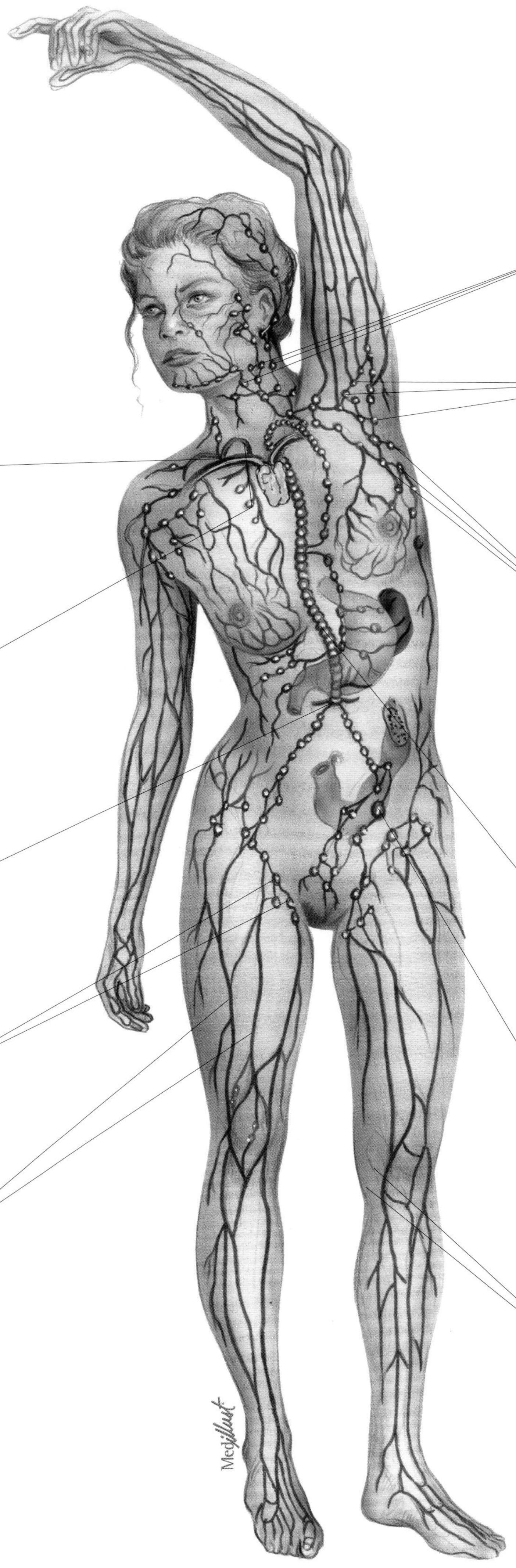

淋巴系统 lymphatic system

淋巴系统是一个辅助系统，用于运输体液及其所含的物质，特别是那些来自于身体各组织的蛋白质。它对动脉和静脉系统起补充作用，且有其自身独立的管道网络，这一网络可将淋巴液（淋巴）转运入血

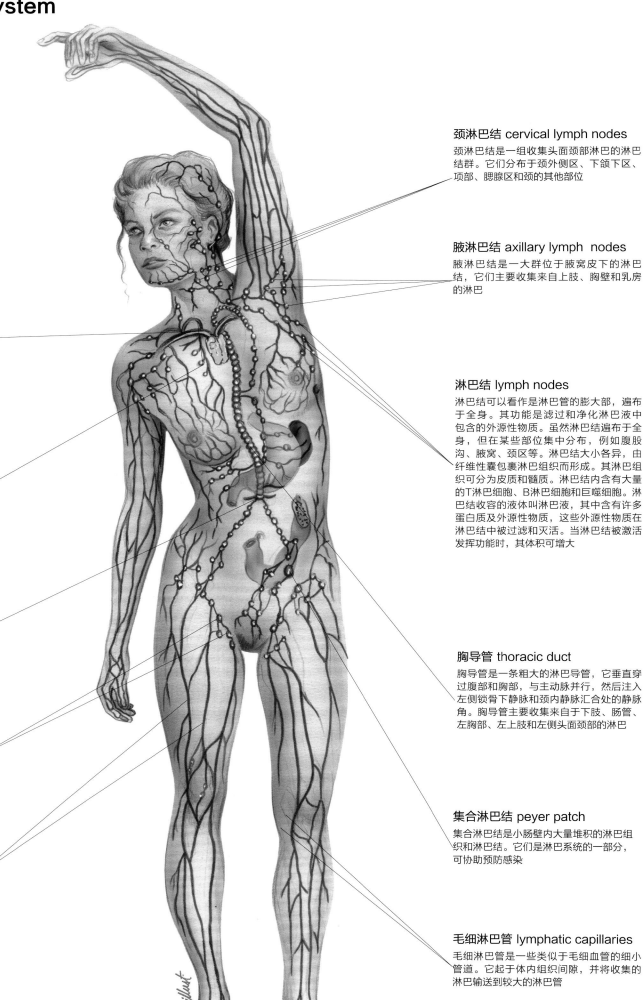

颈淋巴结 cervical lymph nodes

颈淋巴结是一组收集头面颈部淋巴的淋巴结群。它们分布于颈外侧区、下颌下区、项部、腮腺区和颈的其他部位

腋淋巴结 axillary lymph nodes

腋淋巴结是一大群位于腋窝皮下的淋巴结，它们主要收集来自上肢、胸壁和乳房的淋巴

锁骨下静脉 subclavian veins

左、右侧的锁骨下静脉引导上肢静脉的血液回流。它们由锁骨下方经过，与颈内静脉汇合形成左、右头臂静脉，汇合处称为静脉角。左、右头臂静脉汇合成上腔静脉。右侧锁骨下静脉（或静脉角）接受右淋巴导管的注入，左侧锁骨下静脉（或静脉角）接受胸导管的注入。锁骨下静脉还接收肩胛区、甲状腺和肋间隙等部位的静脉属支，有时，这些属支亦可直接注入头臂静脉

淋巴结 lymph nodes

淋巴结可以看作是淋巴管的膨大部，遍布于全身。其功能是滤过和净化淋巴液中包含的外源性物质。虽然淋巴结遍布于全身，但在某些部位集中分布，例如腹股沟、腋窝、颈区等。淋巴结大小各异，由纤维性囊包裹淋巴组织而形成。其淋巴组织可分为皮质和髓质。淋巴结内含有大量的T淋巴细胞、B淋巴细胞和巨噬细胞。淋巴结收容的液体叫淋巴液，其中含有许多蛋白质及外源性物质，这些外源性物质在淋巴结中被过滤和灭活。当淋巴结被激活发挥功能时，其体积可增大

右淋巴导管 right lymphatic duct

右淋巴导管位于右侧颈根部，收容来自于右侧头面颈部、右胸部和右上肢的淋巴管，最终注入右静脉角

乳糜池 chyle cistern

乳糜池是胸导管下端的一个膨大囊状结构，位于主动脉的后方。两条腰干和一条肠干开口于乳糜池

胸导管 thoracic duct

胸导管是一条粗大的淋巴导管，它垂直穿过腹部和胸部，与主动脉并行，然后注入左侧锁骨下静脉和颈内静脉汇合处的静脉角。胸导管主要收集来自于下肢、肠管、左胸部、左上肢和左侧头面颈部的淋巴

腹股沟淋巴结 inguinal lymph nodes

腹股沟区有相当丰富的淋巴结，这些淋巴结接收来自于下肢的淋巴

集合淋巴结 peyer patch

集合淋巴结是小肠壁内大量堆积的淋巴组织和淋巴结。它们是淋巴系统的一部分，可协助预防感染

淋巴管 lymphatic vessels

淋巴管是和静脉极其相似的管道系统，遍布全身，收集来自于毛细淋巴管的淋巴

毛细淋巴管 lymphatic capillaries

毛细淋巴管是一些类似于毛细血管的细小管道。它起于体内组织间隙，并将收集的淋巴输送到较大的淋巴管

动脉和静脉.内部结构 arteries and veins.internal structure

动脉 arteries

指那些把经过肺内氧合的血液（动脉血）运输到身体各组织的血管。动脉血管向远端延伸，遍布全身，越来越细小，最后以微动脉和动脉毛细血管的形式而终止

静脉 veins

指那些运输含氧少或含有体内各组织代谢废物的静脉血回到心脏的血管。在肺内，静脉血重新充氧变为动脉血。静脉系统包括小的静脉毛细血管、微静脉、中静脉和大静脉

微动脉 arterioles

微动脉是一种非常小的血管，是动脉血管连续不断分支的延伸。微动脉将血液运送到动脉毛细血管。微动脉的中膜由一层很薄的肌层构成

动脉毛细血管 arterial capillaries

是在显微镜下可见的动脉分支。它们将动脉血送到全身各处以促进动脉血向静脉血的转化。动脉毛细血管的末端和静脉毛细血管相连接，而静脉毛细血管则收集含氧少的静脉血并将其转运至静脉系统

微静脉 venules

微静脉是与中静脉和大静脉相连的非常小的静脉血管，由许多静脉毛细血管汇合形成

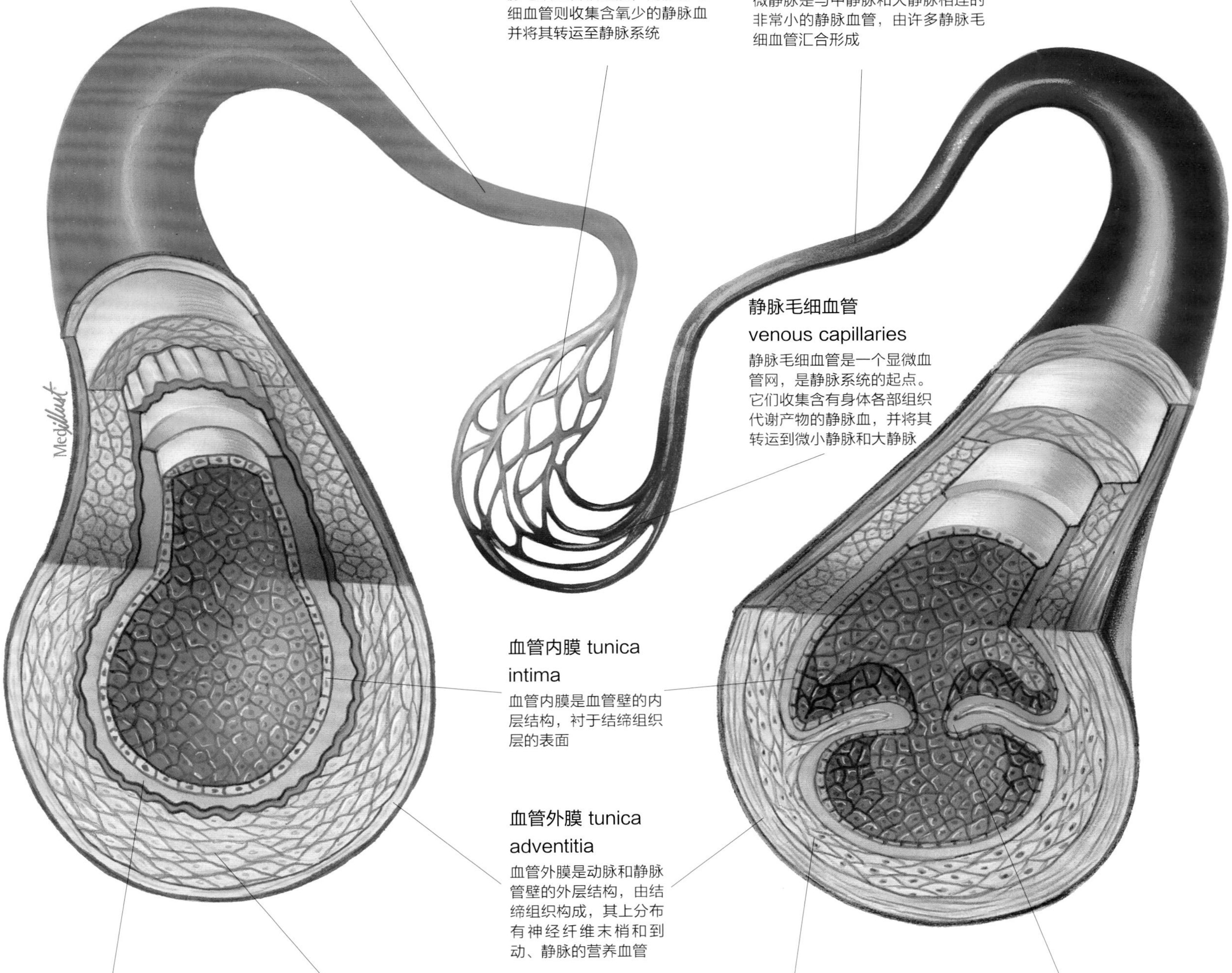

静脉毛细血管 venous capillaries

静脉毛细血管是一个显微血管网，是静脉系统的起点。它们收集含有身体各部组织代谢产物的静脉血，并将其转运到微小静脉和大静脉

血管内膜 tunica intima

血管内膜是血管壁的内层结构，衬于结缔组织层的表面

血管外膜 tunica adventitia

血管外膜是动脉和静脉管壁的外层结构，由结缔组织构成，其上分布有神经纤维末梢和到动、静脉的营养血管

内皮下层 subendothelial layer

是位于内膜和中膜之间的一层结构。此层在大动脉管壁中发育良好而且含有许多弹性纤维，使其形成条纹状

血管中膜 tunica media

血管中膜是动脉管壁三层结构中的中间一层。由环形排列的平滑肌纤维构成，在中等大小的动脉管壁中特别丰富。在大动脉，此层中还含有大量的弹性纤维，可使动脉发生收缩和舒张以适应由于心脏收缩和舒张而引起的血容量的变化

血管中膜 tunica media

是静脉管壁的中间层。和动脉管壁的中膜不同，它只含有少量的平滑肌纤维，但却有大量的胶原纤维。仅在下半身的静脉管壁中含有一定量的肌纤维以利于静脉血液的向上回流

静脉瓣 valves

静脉瓣是静脉血管内壁上由内皮形成的皱襞。它分布于整个静脉系统。静脉瓣的功能是保证血液向心的定向流动，防止静脉血液的倒流

心脏 heart

前面浅层观 anterior superficial view

心包 pericardium

心包是包裹整个心脏、主动脉和其他连于心脏的血管主干（上腔静脉、下腔静脉、肺动脉和肺静脉等）的纤维囊。心包的前上部附着于胸腺囊的后面。胸腺囊是包绕胸腺的纤维囊

头臂干 branchiocephalic trunk

头臂干是起于主动脉弓、向上走行的粗大的动脉分支。它分支为右颈总动脉和右锁骨下动脉，给右上肢、右侧头颈部供应含氧气的动脉血

左颈总动脉 left common carotid artery

是起于主动脉弓的一条大动脉，供应左侧头颈部动脉血

左锁骨下动脉 left subclavian artery

左锁骨下动脉直接由主动脉弓发出，供应左上肢动脉血

主动脉 aorta

主动脉是身体内最大的动脉。起于左心室，先向上行，然后向左后下弯曲形成主动脉弓，并进而下行形成降主动脉，穿过膈到达腹部。主动脉通过整个动脉系统将所有的含氧血液从心脏运送到全身各处。动脉血液通过左心室的收缩，被动脉运送到全身

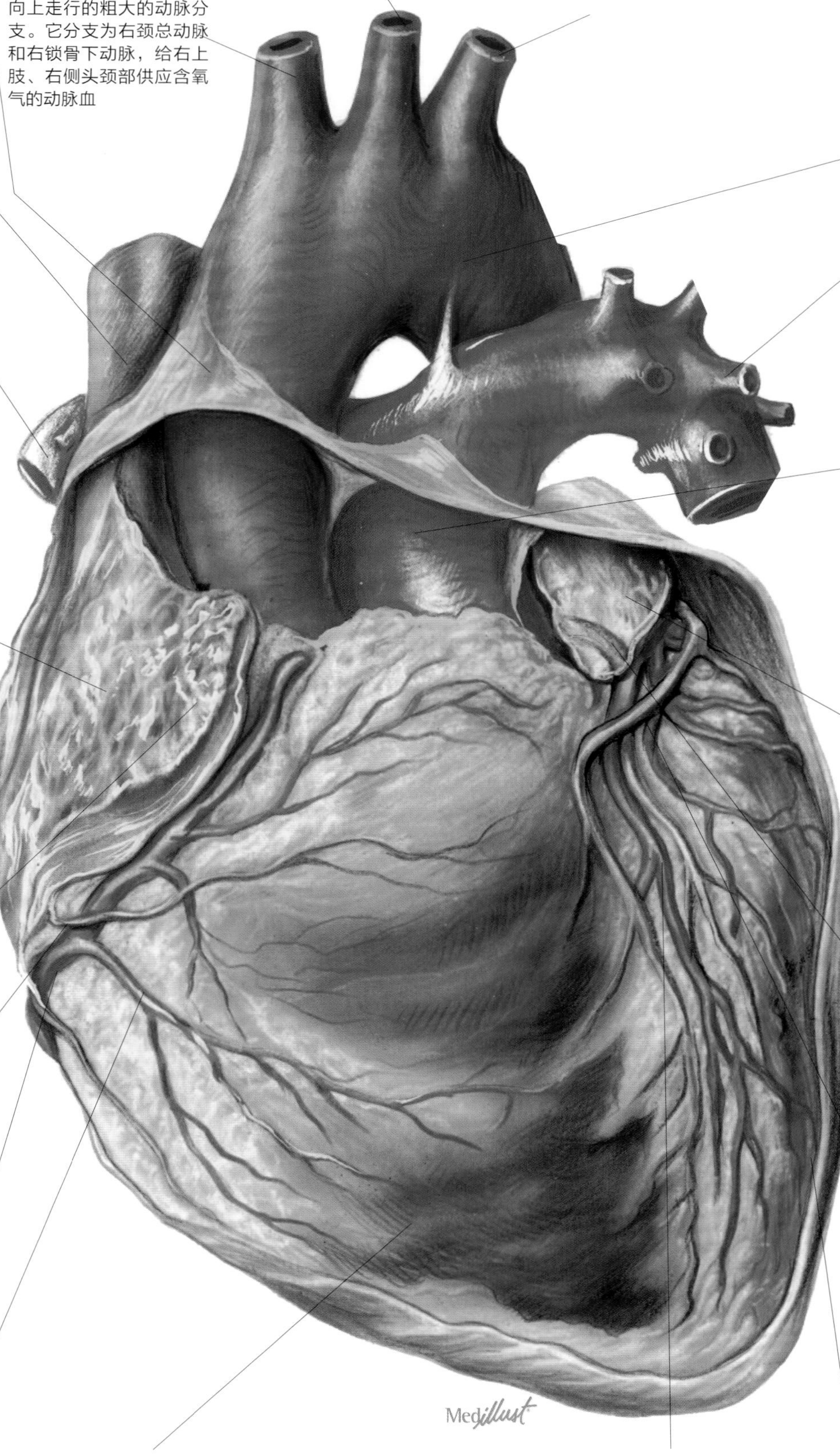

上腔静脉 superior vena cava

上腔静脉是一支接收上肢和头、颈、胸部静脉的粗大静脉干。它由左、右头臂静脉汇合而成，和下腔静脉均开口于右心房

右肺动脉 right pulmonary artery

右肺动脉是起于右心室的肺动脉干的一个分支，将静脉血输入右肺，在此氧合（或吸入氧气）并排出二氧化碳

右心房 right atrium

右心房是一个薄壁的心腔，位于心脏的上部，收容来自于体循环静脉系统的终末——上、下腔静脉的静脉血。右心房和静脉之间的压力差，可使静脉中的静脉血被吸入右心房。右心房和紧邻其下的心腔，即右心室，通过房室口相通。房室口处有三尖瓣调节其开闭。右心房的后壁有一窦房结，在心脏搏动中发挥起搏作用。右心房与右肺相邻，其间隔以心包和胸膜

右心耳 right auricle

是右心房前外上憩室样的凸起部分，形态扁平，覆盖主动脉的起始部位

心小静脉 small cardiac vein

是一条走行于房室沟内的静脉，它收集右半心静脉分支的血液，最终汇入冠状窦

右冠状动脉 right coronary artery

右冠状动脉是心脏前面主动脉起始处的一个分支，越过心右缘经行于房室沟中，将动脉血运送到心脏的后部。其分支分布于心脏的右缘、后面和后室间沟内

右冠状动脉的右缘支 right marginal branch of the right coronary artery

是发自于右冠状动脉的一个分支，将氧合的动脉血运送到整个心的右侧

左肺动脉 left pulmonary artery

左肺动脉是起于右心室的肺动脉干的分支之一。它将静脉血液送至左肺，在此血液被氧合，同时排出二氧化碳

肺动脉干 pulmonary trunk

肺动脉干是一支起于右心室的粗大动脉干，分为左、右两条肺动脉，分别运输静脉血进入两肺。肺动脉和右心室相连的开口处有三个瓣膜，称为肺动脉瓣

左心房 left atrium

左心房是心脏上部的心腔之一。在较薄的心壁上有四个肺静脉的开口，可以接收来自于肺部氧合动脉血以完成肺循环。这些血再流入左心室而开始下一个体循环。左心房和左心室以左房室口相通，其开关由二尖瓣控制

左冠状动脉 left coronary artery

左冠状动脉是主动脉起始部的一个分支，在心左侧缘沿左心房和左心室之间的冠状沟下降。发出分支分布于左半心和室间区

心大静脉 great cardiac vein

心大静脉是位于房室沟内的一支静脉。它收集左半心的静脉血液，并注入冠状窦

左心室 left ventricle

左心室是心脏左半侧的一个大心腔，与左肺相邻，其间隔以心包和胸膜。左心室接收来自于左心房的动脉血，然后通过厚厚的心室壁的强力收缩（收缩期），将血液运送到体循环的主动脉，继而送达全身。连通左心室和主动脉的主动脉口由主动脉瓣的开关来调节。左心室壁比右心室壁厚，因为它需要更大的力来推动动脉血液。同样，左心室内的普肯耶（purkinje）纤维网也较右心室密集

右心室 right ventricle

右心室是位于心脏下部的一个大的心腔。位于右心房的下方，膈的上面，胸骨之后。右心室壁的心肌较厚。右心室的功能是接收来自于右心房的静脉血，同时通过有力的收缩，推动血液经过肺动脉干流向肺部，在肺内进行氧合和净化后由肺循环运回心脏。右心室推动静脉血液流向肺部所需的力量较体循环所需的力量小，因此，右心室壁的肌层较左心室的薄，右心室内提供运动冲动的普肯耶（purkinje）纤维网也较稀疏

室间冠状动脉 interventricular coronary artery（前室间支 anterior interventricular branch）

是左冠状动脉的一个分支，在心前室间沟内下降

主动脉弓 arch of the aorta

主动脉离开左心室后，先上升，然后向左侧弯曲而下降形成一个弓形结构，即主动脉弓。从主动脉弓上发出分布于头和上肢的动脉分支。主动脉弓从食管的上1/3段前方越过。它的分支包括头臂干（进而分成右锁骨下动脉和右颈总动脉）、左锁骨下动脉和左颈总动脉。主动脉弓继续下降即移行为胸主动脉，下行于纵隔内

左锁骨下动脉 left subclavian artery

与右锁骨下动脉由头臂干发出不同，左锁骨下动脉直接由主动脉弓发出，供应左上肢动脉血

动脉韧带 ligamentum arteriosum

动脉韧带是连于主动脉弓和肺动脉之间的一条纤维束，是胎儿时期连于两个血管之间的动脉导管的遗迹

左颈总动脉 left common carotid artery

是起于主动脉弓的一条大动脉，供应左侧头颈部动脉血

头臂干 branchiocephalic trunk

头臂干是起于主动脉弓、向上行走的粗大动脉。它分支为右颈总动脉和右锁骨下动脉以供应右侧头颈部、右上肢动脉血

上腔静脉 superior vena cava

上腔静脉是接收上肢和头、颈、胸部静脉血的粗大静脉干。它由左、右头臂静脉汇合而成，和下腔静脉均注入右心房

右肺动脉 right pulmonary artery

右肺动脉是起于右心室的肺动脉干的一个分支，将静脉血输入右肺，在此氧合并排出二氧化碳

心包 pericardium

心包是一个包裹整个心脏、主动脉和其他大的连于心脏的血管主干（上腔静脉、下腔静脉、肺静脉和肺动脉等）的纤维囊。心包的前上部附着于胸腺囊的后面。胸腺囊是包绕胸腺的纤维囊

左肺动脉 left pulmonary artery

左肺动脉是起于右心室的肺动脉干的分支之一。它将静脉血液送至左肺，在此血液被氧合，同时排出二氧化碳

左肺静脉 left pulmonary vein

左肺静脉是将来自于左肺的动脉血输送到左心房

左心房 left atrium

左心房是心脏上部的心腔之一。在较薄的心壁上有四个肺静脉的开口，接收来自于肺部的动脉血以完成肺循环，这些血再流入左心室而开始下一个体循环。左心房和左心室以左房室口相通，其开关由二尖瓣控制

左冠状动脉的左缘支 left marginal branch of left coronary artery

左冠状动脉的左缘支是左冠状动脉的一个分支，起于心脏的前面，将动脉血运送至心脏的左侧部（左心室）

左室后静脉 posterior vein of left ventricle

左室后静脉将左心室后部的静脉血运送至心大静脉，进而经后房室沟（冠状沟后部）汇入冠状窦

心大静脉 great cardiac vein

心大静脉位于房室沟内，收集左半心静脉回流的静脉血，汇入冠状窦

心脏后面的静脉 vein of the posterior face

心脏后面的静脉是一条接受左心室后壁静脉血液的小静脉支，将血液汇入冠状窦

左心室 left ventricle

左心室为位于心脏左半部的一个大心腔，紧邻左肺，中间被心包和胸膜所分隔。左心室接收来自左心房的动脉血。当体循环开始时，左心室厚厚的心室壁强力收缩（收缩期），将血液送到主动脉，继而从主动脉送到全身。左心室和主动脉相连通的主动脉口由主动脉瓣的开闭来控制。左心室的壁较右心室的厚，因为它需要更大的力量来推动血液流动。同样，左心室中传导运动冲动的普肯耶纤维网也比右心室密集

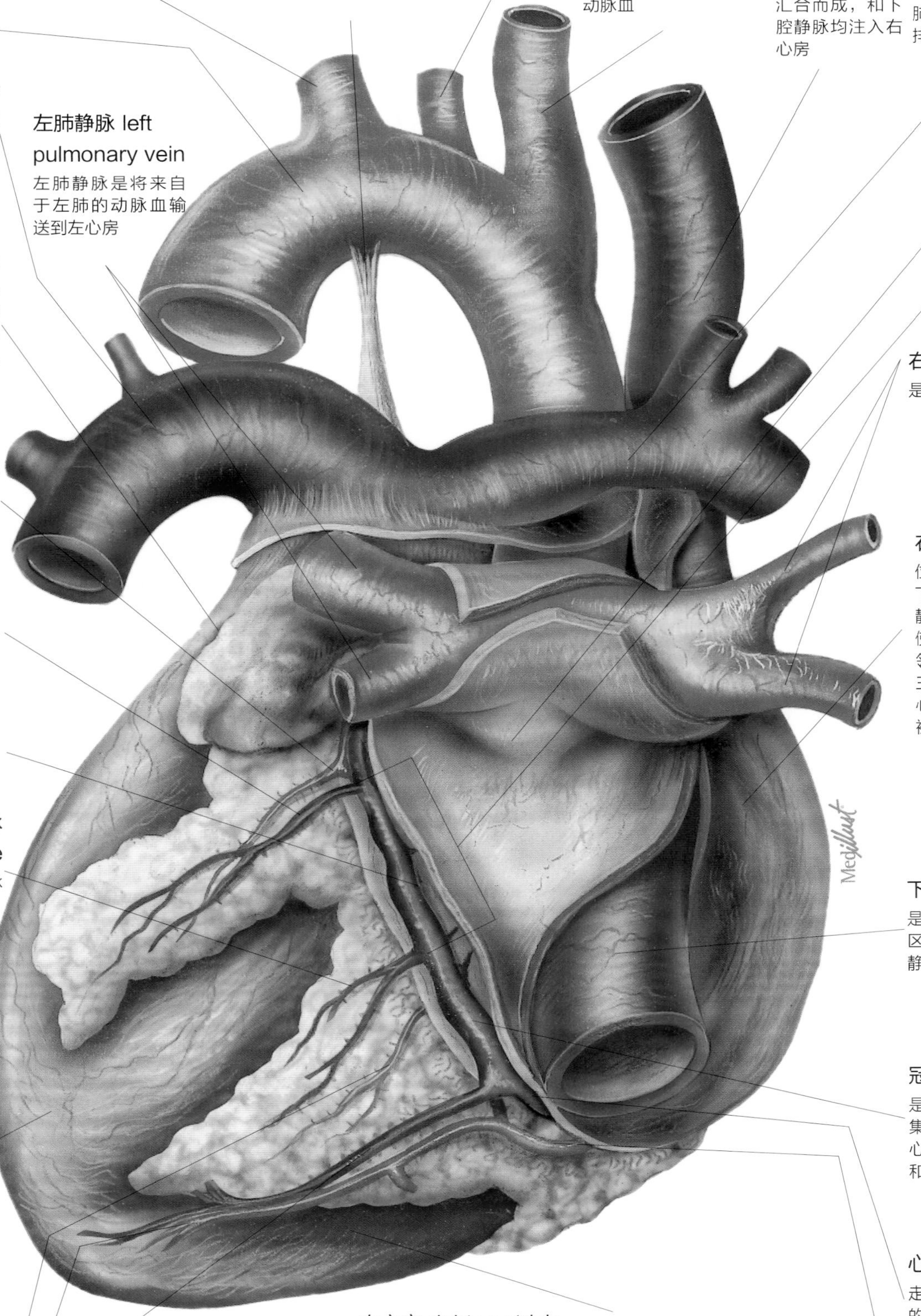

Medillust

房室沟或冠状沟 atrioventricular or coronary sulcus

是分隔心房与心室的沟

右肺静脉 right pulmonary veins

是运送氧合血从右肺到左心房的两个静脉

右心房 right atrium

位于心上部的薄壁心腔，接收来自于上、下腔静脉的静脉血，即体循环终末部分的静脉血。右心房和静脉网之间的压力差，使右心房将静脉血吸入其中。右心房和紧邻其下的右心室经房室口相通，其开关由三尖瓣调节。右心房的后壁有窦房结，是心脏的起搏点。右心房与右肺相邻，其间被心包和胸膜分隔

下腔静脉 inferior vena cava

是收集下半身静脉血的主干。起始于腹下区，由收集盆腔脏器和下肢血液的两个髂总静脉（左、右髂总静脉）汇合而成

冠状窦 coronary sinus

是位于心后面冠状沟内的静脉膨大部分，收集冠状静脉不同分支的静脉血，并运送到右心房，从而到肺循环。冠状窦通过冠状窦口和右心房相通

心小静脉 small cardiac vein

走行于房室沟，收集来自于心右侧静脉支的血液，注入冠状窦

心脏后面的动脉 artery of the posterior face

是右冠状动脉的一条终末支，营养左心室的后部

后室间静脉 posterior interventricular vein

是接受心脏后室间隔区的血液并将其运送到冠状窦的一条静脉

右心室 right ventricle

是位于心脏下部的一个大心腔。位于右心房下方、膈的上方、胸骨之后，有较厚的肌性壁。功能为收集来自于右心房的静脉血，收缩时将其经肺动脉干推向肺，在此进行氧合和净化后由肺静脉运回心脏。推动静脉血到肺较主动脉循环所需的力量小，因此，右心室的肌性壁较左心室薄，而为其提供运动冲动的普肯耶（purkinje）纤维网相对稀疏

后室间动脉 posterior interventricular artery (后室间支 posterior interventricular branch)

后室间支是右冠状动脉的一个分支，营养心脏后室间隔区

右冠状动脉 right coronary artery

冠状动脉的一个分支，起源于心脏的前面，从房室沟越过心右缘，给心脏的后面运送动脉血。有分支分布于心的右缘、后面和室间隔

心脏.右心房 heart. right atrium

内面观 internal view

上腔静脉 superior vena cava
接收上肢、头、颈、胸部静脉的一个粗大静脉干。由左、右头臂静脉汇合而成，与下腔静脉均终止于右心房

房间隔 interatrial septum
分隔左、右心房的薄膜性结构，在正常情况下，防止二者的交通

升主动脉 ascending aorta
升主动脉是主动脉的起始部分，它离开左心室，上升并向左弯曲形成主动脉弓。它和左心室之间以主动脉瓣分隔

肺动脉干 pulmonary trunk
肺动脉干是一支起于右心室的粗大的动脉干，分为左、右两条肺动脉，分别运输静脉血进入两肺。肺动脉和右心室相连通的开口处有三个瓣膜，称为肺动脉瓣

右肺动脉 right pulmonary artery
肺动脉干（起于右心室）的一个分支，运送静脉血液到右肺。在肺内，血液氧合、二氧化碳排出

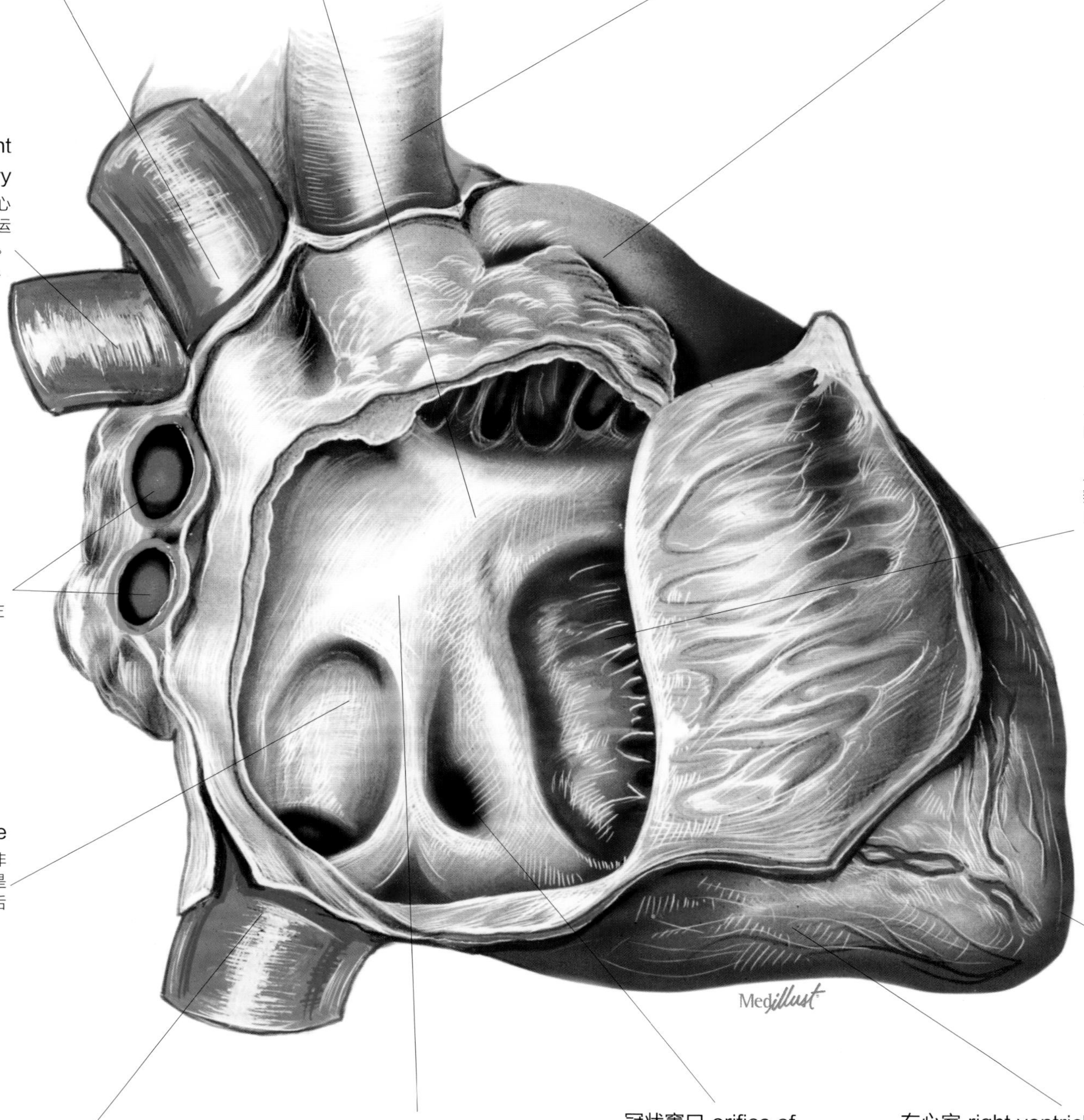

Medillust

三尖瓣 tricuspid valve
三尖瓣是分开右心房和右心室的瓣膜系统。开放时允许血液由心房流向心室，收缩期防止血液从心室逆流回心房。心脏瓣膜开放和关闭产生的声音可以用听诊器听到

右肺静脉 right pulmonary veins
运送动脉血从右肺到左心房的两个静脉

卵圆窝 fossa ovale
房间隔中央的凹陷，非常薄，几乎呈膜性。是胚胎时期卵圆孔闭合后的遗迹

心尖 apex of heart
由左心室构成，呈圆钝尖状，朝向左前下方

下腔静脉 inferior vena cava
是收集下半身静脉血的主干。起始于腹下区，由收集盆腔脏器和下肢血液的两个髂总静脉（左、右）汇合而成

右心房 right atrium
位于心上部的薄壁心腔，接收来自于上、下腔静脉的静脉血，即体循环终末部分的静脉血。右心房和静脉网之间的压力差，使右心房将静脉血吸入其中。右心房和紧邻其下的右心室经房室口相通，其开关由三尖瓣调节。右心房的后壁有窦房结，是心脏的起搏点。右心房与右肺相邻，被心包和胸膜分隔

冠状窦口 orifice of the coronary sinus
冠状窦通过冠状窦口和右心房相通

右心室 right ventricle
是位于心脏下部的一个大心腔。位于右心房下方、膈的上方、胸骨之后。有较厚的肌性壁。功能为收集来自于右心房的静脉血，收缩时将其经肺动脉干推向肺，在肺进行氧合和净化后由肺循环运回心脏。推动静脉血到肺较体循环所需的力量小，因此，右心室的肌性壁较左心室薄，为其提供搏动的普肯耶（purkinje）纤维网相对稀疏

内面观 internal view

主动脉弓 arch of the aorta

主动脉离开左心室后，先上升，然后向左侧弯曲而下降形成一个弓形结构，即主动脉弓。从主动脉弓上发出到头部和上肢的动脉分支。主动脉弓从食管的上1/3段前方越过。它的分支包括头臂干（进而分成右锁骨下动脉和右颈总动脉）、左锁骨下动脉和左颈总动脉，后二者直接发自主动脉弓。主动脉弓继续下降即移行为胸主动脉，下行于纵隔内

左肺动脉 left pulmonary artery

左肺动脉是起于右心室的肺动脉干的分支之一。它将静脉血液输入左肺，在此血液被氧合，同时排出二氧化碳

主动脉瓣 aortic valve

主动脉瓣含有3个呈半月状的瓣膜，位于左心室和主动脉的连接处。在收缩期或心室收缩时开放，允许氧合的血液到主动脉，在舒张期或心室松弛时关闭，防止血液从主动脉向心室反流

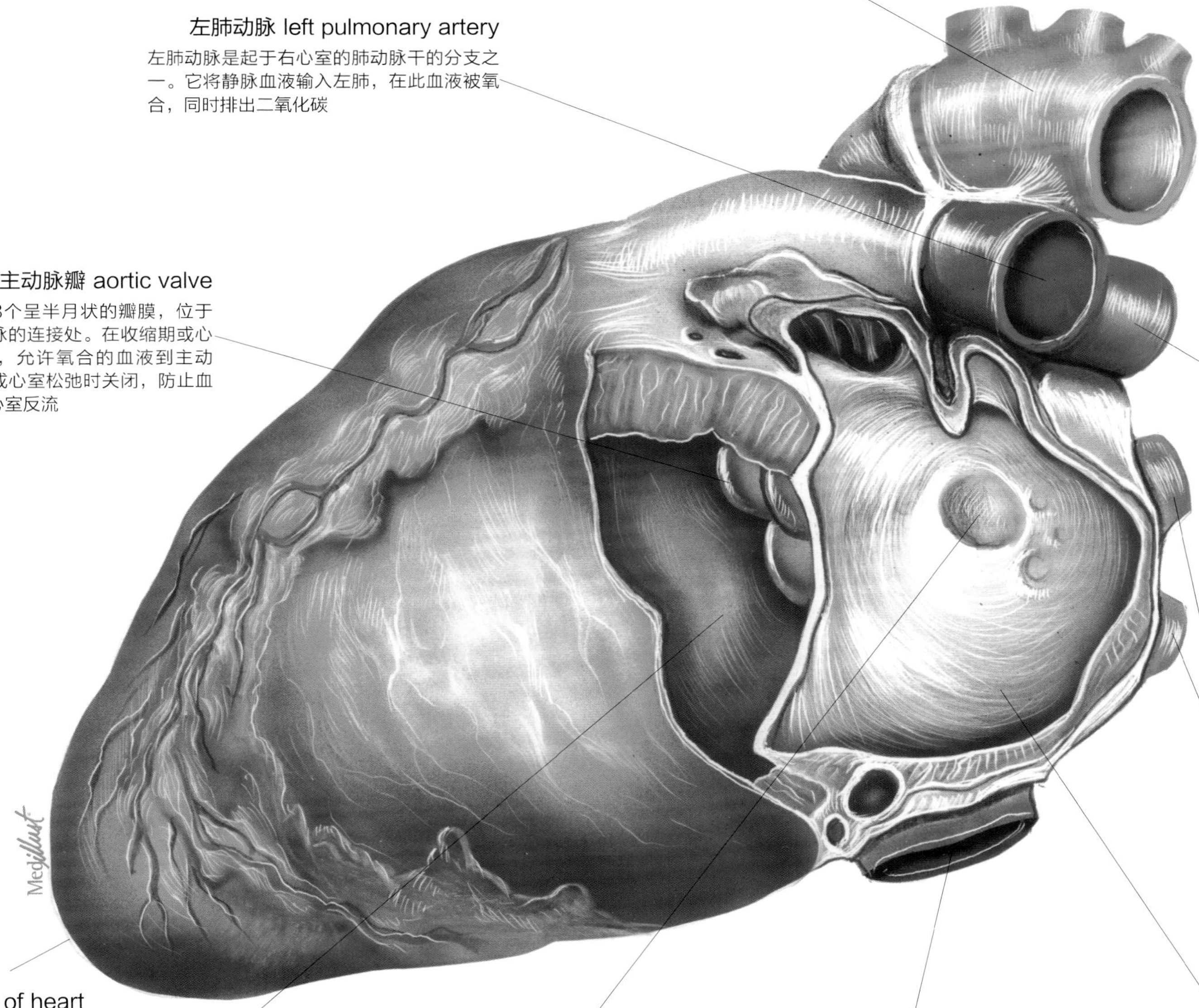

右肺动脉 right pulmonary artery

右肺动脉是起于右心室的肺动脉干的一个分支，将静脉血输入右肺，在此氧合并排出二氧化碳

肺静脉 pulmonary veins

肺静脉有4条，两条来自于右肺，两条来自于左肺，从肺部运输动脉血到左心房，继而流到左心室和体循环。肺静脉是唯一携带动脉血的静脉

心尖 apex of heart

由左心室构成，呈圆钝尖状，朝向左前下方

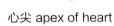

左心室 left ventricle

左心室是心脏左半侧的一个大心腔，和左肺相邻，其间隔以心包和胸膜。左心室接收来自于左心房的动脉血，然后通过厚厚的心室壁的强力收缩，将血液运送到体循环的主动脉，继而送达全身。左心室和主动脉相连通的开口由主动脉瓣的开关调节。左心室壁比右心室壁厚，原因是它需要更大的力来推动动脉血液。同样，左心室内为血液循环提供运动冲动的普肯耶（purkinje）纤维网也较右心室密集

卵圆窝 fossa ovale

房间隔中央的凹陷，非常薄，几乎为膜性，是胚胎时期卵圆孔闭合后的遗迹

下腔静脉 inferior vena cava

是收集下半身静脉血的主干。起始于腹下区，由收集盆腔脏器和下肢血液的两个髂总静脉（左、右）汇合而成

左心房 left atrium

左心房是心脏上部的心腔之一。在较薄的心壁上有四个肺静脉的开口，接收来自于肺部的动脉血以完成肺循环，这些血再流入左心室而开始下一个体循环。左心房和左心室以左房室口相通，其开关受二尖瓣控制(切除)

心脏.右心室 heat.right ventricle

内面观 internal view

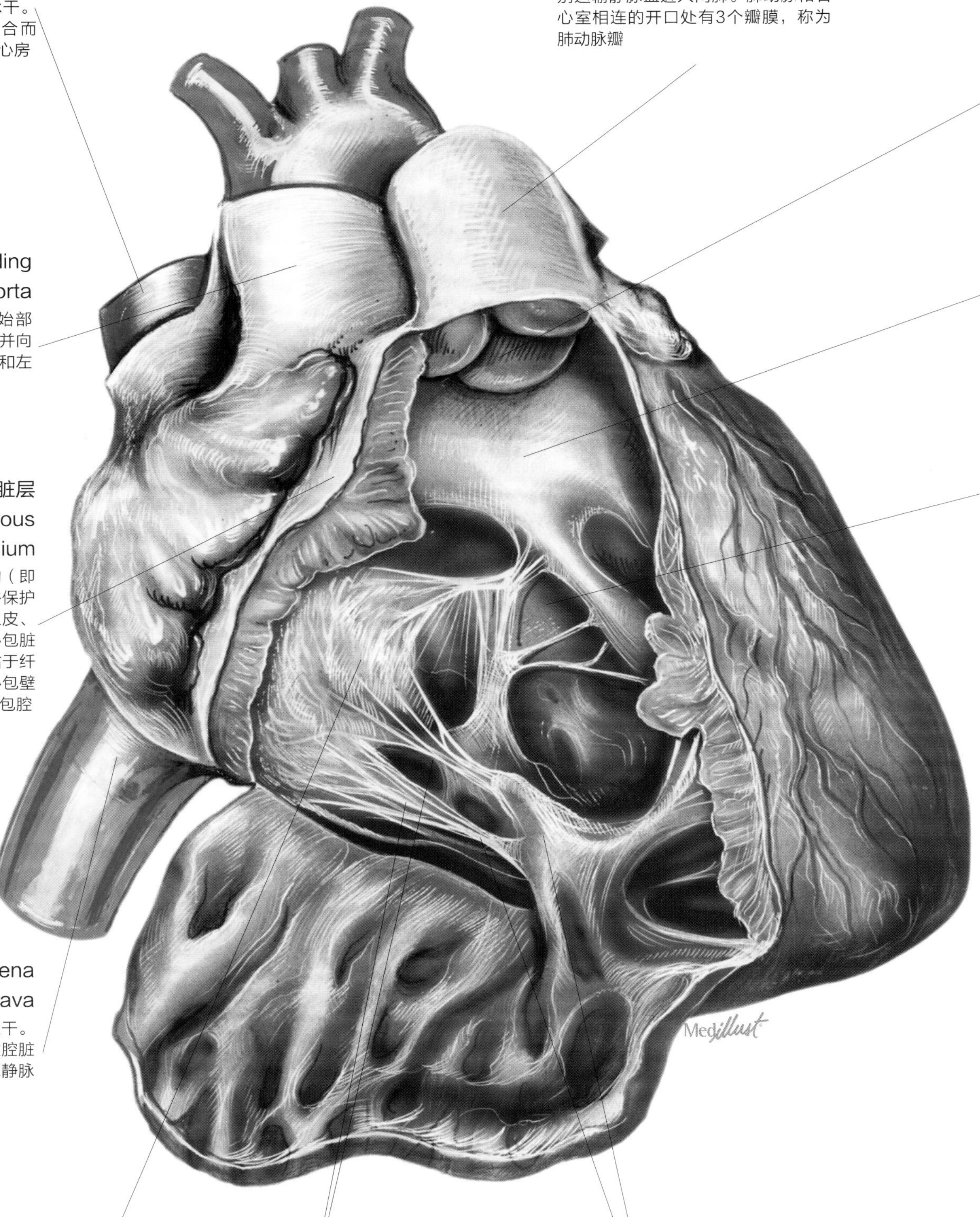

上腔静脉 superior vena cava

上腔静脉是接收上肢和头、颈、胸部静脉的粗大静脉干。它由左、右头臂静脉汇合而成，与下腔静脉均注入右心房

肺动脉干 pulmonary trunk

肺动脉干是一支起于右心室的粗大的动脉干，分为左、右两条肺动脉，分别运输静脉血进入两肺。肺动脉和右心室相连的开口处有3个瓣膜，称为肺动脉瓣

肺动脉瓣 pulmonary valve

位于右心室和肺动脉相接处，由3个呈半月状的瓣膜构成。心室收缩时打开，允许血液从心室流向肺动脉，而在心室舒张期，阻断血流，并防止血液反流

漏斗部 infundibulum

是右心室的上部，有和肺动脉相通的肺动脉口。肺动脉瓣位于肺动脉口处

升主动脉 ascending aorta

升主动脉是主动脉的起始部分。它离开左心室，上升并向左弯曲形成主动脉弓。它和左心室之间以主动脉瓣分隔

室间隔 interventricular septum

完全分隔左、右心室的强大肌性厚壁，含有调节心肌收缩的心传导系的分支。其上部较薄

浆膜心包的脏层 visceral of serous pericardium

是心壁最浅表的一层结构（即心外膜），呈囊状包裹并保护整个心脏，由单层立方上皮、脂肪等组织构成。浆膜心包脏层的上部返折延续为紧贴于纤维心包内的壁层。浆膜心包壁层和脏层之间的腔隙为心包腔

下腔静脉 inferior vena cava

是收集下半身静脉血的主干。起始于腹下区，由收集盆腔脏器和下肢血液的两个髂总静脉（左、右）汇合而成

三尖瓣 tricuspid valve

是含有3个尖的瓣膜系统，分隔右心房和右心室。打开时允许血液从心房流向心室，收缩时（关闭）防止血液从心室反流回心房。心脏瓣膜的开关会产生咔嗒声，这种心跳声可以通过听诊器听到。调节心搏传导的房室结位于该区

三尖瓣的腱索 tendinous cords of the tricuspid valve

是三尖瓣的尖和乳头肌之间的纤维束。它们呈不规则的丛状

乳头肌 papillary muscles

乳头肌可看作是二尖瓣或三尖瓣延伸的肌肉柱，基部附着于室壁，收缩时便于瓣膜的运动。虽然不恒定，但右心室通常有三组乳头肌

右心室 right ventricle

是位于心脏下部的一个大心腔，位于右心房下方、膈的上方、胸骨之后，有厚的肌性壁。功能为接收来自于右心房的静脉血，收缩时将其经肺动脉干推向肺，在肺内进行氧合和净化后由肺循环运回心脏。推动静脉血到肺较体循环所需的力量小，因此，右心室的肌性壁较左心室薄，为其提供搏动的普肯耶纤维网相对稀疏

心脏.左心室 heart.left ventricle

内面观 internal view

二尖瓣的腱索 tendinous cords of the mitral valve

连接二尖瓣瓣尖和乳头肌之间的纤维束。它们呈不规则的丛状

左肺动脉 left pulmonary artery

左肺动脉是起于右心室的肺动脉干的分支之一。它将静脉血液送至左肺，在此血液被氧合，同时排出二氧化碳

主动脉弓 arch of the aorta

主动脉离开左心室后，先上升，然后向左侧弯曲而下降形成一个弓形结构，即主动脉弓。从主动脉弓上发出到头部和上肢去的动脉分支。主动脉弓从食管的上1/3段前方越过。它的分支包括头臂干（进而分成右锁骨下动脉和右颈总动脉）、左锁骨下动脉和左颈总动脉。主动脉弓继续下降即移行为胸主动脉，下行于纵隔内

右肺动脉 right pulmonary artery

右肺动脉是起于右心室的肺动脉干的一个分支，将静脉血输入右肺，在此氧合并排出二氧化碳

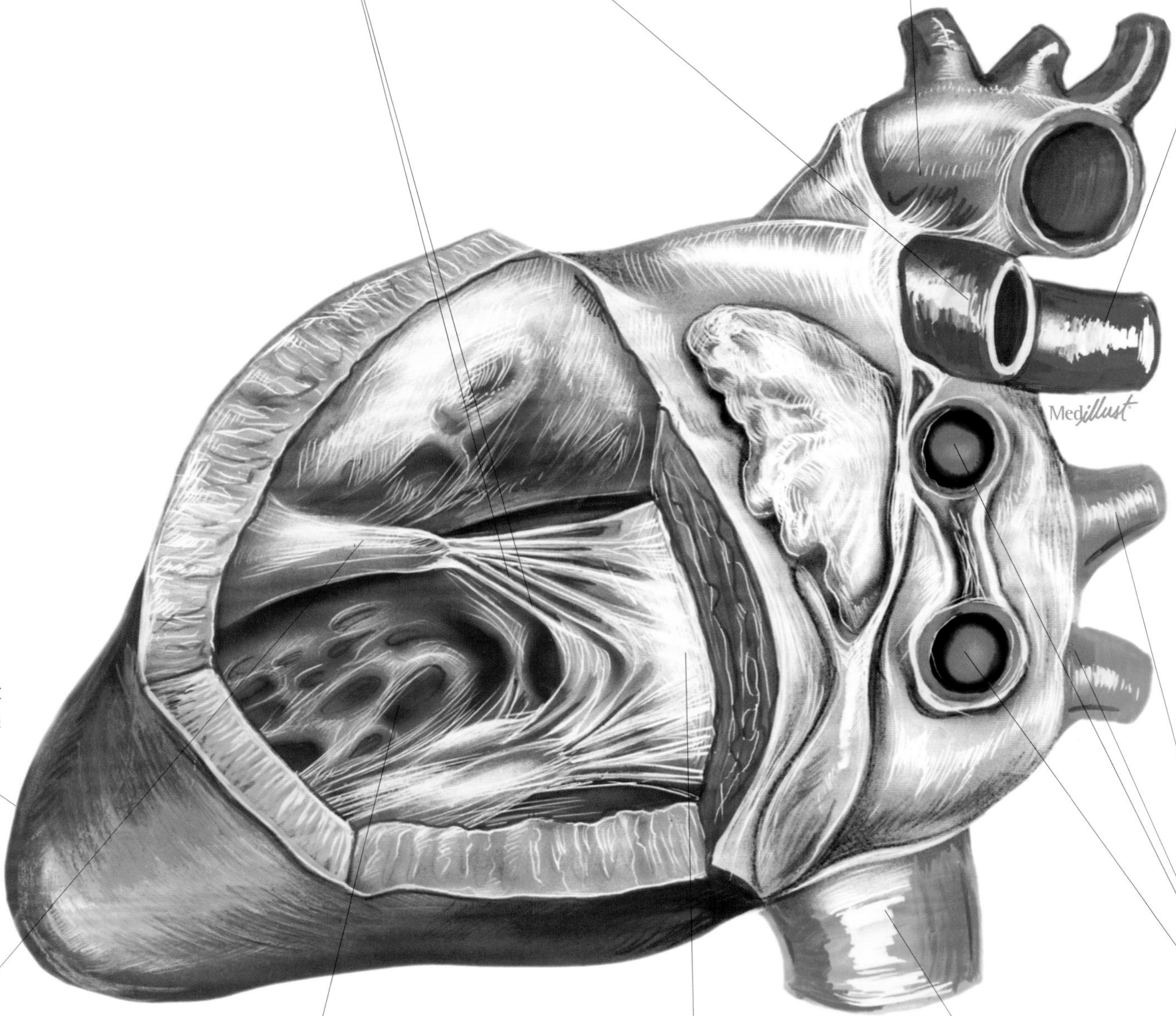

心尖 apex of heart

由左心室构成的钝圆尖部，朝向左前下方

左心室的乳头肌 papillary muscles of the left ventricle

乳头肌可看作是二尖瓣或三尖瓣延伸的肌肉柱，基部附着于室壁，收缩时便于瓣膜的运动。虽然不恒定，但左心室通常有3组乳头肌

左心室 left ventricle

左心室为位于心脏左半部的一个大心腔，紧邻左肺，其间被心包和胸膜所分隔。左心室接收来自于左心房的动脉血。当体循环开始时，左心室厚厚的心室壁强力收缩，将血液送到主动脉，继而从主动脉送到全身。左心室和主动脉相连通的开口通过主动脉瓣的开闭来控制。左心室的壁较右心室的厚，因为它需要更大的力量来推动血液流动。同样，左心室中传导运动冲动的普肯耶纤维网也比右心室密集

二尖瓣 mitral valve

二尖瓣是分开左心房和左心室的瓣膜系统。开放时允许血液由心房流向心室，关闭时阻止血液从心室反流回心房。心脏瓣膜的开放和关闭产生可以用听诊器听到的心音

下腔静脉 inferior vena cava

是收集下半身静脉血的主干。起始于腹下区，由收集盆腔脏器和下肢血液的两个髂总静脉（左、右）汇合而成

肺静脉 pulmonary veins

肺静脉有4条，2条来自于右肺，2条来自于左肺，从肺部携带动脉血到左心房，从而流到左心室和体循环。肺静脉是唯一携带动脉血的静脉

心壁的结构 structure of the walls of the heart

细胞核 nucleus

横纹肌纤维（肌细胞）通常有多个细胞核，然而，心脏的横纹肌一般只有一个核，最多有两个

心肌纤维 cardiac muscular fiber

心肌是横纹肌，但不像骨骼肌，心肌细胞或心肌纤维短而粗，并且彼此相连接

肌内膜 endomysium

菲薄的网状纤维层，起于肌束膜，包绕每个心肌纤维。有丰富的血管终末

闰盘 intercalated disc

闰盘是心肌纤维彼此连接的结合点。 它们延缓了保持心收缩－舒张顺序基础的电冲动的传递

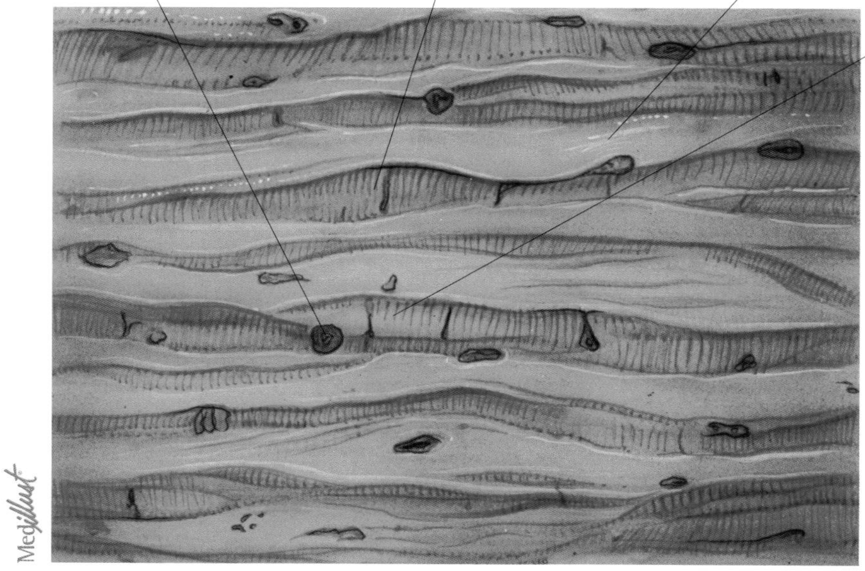

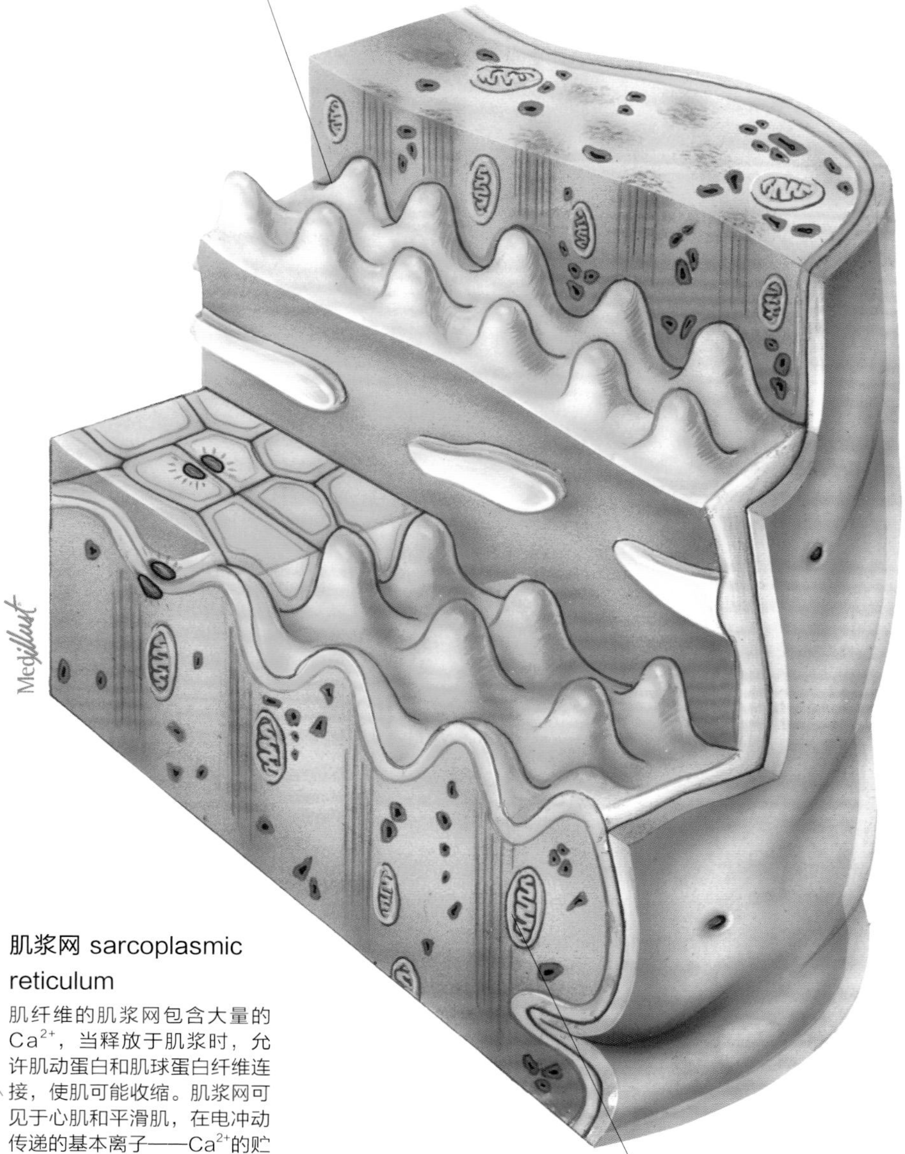

肌纤维膜 sarcolemma

是围绕每个肌细胞或肌纤维的肌浆膜。其构成与所有的肌浆膜相似，但富含多糖和胶原。传递收缩性冲动到肌纤维的电化学变化发生于肌纤维膜

T系统 T system

由肌纤维膜或肌膜内陷形成的小管，朝向肌纤维并界定其连接。它们促成每个心肌的同步收缩

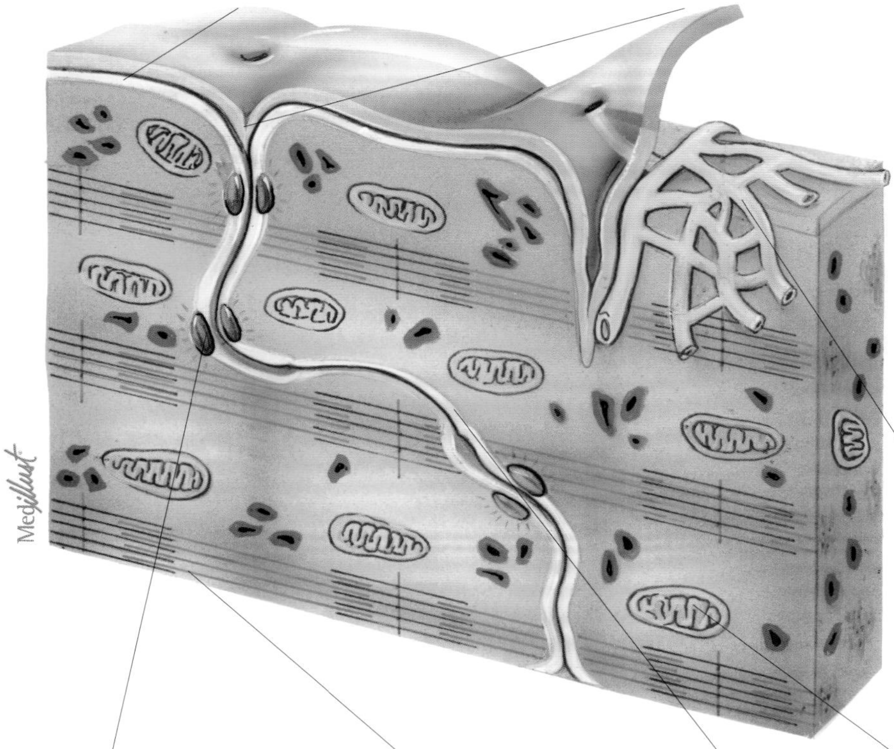

肌浆网 sarcoplasmic reticulum

肌纤维的肌浆网包含大量的Ca^{2+}，当释放于肌浆时，允许肌动蛋白和肌球蛋白纤维连接，使肌可能收缩。肌浆网可见于心肌和平滑肌，在电冲动传递的基本离子——Ca^{2+}的贮存和保持平衡中起重要的作用

桥粒 desmosome

桥粒是闰盘中的机械性连接，它像扣子一样，通过一系列糖蛋白丝维持肌纤维之间的连接，并防止它们在收缩时分离

肌动蛋白和肌球蛋白丝 actin and myosin filaments

每个肌纤维含有数以千计的小圆柱状细丝，直径1~2μm，由相互结合的肌动蛋白和肌球蛋白丝组成，显示出暗带和明带，即A带和I带，它们与z线一起组成肌节。这些细丝的靠近和分离是肌收缩和舒张的基本元素

缝隙连接 gap junction

缝隙连接与桥粒都是闰盘中肌纤维间的相互连接方式。缝隙连接允许电冲动从一个细胞到另一个细胞自由传播，从而保证心肌活动的同步性

线粒体 mitochondria

线粒体是一种细胞内的管状胞浆小体，是细胞内实际的能量中心。它们装配一种称为三磷酸腺苷（ATP）的物质。没有ATP，所有需要消耗能量的机体活动都不能进行。根据细胞所需能量的多少，胞浆内线粒体的数目多少不一（从数百到数千不等），而且，线粒体的大小也不同。线粒体有外膜和内膜，内膜在内表面延伸折叠成嵴。线粒体在细胞呼吸中起很重要的作用，因而，肌纤维中含有大量的线粒体。肌纤维的肌浆中含有线粒体，它们保持肌肉收缩时需要消耗的ATP的平衡

心脏瓣膜 cardiac valves

侧面观（打开心房和心室） lateral view (with atria and ventricles open)

主动脉瓣 aortic valve

主动脉瓣是含有3个尖的瓣，位于左心室和主动脉连接的主动脉口处。在收缩期或心室收缩时开放，允许氧合的血液到主动脉，在舒张期或心室松弛时关闭，防止血液从主动脉向心室反流

升主动脉 ascending aorta

升主动脉是主动脉的起始部分，它离开左心室，上升并向左弯曲形成主动脉弓。它和左心室之间以主动脉瓣分隔

左冠状动脉的开口 opening of the left coronary artery

心脏由两个冠状动脉灌输血液。左冠状动脉灌输左半心，起于升主动脉起始部的左冠状动脉窦

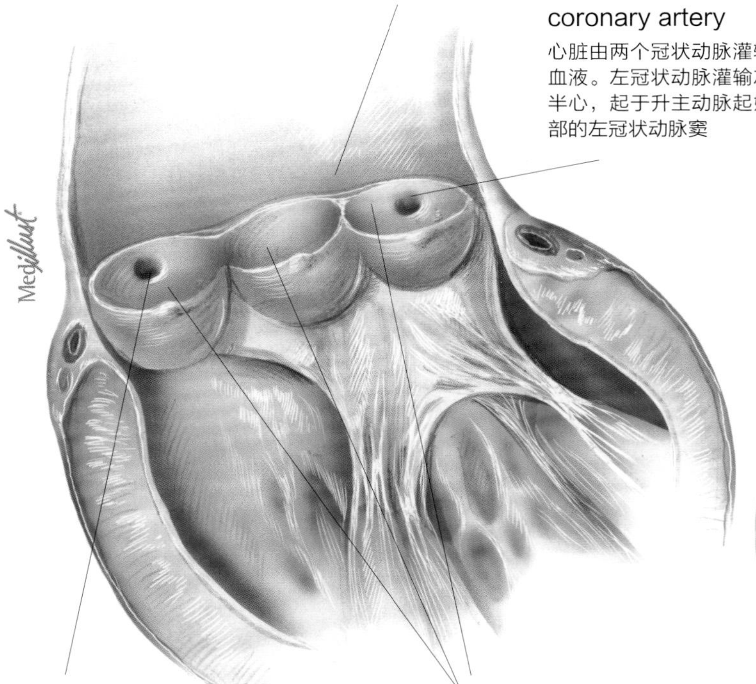

MedIllust

右冠状动脉的开口 opening of the right coronary artery

心脏由两个冠状动脉灌输血液。右冠状动脉灌输右半心，起于升主动脉起始部的半月形右冠状动脉窦

主动脉瓣的半月形尖瓣 semilunar cusps of the aortic valve

关闭时阻止血液流向主动脉的3个纤维性瓣（左、右、后瓣）。当其开放时，允许血液从心脏通畅地流向主动脉

三尖瓣 tricuspid valve

三尖瓣是分开右心房和右心室的瓣膜系统。开放时允许血液由右心房流向右心室，关闭时防止血液从心室反流回心房。心脏瓣膜的开放和关闭产生的声音即心音，用听诊器可以听到

三尖瓣的腱索 tendinous cords of the tricuspid valve

连接三尖瓣尖和乳头肌之间的纤维束。它们呈不规则的丛状

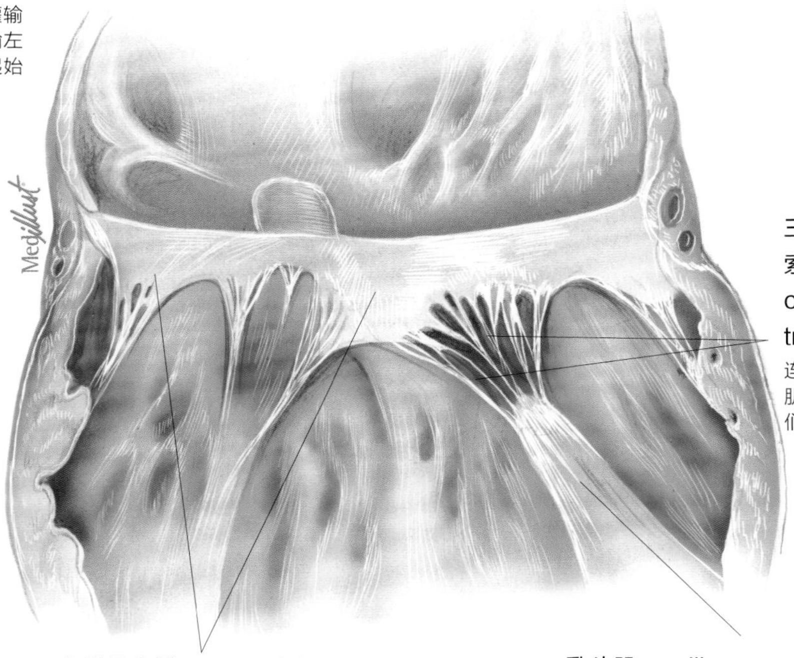

MedIllust

三尖瓣的尖瓣 cusps of the tricuspid valves

3个纤维性瓣（前、后、隔侧瓣）构成三尖瓣。它们一侧附着于心壁，游离缘借腱索连于乳头肌

乳头肌 papillary muscles

乳头肌可看作是二尖瓣或三尖瓣延伸的肌肉柱，基部附着于室壁，收缩时便于瓣膜的运动。虽然不恒定，但右心室通常有3组乳头肌

二尖瓣 mitral valve

二尖瓣是分开左心房和左心室的含有两个尖瓣的瓣膜系统。开放时允许血液由左心房流向左心室，关闭时阻止血液从心室反流回心房。心脏瓣膜的开放和关闭产生可以用听诊器听到的心音

二尖瓣尖 mitral valve cusp

二尖瓣由两个纤维性瓣（前、后瓣）构成。它们一侧附着于心壁，游离缘借腱索连于乳头肌

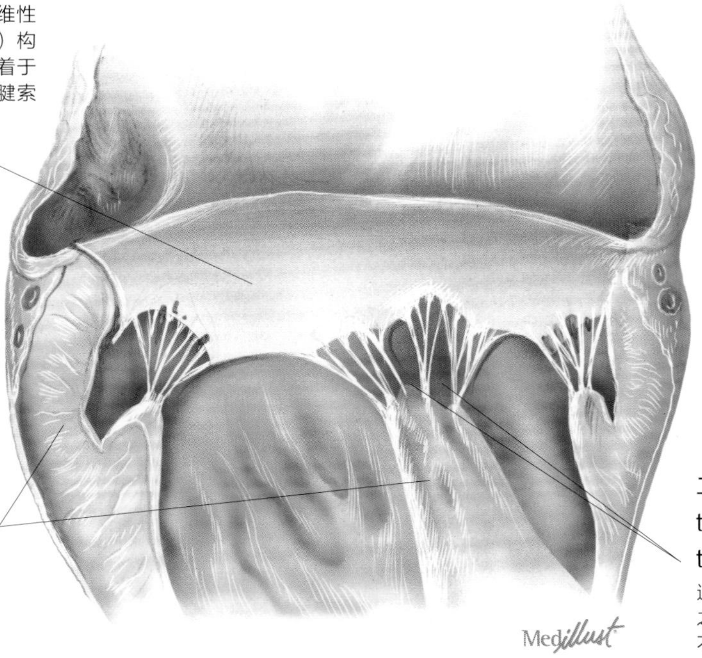

MedIllust

乳头肌 papillary muscles

乳头肌可看作是二尖瓣或三尖瓣延伸的肌肉柱，基部附着于室壁，收缩时便于瓣膜的运动

二尖瓣的腱索 tendinous cords of the mitral valve

连接二尖瓣尖和乳头肌之间的纤维束。它们呈不规则的丛状

肺动脉瓣 pulmonary valve

位于右心室和肺动脉相接处的由3个尖瓣构成的瓣膜系统。心室收缩期打开，允许血液从右心室流向肺进行氧合

肺动脉 pulmonary artery

半月状肺动脉瓣 semilunar pulmonary cusps

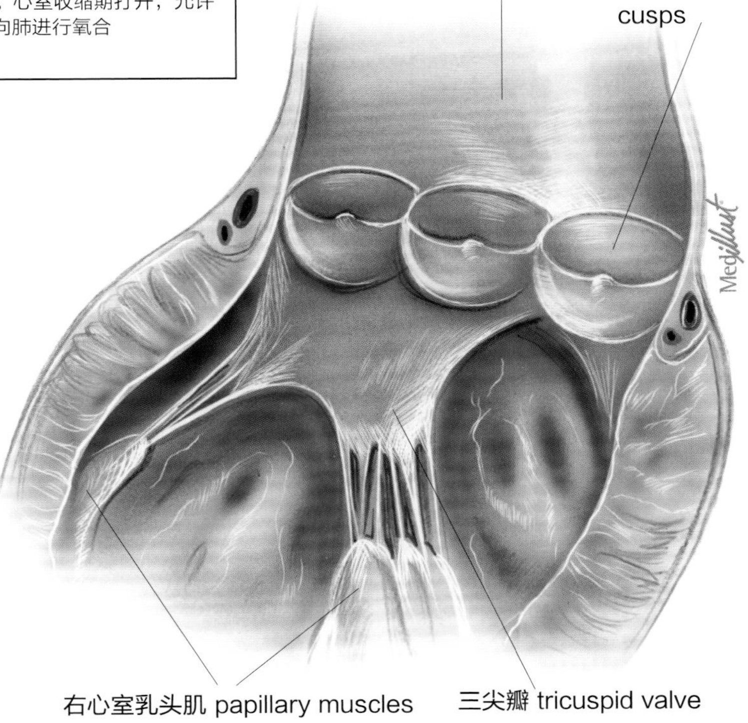

MedIllust

右心室乳头肌 papillary muscles of riglit ventricle

三尖瓣 tricuspid valve

心脏瓣膜.收缩期 cardiac valves. systole

移除心房后上面观 superior view with the atria removed

收缩期 systole

收缩期是指心室肌收缩，将动脉血由左心室排向主动脉，静脉血由右心室排向肺动脉干的时期

肺动脉瓣开放 pulmonary valve open

肺动脉瓣调节静脉血从右心室到肺动脉的通行。在收缩期，3个瓣紧贴管壁，使血液通过

主动脉瓣开放 aortic valve open

主动脉瓣调节动脉血从左心室到主动脉的通道。在收缩期，瓣膜紧贴管壁，使血液通过

纤维三角 trigones

两个三角形的纤维结缔组织区，构成了房室分界的支架。它们对围绕瓣膜的纤维环起支持作用。

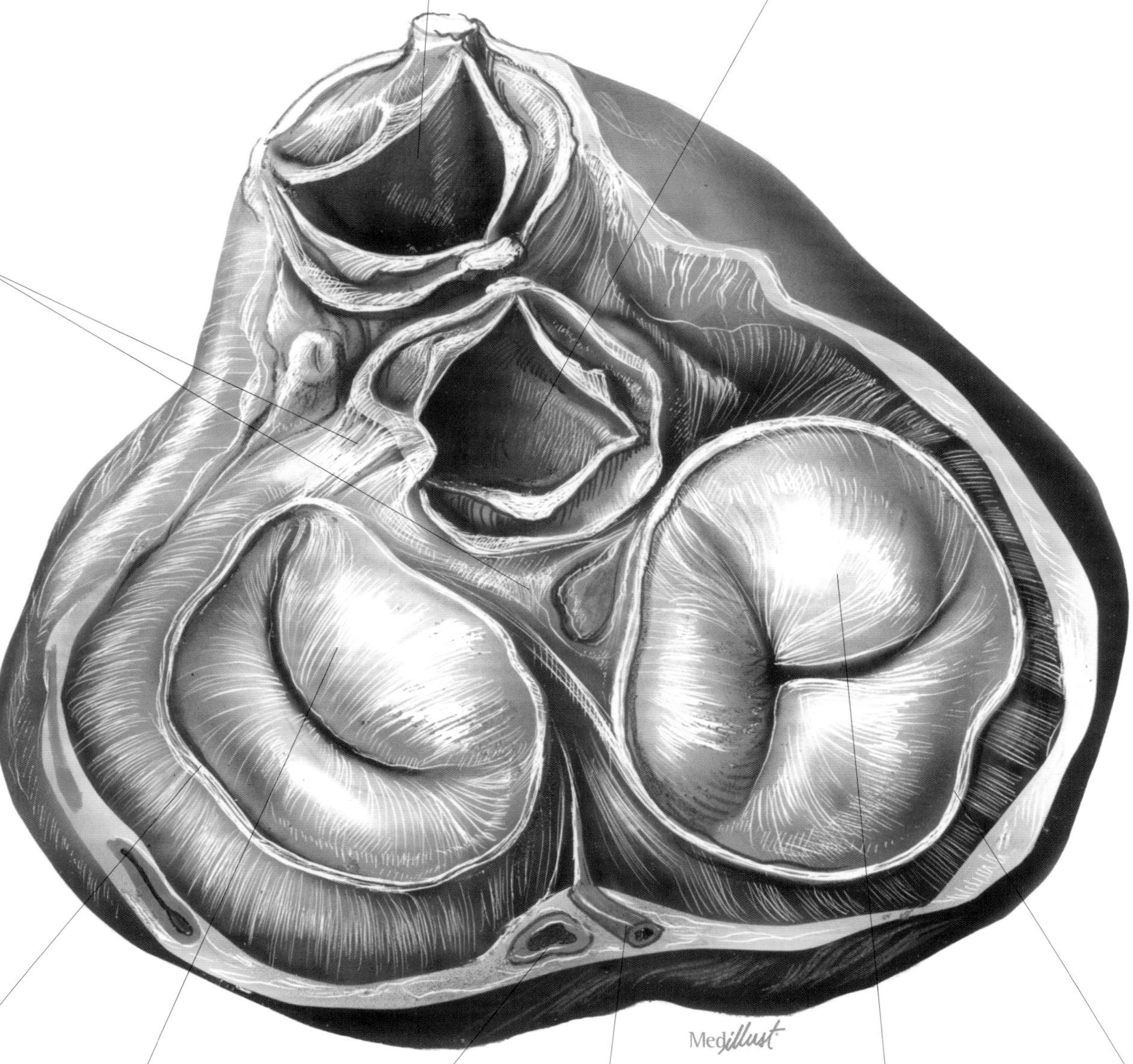

二尖瓣纤维环 fibrous ring of the mitral valve

围绕在左心房和左心室交通口（房室口）周围的结缔组织环，被肌纤维环绕，为二尖瓣的附着点。

二尖瓣关闭 mitral valve closed

二尖瓣是由前、后两个瓣构成的瓣膜系统，将左心房和左心室分开。它在心脏收缩期关闭，阻止动脉血反流回左心房

室间后静脉 posterior interventricular vein

收集后室间区血液的静脉，注入冠状窦

室间后动脉 posterior interventricular artery

右冠状动脉的分支，沿后室间沟下行

三尖瓣关闭 tricuspid valve closed

三尖瓣是由前、后、隔侧瓣构成的瓣膜系统，将右心房和右心室分开。在心脏收缩期，瓣膜封闭右房室口，保证静脉血不能从右心室反流回右心房

三尖瓣纤维环 fibrous ring of the tricuspid valve

围绕在右心房和右心室交通口（房室口）周围的结缔组织环，被肌纤维环绕，是三尖瓣的附着点

心脏瓣膜.舒张期 cardiac valves.diastole

移除心房后上面观 superior view with atria removed

舒张期 diastole

舒张期是指心室松弛，动脉血从左心房流向左心室，静脉血从右心房流向右心室的时期

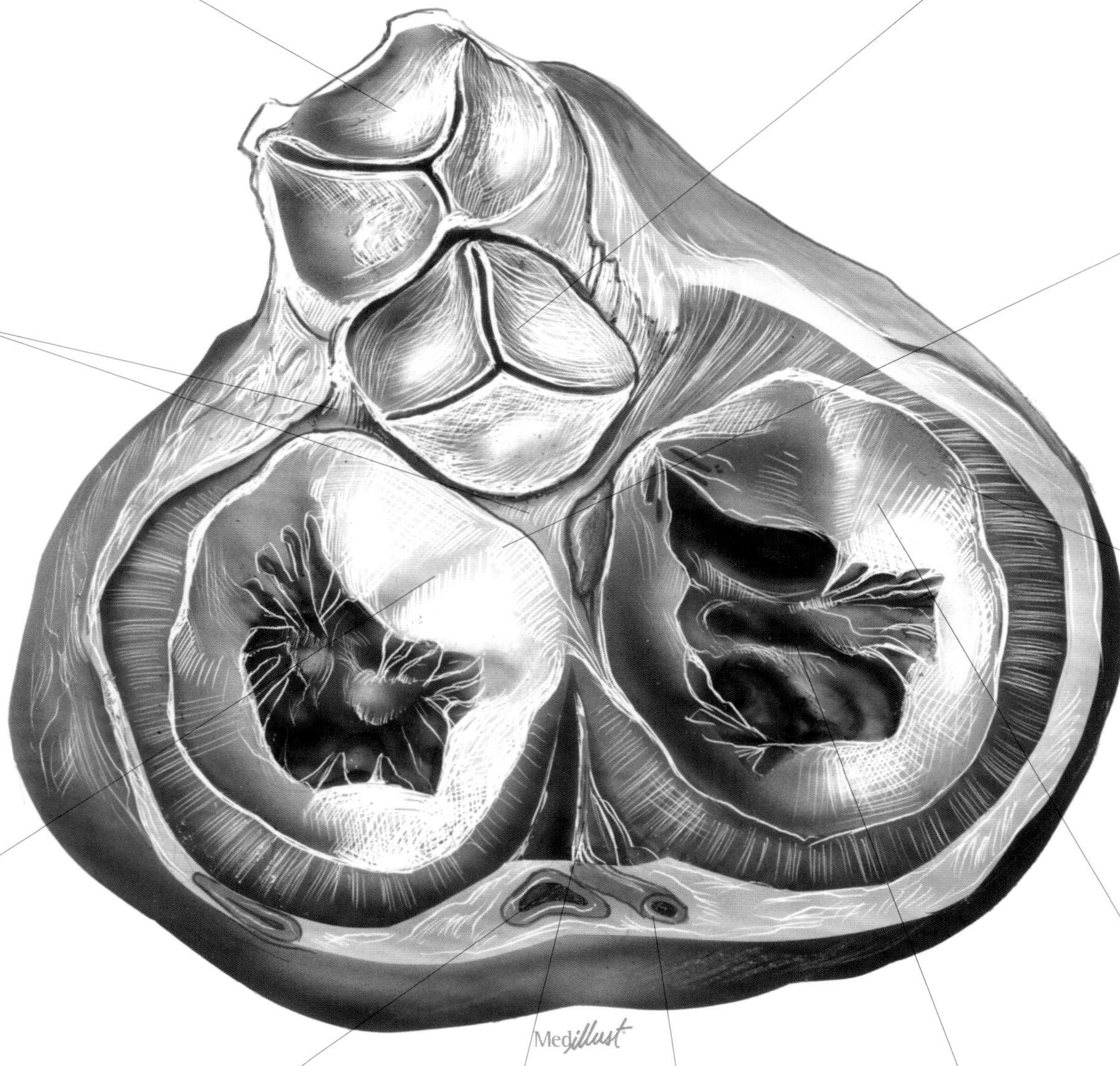

主动脉瓣关闭 aortic valve closed

主动脉瓣由左、右、后3个半月形的瓣膜组成，调节动脉血从左心室到升主动脉的通行。在舒张期，瓣膜张开，避免血液从主动脉回流到左心室

肺动脉瓣关闭 pulmonary valve closed

肺动脉瓣由左、右、前3个半月形的瓣膜组成，调节静脉血从右心室到肺动脉干的通行。在舒张期，瓣膜张开使肺动脉口闭合，阻止静脉血从肺动脉干反流到右心室

二尖瓣纤维环 fibrous ring of the mitral valve

围绕在左心房和左心室交通口（房室口）周围的结缔组织环，被肌纤维环绕，是二尖瓣的附着点

纤维三角 trigones

两个三角形的纤维结缔组织区，构成了房室分界的支架。它们对围绕瓣膜的纤维环起支持作用

三尖瓣纤维环 fibrous ring of the tricuspid valve

围绕在右心房和右心室交通口（房室口）周围的结缔组织环，被肌纤维环绕，是三尖瓣的附着点

二尖瓣 mitral valve

二尖瓣是分开左心房和左心室的瓣膜系统。在舒张期，瓣膜收缩开放，使动脉血从心房流到心室

三尖瓣开放 tricuspid valve open

三尖瓣是分开右心房和右心室的瓣膜系统。在舒张期，3个瓣膜收缩，使静脉血从右心房流向右心室

室间后静脉 posterior interventricular vein

收集后室间区血液的静脉，注入冠状窦

第1室间隔动脉 first septal interventricular artery

右冠状动脉的室间隔内分支，进入心肌层，供应房室结区

室间后动脉 posterior interventricular artery

右冠状动脉的分支，沿后室间沟下行

右心室 right ventricle

开放的三尖瓣显示出右心室内的连接于瓣尖和乳头肌之间的腱索

心脏传导系统 conducting system of the heart

心传导系 conducting system of the heart

正常情况下，成人的心脏以每分钟70~80次的节律跳动。收缩和舒张的节律由来源于心脏自身的冲动调节。这种冲动通过高度特化的组织传递到心壁肌层的心肌纤维。虽然这种冲动是自律的，但心跳可受自主神经影响

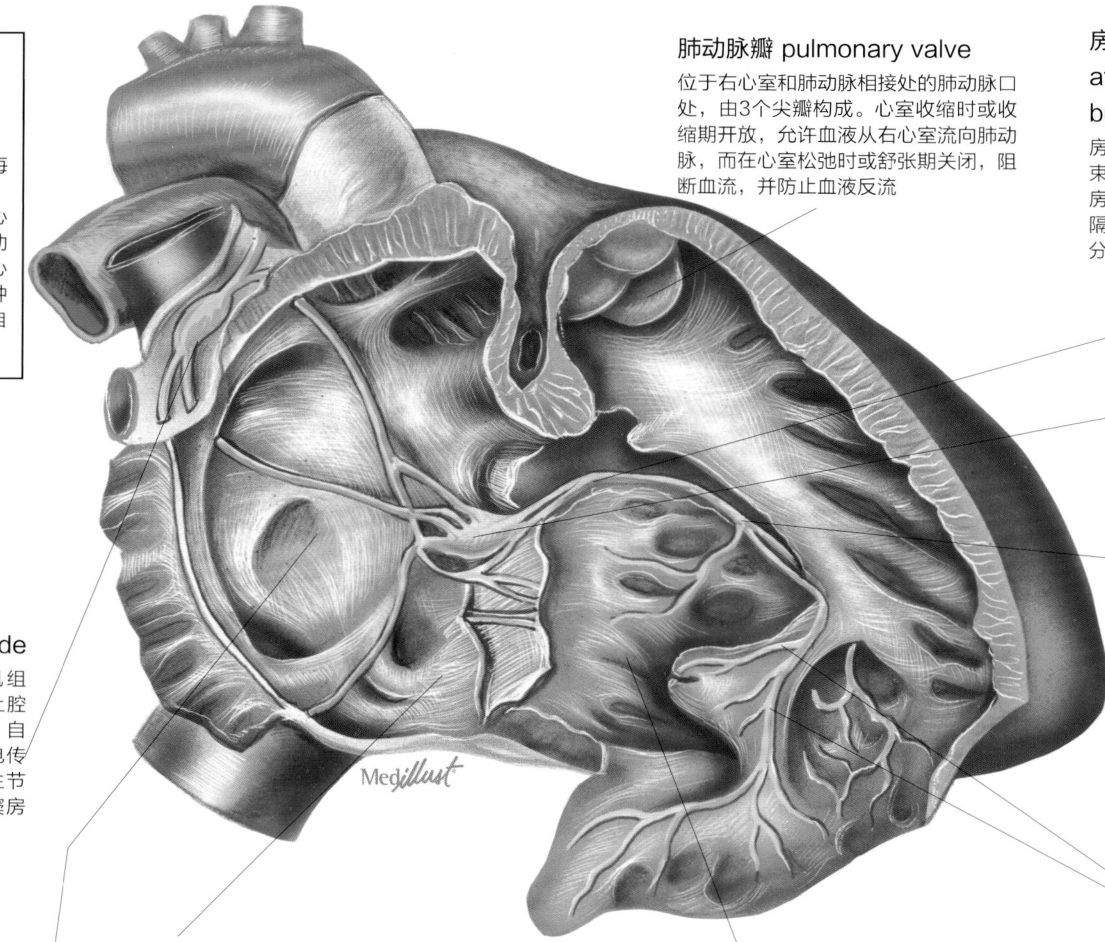

MedIllust

肺动脉瓣 pulmonary valve

位于右心室和肺动脉相接处的肺动脉口处，由3个尖瓣构成。心室收缩时或收缩期开放，允许血液从右心室流向肺动脉，而在心室松弛时或舒张期关闭，阻断血流，并防止血液反流

房室束（Hiss束）atrioventricular bundle

房室束是一短的肌性束，起自房室结，从房间隔穿行到室间隔，分为左、右束支分别到达相应的心室

房室结 atrioventricular node

产生于窦房结的冲动被心房肌系统传递到房室结。房室结是位于房间隔基底部、邻近三尖瓣的一个三角形特化组织区

右束支 right bundle

在室间隔内穿行数厘米后，房室束分为两个束支。右束支穿过室间隔的右侧到达心尖，分支为网状覆盖右心室壁。

窦房结 sinoatrial node

窦房结是一部分特化的心肌组织，位于右心房壁的上部、上腔静脉开口的后方。在此结内，自发产生生物电现象。当生物电传递到心脏的其他部分，会产生节律性的收缩和舒张。这种由窦房结调节的节律称为窦性节律

普肯耶纤维Purkinje fibers

房室束的左、右束支包含的纤维称为普肯耶纤维，它们在心尖处分支覆盖于心室壁，将运动冲动传递到整个心肌。左心室普肯耶纤维网比右心室密集

右心房 right atrium

位于心上部的薄壁心腔，接收来自于上、下腔静脉的静脉血，即体循环终末部分的静脉血。右心房和静脉网之间的压力差，使右心房将静脉血吸入其中。右心房和紧邻其下的右心室，经房室口相通，其开关由三尖瓣调节。右心房的后壁有窦房结，是心脏的起搏点。右心房与右肺相邻，中间被心包和胸膜分隔

三尖瓣 tricuspid valve

由3个尖瓣组成的瓣膜系统组成，分隔右心房和右心室。开放时允许血液从心房流向心室，关闭时防止血液从心室反流回心房。三尖瓣邻近有调节心搏传递的房室结。心脏瓣膜的开关会产生咔嗒声，可以通过听诊器听到这种心跳声音

右心室 right ventricle

是位于心脏下部的一个大心腔。位于右心房下方、膈的上方、胸骨之后，有较厚的肌层。功能为收集来自于右心房的静脉血，收缩时将其经肺动脉干推向肺，在此进行氧合和净化后由肺循环运回心脏。推动静脉血到肺较体循环所需的力量小，因此，右心室的肌性壁较左心室薄，为其提供搏动的普肯耶纤维网相对稀疏

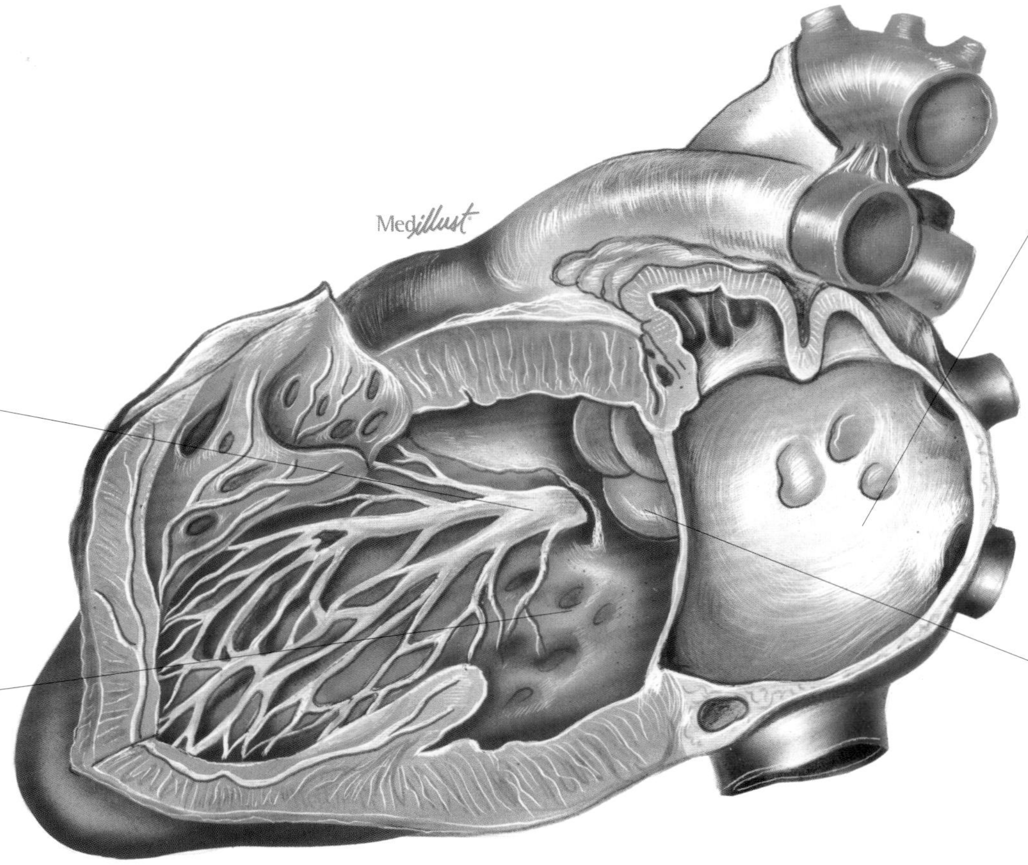

MedIllust

左心房 left atrium

左心房是心脏上部的心腔之一。在较薄的心壁上有4个肺静脉的开口，接收来自于肺部的动脉血以完成肺循环，这些血再流入左心室而开始下一个体循环。左心房和左心室以左房室口相通，其开关由二尖瓣控制

左束支 left bundle

在室间隔内穿行数厘米后，房室束分为两个束支。左束支穿过室间隔的左侧到达心尖，分支为网状覆盖左心室壁

左心室 left ventricle

左心室为位于心脏左半部的一个大的心腔，紧邻左肺，其间被心包和胸膜所分隔。左心室收容来自于左心房的动脉血。当体循环开始时，左心室厚厚的心室壁强力收缩，将血液送到主动脉，继而从主动脉送到全身

主动脉瓣 aortic valve

含有3个半月形尖瓣，位于左心室和主动脉连接的主动脉口处。在收缩期或心室收缩时开放，允许动脉血到主动脉，在舒张期或心室舒张时关闭，防止血液从主动脉向心室反流

纵隔的血管 blood vessels of mediastinum

移除心脏后前面观 anterior view with heart removed

纵隔 mediastinum

纵隔是胸部的中间部分，两侧界为肺（纵隔胸膜），后界为脊柱，前界为胸骨。纵隔包含胸腺、心、胸主动脉及其分支、腔静脉、气管及主支气管、食管等结构。位于气管前方的纵隔称为前纵隔，而位于气管之后的称为后纵隔

锁骨下动、静脉 subclavian artery and vein

运输上肢动、静脉血的血管。右侧锁骨下动脉起于头臂干，静脉注入右头臂静脉

颈内静脉 internal jugular vein

颈内静脉粗大，起于脑静脉窦，从颞骨岩部的颈内静脉孔出颅，在颈外侧面下行。运送颅内和颈部的静脉血到头臂静脉，接收甲状腺、舌、面部、上颌和颞区的静脉

右颈总动脉 right common carotid artery

是头臂干向上的分支。分为颈内和颈外动脉，分布于右侧头部颅内、外结构

甲状腺 thyroid gland

单一的浅粉红色内分泌腺，位于颈部前正中。由左、右侧叶和连接左、右侧叶的峡部构成

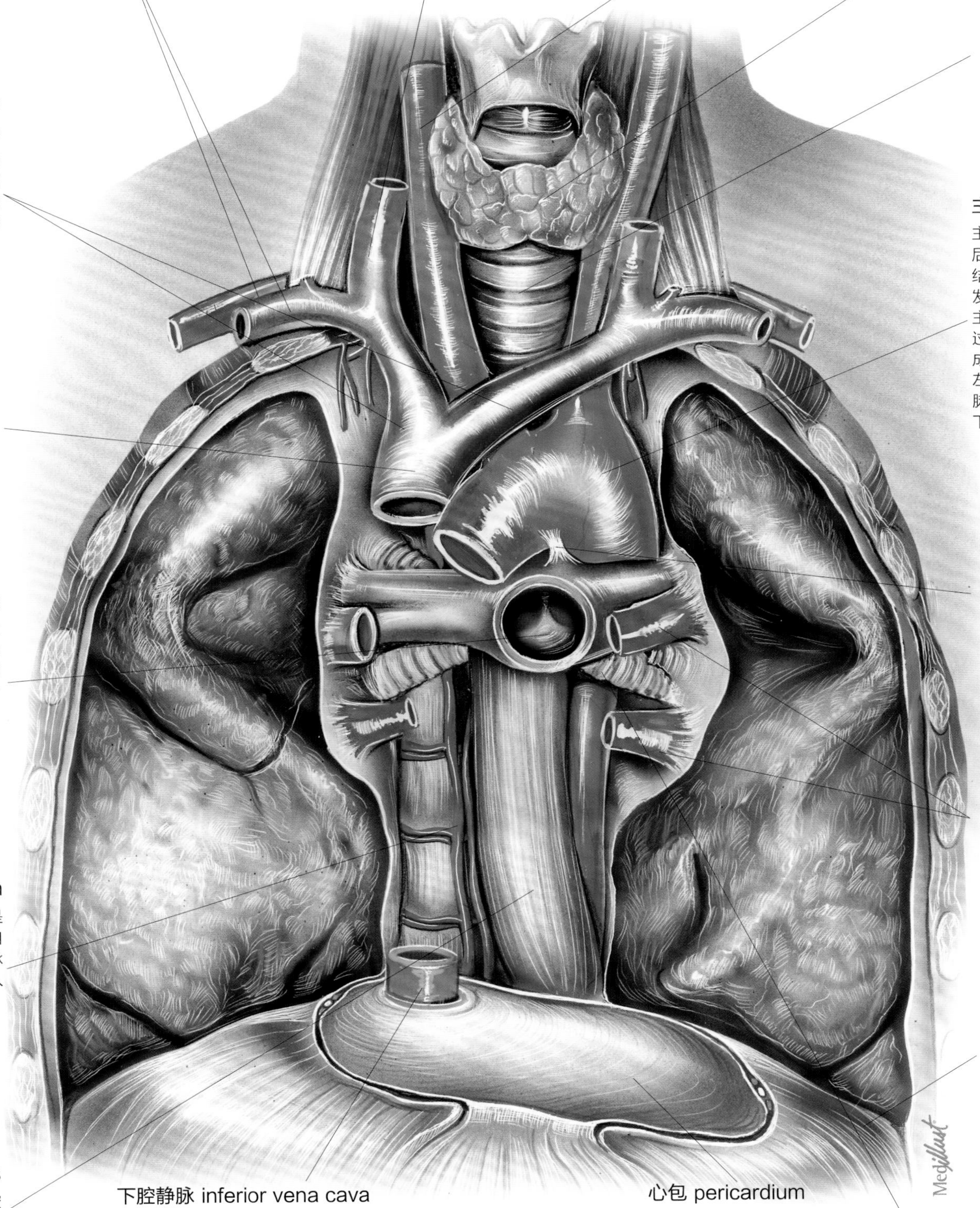

头臂静脉 branchiocephalic veins

由一侧头部静脉（颈内静脉）和上肢静脉（锁骨下静脉）汇合而成的静脉干。左、右头臂静脉组成上腔静脉，将两侧头、颈、上肢的静脉血运送到右心房

上腔静脉 superior vena cava

上腔静脉是一支接收上肢和头、颈、胸部静脉的粗大静脉干。它由左、右头臂静脉汇合而成，和下腔静脉均注入右心房

肺动脉干 pulmonary trunk

肺动脉干是一支起于右心室的粗大的动脉干，分为左、右两条肺动脉，分别运输静脉血进入两肺。肺动脉和右心室相连的开口处有3个瓣膜，称为肺动脉瓣

奇静脉 azygos vein

奇静脉和半奇静脉都起自胸部，是腔静脉的一个补充系统，收集来自于纵隔、膈、肋间和腰部的静脉血。奇静脉沿脊柱右侧上升，注入上腔静脉

食管 esophagus

从咽到胃、由心脏后方通过胸腔的圆柱状管道

气管 trachea

气管是喉向下的延伸，也是由软骨组成的管状结构，是呼气和吸气的通道。末端分叉为两个主支气管

主动脉弓 arch of the aorta

主动脉离开左心室后，先上升，然后向左侧弯曲而下降形成一个弓形结构，即主动脉弓。从主动脉弓上发出到头部和上肢去的动脉分支。主动脉弓从食管的上1/3段前方越过。它的分支包括头臂干（进而分成右锁骨下动脉和右颈总动脉）、左锁骨下动脉和左颈总动脉。主动脉弓继续下降即移行为胸主动脉，下行于纵隔内

动脉韧带 ligamentum arteriosum

动脉韧带是连于主动脉弓和肺动脉之间的一条纤维束，是胎儿时期连于两个血管之间的动脉导管的遗迹

肺静脉 pulmonary veins

有4条肺静脉，两条来自于右肺，两条来自于左肺，将动脉血由肺部运输到左心房，继而流到左心室和体循环。肺静脉是唯一携带动脉血的静脉

膈 diaphragm

分隔胸腔和腹腔的扁肌，对肺有支持作用

下腔静脉 inferior vena cava

左、右髂总静脉汇合而成的一个粗大静脉干，经过右肾动脉前方，在腹腔内上行。收集来自于下肢、盆部和腹腔脏器的静脉血，并像上腔静脉一样将血液运输到右心房。下腔静脉与腹主动脉伴行向上，穿过膈进入胸腔。当经过肝脏后面时，接收肝静脉。下腔静脉接收身体下部很多的静脉，包括膈下静脉、腰静脉、肾上腺静脉、精索静脉、卵巢静脉、肝静脉和脐静脉

心包 pericardium

心包是包裹心脏和主动脉、腔静脉及肺动脉根部的充满液体的囊。可分为3层，纤维层、壁层和脏层。心包的下面附着于膈的顶部

左主支气管 left main branchus

气管的末段分支形成两个向外走行的管道，称为左、右主支气管，二者有相同的管状形态和软骨结构。经过很短的肺外部分之后，左主支气管进入左肺，分为上、下叶支气管

心区 cardiac region

第7胸椎横断面 transverse section of thorax at the level of seventh thoracic vertebra

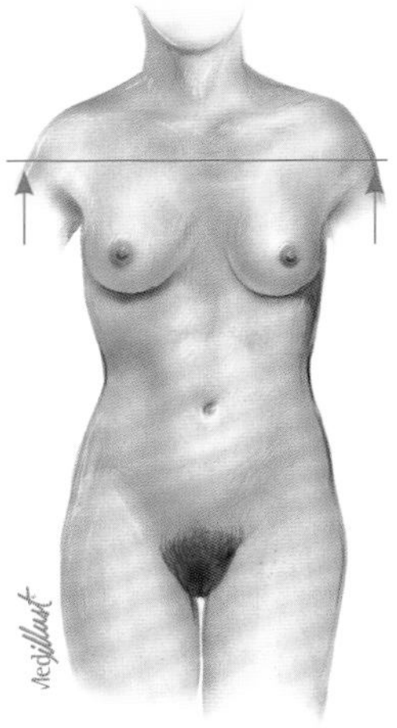

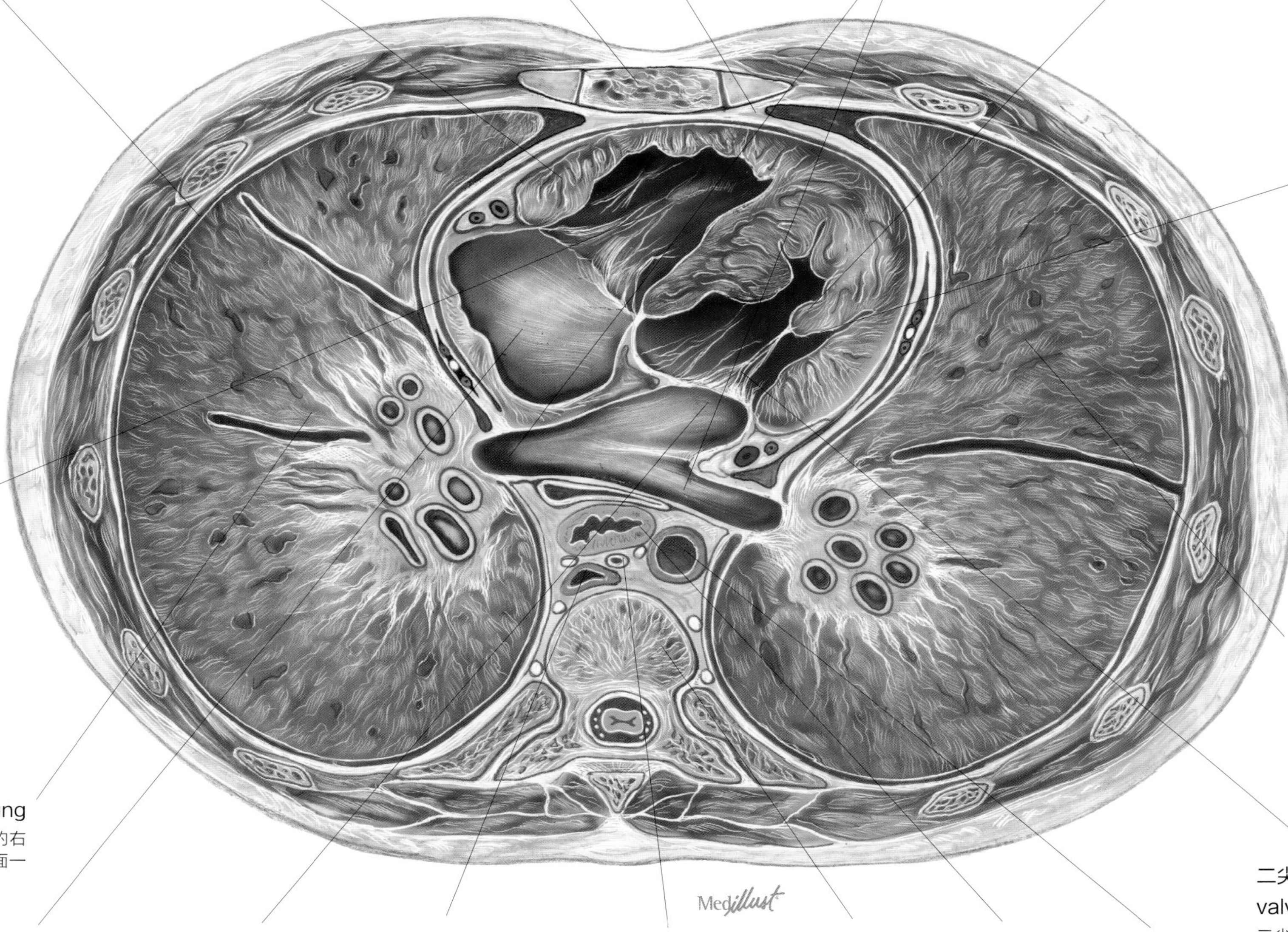

Medillust

胸膜 pleura

胸膜是覆盖肺的双层膜，其内层直接附着于肺组织，称为脏胸膜；外层为壁胸膜，贴附于围绕肺周围的肋、膈、纵隔等。在脏胸膜和壁胸膜之间的腔隙是胸膜腔。由于脏胸膜和壁胸膜相互连接移行，胸膜腔是一个完全密闭的腔隙

右心室 right ventricle

是位于心脏下部的一个大心腔。位于右心房下方，膈的上方，胸骨之后。有厚厚的肌性壁，其功能为接收来自于右心房的静脉血，收缩时将其经肺动脉干推向肺，在肺内进行氧合和净化后由肺循环运回心脏

胸骨 sternum

位于胸腔前部正中央的一块扁骨，两侧连接围绕胸腔的肋骨

心包 pericardium

心包是包裹整个心脏、主动脉和心脏其他大血管（上、下腔静脉和肺动、静脉等）根部的纤维囊。它的前上部附着于胸腺囊（包绕胸腺的被膜）的后面

肺静脉 pulmonary veins

有4条肺静脉，2条来自于右肺，2条来自于左肺，将动脉血由肺部运输到左心房，继而流到左心室和体循环。肺静脉是唯一携带动脉血的静脉（图示左、右下肺静脉口）。

乳头肌 papillary muscles

乳头肌可看作是二尖瓣或三尖瓣延伸的肌肉柱，基部附着于室壁，收缩时便于瓣膜的运动。虽然数目不恒定，但左心室通常有两组乳头肌，右心室通常有3组乳头肌

左心室 left ventricle

左心室是心脏左半侧的一个大心腔，和左肺相邻，其间隔以心包和胸膜。左心室接收来自于左心房的动脉血，然后通过心室壁的强力收缩，将血液运送到体循环的主动脉，继而送达全身

三尖瓣 tricuspid valve

三尖瓣是分开右心房和右心室的瓣膜系统。开放时允许血液由心房流向心室，收缩时防止血液从心室反流回心房。心脏瓣膜的开放和关闭产生可以用听诊器听到的心跳咔嗒声。三尖瓣毗邻调节心搏传导的房室结

左肺 left lung

左肺位于心脏的左侧，部分覆盖心前面。它和左心室之间被胸膜和心包分开

右肺 right lung

右肺位于心脏的右侧，覆盖心前面一部分

二尖瓣 mitral valve

二尖瓣是分开左心房和左心室的瓣膜系统。开放和关闭时保证血液由心房流向心室，阻止从心室反流回心房。心脏瓣膜的开放和关闭产生可以用听诊器听到的心跳咔嗒声。

右心房 right atrium

右心房是一个薄壁的心腔，位于心脏的上部，收容来自于体循环静脉系统的终末——上、下腔静脉的静脉血。右心房和紧邻其下的右心室，通过房室口相通，房室口上有三尖瓣调节开闭。右心房与右肺相邻，其间隔以心包和胸膜

左心房 left atrium

左心房是心脏上部的心腔之一。在较薄的心壁上有4条肺静脉的开口，接收来自于肺部的动脉血以完成肺循环，这些血再流入左心室而开始下一个体循环。左心房和左心室以左房室口相通，其开关由二尖瓣控制

奇静脉 azygos vein

奇静脉和半奇静脉都起自腹部，是腔静脉的一个补充系统，收集来自于纵隔、膈、肋间和腰部的静脉血。奇静脉沿脊柱右侧上升，注入上腔静脉

胸导管 thoracic duct

是伴行于主动脉、垂直向上经过腹部和胸部的一个粗的淋巴导管，注入左锁骨下静脉，注入点接近于左锁骨下静脉与颈内静脉的汇合处

第7胸椎 seventh thoracic vertebra

经此椎骨水平的横断面显示椎体、横突、棘突和含有脊髓的椎孔

食管 esophagus

食管是从咽到胃之间的一段消化管，从心脏的后面经过

降主动脉 descending aorta

降主动脉是主动脉弓的延续。在胸腔内，于心脏和脊柱之间垂直下行

心区 cardiac region

冠状面观 frontal section view

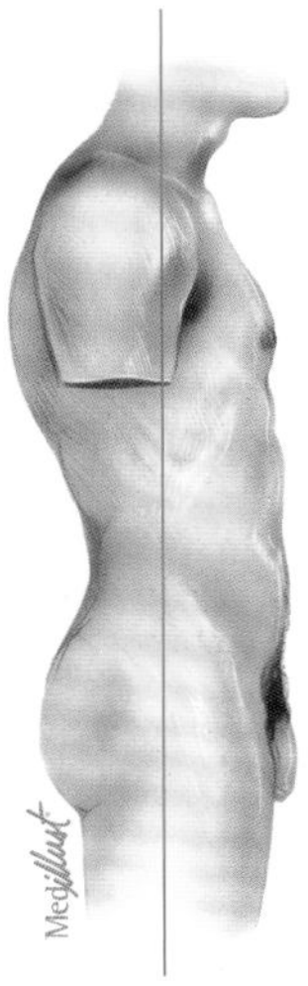

上腔静脉口 orifice of superior vena cava

上腔静脉是一支运输头部和上肢静脉血回流入右心房的粗大静脉干

升主动脉 ascending aorta

升主动脉是主动脉的起始部分，它离开左心室，上行并向左弯曲形成主动脉弓。它和左心室之间以主动脉瓣分隔

头臂干 branchiocephalic trunk

头臂干是一个起于主动脉弓、向上走行的粗大的动脉分支。它分支为右颈总动脉和右锁骨下动脉，给右上肢、右侧头、颈部供应动脉血

食管 esophagus

是从咽到胃、垂直下行于胸腔的圆柱状管道，自气管和心脏的后面经过

气管 trachea

气管是喉向下的延伸，也是由软骨组成的管状结构。它是呼气和吸气的通道，末端分叉为两个主支气管

肺动脉干 pulmonary trunk

肺动脉干是一支起于右心室的粗大动脉干，分为左、右两条肺动脉，分别运输静脉血进入两肺。肺动脉和右心室相连的开口处有3个瓣膜，称为肺动脉瓣。

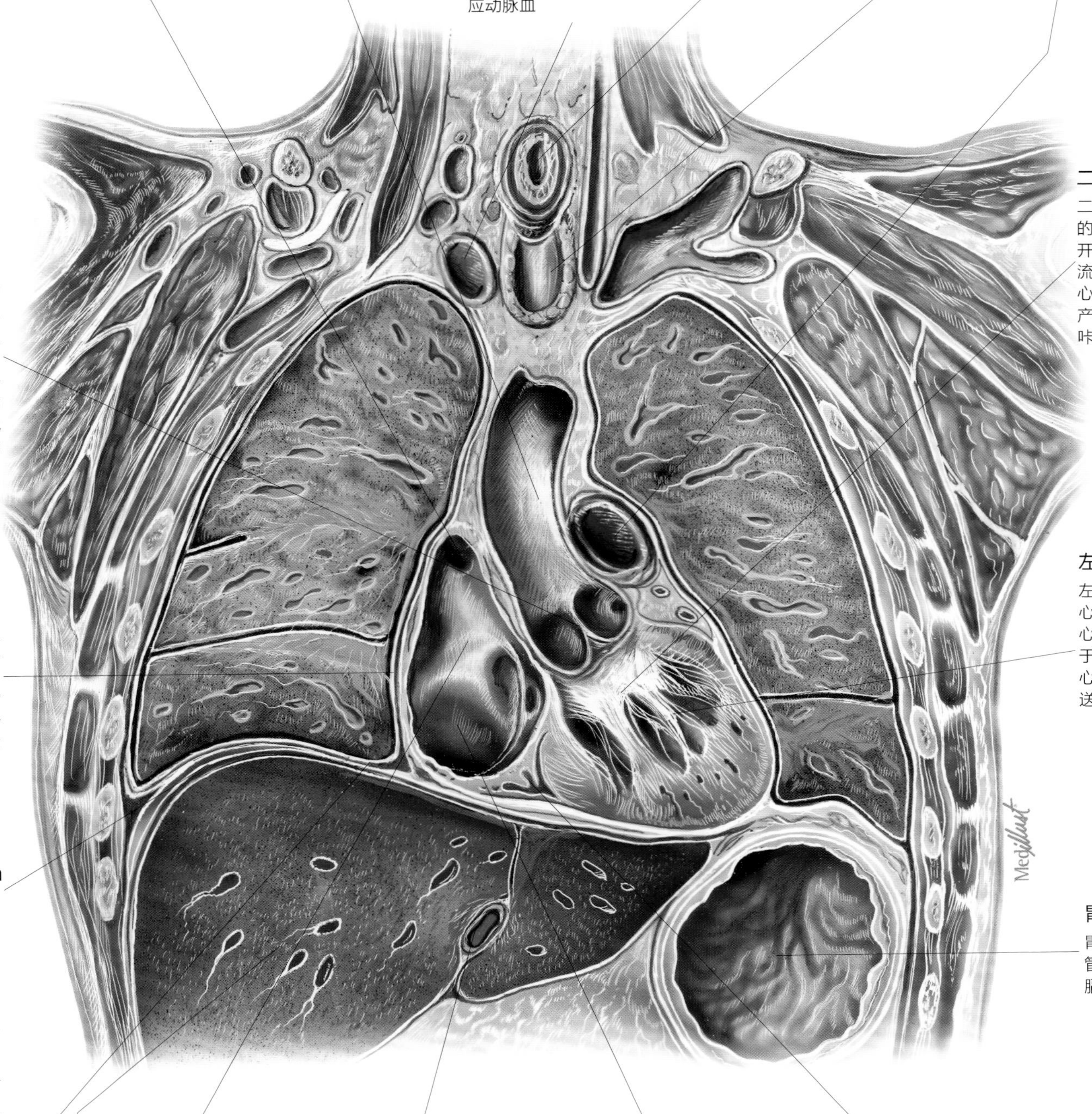

主动脉瓣 aortic valve

主动脉瓣是3个呈半月形的瓣膜，位于左心室和主动脉连通的主动脉口处。在收缩期或心室收缩时开放，允许动脉血到主动脉，在舒张期或心室松弛时关闭，防止血液从主动脉向心室反流

心包 pericardium

心包是包裹着整个心脏、主动脉和其他大的心脏血管（上腔静脉、下腔静脉、肺动脉和肺静脉等）根部的纤维囊。心包的前上部附着于胸腺囊的后面。胸腺囊是包绕胸腺的纤维囊

膈 diaphragm

分隔胸腔和腹腔的扁肌，对心脏有支持作用

胸膜 pleura

胸膜是覆盖肺的双层膜，其内层直接附着于肺组织，称为脏胸膜；外层为壁胸膜，贴附于肺周围的肋、膈、纵隔等。脏胸膜和壁胸膜之间的腔隙是胸膜腔。由于脏胸膜和壁胸膜相互连续移行，胸膜腔是一个真正密闭的腔隙

肝 liver

位于腹腔（右上角）的一个大器官，由两个叶组成，左叶位于心的下方

二尖瓣 mitral valve

二尖瓣是分开左心房和左心室的含有两个尖瓣的瓣膜系统。开放和关闭时允许血液由心房流向心室，阻止从心室反流回心房。心脏瓣膜的开放和关闭产生可以用听诊器听到的心跳咔嗒声

左心室 left ventricle

左心室是心脏左半侧的一个大心腔，和左肺相邻，其间隔以心包和胸膜。左心室接收来自于左心房的动脉血，然后通过心室壁的强力收缩，将血液运送到主动脉，继而送达全身

胃 stomach

胃是一个大的囊性器官，为食管的延续。其顶部即上面，和膈接触，位于心的下面

右心房 right atrium

右心房是一个薄壁的心腔，位于心脏的上部，收容来自于体循环静脉系统的终末——上、下腔静脉的静脉血。右心房和紧邻其下的右心室，通过房室口相通，房室口上有三尖瓣调节开闭。右心房与右肺相邻，其间隔以心包和胸膜

肝门静脉 hepatic portal vein

肝门静脉是将来自于腹部和消化道的静脉血运送到肝的静脉。起始于肠系膜上静脉、肠系膜下静脉和脾静脉汇合处，上行经肝门到肝，在肝内分为多支。在肝外，门静脉接收来自于胃、胆囊、脐区和胰等不成对腹腔脏器的静脉

下腔静脉口 orifice of inferior vena cava

下腔静脉是一个粗大的静脉干，收集下半身的静脉血。像上腔静脉一样开口于右心房

三尖瓣 tricuspid valve

分隔右心房和右心室的瓣膜系统，打开时允许血液从心房流向心室，关闭时防止血液从心室反流回心房。三尖瓣邻近房室结。心脏瓣膜的开关会产生咔嗒声，通过听诊器可以听到

收缩期和舒张期 systole and diastole

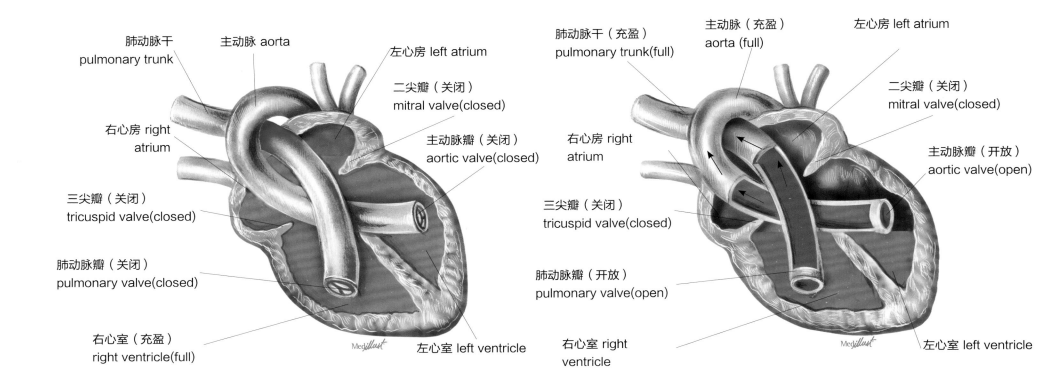

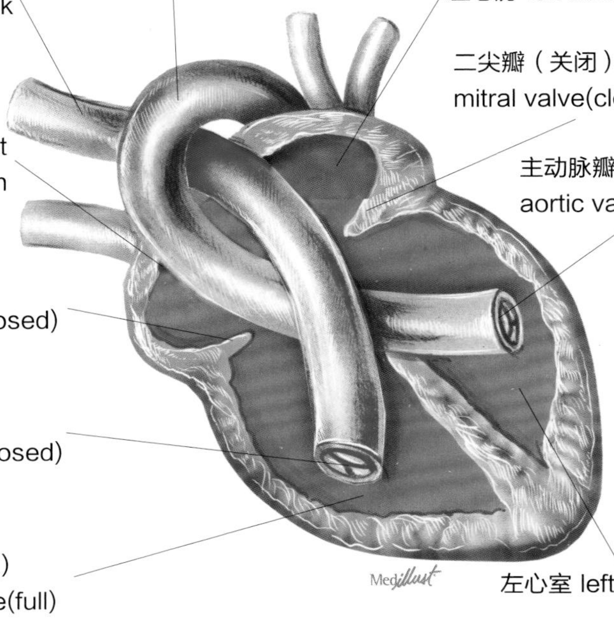
肺动脉干
pulmonary trunk
主动脉 aorta
左心房 left atrium
二尖瓣（关闭）
mitral valve(closed)
右心房 right
atrium
主动脉瓣（关闭）
aortic valve(closed)
三尖瓣（关闭）
tricuspid valve(closed)
肺动脉瓣（关闭）
pulmonary valve(closed)
右心室（充盈）
right ventricle(full)
左心室 left ventricle
MedIllust

等长收缩期 isometric systole

收缩期是心室肌收缩的时期，有两个时相。等长收缩期出现在当心室被从心房来的血液充盈，并且瓣膜关闭、心室内压增加时。为避免血液反流回心房，二尖瓣和三尖瓣也同样关闭，有助于心室的压力进一步增加

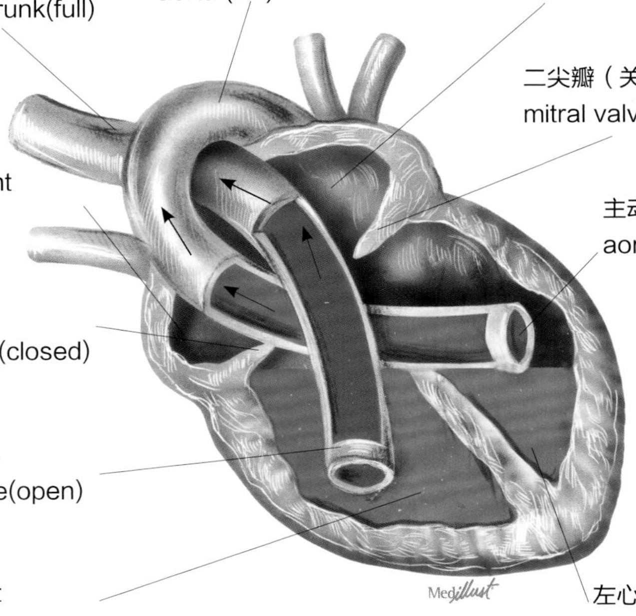
肺动脉干（充盈）
pulmonary trunk(full)
主动脉（充盈）
aorta (full)
左心房 left atrium
二尖瓣（关闭）
mitral valve(closed)
右心房 right
atrium
主动脉瓣（开放）
aortic valve(open)
三尖瓣（关闭）
tricuspid valve(closed)
肺动脉瓣（开放）
pulmonary valve(open)
右心室 right
ventricle
左心室 left ventricle
MedIllust

等张收缩期 isotonic systole

在此时相，心室内压力很大，促使主动脉瓣和肺动脉瓣打开，让血液从左、右心室分别到达主动脉和肺动脉

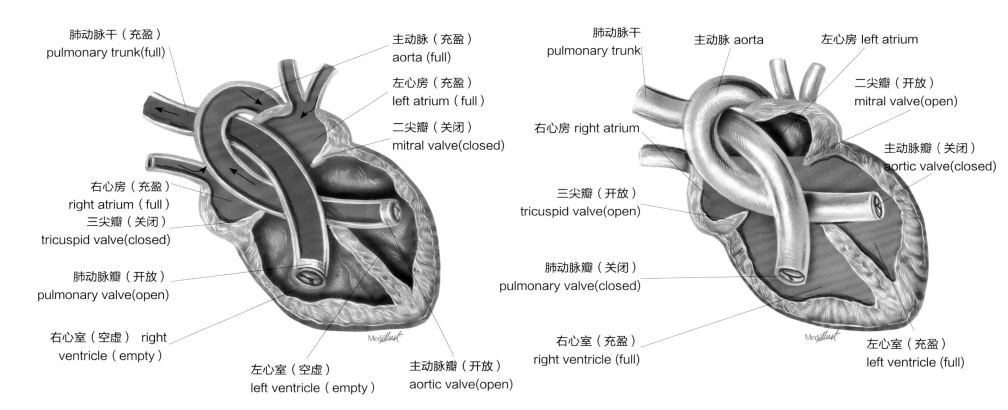

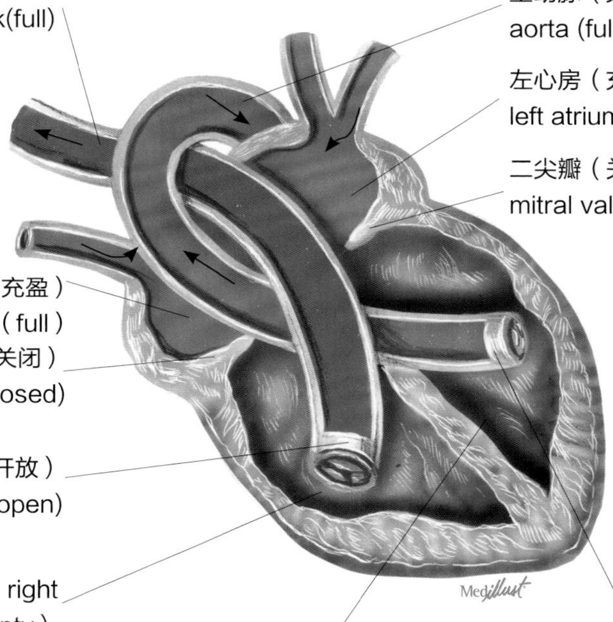
肺动脉干（充盈）
pulmonary trunk(full)
主动脉（充盈）
aorta (full)
左心房（充盈）
left atrium（full）
二尖瓣（关闭）
mitral valve(closed)
右心房（充盈）
right atrium（full）
三尖瓣（关闭）
tricuspid valve(closed)
肺动脉瓣（开放）
pulmonary valve(open)
右心室（空虚） right
ventricle（empty）
左心室（空虚）
left ventricle（empty）
主动脉瓣（开放）
aortic valve(open)
MedIllust

等长舒张期 isometric diastole

舒张期是指心室松弛的时间，与收缩期一样，可被区分为两个时相。等长舒张期是指血液经主动脉和肺动脉排出，心室压力下降的时相。为避免血液从动脉反流，主动脉瓣和肺动脉瓣关闭。心室松弛、扩张。但心室和心房交通处的二尖瓣和三尖瓣保持关闭

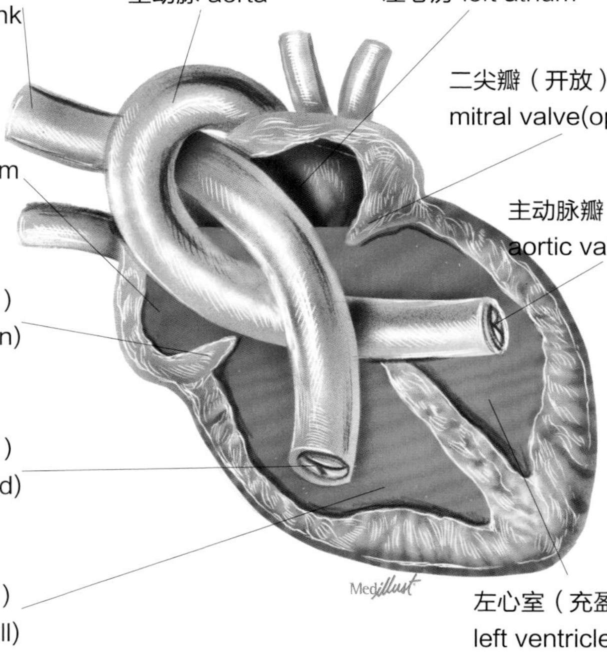
肺动脉干
pulmonary trunk
主动脉 aorta
左心房 left atrium
二尖瓣（开放）
mitral valve(open)
右心房 right atrium
主动脉瓣（关闭）
aortic valve(closed)
三尖瓣（开放）
tricuspid valve(open)
肺动脉瓣（关闭）
pulmonary valve(closed)
右心室（充盈）
right ventricle (full)
左心室（充盈）
left ventricle (full)
MedIllust

等张舒张期
isotonic diastole

当心室的压力低于心房时，二尖瓣和三尖瓣开放，让心房内的血液通行

体循环和肺循环 systemic circulation and pulmonary circulation

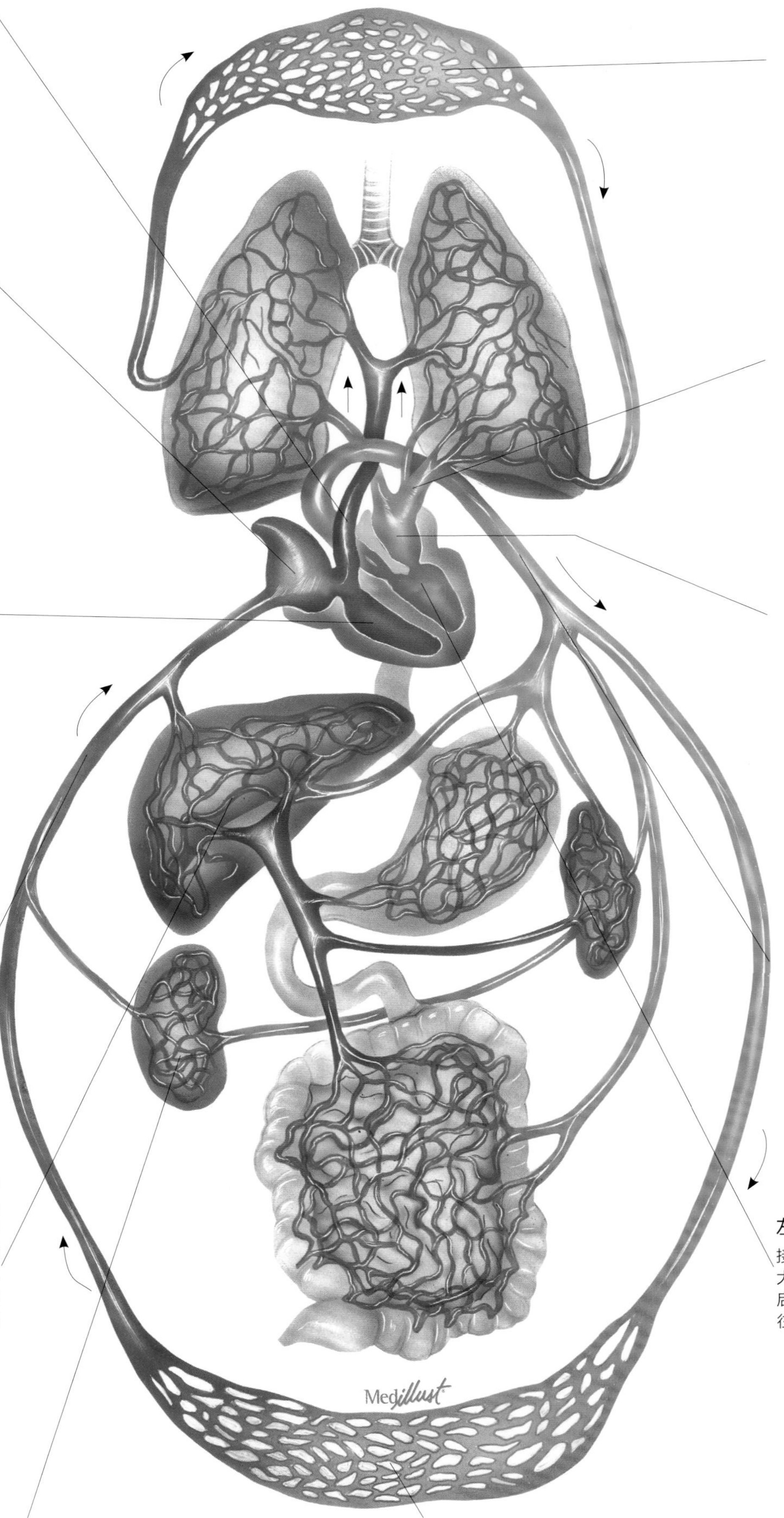

肺动脉干 pulmonary trunk

唯一携带静脉血的动脉。肺动脉干是一支起于右心室的粗大动脉干，分支为左、右两条肺动脉，分别运输静脉血进入两侧的肺内。肺动脉和右心室相连的开口处有肺动脉瓣

右心房 right atrium

位于心上部的薄壁心腔，接收来自于上、下腔静脉的静脉血，即体循环终末部分的静脉血。右心房和静脉网之间的压力差，使右心房将静脉血吸入其中

右心室 right ventricle

右心室有较厚的肌性壁，功能为接收来自于右心房的静脉血，收缩时将其经肺动脉干推向肺，在此进行氧合和净化后由肺循环运回心脏。推动静脉血到肺较体循环所需的力量小，因此，右心室的肌性壁较左心室薄

腔静脉 vena cava

静脉性毛细血管汇集形成较大的静脉，最后汇入腔静脉。上腔静脉收集头、颈和上肢的静脉血，而下腔静脉收集胸、腹和下肢的静脉血

肝的净化 hepatic purification

来自于主动脉的动脉血和含有胃肠道吸收物质的静脉血分别经过肝动脉和肝门静脉入肝。除了提供能量，肝捕获血液中红细胞破坏后的产物——胆红素，并将其转化为胆汁。库普弗细胞（Kupffer cells）相当于滤器，排除细菌和来自于胃肠道的其他外源性物质。纯化后，血液由肝静脉出肝进入腔静脉

肾的净化 renal purification

动脉血由肾动脉运送到肾脏，经过过滤将废物从尿液中排出。纯化后的血液由肾静脉出肾进入下腔静脉

肺毛细血管 pulmonary capillaries

肺动脉在肺内分为更细的动脉，直至最后分支为毛细血管到达肺泡。肺泡捕获二氧化碳，红细胞捕获肺泡中含有的氧，使其变为氧合血。正常情况下，肺内含有的血液占血液总容量的10%

肺静脉 pulmonary veins

有4条肺静脉，两条来自于右肺，两条来自于左肺，将氧合血从肺部输入左心房，继而流到左心室和体循环。肺静脉是唯一携带动脉血的静脉

肺循环 pulmonary circulation

静脉血从右心室运送到肺，排出二氧化碳，从肺泡中获得氧，变成动脉血返回左心房

左心房 left atrium

心脏上部的一个心腔，其相对较薄的壁上有4个肺静脉的开口，肺静脉携带从肺而来的氧合血以完成肺循环，血液继而传送到体循环起始部位的左心室

主动脉 aorta

主动脉是全身最大的动脉。起于左心室，先上升，再向下弯曲形成主动脉弓，穿过膈到达腹部。主动脉携带从心脏而来的氧合血，并通过动脉系统将其分配到全身各处。血液在体内由左心室的收缩推动，在动脉中由动脉脉搏传送

体循环 systemic circulation

体循环携带动脉血从左心室到全身组织，然后将静脉血运回右心房。动脉血给细胞提供氧，静脉血捕获细胞产生的二氧化碳和废物

左心室 left ventricle

接收来自于左心房的动脉血的一个大心腔。经其厚壁强有力的收缩，启动体循环，将动脉血由主动脉送往全身各处

动脉性和静脉性毛细血管 arterial and venous capillaries

到达身体各部分的动脉逐渐变细，最终成为极细的动脉性毛细血管。毛细血管壁上有小孔，可使氧和营养物质通过而到达细胞。细胞产生的二氧化碳和废物通过静脉性毛细血管的小孔吸收，然后转运到静脉网中

动脉系统.主动脉弓 arterial system. arch of the aorta

肩胛上动脉 suprascapular artery
起于甲状颈干，经锁骨后方下行。分支到胸锁乳突肌、锁骨下肌和斜方肌。继续走向肩胛骨的后部，分布于冈上肌、冈下肌

颈横动脉 transverse cervical artery
甲状颈干的一个分支，向外行，到斜方肌。

颈升动脉 ascending cervical artery
是起于甲状颈干的一个动脉，在颈部上升。分支到斜角肌和椎前肌

右颈总动脉 right common carotid artery
是头臂干向上的分支。分为颈内和颈外动脉，分布于右侧头部颅内、外结构

气管 trachea
连接喉和支气管的呼吸道部分。由软骨环组成，在胸腔上部分为左、右主支气管进入肺

左颈总动脉 left common carotid artery
与右侧不同，身体左侧没有头臂干。左颈总动脉直接起于主动脉弓，沿颈部上行到左侧头部，分支为颈外动脉和颈内动脉

甲状腺下动脉 inferior thyroid artery
甲状腺下动脉起于左锁骨下动脉或甲状颈干，在颈部上升到甲状腺的下部

椎动脉 vertebral artery
是左锁骨下动脉向上的分支，在颈部穿C_6~C_1横突孔上升，经枕骨大孔入颅，与对侧动脉吻合，组成动脉网供应大脑的后部和小脑。发出分支到脑膜和延髓

肩胛后动脉 posterior scapular artery
起于锁骨下动脉，向后行，分支分布于斜方肌和菱形肌

右锁骨下动脉 right subclavian artery
是头臂干两个分支中的水平支。该动脉分支到右上肢，是右上肢所有动脉的根源。经过锁骨后，移行为腋动脉

头臂干 brachiocephalic trunk
头臂干是起于主动脉弓、向上走行的粗大动脉干。它分支为右颈总动脉和右锁骨下动脉给右上肢、右侧头颈部供应动脉血

上腔静脉 superior vena cava
上腔静脉是接收上肢和头、颈、胸部静脉的粗大静脉干。它由左、右头臂静脉汇合而成，与下腔静脉均注入右心房

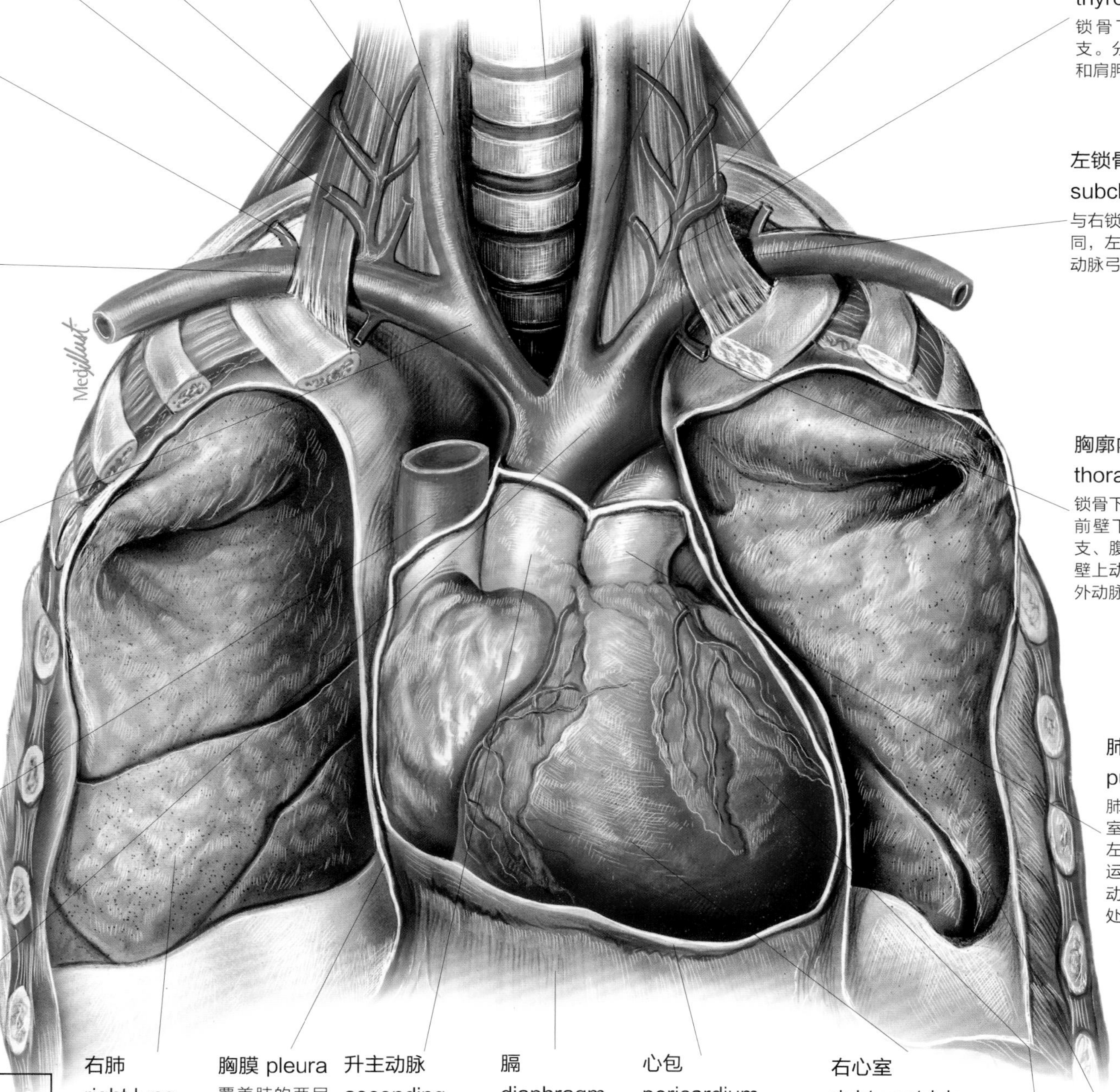

甲状颈干 thyrocervical trunk
锁骨下动脉向上发出的分支。分支有甲状腺支、颈支和肩胛上支

左锁骨下动脉 left subclavian arery
与右锁骨下动脉起于头臂干不同，左锁骨下动脉直接起于主动脉弓，分支分布于左上肢

胸廓内动脉 internal thoracic artery
锁骨下动脉向下的分支，沿胸前壁下行，分支有胸支、膈支、腹支。腹支进入腹部为腹壁上动脉，和腹壁下动脉（髂外动脉的一个分支）吻合

肺动脉干 pulmonary trunk
肺动脉干是一支起于右心室的粗大动脉干，分为左、右两条肺动脉，分别运输静脉血进入两肺。肺动脉和右心室相连的开口处有3个肺动脉瓣

主动脉弓 arch of the aorta
主动脉离开左心室后，先上升，然后向左侧弯曲而下降形成一个弓形结构，即主动脉弓。从主动脉弓上发出到头部和上肢去的动脉分支。主动脉弓从食管的上1/3段前方越过。它的分支包括头臂干（进而分成右锁骨下动脉和右颈总动脉）、左锁骨下动脉和左颈总动脉。主动脉弓继续下降移行为胸主动脉，下行于纵隔内

右肺 right lung
右肺位于心的右侧，覆盖部分心前面（折叠向外侧）

胸膜 pleura
覆盖肺的两层折叠纤维膜，内层即脏胸膜，直接与肺接触。外层称为壁胸膜

升主动脉 ascending aorta
主动脉离开左心室的起始部分，上行并弯向左侧移行为主动脉弓。和左心室之间以主动脉瓣相隔

膈 diaphragm
分隔胸腔和腹腔的扁肌，对心脏有支持作用

心包 pericardium
心包是包裹整个心脏以及主动脉和其他大的心脏血管主干（上腔静脉、下腔静脉、肺动脉和肺静脉等）的纤维囊。心包的前上部附着于胸腺囊的后面。胸腺囊是包绕胸腺的纤维囊

右心室 right ventricle
是位于心脏下部的一个大心腔。位于右心房下方，膈的上方，胸骨之后。有厚的肌性壁，功能为接收来自于右心房的静脉血，收缩时将其经肺动脉干推向肺，在肺内进行氧合和净化后由肺循环运回心脏

左肺 left lung
左肺位于心的左侧，部分覆盖心前面（折叠向外侧）

左心室 left ventricle
收集来自于左心房动脉血的大心腔，经其厚壁的有力收缩，将血液由主动脉送往全身各处

动脉系统.头和颈 arterial system. head and neck

侧面观 lateral view

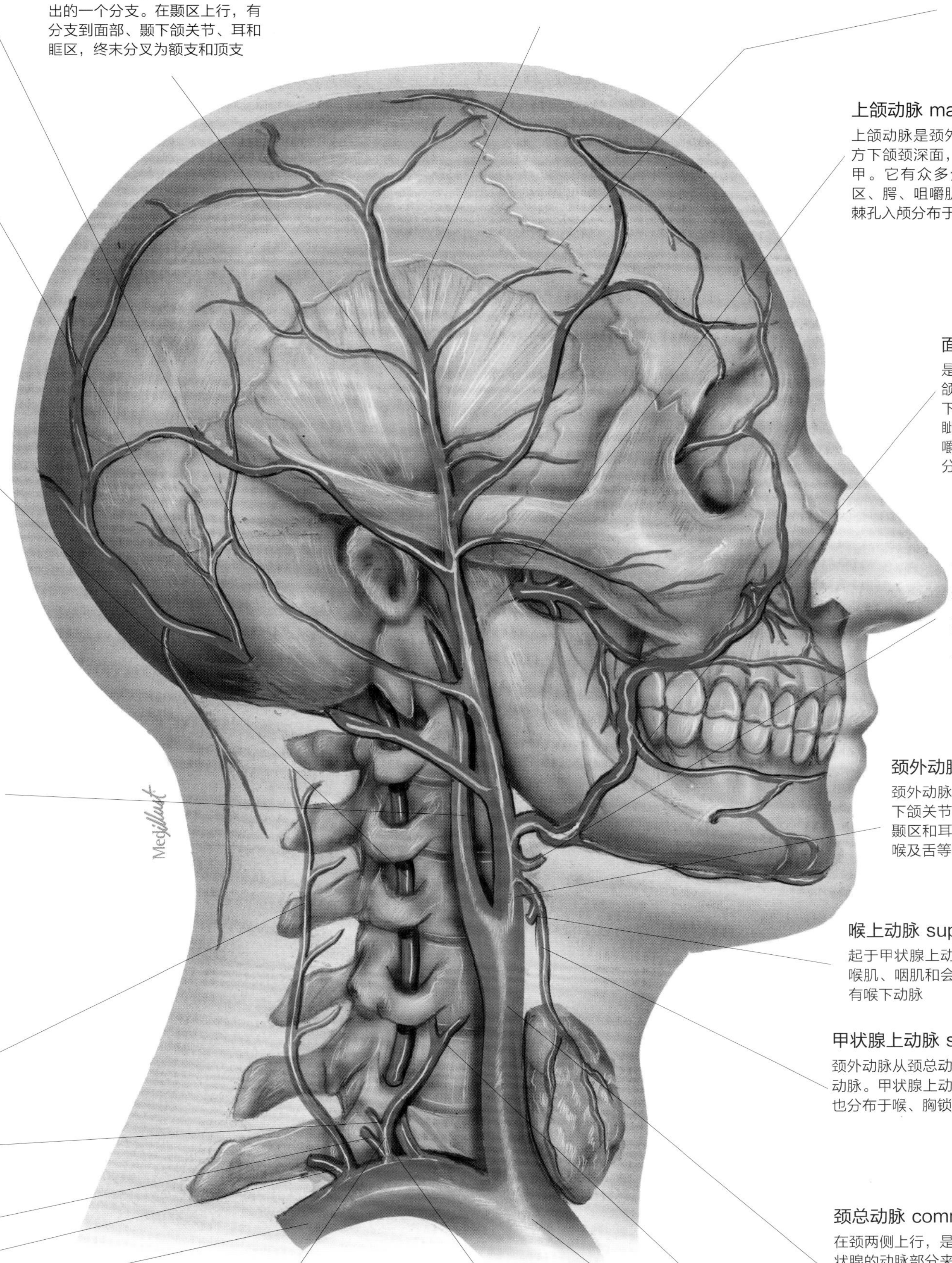

耳后动脉 posterior auricular artery

耳后动脉起于颈外动脉后壁，有分支分布于腮腺，终末分支到乳突区和耳

颞浅动脉 superficial temporal artery

是颈外动脉在颞下颌关节高度发出的一个分支。在颞区上行，有分支到面部、颞下颌关节、耳和眶区，终末分叉为额支和顶支

顶动脉 parietal artery

颞浅动脉分叉的后支。在颅顶区有较多的分支

额动脉 frontal artery

颞浅动脉分叉的前支，行向前额，在此有较多分支

上颌动脉 maxillary artery

上颌动脉是颈外动脉的终末支，经过颧弓下方下颌颈深面，入颞下窝，走向鼻中隔和鼻甲。它有众多分支，分布于鼓室、牙、颊区、腭、咀嚼肌和咽。其中硬脑膜中动脉自棘孔入颅分布于硬脑膜

枕动脉 occipital artery

枕动脉在面后内侧部起于颈外动脉，向后到枕区

椎动脉 vertebral artery

椎动脉是供应颅内后部结构血液的动脉。起于锁骨下动脉，在颈部穿经C_6~C_1横突孔上行，由枕骨大孔入颅后，走向中央区，在此，两侧椎动脉汇合形成基底动脉。基底动脉分支为小脑中动脉、小脑后动脉和脊髓前动脉。另外，有分支到脑膜、延髓和小脑

面动脉 facial artery

是颈外动脉的一个分支。从下颌骨的下界到面部，经过上、下唇联合处附近，终止于眼内眦。分支有颏下支和分布于咀嚼肌、上下唇和鼻翼区的其他分支

舌动脉 lingual artery

颈外动脉向前的分支，经下颌后方营养舌肌。舌动脉支分布于舌下区、舌的背部和舌骨上区

颈内动脉 internal carotid artery

为大部分脑循环提供血液的动脉。颈内动脉与颈外动脉在同一水平起自颈总动脉，在颈部上行，由颈动脉孔入颅。在颅内，发出眼动脉和其他动脉分支，包括大脑前动脉、大脑中动脉。颈内动脉分支分布于脑、眼球（眼动脉）和其他颅内结构

颈外动脉 external carotid artery

颈外动脉起于颈总动脉的分叉处，到达颞下颌关节处发出两个终末支分布于上颌、颞区和耳区。也有侧副支分布于甲状腺、喉及舌等部位

喉上动脉 superior laryngeal artery

起于甲状腺上动脉，行至喉，分支分布于一些喉肌、咽肌和会厌。人体除喉上动脉以外，还有喉下动脉

颈深动脉 deep cervical artery

由肋颈干发出，沿颈部上行，营养项部肌肉

甲状腺上动脉 superior thyroid artery

颈外动脉从颈总动脉发出后不久，发出甲状腺上动脉。甲状腺上动脉下行供应甲状腺。它的分支也分布于喉、胸锁乳突肌和舌骨下肌群

颈横动脉 transverse cervical artery

肩胛上动脉 suprascapular artery

颈总动脉 common carotid artery

在颈两侧上行，是供应头颈部的两条大动脉。甲状腺的动脉部分来源于颈总动脉，另一部分来源于锁骨下动脉。左颈总动脉直接起于主动脉弓，而右颈总动脉是头臂干的一个分支

肋颈干 costocervical trunk

由锁骨下动脉后壁发出，行向后上。分支有颈深动脉和最上肋间动脉

右锁骨下动脉 right subclavian artery

是头臂干分叉的外侧分支。右侧上肢的所有动脉均来源于此动脉

颈升动脉 ascending cervical artery

起于甲状颈干，在颈部上行，发出分支至斜角肌和椎前肌

甲状颈干 thyrocervical trunk

是锁骨下动脉发出的向上分支。分支有甲状腺下动脉、颈横动脉、肩胛上动脉等

头臂干 brachiocephalic trunk

头臂干是起于主动脉弓最高处的粗大动脉干，很快分叉为右颈总动脉和右锁骨下动脉。颈总动脉供应几乎整个头部的动脉血，而锁骨下动脉是所有上肢动脉的来源

甲状腺下动脉 inferior thyroid artery

多数起于甲状颈干，少数直接起于锁骨下动脉，上行至甲状腺

上颌动脉的升支 ascending branches of the maxillary artery

上颌动脉的升支包括脑膜中动脉、鼓室动脉及颞深前、后动脉

上颌动脉 maxillary artery

上颌动脉是颈外动脉的一个终末支，经过颧弓下方，在下颌颈深面入颞下窝，走向鼻中隔和鼻甲。它有众多分支，分布于鼓室、牙、颊区、腭、咀嚼肌和咽。还发出脑膜中动脉经棘孔入颅分布于硬脑膜

面横动脉 transverse facial artery

起于颞浅动脉，向前走行至咬肌和颊肌区。面横动脉分叉为浅、深两支，且有一个到颞下颌关节的分支

颞浅动脉 superficial temporal artery

颈外动脉在颞下颌关节高度发出的一个分支。在颞区上行，有分支到面部、颞下颌关节、耳和眶区，分叉为额支和顶支

腭升动脉 ascending palatine artery

面动脉的向上分支，分支分布于舌肌、咽肌和腭扁桃体。与腭降动脉吻合

耳后动脉 posterior auricular artery

耳后动脉起于颈外动脉，有分支分布于腮腺。终末支到达乳突区和耳廓

腭降动脉 descending palatine artery

是由上颌动脉发出的向下走行的动脉，经腭后管到腭穹

上牙槽动脉 superior alveolar artery

上颌动脉的分支，向下走行分布于上颌窦、上牙槽和颊肌

内眦动脉 angular artery

面动脉的终末支，沿鼻外侧面走行并分布于该区域。在眶附近，与鼻动脉吻合。鼻动脉起于颈内动脉的分支——眼动脉

眶下动脉 infraorbital artery

上颌动脉的分支，出眶下孔后到眶下区，与面动脉吻合

上唇动脉 superior labial artery

上唇动脉是面动脉的一个分支，经过上唇与对侧动脉吻合

颊动脉 buccal artery

上颌动脉向下的分支，分布于口腔的肌肉、皮肤和黏膜

下唇动脉 inferior labial artery

面动脉的一个分支，经过下唇与对侧动脉吻合

颏下动脉 submental artery

面动脉的一个较粗分支，经过下颌下缘，分支分布于止于此处的肌肉

下牙槽动脉 inferior alveolar artery

上颌动脉向下的分支，经下颌孔入下颌骨，由颏孔穿出。分支有颏支、牙支和牙周支

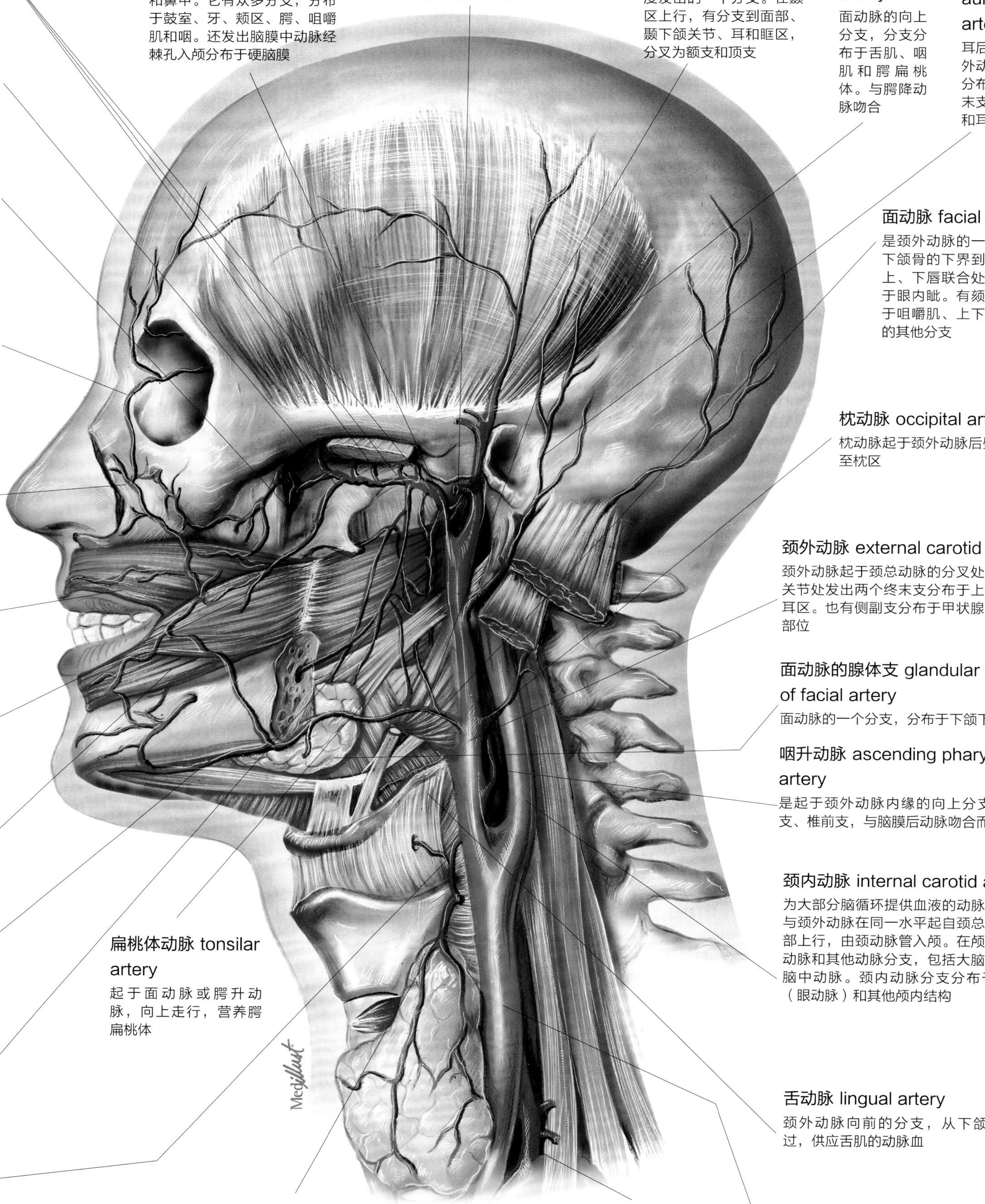

扁桃体动脉 tonsilar artery

起于面动脉或腭升动脉，向上走行，营养腭扁桃体

面动脉 facial artery

是颈外动脉的一个分支。从下颌骨的下界到面部，经过上、下唇联合处附近，终止于眼内眦。有颏下支和分布于咀嚼肌、上下唇和鼻翼区的其他分支

枕动脉 occipital artery

枕动脉起于颈外动脉后壁，向后行至枕区

颈外动脉 external carotid artery

颈外动脉起于颈总动脉的分叉处，在颞下颌关节处发出两个终末支分布于上颌、颞区和耳区。也有侧副支分布于甲状腺、喉及舌等部位

面动脉的腺体支 glandular branch of facial artery

面动脉的一个分支，分布于下颌下腺

咽升动脉 ascending pharyngeal artery

是起于颈外动脉内缘的向上分支。发出咽支、椎前支，与脑膜后动脉吻合而终止

颈内动脉 internal carotid artery

为大部分脑循环提供血液的动脉。颈内动脉与颈外动脉在同一水平起自颈总动脉，在颈部上行，由颈动脉管入颅。在颅内，发出眼动脉和其他动脉分支，包括大脑前动脉、大脑中动脉。颈内动脉分支分布于脑、眼球（眼动脉）和其他颅内结构

舌动脉 lingual artery

颈外动脉向前的分支，从下颌骨下面经过，供应舌肌的动脉血

喉上动脉 superior laryngeal artery

起于甲状腺上动脉，走向喉。分支分布于一些喉肌、咽肌和会厌。人体除喉上动脉外，还有喉下动脉

甲状腺上动脉 superior thyroid artery

颈外动脉从颈总动脉发出后不久，发出甲状腺上动脉。甲状腺上动脉下行供应甲状腺。它的分支也分布于喉、胸锁乳突肌和舌骨下肌群

左锁骨下动脉 left subclavian artery

左锁骨下动脉直接起于主动脉弓，运送动脉血到左上肢。不像身体右侧，由头臂干供应头和上肢的动脉血

左颈总动脉 left common carotid artery

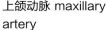

与右侧不同，身体左侧没有头臂干。左颈总动脉直接起于主动脉弓，沿颈部上行到左侧头部，分支为颈外动脉和颈内动脉

动脉系统.头面部 arterial system. face and cranial region

浅动脉 superficial arteries

眶上动脉 supra-orbital artery
起于颈内动脉的分支眼动脉，经眶上切迹出眶到额区

颧眶动脉 zygomatico-orbital artery
颞浅动脉的一个分支，沿颧弓前行终止于眶区，分布于眼眶肌，与眼动脉的分支吻合

颞浅动脉的额支 frontal branch of superficial temporal artery
颞浅动脉向前的分支。到额区并发出多个小的分支

颞浅动脉的顶支 parietal branch of superficial temporal artery
颞浅动脉向后的分支。分支分布于颅顶区

耳前动脉 anterior auricular artery
起于颞浅动脉后部，终止于耳廓

颞浅动脉 superficial temporal artery
颈外动脉在颞下颌关节高度发出的一个终支。在颞区上行，有分支到面部、颞下颌关节、耳和眶区，分叉为额支和顶支

枕动脉 occipital artery
枕动脉在面后内侧部起于颈外动脉，向后到枕区

内眦动脉 angular artery
面动脉的终末支，沿鼻的外侧面走行并分布于该区域。在眶附近，与鼻动脉吻合。鼻动脉起于颈内动脉的分支——眼动脉

鼻动脉 nasal artery
眼动脉（颈内动脉的分支）的终末支，出眶到达鼻背，与内眦动脉吻合

眶下动脉 infraorbital artery
上颌动脉的分支，出眶下孔后到眶下区，与面动脉吻合

颞中动脉 middle temporal artery
颞浅动脉的一个不固定分支，穿过颞腱膜，穿行于颞肌的内侧部，与上颌动脉的颞支吻合。分布于外耳道和颞下颌关节

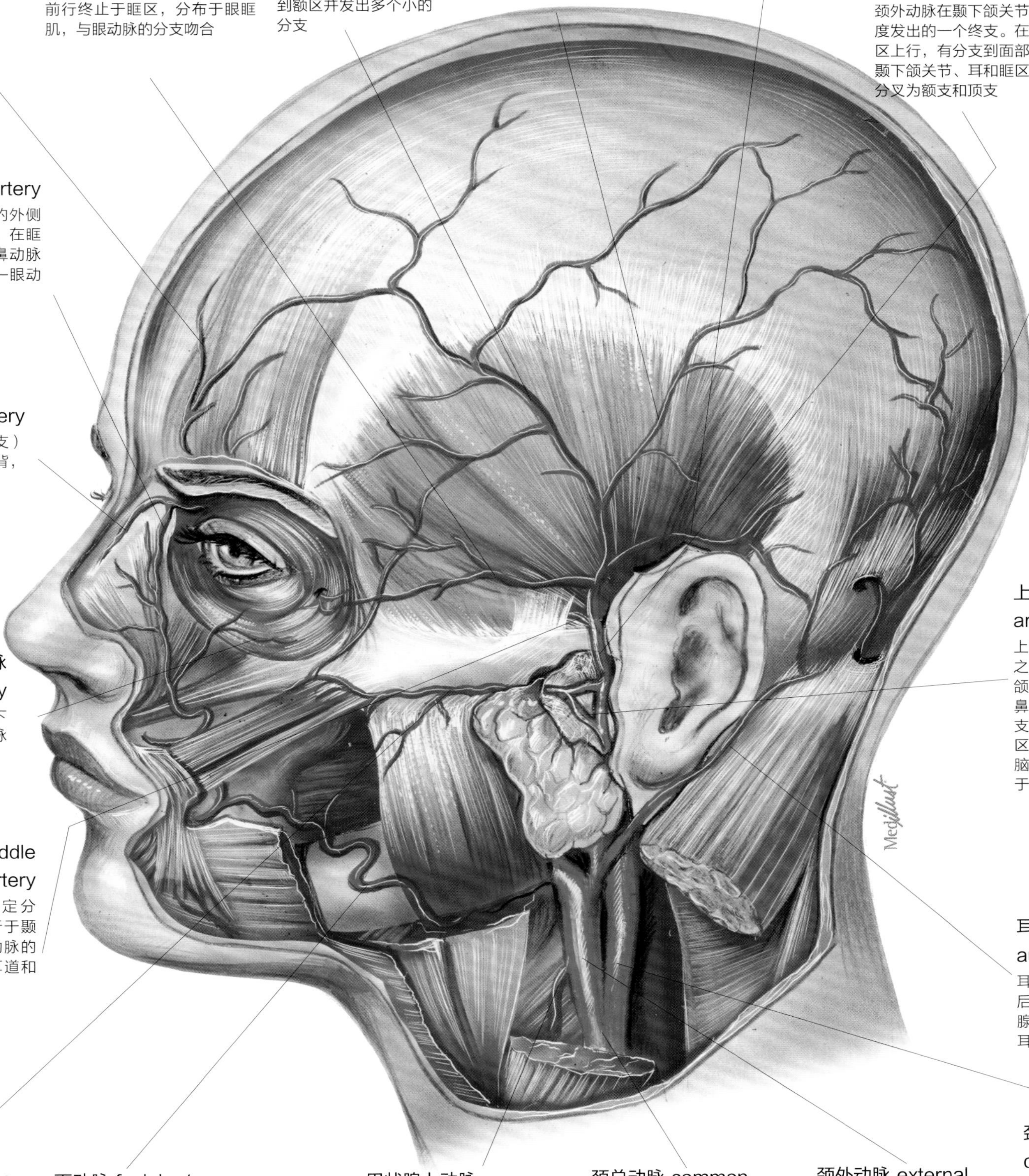

上颌动脉 maxillary artery
上颌动脉是颈外动脉终末支之一，经过颧弓下方，在下颌颈深方入颞下窝，走向鼻中隔和鼻甲。它有众多分支，分布于鼓室、牙、颊区、腭、咀嚼肌和咽。其中脑膜中动脉自棘孔入颅分布于硬脑膜

耳后动脉 posterior auricular artery
耳后动脉起于颈外动脉的后壁，有分支分布于腮腺。终末支到达乳突区和耳廓

面横动脉 transverse facial artery
起于颞浅动脉，向前走行至咬肌和颊肌区。面横动脉分叉为浅、深两支，且有一个到颞下颌关节的分支

面动脉 facial artery
是颈外动脉的一个分支。从下颌骨的下界到面部，经过上、下唇联合处附近，终止于眼内眦。分支有颏下支和分布于咀嚼肌、上下唇和鼻翼区的其他分支

甲状腺上动脉 superior thyroid artery
颈外动脉从颈总动脉发出后不久，发出甲状腺上动脉。甲状腺上动脉下行供应甲状腺。它的分支也分布于喉、胸锁乳突肌和舌骨下肌群

颈总动脉 common carotid artery
在颈两侧上行，供应头、颈部的两条大动脉。甲状腺的动脉部分来源于颈总动脉，另一部分来源于锁骨下动脉。左颈总动脉直接起于主动脉弓，而右颈总动脉是头臂干的一个分支

颈外动脉 external carotid artery
颈外动脉起于颈总动脉的分叉处，到达颞下颌关节处发出两个终末支分布于上颌、颞区和耳区。也有侧副支分布于甲状腺、喉及舌等部位

颈内动脉 internal carotid artery
为大部分脑循环提供血液的动脉。颈内动脉与颈外动脉在同一水平起自颈总动脉，在颈部上行，由颈动脉管孔入颅。在颅内，发出眼动脉和其他动脉分支，包括大脑前动脉、大脑中动脉。颈内动脉分支分布于脑、眼球（眼动脉）和其他颅内结构

动脉系统.颅底部 arterial system. cranial base

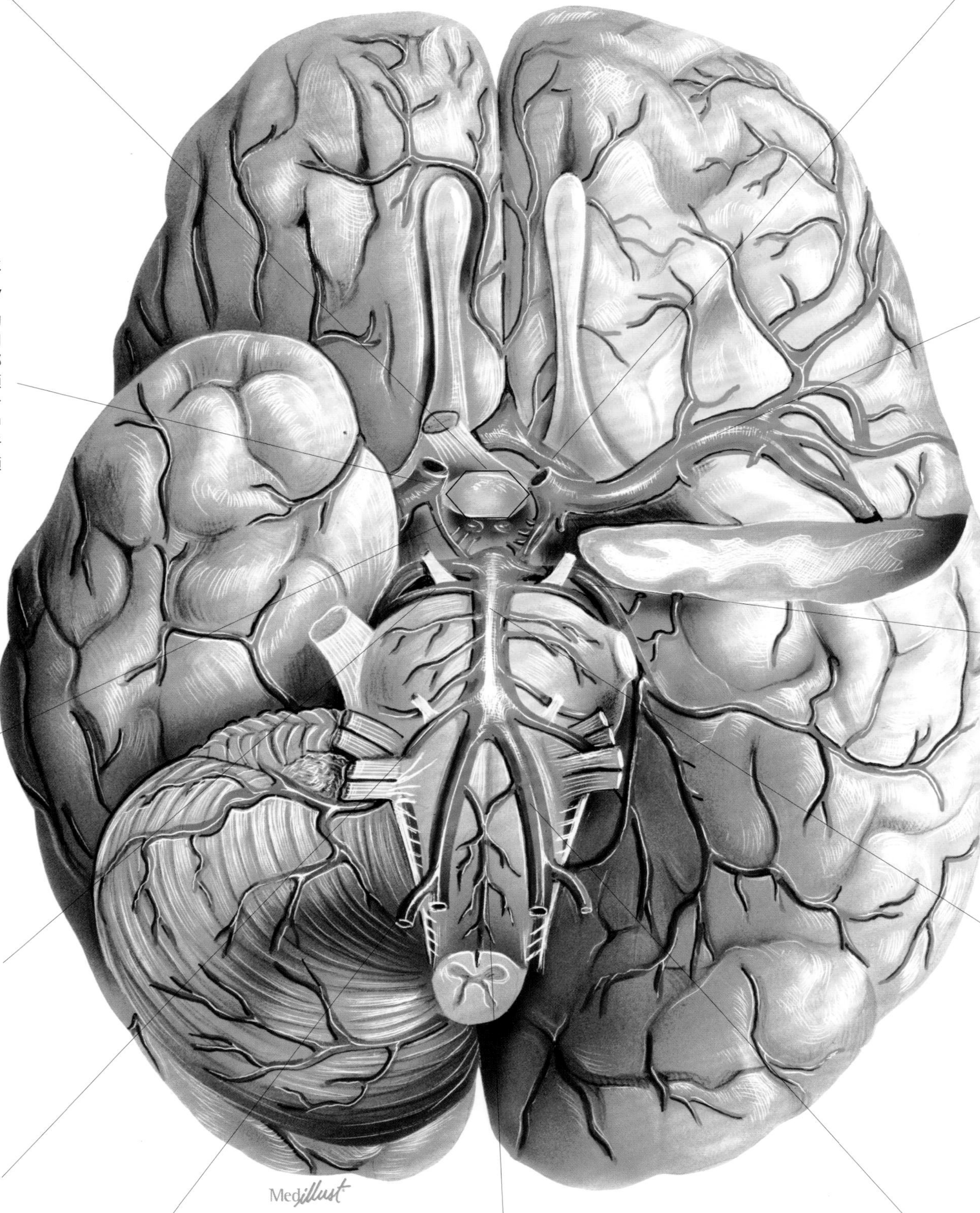

Willis环（大脑动脉环 cerebral arterial circle）

由脑底的不同动脉吻合形成的多边形动脉环，环内有视交叉、灰结节和乳头体。构成该动脉环的结构有：两侧大脑前动脉起始端、前交通动脉、两侧颈内动脉末端、两侧大脑后动脉和后交通动脉

颈内动脉 internal carotid artery

为大部分脑循环提供血液的动脉。颈内动脉与颈外动脉在同一水平起自颈总动脉，在颈部上行，由颈静脉孔入颅。在颅内，发出眼动脉和其他动脉分支，包括大脑前动脉、大脑中动脉。颈内动脉分支分布于脑、眼球（眼动脉）和其他颅内结构

后交通动脉 posterior communicating artery

颈内动脉的分支，终止于大脑后动脉。该动脉连接供应脑血液的两个动脉系统——颈内动脉系和椎-基底动脉系

小脑上动脉 superior cerebellar artery

起于基底动脉，行至小脑上面

小脑下前动脉 anterior inferior cerebellar artery

该动脉起于基底动脉，发出位置接近基底动脉与椎动脉连接处。走向小脑的前下区

小脑下动脉 inferior cerebellar artery

椎动脉的一个分支，在小脑的下面弯曲走行，供应该区的血液

大脑前动脉 anterior cerebral artery

大脑前动脉是颈内动脉的分支，于视神经的上方到胼胝体。在靠近起始处由前交通动脉将二者连接起来。大脑前动脉有分支分布于内囊和基底核的前部

大脑中动脉 middle cerebral artery

大脑中动脉是颈内动脉的延续，向外行至脑的背外侧面。分布于大脑的部分额叶、颞叶和顶叶的浅、深部

大脑后动脉 posterior cerebral artery

大脑后动脉起于基底动脉分叉，绕大脑脚，行向后外，到枕叶和颞叶的下面，有深支到这些区域的内部。

基底动脉 basilar artery

基底动脉由两侧椎动脉汇合而成，向前行分叉为两支大脑后动脉

椎动脉 vertebral artery

椎动脉是营养颅腔后部结构的动脉。起于锁骨下动脉，在颈部穿经C_6~C_1的横突孔上行，由枕骨大孔入颅后，走向中线，在此，两侧椎动脉汇合形成基底动脉。基底动脉分支为小脑中动脉、小脑后动脉和脊髓前动脉。另外，有分支到脑膜、延髓和小脑

脊髓前动脉 anterior spinal artery

脊髓前动脉是脊髓的主要动脉之一，由椎动脉的分支在脊髓前正中裂内汇合而成。下行至脊髓末端

动脉系统.胸主动脉 arterial system. thoracic aorta

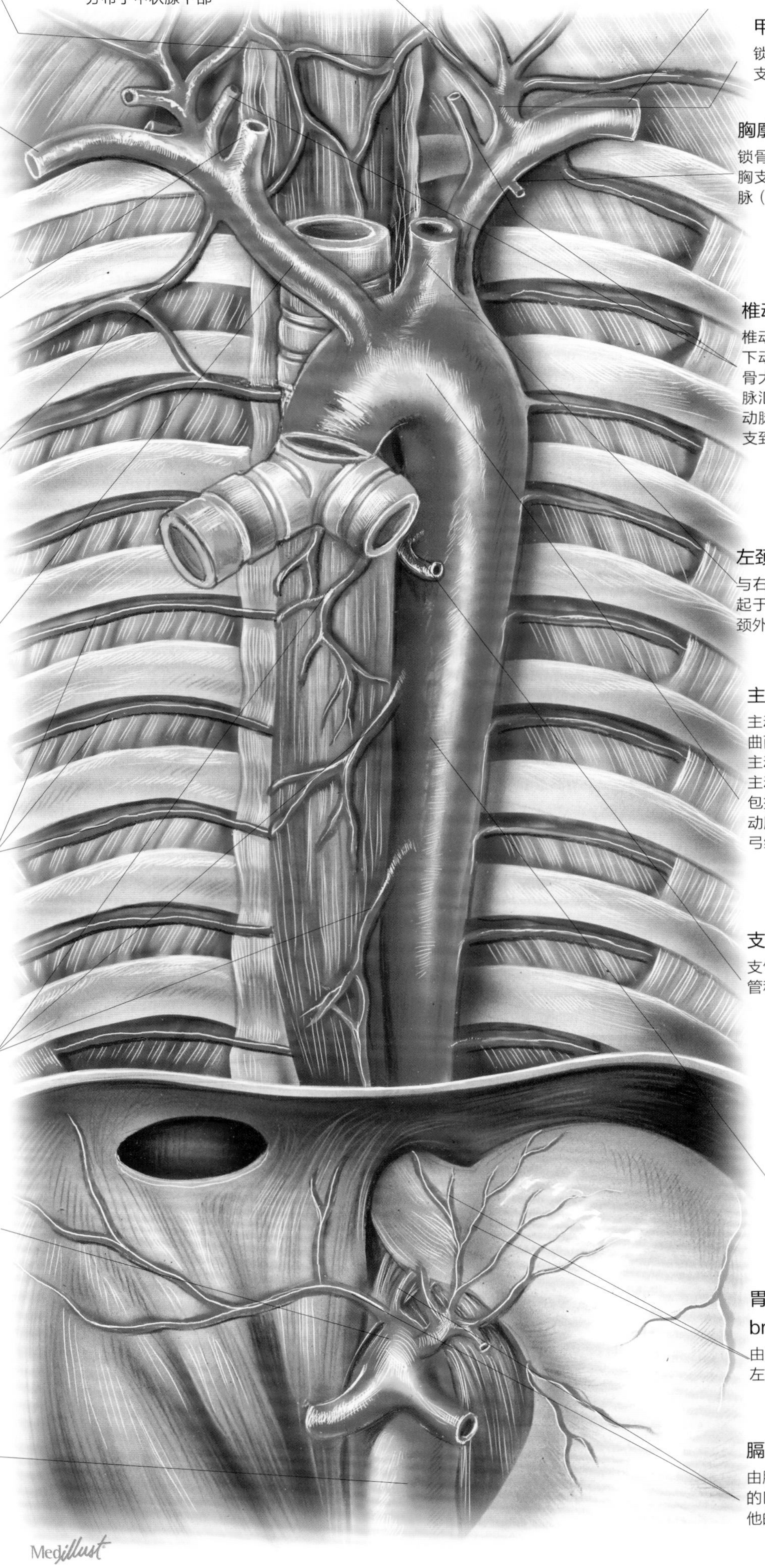

甲状腺下动脉的食管上支 superior esophageal branch of the inferior thyroid artery

分布于食管上部、咽下部的甲状腺下动脉分支

甲状腺下动脉 inferior thyroid artery

起于甲状颈干，也可起于锁骨下动脉。分布于甲状腺下部

左锁骨下动脉 left subclavian artery

左锁骨下动脉运输动脉血到左上肢，它直接起于主动脉弓。不像身体右侧，头和上肢的动脉血由头臂干供应

右锁骨下动脉 right subclavian artery

头臂干两个分支中的水平支。分支到右上肢，是所有右上肢动脉的来源。经过锁骨后，移行为腋动脉

右颈总动脉 right common carotid artery

是头臂干向上的分支。分为颈内和颈外动脉，分布于右侧头部颅内、外结构

肋间上动脉 superior intercostals artery

锁骨下动脉的降支，分支到第1肋间隙

头臂干 branchiocephalic trunk

起于主动脉弓右侧部的粗大动脉干。发出后很快分为分布于头部的右颈总动脉和分布于上肢的右锁骨下动脉

肋间后动脉 posterior intercostal artery

起于胸主动脉并与之垂直。分为前、后两支，前支走行于肋间隙，分布于肋间肌、胸膜和肋。上位2~3个肋间后动脉起于锁骨下动脉的分支——肋间上动脉

食管支 esophageal branches

是从胸主动脉前壁发出的一些动脉分支，向前延伸到食管壁。它们和食管上、下动脉相吻合

腹腔干 celiac trunk

从腹主动脉前壁发出的一个粗短动脉干。通过肝动脉、胃左动脉和脾动脉供应动脉血到肝、胃和脾

腹主动脉 abdominal aorta

胸主动脉向下的延续。与脊柱平行，在腹腔内垂直下行。在上腹部发出大的分支，称为腹腔干，分布于肝、胃、脾。较靠下的分支有肾动脉，肠系膜上、下动脉等。腹主动脉终末分叉为左、右髂总动脉。左、右髂总动脉走向下肢

甲状颈干 thyrocervical trunk

锁骨下动脉向上发出的分支。分支有甲状腺支、颈支和肩胛上支

胸廓内动脉 internal thoracic artery

锁骨下动脉向下的分支，沿胸前壁下行，发出胸支、膈支和腹支。腹支进入腹部和腹壁下动脉（髂外动脉的一个分支）吻合

椎动脉 vertebral artery

椎动脉是营养颅内后部结构的动脉。起于锁骨下动脉，在颈部穿经C_6~C_1横突孔上行，由枕骨大孔入颅后，走向中央区，在此，两侧椎动脉汇合形成基底动脉。基底动脉分支为小脑中动脉、小脑后动脉和脊髓前动脉。另外，有分支到脑膜、延髓和小脑

左颈总动脉 left common carotid artery

与右侧不同，左侧没有头臂干。左颈总动脉直接起于主动脉弓，沿颈部上行到左侧头部，分支为颈外动脉和颈内动脉

主动脉弓 arch of the aorta

主动脉离开左心室后，先上升，然后向左侧弯曲而下降形成一个弓形结构，即主动脉弓。从主动脉弓上发出到头部和上肢去的动脉分支。主动脉弓从食管的上1/3段前方越过。它的分支包括头臂干（进而分成右锁骨下动脉和右颈总动脉）、左锁骨下动脉和左颈总动脉。主动脉弓继续下降即移行为胸主动脉，下行于纵隔内

支气管动脉 bronchial artery

支气管动脉起于胸主动脉的最上段，分支到支气管和肺

胸主动脉 thoracic aorta

主动脉弓的延续，垂直穿过胸腔到膈。在椎体前方、食管后方垂直下行。有分支到食管、支气管、纵隔和肋间区。穿过膈到腹部，移行为腹主动脉

胃左动脉食管支 esophageal branches of left gastric artery

由胃左动脉发出的上行到食管下段的小动脉，和左膈下动脉的食管支一道分布于食管下段

膈下动脉 inferior phrenic arteries

由腹主动脉发出的两条动脉，向上走行到膈下面的区域。发出食管下动脉与食管中动脉吻合，其他的分支包括肝支、胰支和肾上腺动脉

动脉系统.胃 arterial system. stomach

前面观 anterior view

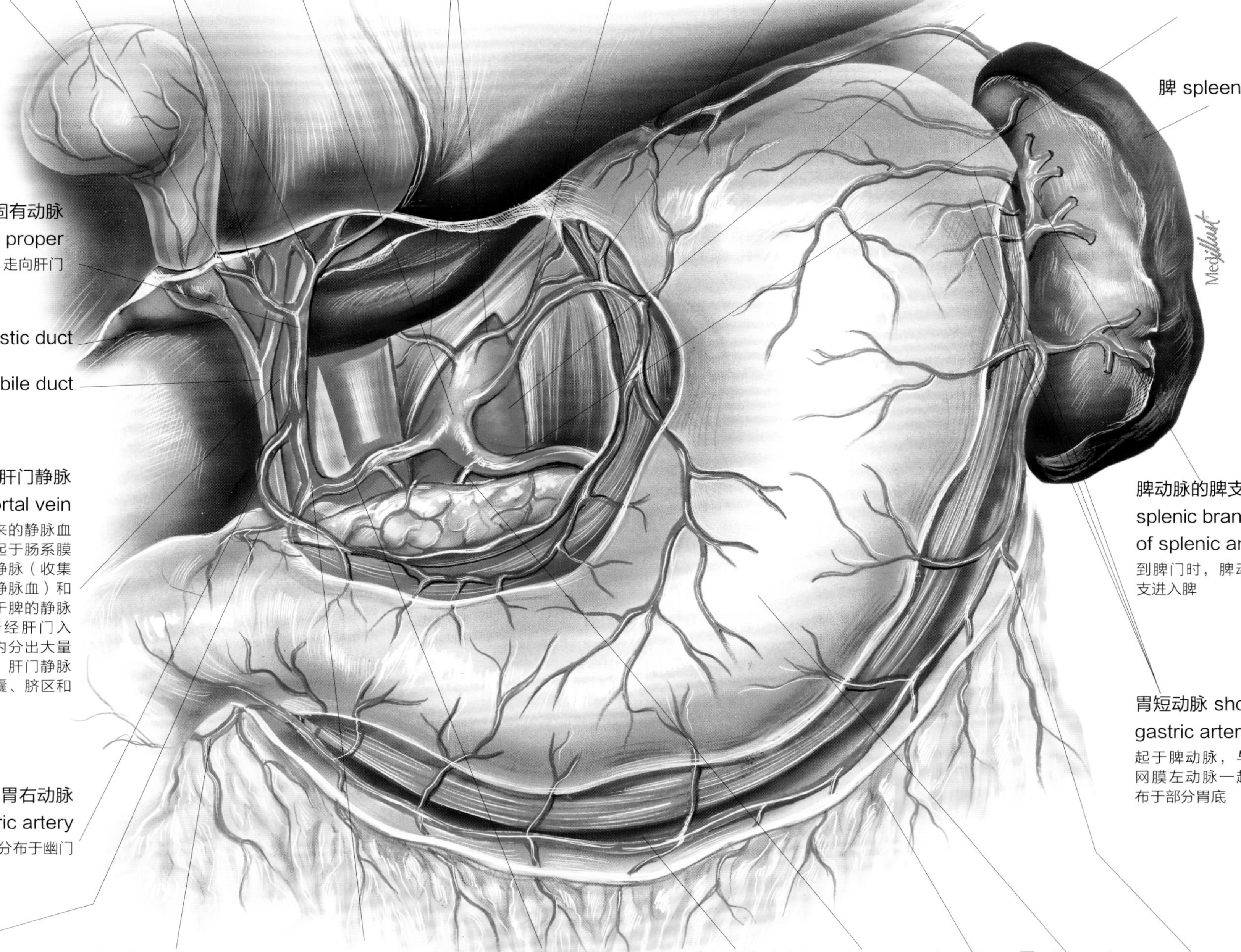

Medillust

胆囊 gallbladder

胆囊动脉 cystic artery
肝右动脉的分支，到胆囊管并延伸至胆囊壁

左、右肝动脉 right and left hepatic arteries
是肝固有动脉（肝总动脉的延续）分叉而成的动脉。它们进入肝，发出肝内支到肝左、右叶内

腹腔干 celiac trunk
从腹主动脉前壁发出的一个大动脉干。通过总肝动脉、胃左动脉和脾动脉供应动脉血到肝、胃和脾，此外还有一些胰支

膈下动脉 inferior phrenic arteries
腹主动脉发出的两条动脉，向上走行到膈下面的区域。发出食管下动脉与食管中动脉吻合，其他的分支有肝支、胰支和肾上腺动脉

胃左动脉 left gastric artery
腹腔干的一个分支，沿胃小弯走行，与肝、脾动脉的分支共同组成腹腔干的动脉弓。发出胃支（进入胃壁）和食管支

胃左动脉的食管下支 inferior esophageal branches of the left gastric artery
胃左动脉发出的上行至食管下段的细小动脉支，与左膈动脉的食管支共同完成食管下段的血液供应

腹主动脉 abdominal aorta
胸主动脉向下的延续。与脊柱平行，在腹腔内垂直下行。在上腹部发出粗的分支，称为腹腔干，分布于肝、胃、脾。较低位的分支有肾动脉，肠系膜上、下动脉等。腹主动脉末端分叉为左、右髂总动脉。左、右髂总动脉走向下肢

脾动脉 splenic artery
腹腔干向左的分支。腹腔干起于腹主动脉，分支分布于肝、胃和脾。脾动脉发出分布于胃大弯侧的胃网膜左动脉。也有小的分支到胰

脾 spleen

肝固有动脉 hepatic artery proper
肝总动脉的分支，走向肝门

胆囊管 cystic duct

胆总管 common bile duct

肝门静脉 hepatic portal vein
将从腹部消化管而来的静脉血运输到肝的静脉。起于肠系膜上静脉、肠系膜下静脉（收集来自小肠、大肠的静脉血）和脾静脉（收集来自于脾的静脉血）汇合处，上行经肝门入肝。肝门静脉在肝内分出大量的分支。在肝外段，肝门静脉接收来自于胃、胆囊、脐区和胰的静脉支

胃右动脉 right gastric artery
起于肝动脉，走向并分布于幽门区。与胃左动脉吻合

脾动脉的脾支 splenic branches of splenic artery
到脾门时，脾动脉分支进入脾

胃短动脉 short gastric arteries
起于脾动脉，与胃网膜左动脉一起分布于部分胃底

胰十二指肠右上动脉 superior right pancreaticoduedenal artery
是胃十二指肠动脉的分支。发出分支到幽门并经十二指肠第1段的后方到胰头。与胰动脉、肠系膜上动脉的分支吻合

胰十二指肠右下动脉 inferior right pancreaticoduedenal artery
胃十二指肠动脉的终末支。分支分布于十二指肠和胰头，与肠系膜上动脉的胰支吻合

胃十二指肠动脉 gastroduodenal artery
胃十二指肠动脉起于肝总动脉移行为肝固有动脉处。经过十二指肠后面时发出分支到十二指肠，并发出胰十二指肠上、下动脉。终末支之一是胃网膜右动脉

肝总动脉 common hepatic artery
肝总动脉是腹腔干的一个分支，分布于肝。先水平走行较短距离后，改变方向上升，移行为肝固有动脉，肝固有动脉再分为左、右支到肝

胃网膜右动脉 right gastroepiploic artery
起于肝动脉的分支胃十二指肠动脉。经过幽门下方，分布于胃大弯，与胃网膜左动脉吻合

胰背动脉 dorsal pancreatic artery
脾动脉的分支之一，分布于胰体和胰尾

大网膜 greater omentum

胃 stomach

胃网膜左动脉 left gastroepiploic artery
起于脾动脉，行于胃大弯，分支分布于胃壁。与胃网膜右动脉吻合而终止

动脉系统.胰腺 arterial system.pancreas

前面观 anterior view

肝固有动脉 hepatic artery proper
肝总动脉的分支，上行，走向肝门

腹腔干 celiac trunk
从腹主动脉前壁发出的一个动脉干。通过肝总动脉、胃左动脉和脾动脉供应动脉血到肝、胃和脾，此外还有一些胰支

胃右动脉 right gastric artery
起于肝动脉，走向并分布于幽门区。与胃左动脉吻合

膈下动脉 inferior phrenic arteries
腹主动脉发出的两条动脉，向上走行到膈下面的区域。发出食管下动脉与食管中动脉吻合，其他的分支有肝支、胰支和肾上腺动脉

胃 stomach
胃是一个大的囊性器官，在消化过程中接收并储存来自于食管的食物。胃壁含有分泌胃酸的腺体，胃酸能分解食物。胃壁收缩能混合食物以助消化。胃的动脉来源于腹腔干分支形成的位于胃大、小弯侧的动脉弓（向上牵拉）

胃左动脉 left gastric artery
腹腔干的一个分支，沿胃小弯走行，与肝、脾动脉的分支共同组成腹腔干的动脉弓。发出胃支（进入胃壁）和食管下支

胃短动脉 short gastric arteries
是起于脾动脉的动脉，与胃网膜左动脉一起分布于部分胃底

胃网膜左动脉 left gastroepiploic artery
起于脾动脉，行于胃大弯，分支分布于胃壁。与胃网膜右动脉吻合

胃网膜右动脉 right gastroepiploic artery
起于肝动脉的分支胃十二指肠动脉。经过幽门下方，走行并分布于胃大弯，与胃网膜左动脉吻合（胃向上牵拉以显示其覆盖的血管）

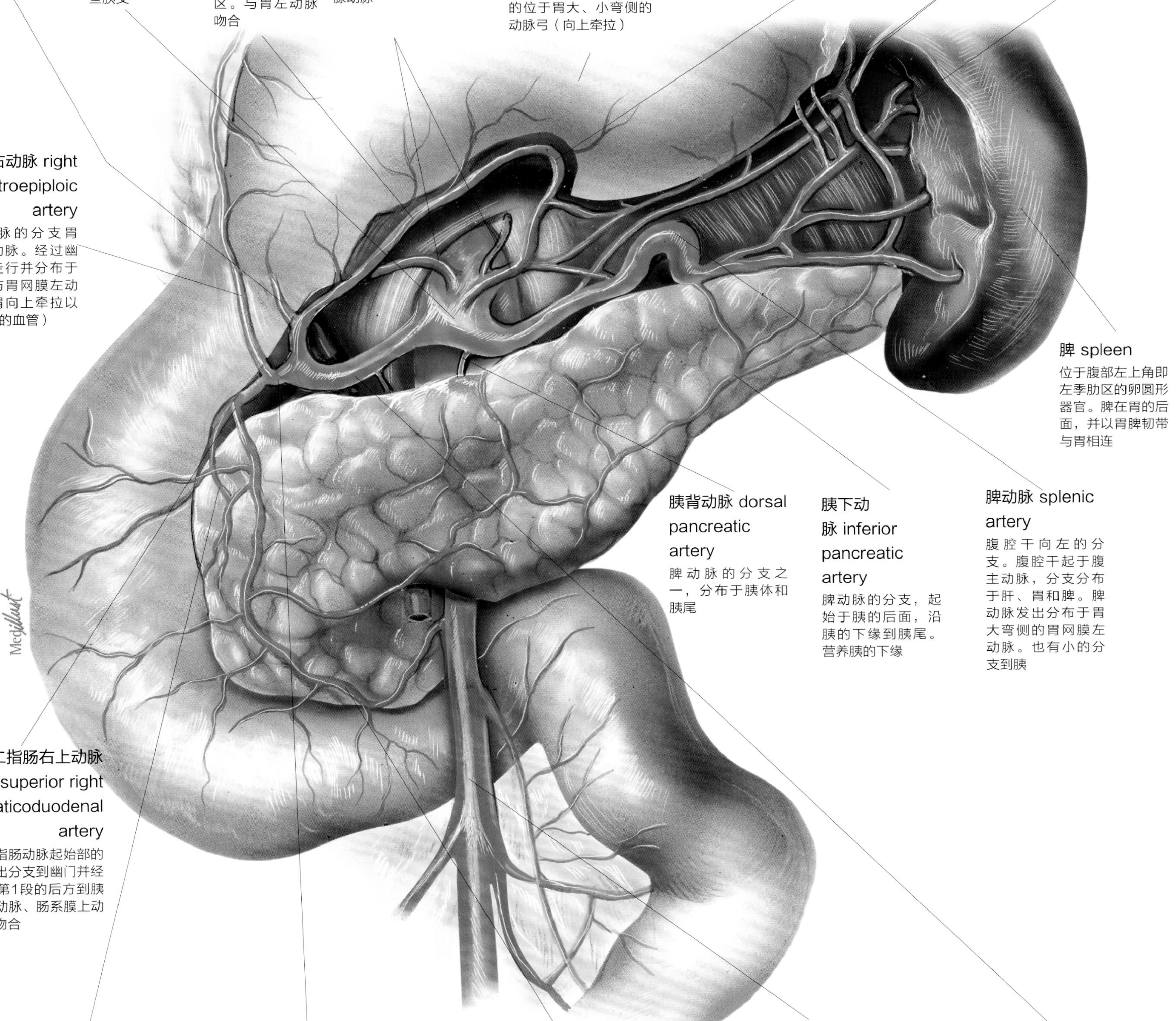

脾 spleen
位于腹部左上角即左季肋区的卵圆形器官。脾在胃的后面，并以胃脾韧带与胃相连

胰背动脉 dorsal pancreatic artery
脾动脉的分支之一，分布于胰体和胰尾

胰下动脉 inferior pancreatic artery
脾动脉的分支，起始于胰的后面，沿胰的下缘到胰尾。营养胰的下缘

脾动脉 splenic artery
腹腔干向左的分支。腹腔干起于腹主动脉，分支分布于肝、胃和脾。脾动脉发出分布于胃大弯侧的胃网膜左动脉。也有小的分支到胰

胰十二指肠右上动脉 superior right pancreaticoduodenal artery
是胃十二指肠动脉起始部的分支。发出分支到幽门并经十二指肠第1段的后方到胰头。与胰动脉、肠系膜上动脉的分支吻合

胰十二指肠右下动脉 inferior right pancreaticoduodenal artery
胃十二指肠动脉的终末支。分支分布于十二指肠和胰头，与肠系膜上动脉的胰支吻合

胃十二指肠动脉 gastroduodenal artery
胃十二指肠动脉在肝总动脉移行为肝固有动脉处发出。经过十二指肠后面时发出分支到十二指肠，并发出胰十二指肠右上、下动脉。终末支之一是胃网膜右动脉

胰十二指肠左动脉 left pancreaticoduodenal artery
起于肠系膜上动脉，分叉为前、后两支到达胰的上部，在此与胃十二指肠动脉的分支胰十二指肠右上、下动脉吻合

肠系膜上动脉 superior mesenteric artery
在腹腔干起点的下方，起于腹主动脉的前壁。越过左肾静脉，在胰后面垂直下行。分布于小肠、部分胰和大肠的右侧部分

肝总动脉 common hepatic artery
肝总动脉（又称肝动脉）是腹腔干的一个分支，分布于肝。水平走行短距离后，改变方向上升，移行为肝固有动脉，再分为左、右支到肝

动脉系统.小肠 arterial system.small intestine

前面观 anterior view

肝总动脉 common hepatic artery

肝总动脉是腹腔干的一个分支，走向肝。移行为肝固有动脉，肝固有动脉再分为左、右支，经肝门入肝。还分支分布于胃（胃动脉、胃网膜动脉等）

腹腔干 celiac trunk

从腹主动脉前壁发出的一个粗短动脉干。通过肝总动脉、胃左动脉和脾动脉供应动脉血到肝、胃和脾，此外还发出一些胰支

胃左动脉 left gastric artery

腹腔干的一个分支，沿胃小弯走行，与肝、脾动脉的分支共同组成腹腔干的动脉弓。发出胃支（进入胃壁）和食管下支

胃十二指肠动脉 gastroduodenal artery

胃十二指肠动脉在肝总动脉移行为肝固有动脉处发出。经过十二指肠后面时发出分支到十二指肠，并发出胰十二指肠右上、下动脉。终末支之一是胃网膜右动脉

脾动脉 splenic artery

腹腔干向左的分支。腹腔干起于腹主动脉，分支分布于肝、胃和脾。脾动脉发出分布于胃大弯侧的胃网膜左动脉。也有小的分支到胰

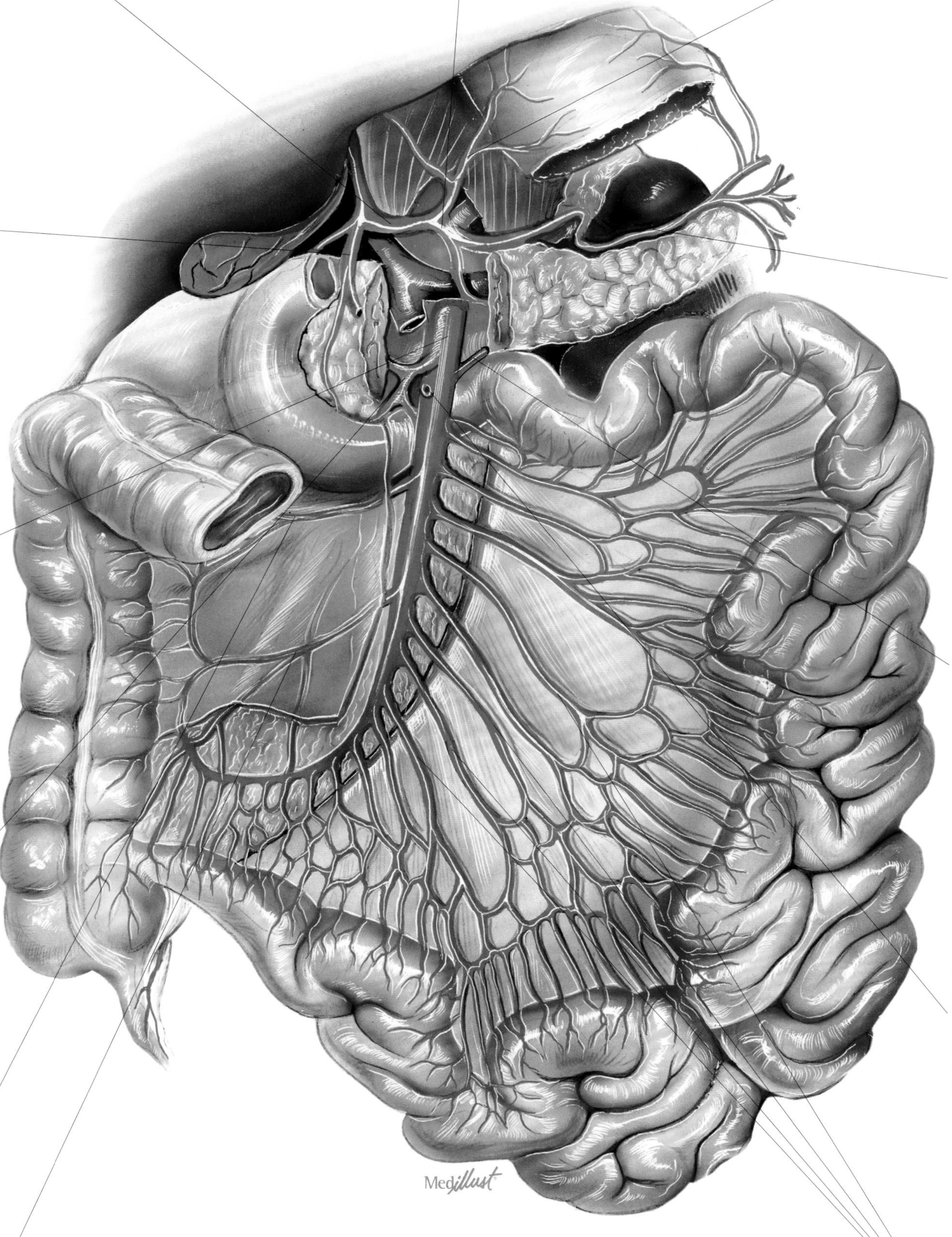
Medillust

肠系膜上动脉 superior mesenteric artery

在腹腔干起点的下方起于腹主动脉的前壁。越过左肾静脉，在胰后面垂直下行。分布于小肠、部分胰和大肠的右侧部分

胰下动脉 inferior pancreatic artery

脾动脉的分支，起于胰的后面，沿胰的下缘到胰尾。分布于胰下缘

胰十二指肠左动脉 left pancreaticoduodenal artery

起于肠系膜上动脉，分叉为前、后两支到达胰的上部，在此与胃十二指肠动脉的分支胰十二指肠右上、下动脉吻合

中结肠动脉 middle colic artery

中结肠动脉起于肠系膜上动脉，分布于横结肠。它与肠系膜下动脉的分支吻合形成动脉网

右结肠动脉 right colic artery

右结肠动脉起于肠系膜上动脉的右侧，发出分支到升结肠

回结肠动脉 ileocolic artery

肠系膜上动脉的一个分支，与右结肠动脉一样分支到升结肠，另外，有分支到回肠末段

空肠和回肠动脉 jejunal and ileal arteries

是肠系膜内的多个动脉分支，经一系列动脉弓分布于空肠和回肠

前面观 anterior view

胰十二指肠左动脉 left pancreaticoduodenal artery

起于肠系膜上动脉，分叉为前、后两支到达胰的上部，在此与胃十二指肠动脉的分支胰十二指肠右上、下动脉吻合

中结肠动脉 middle colic artery

中结肠动脉起于肠系膜上动脉，分布于横结肠。它与肠系膜下动脉的分支吻合形成动脉网

肠系膜上动脉 superior mesenteric artery

在腹腔干起点的下方起于腹主动脉的前壁。越过左肾静脉，在胰后面垂直下行。分布于小肠、部分胰和大肠的右侧部分

胰下动脉 inferior pancreatic artery

脾动脉的分支，起始于胰的后面，沿胰的下缘到胰尾。分布于胰下缘

腹主动脉 abdominal aorta

胸主动脉向下的延续。与脊柱平行，在腹腔内垂直下行。在上腹部发出粗的分支，称为腹腔干，分布于肝、胃、脾。较下面的分支有肾动脉，肠系膜上、下动脉等。腹主动脉末端分叉为左、右髂总动脉，走向下肢

右结肠动脉 right colic artery

右结肠动脉起于肠系膜上动脉的右侧，发出分支到升结肠

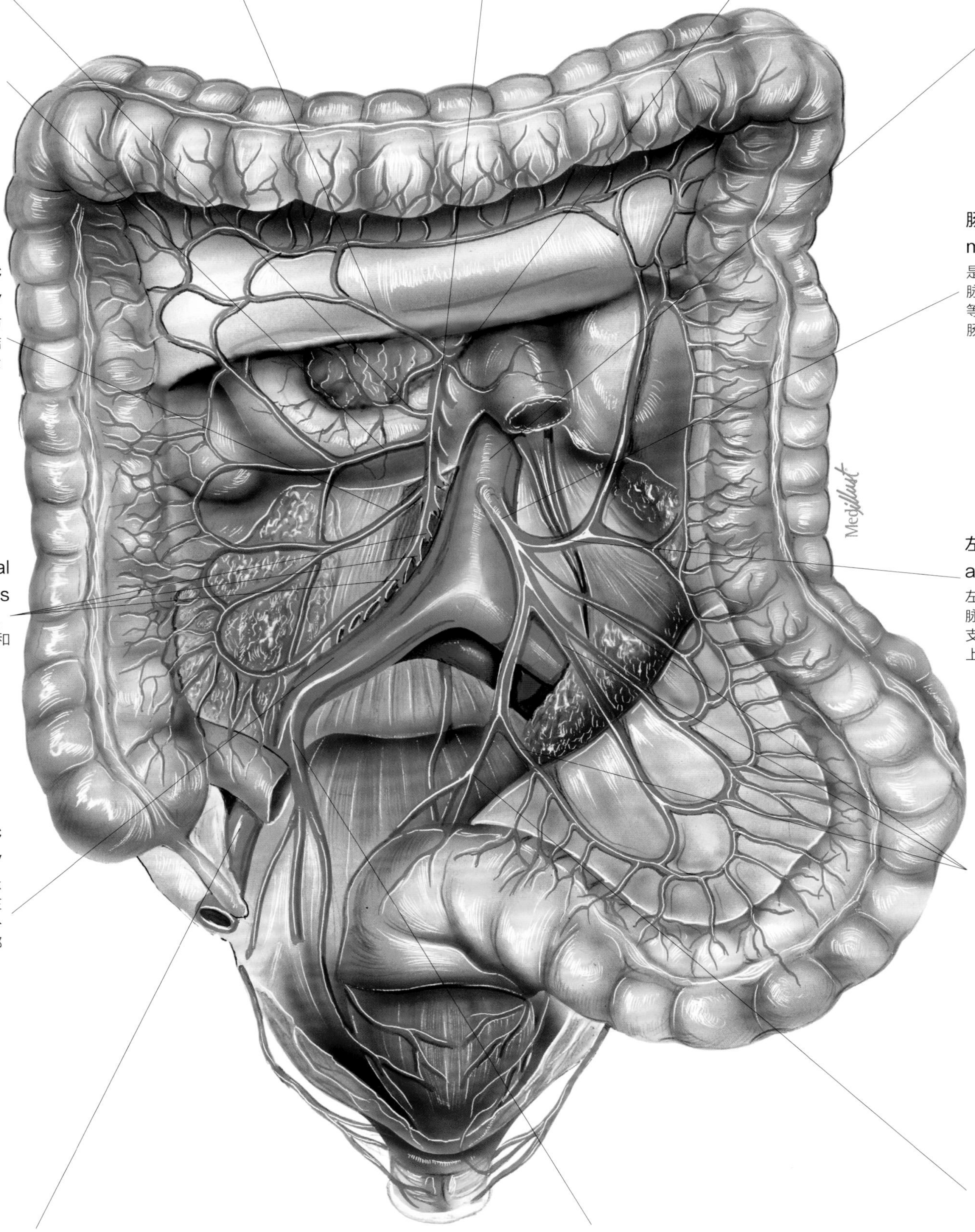
Medillust

回结肠动脉 ileocolic artery

肠系膜上动脉的一个分支，与右结肠动脉一样分支到升结肠，另外，有分支到回肠末段

空肠和回肠动脉 jejunal and ileal arteries

是肠系膜内的多个动脉分支，经一系列动脉弓分布于空肠和回肠

髂总动脉 common iliac artery

左、右髂总动脉为腹主动脉的末端分支，斜向下行，在骶髂关节高度，分为内、外支。其他的分支到腹、盆部一些肌肉

肠系膜下动脉 inferior mesentery artery

是通过连续的分支（结肠动脉、乙状结肠动脉、直肠动脉等）分布于从横结肠中部到直肠的动脉

左结肠动脉 left colic artery

左结肠动脉起于肠系膜下动脉，分布于降结肠。它发出分支到横结肠的中部，与肠系膜上动脉的分支吻合

乙状结肠动脉 sigmoid arteries

乙状结肠动脉来源于肠系膜下动脉，形成动脉网，分布于大肠的末段：乙状结肠、直肠和肛管

直肠上动脉 superior recta artery

由肠系膜下动脉发出的分布于直肠上部的动脉

髂外动脉 external iliac artery

髂外动脉是髂总动脉两个分支中外侧的分支。斜行穿过盆腔到腹股沟区。越过腹股沟韧带后，成为下肢动脉主干的股动脉。有分支到输尿管、盆部和腹部，还有一上行到腹前壁的分支称为腹壁下动脉

髂内动脉 internal iliac artery

髂总动脉分叉为两支：髂内和髂外动脉。髂内动脉又称为腹下动脉，分布于盆腔脏器如膀胱、子宫（盆内分支）和外生殖器、大腿的内侧部（盆外支）

动脉系统.肾区 arterial system.renal region

前面观 anterior view

肾上腺下动脉 inferior suprarenal artery
分布于肾上腺下部的肾动脉分支

肠系膜上动脉 superior mesenteric artery
肠系膜上动脉在腹腔干起点的下方起于腹主动脉的前壁。越过左肾静脉，在胰后面垂直下行。分布于小肠、部分胰和大肠的右侧部分

肾上腺中动脉 middle suprarenal artery
是分布于肾上腺中部的腹主动脉向外侧的分支

肾上腺上动脉 suprarenal artery
是膈动脉或膈下动脉的分支，分布于肾上腺上部

左膈下动脉的食管下支 inferior esophageal branches of the left gastric artery
上行至食管下段的细小动脉支，与胃左动脉的食管支共同完成食管下段的血液供应

食管 esophagus
起始于颈下部的管状结构，组成胃肠道的一部分。将食物从口腔和咽运送到胃

膈下动脉 inferior phrenic arteries
腹主动脉发出的两条动脉，向上走行到膈下面的区域。发出与食管中动脉吻合的食管下动脉和其他的肝支、胰支和肾上腺动脉

腹腔干 celiac trunk
从腹主动脉前壁发出的一个动脉干。通过肝总动脉、胃左动脉和脾动脉供应动脉血到肝、胃和脾，此外还有一些胰支

后段动脉 posterior segmental artery
在肾门附近，肾动脉分为前、后两组动脉。后段动脉从肾盂后方经过，分布于肾的后面

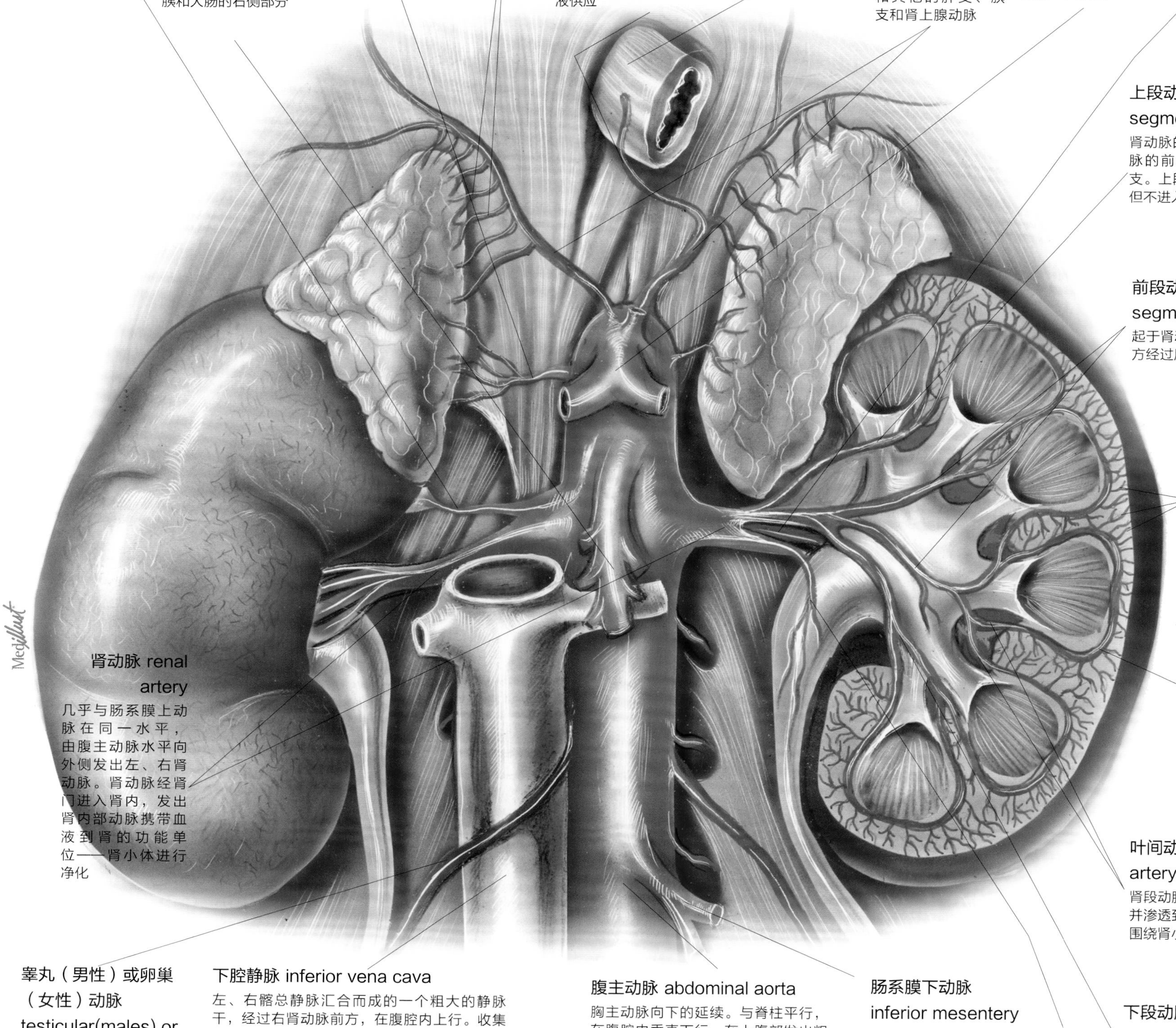

上段动脉 superior segmental artery
肾动脉的分支，通常起于肾动脉的前支，但也可来源于后支。上段动脉到达肾的上段，但不进入肾盂

前段动脉 anterior segmental artery
起于肾动脉的前支，从肾盂前方经过后，分布于肾的内侧区

放射状动脉 radiate arteries
弓状动脉的终末支。其穿支穿越肾囊

弓状动脉 arcuate artery
叶间动脉的分支，围绕肾锥体，向肾髓质发出放射性分支

肾动脉 renal artery
几乎与肠系膜上动脉在同一水平，由腹主动脉水平向外侧发出左、右肾动脉。肾动脉经肾门进入肾内，发出肾内部动脉携带血液到肾的功能单位——肾小体进行净化

叶间动脉 interlobular artery
肾段动脉的分支，进入肾组织并渗透到肾小叶。它们分支为围绕肾小体的弓状动脉

睾丸（男性）或卵巢（女性）动脉 testicular(males) or ovarian (females) artery
腹主动脉向外的分支，在男性经腹股沟管下降到睾丸（睾丸动脉），在女性下降到卵巢（卵巢动脉）

下腔静脉 inferior vena cava
左、右髂总静脉汇合而成的一个粗大的静脉干，经过右肾动脉前方，在腹腔内上行。收集来自于下肢、盆部和腹腔脏器的静脉血，并像上腔静脉一样将血液运输到右心房。下腔静脉与腹主动脉伴行向上，穿过膈进入胸腔。当经过肝脏后面时，接收肝静脉。下腔静脉接收身体下部很多的静脉，包括膈下静脉、腰静脉、肾上腺静脉、精索静脉、卵巢静脉、肝静脉和脐静脉

腹主动脉 abdominal aorta
胸主动脉向下的延续。与脊柱平行，在腹腔内垂直下行。在上腹部发出粗的分支，称为腹腔干，分布于肝、胃、脾。较下面的分支有肾动脉，肠系膜上、下动脉等。腹主动脉末端分叉为左、右髂总动脉

肠系膜下动脉 inferior mesentery artery
是通过连续的分支（结肠动脉、乙状结肠动脉、直肠动脉等）分布于从横结肠中部到直肠的动脉

下段动脉 inferior segmental artery
肾动脉前支的分支。经过肾盂的前方分布于肾的下极

输尿管上动脉 superior ureteral artery
肾动脉的分支，平行于输尿管下降，并分布于输尿管的上段

动脉系统.直肠及肛门区 arterial system. rectal and anal region

后面观 posterior view

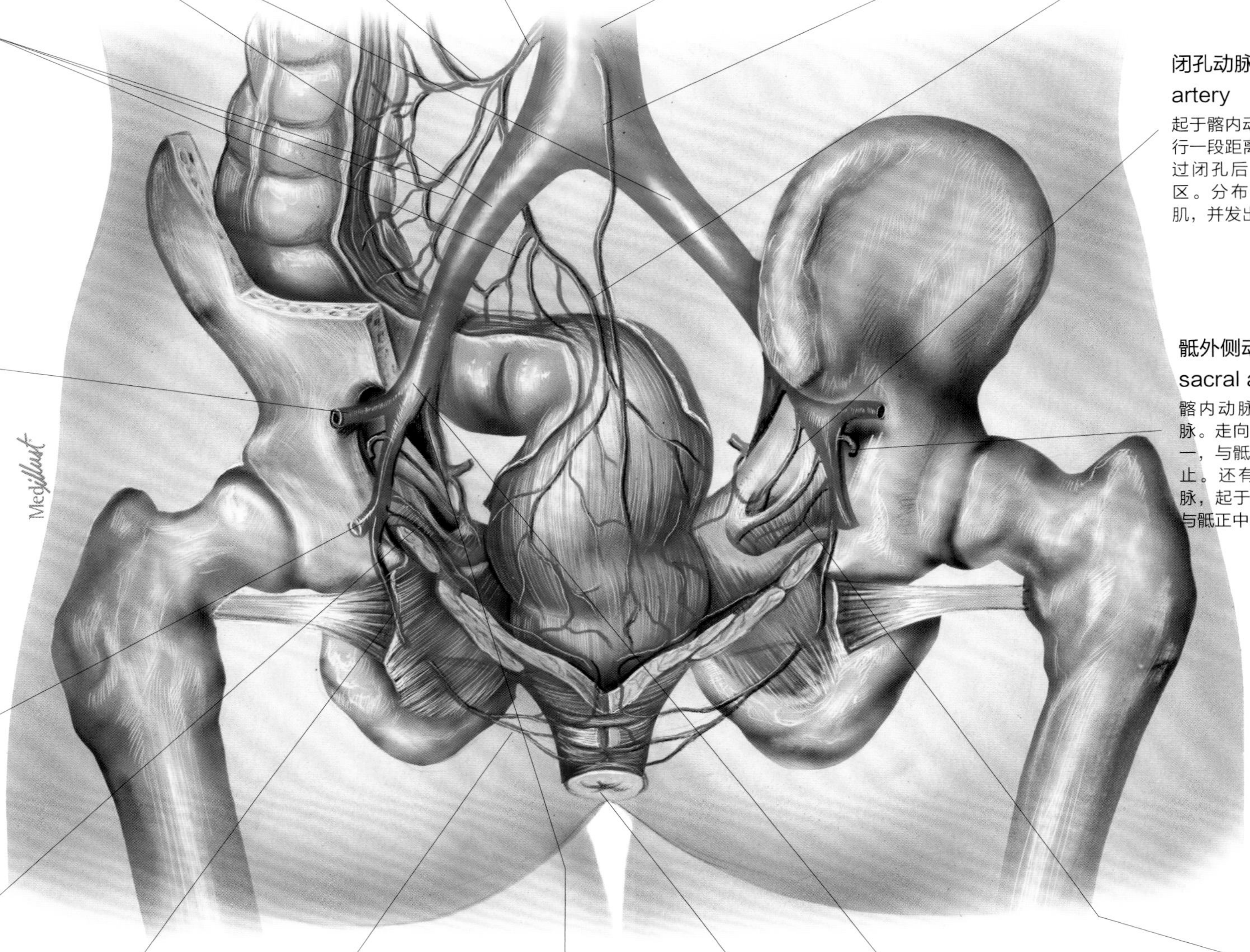

髂总动脉 common iliac artery
髂总动脉是腹主动脉的终末分叉，朝下肢斜行向下，在骶髂关节高度，分为内、外支。其他的分支到腹、盆部一些肌肉

左结肠动脉 left colic artery
左结肠动脉起于肠系膜下动脉，分布于降结肠。它发出分支到横结肠的中部，与肠系膜上动脉的分支吻合

肠系膜下动脉 inferior mesentery artery
是通过连续的分支（结肠动脉、乙状结肠动脉、直肠动脉等）分布于从横结肠中部到直肠的动脉

腹主动脉 abdominal aorta
胸主动脉向下的延续。与脊柱平行，在腹腔内垂直下行。在上腹部发出粗的分支称为腹腔干，分布于肝、胃、脾。较靠下的分支有肾动脉，肠系膜上、下动脉等。腹主动脉末端分叉为左、右髂总动脉。左、右髂总动脉走向下肢

骶正中动脉 median sacral artery
是起于腹主动脉末段的小动脉，从腰椎和骶骨的前方下降，到达直肠区，分出直肠支与髂内动脉和肠系膜下动脉的直肠支吻合

直肠上动脉 superior recta artery
由肠系膜下动脉发出的分布于直肠上部的动脉

乙状结肠动脉 sigmoid artery
乙状结肠动脉来源于肠系膜下动脉，形成动脉网，分布于大肠的末段：乙状结肠、直肠和肛管

闭孔动脉 obturator artery
起于髂内动脉，在盆部走行一段距离，由闭膜管穿过闭孔后，到股前内侧区。分布于股前内侧区肌，并发出小的生殖支

臀上动脉 superior gluteal artery
髂内动脉向后的分支，经坐骨大切迹的上部出盆腔。在臀区，分支到臀肌和梨状肌

骶外侧动脉 lateral sacral artery
髂内动脉发出的一个小动脉。走向骶骨，穿过骶孔之一，与骶正中动脉吻合而终止。还有一个骶外侧下动脉，起于骶前动脉的下方，与骶正中动脉吻合

臀下动脉 inferior gluteal artery
髂内动脉的分支，经坐骨大切迹出盆腔。分为后支和降支分别到臀区和大腿后面

直肠中动脉 middle rectal artery
髂内动脉的分支，走向直肠壶腹的前面，并分布于生殖器（前列腺、阴道等）。与肠系膜下动脉、骶正中动脉的直肠支吻合

阴部内动脉 internal pudendal artery
髂内动脉的分支。由坐骨大切迹出骨盆再由坐骨小切迹入骨盆。到会阴发出各种分支：浅、深会阴动脉，直肠下动脉，阴茎背动脉和阴茎深动脉（男性），阴蒂背动脉和阴蒂深动脉（女性）

直肠下动脉 inferior rectal artery
阴部内动脉的小分支。在会阴部走行，终止于肛区

髂外动脉 external iliac artery
髂外动脉是髂总动脉两个分支中的外侧分支。斜行穿过盆腔到腹股沟区。越过腹股沟韧带后，移行为下肢动脉主干——股动脉。有分支到输尿管、盆部和腹部，还有一上行到腹前壁的分支称为腹壁下动脉

肛门 anus

髂内动脉 internal iliac artery
髂总动脉分叉为两个分支：髂内和髂外动脉。髂内动脉又称腹下动脉，分布于盆腔脏器如膀胱、子宫（盆内分支）和外生殖器、大腿的内侧部（盆外支）

膀胱下动脉 inferior vesical artery
髂内动脉的分支，终止于膀胱的后部，在男性分出前列腺支

动脉系统.男性盆部 arterial system. male pelvis

侧面观 lateral view

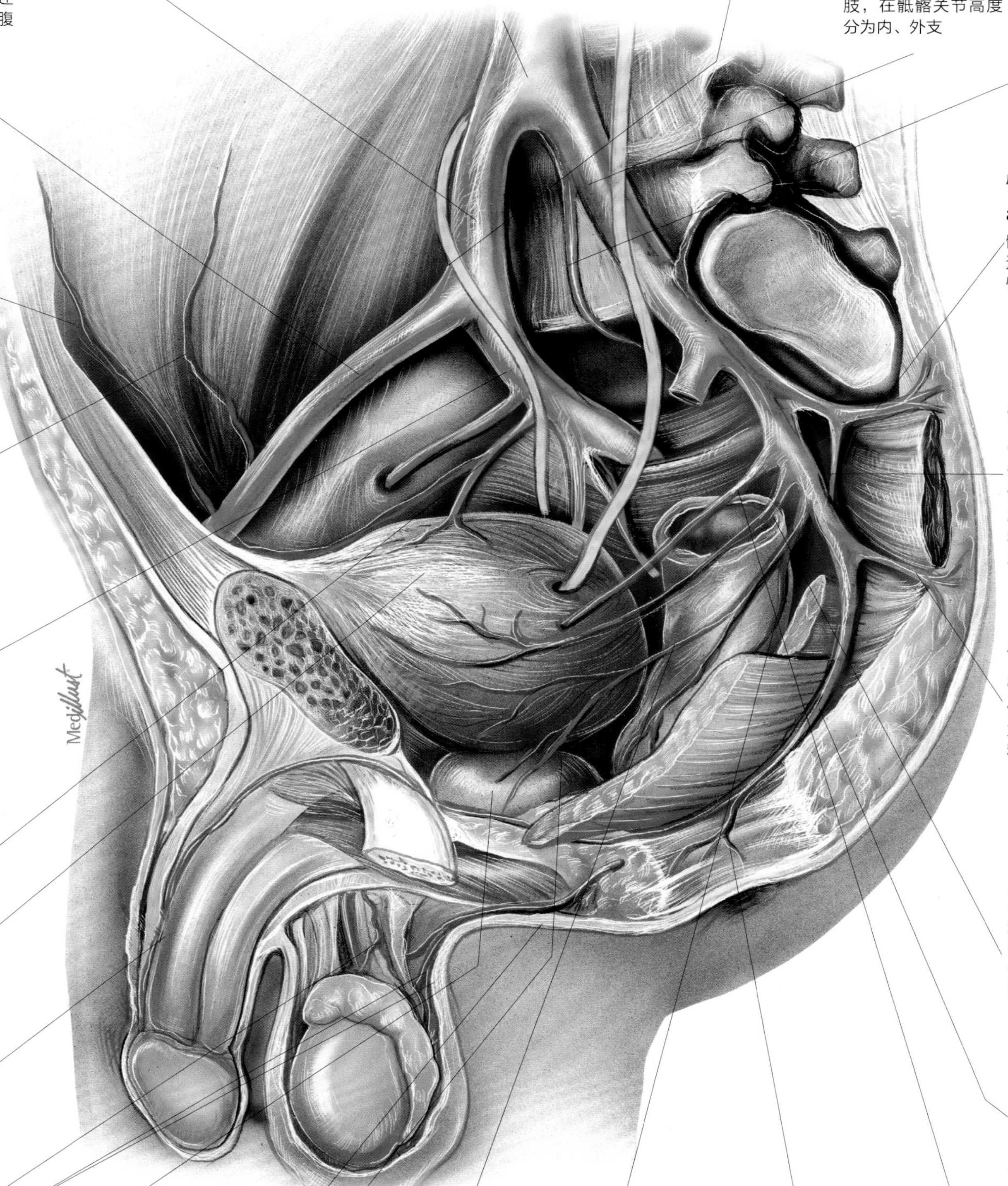

髂外动脉 external iliac artery

髂外动脉是髂总动脉两个分支中外侧的分支。斜行穿过盆腔到腹股沟区。越过腹股沟韧带后，成为下肢动脉主干——股动脉。有分支到输尿管、盆部和腹部，还有一上行到腹前壁的分支称为腹壁下动脉

右髂总动脉 right common iliac artery

右髂总动脉是腹主动脉终末分叉的右侧支，朝下肢斜行向下，在骶髂关节高度分为内、外支

腹主动脉 abdominal aorta

胸主动脉向下的延续。与脊柱平行，在腹腔内垂直下行。在上腹部发出粗的分支，称为腹腔干，分布于肝、胃、脾。较下面的分支有肾动脉，肠系膜上、下动脉等。腹主动脉分叉为左、右髂总动脉。左、右髂总动脉走向下肢

输尿管 ureter

左髂总动脉 left common iliac artery

左髂总动脉是腹主动脉终末分叉的左侧支，斜行向下至下肢，在骶髂关节高度分为内、外支

骶正中动脉 median sacral artery

是起于腹主动脉末段的小动脉，从腰椎和骶骨的前方下降，到达直肠区，分出直肠支与髂内动脉和肠系膜下动脉的直肠支吻合

腹壁下动脉 inferior epigastric artery

髂外动脉的分支，在腹前壁上行，进入腹直肌鞘内上行，在脐附近与胸廓内动脉的终末支腹壁上动脉吻合

旋髂深动脉 deep circumflex iliac artery

起于髂外动脉的末段。行向外侧，发出分支到腹壁和髂区

髂内动脉 internal iliac artery

髂总动脉分叉为两个分支：髂内和髂外动脉。髂内动脉又称为腹下动脉，分布于盆腔脏器如膀胱、子宫（盆内分支）和外生殖器、大腿的内侧部（盆外支）

膀胱上动脉 superior vesical artery

脐动脉的分支，分布于膀胱上外侧区

膀胱 bladder

阴茎背动脉 dorsal artery of the penis

阴部内动脉（髂内动脉的分支）的小分支。行于阴茎背部，分布于其表浅区域

臀上动脉 superior gluteal artery

髂内动脉向后的分支，经坐骨大切迹的上部出盆腔。在臀区，分支到臀肌和梨肌

骶外侧动脉 lateral sacral artery

髂内动脉发出的一个小动脉。走向骶骨，穿过骶孔之一，以与骶中动脉吻合而终止。也有一个骶外侧下动脉，起于骶前动脉的下方，与骶正中动脉吻合

臀下动脉 inferior gluteal artery

髂内动脉的分支，经坐骨大切迹出盆腔。分为后支和降支分别到臀区和大腿后面

闭孔动脉 obturator artery

起于髂内动脉，在盆部走行一段距离，经闭膜管穿过闭孔后到股前内侧区。分布于股前内侧区肌，并发出小的生殖支

输精管动脉 artery of the vas deferens (artery of the ductus deferens)

男性膀胱下动脉的一个小分支。分布于输精管，延伸至前列腺和睾丸。与睾丸动脉吻合

阴囊后动脉 posterior scrotal artery

分布于阴囊后区，为会阴动脉的终末支

前列腺 prostate

会阴动脉 perineal artery

阴部内动脉经过会阴的分支。有浅、深会阴支

前列腺支 prostate branches

起于膀胱下动脉、分布于前列腺壁的细小动脉

膀胱下动脉 inferior vesical artery

髂内动脉的分支，终止于膀胱的后部，在男性分出前列腺支

直肠中动脉 middle rectal artery

髂内动脉的分支，走向直肠壶腹的前面，并分布于生殖器（前列腺、阴道等）。和肠系膜下动脉、骶正中动脉的直肠支吻合

直肠下动脉 inferior rectal artery

阴部内动脉的小分支。在会阴部经行，终止于肛区

脐动脉 umbilical artery

髂内动脉的分支，是胚胎脐动脉的遗迹。发出膀胱上动脉分布于膀胱。在女性，发出到子宫的子宫动脉，子宫动脉也可以直接由髂内动脉发出

阴部内动脉 internal pudendal artery

髂内动脉的分支。由坐骨大切迹出骨盆再由坐骨小切迹入骨盆。到会阴发出各种分支：浅、深会阴动脉，直肠下动脉，阴茎背动脉和阴茎深动脉（男性），阴蒂背动脉和阴蒂深动脉（女性）

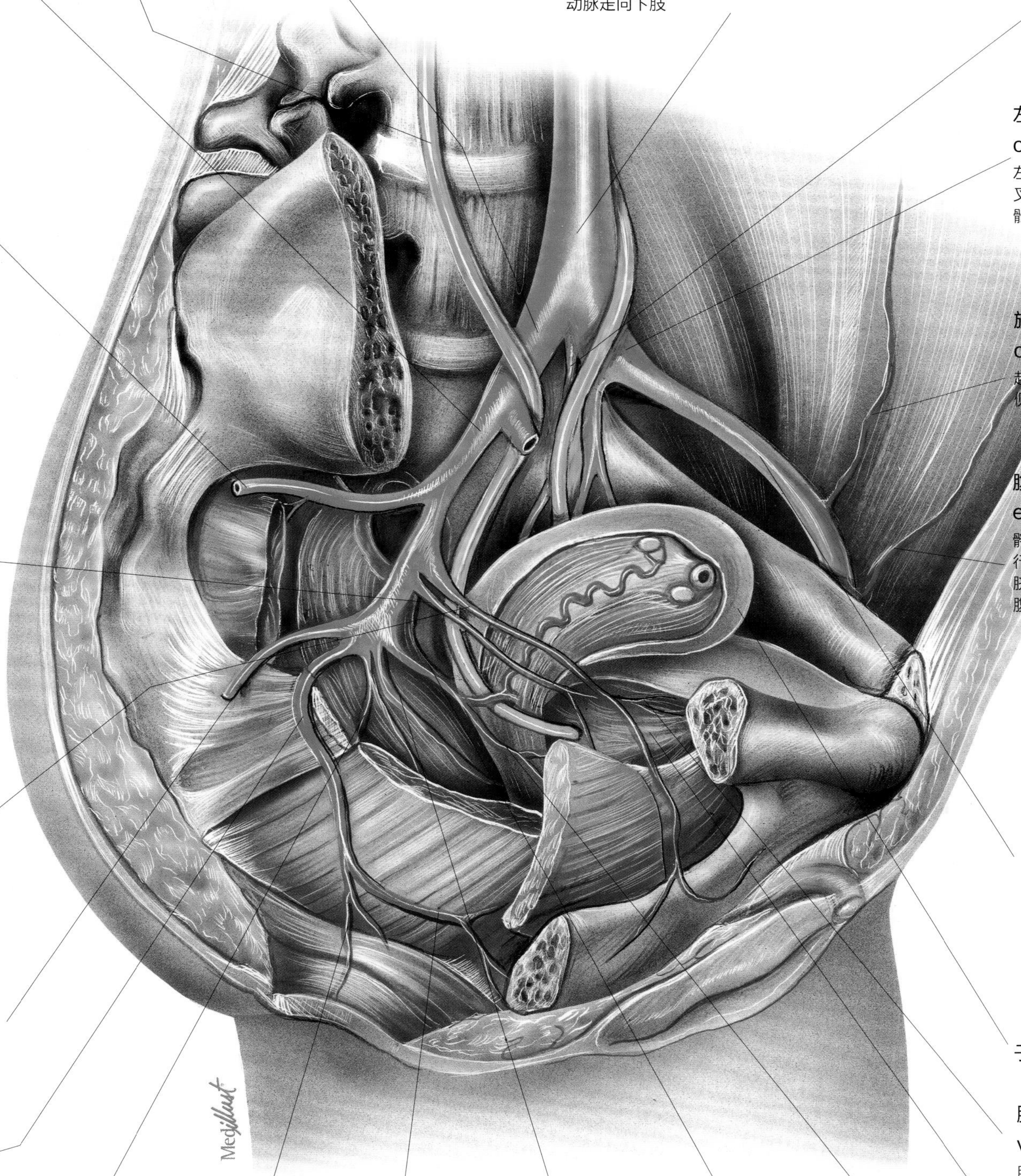

MedIllust

髂内动脉 internal iliac artery
髂总动脉分叉为两个分支：髂内和髂外动脉。髂内动脉又称为腹下动脉，分布于盆腔脏器如膀胱、子宫（盆内分支）和外生殖器、大腿的内侧部（盆外支）

输尿管 ureter

右髂总动脉 right common iliac artery
右髂总动脉是腹主动脉终末分叉的右侧支，朝下肢斜行向下，在骶髂关节高度分为内、外支

腹主动脉 abdominal aorta
胸主动脉向下的延续。与脊柱平行，在腹腔内垂直下行。在上腹部发出粗的分支，称为腹腔干，分布于肝、胃、脾。较靠下的分支有肾动脉，肠系膜上、下动脉等。腹主动脉分叉为左、右髂总动脉而终止。左、右髂总动脉走向下肢

骶正中动脉 median sacral artery
是起于腹主动脉末段的小动脉，从腰椎和骶骨的前方下降，到达直肠区，分出直肠支与髂内动脉和肠系膜下动脉的直肠支吻合

臀上动脉 superior gluteal artery
髂内动脉向后的分支，经坐骨大切迹的上部出盆腔。在臀区，分支到臀肌和梨状肌

左髂总动脉 left common iliac artery
左髂总动脉是腹主动脉终末分叉的左侧支，斜行向下肢，在骶髂关节高度分为内、外支

旋髂深动脉 deep circumflex iliac artery
起于髂外动脉的末段。行向外侧，发出分支到腹壁和髂区

脐动脉 umbilical artery
髂内动脉的分支，是胚胎脐动脉的遗迹。发出膀胱上动脉到膀胱。在女性，发出到子宫的子宫动脉，子宫动脉也可以直接由髂内动脉发出

腹壁下动脉 inferior epigastric artery
髂外动脉的分支，在腹前壁上行，进入腹直肌鞘内上行，在脐附近与胸廓内动脉的终末支腹壁上动脉吻合

闭孔动脉 obturator artery
起于髂内动脉，在盆部走行一段距离，经闭膜管穿过闭孔后，到股前内侧区。分布于股前内侧区肌，并发出生殖支

髂外动脉 external iliac artery
髂外动脉是髂总动脉两个分支中外侧的分支。斜行穿过盆腔到腹股沟区。越过腹股沟韧带后，移行为下肢动脉的主干——股动脉。有分支到输尿管、盆部和腹部，还有一上行到腹前壁的分支称为腹壁下动脉

臀下动脉 inferior gluteal artery
髂内动脉的分支，经坐骨大切迹出盆腔。分为后支和降支分别到臀区和大腿后面

子宫 uterus

膀胱上动脉 superior vesical artery
脐动脉的分支，分布于膀胱上外侧区

膀胱 bladder

阴部内动脉 internal pudendal artery
髂内动脉的分支。由坐骨大切迹出骨盆再由坐骨小切迹入会阴部。到会阴发出各种分支：浅、深会阴动脉，直肠下动脉，阴茎背动脉和阴茎深动脉（男性），阴蒂背动脉和阴蒂深动脉（女性）

直肠中动脉 middle rectal artery
髂内动脉的分支，走向直肠壶腹的前面，并分布于生殖器（阴道等）。终止于和肠系膜下动脉、骶正中动脉的直肠支吻合

直肠下动脉 inferior rectal artery
阴部内动脉的小分支。在会阴部经行，终止于肛区

会阴动脉 perineal artery
阴部内动脉经过会阴的分支。有浅、深会阴支

膀胱下动脉 inferior vesical artery
髂内动脉的分支，终止于膀胱的后部，在男性分出前列腺支

子宫动脉 uterine artery
髂内动脉的分支。从子宫外侧上行到其上部。发出输卵管支、卵巢支、阴道支和螺旋支。子宫动脉也可以由脐动脉发出

子宫动脉的阴道支 vaginal branch of uterine artery
子宫动脉的分支，走向阴道并供应阴道的部分血液

动脉系统.男性盆部 arterial system. male pelvis

前面观 anterior view

肾静脉 renal vein

左、右肾静脉由肾门出肾，经肾动脉的前方汇入下腔静脉

下腔静脉 inferior vena cava

左、右髂总静脉汇合而成的粗大静脉干，经过右肾动脉前方，在腹腔内上行。收集来自于下肢、盆部和腹腔脏器的静脉血，并像上腔静脉一样将血液运输到右心房。下腔静脉与腹主动脉伴行向上，穿过膈进入胸腔。当经过肝脏后面时，接收肝静脉。下腔静脉接收身体下部很多的静脉，包括膈下静脉、腰静脉、肾上腺静脉、精索静脉、卵巢静脉、肝静脉和脐静脉(切断)

肾动脉 renal artery

几乎与肠系膜上动脉在同一水平，腹主动脉水平向外侧发出左、右肾动脉。肾动脉经肾门进入肾内，发出肾内部动脉将血液输送到肾的功能单位——肾小体进行净化

腹主动脉 abdominal aorta

胸主动脉向下的延续。与脊柱平行，在腹腔内垂直下行。在上腹部发出粗的分支，称为腹腔干，分布于肝、胃、脾。较下面的分支有肾动脉，肠系膜上、下动脉等。腹主动脉末端分叉为左、右髂总动脉。左、右髂总动脉走向下肢

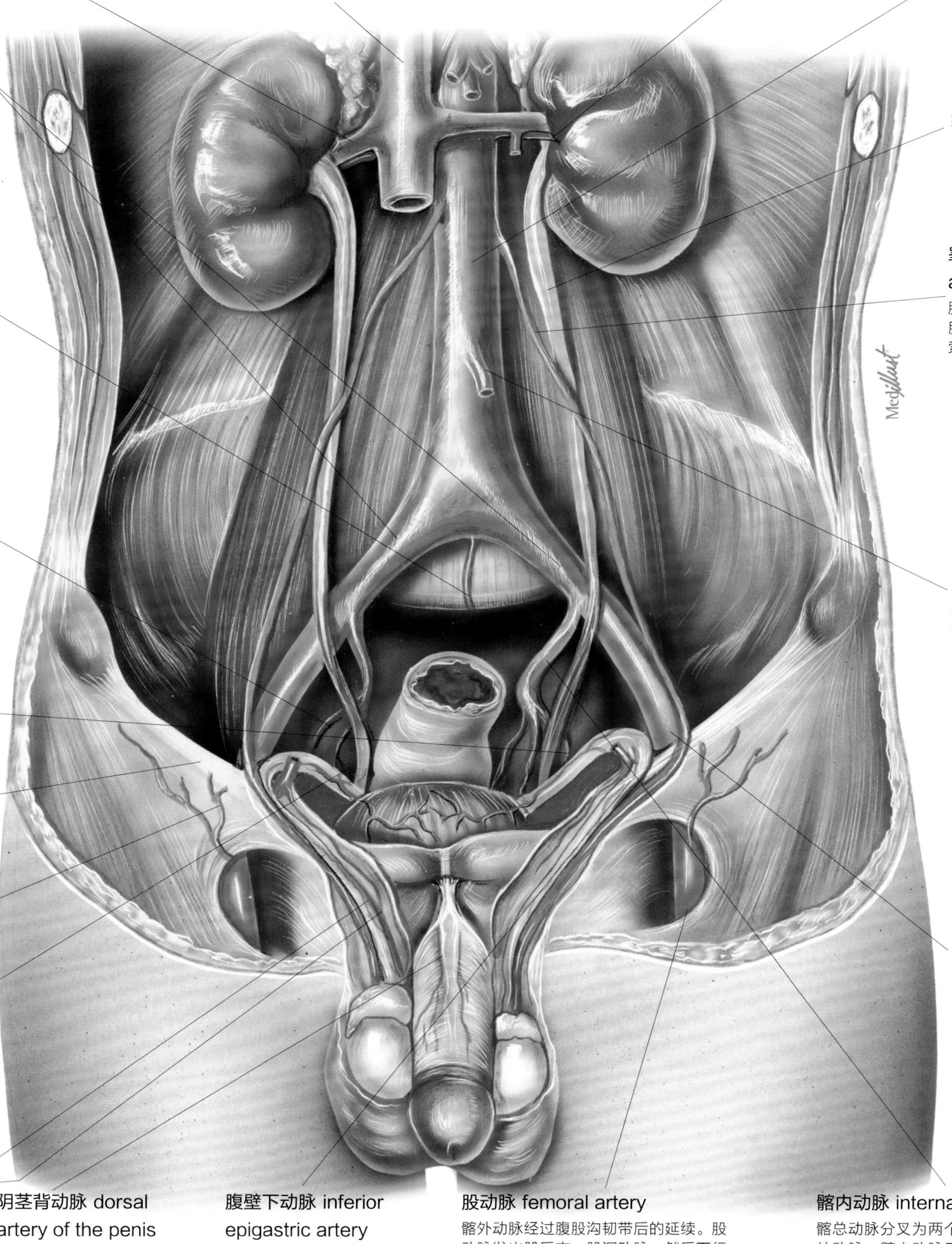

髂总动脉 common iliac artery

左、右髂总动脉是腹主动脉的终末分叉，斜行向下抵下肢，在骶髂关节高度，分为内、外支。其他的分支到腹、盆部一些肌肉

骶正中动脉 median sacral artery

是起于腹主动脉末段的小动脉，从腰椎和骶骨的前方下降，到达直肠区，分出直肠支与髂内动脉和肠系膜下动脉的直肠支吻合

脐动脉 umbilical artery

髂内动脉的分支，是胚胎脐动脉的遗迹。发出膀胱上动脉到达膀胱。在女性，发出到子宫的子宫动脉，有时，子宫动脉可以直接由髂内动脉发出

膀胱下动脉 inferior vesical artery

髂内动脉的分支，终止于膀胱的后部，在男性发出前列腺支

腹股沟韧带 inguinal ligament

旋髂浅动脉 superficial iliac circumflex artery

由股动脉起始部发出的动脉，向外走行，分支至腹壁和腹股沟

闭孔动脉 obturator artery

起于髂内动脉，在盆部走行一段距离，经闭膜管穿过闭孔后到股前内侧区。分布于股前内侧区肌，并发出生殖支

输精管 vas deferens (ductus deferens)

输尿管 ureter

睾丸动脉 testicular artery

腹主动脉向外侧的分支，在腹腔内与输尿管伴行向下，在精索内穿过腹股沟管到睾丸

肠系膜下动脉 inferior mesentery artery

是通过连续的分支（结肠动脉、乙状结肠动脉、直肠动脉等）分布于从横结肠中部到直肠的动脉

髂外动脉 external iliac artery

髂外动脉是髂总动脉两个分支中的外侧分支。斜行穿过盆腔到腹股沟区。越过腹股沟韧带后，移行为下肢动脉的主干——股动脉。有分支到输尿管、盆部和腹部，还有一上行到腹前壁的分支称为腹壁下动脉

提睾肌动脉 cremasteric artery

腹壁动脉的小分支，在精索内下降到睾丸的外侧。与睾丸动脉的终末支吻合

阴茎背动脉 dorsal artery of the penis

阴部内动脉（髂内动脉的分支）的小分支。行于阴茎背部，分布于其表浅区域

腹壁下动脉 inferior epigastric artery

髂外动脉的分支，在腹前壁上行，进入腹直肌鞘内上行，在脐附近与胸廓内动脉的终末支腹壁上动脉吻合

股动脉 femoral artery

髂外动脉经过腹股沟韧带后的延续。股动脉发出股后支、股深动脉，然后下行至腘窝移行为腘动脉。股动脉运输动脉血到下肢。向生殖区发出两个分支，阴部动脉和腹部皮下动脉

髂内动脉 internal iliac artery

髂总动脉分叉为两个分支：髂内和髂外动脉。髂内动脉又称为腹下动脉，分布于盆腔脏器如膀胱、子宫（盆内分支）和外生殖器、大腿的内侧部（盆外支）

输尿管 ureter

下腔静脉 inferior vena cava

左、右髂总静脉汇合而成的粗大静脉干，经过右肾动脉前方，在腹腔内上行。收集来自于下肢、盆部和腹腔脏器的静脉血，并像上腔静脉一样将血液运输到右心房。下腔静脉与腹主动脉伴行向上，穿过膈进入胸腔。当经过肝脏后面时，接收肝静脉。下腔静脉接收身体下部很多的静脉，包括膈下静脉、腰静脉、肾上腺静脉、精索静脉、卵巢静脉、肝静脉和脐静脉(切断)

肾静脉 renal vein

左、右肾静脉起于肾门，将肾的静脉血呈直角汇入下腔静脉

腹主动脉 abdominal aorta

胸主动脉向下的延续。与脊柱平行，在腹腔内垂直下行。在上腹部发出粗的分支，称为腹腔干，分布于肝、胃、脾。较靠下的分支有肾动脉，肠系膜上、下动脉等。腹主动脉末端分叉为左、右髂总动脉。左、右髂总动脉走向下肢

骶正中动脉 median sacral artery

是起于腹主动脉末段的小动脉，从腰椎和骶骨的前方下降，到达直肠区，分出直肠支与髂内动脉和肠系膜下动脉的直肠支吻合

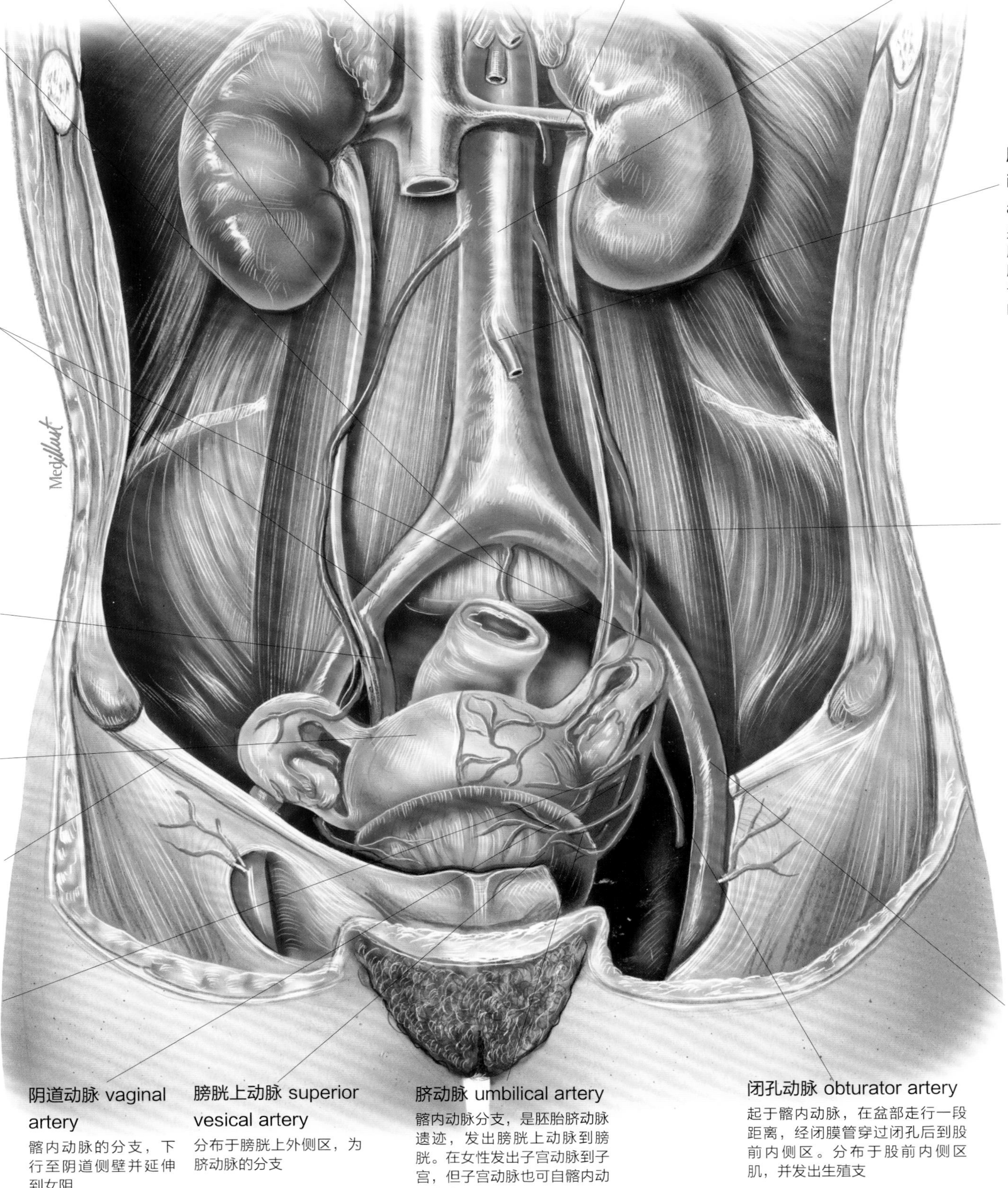

肠系膜下动脉 inferior mesentery artery

是通过连续的分支（结肠动脉、乙状结肠动脉、直肠动脉等）分布于从横结肠中部到直肠的动脉

髂总动脉 common iliac artery

左、右髂总动脉起于腹主动脉的终末分叉，斜向下行抵下肢，在骶髂关节高度分为内、外支。其他的分支到腹、盆部一些肌肉

卵巢动脉 ovarian artery

腹主动脉向外侧的分支，在腹腔内与输尿管伴行向下，并在其前面横过，由卵巢门到卵巢。还发出分支到输卵管

髂内动脉 internal iliac artery

髂总动脉分叉为两个分支：髂内和髂外动脉。髂内动脉又称为腹下动脉，分布于盆腔脏器如膀胱、子宫（盆内分支）和外生殖器、大腿的内侧部（盆外支）

子宫 uterus

腹股沟韧带 inguinal ligament

髂外动脉 external iliac artery

髂外动脉是髂总动脉两个分支中外侧的分支。斜行穿过盆腔到腹股沟区。越过腹股沟韧带后，移行为下肢动脉的主干——股动脉。有分支到输尿管、盆部和腹部，还有一上行到腹前壁的分支称为腹壁下动脉

子宫动脉 uterine artery

髂内动脉的分支。从子宫外侧壁上行到其上部。发出输卵管、卵巢、阴道和螺旋支。子宫动脉也可以来自于脐动脉

阴道动脉 vaginal artery

髂内动脉的分支，下行至阴道侧壁并延伸到女阴

膀胱上动脉 superior vesical artery

分布于膀胱上外侧区，为脐动脉的分支

脐动脉 umbilical artery

髂内动脉分支，是胚胎脐动脉遗迹，发出膀胱上动脉到膀胱。在女性发出子宫动脉到子宫，但子宫动脉也可自髂内动脉发出

闭孔动脉 obturator artery

起于髂内动脉，在盆部走行一段距离，经闭膜管穿过闭孔后到股前内侧区。分布于股前内侧区肌，并发出生殖支

动脉系统.肱动脉 arterial system. brachial artery

前面观 anterior view

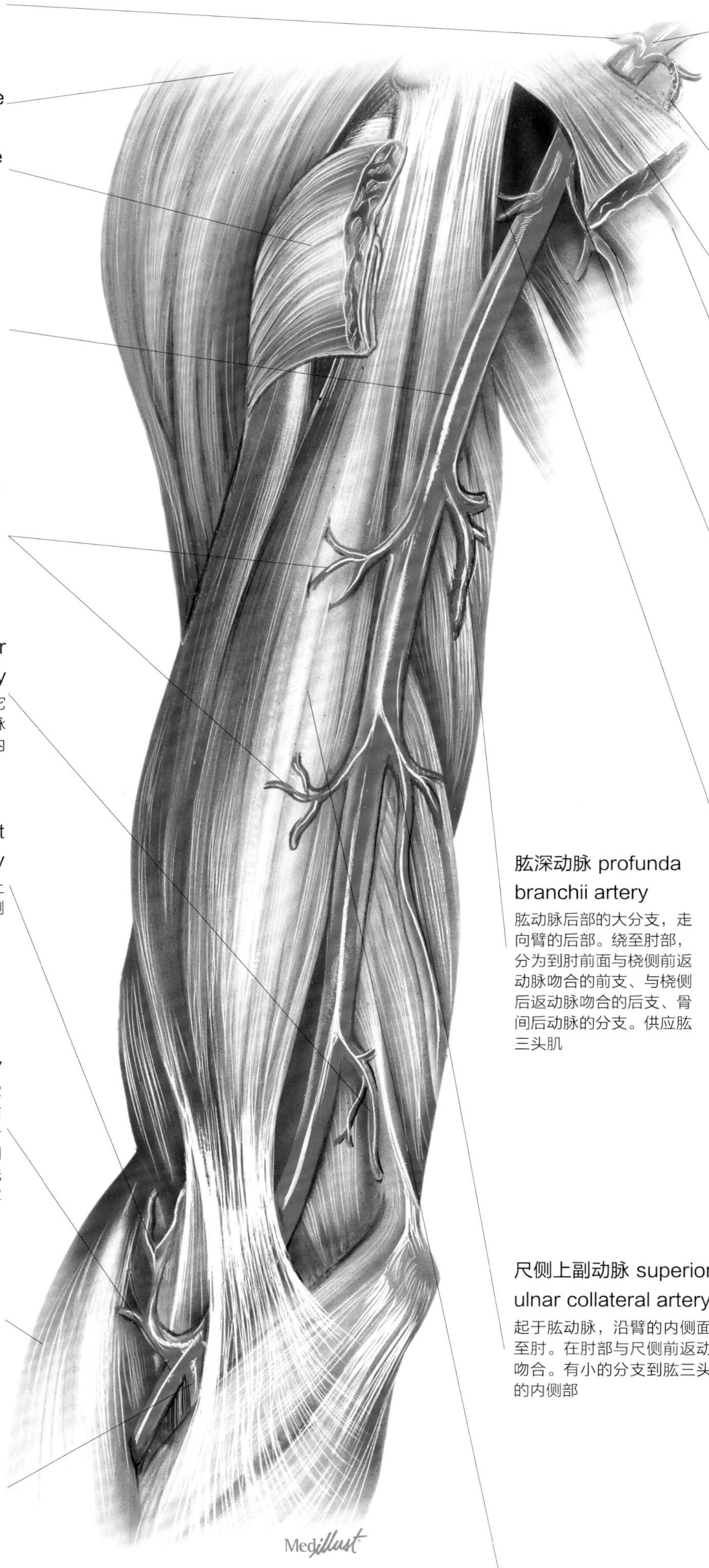

腋动脉的三角肌支 deltoid branch of axillary artery

与胸肌支共干起于腋动脉的前壁，行向肩外侧区，分布于三角肌

三角肌 deltoid muscle

胸大肌 pectoralis major muscle

肱动脉 brachial artery

肱动脉是腋动脉的延续。从腋区行至肘，在此分为外支（桡动脉）和内支（尺动脉）。也有到臂部肌肉的内支、肱骨的滋养支和一些其他的侧支

肱二头肌肌支 muscular branches for the biceps brachii muscle

起于肱动脉外侧部，供应肱二头肌

尺侧下副动脉 inferior ulnar collateral artery

肱动脉的细小分支，走向肘部，在此，它分为前、后两支分别与尺侧前、后返动脉吻合。分布于肘和前臂内侧区起于肱骨内上髁处的肌肉

桡侧返动脉 radial recurrent artery

从桡动脉起始附近发出的动脉，逆行或上行与肱深动脉吻合。分布于肘和前臂外侧区肌肉、肱骨外上髁处肌肉

桡动脉 radial artery

桡动脉在肘的屈侧，起于肱动脉分叉。它沿前臂的外侧缘行至腕部，分支分布于前臂外侧部和腕区肌肉。在腕部，桡动脉分支到拇指和腕背侧，以及第1、2掌骨间隙，还发出腕横动脉和掌浅动脉（掌浅支）。终末支和尺动脉掌深支吻合形成掌深弓

肱桡肌 brachioradialis muscle

尺动脉 ulnar artery

在肘的屈侧，为肱动脉分叉的内侧分支。沿前臂的内侧缘行至腕部，分布于前臂后区。在腕部，发出一个后支下降于尺骨的下部，还发出尺横动脉和尺掌支，终末支和桡动脉掌浅支吻合形成掌浅弓

腋动脉 axillary artery

锁骨下动脉经过锁骨后在第1肋外侧缘移行为腋动脉。腋动脉经腋到达臂。在胸部分支有乳腺支、胸支和肩胛支；在臂部分支有肩支、旋支

腋动脉的胸肌支 pectoral branch of axillary artery

与三角肌动脉共干起始于腋动脉前壁，走向腋内侧区，分支分布于胸肌

胸小肌 pecteralis minor muscle

胸外侧动脉 lateral thoracic artery

起于腋动脉。在胸小肌下方下行至胸外侧部，分布于该区肌肉

肩胛下动脉 subscapular artery

是起于腋动脉内侧、斜行向下分布于肩胛下肌的动脉。终末分支为胸背动脉和旋肩胛动脉

肱深动脉 profunda branchii artery

肱动脉后部的大分支，走向臂的后部。绕至肘部，分为到肘前面与桡侧前返动脉吻合的前支、与桡侧后返动脉吻合的后支、骨间后动脉的分支。供应肱三头肌

旋肱动脉总干 common trunk of the circumflex brachial arteries

虽然旋肱前动脉、旋肱后动脉可在腋动脉有不同的起点，旋肱前动脉起于腋动脉的外侧，旋肱后动脉起于腋动脉的后方，但二者也可起于腋动脉的一个总干。旋肱前动脉到达臂的外侧和肱骨颈，供应三角肌和肱二头肌。旋肱后动脉到达臂的后部和肱骨，终于肱三头肌。两动脉互相吻合

尺侧上副动脉 superior ulnar collateral artery

起于肱动脉，沿臂的内侧面降至肘。在肘部与尺侧前返动脉吻合。有小的分支到肱三头肌的内侧部

肱二头肌 biceps brachii muscle

前面观 anterior view

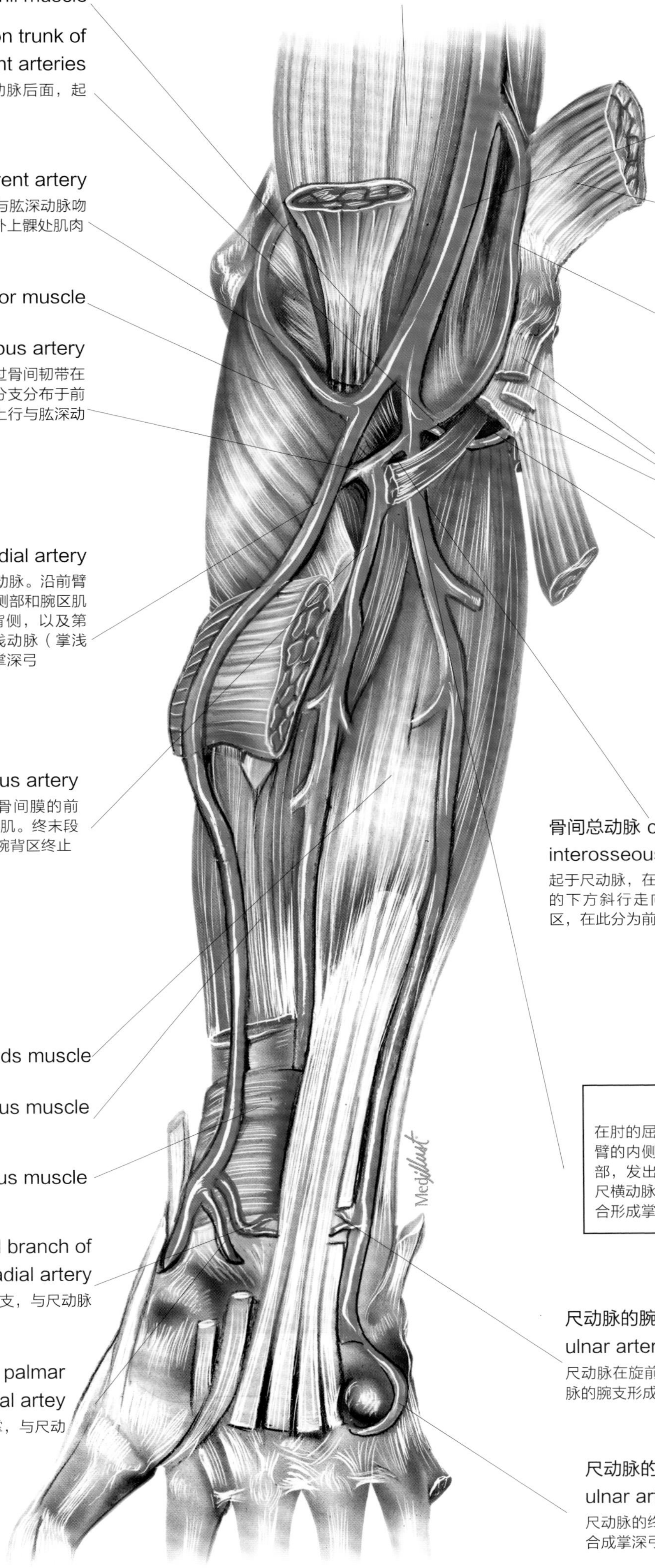

肱二头肌肌腱 tendon of the biceps brachii muscle

尺侧返动脉总干 common trunk of the ulnar recurrent arteries

在尺动脉起点附近，起于尺动脉后面，起始后立即分为前、后支

桡侧返动脉 radial recurrent artery

从桡动脉起始不远处发出的动脉，上行与肱深动脉吻合。分布于肘和前臂外侧区肌肉、肱骨外上髁处肌肉

旋后肌 supinator muscle

骨间后动脉 posterior interosseous artery

尺动脉的侧副支，起于骨间总动脉，穿过骨间韧带在前臂的后面下降，和骨间前动脉吻合。分支分布于前臂后面的一些肌肉，发出一骨间后返支上行与肱深动脉吻合

桡动脉 radial artery

桡动脉在肘的屈侧，起于肱动脉分叉的动脉。沿前臂的外侧缘行至腕部，分支分布于前臂外侧部和腕区肌肉。在腕部，桡动脉分支到拇指和腕背侧，以及第1、2掌骨间隙。还发出腕横动脉和掌浅动脉（掌浅支）。终末支和尺动脉掌深支吻合形成掌深弓

骨间前动脉 anterior interosseous artery

尺动脉分支骨间总动脉的分支，走向骨间膜的前面，降至手掌区，发出动脉分支到指屈肌。终末段向后与骨间后动脉吻合。穿过骨间膜到腕背区终止

指深屈肌 flexor digitorum profunds muscle

拇长屈肌 flexor pollicis longus muscle

旋前方肌 pronator quadratus muscle

桡动脉的腕掌支 palmar carpal branch of radial artery

桡动脉在旋前方肌水平发出的一个小分支，与尺动脉的腕支形成动脉弓

桡动脉的掌浅支 superficial palmar branch of radial artey

桡动脉的分支，起于腕部，走向手掌，与尺动脉的终末支吻合成掌浅弓

肱肌 brachialis muscle

肱动脉 brachial artery

肱动脉是腋动脉的延续。从腋区行至肘，在此分为外支（桡动脉）和内支（尺动脉）。也有到臂部肌肉的分支、肱骨的滋养支和一些其他的侧支

旋前圆肌 pronator teres muscle

尺侧前返动脉 anterior ulnar recurrent artery

起于尺动脉根部不远处的动脉分支。逆行或上行与尺侧下副动脉吻合。分支到肱骨内上髁区的部分肌肉

肱骨内上髁肌肌腱 tendons of the epitrochlear muscle

肱骨内上髁肌包括指浅屈肌、掌长肌、桡侧腕屈肌、尺侧腕屈肌

尺侧后返动脉 posterior ulnar recurrent artery

是起于尺侧返动脉总干的动脉分支。由尺骨内侧向后到达肘关节，在此与桡动脉的内下侧副后支和桡侧后返动脉吻合。发出分支到肱骨内上髁肌和肘关节

骨间总动脉 common interosseous artery

起于尺动脉，在尺侧返动脉干的下方斜行走向前臂的骨间区，在此分为前、后支

尺动脉 ulnar artery

在肘的屈侧，为肱动脉分叉的内侧分支。沿前臂的内侧缘行至腕部，分布于前臂后区。在腕部，发出一个后支下降于尺骨的下部，还发出尺横动脉和尺掌支， 终末支和桡动脉掌浅支吻合成掌浅弓

尺动脉的腕掌支 palmar carpal branch of ulnar artery

尺动脉在旋前方肌水平发出的一个小分支，与桡动脉的腕支形成动脉弓

尺动脉的掌深支 deep palmar branch of ulnar artey

尺动脉的终末支，走向手掌，与桡动脉的终末支吻合成掌深弓。发出小分支分布于小鱼际肌

动脉系统.桡动脉 arterial system. radial artery

前面观 anterior view

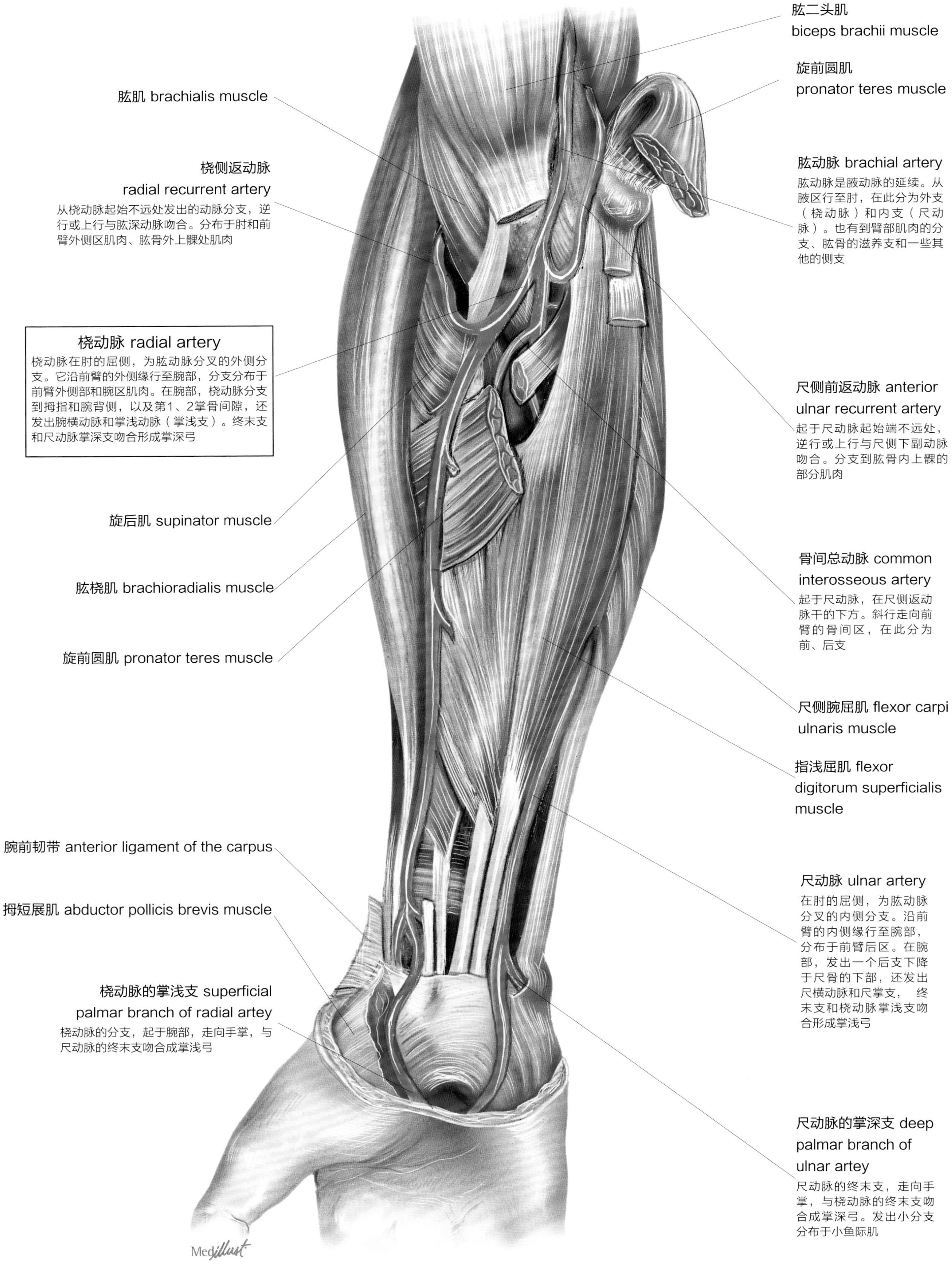

肱二头肌
biceps brachii muscle
旋前圆肌
pronator teres muscle
肱肌 brachialis muscle
桡侧返动脉
radial recurrent artery
从桡动脉起始不远处发出的动脉分支，逆行或上行与肱深动脉吻合。分布于肘和前臂外侧区肌肉、肱骨外上髁处肌肉
肱动脉 brachial artery
肱动脉是腋动脉的延续。从腋区行至肘，在此分为外支（桡动脉）和内支（尺动脉）。也有到臂部肌肉的分支、肱骨的滋养支和一些其他的侧支
桡动脉 radial artery
桡动脉在肘的屈侧，为肱动脉分叉的外侧分支。它沿前臂的外侧缘行至腕部，分支分布于前臂外侧部和腕区肌肉。在腕部，桡动脉分支到拇指和腕背侧，以及第1、2掌骨间隙，还发出腕横动脉和掌浅动脉（掌浅支）。终末支和尺动脉掌深支吻合形成掌深弓
尺侧前返动脉 anterior ulnar recurrent artery
起于尺动脉起始端不远处，逆行或上行与尺侧下副动脉吻合。分支到肱骨内上髁的部分肌肉
旋后肌 supinator muscle
骨间总动脉 common interosseous artery
起于尺动脉，在尺侧返动脉干的下方。斜行走向前臂的骨间区，在此分为前、后支
肱桡肌 brachioradialis muscle
旋前圆肌 pronator teres muscle
尺侧腕屈肌 flexor carpi ulnaris muscle
指浅屈肌 flexor digitorum superficialis muscle
腕前韧带 anterior ligament of the carpus
尺动脉 ulnar artery
在肘的屈侧，为肱动脉分叉的内侧分支。沿前臂的内侧缘行至腕部，分布于前臂后区。在腕部，发出一个后支下降于尺骨的下部，还发出尺横动脉和尺掌支， 终末支和桡动脉掌浅支吻合形成掌浅弓
拇短展肌 abductor pollicis brevis muscle
桡动脉的掌浅支 superficial palmar branch of radial artey
桡动脉的分支，起于腕部，走向手掌，与尺动脉的终末支吻合成掌浅弓
尺动脉的掌深支 deep palmar branch of ulnar artey
尺动脉的终末支，走向手掌，与桡动脉的终末支吻合成掌深弓。发出小分支分布于小鱼际肌
MedIllust

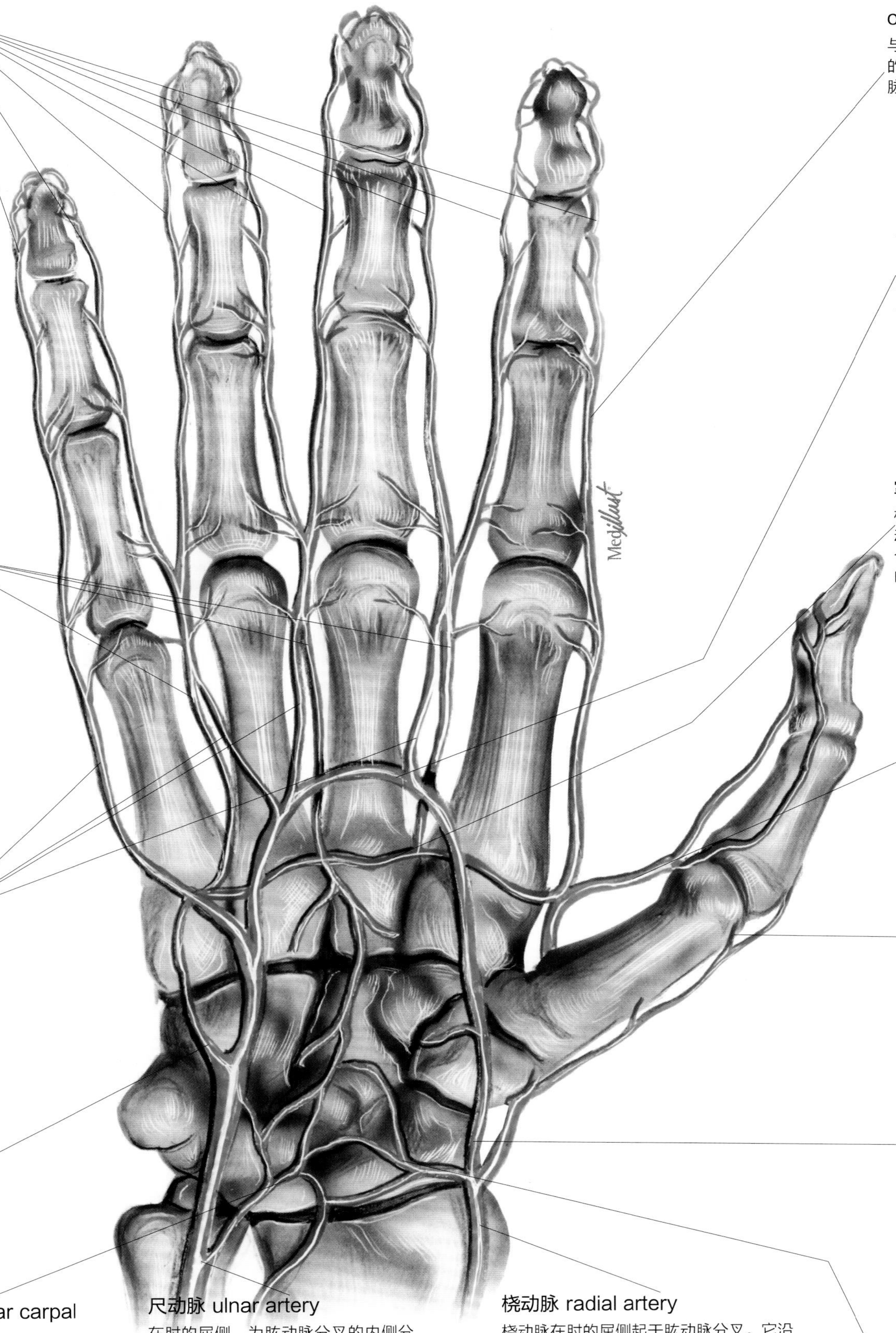

指掌侧固有动脉 proper palmar digital artery

指掌侧总动脉的分支，分布于手指的内、外侧。小指尺掌侧动脉发自掌浅弓，分布于小指尺侧缘

掌心动脉 palmar metacarpal artery

有3条，走行于掌骨间隙，自掌深弓发出。与掌浅弓的指动脉吻合。第1掌骨间隙的骨间动脉分为示指桡侧动脉和拇指尺掌侧动脉

指掌侧总动脉 common palmar digital artery

是起于掌浅弓的3个动脉。分别沿第2~4蚓状肌浅面行向指蹼间隙，分为两个指掌侧固有动脉分别走行于相邻手指的内、外侧缘。第5指仅有小指尺掌侧动脉

尺动脉的掌深支 deep palmar branch of ulnar artey

走向手掌，与桡动脉的终末支吻合成掌深弓。发出小分支分布于小鱼际肌

示指桡侧动脉 radial artery of index

与第3~5指的相应动脉起于掌浅弓的指掌侧总动脉不同，示指桡侧动脉与拇主要动脉共同发自于掌深弓

掌浅弓 superficial palmar arch

横行经过手掌浅部的动脉弓。由桡动脉的掌浅支和尺动脉的终末支吻合而成。发出给手指输送血液的指掌侧总动脉

掌深弓 deep palmar arch

横行经过手掌深部的动脉弓。由尺动脉的掌深支和桡动脉的终末支吻合而成。其分支为与指掌侧总动脉吻合的掌心动脉

拇指动脉 digital artery of thumb

是与示指桡侧动脉同起于掌深弓的动脉。到拇指，发出小的拇指掌侧动脉

拇指背动脉 dorsal artery of the thumb

桡动脉的直接分支，越过第1掌骨的后面，终止于拇指的第1节指骨

桡动脉的掌浅支 superficial palmar branch of radial artery

桡动脉的分支，起于腕部，走向手掌，与尺动脉的终末支吻合成掌浅弓

尺动脉的腕掌支 palmar carpal branch of ulnar artery

尺动脉在旋前方肌水平发出的一个小分支，与桡动脉的腕掌支形成动脉弓

尺动脉 ulnar artery

在肘的屈侧，为肱动脉分叉的内侧分支。沿前臂的内侧缘行至腕部，分布于前臂后区。在腕部，发出一个后支下降于尺骨的下部，还发出尺横动脉和尺掌支， 终末支和桡动脉掌浅支吻合形成掌浅弓

桡动脉 radial artery

桡动脉在肘的屈侧起于肱动脉分叉。它沿前臂的外侧缘行至腕部，分支分布于前臂外侧部和腕区肌肉。在腕部，桡动脉分支到拇指和腕背侧，以及第1、2掌骨间隙，还发出腕横动脉和掌浅动脉（掌浅支）。终末支和尺动脉掌深支吻合形成掌深弓

桡动脉的腕掌支 palmar carpal branch of radial artery

桡动脉在旋前方肌水平发出的一个小分支，与尺动脉的腕支形成动脉弓

动脉系统.手 arterial system. hand

掌面浅层观 superficial palmar view

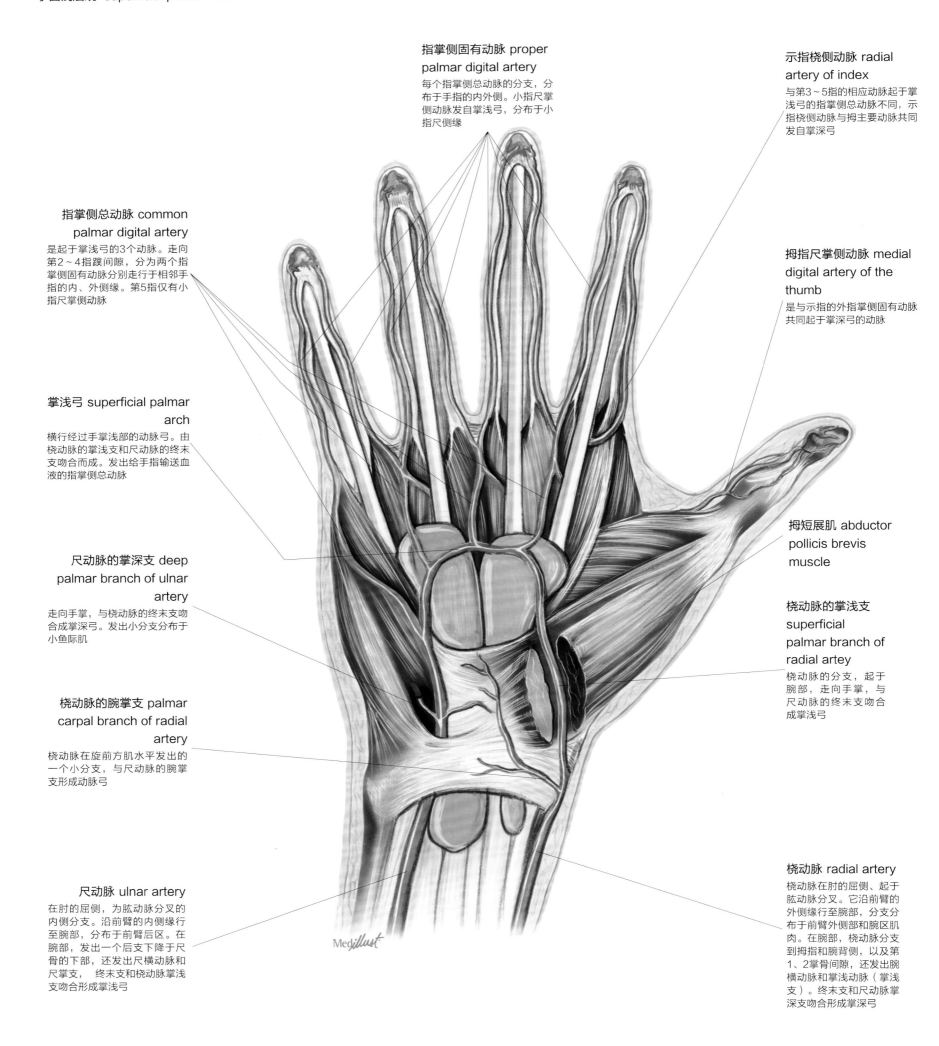

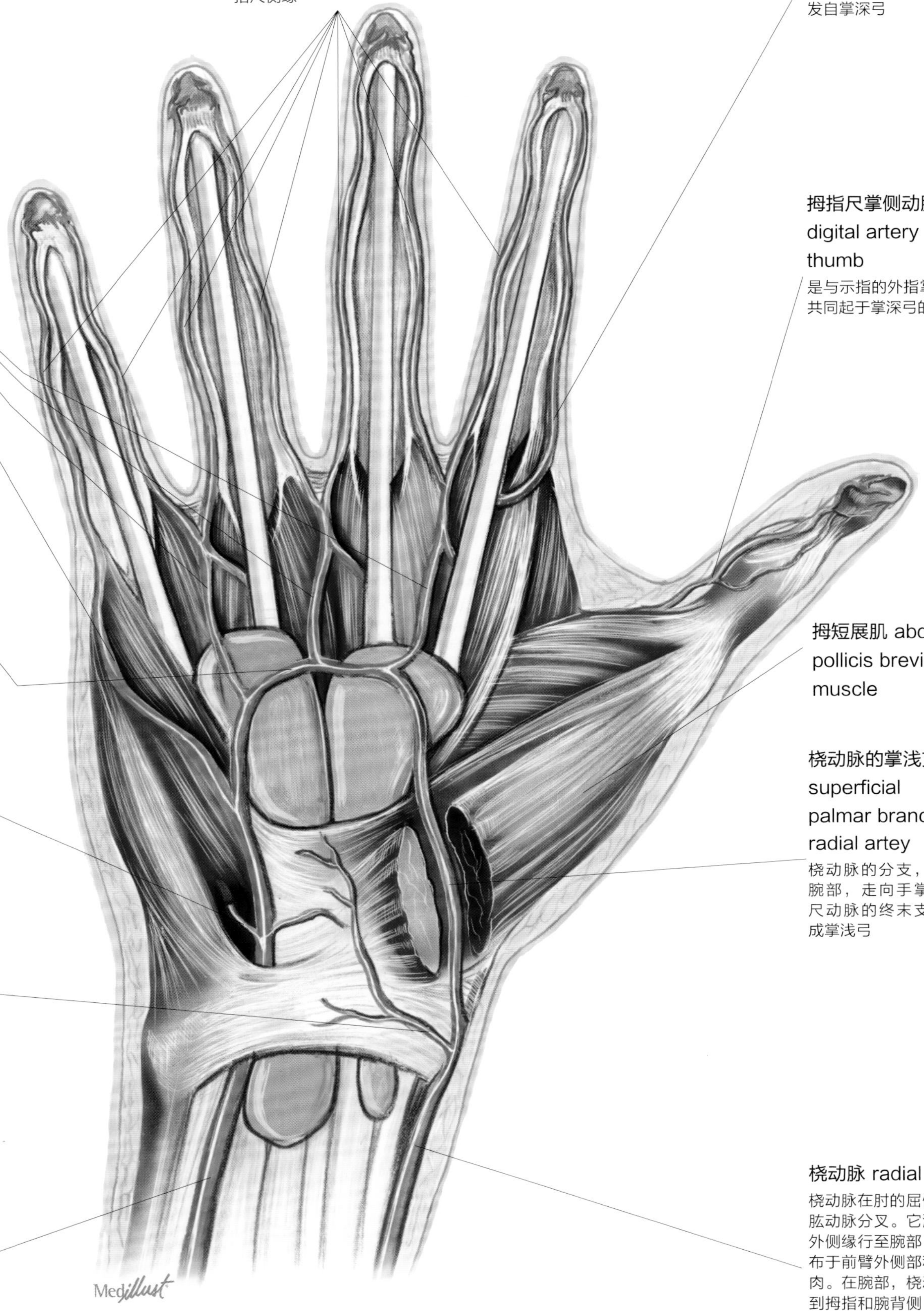
指掌侧固有动脉 proper palmar digital artery
每个指掌侧总动脉的分支，分布于手指的内外侧。小指尺掌侧动脉发自掌浅弓，分布于小指尺侧缘
示指桡侧动脉 radial artery of index
与第3～5指的相应动脉起于掌浅弓的指掌侧总动脉不同，示指桡侧动脉与拇主要动脉共同发自掌深弓
指掌侧总动脉 common palmar digital artery
是起于掌浅弓的3个动脉。走向第2～4指蹼间隙，分为两个指掌侧固有动脉分别走行于相邻手指的内、外侧缘。第5指仅有小指尺掌侧动脉
拇指尺掌侧动脉 medial digital artery of the thumb
是与示指的外指掌侧固有动脉共同起于掌深弓的动脉
掌浅弓 superficial palmar arch
横行经过手掌浅部的动脉弓。由桡动脉的掌浅支和尺动脉的终末支吻合而成。发出给手指输送血液的指掌侧总动脉
拇短展肌 abductor pollicis brevis muscle
尺动脉的掌深支 deep palmar branch of ulnar artery
走向手掌，与桡动脉的终末支吻合成掌深弓。发出小分支分布于小鱼际肌
桡动脉的掌浅支 superficial palmar branch of radial artey
桡动脉的分支，起于腕部，走向手掌，与尺动脉的终末支吻合成掌浅弓
桡动脉的腕掌支 palmar carpal branch of radial artery
桡动脉在旋前方肌水平发出的一个小分支，与尺动脉的腕掌支形成动脉弓
尺动脉 ulnar artery
在肘的屈侧，为肱动脉分叉的内侧分支。沿前臂的内侧缘行至腕部，分布于前臂后区。在腕部，发出一个后支下降于尺骨的下部，还发出尺横动脉和尺掌支， 终末支和桡动脉掌浅支吻合形成掌浅弓
桡动脉 radial artery
桡动脉在肘的屈侧、起于肱动脉分叉。它沿前臂的外侧缘行至腕部，分支分布于前臂外侧部和腕区肌肉。在腕部，桡动脉分支到拇指和腕背侧，以及第1、2掌骨间隙，还发出腕横动脉和掌浅动脉（掌浅支）。终末支和尺动脉掌深支吻合形成掌深弓

动脉系统.手 arterial system. hand

背面观 dorsal view

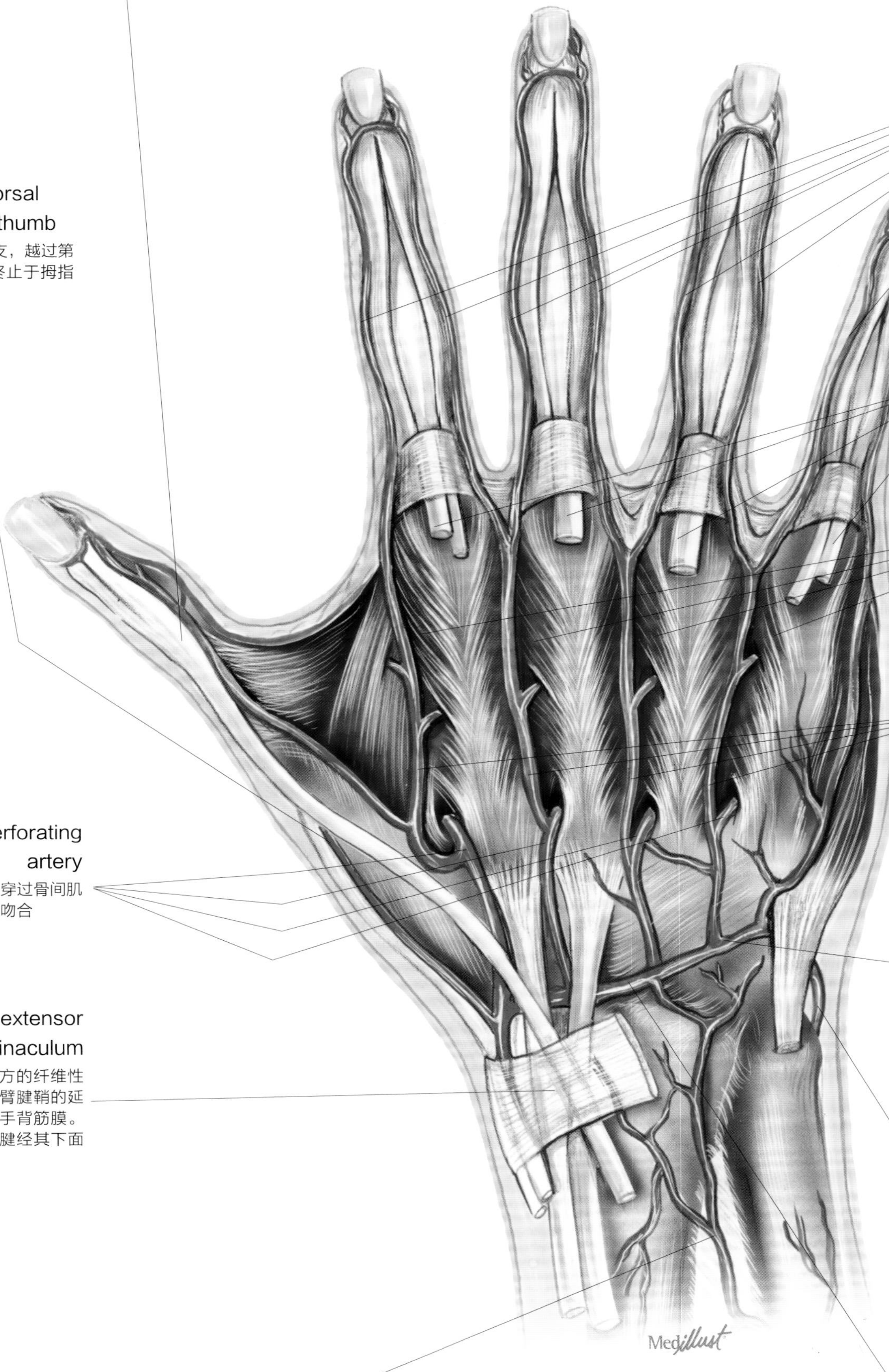

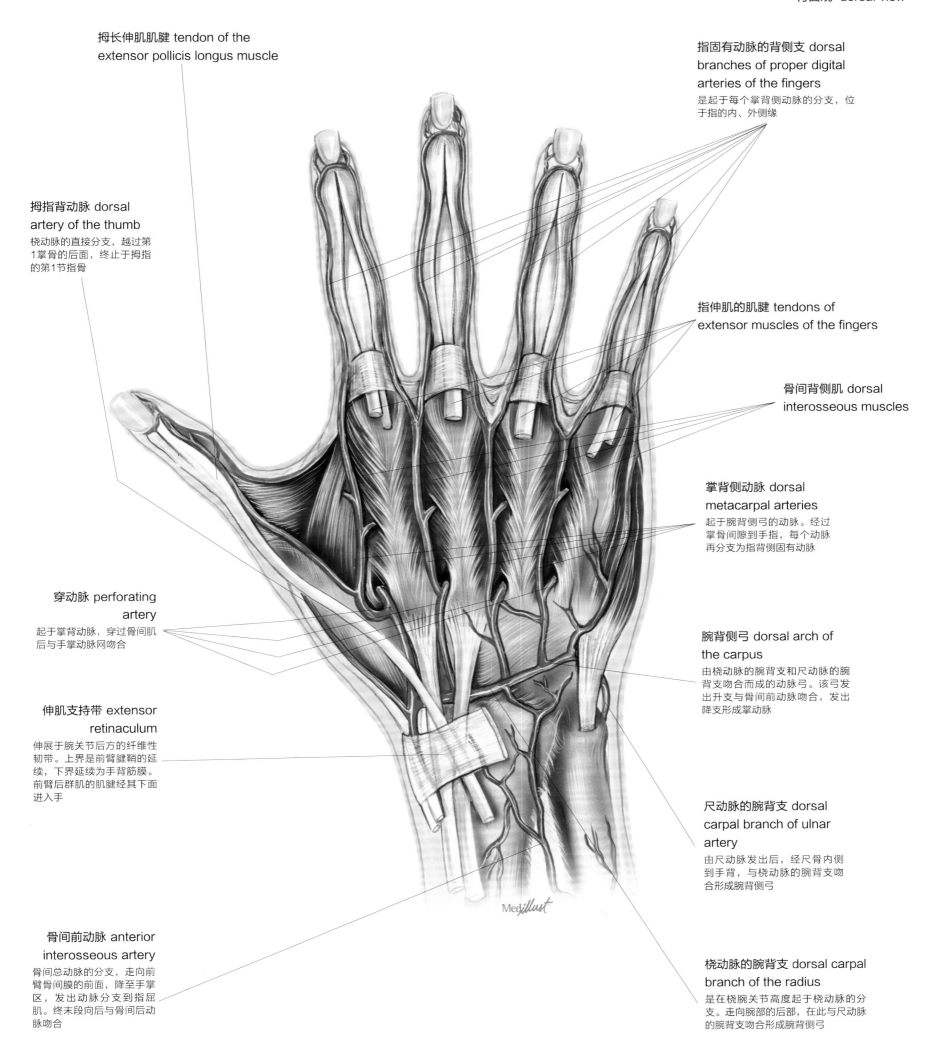

拇长伸肌肌腱 tendon of the extensor pollicis longus muscle
拇指背动脉 dorsal artery of the thumb
桡动脉的直接分支，越过第1掌骨的后面，终止于拇指的第1节指骨
穿动脉 perforating artery
起于掌背动脉，穿过骨间肌后与手掌动脉网吻合
伸肌支持带 extensor retinaculum
伸展于腕关节后方的纤维性韧带。上界是前臂腱鞘的延续，下界延续为手背筋膜。前臂后群肌的肌腱经其下面进入手
骨间前动脉 anterior interosseous artery
骨间总动脉的分支，走向前臂骨间膜的前面，降至手掌区，发出动脉分支到指屈肌。终末段向后与骨间后动脉吻合
指固有动脉的背侧支 dorsal branches of proper digital arteries of the fingers
是起于每个掌背侧动脉的分支，位于指的内、外侧缘
指伸肌的肌腱 tendons of extensor muscles of the fingers
骨间背侧肌 dorsal interosseous muscles
掌背侧动脉 dorsal metacarpal arteries
起于腕背侧弓的动脉。经过掌骨间隙到手指，每个动脉再分支为指背侧固有动脉
腕背侧弓 dorsal arch of the carpus
由桡动脉的腕背支和尺动脉的腕背支吻合而成的动脉弓。该弓发出升支与骨间前动脉吻合，发出降支形成掌动脉
尺动脉的腕背支 dorsal carpal branch of ulnar artery
由尺动脉发出后，经尺骨内侧到手背，与桡动脉的腕背支吻合形成腕背侧弓
桡动脉的腕背支 dorsal carpal branch of the radius
是在桡腕关节高度起于桡动脉的分支。走向腕部的后部，在此与尺动脉的腕背支吻合形成腕背侧弓
Medillust

动脉系统.股动脉 arterial system. femoral artery

前面观 anterior view

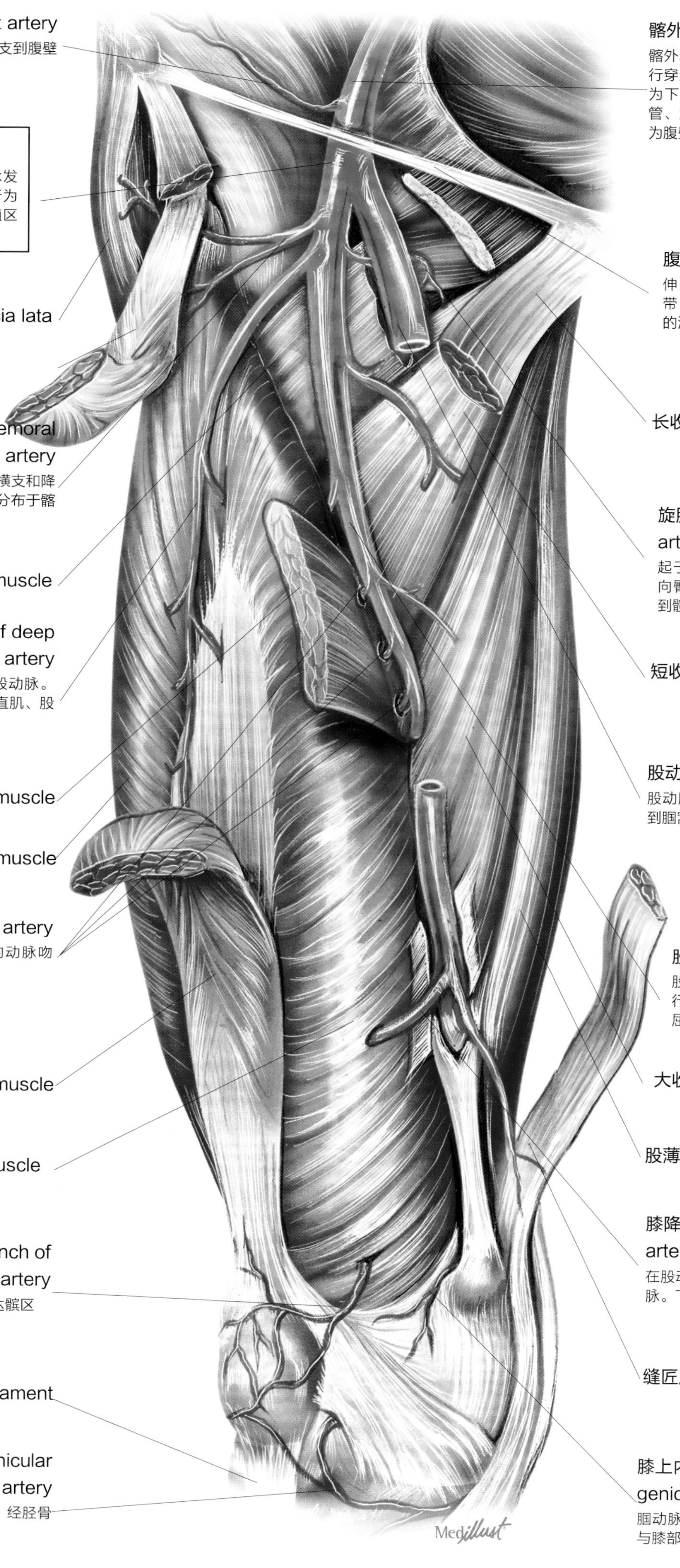

旋髂深动脉 deep iliac circumflex artery
起于髂外动脉的末段，行向外侧，发出分支到腹壁和髂区
股动脉 femoral artery
髂外动脉经过腹股沟韧带后的延续。股动脉发出股后支、股深动脉，然后下行至腘窝移行为腘动脉。股动脉携带动脉血到下肢。向生殖区发出两个分支：阴部外动脉和腹部皮下动脉
阔筋膜张肌 tensor muscle of the fascia lata
股直肌 rectus femoris muscle
旋股外侧动脉 lateral circumflex femoral artery
股深动脉的分支，伸向股外侧区，发出升支、横支和降支。与旋股内侧动脉和该区的其他动脉吻合。分布于髂腰肌、股骨颈、髋关节、臀大肌和阔筋膜张肌
耻骨肌 pectineus muscle
股深动脉的肌支 musclar branches of deep femoral artery
股深动脉的分支，也可起于旋股外侧动脉或股动脉。下行于股部，分支到股四头肌的4个部分（股直肌、股外侧肌、股内侧肌和股中间肌）
长收肌 adductot longus muscle
股外侧肌 vastus lateralis muscle
穿动脉 perforating artery
股深动脉的终末支。穿过收肌，与股后部的动脉吻合，营养该部肌肉
股直肌 rectus femoris muscle
股内侧肌 vastus medialis muscle
膝降动脉的关节支 articular branch of descending genicular artery
膝降动脉的终末支。经过股内侧肌后，到达髌区
髌韧带 patellar ligament
膝下内侧动脉 inferior medial genicular artery
腘动脉的分支，起于膝上内侧动脉的下方，经胫骨上端到达髌区，参与该区的血供
髂外动脉 external iliac artery
髂外动脉是髂总动脉两个分支中的外侧分支。斜行穿过盆腔到腹股沟区。越过腹股沟韧带后，成为下肢动脉的主干——股动脉。有分支到输尿管、盆部和腹部，还有一上行到腹前壁的分支称为腹壁下动脉
腹股沟韧带 inguinal ligament
伸展于髂前上棘到耻骨结节的纤维韧带。下肢的动脉、静脉和神经由该韧带的深面 到达股部
长收肌 adductor longus muscle
旋股内侧动脉 medial circumflex artery
起于股深动脉的后面，经股骨的后面行向臀下部。分布于收肌和屈肌，也发支到髋关节
短收肌 adductor brevis muscle
股动脉 femoral artery
股动脉（亦称股浅动脉）经行于股内侧面，到腘窝时移行为腘动脉 （中间部分切除）
股深动脉 deep femoral artery
股动脉的分支。在大腿肌肉之间向后走行，分支到股骨头、股四头肌、收肌和屈肌
大收肌 adductor magnus muscle
股薄肌 gracilis muscle
膝降动脉 descending genicular artery
在股动脉经过收肌到达股后区之前起于股动脉。下行到膝内侧部，发出关节支和肌支
缝匠肌 sartorius muscle
膝上内侧动脉 superior medial genicular artery
腘动脉的分支，经股骨内侧髁外缘到达髌区，参与膝部的部分血供。人体还有一个膝上外侧动脉
Medillust

动脉系统.胫前动脉 arterial system. anterior tibial artery

前面观 anterior view

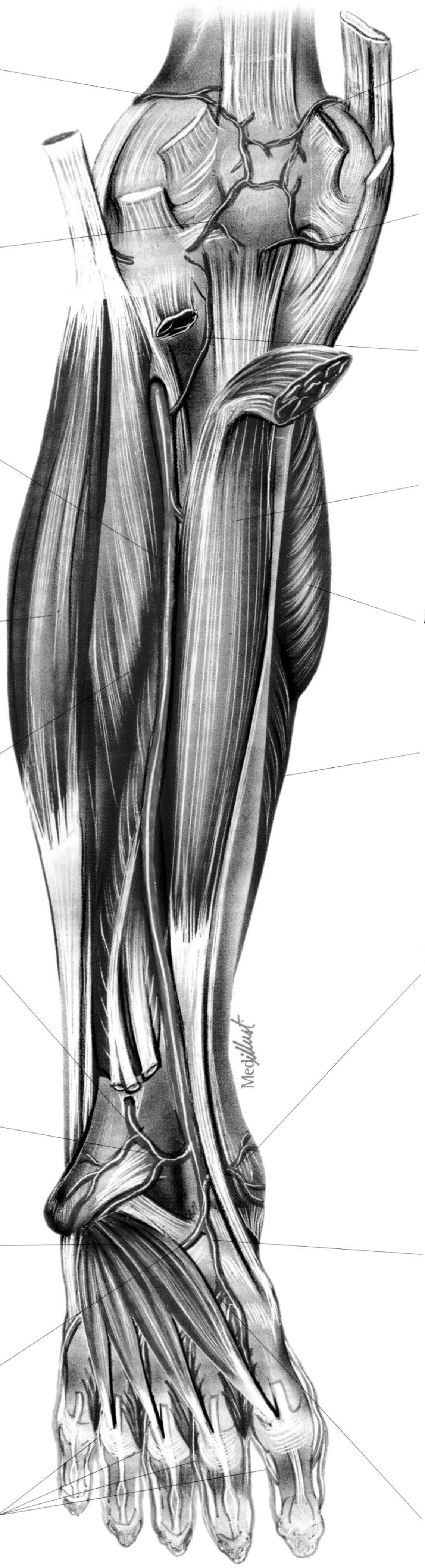

膝上外侧动脉 superior lateral genicular artery

在膝后面起于腘动脉，经股骨外侧髁，到达前面并发出髌支，参与组成膝关节动脉环

膝下外侧动脉 inferior lateral genicular artery

起于腘动脉，经胫骨外侧髁到达膝前区，参与构成该区的动脉环

胫前动脉 anterior tibial artery

腘动脉的分支，穿过位于胫骨和腓骨之间的骨间膜到前部。下行于小腿的外侧，在伸肌支持带的深面经过，移行为足背动脉

腓骨长肌 peroneus longus muscle

趾长伸肌 extensor digitorum longus muscle

腓动脉的穿支 perforating branch of the peroneal artery

在踝部，腓动脉发出穿支，越过骨间韧带到踝关节前方与胫前动脉吻合

踝前外侧动脉 anterior lateral malleolar artery

胫前动脉的分支，分布于外踝区。分支有浅支、关节支和跟骨支

趾短伸肌 extensor digitorum brevis muscle

跗外侧动脉 lateral tarsal artery

起于足背动脉。走向足外侧区，终支和足底外侧动脉吻合。也发出分支和跖背动脉吻合

足的跖背动脉 dorsal metatarsal artery of the foot

是起于弓状动脉的4个分支。经过足的骨间隙到脚趾时，每支分为两个趾背动脉

膝上内侧动脉 superior medial genicular artery

腘动脉的分支，经股骨内侧髁外缘到达髌区，参与膝部的部分血供。人体还有一个膝上外侧动脉经过股骨的外侧髁

膝下内侧动脉 inferior medial genicular artery

腘动脉的分支，起于膝上内侧动脉的下方，经胫骨上端到达髌区，参与该区的血供

胫前返动脉 anterior tibial recurrent artery

胫前动脉分布于膝前区的分支

胫骨前肌 tibialis anterior muscle

腓肠肌 gastrocnemius muscle

比目鱼肌 soleus muscle

踝内侧动脉 medial malleolar artery

分布于踝内侧区的胫前动脉的分支，与足底内侧动脉吻合。发出到踝关节的分支和其他浅支

足背动脉 dorsalis pedis artery

胫前动脉的延续，起始于足背区，在跗前环韧带的深面经过。分布于跗骨和跖骨，发出分支与足底动脉吻合形成足底动脉弓

弓状动脉 arcuate artery

起于足背动脉，横行穿过跖背，形成凹形的动脉弓，与足底外侧动脉吻合。发出跖背动脉

动脉系统.胫腓干 arterial system. tibiofibular trunk

后面观 posterior view

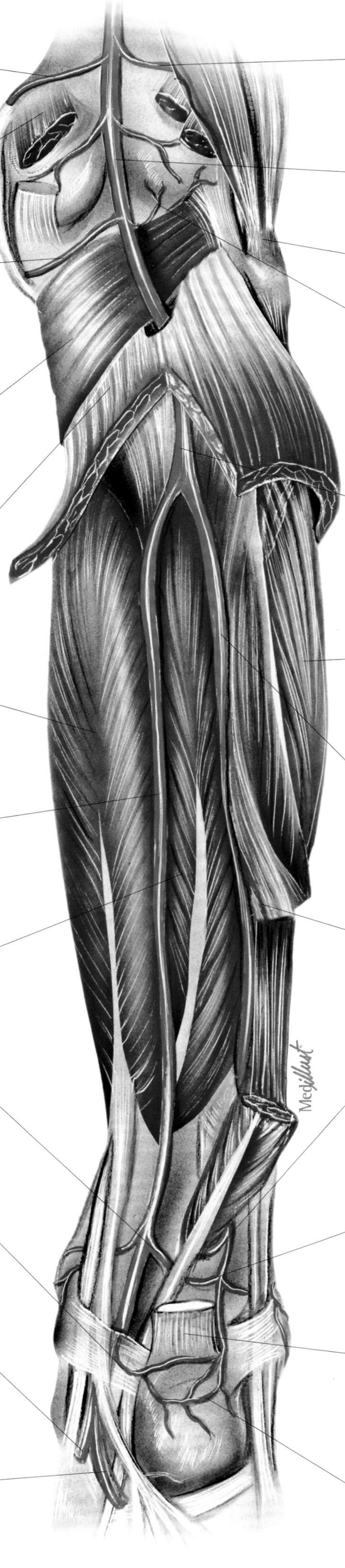

膝上内侧动脉 superior medial genicular artery
腘动脉的分支，经股骨内侧髁外缘到达髌区，参与膝部的部分血供

腓肠肌肌腱 tendon of the gastrocnemius muscle

膝下内侧动脉 inferior medial genicular artery
腘动脉的分支，起于膝上内侧动脉的下方，经胫骨上端到达髌区，参与该区的血供

腘肌 popliteus muscle

比目鱼肌 soleus muscle

趾长屈肌 flexor digitorum longus muscle

胫后动脉 posterior tibial artery
胫腓干的内侧分支。下行于小腿的后内侧，分支到该区的肌肉和胫骨。绕过踝关节发出足底动脉

胫骨后肌 tibialis posterior muscle

胫后动脉的交通支 communicating branch of the posterior tibial artery
在小腿的远端，胫后动脉发出与腓动脉吻合的小动脉

胫后动脉的跟支 calcaneal branches of the posterior tibial artery
起于胫后动脉的小分支，发出分支到跟骨，与该区的其他动脉吻合

足底内侧动脉 medial plantar artery
胫后动脉分叉的内侧支，在踝关节高度发出，进入跟骨管。经过足底的内侧部分，终止于足底浅动脉，也发出第1趾的内侧趾固有动脉

足底外侧动脉 lateral plantar artery
胫后动脉分叉的外侧支，在踝关节高度发出，进入跟骨管。斜行穿过足底到第5跖骨，向内弯曲，与足背动脉的深支共同构成足底深弓

膝上外侧动脉 superior lateral genicular artery
在膝后面起于腘动脉，经股骨外侧髁到达前面并发出髌支，参与组成膝关节动脉环

腘动脉 poplitea artery
股动脉的延续，起始于腘窝高度，垂直走行，发出分支到膝关节和腓肠肌。分为胫前动脉和胫腓干

股二头肌 biceps femoris muscle

膝下外侧动脉 inferior lateral genicular artery
起于腘动脉，经胫骨外侧髁到达膝前区，参与构成该区的动脉环

胫腓干 tibiofibular trunk
是腘动脉在腘窝下部的一个分支。胫腓干发出腓动脉和胫后动脉，供应小腿后面的血液

腓骨长肌 peroneal longgus muscle

腓动脉 peroneal artery
胫腓干的分支之一。沿外侧经过小腿的后面，发出分支到腓骨肌。由外踝后方到足跟，发出行向前面的穿支、与胫后动脉吻合的交通支。最终分叉为前、后腓动脉

踇长屈肌 flexor hallucis longus muscle

腓动脉的穿支 perforating branch of the peroneal artery
在踝部，腓动脉发出穿支，越过骨间韧带到踝关节前方与胫前动脉吻合

腓动脉的交通支 communicating branch of the peroneal artery
在小腿的远端，腓动脉发出与胫后动脉吻合的小动脉

跟腱 (Achilles腱) calcaneal tendon

腓动脉的跟支 calcaneal branches of the peroneal artery
腓动脉的终末支，分布于足跟区，并与该区的其他动脉吻合

足底浅层观 superficial plantar view

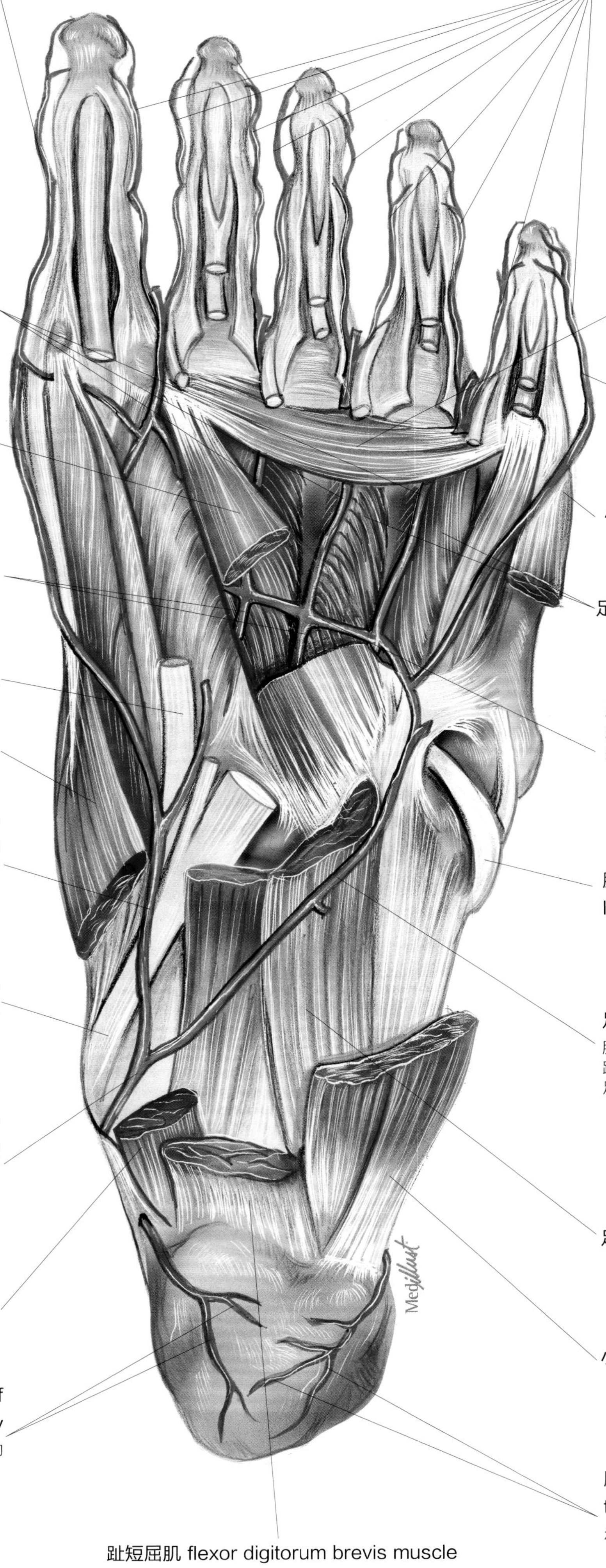

第1趾的内侧趾固有动脉 internal proper digital artery of the first toe
足底内侧动脉的终末支，走行于第1趾的内侧缘，并与足底动脉弓的分支吻合
跖足底动脉 plantar metatarsal artery
起于足底深弓，与跖骨平行走行，发出趾固有动脉到脚趾
踇收肌(斜部) adductor hallucis muscle（ oblique portion ）
足底后穿动脉 posterior plantar perforating artery
起于跖背动脉后端的动脉支。穿过骨间隙后终止于足底深弓，也可终止于跖足底动脉
踇长屈肌腱 tendon of flexor hallucis longus muscle
踇展肌 abductor hallucis muscle
足底内侧动脉 medial plantar artery
胫后动脉分叉的内侧支，在踝关节高度发出，进入跟骨管。经过足底的内侧部分，终止于足底浅动脉。它也发出第1趾的内侧趾固有动脉
趾长屈肌腱 tendon of the muscle flexor digitorum longus
胫后动脉 posterior tibial artery
胫腓干的内侧分支。下行于小腿的后内侧，分支到该区的肌肉和胫骨。它绕过踝关节发出足底动脉
踇展肌 abductor hallucis muscle
胫后动脉的跟支 calcaneal branches of the posterior tibial artery
起于胫后动脉的小分支，发出分支到跟骨。与该区的其他动脉吻合而终止
趾足底固有动脉 proper plantar digital artery of the toe
每个跖动脉发出趾固有动脉，走行于趾的内、外侧面。第5趾的外缘和第1趾的内缘有单独的趾固有动脉
踇收肌(横部) adductor hallucis muscle（ transverse portion ）
第5趾外侧固有动脉 proper lateral digital artery of the fifth toe
是在形成足底深弓之前，直接起始于足底外侧动脉的小动脉。终止于第5趾的趾尖
小趾展肌 abductor digiti minimi muscle
足底骨间肌 plantar interoddeous muscles
足底深动脉弓 deep plantar arterial arch
横行穿过足底的动脉弓，由足底外侧动脉的终末支和足底深动脉的分支吻合而成，从该弓发出跖动脉
腓骨长肌腱 tendon of the peroneus longus muscle
足底外侧动脉 lateral plantar artery
胫后动脉分叉的外侧支，在踝关节高度发出，进入跟骨管。斜行穿过足底到第5跖骨，向内弯曲，与足背动脉的深支共同构成足底深弓
足底方肌 quadratus plantar muscle
小趾展肌 abductor digiti minimi muscle
腓动脉的跟支 calcaneal branches of the peroneal artery
走向足跟区的腓动脉的终末支
趾短屈肌 flexor digitorum brevis muscle
Medillust

动脉系统.足 arterial system. foot

足背浅层观 superficial dorsal view

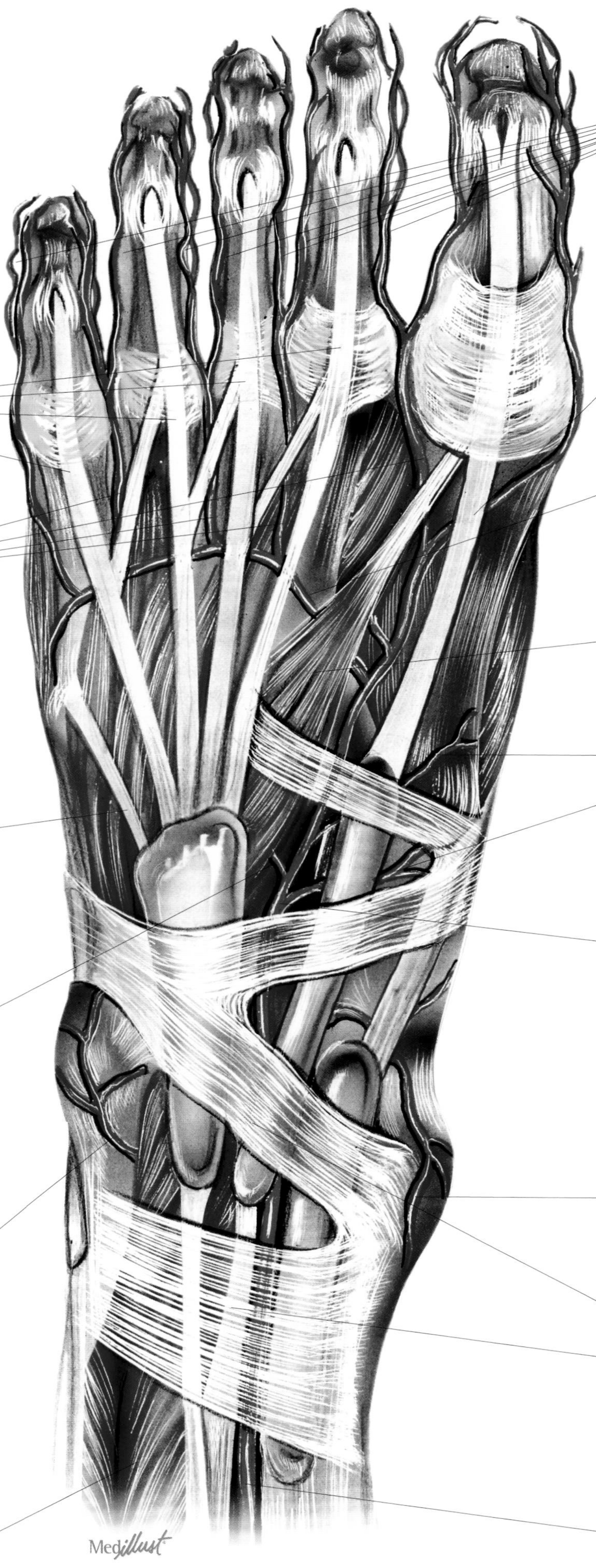

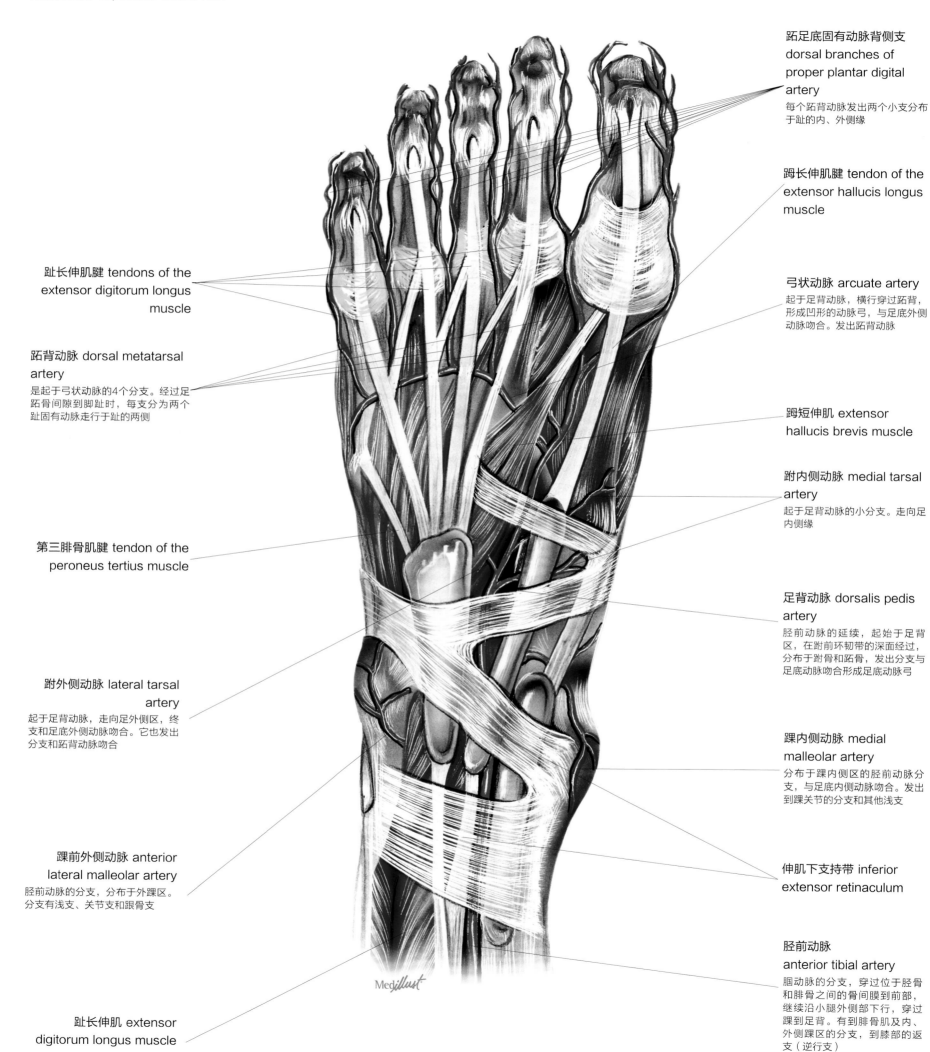

跖足底固有动脉背侧支 dorsal branches of proper plantar digital artery
每个跖背动脉发出两个小支分布于趾的内、外侧缘
趾长伸肌腱 tendons of the extensor digitorum longus muscle
跗长伸肌腱 tendon of the extensor hallucis longus muscle
弓状动脉 arcuate artery
起于足背动脉，横行穿过跖背，形成凹形的动脉弓，与足底外侧动脉吻合。发出跖背动脉
跖背动脉 dorsal metatarsal artery
是起于弓状动脉的4个分支。经过足跖骨间隙到脚趾时，每支分为两个趾固有动脉走行于趾的两侧
跗短伸肌 extensor hallucis brevis muscle
跗内侧动脉 medial tarsal artery
起于足背动脉的小分支。走向足内侧缘
第三腓骨肌腱 tendon of the peroneus tertius muscle
足背动脉 dorsalis pedis artery
胫前动脉的延续，起始于足背区，在跗前环韧带的深面经过，分布于跗骨和跖骨，发出分支与足底动脉吻合形成足底动脉弓
跗外侧动脉 lateral tarsal artery
起于足背动脉，走向足外侧区，终支和足底外侧动脉吻合。它也发出分支和跖背动脉吻合
踝内侧动脉 medial malleolar artery
分布于踝内侧区的胫前动脉分支，与足底内侧动脉吻合。发出到踝关节的分支和其他浅支
踝前外侧动脉 anterior lateral malleolar artery
胫前动脉的分支，分布于外踝区。分支有浅支、关节支和跟骨支
伸肌下支持带 inferior extensor retinaculum
胫前动脉 anterior tibial artery
腘动脉的分支，穿过位于胫骨和腓骨之间的骨间膜到前部，继续沿小腿外侧部下行，穿过踝到足背。有到腓骨肌及内、外侧踝区的分支，到膝部的返支（逆行支）
趾长伸肌 extensor digitorum longus muscle
MedIllust

动脉系统.足 arterial system. foot

足背深层观 dorsal deep view

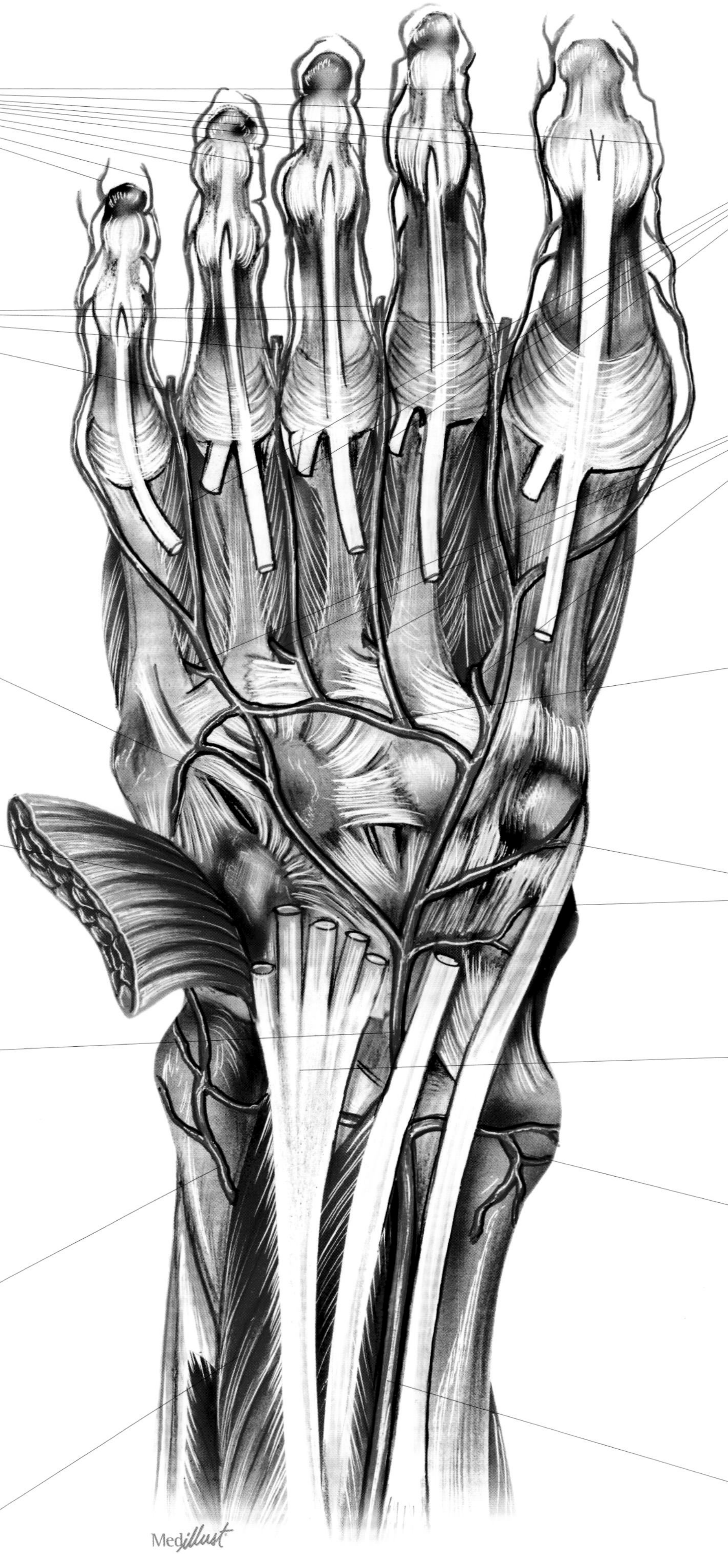

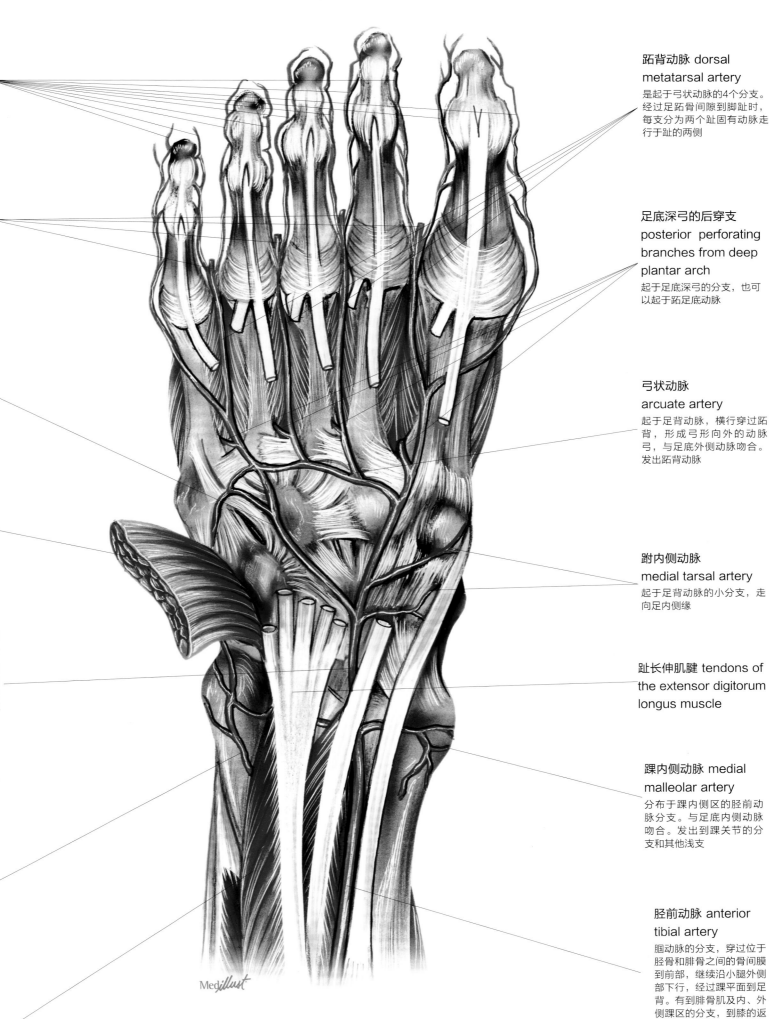

跖足底固有动脉背侧支
dorsal branches of proper plantar digital artery
每个跖背动脉发出两个小支分布于趾的内、外侧缘
跖足底动脉前穿支
anterior perforating branches of plantar metatarsal artery
是起于跖足底动脉的分支
跗外侧动脉 lateral tarsal artery
起于足背动脉，走向足外侧区。终支和足底外侧动脉吻合。也发出分支和跖背动脉吻合
趾短伸肌 extensor digitorum brevis muscle
足背动脉 dorsalis pedis artery
胫前动脉的延续，起始于足背区，在跗前环韧带的深面经过。分布于跗骨和跖骨，发出分支与足底动脉吻合形成足底动脉弓
踝前外侧动脉 anterior lateral malleolar artery
胫前动脉的分支，分布于外踝区。分支有浅支、关节支和跟骨支
趾长伸肌 extensor digitorum longus muscle
跖背动脉 dorsal metatarsal artery
是起于弓状动脉的4个分支。经过足跖骨间隙到脚趾时，每支分为两个趾固有动脉走行于趾的两侧
足底深弓的后穿支
posterior perforating branches from deep plantar arch
起于足底深弓的分支，也可以起于跖足底动脉
弓状动脉
arcuate artery
起于足背动脉，横行穿过跖背，形成弓形向外的动脉弓，与足底外侧动脉吻合。发出跖背动脉
跗内侧动脉
medial tarsal artery
起于足背动脉的小分支，走向足内侧缘
趾长伸肌腱 tendons of the extensor digitorum longus muscle
踝内侧动脉 medial malleolar artery
分布于踝内侧区的胫前动脉分支。与足底内侧动脉吻合。发出到踝关节的分支和其他浅支
胫前动脉 anterior tibial artery
腘动脉的分支，穿过位于胫骨和腓骨之间的骨间膜到前部，继续沿小腿外侧部下行，经过踝平面到足背。有到腓骨肌及内、外侧踝区的分支，到膝的返支（逆行支）
Medillust

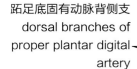

静脉系统.颅静脉窦 venous system. cranial sinuses

颅静脉窦 cranial sinuses
经硬脑膜的间隙穿行于颅内面的静脉管道，收集脑和其他颅内器官的静脉血，运送到颈内静脉

上矢状窦 superior sagittal sinus
是位于颅腔内大脑镰上缘、从前向后穿行的管道。收集眶区和半球内侧面的静脉血，终止于窦汇

横窦 transverse sinus
也叫外侧窦，起于窦汇（上矢状窦和直窦的汇合处），向外侧沿枕窝边缘走行，终止于乙状窦

颈内静脉 internal jugular vein
颈内静脉粗大，起于硬脑膜静脉窦，从颞骨岩部的颈静脉孔出颅，在颈外侧面下行。运送颅内结构和面颈部的静脉血到头臂静脉。也接收甲状腺、舌、面部、上颌和颞区的静脉

岩下窦 inferior petrosal sinus
岩下窦起于海绵窦，终止于颈内静脉的起始处，它们由颞骨岩部下部经过

岩上窦 superior petrous sinus
岩上窦连通横窦和海绵窦，收集大脑半球底部的静脉血。它们由颞骨岩部上缘经过

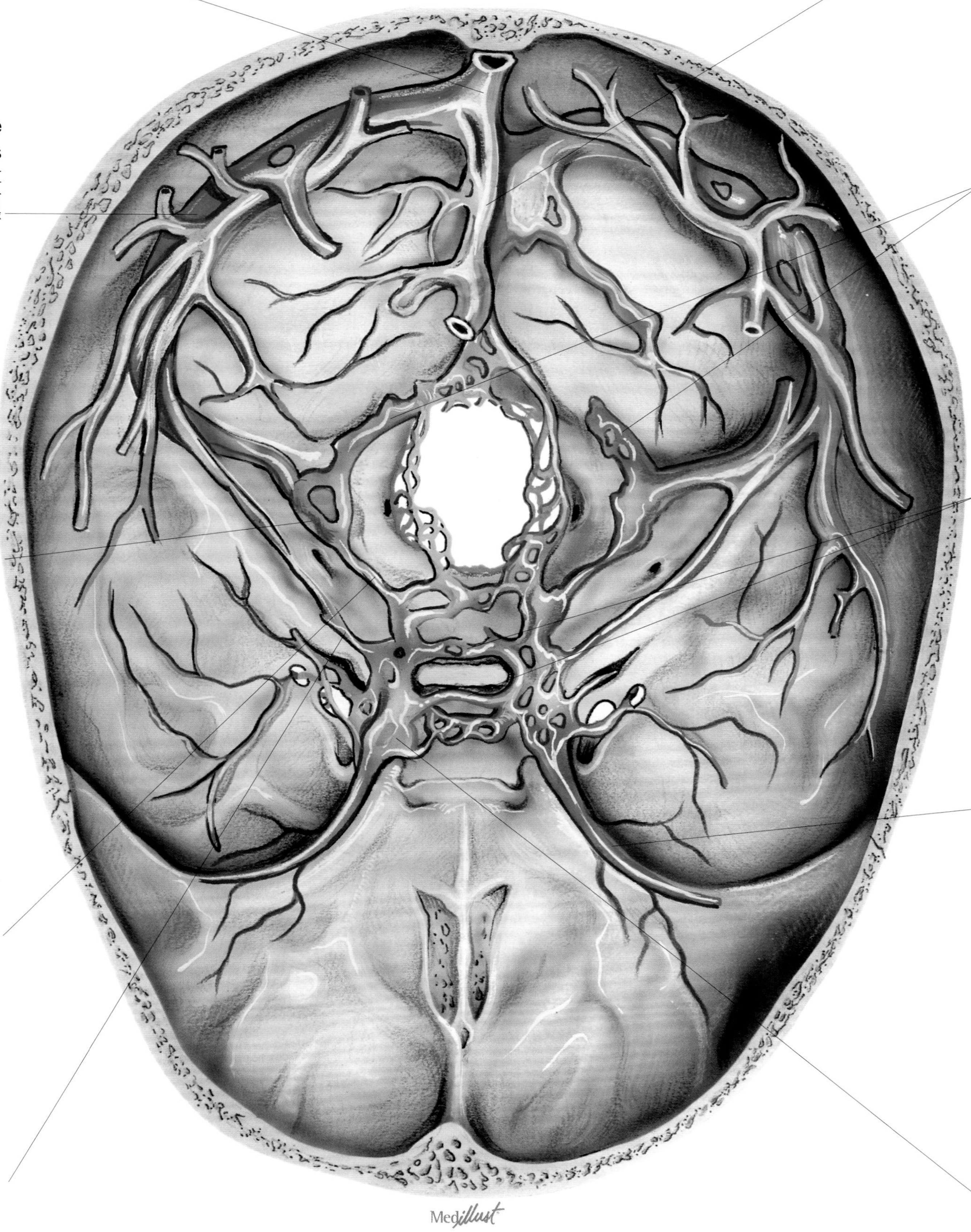
Medillust

直窦 straight sinus
直窦收集脑底部和部分小脑的静脉血，终止于窦汇

枕后窦 posterior occipital sinuses
绕过枕骨大孔边缘向外到横窦末端的颅内静脉窦。收集小脑后部的静脉血

海绵间窦 intracavernous sinuses
位于蝶鞍内、围绕垂体的卵圆形静脉窦，向外终止于冠状窦

蝶顶窦 sphenoparietal sinus
蝶顶窦由眶顶部后缘经过蝶骨终止于海绵窦，收集来自于脑前区的静脉血

海绵窦 cavernous sinus
海绵窦位于垂体所在的蝶鞍两侧，收集来自于眼静脉（来源于眼眶）、冠状窦、蝶骨的静脉血。与岩窦相延续

静脉系统.头颈部 venous system. neck and head

右侧浅层观 right lateral superficial view

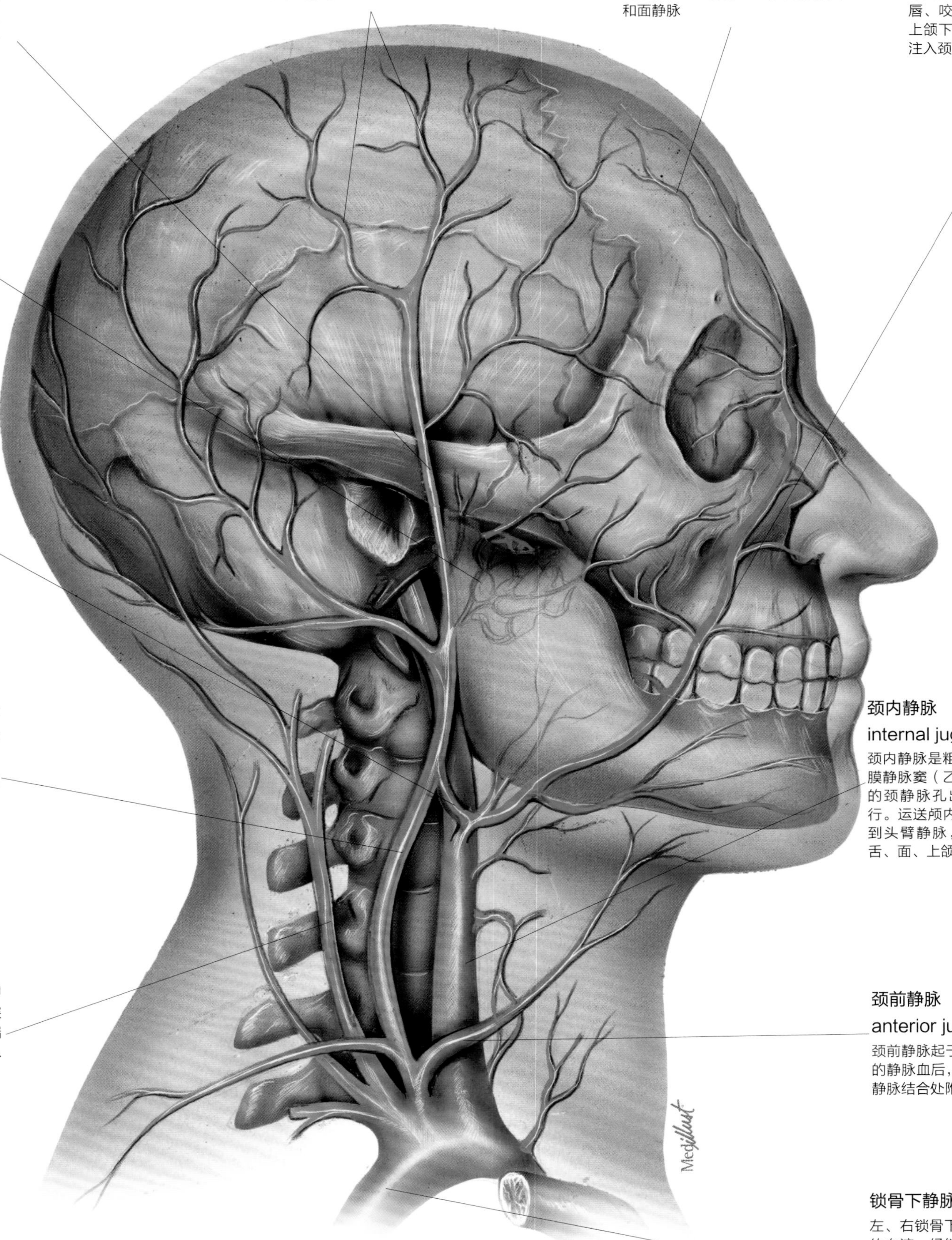

颞浅静脉 superficial temporal vein

收集顶、颞区静脉血的静脉。颞浅静脉加入上颌静脉以形成总干，汇入颈外静脉，也与颈内静脉系相通

顶静脉 parietal vein

收集顶区静脉血的小血管网，终止于颞浅静脉

眶上静脉 supraorbital vein

眶上静脉收集并输送眶上区静脉血到眼静脉。眼静脉汇入颅内静脉窦和面静脉

面静脉 facial vein

起于眼内眦的静脉，收集整个面部的静脉血。属支包括唇、咬肌、颏、牙槽、腭、上颌下、舌和甲状腺静脉。注入颈内静脉

上颌静脉 maxillary vein

上颌静脉收集上颌区静脉血，与颞浅静脉汇合，形成汇入颈外静脉的总干，也加入颈内静脉，连通这两个静脉系统

颈外和颈内静脉系的吻合 anastomosis between the systems of the external and internal jugular veins

头部两个主要的静脉系统由一些小的交通静脉连通，以保证正常的静脉回流

颈外静脉 external jugular vein

行于颈外侧浅部的静脉，由枕、颞、上颌等处的静脉汇合而成。汇入锁骨下静脉和颈内静脉的汇合处

颈深静脉 deep jugular vein

颈深静脉起于枕下区，收集颈深部肌群的静脉血，至椎静脉下端附近，单独或与椎静脉结合注入头臂静脉

颈内静脉 internal jugular vein

颈内静脉是粗大的静脉，起于硬脑膜静脉窦（乙状窦），从颞骨岩部的颈静脉孔出颅，在颈外侧面下行。运送颅内结构和颈部的静脉血到头臂静脉，沿途接收甲状腺、舌、面、上颌和颞区的静脉

颈前静脉 anterior jugular vein

颈前静脉起于颏下区，收集颈前区的静脉血后，在颈外静脉和锁骨下静脉结合处附近汇入颈外静脉

锁骨下静脉 subclavian vein

左、右锁骨下静脉运送上肢腋静脉的血液。经锁骨下方与颈内静脉汇合，然后经头臂静脉到上腔静脉。锁骨下静脉接收右淋巴导管（右侧）和胸导管（左侧），也接收来自于肩胛、甲状腺和肋间区的属支，有时，这些属支可以直接汇入头臂静脉

静脉系统.头面部 venous system. facial and cranial region

左侧浅层观 left lateral superficial view

额静脉 frontal vein

数支收集额部静脉血并将其运输到颞浅静脉的小血管。部分额部的静脉网汇入颈内静脉的属支——面静脉

颞浅静脉 superficial temporal vein

收集顶、颞区静脉血的静脉。颞浅静脉加入上颌静脉以形成总干，汇入颈外静脉，也与颈内静脉系相通（颞浅静脉和上颌内静脉在腮腺后面汇合的部分未显示，也没有显示来自于颞下颌关节、耳前区、腮腺和耳廓的属支）

顶静脉 parietal vein

收集顶区静脉血的小血管网，终止于颞浅静脉

耳和枕静脉 auricular and occipital vein

它们收集耳和枕区的静脉血，汇入颈内静脉

眶上静脉 supraorbital vein

眶上静脉收集并输送眶上区静脉血到眼静脉。眼静脉汇入颅内静脉窦和面静脉

颞中静脉 middle temporal vein

汇入颞浅静脉的静脉。来源于耳前区深部

面横静脉 transverse facial vein

颞浅静脉的属支，源于颧区和颊

内眦静脉 angular vein

起始于眼内眦，下降到颊成为面静脉

眶下静脉 infraorbital vein

是收集眶下区的静脉血并运送到面静脉网的小静脉

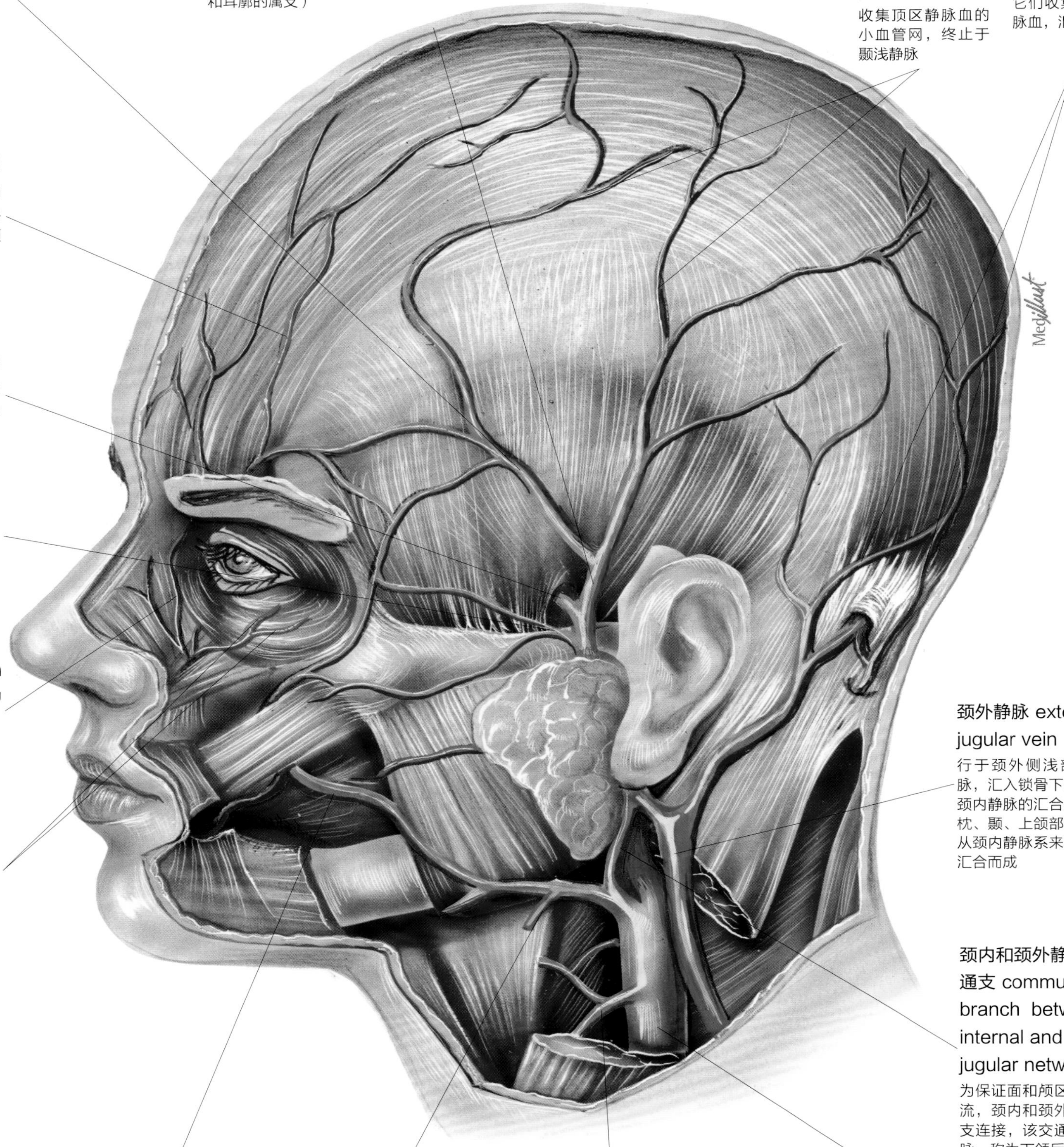

颈外静脉 external jugular vein

行于颈外侧浅部的静脉，汇入锁骨下静脉和颈内静脉的汇合处。由枕、颞、上颌部和其他从颈内静脉系来的静脉汇合而成

颈内和颈外静脉网的交通支 communicating branch between the internal and external jugular network venous

为保证面和颅区正常的静脉回流，颈内和颈外静脉通过交通支连接，该交通支终止于面静脉，称为下颌后静脉

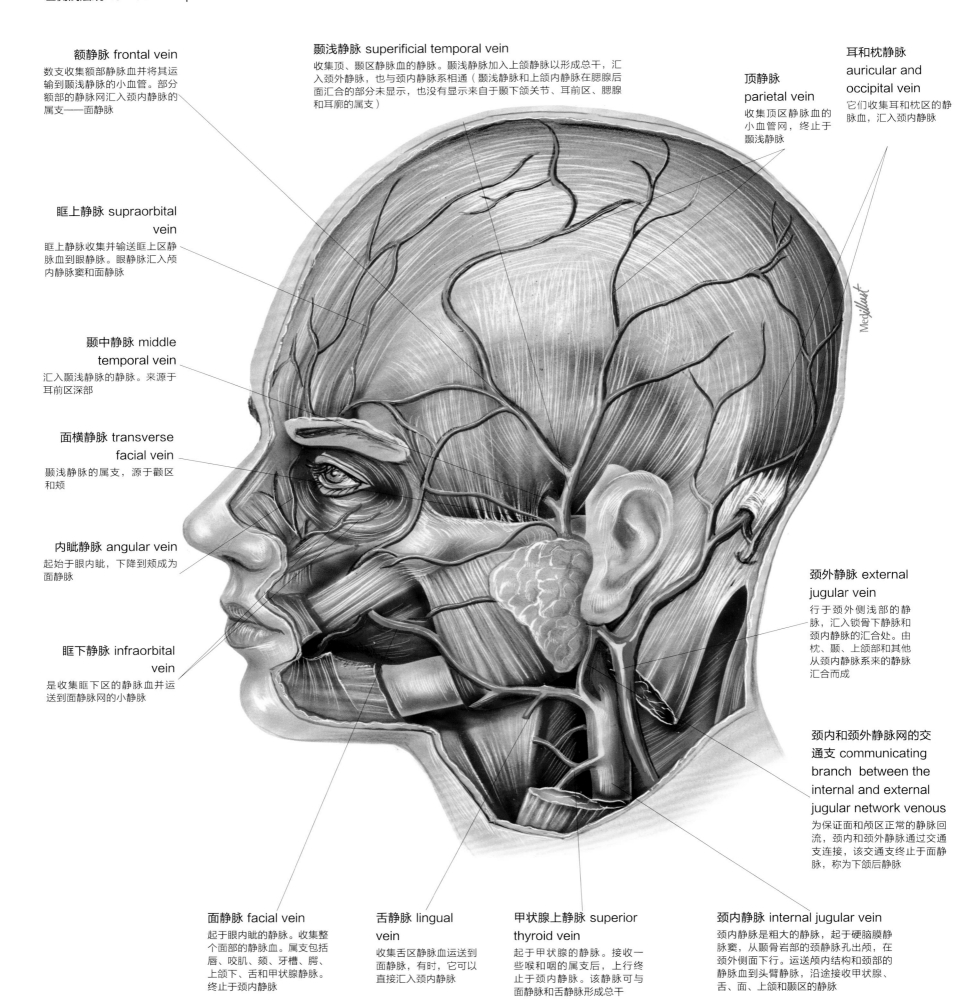

面静脉 facial vein

起于眼内眦的静脉。收集整个面部的静脉血。属支包括唇、咬肌、颏、牙槽、腭、上颌下、舌和甲状腺静脉。终止于颈内静脉

舌静脉 lingual vein

收集舌区静脉血运送到面静脉，有时，它可以直接汇入颈内静脉

甲状腺上静脉 superior thyroid vein

起于甲状腺的静脉。接收一些喉和咽的属支后，上行终止于颈内静脉。该静脉可与面静脉和舌静脉形成总干

颈内静脉 internal jugular vein

颈内静脉是粗大的静脉，起于硬脑膜静脉窦，从颞骨岩部的颈静脉孔出颅，在颈外侧面下行。运送颅内结构和颈部的静脉血到头臂静脉，沿途接收甲状腺、舌、面、上颌和颞区的静脉

静脉系统.颊咽区 venous system. buccopharyngeal region

左侧深层观 left lateral deep view

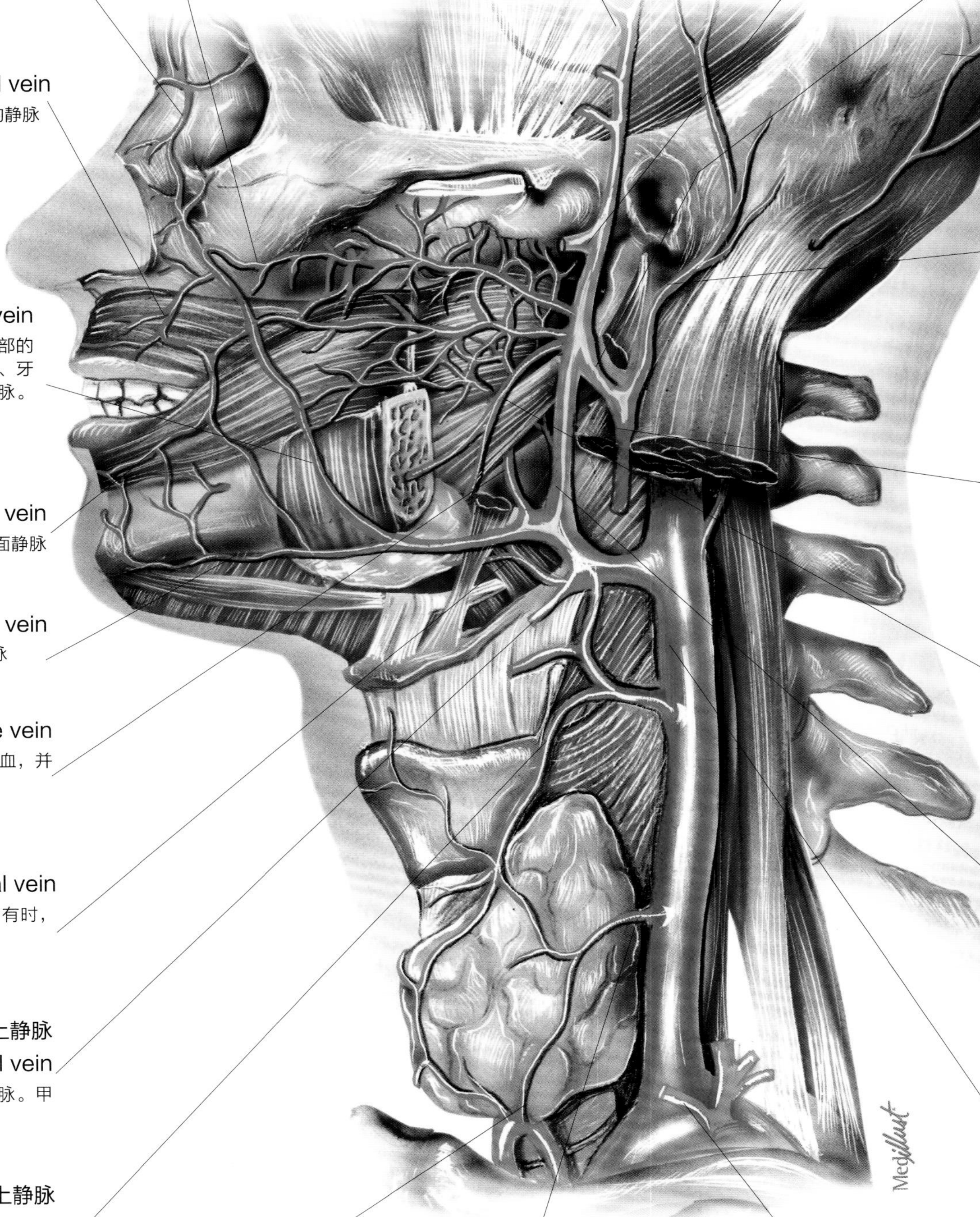

眶下静脉 infraorbital vein
是收集眶下区的静脉血并运送到面静脉网的小静脉

颞浅静脉 superificial temporal vein
收集顶、颞区静脉血的静脉。颞浅静脉加入上颌静脉以形成总干，终止于颈外静脉，也与颈内静脉系相通

面横静脉 transverse facial vein
颞浅静脉的属支，起源于颧区和颊区

下颌后静脉 retramandibular vein
下颌后静脉接收来自于上颌静脉的静脉血，是颞浅静脉的延续。汇入颈外静脉，同时也是颈内、外静脉的交通支

内眦静脉 angular vein
起始于眼内眦，下降到颊成为面静脉

上唇静脉 siperior labial vein
收集上唇区静脉血并运送到面静脉的静脉

枕静脉 occipital vein
运送枕区静脉血到颈内静脉的静脉

耳和枕静脉 auricular and occipital vein
收集耳和枕区的静脉血，终止于颈内静脉

面静脉 facial vein
起于眼内眦的静脉。收集整个面部的静脉血。属支包括唇、咬肌、颏、牙槽、腭、上颌下、舌和甲状腺静脉。终止于颈内静脉

颈外静脉 external jugular vein
行于颈外侧浅部的静脉，终止于锁骨下静脉和颈内静脉的汇合处。由枕、颞、上颌部和其他从颈内静脉系来的静脉汇合而成

下唇静脉 inferior labial vein
收集下唇区静脉血并运送到面静脉的静脉

颏静脉 submental vein
收集颏区静脉血到面静脉的静脉

下牙槽静脉 inferior alveolar vein
运送牙槽区静脉血到下颌后静脉的静脉

腭下静脉 inferior palatine vein
收集咽肌、咽壁和软腭部的静脉血，并汇入面静脉

颈内和颈外静脉网之间的交通支 communicating branch between the internal and external jugular venous network
为保证面和颅区正常的静脉回流，颈内和颈外静脉通过交通支连接，该交通支终止于面静脉，称为下颌后静脉

舌静脉 lingual vein
收集舌区静脉血运送到面静脉。有时，它可以直接汇入颈内静脉

喉上静脉 superior laryngeal vein
运送喉上部血液到甲状腺上静脉。甲状腺上静脉是颈内静脉的属支

甲状腺上静脉 superior thyroid vein
起于甲状腺的静脉。接收一些喉和咽的属支后，上行汇入颈内静脉。该静脉可与面静脉和舌静脉形成总干

颈内静脉 internal jugular vein
收集来自于硬脑膜静脉窦的静脉血，引流所有颅部结构静脉，从颞骨岩部的颈静脉孔出颅，在颈部下行到头臂静脉，沿途接收甲状腺、舌、面、颞区和上颌的静脉

甲状腺中静脉 middle thyroid vein
起于甲状腺侧叶，汇入颈内静脉

颈前静脉 anterior jugular vein
颈前静脉起于颏下区，收集颈前区的静脉血后，在颈外静脉和锁骨下静脉结合处附近汇入颈外静脉

甲状腺下静脉 inferior thyroid vein
收集甲状腺下部血液的静脉，注入头臂静脉。也接收食管静脉丛上部的静脉

静脉系统.手 venous system. hand

后面浅层观 posterior superficial view

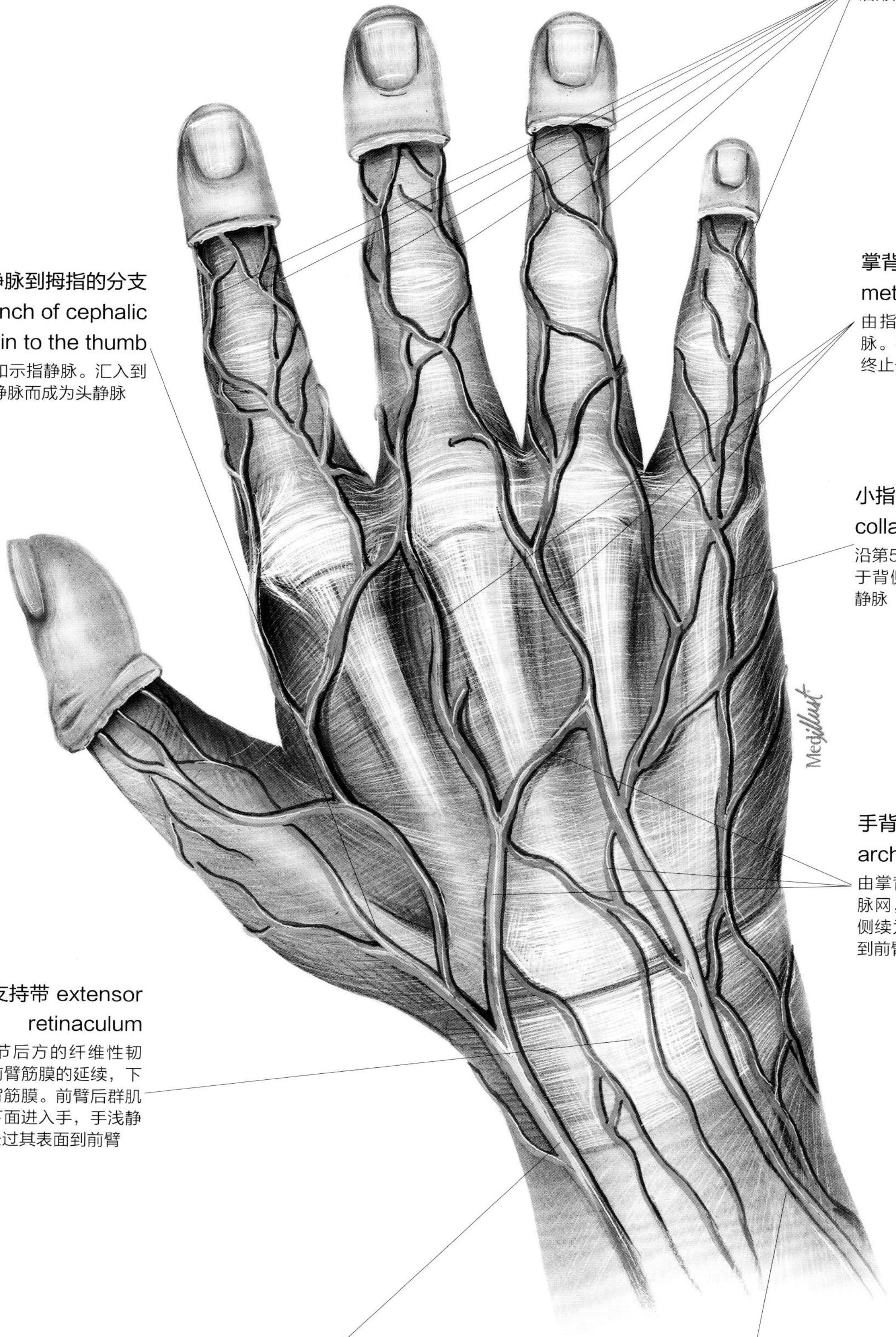

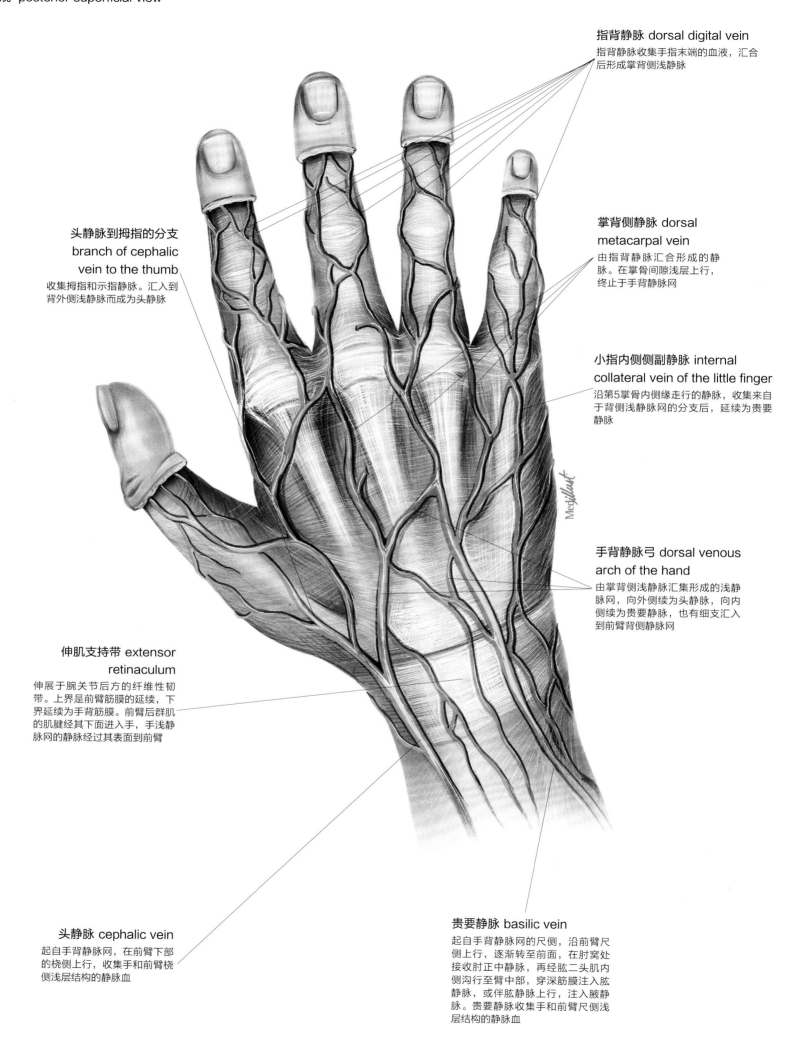

指背静脉 dorsal digital vein

指背静脉收集手指末端的血液，汇合后形成掌背侧浅静脉

头静脉到拇指的分支 branch of cephalic vein to the thumb

收集拇指和示指静脉。汇入到背外侧浅静脉而成为头静脉

掌背侧静脉 dorsal metacarpal vein

由指背静脉汇合形成的静脉。在掌骨间隙浅层上行，终止于手背静脉网

小指内侧侧副静脉 internal collateral vein of the little finger

沿第5掌骨内侧缘走行的静脉，收集来自于背侧浅静脉网的分支后，延续为贵要静脉

手背静脉弓 dorsal venous arch of the hand

由掌背侧浅静脉汇集形成的浅静脉网，向外侧续为头静脉，向内侧续为贵要静脉，也有细支汇入到前臂背侧静脉网

伸肌支持带 extensor retinaculum

伸展于腕关节后方的纤维性韧带。上界是前臂筋膜的延续，下界延续为手背筋膜。前臂后群肌的肌腱经其下面进入手，手浅静脉网的静脉经过其表面到前臂

头静脉 cephalic vein

起自手背静脉网，在前臂下部的桡侧上行，收集手和前臂桡侧浅层结构的静脉血

贵要静脉 basilic vein

起自手背静脉网的尺侧，沿前臂尺侧上行，逐渐转至前面，在肘窝处接收肘正中静脉，再经肱二头肌内侧沟行至臂中部，穿深筋膜注入肱静脉，或伴肱静脉上行，注入腋静脉。贵要静脉收集手和前臂尺侧浅层结构的静脉血

静脉系统.前臂 venous system. forearm

前面浅层观 anterior superficial view

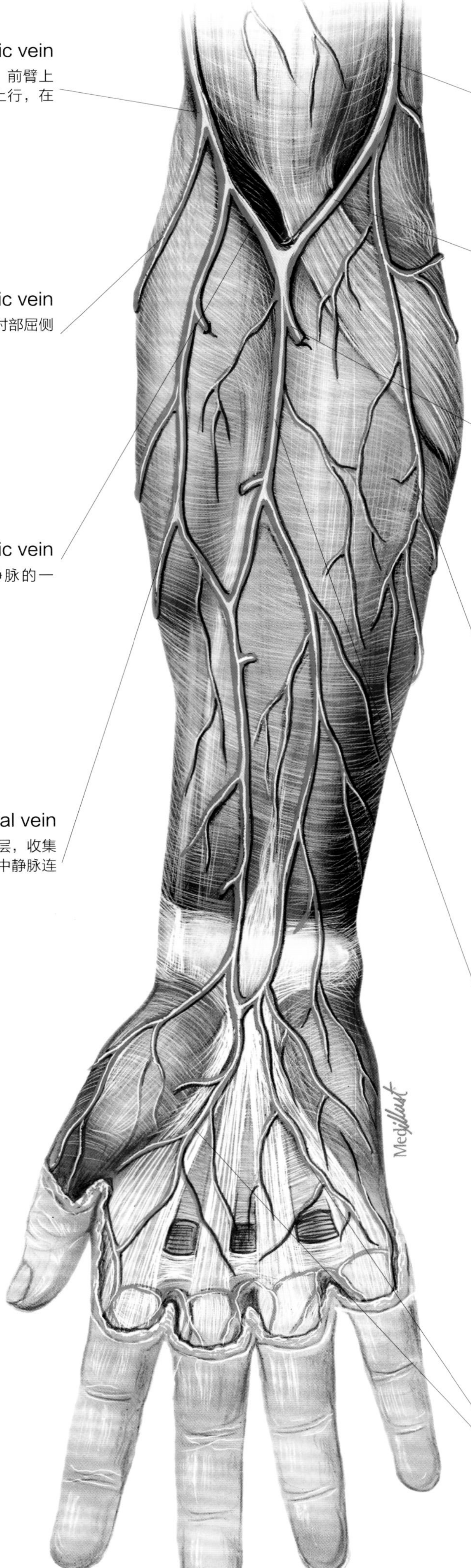

头静脉 cephalic vein

起自手背静脉网，在前臂下部的桡侧、前臂上部和肘部的前面以及肱二头肌外侧沟上行，在肘窝处通过肘正中静脉和贵要静脉交通

副头静脉 accessory cephalic vein

起于前臂后面的静脉支，向前行，在肘部屈侧汇入头静脉

头正中静脉 median cephalic vein

自肘关节前面上行，是肘正中静脉的一支，与桡侧浅静脉连通构成头静脉

桡侧浅静脉 superficial radial vein

该静脉自后向外走行于前臂桡侧浅层，收集前臂和手背外侧部静脉血，与头正中静脉连通构成头静脉

贵要静脉 basilic vein

在肘窝处接收肘正中静脉，再经肱二头肌内侧沟行至臂中点，穿深筋膜注入肱静脉，或伴肱静脉上行，注入腋静脉。贵要静脉收集手和前臂尺侧浅层结构的静脉血

前臂正中静脉的内侧支 medial branch of the median vein of forearm

前臂正中静脉在肘部分叉，内侧分支注入贵要静脉，外侧分支注入头静脉。前臂正中静脉的内、外侧分支连通头静脉和贵要静脉，相当于肘正中静脉

肘的穿静脉 perforating vein of the elbow

连通前臂深静脉网和浅静脉网的正中静脉的属支，加入到正中静脉分叉附近

贵要静脉 basilic vein

起自手背静脉网的尺侧，沿前臂尺侧上行，逐渐转至前面，在肘窝处接收肘正中静脉，再经肱二头肌内侧沟行至臂中点，穿深筋膜注入肱静脉，或伴肱静脉上行，注入腋静脉。贵要静脉收集手和前臂尺侧浅层结构的静脉血

前臂正中静脉 median vein of forearm

起自手掌静脉丛，从手掌部到肘部，上行于前臂前面的静脉，在肘部分叉分别注入头静脉和贵要静脉。接收来自于前臂前面的各种分支和深静脉的穿支

手掌浅静脉 superficial vein of the palm of the hand

手掌的浅静脉网不如深静脉网密集，由一系列小的静脉（在大、小鱼际区有更多）形成。中间背侧区的静脉汇集在腕的前面，并走向正中静脉，而内、外侧区域的静脉分别和背侧静脉（头静脉到拇指的分支）、小指的内侧固有静脉汇合，是头静脉和贵要静脉的起始处

上肢静脉系 venous system of the upper limb

上、下肢配布有相同的静脉系，一个为深静脉系，另一个为浅静脉系。深静脉平行于动脉系，与同名动脉伴行，但每个动脉旁有两条静脉。因此，不必插图说明。浅静脉有不同的行径和命名，在上肢浅表区域上行，终止于深静脉

静脉系统.前臂 venous system. forearm

后面浅层观 posterior superficial view

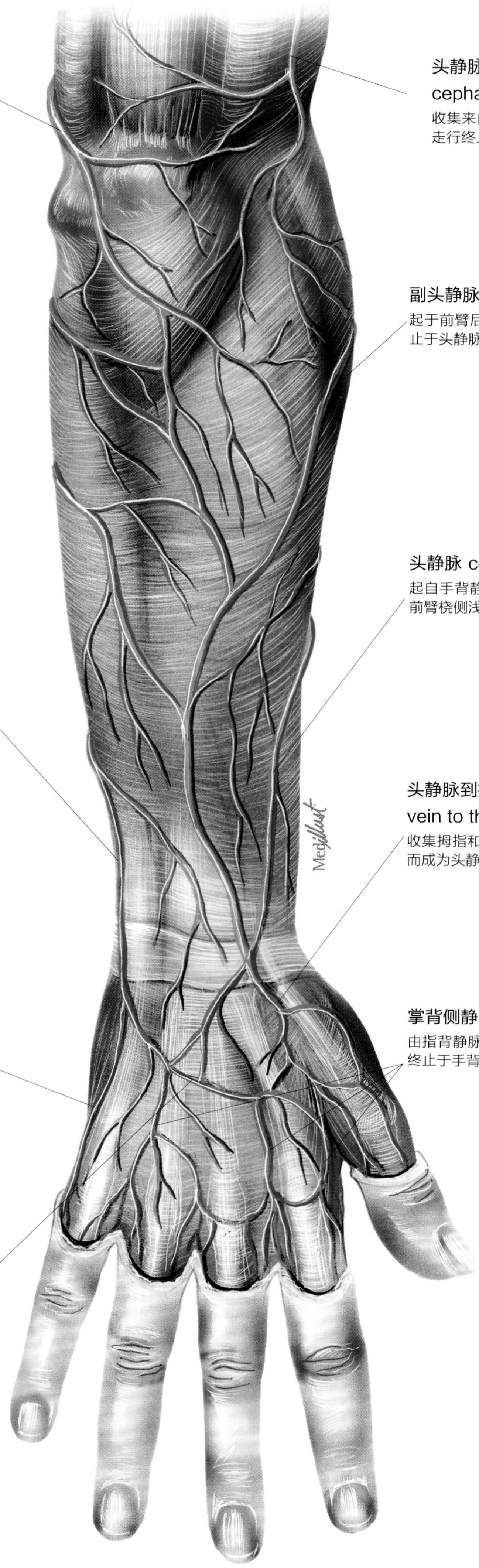

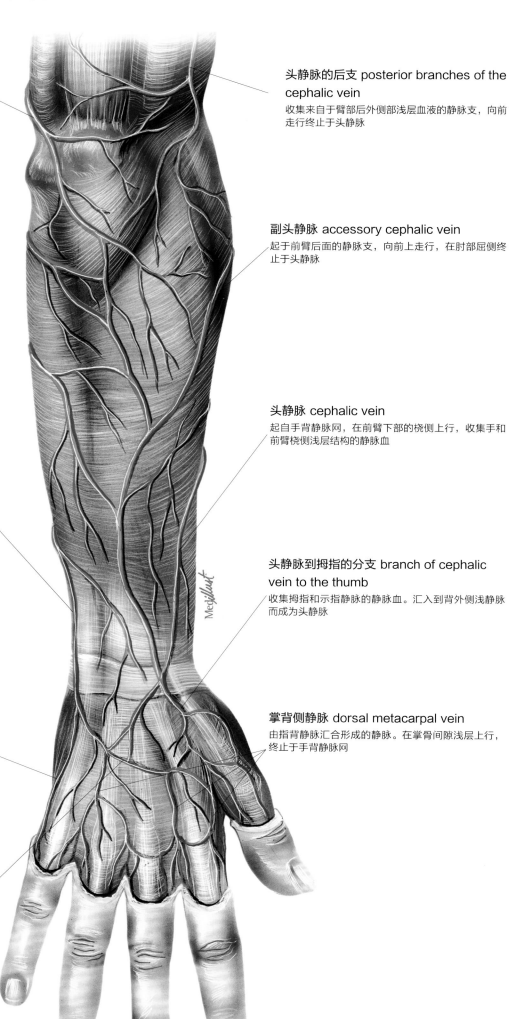

贵要静脉的后支 posterior branches of the basilic vein

收集臂后内侧区浅层血液的静脉支，到前面汇入贵要静脉

头静脉的后支 posterior branches of the cephalic vein

收集来自于臂部后外侧部浅层血液的静脉支，向前走行终止于头静脉

上肢静脉系 venous system of the upper limb

上、下肢配布有相同的静脉系，一个为深静脉系，另一个为浅静脉系。深静脉平行于动脉，与同名动脉伴行，但每条动脉旁有两条静脉。因此，不必插图说明。浅静脉有不同的行径和命名，在上肢浅层上行，注入深静脉

副头静脉 accessory cephalic vein

起于前臂后面的静脉支，向前上走行，在肘部屈侧终止于头静脉

头静脉 cephalic vein

起自手背静脉网，在前臂下部的桡侧上行，收集手和前臂桡侧浅层结构的静脉血

贵要静脉 basilic vein

起自手背静脉网的尺侧，沿前臂尺侧上行，逐渐转至前面，在肘窝处接收肘正中静脉，再经肱二头肌内侧沟行至臂中点，穿深筋膜注入肱静脉，或伴肱静脉上行，注入腋静脉。贵要静脉收集手和前臂尺侧浅层结构的静脉血

头静脉到拇指的分支 branch of cephalic vein to the thumb

收集拇指和示指静脉的静脉血。汇入到背外侧浅静脉而成为头静脉

小指内侧固有静脉 internal proper digital vein of the little finger

沿第5掌骨内侧缘走行的静脉，收集来自于背侧浅静脉网的分支后，延续为贵要静脉

掌背侧静脉 dorsal metacarpal vein

由指背静脉汇合形成的静脉。在掌骨间隙浅层上行，终止于手背静脉网

手背静脉网 dorsal venous rete of hand

由掌背侧浅静脉汇集形成的静脉网，向上形成前臂背侧部的静脉

静脉系统.上臂 venous system. arm

浅层观 superficial view

上肢静脉系 venous system of the upper limb

上、下肢配布有相同的静脉系，一个为深静脉系，另一个为浅静脉系。深静脉平行于动脉，与同名动脉伴行，但每条动脉旁有两条静脉。因此，不必插图说明。浅静脉有不同的行径和命名，在上肢浅层上行，注入深静脉

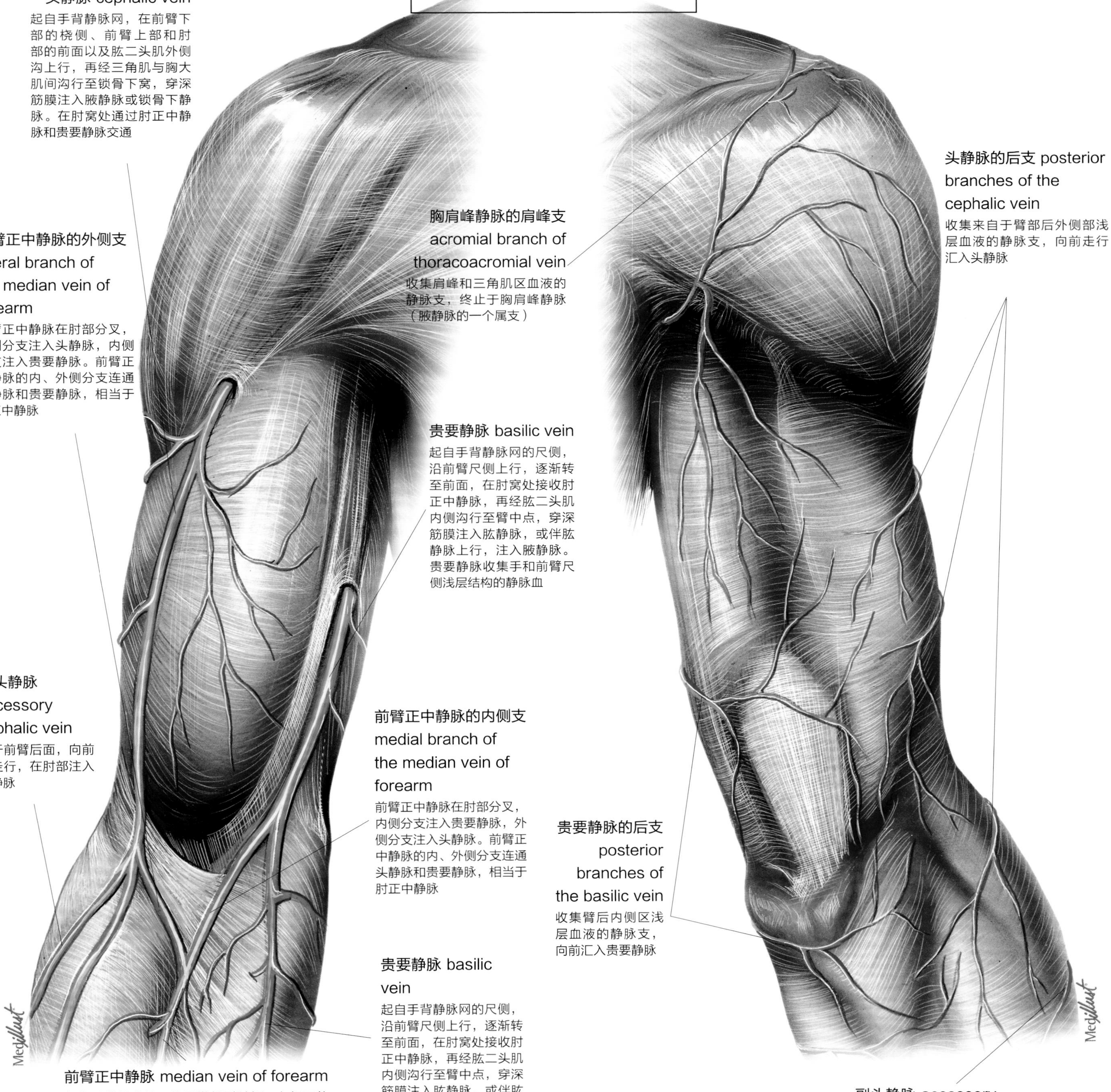

前面观 anterior view

头静脉 cephalic vein

起自手背静脉网，在前臂下部的桡侧、前臂上部和肘部的前面以及肱二头肌外侧沟上行，再经三角肌与胸大肌间沟行至锁骨下窝，穿深筋膜注入腋静脉或锁骨下静脉。在肘窝处通过肘正中静脉和贵要静脉交通

前臂正中静脉的外侧支 lateral branch of the median vein of forearm

前臂正中静脉在肘部分叉，外侧分支注入头静脉，内侧分支注入贵要静脉。前臂正中静脉的内、外侧分支连通头静脉和贵要静脉，相当于肘正中静脉

副头静脉 accessory cephalic vein

起于前臂后面，向前上走行，在肘部注入头静脉

前臂正中静脉 median vein of forearm

起自手掌静脉丛，从手掌部到肘部，上行于前臂前面的静脉，在肘部分叉分别注入头静脉和贵要静脉。接收来自于前臂前面的各个分支和深静脉的穿支

胸肩峰静脉的肩峰支 acromial branch of thoracoacromial vein

收集肩峰和三角肌区血液的静脉支，终止于胸肩峰静脉（腋静脉的一个属支）

贵要静脉 basilic vein

起自手背静脉网的尺侧，沿前臂尺侧上行，逐渐转至前面，在肘窝处接收肘正中静脉，再经肱二头肌内侧沟行至臂中点，穿深筋膜注入肱静脉，或伴肱静脉上行，注入腋静脉。贵要静脉收集手和前臂尺侧浅层结构的静脉血

前臂正中静脉的内侧支 medial branch of the median vein of forearm

前臂正中静脉在肘部分叉，内侧分支注入贵要静脉，外侧分支注入头静脉。前臂正中静脉的内、外侧分支连通头静脉和贵要静脉，相当于肘正中静脉

贵要静脉 basilic vein

起自手背静脉网的尺侧，沿前臂尺侧上行，逐渐转至前面，在肘窝处接收肘正中静脉，再经肱二头肌内侧沟行至臂中点，穿深筋膜注入肱静脉，或伴肱静脉上行，注入腋静脉。贵要静脉收集手和前臂尺侧浅层结构的静脉血

后面观 posterior view

头静脉的后支 posterior branches of the cephalic vein

收集来自于臂部后外侧部浅层血液的静脉支，向前走行汇入头静脉

贵要静脉的后支 posterior branches of the basilic vein

收集臂后内侧区浅层血液的静脉支，向前汇入贵要静脉

副头静脉 accessory cephalic vein

起于前臂后面的静脉支，向前行，在肘屈侧汇入头静脉

静脉系统.下肢 venous system. lower limb

前面浅层观 anterior superficial view

下肢静脉系 venous system of the lower limb

上、下肢配布有相同的静脉系，一个为深静脉系，另一个为浅静脉系。深静脉系平行于动脉系，与同名动脉伴行，但每条动脉旁有两条静脉。因此，不必插图说明。浅静脉有不同的行径和命名，在下肢浅表区域上行，终止于深静脉

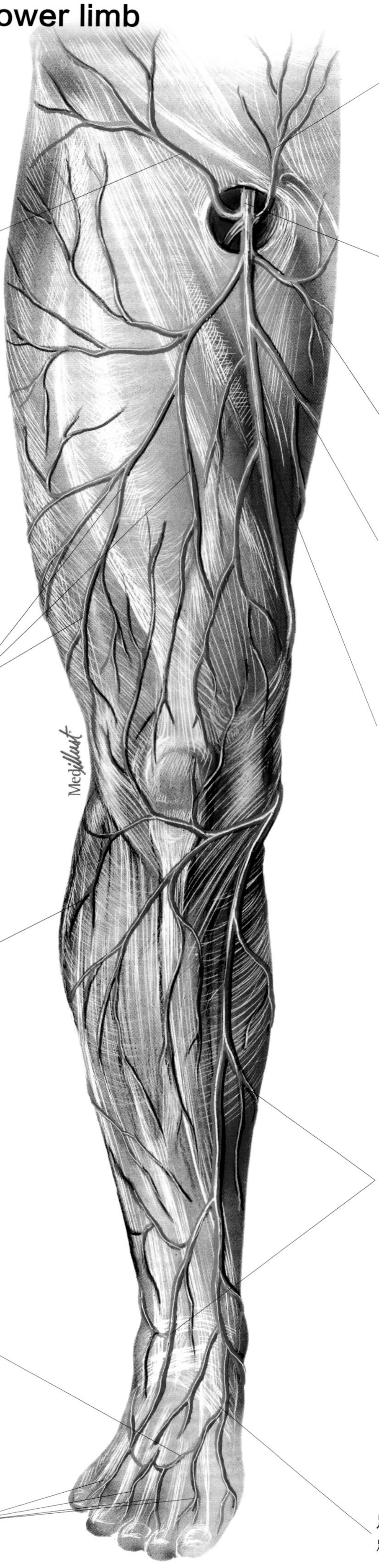

腹壁浅静脉 superficial epigastric vein

收纳脐以下腹壁的浅静脉，汇入大隐静脉

旋髂浅静脉 superficial circumflex iliac vein

是收集腹壁浅层静脉血的静脉，在腹股沟韧带的上方或下方分别注入髂外静脉或股静脉

股静脉 femoral vein

小腿和大腿的浅、深静脉汇集于股静脉。股静脉与股动脉伴行，在大腿内侧上行。在腹股沟韧带水平接受大隐静脉，在腹股沟韧带深方进入腹腔成为髂外静脉

阴部外浅静脉 superficial external pudendal veins

收集部分生殖区的静脉血，在大隐静脉汇入股静脉之前汇入大隐静脉

副隐静脉 accessory saphenous vein

副隐静脉收集股后部的静脉血。行至大腿前面汇入大隐静脉上部

股前皮下静脉 subcutaneous vein of the anterior face of the thigh

紧贴于皮下，穿过膝和小腿的密集静脉网，将该区的静脉血运输到大隐静脉

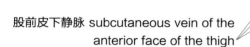

大隐静脉 great saphenous vein

大隐静脉起于足背静脉弓内侧，经内踝前面后，沿小腿内侧浅层上行，收集小腿前内侧部皮下静脉网的静脉血，经膝部到大腿，在其前内侧面行于浅层，汇入股静脉的末段。也接收小隐静脉的交通支

膝前皮下静脉 subcutaneous vein of the anterior face of the knee

紧贴于皮下，在小腿上行的密集静脉网，将该区的静脉血运输到大隐静脉

小腿前皮下静脉 subcutaneous vein of the anterior face of the leg

紧贴于皮下，穿过膝和小腿的密集静脉网，将该区的静脉血输送到大隐静脉

足背静脉弓 dorsal venous arch of the foot

位于足背浅层的静脉网，由趾静脉和一些跖静脉汇集而成。在内侧上行为大隐静脉，在外侧上行为小隐静脉

趾背静脉 dorsal vein of the toes

起于趾末端的小静脉，基本上在趾背面，将该区静脉血运输到足背静脉弓

足背内侧静脉 medial dorsal vein of the foot

足背静脉弓的内侧延伸，上行汇入大隐静脉

静脉系统.下肢 venous system. lower limb

后面浅层观 posterior superficial view

下肢静脉系 venous system of the lower limb

上、下肢配布有相同的静脉系，一个为深静脉系，另一个为浅静脉系。深静脉系平行于动脉系，与同名动脉伴行，但每条动脉旁有两条静脉。因此，不必插图说明。浅静脉有不同的行径和命名，在下肢浅表区域上行，终止于深静脉

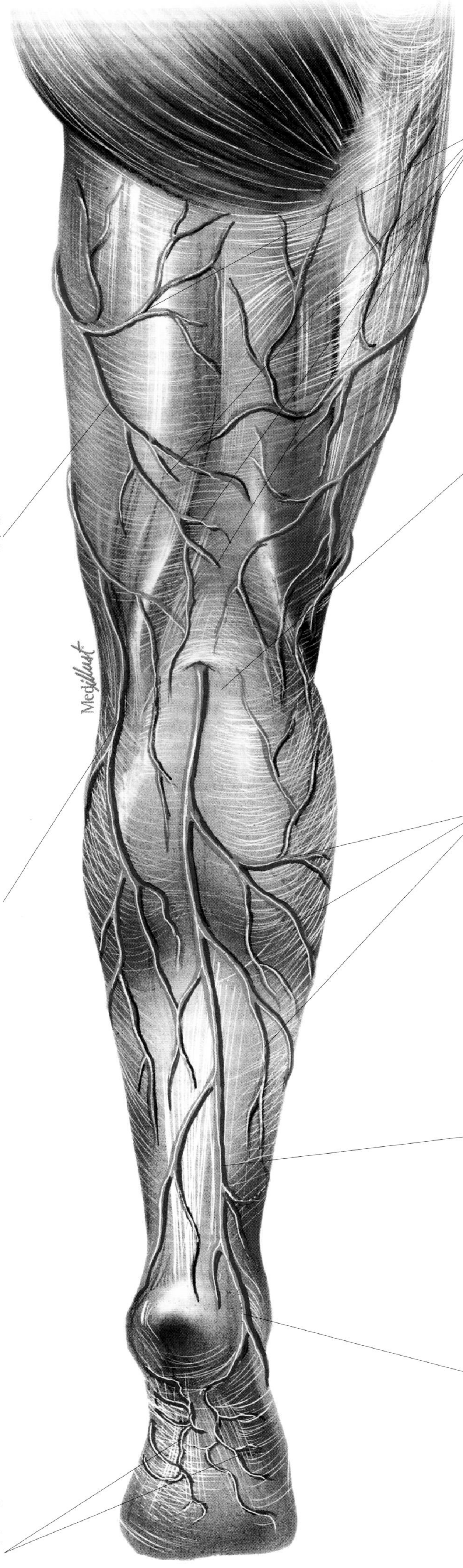

大腿后皮下静脉 subcutaneous vein of the posterior face of the thigh

是一个终止于副隐静脉的密集静脉网，副隐静脉在大腿前内侧面注入大隐静脉

腘窝 popliteal fossa

位于膝后部的菱形区，以大腿和小腿后面的肌肉（半膜肌、股二头肌、腓肠肌）为边界,是血管和神经从大腿到小腿的通道。在此，小隐静脉注入腘静脉

副隐静脉 accessory saphenous vein

副隐静脉收集股后部的静脉血。行至大腿前面汇入大隐静脉上部

小腿后皮下静脉 subcutaneous vein of the posterior face of the leg

是注入小隐静脉的静脉网

大隐静脉 great saphenous vein

起于足背静脉弓内侧端的静脉，经内踝前面，沿小腿内侧浅层上行，收集小腿前内侧部皮下静脉网的静脉血，经膝部到大腿，在其前内侧面行于浅层，汇入股静脉的末段。也接收小隐静脉的交通支

小隐静脉 small saphenous vein

小隐静脉起于足背静脉弓外侧，是足背静脉弓的延续。经外踝后面，沿小腿后面上行到大腿，在腓肠肌之间，穿深筋膜注入腘静脉。也有一个上行的交通支注入大隐静脉

足背外侧静脉 lateral dorsal vein of the foot

足背静脉弓外侧的延续，上行注入小隐静脉

足底皮下静脉 subcutaneous vein of the sole of the foot

由数目众多的小静脉形成的静脉网，汇集注入小腿的浅静脉网

静脉系统.男性盆部 venous system. male pelvis

前面观 anterior view

腹主动脉 abdominal aorta

胸主动脉向下的延续。与脊柱平行，在腹腔内垂直下行。在上腹部发出粗的分支，称为腹腔干，分布于肝、胃、脾。较靠下的分支有肾动脉，肠系膜上、下动脉等。腹主动脉末端分叉为左、右髂总动脉。左、右髂总动脉走向下肢

肾静脉 renal vein

左、右肾静脉由肾门出肾，在肾动脉前方注入下腔静脉。它们由肾单位的多个微静脉在肾内部汇合而成，运输在肾脏内净化的血液。左肾静脉较右肾静脉长，在肠系膜上动脉深方经过

左睾丸静脉 left testicular vein

左睾丸静脉由来自于左侧睾丸的小静脉汇合形成。在腹腔，平行于左输尿管上行注入左肾静脉

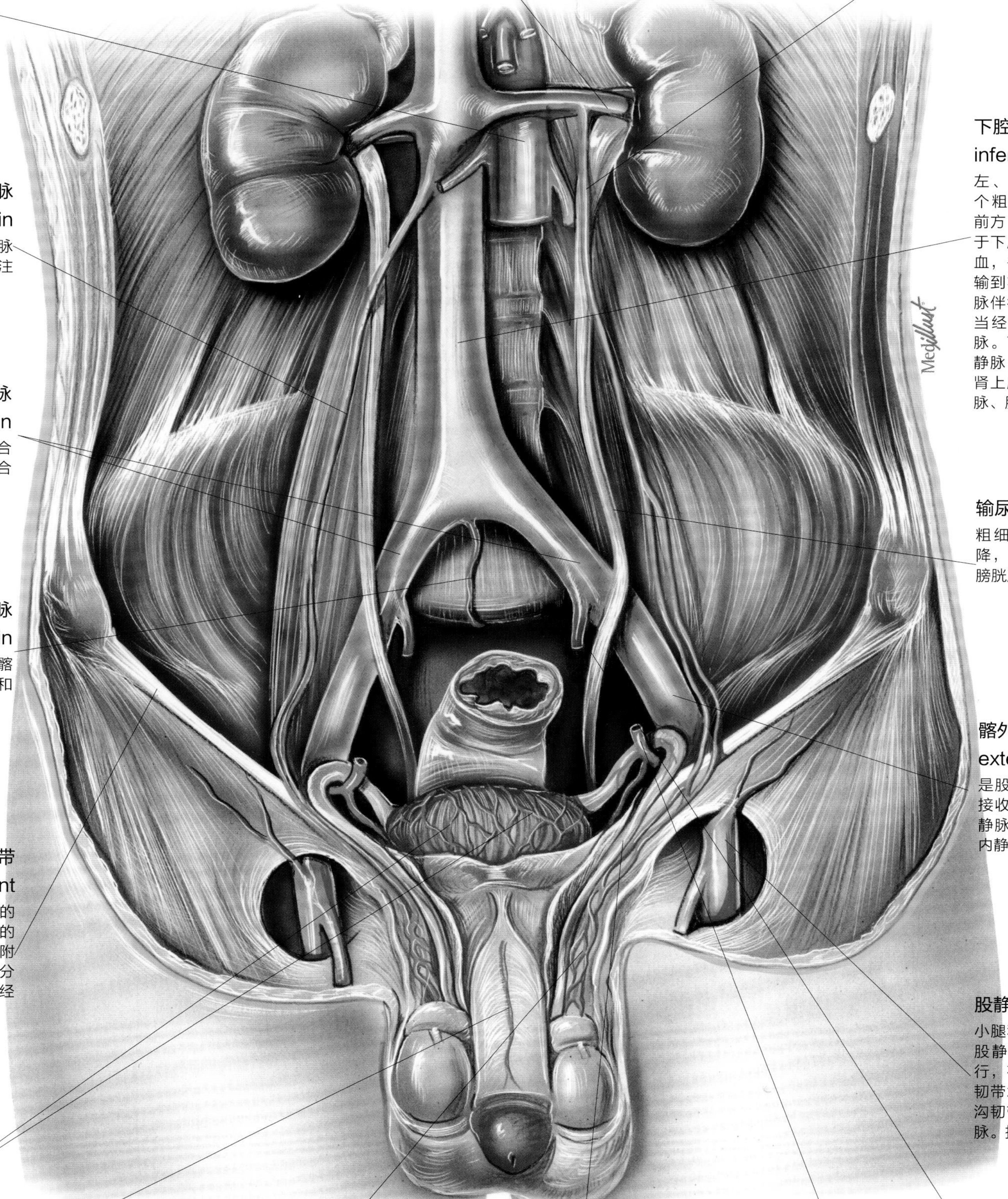

右睾丸静脉 right testicular vein

由收集右侧睾丸血液的小静脉融合而成，在右肾静脉下方注入下腔静脉

髂总静脉 common iliac vein

髂总静脉由髂内、外静脉汇合而成，斜向上行并与对侧汇合形成下腔静脉

骶正中静脉 median sacral vein

起于骶尾区的静脉，注入左髂总静脉。接收一些膀胱下支和直肠支

腹股沟韧带 ingunal ligament

伸张于髂前上棘到耻骨结节的纤维韧带，是腹外斜肌腱膜的延续。位于腹股沟的皮褶附近，并作为腹部和股部的分界。下肢的动脉、静脉和神经由该韧带的深面经过

下腔静脉 inferior vena cava

左、右髂总静脉汇合而成的一个粗大静脉干，经过右肾动脉前方，在腹腔内上行。收集来自于下肢、盆部和腹腔脏器的静脉血，并像上腔静脉一样将血液运输到右心房。下腔静脉与腹主动脉伴行向上，穿过膈进入胸腔。当经过肝脏后面时，接收肝静脉。下腔静脉接收身体下部很多静脉，包括膈下静脉、腰静脉、肾上腺静脉、精索静脉、卵巢静脉、肝静脉和脐静脉

输尿管 ureter

粗细不规则的管道，从肾盂下降，垂直经过腹腔的后部，穿过膀胱后壁，将尿液输送至膀胱

髂外静脉 external iliac vein

是股静脉向上延续的粗大静脉，接收下肢的静脉血并运送到下腔静脉系。在盆腔，髂外静脉与髂内静脉汇合成髂总静脉

股静脉 femoral vein

小腿和大腿的浅、深静脉汇集于股静脉。在股动脉内侧与其伴行，在大腿内侧上行。在腹股沟韧带水平接收大隐静脉，经腹股沟韧带后方进入腹腔成为髂外静脉。接收大腿部肌肉的静脉血

膀胱静脉 vesical vein

膀胱壁的静脉，下降到前列腺区的背深静脉丛，在此汇入阴部内静脉（髂内静脉的属支）

阴茎背浅静脉 superficial dorsal vein of the penis

阴茎浅静脉网汇聚形成的静脉干，穿过阴茎背部与腹壁静脉网连接。注入股静脉或闭孔静脉。也有一个来自于勃起组织的深静脉网，注入髂内静脉

蔓状静脉丛 pampiniform venous plexus

睾丸和附睾的静脉形成围绕输精管的静脉丛。该丛发出两组静脉，一组注入睾丸静脉，另一组注入腹壁静脉

输精管 vas deferens

输精管是连接睾丸和精囊的管道。它起于附睾，与精索一道穿过腹股沟管，在盆腔内上升，绕过输尿管后止于精囊

腹壁下静脉 inferior epigastric vein

起于接近脐部腹壁前面的静脉，与腹壁下动脉行径相似，在腹股沟韧带的上方或下方分别注入髂外静脉或股静脉。其上部与胸廓内静脉吻合

髂内静脉 internal iliac vein

又称为腹下静脉。收集盆内脏器（膀胱、子宫、直肠、肛管等）、臀区、外生殖器(阴部静脉)的静脉血。与髂外静脉汇合形成髂总静脉

静脉系统.女性盆部 venous system. female pelvis

前面观 anterior view

下腔静脉 inferior vena cava

左、右髂总静脉汇合而成的粗大静脉干，经过右肾动脉前方，在腹腔内上行。收集来自下肢、盆部和腹腔脏器的静脉血，并像上腔静脉一样将血液运输到右心房。下腔静脉与腹主动脉伴行向上，穿过膈进入胸腔。当经过肝脏后面时，接收肝静脉。下腔静脉接收身体下部很多的静脉，包括膈下静脉、腰静脉、肾上腺静脉、精索静脉、卵巢静脉、肝静脉和脐静脉

腹主动脉 abdominal aorta

胸主动脉向下的延续。与脊柱平行，在腹腔内垂直下行。在上腹部发出粗的分支，称为腹腔干，分布于肝、胃、脾。下面的分支有肾动脉，肠系膜上、下动脉等。腹主动脉分叉为左、右髂总动脉而终止。左、右髂总动脉走向下肢

肾静脉 renal vein

左、右肾静脉由肾门出肾，在肾动脉前方注入下腔静脉。它们由肾单位的多个微静脉在肾内部汇合而形成，运输在肾脏内净化的血液。左肾静脉较右肾静脉长，在肠系膜上动脉深方经过

输尿管 ureter

粗细不规则的管道，从肾盂下降，垂直经过腹腔的后部，穿过膀胱后壁，将尿液输送至膀胱

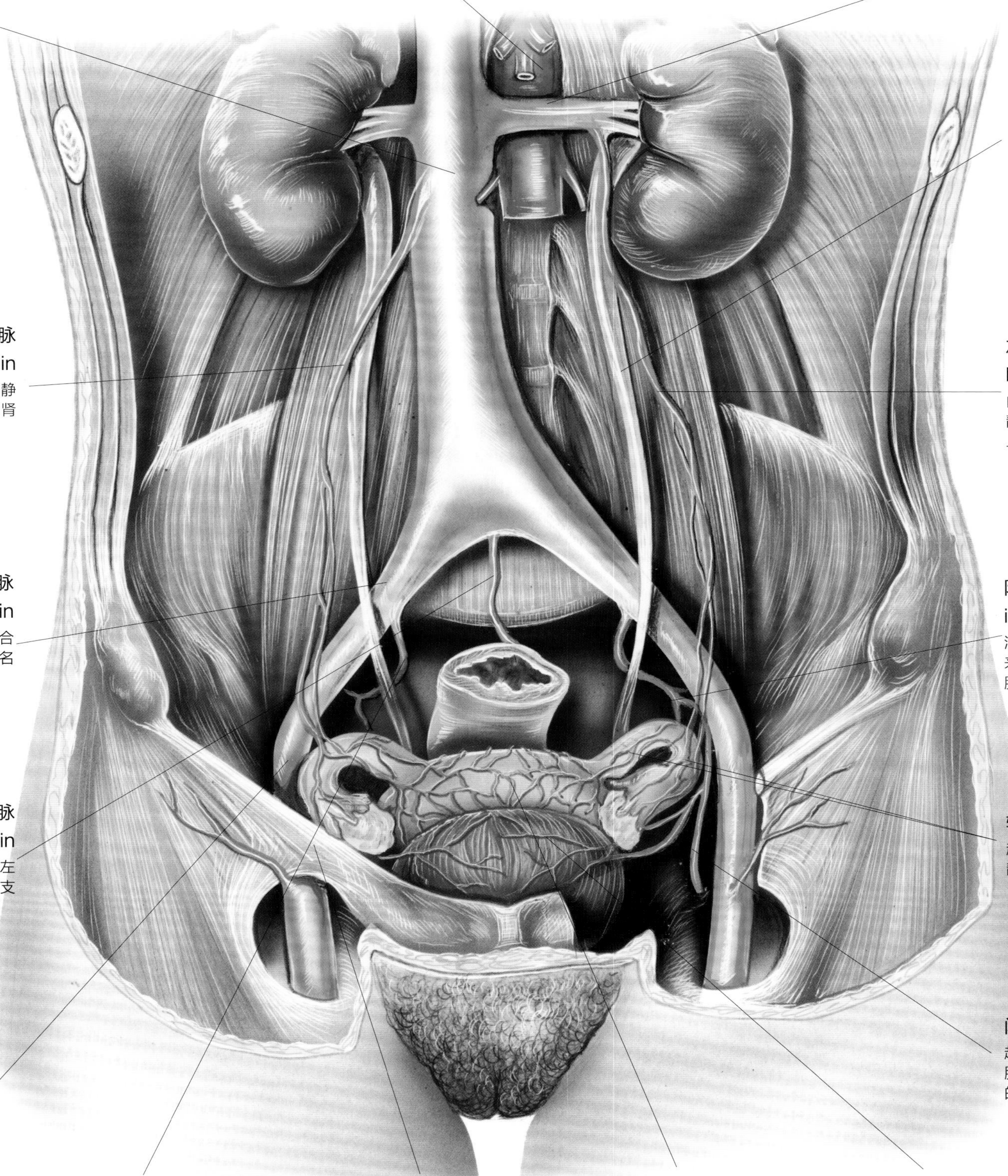

右卵巢静脉 right ovarian vein

起于右侧卵巢和子宫的小静脉。在腹腔右侧上行，在右肾静脉下方注入下腔静脉

左卵巢静脉 left ovarian vein

由左侧卵巢和部分子宫的小静脉汇合而成，在腹部左侧上行，注入左肾静脉

髂总静脉 common iliac vein

髂总静脉由髂内、外静脉汇合而成，斜向上行并与对侧同名静脉汇合形成下腔静脉

阴部内静脉 internal pudendal vein

注入髂内静脉的静脉。接收来自于肛外周部（直肠中静脉）、会阴和女阴部的属支

骶正中静脉 median sacral vein

起于骶尾区的静脉，终止于左髂总静脉。收集一些膀胱下支和直肠支

输卵管静脉 tubaric vein

起于输卵管、注入卵巢静脉的静脉

闭孔静脉 obturator vein

起于大腿内部的静脉。通过闭膜管进入盆部，注入髂内静脉的末端

髂外静脉 external iliac vein

是股静脉向上延续的粗大静脉，接收下肢的静脉血并运送到下腔静脉系。 在盆腔，髂外静脉与髂内静脉汇合成髂总静脉

髂内静脉 internal iliac vein

又称为腹下静脉。收集盆内脏器（膀胱、子宫、直肠、肛管等）、臀区、外生殖器(阴部静脉)的静脉血。与髂外静脉汇合形成髂总静脉

腹股沟韧带 ingunal ligament

伸张于髂前上棘到耻骨结节的纤维韧带，是腹外斜肌腱膜的延续。位于腹股沟的皮褶附近，并作为腹部和股部的分界。下肢的动脉、静脉和神经由该韧带的深面经过

子宫静脉丛 uterine venous plexus

是一密集的静脉丛。一部分汇入卵巢静脉，另一部分通过子宫圆韧带到腹壁静脉（髂外静脉的分支），还有部分注入髂内静脉

膀胱静脉 vesical vein

膀胱壁的静脉，注入阴部内静脉。阴部内静脉是髂内静脉的属支

静脉系统.直肠及肛门区 venous system. anal rectal region

后面观 posterior view

髂内静脉 internal iliac vein
又称为腹下静脉。收集盆内脏器（膀胱、子宫、直肠、肛管等）、臀区、外生殖器(阴部静脉)的静脉血。与髂外静脉汇合形成髂总静脉

乙状结肠静脉 sigmoid vein
起于乙状结肠的静脉支，注入肠系膜下静脉

肠系膜下静脉 inferior mesenteric vein
收集来自于大肠左部血液的静脉。属支有降结肠支、乙状结肠支和直肠支。与脾静脉汇合，并注入肠系膜上静脉，形成门静脉

下腔静脉 inferior vena cava
左、右髂总静脉汇合而成的粗静脉干，经过右肾动脉前方，在腹腔内上行。收集来自于下肢、盆部和腹腔脏器的静脉血，并像上腔静脉一样将血液运输到右心房。下腔静脉与腹主动脉伴行向上，穿过膈进入胸腔。当经过肝脏后面时，接收肝静脉。下腔静脉收集身体下部很多的静脉，包括膈下静脉、腰静脉、肾上腺静脉、精索静脉、卵巢静脉、肝静脉和脐静脉

髂总静脉 common iliac vein
髂总静脉由髂内、外静脉汇合而成，斜向上行并与对侧同名静脉汇合形成下腔静脉

骶正中静脉 median sacral vein
起于骶尾区的静脉，注入左髂总静脉。收集一些膀胱下支和直肠支

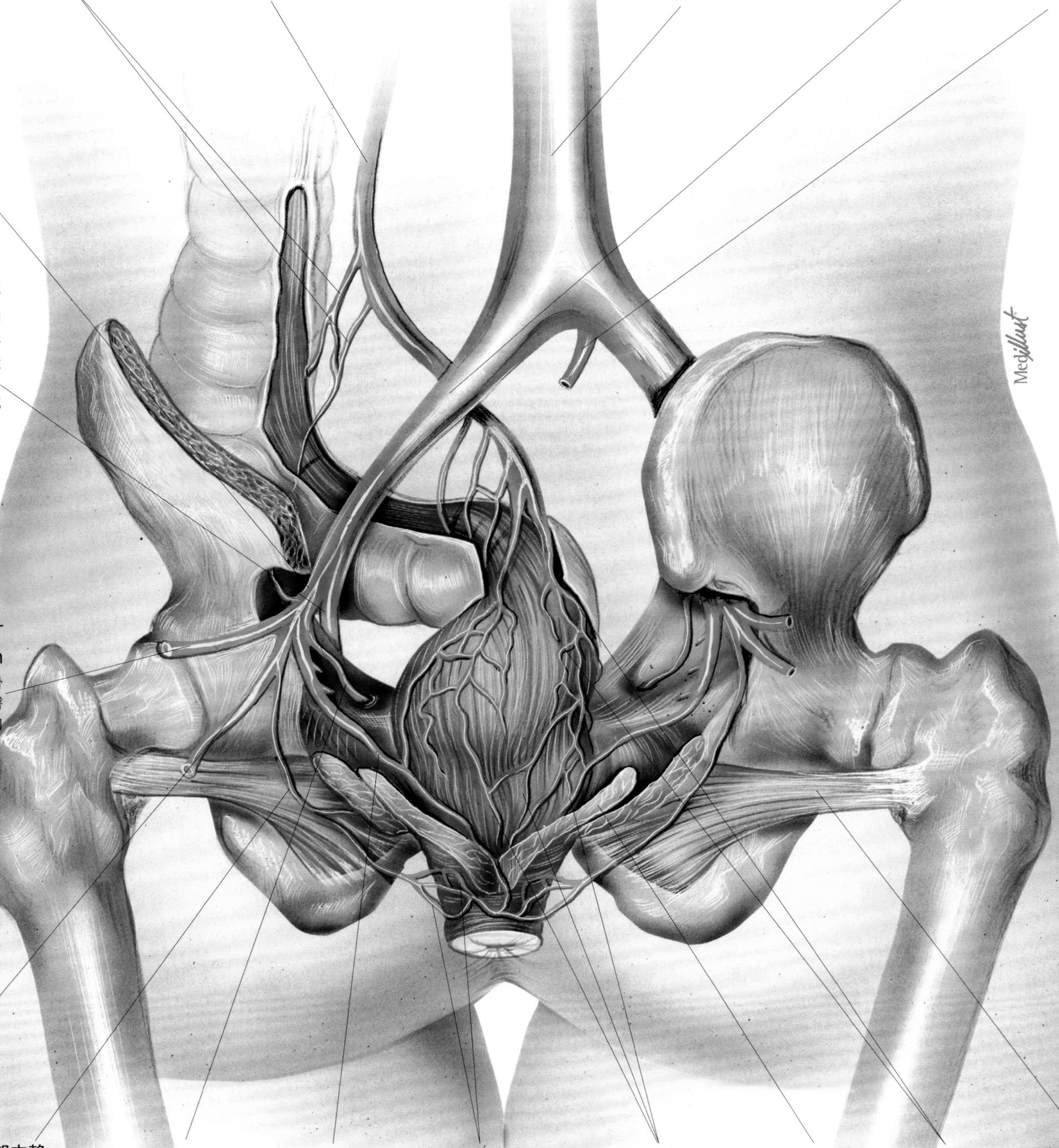

髂外静脉 external iliac vein
是股静脉延续而成的粗大静脉，接收下肢的静脉血并运送到下腔静脉系。在盆腔，髂外静脉与髂内静脉汇合成髂总静脉

臀上静脉 superior gluteal vein
起于臀上区的静脉，由坐骨大切迹进入盆部，在此与臀下静脉汇合成单干注入髂内静脉

臀下静脉 inferior gluteal vein
起于臀下区的静脉，由坐骨大切迹进入盆部，在此与臀上静脉汇合成单干注入髂内静脉

阴部内静脉 internal pudendal vein
注入髂内静脉的静脉。接收来自于肛外周部（直肠中静脉）、会阴和女阴部（女性）、阴茎（男性）的属支

闭孔静脉 obturator vein
起于大腿内部的静脉。经闭膜管进入盆部，在接近髂内、外静脉汇合处注入髂内静脉

直肠中静脉 middle rectal vein
起于直肠中部的静脉，也接收膀胱和外生殖器部的静脉血，注入髂内静脉

直肠下静脉 inferior rectal vein
起于肛外周区的小静脉支，汇集注入髂内静脉的属支——阴部内静脉

直肠静脉丛 rectal venous plexus
起于直肠下部痔形成区的密集静脉网。由此丛发出静脉在直肠内上行，形成较粗的直肠上静脉

肛提肌 levator ani muscle

直肠上静脉 superiror rectal vein
由直肠静脉丛的小静脉形成。在直肠上部上行，注入肠系膜下静脉

闭孔内肌 obturator internus

静脉系统.小肠 venous system. small intestine

前面观 anterior view

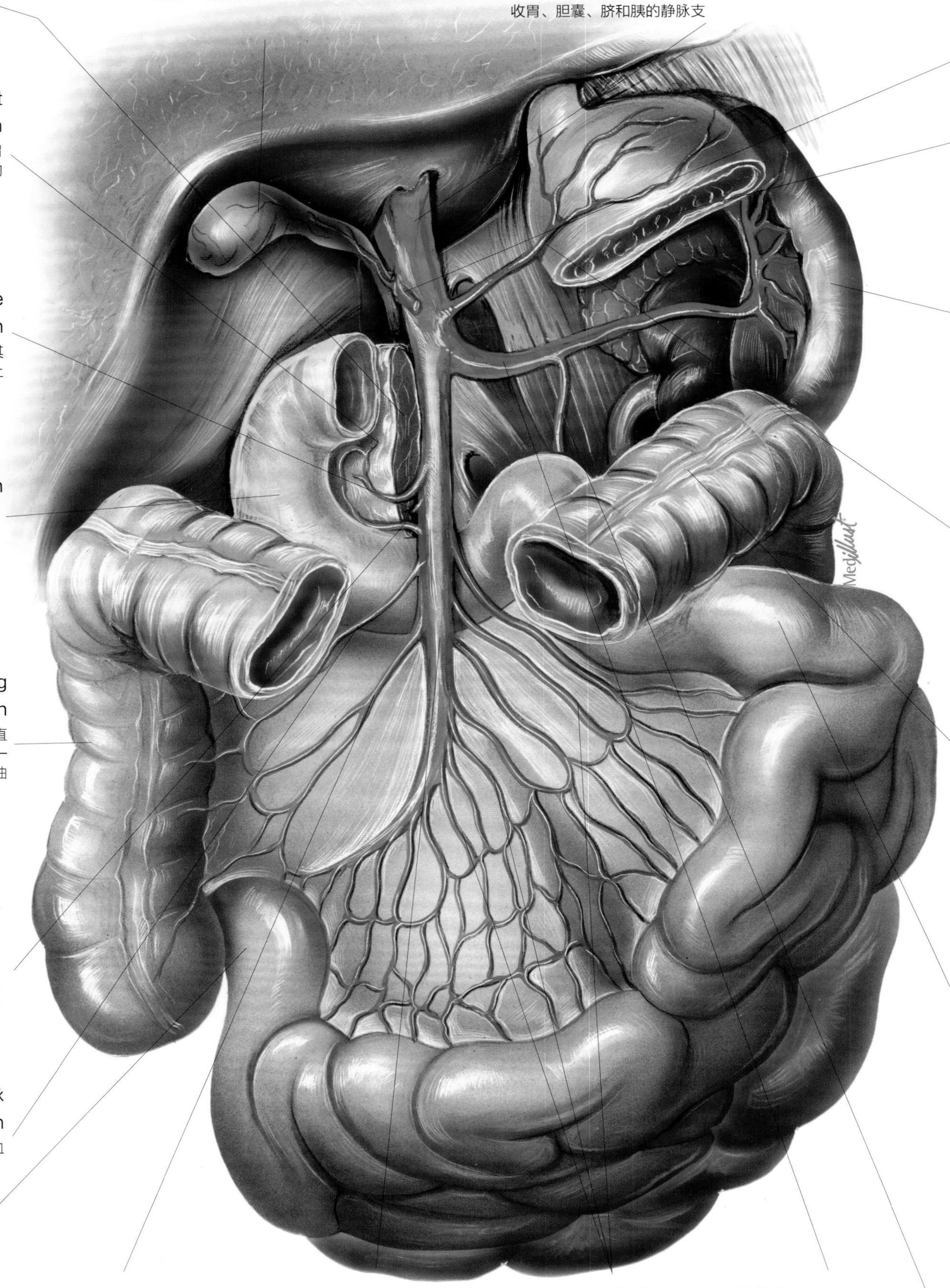

胰头 head of the pancreas
胰最大的部分，位于十二指肠形成的环内，它发出外分泌管至十二指肠

胆囊 gall bladder
胆囊是一个囊性器官，组成肝分泌系统（或称肝胆汁系统）的一部分，贮存和浓缩肝产生的胆汁。胆囊邻近肝脏的下面

肝门静脉 hepatic portal vein
肝门静脉是运送腹部消化器官的静脉血到肝脏的静脉。起始于肠系膜上、下静脉和脾静脉的汇合，上行由肝门入肝，在肝内分为多个分支。肝外部分接收胃、胆囊、脐和胰的静脉支

胃右静脉 right gastric vein
起于胃幽门区，注入肝门静脉前面

胃网膜右静脉 right gastric-epiploic vein
与胃网膜左静脉共同形成胃大弯侧静脉弓，接收胃壁的静脉支

胃 stomach
大的囊性器官，向下延续为十二指肠

中结肠静脉 middle colic vein
平行于横结肠走行，收集其静脉血，并转运至肠系膜上静脉

脾 spleen
卵圆形器官，位于腹部的左上角即左季肋区，在胃的后部，和胃之间借胃脾韧带相连接。脾是储存和滤过血细胞的淋巴器官

十二指肠 duodenum
小肠的第一段，呈“C”形，起于幽门，止于空肠，围绕胰头

胃左静脉 left gastric vein
从贲门经过胃小弯注入肝门静脉（在其进入肝门之前），接收来自于食管下段的静脉支

升结肠 ascending colon
在腹右侧从盲肠到肝区垂直上行的肠管，在肝区形成一个称之为结肠肝曲的弯曲后，移行为横结肠

横结肠 transverse colon
从肝区到脾区横过腹部的大肠部分。延续为降结肠

胰十二指肠下前静脉 anterior inferior pancreaticoduodenal vein
转运部分十二指肠、胰头静脉血到肠系膜上静脉。它与胃网膜右静脉相连通

空肠 jejunum
小肠的第2段或中间部分，是十二指肠的延续，起于十二指肠空肠曲。由于空肠和回肠非常相似，其分界处不易确定。大部分食物的吸收过程发生于空肠

右结肠静脉 right colic vein
右结肠静脉收集升结肠的血液，注入肠系膜上静脉

回肠 ileum
小肠的第3段，也是最后一段。是空肠的继续，末端连接大肠

回结肠静脉 ileocolic vein
由一些来自于盲肠、阑尾区、回肠末段和升结肠起始段的小静脉形成的静脉。注入肠系膜上静脉的右侧

肠系膜上静脉 superior mesenteric vein
运输来自于小肠和右半部分大肠静脉血的静脉。与肠系膜下静脉、脾静脉汇合形成肝门静脉。属支有空肠支、回结肠支、结肠支、胰支和网膜支

回肠和空肠静脉 ileal and jejunal vein
来自于空肠和回肠的错综复杂的小静脉网。它们有很多吻合襻，汇合注入肠系膜上静脉的左侧

脾静脉 splenic vein
脾静脉起于脾门处的静脉吻合，几乎水平走行，加入肠系膜上、下静脉形成肝门静脉入肝

肠系膜下静脉 inferior mesenteric vein
收集来自于大肠左半血液的静脉。属支有降结肠支、乙状结肠支和直肠支。与脾静脉汇合，注入肠系膜上静脉，形成门静脉

静脉系统.肾区 venous system. renal region

前面观 anterior view

肝静脉 hepatic vein

起于肝后面，将净化后的血液运输至下腔静脉

膈下静脉 inferior phrenic veins

起于膈下面的静脉，平行于膈下动脉走行。注入下腔静脉的前面

食管 esophagus

从咽下部到胃垂直经过胸腔的圆柱状管道。穿过一部分颈部，在胸腔气管后下降，穿过膈后有一个短的腹部（切断）

腹腔干 celiac trunk

从腹主动脉前壁起始的一个粗的动脉干。通过肝总动脉、胃冠状动脉和脾动脉供应动脉血到肝、胃和脾，此外还有一些胰支

中囊静脉 middle capsular vein

起于肾上腺囊中部的静脉，与膈下静脉汇合后终止于肾静脉

肾静脉 renal vein

左、右肾静脉由肾门出肾，在肾动脉前方注入下腔静脉。它们由肾单位的多个微静脉在肾内部汇合而形成，运输在肾脏内净化的血液。左肾静脉较右肾静脉长，在肠系膜上动脉深方经过

肾窦的静脉支 venous branches of the renal sinus

来自于肾实质内叶间静脉和小叶间静脉汇合而形成的小静脉。它们互相融合形成肾静脉

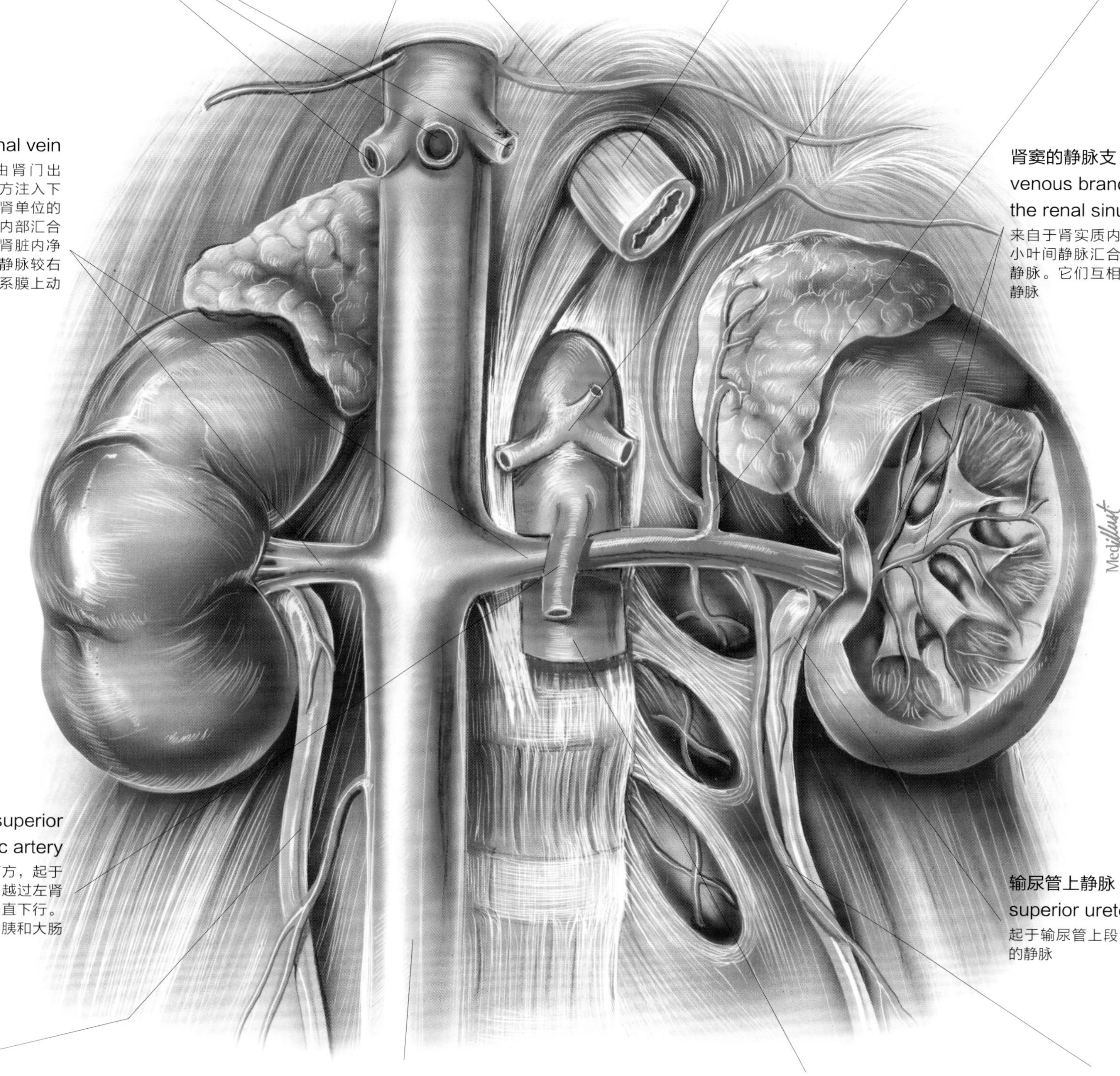

肠系膜上动脉 superior mesenteric artery

在腹腔干起点的下方，起于腹主动脉的前壁。越过左肾静脉，在胰后面垂直下行。分布于小肠、部分胰和大肠的右侧部分

输尿管上静脉 superior ureteral vein

起于输尿管上段终于肾静脉的静脉

输尿管 ureter

粗细不规则的管道，从肾盂下降，垂直经过腹腔的后部，穿过膀胱后壁，将尿液排放于膀胱

下腔静脉 inferior vena cava

由左、右髂总静脉汇合而成的人体最粗大的静脉干，经过右肾动脉前方，在腹腔内上行。收集来自于下肢、盆部和腹腔脏器的静脉血，并像上腔静脉一样将血液运输到右心房。下腔静脉与腹主动脉伴行向上，穿过膈进入胸腔。在经过肝脏后面时，接收肝静脉。下腔静脉收集身体下部很多的静脉， 包括膈下静脉、腰静脉、肾上腺静脉、精索静脉、卵巢静脉、肝静脉和脐静脉

腹主动脉 abdominal aorta

胸主动脉向下的延续。与脊柱平行，在腹腔内垂直下行。在上腹部发出粗的分支，称为腹腔干，分布于肝、胃、脾。下段的分支有肾动脉，肠系膜上、下动脉等。腹主动脉末端分叉为左、右髂总动脉。左、右髂总动脉走向下肢

左侧睾丸或卵巢静脉 left testicular or ovarian vein

由左侧睾丸（男性）或卵巢（女性）小静脉汇合而成，平行于左输尿管在腹部上升，终止于左肾静脉

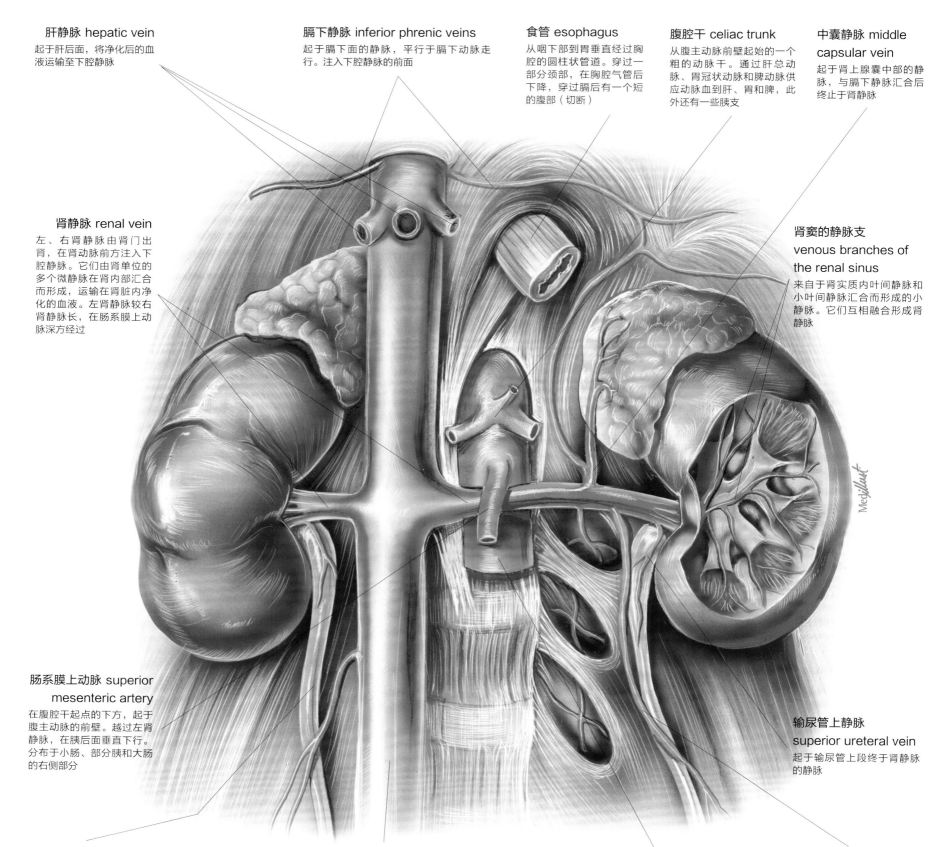

静脉系统.胰腺 venous system. pancreas

前面观 anterior view

肝门静脉 hepatic portal vein

肝门静脉是运送腹部消化器官的静脉血到肝脏的静脉。起始于肠系膜上、下静脉和脾静脉的汇合处，向右上斜行，由肝门入肝，在肝内分为多个分支。在肝外部分，它接收胃、胆囊、脐和胰的静脉支

下腔静脉 inferior vena cava

由左、右髂总静脉汇合而成的人体最粗大的静脉干，经过右肾动脉前方，在腹腔内上行。收集来自于下肢、盆部和腹腔脏器的静脉血，并像上腔静脉一样将血液运输到右心房。下腔静脉与腹主动脉伴行向上，穿过膈进入胸腔。在经过肝脏后面时，接收肝静脉。下腔静脉收集身体下部很多的静脉，包括膈下静脉、腰静脉、肾上腺静脉、精索静脉、卵巢静脉、肝静脉和脐静脉

肝静脉 hepatic vein

起于肝后面，将净化后的血液运输至下腔静脉

胃左静脉 left gastric vein

从贲门经过胃小弯终止于肝门静脉（在其进入肝门之前），接收来自于食管下段的静脉支

食管下段的静脉支 inferior esophageal venous branches

起于食管下段的小静脉支，注入胃左静脉（肝门静脉的属支）

腹腔干 celiac trunk

从腹主动脉前壁起始的一个粗短动脉干。通过肝总动脉、胃冠状动脉和脾动脉供应动脉血到肝、胃和脾，此外还有一些胰支

胃 stomach

大的囊性器官，向下延续为十二指肠

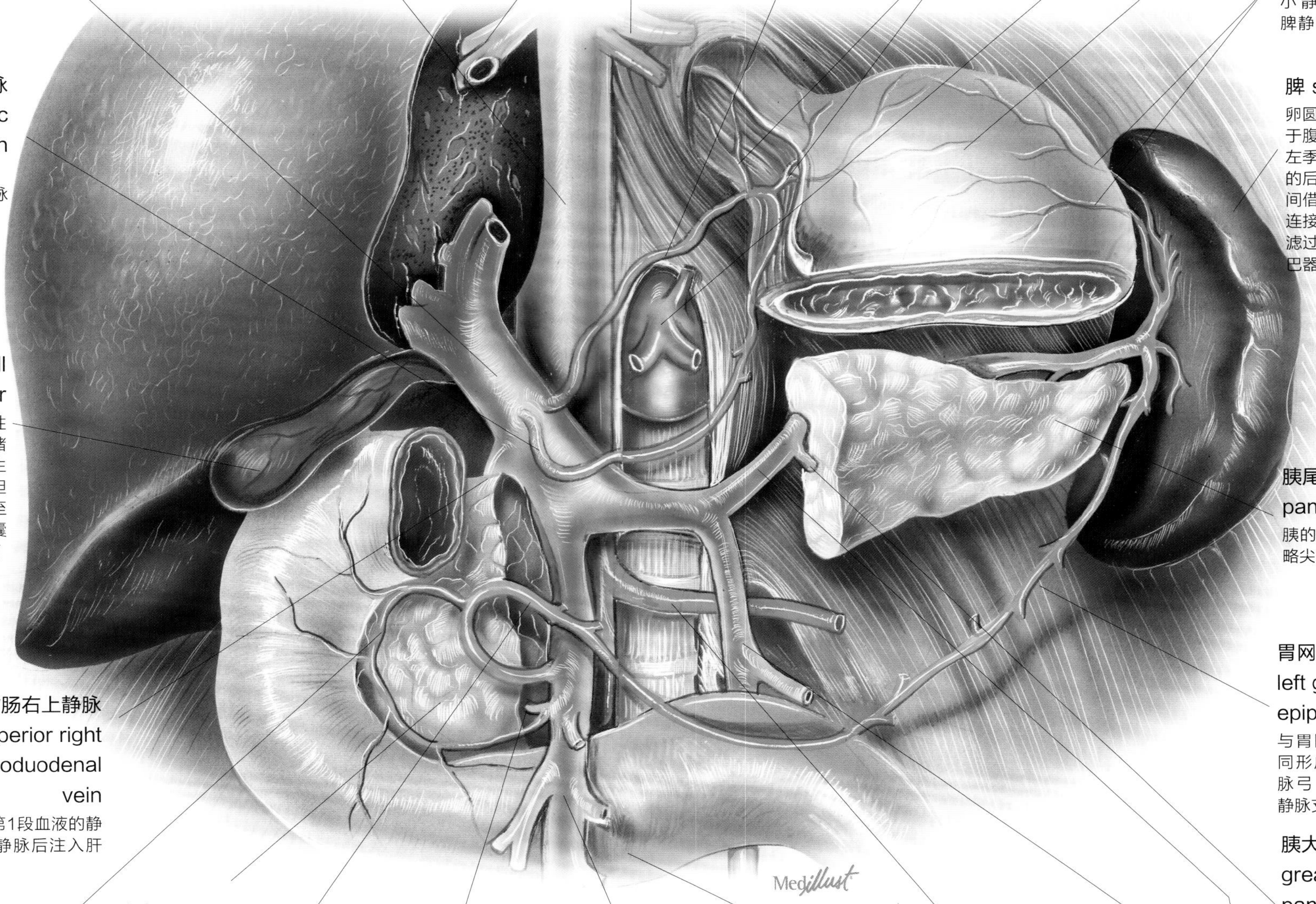

胃短静脉 short gastric vein

起于胃底部的小静脉，注入脾静脉

脾 spleen

卵圆形器官，位于腹部左上角即左季肋区，在胃的后部，和胃之间借胃脾韧带相连接，是储存和滤过血细胞的淋巴器官

胃右静脉 right gastric vein

起于胃幽门区，终止于肝门静脉前面

胆囊 gall bladder

胆囊是一个囊性器官，功能为储存和浓缩肝产生的胆汁，并经胆总管输送胆汁至十二指肠。胆囊邻近肝脏的下面

胰尾 tail of the pancreas

胰的左端。扁平，略尖

胰十二指肠右上静脉 superior right pancreaticoduodenal vein

收集十二指肠第1段血液的静脉。接收胆管静脉后注入肝门静脉

胃网膜左静脉 left gastro-epiploic vein

与胃网膜右静脉共同形成胃大弯侧静脉弓，接收胃壁的静脉支

胰大静脉 great pancreatic vein

胰下静脉的延续，终止于脾静脉

胰十二指肠下前静脉 anterior inferior pancreaticoduodenal vein

转运部分十二指肠、胰头静脉血到肠系膜上静脉。它与胃网膜右静脉连通

胰头 head of the pancreas

胰最大的部分，位于十二指肠形成的环内，它发出外分泌管到十二指肠

胃网膜右静脉 right gastro-epiploic vein

收集右侧胃、大网膜的静脉血，沿胃大弯右行，注入肠系膜上静脉

胰十二指肠左静脉 left pancreaticoduodenal vein

起始于胰头的静脉，是胰十二指肠右下静脉的延续，注入肠系膜上静脉，有前、后两支

肠系膜上静脉 superior mesenteric vein

转运来自于小肠和右半部分大肠的静脉血。与肠系膜下静脉、脾静脉汇合形成肝门静脉。属支有空肠支、回结肠支、结肠支、胰支和网膜支

十二指肠 duodenum

小肠的第一段，起于幽门，止于空肠，呈“C”形，围绕胰头

肾静脉 renal vein

左、右肾静脉由肾门出肾，在肾动脉前方注入下腔静脉。它们由肾单位的多个微静脉在肾内部汇合而形成，运输在肾脏内净化的血液。左肾静脉较右肾静脉长，在肠系膜上动脉深方经过

肠系膜下静脉 inferior mesenteric vein

肠系膜下静脉是收集来自于左半大肠部分血液的静脉。属支有降结肠支、乙状结肠支和直肠支。与脾静脉和肠系膜上静脉形成肝门静脉

脾静脉 splenic vein

脾静脉起于脾，几乎水平走行，与肠系膜上、下静脉形成肝门静脉

静脉系统.胃 venous system. stomach

前面观 anterior view

肝 liver

位于腹腔右季肋区的大器官，主要功能是产生消化脂肪所需的胆汁，接收肝门静脉的静脉血，经净化后，由肝静脉输出

肝静脉 hepatic vein

起于肝后面，将净化后的血液运输至下腔静脉

膈下静脉 inferior phrenic vein

起于膈下面的静脉，平行于膈下动脉走行。注入下腔静脉的前面

下腔静脉 inferior vena cava

由左、右髂总静脉汇合而成的人体最粗大的静脉干，经过右肾动脉前方，在腹腔内上行。收集来自于下肢、盆部和腹腔脏器的静脉血，并像上腔静脉一样将血液运输到右心房。下腔静脉与腹主动脉伴行向上，穿过膈进入胸腔。当经过肝脏后面时，接收肝静脉。下腔静脉收集身体下部很多的静脉，包括膈下静脉、腰静脉、肾上腺静脉、精索静脉、卵巢静脉、肝静脉和脐静脉

食管下段的静脉支 inferior esophageal venous branches

起于食管下段的小静脉支，注入胃左静脉（肝门静脉的属支）

胃左静脉 left gastric vein

从贲门经过胃小弯注入肝门静脉（在其进入肝门之前），接收来自于食管下段的静脉支

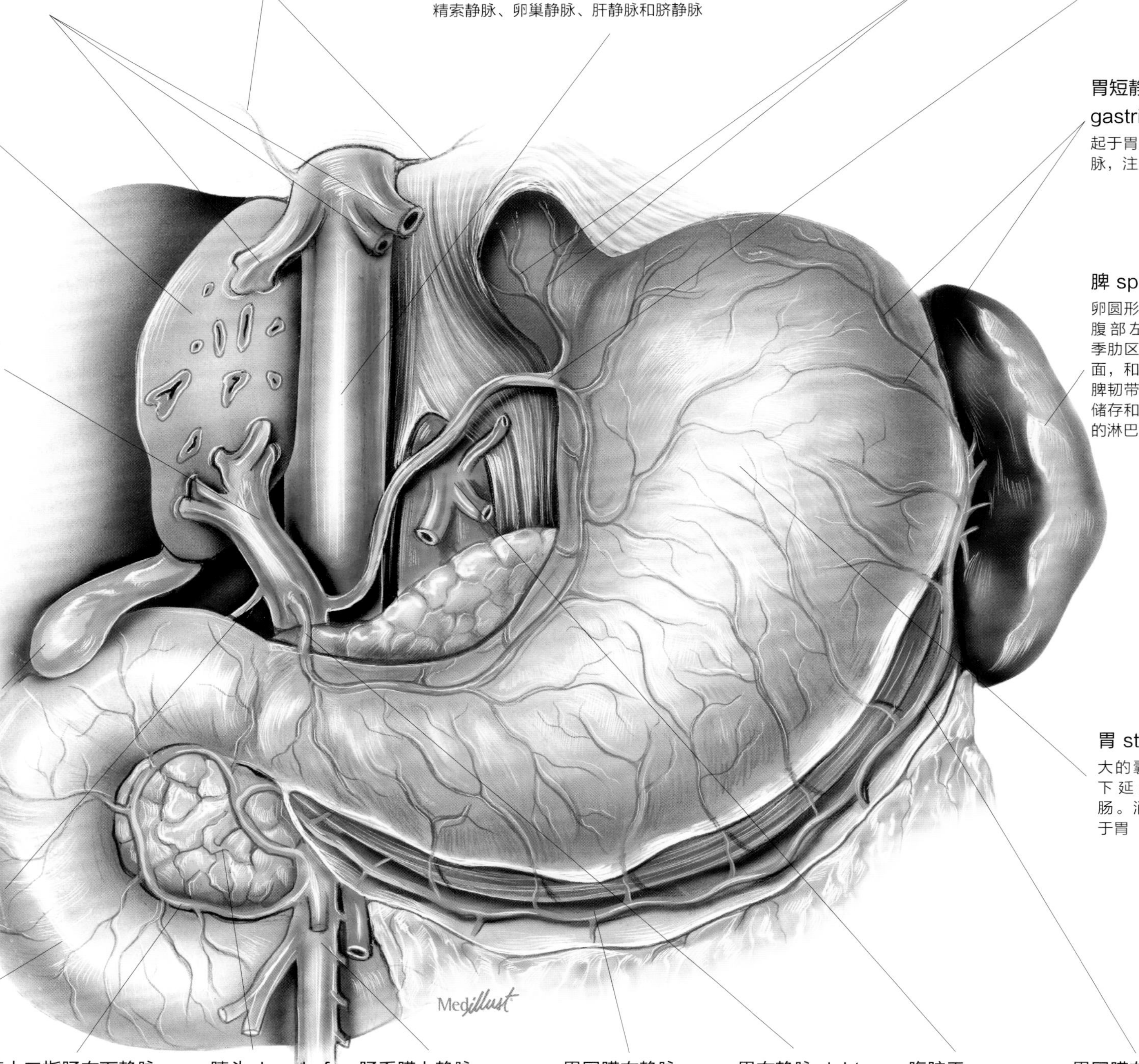

胃短静脉 short gastric vein

起于胃底部的小静脉，注入脾静脉

肝门静脉 hepatic portal vein

肝门静脉运送腹部消化器官的静脉血到肝脏。起始于肠系膜上、下静脉和脾静脉的汇合处，上行，由肝门入肝，在肝内分为多个分支。肝外部分接收胃、胆囊、脐和胰的静脉支

脾 spleen

卵圆形器官，位于腹部左上角即左季肋区，在胃的后面，和胃之间借胃脾韧带相连接，是储存和滤过血细胞的淋巴器官

胆囊 gall bladder

胆囊是一个囊性器官，功能为储存和浓缩肝产生的胆汁，并将胆汁输送至十二指肠。胆囊紧邻肝脏的下面

胃 stomach

大的囊性器官，向下延续为十二指肠。消化过程开始于胃

胰十二指肠右上静脉 superior right pancreaticoduodenal vein

收集十二指肠第1段血液的静脉。接收胆管静脉后注入肝门静脉

十二指肠 duodenum

小肠的第1段，起于幽门，止于空肠，呈“C”形，围绕胰头

胰十二指肠右下静脉 inferior right pancreaticoduodenal vein

运输部分十二指肠和胰头的静脉血到肠系膜上静脉的静脉。与胃网膜右静脉吻合

胰头 head of the pancreas

胰最大的部分，位于十二指肠形成的环内，它发出外分泌管到十二指肠

肠系膜上静脉 superior mesenteric vein

运送来自于小肠和右半部分大肠的静脉血。与肠系膜下静脉、脾静脉汇合形成肝门静脉。属支有空肠支、回结肠支、结肠支、胰支和网膜支

胃网膜右静脉 right gastro-epiploic vein

收集右侧胃、大网膜的静脉血，沿胃大弯右行，注入肠系膜上静脉

胃右静脉 right gastric vein

起于胃幽门区，注入肝门静脉前面

腹腔干 celiac trunk

从腹主动脉前壁起始的一个粗短的动脉干。通过肝总动脉、胃左动脉和脾动脉供应动脉血到肝、胃和脾，此外还有一些胰支

胃网膜左静脉 left gastro-epiploic vein

与胃网膜右静脉共同形成胃大弯侧静脉弓，接收胃壁的静脉支

下腔静脉 inferior vena cava

由左、右髂总静脉汇合而成的体内最粗大的静脉干，经过右肾动脉前方，在腹腔内上行。收集来自于下肢、盆部和腹腔脏器的静脉血，并像上腔静脉一样将血液运输到右心房。下腔静脉与腹主动脉伴行向上，穿过膈进入胸腔。当经过肝脏后面时，接收肝静脉。下腔静脉收集身体下部很多的静脉，包括膈下静脉、腰静脉、肾上腺静脉、精索静脉、卵巢静脉、肝静脉和脐静脉

胃左静脉 left gastric vein

从贲门经过胃小弯注入肝门静脉（在其进入肝门之前），接收来自食管下段的静脉支

脾静脉 splenic vein

脾静脉起于脾，几乎水平走行，与肠系膜上、下静脉形成肝门静脉

肾静脉 renal vein

左、右肾静脉由肾门出肾，在肾动脉前方注入下腔静脉。它们由肾单位的多个微静脉在肾内部汇合而形成，运输在肾脏内净化的血液。左肾静脉较右肾静脉长，在肠系膜上动脉深方经过

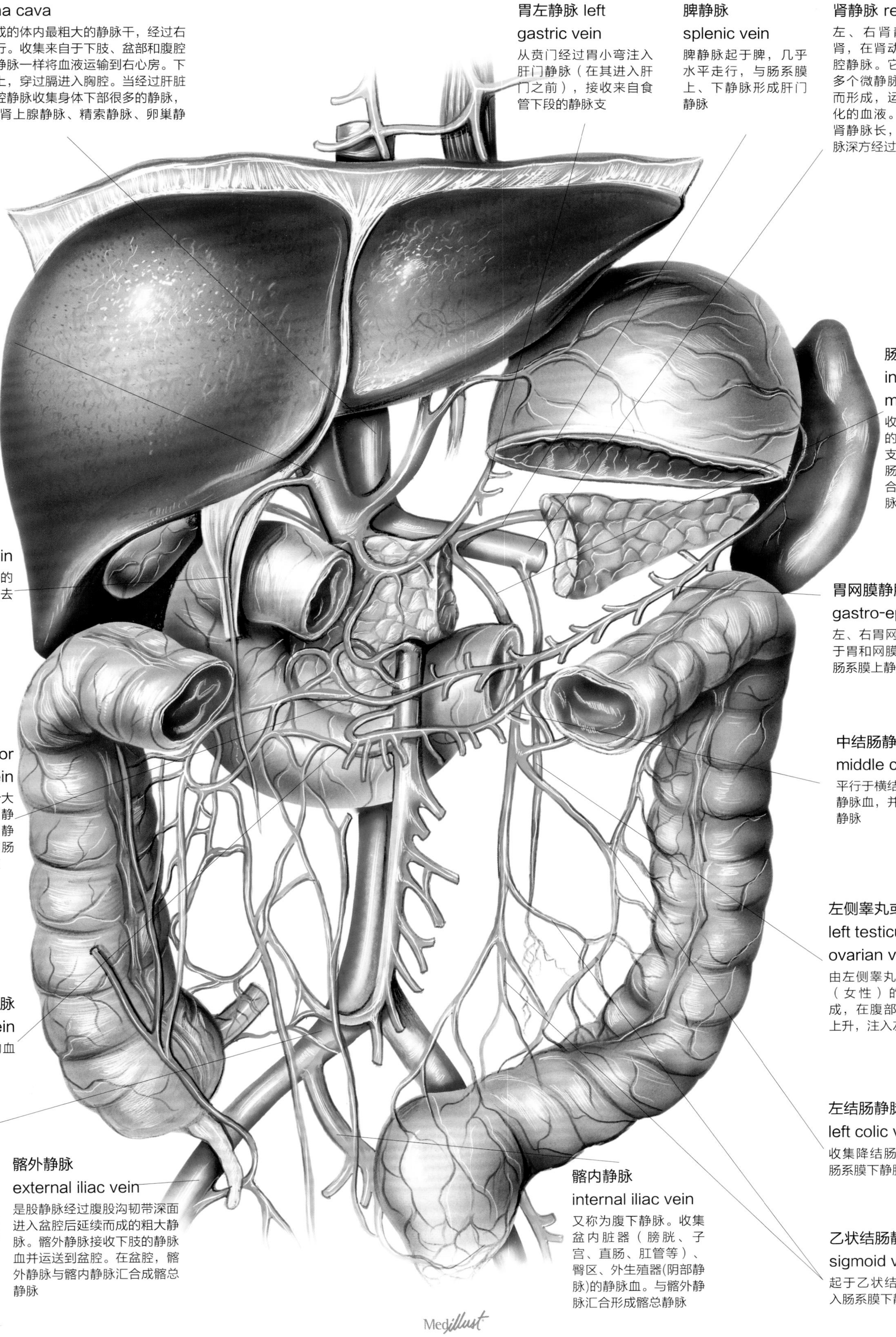

肝门静脉 hepatic portal vein

肝门静脉运送腹部消化器官的静脉血到肝脏。起始于肠系膜上、下静脉和脾静脉的汇合处，上行，由肝门入肝，在肝内分为多个分支。肝外部分接收胃、胆囊、脐和胰的静脉支

肠系膜下静脉 inferior mesenteric vein

收集来自于大肠左部的血液，有降结肠支、乙状结肠支和直肠支。与脾静脉汇合，注入肠系膜上静脉，形成门静脉

脐静脉 umbilical vein

为胎儿提供营养的脐静脉的遗迹。出生后，脐静脉失去功能而萎缩

胃网膜静脉 gastro-epiploic vein

左、右胃网膜静脉收集来自于胃和网膜的静脉血，注入肠系膜上静脉

肠系膜上静脉 superior mesenteric vein

运送来自于小肠和右半部分大肠的静脉血。与肠系膜下静脉、脾静脉汇合形成肝门静脉。属支有空肠支、回结肠支、结肠支、胰支和网膜支

中结肠静脉 middle colic vein

平行于横结肠走行，收集其静脉血，并转运至肠系膜上静脉

左侧睾丸或卵巢静脉 left testicular or ovarian vein

由左侧睾丸（男性）或卵巢（女性）的小静脉汇合而成，在腹部平行于左输尿管上升，注入左肾静脉

右结肠静脉 right colic vein

右结肠静脉收集升结肠的血液，注入肠系膜上静脉

左结肠静脉 left colic vein

收集降结肠的静脉血后注入肠系膜下静脉

髂总静脉 common iliac vein

左、右髂总静脉由髂内、外静脉汇合而成，斜向上行并与对侧汇合形成下腔静脉

髂外静脉 external iliac vein

是股静脉经过腹股沟韧带深面进入盆腔后延续而成的粗大静脉。髂外静脉接收下肢的静脉血并运送到盆腔。在盆腔，髂外静脉与髂内静脉汇合成髂总静脉

髂内静脉 internal iliac vein

又称为腹下静脉。收集盆内脏器（膀胱、子宫、直肠、肛管等）、臀区、外生殖器(阴部静脉)的静脉血。与髂外静脉汇合形成髂总静脉

乙状结肠静脉 sigmoid vein

起于乙状结肠的静脉支，注入肠系膜下静脉

静脉系统.胸部 venous system. thorax

前面观 anterior view

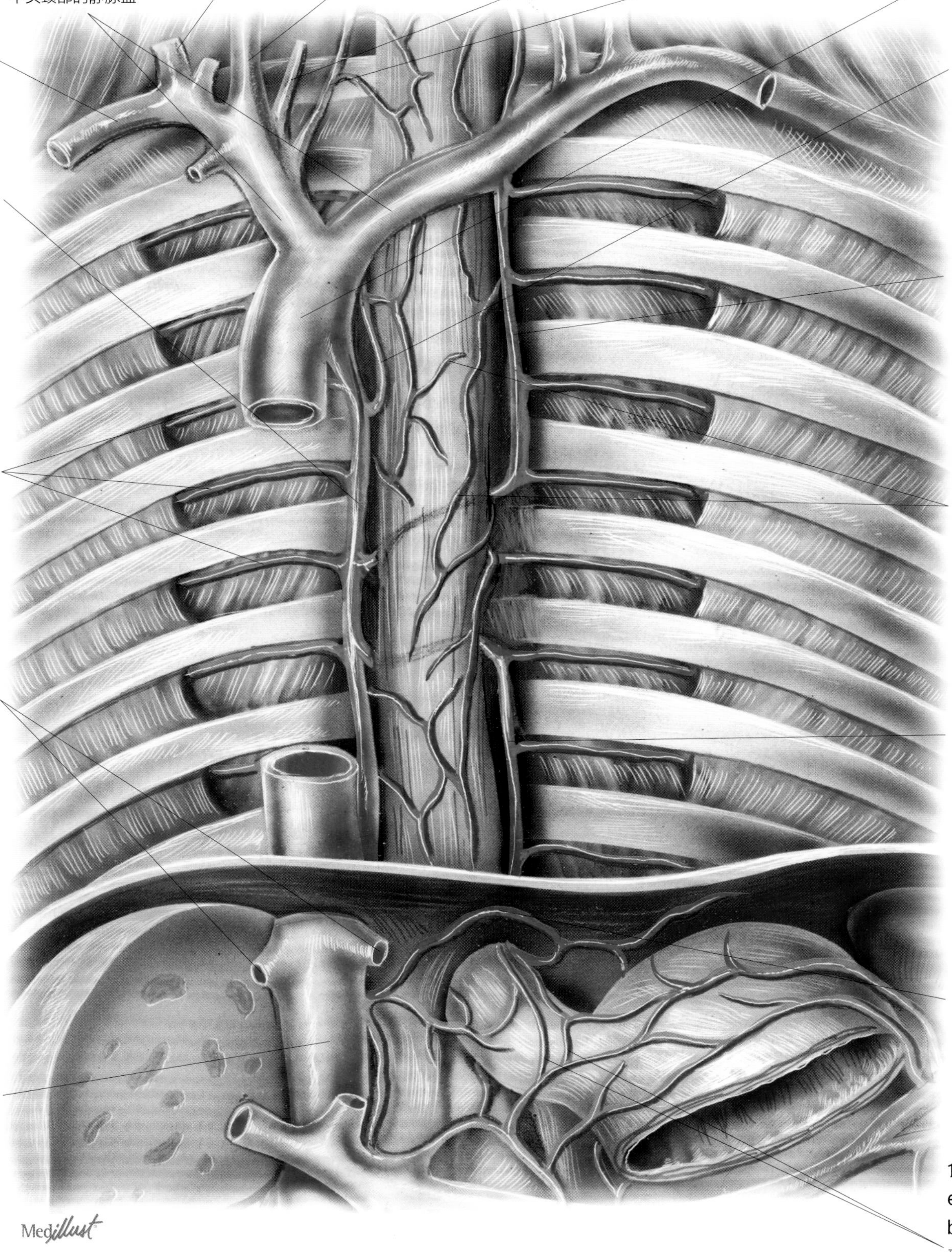
Medillust

锁骨下静脉 subclavian vein

左、右锁骨下静脉为上肢腋静脉的延续，经锁骨下方与颈内静脉汇合形成头臂静脉并注入上腔静脉。锁骨下静脉接收右淋巴导管和胸导管（左侧）。也接收来自于肩胛、甲状腺和肋间区的属支，虽然这些属支可以直接汇入头臂静脉

头臂静脉 brachiocephalic venous

由锁骨下静脉和颈内静脉构成的两个静脉干，它们汇合成上腔静脉。右头臂静脉接收来自于右上肢、右侧半头颈部的静脉血，并输送至右心房；左头臂静脉接收来自于左上肢、左侧半头颈部的静脉血

颈外静脉 external jugular vein

行于颈外侧浅层的静脉，注入锁骨下静脉和颈内静脉的汇合处。由枕、颞、上颌部及其他颈内静脉系的小静脉汇合而成

颈内静脉 internal jugular vein

收集来自于脑静脉窦的静脉血，引流所有颅内结构静脉，从颞骨岩部的颈静脉孔出颅，在颈部下行，沿途接收甲状腺、舌、面部、颞区和上颌的静脉。与锁骨下静脉汇合构成手臂静脉

椎静脉 vertebral vein

是平行于脊柱在颈部下行的静脉。收集来自于该区的静脉血，与颈外静脉同注入锁骨下静脉

甲状腺下静脉 inferior thyroid vein

收集并运送甲状腺下部血液到头臂静脉。也接收食管静脉丛上部的静脉

上腔静脉 superior vena cava

接收躯体上半部（躯干、上肢和头）所有静脉血的粗大静脉干。由左、右头臂静脉汇合而成，注入右心房

奇静脉 azygos vein

奇静脉和半奇静脉都起自胸部，是下腔静脉的属支。收集来自于纵隔、膈、肋间隙和腰部的静脉血。奇静脉沿脊柱右侧上升，注入上腔静脉

肋间后静脉 posterior intercostal vein

走行于肋间隙，收集该区的静脉血后，呈直角注入奇静脉。右肋间后静脉直接注入奇静脉，左肋间后静脉注入半奇静脉和副半奇静脉

肝静脉 hepatic vein

起于肝后面，将净化后的血液输送至下腔静脉

下腔静脉 inferior vena cava

由左、右髂总静脉汇合而成的粗大静脉干，经过右肾动脉前方，在腹腔内上行。收集来自于下肢、盆部和腹腔脏器的静脉血，并像上腔静脉一样将血液运输到右心房。下腔静脉与腹主动脉伴行向上，穿过膈进入胸腔。当经过肝脏后面时，接收肝静脉。下腔静脉收集身体下部很多的静脉，包括膈下静脉、腰静脉、肾上腺静脉、精索静脉、卵巢静脉、肝静脉和脐静脉

肋间右上静脉 right superior intercostal vein

在脊柱右上缘下降，收集右侧上位肋间后静脉，终止于奇静脉

副半奇静脉 accessory hemiazygos vein

在脊柱左缘，与奇静脉平行走行，收集部分肋间后静脉的静脉血，终止于奇静脉的左缘

食管丛 esophageal plexus

覆盖食管壁的静脉网。上部注入甲状腺下静脉，中部注入奇静脉，下部注入胃冠状静脉

半奇静脉 hemiazygos vein

沿脊柱左缘平行于奇静脉上行。收集下位肋间隙的静脉血。半奇静脉通过食管后面的分支注入奇静脉

左膈下静脉 inferior left phrenic vein

起于膈下面、收集膈区静脉血的静脉。汇合肾上腺静脉后注入下腔静脉。身体右侧有右膈下静脉

食管下段静脉支 inferior esophageal venous branches

来源于食管下段、注入胃左静脉（胃左静脉注入门静脉）的小静脉支

常见心血管疾病main cardiovascular disorders

概述 description	症状 symptoms	诊断 diagnosis	治疗 treatment
急性心肌梗死 acute myocardial infarction 一条或数条冠状动脉分支急性、完全的和长时间的闭塞，引起受损血管供应的心肌细胞的坏死（不可逆的细胞损害）。 它是缺血性心脏病最严重的表现。 最常见的原因是冠状动脉粥样硬化斑块的破裂而产生的血栓形成。 其他较常见的原因是冠脉栓塞、冠脉痉挛和自发的冠状动脉夹层	通常，临床症状包括冠脉区的胸痛（心绞痛）。一般来说，疼痛出现在休息时，并较其他缺血症状更剧烈、持续时间更长。在糖尿病患者和老年人可不出现疼痛。 会出现自主神经症状如冷汗、恶心、呕吐等。 最严重的并发症是室性心律失常（心动过速或室性纤颤）、心力衰竭、心脏破裂和室间隔破裂	诊断基于3个要素：心绞痛、相应的心电图改变（20%的病例心电图可以是正常的）和损坏心肌释放于血液中的酶（肌苷磷酸化激酶-MB，肌血球素和肌钙蛋白）。 核医学和心脏超声对诊断有用	◆控制冠脉的危险因素、定期检查和健康教育是必不可少的。 ◆早期诊断和治疗是达到主要治疗目标的关键，可以尽可能多地挽救心肌。 ◆常规的措施包括药物镇痛、减轻焦虑、减少心肌氧的需求。 ◆特殊治疗（再灌注治疗），包括药物（纤溶剂）溶解血凝块或经皮冠脉成形术使受损血管再通。 这一治疗在症状出现的最初6 h能取得最佳的效果，12 h后似乎没有效果
急性肺水肿 acute pulmonary edema 心力衰竭的严重、急性表现形式。当聚集于肺实质内的液体太多以至于压迫肺泡，严重影响气体交换时就会出现肺水肿。 急性肺水肿是医疗急症，如不及时处理会有生命危险	患者出现严重的呼吸困难，伴出汗、焦虑和濒死感。 咳嗽伴有泡沫或粉红色痰。 皮肤苍白或发绀(发紫)	肺听诊时有特征性的捻发音（像水沸腾的声音)。有时会出现冷汗、心动过速、高血压或低血压和心脏杂音。 要进行病源性诊断可做补充检查（心电图、胸部X线、血液分析等），但治疗不可延误	◆起始治疗包括使患者处于坐位，吸高浓度氧。 ◆对症治疗包括使用吗啡、血管扩张剂和利尿剂。特殊病例可用刺激心肌收缩的药物 。 ◆确切的治疗有赖于明确心衰的原因
心律失常. 心动过缓 arrhythmia. bradyarrhythmia 心搏节律和/或心率的紊乱。 心动过缓是指每分钟心率低于60次，是心脏起搏或其传导改变的结果。 正常情况下，窦房结被称为生理性起搏点，控制心的节律。它受交感和副交感神经的极大影响。在健康的个体（运动员）、副交感神经改变的患者和老年人中会观察到窦性心动过缓。 窦房结功能障碍或病窦综合征包括各种窦房结的异常，会引起如窦性心动过缓、心动过缓过速综合征和窦房阻滞等疾病。 心房和心室之间的传导改变可能位于房室结、His束或普肯耶系统。根据传导紊乱的严重程度不同，房室传导阻滞被分为三级	临床表现因病理和患者的一般状况不同而异。 年轻人、适龄人群和没有相应病理改变的老年人可以很好地耐受低心率。 该病会表现为眩晕、晕厥、应激或发热、虚弱、神志迷乱状况下心率下降	心电图能检测出节律的改变及其原因。 Holter心电记录仪对不能用心电图检测出的异常是很有用的。 梯级运动心电图负荷试验对评价工作时心率表现很有用。 为了诊断相关的心脏病理和继发的原因（药物、毒素等），必须做全面的评估	◆无症状的窦性心动过缓和轻度的窦性心律紊乱不需要治疗。 ◆当窦性心律紊乱出现症状，或在心电记录中出现超过3 s的暂停，可能需要装置永久性的起搏器。 ◆对于暂时的窦房结改变，可考虑安装暂时性起搏器
心律失常. 心动过速 arrhythmia. tachyarrhythmia 心动过速是指心率每分钟超过100次以上。其机制可以是冲动传导的改变，亦可以是冲动形成的改变。当心率很快，但仍然受窦房结的控制时，称为窦性心动过速。可见于应激、发热、低血压、焦虑、运动等情形。 阵发性室上性心动过速是一个规律的心动过速，发生于心房或房室结。通常心率超过130次/min，而且心动过速突然出现，突然消失。 当心房和心室之间通过旁路（正常传导系之外）传导时，称为预激综合征。最多的是午非-帕金森-怀特综合征（Wolff-Parkinson-White syndrome）。 如果心动过速开始于心室，称为室性心动过速。这是一种严重的心律失常，会引起血液动力学异常和死亡。心室纤颤是极为严重的心律失常，如果不立即处理，会引起心室活动的损害和死亡	症状随心律失常类型不同而各异。 患者会出现心悸，心跳加速、眩晕、动脉性低血压和意识丧失。 当心率很快时，就会出现心衰的征象	如果心动过速出现在就医时，通过心电图可作出诊断。 Holter心电记录仪、进行等级运动试验（运动心电图）或电生理试验是必要的。 为了诊断相关的心脏病理和继发的原因（药物、毒素等），必须做全面的评价	◆窦性心动过速的治疗是治疗触发原因。 ◆阵发性心动过速和预激综合征可用抗心律失常药或进行射频治疗。 ◆涉及血流动力学改变的室性心动过速和心室纤颤需要紧急心脏电复律（电击胸部）

概述 description	症状 symptoms	诊断 diagnosis	治疗 treatment
动脉性高血压 arterial hypertension 高血压是当今最大的健康问题之一，也是心血管疾病主要危险因素之一。当一个人的收缩压高于140 mmHg，舒张压高于90 mmHg时，就认为是高血压。 虽然已经认识到一些因素的影响，如遗传因素、环境因素如高饱和脂肪酸、高盐、低钾、低镁饮食，过度饮酒、吸烟、肥胖、压力和惯于静坐的生活方式，但多数情况下原因不明（原发性高血压）。 有些病例，高血压继发于肾病（肾血管狭窄、慢性肾盂肾炎、肾小球肾炎）、内分泌紊乱（妊娠、过多产生盐皮质激素、库欣综合征、甲状腺和甲状旁腺疾病、口服避孕药）、心血管疾病（主动脉狭窄、主动脉功能不全、动静脉瘘等）或者药理学改变（皮质类固醇、非甾体抗炎药、抗抑郁药等）	高血压的重要性在于它是动脉粥样硬化的重要危险因素，而且是无症状的。主要影响的器官（靶器官）是心、脑、视网膜和肾。 在心血管系，高血压使血管管壁变厚、变硬，心肌肥大，冠状动脉粥样硬化。 在中枢神经系统，它会产生非特异性症状（眩晕、头痛）、视觉改变、中风和高血压性脑病。 涉及视网膜血管的改变是不可逆的。 在肾脏，可出现入球动脉、出球动脉和肾小球的粥样硬化。肾小球滤过的改变和肾功能不全都可以观察到	高血压的诊断需要3次就医时测量的3次高压值，而且所有这些都必须符合合格的测量要求（大气压的特性、衣袖的大小和位置，患者的体位等）。 初始的评价包括全面的物理检查和必要的分析以排除高血压的继发原因、评价靶器官的受损情况	◆一般措施包括低盐饮食（低于5 g/d），禁烟酒，避免压力、超体重和惯于久坐的生活方式。 ◆药物治疗包括利尿、应用不同作用机制的血管扩张剂。药物的选择将依据每个患者的耐受性和临床情况而定。 ◆对继发性高血压，必须治疗潜在的病因
动脉粥样硬化 atherosclerosis 动脉老化（衰老）的过程，以管壁增厚、变硬为特征。 动脉粥样硬化是动脉粥样物沉积于管壁的一种动脉硬化，是一个慢性、感染性过程，影响机体几乎所有的动脉。 始于儿童，逐步发展。 特征是内皮细胞功能不全、胆固醇在动脉壁浸润，导致巨噬细胞进入消化胆固醇，产生炎症表现。 伴随有平滑肌纤维增生和钙沉积。以破坏的巨噬细胞残余和胆固醇结晶为中心，形成动脉粥样斑。 斑块的增生逐渐使动脉管腔变细，导致其供应区氧和营养物质的下降。此外，斑块的破裂引起血栓形成，是临床上血管发病的最终原因	在成年人中可观察到临床表现，而且临床表现取决于血管受累的区域。 冠状动脉粥样硬化是缺血性心脏病的主要原因。 累及颈内动脉或脑动脉会引起暂时性脑缺血或中风（脑血管病变）。间歇性跛行是下肢动脉粥样硬化的表现，患者在行走一段时间后，因下肢疼痛而需要休息	诊断取决于受损的血管区。 通常，通过动脉造影可建立明确的诊断，插入导管到受检血管区（冠脉或颈动脉、中枢神经系统和下肢血管等），释放对比剂显示粥样斑块	◆基础治疗是对心血管疾病危险因素的预防。 ◆有些因素，如遗传、性别、年龄不能改变，而其他因素可以改变。 ◆已经知道存在心血管病变的遗传因素，65岁及以上、男性发病率较高。 ◆最重要的可更改的预防因素是控制吸烟、高血压、高脂血症(总胆固醇高于200 mg/dl，LDL胆固醇高于160 mg/dl和HDL胆固醇低于35 mg/dl)和糖尿病。 ◆其他因素如肥胖、久坐不动的生活方式、压力大、使用凝固性过高药和可卡因等也需改变。 ◆女性适当补充雌激素、运动和适量的饮酒似乎有一定的保护作用
心房纤颤 atrial fibrillation 临床上最常见的心律失常之一。 有快速的、无序的心房活动，以不规则的跳动传向心室	表现可以是急性、慢性或阵发性，发生于有或没有相应心脏病理的患者。 有些病例，可以由应激反应、乙醇中毒、手术、代谢改变、缺氧、甲状腺功能亢进等激发。 患者经常出现不规则的、快速的心悸，高频率的心房颤动向心室的传递会产生心衰的症状或动脉性高血压。 心房收缩的紊乱可促使心房内血栓形成和系统栓塞	根据心电图足以作出诊断。 在有些病例，需要Holter或心电生理研究	◆产生血流动力改变的心房纤颤可用电复律法，即在麻醉下电击胸壁，其目的是恢复心房的活动。 ◆如果心房纤颤表现为急性而没有血流动力变化，可用抗心律失常药以恢复正常心律。 ◆慢性纤颤需用抗心律失常药，以避免快速心室率，并用抗凝剂以降低系统性栓塞的危险
心包填塞 cardiac tamponade 是过量的液体快速聚集在心包，严重影响了心室功能。 聚集于心包和心肌层之间的液体压迫心室壁，妨碍了心室在舒张期的充盈。 出现于心包出血的病例（手术、外伤、结核、肿瘤等），有时也可见于心包炎	心室功能的改变产生低血压和系统性静脉充血。 能观察到阵发性脉搏（吸气时收缩压降低超过10 mmHg）。在一些病例，出现库斯毛尔征（吸气时颈静脉压没有下降）	超声心动图显示心包渗出和心室腔受压的程度。	◆治疗包括通过心包穿刺（针抽）或手术（心包开窗，去除部分心包）排出液体。 ◆此时，应给予输液以增加循环血液，禁用利尿剂
心脏肿瘤 cardiac tumor 一般来说，指乳房、肺和黑素癌的转移瘤。 通常影响心包。 最常见的原发肿瘤是黏液瘤	转移瘤可以是无症状的，或产生心包炎、心衰和心律失常。 黏液瘤通常位于左心房，产生二尖瓣狭窄、系统性栓塞、发热的症状并影响一般健康状况	可以做冠脉超声、CT 和磁共振检查	◆对转移瘤的治疗通常是缓解症状，当心包填塞征出现时，引流液体。 ◆对黏液瘤，用手术切除肿瘤

概述 description	症状 symptoms	诊断 diagnosis	治疗 treatment
心肌病 cardiomyopathy 心肌的原发疾病。 扩张性心肌病表现为心室腔的扩大和收缩功能（射血）的改变。 ▲ 病因有原发性或自发性，以及继发于病毒感染，代谢性疾病，硒、磷或钙的不足，肌结缔组织病，营养不良，乙醇中毒，使用可卡因，围生期。 ▲ 肥厚型心肌病心肌肥厚，僵硬，伴有舒张期功能改变。 最常见的原因是家族性的（常染色体显性遗传）。 常与左心室出口阻塞共存。 ▲ 限制性心肌病，可观察到心室肌浸润，纤维化和肥厚。 病因可以是由于心内膜心肌纤维化、心内膜心肌纤维化伴有嗜酸细胞增多症(Loffler病)、淀粉样变性、血色素沉着症、结节病或瘤浸润	一般而言，可观察到心衰的体征和症状。 围生期心肌病是肥厚性心肌病的一种特殊类型，出现于妊娠的最后一个月，而且患者多为多胎产女性，年龄30岁或以上的黑种人。预后不佳，不鼓励再次妊娠。 肥厚性心肌病可以是无症状的或者有呼吸困难、心绞痛或晕厥，被认为是运动员和年轻人突然死亡的常见原因	肥厚性心肌病，听诊有收缩期杂音，而且杂音随应用心室收缩剂或快速站立而增强，当下肢抬起时减弱。 超声心动图可以确定心室壁的改变和收缩功能的减退。放射性核素心室造影片能提供相似的信息。 心导管插入（术），可观察到一些心肌病心室的压力曲线特征	◆一般而言，心肌病的治疗与心衰的治疗相似。特别严重的病例适宜做心脏移植。 ◆乙醇性心肌病，戒酒后可逆转。 ◆肥厚性心肌病，可用降低心肌收缩和抗心律失常药。 ◆有时，可以采用手术切除部分室间隔（心肌切除）或通过心导管进行可控制的梗塞。 ◆已经观察到，安装双腔起搏器能改善症状。 ◆一些患者，主要是心跳停止后复苏存活者，可以植入心脏去纤颤器
先天性心脏病 congenital heart disease 约1%存活的新生儿遭受心血管系统宫内发育的异常。 通常男性更为普遍，25%的病例与心外异常相关。 遗传和环境因素被认为是致病因素。环境因素包括母亲患风疹、服用反应停，乙醇中毒和用锂治疗。 有一个很广的畸变范围，从不影响血流动力学的轻微改变到严重威胁生命的重度改变。 最常见的先天性心脏病是心室交通，在分隔两个心室的室间隔出现缺损，使动脉和静脉循环的血液混合。 法洛四联症是一类复杂的疾病，表现为两心室相通，右心室出口受阻，主动脉骑跨于缺损的室间隔，右心室肥厚。 在大血管反位病中，主动脉起于右心室，而肺动脉起于左心室	症状取决于畸形。 一般而言，它们出现在出生时或生后数小时内。 当存在肺动脉过度灌流时，会有心衰、肺部感染和肺动脉高压的症状。 当有动静脉血混合和右心向左心的血流，会引起发绀（皮肤为青紫色，由于血液中缺氧所致）	诊断取决于心脏疾病。 通常，超声心动图可观察到改变的解剖学结构和血流的方向和速度。 心导管术是必要的	◆治疗取决于病情。 ◆在一些病例，仅仅需要观察，因为有些心脏疾病随年龄增长可得以纠正；而其他，需要手术或心脏移植
缩窄性心包炎 constrictive pericarditis 是心包纤维化、颗粒样组织形成和钙化的结果，心包变为僵硬的组织，包裹、压缩心室，妨碍其舒张期正常的充盈。 常为急性或亚急性心包炎发展而来，或继发于结核的慢性渗出	症状包括对健康状况的慢性影响，如虚弱、体重下降等和体循环静脉充血	胸部X线检查可显示心包钙化。 超声心动图显示心包增厚和心功能的改变。有时需要CT或MCI检查以确诊。 心导管术显示心室内压力曲线为受限模式	最终的治疗是完全或部分切除心包
心力衰竭 heart failure 简称心衰，是以心脏不能提供足够的血液以维持机体代谢所需为特征的综合征。 它是一个复杂的综合征，特点是心室功能和身体的神经内分泌调节异常。 该病患者的数量在逐年增加，被认为是65岁以上患者住院的主要原因。 2/3的病例是缺血性心脏病或动脉性高血压发生的结果。其余的1/3对应于心瓣膜病、心肌病或心包病、伴有高输出的疾病（Paget骨病、脚气病、动静脉瘘、甲状腺功能亢进、贫血等）	可表现为急性，继发于心肌梗死（心脏病发作）或瓣膜破裂。 慢性形式常出现急性加重。 该综合征是由于心血管系不能有效地排出血液，降低了对机体其他部位的血液供应。最常见的症状是呼吸困难（缺少空气）。初期，呼吸困难出现在剧烈的活动时，逐渐进展到在休息时也出现。原因是肺积液。 可出现呼吸困难的危象、夜间发作性呼吸困难（夜间患者仰卧时出现而坐起来会改善的咳嗽，又称为心源性哮喘），积液也会引起下肢水肿，右季肋区疼痛（由于肝充血）或消化功能紊乱。血液供应不足引起疲劳、虚弱、发冷和皮肤苍白	诊断基本是临床诊断。包括上述提及的症状和体征如颈静脉怒张，心脏扩大，听诊有第三心音，肝-颈静脉反流、心动过速等。 常规检查包括心电图、胸部X线、超声心动图和全面的血液检查。 当怀疑冠状动脉原因时，可做其他检查如核医学试验、冠状血管成像术等	◆心衰最好的治疗是病因性治疗。 ◆一般来说，心衰的治疗包括： ▲ 改善生活方式，如饮食中盐、液体、乙醇的限制，控制血压和心率，适量的运动等。 ▲ 药物治疗包括利尿剂、血管扩张剂、β受体阻滞剂、血管紧张素转化酶抑制剂和洋地黄药物等联合应用。 ◆有些心脏病，如瓣膜病或冠心病，手术治疗是必要的。 ◆晚期的患者需要心脏移植

概述 description	症状 symptoms	诊断 diagnosis	治疗 treatment
缺血性心脏病 ischemic heart disease 由于心肌氧的需求和供应不平衡引起的心肌改变。 最常见的原因是冠状动脉粥样硬化，有时也可由于动脉痉挛、栓塞或者是心肌肥厚等引起。 氧供应降低（缺血）产生的症状范围从仅出现于剧烈运动时心室功能的轻微变化（稳定的慢性心绞痛）到严重的、不可逆的心肌损害（急性心肌梗死）。 其次，受累的心肌纤维由于缺血会改变二尖瓣的功能，促使产生严重的心律失常	缺血性心脏病产生的疼痛就是人们熟知的心绞痛。 通常，疼痛为压迫性感觉或胸骨后区重物下压感，有时可向颈、颊、肩部和臂部放射。 有时疼痛会出现于上腹部或背部。 特点是用力时加剧而休息时消失。 当疼痛为这种模式时称为稳定性慢性心绞痛。 随着病程的进展，疼痛的强度和频率会增加，或出现于休息时，或者联合并出现出汗、疲劳和呼吸困难的症状，产生更为严重和危险的综合征，称为非稳定性心绞痛	详细的病史是极其重要的，因为临床上特征性的疼痛是确立诊断的唯一途径。 超过50%的病例，无痛静息时心电图是正常的。 梯级运动负荷试验通过可控制的、逐渐加剧的运动诱发心电改变或症状出现。 应激超声心动图通过用力或药物作用，检查继发于氧供应不足的心室能动性的紊乱。 核成像、放射性核素成像能检测心肌缺血的区域。 冠状动脉造影术是侵入性方法。可通过注射对比剂观察冠状动脉的循环	◆控制冠心病的危险因素如高血压、吸烟、糖尿病、高胆固醇、久坐不动的生活方式和肥胖是必不可少的。 ◆药物治疗包括使用阿司匹林、血管扩张剂和降低心肌耗氧的药物。 ◆在不能控制的病例或大面积心肌处于危险的病例，可通过有或无支架的血管成形术(主动脉冠状动脉分流术)进行冠状动脉重建。 ◆经皮穿血管腔冠脉成形术是由通过外周动脉（如股动脉或桡动脉）插入一末端带有可膨胀气囊的导管，一直插到冠脉循环，在阻塞区气囊膨胀，打破粥样斑块，改善血流。 ◆支架 是用于血管成形术在粥样斑块区血管壁发挥作用、增加管腔的一种设备。 ◆为了增加心肌的血液供应，可通过手术，由动脉（胸廓内动脉 、桡动脉或其他）移植或静脉（隐静脉）移植将动脉循环从主动脉输送到阻塞的远侧区域
心肌炎 myocarditis 心肌的感染性疾病。 最常见的原因是病毒感染，虽然也可由于过敏反应、放射线或药物损害而发生	病毒性心肌炎可以出现伴有心包感染的心肌心包炎，或仅伴有心衰和心律失常的心肌炎。 常有数周前呼吸道非特异性感染史	物理检查、胸部X线、心电图、超声心动图、核素成像可显示不同的非特异性改变。 可能有肌苷磷酸激酶MB水平的上升。 应用冠脉造影术排除缺血的原因。 病原性因素（细菌学和血清性检查）的诊断很难，并且是不可能的	◆治疗包括休息和控制心衰
心包炎 pericarditis 心包的感染，可由感染因素（病毒、细菌、真菌或寄生虫等）所致。 可继发于急性心梗、肾功能不全、转移瘤、自身免疫过程、外伤、药物、甲亢等	可有急性、亚急性和慢性等表现形式。 主要症状是胸骨后疼痛，以深呼吸、咳嗽和运动时加剧，患者向前倾斜时减轻为特征。 可能有发热和呼吸困难	听诊可闻及由于心包感染引起的心包摩擦音，在收缩期和当患者前倾时听得最清楚。 超声心动图对诊断有用，心包液的穿刺是必要的	◆急性心包炎可用止痛剂和非甾体抗炎药治疗。 ◆有可能复发。 ◆继发性心包炎需要特异性病因治疗，一些病例需要引流（心包穿刺术）
风湿热 rheumatic fever 继发于咽部β-溶血性链球菌A感染的疾病。 主要侵犯关节、皮肤和皮下组织、中枢神经系统和心脏。 疾病是由链球菌抗体（对特异性细菌抗原反应的链球菌抗体）形成所致	会发生在任何年龄，但多发生于5~15岁，最常见的临床表现是迁移性、多发性的关节炎。心脏受损决定预后。心脏受损的表现包括无症状的心脏炎或伴有心衰、坏死性心脏炎、心包炎、心肌炎或累及心瓣膜（心内膜炎），最常损伤的瓣膜是二尖瓣和主动脉瓣。 临床上，心脏杂音（听诊时听到的特征性声音，心衰的证据）、心脏扩大和心包杂音均可检测到。 在皮肤可观察到皮下结节或边界清楚的莱内(Leiner)红斑。侵犯到中枢神经系统可引起西登哈姆舞蹈征（Sydenharm chorea）。 虽然可能复发，但症状常在数周或数月内消失	诊断基本是临床诊断。 有两组体征或标准： ▲ 主要体征： 多发性关节炎、边界清楚的红斑、皮下结节、心脏炎和小舞蹈征。 ▲ 次要体征： 发热、关节痛、风湿病史、高红细胞沉降率和心电图改变。 做出诊断需要两个主要体征或一个主要体征、两个次要体征加上近期链球菌感染的细菌学或血清学资料	◆风湿热是不发达特别是人口过于密集，感染易于传播的国家的一个严重的健康问题。预防措施是改善生活条件，发现和早期治疗咽部感染。 ◆诊断后立即用青霉素进行抗炎治疗。 ◆一旦急性期过后，每3~4周用一定剂量的苄星青霉素，持续5~10年以预防新的发作。在儿童，预防措施至少应持续到18岁
心脏猝死 sudden heart death 发达国家人群主要的死亡原因之一。通常定义为心血管起因的、发作时间和发作方式不可预见的自然死亡。 在死亡之前1 h内突然意识丧失。 也有作者将该时间延长至2~24 h不等，其前提是排除了无目击证据的死亡。 通常，是由缺血性心脏病触发的恶性心律失常（心动过速或心室纤颤）的结果。也可能由于肥厚性或扩张性心肌病（年轻运动员）、心动过缓、心脏破裂、肺血栓栓塞、壁间动脉瘤、药物等引起	死亡前几日可有继发于原有心脏病的症状或非特异性症状。	诊断是在死亡后做出的	◆控制危险因素、早期有效地治疗缺血性心脏病是降低猝死的主要措施。 ◆一些患者，植入心脏去纤颤器可能是有用的

概述 description	症状 symptoms	诊断 diagnosis	治疗 treatment
主动脉瓣关闭不全 aortic insufficiency 在舒张期主动脉瓣的半月形尖关闭改变，产生由主动脉到左心室的血液反流。 这种反流导致左心室压力和体积增大（引起扩张）和输送到组织的血流减少	当左心室开始扩大时出现症状，但也经常有主动脉关闭不全伴左心室扩张的严重患者没有症状。 主要症状是进行性的呼吸困难。 可有胸痛和心衰的症状	主动脉关闭不全有很多体征。 水冲脉，外周血管搏动增强的表现，缪塞征（头部节律性跳动），罗森巴赫征(肝脏的搏动)，杜氏双重杂音压迫股动脉时出现的收缩、舒张期杂音)等。 收缩压增高、舒张压降低导致脉压差增大。 听诊第二心音减弱，出现第三心音和舒张期杂音。 Austin-Flint 杂音是器质性主动脉瓣关闭不全的舒张期杂音和功能性主动脉狭窄的舒张期杂音的组合。 超声心动图通过显示反流流量和瓣膜、心室的改变揭示病变的严重程度	◆无症状患者理想的手术治疗时间（瓣膜置换）是出现左心室功能改变的征象时。这需要全面的物理检查和非侵入性试验以评估手术的合适时间。 ◆没有心室功能不全表现的无症状患者不需要手术，而对于出现心室功能改变的有症状患者进行手术治疗并不是都能取得理想的效果
主动脉瓣狭窄 aortic stenosis 主动脉瓣开放面积的下降阻碍了左心室的排血量。 它可由于收缩期主动脉瓣的开口改变或病理性突向瓣膜远侧（瓣膜上主动脉狭窄）或近侧（瓣膜下主动脉狭窄）而致。 左心室排出的受阻引起心腔压力增高，致使心肌肥厚以增加收缩力。 原因常与瓣膜水平改变和先天性异常（双尖瓣）、风湿、退化或钙化等有关。 最常见的瓣膜下狭窄是肥厚性心肌病	该病可在很多年内无症状发展，但症状的出现决定预后。 最重要的症状是心绞痛、晕厥和呼吸困难。呼吸困难是预后最坏的症状，因为它提示生存期为1~2年。 Heyde综合征是主动脉狭窄伴有胃肠道出血（由于结肠血管发育异常导致）的疾病	脉搏通常不正常地微弱和缓慢。 听诊显示第二心音的降低和收缩期杂音。 瓣膜区域的面积可以计算出来。心脏超声检查可显示左心室功能受影响和瓣膜钙化的程度 。 冠状动脉造影术揭示了相应的冠脉解剖结构的改变	◆手术治疗包括在症状出现时用生物性或机械性假体置换主动脉瓣。 ◆对瓣膜上或下狭窄，可进行瓣膜切除
感染性心内膜炎 infectious endocarditis 心内膜的感染。几乎所有的细菌都可引起心内膜炎。 损伤如瓣膜关闭不全或心室交通有利于感染。 除静脉用药成瘾者常出现三尖瓣心内膜炎外，最好发的部位是二尖瓣。 ▲ 5%病例（自然瓣膜）致病因素是链球菌。 ▲ 静脉成瘾者最主要致病因素是金黄色葡萄球菌。 ▲ 牛链球菌感染见于老年人，约30%的病例与结肠癌有关。 瓣膜假体手术最初2个月的感染（早期假体性心内膜炎）最常见的致病菌是表皮葡萄球菌。 真菌出现于免疫抑制患者，他们接受胃肠外营养或血管内装置	临床体征是发热、心脏杂音和脾大。 栓塞是常见和可能唯一的表现，常见于脑、下肢、视网膜，指尖(osler结节) 和指甲下、结膜下出血。 其他表现有心律失常、心包填塞、心包炎和心衰	通过血培养分离细菌、超声心动图检查赘生物（细菌堆积、感染物质和纤维蛋白）做出诊断	◆对有心血管病理、瓣膜假体的易感患者或有心内膜炎病史、有能引起细菌进入血流的经历（拔牙、扁桃体切除、侵入性胃肠道或泌尿生殖系操作）患者，应用抗生素预防。 ◆抗生素治疗应用4~6周。 ◆当有瓣膜破裂、复发栓塞、早期假体瓣膜后心内膜炎、瓣膜周围脓肿、不能控制的感染伴持续的细菌或真菌感染等引起的心衰时，可考虑瓣膜置换
二尖瓣关闭不全 mitral insufficiency 收缩期二尖瓣不能正常关闭，导致部分应从左心室流向主动脉的血液回流到左心房。在舒张期这部分血液返回左心室，引起左心房和左心室超负荷而扩大。 最常见的原因是风湿热。 其他原因有：二尖瓣脱垂、先天性心脏病、心内膜炎、乳头肌缺血、系统性红斑狼疮、风湿性关节炎、硬皮病等	轻微的病例是无症状的。 当疾病发展时，可有进行性的呼吸困难、疲劳、肌无力和体重下降。 如果关闭不全是腱索断裂、乳头肌缺血或心内膜炎的结果，表现可能是急性的，伴有呼吸困难、急性肺水肿或心源性休克	听诊显示第一心音的减弱、第三心音和收缩期杂音。 超声心动图可准确地评估关闭不全的程度。 冠状动脉造影术和心导管术显示左心室功能的下降和相关的冠脉解剖结构改变	◆使用血管扩张剂的内科治疗可降低外周压力，因而降低反流量。 ◆严重病例通常需手术，涉及置换瓣膜或修复术以保护瓣膜

概述 description	症状 symptoms	诊断 diagnosis	治疗 treatment
二尖瓣狭窄 mitral stenosis 正常情况下，舒张期二尖瓣口为4~6 cm^2，若小于此面积则称为二尖瓣狭窄。 狭窄可分为轻型，面积下降至2~4 cm^2，重型，面积小于1cm^2。 最常见的原因是风湿热。 其他原因可有先天性、类癌瘤综合征、系统性红斑狼疮、黏液瘤和淀粉样变性	当二尖瓣区面积下降，产生于心房和心室之间的舒张期压力梯度会使左心房压力增加，这种压力向后传递至肺静脉和肺毛细血管（肺动脉高压）。 该症状常出现在30~40岁，患者表现出呼吸困难、夜间发作性呼吸困难、咯血和易发生肺感染。 常见心房纤颤。 二尖瓣狭窄是心源性栓塞的最常见原因	心脏听诊可听到瓣膜不正常运动和血流通过受损瓣膜所产生的声音。 包括第一心音强度增加、瓣膜开放时的喀喇音和特征性舒张期杂音。 胸部X线显示左心房增大和肺高压的征象。 超声心动图可明确诊断，可显示左心房出现的血栓	◆内科治疗包括无盐饮食、利尿以减轻左心房的压力，抗凝治疗用于降低系统性血栓栓塞的危险。 ◆外科治疗或经皮瓣膜成形术可用于严重的、出现症状的二尖瓣狭窄。 ◆如果有较好的解剖学条件，可通过气囊导管的介入增加有效的瓣膜面积而治疗狭窄。 ◆对需要进行瓣膜置换的病例，可根据患者的特点用生物（猪、牛或人）或机械假体
二尖瓣脱垂 mitral valve prolapse 由于二尖瓣的半月形瓣膜缺陷性结合发生的疾病，伴有一个或两个瓣膜在收缩期向心房的移位。 可产生二尖瓣关闭不全。 是一非常常见的疾病，特别是在女性。 二尖瓣脱垂与结缔组织改变和马凡综合征（Marfan syndrome）相关	常无症状。 在一些病例，可有胸痛、心悸、呼吸困难和意识丧失。 不常见的并发症包括进行性的二尖瓣关闭不全、感染性心内膜炎、腱索断裂、心律失常和心脏栓塞引起的休克	听诊可有收缩期开始或延向中期的喀喇音和收缩期杂音。 超声心动图可提供确定性诊断	◆无症状的患者不需要治疗。 ◆当实施了高危险操作如拔牙、输尿管或内窥检查等，建议使用预防感染性心内膜炎的措施。 ◆偶有患者需要手术
肺动脉瓣疾病 pulmonary valve disease 肺动脉狭窄常有先天性原因。 右心室流出阻碍使压力增加、心肌肥厚。 肺动脉功能不全继发于肺动脉高压时的右心室扩张。 右心室超负荷	肺动脉狭窄有静脉充血和肺低流量的体征。 肺动脉功能不全者充血体征占优势	听诊时可听到收缩或舒张期杂音（取决于瓣膜疾病的不同），深吸气时增强、呼气时减弱。 超声心动图可明确诊断	◆肺动脉狭窄的治疗选择经皮气囊瓣膜成形术。 ◆肺动脉功能不全通常对内科治疗反应良好
三尖瓣疾病 tricuspid valve disease 三尖瓣狭窄不常见。 最常见的原因是风湿热，并常与二尖瓣疾病相关。 这种情况下，右心房血液流出道受阻，其内血液流向上、下腔静脉引起颈静脉和肝以及下肢的充血。 三尖瓣关闭不全可以是功能性的（继发于右心室的扩张）或器质性的（心内膜炎后遗症、风湿热等）。 瓣膜关闭不全使收缩时血液向右心房反流，引起右心腔容量超负荷	三尖瓣狭窄的症状包括： ▲ 由于系统性静脉充血，出现肝大、肝功能改变、脾大、腹水、消化道症状和下肢水肿。 ▲ 组织血流的减少引起疲劳和虚弱。 在三尖瓣关闭不全，系统性静脉充血的症状占优势	狭窄和关闭不全的杂音特征是深吸气时增强，呼气时减弱。 超声心动图可明确诊断	◆开始时用内科治疗（主要是利尿），如果不够，需要用外科治疗（如果有可能就保留瓣膜，否则进行瓣膜置换）
急性动脉闭塞 acute arterial occlusion 由栓塞或血栓引起的动脉血流突然中断产生的一种状况。 在85%的病例，栓塞是心源性的，大多数患者出现心房纤颤或其他栓塞性心脏病。 栓塞通常发生在动脉分叉处，下肢最常见的部位是股动脉	症状包括突然发作的、剧烈疼痛、麻刺感、苍白、脉搏减弱和瘫痪	临床表现对诊断有提示性。 在大多数病例，超声心动图显示闭塞的位点。有时需要做动脉造影术。 全面的心血管检查对评估可能的栓塞是必要的	动脉闭塞是医疗急症。 首先用静脉内抗凝治疗，置受伤的肢体于休息和较低位。 确切的治疗应是外科治疗（血栓动脉内膜切除术），用Fogarty探针动脉栓子切除术，或内科用纤维蛋白溶解药
主动脉瘤 aortic aneurism 主动脉的不正常扩张（超过50%）。 最常见的原因是动脉硬化，也可见于梅毒和非特异性主动脉炎。 动脉壁的3层结构均受侵犯，并发症包括栓塞和血栓，压迫邻近结构或夹层和破裂。 虽然75%的主动脉瘤位于肾动脉起点下方的腹主动脉，但它也可发生于主动脉的任何部位。 通常发生于男性和65岁以上人群	虽然可以由于对腹部和腹股沟压迫而产生疼痛，但腹主动脉瘤常无症状。 同时存在疼痛、主动脉低压和搏动性腹部包块提示破裂的可能。 绝大多数胸主动脉瘤当有并发症时才出现症状	超声扫描是可选择的检查方法，因为它可显示动脉瘤的大小并可以检查动脉壁的血栓。 CT和MRI可显示动脉瘤与邻近器官、血管或淋巴结构的关系。 可实施手术前的主动脉造影术	◆对直径5cm或以上的无症状腹主动脉瘤，通过动脉瘤切除和假体移植进行外科治疗。 ◆有症状或有加速生长迹象的动脉瘤也需要进行外科治疗。 ◆有些病例，可选择经皮血管内修复术。 ◆小于5cm的无症状主动脉瘤应定期检查。 ◆有症状的胸主动脉瘤需急诊手术；不伴有马凡综合征的无症状胸主动脉瘤可定期检查直至其直径达到6cm

概述 description	症状 symptoms	诊断 diagnosis	治疗 treatment
分割性动脉瘤（壁间动脉瘤）aortic dissection 主动脉壁内膜破裂引起血液渗漏到中层并进行纵性播散，使内中两层分开，在主动脉壁内形成血液通道的疾病。 这一过程产生于中膜的退化和内膜的撕裂。 它可引起外膜破裂伴有随后的大出血，或损伤主动脉的分支。 与主动脉高压相关，有时与马凡综合征、妊娠和先天性心脏病相关。 分割性动脉瘤分为升主动脉遭到损害的（虽然可延伸到降主动脉）的A型和升主动脉未损害的B型	最常见的症状是位于胸前面或后面、多见于肩胛区之间的剧烈撕裂样疼痛，疼痛会向动脉瘤方向迁移。 影响到头臂干和颈动脉会引起脑缺血或上肢缺血的症状。 A型分割性主动脉瘤会引起瓣膜性主动脉关闭不全或由于冠状动脉的壁间瘤而出现心肌梗死	放射影像术可显示纵隔或左胸膜渗透液。 经食管超声心动图是快速、经济的诊断手段，如果不能做该检查，CT或MRI也是有价值的	◆未经治疗的A型分割性主动脉瘤死亡率超过80%，而且在诊断后每小时增加1%，因此，必须快速降血压、使用血管扩张剂如硝普钠和β受体阻滞剂。 ◆紧急手术（切除动脉瘤和Dacron假体替代）适用于A型动脉瘤和复杂的或不稳定的B型分割性动脉瘤
慢性动脉闭塞 chronic arterial occlusion 动脉血流慢性下降最常见的原因是动脉粥样硬化。 虽然可出现于任何动脉区，但闭塞通常发生在股动脉和腘动脉、胫腓区或主动脉—髂动脉区	特征性症状是间歇性跛行，是动脉阻塞远端肌性的疼痛或痉挛的表现，运动时出现，休息时消失。 由于最常见的部位是下肢，所以小腿肚（腓肠）疼痛常见。 当病变进展时，休息时也可出现疼痛。 当在主动脉分叉为髂动脉处有梗塞时，出现勒里施综合(Lerich syndrome)。见于55岁以下男性吸烟者，表现为小腿肚、大腿、臀区疼痛，间歇性跛行和勃起障碍	闭塞远端的脉搏减弱或消失。 可观察到受影响区皮肤退行性改变和溃疡。 超声心动图可评价血管流量和梗塞的严重程度。 动脉造影对外科治疗有参考价值	◆控制心血管系统危险因素（高血压、血脂质代谢障碍、糖尿病和吸烟）对避免疾病的进展是必不可少的。 ◆改善足部卫生以避免感染和溃疡。 ◆可进行锻炼以促进侧支血管的形成。 ◆抗聚积和抗凝药也对治疗有用。 ◆最严重的病例需要外科治疗（血栓动脉内膜切除术或旁路术或血管成形术
深静脉血栓形成 deep vein thrombosis 由于血管内血栓的形成使深静脉部分或全部闭塞。 由3种因素复合产生：血流障碍、血管内皮损伤和高凝。 血栓形成易感因素包括手术、妊娠、过长时间的固定术、心衰等。 有肺血管栓塞的危险	半数病例无症状或有非特异性症状。 最常见的发病部位是下肢。 症状包括小腿疼痛、发热、感染。 压迫小腿肌肉或足背伸时疼痛增加	超声心动图用于诊断膝以上的血栓形成。 阻抗体积扫描图也对诊断有用。 纤维蛋白原试验可用于对膝以下血栓形成的研究	◆主动和被动锻炼、抬腿、弹力袜、间歇性气体压迫和低剂量的抗凝剂适用于所有具有易感因素的患者。 ◆当怀疑该病时，应立即抗凝治疗以避免肺栓塞的危险。由于有复发的危险，治疗应持续3~6个月。 ◆对有抗凝疗法禁忌证或复发性静脉血栓形成患者，需要外科切断下腔静脉
淋巴水肿 lymphedema 由于损伤或淋巴管和/或淋巴结阻塞（阻断）引起的过量淋巴聚集于组织中常出现在四肢，尤其是下肢。 病因可以是淋巴系统先天性疾病，癌细胞浸润淋巴管或淋巴结，手术或放疗治疗一些肿瘤（如乳腺癌），或感染（丝虫病）	主要症状是受影响（病变）肢体的水肿，皮肤变得肿胀和起褶（橘皮样皮肤）。 可有蜂窝织炎和表皮角化病	详细的病史和物理检查通常足以明确诊断。 详尽的检查对探测病因是必不可少的	◆抬高病变下肢，使用弹性绷带和按摩。 ◆皮肤感染（蜂窝织炎）或淋巴结的感染（淋巴管炎）可应用抗生素治疗
冻疮 pernio 敏感患者由于暴露于寒冷中的皮肤坏死。 是由于微动脉或小动脉的痉挛和内皮增生引起的	表现为在小腿、踝、足、手、鼻和耳出现凸起的红斑，发痒。它们会进展为溃疡，然后自行愈合	根据病史和临床检查可做出诊断	◆防冻
雷诺病和雷诺现象 raynaud disease and phenomenon 暴露于寒冷或压力后反复发作的手指苍白、发绀然后变红。 常发生于手，由于指动脉痉挛所致。 当病因是原发性或自发性时称为雷诺病。 雷诺现象继发于原发病，如伯格病(Buerger disease)、硬皮病、腕管综合征、胶原病、血液和药物性反应	最常见于年轻女性，当暴露于寒冷时，手指表现出典型的3个时相顺序（苍白、发绀、变红）。 局部可有麻刺感和轻微疼痛	可通过将手浸没于冰水中并观察反应做出诊断。 一旦诊断成立，应做全面的检查以排除原发性疾病。 通常，该病需要长时间的观察监督	◆患者应避免受寒、触发该现象的情境、吸烟。 ◆严重病例需要血管扩张剂或交感神经切除术
静脉曲张 varicose veins 静脉膨大和扭曲，常位于腿部浅静脉。 可以是原发性的（静脉壁先天薄弱）或继发于深静脉功能不全和穿静脉闭锁。 易感因素包括长时间维持脚在同一位置，妊娠、肥胖和肿瘤	美学考虑很重要。 可出现非特异性疼痛，沉重、痉挛的感觉和皮肤异常	在多数情况下，患者站立检查就足以诊断。 试验可确定功能不全瓣膜的位置	◆一般来说，采用保守疗法如定期抬起小腿、避免长时间站立、主动锻炼、按摩和穿加压力袜。 ◆小静脉曲张可采用硬化措施。 ◆大静脉曲张需要外科治疗

消化系统 digestive system

营养是所有生物体的必需物质，它可以为其他功能的正常执行提供必要的能量供应，如后代的繁衍、个体的生长等。籍此，所有的生物体都具有某种形式的消化器官或系统来确保摄入机体内的食物可以被很好地利用。在人类，该系统由诸多在形态和功能上相互联系的器官组成，这些器官可将摄入的食物从它的初始形式分解为基本成分，以使其可以被身体很好地利用。

对于人体来说，食物中的许多营养素在最初的自然形式下是不能被利用的，必须被机体分解。这一过程发生于消化系统，始于咀嚼运动，它是借助于口腔内牙齿的活动而进行的。消化过程的一部分是由于口腔内唾液的作用；而其余部分则是在胃和小肠内完成的，主要借助于胃液和小肠液以及产生于肝和胰腺的分泌物的作用。一旦食物被消化成可以被身体利用的简单成分后，它们就被血液转运到器官进行储存和分解。食物中的大部分在小肠吸收，只有较少的一部分食物颗粒可穿过大肠壁进入围绕大肠的小血管和淋巴管中。最后，那些在消化过程中对身体无用的食物残渣则通过粪便的形式被排出。

消化系统由以下器官组成：口腔，包括牙齿和唾液腺；咽和食管；胃；小肠，由十二指肠、空肠、回肠组成；大肠，由盲肠、升结肠、横结肠、降结肠、乙状结肠、直肠、肛门组成；还有肝和胰腺，它们的分泌物排入十二指肠。

消化系统的所有消化过程都以协调的形式进行，由自主神经系统控制。这意味着消化过程中除了最初的咀嚼和最后的排便外，其余整个过程是不受意志支配的。

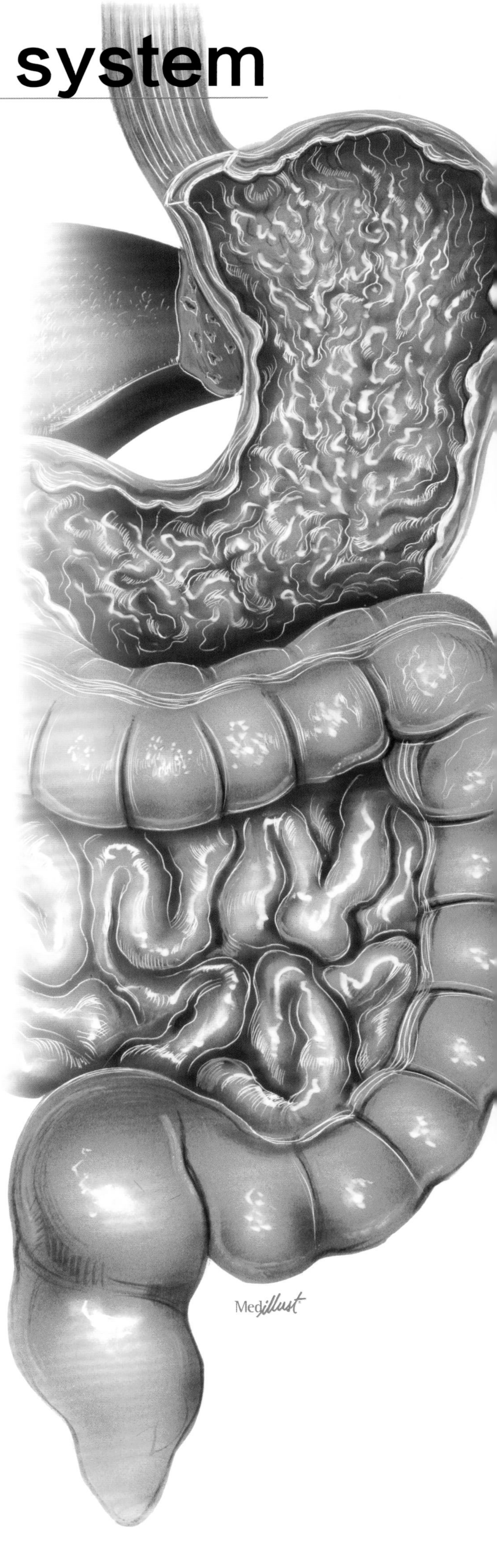

消化系统 digestive system

整体观 general view

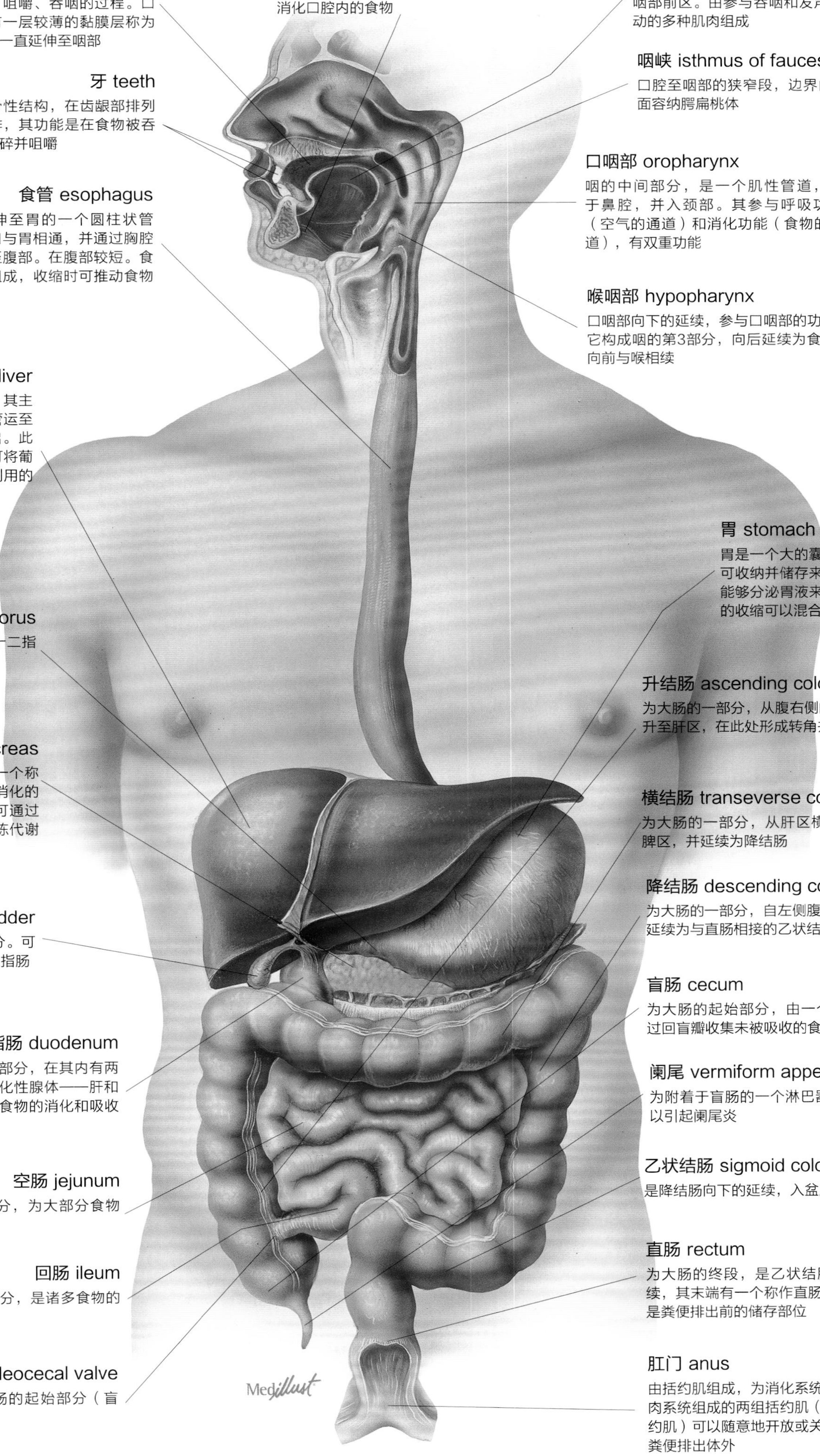
Medillust

口腔 oral cavity

食物消化的第一步在口腔内进行，包括分泌唾液、咀嚼、吞咽的过程。口腔的内面衬有一层较薄的黏膜层称为口腔黏膜，它一直延伸至咽部

唾液腺 salivary glands

包含于口腔壁内的成群腺体，可分泌唾液，并通过小管排入口腔，以助于咀嚼和消化口腔内的食物

舌 tongue

口腔内的扁平器官。前端游离，后端连接于咽部前区。由参与吞咽和发声时不同形式运动的多种肌肉组成

牙 teeth

是口腔内的骨性结构，在齿龈部排列成上、下两排，其功能是在食物被吞咽之前将其撕碎并咀嚼

咽峡 isthmus of fauces

口腔至咽部的狭窄段，边界由软腭构成，侧面容纳腭扁桃体

食管 esophagus

是从咽部延伸至胃的一个圆柱状管道，经贲门口与胃相通，并通过胸腔和膈肌下降至腹部。在腹部较短。食管壁由肌肉组成，收缩时可推动食物向前移动

咽 pharynx

一个由肌肉和薄膜组成的管道，始于鼻腔，通过颈部下降后与食管相续。咽同时具有呼吸和消化功能，由3部分组成：鼻咽部、口咽部、喉咽部

口咽部 oropharynx

咽的中间部分，是一个肌性管道，始于鼻腔，并入颈部。其参与呼吸功能（空气的通道）和消化功能（食物的通道），有双重功能

喉咽部 hypopharynx

口咽部向下的延续，参与口咽部的功能。它构成咽的第3部分，向后延续为食管，向前与喉相续

肝 liver

肝是位于腹部右上角的一个较大器官，其主要的功能是分泌胆汁。胆汁通过胆总管运至十二指肠，是消化食物中脂肪的基础。此外，肝也是机体能量的重要提供者，可将葡萄糖和其他被吸收的食物转变成可以利用的能量

胃 stomach

胃是一个大的囊性器官。在其消化过程中，可收纳并储存来自食管的食物。胃壁中含有能够分泌胃液来帮助分解食物的腺体。胃壁的收缩可以混合其内的食物，并助于消化

幽门 pylorus

幽门是一个小且圆的开口，位于胃和十二指肠之间。环绕其周围的区域称作幽门区

胰腺 pancreas

为位于胃后面的一个腺体。胰腺通过一个称作胰管的小导管，将含有酶的有助于消化的分泌物运至十二指肠。此外，胰腺还可通过分泌胰岛素参与碳水化合物和糖的新陈代谢而使其具有内分泌功能

胆囊 gall bladder

为囊形器官，是胆汁输送系统的一部分。可储存肝分泌的胆汁，并将其运送至十二指肠

小肠 small intestine

与胃相续的较长管道，在腹腔呈多角度卷曲成肠襻。它的功能是消化、吸收和输送食物。为了更好的吸收，其内表面被覆数百万的小突起（称作绒毛）。小肠由3部分组成：十二指肠、空肠和回肠

十二指肠 duodenum

为小肠的起始部分，在其内有两个最重要的消化性腺体——肝和胰腺的开口。食物的消化和吸收始于十二指肠

空肠 jejunum

小肠的第2部分，为大部分食物的吸收部位

回肠 ileum

小肠的最后部分，是诸多食物的吸收场所

回盲瓣 ileocecal valve

位于小肠的最后部分（回肠）和大肠的起始部分（盲肠）之间的一个瓣膜

大肠 large intestine

是小肠的延续，且直径较大。可吸收水分，并将未吸收的食物渐进地形成粪便

升结肠 ascending colon

为大肠的一部分，从腹右侧的盲肠部垂直上升至肝区，在此处形成转角并延续为横结肠

横结肠 transeverse colon

为大肠的一部分，从肝区横行穿过腹部至脾区，并延续为降结肠

降结肠 descending colon

为大肠的一部分，自左侧腹部垂直下降，并延续为与直肠相接的乙状结肠

盲肠 cecum

为大肠的起始部分，由一个大囊组成，通过回盲瓣收集未被吸收的食物残渣

阑尾 vermiform appendix

为附着于盲肠的一个淋巴器官，如发炎可以引起阑尾炎

乙状结肠 sigmoid colon

是降结肠向下的延续，入盆腔后与直肠相续

直肠 rectum

为大肠的终段，是乙状结肠入盆腔后的延续，其末端有一个称作直肠壶腹的膨大部，是粪便排出前的储存部位

肛门 anus

由括约肌组成，为消化系统的末端。由于肌肉系统组成的两组括约肌（内括约肌和外括约肌）可以随意地开放或关闭，肛门才能将粪便排出体外

消化过程各阶段 phases of digstive process

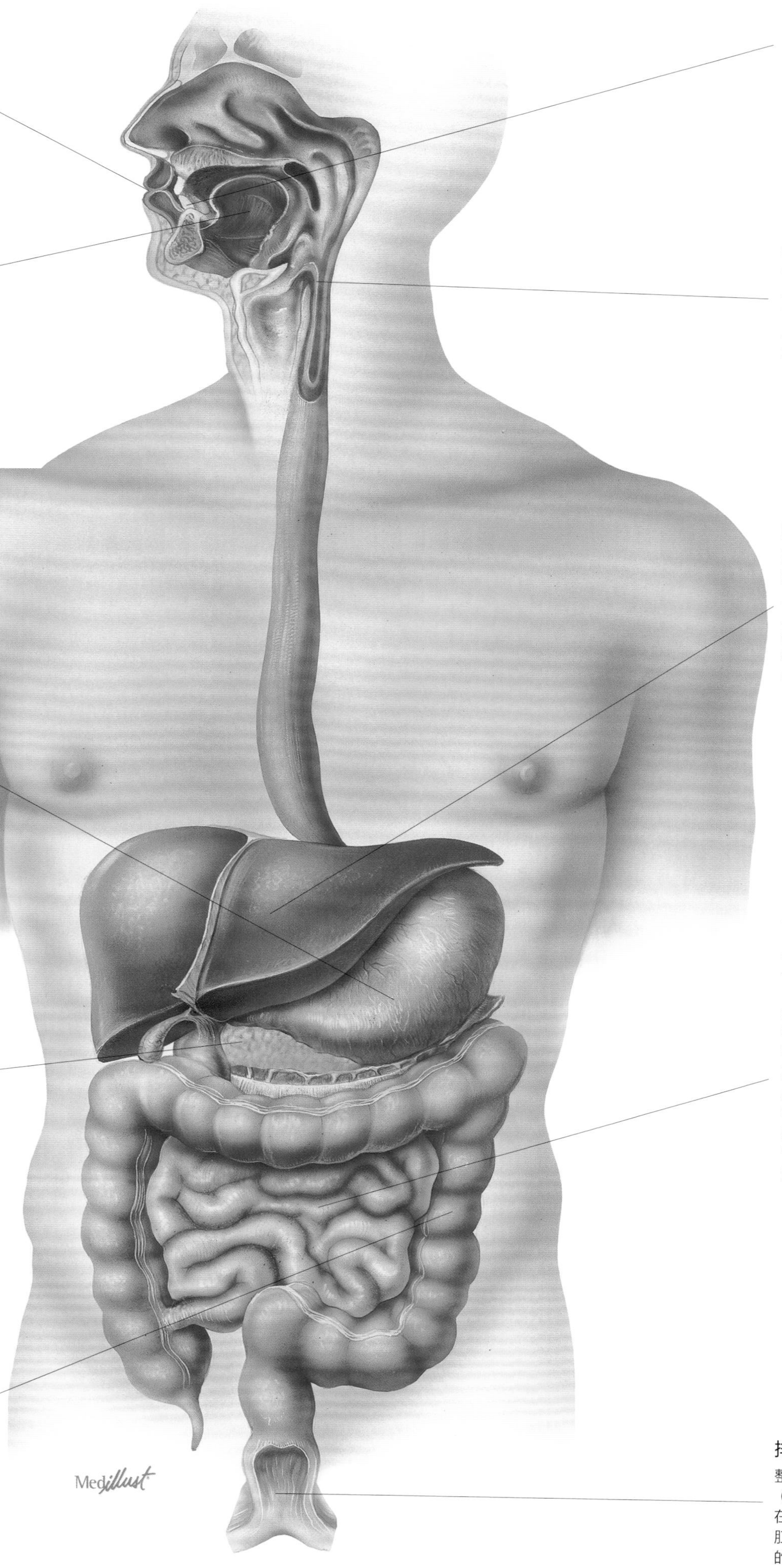
Medillust

摄食 ingestion

食物或液体入口

咀嚼 mastication

食物入口后，经牙咀嚼将其嚼碎，并变成糊状物质

混涎 insalivation

在咀嚼中，唾液腺分泌一种清亮且有黏性的碱性液体即唾液。它可与被嚼碎的食物相混合。唾液在消化过程中起重要作用，因为它能启动酶的分解作用。一旦食物被咬碎并与唾液混合后，舌可将其形成食团。这一阶段持续大约1 min

吞咽和推进 swallowing and propulsion

当食物被嚼碎并与唾液混合后，口内形成的食团则伴随意志控制的吞咽运动经食管至胃。从胃至排便前的消化过程是不受意志控制的，而排便是消化的最后阶段，受意志支配。食团通过刺激食管壁肌肉的强烈收缩将其运输至胃。吞咽和推进阶段持续不到2~3 s

胆汁的产生 bile production

肝在消化过程中具有重要的代谢功能，可分泌一种清亮、浅黄色且苦的物质，即胆汁。胆汁排放入十二指肠，分解脂肪，并将其转化成足以被胰酶消化的小分子物质。胆汁一旦完成其功能后，有部分可被重吸收入肝

胃的消化作用 gastric digestion

食团一旦到达胃，食物的化学性消化作用随即开始。大分子物质被降解并转化为足以被消化道黏膜吸收的小分子物质。在此过程中，由胃内不同腺体所分泌的胃酶作用非常重要。食物在胃内储存2~4 h

食物吸收 food absorption

是消化过程的最后阶段，发生于小肠。由胃收纳的食糜和分泌的胃液，经十二指肠入小肠后，与来自胰腺（胰液）、肝（胆汁）和小肠黏膜的分泌物相混合。所有的分泌物都可将食物分解成最基本的可以被身体所吸收的物质。吸收过程发生于小肠的微绒毛。消化产物最终被消化道黏膜的上皮细胞吸收，并通过毛细血管转运至血液和淋巴系统。这个过程需要1~4 h

胰液的产生 production of pancreatic juices

胰腺是一个含有内分泌腺和外分泌腺的混合性腺体，在消化系统中具有非常重要的功能。外分泌腺可产生胰液，内含大量呈蛋白质结构的酶类物质，可催化特殊的生物化学反应。胰酶经胰管排入十二指肠后，与胆汁共同作用分解食物中的碳水化合物、脂肪和蛋白质

粪便的形成 formation of feces

消化过程中未被消化的食物残渣则进入大肠，在此处水和一些可被肠道细菌作用的物质被吸收。余下的残渣形成粪便团块，存放在直肠内直至被排出体外。发生在大肠的消化过程可持续10 h至几天

排便 defecation

整个消化过程中所形成的残渣（未经消化的物质）最后被储存在直肠内，并以粪便的形式通过肛门排出体外。这一由意志支配的活动称作排便

口腔 oral cavity

前面观 anterior view

口腔 oral cavity

口腔担负着摄入食物的初步消化，包括唾液的分泌、咀嚼和吞咽过程。口腔的内面排列着一层一直伸展至咽部的黏膜称为口腔黏膜。口腔内含有牙和舌。除消化功能外，还参与呼吸过程

舌 tongue

口腔内的扁平器官。前端游离，后端连接于咽部前区。由参与吞咽和发声时不同形式运动的多种肌肉组成

口腔顶 roof of the mouth

为口腔上面，由前面的硬腭和后面的软腭组成，软腭无骨性结构，由肌组织形成

唇系带 labial frenulum

为牙龈部黏膜与口唇黏膜在正中线上相连的一条纤维带，分别有上唇系带和下唇系带

腭垂 uvula

悬挂于软腭后部中央的肌性器官

后腭弓 posterior pillar

也称腭咽弓，是软腭的延伸，向下延至咽侧壁的峡部

咽峡部 isthmus of the fauces

由软腭、舌底部和两侧腭舌弓围成的由口腔至咽部的狭窄部分，腭扁桃体位于此处

前腭弓 anterior pillar

也称腭舌弓，是软腭的延伸，向下延至咽侧壁的峡部。腭扁桃体位于前腭弓和后腭弓之间

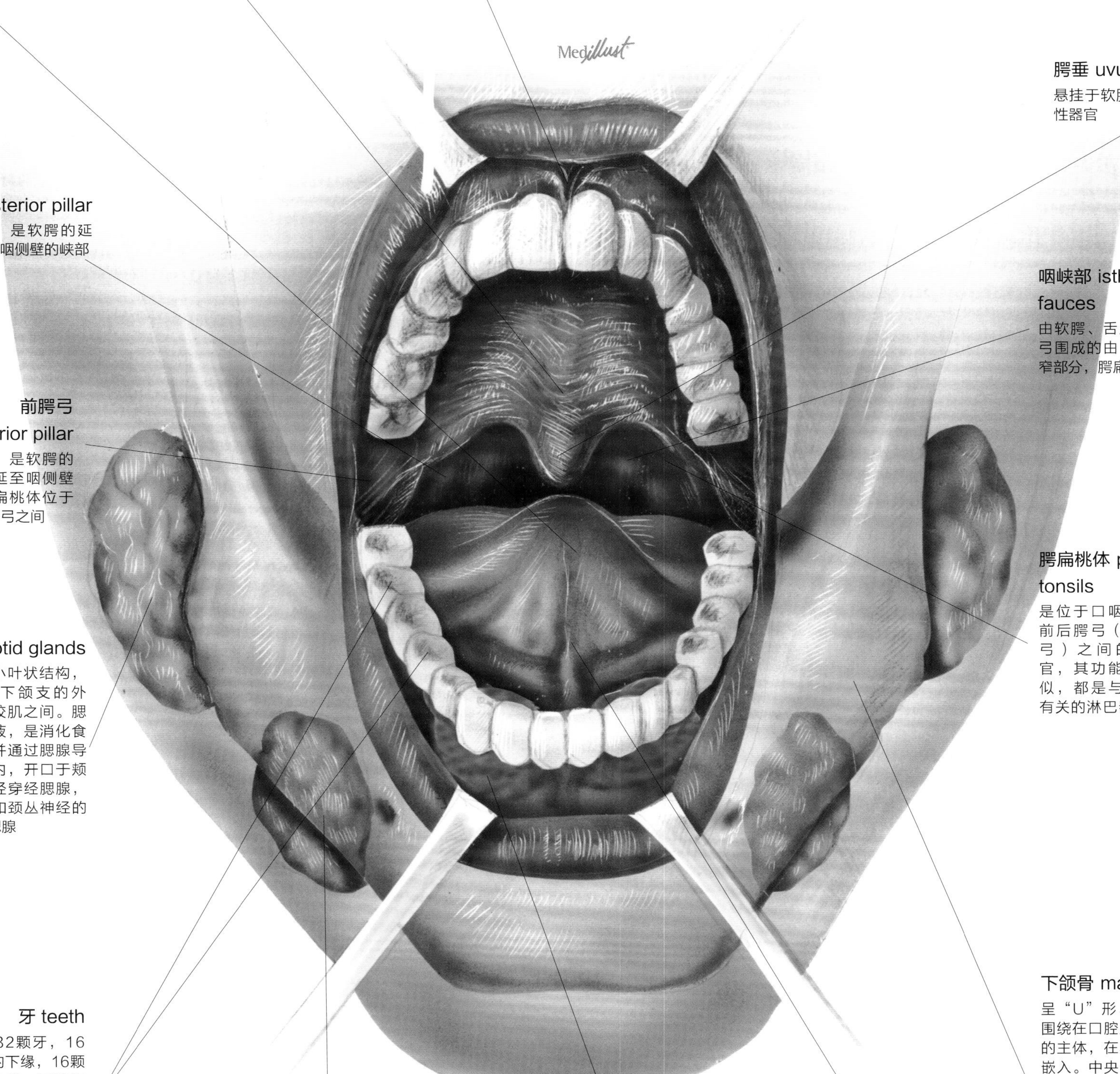

腭扁桃体 palatine tonsils

是位于口咽部侧壁、软腭前后腭弓（腭舌弓和腭咽弓）之间的两个圆形器官，其功能与咽扁桃体相似，都是与机体免疫系统有关的淋巴器官

腮腺 parotid glands

腮腺为两个小叶状结构，位于口腔和下颌支的外面、皮肤和咬肌之间。腮腺可分泌唾液，是消化食物的基础，并通过腮腺导管排入口腔内，开口于颊内面。面神经穿经腮腺，来自交感干和颈丛神经的分支分布于腮腺

下颌骨 mandible

呈“U”形，其前面和侧面围绕在口腔周围构成下颌骨的主体，在其上缘有下牙弓嵌入。中央部形成颏，并有两个分支，由水平部分的体转折形成垂直的支，并以关节与颞骨相连。它与颅骨之间的关节可以活动，参与一系列的咀嚼与发声活动。诸多的舌肌附于下颌骨

牙 teeth

口腔内共有32颗牙，16颗在上颌骨的下缘，16颗在下颌骨的上缘。牙的作用是撕碎并咀嚼食物，以便于吞咽。共有4类牙：切牙、尖牙、前磨牙、磨牙。每一类牙都有其特殊的形状和功能

下颌下腺 submandibular glands

下颌下腺是两个附着在下颌骨水平部内面的腺体，通过下颌下腺导管的细管开口于口腔底的下面。其功能是分泌具有润滑和消化作用的液体，即唾液

舌下腺 sublingual glands

舌下腺是一个小的腺体，位于口腔底，通过Bartholin导管将唾液排入口腔

舌系带 lingual frenulum

为一条纤维带，由覆盖在舌下面的黏膜反折形成，与口腔底相连

口腔 oral cavity

侧面观 lateral view

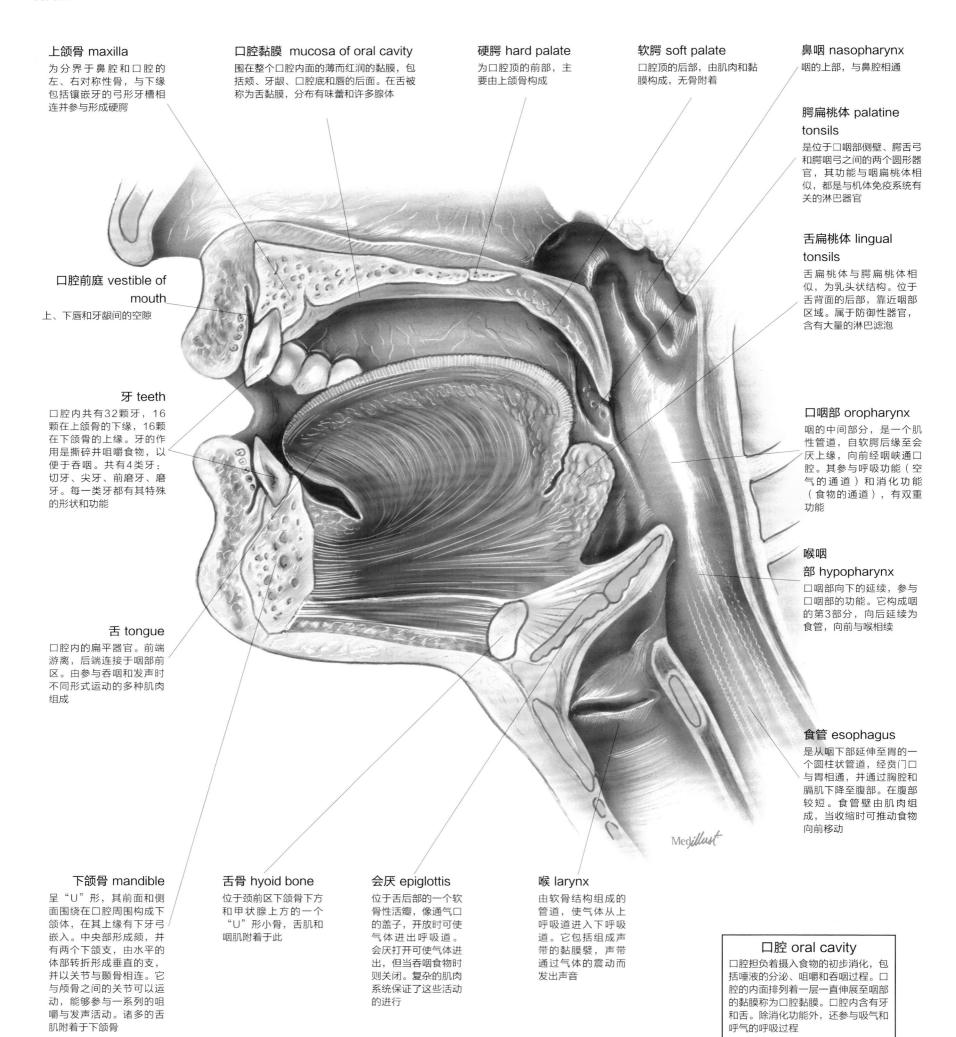

上颌骨 maxilla
为分界于鼻腔和口腔的左、右对称性骨，与下缘包括镶嵌牙的弓形牙槽相连并参与形成硬腭

口腔黏膜 mucosa of oral cavity
围在整个口腔内面的薄而红润的黏膜，包括颊、牙龈、口腔底和唇的后面。在舌被称为舌黏膜，分布有味蕾和许多腺体

硬腭 hard palate
为口腔顶的前部，主要由上颌骨构成

软腭 soft palate
口腔顶的后部，由肌肉和黏膜构成，无骨附着

鼻咽 nasopharynx
咽的上部，与鼻腔相通

腭扁桃体 palatine tonsils
是位于口咽部侧壁、腭舌弓和腭咽弓之间的两个圆形器官，其功能与咽扁桃体相似，都是与机体免疫系统有关的淋巴器官

口腔前庭 vestible of mouth
上、下唇和牙龈间的空隙

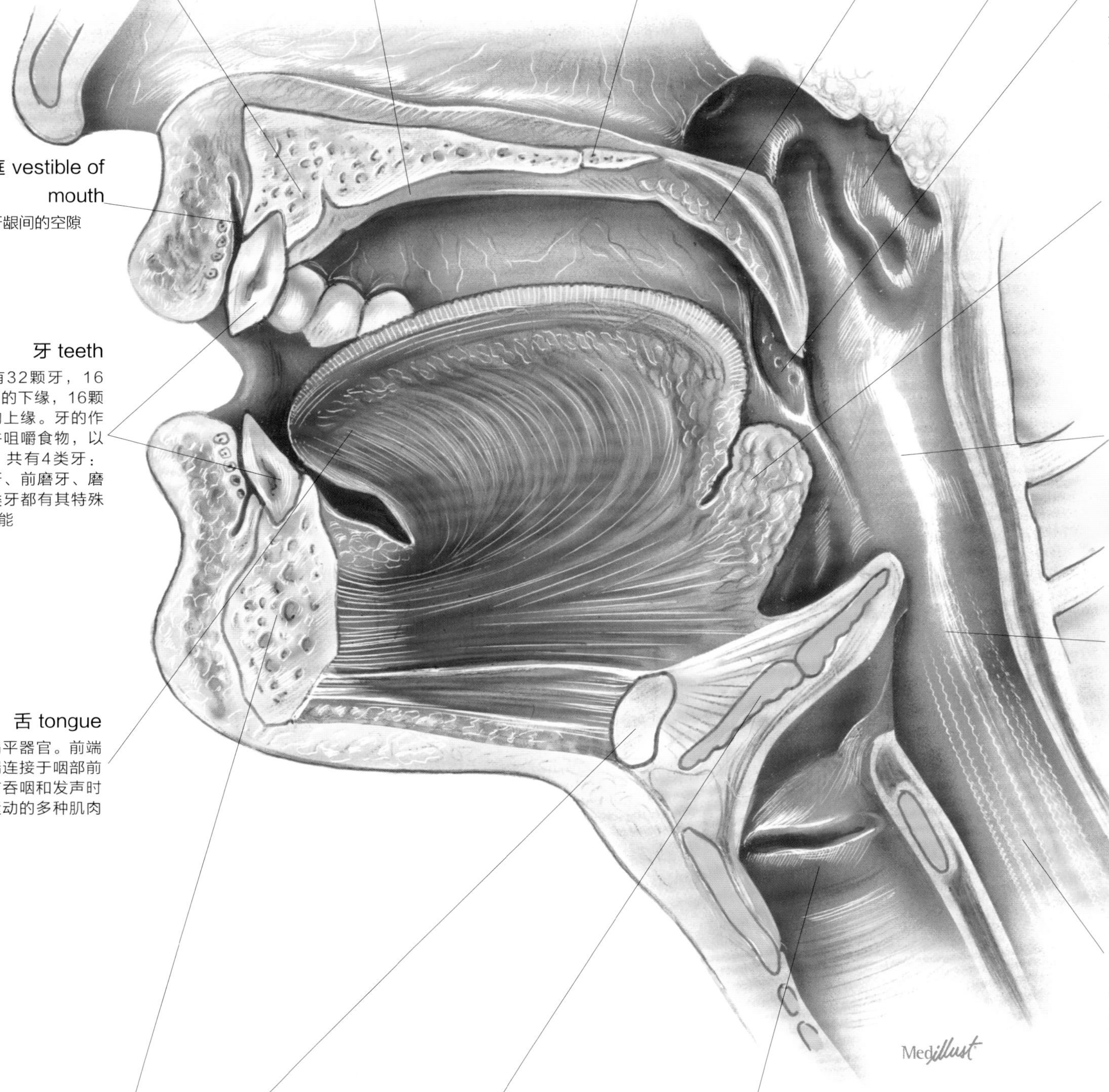

舌扁桃体 lingual tonsils
舌扁桃体与腭扁桃体相似，为乳头状结构。位于舌背面的后部，靠近咽部区域。属于防御性器官，含有大量的淋巴滤泡

牙 teeth
口腔内共有32颗牙，16颗在上颌骨的下缘，16颗在下颌骨的上缘。牙的作用是撕碎并咀嚼食物，以便于吞咽。共有4类牙：切牙、尖牙、前磨牙、磨牙。每一类牙都有其特殊的形状和功能

口咽部 oropharynx
咽的中间部分，是一个肌性管道，自软腭后缘至会厌上缘，向前经咽峡通口腔。其参与呼吸功能（空气的通道）和消化功能（食物的通道），有双重功能

喉咽部 hypopharynx
口咽部向下的延续，参与口咽部的功能。它构成咽的第3部分，向后延续为食管，向前与喉相续

舌 tongue
口腔内的扁平器官。前端游离，后端连接于咽部前区。由参与吞咽和发声时不同形式运动的多种肌肉组成

食管 esophagus
是从咽下部延伸至胃的一个圆柱状管道，经贲门口与胃相通，并通过胸腔和膈肌下降至腹部。在腹部较短。食管壁由肌肉组成，当收缩时可推动食物向前移动

下颌骨 mandible
呈“U”形，其前面和侧面围绕在口腔周围构成下颌体，在其上缘有下牙弓嵌入。中央部形成颏，并有两个下颌支，由水平的体部转折形成垂直的支，并以关节与颞骨相连。它与颅骨之间的关节可以运动，能够参与一系列的咀嚼与发声活动。诸多的舌肌附着于下颌骨

舌骨 hyoid bone
位于颈前区下颌骨下方和甲状腺上方的一个“U”形小骨，舌肌和咽肌附着于此

会厌 epiglottis
位于舌后部的一个软骨性活瓣，像通气口的盖子，开放时可使气体进出呼吸道。会厌打开可使气体进出，但当吞咽食物时则关闭。复杂的肌肉系统保证了这些活动的进行

喉 larynx
由软骨结构组成的管道，使气体从上呼吸道进入下呼吸道。它包括组成声带的黏膜襞，声带通过气体的震动而发出声音

口腔 oral cavity
口腔担负着摄入食物的初步消化，包括唾液的分泌、咀嚼和吞咽过程。口腔的内面排列着一层一直伸展至咽部的黏膜称为口腔黏膜。口腔内含有牙和舌。除消化功能外，还参与吸气和呼气的呼吸过程

唾液腺 salivary glands

唾液腺
salivary glands
位于口腔壁内的多簇腺体，可分泌唾液，并以小管排入口腔，有助于食物的咀嚼和消化。在舌和颊黏膜内有许多小腺体，3对主要的大腺体为腮腺、下颌下腺、舌下腺

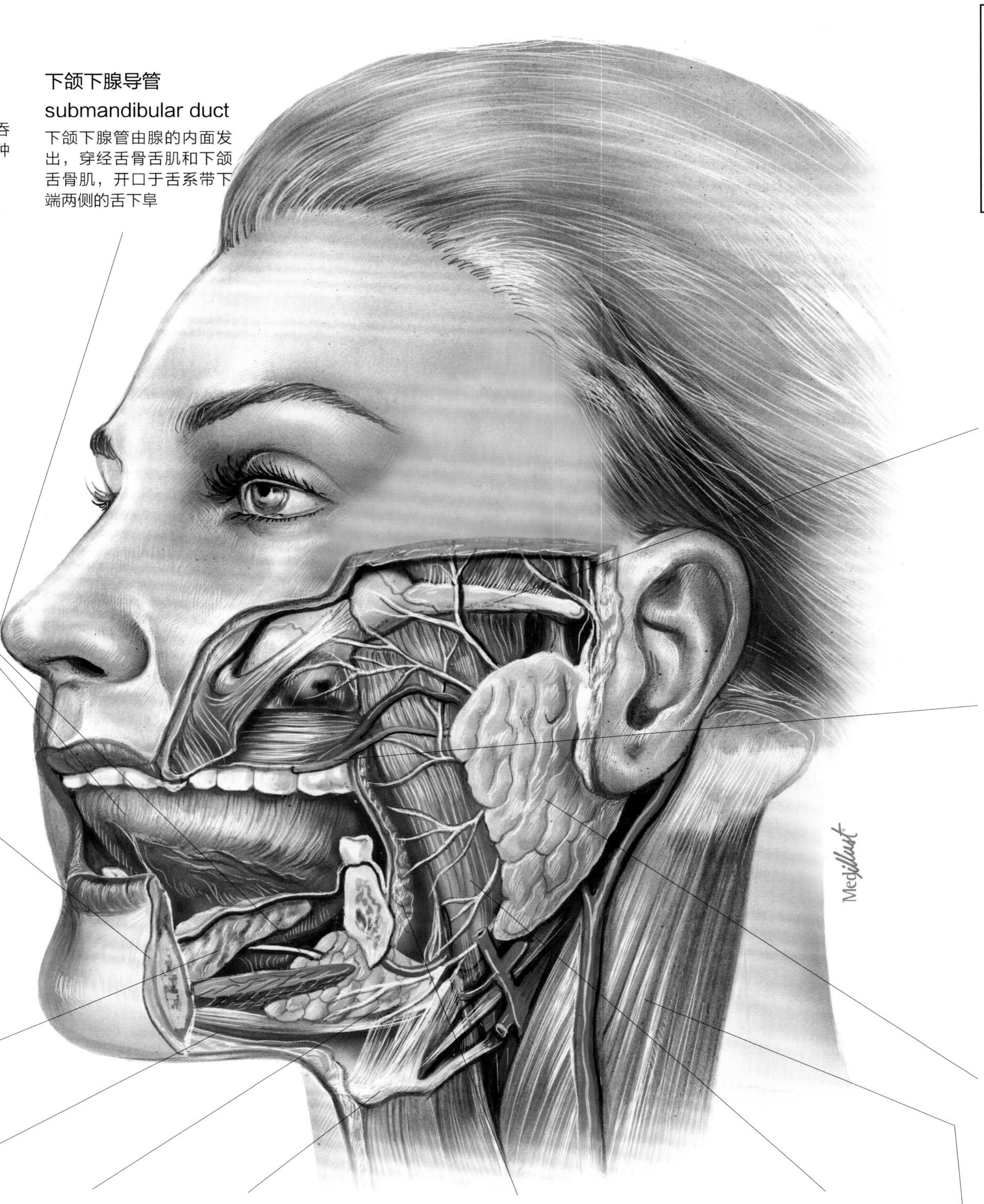

舌 tongue
口腔内的扁平器官。前端游离，后端连接于咽部前区。由参与吞咽和发声时不同形式运动的多种肌肉组成

下颌下腺导管 submandibular duct
下颌下腺管由腺的内面发出，穿经舌骨舌肌和下颌舌骨肌，开口于舌系带下端两侧的舌下阜

颧弓 zygomatic arch
从颧骨的侧面和后面伸延至颞骨的弓形骨。有诸多的咀嚼肌附着于其内面

腮腺导管 parotid duct
数目众多的小管，收集腮腺分泌的唾液，并汇合成一个导管，从腺体的内面前行，横过咬肌表面，最后以小管开口于平对上颌第2磨牙的颊黏膜。其中段穿过颊肌

下颌骨 mandible
围绕在口腔前面和侧面的面骨，由下颌体和下颌支组成

舌下腺 sublingual gland
舌下腺是一个小的腺体结构，位于口腔底，通过Bartholin导管将唾液排入口腔

腮腺 parotid gland
腮腺为两个小叶状结构，位于口腔和下颌支的外面、皮肤和咬肌之间。腮腺可分泌唾液，这是消化食物的基础，并通过腮腺导管排入口腔内，开口于颊的内面。面神经穿经腮腺，来自交感干和颈丛神经的分支分布于腮腺

下颌舌骨肌 mylohyoid muscle
起于下颌骨体内面、止于舌骨的肌肉，可上提舌骨。下颌下腺管穿经此肌。虽然该肌参与形成部分口腔底，但却不是真正的舌肌，因为它对舌的运动没有作用。它由三叉神经的分支支配，由面动脉的分支颏下动脉和下颌舌骨肌动脉供给营养

下颌下腺 submandibular glands
下颌下腺是两个附着在下颌骨体内侧面的腺体，通过下颌下腺导管的细管开口于口腔底的下面。其功能是分泌唾液

舌骨 hyoid bone
位于颈前区下颌骨下方和甲状腺上方的一个“U”形小骨，舌肌和咽肌附着于此

颊肌 buccinator muscle
围绕在口唇周围连合处、附着于皮肤的扁平肌，起自下颌骨上缘和上颌骨下缘，并横向延伸至颊内面。在向颊黏膜延伸中，腮腺导管横穿此肌。其中部分肌纤维止于翼突下颌缝（自下颌骨到颅底的翼突），它的主要作用是使口裂向两侧张大，但也与其他肌协作共同完成吹气、吹口哨和吸吮动作。虽然该肌主要为面部表情肌，但也有参与咀嚼和将食物推向牙区的作用（该断面显示腮腺导管段的开口处）

咬肌 masseter muscle
位于下颌支外侧面的一块强有力的肌肉，起于颧弓的下缘，由浅层和深层纤维束组成。其收缩和舒张可上提和下降下颌骨，使其成为咀嚼的基础。在其前缘前方的外面有腮腺导管穿过

胸锁乳突肌 sternocleidomastiod muscle
位于颈部两侧皮下，附着于颞骨乳突和枕骨，并下降形成两个肌束：一个起源于胸骨柄，另一个起源于锁骨。它的作用是屈颈、转动头部

出牙 teething

第1次出牙 first teething

新生儿没有牙，牙在6个月时开始萌出，24~30个月时出齐。第一阶段的牙为乳牙，这是暂时性的牙，并在6岁后随着儿童的生长自然脱落，逐渐被恒牙所取代。乳牙共20颗

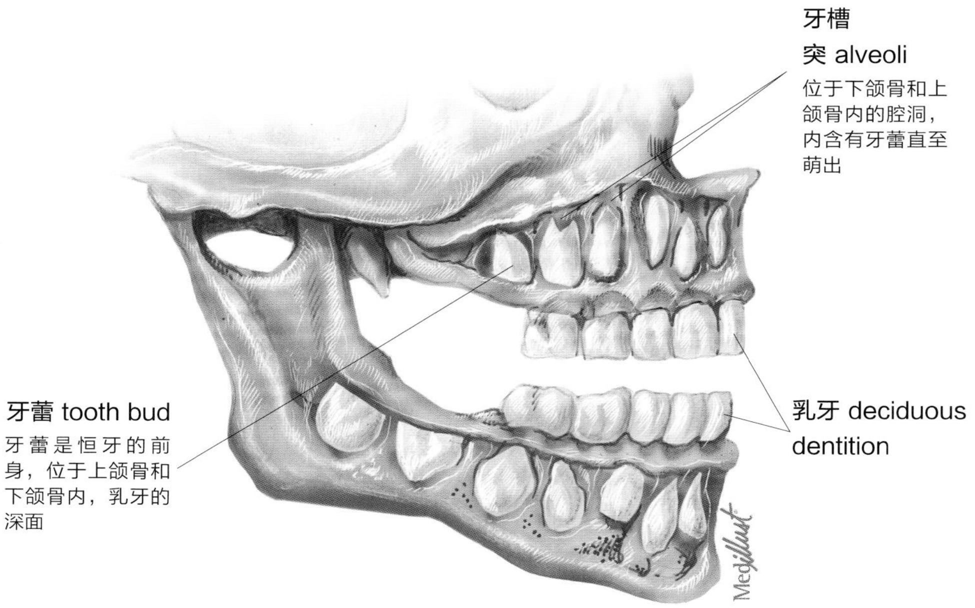

牙槽突 alveoli
位于下颌骨和上颌骨内的腔洞，内含有牙蕾直至萌出
牙蕾 tooth bud
牙蕾是恒牙的前身，位于上颌骨和下颌骨内，乳牙的深面
乳牙 deciduous dentition
Medillust

乳牙萌出的大概年龄 approximate age of eruption

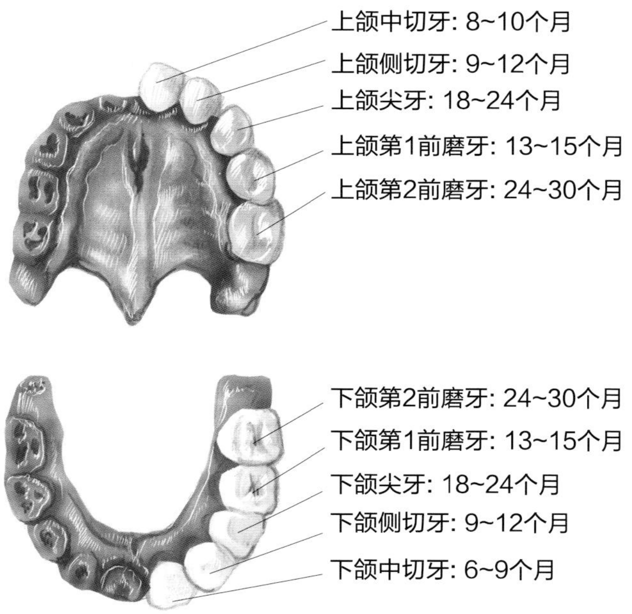

上颌中切牙: 8~10个月
上颌侧切牙: 9~12个月
上颌尖牙: 18~24个月
上颌第1前磨牙: 13~15个月
上颌第2前磨牙: 24~30个月
下颌第2前磨牙: 24~30个月
下颌第1前磨牙: 13~15个月
下颌尖牙: 18~24个月
下颌侧切牙: 9~12个月
下颌中切牙: 6~9个月

第2次出牙 second teething

恒牙或第二次出牙大约在6岁时，当乳牙脱落时开始萌出。正常成人上、下颌共32颗恒牙

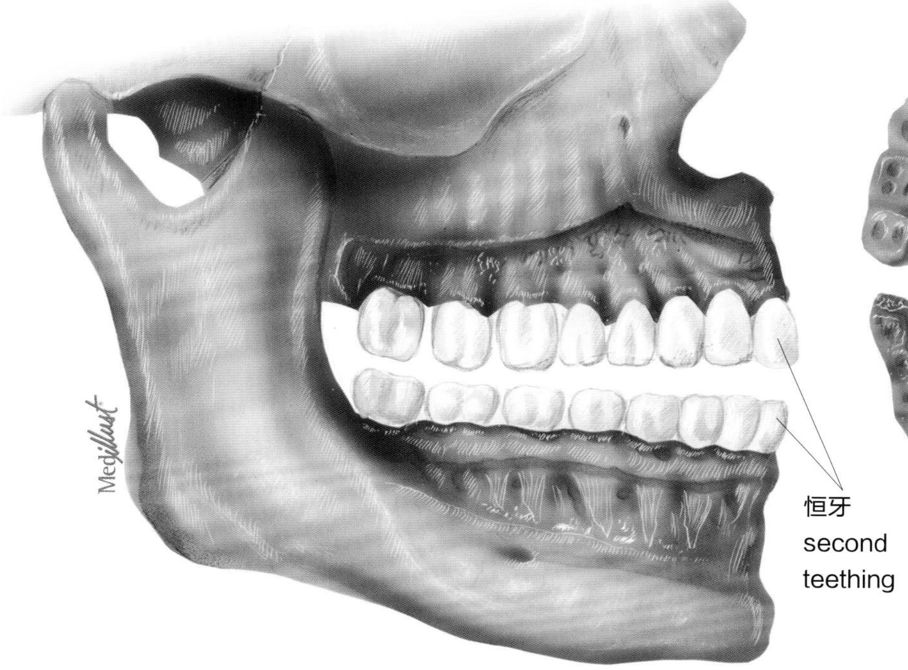

Medillust
恒牙 second teething

恒牙萌出的大概年龄 approximate age of eruption

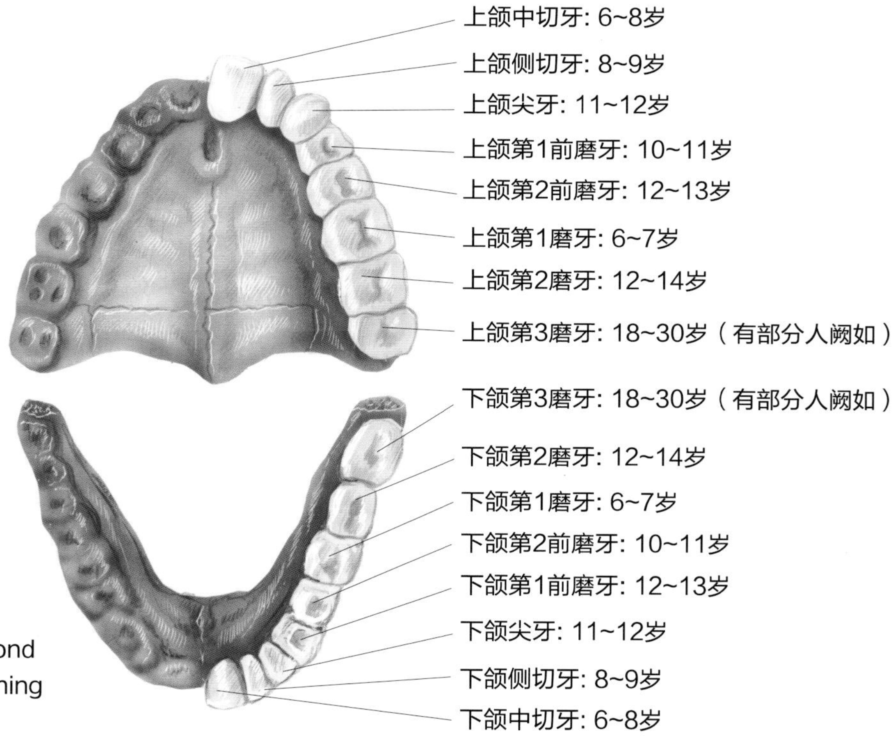

上颌中切牙: 6~8岁
上颌侧切牙: 8~9岁
上颌尖牙: 11~12岁
上颌第1前磨牙: 10~11岁
上颌第2前磨牙: 12~13岁
上颌第1磨牙: 6~7岁
上颌第2磨牙: 12~14岁
上颌第3磨牙: 18~30岁（有部分人阙如）
下颌第3磨牙: 18~30岁（有部分人阙如）
下颌第2磨牙: 12~14岁
下颌第1磨牙: 6~7岁
下颌第2前磨牙: 10~11岁
下颌第1前磨牙: 12~13岁
下颌尖牙: 11~12岁
下颌侧切牙: 8~9岁
下颌中切牙: 6~8岁

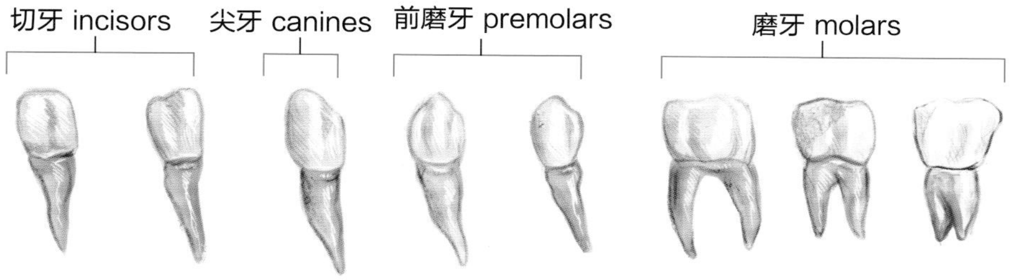

切牙 incisors
尖牙 canines
前磨牙 premolars
磨牙 molars

牙. 切牙的结构 teeth. structer of an incisior

牙 teeth

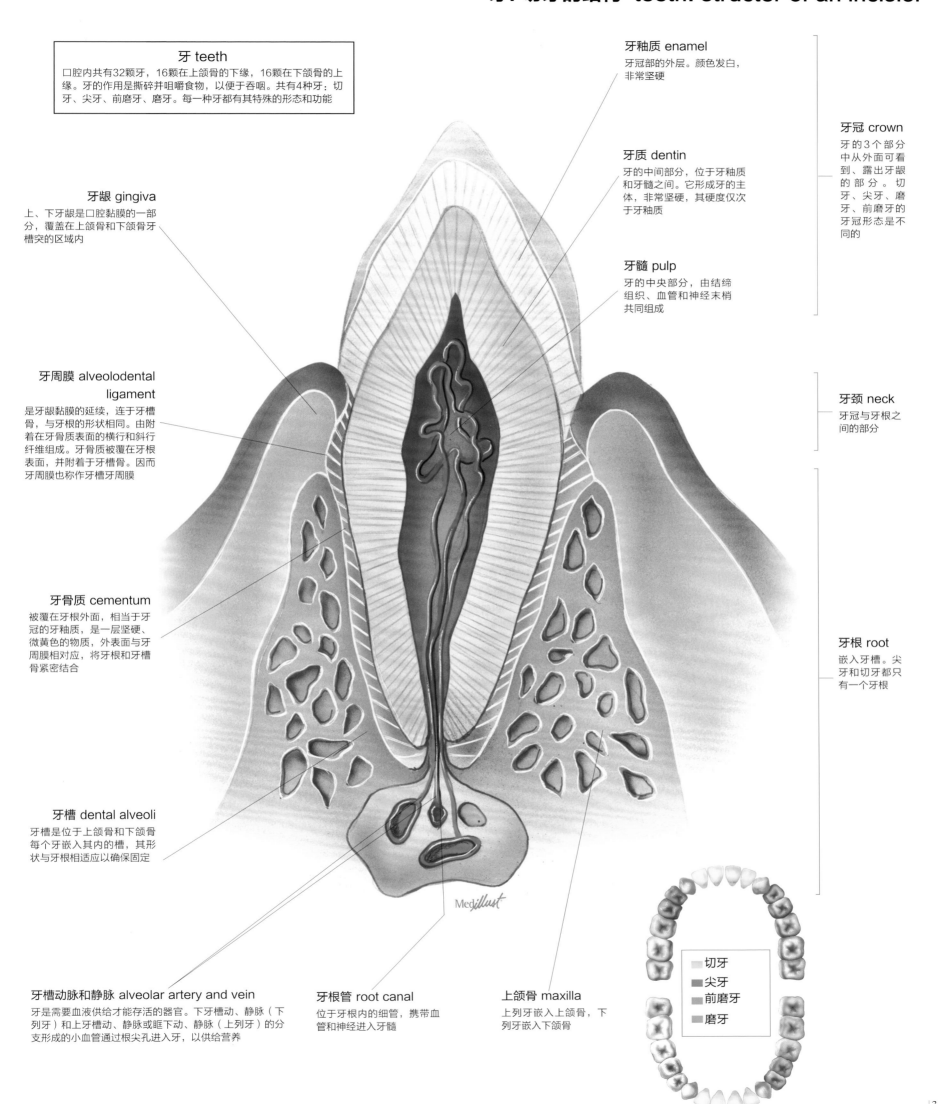

口腔内共有32颗牙，16颗在上颌骨的下缘，16颗在下颌骨的上缘。牙的作用是撕碎并咀嚼食物，以便于吞咽。共有4种牙：切牙、尖牙、前磨牙、磨牙。每一种牙都有其特殊的形态和功能

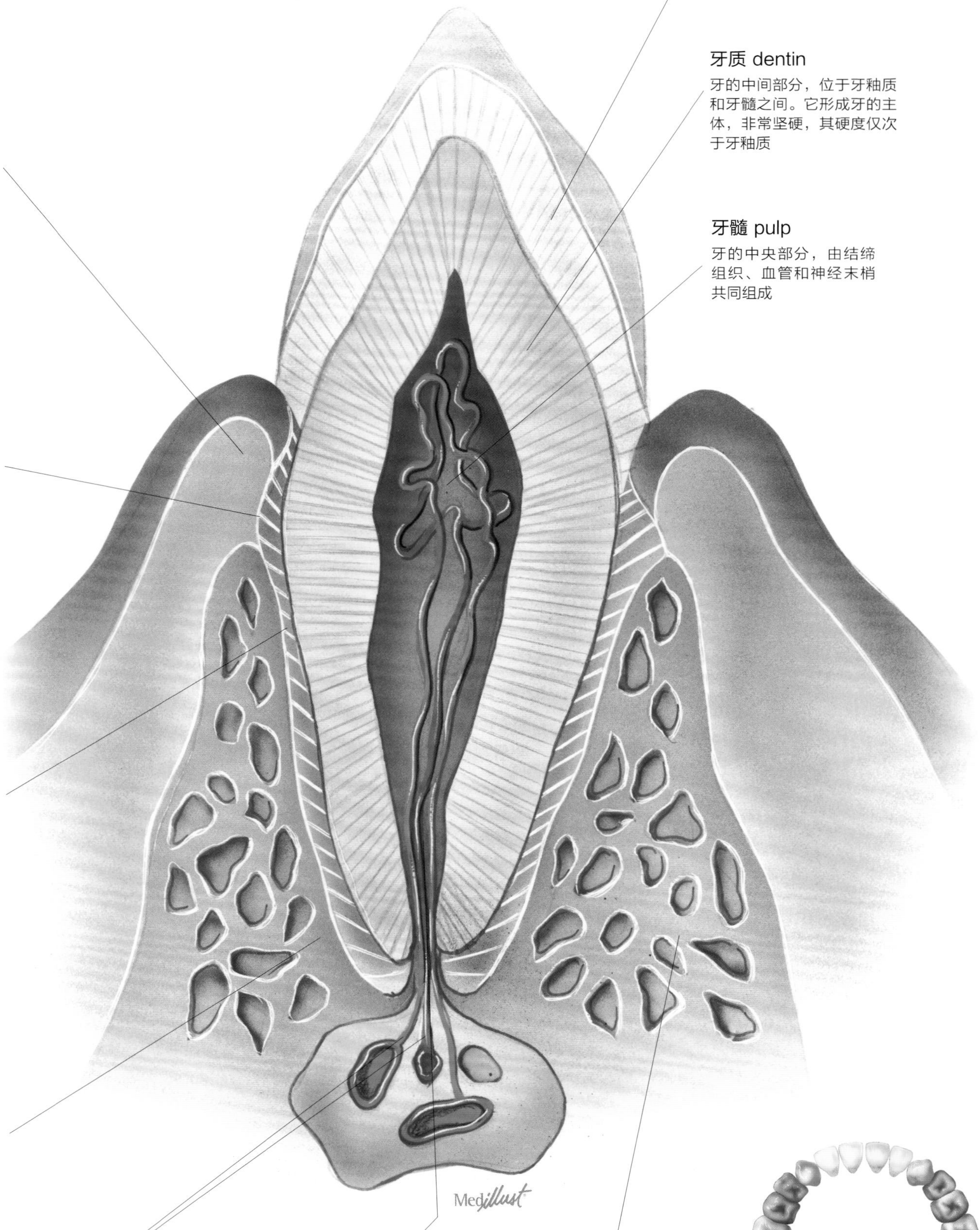
Medillust

牙釉质 enamel

牙冠部的外层。颜色发白，非常坚硬

牙质 dentin

牙的中间部分，位于牙釉质和牙髓之间。它形成牙的主体，非常坚硬，其硬度仅次于牙釉质

牙髓 pulp

牙的中央部分，由结缔组织、血管和神经末梢共同组成

牙冠 crown

牙的3个部分中从外面可看到、露出牙龈的部分。切牙、尖牙、磨牙、前磨牙的牙冠形态是不同的

牙龈 gingiva

上、下牙龈是口腔黏膜的一部分，覆盖在上颌骨和下颌骨牙槽突的区域内

牙周膜 alveolodental ligament

是牙龈黏膜的延续，连于牙槽骨，与牙根的形状相同。由附着在牙骨质表面的横行和斜行纤维组成。牙骨质被覆在牙根表面，并附着于牙槽骨。因而牙周膜也称作牙槽牙周膜

牙颈 neck

牙冠与牙根之间的部分

牙骨质 cementum

被覆在牙根外面，相当于牙冠的牙釉质，是一层坚硬、微黄色的物质，外表面与牙周膜相对应，将牙根和牙槽骨紧密结合

牙根 root

嵌入牙槽。尖牙和切牙都只有一个牙根

牙槽 dental alveoli

牙槽是位于上颌骨和下颌骨每个牙嵌入其内的槽，其形状与牙根相适应以确保固定

牙槽动脉和静脉 alveolar artery and vein

牙是需要血液供给才能存活的器官。下牙槽动、静脉（下列牙）和上牙槽动、静脉或眶下动、静脉（上列牙）的分支形成的小血管通过根尖孔进入牙，以供给营养

牙根管 root canal

位于牙根内的细管，携带血管和神经进入牙髓

上颌骨 maxilla

上列牙嵌入上颌骨，下列牙嵌入下颌骨

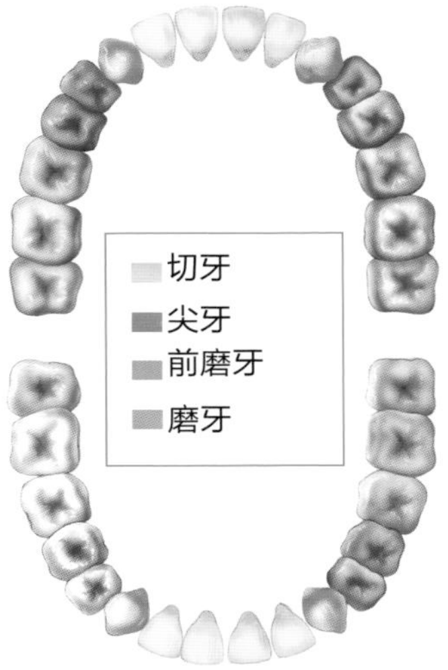
切牙
尖牙
前磨牙
磨牙

牙．磨牙的结构 teeth. structer of a molar

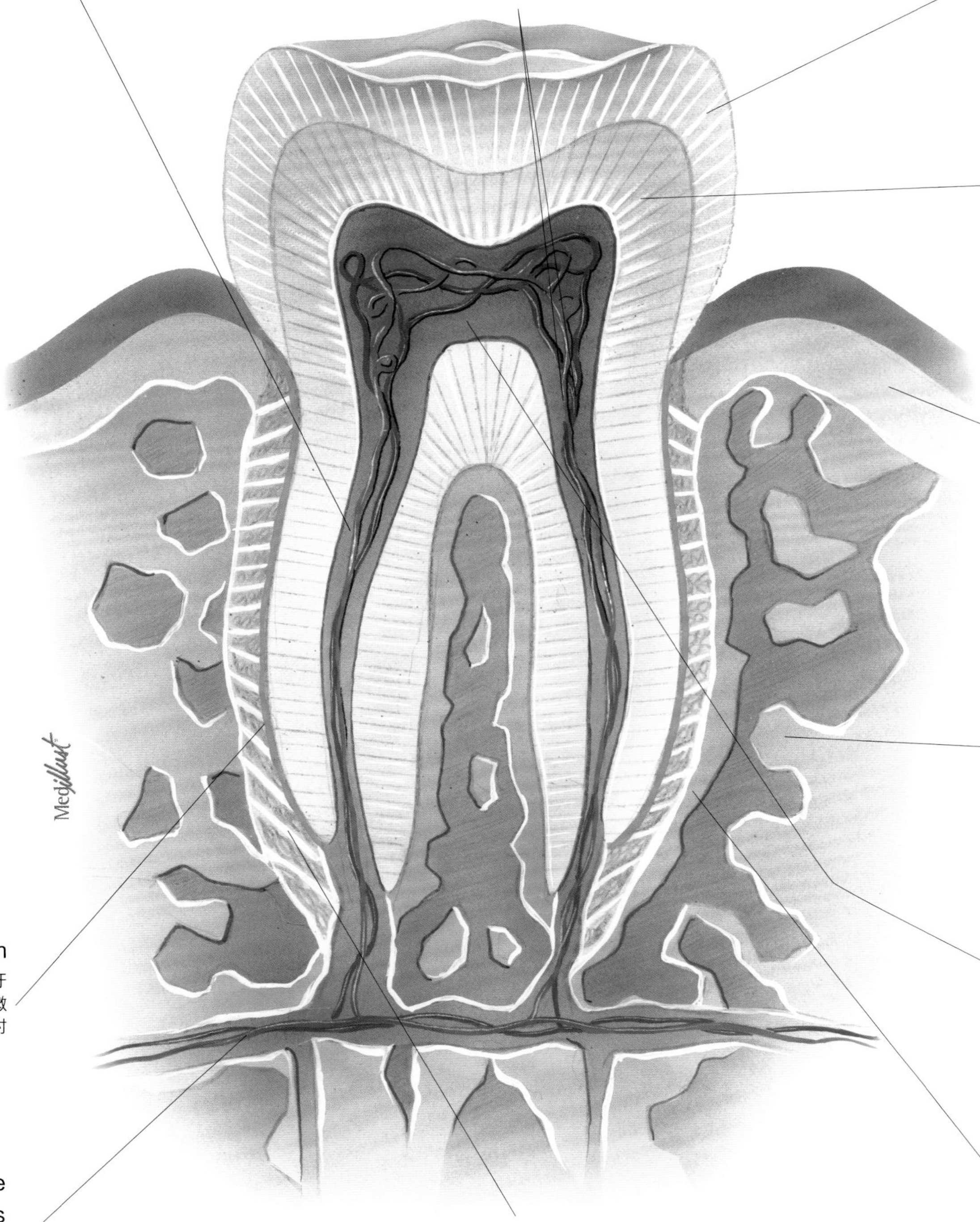

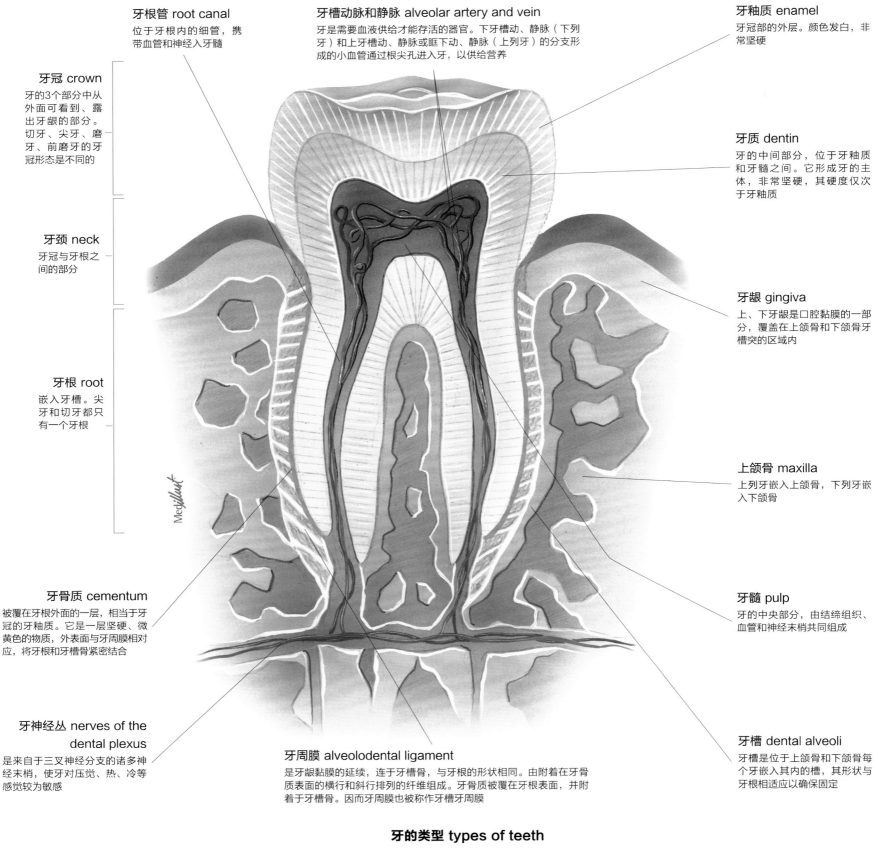

牙根管 root canal
位于牙根内的细管，携带血管和神经入牙髓

牙槽动脉和静脉 alveolar artery and vein
牙是需要血液供给才能存活的器官。下牙槽动、静脉（下列牙）和上牙槽动、静脉或眶下动、静脉（上列牙）的分支形成的小血管通过根尖孔进入牙，以供给营养

牙釉质 enamel
牙冠部的外层。颜色发白，非常坚硬

牙冠 crown
牙的3个部分中从外面可看到、露出牙龈的部分。切牙、尖牙、磨牙、前磨牙的牙冠形态是不同的

牙质 dentin
牙的中间部分，位于牙釉质和牙髓之间。它形成牙的主体，非常坚硬，其硬度仅次于牙釉质

牙颈 neck
牙冠与牙根之间的部分

牙龈 gingiva
上、下牙龈是口腔黏膜的一部分，覆盖在上颌骨和下颌骨牙槽突的区域内

牙根 root
嵌入牙槽。尖牙和切牙都只有一个牙根

上颌骨 maxilla
上列牙嵌入上颌骨，下列牙嵌入下颌骨

牙骨质 cementum
被覆在牙根外面的一层，相当于牙冠的牙釉质。它是一层坚硬、微黄色的物质，外表面与牙周膜相对应，将牙根和牙槽骨紧密结合

牙髓 pulp
牙的中央部分，由结缔组织、血管和神经末梢共同组成

牙神经丛 nerves of the dental plexus
是来自于三叉神经分支的诸多神经末梢，使牙对压觉、热、冷等感觉较为敏感

牙周膜 alveolodental ligament
是牙龈黏膜的延续，连于牙槽骨，与牙根的形状相同。由附着在牙骨质表面的横行和斜行排列的纤维组成。牙骨质被覆在牙根表面，并附着于牙槽骨。因而牙周膜也被称作牙槽牙周膜

牙槽 dental alveoli
牙槽是位于上颌骨和下颌骨每个牙嵌入其内的槽，其形状与牙根相适应以确保固定

牙的类型 types of teeth

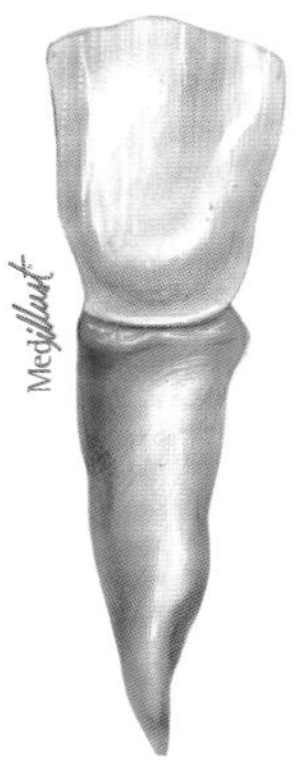

切牙 incisors
位于齿龈前部，有一个牙根和一个扁平的牙冠。上颌和下颌各有4颗切牙，有咬和撕碎食物的作用

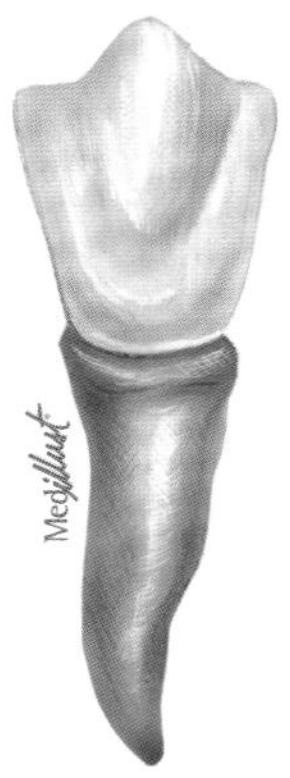

尖牙 canines
尖牙位于切牙之后，有一个牙根和一个圆锥形的牙冠。上颌和下颌各有两颗尖牙，有撕碎和咬食物的作用

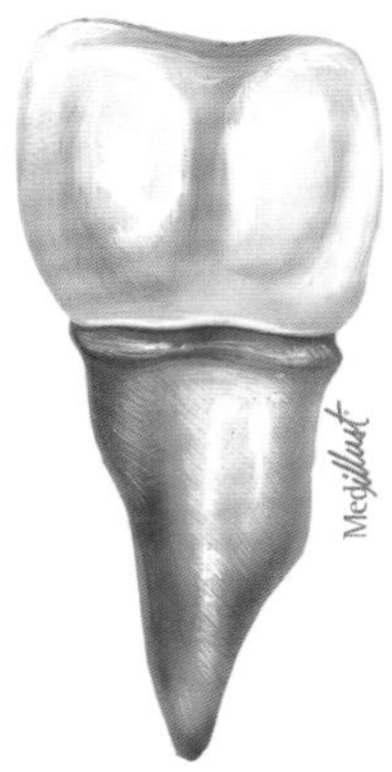

前磨牙 premolars
前磨牙位于尖牙之后，有一个牙根和一个立方形的牙冠。上颌和下颌各有4颗前磨牙，有压碎和研磨食物的功能

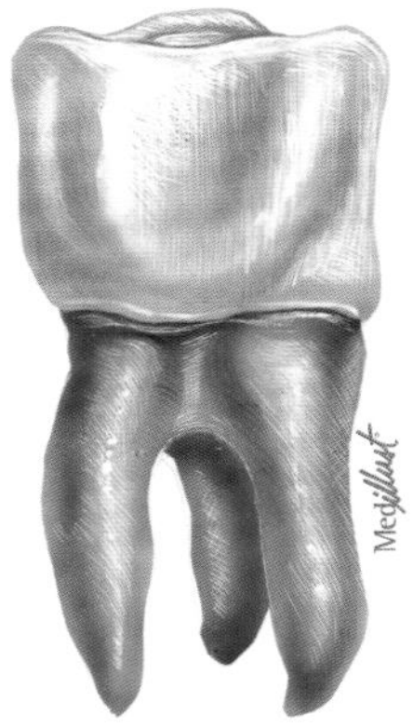

磨牙 molar
磨牙位于前磨牙之后，口腔的后部，有多个牙根和形状不规则的牙冠。人的上颌和下颌可各有6颗磨牙，但有些人每一边缺少最后两颗上磨牙和下磨牙，即智齿。其功能是压碎和磨碎食物

食管 esophagus

咽-食管狭窄 pharyngo-esophageal constriction

食管是一个不规则形状的圆筒，在与其他器官相邻处，有几个狭窄部位。在其上段的咽-食管狭窄处正好位于食管与气管环状软骨相邻的部位

主动脉-支气管狭窄 aortobronchial constriction

是位于食管中1/3处的狭窄部位，前方正好与左主支气管和主动脉相邻

食管 esophagus

从咽延伸至胃的一个圆筒状管，自颈部、胸腔内气管后方下降，并穿膈肌。穿过膈食管裂孔后的为腹段，甚短。食管壁由肌肉组成，当其收缩时，可推动食物向下蠕动至胃。覆盖在食管内面的黏膜形成纵行皱襞。食管内腔由于黏液的分泌使得管壁具有光泽，除上1/3为白色外，其余均呈淡粉红色。当食管膨大时，其纵行皱襞则消失。食管末端为贲门口，借此与胃相通

胸主动脉 thoracic aorta

为动脉弓的延续，垂直穿过胸腔，并发出分支至胸腔脏器和膈肌。胸主动脉位于食管后面、椎体前方，并与食管平行下降。它发出分支至食管、支气管、纵隔和肋间区。穿过膈肌入腹部为腹主动脉

膈狭窄 diaphragmatic constriction

在膈肌上食管穿经膈的狭窄部分

腔静脉裂孔 hiatus of the vena

食管裂孔附近开口于膈肌的孔道。来自于腹腔的下腔静脉穿过此裂孔注入胸腔的右心房

食管裂孔 esophageal hiatus

位于膈肌中央部的裂孔，食管由胸部穿过此裂孔入腹部。当食团通经时，包绕在膈肌附近的肌环有助于食管下段贲门口的开放与关闭

贲门口 cardiac orifice

连于胃和食管之间的口，具有括约肌或活瓣的作用。开放时允许食物通经，关闭时则可阻止食物反流，受自主神经系统支配。围绕贲门口的区域称作贲门区

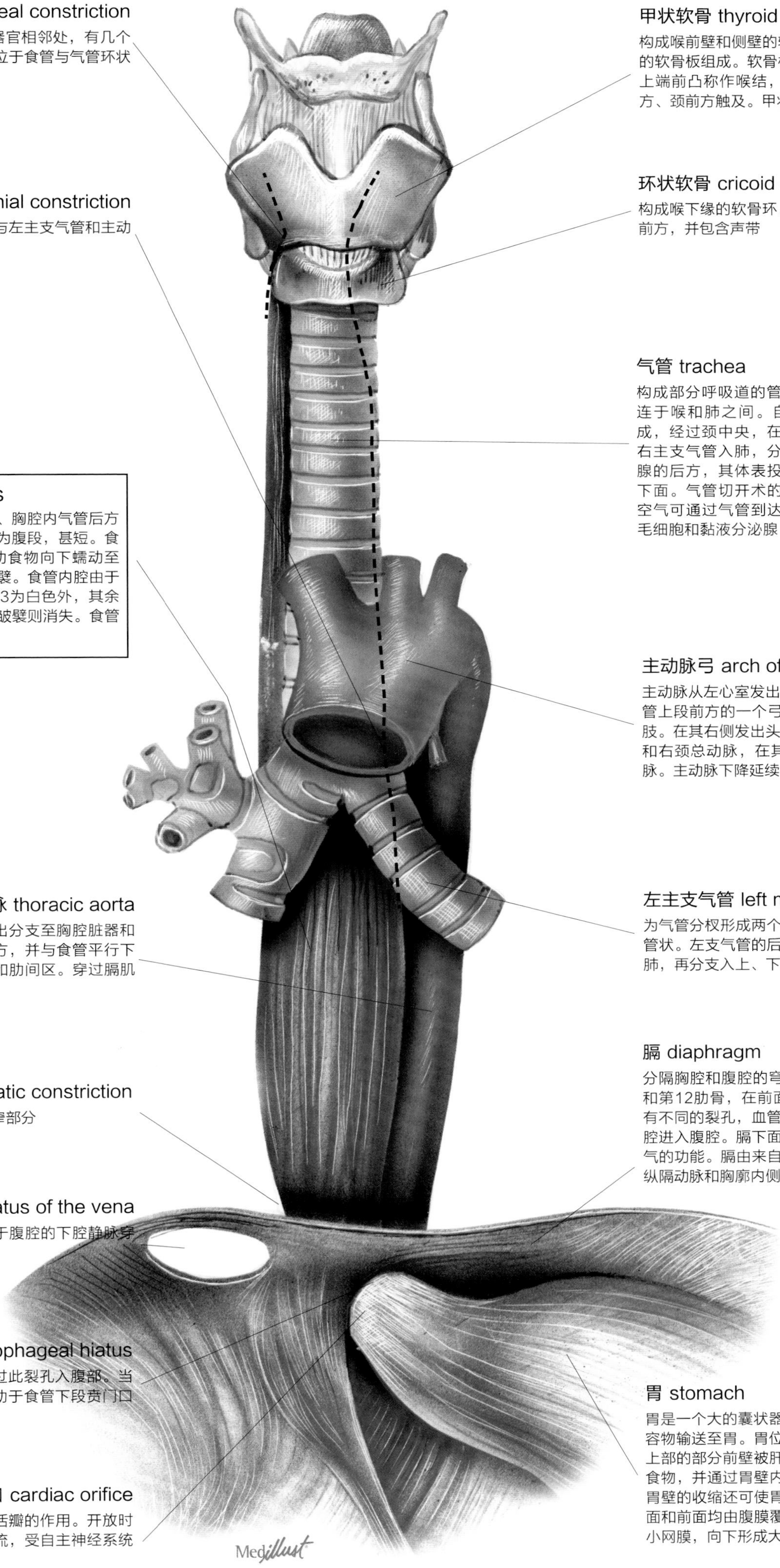

甲状软骨 thyroid cartilage

构成喉前壁和侧壁的软骨，由前缘互相愈着的两个四边形的软骨板组成。软骨板愈着处为前角，形成颈部隆凸，其上端前凸称作喉结，男性尤为明显，可在甲状腺峡部上方、颈前方触及。甲状软骨有声带附着

环状软骨 cricoid cartilage

构成喉下缘的软骨环，气管始于其下。环状软骨位于食管前方，并包含声带

气管 trachea

构成部分呼吸道的管状结构，与后面的食管平行下降，连于喉和肺之间。自喉起由连续的诸多软骨环重叠形成，经过颈中央，在胸腔食管前方下降，最终分为左、右主支气管入肺，分杈处内有气管隆嵴。气管位于甲状腺的后方，其体表投影为颈前的正中部，正好在喉结的下面。气管切开术的紧急切口常在此区施行。在吸气时空气可通过气管到达肺部。气管被覆一层黏膜，内含纤毛细胞和黏液分泌腺

主动脉弓 arch of the aorta

主动脉从左心室发出后，立刻弯向左侧下降，形成位于食管上段前方的一个弓形结构，并发出3条动脉到头部和上肢。在其右侧发出头臂干，然后再由此发出右锁骨下动脉和右颈总动脉，在其左侧发出左锁骨下动脉和左颈总动脉。主动脉下降延续为垂直穿经纵隔的胸主动脉

左主支气管 left main bronchus

为气管分杈形成两个主支气管中的一个，由软骨形成，呈管状。左支气管的后方为食管的中段，走行很短后进入左肺，再分支入上、下肺叶

膈 diaphragm

分隔胸腔和腹腔的穹隆状扁肌。膈在后面附着于第1腰椎和第12肋骨，在前面附着于胸骨剑突和第12肋骨。膈上有不同的裂孔，血管、神经和食管等可通过这些裂孔从胸腔进入腹腔。膈下面覆有壁层腹膜，具有扩大胸腔以助吸气的功能。膈由来自臂丛神经的膈神经支配，由膈动脉、纵隔动脉和胸廓内侧动脉供给营养

胃 stomach

胃是一个大的囊状器官。食管穿过膈肌入腹腔，并将其内容物输送至胃。胃位于腹上部的中央，称作腹上区。胃前上部的部分前壁被肝左叶覆盖。十二指肠连于胃。胃收纳食物，并通过胃壁内腺体分泌的胃液来消化食物。同时，胃壁的收缩还可使胃液与其内的食物更好地混合。胃的后面和前面均由腹膜覆盖，这两层膜向上形成连接胃和肝的小网膜，向下形成大网膜

食管．食管壁各层的微细结构
esophagus. microscopic tructer of the layers of the wall of the esophagus

黏膜层 mucous layer

衬在食管内面的薄层，当食管空虚时，一些区域可形成皱襞，使其具有沟的形状。黏膜的色泽在上部呈白色，在下1/3为浅红色。共分3层。第1层，位于食管腔面，为复层扁平上皮，与口腔和咽的上皮相似。第2层由上皮外的薄层疏松结缔组织构成，第3层是一层平滑肌组织，称作黏膜肌层

食管腺 esophageal glands

食管黏膜下层内的大量腺体，可分泌黏液性物质，通过黏膜排入食管内腔。其功能是润滑食物以助运输。食管黏膜本身也有一些腺体称作浅表腺或贲门腺，位于食管下方靠近贲门的区域

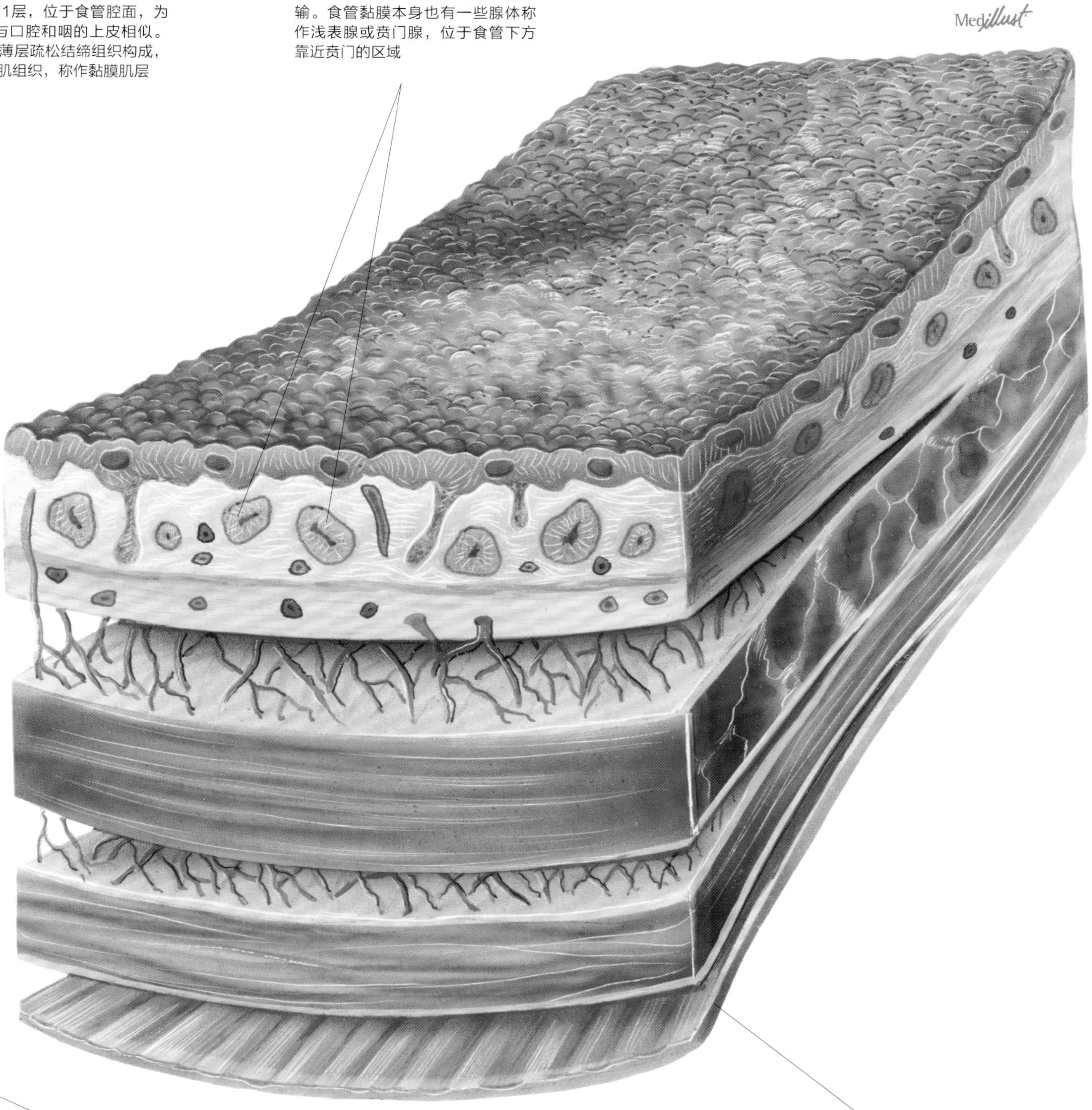
Medillust

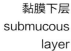

黏膜下层 submucous layer

黏膜下层由包括血管、淋巴管和内脏神经丛在内的致密结缔组织构成。它紧贴黏膜层并有弹性，当食管空虚时显示皱襞的形态，而当充盈时皱襞消失。此层含有许多附属腺

肌内层 internal muscular layer

一层环行的平滑肌纤维形成水平环，可使食管蠕动，推进食团前行

肌外层 external muscular layer

一层纵行的平滑肌纤维，与环形纤维一起引起食管蠕动。在食管上部、最靠近喉咽部处的环行层和纵行层内均可见一些斜行的肌纤维

外膜 adventitia

围绕食管的弹性疏松结缔组织，只有腹段食管如大部分消化道一样，有浆膜层

胃 stomach

胃 stomach

胃是一个大的囊状器官。食管穿过膈肌入腹腔，并将其内容物输送至胃。胃位于腹上部的中央。部分前壁被肝左叶遮掩。十二指肠连于胃。胃收纳食物，并通过胃壁内腺体分泌的胃液来消化食物。同时，胃壁的收缩还可使胃液与其内的食物更好地混合。它的后面和前面均由腹膜覆盖，腹膜向上形成连接胃和肝的小网膜，向下形成大网膜

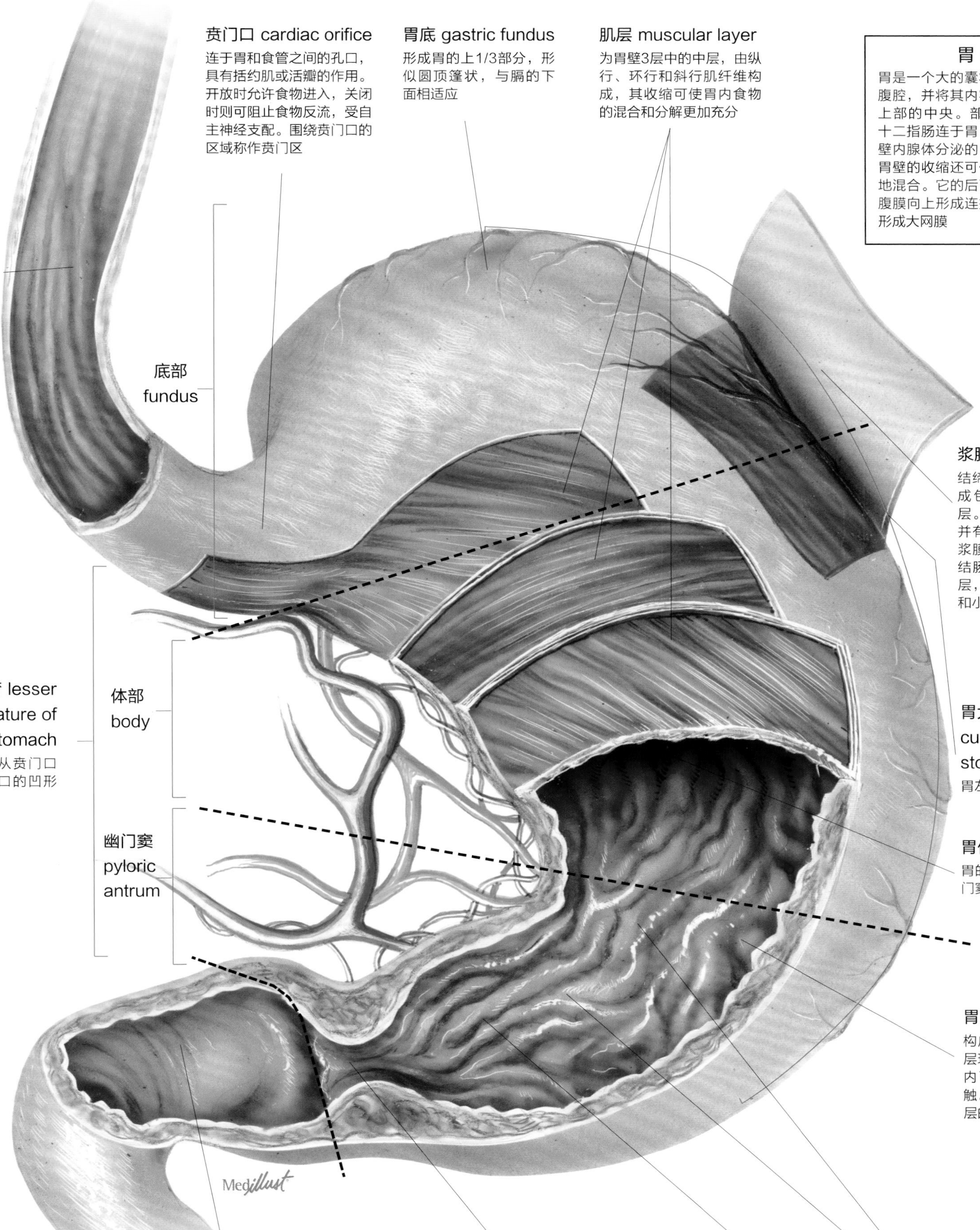

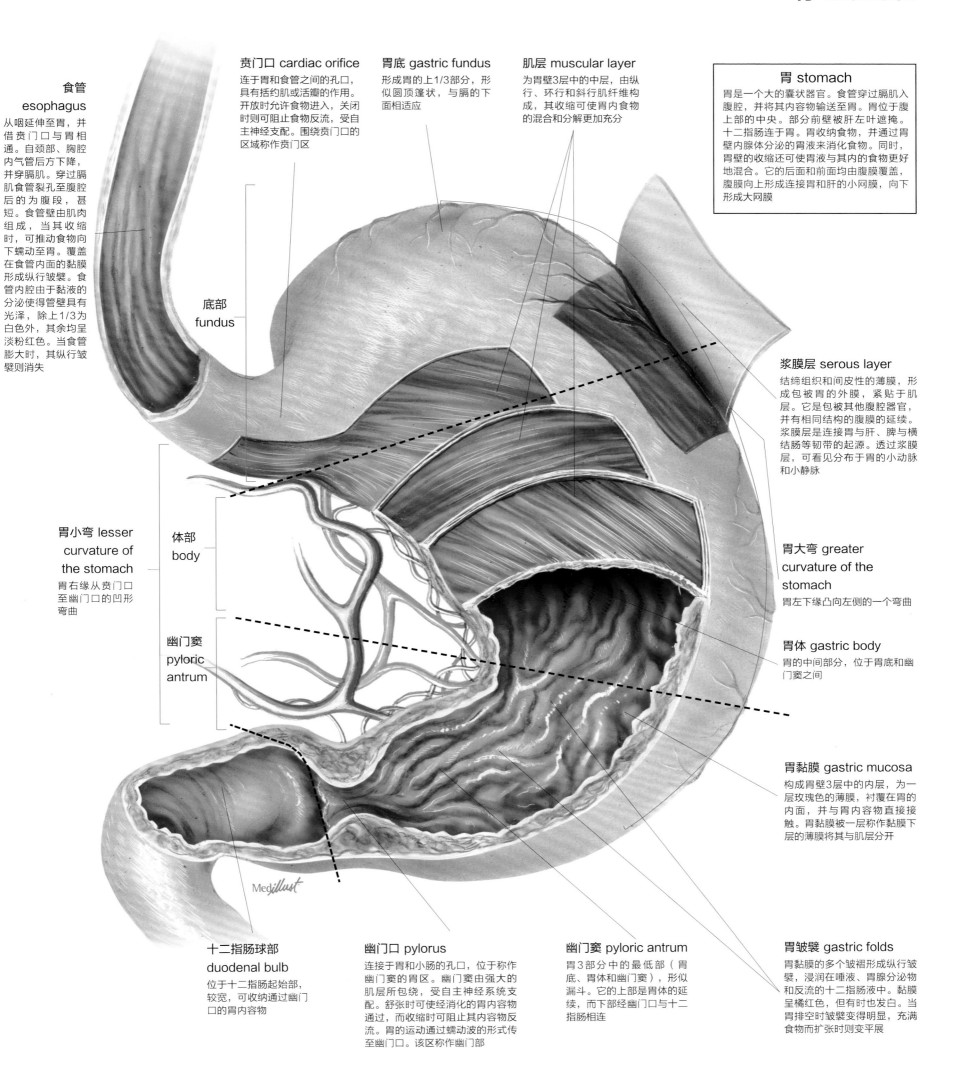

食管 esophagus
从咽延伸至胃，并借贲门口与胃相通。自颈部、胸腔内气管后方下降，并穿膈肌。穿过膈肌食管裂孔至腹腔后的为腹段，甚短。食管壁由肌肉组成，当其收缩时，可推动食物向下蠕动至胃。覆盖在食管内面的黏膜形成纵行皱襞。食管内腔由于黏液的分泌使得管壁具有光泽，除上1/3为白色外，其余均呈淡粉红色。当食管膨大时，其纵行皱襞则消失
贲门口 cardiac orifice
连于胃和食管之间的孔口，具有括约肌或活瓣的作用。开放时允许食物进入，关闭时则可阻止食物反流，受自主神经支配。围绕贲门口的区域称作贲门区
胃底 gastric fundus
形成胃的上1/3部分，形似圆顶篷状，与膈的下面相适应
肌层 muscular layer
为胃壁3层中的中层，由纵行、环行和斜行肌纤维构成，其收缩可使胃内食物的混合和分解更加充分
底部 fundus
浆膜层 serous layer
结缔组织和间皮性的薄膜，形成包被胃的外膜，紧贴于肌层。它是包被其他腹腔器官，并有相同结构的腹膜的延续。浆膜层是连接胃与肝、脾与横结肠等韧带的起源。透过浆膜层，可看见分布于胃的小动脉和小静脉
胃小弯 lesser curvature of the stomach
胃右缘从贲门口至幽门口的凹形弯曲
体部 body
幽门窦 pyloric antrum
胃大弯 greater curvature of the stomach
胃左下缘凸向左侧的一个弯曲
胃体 gastric body
胃的中间部分，位于胃底和幽门窦之间
胃黏膜 gastric mucosa
构成胃壁3层中的内层，为一层玫瑰色的薄膜，衬覆在胃的内面，并与胃内容物直接接触。胃黏膜被一层称作黏膜下层的薄膜将其与肌层分开
MedIllust
十二指肠球部 duodenal bulb
位于十二指肠起始部，较宽，可收纳通过幽门口的胃内容物
幽门口 pylorus
连接于胃和小肠的孔口，位于称作幽门窦的胃区。幽门窦由强大的肌层所包绕，受自主神经系统支配。舒张时可使经消化的胃内容物通过，而收缩时可阻止其内容物反流。胃的运动通过蠕动波的形式传至幽门口。该区称作幽门部
幽门窦 pyloric antrum
胃3部分中的最低部（胃底、胃体和幽门窦），形似漏斗。它的上部是胃体的延续，而下部经幽门口与十二指肠相连
胃皱襞 gastric folds
胃黏膜的多个皱褶形成纵行皱襞，浸润在唾液、胃腺分泌物和反流的十二指肠液中。黏膜呈橘红色，但有时也发白。当胃排空时皱襞变得明显，充满食物而扩张时则变平展

胃．胃壁各层的微细结构 stomach. microscopic structer of the layers of the stomach wall

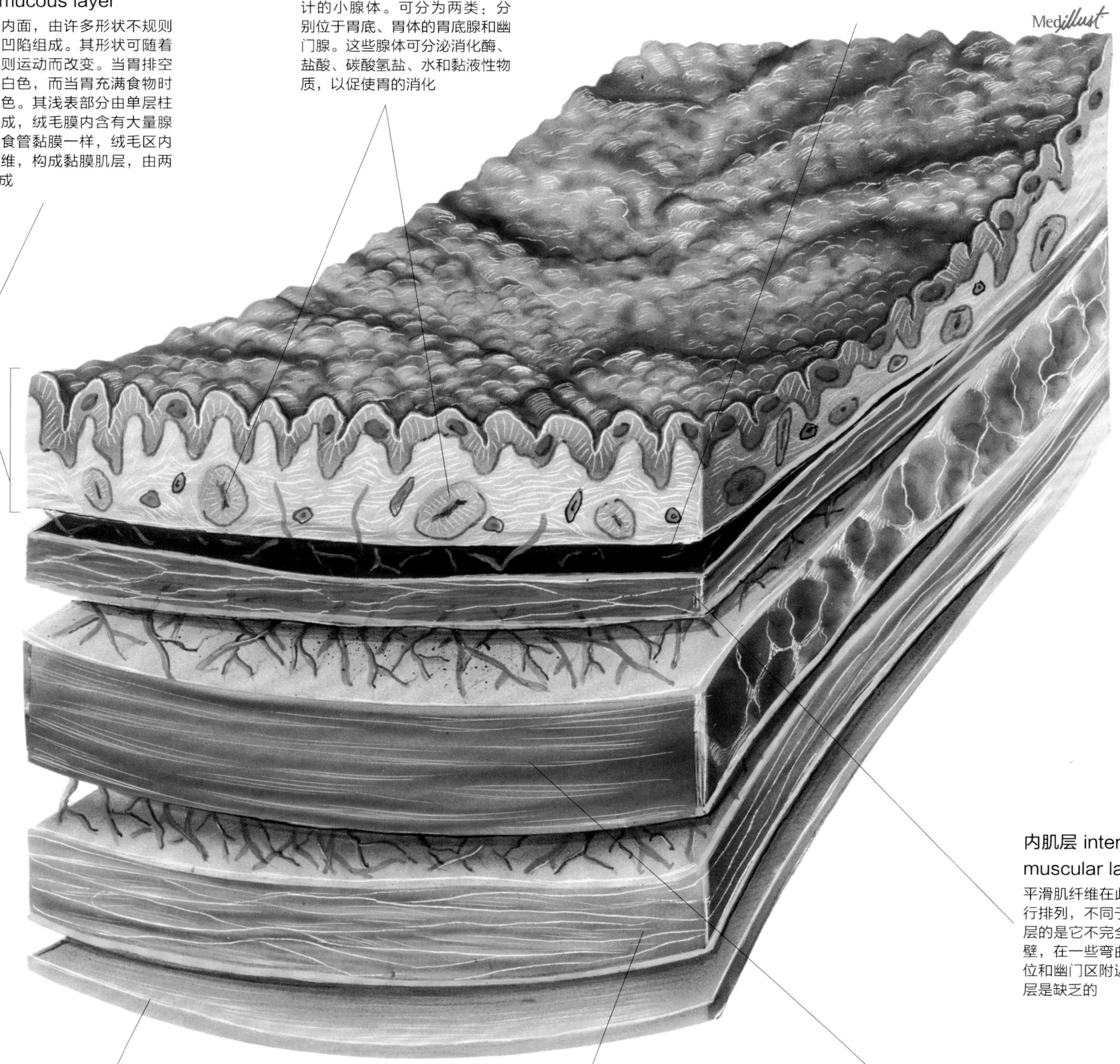

黏膜层 mucous layer

衬覆在胃内面，由许多形状不规则的隆起和凹陷组成。其形状可随着胃的不规则运动而改变。当胃排空时色泽呈白色，而当胃充满食物时则呈粉红色。其浅表部分由单层柱状上皮组成，绒毛膜内含有大量腺体。如同食管黏膜一样，绒毛区内含有肌纤维，构成黏膜肌层，由两层纤维组成

胃腺 gastric glands

位于黏膜绒毛膜区的数以百万计的小腺体。可分为两类：分别位于胃底、胃体的胃底腺和幽门腺。这些腺体可分泌消化酶、盐酸、碳酸氢盐、水和黏液性物质，以促使胃的消化

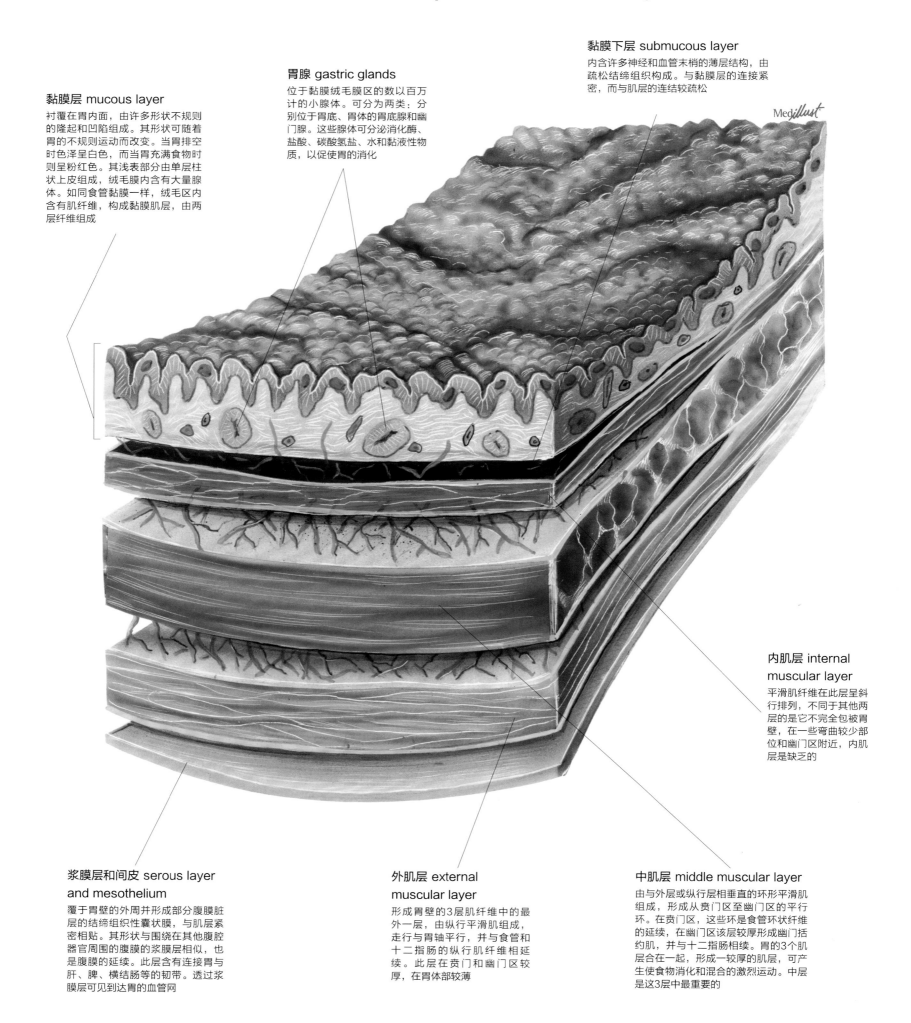

黏膜下层 submucous layer

内含许多神经和血管末梢的薄层结构，由疏松结缔组织构成。与黏膜层的连接紧密，而与肌层的连结较疏松

内肌层 internal muscular layer

平滑肌纤维在此层呈斜行排列，不同于其他两层的是它不完全包被胃壁，在一些弯曲较少部位和幽门区附近，内肌层是缺乏的

浆膜层和间皮 serous layer and mesothelium

覆于胃壁的外周并形成部分腹膜脏层的结缔组织性囊状膜，与肌层紧密相贴。其形状与围绕在其他腹腔器官周围的腹膜的浆膜层相似，也是腹膜的延续。此层含有连接胃与肝、脾、横结肠等的韧带。透过浆膜层可见到达胃的血管网

外肌层 external muscular layer

形成胃壁的3层肌纤维中的最外一层，由纵行平滑肌组成，走行与胃轴平行，并与食管和十二指肠的纵行肌纤维相延续。此层在贲门和幽门区较厚，在胃体部较薄

中肌层 middle muscular layer

由与外层或纵行层相垂直的环形平滑肌组成，形成从贲门区至幽门区的平行环。在贲门区，这些环是食管环状纤维的延续，在幽门区该层较厚形成幽门括约肌，并与十二指肠相续。胃的3个肌层合在一起，形成一较厚的肌层，可产生使食物消化和混合的激烈运动。中层是这3层中最重要的

十二指肠 duodenum

十二指肠 duodenum

小肠的第1段，以一个大的“C”形弯曲围绕在胰头周围。十二指肠起始于幽门口，在腹膜后与空肠相续。它由3段组成：第1段是斜的，与幽门口相连。第2段下行，而第3段上行，并在十二指肠空肠曲处延续为空肠。十二指肠接收来自肝和胰腺的分泌物以助消化。在其内有环形皱襞浸在胆汁和胰液中。其第1段与幽门相连，较宽部被称为十二指肠壶腹；第2段包括形成十二指肠大乳头的隆起，来自于肝的胆总管和来自于胰腺的胰管开口于十二指肠大乳头

十二指肠的第1段 first portion of the duodenum

为十二指肠的初始段，起自幽门（切断处）。从其起始处倾斜上升，以弯曲与十二指肠第2段相连

胆总管 bile duct

由来自于胆囊的胆囊管和来自于肝的肝总管汇合而成，可携带胆汁至十二指肠，并与胰腺的分泌物一起经十二指肠大乳头排出。在其末端，恰好在与胰管汇合处有一小的肌性括约肌，只有当机体需要胆汁时才开放

门静脉 portal vein

通过肝门进入肝的粗大静脉，由收集小肠和大肠静脉血的肠系膜上、下静脉和收集脾静脉血的脾静脉汇合而成

肝动脉 hepatic artery

为腹腔干的一个分支，经肝门入肝后在其内形成分支。肝动脉供给肝动脉血，并有分支营养大部分胃（幽门和胃网膜动脉等）

下腔静脉 inferior vena cava

一个粗大的静脉干，主要收集来自下肢和腹腔器官的血液。下腔静脉上升穿过膈肌，并将血液运至右心房（其走行与腹主动脉相平行）。汇集肝血液的肝静脉在肝的后方汇入下腔静脉

腹腔干 celiac trunk

起于腹主动脉前壁的一条粗动脉干，并形成3个动脉分支，分别到肝、胃和脾，即肝动脉、胃左动脉和脾动脉

十二指肠空肠曲 duodenojejunal flexure

当十二指肠移行为空肠时，向下形成的弯曲

十二指肠的第2段 second portion of the duodenum

是第1段的延续，并垂直下降。它包括十二指肠大乳头，在其中央有一个隆起，上有开口，来自肝（通过胆总管）和胰腺（通过主胰管）的分泌物经此开口排入十二指肠。此外，还有十二指肠小乳头，是副胰管的开口处

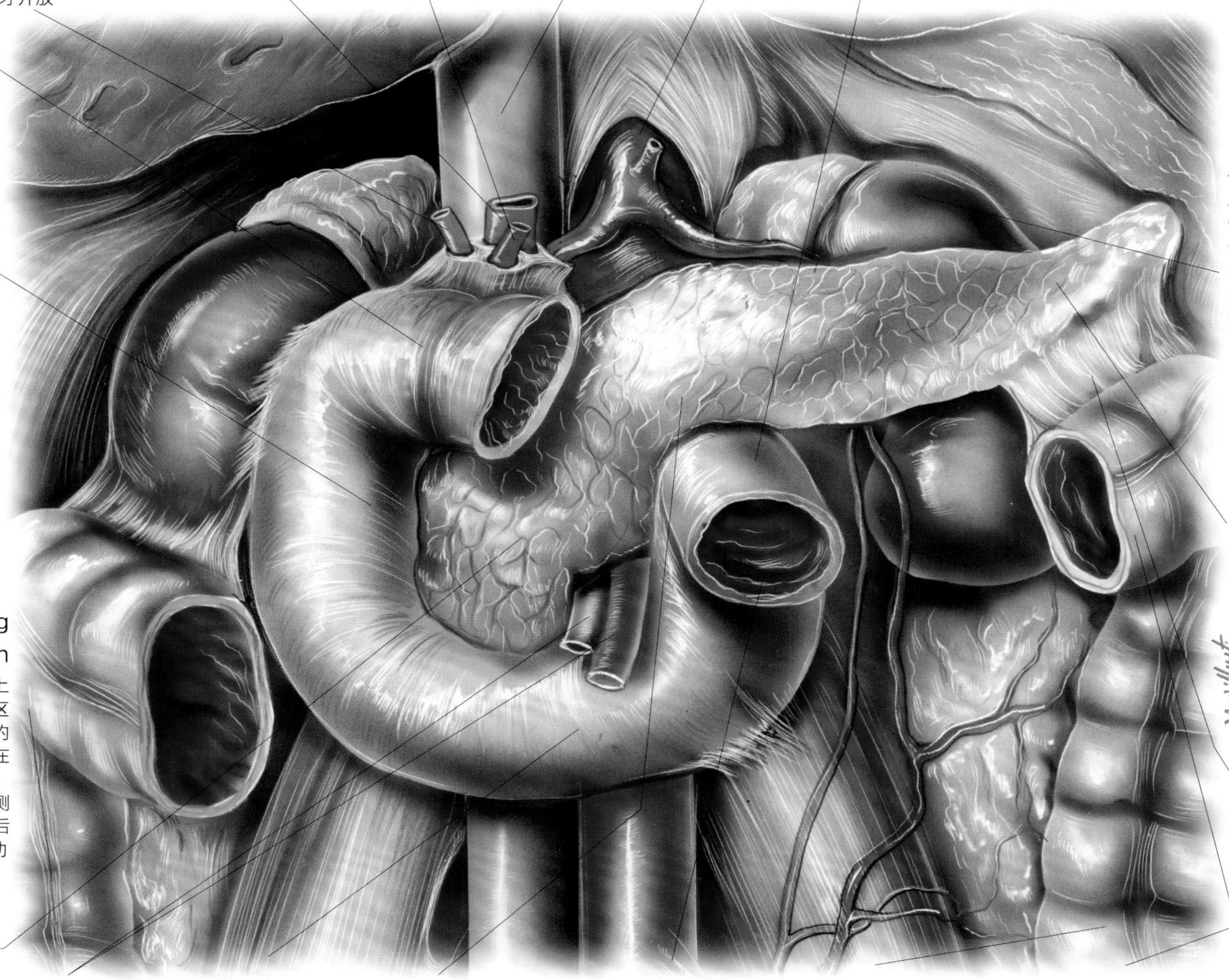

肾 kidney

位于腹腔后上部、腹膜之后的一对器官。左肾位于胰尾的后面，右肾位于肝的后面。肾过滤、净化血液、产生尿液，其内含有废物并被机体排出。肾上腺位于肾的上方

胰尾 tail of the pancreas

胰腺的最狭细部分，扁平略尖

升结肠 ascending colon

位于右腹部，从盲肠垂直上升至肝区的肠管。在肝区形成一个称作结肠肝曲的弯曲，并移行为横结肠。在此区升结肠向后入右髂窝。腹膜仅覆盖升结肠的前、侧面，后面直接贴于腹腔后壁，故升结肠只能轻微活动

胰头 head of the pancreas

胰头大部分被十二指肠的上1/3所包绕，通入十二指肠的导管也被包在胰头内

肠系膜上动脉和静脉 superior mesenteric artery and vein

肠系膜上动脉是腹主动脉的一个分支，分布于小肠、部分胰腺、肠系膜以及大肠的右半部。肠系膜上静脉收集来自小肠、部分大肠和胰腺的静脉血后，在胰颈后方汇入门静脉

十二指肠的第3段 third portion of the duodenum

为十二指肠第2段的延续，并略水平上升。其前方有肠系膜上动脉和静脉跨过。它在称作十二指肠空肠曲处与空肠相连，十二指肠空肠曲是空肠开始的标志

胰体 body of the pancreas

为胰腺的中央部，自胰头通过胰腺峡部连接至胰尾。胰体的前面为腹膜所覆盖

空肠 jejum

小肠的第2部分或中间部分，在十二指肠空肠曲处与十二指肠相续。由于空肠与回肠的分界不清，故空肠和回肠难以区别。大部分食物的吸收发生于空肠

降结肠 descending colon

垂直下降的肠管，跨过腹部左侧，从与横结肠连接的结肠脾曲处下降至直肠，并与直肠相续。其后面直接贴附于腹后壁，而其他部分则被腹膜覆盖。在其末端，有盆系膜韧带将其连于盆腔壁

横结肠 transverse colon

大肠的中段，是升结肠的延续，并从右至左横过腹腔、从胆囊和肝区至脾后与降结肠相续。其前面和后面均被覆盖腹膜，并有腹膜连于上部形成大网膜。被称为横结肠系膜的腹膜从其后面延伸，并将其与包被腹后壁的腹膜相连

横结肠系膜 transverse mesocolon

膜后壁壁腹膜的延伸，伸展至横结肠的后面（切断处只显示其左侧端）

小肠和大肠 small and large intestine

小肠 small intestine

长达6 m的肠管，上端起自胃，并盘曲在腹腔的中心区，形成具有很多皱褶以使小肠相适应的小空间。其体表投影位于腹前壁的中央部。小肠的内表面具有许多小肠绒毛，可对食物进行消化和吸收。小肠由3部分组成：十二指肠、空肠、回肠

横结肠 transverse colon

大肠的中段，为升结肠的延续，并从右至左横过腹腔，从胆囊和肝区至脾后与降结肠相续。不同于升结肠和降结肠，此段有一个三角形而非圆形的腔。它有许多的环和褶，形成了半月峭和结肠袋的结构。横结肠的色泽有些发白，其前面和后面均被覆腹膜，并有腹膜连于上部形成大网膜。称作横结肠系膜的腹膜从其后面延伸，并将其与覆盖在腹腔后壁的腹膜连在一起

结肠脾曲 splenic flexure of the colon

在脾平面由结肠形成的转角，为横结肠和降结肠的分界

大肠 large intestine

大肠是小肠的延续，像框架一样包绕在小肠周围，吸收水分，并将未吸收的食物残渣渐进性形成粪便。其肠腔内的微生物称作肠内菌丛，有助于某些维生素的合成。大肠可分为盲肠、升结肠、横结肠、降结肠、乙状结肠和直肠

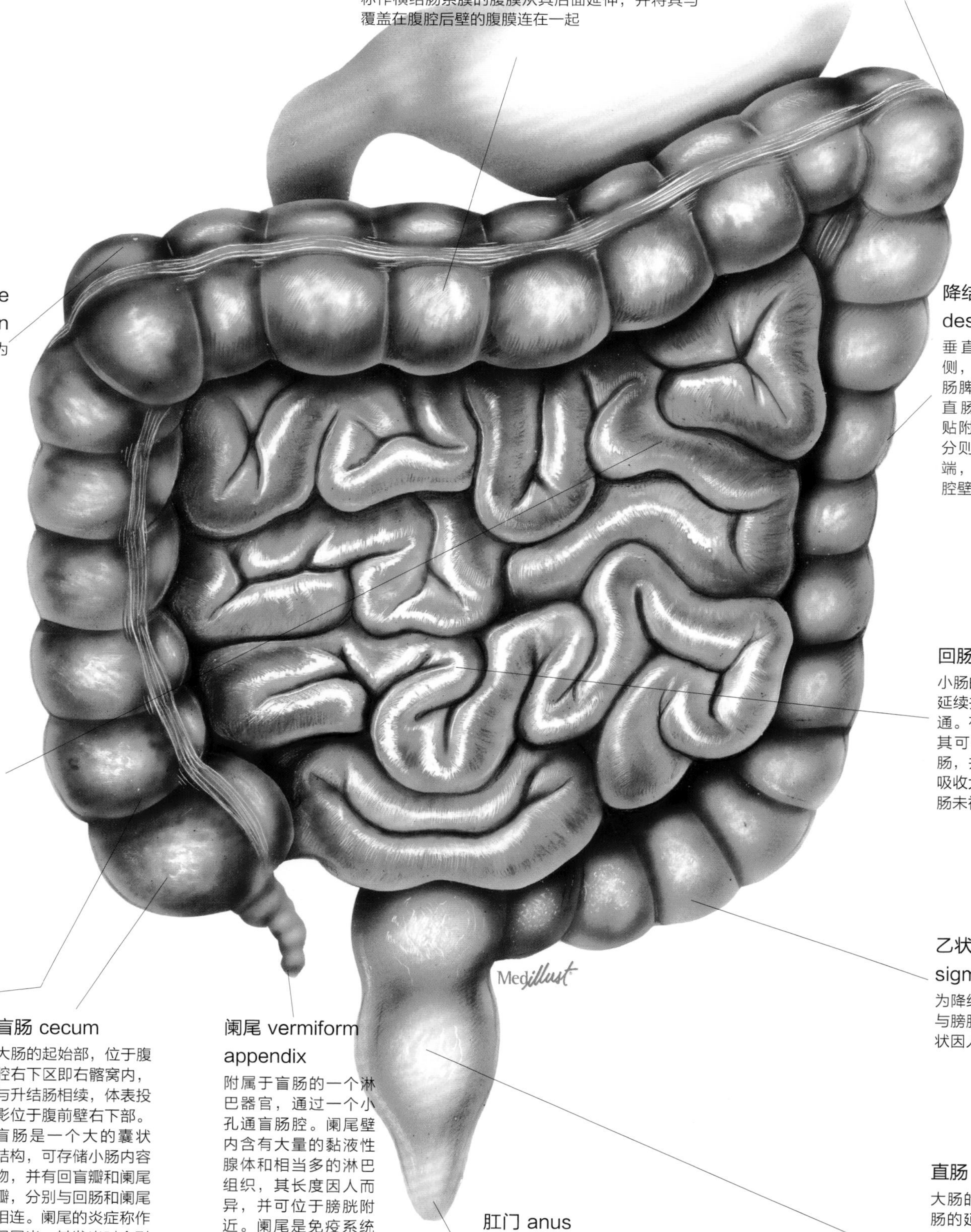
Medillust

结肠肝曲 hepatic flexure of the colon

在肝平面由结肠形成的转角，为升结肠和横结肠的分界

降结肠 descending colon

垂直下降，跨过腹部左侧，从与横结肠连接的结肠脾曲下降至直肠，并与直肠相续。其后面直接贴附于腹后壁，而其他部分则被腹膜覆盖。在其末端，有盆系膜韧带附于盆腔壁

回肠 ileum

小肠的最后部分，是空肠的延续并通过回盲口与大肠相通。在回盲口处有回盲瓣，其可使小肠内容物流到大肠，并阻止其反流。回肠可吸收大部分在十二指肠和空肠未被吸收的食物成分

空肠 jejunum

小肠的中间部分，在十二指肠空肠曲处与十二指肠相续。由于空肠与回肠的分界不清，故空肠和回肠难以区别。大部分食物的吸收发生于空肠

乙状结肠 sigmoid colon

为降结肠的延续，进入盆腔后与膀胱后方的直肠相续。其形状因人而异

升结肠 ascending colon

位于右腹部，从盲肠垂直上升至肝区。在肝区形成一个称作结肠肝曲的弯曲，并移行为横结肠。腹膜仅覆盖升结肠的前面，后面直接贴于腹腔后壁，故升结肠只能轻微活动

盲肠 cecum

大肠的起始部，位于腹腔右下区即右髂窝内，与升结肠相续，体表投影位于腹前壁右下部。盲肠是一个大的囊状结构，可存储小肠内容物，并有回盲瓣和阑尾瓣，分别与回肠和阑尾相连。阑尾的炎症称作阑尾炎，其发炎时会引起此区剧烈疼痛

阑尾 vermiform appendix

附属于盲肠的一个淋巴器官，通过一个小孔通盲肠腔。阑尾壁内含有大量的黏液性腺体和相当多的淋巴组织，其长度因人而异，并可位于膀胱附近。阑尾是免疫系统的一部分，参与机体的防御功能。如发炎可引起阑尾炎

肛门 anus

消化道末端的一个括约肌或瓣膜，并形成会阴的后界。有两个环即肛门内括约肌和肛门外括约肌，使肛门能随意进行收缩或松弛，以便通过排便来排除粪渣

直肠 rectum

大肠的最末端，是乙状结肠的延续，与肛门相续。直肠是一个位于膀胱后方的腹膜外位器官，其末端部分显著扩大称作直肠壶腹，是粪便在排出前的存留部位。直肠被肛提肌围绕，当收缩时可挤压肛门，以利于排便

小肠. 小肠壁各层的微细结构
small intestine. microscopic structer of the layer of the intestine wall

小肠绒毛 intestinal villi

为小肠内表面黏膜的大量毛发样突起，其主要作用是扩大黏膜的表面吸收面积

隐窝 crypts

小肠黏膜内围绕在小肠绒毛周围的较深凹窝

黏膜层 mucous layer

黏膜层位于小肠的内表面。由于其在食物吸收中的作用，故成为小肠必不可少的部分。黏膜层具有数以百万计的小肠微绒毛，其上部呈粉红色、下部呈白色。浅层由单层柱状上皮构成，最深的绒毛层富含淋巴细胞。浅层含有平滑肌纤维的区域称为黏膜肌层。黏膜层包含淋巴结构，主要在小肠的末端，称作派伊尔（Peryer）斑，与免疫系统有关

黏膜下层 submucous layer

富含许多神经和小血管的菲薄层，是胃黏膜下层的延续

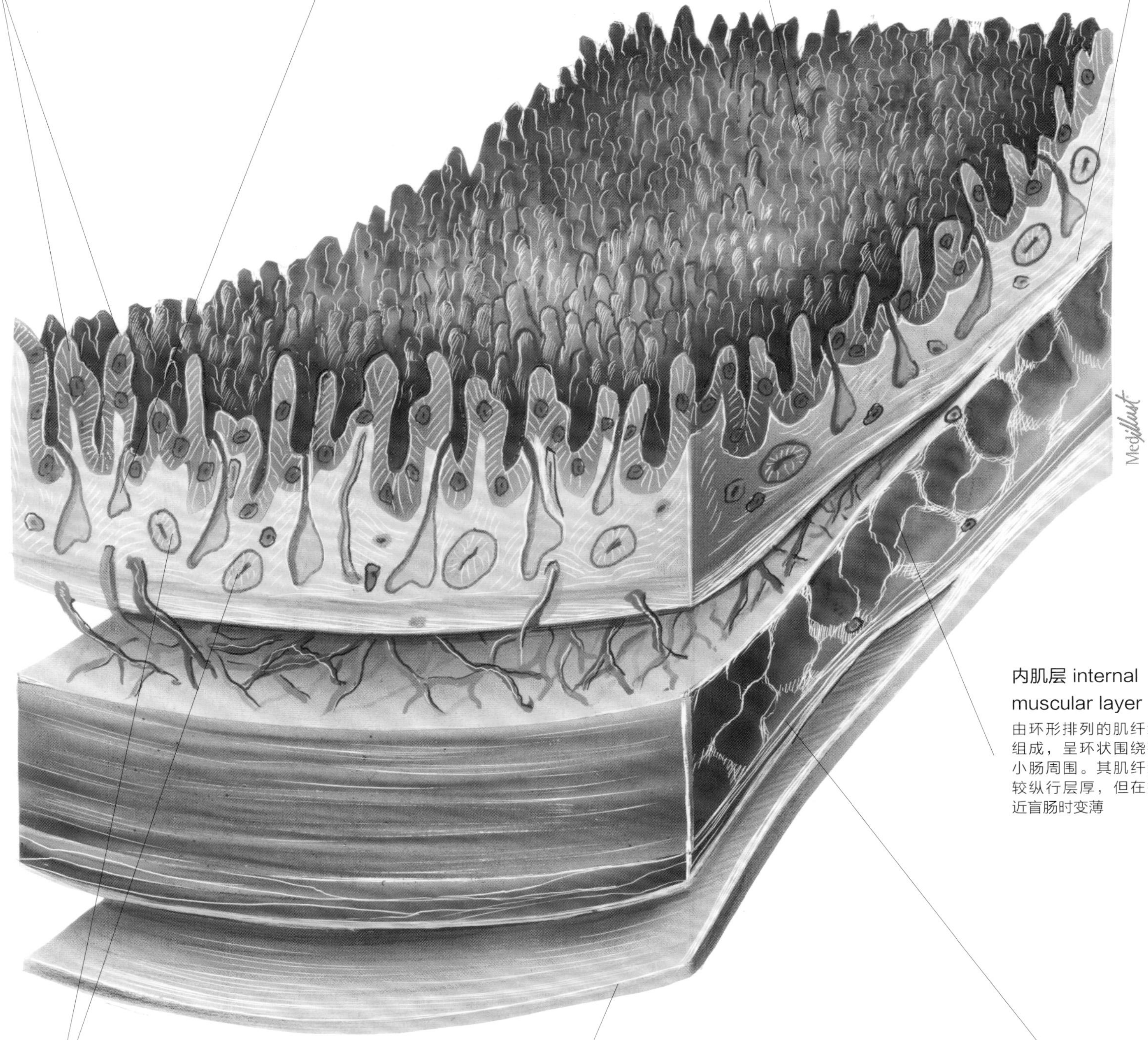

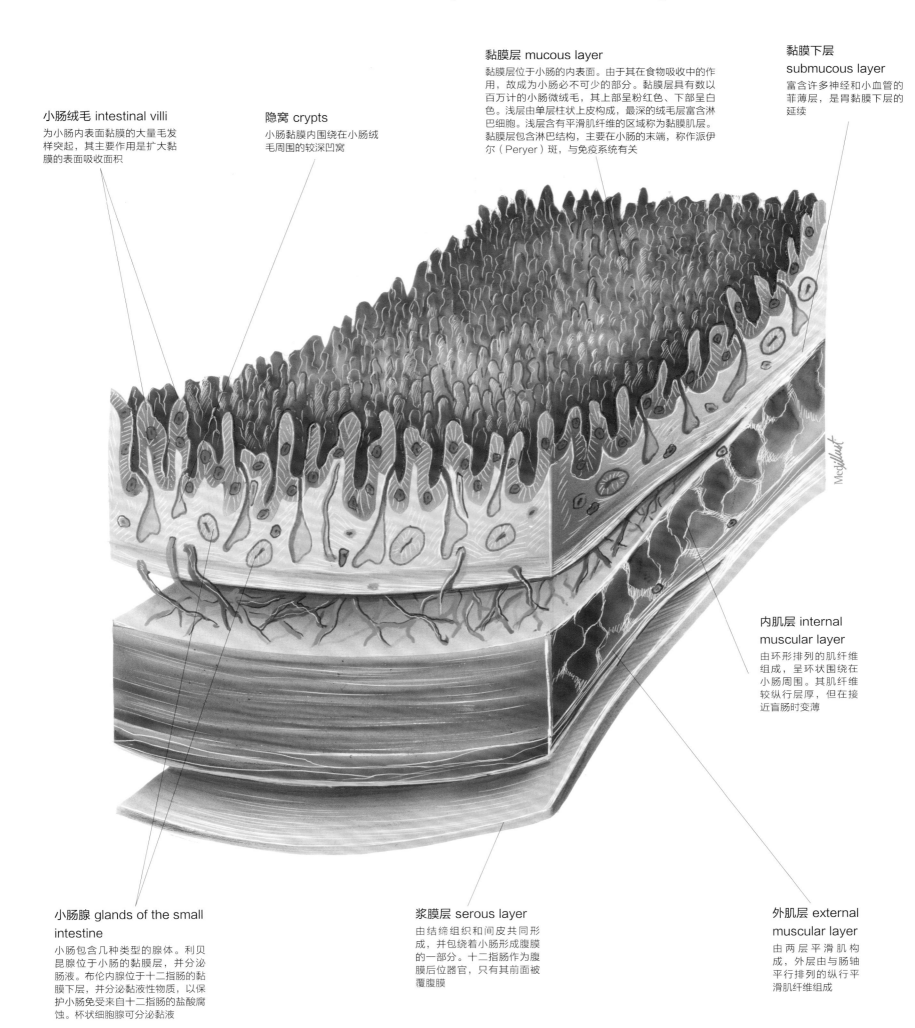

内肌层 internal muscular layer

由环形排列的肌纤维组成，呈环状围绕在小肠周围。其肌纤维较纵行层厚，但在接近盲肠时变薄

小肠腺 glands of the small intestine

小肠包含几种类型的腺体。利贝昆腺位于小肠的黏膜层，并分泌肠液。布伦内腺位于十二指肠的黏膜下层，并分泌黏液性物质，以保护小肠免受来自十二指肠的盐酸腐蚀。杯状细胞腺可分泌黏液

浆膜层 serous layer

由结缔组织和间皮共同形成，并包绕着小肠形成腹膜的一部分。十二指肠作为腹膜后位器官，只有其前面被覆腹膜

外肌层 external muscular layer

由两层平滑肌构成，外层由与肠轴平行排列的纵行平滑肌纤维组成

大肠．大肠壁各层的微细结构
large intestine. microscopic structer of the layers of the intestinal wall

黏膜层 mucous layer

黏膜层位于大肠的内表面，形成扁平状突起，比小肠黏膜层平滑。其色泽为白色，由单层柱状上皮组成，至肛管变为复层上皮。绒毛区包含一些利贝昆腺和淋巴细胞。黏膜层也包括由平滑肌纤维组成的黏膜肌层

大肠腺 glands of the large intestine

分泌黏液的杯状细胞。在大肠的黏膜层其数量众多，且在此处排出分泌物。大肠腺的功能是促进粪团的形成，并保护黏膜

黏膜下层 submucous layer

富含许多神经和小血管的菲薄层，是小肠黏膜下层的延续

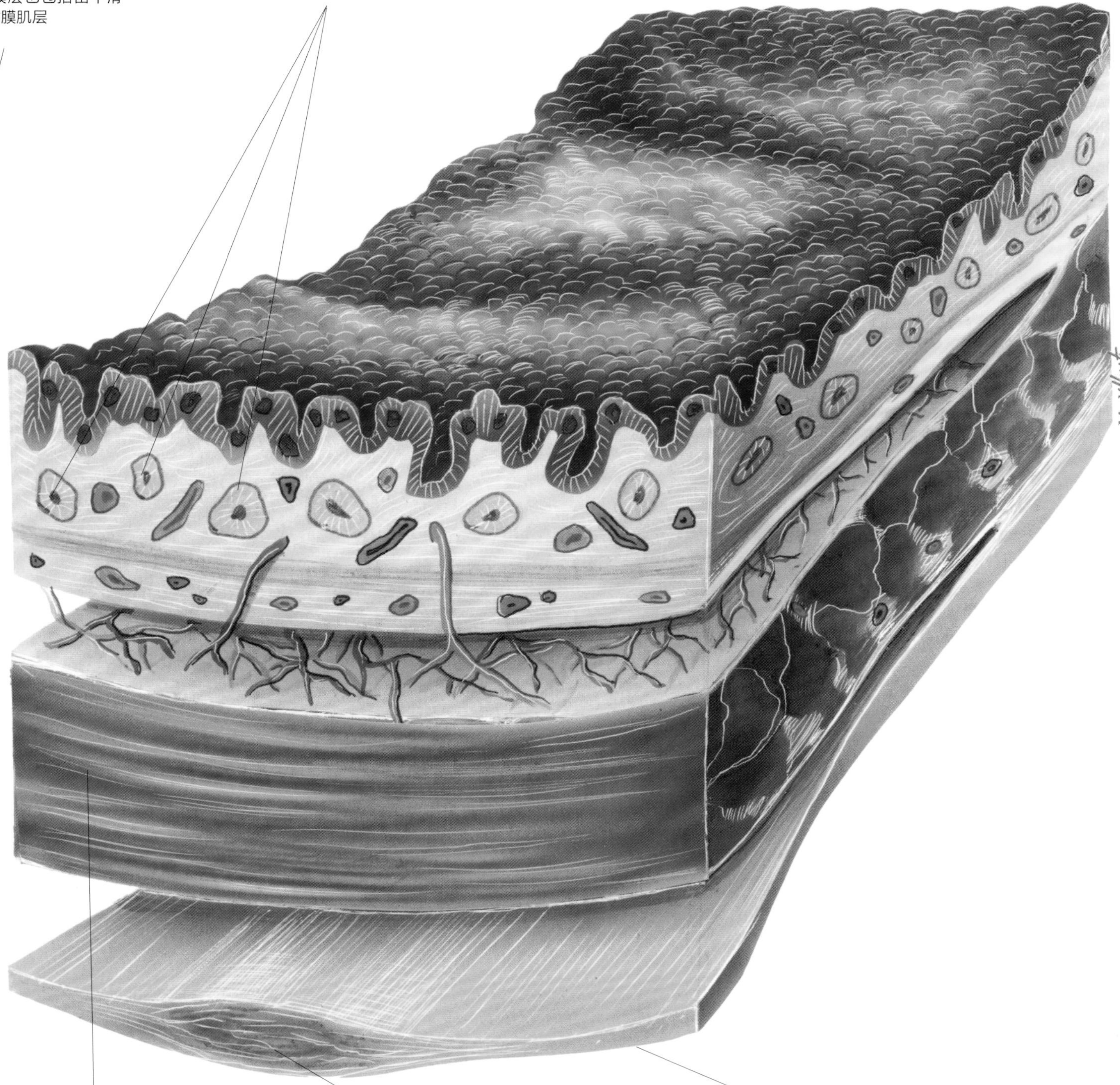

内肌层 internal muscular layer

由环形排列的平滑肌纤维组成，并形成环状包绕整个肠管。此层很薄

外肌层 external muscular layer

大肠的肌层分两层，外层由与肠轴相平行的扁平肌纤维纵行排列而成。不同于其他肠区的相似肌层，大肠的纵行肌纤维并非完全围绕肠管，而是局部增厚形成3条结肠带

浆膜层 serous layer

由结缔组织和间皮共同形成，是包绕着大肠的腹膜脏层。升结肠、降结肠和直肠只有部分被此腹膜层包被

盲肠和肛门区 cecum and anal region

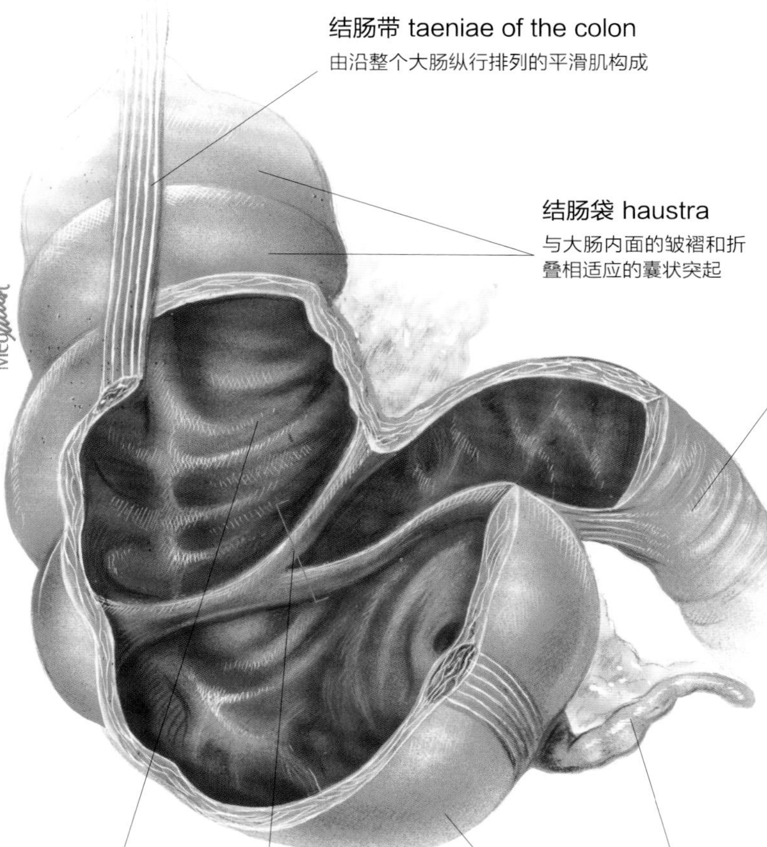

结肠带 taeniae of the colon
由沿整个大肠纵行排列的平滑肌构成

结肠袋 haustra
与大肠内面的皱褶和折叠相适应的囊状突起

回肠 ileum
小肠的最后部分，是空肠的延续并通过回盲口与大肠相通。在回盲口处有回盲瓣，可使小肠内容物进入大肠，并阻止其反流。回肠可吸收大部分在十二指肠和空肠未被吸收的食物

半月形皱襞或嵴 semilunar folds or crests
覆盖在所有大肠内表面的横向皱褶，相应于结肠袋之间呈现横沟处

盲肠 cecum
大肠的起始部，位于右髂窝内，与升结肠相续，体表投影位于腹前壁右下部。盲肠是一个大的囊状结构，可存储小肠内容物，并有回盲瓣，分别与回肠和阑尾相连。阑尾的炎症称作阑尾炎，其发炎时会引起此区剧烈的疼痛

阑尾 vermiform appendix
附属于盲肠的一个淋巴器官，通过一个小的阑尾口通盲肠腔。阑尾壁内含有大量的黏液性腺体和相当多的淋巴组织，其长度因人而异，并可位于膀胱附近。阑尾是淋巴系统的一部分，参与机体的防御功能。如发炎可引起阑尾炎

回盲瓣 ileocecal valve
一个椭圆形孔口，也被称为Bauhin瓣，连接回肠（小肠的最后部分）和盲肠（大肠的起始部）。它由上、下两片瓣膜组成，其开闭可使回肠的内容物进入盲肠，并防止其反流

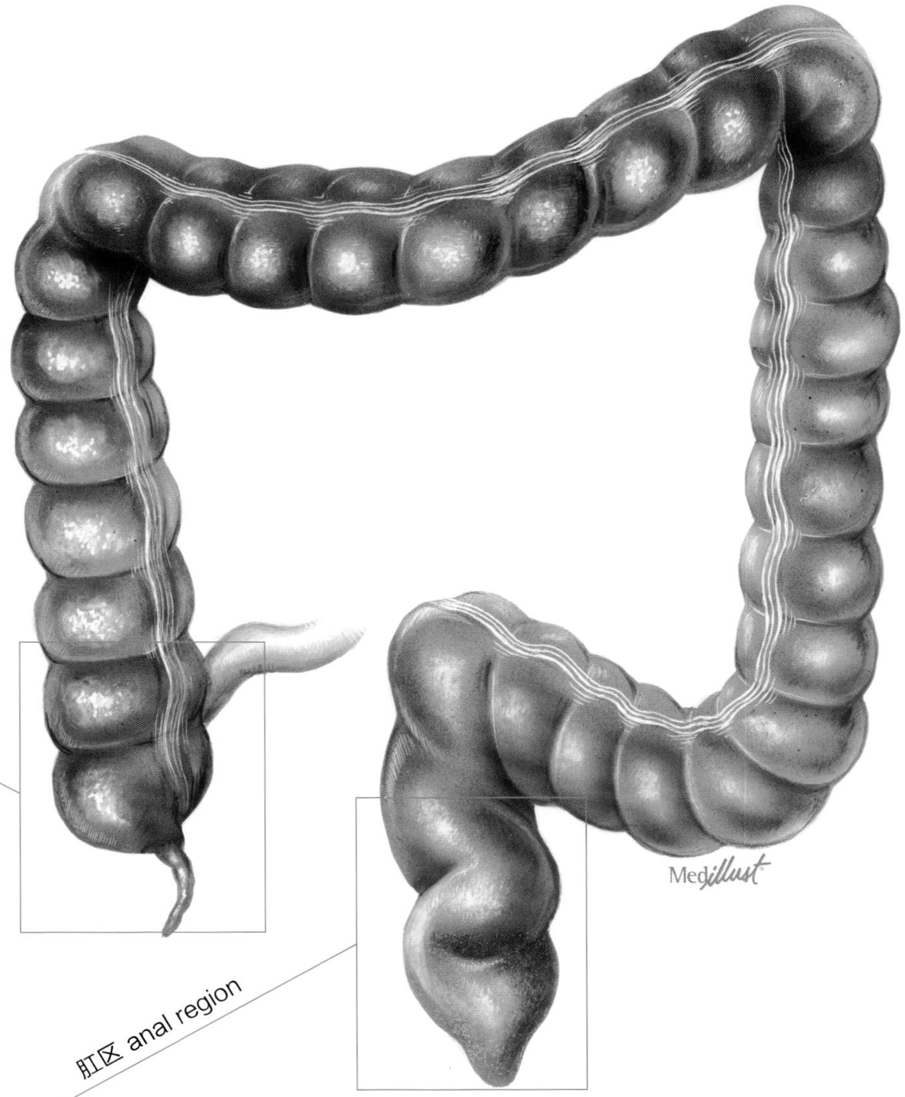

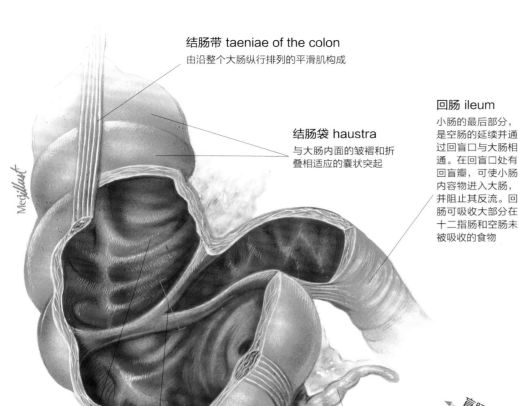

盲肠 cecum
肛区 anal region

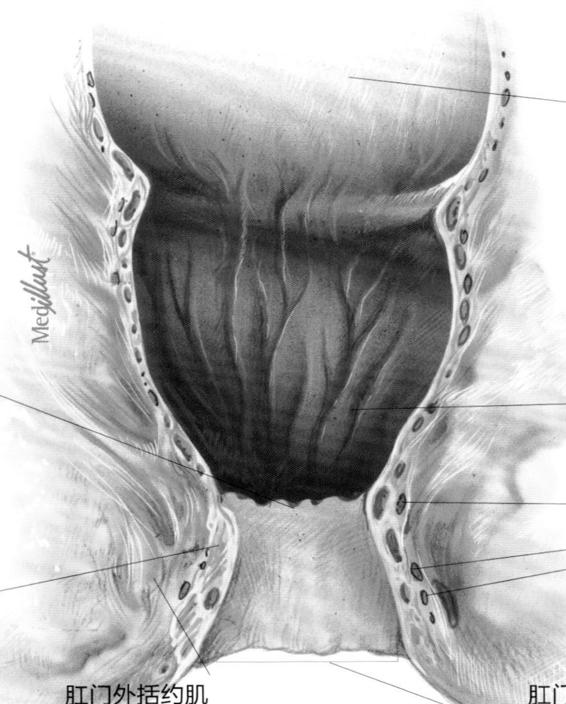

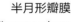

直肠 rectum
大肠的最末端，是乙状结肠的延续，与肛门相续。直肠是一个位于膀胱后方的腹膜外位器官，其末端部分显著膨大称作直肠壶腹，是粪便排出前的存留部位。直肠被肛提肌围绕，当收缩时可挤压肛门，以利于排便

半月形瓣膜 semilunar valves
包绕肛门的肛柱周围的小的半月形皱襞，在此处直肠与肛门相连

Morgagni柱（肛柱） Morgagni columns
肛管黏膜的皱褶形成的纵行皱襞

痔静脉 hemorrhoidal veins
围在肛管周围黏膜下的丰富静脉丛。当其受到持续压迫时，可扩张和膨大，出现曲张的形状称作痔。痔好发于便秘、孕妇和长期静坐的人群

肛门内括约肌 internal anal sphincter
位于肛门内的环形平滑肌纤维，其开闭不受意志控制，取决于直肠内粪便的量。当粪便充满时，括约肌开放，产生排便的欲望

肛门外括约肌 external anal sphincter
围绕在肛门外的骨骼肌纤维形成的环。当机体产生排便的欲望时，该肌随意志进行收缩和松弛，以控制排便的过程。但在儿童早期此作用是不随意的

肛门 anus
消化道末端的一个括约肌或瓣膜，并形成会阴的后界。由肌肉组织形成两个环——即肛门内括约肌和肛门外括约肌，使肛门能随意进行收缩或松弛，以便通过排便来排除粪渣

消化道 digestive tract

内镜观 endoscopic view

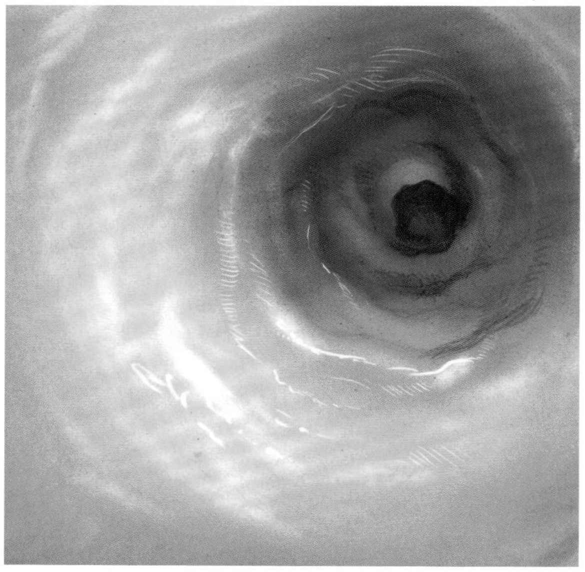

食管 esophagus

从咽延伸至胃的一个圆筒状管，自颈部、胸腔内气管后方下降，并穿膈肌。穿过膈肌食管裂孔后的为腹段，甚短。食管壁由肌肉组成，当其收缩时，可推动食物向下蠕动至胃。覆盖在食管内面的黏膜形成纵行皱襞。食管内腔由于黏液的分泌使得管壁具有光泽，除上1/3为白色外，其余均呈淡粉红色。当食管膨大时纵行皱襞则消失。在底部，可以看见食管与胃相连的贲门口

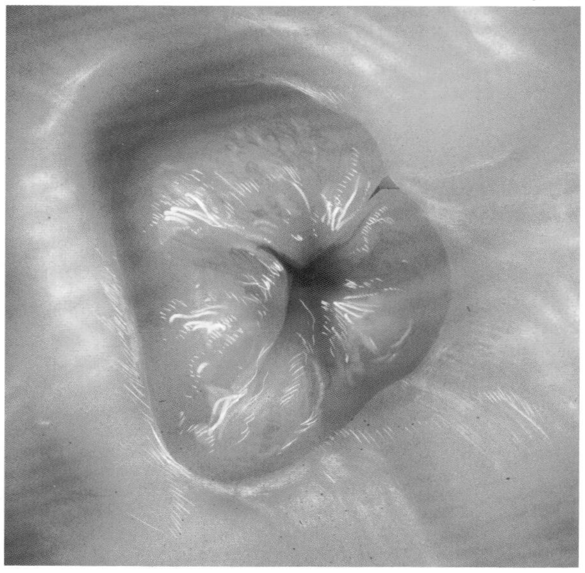

贲门口 cardiac orifice

连于胃和食管之间的孔口，具有括约肌或活瓣的作用。开放时可使食物进入，关闭时则可阻止食物反流，受自主神经支配。围绕贲门口的区域称作贲门区。该图显示，汇聚在此口的食管纵行皱襞几乎将贲门口关闭。它具有特征性颜色，比食管上部更加粉红。当其开放时，可通过贲门口看到胃黏膜

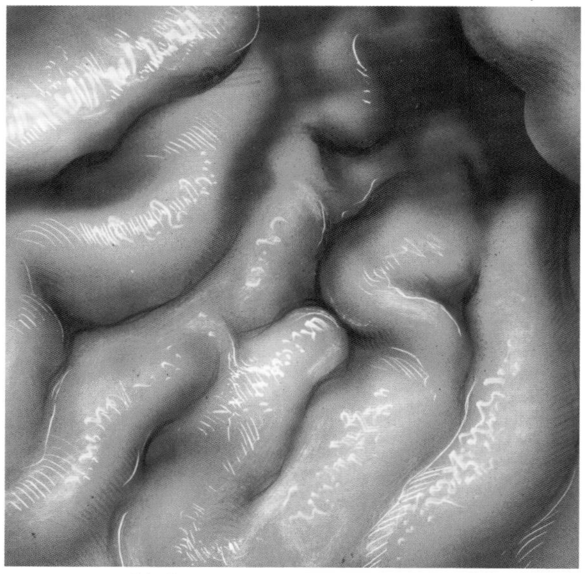

胃皱襞 gastric folds

胃黏膜的多个皱褶形成的纵行皱襞，浸润在唾液、胃腺分泌物和反流的十二指肠液中。黏膜呈橘红色，但有时也发白。当胃排空时皱襞变得明显，充满食物而扩张时则变平

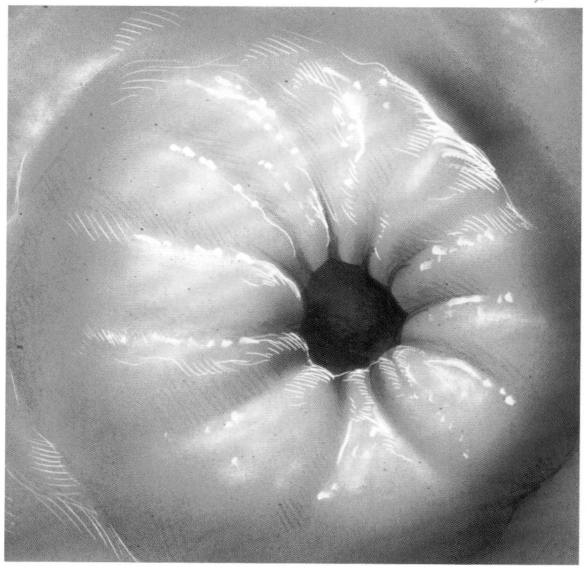

幽门口 pylorus

连接于胃和十二指肠的孔口，位于称作幽门窦的胃区。幽门窦由强大的肌层所包绕，受自主神经系统支配。舒张时可使胃内容物通过，而收缩时可阻止其内容物逆流。胃的运动通过蠕动波的形式传至幽门口。此图中可见的周围区域称作幽门区

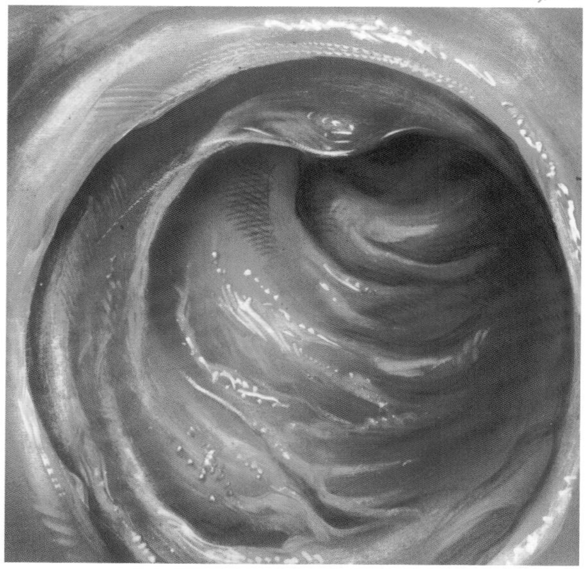

十二指肠 duodenum

小肠的第1部分，以一个大的“C”形围绕在胰头周围。十二指肠起源于幽门口，在腹膜后与空肠相续。它由3段组成：第1段是斜的，与幽门口相连。第2段下降，而第3段上升，并终止于十二指肠空肠曲。在此处与空肠相连。十二指肠接收来自肝和胰腺的分泌物以助消化。其内有环形皱襞浸在胆汁和胰液中。其第1段与幽门相连，较宽部称作十二指肠壶腹；第2段包括形成十二指肠大乳头的隆起，来自于肝的胆总管和来自于胰腺的胰管开口于十二指肠大乳头

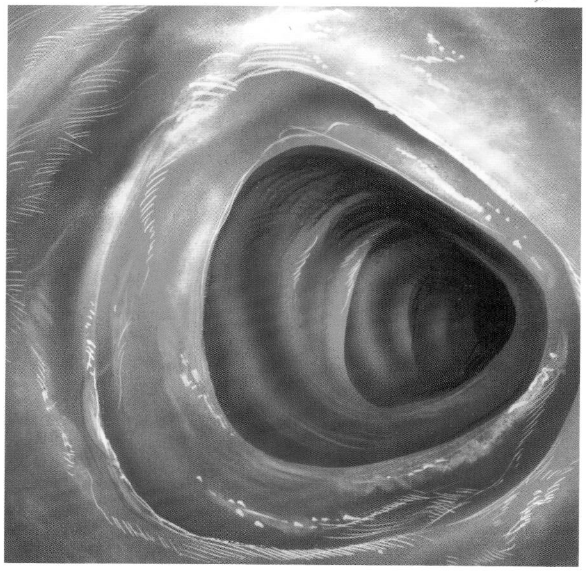

横结肠 transverse colon

大肠的中段，为升结肠的延续，并从右至左横过腹腔，从胆囊和肝区至脾后与降结肠相续。不同于升结肠和降结肠，此段有一个三角形而非圆形的腔。它有许多的环和褶，形成了半月峭和结肠袋。横结肠的色泽有些发白，属腹膜内位器官，并有腹膜连于上部形成大网膜。称作横结肠系膜的腹膜从其后面延伸，并将其与覆盖在腹腔后壁的腹膜连在一起

腹膜 peritoneum

前面观 anterior view

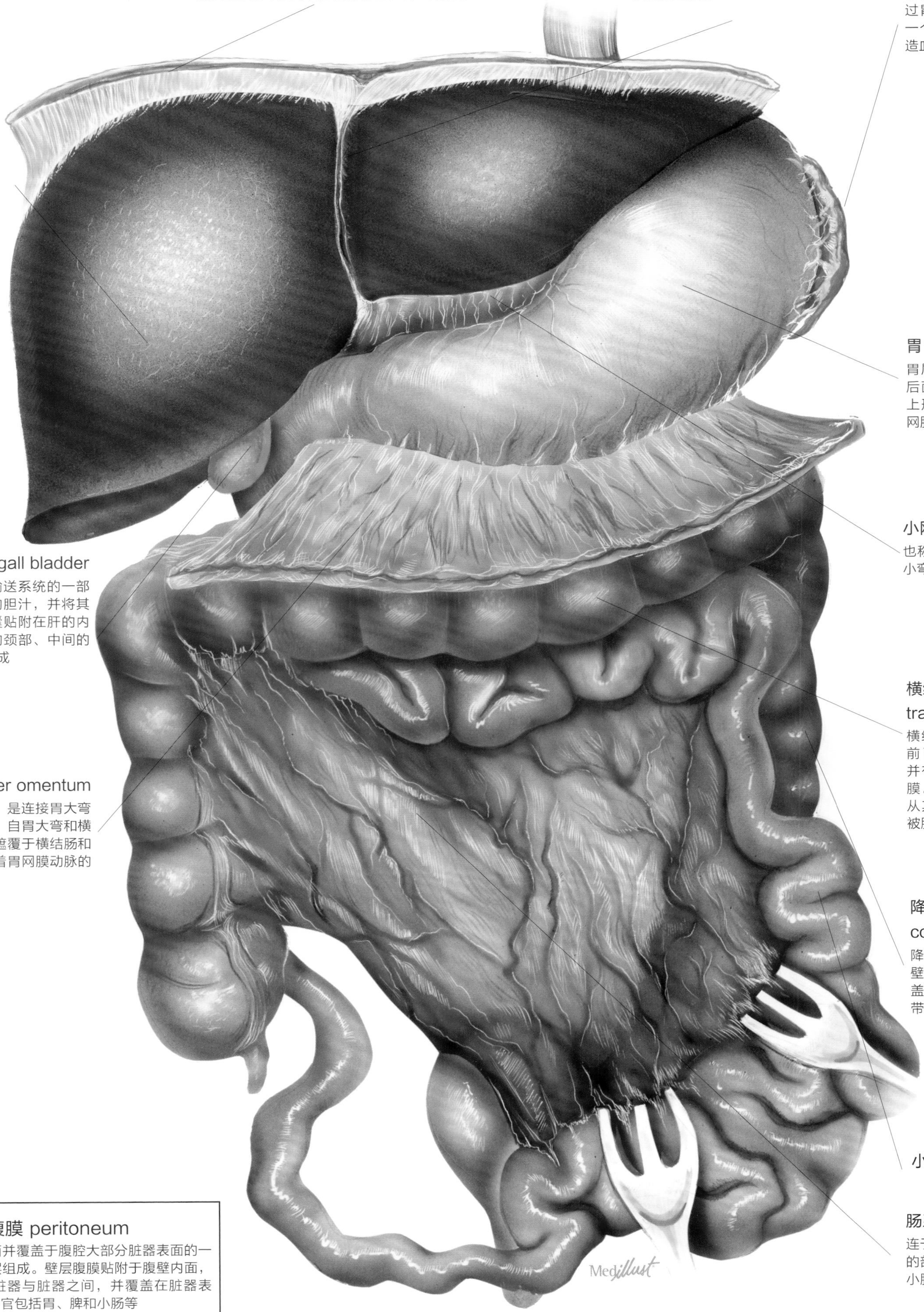

冠状韧带 coronary ligament

形成腹膜的最大韧带，覆盖肝上部并将其连于膈。冠状韧带的两端分别称作左、右三角韧带

镰状韧带 falciform ligament

镰状韧带分别将肝的前面和上面连于腹前壁和膈

脾 spleen

位于左季肋区的一个椭圆形器官。脾在胃的后面，并通过胃脾韧带与胃相连。脾是一个淋巴器官，具有储血和造血功能

肝 liver

位于右季肋区的一个较大器官，但肝左叶向中央和上区伸展。肝的主要功能是分泌胆汁，并通过胆管排入十二指肠，这是消化摄入脂肪的基础。而且，肝是真正的能量加工厂，因为大部分的葡萄糖和其他被吸收的物质均在这里转化为机体可以利用的能量。肝表面被覆腹膜，并在其上方连接形成许多韧带，将肝与膈肌相连

胃 stomach

胃属腹膜内位器官，其前、后面都有腹膜包被，继续向上形成联系胃与肝之间的小网膜，向下形成大网膜

小网膜 lesser omentum

也称作胃肝韧带，是由连接胃小弯和肝下面的腹膜构成

胆囊 gall bladder

为囊形器官，是胆汁输送系统的一部分。它可储存肝分泌的胆汁，并将其运送至十二指肠。胆囊贴附在肝的内下面，由靠近胆囊管的颈部、中间的体部和远端的底部所构成

横结肠 transverse colon

横结肠属腹膜内位器官，其前面和后面都被覆腹膜，并有腹膜连于上部形成大网膜。称作横结肠系膜的腹膜从其后面延伸，并将其与包被腹后壁的腹膜相连

大网膜 greater omentum

也被称为胃结肠系膜，是连接胃大弯和横结肠的腹膜结构。自胃大弯和横结肠之间向下悬垂并遮覆于横结肠和空肠前方，其内包含着胃网膜动脉的网膜支

降结肠 descending colon

降结肠的后面直接贴附于腹壁，而其他部分则被腹膜覆盖。在其末端，有盆系膜韧带将其连于盆腔壁

小肠 small intestine

肠系膜 mesentery

连于小肠并将其系附于腹后壁的部分腹膜，内含大量的进入小肠皱褶的血管和神经

腹膜 peritoneum

为衬在腹壁内面并覆盖于腹腔大部分脏器表面的一层薄膜，由两层组成。壁层腹膜贴附于腹壁内面，脏层腹膜位于脏器与脏器之间，并覆盖在脏器表面。腹膜内位器官包括胃、脾和小肠等

腹腔 abdominal cavity

男性矢状面右侧观 right sagital section. male

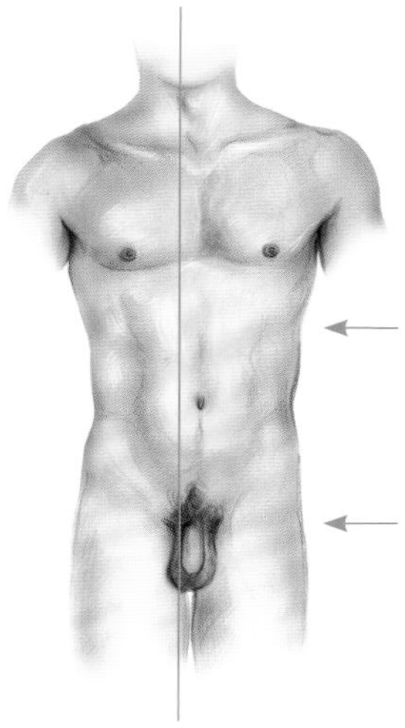

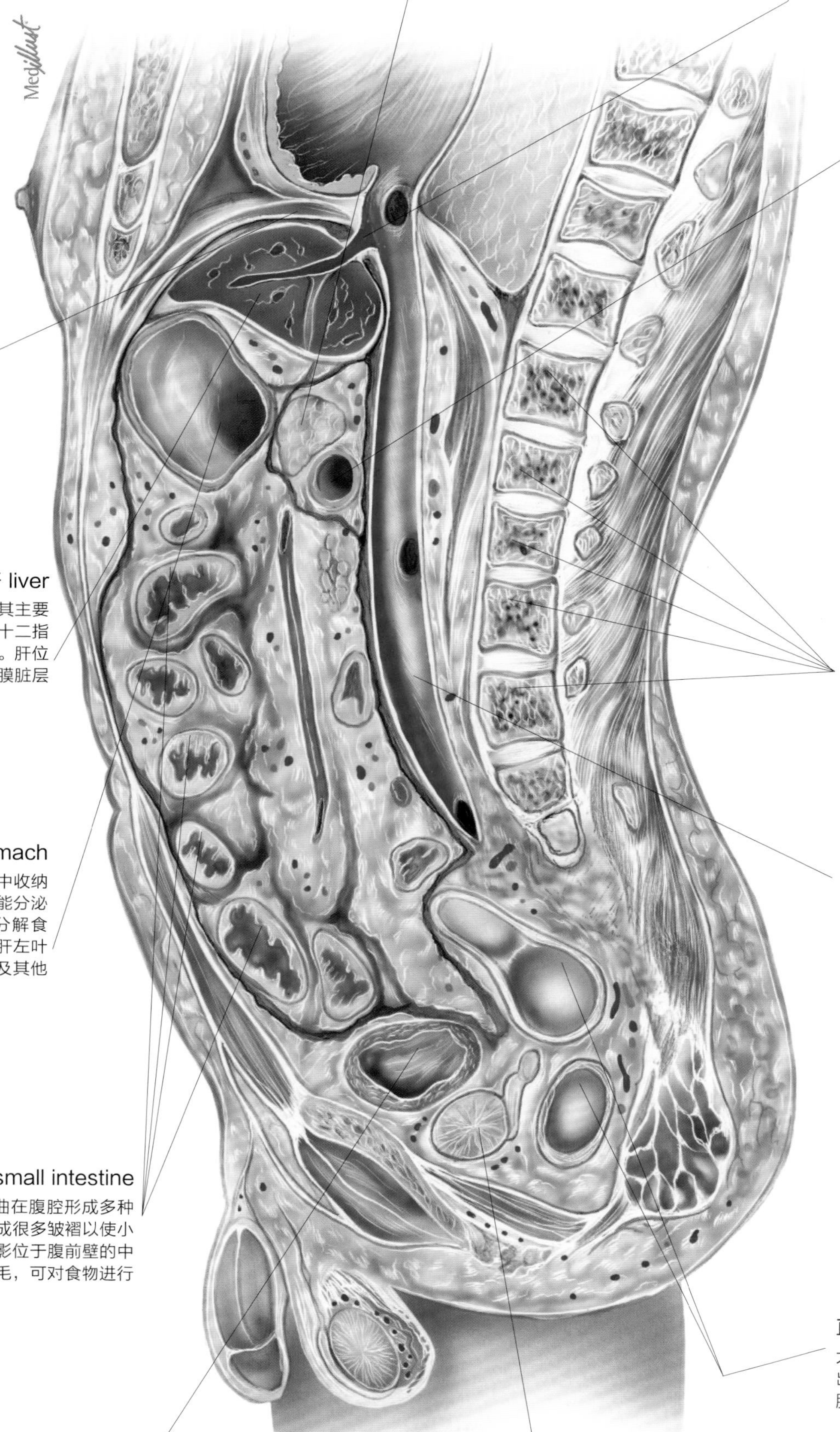
Medillust

胰腺 pancreas

胰腺是一个位于胃后面的消化腺，分泌胰酶帮助消化食物。分泌物通过胰管排入十二指肠。胰腺为腹膜外器官，腹膜只覆盖胰腺的前面

肝静脉 hepatic veins

起源于肝后部，并将经过肝滤过的血液注入下腔静脉

十二指肠 duodenum

小肠的第1部分。起于胃的幽门，经腹膜后延续，后又进入腹膜，并与空肠相续

膈肌 diaphragm muscle

膈肌是一块分隔胸腔与腹腔、向上膨隆呈穹隆形的扁肌。膈上有不同的裂孔，分别有血管、神经和食管等穿过进入腹腔，其下面被覆腹膜壁层。膈肌的功能是扩大胸腔，帮助吸气

肝 liver

肝是位于右季肋区的一个较大器官，其主要功能是分泌胆汁。胆汁通过胆管排入十二指肠，对食物中脂肪的消化起重要作用。肝位于膈下面，并由腹膜壁层反折形成腹膜脏层和韧带将其覆盖

腰椎 lumbar vertebrae

腰椎为5个宽而高的椎体，构成脊柱的腰椎部。腰椎略倾斜，下方有骶椎支撑。第1腰椎的椎体和肋突可作为膈后部腱延长部的附着处

胃 stomach

胃是一个大的囊性器官，在消化过程中收纳并储存来自食管的食物。胃壁内含有能分泌消化液的腺体。这些消化液有助于分解食物。胃位于上腹部，其部分前上壁为肝左叶所覆盖，并借助腹膜与肝、横结肠以及其他一些器官相连接

下腔静脉 inferior vena cava

一个粗的静脉干，由左、右髂总静脉汇集而成，并经腹部上升至胸腔。主要收集来自下肢和腹腔器官的血液。下腔静脉上升穿过膈肌，并将血液送至右心房（其走行与腹主动脉相平行）

小肠 small intestine

长达6 m的肠管，上端起自胃，并盘曲在腹腔形成多种角度或皱褶。位于腹腔的中心区，形成很多皱褶以使小肠适应于腹腔的较小空间。其体表投影位于腹前壁的中央部。小肠的内表面具有许多小肠绒毛，可对食物进行消化和吸收

直肠 rectum

大肠的最后一段，通过肛门将粪便排出。因为它处于腹膜之外，故直肠是腹膜外位器官

膀胱 bladder

泌尿系统中的一个囊性器官，具有储存尿液的功能。膀胱的上面覆有腹膜，但它属于腹腔外位器官

前列腺 prostate

前列腺是位于男性盆腔下面并邻接膀胱中下部的腺器官，具有产生分泌物的功能。此分泌物在尿道可与睾丸产生的精子混合形成精液。尿道被前列腺包绕的部分称作尿道前列腺部

肝 liver

肝是位于右季肋区的一个消化腺，但肝左叶已延伸至腹部的中上区。分泌胆汁是其主要功能。胆汁通过胆总管排入十二指肠，对食物中脂肪的消化起重要作用。此外，肝也是机体能量的重要提供者，可将葡萄糖和其他被吸收的食物转变成可被利用的能量。肝由腹膜所覆盖，在其上部腹膜汇合形成了许多将肝连于膈的韧带

冠状韧带 coronary ligament
冠状韧带为覆盖于肝上部，并将肝与膈连为一体的腹膜中最大的一部分。冠状韧带的左右两端分别称作左、右三角韧带

镰状韧带 falciform ligament
镰状韧带分别将肝的前面和上面连于腹前壁和膈

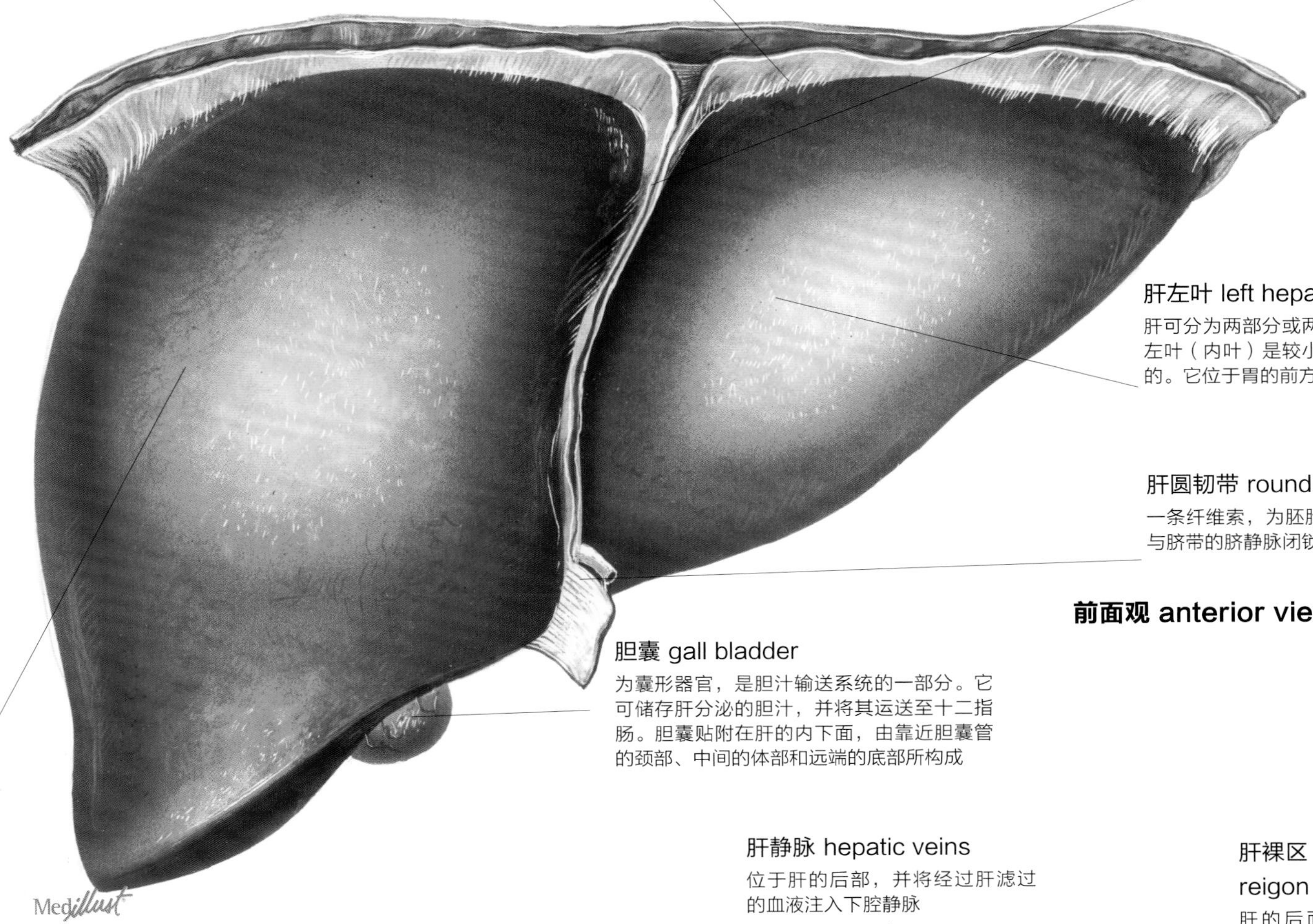

肝左叶 left hepatic lobe
肝可分为两部分或两叶，其中左叶（内叶）是较小且最靠内的。它位于胃的前方

肝圆韧带 round ligament
一条纤维索，为胚胎时期连通肝与脐带的脐静脉闭锁而成

胆囊 gall bladder
为囊形器官，是胆汁输送系统的一部分。它可储存肝分泌的胆汁，并将其运送至十二指肠。胆囊贴附在肝的内下面，由靠近胆囊管的颈部、中间的体部和远端的底部所构成

肝右叶 right hepatic lobe
肝可分为两部分或两叶，其中位于右季肋区的右叶（外叶）较大

前面观 anterior view

左三角韧带 left triangular ligament
冠状韧带的一部分，位于其左侧末端，连于肝左叶上面与膈之间

肝静脉 hepatic veins
位于肝的后部，并将经过肝滤过的血液注入下腔静脉

肝裸区 bare reigon
肝的后面、两侧冠状韧带之间未被腹膜覆盖的区域，直接与膈相贴

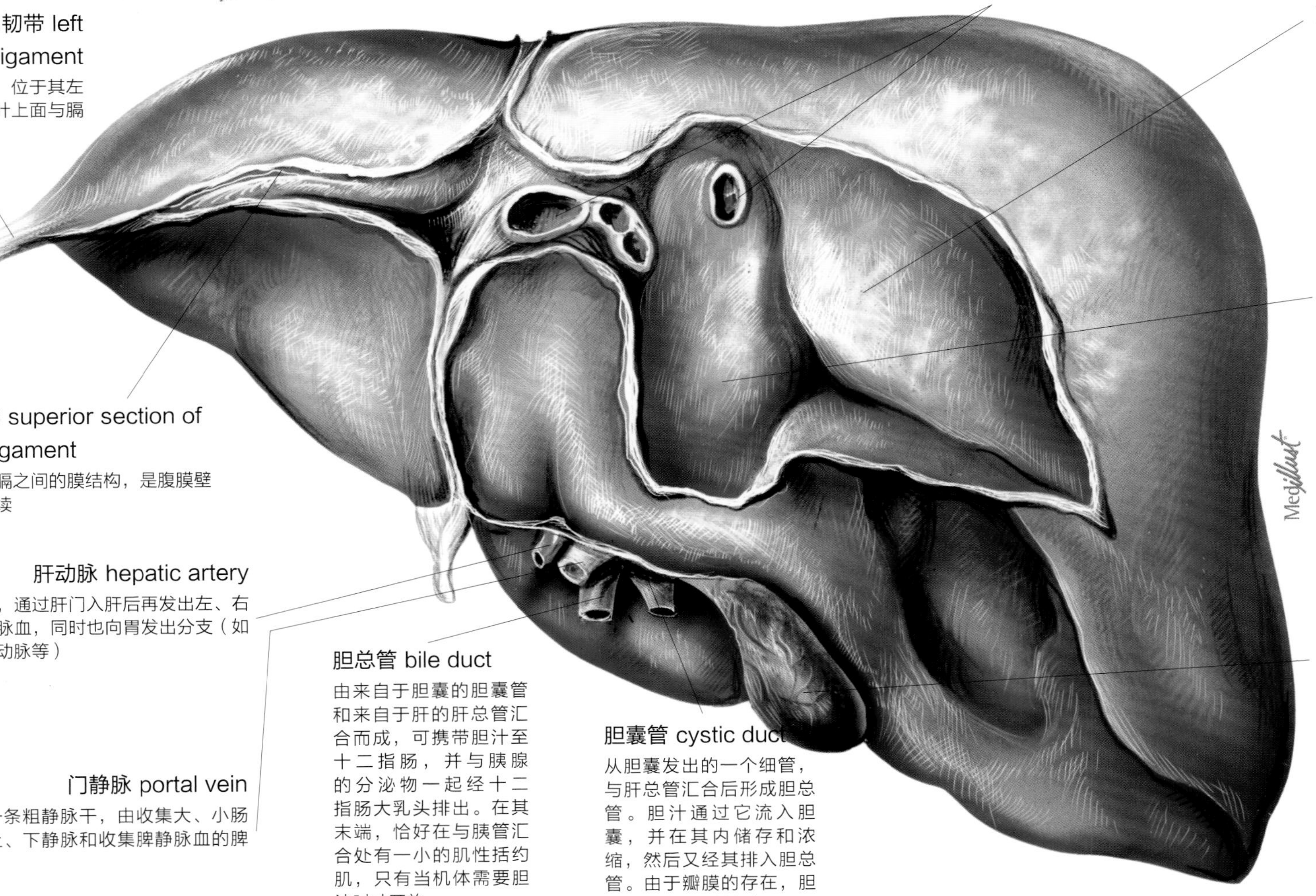

腔静脉沟 groove for inferior vena cava
肝后面一个宽而直的纵沟，容纳下腔静脉

冠状韧带的上部 superior section of the coronary ligament
连于肝左叶上面与膈之间的膜结构，是腹膜壁层覆盖肝后面的延续

肝动脉 hepatic artery
腹腔干的一个分支，通过肝门入肝后再发出左、右分支。供给肝的动脉血，同时也向胃发出分支（如幽门动脉和胃网膜动脉等）

胆囊 gall bladder
为囊形器官，是胆汁输送系统的一部分。它可储存肝分泌的胆汁，并将其运送至十二指肠。胆囊贴附在肝的内下面，由靠近胆囊管的颈部、中间的体部和远端的底部所构成

胆总管 bile duct
由来自于胆囊的胆囊管和来自于肝的肝总管汇合而成，可携带胆汁至十二指肠，并与胰腺的分泌物一起经十二指肠大乳头排出。在其末端，恰好在与胰管汇合处有一小的肌性括约肌，只有当机体需要胆汁时才开放

胆囊管 cystic duct
从胆囊发出的一个细管，与肝总管汇合后形成胆总管。胆汁通过它流入胆囊，并在其内储存和浓缩，然后又经其排入胆总管。由于瓣膜的存在，胆囊管可能会呈粉红色

门静脉 portal vein
通过肝门入肝的一条粗静脉干，由收集大、小肠静脉血的肠系膜上、下静脉和收集脾静脉血的脾静脉共同汇合而成

后面观 posterior view

肝脏 liver

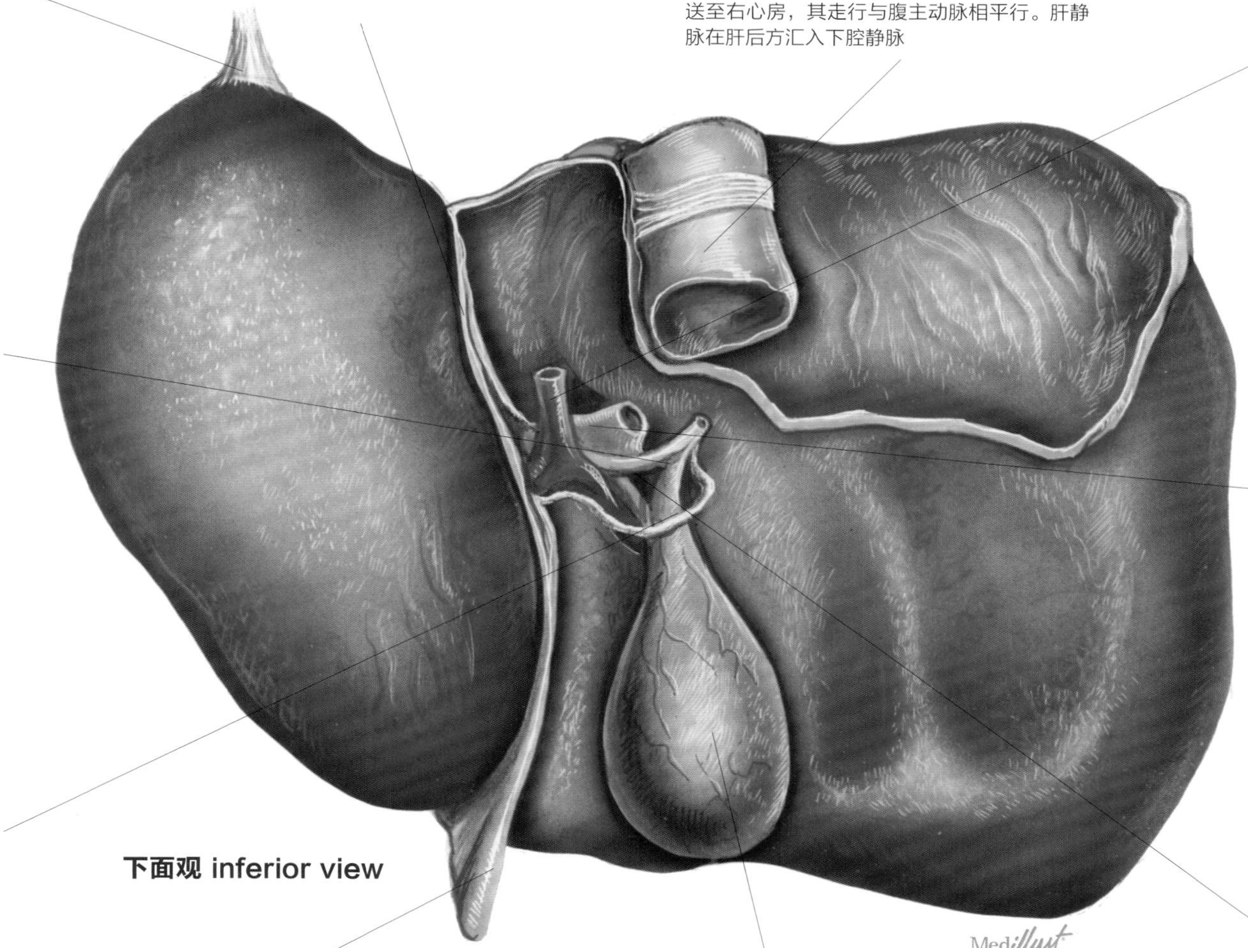
左三角韧带 left triangular ligament
冠状韧带的一部分，位于其左侧末端，连于肝左叶上面与膈之间
小网膜 less omentum
也称作胃肝韧带，是一层连接胃小弯和肝下面的薄膜
下腔静脉 inferior vena cava
一个粗的静脉干，主要收集来自下肢和腹腔器官的血液。下腔静脉上升穿过膈肌，并将血液送至右心房，其走行与腹主动脉相平行。肝静脉在肝后方汇入下腔静脉
肝动脉 hepatic artery
腹腔干的一个分支，通过肝门入肝后再发出左、右分支。供给肝动脉血，同时也向胃发出分支
胆总管 bile duct
由来自于胆囊的胆囊管和来自于肝的肝总管汇合而成，可携带胆汁至十二指肠，并与胰腺的分泌物一起经十二指肠大乳头排出。在其末端，恰好在与胰管汇合处有一小的肌性括约肌，只有当机体需要胆汁时才开放
门静脉 portal vein
通过肝门入肝的一条粗静脉干，由肠系膜上、下静脉和脾静脉共同汇合而成
胆囊管 cystic duct
从胆囊发出的一个细管，与肝总管汇合后形成胆总管。胆汁通过它流入胆囊，并在其内储存和浓缩，后又排入胆总管。由于瓣膜的存在，胆囊管可能会呈粉红色
肝总管 common hepatic duct
由肝左、右管汇合而成的一个管道，胆汁在肝门汇入其内。在肝外行走一段后，与从胆囊发出的胆囊管汇合形成胆总管
MedIllust
胆囊 gall bladder
为囊形器官，是胆汁输送系统的一部分。它可储存肝分泌的胆汁，并将其运送至十二指肠。胆囊贴附在肝的内下面，由靠近胆囊管的颈部、中间的体部和远端的底部所构成
肝圆韧带 round ligament
一条纤维索，为胚胎时期连通肝与脐带的脐静脉闭锁而成

下面观 inferior view

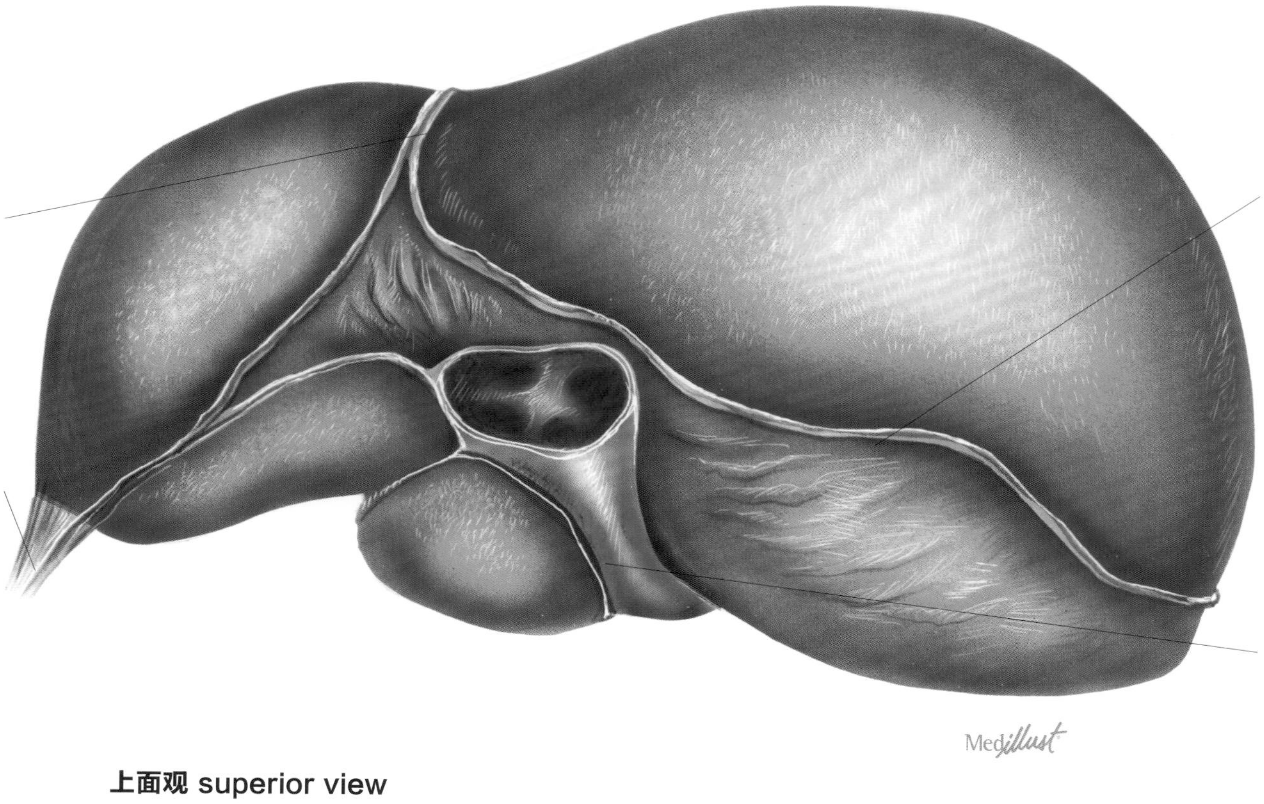
镰状韧带 falciform ligament
镰状韧带分别将肝的前面和上面连于腹前壁和膈肌
冠状韧带的上部 superior part of the coronary ligament
连于肝上面与膈之间的膜结构，是腹膜壁层覆盖肝后面的延续
左三角韧带 left triangular ligament
冠状韧带的一部分，位于其左侧末端，连于肝左叶上面与膈之间
下腔静脉 inferior vena cava
一个粗的静脉干，主要收集来自下肢和腹腔器官的血液。下腔静脉上升穿过膈肌，并将血液送至右心房，其走行与腹主动脉相平行。肝静脉在肝后方汇入下腔静脉
MedIllust

上面观 superior view

胆管 bile ducts

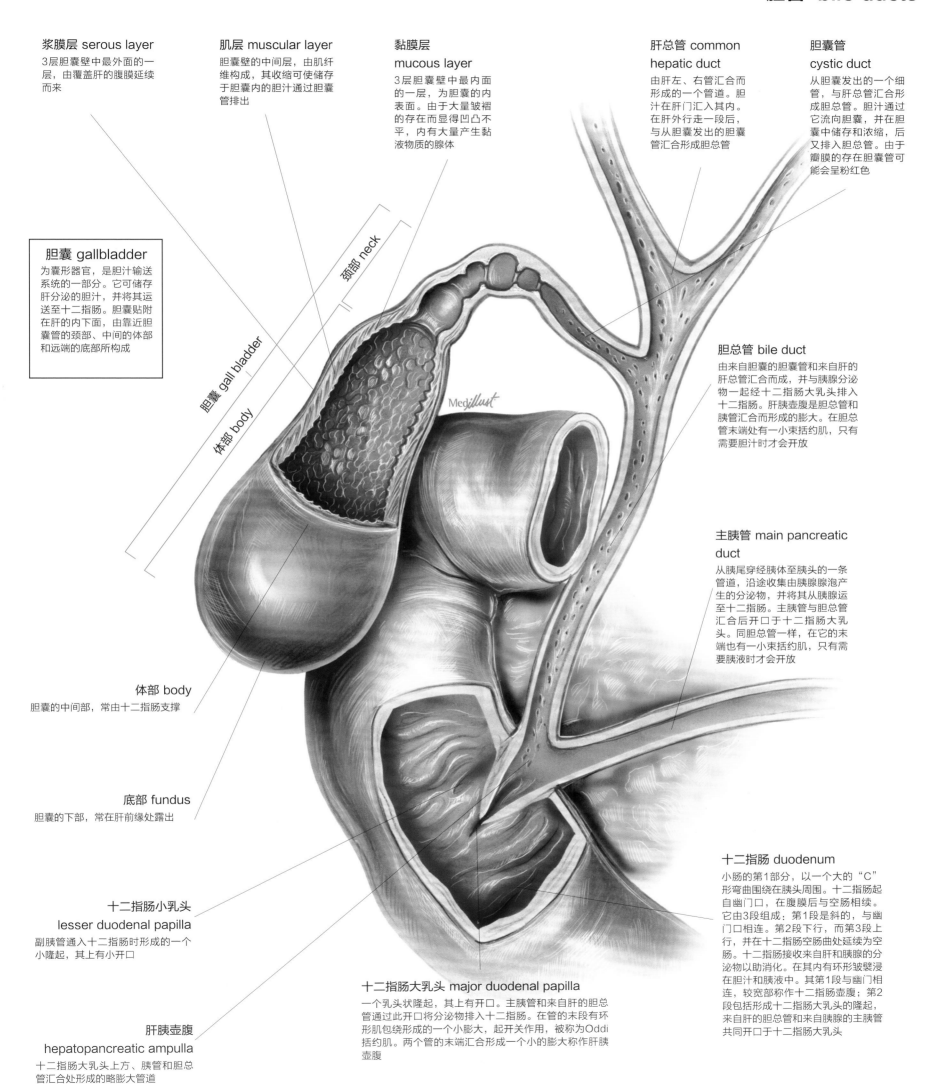

浆膜层 serous layer

3层胆囊壁中最外面的一层，由覆盖肝的腹膜延续而来

肌层 muscular layer

胆囊壁的中间层，由肌纤维构成，其收缩可使储存于胆囊内的胆汁通过胆囊管排出

黏膜层 mucous layer

3层胆囊壁中最内面的一层，为胆囊的内表面。由于大量皱褶的存在而显得凹凸不平，内有大量产生黏液物质的腺体

肝总管 common hepatic duct

由肝左、右管汇合而形成的一个管道。胆汁在肝门汇入其内。在肝外行走一段后，与从胆囊发出的胆囊管汇合形成胆总管

胆囊管 cystic duct

从胆囊发出的一个细管，与肝总管汇合形成胆总管。胆汁通过它流向胆囊，并在胆囊中储存和浓缩，后又排入胆总管。由于瓣膜的存在胆囊管可能会呈粉红色

胆囊 gallbladder

为囊形器官，是胆汁输送系统的一部分。它可储存肝分泌的胆汁，并将其运送至十二指肠。胆囊贴附在肝的内下面，由靠近胆囊管的颈部、中间的体部和远端的底部所构成

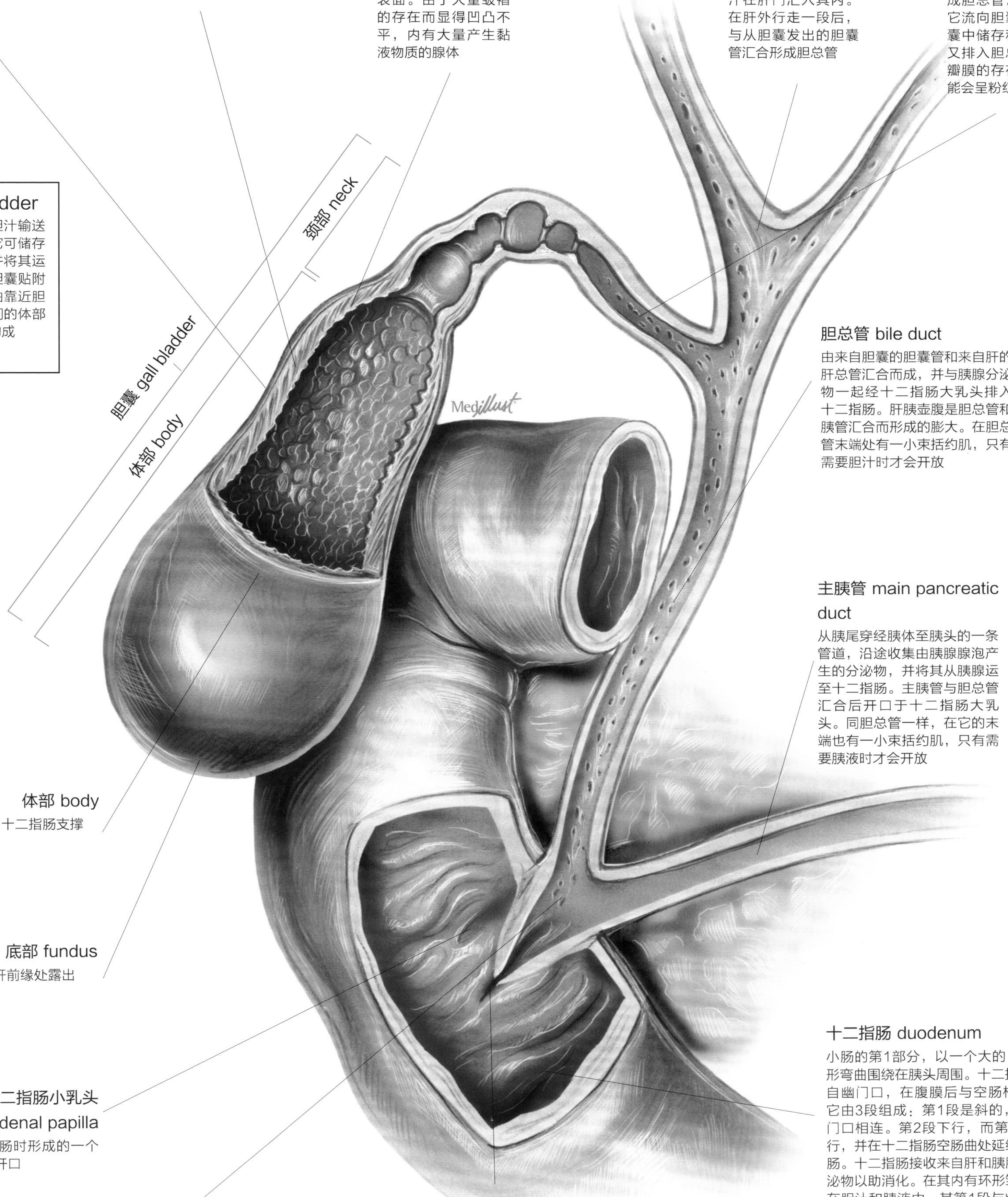

颈部 neck
胆囊 gall bladder
体部 body
Medillust

胆总管 bile duct

由来自胆囊的胆囊管和来自肝的肝总管汇合而成，并与胰腺分泌物一起经十二指肠大乳头排入十二指肠。肝胰壶腹是胆总管和胰管汇合而形成的膨大。在胆总管末端处有一小束括约肌，只有需要胆汁时才会开放

主胰管 main pancreatic duct

从胰尾穿经胰体至胰头的一条管道，沿途收集由胰腺腺泡产生的分泌物，并将其从胰腺运至十二指肠。主胰管与胆总管汇合后开口于十二指肠大乳头。同胆总管一样，在它的末端也有一小束括约肌，只有需要胰液时才会开放

体部 body

胆囊的中间部，常由十二指肠支撑

底部 fundus

胆囊的下部，常在肝前缘处露出

十二指肠 duodenum

小肠的第1部分，以一个大的“C”形弯曲围绕在胰头周围。十二指肠起自幽门口，在腹膜后与空肠相续。它由3段组成：第1段是斜的，与幽门口相连。第2段下行，而第3段上行，并在十二指肠空肠曲处延续为空肠。十二指肠接收来自肝和胰腺的分泌物以助消化。在其内有环形皱襞浸在胆汁和胰液中。其第1段与幽门相连，较宽部称作十二指肠壶腹；第2段包括形成十二指肠大乳头的隆起，来自肝的胆总管和来自胰腺的主胰管共同开口于十二指肠大乳头

十二指肠小乳头 lesser duodenal papilla

副胰管通入十二指肠时形成的一个小隆起，其上有小开口

十二指肠大乳头 major duodenal papilla

一个乳头状隆起，其上有开口。主胰管和来自肝的胆总管通过此开口将分泌物排入十二指肠。在管的末段有环形肌包绕形成的一个小膨大，起开关作用，被称为Oddi括约肌。两个管的末端汇合形成一个小的膨大称作肝胰壶腹

肝胰壶腹 hepatopancreatic ampulla

十二指肠大乳头上方、胰管和胆总管汇合处形成的略膨大管道

胆囊 gallbladder

与消化系统其他器官的关系 relation with other organs of the digestive system

胆囊动脉 cystic artery
肝动脉向胆囊管发出的一个分支，它右发出分支至胆囊壁

肝 liver
肝是位于右季肋区的一个最大的消化腺，但肝左叶已延伸至腹部的中上区。分泌胆汁是其主要功能。胆汁通过胆总管排入十二指肠，并对食物中脂肪的消化起重要作用。此外，肝也是机体能量的重要提供者，可将葡萄糖和其他被吸收的食物成分转变成可以利用的能量。肝由腹膜所覆盖，在其上部腹膜汇合形成了许多将肝连于膈的韧带

肝总管 common hepatic duct
由肝左、右管汇合而形成的一个管道。胆汁在肝门汇入其内。在肝外行走一段后，与从胆囊发出的胆囊管汇合形成胆总管

胆囊管 cystic duct
从胆囊发出的一个细管，与肝总管汇合形成胆总管。胆汁通过它流向胆囊，并在胆囊内储存和浓缩后排入胆总管。由于瓣膜的存在胆囊管可能会呈粉红色

门静脉 portal vein
通过肝门入肝的一条粗静脉干，由肠系膜上、下静脉和脾静脉共同汇合而成

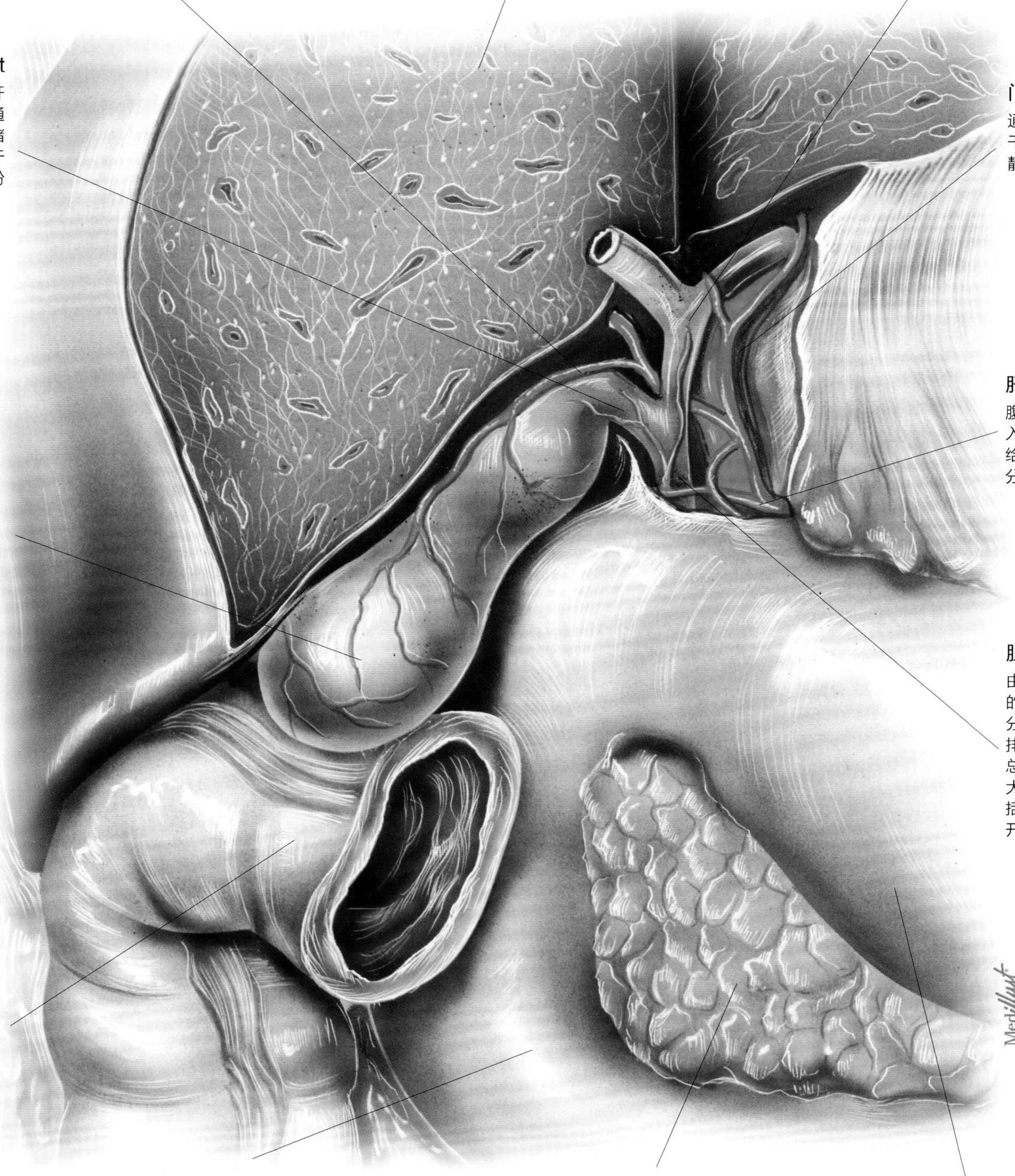

胆囊 gallbladder
为囊形器官，是胆汁输送系统的一部分。它可储存肝分泌的胆汁，并将其运送至十二指肠。胆囊贴附在肝的内下面，由靠近胆囊管的颈部、中间的体部和远端的底部所构成

肝动脉 hepatic artery
腹腔干的一个分支，通过肝门入肝后再发出左、右分支。供给肝动脉血，同时也向胃发出分支

胆总管 bile duct
由来自胆囊的胆囊管和来自肝的肝总管汇合而成，它与胰腺分泌物一起经十二指肠大乳头排入十二指肠。肝胰壶腹是胆总管和胰管汇合而形成的膨大。在胆总管末端处有一小束括约肌，只有需要胆汁时才会开放

横结肠 transverse colon
大肠的中段，为升结肠的延续，并从右至左横过腹腔，从胆囊和肝区至脾后与降结肠相续。不同于升结肠和降结肠，此段有一个三角形而非圆形的腔。它有许多的环和褶，形成了半月峭和结肠袋的结构。横结肠的色泽有些发白，其前面和后面均被覆腹膜，并有腹膜连于上部形成大网膜。称作横结肠系膜的腹膜从其后面延伸，并将其与覆盖在腹腔后壁的腹膜连在一起

十二指肠 duodenum
小肠的第1部分，以一个大的“C”形弯曲围绕在胰头周围。十二指肠起自于幽门口，在腹膜后与空肠相续。在第2段有十二指肠大乳头，来自肝的胆总管和来自胰腺的主胰管开口于此

胰腺 pancreas
胰腺是一个位于腹腔内、胃后面、肝下面的腺器官。胰腺具有外分泌（消化）和内分泌（非消化）双重功能。通过一个叫胰管的小管，胰腺将有助于食物消化的酶输送至十二指肠。胰液的分泌是通过成千上万的称作腺泡的分泌单位来完成的。分泌物从腺泡排入主胰管，借此再排入十二指肠

胃 stomach
胃是一个大的囊状器官。食管穿过膈入腹腔，并将其内容物输送至胃。胃位于腹上区。胃前上部的部分前壁被肝左叶覆盖。十二指肠连于胃。胃的后面和前面均由腹膜覆盖，这两层膜向上形成连接胃和肝的小网膜，向下形成大网膜

肝脏结构 sturcture of the liver

肝小叶
hepatic lobule
肝是由直径小于1mm、由肝细胞围在一条中央静脉周围形成六边形的肝小叶结构组成的。肝小叶是肝的基本功能单位，可过滤来自门静脉的血液，分泌胆汁，并将其排入肠管内促进消化

小叶中央静脉
central lobular vein
位于肝小叶中央，收集来自肝小叶内由肝细胞滤过后的血液

小叶下静脉 sublobular vein
位于肝小叶之间，收集小叶中央静脉血后汇合形成肝上静脉，然后将血液输送至下腔静脉

门管区 periportal space
位于肝小叶之间的区域，有小叶间静脉、小叶间动脉和小叶间胆管穿行于其中，包绕肝小叶的结缔组织伴行此区

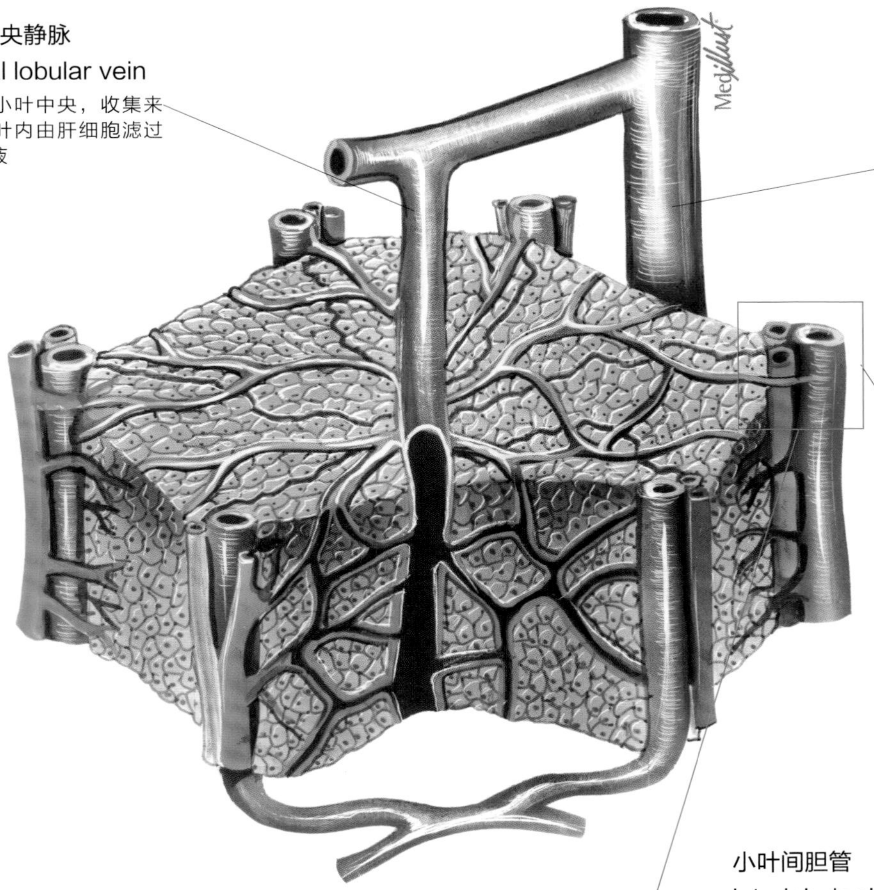

小叶间胆管
interlobular bile duct
位于肝小叶周边，收集由胆小管汇集来的胆汁。小叶间胆管汇合形成更粗的胆管，然后再汇合形成大的左、右肝管，将胆汁运送出肝

门静脉分支 branch of the portal vein
门静脉携带静脉血入肝，在肝内又发出分支围绕肝小叶（小叶间静脉），并将血液运送至肝小叶

肝血窦 sinusoids
由门静脉的分支发出的静脉型毛细血管，放射状伸入肝小叶中，将静脉血输送至肝细胞。肝细胞过滤静脉血，并吸收所需要的物质。肝血窦与肝小叶中央的静脉，即小叶中央静脉相通

库普弗细胞Kupffer cell
库普弗细胞是位于肝血窦内的淋巴细胞，其功能是吞噬任何有可能对机体造成危害的异物，如细菌、死亡细胞等

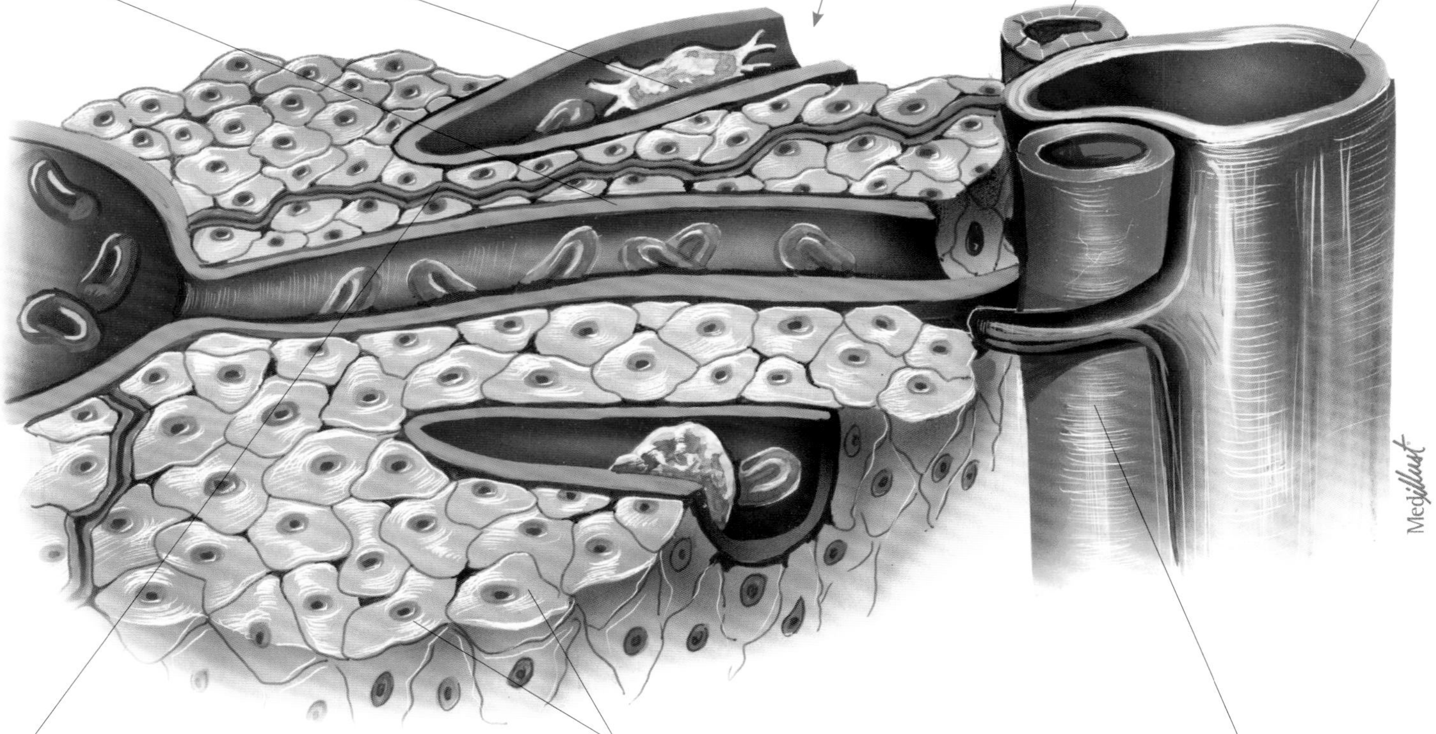

胆小管 biliary canaliculus
位于相邻的两个肝细胞之间的细管。收集肝细胞分泌的胆汁，并将其运送至小叶间胆管

肝细胞 hepatocytes
组成肝组织的细胞，承担肝的多项复杂功能，如储存糖原以满足机体对糖的需要、合成蛋白质、过滤血液以及分泌胆汁

肝动脉的分支 branch of the hepatic artery
肝动脉携带动脉血入肝，在肝内发出分支至肝小叶周边（小叶间动脉），以供给肝细胞工作时的血液需求。肝动脉血流入肝血窦后再与其内的静脉血相混合

胰腺 pancreas

胰腺 pancreas

胰腺位于腹腔内，胃后面、肝下面。胰腺具有外分泌（消化）和内分泌（非消化）双重功能。胰腺的外分泌功能为分泌胰液，并排入十二指肠以促进食物的消化。内分泌功能为分泌两种激素，即胰岛素和胰高血糖素。这两种激素被分泌入血，在糖代谢中发挥重要作用，并在细胞内调节葡萄糖向糖原的转化。消化功能在于具有大量的称作腺泡的分泌囊泡，其分泌物被胰管排入十二指肠。胰腺由头、体、尾3部分组成

胆囊 gall bladder
为囊形器官，是胆汁输送系统的一部分。它可储存肝分泌的胆汁，并将其运送至十二指肠。胆囊贴附在肝的内下面，由靠近胆囊管的颈部、中间的体部和远端的底部所构成

胆囊管 cystic duct
从胆囊发出的一个细管，与肝总管汇合形成胆总管。胆汁通过它流向胆囊，并在胆囊内储存和浓缩后排入胆总管。由于瓣膜的存在胆囊管可能会呈粉红色

肝总管 common hepatic duct
由肝左、右管汇合而成的一个管道。胆汁在肝门汇入其内，在肝外走行一段后，与从胆囊发出的胆囊管汇合形成胆总管

胆总管 bile duct
由来自胆囊的胆囊管和来自肝的肝总管汇合而成，它与胰腺分泌物一起经十二指肠大乳头流入十二指肠。肝胰壶腹是胆总管和胰管汇合而形成的膨大。在胆总管末端处有一小束括约肌，只有需要胆汁时才会开放

腹腔干 celiac trunk
起于腹主动脉前壁的一条粗动脉干，并形成3个动脉分支，分别到肝、胃和脾，即肝总动脉、胃左动脉和脾动脉；还发出分支至胰腺

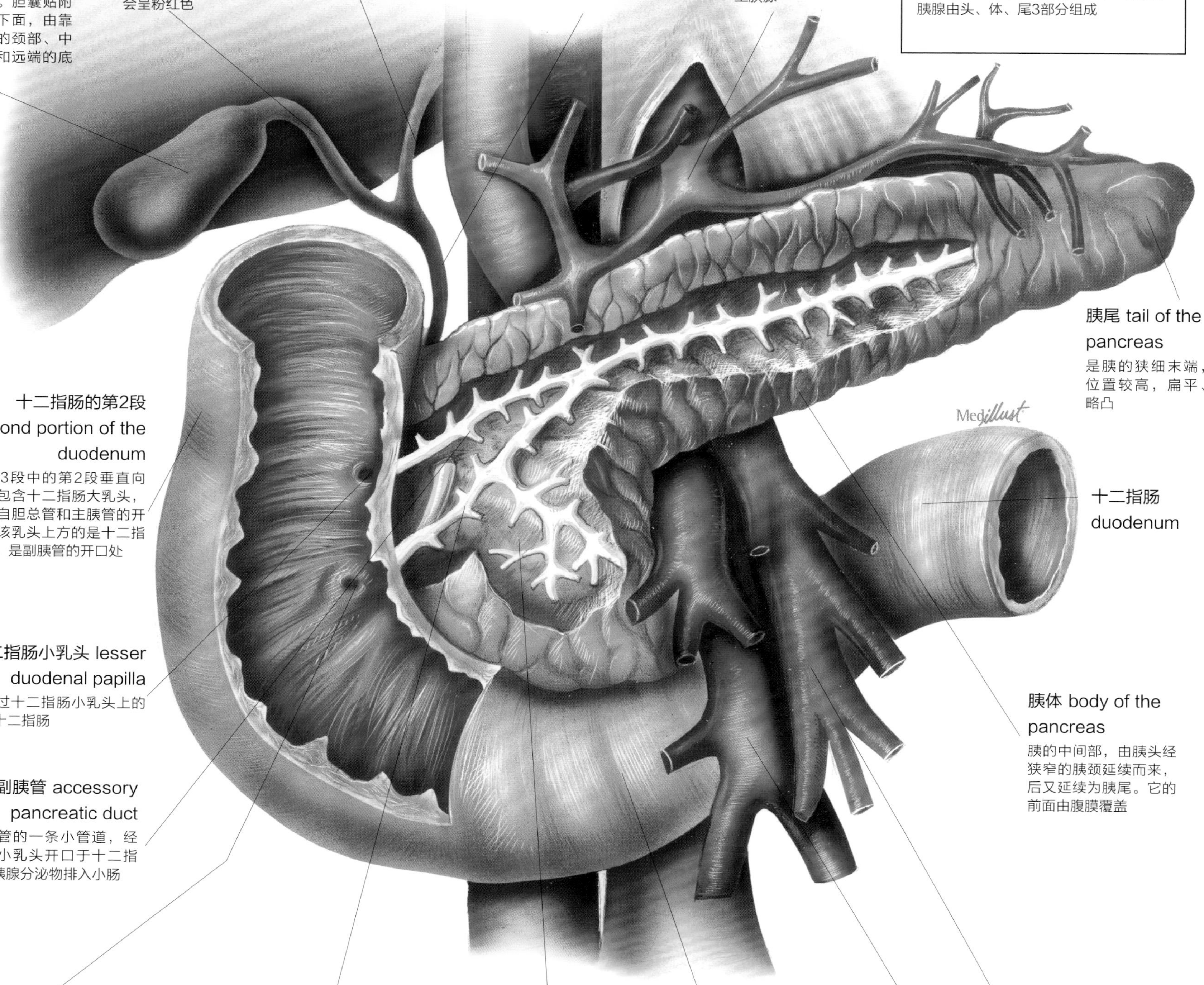

胰尾 tail of the pancreas
是胰的狭细末端，位置较高，扁平、略凸

十二指肠的第2段 second portion of the duodenum
十二指肠3段中的第2段垂直向下延伸，包含十二指肠大乳头，其上有来自胆总管和主胰管的开口。位于该乳头上方的是十二指肠小乳头，是副胰管的开口处

十二指肠 duodenum

十二指肠小乳头 lesser duodenal papilla
副胰管通过十二指肠小乳头上的开口排入十二指肠

胰体 body of the pancreas
胰的中间部，由胰头经狭窄的胰颈延续而来，后又延续为胰尾。它的前面由腹膜覆盖

副胰管 accessory pancreatic duct
起于主胰管的一条小管道，经十二指肠小乳头开口于十二指肠，并将胰腺分泌物排入小肠

十二指肠大乳头 major duodenal papilla
一个乳头状隆起，其上有一个开口。总胰管和来自肝的胆总管通过此开口将分泌物排入十二指肠。两个管的末端汇合形成一个小的膨大被称为肝胰壶腹

主胰管 main pancreatic duct
从胰尾穿经胰体至胰头的一条管道，沿途收集由胰腺腺泡产生的分泌物，并将其从胰腺运至十二指肠。主胰管与胆总管汇合后开口于十二指肠大乳头。同胆总管一样，在它的末端也有一小束括约肌，只有需要胰液时才会开放

胰头 head of pancreas
是胰最宽大的部分，位于十二指肠之间。含有两条通入十二指肠的管道

十二指肠的第3段 third portion of the duodenum
十二指肠的第3段略呈水平上升，行于肠系膜上动、静脉的后方，在十二指肠空肠曲处与空肠相续

肠系膜上静脉 superior mesenteric vein
收集来自小肠和右半侧大肠静脉血的一条静脉，与肠系膜下静脉和脾静脉汇合后形成肝门静脉。它接收来自空肠、回结肠、结肠、胰和网膜等处的属支

肠系膜上动脉 superior mesenteric artery
在腹腔干起点的下方，由腹主动脉前壁发出的一条粗动脉。它垂直下降，行于胰腺的后方。其分支分布至部分胰腺、肠系膜、小肠和大肠的右侧部。它在起始处跨过左肾动脉

常见消化系统疾病main digestive disorders

概述 description	症状 symptoms	诊断 diagnosis	治疗 treatment
贲门失弛缓症 achalasia 食管下部括约肌舒张功能障碍而引起吞咽时食管的功能性阻塞。它与食管下部的收缩异常有关，致使食物向胃的移动发生困难。 原发性的贲门失弛缓症是由于支配食管平滑肌的神经纤维大量减少，尤其是肠肌层神经丛中抑制性神经元的减少。 继发性的贲门失弛缓症见于胃和食管的肿瘤、淋巴瘤、淀粉样变性病、南美洲锥虫病（查加斯病）以及一些毒物或药品引起的疾病等	主要的症状是食物吞咽困难、胸痛和反胃。 随着时间的延长会有进行性的体重减轻。 胃-食管反流很少见。 最常见的并发症有食管炎和食管癌	放射学对比实验显示：食管扩张、远端变细。 通过测量食管内压力（测压法）检测出食管下部括约肌在吞咽后的不完全松弛，就可以证实诊断。 必要时可通过内镜检查，以排除继发性贲门失弛缓症，并检查食管黏膜	◆可以选择气囊扩张。 ◆经内镜给予肉毒杆菌毒素后其阳性反应率可高达90%，但在一年内症状又会复发。 ◆切开食管下部括约肌以减少压力的外科手术也行之有效，且不影响其反应性。 ◆目前腹腔镜术正逐步取代开放性外科手术
急性阑尾炎 acute appendicitis 阑尾的炎症。 是最常见的外科急腹症，由梗阻引发的感染所致。 梗阻可能由淋巴小结的异常增生、粪便排泄物（粪石）、异物或肿瘤引起。 炎症的继续发展会导致阑尾自身血流的减少（坏疽性阑尾炎），加上压力的升高会导致管壁的破裂	通常先表现为弥散性的脐周痛或者上腹部痛，经过一段时间后成为固定于右髂窝的更加剧烈的持续性痛。 可伴有食欲不振、恶心、呕吐、腹膜刺激征和发热等	诊断基于临床检查。 腹部X线检查和全血细胞计数有助于诊断	◆可以是开放性外科手术或剖腹术（阑尾切除术）。由于阑尾穿孔和腹膜炎的高危险性，治疗必须及早进行
急性胆囊炎 acute cholecystitis 胆囊的炎症。 在90%的情况下它是由胆囊内的结石引起的，同时伴有阻塞和细菌性的增生。最常见的病原菌是大肠杆菌	一般情况下症状出现于暴饮暴食之后，患者会出现右季肋部绞痛、恶心、胆汁性呕吐和发热。 当触诊右季肋区时会出现疼痛，致使深部触诊难以进行（墨菲征）	超声波检查是最常用的诊断方法	◆内科治疗包括输液、给予止痛剂和抗生素。 ◆最彻底的治疗方法就是胆囊切除术（手术切除胆囊）
急性憩室炎 acute diverticulitis 发生于憩室的炎症。 憩室是由于肠内压升高而造成的结肠壁的囊状膨出。 这种病多见于50岁以上的老人，尤其多见于发达国家饮食结构中缺少纤维素的人群。 常见于乙状结肠。 当憩室腔内被粪便阻塞，对身体有益的非致病菌群增殖，而局部的血供障碍时就会发生炎症，并具有穿孔的危险性	患者会出现发热、左下腹或左髂窝区疼痛、腹泻和便秘等症状。 可能发生的并发症有穿孔、脓肿形成、瘘管形成和结肠梗阻	在急性期，由于结肠镜和X线对比检查有可能引起穿孔，一般采用临床诊断的方法。 CT有助于对可能发生的并发症进行评估	◆治疗方法包括禁食、静脉输液和给予抗生素。 ◆当发生严重的并发症时需要进行外科手术治疗
急性胃肠炎 acute gastroenteritis 小肠黏膜的急性炎症，大多由感染引起。 最常见的感染源有沙门菌、寄生虫和某些病毒。这种感染通常由于食入变质食品或者污染的水而致	该病通常表现为突发性的水样或半固体状的腹泻，同时可能伴有呕吐、腹痛或发热。 最严重的并发症是脱水，尤其是小儿和老年人	当出现上述症状时诊断很简单，但是需要做粪便培养以确定其病原菌	◆最好的预防方法就是养成一些最基本的卫生习惯，比如饭前洗手、吃洗过的食物、不吃变质食品。 ◆胃肠炎只需几天就可治愈，而且只需要短期的饮食控制，但需要补充足够的水分以防止脱水
乙醇性肝病 alcoholic hepatopathy 由乙醇引起的肝损伤。 从临床上讲，乙醇性肝病包括三种定义明确的病变：乙醇性脂肪肝（肝脂肪变）、乙醇性肝炎、乙醇性肝硬化。 一般而言，病变与每日饮酒量、累积饮酒量和个人的易感性有关	乙醇性脂肪肝由甘油三酯在肝细胞内的累积引起，通常表现为无症状的肝体积增大。 乙醇性肝炎是指肝细胞的炎症性浸润和破坏，有些患者可能无症状，但对于大多数患者而言会出现食欲减退、恶心、全身无力、腹痛、黄疸和发热。 该病可能发展为严重的肝衰竭。 该病发展的后期为肝硬化。 肝细胞会产生纤维性和结节性增生，其症状与肝功能不全的后期症状相同	诊断主要依靠物理检查、腹部超声检查和进行肝组织活检	◆所有的病例中乙醇性休克是致命的。 ◆戒酒是治疗脂肪肝和其他乙醇性肝炎的关键。对于肝硬化者，戒酒会增强肝功能。 ◆对于一些已经戒酒的病例可以考虑进行肝移植

概述 description	症状 symptoms	诊断 diagnosis	治疗 treatment
肛裂 anal fissure 肛周皮肤的撕裂。 一般由于便秘时排便用力过猛而致	症状包括排便时和排便后剧烈的撕裂痛，同时伴有直肠出血	一般采取物理诊断方法	◆早期多采取保守治疗法，可用坐浴、泻药和局麻药。 ◆对于慢性病例可采取外科手术
食管慢性炎症伴腺上皮化生 barrett esophagus 正常情况下的食管上皮（扁平上皮）被胃或者肠的柱状上皮跨过胃-食管连接处而取代的病理变化。 常见于有胃食管反流或者食管远端狭窄的患者。 目前一般认为是食管下段的上皮过长时间地暴露于酸性环境中引起的正常上皮被耐酸性更强的上皮所取代	症状与胃食管反流症状相同。 问题的重要性在于这些患者比正常人发生食管腺癌的风险会更高	可以通过内镜检查和活检来进行诊断	◆内科或者外科有关防止胃液反流的方法不能阻止癌变的进程，但可以降低其发生率和减轻症状。 ◆在一些病例中可以考虑食管切除术
胆结石 billary lithiasis 在胆道中形成的结石，常发生于胆囊。 结石主要由胆固醇、胆红素、钙和蛋白质构成。 本病的易感因素包括女性、肥胖、雌激素、回肠切除和年龄	有可能不表现出任何症状。 典型的临床症状是胆绞痛：右季肋区的绞痛，伴有恶心、胆汁性呕吐（淡黄色）	通常通过超声波扫描来进行诊断	◆可采用开放的外科手术，目前首选的治疗方法有腹腔镜、药物溶解或超声波碎石（体外碎石术）
乳糜泻 celiac disease 对谷蛋白过敏的人食入谷蛋白后所引起的小肠疾病。 谷蛋白是发现于谷类食品如小麦、黑麦、燕麦、大麦中的一种蛋白分子。 该疾病与遗传因素、环境因素以及自身免疫机制有关	一般情况下表现为严重的肠消化不良，但有时也会出现骨质疏松、不育症、贫血等不典型的症状	肠组织活检可显示肠绒毛萎缩的特征性损伤、隐窝增生和炎细胞浸润。 血清中可以检测到抗肠细胞成分的抗体	◆唯一的治疗方法就是不吃含有谷蛋白的食物
肝硬化 cirrhosis 肝组织的纤维化同时伴有结节性增生，形成了与正常组织不一样的结构。 它是多种疾病的结果，包括乙醇中毒（最常见的）、病毒性肝炎、先天梅毒、药物不良反应、威尔逊病、心衰、肉状瘤病等	代偿性肝硬化的患者通常不表现出症状。 临床上常可以观察到皮肤的蜘蛛痣、肝掌、腮腺肥大、男性乳腺发育及体毛呈女性分布等体征。 失代偿的肝硬化可出现由食管静脉曲张引起的消化道出血、黄疸（黏膜皮肤发黄）、腹水、肝性脑病、特发性细菌性腹膜炎、脓毒症或肝癌	诊断主要是肝组织活检	◆除治疗并发症外，没有专门的治疗方法。 ◆某些情况下需要进行肝移植
结肠直肠腺癌 colorectal adenocarcinoma 结肠的恶性肿瘤。 是胃肠道最常见的肿瘤，也是所有的肿瘤中发病率排在第三位的肿瘤。 它与高能量高脂肪的饮食结构、肠道感染、家族性肠息肉病和遗传因素有关	这种肿瘤最好发于50岁以上的男性。 当肿瘤位于右结肠时，可能会有隐性的消化系统出血和贫血。 左结肠发生腺癌时更多情况下会出现阻塞症状、穿孔和明显的出血	诊断主要依靠结肠镜检查术和活检	◆治疗方法常采用外科手术。要达到治愈的目的，可根据肿瘤的位置切除肿瘤连同足够安全的周缘组织以及相邻的淋巴结。 ◆放疗和化疗可以作为辅助的治疗手段
便秘 constipation 本身并不是一种疾病，而是由滞留于大肠的粪便所引起的令人烦恼的症状。 引起便秘的原因很多，其中最主要的原因有两个：低纤维素饮食和缺乏锻炼。 如果症状是急性的话，应当检查是否有肿瘤的存在	有慢性便秘的人每周排便不超过两次。这些人的粪便非常坚硬，且体积大。排便过程会有疼痛，也会伴有腹痛	诊断通常为询问患者的排便习惯，但对于一些非常复杂的病例，可能需要做形态学检查（腹部X线拍片、不透明灌肠检查等）和肠功能检查（直肠测压）	◆治疗方法主要是提高膳食中纤维素的含量，包括水果和蔬菜，多锻炼，尝试每天大便，即使没有便意。 ◆如果以上措施效果不明显，而且诊断结果也是良性的话，可以服用由医生开的泻药
胰腺囊性纤维化 cystic fibrosis of the pancreas 影响到胰腺外分泌部和机体大部分外分泌腺的一种遗传病。 病变可导致胰腺、呼吸系统、消化系统、生殖腺的分泌物和汗液变得浓稠	基本的症状发生在消化系统和呼吸系统，由于胰腺分泌物的改变可能会引起肠梗阻，之后会出现久泻不止、营养不良和呼吸系统感染，进而导致呼吸衰竭。 生殖腺也可能会阻塞，进而导致不育症	通过发汗实验可以进行诊断。可以检查汗液成分的变化。此方法要比获得胰液或黏液样本简单得多。 也可以进行产前诊断	◆目前还没有方法治愈此病，故现在主要的治疗方法是采用药物治疗，以保证必要量的消化酶，对抗营养不良和呼吸系统感染。 ◆在不远的将来，可能会出现一种减少基因变异的疗法，这样就可以防止这种病的发生

概述 description	症状 symptoms	诊断 diagnosis	治疗 treatment
龋齿 dental caries 导致牙组织进行性损伤的一种疾病，如果不治疗的话会导致牙齿脱落。在发达国家，这是一种最常见的疾病。 导致龋齿的因素有很多，最主要的是食物，尤其是残留在牙齿之间的糖和存在于口腔中的易感菌如变形链球菌	早期的症状是形成牙斑或牙石。 后期如果发生空洞，牙组织被破坏就会影响到牙的神经根，此时会有剧烈疼痛	牙科医生的口腔检查可以发现龋齿。通过敷用溶解剂来检查最危险区内的牙石结构	◆注意口腔卫生，尤其是餐后和用氟剂保护牙釉质是最好的防治方法。 ◆感染区一旦形成，就必须清除掉并用特殊牙科材料补平缺口
牙槽脓肿 dentoalveolar abscess 在牙槽周围出现的化脓感染，常为龋齿波及到牙髓并已影响到牙周组织的并发症	表现为龋齿周围的牙周组织疼痛和肿大	当出现以上症状时可以通过口腔检查进行诊断	◆治疗主要包括抗生素抗菌、排脓和修复龋齿
腹泻 diarrhea 腹泻是指每天的排便量超过200 g以上。 一般情况下伴有排便次数的增加和粪便黏稠度的降低。 急性腹泻（持续时间小于4周）最常见的病因是感染，一般发生于食入被微生物污染的水或食物之后。 在西方国家有30%~45%的病例是由病毒引起的。 其他的病因有药品、毒物等。 慢性腹泻可能是由于一些人的肠道内存在不能被吸收的物质，刺激肠道分泌增加，肠能动性发生改变，肠道感染或由于自身滥用缓泻药而引起	除了腹泻，患者可能还会有呕吐、腹痛和发热。 一些侵入肠黏膜的病原微生物可能会引起血性腹泻。 由细菌如志贺菌属、弯曲杆菌属、肠出血性大肠杆菌引起的感染可能与溶血性尿毒症综合征有关，尤其是在小儿和老年人	急性腹泻一般发展转归迅速，不需要太复杂的检查诊断。 慢性腹泻的患者需要做粪便检查。 出现大量的红细胞或者白细胞说明有炎症感染，出现脂肪则说明有吸收不良综合征的可能，pH呈酸性则说明对碳水化合物不吸收等。 粪便培养也有助于诊断。 对于疑难病症需要做全血细胞计数、消化道X线检查、超声波扫描、CT或内镜检查以进一步确诊	◆对于大多数急性腹泻患者而言，治疗方法并非特异性的，可根据不同的病例采取休息、节食、口服或静脉补充液体
食管癌 esophageal cancer 几乎90%的食管恶性肿瘤属于表皮样癌。 这种病多发于经济欠发达地区的60岁以上的男性。 多种因素如抽烟、酗酒、麻醉剂、很烫的食物、腐蚀性物质和甲状腺疾病都会增加发展发生表皮样癌的几率。 食管腺癌的发生率一直在升高，但是它只占食管癌的10%。常由食管慢性炎症伴腺上皮化生发展而来，并与抽烟和酗酒有关	表皮样癌多发生于食管的第3段，一般情况下患者会有吞咽困难和体重减轻。 也可能会出现吞咽时疼痛、胸痛、呕吐、呃逆和声音嘶哑。 腺癌一般表现为溃疡，其次表现为吞咽困难	食管的内镜检查和病变部位的组织活检尤为重要。 超声内镜是检查肿瘤局部扩散的最好方法，但CT对于检查肿瘤的扩散和转移也很有帮助	◆一般而言，治疗有效患者的5年生存率可达5%~30%。 ◆对于表皮样癌患者，如果条件允许应切除食管（食管切除术）。通过将胃上提并将其与食管上部缝合（食管-胃吻合术）可以重建消化道的连续性。 ◆对于腺癌患者需要实施食管-胃吻合术。 ◆对于不能手术切除食管的病例，可以采用内镜姑息疗法或放射治疗
食管憩室 esophageal diverticulum 可能出现于食管任何一段的食管管壁的囊状膨大。 在临床上咽下部憩室（Zenker憩室）非常重要，因为它是黏膜突入咽后壁，且恰好位于上部食管括约肌的上方	临床上这种疾病一般会引起口臭、食物反流、吞咽困难和由压迫引起的食管阻塞。 在气管和憩室之间形成瘘管或者出血者，可能伴有支气管吸入	通过X线对比检查可以进行诊断	◆可以通过外科手术进行治疗
食管痉挛 esophageal spasm 食管的炎症，以食管的多发性收缩为特征。收缩可以是自发的，也可以是由吞咽引起的。食管的收缩与吞咽同时出现，且会持久和反复。 可观察到神经纤维的斑状退行性变性。 它可单独发生，也可并发于胶原性疾病、糖尿病性神经病、反流性食管炎等	该病常发生于40岁左右人群，伴有不同程度的非渐进性的食物吞咽困难。 也可能伴有胸骨后疼痛，易被误诊为缺血性心脏病	X线对比检查可见食管像螺丝锥一样扭曲这一典型影像。 测压法可见从食管下部开始的同步的食管反复收缩	◆一些能够使胃平滑肌松弛的药物可以用于对症治疗，如亚硝酸盐或钙通道阻滞剂。 ◆一些病例则需要进行食管下部气囊扩张或者外科手术治疗

概述 description	症状 symptoms	诊断 diagnosis	治疗 treatment
胃腺癌 gastric adenocarcinoma 在发达国家60岁以上老年人中多发的一种癌症。 家庭因素、A型血型、高盐膳食、喜欢熏制食品、食品保存不良、抽烟和幽门螺杆菌感染都与胃腺癌的发病有关	早期出现的症状有腹上部疼痛和体重减轻。 通常癌细胞可以直接通过淋巴系统发生转移	经内镜做组织活检可进行诊断，CT和腹腔镜探查可以用于评价疾病的预后	◆一般来讲，诊断越晚，其存活率就越低。 ◆治疗方法应采用外科手术切除肿瘤、淋巴结和已发生转移的相邻器官。这通常意味着胃切除（部分或全部），伴有或不伴有食管、脾和部分胰腺的切除。 ◆保守治疗包括胃的部分切除，有时需与化疗同时进行
胃炎 gastritis 胃黏膜的急性或者慢性炎症。 由应激引起的急性胃炎是很严重的一种胃炎，常见于病情严重的住院患者。它与黏膜缺血和胃酸过多有关。非甾体类抗炎药阿司匹林、胰酶和乙醇可能会导致类似损伤。 ▲ 慢性胃炎B型（胃窦炎）最常见，与幽门螺杆菌感染有关。 ▲ 慢性胃炎A型（自身免疫性萎缩性胃炎）好发于女性，是一种萎缩性胃炎，与维生素B_{12}吸收障碍有关。 可检测到抗黏膜细胞的抗体。 ▲ Menetrier病是一种特殊的胃炎，胃黏膜形成了巨大的褶皱，腺体的体积增大，并伴有囊肿形成。 ▲ 其他类型的胃炎包括与炎细胞浸润有关的胃炎（嗜酸性胃炎、淋巴细胞性胃炎）和胃次全切除术后胃液过多所引起的胃炎	患者可能会有上腹部疼痛或者腹部广泛性疼痛、消化不良、恶心、呕吐和头痛等等。 慢性胃炎患者可能会有厌食和体重减轻。 最严重的患者可能会出现临床症状并不明显的消化道出血	通过内镜所做的组织活检和组织学分析有助于确诊	◆可用抗酸性药物进行治疗，这种药物可通过不同机制降低或阻断盐酸的分泌。 ◆幽门螺杆菌感染伴有胃或十二指肠消化性溃疡或原发性胃淋巴瘤的患者需要进行抗生素治疗
胃食管反流 gastroesophageal reflux 由胃食管反流引起的临床症状或食管病变。 由于胃内容物增多（饭后、幽门梗阻等）、重力作用（卧位时）或者胃内压升高（肥胖、怀孕、衣服过紧等）而引起的胃内容物向食管反流。另外，抗反流机制（如食管下部括约肌、膈食管韧带的完整，His锐角的保持）的改变也是其重要原因。 一些物质如胃泌素、α-肾上腺素能激动剂、β受体阻断剂和组胺可增强食管下部括约肌的收缩力，而胰高血糖素、生长抑素、黄体酮、脂肪、巧克力和乙醇能够降低其收缩力。 当食管黏膜的保护机制功能过强时，则会发生炎细胞浸润黏膜和上皮细胞改变的食管炎	一般当有食管炎时会出现症状。 胃灼热（胸骨后感觉灼热）最为常见。 如果有胃酸反流的话，就有可能出现胸痛和吞咽困难。 可能会出现由于微抽吸引起的症状，如咽炎、喉炎、支气管痉挛、肺炎、慢性哮喘。 最常见的并发症有食管溃疡、消化道出血、食管狭窄和食管慢性炎症伴腺上皮化生	一般可通过病史和物理检查方法进行诊断。 当遇疑难病例或者患者对治疗没有反应时，需做内镜检查、活检和测量食管内部的pH值	◆一般的方法包括抬高床头的高度，不吃脂肪、巧克力，戒酒，不暴饮暴食，戒烟，不吃能够降低食管下部括约肌收缩力的药物等。 ◆ 能够抑制酸分泌的药物对于轻症患者很有效，但一般会复发。 ◆对于药物治疗无效并伴有由反流引起的并发症（严重的食管炎、出血、气管抽吸）或者食管旁疝的患者可以采用外科手术
痔 haemorrhoids 便秘的可能并发症之一，主要是由于痔静脉的扩张。可能是肛外的，表现为肛门边缘的肿胀；也可能是肛内的，隐藏于肛管的内部	痔一般会引起排便时的不适和出血。 有时痔内的血液会在内部发生凝固，导致剧烈的急性痛	可以通过检查肛周部肿胀情况或者直肠指诊来进行诊断	◆尽管通过抗便秘治疗、限制辛辣食物的摄入以及痔部位抗炎治疗可以减轻患者的不适，但要彻底治愈痔一般还需外科手术

概述 description	症状 symptoms	诊断 diagnosis	治疗 treatment
肝细胞癌 hepatocellular carcinoma 肝的恶性肿瘤。 易感因素包括肝硬化、乙型或丙型慢性肝炎、血色素沉着病和α_1-抗胰蛋白酶缺乏	最常见于40~50岁的男性。 一般表现为腹痛和可触及的腹部包块。 常见慢性腹泻，也可能伴有肿瘤综合征以及甲胎蛋白和其他一些血清蛋白含量的升高	超声波扫描、CT、肝血管造影术和MRI等都有助于肿瘤样团块的检出。 由超声波或CT引导的针吸活组织检查可以确诊	◆治疗包括早期的外科手术摘除。 ◆对于那些不适合进行局部肿瘤手术的患者可以考虑肝移植
食管裂孔疝 esophageal hiatal hernia 胃经膈肌上的食管裂孔向胸腔的移位。 食管裂孔疝可以分为以下两种： ▲ Ⅰ型或滑疝：胃食管的位置相对于膈而言，没有移位。 ▲ Ⅱ型或食管旁疝：胃食管连接处仍位于膈的下方，但胃的一部分移至胸腔食管旁	一般情况下，食管裂孔疝会表现出由胃食管反流引起的症状，如呕吐和胃灼热。 发生频率最高的并发症是慢性的消化道隐性出血。 最严重的情况是发生胃扭转，即胃绕着其长轴的旋转，需要进行紧急处理	可以通过X线对比检查进行诊断	◆严重的Ⅰ型和Ⅱ型食管裂孔疝需要外科治疗，常可通过腹腔镜进行手术。 ◆通过改变饮食结构和姿势可以改善症状
肥厚性幽门狭窄 hypertrophic pyloric stenosis 出生时就有的一种病症，是胃与十二指肠连接处即幽门的病理性狭窄。 虽然该病的病因还不十分清楚，但较为明确的是：狭窄是由该区肌肉的肥大（过度生长）而引起的	因为幽门狭窄，新生儿不能将胃内容物排出，故造成了胃的进行性膨胀，直到数天或数周后引起不停的呕吐，最终导致营养不良	通过胃的X线对比检查或者超声波扫描可以进行诊断	◆一般采取外科手术切除增生的肌肉（幽门成形术）。一旦在婴儿中确诊此病就应尽早进行手术
腹股沟疝 inguinal hernia 腹腔的某个器官（通常是大肠）通过腹壁肌层的薄弱部位或者裂缝处疝出所造成的疾病。 一般见于男性、身体的右侧。 最常见的疝是斜疝，疝出的器官经过腹股沟管深环（腹横筋膜上的开口）从腹腔突入阴囊内	可能无症状或有局部疼痛。 一般情况下可在腹股沟水平或者在阴囊内触摸到一个柔软的实体。 绞窄疝是通过操作无法将内容物再送入腹腔的疝，会导致疝出组织的缺血。 有肠梗阻的症状	多数情况下可以通过物理检查进行诊断	◆外科手术是最彻底的治疗方法，包括对腹股沟深层肌腱腱膜的连续性修复
肠炎 intestinal inflammatory disease 造成肠炎的两种主要疾病是Crohn病和溃疡性结肠炎。 关于病因，尽管有人提出可能与遗传因素、自身免疫因素、肠通透性的改变或传染因子有关，但其真正的病因尚不清楚。 ▲ Crohn病会影响到胃肠道的每一段，但常侵及回肠末端和升结肠。 损伤部位常呈节段性且不连续，其深度较深。 ▲ 溃疡性结肠炎基本上只影响到大肠的黏膜。它始于直肠，但可能会影响到整个结肠。黏膜的改变是连续的，中间无正常段	在溃疡性结肠炎中常见消化道出血。 主要症状包括含有黏液和脓液的腹泻、发热、全身不适、恶心、呕吐。如果伴有腹痛时，为较缓和的疼痛。 Crohn病的症状取决于病变部位。 如果位于小肠会有腹痛和腹泻；如果位于结肠则会出现伴有疼痛的血性腹泻，并在邻近器官内常见包块和瘘管形成。 中毒性巨结肠是以上两种病共同的并发症，主要是结肠的严重扩张。这种扩张损害了一般的健康状况，并有穿孔的高度可能性。穿孔多见于溃疡性结肠炎。另外，还有更大的风险，可能出现皮肤肿瘤、皮肤失调（结节性红斑、坏疽性脓皮症）、视觉障碍（结膜炎、巩膜外层炎、虹膜炎）、肝胆道的功能紊乱、肾病、肌肉骨骼功能障碍	主要依靠内镜检查和组织活检进行诊断。 CT可以用来检查脓肿的情况	◆抗炎药、皮质类固醇、抗生素和免疫抑制剂可用于治疗。 ◆结肠和直肠的切除可以治愈溃疡性结肠炎，当出现严重的并发症如穿孔、难治的出血或内科治疗无效、出现癌肿时也需要进行手术治疗。 ◆虽然手术不能治愈Crohn病，但当出现复发性肠梗阻、瘘管或其他严重的并发症时也需要进行外科手术
小肠吸收不良 intestinal malabsorption 肠黏膜不能吸收摄入食物中的营养。 它可以影响到所有食物的吸收，也可能只影响部分特定食物的吸收。 此病可能是由于消化功能障碍、胆盐浓度下降、肠黏膜的改变、吸收面积下降、感染、淋巴管阻塞、心血管病症、药物或未知原因所引起	最常见的症状有腹泻、体重减轻、腹胀、不适和营养不良。 也可能有由特定营养素不良引起的症状。 一般来说血液中胆固醇和蛋白的含量都会下降	大多数病例中脂肪的排泄量会增加，24 h的粪便量肯定会增多。 D-木糖（一种糖，如果空肠未受损伤的话就会被被动吸收）实验能够说明肠吸收功能或者消化功能是否有障碍。 可采用特定的方法检测是否有蛋白质吸收不良、胰酶缺乏以及细菌过度生长等。 通过X线对比检查、肠抽吸物培养和组织活检可对该病作出最后诊断	◆根据不同的病因采取不同的治疗方法。 ◆一定要考虑到特定的营养缺乏，不能吃不吸收的食物，疾病的诱发因素也应该得到纠正

概述 description	症状 symptoms	诊断 diagnosis	治疗 treatment
肠梗阻 intestinal obstruction 食物在肠内的正常运输受到阻碍。 它可由多种原因引起，如肠的扭曲（肠扭转）、肠套叠、阻塞肠道的肿瘤、术后粘连或者异物阻塞	症状非常明显，包括排便不畅、剧痛、腹胀和呕吐	可以通过腹部X线摄片进行诊断，必要时还可通过肛门注入X线不能穿透的灌肠剂后，进行拍照和诊断	◆一旦怀疑有肠梗阻发生，患者必须完全禁食，并用鼻胃管将内容物抽出。 ◆在多数情况下应进行紧急手术治疗
肠道寄生虫感染 intestinal parasitism 由寄生虫引起的肠道感染。 有些寄生虫很微小，只能通过粪便培养才能检出（如兰伯贾第虫、阿米巴）。有些寄生虫则用肉眼就可在粪便中看到。 寄生虫感染通过虫卵或者幼虫进行传播，在比较差的卫生环境下或者食入被污染的食物可以感染寄生虫。 一旦进入人体，寄生虫就开始了它复杂或简单的生活周期，最后成虫从粪便中排出，又会感染新的宿主	有些寄生虫会导致严重的腹泻（贾第虫属、阿米巴），有些寄生虫则不引起或只引起较轻的症状，如肛门瘙痒、不适和腹痛（蛔虫、蛲虫等）	如果所怀疑的寄生虫是肉眼看不到的，就应该在显微镜下检查粪便样品。在一些情况下可做格雷汉试验，即用黏性条带贴在肛周以收集寄生虫虫卵	◆最好的预防感染的方法就是养成良好的个人卫生和饮食卫生习惯，如不用手摸肛门、用热水将感染患者的衣物分开洗等。 ◆用针对不同寄生虫的特效药物来进行治疗
肠息肉 intestinal polyps 从肠壁长入肠腔的小块组织，常位于大肠。几乎全为良性，但有时也可转为恶性。 在有些情况下肠息肉可能是多发的，会影响到消化系统的诸多部位。有些病例可能与遗传性疾病有关（家族性肠息肉病）	息肉可能在很长一段时间内不表现出症状。 一般情况下，该病表现为无痛或无其他症状的便血	通过内镜可以看到息肉，既可诊断又可进行治疗	通过内镜摘除息肉（息肉摘除术）
肠易激综合征 irritabil bowel syndrome 肠在结构不发生改变时其功能活动出现紊乱的一种综合征。 它是最常见的胃肠道疾病之一。 常无原因可以解释这些症状的生物化学、微生物学以及病理学改变	主要的症状是腹痛，并伴有交替或者同时出现的便秘和腹泻。 粪便中常有黏液。 其他症状还有腹胀、肠胃胀气、恶心、头痛、疲劳、抑郁、焦虑和注意力不集中。 应激和特殊食物通常会使症状加重	因为没有特征性的病理学改变，该病的诊断主要基于临床检查。 另外，最好进行全血细胞计数、甲状腺功能检查、粪便培养和检查。 对于疑难病例应进行消化道内镜和X线检查	◆目前尚无根治此病的方法，其治疗主要在于饮食和生活方式的调整以及解痉药的应用
胰腺癌 pancreatic cancer 最常见的类型是导管腺癌。 胰腺癌常发生于胰头。 肿瘤可在局部向邻近结构扩散，并向淋巴结、肝、腹膜和肺发生转移	主要的症状是上腹部持续钝痛，伴有体重减轻。 侵及胰头的肿瘤会导致黄疸	CT和MRI可以显示肿瘤块，并了解肿瘤的扩散情况。 内镜逆行胆胰管造影术可以用来检查胰液分泌细胞的特征	◆只有20%的病例适用于肿瘤摘除手术。 ◆在一般情况下，通过采取局部神经浸润药物镇痛、放疗和化疗等方法可以达到保守治疗的效果
胰腺炎 pancreatitis 胰腺的炎症。 大多数情况下该病是由于结石阻塞胆道系统或乙醇中毒而引起的。 也可由小结石症、治疗性药物、病毒或严重的腹部外伤等引起	最常见的症状是剧烈腹痛和呕吐。 在最严重的病例中可能伴有肾功能不全、心衰或昏厥	胰酶在血中（胰淀粉酶、胰脂肪酶、胰蛋白酶）和尿中（胰蛋白酶原）的水平均升高。 腹部的超声波检查和CT有助于该病的确诊	◆早期的治疗包括禁食和止痛。 ◆对于严重的结石性胰腺炎病例应在确诊后的3 d内进行内镜下乳头切开术。 ◆应当进行外科手术排脓或在CT引导下进行排脓

概述 description	症状 symptoms	诊断 diagnosis	治疗 treatment
消化性溃疡 peptic ulcer 胃或十二指肠黏膜的糜烂性损伤，伤口可深达肌层且界限明确。 通常由于黏膜的保护因素和损伤因素（盐酸和消化酶）之间的平衡失调而致。在大多数病例中与幽门螺杆菌的感染有关。其他因素有非甾体类抗炎药的使用、胃泌素分泌的失调、遗传因素和吸烟。 十二指肠溃疡是最常见的一种，10%的人患有此病。大多数位于十二指肠第1段。 根据溃疡部位不同，胃溃疡可以分为3型： ▲ Ⅰ型：溃疡接近胃窦–胃体交界处。 ▲ Ⅱ型：伴有十二指肠溃疡。 ▲ Ⅲ型：幽门前胃溃疡	该病具有自愈性和复发性。 十二指肠溃疡最常见的症状是餐后2~3 h上腹部痛，进食或服用抗酸药后症状消失。 胃溃疡引起的疼痛可因进食而加剧。 虽然没有梗阻，但恶心和呕吐是最常见的症状。 最常见的并发症有消化道出血、穿孔和梗阻（幽门狭窄）	通过消化道内镜和组织活检可以确诊。 通过胃组织活检物培养或间接方法如快速尿素酶试验、尿素呼吸试验或特定抗体检测可以证实幽门螺杆菌的存在	◆治疗方法包括口服抑制盐酸分泌、保护黏膜的药物。 ◆对幽门螺杆菌感染可以服用抗酸药和抗生素，以加快愈合和防止复发。 ◆对顽固性的病例或者怀疑有癌变时可考虑手术治疗。 ◆溃疡穿孔时应进行紧急的外科手术以挽救患者生命
牙周炎 periodontitis 牙周围牙龈的炎症，常由局部感染引起。 如果不予治疗，炎症会引起组织的破坏和牙齿脱落	牙龈的黏膜发炎，轻微的接触就可引起出血	口腔视诊就可以诊断	◆最好的防治措施是保持良好的口腔卫生和常做牙科检查。 ◆炎症严重时可用抗菌药进行治疗
腹膜炎 peritonitis 发生于腹膜的炎症。 可以由于细菌入侵血液和淋巴系统导致原发性或者自发性腹膜炎，也可以由于腹膜所覆盖器官被细菌感染而导致的继发性腹膜炎。 最常见的原因是中空脏器的穿孔，如继发于急性阑尾炎。 最严重的腹膜炎是结肠穿孔引起者（粪便样腹膜炎）	症状包括腹痛、腹胀、点状触痛和全身症状如发热、心动过速、出汗、渴感、少尿和昏厥。 绷紧的板样腹表示有严重的腹膜激惹	通过临床诊断、血细胞计数以及腹部X线摄片可以进行诊断。 有时需要腹腔穿刺以获得腹水样本	◆需要进行紧急外科手术以清除感染组织、纠正病因、清洗和抽吸腹腔
病毒性肝炎 viral hepatitis 由嗜肝组织病毒所引起的肝的炎性疾病。 已经发现有5种类型，分别为A、B、C、D和E型。 ▲ A型和E型肝炎病毒由被粪便污染的水或病毒传播。 ▲ B型和C型肝炎病毒由血液和其他体液如精液传播。 ▲ D型肝炎病毒可与B型肝炎病毒一起传播	典型的症状有体重减轻、恶心、呕吐和全身乏力，并伴有黄疸（黏膜和皮肤发黄）、胆汁尿（黑尿）和无胆汁症（大便发白）。随后出现一个恢复期，症状逐渐消失。 一般情况下该病无黄疸的表现。 严重的肝炎可能伴有突发的并发症、病情暴发或转为慢性（B、C和D型）	生化试验可以检测出胆红素水平的升高和转氨酶的升高。 病毒的检测需要检测特定病毒的抗原以及抗体	◆目前已有针对A型和B型病毒的疫苗。 ◆对急性肝炎尚无特殊治疗。 ◆饮食结构中应增加碳水化合物，注意适当休息。 ◆有些药物对慢性肝炎有一定的治疗作用。 ◆对肝损伤已达晚期的患者应考虑进行肝移植
卓–艾综合征Zellinger–Ellison syndrome 由胃泌素瘤引起的综合征。胃泌素瘤可产生大量能引起胃肠道内胃蛋白酶和胃酸分泌增加的胃泌素，从而导致消化性溃疡。 它常为一个小肿瘤，位于十二指肠壁和胰腺壁内	患者可能会表现出腹痛和腹泻。 无症状的患者在胃和小肠出现严重溃疡时也应怀疑有此症。 1/4的患者并发有垂体后叶和甲状旁腺的肿瘤，称作多发性内分泌肿瘤综合征	如检测到胃泌素和胃酸水平的异常升高便可确诊。 可以通过CT、超声波扫描、血管造影术和内镜来定位肿瘤	◆可通过外科手术摘除肿瘤来治疗此病。 ◆胃酸分泌过多者可采用酸抑制剂进行治疗

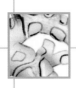

呼吸系统 respiratory system

呼吸系统主要功能是吸氧，排出二氧化碳，进行气体交换。一方面，它把由口或鼻吸入的氧运输到身体的其他部位。氧气是细胞和血液所必需的，并通过心血管系统运输到全身。另一方面，它具有排出二氧化碳的功能。二氧化碳是一种气体，是细胞新陈代谢的产物，高浓度的二氧化碳具有毒性。

呼吸系统的这些功能通过一系列供空气进入或二氧化碳排出的器官或结构得以实现。这些结构主要分为两部分：呼吸道和肺。由鼻腔、咽和喉组成的上呼吸道，以及由气管和各级支气管组成的下呼吸道。所有的这些结构几乎都参与到允许空气进出身体及对空气的温暖和净化工作中。气体交换的这个复杂过程通过肺内被称为肺泡的微细结构来实现。

呼吸包括两个步骤：

★吸气：这个过程允许环境中含有氧气的空气进入呼吸道，然后进入肺泡。在肺泡内，氧气通过肺泡膜弥散并被红细胞吸收。同时，红细胞从体细胞收集来的二氧化碳与肺泡内的空气合为一体。

★呼气：含有二氧化碳的空气通过呼吸道被排出体外。

正常情况下该过程自动地重复，每分钟约15次。呼吸过程由一系列被称为呼吸肌的肌肉来完成。呼吸的频率受延髓中的呼吸中枢控制。该中枢通过外周感受器捕捉血液中氧气和二氧化碳的浓度信息，然后自动调整呼吸频率。呼吸能被有意识地控制，但是，如果吸气的间隔时间太长，二氧化碳在血液中蓄积而引起延髓呼吸中枢兴奋时，将不受意识控制而引发自主呼吸。

人的呼吸系统的另一个基本功能是发音，这种可被理解的声音来自喉内被称为声带的结构。

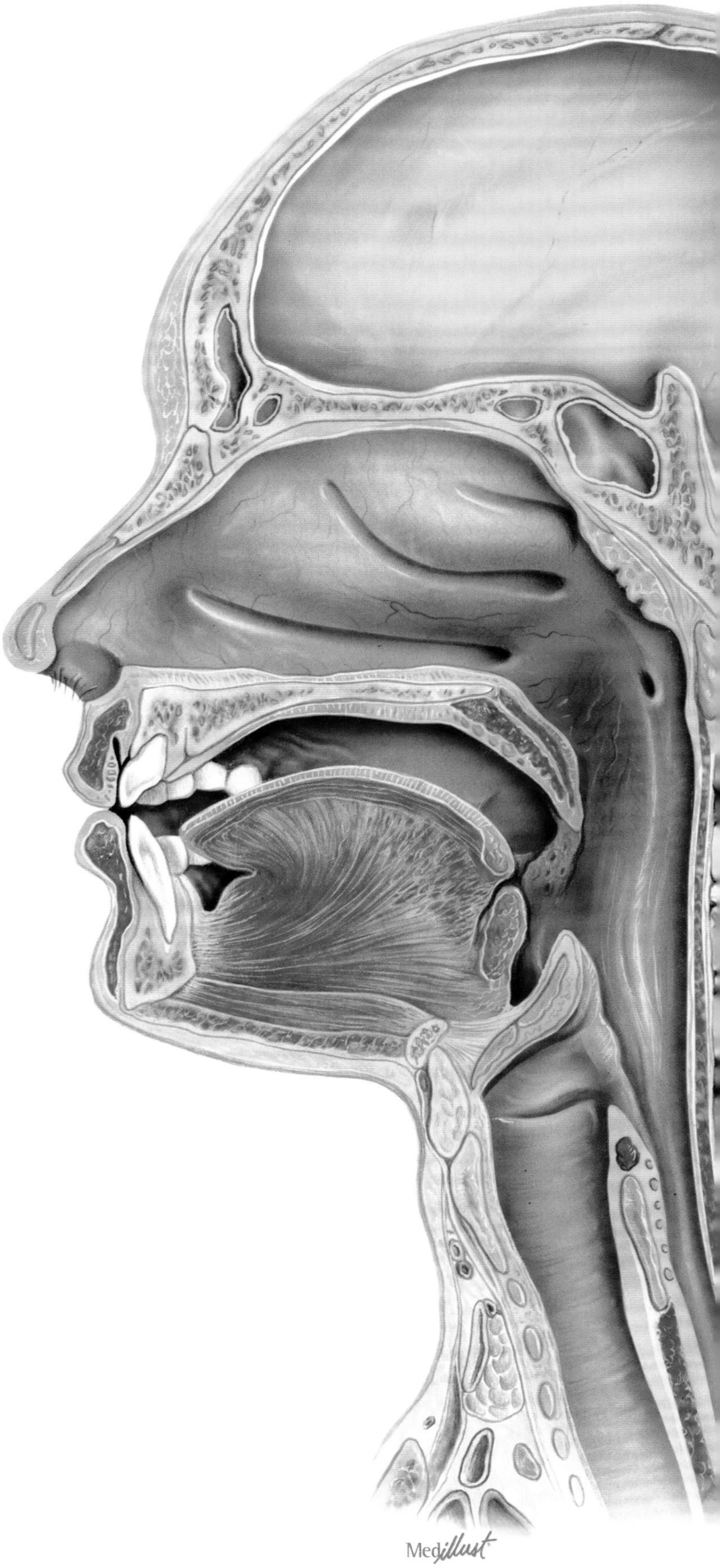
MedIllust

呼吸系统 respiratory system

整体观 general view

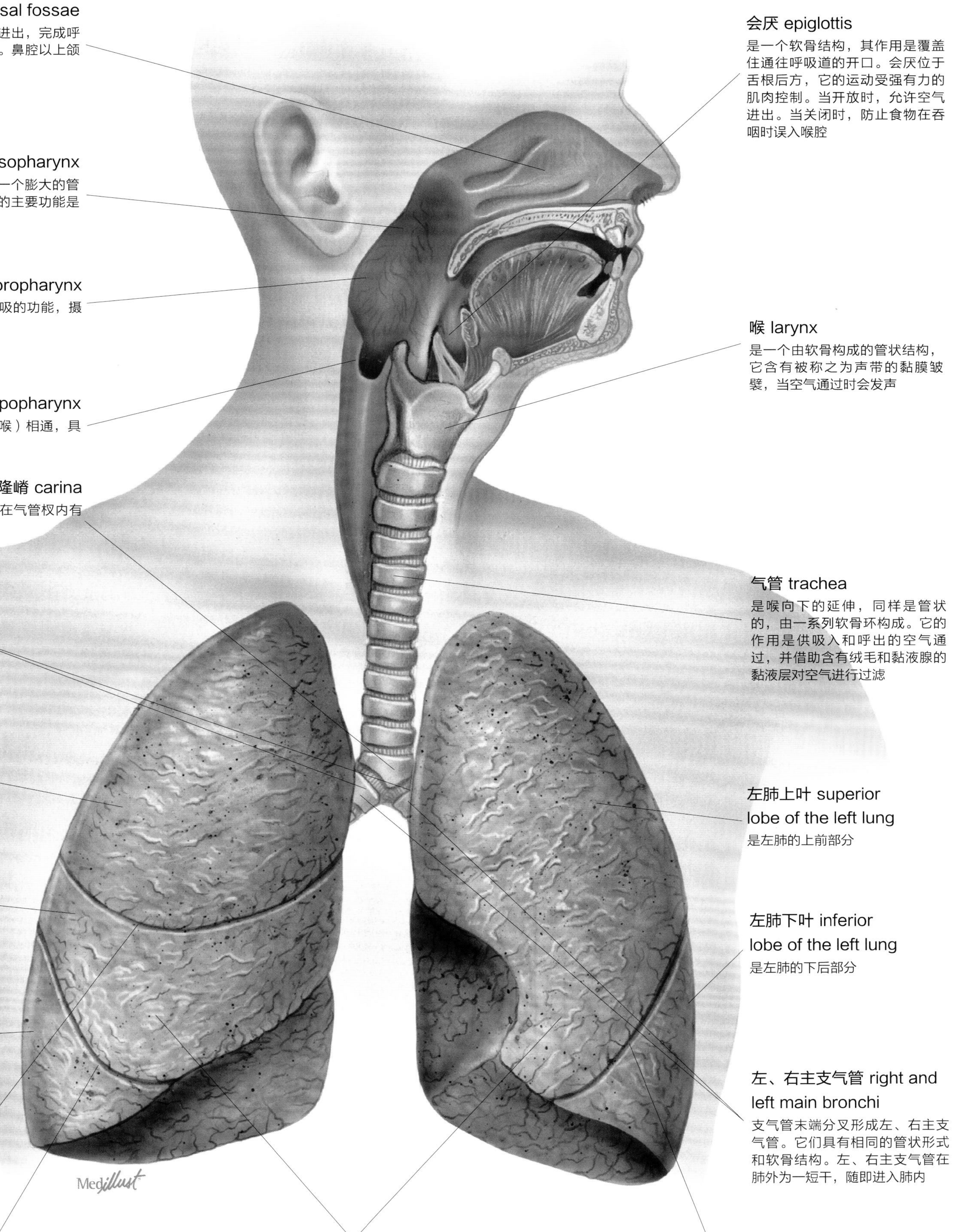
MedIllust

鼻腔 nasal fossae

鼻腔是呼吸系统的起始部，空气通过鼻孔进出，完成呼气和吸气。空气进入鼻腔得以滤过和加温。鼻腔以上颌骨为其侧壁，向后与鼻咽相通

鼻咽 nasopharynx

鼻咽终止于鼻咽。鼻咽是咽的上部。咽是一个膨大的管道，兼具消化和呼吸的功能，然而，鼻咽的主要功能是呼吸

口咽 oropharynx

是咽的中部，紧邻口腔。它具有消化和呼吸的功能，摄取食物和吸入、呼出空气

喉咽 hypopharynx

咽的下部，与消化系统的食管和呼吸道（喉）相通，具有这两个系统的功能

隆嵴 carina

气管分为两主支气管的分叉处称气管杈，在气管杈内有一向上凸出的半月状嵴名气管隆嵴

肺门 pulmonary hila

在肺内侧面有肺支气管和血管进出的部位，称之为肺门

右肺上叶 superior lobe of the right lung

占据了右肺的上半部

右肺中叶 middle lobe of the right lung

位于右肺中央前内部

右肺下叶 inferior lobe of the right lung

位于右肺的最下部和外侧部

水平裂 horizontal fissure

右肺被裂隙分成3叶：上叶、中叶和下叶。水平裂分隔上叶和中叶

右肺斜裂 oblique fissure of the right lung

分隔右肺中叶和下叶的裂隙

会厌 epiglottis

是一个软骨结构，其作用是覆盖住通往呼吸道的开口。会厌位于舌根后方，它的运动受强有力的肌肉控制。当开放时，允许空气进出。当关闭时，防止食物在吞咽时误入喉腔

喉 larynx

是一个由软骨构成的管状结构，它含有被称之为声带的黏膜皱襞，当空气通过时会发声

气管 trachea

是喉向下的延伸，同样是管状的，由一系列软骨环构成。它的作用是供吸入和呼出的空气通过，并借助含有绒毛和黏液腺的黏液层对空气进行过滤

左肺上叶 superior lobe of the left lung

是左肺的上前部分

左肺下叶 inferior lobe of the left lung

是左肺的下后部分

左、右主支气管 right and left main bronchi

支气管末端分叉形成左、右主支气管。它们具有相同的管状形式和软骨结构。左、右主支气管在肺外为一短干，随即进入肺内

肺 lungs

是两个海绵状结缔组织形成的器官，位于胸腔内两侧，在肋的深面，并受膈的承托。两肺之间的结构称纵隔。两肺的外部形态与胸廓的前、外和后壁相符。其内包含与呼吸相关的支气管、细支气管、肺泡以及有关血管。肺的表面被一层胸膜所覆盖

左肺斜裂 oblique fissure of the left lung

是分隔左肺上、下叶的一条裂隙

呼吸肌 respiratory muscles

吸气肌 inspiratory muscles
能扩张胸腔，使肺膨大并吸入空气的肌肉。主要的吸气肌是膈肌和肋间外肌，胸锁乳突肌、斜角肌以及前锯肌被认为是辅助吸呼肌

呼气肌 espiratory muscles
是减少胸腔容积，帮助把肺内空气排出的肌肉。主要的呼气肌是腹肌（腹直肌、腹外斜肌、腹内斜肌）和肋间内肌

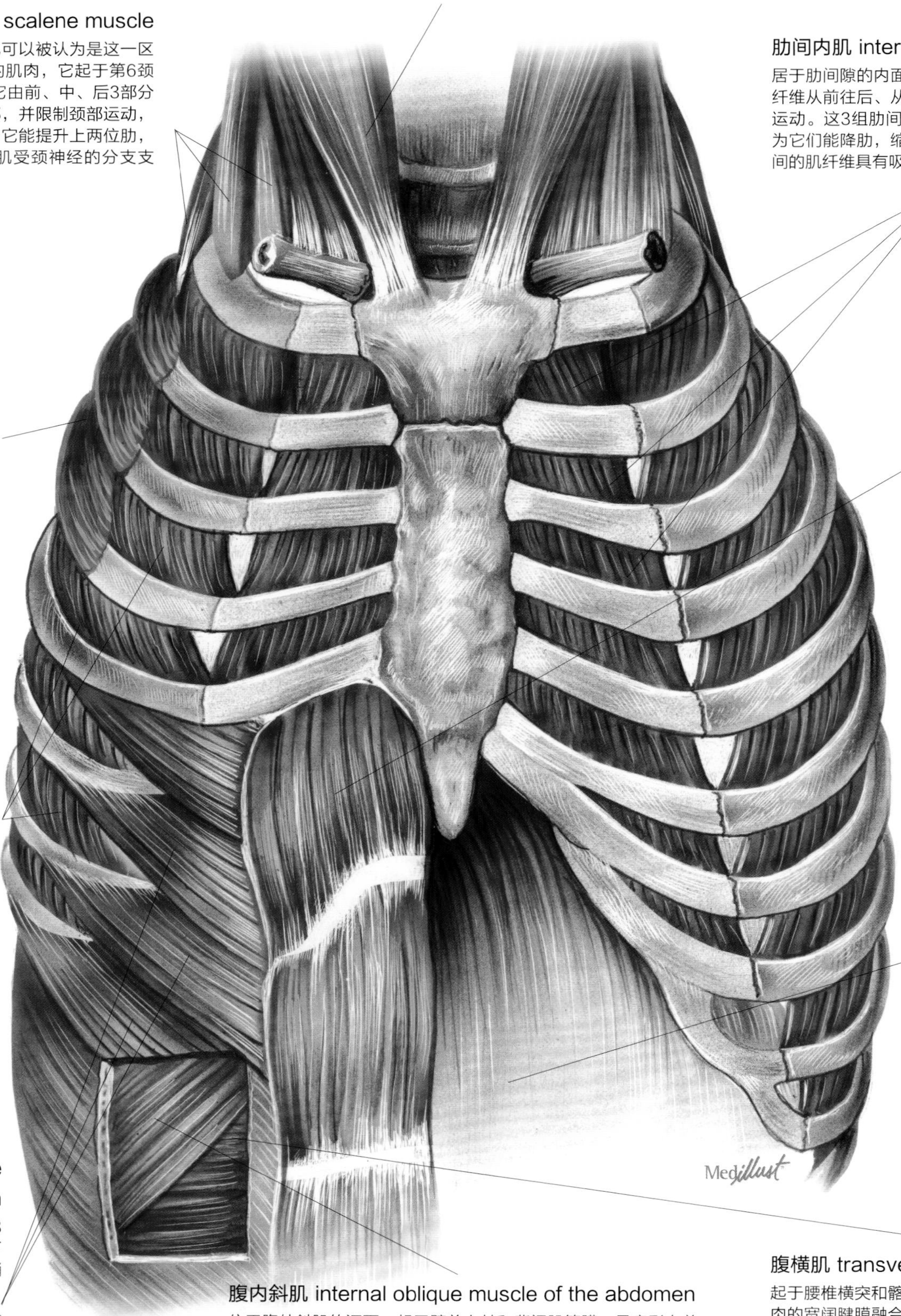

Medillust

胸锁乳突肌 sternocleidomastoid muscle
是位于皮肌层深面的颈肌。附着于颞骨乳突和枕骨。以两个肌束下降：一个附着于胸骨柄，另一个附着于锁骨。它的主要作用是屈颈和使头转向外侧。它亦能在吸气时起作用，因为它能提升胸骨及与胸骨相连的肋，从而扩大胸腔容积

斜角肌 scalene muscle
尽管斜角肌位于颈外侧区，但它也可以被认为是这一区域的椎前肌。这是一块呈三角形的肌肉，它起于第6颈椎横突，止于第1和第2肋上缘。它由前、中、后3部分组成。双侧斜角肌收缩能固定颈部，并限制颈部运动，如果单侧收缩，使颈部侧屈。因为它能提升上两位肋，所以它也被认为是呼吸肌。斜角肌受颈神经的分支支配，并接受锁骨下动脉血供

肋间内肌 internal intercostal muscles
居于肋间隙的内面，从胸骨侧缘往后止于肋角。其肌纤维从前往后、从上往下斜行。它们参与呼气和吸气运动。这3组肋间肌中，肋间内肌具有呼气功能，因为它们能降肋，缩短胸腔直径。然而，位于肋软骨之间的肌纤维具有吸气功能，因为它们能提肋

前锯肌 serratus anterior muscle
位于胸廓外侧壁的一块扁肌。它由一系列肌束组成，这些肌束起于上位1～9（或10）肋，止于肩胛骨内侧缘，紧贴胸廓外侧壁。前锯肌收缩使肩胛骨内侧缘向前运动，使肩提升。另外，能提肋、扩展胸廓以助吸气。它还有使肩胛骨旋转的功能

腹直肌 rectus abdominis muscle
位于腹前壁，腹白线两侧，呈带状。起于第5～7肋软骨和胸骨剑突，垂直下降附着于耻骨上缘。腹直肌被几个纤维性区域分成几个肌腹。当腹直肌收缩时，能向前屈胸，或提升骨盆，同时也能保护腹腔脏器。在排便和分娩时，腹直肌起重要作用。它也通过把膈肌往上推，减少胸腔容积来协助呼气

肋间外肌 external intercostal muscles
位于肋间隙外侧部，从肋椎关节到肋与肋软骨连结处，其纤维自肋骨下缘从后上向前下斜行，止于下一肋骨的上缘。它们与肋软骨之间的肋间内肌协同，通过提肋，使胸腔扩大，从而帮助完成吸气和呼气运动。肋间外肌由肋间神经支配

膈肌 diaphragm muscle
是分隔胸腔和腹腔的一块扁肌，向上膨隆，呈穹隆状。膈肌后面附着于第1腰椎和最下位肋，前面附着于胸骨剑突和最下位肋。膈的中央是腱性区域，发出辐射状的肌束，附着于腰椎、最下位肋和胸骨。膈肌上有不同的裂孔，血管、神经、食管等经这些裂孔从胸腔通往腹腔。膈肌下面被腹膜壁层所覆盖。它的作用是扩大胸腔，助吸气。当膈肌收缩时，它能使胸腔的底部下降，提升肋

腹外斜肌 external oblique muscle of the abdomen
是位于腹前外侧壁的阔肌。起于下8位肋，由数个肌束组成以扇形向前下方斜行，以腱膜的形式参与腹直肌鞘前层的构成。另外，还附着于髂嵴、髋骨和耻骨。在下行途中，腹外斜肌的肌束与前锯肌相交织。腹外斜肌收缩能降肋，使胸屈曲，向外侧倾斜，同时还保护腹腔内脏器。因此它能减少胸腔容积，助呼气。腹外斜肌受下位肋间神经的分支支配，并接受肋间动脉和腰动脉的血供

腹内斜肌 internal oblique muscle of the abdomen
位于腹外斜肌的深面。起于髂前上棘和背阔肌筋膜，呈扇形向前张开，向上附着于最下位肋软骨，向下附着于耻骨，中间以宽阔的腱膜与腹直肌鞘融合。其作用是降肋，屈胸或使其向外侧倾斜，保护腹腔脏器，在呼气时上抬膈。腹内斜肌受最下位肋间神经的支配。它的深面可见腹横肌形成的平行肌束

腹横肌 transversus abdominis muscle
起于腰椎横突和髂嵴，向前横过腹外侧壁，与其他肌肉的宽阔腱膜融合。其前面是腹内斜肌和腹外斜肌。它的功能是保护腹腔脏器，参与排便、分娩、呕吐等。当它上抬膈肌时，有呼气功能

上呼吸道 upper respiratory tract

冠状面观 frontal section view

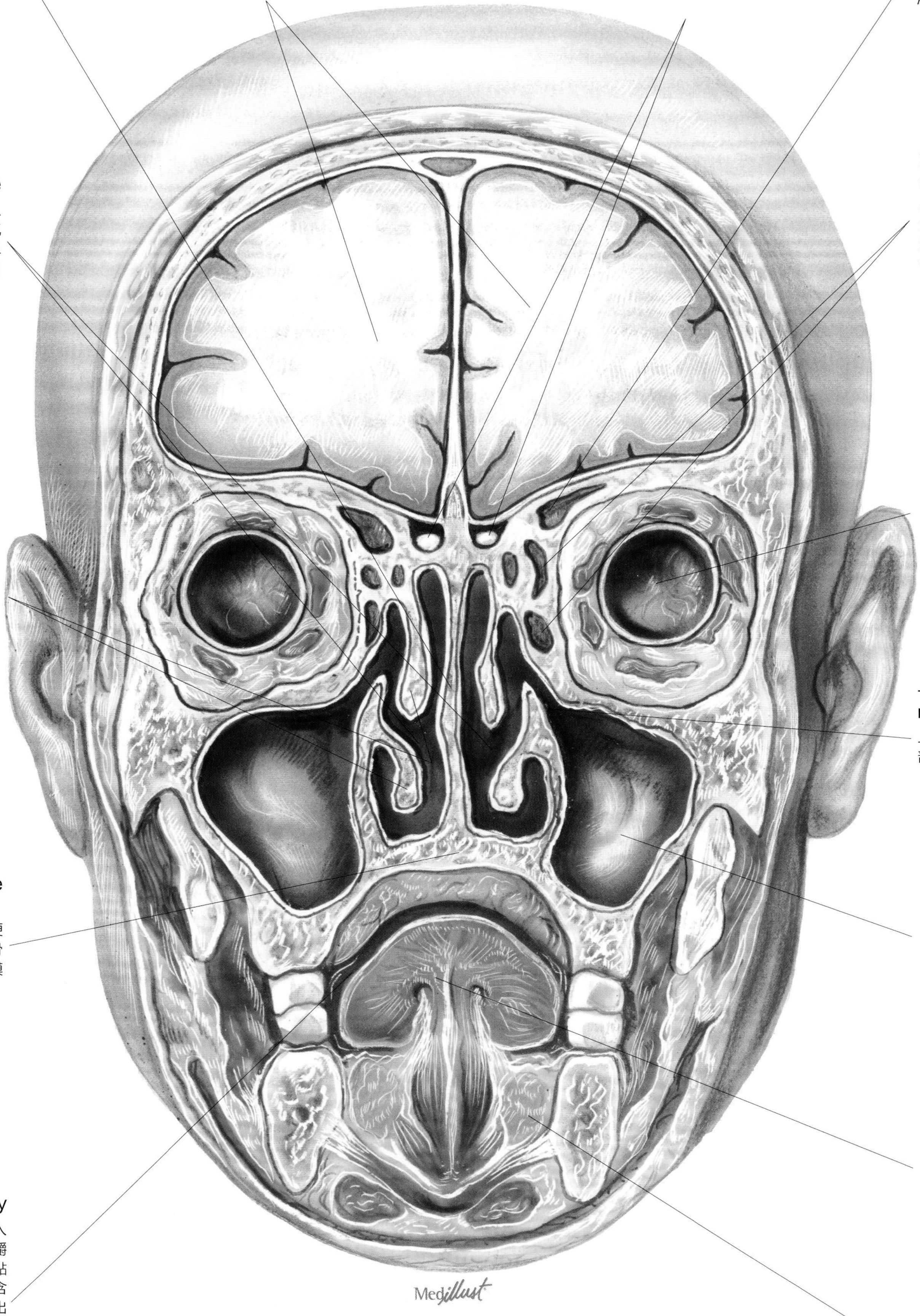

Medillust

鼻中隔 nasal septum

它的后半部由犁骨形成，外面覆盖一层膜，即鼻黏膜，将鼻腔分成两个腔

额叶 frontal lobes

是大脑的前部，位于额骨的凹内，眶的上方。向后以中央沟为界，向下以外侧沟为界。额叶的皮质区是主要的智能中心，位于中央沟前方的中央前回是躯体动中枢

嗅球 olfactory bulbs

嗅束前端的两个膨大部，是传递嗅觉的神经在脑内的终止部位。位于筛骨的上方。它们接收嗅神经的纤维，同时含有将嗅觉向脑内特定的中枢（位于海马内）传递的神经通路

额窦 frontal paranasal sinus

额窦是位于额骨内的两个腔。它们通往位于鼻甲后面的鼻道，其作用是在空气进入下呼吸道之前温暖空气

鼻腔 nasal fossae

构成了呼吸系统的起始部，吸入和呼出的空气从此经过。当空气经过鼻腔时得以过滤和温暖。鼻腔的侧壁是上颌骨，向后通鼻咽

鼻甲 conchae

位于鼻腔外侧壁，是覆以鼻黏膜的骨性突起。通常有上、中、下3对鼻甲，有时还有第4对。鼻甲使吸入的空气形成涡流，并使它们在到达咽之前得以温暖和湿润

腭 palate

是分隔鼻腔和口腔的水平部分，形成口腔的顶。它分成前部的硬腭和后部的软腭。硬腭由上颌骨构成，软腭没有骨的支撑，由膜状的肌组织构成

口腔 oral cavity

是消化系统的起始部和食物进入体内的通道。唾液的分泌、咀嚼和吞咽发生在口腔。它被口腔黏膜覆盖，并延伸至咽。口腔内含有舌和牙齿。由于空气从此进出上呼吸道，因此口腔也具有呼吸功能

筛骨迷路 ethmoidal cells

筛骨迷路是分布于筛骨侧块的小房或小腔。它们是鼻窦的一部分，将吸入的空气加温。筛骨迷路的上部固定于额骨，与鼻窦一样，筛骨迷路跟鼻腔相通

眶 orbit

位于额骨下方和颧骨上方的一个腔，容纳眼球。眶壁主要由额骨、颧骨、蝶骨、筛骨和上颌骨构成

上颌窦口 meatus of the maxillary paranasal sinus

上颌窦的开口位于上颌窦的上部，中鼻甲的下方

上颌窦 maxillary paranasal sinus

是位于上颌骨内的两个腔室，通过鼻甲后方的上颌窦口跟鼻腔相通。它们使空气到达下呼吸道之前得以温暖

舌 tongue

位于口腔内的扁平状结构。它的前部是游离的，后部与咽的前部相连。舌由多组肌肉构成，可完成吞咽和发音需要的多种运动

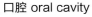

舌下腺 sublingual glands

是位于口底部的小腺体，其分泌的唾液经Bartholin管开口于口腔

上呼吸道 upper respiratory tract

侧面观 lateral view

鼻甲 conchae

是位于鼻腔外侧壁，覆以鼻黏膜的骨性突起。通常有上、中、下3对鼻甲，有时还有第4对。鼻甲使吸入的空气形成涡流，并使它们在到达咽之前得以温暖和湿润

鼻窦 paranasal sinuses

是位于上颌骨、额骨、蝶骨、筛骨内的腔室，并与鼻腔相通。它们的作用是对吸入的空气进行过滤、温暖和湿润

鼻后孔 choanae

是位于鼻腔后界的两个大的开口。它们以鼻中隔、口腔顶、翼突和鼻腔的外侧壁为界，向后直接与鼻咽相通

咽鼓管咽口 orifice of the pharyngotympanic tube

是位于鼻咽外侧壁的两个开口，通过管道与鼓室相通，允许空气进出

鼻咽 nasopharynx

鼻腔与鼻咽相通，鼻咽是一膨大的管道即咽的上部，咽兼具消化和呼吸功能，但鼻咽的主要功能是呼吸

鼻前庭 nasal vestibule

是两侧鼻腔起始处的膨大部。与上呼吸道的其他部位一样，前庭被黏膜覆盖，黏膜内含有黏液腺和鼻毛，对空气起滤过作用

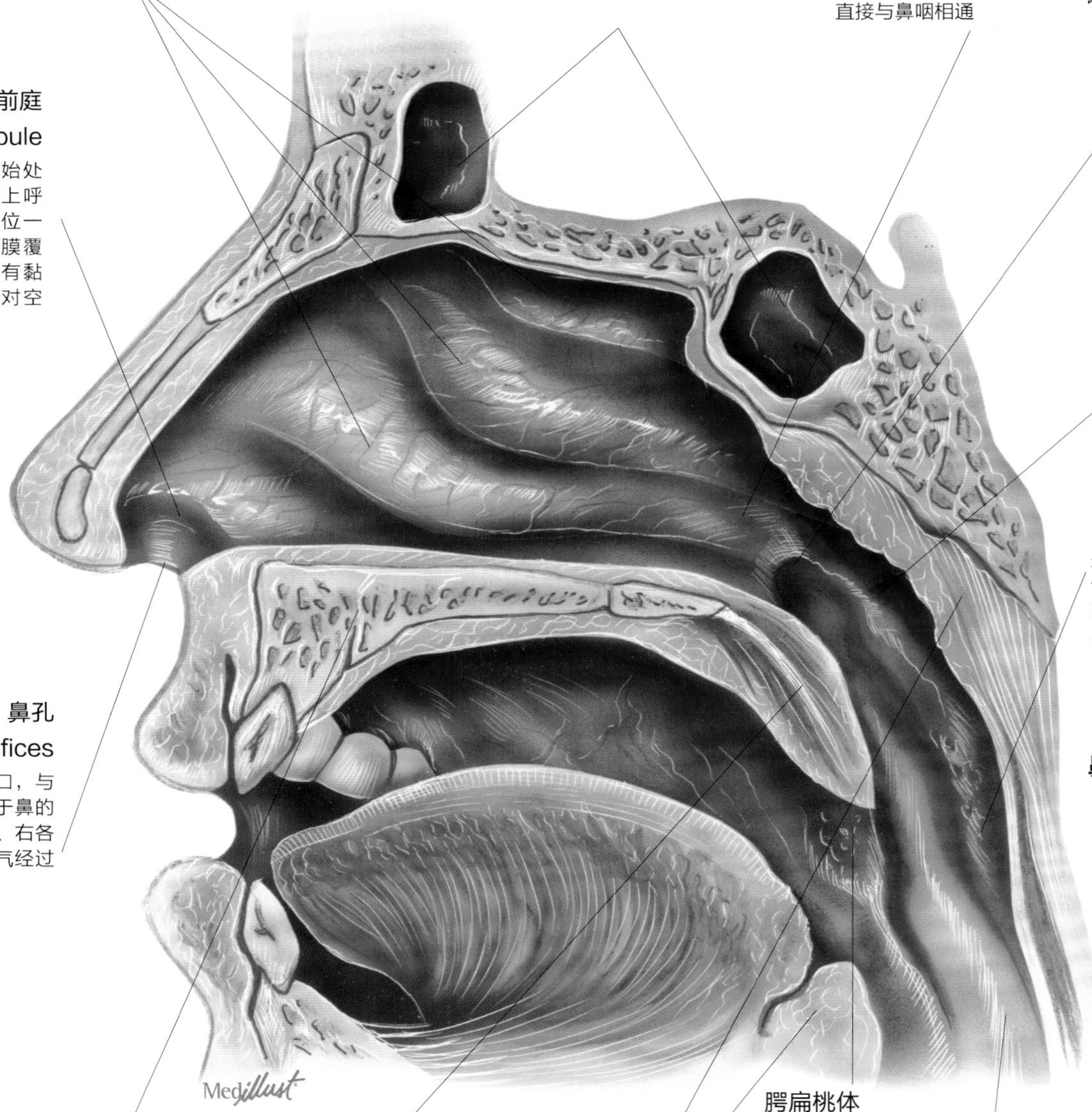

Medillust

口咽 oropharynx

是咽的中央部分，紧邻口腔后方，起于鼻咽并延伸至颈部。具有消化和呼吸的功能（摄入食物和允许空气进出）

鼻孔 nasal orifices

是鼻腔的前开口，与外界相通，位于鼻的前部。鼻孔左、右各一，呼吸的空气经过它们进出鼻腔

硬腭 hard palate

是腭的前部，上颌骨腭突参与构成，又称骨腭。它组成了口腔顶的一部分

软腭 soft palate

腭的后部，由肌和韧带构成，其内不含骨

腭扁桃体 palatine tonsils

是两个形状、结构、功能与咽扁桃体非常像似的结构。腭扁桃体位于口咽外侧壁，软腭的前后皱襞（腭舌弓和腭咽弓）之间。它们含有淋巴组织，作用是防御

腭或口腔顶 palate or roof of the mouth

是分隔鼻腔和口腔的水平部分。其前部为硬腭，内有上颌骨支撑，后部为软腭，由肌肉和韧带组成

咽扁桃体 adenoid tonsils

是位于口咽后壁的海绵状结构，由淋巴组织构成，是人体防御系统的一部分，过滤吸入空气中微小的杂质和微生物

舌扁桃体 lingual tonsils

跟腭扁桃体一样，是位于舌背后部邻近咽的乳头状物。它们是防御器官，含有大量的淋巴滤泡。胃肠道的防御器官也包括腭、咽和喉的扁桃体

喉咽 hyopharynx

咽的下部，与食管（消化系统的延伸部）及喉直接相续，兼具两个系统的功能

鼻窦前面观 paranasal sinuses anterior view

额窦 frontal paranasal sinuses

是位于额骨内的两个腔室，通过鼻甲后方的开口跟鼻腔相通。它们使吸入的空气得以温暖

筛窦 ethmoidal sinuses

是位于筛骨迷路内多个小腔，与鼻腔相同

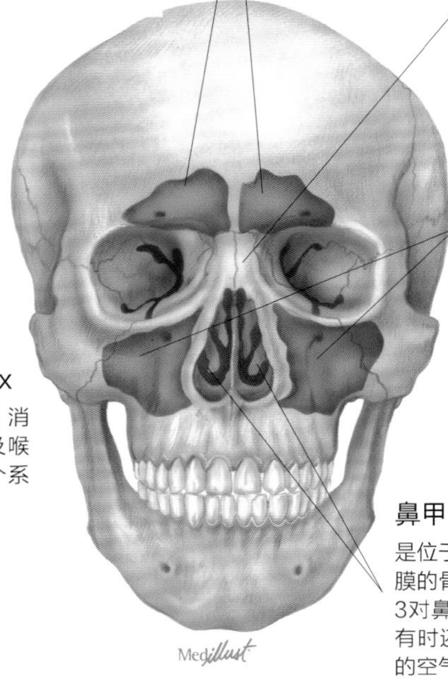

Medillust

上颌窦 maxillary sinus

是位于上颌骨内的两个腔室，通过中鼻甲下方的上颌窦口跟鼻腔相通。它们温暖通过鼻腔吸入的空气

鼻甲 conchae

是位于鼻腔外侧壁，覆以鼻黏膜的骨性突起。一般情况下有3对鼻甲：上、中、下鼻甲，有时还有第4对。鼻甲使吸入的空气形成涡流，并使它们在到达咽之前得以温暖和湿润

喉和气管 larynx and trachea

前面观 anterior view

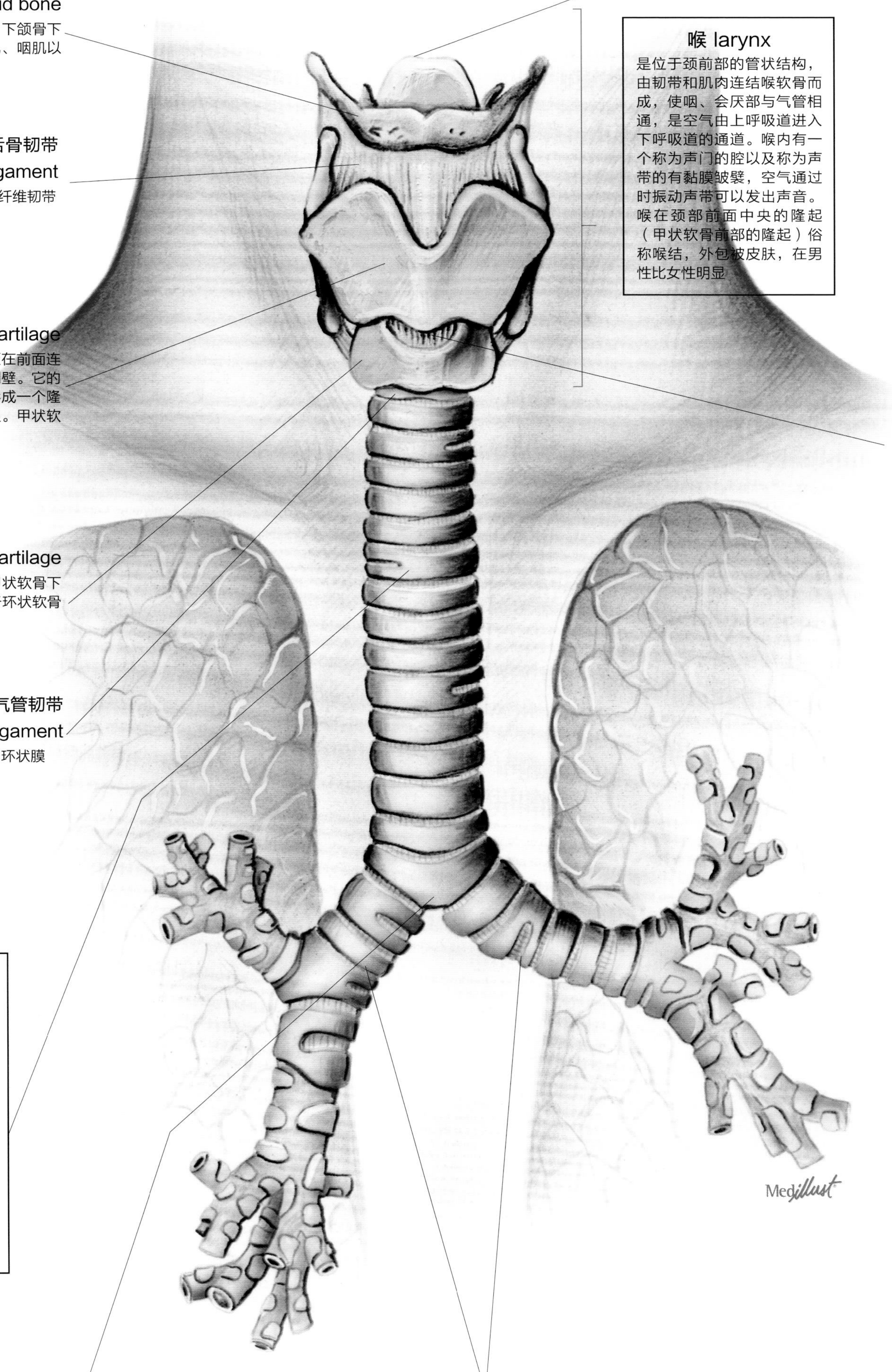

MedIllust

舌骨 hyoid bone

位于颈前部，甲状软骨上方，下颌骨下方的一块“U”形骨。是舌肌、咽肌以及口腔底的肌肉附着处

喉 larynx

是位于颈前部的管状结构，由韧带和肌肉连结喉软骨而成，使咽、会厌部与气管相通，是空气由上呼吸道进入下呼吸道的通道。喉内有一个称为声门的腔以及称为声带的有黏膜皱襞，空气通过时振动声带可以发出声音。喉在颈部前面中央的隆起（甲状软骨前部的隆起）俗称喉结，外包被皮肤，在男性比女性明显

会厌 epiglottis

是一个能覆盖喉口的软骨结构。当它开启时，允许空气进出，当关闭时，能保护呼吸系统以免食物误入呼吸道。会厌位于舌根后方，有复杂的肌肉控制它的运动

甲状舌骨韧带 thyrohyoid ligament

是连结舌骨和喉的甲状软骨的纤维韧带

甲状软骨 thyroid cartilage

是最大的喉软骨，由两块侧板在前面连结而成，构成了喉的前壁和侧壁。它的前缘在颈部甲状腺峡的上方形成一个隆起，称喉结，在男性更为明显。甲状软骨内部有声带

环甲韧带 cricothyroid ligament

是连结甲状软骨下缘和环状软骨上缘的膜状结构

环状软骨 cricoid artilage

是围绕喉的环形软骨，位于甲状软骨下方，后邻食管上部，气管始于环状软骨下方

环状软骨气管韧带 cricotracheal ligament

是连结环状软骨和气管上部的环状膜

气管 trachea

是位于食管前方的管状结构，属于呼吸系统的一部分，由一系列软骨环构成，与喉相延续，连接喉与肺。它位于颈部的中央，下端分支成左、右主支气管进入肺，分叉处内面有气管隆嵴。在颈前部中央喉结之下、甲状腺之后的第3~5气管软骨环，是紧急情况下气管切开术的切开部位。气管允许呼吸的空气进出肺，其内面覆盖有一层黏膜，含有能过滤空气的纤毛和黏液腺

隆嵴 carina

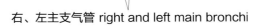

是气管分成左、右主支气管的气管杈处内面向上凸的纵嵴

右、左主支气管 right and left main bronchi

气管的末端分叉成两个管道称右、左主支气管。它们有相同的管形和软骨结构，两个主支气管在肺外为一短干，随即入肺

喉和气管 larynx and trachea

内部后面观 posterior inner view

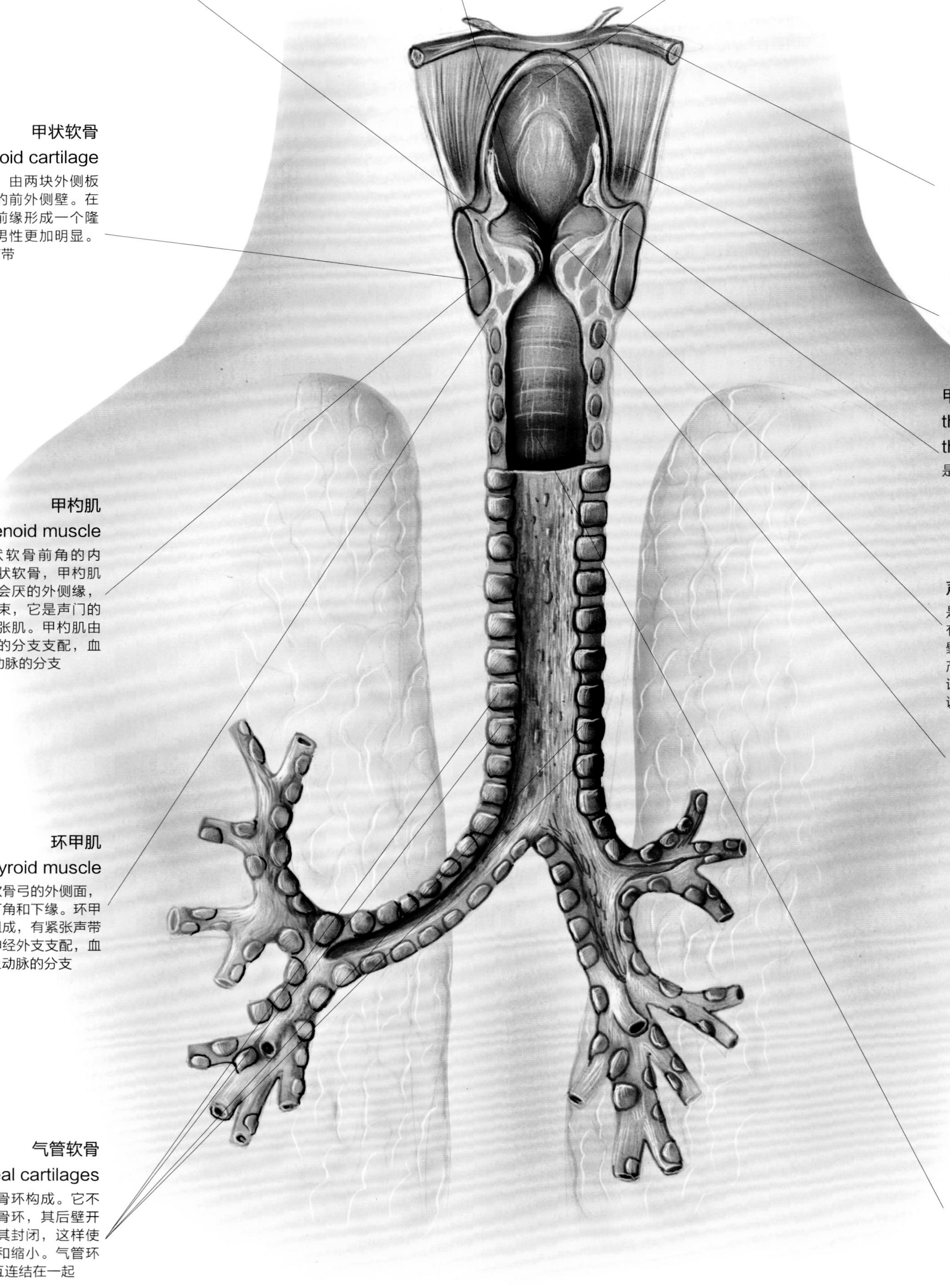

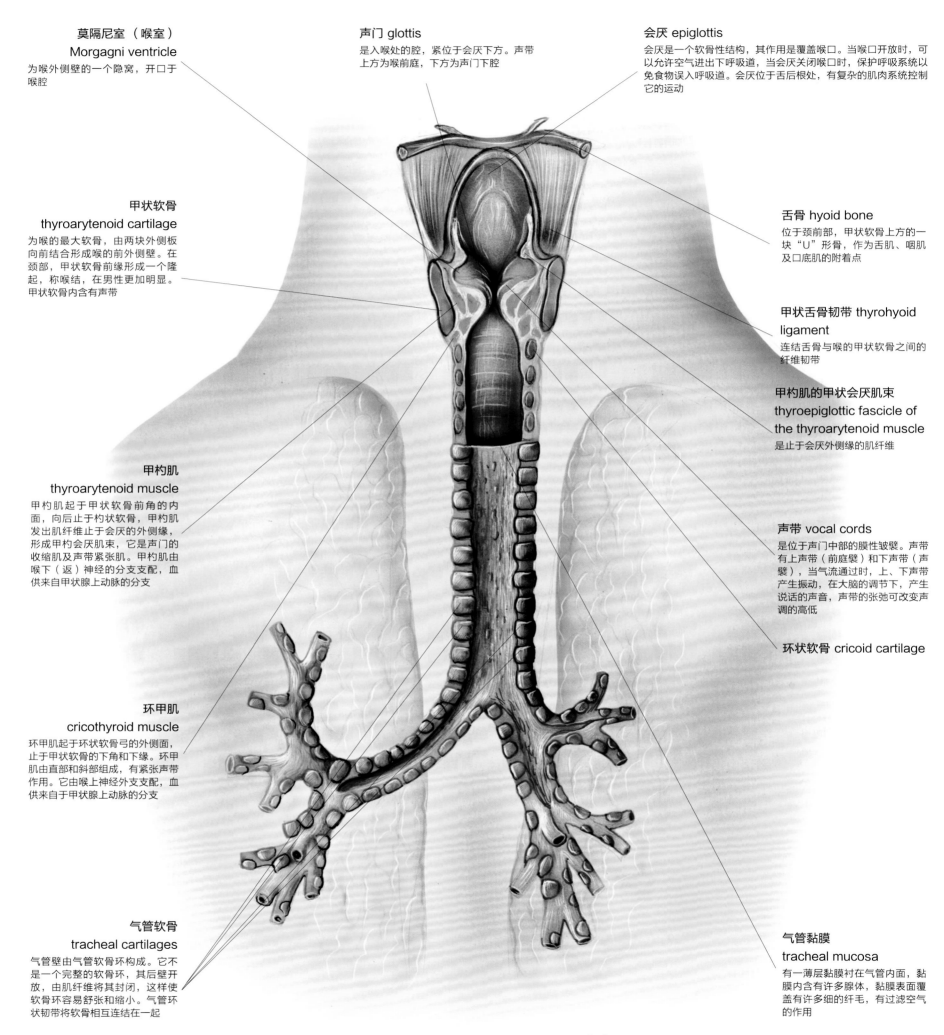

莫隔尼室（喉室）Morgagni ventricle

为喉外侧壁的一个隐窝，开口于喉腔

声门 glottis

是入喉处的腔，紧位于会厌下方。声带上方为喉前庭，下方为声门下腔

会厌 epiglottis

会厌是一个软骨性结构，其作用是覆盖喉口。当喉口开放时，可以允许空气进出下呼吸道，当会厌关闭喉口时，保护呼吸系统以免食物误入呼吸道。会厌位于舌后根处，有复杂的肌肉系统控制它的运动

甲状软骨 thyroarytenoid cartilage

为喉的最大软骨，由两块外侧板向前结合形成喉的前外侧壁。在颈部，甲状软骨前缘形成一个隆起，称喉结，在男性更加明显。甲状软骨内含有声带

甲杓肌 thyroarytenoid muscle

甲杓肌起于甲状软骨前角的内面，向后止于杓状软骨，甲杓肌发出肌纤维止于会厌的外侧缘，形成甲杓会厌肌束，它是声门的收缩肌及声带紧张肌。甲杓肌由喉下（返）神经的分支支配，血供来自甲状腺上动脉的分支

环甲肌 cricothyroid muscle

环甲肌起于环状软骨弓的外侧面，止于甲状软骨的下角和下缘。环甲肌由直部和斜部组成，有紧张声带作用。它由喉上神经外支支配，血供来自于甲状腺上动脉的分支

气管软骨 tracheal cartilages

气管壁由气管软骨环构成。它不是一个完整的软骨环，其后壁开放，由肌纤维将其封闭，这样使软骨环容易舒张和缩小。气管环状韧带将软骨相互连结在一起

舌骨 hyoid bone

位于颈前部，甲状软骨上方的一块“U”形骨，作为舌肌、咽肌及口底肌的附着点

甲状舌骨韧带 thyrohyoid ligament

连结舌骨与喉的甲状软骨之间的纤维韧带

甲杓肌的甲状会厌肌束 thyroepiglottic fascicle of the thyroarytenoid muscle

是止于会厌外侧缘的肌纤维

声带 vocal cords

是位于声门中部的膜性皱襞。声带有上声带（前庭襞）和下声带（声襞），当气流通过时，上、下声带产生振动，在大脑的调节下，产生说话的声音，声带的张弛可改变声调的高低

环状软骨 cricoid cartilage

气管黏膜 tracheal mucosa

有一薄层黏膜衬在气管内面，黏膜内含有许多腺体，黏膜表面覆盖有许多细的纤毛，有过滤空气的作用

Medillust

喉和气管 larynx and trachea

内镜观 endoscopic view

会厌 epiglottis

会厌是一个软骨性结构，覆盖于喉口，当喉口开放时，空气可以进出呼吸道，当会厌关闭喉口时，保护呼吸系统以免食物误入呼吸道。会厌位于舌后根处，有许多肌肉控制它的运动

下声带 inferior vocal cords

是位于声门中部的黏膜皱襞（声襞）。在空气流通时，能振动下声带，并且产生声音。下声带形成说话的声音由大脑调节和控制。下声带内含有下甲杓韧带

舌会厌襞 glossoepiglottic fold

是连于舌根和会厌之间的黏膜皱襞

吸气时的声带 vocal cords during inspiration

当吸气时，声带回到两侧，同时喉腔打开

上声带 superior vocal cords

是位于声门中部的膜襞，也称前庭襞。上声带是假声带，内含上甲杓韧带

舌根 root of the tongue

舌是一个灵活的肌性器官，前缘游离，后部称舌根，始于会厌的前方

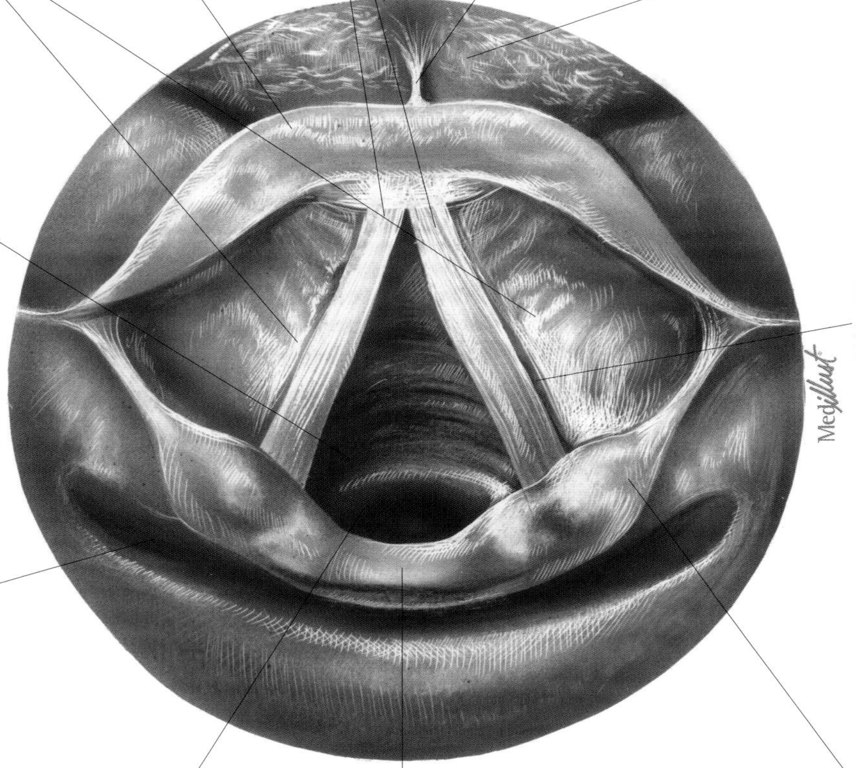
Medillust

声门裂 fissure of glottis

是位于两侧声襞及杓状软骨底和声带突之间的裂隙，是喉腔最狭窄之处

喉室 Morgagni ventricle

是喉中间腔向两侧延伸至上、下声带间的隐窝

食管 esophagus

是一个圆柱形的管道，从咽下部垂直下降经胸腔到达胃，穿过膈。食管壁有肌肉组织，收缩时将来自口腔和咽的食物推入胃内，食管内面覆盖有淡红色的黏膜。纵形的黏膜皱襞间形成浅沟

角结节 corniculate tubercle

是喉壁上缘的粗隆，由喉软骨构成，位于杓状软骨上方

构间切迹 interarytenoid notch

位于喉的后面，在两侧杓状软骨之间的一个切迹，表面覆盖着喉黏膜

气管 trachea

是平行位于食管前方的管状结构，是呼吸系统的一部分。连接喉与肺。气管由一系列软骨环构成，与喉相延续。它位于颈部的中央，并分支成左、右主支气管进入肺，分叉处内面有隆嵴。在颈前部中央喉结之下甲状腺后方，第3~5气管软骨环是紧急情况下气管切开术的切开部位。气管允许呼吸的时候空气进出肺。气管表面覆盖有一层黏膜，黏膜表面含有较长的纤毛和黏液腺

发音时的声带 vocal cords during phonation

当气流通过时，声带产生振动，并且发出声音。喉肌的运动控制两侧声带边缘相互靠拢的程度，从而决定发音的类型（低音、高音或悄悄话等）

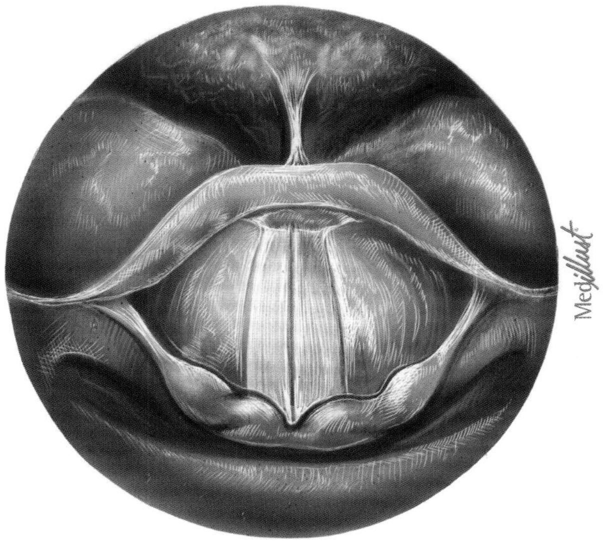
Medillust

肺 lungs

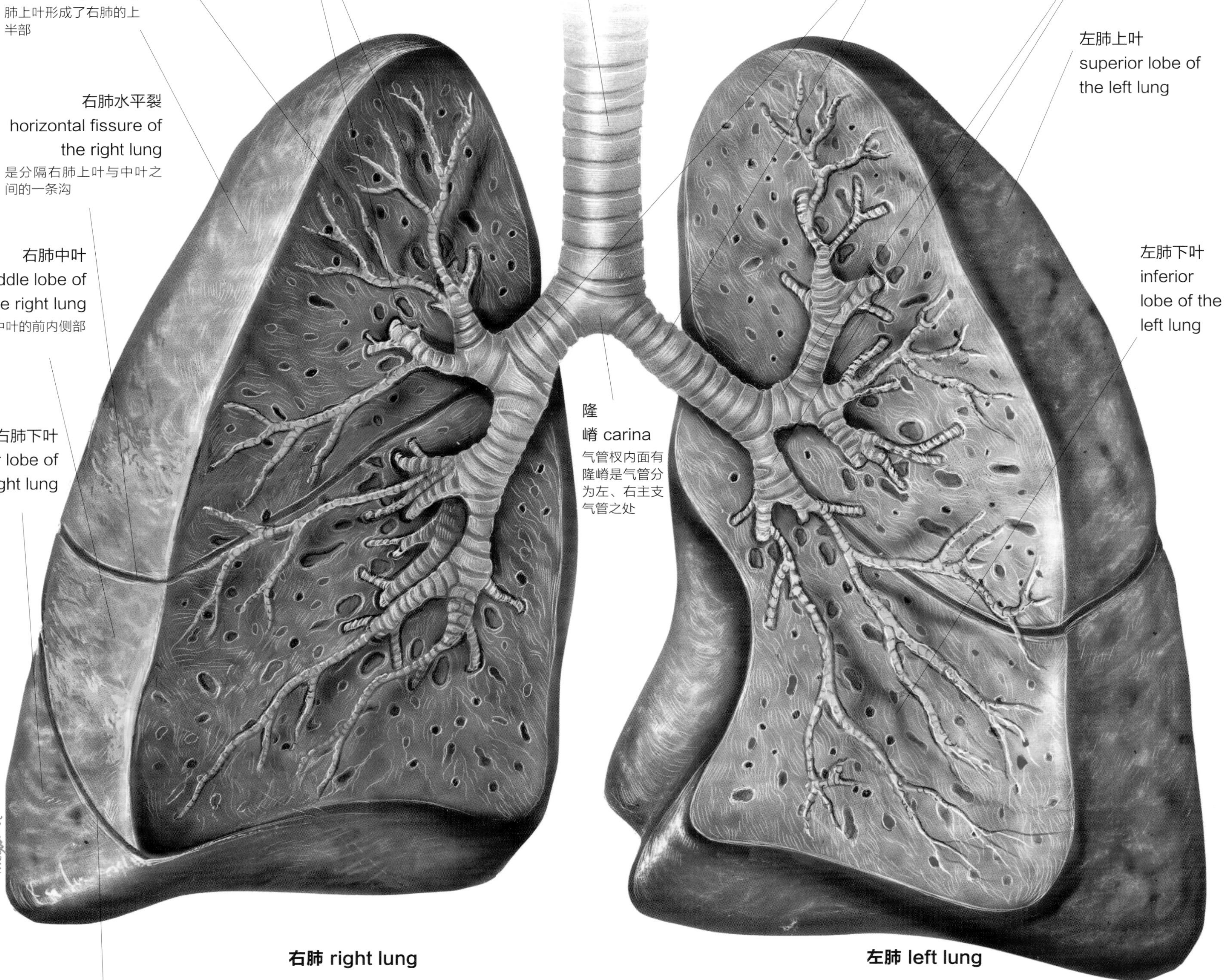

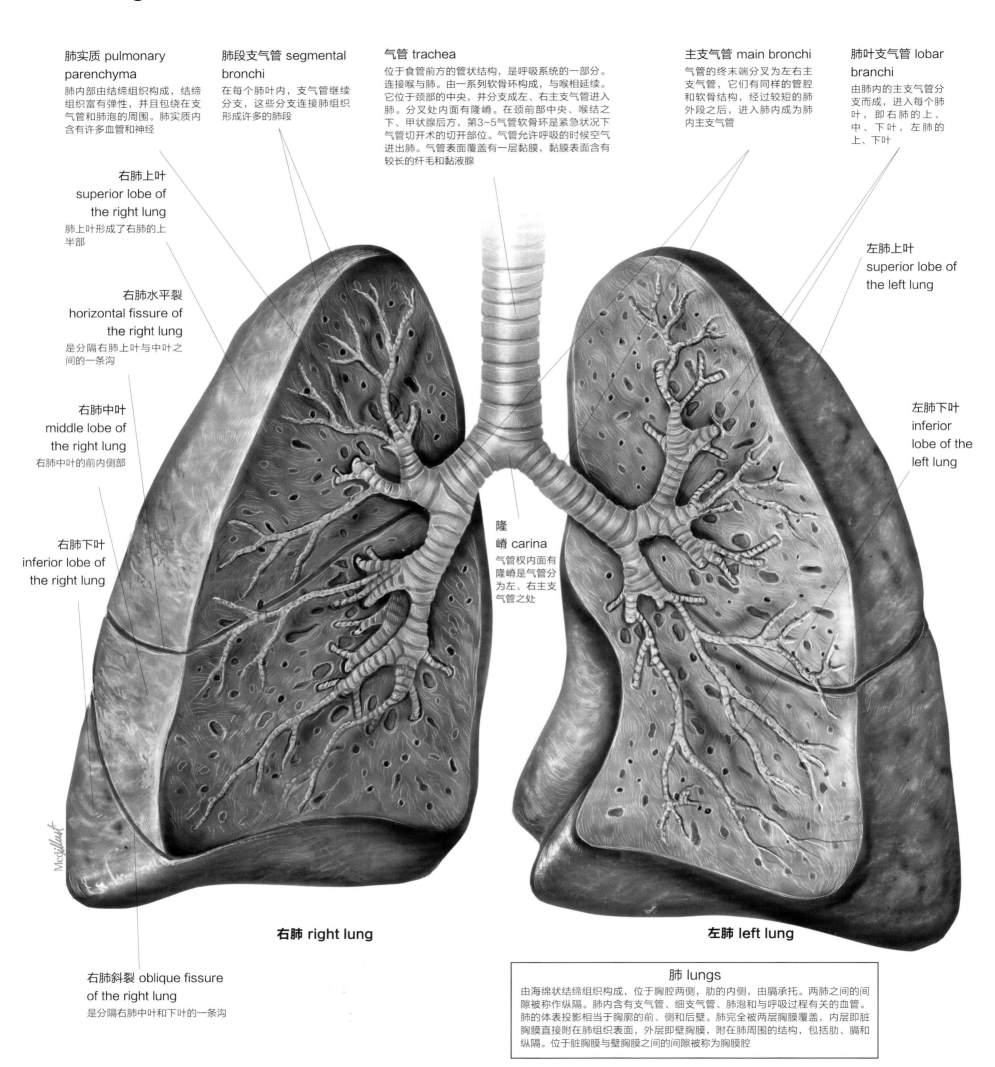

肺实质 pulmonary parenchyma
肺内部由结缔组织构成，结缔组织富有弹性，并且包绕在支气管和肺泡的周围。肺实质内含有许多血管和神经
肺段支气管 segmental bronchi
在每个肺叶内，支气管继续分支，这些分支连接肺组织形成许多的肺段
气管 trachea
位于食管前方的管状结构，是呼吸系统的一部分。连接喉与肺。由一系列软骨环构成，与喉相延续。它位于颈部的中央，并分支成左、右主支气管进入肺。分叉处内面有隆嵴。在颈前部中央、喉结之下、甲状腺后方，第3~5气管软骨环是紧急状况下气管切开术的切开部位。气管允许呼吸的时候空气进出肺。气管表面覆盖有一层黏膜，黏膜表面含有较长的纤毛和黏液腺
主支气管 main bronchi
气管的终末端分叉为左右主支气管，它们有同样的管腔和软骨结构，经过较短的肺外段之后，进入肺内成为肺内主支气管
肺叶支气管 lobar branchi
由肺内的主支气管分支而成，进入每个肺叶，即右肺的上、中、下叶，左肺的上、下叶
右肺上叶 superior lobe of the right lung
肺上叶形成了右肺的上半部
右肺水平裂 horizontal fissure of the right lung
是分隔右肺上叶与中叶之间的一条沟
右肺中叶 middle lobe of the right lung
右肺中叶的前内侧部
右肺下叶 inferior lobe of the right lung
隆嵴 carina
气管杈内面有隆嵴是气管分为左、右主支气管之处
左肺上叶 superior lobe of the left lung
左肺下叶 inferior lobe of the left lung
右肺 right lung
左肺 left lung
右肺斜裂 oblique fissure of the right lung
是分隔右肺中叶和下叶的一条沟

肺 lungs

由海绵状结缔组织构成，位于胸腔两侧，肋的内侧，由膈承托。两肺之间的间隙被称作纵隔。肺内含有支气管、细支气管、肺泡和与呼吸过程有关的血管。肺的体表投影相当于胸廓的前、侧和后壁。肺完全被两层胸膜覆盖，内层即脏胸膜直接附在肺组织表面，外层即壁胸膜，附在肺周围的结构，包括肋、膈和纵隔。位于脏胸膜与壁胸膜之间的间隙被称为胸膜腔

肺叶及肺段 pulmonary lobes

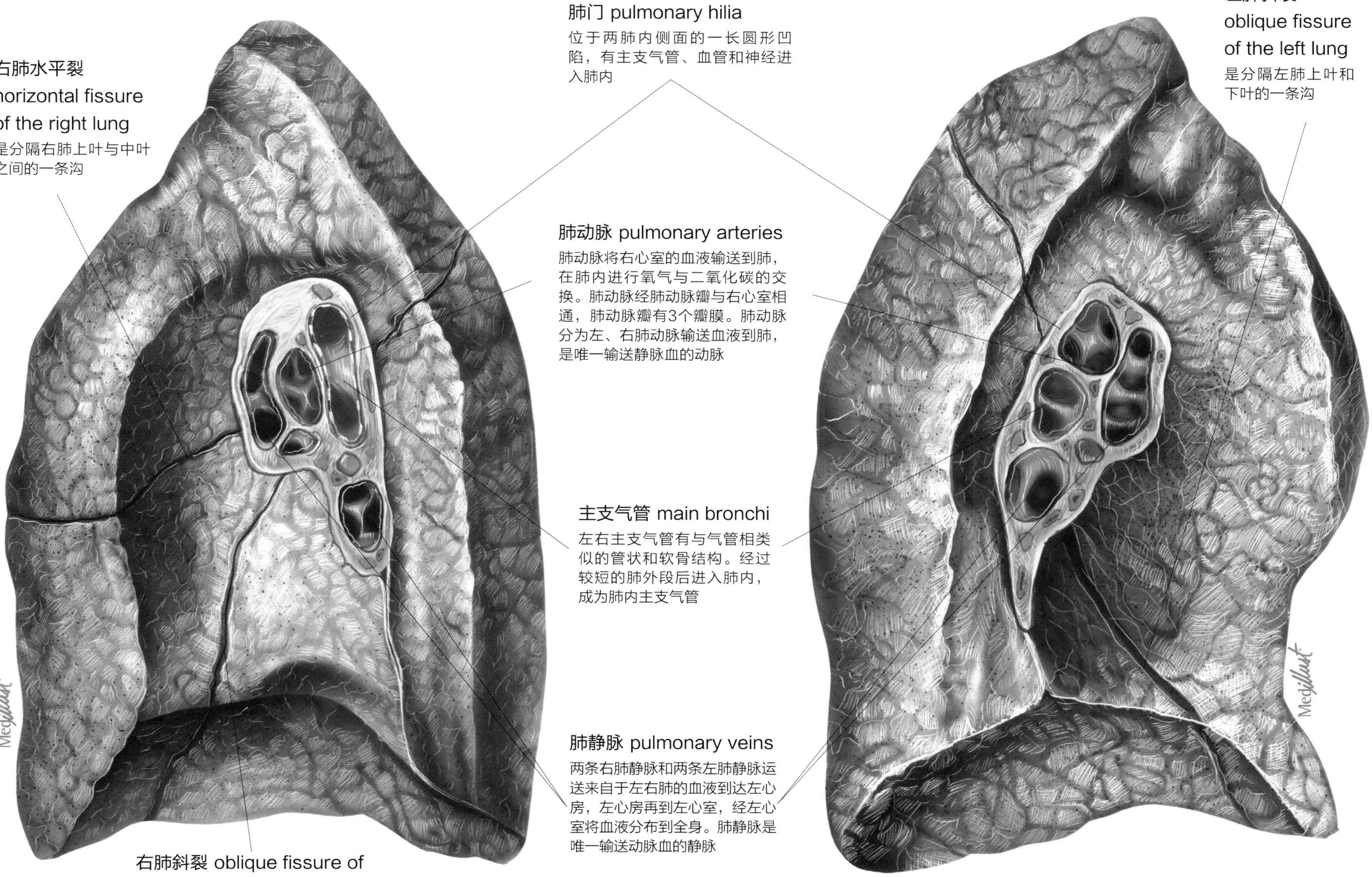
右肺 right lung
左肺 left lung
右肺水平裂
horizontal fissure
of the right lung
是分隔右肺上叶与中叶之间的一条沟
肺门 pulmonary hilia
位于两肺内侧面的一长圆形凹陷，有主支气管、血管和神经进入肺内
左肺斜裂
oblique fissure
of the left lung
是分隔左肺上叶和下叶的一条沟
肺动脉 pulmonary arteries
肺动脉将右心室的血液输送到肺，在肺内进行氧气与二氧化碳的交换。肺动脉经肺动脉瓣与右心室相通，肺动脉瓣有3个瓣膜。肺动脉分为左、右肺动脉输送血液到肺，是唯一输送静脉血的动脉
主支气管 main bronchi
左右主支气管有与气管相类似的管状和软骨结构。经过较短的肺外段后进入肺内，成为肺内主支气管
肺静脉 pulmonary veins
两条右肺静脉和两条左肺静脉运送来自于左右肺的血液到达左心房，左心房再到左心室，经左心室将血液分布到全身。肺静脉是唯一输送动脉血的静脉
右肺斜裂 oblique fissure of
the right lung
是分隔右肺中叶和下叶的一条沟
Medillust
Medillust

支气管肺段 broncopulmonary segments

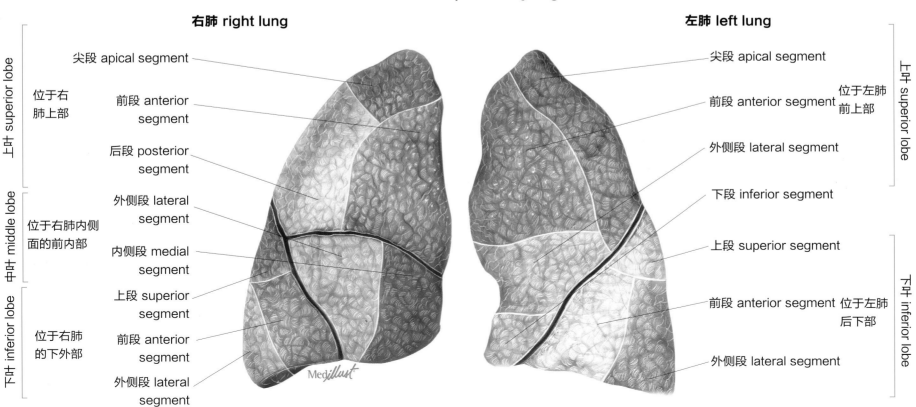

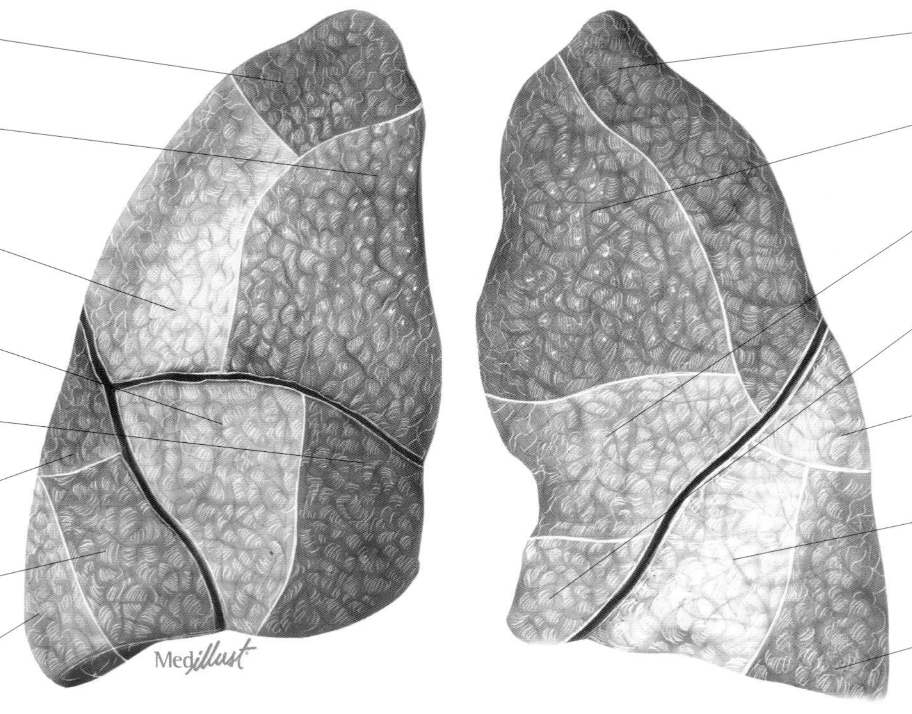
右肺 right lung
左肺 left lung
上叶 superior lobe
位于右
肺上部
尖段 apical segment
前段 anterior
segment
后段 posterior
segment
中叶 middle lobe
位于右肺内侧
面的前内部
外侧段 lateral
segment
内侧段 medial
segment
下叶 inferior lobe
位于右肺
的下外部
上段 superior
segment
前段 anterior
segment
外侧段 lateral
segment
尖段 apical segment
前段 anterior segment
位于左肺
前上部
外侧段 lateral segment
下段 inferior segment
上叶 superior lobe
上段 superior segment
前段 anterior segment
位于左肺
后下部
外侧段 lateral segment
下叶 inferior lobe
Medillust

支气管树的分支 branches of the bronchial tree

右上叶支气管
right superior lobar bronchus
右主支气管的第1个分支，上升至右肺上叶

右主支气管
right main bronchus
气管在经过气管隆嵴之后分为两条主支气管。右支气管经过较短的肺外段后进入右肺内，在肺内再分为上、中、下肺叶支气管

气管 trachea
位于食管前方的管状结构，是呼吸系统的一部分，连接喉与肺。由一系列软骨环构成，与喉相延续。它位于颈部的中央，并分支成左、右主支气管进入肺。分叉处内面有隆嵴。在颈前部中央，喉结下方，甲状腺之后的第3~5气管软骨环是紧急情况下气管切开术的切开部位。气管允许呼吸的时候空气进出肺。气管表面覆盖有一层黏膜，黏膜表面含具有过滤作用的纤毛和黏液腺

气管隆嵴
carina
居气管分为左右主支气管处的内面

左主支气管
left main bronchus
气管分叉形成左右主支气管，它们有相同的管形结构和软骨结构，经过一个肺外短干后，左主支气管进入肺内分为上、下叶支气管

右中叶支气管
right middle lobar bronchus
是右主支气管分支中的中央支，右中叶支气管的分支呈水平走向，这些分支成为中叶的许多段支

左上叶支气管
left superior lobar bronchus
是左主支气管分叉成为两支中的上支，它分布于左肺的整个上叶

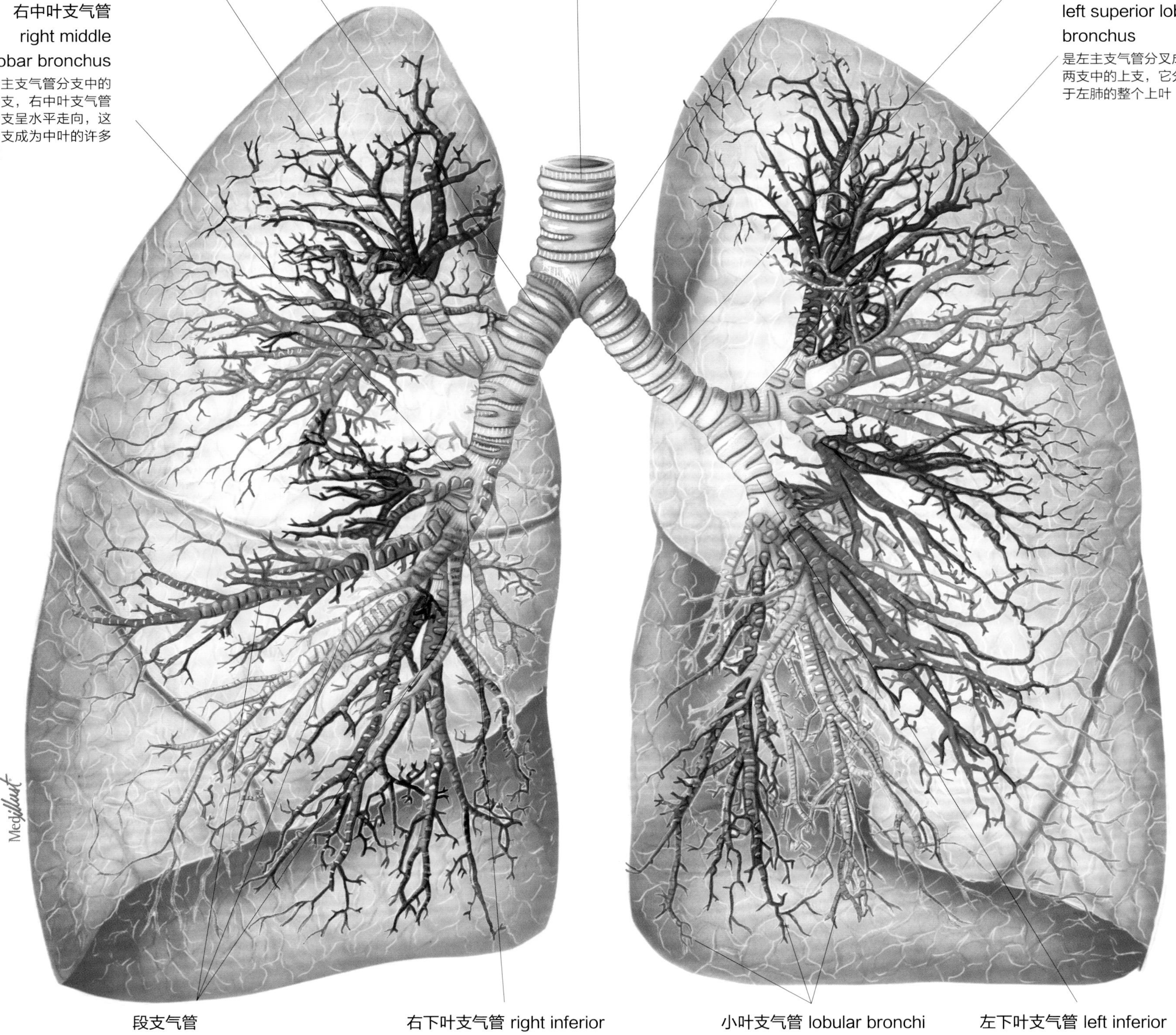

段支气管
segmental bronchi
在每个肺叶内，起于肺叶的支气管继续分支为多个肺段支气管

右下叶支气管 right inferior lobar bronchus
右主支气管3支中的最后1支。右下叶支气管的分支分布到整个右肺的下叶

小叶支气管 lobular bronchi
肺小叶支气管是肺段支气管在肺段内的小分支，再分为细支气管到达肺泡

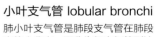

左下叶支气管 left inferior lobar bronchus
是左主支气管分叉为两支中的下支，它分出段支气管，分布到左肺的整个下叶

肺泡的构造 structure of an alveolus

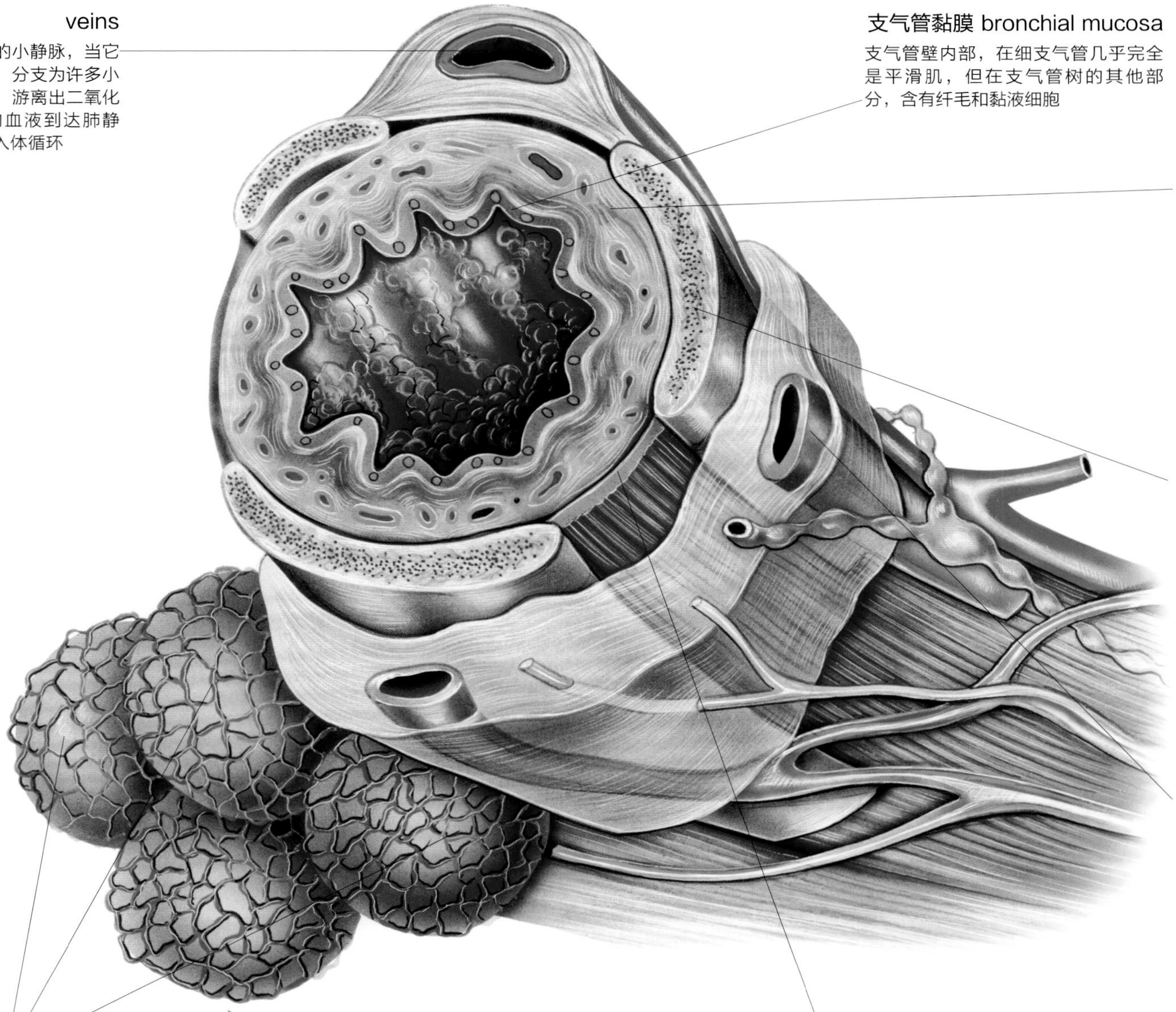

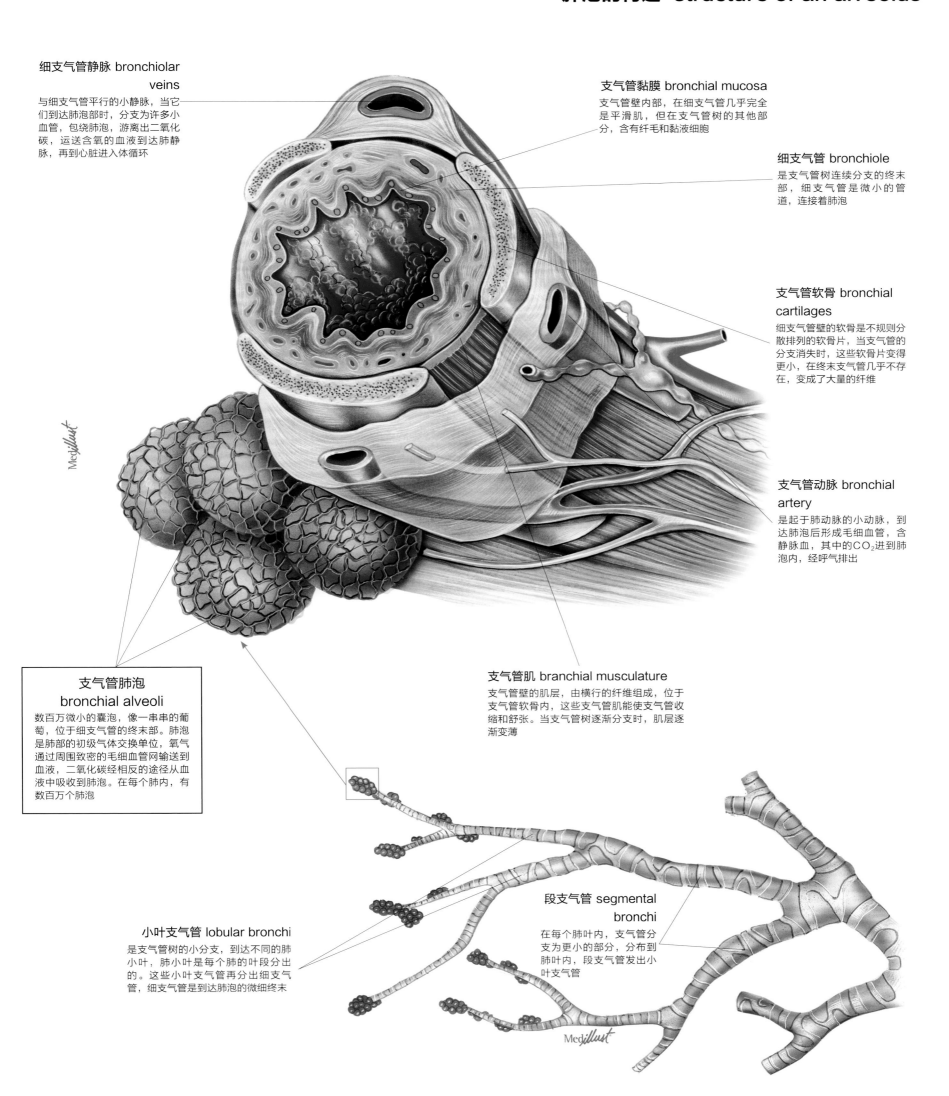

细支气管静脉 bronchiolar veins

与细支气管平行的小静脉，当它们到达肺泡部时，分支为许多小血管，包绕肺泡，游离出二氧化碳，运送含氧的血液到达肺静脉，再到心脏进入体循环

支气管黏膜 bronchial mucosa

支气管壁内部，在细支气管几乎完全是平滑肌，但在支气管树的其他部分，含有纤毛和黏液细胞

细支气管 bronchiole

是支气管树连续分支的终末部，细支气管是微小的管道，连接着肺泡

支气管软骨 bronchial cartilages

细支气管壁的软骨是不规则分散排列的软骨片，当支气管的分支消失时，这些软骨片变得更小，在终末支气管几乎不存在，变成了大量的纤维

支气管动脉 bronchial artery

是起于肺动脉的小动脉，到达肺泡后形成毛细血管，含静脉血，其中的CO_2进到肺泡内，经呼气排出

支气管肺泡 bronchial alveoli

数百万微小的囊泡，像一串串的葡萄，位于细支气管的终末部。肺泡是肺部的初级气体交换单位，氧气通过周围致密的毛细血管网输送到血液，二氧化碳经相反的途径从血液中吸收到肺泡。在每个肺内，有数百万个肺泡

支气管肌 branchial musculature

支气管壁的肌层，由横行的纤维组成，位于支气管软骨内，这些支气管肌能使支气管收缩和舒张。当支气管树逐渐分支时，肌层逐渐变薄

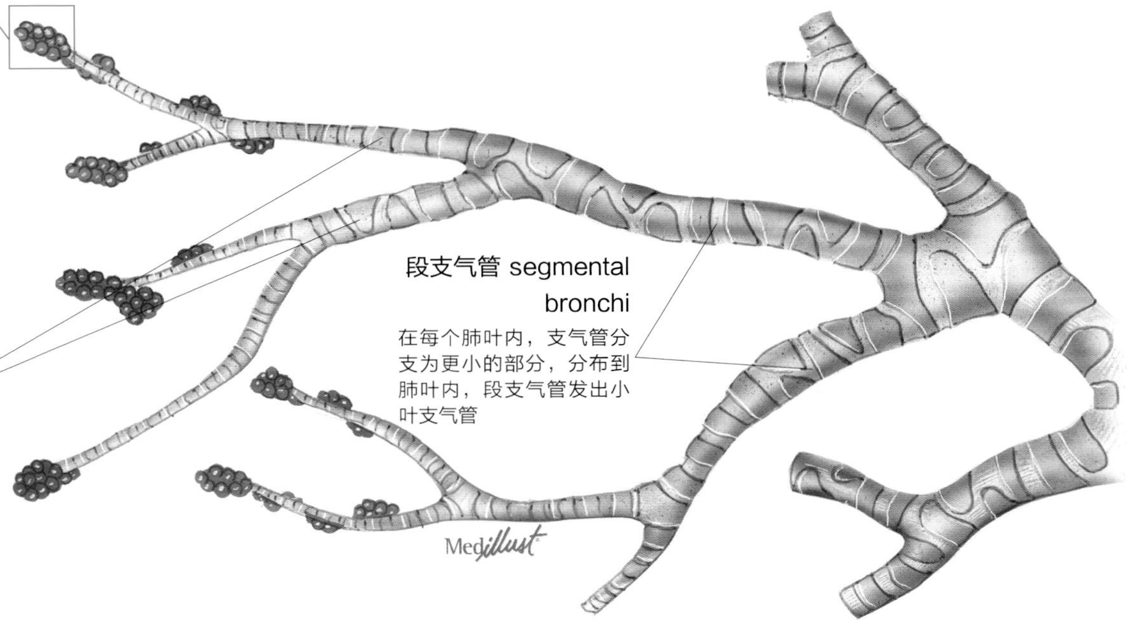

段支气管 segmental bronchi

在每个肺叶内，支气管分支为更小的部分，分布到肺叶内，段支气管发出小叶支气管

小叶支气管 lobular bronchi

是支气管树的小分支，到达不同的肺小叶，肺小叶是每个肺的叶段分出的。这些小叶支气管再分出细支气管，细支气管是到达肺泡的微细终末

纵隔 mediastinum

前面观 anterior view

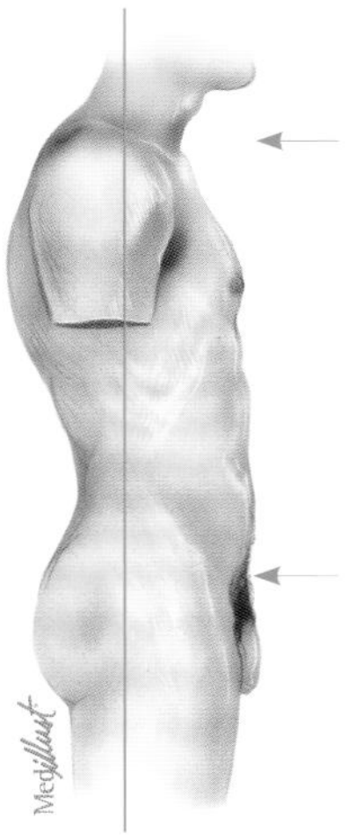

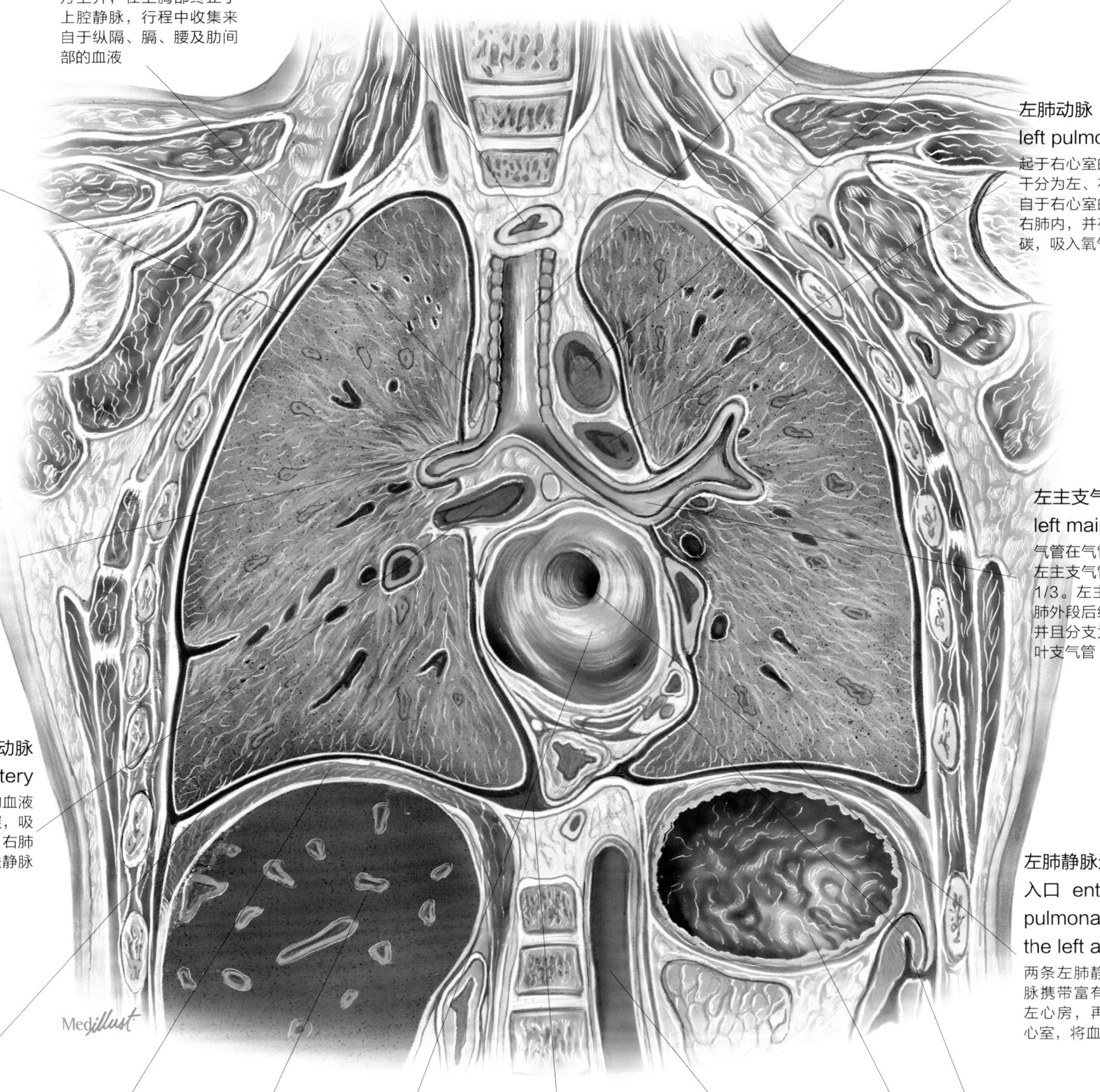

纵隔 mediastinum

位于胸腔中部，外侧界是两侧的肺，后界为脊柱，前界为胸骨。纵隔内含有胸腺、心脏、胸主动脉及其分支、下腔静脉、气管、主支气管和食管。位于气管前方的部分称为前纵隔，位于气管后方的部分称为后纵隔

食管 esophagus

食管是一条圆柱形管道，下降于胸腔内，沟通咽与胃

奇静脉 azygos vein

奇静脉和半奇静脉形成腔静脉的一个补充网，奇静脉在心包区及椎体的右前方上升，在上胸部终止于上腔静脉，行程中收集来自于纵隔、膈、腰及肋间部的血液

气管 trachea

由软骨环形成的一条圆柱形管道，连接喉与主支气管。气管终于气管杈，在气管杈处分为左、右主支气管，分别进入左、右肺，分叉处称气管杈

主动脉弓 arch of the aorta

主动脉离开左心室后，弯曲形成了主动脉弓，然后在纵隔内垂直下降，移行为胸主动脉

胸膜 pleura

是覆盖在两肺的双层膜，内层直接被覆于肺表面，称为脏胸膜，外层称为壁胸膜，它们附着于肺周围的结构，即肋、膈和纵隔等。脏胸膜和壁胸膜之间的间隙称胸膜腔，因为两层壁是互相贴紧的，所以胸膜腔实际上是一个潜在的腔

左肺动脉 left pulmonary artery

起于右心室的肺动脉或肺动脉干分为左、右肺动脉，携带来自于右心室的血液分别进入左右肺内，并在肺内排出二氧化碳，吸入氧气

右主支气管 right main bronchus

气管在气管杈分出的两支主支气管之一，右支气管经较短的肺外通道后进入肺内，分为上、中、下肺叶支气管

左主支气管 left main trachea

气管在气管杈处分出两支，左主支气管后方邻接食管中1/3。左主支气管经较短的肺外段后经肺门进入左肺，并且分支为上叶支气管和下叶支气管

右肺动脉 right pulmonary artery

肺动脉携带来自右心室的血液到达两肺，排出二氧化碳，吸入氧气。肺动脉分为左、右肺动脉。肺动脉是唯一运送静脉血液的动脉

左肺静脉进入左心房的入口 entry of the left pulmonary veins into the left atrium

两条左肺静脉和两条右肺静脉携带富有氧气的血液到达左心房，再从左心房到达左心室，将血液分布到全身

肋膈胸膜窦 costophrenic pleural sinuses

肋胸膜与膈胸膜转折处形成的胸膜隐窝

膈 diaphragm

为分隔胸腔与腹腔的一块扁肌，并且承托着肺

肝 liver

是一个大器官，位于右肺下方，两者之间为膈。肝的左侧部延伸至心脏下方

左心房 left atrium

肺静脉将在肺部吸收氧气后的动脉血运送到左心房，再从左心房送入到左心室

心膈胸膜窦 cardiophrenic pleural sinuses

腹主动脉 abdominal aorta

主动脉起于心脏，垂直通过纵隔。主动脉通过膈后成为腹主动脉，腹主动脉发出分支分布到腹部的脏器和结构

胃 stomach

是一个大的囊状器官，位于膈的左侧部下方，接纳食物，并进行消化

心包 pericardium

心包是包裹心壁的一层纤维组织，象胸膜一样，它也由内层（脏层）和外层（壁层）组成，下面附于膈穹顶

纵隔 mediastinum

第5胸椎横断面 cross-section at the height of the fifth dorsal vertebra

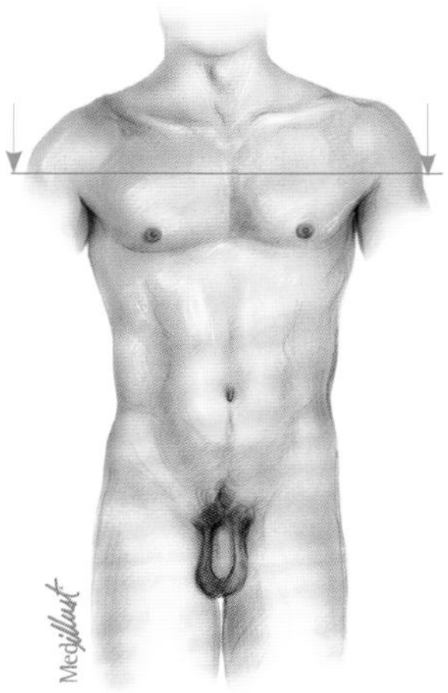

纵隔 mediastinum

位于胸中部，外侧界为肺，后界为脊柱，前界为胸骨。纵隔内含有胸腺、心脏、胸主动脉及其分支、腔静脉、气管、主支气管和食管。气管前面的部分称前纵隔，气管后面的部分称后纵隔（横断面在心脏上方，第5胸椎高度）

上腔静脉 superior vena cava

一条较粗的静脉，接收来自上半身（头、躯干、上肢）的静脉血。上腔静脉由左右头臂静脉合成，与下腔静脉一起注入右心房

升主动脉 ascending aorta

是主动脉离开左心室的初始段，上升并向左弯曲构成主动脉弓。升主动脉经主动脉口与左心室相连通

胸骨 sternum

是一块扁骨，位于胸廓前面的中央部。它的作用为连结两侧的肋，围成肋架。胸骨可分为3部分：胸骨柄、胸骨体和剑突。胸骨的上部，即胸骨柄与胸骨体相连结处，形成一个体表能扪及的隆起，名胸骨角。胸大肌止于胸骨的前面

肺动脉 pulmonary artery

肺动脉或肺动脉干，起于右心室，携带静脉血到肺，在肺内排出二氧化碳，吸入氧气。肺动脉经肺动脉口与右心室相通。它是唯一运送静脉血的动脉。肺动脉经一较短的起始部后分为左右肺动脉，携带静脉血分别进入两侧肺内

右主支气管 right main bronchus

气管在气管杈处分为两支，左支气管后方邻接食管中1/3。左主支气管经较短的肺外段后经肺门进入左肺，并且分支为上叶支气管和下叶支气管

左肺动脉 left pulmonary artery

右肺动脉 right pulmonary artery

起于右心室的肺动脉或肺动脉干分为左、右肺动脉，分别进入左右肺内，并在肺内排出二氧化碳，吸入氧气

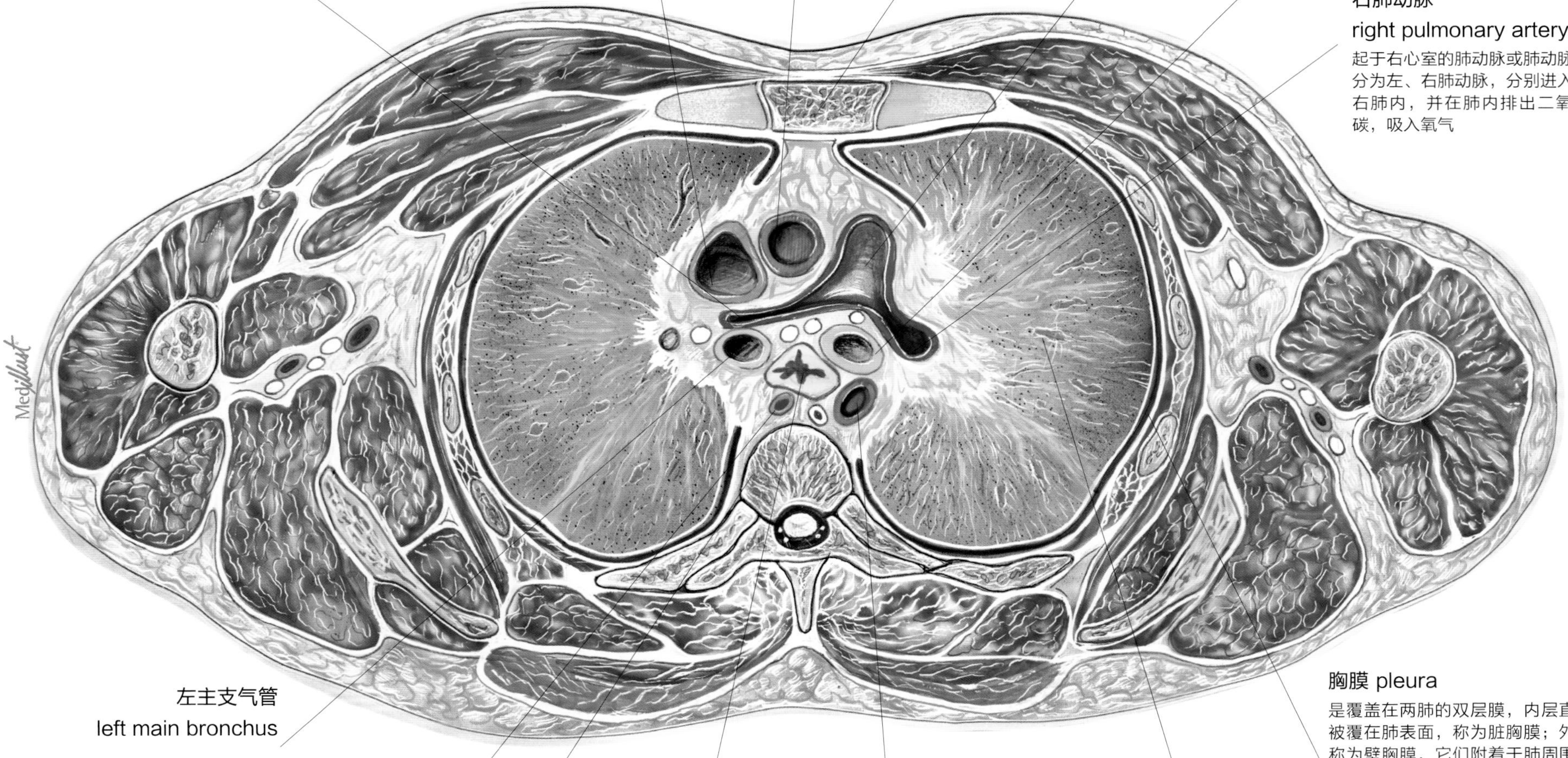

左主支气管 left main bronchus

胸膜 pleura

是覆盖在两肺的双层膜，内层直接被覆在肺表面，称为脏胸膜；外层称为壁胸膜，它们附着于肺周围的结构，即肋、膈和纵隔等。保留在脏胸膜和壁胸膜之间的间隙称胸膜腔，因为两层壁是互相贴紧的，所以胸膜腔实际上是一个潜在的腔

奇静脉 azygos vein

奇静脉和半奇静脉形成腔静脉的一个补充网，奇静脉在心包区，椎体的右前方上升，在胸上部汇入上腔静脉，行程中，它收集来自于纵隔、膈、腰及肋间部的血液

第5胸椎 fifth dorsal vertebra

胸部的横断面，第5胸椎高度，显示椎体、横突和棘突

食管 esophagus

是一条圆柱形管道，下降于胸腔内，连通咽与胃

降主动脉 descending aorta

降主动脉是主动脉弓的延续，它垂直下降于纵隔和胸腔，行于心脏和脊柱之间

肺 lungs

由海绵状结缔组织构成，位于胸腔两侧，肋的内侧，由膈承托。两肺之间的器官被称作纵隔。肺内含有支气管、细支气管、肺泡和与呼吸过程有关的血管。肺的体表投影相当于胸廓的前、侧和后壁。肺完全被两层胸膜覆盖

常见呼吸系统疾病main respiratory disorders

概述 description	症状 symptoms	诊断 diagnosis	治疗 treatment
急性喉炎 acute laryngitis 是喉的急性炎症。 卡他性喉炎常见于成人，通常由病毒引起，与上呼吸道感染有关。 发声过度，过敏性反应，烟草等刺激物吸入，能引起短暂的急性喉炎或持久的慢性喉炎。 急性会厌炎是声门以上喉的炎症，常见于儿童，通常由于B型流感嗜血杆菌感染引起。 声门下喉炎是声门以下喉的病毒性炎症	卡他性炎症的特点是：声音嘶哑，喉干燥，刺激性干咳，疼痛。 儿童的急性喉炎还有发热和一般的不适。儿童表现为静止和半卧位，因为该体位有利于呼吸。其他还有疼痛、吞咽困难、流涎和声嘶。 声门下喉炎幼儿，表现为犬吠咳和喉的尖锐声音（呼吸时发出刺耳的声音，是由于上呼吸道狭窄引起的）	诊断根据病史、体检和痰培养。 有时需要做间接喉镜，但它在急性会厌炎是禁忌的	◆一般治疗包括：避免刺激，少说话和消炎治疗。 ◆急性会厌炎和声门下喉炎需要住院，静脉滴注抗生素，严重病例尚需气管插管或气管切开
急性呼吸窘迫综合征 acute respiratory distress syndrome 是以急性呼吸功能不足，在X线下可见肺泡间质渗出为特征的综合征。 最常见的原因是脓毒症，也可见于胸部外伤、毒素吸入等。 本病由肺泡膜的通透性增加引起，因为Ⅱ型肺泡细胞的功能失调，肺泡表面活性物质合成减少。如果这种情况持续，会导致肺纤维化	最常见的症状是呼吸急促（呼吸频率加快）和呼吸困难	诊断根据临床表现、胸片、外周血氧和二氧化碳分析、局部血氧分压下降	◆针对病因的治疗是主要的。特殊治疗包括给氧。 ◆血氧不足时如果通过吸氧仍不能纠正，则有必要采用机械通气
过敏性支气管肺曲霉病 allergic bronchopulmonary aspergillosis 是由于对真菌的过敏反应引起的疾病，一般是曲霉菌引起。 真菌在气道感染定居后能引起二次免疫反应，这样会在肺内曲霉菌丝感染处产生嗜酸性渗透和黏液栓塞。免疫介质也能导致破坏性损伤（支气管扩张、纤维化和肺萎缩）	临床症状包括持续的、不可控制的哮喘、咳嗽、黏液栓塞、呼吸困难、喘息和血痰（咯血）。 有发热和一般的不适。 胸片显示类似肺炎的短暂而反复的渗出	诊断基于临床表现和实验室检查：哮喘，嗜酸性细胞数量增加，曲霉菌抗体和皮肤高敏反应试验，胸片显示的短暂的肺渗出病史	◆主要的治疗是应用皮质类固醇。 ◆扩张支气管仅对减轻症状有用
石棉肺 asbestosis 由于石棉粉尘吸入引起的肺损伤。粉尘一般在工业生产的过程中产生，如管道或锅炉绝缘材料的加工制造过程。 当吸入后，石棉附着于肺组织和胸膜，产生炎症反应，晚期会形成瘢痕组织（纤维化）	石棉肺一般在长期暴露于粉尘中数十年后症状才会变得明显。最常见的症状是呼吸困难、咳嗽和咳痰，患肺和胸膜癌症的危险性较高	诊断要建立在临床表现结合粉尘暴露病史的基础上。借助于纤维支气管镜对支气管肺泡的灌洗和活检可以观察到石棉纤维	◆目前还没有有效的治疗手段。 ◆患者应该定期检查，因为有发生肺癌的危险
肺不张 atelectasis 由于气道阻塞引起的肺段、肺叶或全肺的塌陷。肺不张可以继发于下列肺疾病，如支气管内异物、肺结核、黏液栓塞、肺炎或肺癌，或者由于气胸、胸膜渗出、急性呼吸窘迫综合征等引起的管外阻塞。支气管阻塞之后，血循环吸收外周肺泡内的空气，数小时之后肺回缩引起肺泡内空气容积的下降	通常呼吸困难和呼吸急促（呼吸频率的增加）易被观察到。 大量肺泡的迅速塌陷，尤其是合并感染时，患侧疼痛，突然起病时有呼吸困难和发绀，还有低血压、心动过速、发热，有时还有休克。 若是缓慢出现的肺不张，可以表现为毫无症状或仅有轻微的症状	诊断是通过体格检查和放射线检查所显示的肺功能的下降来确定。确定肺膨胀不全的基本病因需要做胸部CT、纤维支气管镜检查、痰培养等	◆针对基本病因的治疗是必需的。 ◆一般的治疗包括让患者保持卧位，患侧抬高，这样便于分泌物的引流，另外还有物理治疗和鼓励咳痰。 ◆在严重病例，需要做支气管镜以去除黏液栓塞或浓稠的分泌物。如果怀疑有异物吸入，则必须做紧急支气管镜检查

概述 description	症状 symptoms	诊断 diagnosis	治疗 treatment
支气管扩张 bronchiectasis 是中等大小的支气管（直径超过2 mm）异常的不可逆的扩张，继发于支气管壁弹性纤维和肌纤维的破坏。通常伴有细菌感染。 通常由感染引起，特别是腺病毒、流感病毒、麻疹和风疹。 肺结核也是一个常见的原因。 其他的原因有阻塞（良性肿瘤、异物）、先天异常、毒素、曲霉病、囊性纤维化病、抗胰酶蛋白缺乏等	典型的支气管扩张存在慢性咳嗽和脓性支气管黏液。超过半数的患者会发作咯血（血痰）。最常见的并发症是肺炎、脓胸、气胸和肺脓肿	胸片能显示特征性的图像，但有时无异常发现。通过高分辨的CT扫描能确诊	◆治疗是去除支气管梗阻，清除多余的分泌物（物理疗法和体位引流）和治疗呼吸系统感染
细支气管炎 bronchiolitis 是呼吸性细支气管的梗阻性疾病。在细支气管炎中，细支气管的炎症能引起慢性进展性阻塞。在狭窄类型中，肺组织被纤维组织代替；而增殖型是以细支气管的管腔内充满分泌物为特征	症状是非特异性的，包括咳嗽和缺氧（呼吸困难）	显微镜下的分析能确诊此疾病。但通常情况下，病史、体格检查、胸片、CT扫描和肺功能测定的结果已足以明确诊断	◆必须治疗潜在的病因。 ◆支气管扩张剂的使用和给氧疗法可缓解症状
喉癌 cancer of the larynx 是头颈部最常见的肿瘤。通常为表皮样癌。喉癌最常见于男性，与烟酒的嗜好直接相关	肿瘤通常位于声带部，能引起持续的烦躁不安（超过2～3周）。还可能有喉痛或者呼吸困难	当怀疑肿瘤时，进行喉镜加活组织检查	◆在疾病早期，可以进行外科手术或放射疗法。当累及声带时，首选放射疗法，因为它能保护发声的正常。 ◆在疾病的中晚期，需要进行局部或全部喉切除术，再加放射治疗
慢性阻塞性肺疾病 chronic obstructive pulmonary disease 是一种永久性、慢性进展性的疾病，表现为由于慢性细支气管炎和肺气肿引起的特征性气流量下降。慢性细支气管炎的临床定义是：每年咳嗽咳痰超过3个月，持续两年或以上。肺气肿是实验室发现的特征性的永久性的细支气管终末端以上部位气道的异常扩大，并伴随肺泡壁的破坏。呼吸频率的下降是由于下呼吸道的炎症或纤维化引起的损伤，同时伴随有肺泡结构的破坏。呼吸频率的下降可以引起肺充气过度。 慢性阻塞性肺疾病的主要致病因素是吸烟，吸烟能改变纤毛的活力，抑制巨噬细胞的功能，引起肥大细胞和粒细胞的增生和急性的支气管收缩。另外，1－抗胰酶蛋白缺乏、暴露于粉尘的职业原因和过量吸烟这些因素已经被证实	在易感者，症状从45～50岁开始出现。易感者指每天吸烟20支甚至以上，至少持续20年者。患者存在慢性持续性咳嗽，特别在晨起时，有咳痰和呼吸困难。由于呼吸系统感染引起的急性发作伴恶化很常见。在疾病的严重阶段，皮肤发绀、胸腔充气过度、肝肿大、水肿和体重下降都可以观察到	诊断是在临床表现和胸片的基础上确定，若肺活量测定表明气道有不可逆的受阻则可证实诊断	◆戒烟和每天超过15h的吸氧能改善这些患者的存活率。 ◆药物治疗包括给予舒张支气管平滑肌的药物。 ◆如果是呼吸系统感染引起的急性发作，可使用抗生素。 ◆应该给患者接种流感和肺炎球菌疫苗
乳糜胸 chylothorax 指胸膜腔内积聚了富含长链脂肪酸的淋巴液。一般由胸导管或淋巴干的破裂引起。最常见的原因是肿瘤（一般是淋巴瘤）和外伤	症状跟其他类型的胸腔积液相似，或许还有长链脂肪酸持续性丢失引起的营养失调体征	胸腔穿刺可以得到牛奶状物，离心也无法分离。确诊需要有以下结果：甘油三酯的量超过110 mg/dl或者胸腔积液内存在乳糜颗粒。或许还有外周血淋巴细胞数量的减少	◆治疗着重于维持良好的营养和减少乳糜的形成。 ◆如果是外伤引起的乳糜胸，可以进行胸腔穿刺，静脉给予或口服中链脂肪酸，中链脂肪酸能在小肠直接被吸收入血

概述 description	症状 symptoms	诊断 diagnosis	治疗 treatment
过敏性肺炎 hypersensitivity pneumonitis 一组影响肺泡和肺间质的免疫性疾病，由重复接触有机花粉和其他抗原所引起。正常情况下，这种病易发生于农场和森林的工人、养鸽人等。接触抗原（霉菌、细菌、动物或植物的成分）产生过度的免疫反应，以慢性的形式发展为肺纤维性变	过敏性肺炎可以是急性、亚急性或慢性的。在急性型，患者有发热、寒战、呼吸困难、咳嗽和其他身体不适，停止接触后，症状会在几天内消失。在慢性型，继发于长期暴露于抗原中，有咳嗽、呼吸困难，体重减轻和其他身体不适。也可以有肺高压的症状	根据体格检查、胸片及接触史来诊断，纤维支气管镜也对诊断有价值	◆过敏原的鉴别和排除是必要的。 ◆轻症患者通常经避免过敏原可以治愈。 ◆较严重病例需要用皮质激素治疗
原发性肺纤维化 idiopathic pulmonary fibrosis 一种不明病因的疾病，是一种不典型的炎症反应和后期的纤维化（瘢痕组织形成），可影响到肺泡壁和肺间质	这种病通常见于50～70岁人群。最初的症状是运动时产生咳嗽和呼吸困难。肺部听诊可在吸气末闻及细小的湿啰音	此病可经胸片、胸部CT和肺功能测定发现。活组织检查是必要的	◆用皮质激素或免疫抑制剂治疗时，每5个患者中只有1个产生反应。 ◆晚期可以选择肺移植
肺癌 lung cancer 目前公认的肺癌主要类型有4种：上皮癌、退行性小细胞癌、腺癌和退行性大细胞癌。上皮癌明显与吸烟有关。吸烟者的发病率是非吸烟者的10倍，而被动吸烟者的发病风险是非吸烟者的1.5倍。在非吸烟者中，腺癌是最常见的。病变局限的病例，5年存活率不到50%，病变已扩散者，5年存活率小于25%	中央型肺癌表现出大支气管的肿瘤团块。患者存在伴血性痰的咳嗽（黏液中含血）。巨型肿瘤由于支气管腔的阻塞能引起肺不张。 周围型肿瘤症状一般出现于更晚阶段，通常是恶性的胸膜渗出。若累及邻近结构还能引起气管阻塞、吞咽困难，压迫喉返神经引起发声困难，膈神经瘫痪，上腔静脉综合征等。经血转移和肿瘤局部浸润转移是常见的	纤维支气管镜下活组织检查可以确诊。疾病范围的评估可通过CT、MRI、放射性骨成像、纵隔镜检查、纵隔切开术以及胸腔镜检查进行	◆如果肿瘤不是小细胞型，治疗方案的选择是手术，条件是肿瘤能被完全切除，患者能耐受手术；若肿瘤向远处转移、侵犯膈神经、气管浸润或存在恶性的胸腔积液时，不能采取切除术，需要由内科医生处理
鼻息肉 nasal polyp 从鼻黏膜长出的良性肉质状结构。息肉是炎症或过敏的结果。Widal综合征是双侧鼻息肉、哮喘和阿司匹林不耐受的联合症	症状包括鼻腔阻塞、鼻漏和嗅觉障碍	通过鼻镜检查可以诊断	◆治疗包括降低充血的药、抗组胺药和消炎药。 ◆常规疗法是内镜下手术摘除息肉
阻塞型睡眠呼吸暂停 obstructive sleep apnea 指睡眠时呼吸气流完全停止10s或以上。低通气则指呼吸气流降低幅度超过正常气流的50%以上并伴有4%以上的血氧饱和度下降。睡眠呼吸暂停以反复发作的睡眠窒息和突然惊醒为特征。它是由于舌和腭紧贴咽后壁，并有鼻咽、口咽的阻塞。阻塞跟解剖因素相关，比如巨舌、扁桃体肥大、功能性肥胖，以及其他因素如睡眠REM时期肌肉紧张度的下降。神经性呼吸频率的短暂改变意味着中枢型睡眠呼吸暂停	睡眠呼吸暂停常见于肥胖的中年男性和绝经后妇女。 症状包括剧烈的鼾声被突然的呼吸暂停所中断。这常常影响家庭生活。断断续续的睡眠导致的后果是白天困乏，注意力和记忆力的下降，性格改变和性功能的下降	可通过多导睡眠图确诊。多导睡眠图可以记录觉醒－睡眠周期的生理参数。呼吸暂停超过10s就可以考虑是病理性的	◆当疾病轻微时，有些方法如减轻体重、避免吸烟、避免服用镇静剂和口腔内矫治器的使用是有效的。 ◆严重病例需要产生持续气道正压通气的一种特殊装置来记录。 ◆极严重病例则需要手术治疗（悬雍垂软腭咽成形术）或气管切开
胸膜渗出 pleural effusion 指胸膜腔内液体的异常积聚。液体可能是： ▲ 漏出性的：由于胸膜毛细血管压力增加，血浆胶体渗透压降低，淋巴回流受阻等引起。 ▲ 渗出性的：由于毛细血管渗透性增加或直接胸膜受累引起淋巴清除下降。 产生漏出性液体的最常见原因是心衰、肝硬化、肾病综合征和血管球性肾炎。 渗出性液体通常出现在胸膜感染、癌症、肺血栓栓塞、术后、胰腺炎以及胶原疾病等。 积脓症是由于白细胞增多引起的脓性胸腔积液	胸膜炎的疼痛典型表现为急性的针刺样胸腔疼痛，吸气时加剧	胸片和超声扫描能确定渗出的部位、范围。通过胸腔穿刺对胸腔积液进行分析可对病因有所提示。在某些病例必须进行胸膜活检	◆原始病因必须得到治疗。 ◆积脓症需要胸腔引流。如果没有成功，则意味着需要进行胸廓切开术以完全去除脓液和脓腔壁。 ◆胸膜融合术是在两层胸膜（壁层和脏层）之间用刺激物（云母四环素、博来霉素）充填，以引起炎症反应，形成两层之间的粘合。它通常用于肿瘤引起的胸腔渗出的治疗

概述 description	症状 symptoms	诊断 diagnosis	治疗 treatment
肺炎 pneumonia 肺组织的感染性病变。 微生物侵入肺或寄居于口咽的微生物误吸入肺，如果防御机制（纤毛运动、黏液分泌、免疫反应等）不健全或者是大量的微生物入侵，则引起肺炎。 在成人，最常见的细菌是肺炎链球菌、葡萄球菌、军团杆菌、嗜血杆菌。 病毒如流感病毒和水痘也能成为同源因子。 支原体肺炎在年长儿童和青年人特别常见。 喝酒、抽烟、糖尿病、心衰和慢性阻塞性肺病是易感因素。儿童和老年人以及有免疫功能改变的人易患肺炎。 肺炎可以分为社区获得性肺炎（在普通人群中获得）和医院获得性肺炎（入院72 h以后获得）	社区获得性肺炎的典型表现是急性发热、寒战、多发性咳嗽、胸膜炎型的疼痛和外周血白细胞数量的上升。而亚急性发病的非典型肺炎表现为发热、头痛、关节痛和干咳。对有发热和肺部渗出表现的患者必须引起重视	诊断基于体格检查和放射检查。病原微生物的确定是通过痰检查、血培养或纤维支气管镜检查。一般情况下不采用创伤性的检查，因为有很多社区获得性肺炎的病原微生物是不确定的	◆治疗以消炎为基础。 ◆抗生素的正确选用取决于肺炎的类型（医院获得型或社区获得型）、症状（典型或非典型）、不常见致病菌存在的风险（老年人、慢性阻塞性肺疾病、严重的症状等）以及检出的微生物
气胸 pneumothorax 空气进入胸膜腔，导致胸膜壁层和脏层的分离，引起肺实质的压缩和塌陷。 气胸可以分类如下： ▲外伤性气胸，由于开放式或封闭式外伤所致。 ▲自发性气胸，见于健康年轻人或是有阻塞性肺疾病的患者。 ▲张力性气胸，是由于阀门机制，空气在吸气时渗入胸膜腔，在呼气时则潴留在内。 ▲月经或月经相关性气胸	临床表现依赖患者的通气保留情况。通常情况下为突然的尖锐胸痛，并且逐渐加剧，伴随有深呼吸、呼吸困难、干咳、出汗、心动过速和面色苍白。如果病情严重，则会出现苍白病和休克	在深呼吸时拍摄的胸片能帮助确诊	◆小的自发性的气胸不需要通气治疗，仅需休息和观察。 ◆大的气胸或呼吸相关性气胸需要将空气从胸膜腔抽出。 ◆为了避免复发，外科治疗和胸膜壁层的化学融合是需要的。 ◆张力性气胸是内科急诊，当怀疑此疾病时，需要立即给氧和压力平衡，而不能等到胸片确诊之后。这需要将一根粗针插入第2肋间隙，若有气体释出则能帮助确诊。针要一直保留直至置入引流管
肺动脉高压 pulmonary hypertension 临床上，肺动脉高压定义为肺动脉平均压力在静止时超过25 mmHg，在运动时超过30 mmHg。原发性的肺动脉高压比较少见且不明原因。它的发生是由于累及了小直径的肺血管（小的肌性动脉和细动脉）。继发性肺高压比较常见，一般是继发于慢性阻塞性肺疾病或心血管疾病，它们通常伴有低血氧分压。最常见的原因是慢性阻塞性肺疾病。其他继发性肺高压的病因还有艾滋病病毒感染、使用可卡因和长期处于高海拔地区等。血氧不足会引起肺血管收缩（为了维持气体交换的平衡），同时伴有血管壁的重塑和血栓，以维持增加的肺血压。肺心病是由于慢性肺动脉高压引起的右心室肥大，也可能伴有右心功能不全	原发性肺动脉高压最常见的症状是进行性呼吸困难。疲劳、虚弱和胸痛也能观察到。有时它可以始于晕厥或咯血	体格检查、胸片和心电图检查可以显示心肺系统高压的症状。超声心动图可用于测量心脏收缩和舒张功能、肺动脉平均压力及右心室的评估等。心导管插入术可以直接测量肺动脉压力	◆原发性肺动脉高压是进行性疾病，不能治愈。 ◆作用于肺循环的血管扩张剂和抗凝血剂可以使用。 ◆药物治疗无效的严重右心衰竭患者可以考虑肺移植

概述 description	症状 symptoms	诊断 diagnosis	治疗 treatment
肺栓塞 pulmonary thromboembolism 一种血栓梗阻肺血管的疾病。多数情况下栓塞是由于血栓碎片（血凝块）随血流到达小血管阻塞引起。通常这些血栓位于下肢和盆腔的静脉内。栓子可以是脂肪、羊水、肿瘤碎片、骨髓等。导致静脉栓塞和肺栓塞的危险因素为长期不活动、妊娠、癌症、口服避孕药和血高凝状态等。肺血流急性阻断可导致阻断区域通气无效和灌注下降，造成支气管高反应性和肺动脉高压，导致右心室充盈不足甚至死亡	症状包括呼吸困难、呼吸急促、起病急，有时伴哮鸣音。病情严重时出现发绀和晕厥，有半数病例呈现深静脉血栓症的表现	临床影像图片与危险因素相互印证，即应考虑肺栓塞的可能。肺灌流放射核素影像检查可通过静脉注射放射性同位素显示肺血流减少的部位和进程。螺旋CT、电子束CT和MRI都可用于诊断。确诊需肺血管造影术	◆如怀疑是肺栓塞，推荐使用肝素治疗（加速血栓溶解和阻止血栓形成）。 ◆急性期过后，可继续口服抗凝血剂3~6个月治疗。 ◆对存在反复栓塞和不可逆因素者，必须长期进行抗凝血治疗。 ◆对某些患者，需要用绑扎、放置腔静脉过滤器或栓子切除术来治疗
肺结核 pulmonary tuberculosis 一种由肺结核分枝杆菌导致的肺部感染。含有病菌的飞沫被患者吸入到达肺实质发生感染。细菌进入肺实质产生局部炎症，并进入纵隔周围淋巴结，同时可播散到身体其他部位（脑膜炎、胸膜炎），细菌可在不同器官内潜伏几年，直到发病。肺结核复发临床可发现以前肺损害的病灶，这些病灶已被患者自身免疫所控制，局限成病灶。导致肺结核复发的临床诱因包括原发病、外用免疫抑制剂、长期使用皮质类固醇、长期营养不良、酗酒等。肺以外的结核位于脑膜、泌尿生殖系统、浆膜、骨、淋巴结等。结核性脑膜炎是一种亚急性或慢性脑膜炎症，可伴有脑神经和意识的改变。泌尿生殖系统结核常有肾结核、膀胱结核、附睾结核、输卵管结核，可导致不孕不育。结核性骨髓炎通常侵犯椎体，导致疼痛和脊柱弯曲。结核性颈淋巴结炎（淋巴结结核）是颈淋巴结感染结核菌所致，可导致外瘘	结核的原发性感染症状通常较轻，甚至无症状。在成人，肺结核发病最常见的症状为咳嗽、咯血和胸痛。也有发热、夜间呼吸困难，身体变得虚弱，体重减轻。肺外结核的症状主要表现在受感染器官，结核性脑膜炎常伴有发热和头痛。泌尿生殖系统结核可导致不育不孕。结核性骨髓炎通常侵犯椎体，导致疼痛和脊柱弯曲。微生物诊断技术如多聚酶链式反应可检测细菌DNA序列，而酶联免疫吸附法可分析检测抗体	当临床症状与结核危险因素相互印证时，应考虑肺结核。螺旋CT扫描、电子束CT和MRI有助于确诊	◆治疗原则：必须联合应用多种抗结核手段。 ◆通常使用三联药物。用雷米封抑制分枝杆菌核酸的合成，利福平抑制细菌RNA合成，吡嗪酰胺作用机制不明。联合给药2个月，雷米封和利福平继续服用4个多月。 ◆如果不用吡嗪酰胺，用雷米封、利福平、乙胺丁醇或链霉素9个月，后两者只能选1种。 ◆结核的预防：可接种卡介苗和用雷米封，主要用于那些高危险因素的易感个体如HIV患者、硅肺患者，以及近2年结核菌素试验阳性个体和痰液涂片检查阳性者的同居者
鼻炎 rhinitis 鼻黏膜的炎症。病因有病毒感染（普通感冒）、过敏、副交感神经功能亢进（血管舒缩性鼻炎）。常与妊娠、大气污染和干燥有关	普通感冒常有流涕、嗅觉丧失，伴有流行性感冒的症状。过敏性鼻炎的过敏原很广泛。症状包括打喷嚏、流鼻涕、鼻塞、鼻痒或眼痒。血管舒缩性鼻炎由于气温变化、情绪刺激、甲状腺功能减退、口服避孕药引起。急性鼻炎长期多次发作，可导致下鼻甲肥大	一般根据临床检查容易诊断	◆普通感冒治疗是减轻充血、消炎和退热。 ◆过敏性鼻炎除了避免接触过敏原外，可采用减少充血药物和组胺类药物。 ◆血管舒缩性鼻炎可采用翼状神经切除术。下鼻甲手术可用于慢性肥厚性鼻炎。 ◆治疗干燥性鼻炎需使用丰富的水化剂和油性软膏

概述 description	症状 symptoms	诊断 diagnosis	治疗 treatment
肉样瘤 sarcoidosis 病因不明的全身性肉芽肿病。 患者体内存在强烈的细胞免疫反应，特征性的损害表现为肉芽肿，其中央有巨噬细胞、上皮样细胞，周边为淋巴细胞、成纤维细胞、浆细胞。 肉芽肿的出现改变了肺的结构，使之产生纤维化、支气管扩张等	可无症状，也可伴有呼吸困难、干咳等症状，常见有胸廓内淋巴结肿大。 20%的病例中存在鼻黏膜红肿和息肉，喉肉芽肿可导致发音困难。 其他受到影响的器官有皮肤（狼疮、冻疮、红斑结节）、眼（葡萄膜炎、脉络膜炎）、肝脏、骨髓、脾、神经系统、心脏、内分泌系统和生殖系统	诊断依靠对肉芽肿的活组织检查，结合相应的临床表现及放射学所见。肺组织活检是较常采用的	◆近1/3患者在1~2年后自愈，另有1/3患者病程进展，其余则相对稳定。 ◆一旦出现关键器官的严重损害，可用皮质激素治疗
硅肺 silicosis 吸入二氧化硅灰尘(石英)引起的肺病。二氧化硅粉尘由矿工、陶工和冶炼工在从事金属采矿及石材、花岗岩、砂岩切割加工的过程中产生。 当这些粉尘吸入时，被巨噬细胞吞噬产生炎症反应，进而导致肺组织纤维化	通常这些粉尘被吸入20~30年后才出现症状。 胸透时可见典型的小圆形损害(硅肺瘤)。该病可表现为无症状或轻微的咳嗽和呼吸困难。当单一的小瘤逐渐融合为大片纤维化组织，呼吸困难和咳嗽会变得严重并常伴有感染等并发症。有些病程发展快的主要原因是在短期内吸入大量的粉尘。硅肺被认为是肺结核和肺癌的易发因素	该病的诊断须结合病史、体检和胸片检查	◆可通过减少粉尘的散发和广泛使用口罩来加以控制。 ◆工人应定期进行X线检查，一旦出现肺纤维化，病程便不可逆转
鼻窦炎 sinusitis 鼻窦内黏膜的炎症，常常是由于窦腔堵塞，引流不畅，继发感染导致。鼻窦闭塞可导致鼻中隔偏曲、鼻息肉、抵抗力降低、黏膜纤毛清除力下降（感染）。急性鼻窦炎最常见的病菌主要是肺炎球菌、嗜血杆菌、流感杆菌、莫拉克菌。慢性鼻窦炎通常由厌氧菌引起。儿童以筛窦感染较常见，成人则为上颌窦炎	在急性病例，症状包括头痛、流鼻涕，由于窦内压力增高导致头重和触压痛，其他症状包括呼吸困难、发热、嗅觉障碍。 慢性鼻窦炎的症状较轻，流鼻涕，呼吸不畅，鼻音	该病诊断基于病史、鼻窦X线片、鼻镜和口咽检查，CT可进一步明确X线检查结果	◆急性鼻窦炎可采用抗生素和血管收缩剂以改善鼻旁窦的通气。 ◆慢性病例和急性伴有严重反应病例必要时采用外科治疗
扁桃体炎 tonsillitis 扁桃体的炎症，通常由细菌（链球菌、葡萄球菌）感染而致，少数由病毒引起。所有人都可发病，但以学龄前儿童多发	患者表现高热、全身不适、吞咽困难、耳痛。常见并发症为扁桃体周围脓肿，脓液集中在扁桃体，可累及腭垂达健侧。全身性并发症通常在链球菌感染后出现，如肾小球肾炎、风湿热等	检查咽喉可见明显的扁桃体肿胀，无出血时明显可见脓液和一层白膜覆盖在扁桃体上。可用棉签在咽喉后壁擦拭脓液或黏液提取样本做微生物病因检查	◆细菌性扁桃体炎可采用抗生素和解热镇痛药治疗。 ◆每年发作7次以上或近两年发作5次以上，近3年发作3次以上的患者需外科切除扁桃体
声带结节 vocal fold nodule 位于声带上、比息肉硬的非癌性结构，一般为双侧性，通常是因声带长期用力发音引起，如女性歌唱家	主要症状为发音困难（嘶哑）和言语障碍	诊断依靠声带检查（间接喉镜）和活组织检查	◆初始治疗可采用声学疗法，若小结节没有改善，可考虑外科手术
声带息肉 vocal fold polyp 位于声带上的一种良性肿块，通常因声带使用过度、慢性过敏反应、吸烟和吸入刺激性气体造成。多数位于声门前区，单侧	一般表现为长期的发音困难（声嘶）和说话障碍	诊断依靠声带检查（间接喉镜）和活组织检查	◆外科切除（息肉切除术）

泌尿系统 urinary system

人体细胞在复杂代谢过程中不断产生代谢废物。如果这些废物没有从血液中滤出，将导致血液成分的改变，代谢废物的堆积，并产生毒性作用。泌尿系统具有清除血液中代谢废物的功能。

肾脏位于双侧腹后壁腹膜后，呈卵圆形，具有滤过和净化血液的功能。血液经双侧肾动脉进入肾脏循环净化。肾单位是肾脏最小的功能单位。每侧肾脏均由许多肾单位组成。血液流经肾单位时滤过的物质中有用部分被重吸收，剩余的水和其他代谢产物在肾脏形成尿液，通过尿道排出体外。除小婴儿外人体尿道括约肌可控制排尿过程。

除清除代谢废物外，肾脏还可通过调节水和电解质维持机体内环境的平衡和稳定。虽然其内在机制并不清楚，但肾脏可随时调整使内环境稳定，这一过程由不同激素调节。

肾脏分泌肾素调控血压平稳，通过活性维生素D调控骨骼钙的含量，通过分泌促红细胞生成素参与红细胞发育过程。

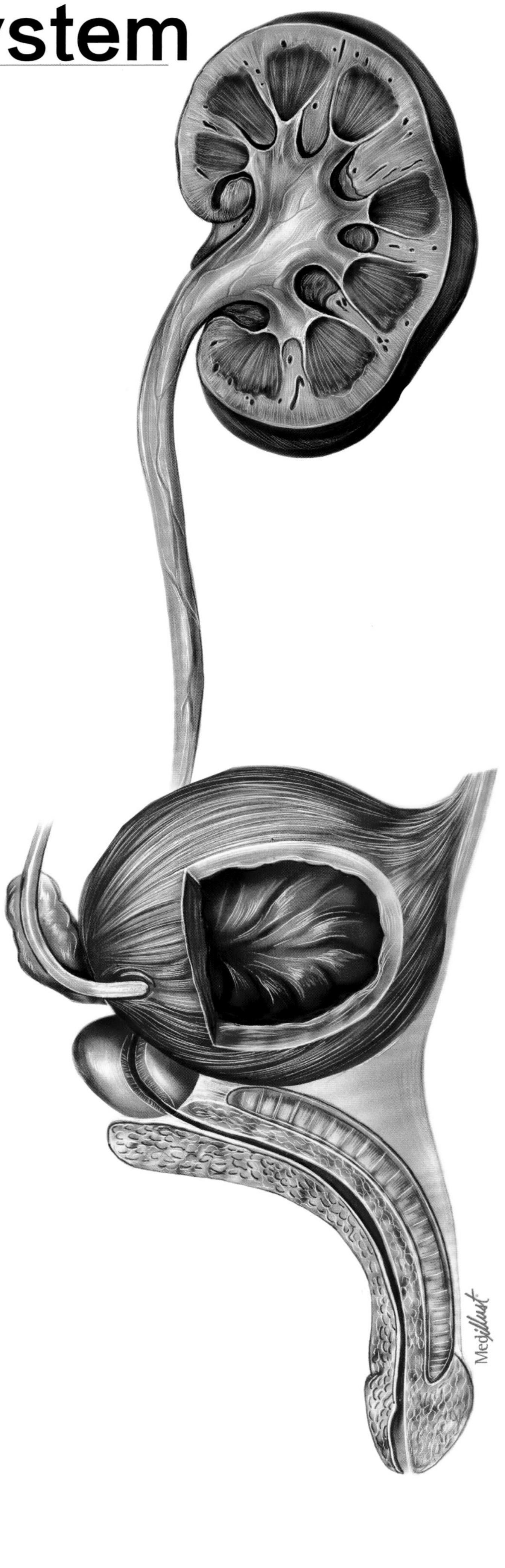
Medillust

男性泌尿系统 male urinary system

整体前面观 general anterior view

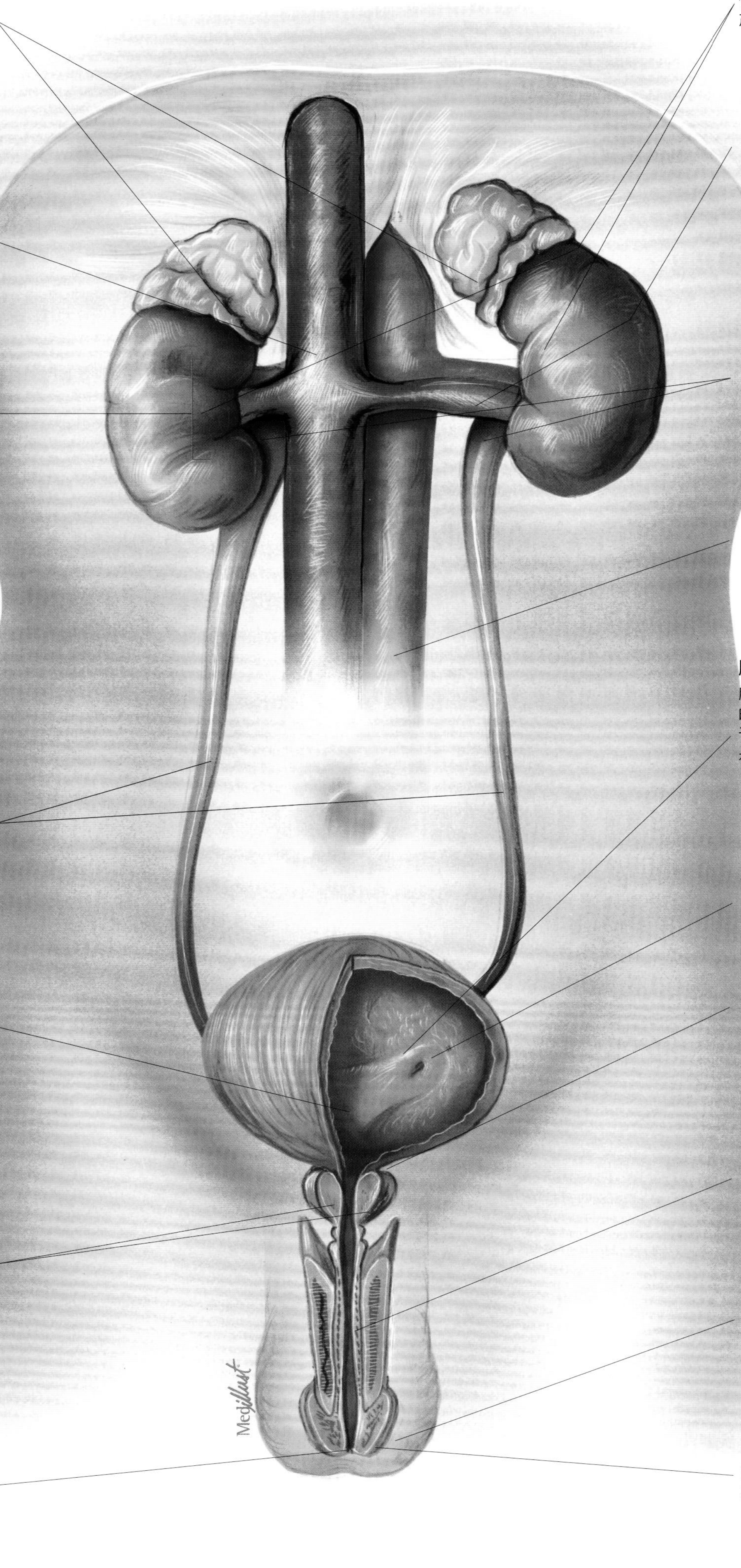

肾上腺 suprarenal capsule

肾上腺位于肾的上端，分泌多种激素，如肾上腺素、去甲肾上腺素、糖皮质激素、盐皮质激素和性激素

下腔静脉 inferior vena cava

下腔静脉较粗大，在腹部平行于腹主动脉，穿过膈肌上行。汇集来自下肢、部分腹部器官的静脉血回流入右心房。经肝后收集肝静脉血，也收集双侧肾静脉血

肾门 renal hilum

肾内侧缘中部的凹陷为肾门，为肾的动静脉、神经、输尿管出入的门户

输尿管 ureters

输尿管是不规则的管道，起自肾盂下端，垂直穿过盆腔后部，输送尿液到膀胱。在女性与输卵管交叉

膀胱三角 trigone of the bladder

是膀胱底内面的一个三角形区域。底为两侧输尿管口的连线，之间为肌性皱襞。三角形顶端是膀胱颈

前列腺 prostate

是位于膀胱底部正中的一个腺体器官，仅存于男性。前列腺底部环绕尿道内口，穿经前列腺的尿道段称尿道前列腺部。前列腺的分泌物排入尿道内与睾丸产生的精子共同形成精液

尿道外口 external urethral meatus

是尿道末端在阴茎头的开口，位于阴茎远端，尿液与精液通过此口排出体外

肾 kidneys

位于腹后壁，腹膜后左右各一。肾净化血液并产生尿液

肾静脉 renal veins

左右肾静脉收集从肾滤过的血液运送到下腔静脉。在肾内由多个肾单位的小静脉汇集形成肾静脉，于肾动脉的前方从肾门穿出，注入下腔静脉，左肾静脉比右肾静脉粗大，位于肠系膜上动脉的下方

肾盂 renal pelvis

每个肾的3个肾大盏汇集成一个肾盂，汇集尿液。在肾门呈囊状，逐渐变细与输尿管相移行

腹主动脉 abdominal aorta

是腹部的动脉主干。来自心脏的动脉血由腹主动脉输送到腹腔各脏器。肾动脉是其分支之一

膀胱 bladder

膀胱呈囊状，是存储尿液的器官。由肾脏产生的尿液经输尿管输送到膀胱暂时存储。膀胱位于盆腔正中，耻骨联合后上，上面被覆腹膜，是腹膜外位器官。其后邻精囊腺，下邻前列腺

输尿管口 orifices of the ureter

是输尿管在膀胱的开口

膀胱颈 neck of the bladder

膀胱颈位于膀胱的底部，是尿道的起始部。膀胱壁肌层向内增厚形成尿道括约肌控制排尿

尿道 urethra

是尿液由膀胱排出体外的通道。男性的尿道长于女性，穿过阴茎，分为前列腺部、膜部、海绵体部3部分

包皮 prepuce

为包绕阴茎头部的皮肤。有伸展性，可以向后翻起暴露阴茎头，包皮与阴茎头腹侧面中线有一条皮肤皱襞称包皮系带

阴茎头 glans

阴茎末端的膨大部分，位于阴茎冠状沟的前方，有包皮覆盖

女性泌尿系统 female urinary system

整体前面观 general anterior view

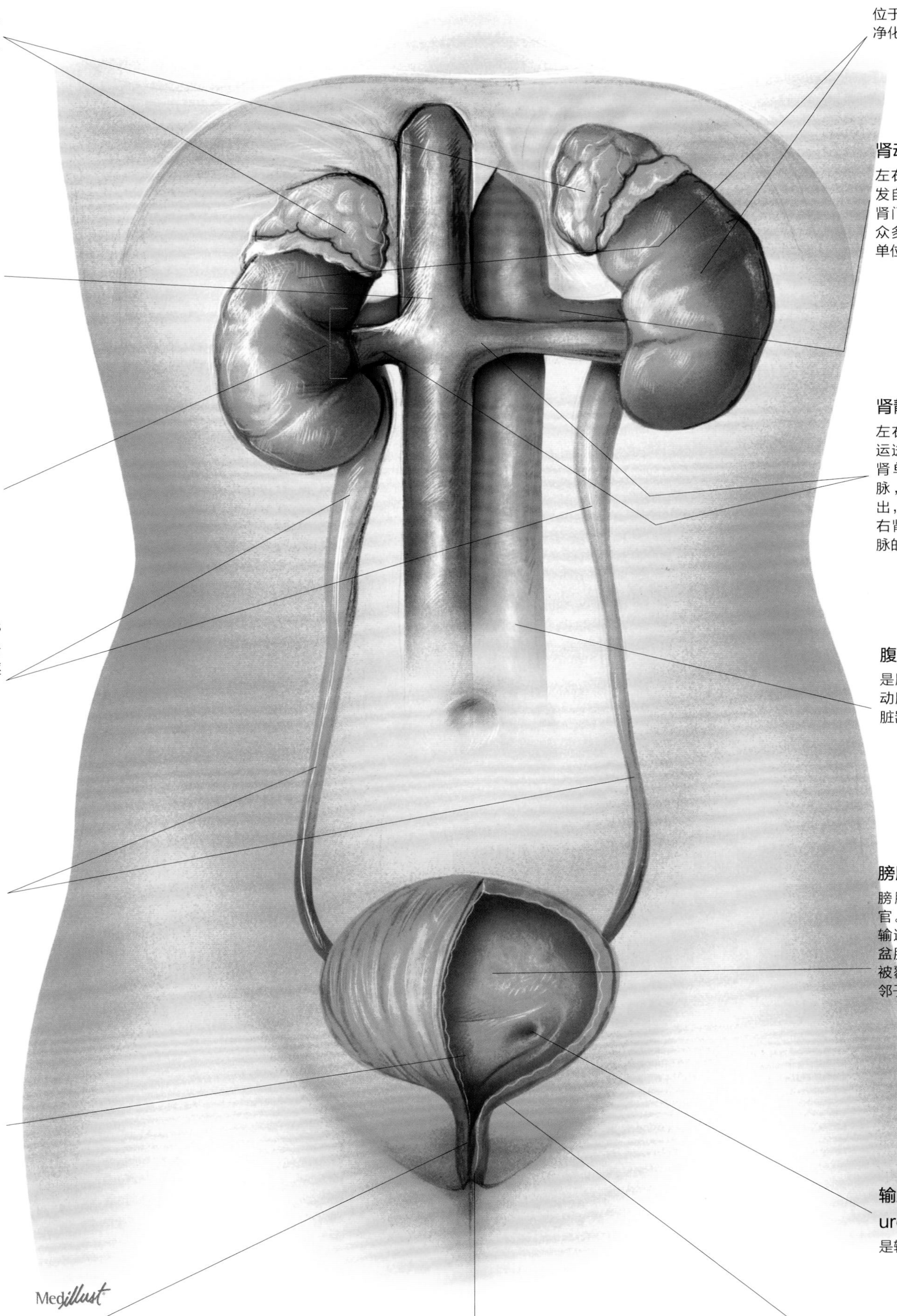
肾上腺
suprarenal capsule
肾上腺位于肾的上端，分泌多种激素，如肾上腺素、去甲肾上腺素、糖皮质激素、盐皮质激素和性激素
下腔静脉
inferior vena cava
下腔静脉粗大，在腹部平行于腹主动脉，穿过膈肌上行。汇集来自下肢、部分腹部器官的静脉血回流入右心房。经肝并收集肝静脉血，也收集双侧肾静脉血
肾门 renal hilum
肾内侧缘的中部凹陷为肾门，为肾的动静脉、神经、输尿管出入的门户
肾盂 renal pelvis
每个肾的3个肾大盏汇集成一个肾盂，汇集尿液。在肾门呈囊状，逐渐变细与输尿管相移行
输尿管 ureters
输尿管是不规则的管道，起自肾盂下端，垂直穿过盆腔后部，输送尿液到膀胱。在女性与输卵管交叉
膀胱三角
trigone of the bladder
是膀胱底内面的一个三角形区域。上界为两侧输尿管口的连线，之间为肌性皱襞。三角形顶端是膀胱颈
尿道 urethra
是尿液由膀胱排出体外的通道。女性的尿道比男性的短，是从膀胱颈到尿道口的通道，开口于阴道前庭
尿道外口 external urethral meatus
是女性排尿的开口。位于阴蒂下，阴道口上方
肾 kidneys
位于腹后壁，腹膜后左右各一。肾净化血液并产生尿液
肾动脉 renal artery
左右肾动脉是腹主动脉的分支，发自肠系膜上动脉的上缘，通过肾门进入肾。在肾内它们分支成众多的小动脉，将血液输送给肾单位
肾静脉 renal veins
左右肾静脉收集从肾滤过的血液运送到下腔静脉。在肾内由多个肾单位的小静脉汇集形成肾静脉，于肾动脉的前方从肾门穿出，注入下腔静脉。左肾静脉比右肾静脉粗大，位于肠系膜上动脉的下方
腹主动脉 abdominal aorta
是腹部的动脉主干，来自心脏的动脉血由腹主动脉输送到腹腔各脏器。它的分支包括肾动脉
膀胱 bladder
膀胱呈囊状，是存储尿液的器官。由肾脏产生的尿液经输尿管输送到膀胱暂时存储。膀胱位于盆腔正中，耻骨联合后上，上面被覆腹膜，是腹膜外位器官，后邻子宫
输尿管口 orifices of the ureter
是输尿管在膀胱的开口
膀胱颈 neck of the bladder
位于膀胱基底，是尿道的起始部。膀胱壁的肌肉层变厚形成尿道内括约肌，它的收缩控制尿液排出
Medillust

外面观 external view

肾 kidneys

肾是一对位于腹后壁的腹膜外位器官，形似蚕豆，内侧缘凹陷称为肾门。左肾位于胰腺后部，右肾位于肝脏和十二指肠之后。它们向后投影到背部的下部，位于腰部脊柱的两侧。坚固的肌肉组织和肋骨覆盖其上。肾脏过滤和净化血液并将体内的代谢产物合成尿液排出体外。肾上腺位于肾脏的上极

肾上腺被膜 suprarenal capsule

是位于每侧肾脏上极的结构，它包被肾上腺。肾上腺可以分泌很多激素

肾门 renal hilum

肾脏内侧缘的一个裂隙，其中走行着进出肾脏的结构，包括肾血管、神经和运送尿液的输尿管

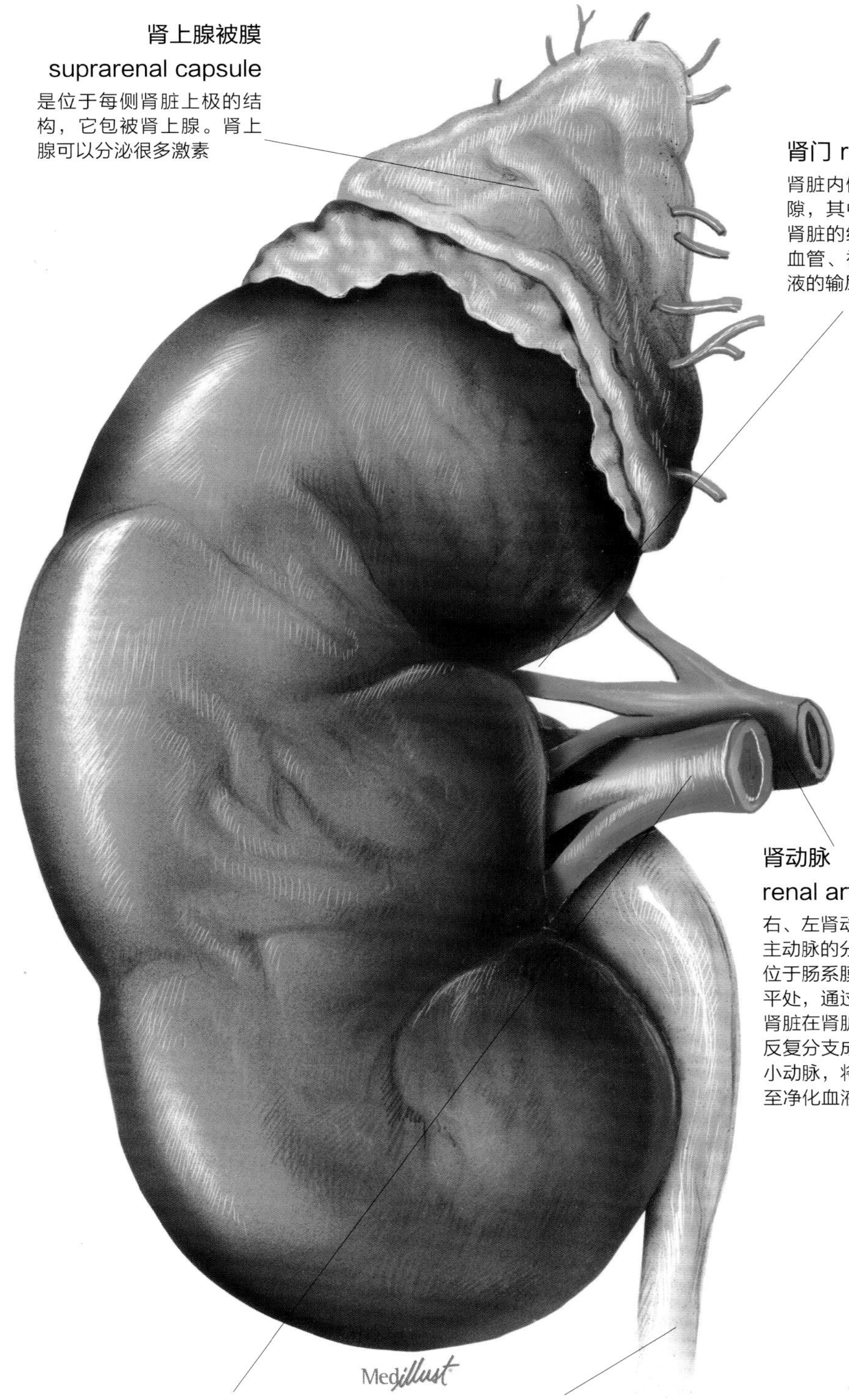

肾动脉 renal artery

右、左肾动脉均是腹主动脉的分支，分支位于肠系膜上动脉水平处，通过肾门进入肾脏在肾脏中肾动脉反复分支成为大量的小动脉，将血液运送至净化血液的肾单位

肾静脉 renal vein

左右侧肾静脉运送过滤后的血液进入下腔静脉。它们起于肾脏内部，收集来自肾单位的小静脉，走行于肾动脉的前面经肾门出肾，注入于下腔静脉。左侧肾静脉比右侧的粗大，走行于肠系膜上动脉的深方

输尿管 ureter

延续于肾盂的一对无固定管径的管道，垂直走行于腹腔的后部，将尿液输送至膀胱

内面观 internal view

肾乳头 renal papillae

肾乳头是肾锥体内部的顶点，通过肾乳头尿液可以从收集小管进入肾盏

肾盏 renal calyces

肾盏是承接从肾乳头流出尿液的小腔。每个肾含有3个大的肾盏，许多肾小盏分别组成肾大盏的上部、中部和下部

肾被膜 renal capsule

除了肾门部位，覆盖在肾脏表面的纤维膜称为肾被膜

肾髓质 renal marrow

位于肾皮质下部的区域，其中包含呈锥状的肾锥体

肾窦 renal sinus

位于肾脏中心的腔，被肾髓质包围，其中包含肾盏和肾盂

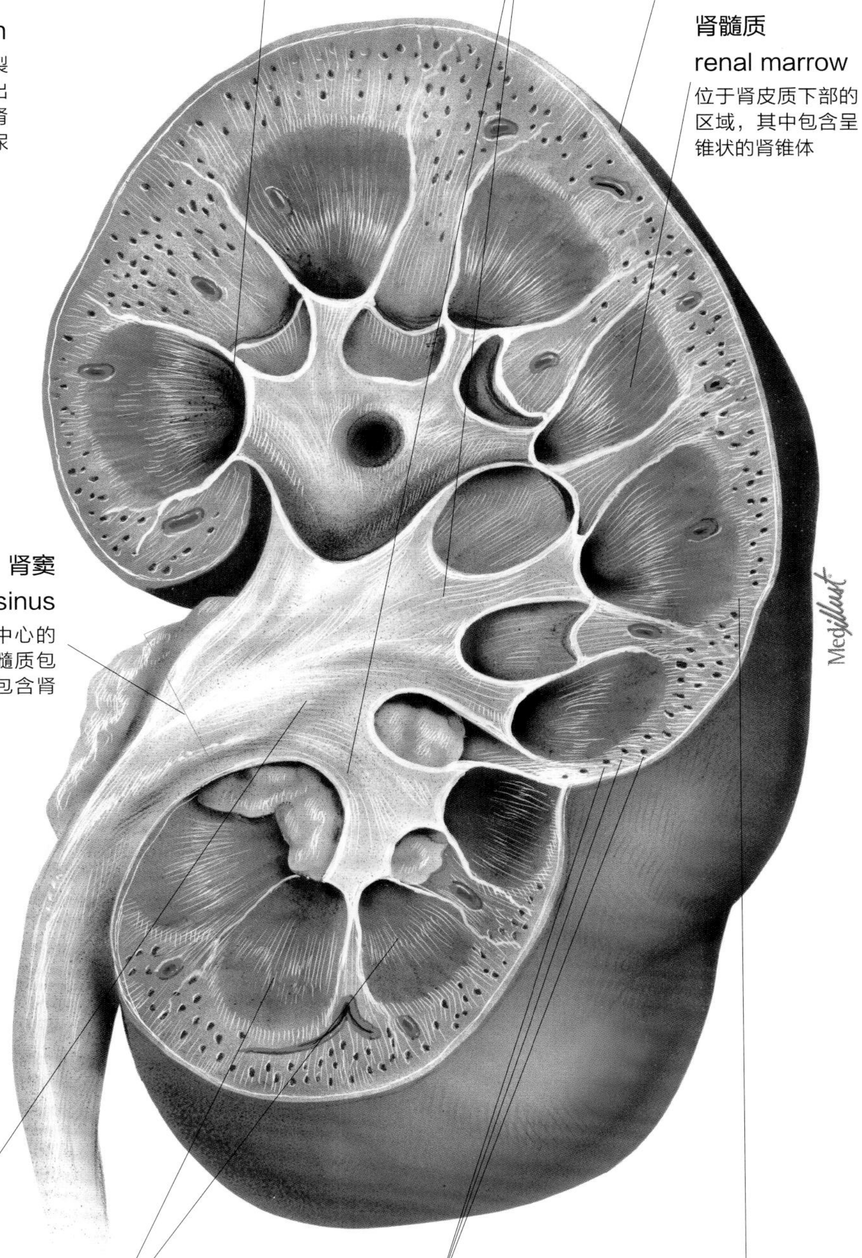

肾盂 renal pelvis

一个较大的腔，是尿收集系统的一部分，为3个肾大盏交汇处。起始于肾门，呈囊状，逐渐变细形成输尿管

肾锥体 renal pyramids

由过滤净化血液的小管组成的锥形结构，产生并运输含有代谢产物的尿液

肾小体 renal corpuscles

肾小体是位于肾皮质的微小结构，它接收小动脉输送的血液，过滤后将血液经小动脉运输出去。它们由大量的微小动脉聚集而成（肾小球），被一层膜包被（Bowmam膜）。它们是肾单位的基本组成部分

肾皮质 renal cortex

位于肾被膜下的致密组织，其中包含很多微小结构，即肾小体

肾脏 kidneys

微观结构 microscopic structure

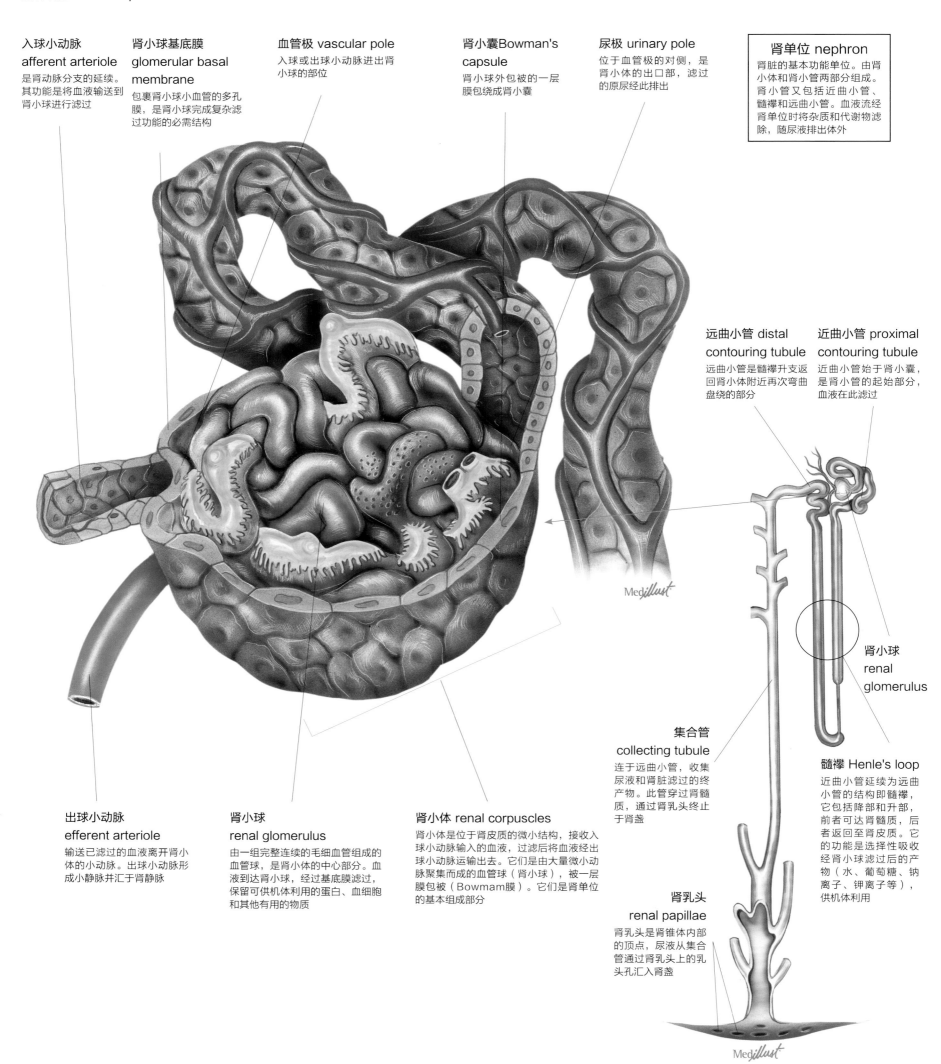

入球小动脉 afferent arteriole

是肾动脉分支的延续。其功能是将血液输送到肾小球进行滤过

肾小球基底膜 glomerular basal membrane

包裹肾小球小血管的多孔膜，是肾小球完成复杂滤过功能的必需结构

血管极 vascular pole

入球或出球小动脉进出肾小球的部位

肾小囊Bowman's capsule

肾小球外包被的一层膜包绕成肾小囊

尿极 urinary pole

位于血管极的对侧，是肾小体的出口部，滤过的原尿经此排出

肾单位 nephron

肾脏的基本功能单位。由肾小体和肾小管两部分组成。肾小管又包括近曲小管、髓襻和远曲小管。血液流经肾单位时将杂质和代谢物滤除，随尿液排出体外

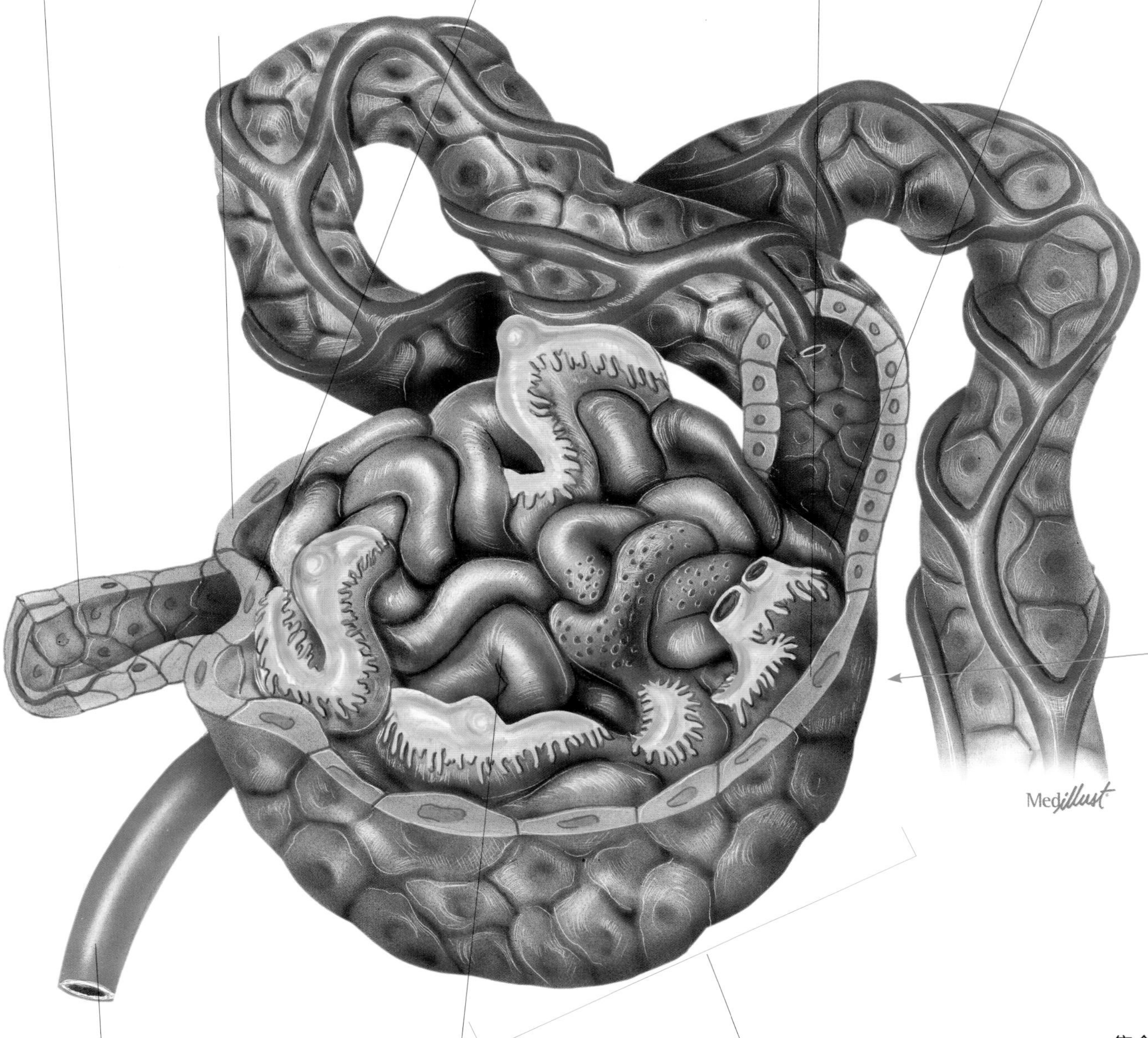

Medillust

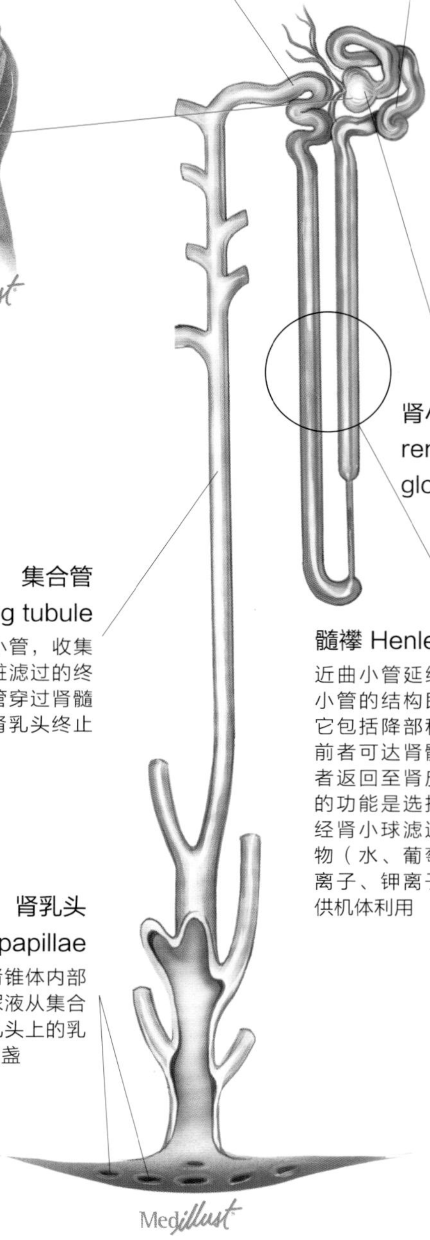

Medillust

远曲小管 distal contouring tubule

远曲小管是髓襻升支返回肾小体附近再次弯曲盘绕的部分

近曲小管 proximal contouring tubule

近曲小管始于肾小囊，是肾小管的起始部分，血液在此滤过

肾小球 renal glomerulus

集合管 collecting tubule

连于远曲小管，收集尿液和肾脏滤过的终产物。此管穿过肾髓质，通过肾乳头终止于肾盏

髓襻 Henle's loop

近曲小管延续为远曲小管的结构即髓襻，它包括降部和升部，前者可达肾髓质，后者返回至肾皮质。它的功能是选择性吸收经肾小球滤过后的产物（水、葡萄糖、钠离子、钾离子等），供机体利用

出球小动脉 efferent arteriole

输送已滤过的血液离开肾小体的小动脉。出球小动脉形成小静脉并汇于肾静脉

肾小球 renal glomerulus

由一组完整连续的毛细血管组成的血管球，是肾小体的中心部分。血液到达肾小球，经过基底膜滤过，保留可供机体利用的蛋白、血细胞和其他有用的物质

肾小体 renal corpuscles

肾小体是位于肾皮质的微小结构，接收入球小动脉输入的血液，过滤后将血液经出球小动脉运输出去。它们是由大量微小动脉聚集而成的血管球（肾小球），被一层膜包被（Bowmam膜）。它们是肾单位的基本组成部分

肾乳头 renal papillae

肾乳头是肾锥体内部的顶点，尿液从集合管通过肾乳头上的乳头孔汇入肾盏

男性输尿管、膀胱及尿道 male ureter，bladder and urethra

膀胱颈
neck of the bladder
膀胱颈位于膀胱的底部，是尿道的起始部。膀胱壁肌层向内增厚形成尿道括约肌控制排尿

膀胱 bladder
膀胱是存储尿液的中空器官，收集输尿管输送的尿液。上部被覆腹膜，为腹膜外位器官

输尿管 ureter

腹膜
peritoneum
覆盖在腹腔大部分器官与膀胱上部的一种浆膜

膀胱黏膜皱襞
mucous layer of the bladder
分布于膀胱内的纵行黏膜皱襞，在膀胱空虚时出现

膀胱肌层
muscular layer of the bladder
膀胱肌层是构成膀胱壁的主要结构。它由发达的逼尿肌组成，其收缩时排空膀胱

输尿管口
ureteric orifice
尿液从输尿管进入膀胱的口。口处由膀胱肌层形成一个瓣膜用于阻止尿液反流

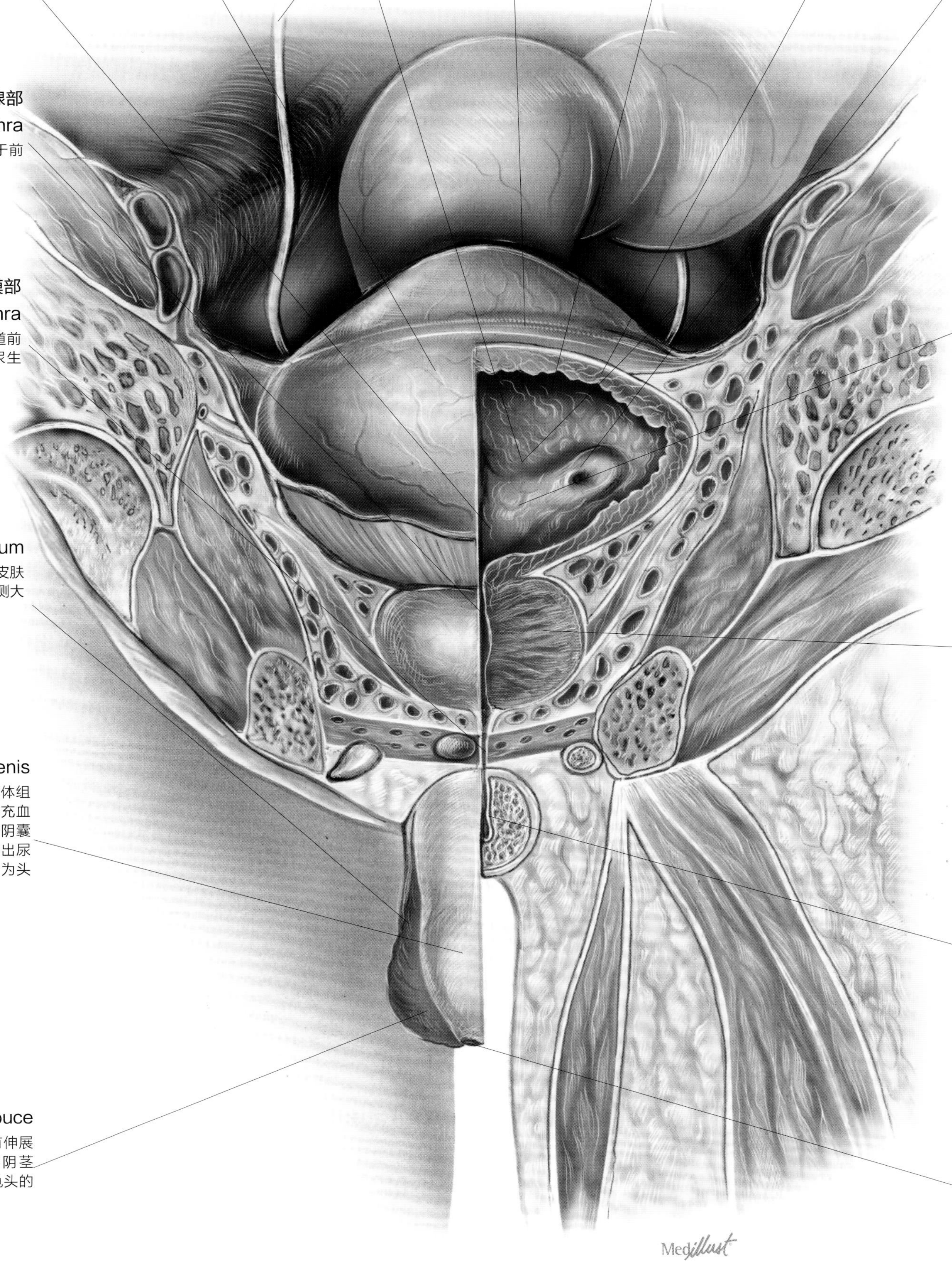
Medillust

尿道前列腺部
prostatic urethra
男性尿道的第1部分，位于前列腺内，起始于膀胱颈

尿道膜部
membranous urethra
尿道的第2部分，它是尿道前列腺部的延续，是穿越尿生殖隔的很短一段

阴囊 scrotum
男性会阴前部容纳睾丸的皮肤囊袋，位于阴茎下方和两侧大腿之间

阴茎 penis
男性外生殖器官。由海绵体组成，当性欲高涨时海绵体充血勃起。阴茎呈圆柱状位于阴囊前方，具有泌尿功能（排出尿液）和生殖功能。阴茎分为头部（龟头）、体部和根部

阴茎包皮 prepuce
包绕阴茎头部的皮肤，有伸展性，可以向后翻起暴露阴茎头，在它下方有一连接龟头的皱襞称为包皮系带

膀胱三角 trigone of the bladder
位于膀胱底部内表面的三角区。三角的底是两侧输尿管口的连线，顶为膀胱颈

前列腺 prostate
仅存于男性，底部邻接膀胱颈，环绕尿道内口。腺体的分泌物排入尿道内混合睾丸产生的精子共同构成精液

尿道海绵体部
penile urethra
续于尿道膜部，贯穿尿道海绵体。连通尿道外口，是尿液排出的途径

尿道外口 external urethral meatus
位于尿道末端的开口，在男性它位于阴茎远端，尿液与精液通过它排出体外

女性输尿管、膀胱及尿道 female ureter，bladder and urethra

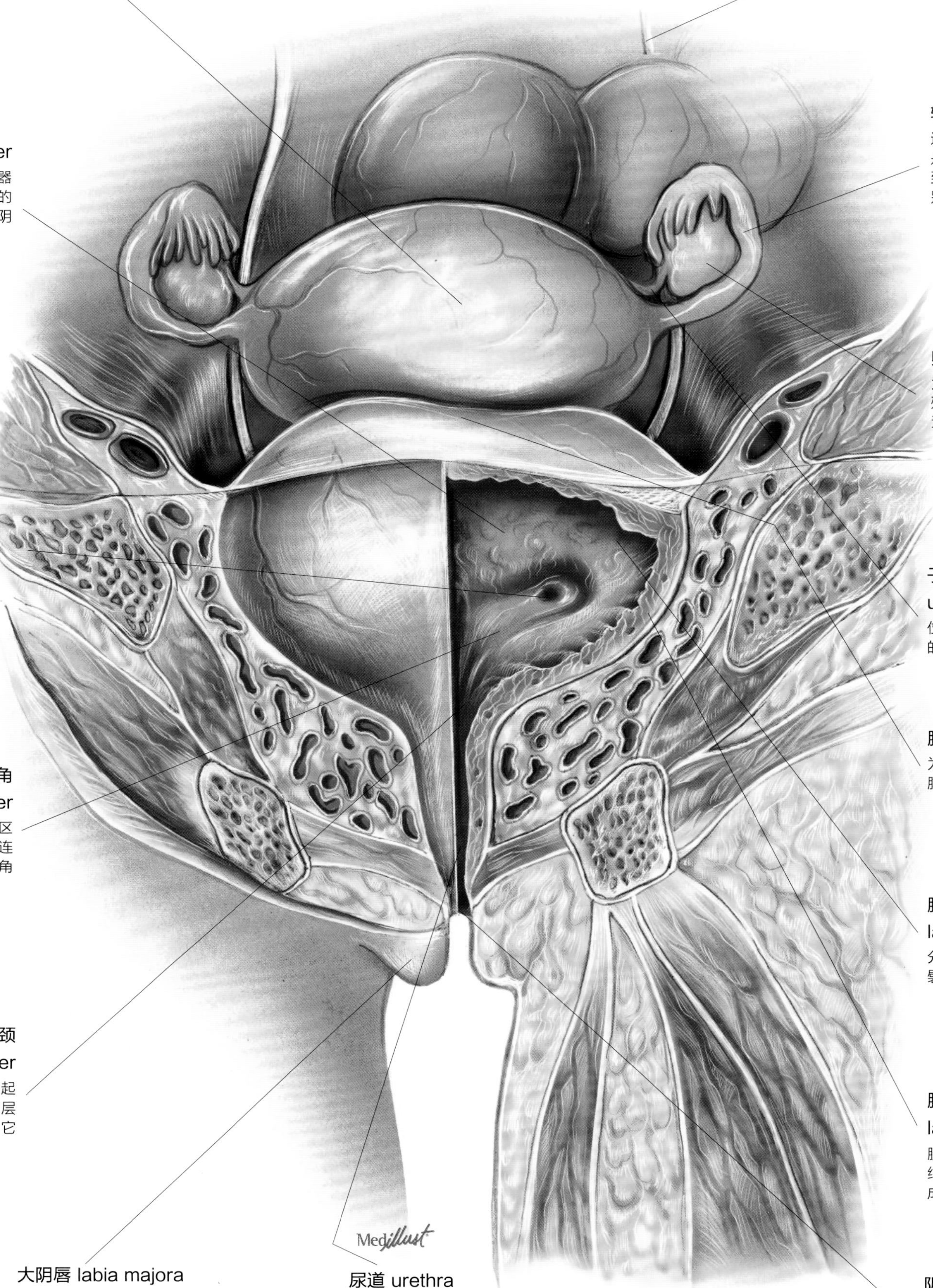
Medillust

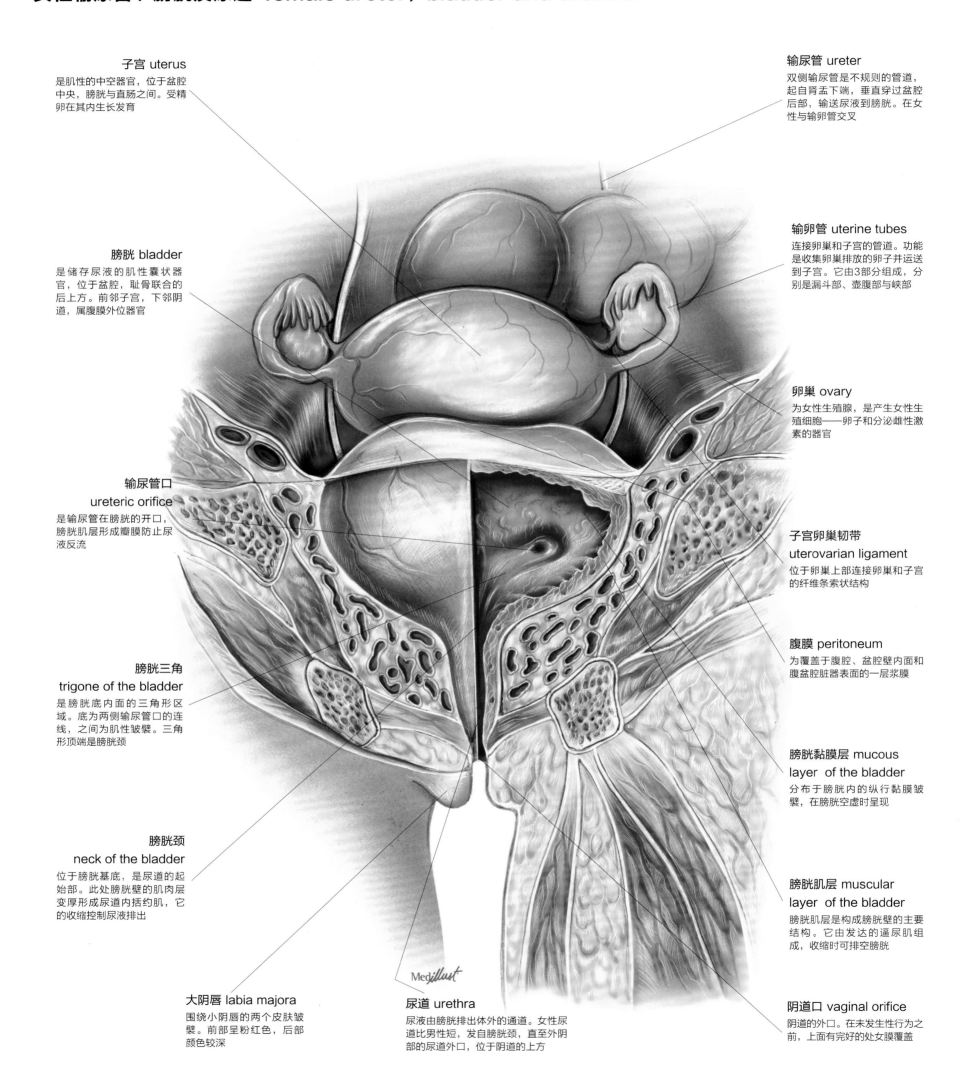

子宫 uterus
是肌性的中空器官，位于盆腔中央，膀胱与直肠之间。受精卵在其内生长发育

膀胱 bladder
是储存尿液的肌性囊状器官，位于盆腔，耻骨联合的后上方。前邻子宫，下邻阴道，属腹膜外位器官

输尿管口 ureteric orifice
是输尿管在膀胱的开口，膀胱肌层形成瓣膜防止尿液反流

膀胱三角 trigone of the bladder
是膀胱底内面的三角形区域。底为两侧输尿管口的连线，之间为肌性皱襞。三角形顶端是膀胱颈

膀胱颈 neck of the bladder
位于膀胱基底，是尿道的起始部。此处膀胱壁的肌肉层变厚形成尿道内括约肌，它的收缩控制尿液排出

大阴唇 labia majora
围绕小阴唇的两个皮肤皱襞。前部呈粉红色，后部颜色较深

尿道 urethra
尿液由膀胱排出体外的通道。女性尿道比男性短，发自膀胱颈，直至外阴部的尿道外口，位于阴道的上方

输尿管 ureter
双侧输尿管是不规则的管道，起自肾盂下端，垂直穿过盆腔后部，输送尿液到膀胱。在女性与输卵管交叉

输卵管 uterine tubes
连接卵巢和子宫的管道。功能是收集卵巢排放的卵子并运送到子宫。它由3部分组成，分别是漏斗部、壶腹部与峡部

卵巢 ovary
为女性生殖腺，是产生女性生殖细胞——卵子和分泌雌性激素的器官

子宫卵巢韧带 uterovarian ligament
位于卵巢上部连接卵巢和子宫的纤维条索状结构

腹膜 peritoneum
为覆盖于腹腔、盆腔壁内面和腹盆腔脏器表面的一层浆膜

膀胱黏膜层 mucous layer of the bladder
分布于膀胱内的纵行黏膜皱襞，在膀胱空虚时呈现

膀胱肌层 muscular layer of the bladder
膀胱肌层是构成膀胱壁的主要结构。它由发达的逼尿肌组成，收缩时可排空膀胱

阴道口 vaginal orifice
阴道的外口。在未发生性行为之前，上面有完好的处女膜覆盖

男性盆腔横断面 cross-section of the male pelvis

第3腰椎横断面 section at the height of the third lumbar vertebra

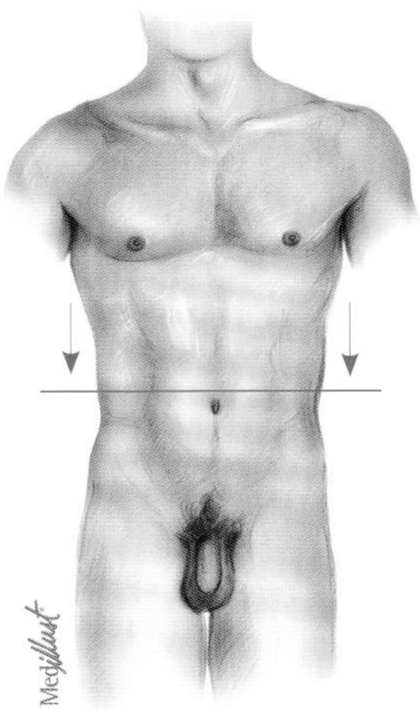

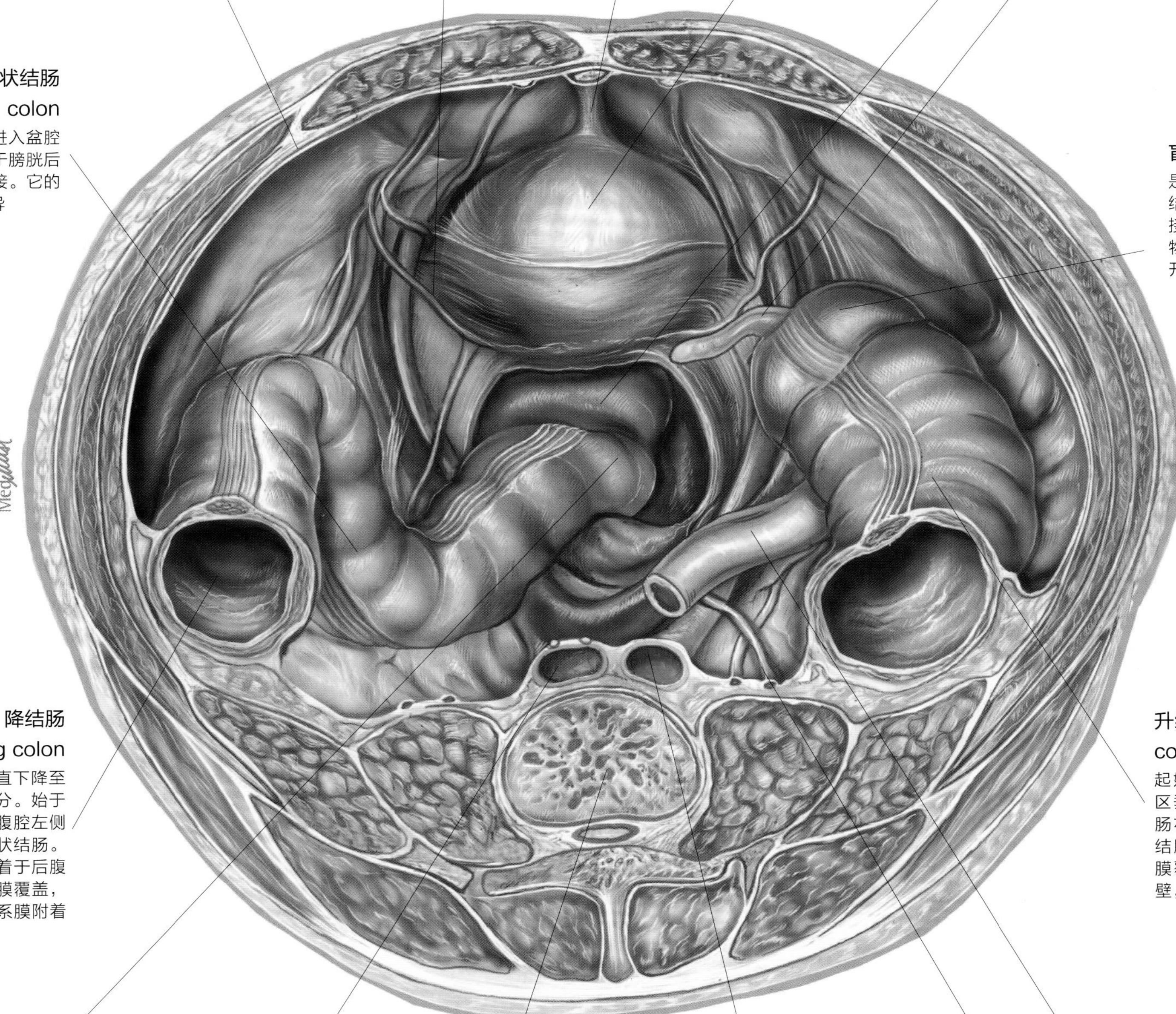

腹膜 peritoneum
由间皮及少量结缔组织构成的薄膜，呈半透明状。它分为两层：壁层腹膜和脏层腹膜。壁层腹膜附着在腹腔壁内表面，而脏层腹膜在脏器之间，包绕固定脏器。它覆盖肝脏、小肠、胃和部分大肠及脾脏，也覆盖膀胱上部

输精管 vas deferens
是连接睾丸和精囊的两条管道。发自附睾，连同精索穿过腹股沟管，上行进入盆腔，然后交叉绕过输尿管进入精囊

脐尿管 urachus
是连接膀胱与肚脐区壁层腹膜的一条纤维条索，是胚胎时期的残留物。在胚胎时期是一条管道，有排泄作用

膀胱 bladder
是泌尿系统的一部分，肾脏产生的尿液暂时贮存在其内。膀胱上面被腹膜覆盖，但它是腹腔外位器官

直肠膀胱陷凹 rectovesical pouch
腹膜壁层向下覆盖膀胱上面及后面，然后沿腹腔后壁上行，从而在膀胱和直肠之间形成封闭凹陷

阑尾 vermiform appendix
是一个开口于盲肠的圆柱状淋巴器官。阑尾壁含有大量黏液腺和淋巴细胞。阑尾长度因人而异。其发炎可引起阑尾炎。阑尾是一个类似扁桃体的淋巴样组织

乙状结肠 sigmoid colon
续自降结肠进入盆腔的部分，位于膀胱后方与直肠连接。它的形状因人而异

盲肠 cecum
是大肠的起始部分，连接升结肠，位于右下腹髂窝内，接受贮存来自小肠的代谢产物。盲肠包含回盲瓣和阑尾开口，分别连通回肠和阑尾

降结肠 descending colon
是由横结肠垂直下降至乙状结肠的部分。始于结肠脾曲，沿腹腔左侧下行延续至乙状结肠。其后侧直接附着于后腹壁，其余被腹膜覆盖，其下端有结肠系膜附着于盆腔后壁

升结肠 ascending colon
起始于盲肠，沿腹腔右外侧区垂直上行，至肝脏形成结肠右曲，移行于横结肠。升结肠只有前面和外侧面被腹膜覆盖，后面直接附着于腹壁，活动度较小

直肠 rectum
大肠的终末部分，是乙状结肠进入盆腔的延续，位于膀胱后方，属腹膜外位器官。直肠也是整个消化道的终末部分，通过肛门与外界相通，其末端形成膨大，称直肠壶腹

腹主动脉 abdominal aorta
穿行于腹腔的主动脉部分，位于脊柱前方。肾动脉是其分支

第3腰椎体 vertebral body of the L_3 vertebra
椎体被切断

下腔静脉 inferior vena cava
平行于腹主动脉上行并穿过膈肌的一条大静脉，收集下肢及腹部器官的静脉血，汇入右心房

输尿管 ureter
是将尿液从肾脏输入膀胱的细长管道。起始于肾盂，沿腹腔后壁垂直下行，注入膀胱

回肠 ileum
小肠的终末段。开口于盲肠。开口处有回盲瓣，食物残渣排入盲肠后回盲瓣可阻止其反流

女性盆腔横断面 cross-section of the female pelvis

第3腰椎横断面 section at the height of the third lumbar vertebra

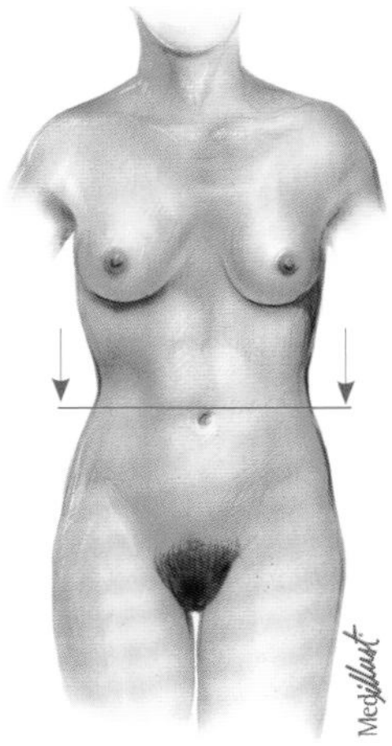

卵巢 ovary
位于子宫两侧的两个生殖腺，玫瑰红色。它在青春期开始活跃，生成卵子并分泌雌激素

圆韧带 round ligament
连接子宫壁和腹前壁的索状结构，穿过腹股沟管

阔韧带 broad ligament
把子宫和其他生殖器官连接到盆腔侧壁的一条宽韧带，类似的韧带还有悬韧带、圆韧带、子宫卵巢韧带和输卵管韧带

输卵管 uterine tubes
两个输卵管上邻卵巢，下接子宫上部。它的功能是将卵巢释放的卵子输送到子宫腔。它包括3部分：峡部、壶腹部、漏斗部

子宫 uterus
位于盆腔中央、膀胱后面、直肠前面的一个肌肉组织发达的空腔器官

脐尿管 urachus
是连接膀胱和肚脐的纤维索。它是胚性管退化的痕迹，在胚胎时期具有分泌功能

膀胱 bladder
泌尿系统的一部分，肾脏产生的尿液在没有排泄之前贮存在这里。它的上面被腹膜覆盖，是腹膜外位器官

直肠子宫陷窝 rectouterine pouch
居直肠和子宫之间，二者之间的腹膜反折处是腹膜腔的最低部位

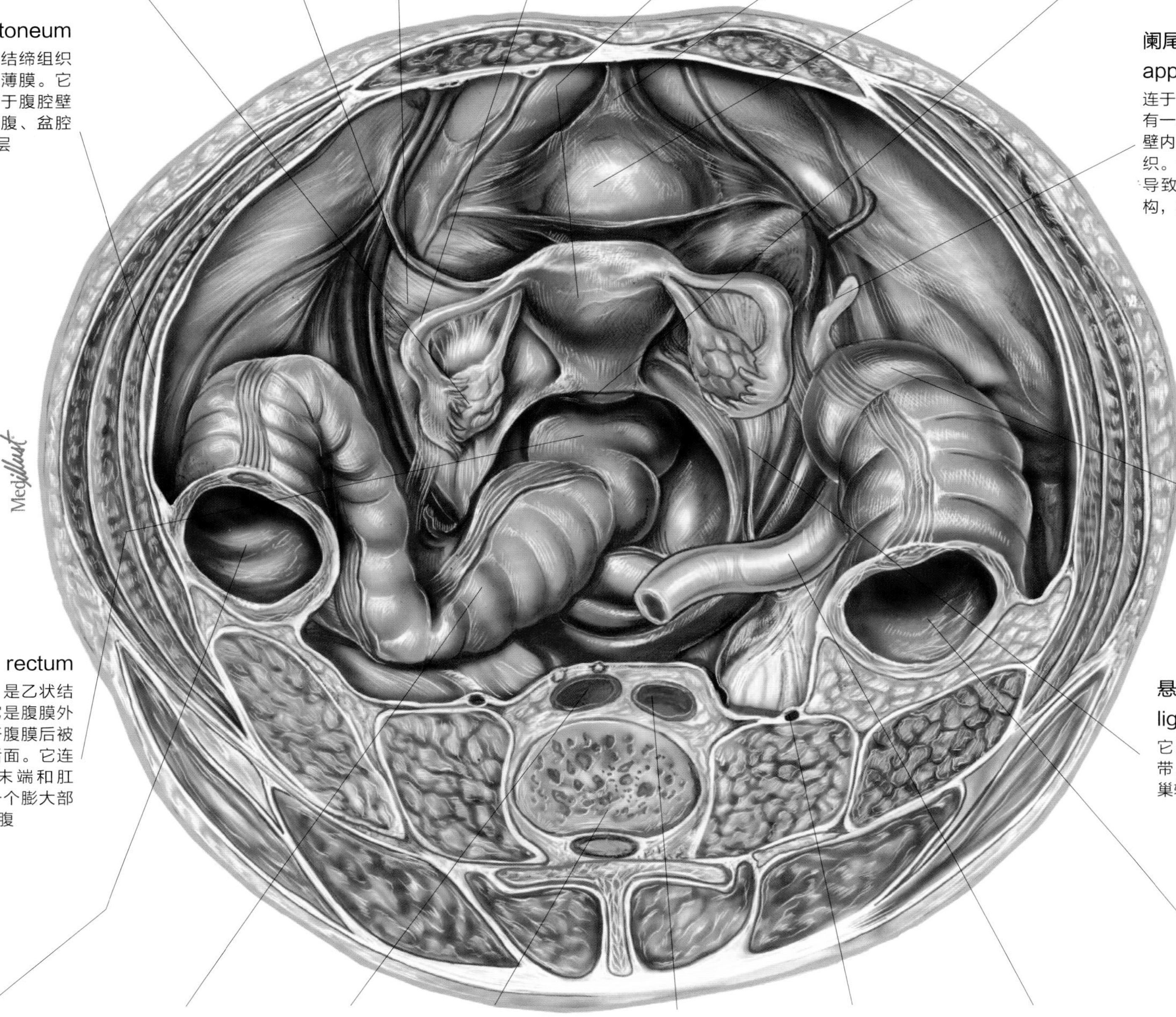

腹膜 peritoneum
由间皮和少量结缔组织构成的半透明薄膜。它分为两层：衬于腹腔壁的壁层和覆盖腹、盆腔脏器表面的脏层

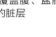

阑尾 vermiform appendix
连于盲肠的圆柱状淋巴器官，有一小的阑尾口和盲肠相通，壁内包含很多黏液腺和淋巴组织。长度因人而异。它发炎会导致阑尾炎。它是淋巴样结构，具有与扁桃体相似的功能

盲肠 cecum
大肠的始段，位于右髂窝。它的投影在腹腔壁的右下方。盲肠有一个囊形区段，贮存来自小肠的内容物。与回肠相连接处有回盲瓣

直肠 rectum
大肠的末端，是乙状结肠的延续。它是腹膜外位器官，离开腹膜后被固定在膀胱后面。它连接胃肠道的末端和肛门，末端有一个膨大部分叫做直肠壶腹

悬韧带 suspensory ligament
它是固定卵巢的最有力韧带，起自骨盆缘，向下至卵巢输卵管端，由腹膜形成

降结肠 descending colon
大肠的一部分，垂直下降至乙状结肠。从腹腔左侧结肠脾曲开始，在此连接横结肠。后面到达腹后壁，其余的被腹膜覆盖。在它的终端借韧带连于腹壁

乙状结肠 sigmoid colon
降结肠的延续，进入盆腔，在膀胱后面延续。它的形状因人而异

腹主动脉 abdominal aorta
大动脉的分支，垂直进入腹部，与椎管的前部相毗邻，它的分支包括肾动脉

第3腰椎体 vertebral body of the L_3

下腔静脉 inferior vena cava
平行于腹主动脉上行的粗大静脉，汇集下肢和腹部器官的静脉血，并输送到右心房。它位于肝脏的后面，收集肝静脉的血液。它还通过两条肾静脉收集肾脏的血液

输尿管 ureter
输送尿液从肾脏到膀胱的形状不规则的管道。由肾盂向下，终止于膀胱

回肠 ileum
小肠的最后一部分，借回盲口通盲肠，回盲口处有回盲瓣。食团经小肠进入大肠，回盲瓣可防止反流

升结肠 ascending colon
大肠的一部分，于腹部右侧垂直上行，从盲肠到肝区，在这里形成一个折角为结肠肝曲，移行为横结肠，前面仅有腹膜覆盖，因为后面紧贴腹壁，使这部分结肠活动度小

常见泌尿系统疾病main genitourinary disorders

概述 description	症状 symptoms	诊断 diagnosis	治疗 treatment
急性肾衰竭 acute renal failure 数周或数天形成的肾功能障碍，肾脏不能排出机体内的毒性物质。 它可以是血流减少引起的（肾前性肾衰），也可以是肾小球功能障碍、肾小管或肾血管引起的功能障碍（肾性肾衰），或者是尿液排泄不畅引起（肾后性肾衰）。 肾前性肾衰较多见，主要由血流减少（出血或脱水）、血容量从新分布（心肌衰竭或肝硬化）或者药物（非类固醇抗炎药等）引起。其次是肾后性肾衰，例如前列腺肥大或者肾结石引起肾衰竭	有70%的患者可引起尿液减少（少尿），症状是体液潴留，下肢水肿或急性肺水肿。高钾血症很常见，引起心律失常和肌肉功能障碍。 高镁血症引起痛性痉挛。 血液凝固性改变和代谢性酸中毒也很常见。 尿毒症（血液中尿素含量增加引起的一系列症状）很快出现，可有消化系统症状（厌食，呕吐），循环系统症状（心力衰竭，高血压）、神经系统症状（周围神经损伤、困倦、神志错乱）、皮肤、内分泌和代谢系统症状	血液化验可见尿素（蛋白质分解产物）、肌酐（肌肉中肌酸降解产物）、钾、镁增加等。实验室检查对区分肾脏感染和肾前性肾衰有帮助。 肾和腹部超声检查有利于排除梗阻性原因，必要时需做肾活组织检查	◆依据病因治疗。 ◆肾前性是由血流量减少引起的，最初的治疗包括补充液体和利尿剂。 ◆放置导尿管可以解决泌尿系统下段的阻塞问题。 ◆有些类型的肾衰竭是由免疫抑制剂或皮质类激素引起。 ◆高钾血症和代谢性酸中毒应尽快矫正。 ◆在有些病例中，血液透析有效
急性链球菌性肾小球肾炎 acute streptococcal glomerulonephritis 链球菌感染累及肾脏，出现蛋白尿、血尿、高血压、水肿和一定程度的肾衰竭。	儿童发病较常见，通常在链球菌感染后发病，开始症状是水肿、肉眼可见的血尿、蛋白尿和少尿。高血压较常见。在有些患者，可伴随头痛、呕吐和痉挛	临床发现很多患者有扁桃体发炎史，有足够的理由怀疑本病与其有关，咽培养可发现链球菌阳性。确诊还需要肾活检	◆链球菌感染的治疗需要抗生素。利尿剂、低盐饮食、液体疗法也有效果
镇痛药性肾病变 analgesic nephropathy 长期摄入镇痛药可导致肾中毒性损伤。最常见的药物是非那西汀和阿司匹林。 肾损伤程度依赖于摄入量的多少，1~3年内每天摄入非那西汀1 g或者阿司匹林总摄入量达到1~2 kg才会出现 。 它常见于慢性疼痛患者自我疗法引起的后期症状	30岁以上的女性多见，主要为慢性进行性肾功能衰竭的症状。 虽然通常未发现病原体，但是脓液已经出现尿液中（脓尿）。 需要根据血液和尿实验室检查作出诊断	静脉肾盂造影术是通过静脉注射对比剂到肾脏、输尿管和膀胱后进行观察。这个过程要保证肾乳头不受损伤	◆治疗包括暂时停用镇痛药，若同时需要治疗慢性痛和肾衰竭，可斟酌选择其一
前列腺增生 benign prostate hyperplasia 一种前列腺的良性增生。 它的病因还不确切，但是很显然与睾丸功能有一定的关系。 靠近膀胱颈并包绕男性尿道的前列腺增生，可引起尿路阻塞	尿路进行性梗阻出现一系列症状，如小便不畅、尿量减少和排尿费力、尿不尽及排尿时疼痛（前列腺综合征）。 随着梗塞的加重，会出现尿潴留	首先应该做的检查是直肠指检，也就是通过肛门用手指触诊前列腺。这有利于估计前列腺的大小、硬度，有利于排除前列腺癌。 经腹部或直肠超声检查可以作出准确判断。 前列腺特异性抗原（PSA ）是前列腺细胞产生的一种蛋白，前列腺逐渐增大，它在血液中的含量也就逐渐增多，但这并不是可靠依据	◆外科治疗的指征是在出现尿潴留，有肾积水、膀胱结石，出现泌尿系统感染等。外科治疗并不能解决并发症。 ◆根据其大小，采取腹部手术（前列腺较大）或者经尿道内镜手术（经尿道前列腺切除术）。 ◆非外科治疗可以用各种植物提取液，例如爬行类植物蓝棕属类，非洲刺李，小金梅草火炬花，荨麻等。临床证明，药物可以放松膀胱颈和尿道部的肌肉
膀胱癌 bladder cancer 是泌尿生殖系统第二常见的癌症。 大部分患者发生在移行上皮细胞（上皮细胞的一种，覆盖在肾盏、输尿管、膀胱和部分尿道）。 它与吸烟、芳香胺（纺织和橡胶工业）、环磷酰胺和依赖镇痛药等有关。 浅表癌、浸润癌或原位癌都有可能出现。 浅表癌位于表面，有很高的复发率。有的尽管经过治疗，但病灶还是向深处浸润。原位癌分布在上皮细胞，它有向膀胱深层浸润的趋势，发展为侵入性肿瘤	最常见的症状是血尿（尿液中出现红细胞），可以是肉眼血尿或者镜下血尿。 它有时表现为类似于膀胱炎的症状，例如排尿困难（小便时灼热或疼痛），排尿频繁，尿量少，尿急感，但是没有炎症依据	有可疑症状者可以做超声检查和泌尿系统造影，观察肿瘤的大小和是否在上泌尿道出现。 在多数患者，尿液中可发现肿瘤脱落细胞。 膀胱镜检查是经过尿道进行内镜检查，此外，可做活组织检查。 CT对发现转移灶很有帮助	◆表浅的肿瘤可以经尿道内镜作切除术（经尿道切除术）。为了防止复发，要配合化疗或者膀胱内BCG (Bacillus Calmette-Guerin)免疫治疗。 ◆如果肿瘤是侵入性的，必须外科切除，一般切除范围男性包括瘤体、膀胱和前列腺、输精管；女性包括子宫、输卵管和部分阴道。输尿管外置或者用肠作为贮尿装置。 ◆化疗对淋巴结转移病灶有效

概述 description	症状 symptoms	诊断 diagnosis	治疗 treatment
慢性肾衰竭 chronic renal failure 是肾脏排出代谢废物及维持体内水、电解质平衡的能力渐进性失衡。 它可以导致数月或数年的不可逆的肾损害。 该病以持续数周、数月或更长时间的肾单位减少及新生的有功能肾单位减少为特征。 总之，肾单位损害的病理改变终末期为慢性肾衰竭。发达国家常见的病因为糖尿病、高血压和肾小球肾炎	当肾功能减少至25%~35%时出现尿毒症。 尿毒症的神经损伤主要表现为周围神经，尤其是下肢疼痛、无力，随后导致运动障碍。 尿毒症脑炎表现为嗜睡、睡眠-觉醒周期改变、精神紊乱及惊厥。 经常发生皮肤疥疮和血肿。 通常因缺乏促红细胞生成素导致贫血和凝血机制障碍。 伴发高血糖、低钙血症、高磷血症、甲状腺功能亢进和自发性骨折	血中尿素、肌酐、钾、镁增加。 有贫血、低钙血症、肾体积变小预示着肾衰竭的慢性过程。 在一些情况下，肾活检对确定其病理类型很有意义	◆预防性治疗措施包括低磷低蛋白饮食（避免其分解代谢产物过多）、增加钙量及补充促红细胞生成素，有时要求限盐限水。 ◆终末阶段进行血液透析或肾移植很有必要
肾小球肾炎 glomerulonephritis 包括一组因肾小球免疫反应导致的疾病。 少于80%的肾小球受损时导致局灶性损害。 总之，这些疾病都与肾小球作为滤过单位发生抗体免疫损害有关	肾小球肾炎可表现为肾炎症状、肾病症状或急性肾衰竭	最终的诊断需要肾活检	◆根据病因选择治疗方案。 ◆一些情况下免疫抑制药物有用。 ◆血液净化（从患者血液中清除导致病理反应的抗原或抗体）治疗有效
肾盂积水 hydronephrosis 由于泌尿系统管道阻塞，导致其上部（输尿管、肾盂和肾盏）扩张。阻塞部位决定是单侧或双侧积水。 如果阻塞持续存在，尿液反流入肾脏，压力增大，最终导致肾功能损害。 最常见的阻塞部位是肾盂与输尿管移行部。 肾盂积水的常见原因有肾结石、输尿管狭窄、神经源性膀胱、输尿管先天发育异常、创伤后或感染后输尿管狭窄。 肾盂积水也有外源性病因：髂动脉瘤、泌尿系肿瘤、妊娠、肠炎和腹膜后肿瘤等	肾盂积水的症状取决于病因和病程。 如果是急性梗阻，表现为肾绞痛，以腰部为中心的疼痛，向周边及腹股沟、生殖器放射。 可能出现血尿（尿中有红细胞）、泌尿道感染。尿道梗阻表现为因持续产生尿液所致的膀胱膨大，如果疾病进展最终导致肾衰竭	超声或静脉造影可显示泌尿系解剖结构及梗阻位置，为病因提供依据，有时内镜下观察膀胱也很有用	◆治疗目的是重新使泌尿系恢复通畅，常采用碎石术（视结石梗阻部位而定）或手术。 ◆如果是急性梗阻或双侧梗阻，必须立即下导尿管排空膀胱或膀胱造瘘解除梗阻
肾炎综合征 nephritic syndrome 以血尿、蛋白尿和急性肾衰竭为特征，伴有水钠潴留。本病是肾小球急性自身免疫性反应的结果。 由于肾小球壁损害，使尿中出现红细胞和蛋白质等。该病最常见病因为肾小球肾炎（因链球菌感染所致）和肾脏的自身免疫性疾病	水钠潴留导致面部、眼睑、四肢水肿，高血压，少尿，肾衰竭	尿样生化检查有红细胞和蛋白支持诊断，贫血、淋巴系统受累或血中检测到特异性抗体均有助于病原学诊断	◆血液透析对于急性肾衰竭病人很有必要
泌尿系结石 nephrolithiasis 泌尿系统的各个部位都可以形成硬块儿状的结石。 尿液晶体渗透压是影响其形成的主要因素。 患者通常出现新陈代谢、尿液的改变。 结石通常由草酸钙、磷酸钙和尿酸组成，也可以由不含钙的磷酸盐、胱氨酸等组成	最常见的症状是肾绞痛，是因输尿管扩张刺激腰神经引起，并可以放射至侧腰部，腹股沟及外生殖器。患者疼痛不安，可以伴随恶心、呕吐和大汗。 当结石排至膀胱，患者常有尿频、尿痛及尿不尽的感觉。 有感染性结石存在于肾盂和肾盏（形成珊瑚状结石），患者主要表现为反复感染和血尿。40%的患者往往在2~3年内形成新的结石	可以通过观察尿液沉淀结晶物判断出结石的主要成分。 结石位置可以通过腹部X线片（90％的结石能显影）、肾脏B超、静脉尿路造影或者螺旋CT确定	◆初期，疼痛可以用抗炎药控制。 ◆已经无法自行排出体外的结石应该通过外科手术取出或者碎石后排出。 ◆经皮肾取石术能够利用内镜通过侧腹部小切口将结石取出，或者利用超声和激光碎石。 ◆体外碎石术可以利用震波碎石，使其自行排出体外。 ◆外科手术取石适用于结石较大或者其他办法无效的情况

概述 description	症状 symptoms	诊断 diagnosis	治疗 treatment
肾病综合征 nephrotic syndrome 以大量蛋白尿（每天尿液中含有3 g以上蛋白）、低蛋白血症、血脂增高和水钠潴留为特征的综合征。 往往由于肾小球损伤，造成诸如蛋白质等大分子物质渗入尿液中。主要见于肾小球肾炎、糖尿病肾病和肾淀粉样变	临床表现为面部及下肢水肿或全身水肿，因血凝固性高而易于形成血栓，易感染，可发生急性心肌梗死和脑卒中（由于血液高凝状态和高胆固醇血症），以及皮肤白斑和断发	临床血液和尿液检查鉴别诊断并找出其原因。 确诊则必须行肾组织活检	◆常规治疗措施包括休息，限制水盐的摄入。若无肾功能衰竭，则应该高蛋白饮食。 ◆血压及血脂异常应该用抗高血压药及降血脂药物（降低血胆固醇）控制。 ◆利尿剂应慎重应用
神经源性膀胱 neurogenic bladder 神经系统的损伤造成的膀胱正常功能的改变。 膀胱的正常功能由大脑皮质、脊髓、交感和副交感神经系统及躯体神经（阴部神经）共同调控。因此，神经系统任何水平的损伤都可以导致神经源性膀胱，包括脑梅毒、糖尿病、肿瘤、脊髓外伤、脑卒中、脱髓鞘病及退行性疾病等。 膀胱功能障碍可能是膀胱过度收缩或收缩无力，或者是膀胱括约肌紧张、逼尿肌和括约肌平衡的失调	常见症状为尿失禁。 ▲ 在低反应性膀胱：尿液潴留使膀胱扩张，患者因膀胱过度充盈而遗尿。 ▲ 在高反应性膀胱：膀胱不受神经支配持续痉挛而排空。 患者经常出现尿频、尿急、膀胱不充盈和感染	膀胱的解剖形态可以通过超声检查、泌尿系造影（通过静脉注射对比剂来显影的造影术）、逆行性膀胱造影（通过尿道注射对比剂的造影术）或者膀胱镜检查（通过光导纤维直接观察膀胱）进行评估。尿动力学检查可以判断残余尿量、膀胱内压和容积	◆低反应性膀胱可以通过放置导尿管排尿来治疗。导尿管可以临时或者长期应用，也可以由病人自己实施。 ◆高反应性膀胱也需要导尿管。必要时可以行括约肌切除术。 ◆阻止乙酰胆碱受体的药物能提高尿液贮存量。 ◆应该同时检查肾功能、尿路感染和结石形成情况，有异常及时治疗
多囊肾 polycystic kidney disease 是一种遗传性疾病。其特点是肾内生长出充满液体的囊肿，随着囊肿日益增大增多，逐渐取代有功能的肾单位，导致肾衰竭。分为两种类型。 ▲ 成人多囊肾显性遗传的基因通常定位于第16号染色体短臂。 ▲ 隐性遗传多囊肾则与定位于6号染色体的基因有关系	成人多囊肾多在40~50岁出现症状。 其主要表现是血尿与夜尿频多。 增加肾结石和尿路感染的发病率。30%病人可能合并肝囊肿、脾囊肿和子宫囊肿。 通常和脑动脉瘤有关。随着疾病发展逐渐出现肾衰竭症状。 隐性遗传的多囊肾病人肾脏出生时就扩大，影响肺部发育。其出现高血压和肾衰竭的时间更短	超声检查是首选。 可以发现肾脏轮廓不规则增大和若干囊肿。 子宫的检查有助于诊断	◆治疗主要针对并发症：高血压、泌尿系感染、肾结石和肾衰竭。晚期可以进行透析和肾移植。 ◆提供遗传信息咨询
前列腺癌 prostate cancer 男性生殖系统最常见的恶性肿瘤，在所有恶性肿瘤中发病率仅次于肺癌。 大多是发生在前列腺外周的腺癌。怀疑是雄激素在起作用，因为睾丸切除者腺上皮萎缩，癌的发病率也大大降低。 它可以波及到邻近器官（精囊腺、膀胱和直肠），也可以通过血液或淋巴转移到骨骼（骨盆、椎体、股骨、肋骨）、肺部、肝和肾上腺	多发于60岁以上的男性。 它的症状和良性前列腺肥大相似，伴有尿路梗阻，尿量和排泄的力度都下降，尿滴沥，尿潴留，尿痛。血尿也可能出现。 25%的患者在就诊时就出现了转移	直肠指诊为首选检查。 前列腺特异性抗原是一种由前列腺细胞分泌的蛋白质。如果有癌症的出现，血液中前列腺特异性抗原的水平会很高，但它也能出现在前列腺的良性疾病中。 直肠超声扫描可以提供腺体和邻近结构（精囊、膀胱或者直肠）的信息。 确诊依靠超声或是直肠指诊引导下的活体检查。 CT和MRI可以对远处转移进行评估。 放射性核素可以显示有无骨转移	◆根据患者和病灶的情况，治疗方法有很多种。 ◆小于70岁的患者，身体状况良好，根治性前列腺切除术是很好的方法。不过这可能会引起诸如大小便失禁和性功能障碍的并发症。 ◆如果癌肿局限，放射疗法与手术效果类似。 ◆药物疗法用于晚期癌的治疗。 ◆在发病早期或者估计存活时间很短的患者，积极的监护是需要的。 ◆近距离放射疗法，缓释(放射)疗法。 ◆冷冻疗法

概述 description	症状 symptoms	诊断 diagnosis	治疗 treatment
肾细胞癌、肾腺癌、肾上腺样瘤 renal cell carcinoma. Renal adenocarcinoma. Hypernephroma. 常见的肾肿瘤，最常起源于近端小管的细胞，与染色体变异、肾源性红细胞增多症和先天畸形有关	典型症状包括血尿、疼痛和在腹侧面有硬块。 最常见的是血尿。体重减轻，贫血或高血压也可能出现。 往往在就诊的时候已经有远处转移	超声多用来鉴别诊断。 CT能提供肿瘤体积、对局部的侵入程度和转移灶的准确信息。 针吸活组织检查也很有必要	◆当肿瘤局限在肾实质时，手术切除肾和肾上腺（全肾切除术）是治疗措施。 ◆在一些特别的病例中（肿瘤的体积很小，而且局限于一个肾脏）部分切除术也可以考虑。 ◆化疗、放疗、激素疗法还有免疫疗法的作用都不是很理想
肾性高血压 renovascular hypertension 继发性高血压中很常见的一种，主要是肾脏血液灌注减少促使肾素-血管紧张素-醛固酮系统的激活而致高血压。常见病因包括肾动脉纤维肌肉结构不良、纤维发育不良，多发性神经纤维瘤，Tokayaso关节炎，动脉硬化等	在35岁以下的女患者（肾动脉纤维肌肉结构不良）或是50岁以上的男患者（肾动脉硬化），没有家族史出现突发的血压升高。 高血压会对其他器官造成伤害，比如视网膜、心脏、神经系统，而且伴有肾功能的退化	明确诊断依靠肾血管造影法（动脉注射对比剂，通过X线可以看到狭窄），可以确定手术类型和肾动脉循环的损伤程度。 其他的检查有肾素测量、放射性核素显像、肾脏多普勒超声扫描、MRI和CT	◆肾脏血管成形术适用于血管纤维发育不良的年轻患者，肾动脉有损伤的动脉硬化患者，或者进行性肾衰竭患者。 ◆成形术主要有经皮腔内血管成形术和旁路手术。 ◆血管成形术包括通过外周动脉（股动脉或桡动脉）导入末段带一个球囊的导管，球囊在梗阻的部位开始膨胀，然后放气来提高血流量。它也可以和支架合用，扩大动脉的内腔。 ◆联合应用降压药物
尿失禁 urinary incontinence 无法自主控制尿液的排放。可暂时出现，一般继发于尿道感染、谵妄、中毒，或是慢性、永久性的。 包括压迫性尿失禁（相关因素有雌激素缺乏、解剖缺陷或神经损伤）、欲望性尿失禁（与逼尿肌的痉挛性收缩有关）、溢流泄漏（当膀胱已经充满或尿量到达极限而使尿液少量流出），还有功能性尿失禁和混合型尿失禁。 婴儿在晚上会出现尿床，甚至持续至五六岁	在运动后或做增加腹内压和膀胱内压的动作时，比如咳嗽、大笑、喷嚏、举重物等会出现暂时尿失禁。以女性多见。 欲望性尿失禁是突然想排尿，但没有控制排尿的能力。 功能性尿失禁可能由身体或心理问题引起	诊断依靠病因学。 通过病史和体格检查可以确诊压迫性尿失禁。 通过超声或气囊导尿管的方法可以对排尿后膀胱的残余尿量进行有效的测量	◆压迫性尿失禁可以通过改变行为动作方法而阻止（每2~3 h排尿1次从而保持膀胱的空虚），也可伴以膀胱肌肉的特殊训练。 ◆有些病例，舒张膀胱的药物也很有用。 ◆对压迫性尿失禁的女性来说，用雌激素治疗很有效。通过特殊的训练可以加强盆肌（Kegel训练），药物可以有效控制括约肌。 ◆推荐用特定规格的内衣和尿不湿。 ◆手术治疗多用来消除梗阻或尿道、膀胱颈的畸形
泌尿道感染 urinary tract infection 从肾脏到尿道的微生物感染。从解剖上划分，分为：上尿路感染，包括肾盂肾炎；下尿路感染，指膀胱炎或是尿道炎。 ▲ 女性高发是因为她们的尿道短，并且阴道中常有病原体寄居。 ▲ 最常见的病原体是细菌，如大肠杆菌、变形杆菌、克雷白杆菌、假单胞菌。病毒和真菌感染少见。 放置尿管后易发生尿道感染。 一个没有泌尿道症状患者的两份尿液样本中，如果有着显著数量的细菌（菌落超过10^6/ml），称为无症状菌尿。这在老年人及留置尿管的患者中常见	膀胱炎有以下特征：排尿困难，伴随耻骨上疼痛的尿急以及无发热的臭尿。 有时会有血尿。 女性和老年人的尿失禁相对常见。 上尿路感染表现多样，有发热、腰痛，从轻度感染到重度的低血压和休克等症状	除了临床表现，细菌学检验和尿培养是必要的。 尿液中发现白细胞或是尿培养中菌落超过10^6/ml都作为诊断标准	◆用抗生素来治疗感染。 如果致病病原体通过尿液培养得到鉴别，那么在考虑了抗生素的敏感性后就应立即应用合适的抗生素。 ◆对于非复杂型的下尿路感染的女性患者，应给予短期治疗或7d的常规治疗，然而对于上尿路感染，则需要长期的治疗方案，有时静脉途径用药是必要的。 ◆5岁以下儿童、孕妇、免疫抑制患者、术前患者，或是泌尿外科操作之前，一些特定细菌变形菌感染，含有这些情况的无症状细菌尿必须进行治疗

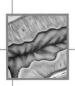

生殖系统 reproductive system

所有物种都具有种族繁衍能力。人类拥有复杂的繁殖机制，在神经系统和内分泌系统控制下，通过男性与女性的结合行为产生新个体。

人类生殖是有性生殖，以子宫内男性生殖细胞（精子）与女性生殖细胞（卵子）结合为基础。精子与卵子结合发育成受精卵并植入子宫壁。在此细胞迅速增殖形成胚胎，接着发育成为胎儿，最终新生命降生。这一过程称为妊娠。来自父母双方的等位基因决定新个体的基因组成。

46条染色体决定人类细胞的基因组成，包括44条常染色体和2条性染色体，其中性染色体决定婴儿性别。男性性染色体为XY，女性性染色体为XX。在成熟的最终阶段，精子与卵子都分裂其遗传物质，分别为新生儿提供23条染色体（22条常染色体和1条性染色体）。

生殖器官因性别而异：男性生殖系统由阴茎、输精管、睾丸等组成，女性生殖系统由卵巢及输卵管、子宫、阴道及外阴等组成。

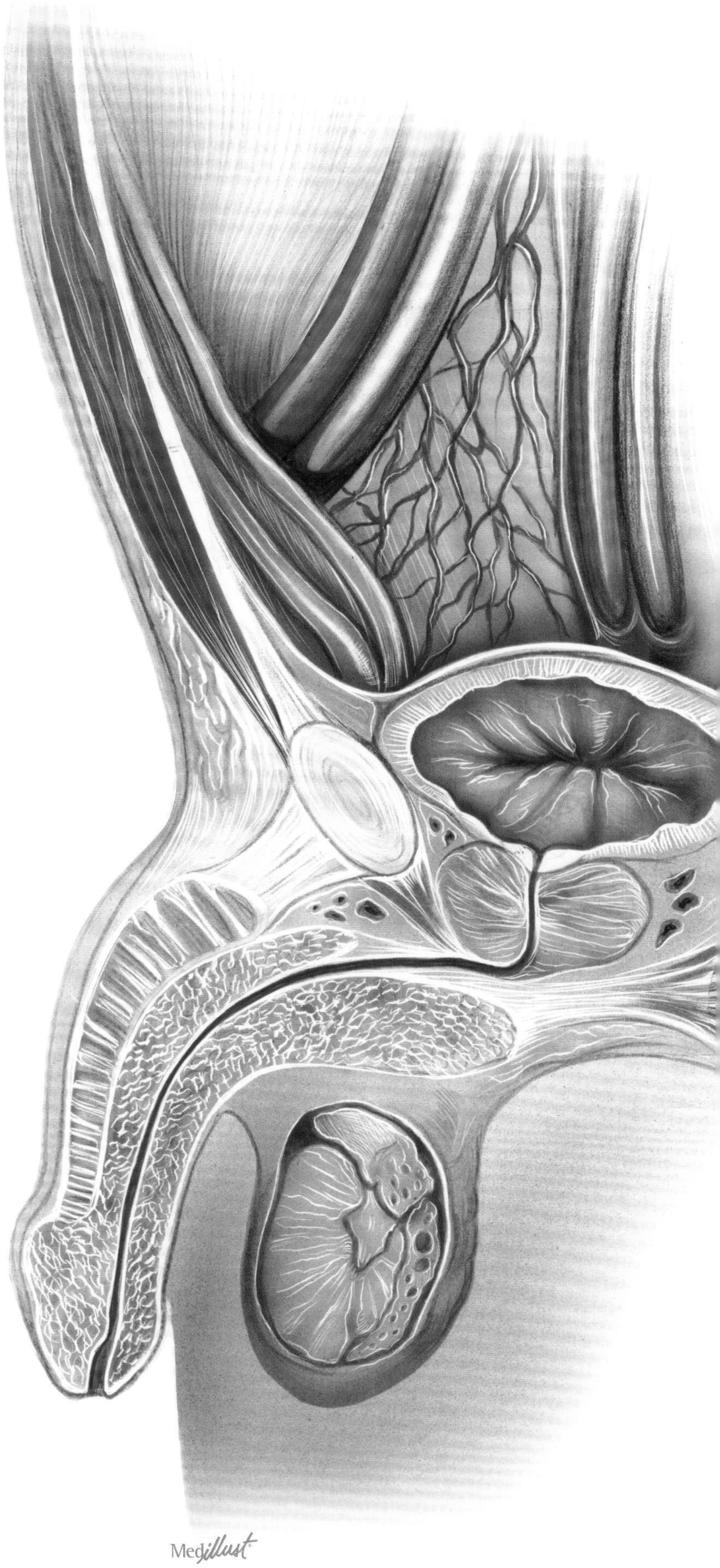
MedIllust

男性生殖系统 male reproductive system

前面观 frontal view

腹股沟韧带（股弓）inguinal ligament（crural arch）

张于髂前上棘至耻骨结节间的纤维索，为腹外斜肌腱膜的延伸。位于腹股沟皮肤皱褶附近，为腹区和下肢股区的分界

输精管 vas deferens

连通睾丸与精囊的管道。起自附睾，作为精索的一部分通过腹股沟管，上行至盆腔与输尿管相交，终于精囊

输尿管 ureters

输送尿液到膀胱的外形不规则导管。该管由肾盂下行，垂直经过腹腔后部，与输精管交叉后，注入膀胱

骶骨 sacrum

由几块骶椎融合而成，呈三角形。位于脊柱基底，上方与第5腰椎相连结，侧方与髂骨、坐骨、耻骨连结，构成骨盆

直肠 rectum

为大肠终末部分，延续于乙状结肠，位于盆腔内。属腹膜外位器官，位于膀胱后。直肠构成消化道末端，并与排泄粪便的肛门相通

耻骨 pubic bone

髋骨由3块骨合成，耻骨为其前下部。此区域内有被称为耻骨嵴的粗线，为股部及骨盆肌肉附着处。内侧面与对侧相接，构成耻骨联合

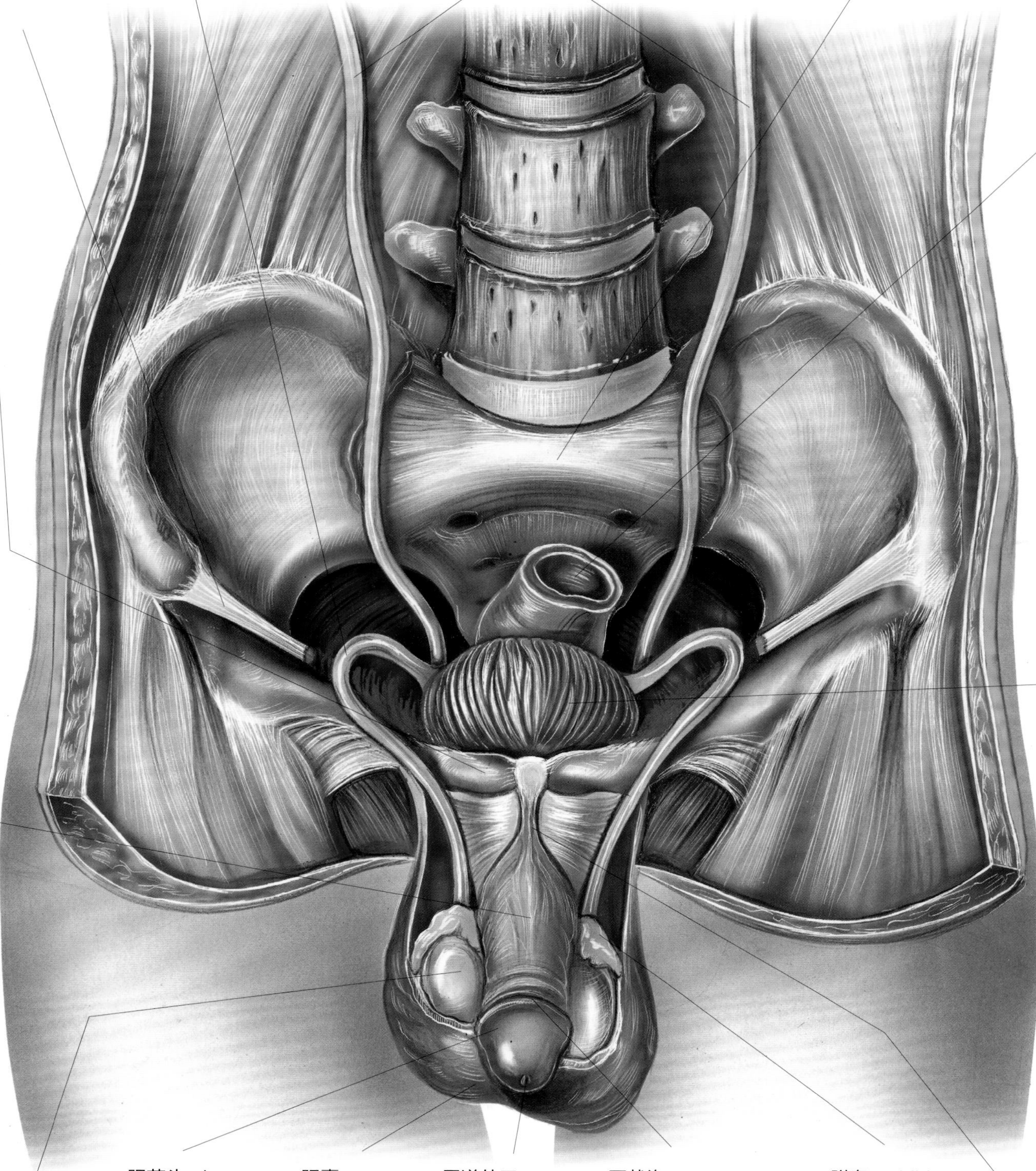

膀胱 bladder

泌尿系统中的囊状部分，尿液排出前贮存于此。位于盆腔内，耻骨联合后上方。两侧输尿管于耻骨联合后方穿入膀胱壁内。膀胱位于腹膜腔外,上面覆盖着腹膜,后方有精囊，下方邻接前列腺

阴茎 penis

男性外生殖器。容纳海绵体，性兴奋时充血以使阴茎增大变直。尿道纵贯其内，兼有排尿和排精作用。分根、体和头3部分

睾丸 testes

为阴囊内的两个椭圆形生殖腺。主要功能为产生男性生殖细胞——精子和分泌男性激素（主要是睾丸酮）。睾丸上端为附睾并延续为输精管，通过输精管睾丸与其他生殖器官相交通

阴茎头 glans

为阴茎远端圆形膨大，与阴茎体以冠状沟为界。包皮包绕阴茎头，顶端有尿道外口。阴茎头冠为其最宽处

阴囊 scrotum

位于会阴前面、阴茎之后的囊状结构，容纳睾丸，悬于两股之间

尿道外口 urethral meatus

尿道的外口位于阴茎头顶端，为精液和尿液排出处

冠状沟 coronal sulcus

居阴茎体和阴茎头之间的沟，为包皮的皮肤皱襞提供固定点。包皮包绕阴茎头并于阴茎勃起时向后回缩

附睾 epididymus

附睾位于睾丸后方。由长约7 m的附睾管在非常狭小的空间迂曲盘绕而成。附睾可分为上段的头，中间的体和尾3部分。接纳来自睾丸的精子并贮存于曲精小管中，精子在这里发育成熟，之后排入输精管

阴茎悬韧带 suspensory ligament of the penis

将阴茎连于腹壁的三角形纤维束。顶端连接耻骨联合与腹白线下端。从此下行分为3条纤维束。两侧纤维束下行包绕阴茎侧面终止于阴茎下面，中央或中间纤维束终止于阴茎背面靠近阴茎背静脉处

女性生殖系统 female reproductive system

前面观 frontal view

输卵管漏斗 infundibulum of the uterine tube

输卵管外侧端最宽大处，游离缘为输卵管伞，借阔韧带与卵巢相连。功能为捕获从卵巢释放出的卵子

骶骨 sacrum

由几块骶椎融合而成，呈三角形。位于脊柱基底，上方与第5腰椎相连结，侧方与髂骨、坐骨、耻骨连结，构成骨盆

输尿管 ureters

输送尿液至膀胱的外形不规则导管。该管由肾盂下行，垂直经过腹腔后部，与子宫血管交叉后注入膀胱后面

直肠 rectum

直肠是位于盆腔的乙状结肠的延续，为大肠终末部分。位于膀胱后，属腹膜外位器官。直肠构成胃肠道末端，并与排泄粪便的肛门相通

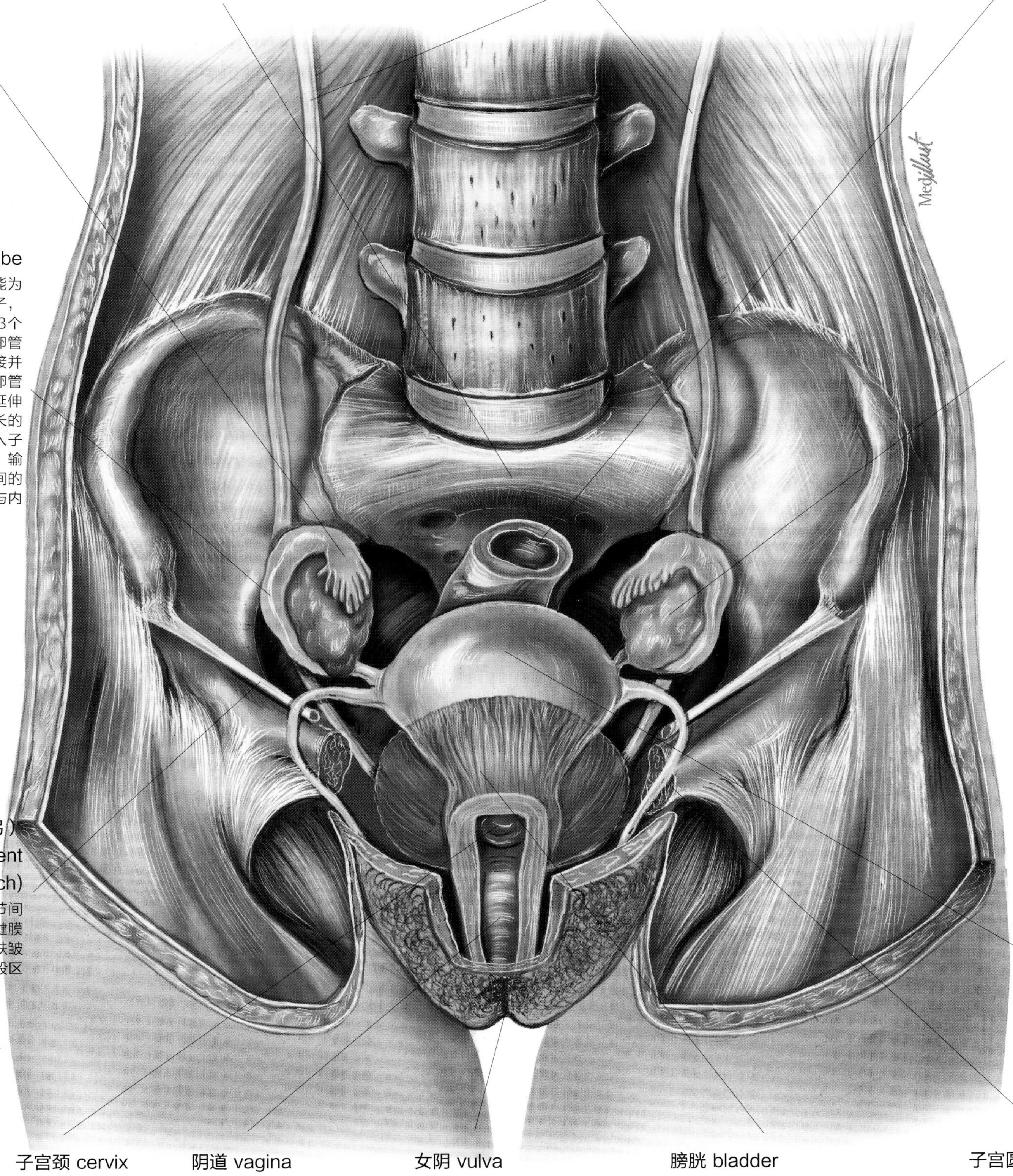

输卵管 uterine tube

输卵管与子宫相通。功能为捕获从卵巢释放出的卵子，并转送至子宫。全长分3个部分：输卵管漏斗：输卵管远端宽大处，与卵巢相接并收集释放出的卵子。输卵管壶腹：从与子宫连接处延伸至其外端，为输卵管最长的一段。峡部：输卵管进入子宫壁之前的短且狭窄处。输卵管壁由外浆膜层、中间的环行和纵行两层平滑肌与内黏膜层构成

卵巢 ovary

卵巢为粉红色、卵圆形腺体，位于女性盆腔两侧，输尿管附近。构成女性性腺，功能活跃始于青春期，终于绝经期。生成卵细胞，即女性生殖细胞，每个月经周期中排出。还能分泌女性激素，如雌激素和黄体酮，它们决定着女性性征与月经周期

腹股沟韧带（股弓）inguinal ligament (crural arch)

张于髂前上棘至耻骨结节间的纤维索，为腹外斜肌腱膜的延伸。位于腹股沟皮肤皱褶附近，为腹区和下肢股区的分界

子宫 uterus

由厚肌肉壁形成的空腔脏器，位于女性盆腔中央，前为膀胱，后为直肠。子宫呈梨形，分3部分：子宫底、子宫体和狭细的子宫颈

子宫颈 cervix

子宫颈为子宫下端最狭细部分，借宫颈外口通阴道

阴道 vagina

由肌肉和来源于子宫颈的黏膜构成的管道，以阴道口与外部相通，（切除上壁以显示内部和子宫颈）

女阴 vulva

女性外生殖器，位于两股之间的腹部下区，构成了女性生殖系统的可见部分。其开口使阴道与外界相通。大小阴唇为皮肤黏膜皱襞

膀胱 bladder

泌尿系统中的囊状部分，尿液排出前贮存处于此。位于盆腔内，耻骨联合后上方。两侧输尿管进入膀胱处位于耻骨联合后。膀胱上面覆盖着腹膜，位于腹膜腔外。位于阴道上方，后上方与子宫相邻。膀胱壁由肌膜组织构成（虚像，以显示下面的结构）

子宫圆韧带 round ligament

起自子宫壁，通过腹股沟管，连接子宫于腹前壁的纤维韧带

男性生殖系统 male reproductive system

侧面整体观 general view lateral section

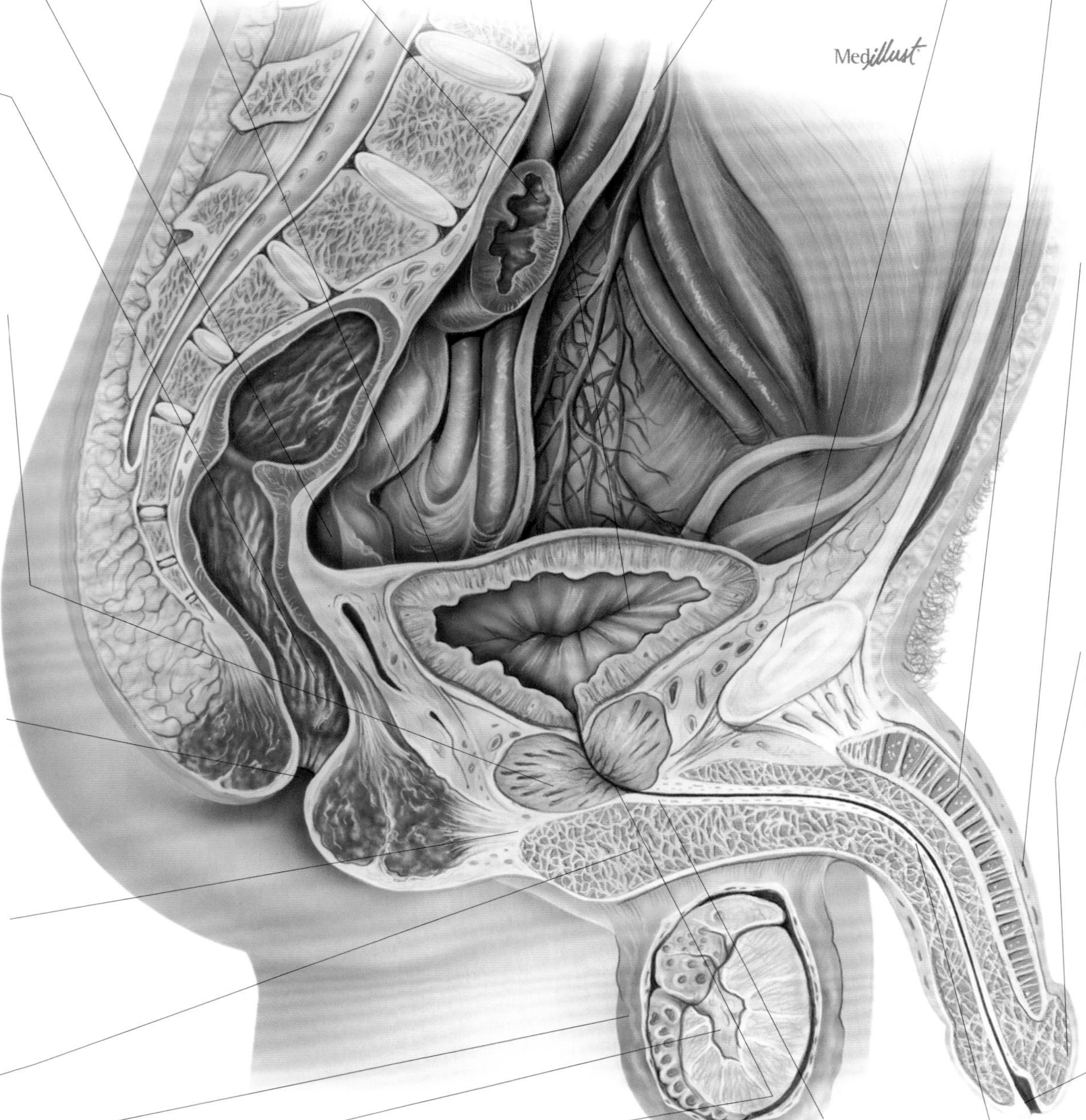

直肠膀胱陷凹
rectouterine pouch 腹膜在膀胱与直肠之间折返形成的陷凹，又称道格拉斯（Douglas）陷凹
腹膜 peritoneum
衬覆于腹腔内表面并被覆膀胱上部、直肠前面大部和大部分腹腔脏器的薄膜。由两层构成，附着于腹壁内面的壁层和被覆并固定内脏的脏层。它包裹着肝、胃、小肠、大部分大肠和脾
乙状结肠
sigmoid colon
起自降结肠,续于直肠
膀胱 bladder
泌尿系统中的囊状部分，尿液在排出前贮存于此。位于盆腔内，耻骨联合后上方。两侧输尿管于耻骨联合后方穿入膀胱壁内。膀胱上面覆盖着腹膜，位于腹膜腔外。后方有精囊，下方邻接前列腺
输尿管
ureters
输送尿液到膀胱的外形不规则导管。该管由肾盂下行，垂直经过腹腔后部，与输精管交叉后注入膀胱
耻骨联合 pubic symphysis
两侧耻骨连结而成的关节，构成盆腔前界。属于微动关节，允许细微活动
阴茎海绵体 corpus cavernosum
两个圆柱形的海绵体，由多孔的小梁组织交织而成，位于阴茎前表面，由薄层纤维隔分隔。由盆腔内伸展至阴茎头，性兴奋时在自主神经系统刺激下充血，致使阴茎增大变直
直肠 rectum
Medillust
前列腺 prostate
位于盆腔内的男性腺体。与膀胱颈部相邻并包绕尿道。其分泌物与睾丸产生的精子在尿道中混合，形成精液，于射精时排出
阴茎 penis
男性外生殖器。尿道纵贯其内，兼有排尿和排精作用。分根、体和头3部分
肛门 anus
大肠的出口。由两组肌肉环组成，即肛门内括约肌和肛门外括约肌——能自主开放或关闭并使得粪便排出体外
阴茎头 glans
为阴茎远端的圆形膨大，与阴茎体以冠状沟为界。被覆包皮，尿道在其顶端开口。阴茎头冠为其最宽大处
球海绵体肌
bulbospongiosus muscle
位于阴茎根部的海绵体后部膨大处。尿道球腺在此区域排出分泌物进入尿道
尿道口 urethral meatus
尿道的外口，位于阴茎远端，精液和尿液由此排出
尿道海绵体 corpus spongiosum
包绕尿道的海绵体。前端膨大形成阴茎头。结构和功能类似阴茎海绵体。性兴奋时充血，以致阴茎增大变直
阴囊 scrotum
位于会阴前面、阴茎后方的囊状结构，容纳睾丸，悬于两大腿之间
睾丸 testes
位于阴囊内的椭圆形器官。产生男性生殖细胞——精子和分泌男性激素（主要是睾丸酮）。上端与附睾和输精管相接，通过输精管睾丸与其他生殖器官相通
尿道前列腺部
prostatic urethra
尿道为沟通膀胱与外界的导管，由3部分构成。起始段为尿道前列腺部，由膀胱颈起，全程贯穿于前列腺内
尿道膜部
membranous urethra
男性尿道第2段。行于尿道前列腺部末端与阴茎根之间，贯穿会阴（尿生殖膈）
尿道海绵体部
penile urethra
尿道第3段，续于尿道膜部。由阴茎根至排出尿液的尿道口，纵行穿经阴茎尿道海绵体
尿道 urethra
输送尿液和精液下行至阴茎并排出的导管

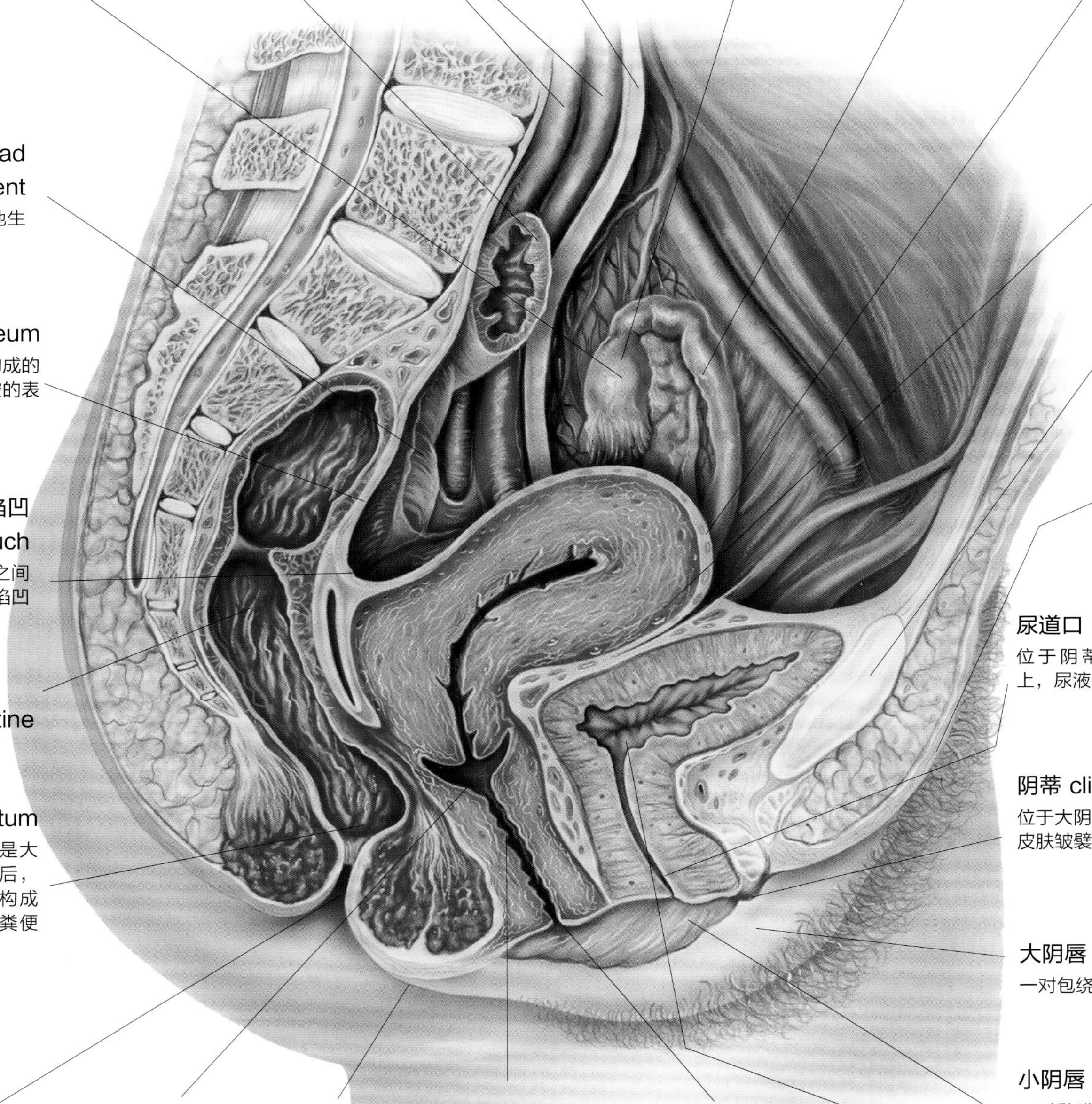

卵巢 ovary
卵巢为粉红色、卵圆形腺体，位于女性盆腔两侧的卵巢窝。卵巢是女性性腺，生成卵细胞，每个月经周期中排出。还能分泌女性激素，如雌激素和黄体酮，它们决定着女性性征与月经周期。卵巢通过输卵管与子宫相通

乙状结肠 sigmoid colon
进入盆腔的降结肠末端，形态因人而异

髂静脉和髂动脉 iliac vein and artery
供应并收集生殖系统的血液

输尿管 ureters
输送尿液至膀胱的外形不规则导管。由肾盂下行，垂直经过腹腔后部，与子宫血管交叉后注入膀胱

输卵管 uterine tubes
输卵管是卵巢与子宫之间相通的导管。功能是捕获从卵巢释放出的卵子，并转送至子宫。全长分3个部分：

输卵管漏斗 pavilion of the uterine tube
输卵管外侧端最宽大处，借阔韧带与卵巢相连。功能为收集卵巢释放出的卵子

输卵管壶腹 body of the uterine tube
从与子宫连接处延伸至其外侧端

输卵管峡部 interstitial portion of the uterine tube
进入子宫壁前一段短而狭窄的部分

子宫 uterus
由厚肌肉壁形成的空腔脏器，位于女性盆腔中央，前为膀胱，后为直肠。子宫呈倒置的梨形，分三部分：子宫底、子宫体和子宫颈。为受精卵着床和发育生长的场所。子宫壁随着妊娠发展而膨大，直至妊娠晚期几乎占据孕妇整个腹腔

子宫阔韧带 broad ligament
借盆壁连接子宫与其他生殖器官的宽大韧带

腹膜 peritoneum
由间皮和少量结缔组织构成的半透明浆膜，衬于腹盆腔的表面并覆盖腹盆腔脏器

直肠子宫陷凹 rectouterine pouch
腹膜折返于子宫与直肠之间形成直肠子宫陷凹

大肠 large intestine

直肠 rectum
直肠延续于乙状结肠，是大肠终末部分。位于膀胱后，属腹膜外位器官。直肠构成胃肠道末端，并与排泄粪便的肛门相通

耻骨联合 pubic symphysis
两侧耻骨连结而成，构成盆腔前界。妊娠终末和分娩时可使产道略增宽

阴阜 mons pubis
位于女阴上方的皮肤隆起。青春期后皮肤表面生有浓密而卷曲的阴毛

女阴 vulva
女性外生殖器，位于两股之间的腹部下区。它的开口使阴道与外部相通

尿道口 urethral orifice
位于阴蒂之下，阴道口之上，尿液经此口排出体外

阴蒂 clitoris
位于大阴唇联合顶端，部分被覆皮肤皱襞。由海绵状组织构成

大阴唇 labia majora
一对包绕小阴唇的皮肤皱襞

小阴唇 labia minora
一对黏膜皮肤皱襞，位于阴道口外侧缘

肛门 anus
大肠的出口，形成会阴后界。由两组肌肉环绕，即肛门内括约肌和肛门外括约肌——能自主开放或关闭并使得粪便排出体外

阴道穹隆 vaginal fornix
阴道上端包绕着子宫颈，二者之间形成环形凹陷称为阴道穹隆

会阴 perineum
伸展于女阴下端至肛门之间的区域，形成盆腔底

阴道 vagina
由肌肉和来源于子宫颈的黏膜构成的管道，以阴道口与外部相通。富有伸展性，分娩时以适于胎儿娩出

阴道口 vaginal orifice
阴道的外口，位于尿道口之下。被覆处女膜，此膜于初次性交时破裂。性交时阴道容纳阴茎，分娩时胎儿由阴道娩出

膀胱 bladder
膀胱呈囊状，尿液排出前贮存于此。膀胱位于盆腔内，居子宫前阴道上方，紧贴耻骨联合后方，有输尿管汇入。膀胱上面覆盖着腹膜，位于腹膜腔外

男性盆腔 male pelvis

侧面观 lateral view

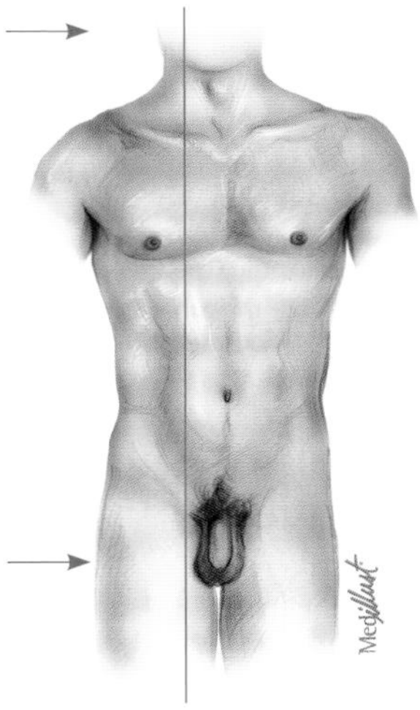

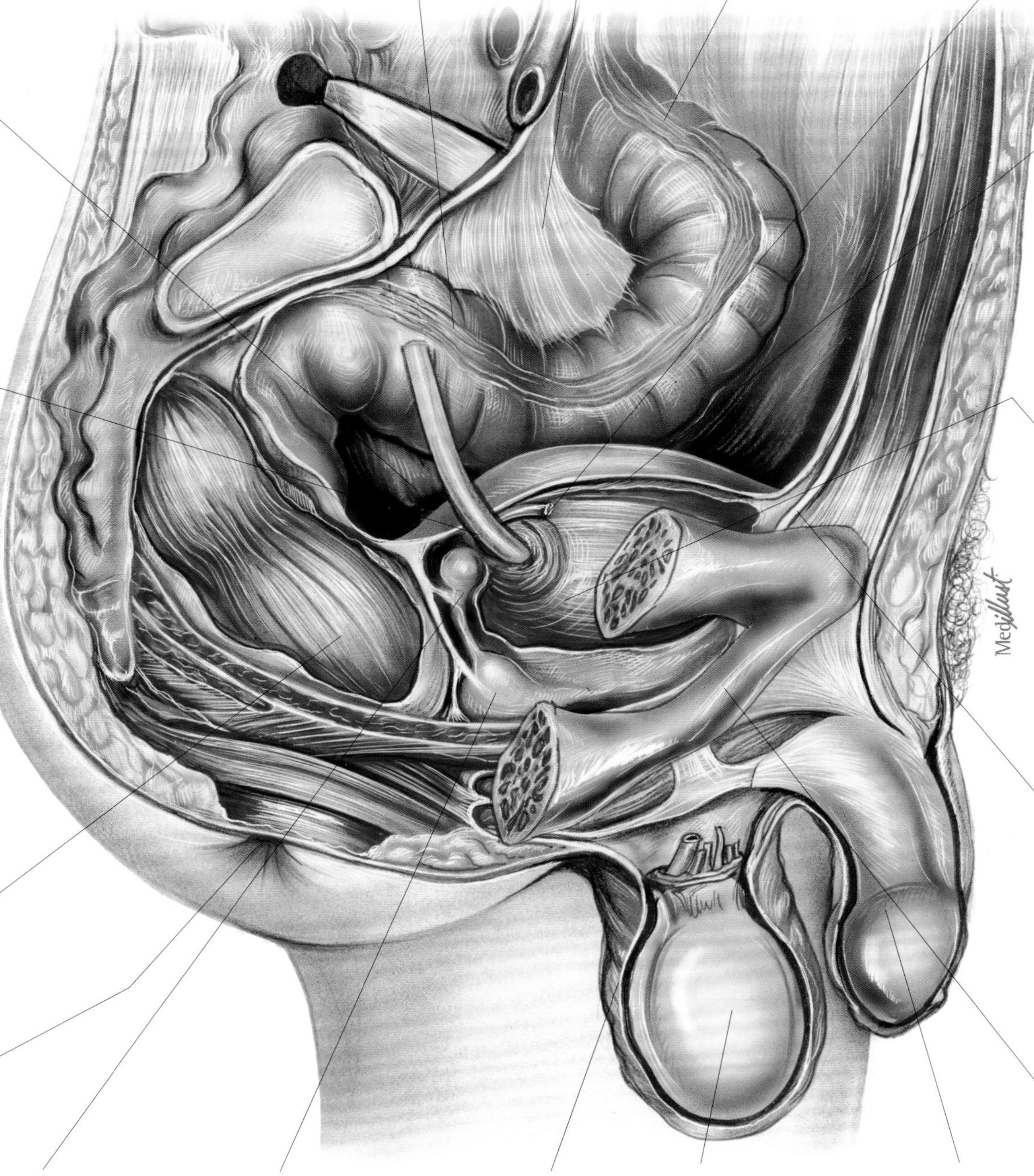

乙状结肠 sigmoid colon

起自降结肠末端，进入盆腔，移行为直肠。形态因人而异

乙状结肠系膜 sigmoid mesocolon

乙状结肠系膜将乙状结肠后面连于腹腔后壁，由腹膜形成，向上延续并固定降结肠后面

降结肠 descending colon

为大肠一部分，于结肠脾曲处起自横结肠，沿腹腔左侧垂直下降至乙状结肠。后面直接附于腹后壁

输精管 vas deferens

是附睾管的延续，参与精索的构成，经腹股沟管入盆腔，经输尿管末端前方至膀胱底后面，与精囊的排泄管汇合成射精管（中间段切除仅显示与阴囊和精囊连接处）

直肠膀胱陷凹 rectovesical pouch

腹膜壁层覆盖膀胱前后壁并折返上升至腹后壁，形成了膀胱直肠之间的陷凹

腹膜 peritoneum

一层薄的浆膜，衬于腹、盆腔的内表面，并覆盖腹、盆腔大部分器官

输尿管 ureters

输送尿液到膀胱的外形不规则导管。该管由肾盂下行，垂直经过腹腔后部，与输精管交叉后，注入膀胱

膀胱 bladder

位于盆腔内。两侧输尿管进入膀胱处位于耻骨联合后。膀胱上面覆盖着腹膜，位于腹膜腔外。后方有精囊，下方邻接前列腺

脐尿管 urachus

连接脐与膀胱的纤维索。为胚胎时期的排泄管残留

直肠 rectum

直肠延续于乙状结肠，是大肠终末部分。位于膀胱后，是腹膜外位器官。直肠构成胃肠道末端，并与排泄粪便的肛门相通

肛门 anus

大肠的出口，形成会阴后界。由两组肌肉环绕：肛门内括约肌和肛门外括约肌——能自主开放关闭，使粪便排出体外

精囊腺 seminal vesicle

精囊由小囊泡聚集而成，位于膀胱底的后方。功能为积聚精液，射精时精液由射精管排入尿道

前列腺 prostate

位于腹膜腔下方的男性腺体，尿道纵贯其内。其底部邻接膀胱颈，分泌物与睾丸产生的精子在尿道中混合形成精液，于射精时排出

阴囊 scrotum

位于会阴前面、阴茎之后的囊状结构，容纳睾丸，悬于两股之间

睾丸 testicles

位于阴囊内，呈椭圆形，是男性生殖腺。主要功能是产生男性生殖细胞——精子和分泌男性激素(主要是睾丸酮)。睾丸后内侧为附睾并延续为输精管，通过输精管睾丸与其他生殖器官相通

阴茎 penis

男性外生殖器。尿道纵贯其内，兼有排尿和排精作用。分根、体和头3部分

耻骨 pubic bone

髋骨由3块骨合成，耻骨为其前下部，分降支和水平支。此区域内有被称为耻骨嵴的粗线，为股部及骨盆肌肉附着处。内侧面与对侧相接，构成耻骨联合

女性盆腔 female pelvis

侧面观 lateral view

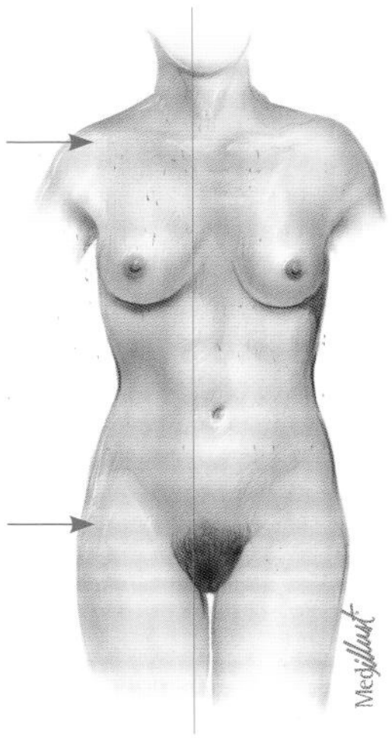

乙状结肠系膜 sigmoid mesocolon

乙状结肠系膜将乙状结肠后面连于腹腔后壁，向上延续并固定降结肠后面

降结肠 descending colon

降结肠为大肠一部分，在结肠脾曲处起自横结肠，沿腹腔左侧垂直下降至乙状结肠。后面附于腹后壁，其余部分覆盖腹膜。降结肠末端借结缔组织附于盆壁

子宫 uterus

由厚肌肉壁形成的空腔脏器，位于女性盆腔中央，前为膀胱，后为直肠。子宫呈倒置的梨形，分三部分：即子宫底、子宫体和子宫颈。为受精卵着床和发育生长的场所。子宫壁随着妊娠发展而膨大，直至妊娠晚期几乎占据孕妇整个腹腔

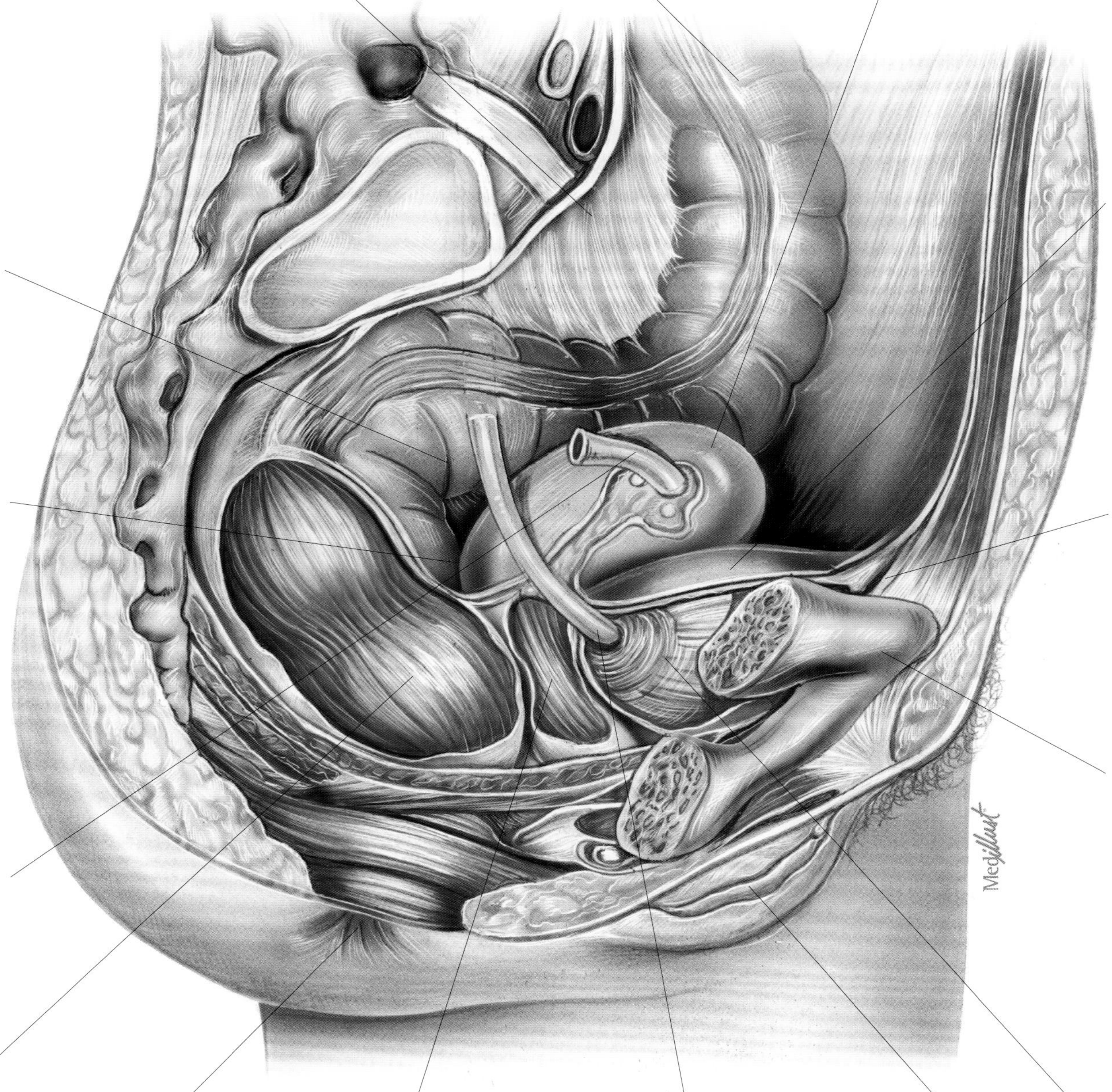
Medillust
Medillust

乙状结肠 sigmoid colon

起自降结肠，进入盆腔，并于膀胱后续于直肠。形态因人而异

直肠子宫陷凹 rectouterine pouch

腹膜壁层覆盖子宫后折返上升至腹后壁，形成了直肠子宫之间的陷凹

输卵管 uterine tube

连于卵巢与子宫之间的导管，起自宫底。功能是捕获从卵巢释放出的卵子，并转送至子宫

腹膜 peritoneum

为薄而半透明的浆膜，由两层构成：附着于腹盆壁内面的壁层和被覆并固定大部分腹盆腔内脏的脏层

脐尿管 urachus

连接脐和膀胱的纤维索，为胚胎时期的排泄管残留

耻骨 pubis

髋骨的前下部。分一体两支，中间耻骨体与对侧相接，构成耻骨联合，两支为水平支和与坐骨连结的降支

直肠 rectum

直肠是大肠终末部分，为乙状结肠的延续。直肠位于膀胱后，属腹膜外位器官。直肠构成胃肠道末端，并与排泄粪便的肛门相通

肛门 anus

大肠的出口，形成会阴后界。由两组肌肉环绕：肛门内括约肌和肛门外括约肌——能自主开放关闭并将粪便排出体外

阴道 vagina

由肌肉和来源于子宫颈的黏膜构成的管道，以阴道口与外界相通。富有伸展性，分娩时以适于胎儿娩出

输尿管 ureters

输送尿液至膀胱的外形不规则导管。该管由肾盂下行，垂直经过腹腔后部，与子宫血管交叉后注入膀胱

女阴 vulva

女性外生殖器，位于两股之间的腹部下区。其开口使阴道与外部相通

膀胱 bladder

呈囊状，尿液排出前储存于此。位于盆腔内。输尿管穿入膀胱处紧贴耻骨联合后方。位于腹膜腔外。膀胱上面覆盖着腹膜，膀胱壁由平滑肌构成

男性外生殖器.阴茎 male external sexual organs.penis

阴茎 penis

男性外生殖器，性兴奋时多孔的海绵体组织充血使其增大变直。尿道纵贯其内，兼有排尿和排精作用。分根、体和头3部分

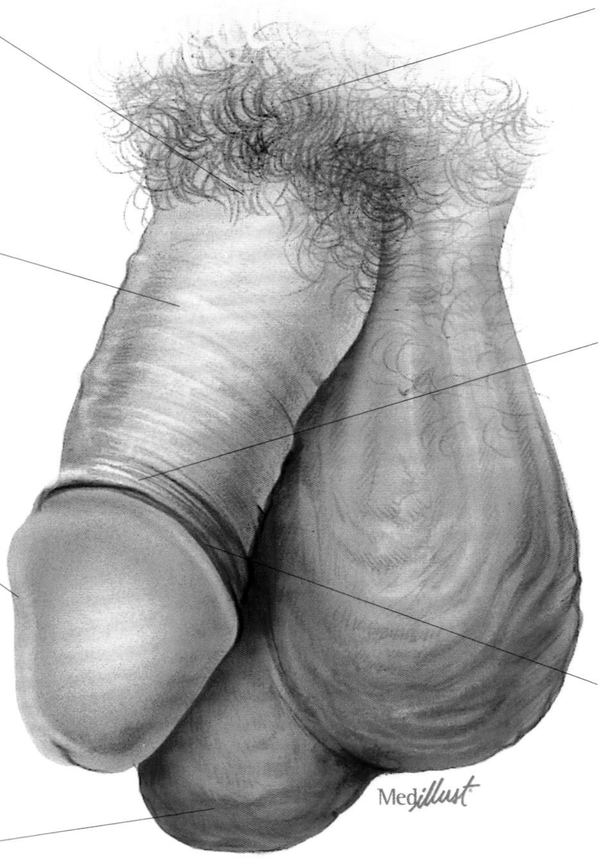

阴茎根部 base of the penis
阴毛 pubic hair
浓密、卷曲的毛发，覆盖于阴茎上方的腹下部，并包绕阴茎根部
阴茎体 penile shaft
阴茎的中间圆柱状部分。正常状态下软垂，勃起时变硬
包皮 prepuce
包绕阴茎头的皮肤。可向后退缩，显露阴茎头。腹面形成皮肤皱襞，称为包皮系带
阴茎头 glans
为阴茎远端的圆形膨大，以冠状沟分界。被覆包皮，尿道开口在其顶端。阴茎头冠为其最宽大处
冠状沟 coronal sulcus
环绕阴茎头冠之后的沟。为包皮的皮肤皱襞提供固定点，包皮包绕阴茎头并于阴茎勃起时向后回缩
阴囊 scrotum
位于会阴前部、阴茎之后的囊装结构，容纳睾丸，悬于两股之间
Medillust

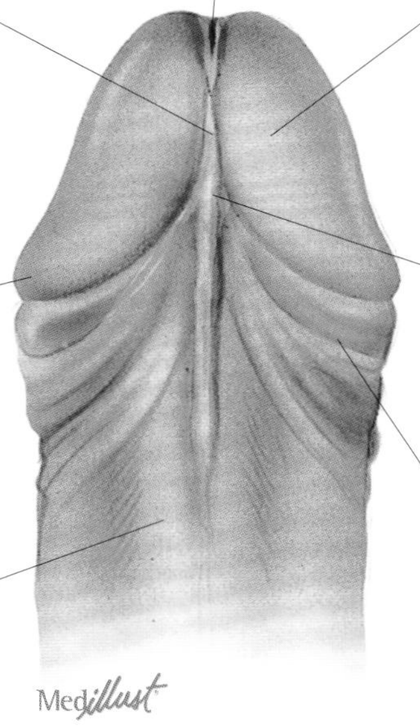

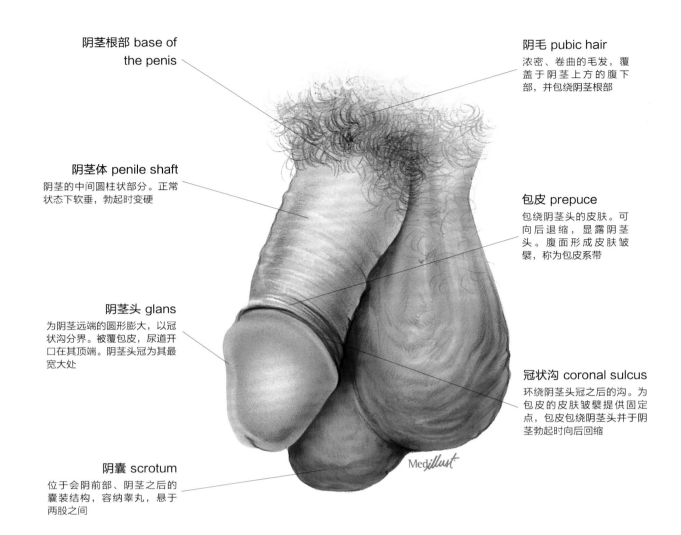

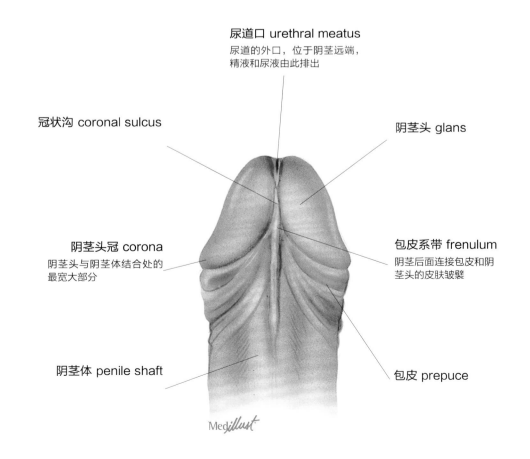

尿道口 urethral meatus
尿道的外口，位于阴茎远端，精液和尿液由此排出
冠状沟 coronal sulcus
阴茎头 glans
阴茎头冠 corona
阴茎头与阴茎体结合处的最宽大部分
包皮系带 frenulum
阴茎后面连接包皮和阴茎头的皮肤皱襞
阴茎体 penile shaft
包皮 prepuce
Medillust

女性外生殖器.外阴 female sexual organs.vulva

前面观 frontal view

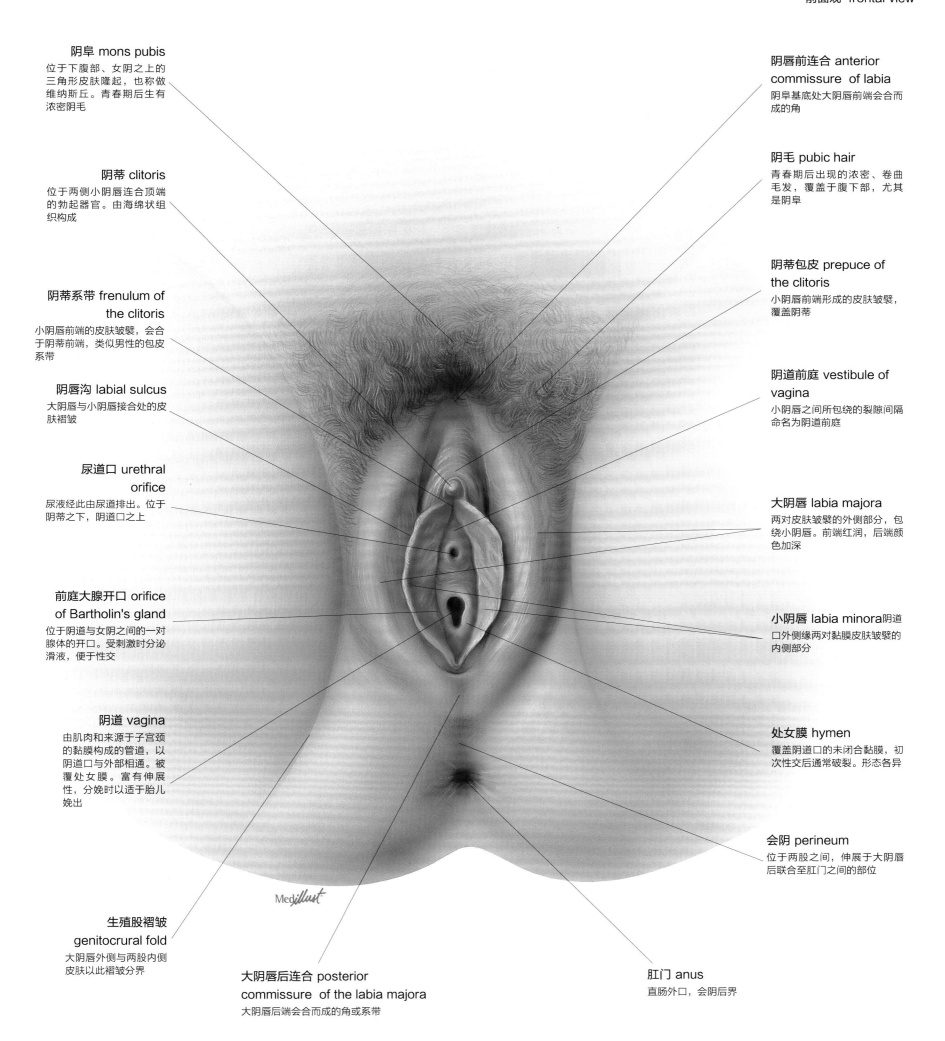

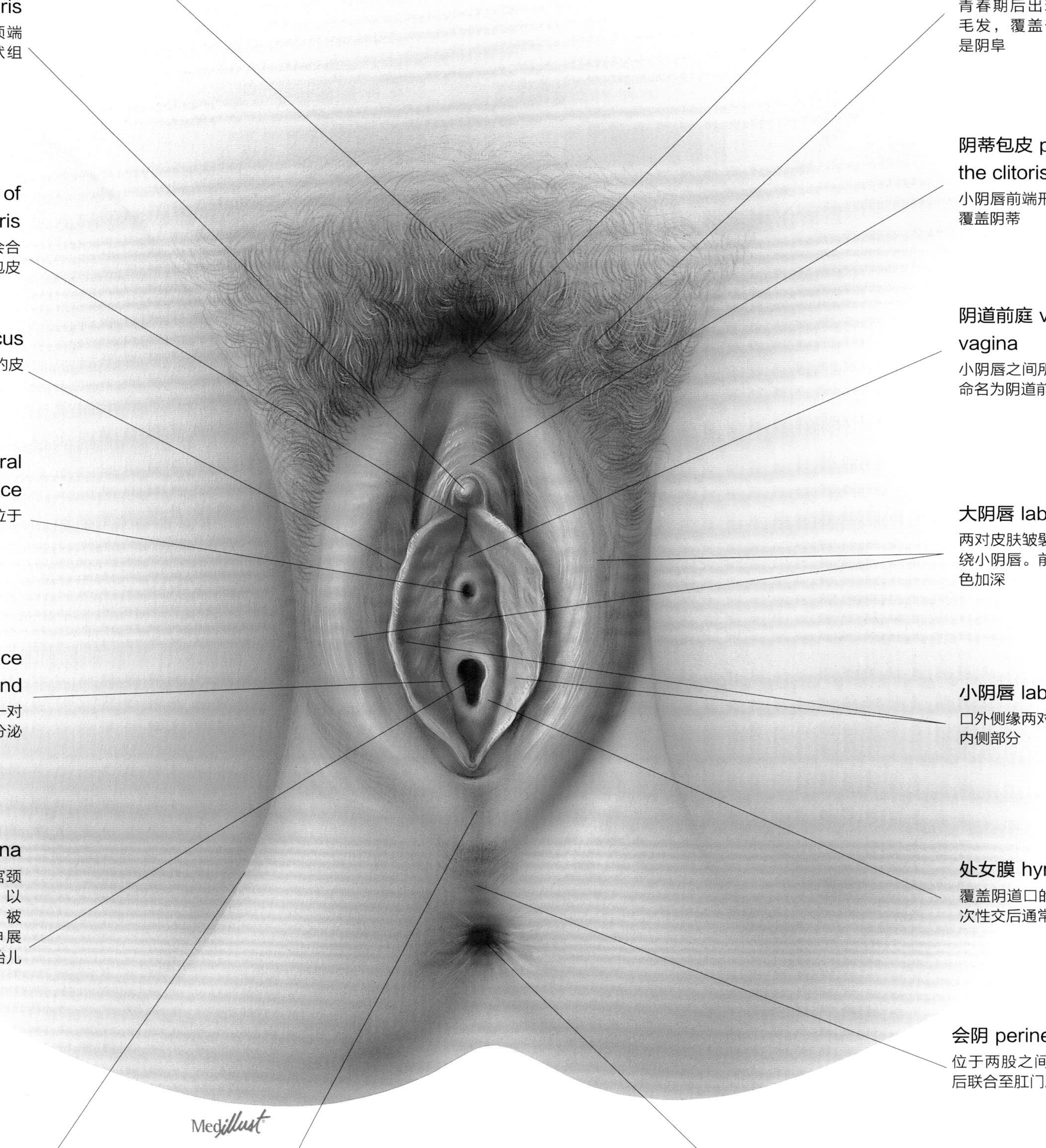
阴阜 mons pubis
位于下腹部、女阴之上的三角形皮肤隆起，也称做维纳斯丘。青春期后生有浓密阴毛
阴蒂 clitoris
位于两侧小阴唇连合顶端的勃起器官。由海绵状组织构成
阴蒂系带 frenulum of the clitoris
小阴唇前端的皮肤皱襞，会合于阴蒂前端，类似男性的包皮系带
阴唇沟 labial sulcus
大阴唇与小阴唇接合处的皮肤褶皱
尿道口 urethral orifice
尿液经此由尿道排出。位于阴蒂之下，阴道口之上
前庭大腺开口 orifice of Bartholin's gland
位于阴道与女阴之间的一对腺体的开口。受刺激时分泌滑液，便于性交
阴道 vagina
由肌肉和来源于子宫颈的黏膜构成的管道，以阴道口与外部相通。被覆处女膜。富有伸展性，分娩时以适于胎儿娩出
生殖股褶皱 genitocrural fold
大阴唇外侧与两股内侧皮肤以此褶皱分界
大阴唇后连合 posterior commissure of the labia majora
大阴唇后端会合而成的角或系带
阴唇前连合 anterior commissure of labia
阴阜基底处大阴唇前端会合而成的角
阴毛 pubic hair
青春期后出现的浓密、卷曲毛发，覆盖于腹下部，尤其是阴阜
阴蒂包皮 prepuce of the clitoris
小阴唇前端形成的皮肤皱襞，覆盖阴蒂
阴道前庭 vestibule of vagina
小阴唇之间所包绕的裂隙间隔命名为阴道前庭
大阴唇 labia majora
两对皮肤皱襞的外侧部分，包绕小阴唇。前端红润，后端颜色加深
小阴唇 labia minora阴道口外侧缘两对黏膜皮肤皱襞的内侧部分
处女膜 hymen
覆盖阴道口的未闭合黏膜，初次性交后通常破裂。形态各异
会阴 perineum
位于两股之间，伸展于大阴唇后联合至肛门之间的部位
肛门 anus
直肠外口，会阴后界
Medillust

睾丸 testes

睾丸 testes

为阴囊内的两个椭圆形生殖腺。主要功能是产生男性生殖细胞——精子和分泌男性激素(主要是睾丸酮)。睾丸上端为附睾并延续为输精管，通过输精管睾丸与其他生殖器官相通

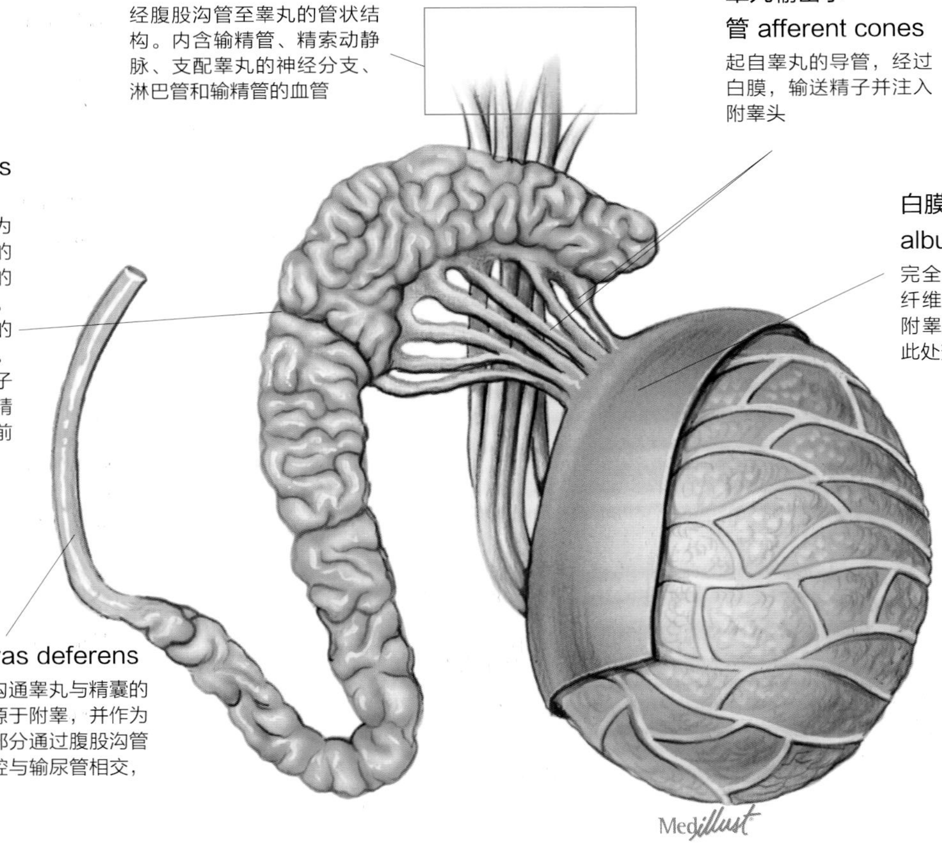

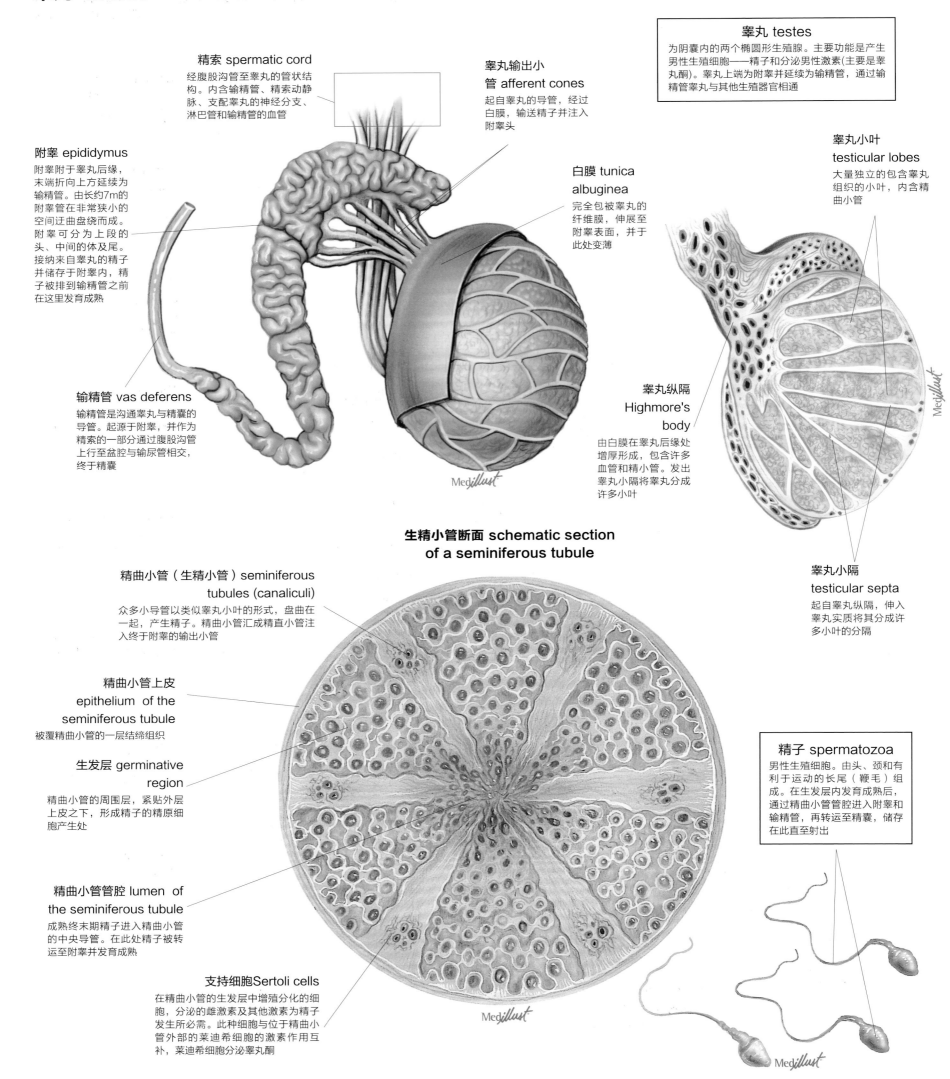

精索 spermatic cord

经腹股沟管至睾丸的管状结构。内含输精管、精索动静脉、支配睾丸的神经分支、淋巴管和输精管的血管

睾丸输出小管 afferent cones

起自睾丸的导管，经过白膜，输送精子并注入附睾头

附睾 epididymus

附睾附于睾丸后缘，末端折向上方延续为输精管。由长约7m的附睾管在非常狭小的空间迂曲盘绕而成。附睾可分为上段的头、中间的体及尾。接纳来自睾丸的精子并储存于附睾内，精子被排到输精管之前在这里发育成熟

白膜 tunica albuginea

完全包被睾丸的纤维膜，伸展至附睾表面，并于此处变薄

输精管 vas deferens

输精管是沟通睾丸与精囊的导管。起源于附睾，并作为精索的一部分通过腹股沟管上行至盆腔与输尿管相交，终于精囊

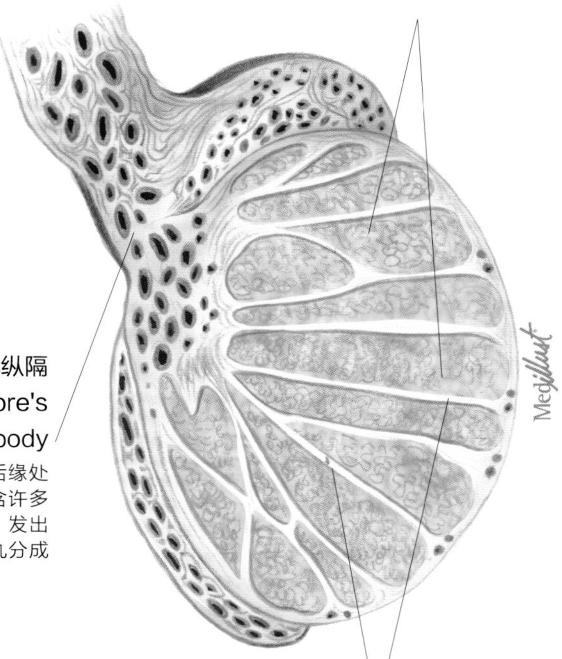

睾丸小叶 testicular lobes

大量独立的包含睾丸组织的小叶，内含精曲小管

睾丸纵隔 Highmore's body

由白膜在睾丸后缘处增厚形成，包含许多血管和精小管。发出睾丸小隔将睾丸分成许多小叶

睾丸小隔 testicular septa

起自睾丸纵隔，伸入睾丸实质将其分成许多小叶的分隔

生精小管断面 schematic section of a seminiferous tubule

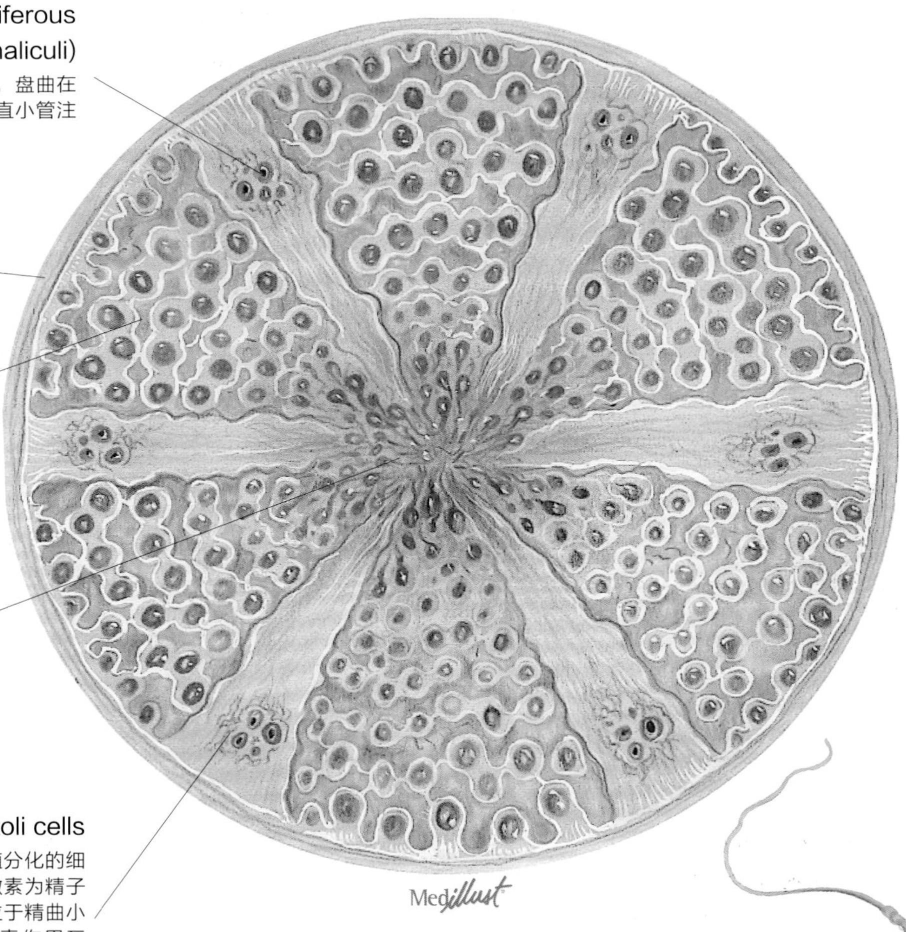

精曲小管（生精小管）seminiferous tubules (canaliculi)

众多小导管以类似睾丸小叶的形式，盘曲在一起，产生精子。精曲小管汇成精直小管注入终于附睾的输出小管

精曲小管上皮 epithelium of the seminiferous tubule

被覆精曲小管的一层结缔组织

生发层 germinative region

精曲小管的周围层，紧贴外层上皮之下，形成精子的精原细胞产生处

精曲小管管腔 lumen of the seminiferous tubule

成熟终末期精子进入精曲小管的中央导管。在此处精子被转运至附睾并发育成熟

支持细胞Sertoli cells

在精曲小管的生发层中增殖分化的细胞，分泌的雌激素及其他激素为精子发生所必需。此种细胞与位于精曲小管外部的莱迪希细胞的激素作用互补，莱迪希细胞分泌睾丸酮

精子 spermatozoa

男性生殖细胞。由头、颈和有利于运动的长尾（鞭毛）组成。在生发层内发育成熟后，通过精曲小管管腔进入附睾和输精管，再转运至精囊，储存在此直至射出

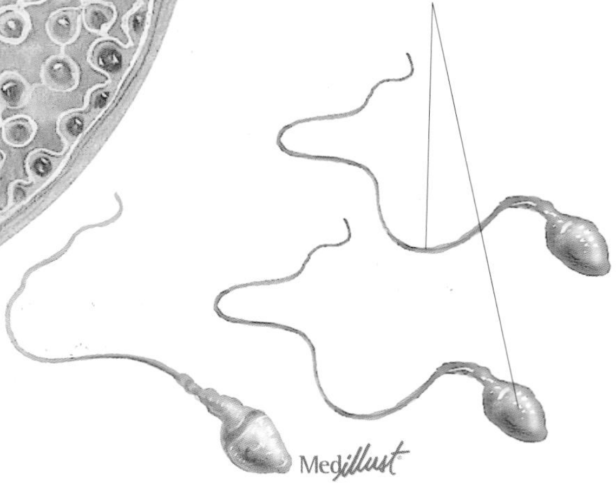

卵巢.排卵周期 ovary. phases of the ovarian cycle

卵巢 ovary

卵巢为粉红色、卵圆形腺体，位于女性盆腔两侧的卵巢窝内。它们作为女性性腺生成卵细胞，卵细胞于每个月经周期中排出。卵巢还能分泌女性激素，如雌激素和黄体酮，它们决定着女性性征与月经周期。卵巢通过输卵管与子宫相交通

卵巢血管和神经 ovarian vessels and nerves

卵巢动静脉和神经终末分支经卵巢门进入卵巢

卵泡腔 antrum

位于成熟卵泡内的一个腔隙。腔内充满由内膜层分泌的卵泡液，包绕着卵子

卵泡膜 theca

由包绕卵泡的大量颗粒细胞构成。颗粒细胞在卵泡所处的一极较密集。分化为内外两层，并分泌大量雌激素

萎缩的卵泡 atrophic follicle

卵泡排出卵子后，剩余部分完全退化萎缩

输卵管 uterine tube

输卵管是卵巢与子宫之间相交通的导管。功能是捕获从卵巢释放出的卵子，并转送至子宫。全长分3个部分

卵子 ovum

卵巢产生的性细胞。功能为与精子接触并受精。排卵后，卵子被输送到输卵管伞，于此处可与男性精子结合，此过程发生在输卵管漏斗中部。受精后卵子植入子宫黏膜，一个新个体的发育开始了

皮质或生殖上皮 cortical region or germinal epithelium

位于表面上皮之下，构成卵巢内部组织的周围部分。包含着一旦成熟将排入上皮的卵泡

卵巢表面上皮 ovarian epithelium

覆盖卵巢表面的一层上皮组织

髓质 medullar region

卵巢中央部分，由结缔组织构成，包含着许多血管和神经末梢

卵巢门 ovarian hilum

位于卵巢内侧端，子宫卵巢韧带附着处且有血管神经通过

子宫卵巢韧带 uteroovarian ligament

子宫上角水平连接卵巢内侧端至子宫的纤维素

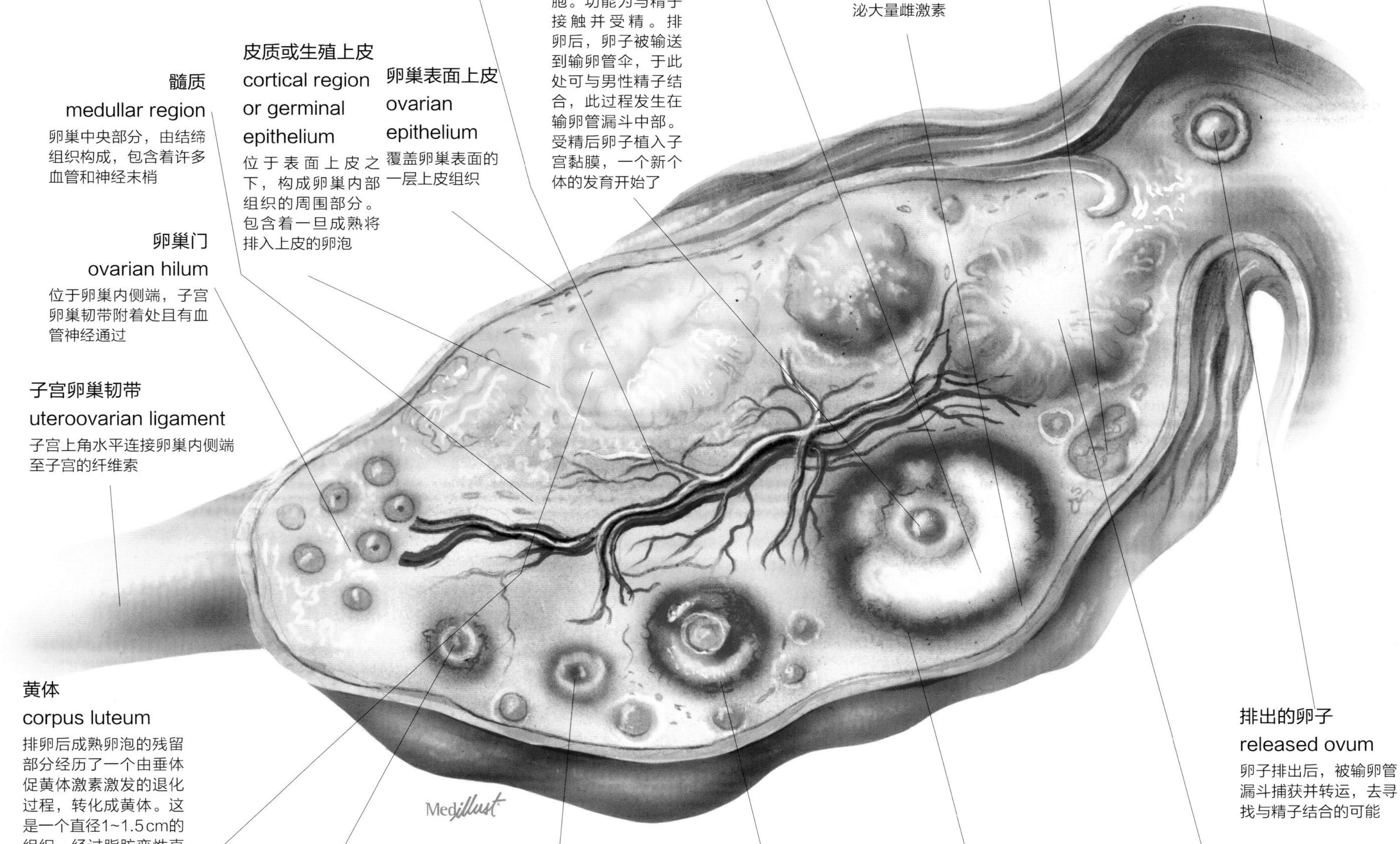

黄体 corpus luteum

排卵后成熟卵泡的残留部分经历了一个由垂体促黄体激素激发的退化过程，转化成黄体。这是一个直径1~1.5cm的组织，经过脂肪变性直至内出血，退化转变成结缔组织。这个过程持续12~13d，此期间内黄体分泌大量黄体酮。周期结束时，若卵子未受精，激素分泌突然停止，月经来潮，此后开始新的周期

排出的卵子 released ovum

卵子排出后，被输卵管漏斗捕获并转运，去寻找与精子结合的可能

原始卵泡 primordial follicle

出生后卵巢仍有大量卵泡产生。虽然有成千上万的卵泡发生，但成人期仅几百个卵泡发育成熟

次级卵泡 secondary follicle

青春期时，月经周期每月重复一次的过程开始了。周期的初始阶段，在卵泡刺激素作用下卵泡发育并转化为次级卵泡，准备进一步发育。颗粒层或卵泡膜包绕着次级卵泡：一层为结缔组织层或卵泡膜外层，另一层为包含大量颗粒上皮细胞的卵泡膜内层。每个周期中，仅20~30个原始卵泡发育至此阶段

囊状卵泡 tertiary or vesicular follicle

在促黄体激素刺激下，卵泡液分泌形成了一个卵泡内的腔隙，同时卵子继续发育成熟

成熟卵胞 mature follicle

卵泡完全成熟并转化为格拉夫卵泡，直径达1~1.5cm,包含着完全成熟的卵子。开始成熟过程的20~30个卵泡中，通常仅1个发育至此阶段

破裂卵泡 ruptured follicle

此过程通常发生于月经周期的中间（13~15d），成熟卵泡突出于卵巢表面并破裂，排出所含卵子。此过程称排卵。每个周期通常仅1个卵泡发育至此阶段

阴茎和前列腺 penis and prostate

内面观 internal view

前列腺小囊
prostatic utricle
斜行穿过前列腺后，止于尿道前列腺部的小囊

射精管开口 orificesof the ejaculatory ducts
位于精囊下的小开口，精子聚集于精囊，经开口排入尿道

前列腺开口 orifices of the prostate gland
开口于尿道前列腺部管壁的多个小孔，为前列腺的导管终末

前列腺 prostate
位于腹膜腔之下的男性腺体。与膀胱颈相邻，尿道纵贯其内。其分泌物与睾丸产生的精子在尿道中混合形成精液，于射精时排出

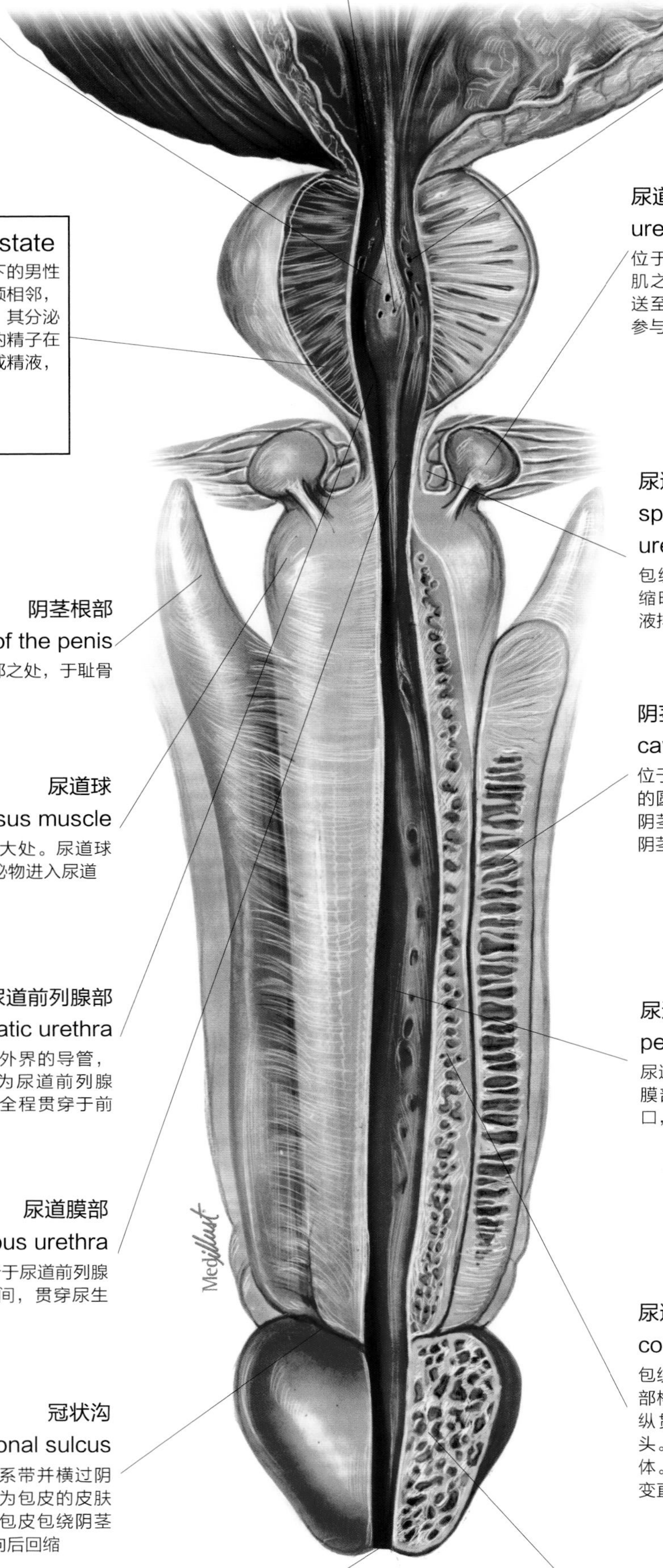

尿道球腺 bulbo-urethral gland
位于前列腺和球海绵体肌之间。分泌腺液，输送至尿道与精液混合，参与精液形成

尿道外括约肌 external sphincter of the urethra
包绕尿道膜部的横纹肌，收缩时关闭尿道，舒张时使尿液排出

阴茎根部
base of the penis
阴茎体连接于下腹部之处，于耻骨联合后方进入会阴

阴茎海绵体
cavernous bodies
位于阴茎背侧呈海绵状结构的圆柱体，由盆腔内伸展至阴茎头。性兴奋时充血，致阴茎增大变直

尿道球
bulbospongiosus muscle
尿道海绵体后部膨大处。尿道球腺经此区域排出分泌物进入尿道

尿道前列腺部
prostatic urethra
尿道为沟通膀胱与外界的导管，分为3段。起始段为尿道前列腺部，由膀胱颈起，全程贯穿于前列腺内

尿道海绵体部
penile urethra
尿道第3段，延续于尿道膜部。从阴茎根至尿道口，纵行贯穿阴茎

尿道膜部
membranous urethra
男性尿道第2段。行于尿道前列腺部末端与阴茎根之间，贯穿尿生殖隔

尿道海绵体
corpus spongiosum
包绕尿道的海绵体。后端膨大部构成尿道球。尿道海绵体部纵贯其内，前端膨大为阴茎头。结构和功能类似阴茎海绵体。性兴奋时充血致阴茎增大变直

冠状沟
coronal sulcus
从尿道外口至包皮系带并横过阴茎头后表面的沟，为包皮的皮肤皱襞提供固定点。包皮包绕阴茎头并于阴茎勃起时向后回缩

尿道口 urethral meatus
尿道的外口，位于阴茎远端，精液和尿液由此排出

阴茎头 glans
为阴茎远端圆形膨大，以冠状沟与阴茎体分界。包皮包绕阴茎头，尿道外口开口在其顶端。阴茎头冠为其最宽处

阴茎横断面 cross-section of the penis

背侧深静脉
deep dorsal vein
起于勃起器官止于髂静脉的深静脉系统

背侧浅静脉
superficial dorsal vein
阴茎的浅静脉系统汇合为一支静脉干，经过阴茎背侧与腹壁静脉网相吻合。注入股静脉和闭孔静脉

深动脉
deep artery
阴部内动脉特定分支至阴茎海绵体与尿道海绵体，供应勃起器官

阴茎海绵体
cavernous bodies

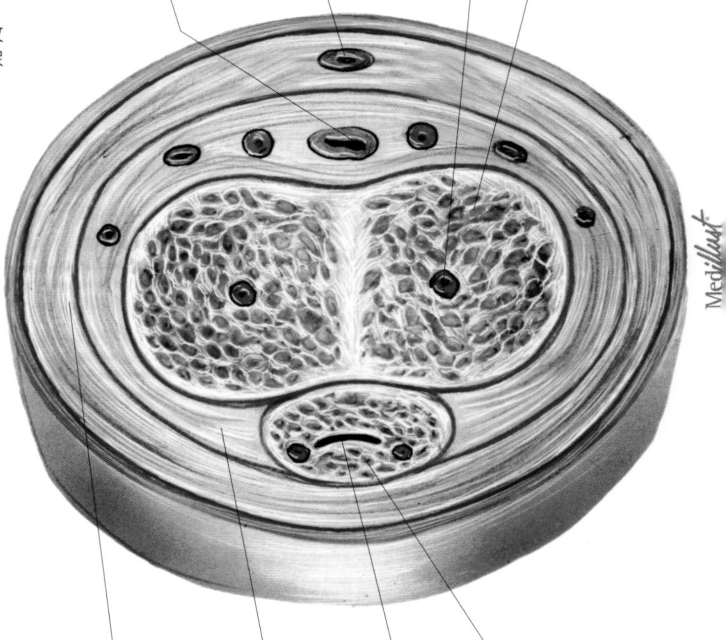

肉膜 dartos
贴附于阴茎皮肤之下的一层结构。伸展至包皮口，包皮回缩时随包皮一同向后退缩。包含纵行和横行的肌纤维

深筋膜
deep fascia
弹性纤维形成的一层鞘膜，覆盖着阴茎的勃起器官（尿道海绵体和阴茎海绵体）

尿道海绵体部
penile urethra

尿道海绵体
corpus spongiosum

输精管 spermatic ducts

后面观 posterior view

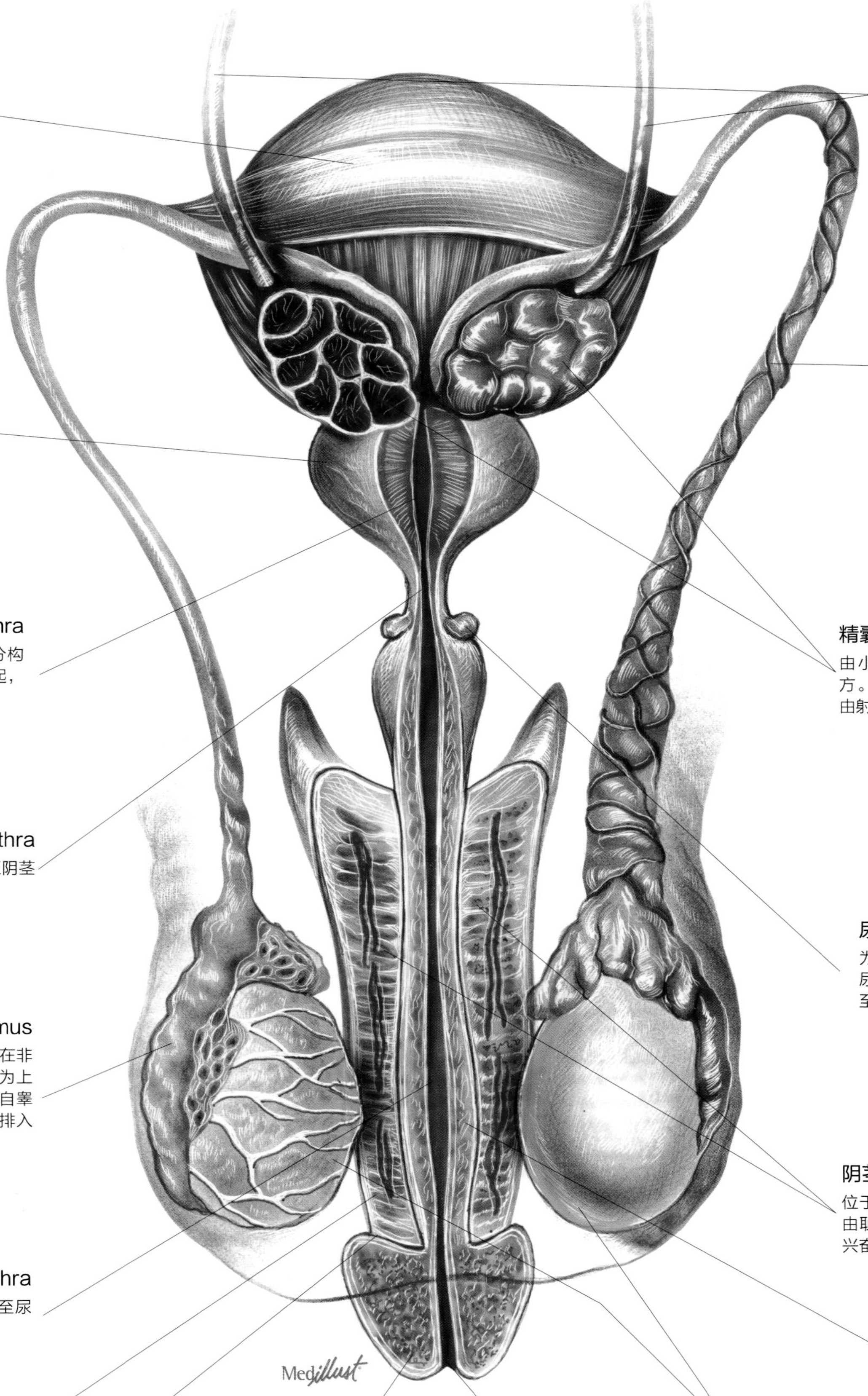
Medillust

膀胱 bladder

呈囊状，贮存尿液。位于盆腔内。两侧输尿管进入膀胱处位于耻骨联合后。膀胱上面覆盖着腹膜，位于腹膜腔外。后方有精囊，下方邻接前列腺

前列腺 prostate

位于腹膜腔之下的男性腺体。与膀胱颈相邻，尿道纵贯其内。其分泌物与睾丸产生的精子在尿道中混合形成精液，于射精时排出

尿道前列腺部 prostatic urethra

尿道为沟通膀胱与外界的管道，由3部分构成。起始段为尿道前列腺部，由膀胱颈起，贯穿于前列腺内

尿道膜部 membranous urethra

男性尿道第2段。从尿道前列腺部末端至阴茎根，贯穿尿生殖膈

附睾 epididymus

附睾位于睾丸后方。由长约7 m的附睾管在非常狭小的空间迂曲盘绕而成。附睾可分为上段的头部、中间的体部及尾部。接纳来自睾丸的精子并储存于精曲小管中，精子被排入输精管之前在这里发育成熟

尿道海绵体部 penile urethra

尿道第3段，续于尿道膜部。从阴茎根至尿道外口贯穿阴茎

输尿管 ureters

输送尿液到膀胱的导管。该管由肾盂下行，垂直经过腹腔后部，与输精管交叉后，注入膀胱

输精管 vas deferens

起源于附睾，上行参与构成精索经腹股沟管入盆腔与精囊管汇合构成射精管

精囊腺 seminal vesicle

由小囊泡聚集而成，位于膀胱底的后方。功能为积聚精液，直至射精时精液由射精管排入尿道

尿道球腺 bulbo-urethral gland

为腺组织，两侧的腺体位于前列腺和尿道球之间。功能为分泌腺液，输送至尿道与精液混合，参与精液形成

阴茎海绵体 cavernous bodies

位于阴茎背侧呈海绵状结构的圆柱体。由耻骨下支和坐骨支前伸至阴茎头。性兴奋时充血，以致阴茎增大变直

阴茎 penis

男性外生殖器，尿道纵贯其内，兼有排尿和排精作用。分根、体和头3部分

冠状沟 coronal sulcus

从尿道外口至包皮系带并横过阴茎头后表面的沟。为包皮的皮肤皱襞提供固定点，包皮包绕阴茎头并于阴茎勃起时向后回缩

阴茎头 glans

为阴茎远端圆形膨大，以冠状沟与阴茎体分界。阴茎包皮包绕阴茎头，尿道外口开口在其顶端。阴茎头冠为其最宽处

尿道口 urethral meatus

尿道的外口，位于阴茎远端，精液和尿液由此排出

睾丸 testes

为阴囊内的两个椭圆形生殖腺。主要功能是产生男性生殖细胞——精子和分泌男性激素（特别是睾丸酮）。上端为附睾并延续为输精管，通过输精管睾丸与其他生殖器官相交通

尿道海绵体 corpus spongiosum

包绕尿道的海绵体。后端膨大称尿道球。尿道海绵体部纵贯其内，前端膨大形成阴茎头。结构和功能类似阴茎海绵体。性兴奋时充血以致阴茎增大变直

卵巢、输卵管及子宫 ovaries,tubes and uterus

冠状面观 frontal section view

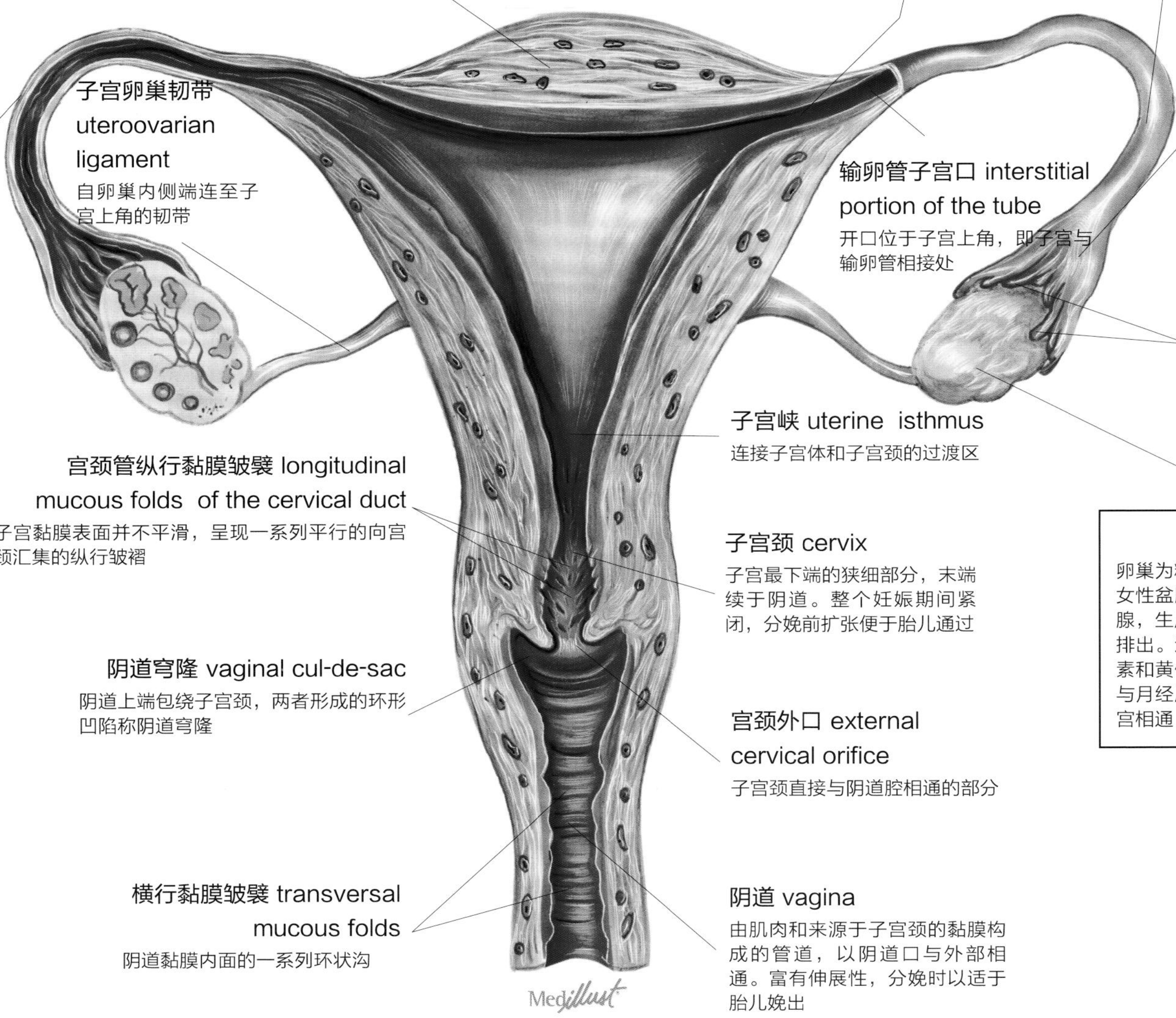

子宫 uterus
由厚肌肉壁形成的空腔脏器，位于女性盆腔中央，前为膀胱，后为直肠。子宫经输卵管与卵巢相通，下通阴道，为受精卵着床和发育生长的场所。子宫壁随着妊娠发展而逐渐膨胀以适应胎儿成长，直至妊娠晚期几乎占据孕妇整个腹腔
输卵管 uterine tube
输卵管是卵巢与子宫之间相通的导管。功能是捕获从卵巢释放出的卵子，并转送至子宫。输卵管壁由外浆膜层、中间的环行和纵行两层平滑肌及内黏膜层构成
子宫卵巢韧带 uteroovarian ligament
自卵巢内侧端连至子宫上角的韧带
输卵管间质部 uterine orifices of the uterine tubes
输卵管进入子宫壁内的一段
输卵管壶腹 ampulla
从与子宫连接处延伸至其外（侧）端，为输卵管最长的一段
输卵管漏斗 pavilion of the uterine tube
输卵管外侧部，止于伞端，借阔韧带与卵巢相连。功能为收集卵巢释放出的卵子
输卵管子宫口 interstitial portion of the tube
开口位于子宫上角，即子宫与输卵管相接处
输卵管伞 fimbriae of the uterine tube
输卵管漏斗游离缘的不规则突起。其末端游离，悬于腹腔内
子宫峡 uterine isthmus
连接子宫体和子宫颈的过渡区
宫颈管纵行黏膜皱襞 longitudinal mucous folds of the cervical duct
子宫黏膜表面并不平滑，呈现一系列平行的向宫颈汇集的纵行皱褶
子宫颈 cervix
子宫最下端的狭细部分，末端续于阴道。整个妊娠期间紧闭，分娩前扩张便于胎儿通过
卵巢 ovary
卵巢为粉红色、卵圆形腺体，位于女性盆腔两侧卵巢窝内。为女性性腺，生成卵细胞，每个月经周期中排出。还能分泌女性激素，如雌激素和黄体酮，它们决定着女性性征与月经周期。卵巢通过输卵管与子宫相通
阴道穹隆 vaginal cul-de-sac
阴道上端包绕子宫颈，两者形成的环形凹陷称阴道穹隆
宫颈外口 external cervical orifice
子宫颈直接与阴道腔相通的部分
横行黏膜皱襞 transversal mucous folds
阴道黏膜内面的一系列环状沟
阴道 vagina
由肌肉和来源于子宫颈的黏膜构成的管道，以阴道口与外部相通。富有伸展性，分娩时以适于胎儿娩出
Medillust

子宫矢状切面 uterus. lateral section

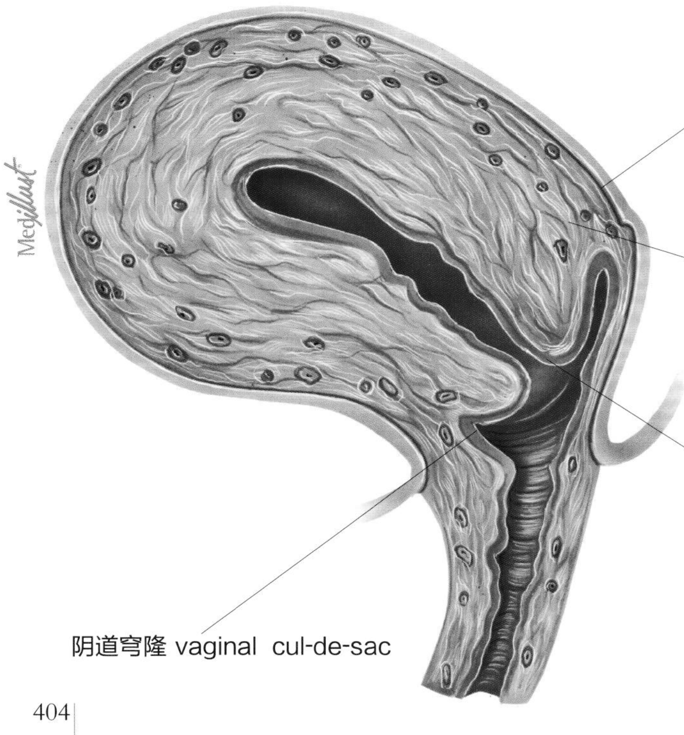

阴道穹隆 vaginal cul-de-sac
Medillust

子宫水平切面 uterus. middle section

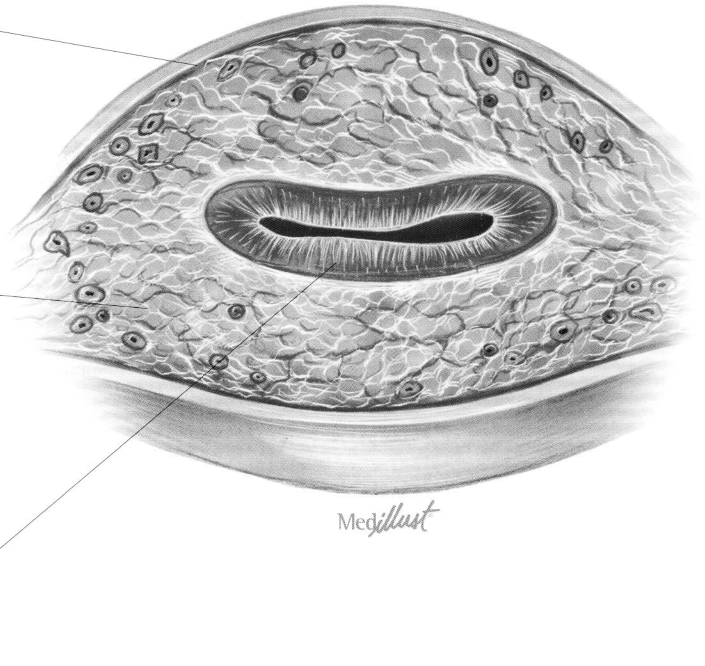

浆膜层 serous layer
被覆子宫表面的浆膜。为盆腔腹膜的延伸，覆盖膀胱上部并沿着子宫前、上和后面移行至直肠
肌层 muscular layer
子宫壁的绝大部分由3层强厚的平滑肌构成。外层最薄，经宫颈延伸至阴道，较厚的内层和中层构成子宫壁
黏膜层 mucous layer
被覆子宫腔内面的黏膜组织层。受精卵着床于此，当没有受精卵时，黏膜层周期性脱落，形成月经
Medillust

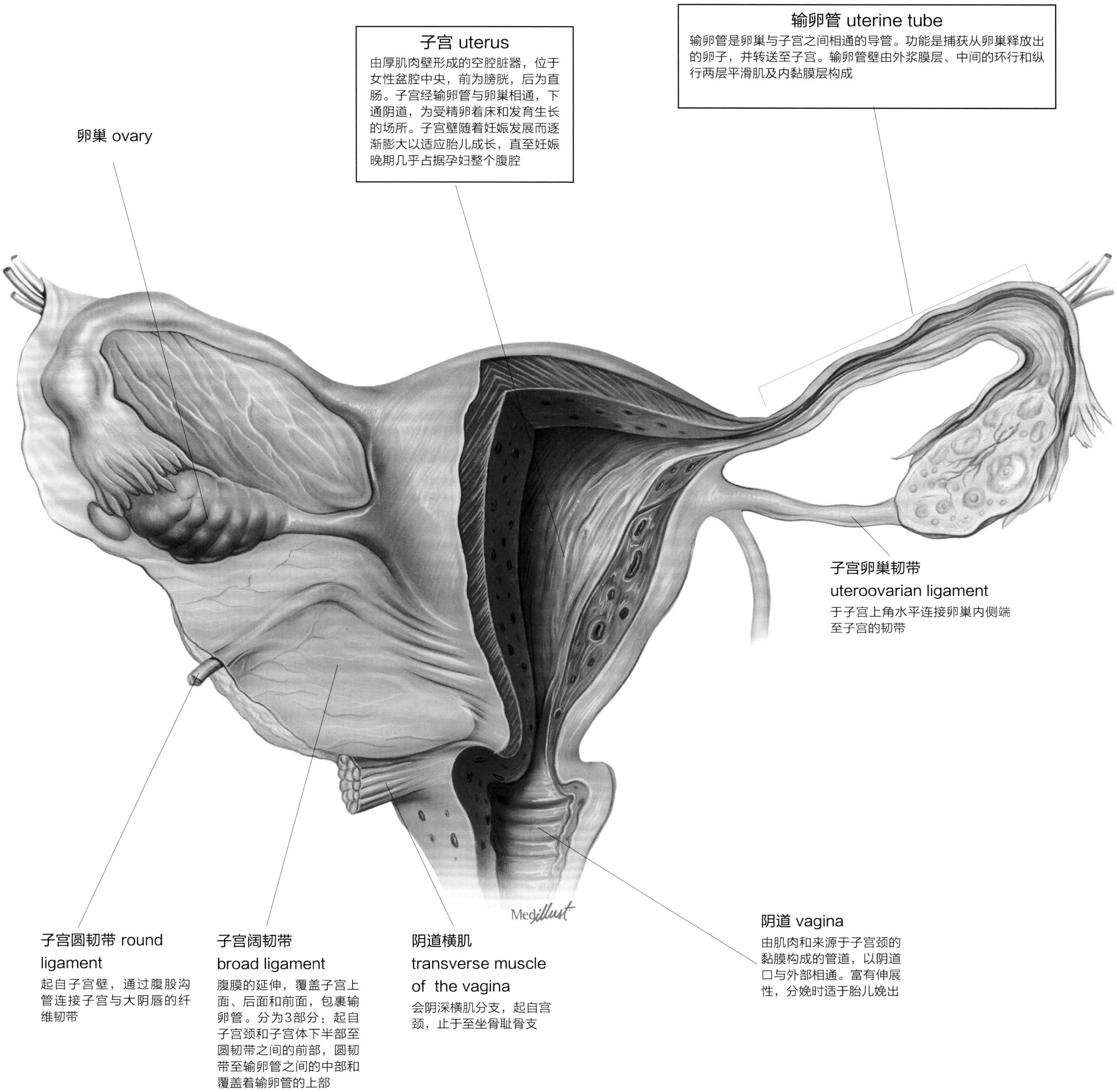

子宫 uterus
由厚肌肉壁形成的空腔脏器，位于女性盆腔中央，前为膀胱，后为直肠。子宫经输卵管与卵巢相通，下通阴道，为受精卵着床和发育生长的场所。子宫壁随着妊娠发展而逐渐膨大以适应胎儿成长，直至妊娠晚期几乎占据孕妇整个腹腔
输卵管 uterine tube
输卵管是卵巢与子宫之间相通的导管。功能是捕获从卵巢释放出的卵子，并转送至子宫。输卵管壁由外浆膜层、中间的环行和纵行两层平滑肌及内黏膜层构成
卵巢 ovary
子宫卵巢韧带
uteroovarian ligament
于子宫上角水平连接卵巢内侧端至子宫的韧带
MedIllust
子宫圆韧带 round ligament
起自子宫壁，通过腹股沟管连接子宫与大阴唇的纤维韧带
子宫阔韧带
broad ligament
腹膜的延伸，覆盖子宫上面、后面和前面，包裹输卵管。分为3部分：起自子宫颈和子宫体下半部至圆韧带之间的前部，圆韧带至输卵管之间的中部和覆盖着输卵管的上部
阴道横肌
transverse muscle of the vagina
会阴深横肌分支，起自宫颈，止于至坐骨耻骨支
阴道 vagina
由肌肉和来源于子宫颈的黏膜构成的管道，以阴道口与外部相通。富有伸展性，分娩时适于胎儿娩出

乳房 the breasts

侧面观 lateral view

前面观 frontal view

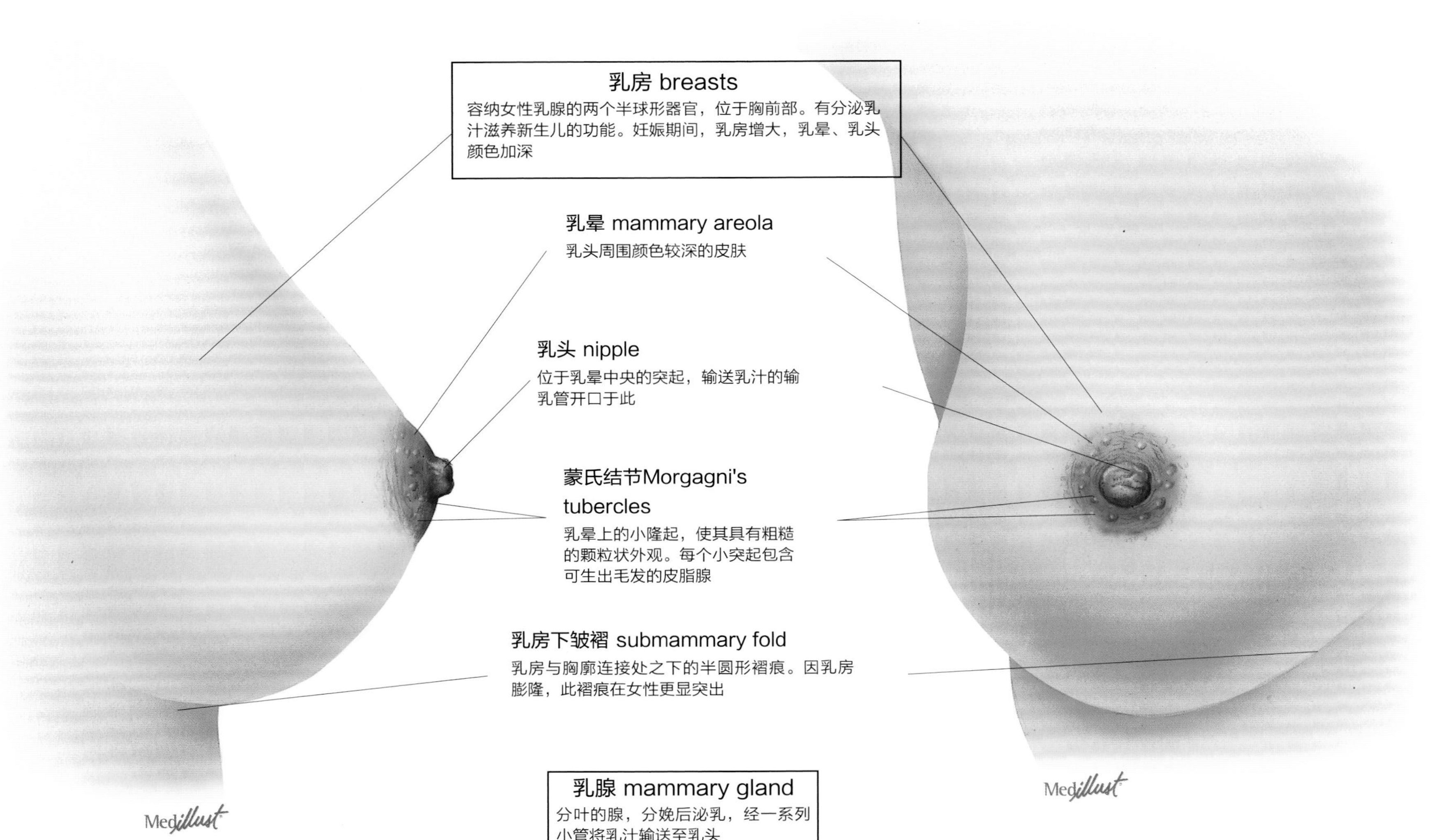

乳房 breasts
容纳女性乳腺的两个半球形器官，位于胸前部。有分泌乳汁滋养新生儿的功能。妊娠期间，乳房增大，乳晕、乳头颜色加深
乳晕 mammary areola
乳头周围颜色较深的皮肤
乳头 nipple
位于乳晕中央的突起，输送乳汁的输乳管开口于此
蒙氏结节Morgagni's tubercles
乳晕上的小隆起，使其具有粗糙的颗粒状外观。每个小突起包含可生出毛发的皮脂腺
乳房下皱褶 submammary fold
乳房与胸廓连接处之下的半圆形褶痕。因乳房膨隆，此褶痕在女性更显突出
Medillust
Medillust

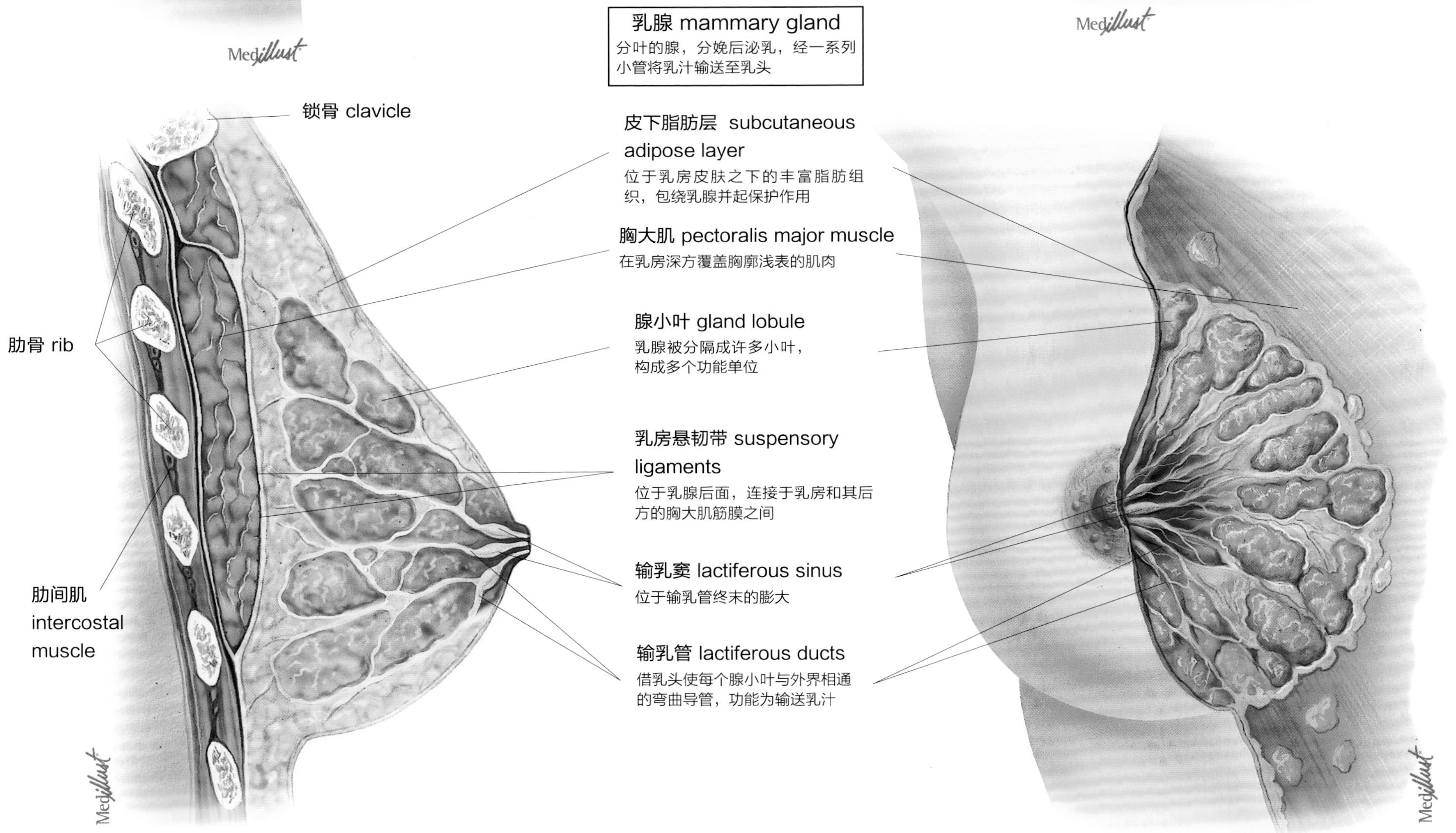

乳腺 mammary gland
分叶的腺，分娩后泌乳，经一系列小管将乳汁输送至乳头
锁骨 clavicle
皮下脂肪层 subcutaneous adipose layer
位于乳房皮肤之下的丰富脂肪组织，包绕乳腺并起保护作用
胸大肌 pectoralis major muscle
在乳房深方覆盖胸廓浅表的肌肉
肋骨 rib
腺小叶 gland lobule
乳腺被分隔成许多小叶，构成多个功能单位
乳房悬韧带 suspensory ligaments
位于乳腺后面，连接于乳房和其后方的胸大肌筋膜之间
肋间肌 intercostal muscle
输乳窦 lactiferous sinus
位于输乳管终末的膨大
输乳管 lactiferous ducts
借乳头使每个腺小叶与外界相通的弯曲导管，功能为输送乳汁
Medillust
Medillust

矢状切面 lateral section of the mammary gland

冠状切面 frontal section of the mammary gland

妊娠女性腹部 abdomen of a pregnant woman

矢状面观 lateral cross-section view

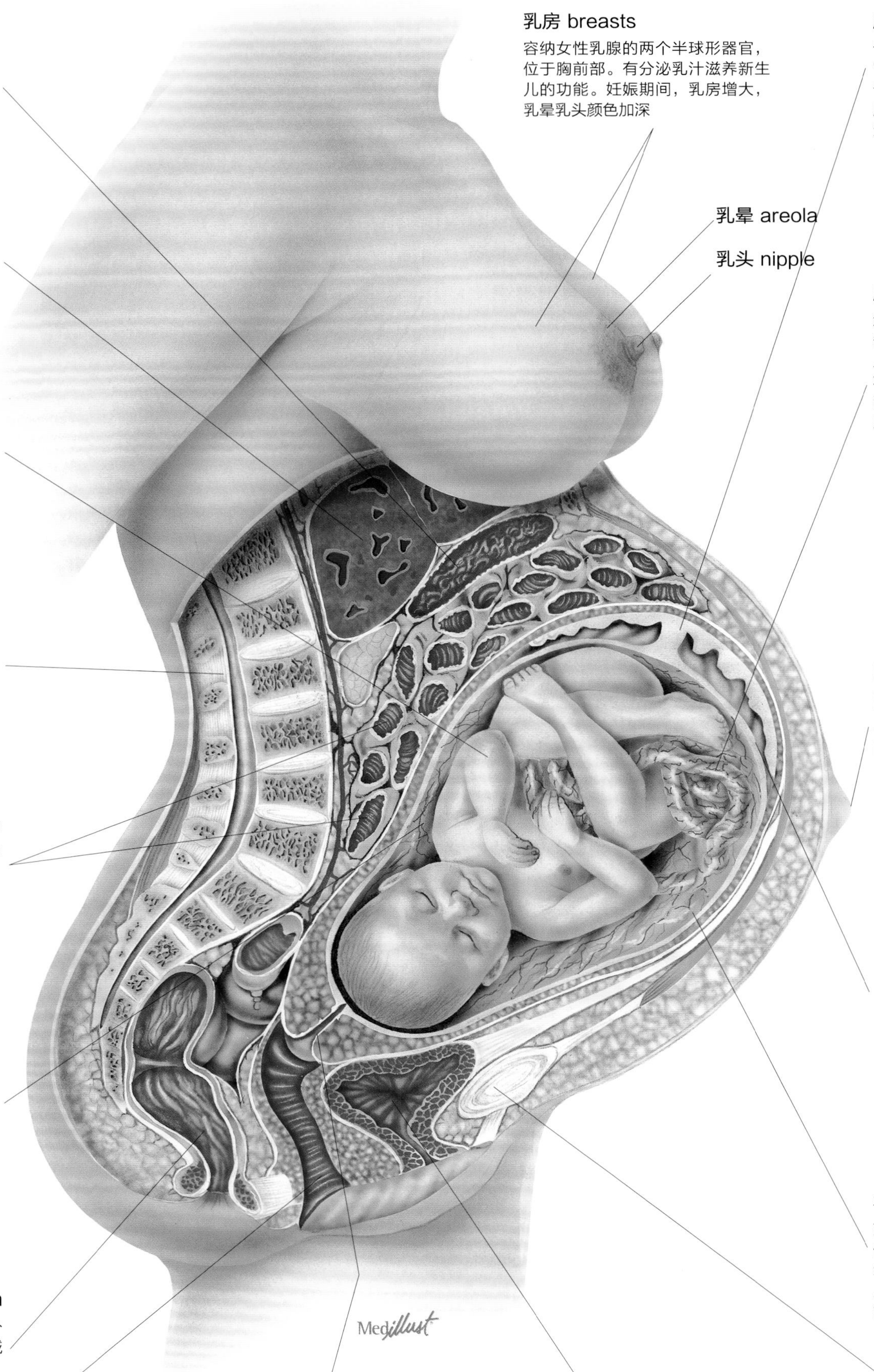

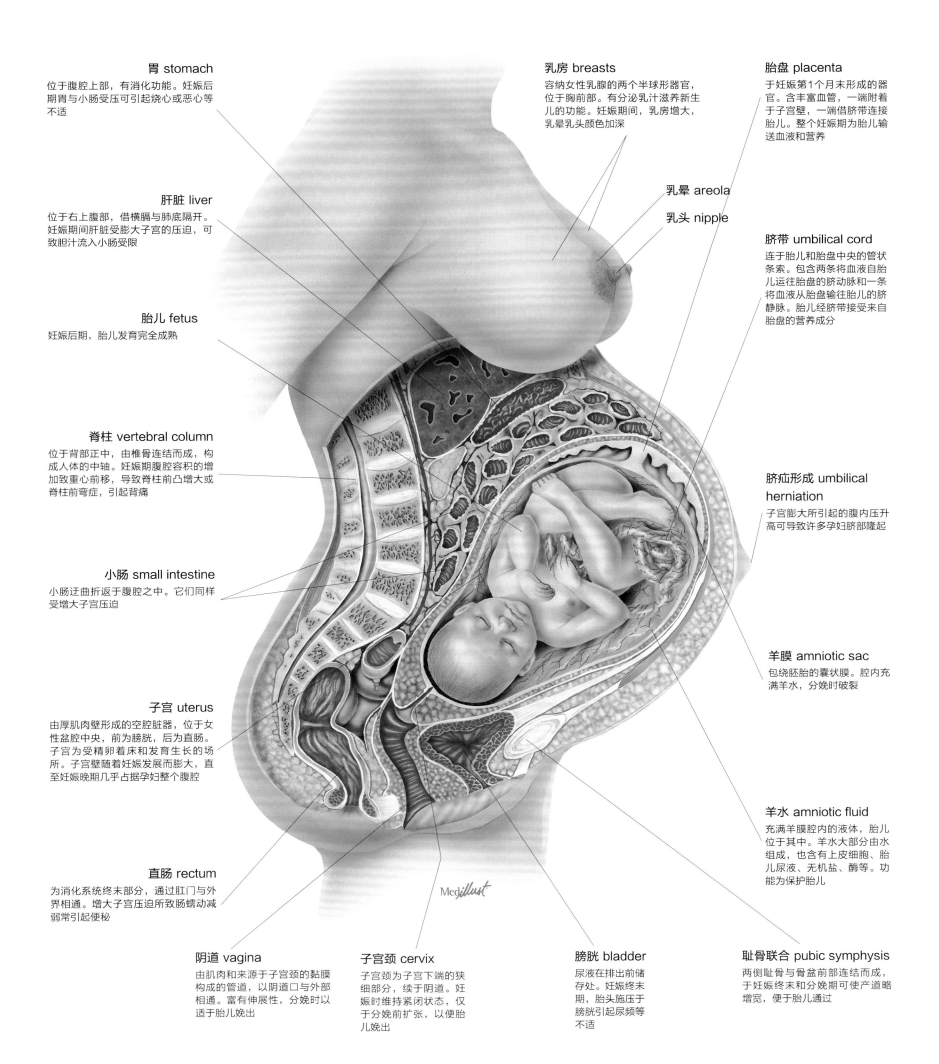

胃 stomach
位于腹腔上部，有消化功能。妊娠后期胃与小肠受压可引起烧心或恶心等不适
肝脏 liver
位于右上腹部，借横膈与肺底隔开。妊娠期间肝脏受膨大子宫的压迫，可致胆汁流入小肠受限
胎儿 fetus
妊娠后期，胎儿发育完全成熟
脊柱 vertebral column
位于背部正中，由椎骨连结而成，构成人体的中轴。妊娠期腹腔容积的增加致重心前移，导致脊柱前凸增大或脊柱前弯症，引起背痛
小肠 small intestine
小肠迂曲折返于腹腔之中。它们同样受增大子宫压迫
子宫 uterus
由厚肌肉壁形成的空腔脏器，位于女性盆腔中央，前为膀胱，后为直肠。子宫为受精卵着床和发育生长的场所。子宫壁随着妊娠发展而膨大，直至妊娠晚期几乎占据孕妇整个腹腔
直肠 rectum
为消化系统终末部分，通过肛门与外界相通。增大子宫压迫所致肠蠕动减弱常引起便秘
乳房 breasts
容纳女性乳腺的两个半球形器官，位于胸前部。有分泌乳汁滋养新生儿的功能。妊娠期间，乳房增大，乳晕乳头颜色加深
乳晕 areola
乳头 nipple
胎盘 placenta
于妊娠第1个月末形成的器官。含丰富血管，一端附着于子宫壁，一端借脐带连接胎儿。整个妊娠期为胎儿输送血液和营养
脐带 umbilical cord
连于胎儿和胎盘中央的管状条索。包含两条将血液自胎儿运往胎盘的脐动脉和一条将血液从胎盘输往胎儿的脐静脉。胎儿经脐带接受来自胎盘的营养成分
脐疝形成 umbilical herniation
子宫膨大所引起的腹内压升高可导致许多孕妇脐部隆起
羊膜 amniotic sac
包绕胚胎的囊状膜。腔内充满羊水，分娩时破裂
羊水 amniotic fluid
充满羊膜腔内的液体，胎儿位于其中。羊水大部分由水组成，也含有上皮细胞、胎儿尿液、无机盐、酶等。功能为保护胎儿
阴道 vagina
由肌肉和来源于子宫颈的黏膜构成的管道，以阴道口与外部相通。富有伸展性，分娩时以适于胎儿娩出
子宫颈 cervix
子宫颈为子宫下端的狭细部分，续于阴道。妊娠时维持紧闭状态，仅于分娩前扩张，以便胎儿娩出
膀胱 bladder
尿液在排出前储存处。妊娠终末期，胎头施压于膀胱引起尿频等不适
耻骨联合 pubic symphysis
两侧耻骨与骨盆前部连结而成，于妊娠终末和分娩期可使产道略增宽，便于胎儿通过
Medillust

新生儿 newborn

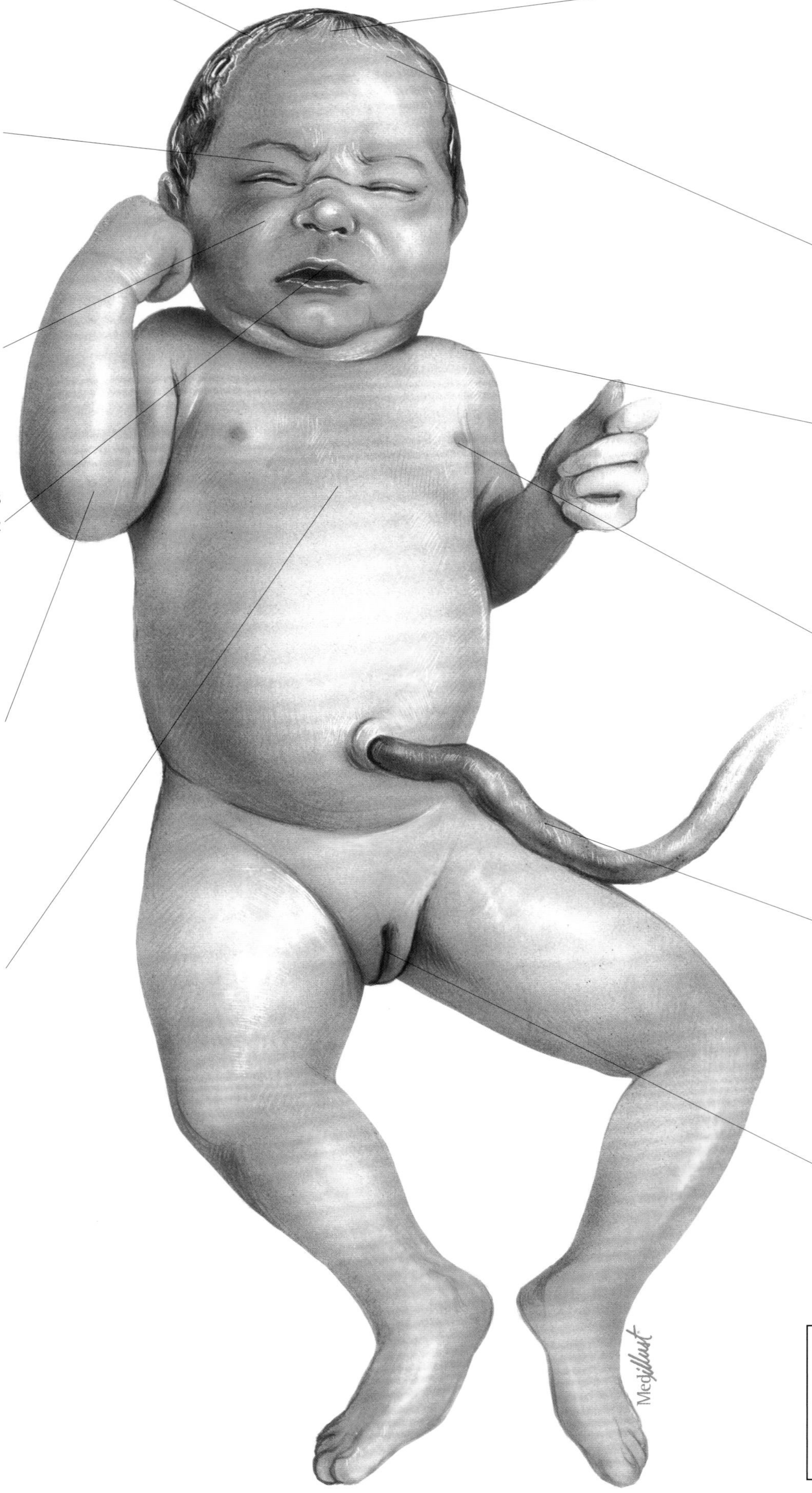

先锋头 caput sucedaneum

新生儿颅骨畸形，为通过产道时颅骨受压所致。此畸形为暂时的，仅存在于出生后的最初几天

颜面浮肿 facial edema

经阴道出生的新生儿特征性地表现出肿胀面容，即通过产道时受压所致的眼睑、鼻和唇的水肿一般不发生在剖宫产中

粟丘疹 millia

多数新生儿面部，尤其在鼻区出现的白色小结节。大多由皮脂腺的脂肪存留所致，几天后逐渐褪去

吸吮弓 sucking callus

上唇中部的小隆起，便于更好地吮吸母体乳头

四肢屈曲位 extremities in flexio

与身体其余部分相比，新生儿四肢较小，通常处于屈曲位，因其肌肉收缩所致

肤色 color of the skin

白色人种新生儿肤色通常为粉红色，但时常也呈深红色，因分娩时经脐带接纳过量血液所致。出生几天后肤色微黄，此种情况称做新生儿黄疸

囟门 fontanelles

与年长儿和成人不同，新生儿颅骨的骨与骨之间并没有完全闭合，却呈现出可经头部皮肤触及的裂隙

胎脂 vernix caseosa

覆盖新生儿皮肤和毛发的脂肪层，抵御出生后最初几分钟的温度变化

胎毛 lanugo

覆盖着新生儿皮肤某些区域的极细毛发，例如双肩和背部。出生几天后消失

乳肿 mammary swelling

出生后的最初数日，新生儿乳头，不论性别，可呈现出由于出生前即刻母体分泌的雌激素导致的肿胀

脐带 umbilical cord

连接胎儿与胎盘的管状条索。包含两条动脉和一条静脉。胎儿经脐带接受来自胎盘的营养成分

生殖器 genitals

在女婴中，大阴唇通常完全覆盖小阴唇，阴道分泌物亦常见。男婴中，包茎很普遍

身长 stature

孕龄达38~42周成熟新生儿，身长介于47~53 cm，因为性别、人种和双亲体质而有较大差异。新生儿平均身长为50 cm

体重 weight

多数成熟新生儿，体重介于2500~4000g。因性别、人种和双亲体质而有较大差异。新生儿通常于出生后数日内体重下降10%~12%，与体液丧失有关

常见生殖系统疾病 main reproductive disorders

概述 description	症状 symptoms	诊断 diagnosis	治疗 treatment
闭经 amenorrhoea　无月经。 ▲ 原发性闭经系指年满16岁女性仍无月经来潮。最常见的原因为性腺发育不全（性器官发育异常）。多见于Turner综合征，系由于部分或全部细胞缺失X染色体所致。Rotikansky综合征中，Müller管的通透性发生改变，Müller管为可分化成输卵管、子宫和部分阴道的胚胎结构。染色体组型（个体的整套染色体）与外观（表现型）为女性，子宫和阴道上段发育不全。Morris综合征或男性假两性畸形表现为男性染色体组型（XY），腹腔内睾丸，雄激素生成减少或缺失。其他原因包括处女膜闭锁、先天性肾上腺增生症（雄激素分泌过多伴外生殖器男性化）、突然的体重减轻（神经性厌食症）、剧烈运动和心理障碍（应激、妊娠恐惧）。 ▲ 继发性闭经则指以往曾建立正常月经，而月经停止3个月以上者。 可能病因为子宫腔粘连、卵巢功能不全或绝经期提前（45岁前卵泡功能衰竭）、卵巢肿瘤、催乳素分泌增多、药物、疾病、神经性厌食症、甲状腺或肾上腺疾病等	患者因无月经就诊。 Turner综合征患者身材矮小，出现颈褶、肾脏和心脏改变。 Morris综合征患者表现女性外观，伴腹腔内睾丸、腋窝与阴部毛发缺失	首先，必须检测尿中绒毛膜促性腺激素以除外妊娠。 如果患者没有怀孕，必须测定激素水平，以除外甲状腺功能减退和高催乳素血症。 小剂量黄体酮连用5 d后出现月经，诊断考虑排卵的变化。 雌激素与黄体酮联合连用3个月，可使有功能性子宫和阴道者出现月经。 必须评估垂体和下丘脑的功能	◆针对病因治疗
乳腺癌 breast cancer　女性最常见的恶性肿瘤，有较高的死亡率。乳腺癌为发生于导管上皮（导管癌）或腺体内（小叶癌）的癌变。公认的几个危险因素中最重要的是乳腺癌家族史。此外，还与乳房疾病史、绝经期延迟、早发月经初潮、未经产、低社会经济水平、母乳喂养中断等有关	早期阶段无症状。最初表现通常为乳房中的肿块、隆起或无痛硬结。部分患者表现为乳房和乳头皮肤不适，例如乳头出现分泌物或内陷	建议每个月月经后行乳房自检。体格检查包括乳腺与淋巴结区触诊。乳房X线片是乳腺癌早期诊断的主要方法。恶性肿瘤体征为密集的小结节、不规则的形态和边界、微钙化，伴乳房结构的改变等。以35~40岁乳房X线片作为参照，40~50岁两年检查1次，50岁后每年检查1次。超声波检查能辨别实体瘤或内含液体的囊肿，适用于乳房组织密度较高的年轻女性。病理组织分析的取材由细针抽吸获得。手术活组织检查可明确诊断	◆小于2 cm的肿瘤：肿瘤切除术加外科切除哨位淋巴结（淋巴结群的第一站淋巴结，研究显示对核医学技术敏感）。如果哨位淋巴结阳性，必须清除所有腋淋巴结。与乳腺放射疗法互补，如果任何一个淋巴结阳性，需给予化学疗法。 ◆大于2 cm的肿瘤：在其他治疗前给予化学疗法以缩小瘤体，若反应适度则给予常规治疗。 ◆同一乳腺内的成对（双发）肿瘤或对化学疗法不敏感的单个肿瘤：根治性乳房切除术（切除整个乳房和腋窝淋巴结），在某些病例可随后立即整形重建
宫颈癌 cervical cancer　大多数病例为表皮样细胞癌。 公认的几个危险因素如下：性生活过早、性生活紊乱、早年分娩、病毒（人乳头状瘤病毒或单纯疱疹病毒Ⅱ型）感染、免疫力低下、吸烟和重度宫颈非典型增生（高度鳞状上皮内病变）。播散途径有局部浸润、淋巴转移，血行转移较少见	多见于40~55岁女性。 症状主要为接触性出血。 晚期可表现大量的子宫不规则出血（不同于月经的子宫出血）	通过巴氏试验可早期确诊，试验为用刮勺和刷子从宫颈采集细胞以检验。 有性生活的女性应定期进行此项检查，目的是在转化成浸润癌之前诊断出宫颈非典型增生。 在阴道镜检查中，子宫颈图像放大至10~15倍时在可疑区域取样。宫颈黏膜碘试验是在行阴道镜检查时将碘溶液涂抹于宫颈上使其碘化。未能染色的考虑为可疑区域。子宫颈的扩张术和刮除术（子宫颈内膜刮除术）用于疑似病例。病理组织活检可确诊	◆如果于浸润前期作出诊断，当边缘切除充分（3~5mm）时，锥形切除术即可治疗。 ◆子宫根治术(外科切除子宫和阴道上段)，以及切除盆腔各组淋巴结（Wertheim-Meigs子宫根治术），适于晚期患者。 ◆如果肿瘤浸润至子宫骶韧带和主韧带或播散超过4 cm，为放射疗法和化学疗法指征。重症和有远处转移的患者，应用化学疗法

概述 description	症状 symptoms	诊断 diagnosis	治疗 treatment
衣原体感染 chlamydia infection 虽然像病毒一样仅生长繁殖于细胞内，但衣原体仍是归类为细菌的一种微生物。 沙眼衣原体是引起性传播疾病最常见的微生物。 感染两性尿道，且在女性中可感染宫颈及子宫体和输卵管，并发展成盆腔炎性疾病和腹膜炎。在男性可引起附睾炎。 某些菌株可引起严重的结膜炎，可致失明和性病性淋巴肉芽肿。 分娩时新生儿受感染可引起结膜炎	潜伏期为与感染者性接触后5~21d。 男性与女性症状均不明显。 男性可出现尿道分泌物及排尿困难（排尿时疼痛或烧灼感）。 宫颈感染（宫颈炎）是最常见的表现形式，伴黏液脓性阴道分泌物、下腹痛、性交困难（性交时疼痛）及排尿困难。 性病性淋巴肉芽肿以腹股沟淋巴结炎症、瘘管形成、瘢痕形成为特征	通过免疫荧光或分子生物学技术分析取自尿道、宫颈、肛门等处的分泌物样品，检出特异的衣原体抗体可确诊	◆抗生素治疗感染
隐睾 cryptorchidia 睾丸没能正常地由腹膜后下降至阴囊。 胚胎发育期间，位于腹后壁的睾丸通过腹股沟管向阴囊下行。如果滞留于腹部或腹股沟区则为隐睾。可发生于单侧或双侧，早产儿中最多见。 隐睾是公认的睾丸癌危险因素之一。 睾丸可经常性地由阴囊回缩到腹股沟管，却更易于降入阴囊内。此种情况常见于6个月至13岁儿童，称为可回缩睾丸	通常不引起症状，可于青春期出现腹股沟区的疼痛和隆起。阴囊是空虚的。 成年患者可导致不育	通常体格检查可诊断。 超声扫描可探测腹股沟管中有无睾丸。 腹腔镜检查有助于检测在腹腔内的睾丸	◆隐睾在生后第1年内有望自发下降。 ◆18个月前给予人绒毛膜促性腺激素或睾丸酮的激素疗法有效率较低。 ◆首选治疗方法为12~18个月的手术矫治。 ◆可回缩睾丸者,建议定期随访
宫颈非典型增生 cervical dysplasia 子宫颈阴道上部由柱状上皮覆盖，子宫颈阴道部由复层扁平上皮（鳞状上皮）覆盖。两种上皮细胞相交处即鳞状柱状上皮结合处。在特定生理条件下，柱状上皮可转化为鳞状上皮。有时，此过程不能顺利进行，产生异常扁平上皮，但尚未癌变。 若不予治疗，高达50%的患者可发展为浸润癌。 较常见于有多个性伙伴、性生活过早、低龄分娩、人乳头状瘤病毒感染的女性中。 分类为低度鳞状上皮内病变——轻度发育不良且病变局限在基底上皮层的1/3，或高度鳞状上皮内病变——中度至重度发育不良且病变累及基底上皮层的2/3或更多	此病变无症状	通过巴氏试验可确诊。有性生活的女性应定期进行此项检查，目的是在转化成浸润癌之前诊断出宫颈非典型增生。 病变组织的病理分析可确诊	◆低度鳞状上皮内病变治疗方法有冷冻疗法、热凝固术和激光。 ◆对于高度鳞状上皮内病变，应选用锥形切除术
异位妊娠 ectopic pregnancy 受精卵着床于子宫体腔以外时引起的病症。 异位妊娠部位以输卵管壶腹部最多见，也可见于卵巢或腹腔。 常见病因为盆腔手术后输卵管瘢痕形成或盆腔炎症性疾病。常见于有异位妊娠、输卵管结扎、子宫内膜异位等病史的女性。 病变可自行溶解吸收（输卵管流产）或生长至破裂，导致腹腔内出血和低血容量休克	患者表现为停经，腹痛或盆腔痛和轻度阴道出血。 如果输卵管破裂可致急腹症临床表现（剧烈腹痛和腹膜刺激征），可迅速进展为休克	经阴道的超声扫描可发现输卵管中胚胎的存在。 绒毛膜促性腺激素水平升高，但低于正常妊娠水平。 明确诊断还要依靠腹腔镜检查和病理分析	疾病初期，等候其自行溶解吸收期间借助超声扫描定期观察和护理。 细胞生长抑制剂能直接抑制高分裂相细胞，可经口、经静脉或直接注射至胎囊给药。 若患者有生育要求，应尽量完整保留输卵管。 若输卵管已破裂，必须外科切除

概述 description	症状 symptoms	诊断 diagnosis	治疗 treatment
子宫内膜癌endometrial cancer 几乎均为腺癌，是最常见的子宫癌。与未生育、早初潮、晚绝经、多囊卵巢综合征、肥胖、雌激素生成增多和使用它莫西芬（用于乳腺癌）治疗有关。使用口服避孕药和吸烟者发生率较低。通过血液、淋巴系统和直接蔓延至邻近器官而播散	见于50~70岁的女性。一般而言，症状出现时已近晚期。最常见症状是绝经后子宫不规则出血。此外，浸润邻近器官时可出现消化道或泌尿道症状	通过宫腔镜获得子宫内膜活组织进行病理分析可确诊。虽然手术后的病理组织分析可确定其最终的浸润范围，但术前仍需借助影像学技术评估病变蔓延程度，包括经阴道的超声扫描和MRI	◆早期阶段，肿瘤局限于子宫体时，行全宫腔镜下的手术（切除子宫），并切除卵巢和盆腔淋巴结，加或不加放射治疗。 ◆疾病晚期不建议行外科手术。 ◆患者可应用放射疗法、激素疗法和化学疗法
子宫内膜息肉 endometrial polyp 子宫内膜的良性增生，表现为子宫腔内的突起，起源于子宫内膜基底细胞，包含腺体、间质和血管。 虽可与子宫内膜癌共存，但很少恶变	见于30~60岁的女性。 最常见症状为子宫不规则出血（不同于月经的子宫出血）	经阴道的超声扫描有助于诊断。 通过宫腔镜获得活检组织的病理分析可确诊	◆通常在宫腔镜下切除息肉
子宫内膜异位症 endometriosis 子宫内膜组织出现在子宫腔以外部位的增殖。 尽管可发生于任何解剖学部位，但经常见于卵巢、骨盆的韧带、腹膜、小肠、直肠或膀胱。 病因不明。发病机制的假说有：经期时子宫内膜细胞脱落并迁移至腹腔、组织转化或免疫力异常——阻碍免疫系统杀灭植入的子宫内膜细胞。 最常见于经血量多的短月经周期育龄女性	绝大多数患者表现为痛经，可伴有性交困难(性交时疼痛)。 其他症状包括腹胀、排尿困难（小便涩痛）和头痛。 可引起不孕	确诊通过腹腔镜检查，可直接观察并从病变处取活组织进行检查	◆通常于腹腔镜下切除病变。 ◆使用药物减弱雌激素刺激的疗法是有争议的。 ◆若疾病无法控制或患者无生育要求，行切除子宫和双侧附件的根治性手术
乳腺纤维囊性病 fibrocystic mastopathy 以明显的囊肿形成为特征的良性病变。最常见的乳腺疾病之一。 病因仍不明确，多认为与激素作用有关。 绝经前女性常见，罕见于绝经后女性	最常见症状为乳房痛（月经前乳房疼痛，月经期间缓解）。 也可出现乳房硬结和可触及的囊肿。 妊娠期间症状缓解	诊断依据乳房X线片和超声扫描所显示的囊肿及其与乳房组织的关系。 可通过细针抽吸获取病理组织进行分析	◆通常囊肿无需治疗。 ◆大的囊肿可由细针抽吸去除
淋病 gonorrhea 由通常称做淋球菌的淋病奈瑟菌引起的性传播疾病。 在男性可感染尿道（尿道炎）并可传播到附睾（附睾炎）或前列腺（前列腺炎）。 在女性可引起尿道炎或宫颈炎。从宫颈上行，可感染子宫内膜和输卵管，发展为盆腔炎性疾病。 淋病还是青年人关节炎最常见的病因。 还可引起肛门、直肠和口咽的感染。 分娩时感染导致新生儿结膜炎	与感染者性接触后2~5d开始出现症状。 男性尿道炎明显伴有源于尿道的白色或脓性分泌物和排尿困难（小便涩痛）。女性表现排尿困难和其他尿道感染症状。 播散性淋病双球菌感染特征表现为发热、腱鞘炎（肌腱和关节滑膜炎症）、关节痛和播散性皮肤损伤。 淋病性关节炎通常只影响单侧关节，尤其是膝、踝或腕关节。20%女性患者和5%~10%男性患者为无症状带菌者，具有传染性	检验样本取自尿道和肛门分泌物、子宫颈、咽部等。 病原体可见于细胞内或经培养检出。 梅毒或其他性传播疾病应同时予以检测	◆治疗给予抗生素，一般为头孢三嗪。 ◆淋病患者通常并发的沙眼衣原体感染，此感染仅在较长潜伏期后表现明显。应一并治疗。 ◆即使症状消失，仍建议患者彻底治愈，并检查其性伙伴，禁欲直至病愈
盆腔炎 inflammatory pelvic disease 由源于下生殖道的细菌感染所致的子宫、输卵管或卵巢的感染。 一般而言，病原体为引起性传播疾病的微生物，其中沙眼衣原体和淋病奈瑟菌最常见。细菌侵入也可发生在介入治疗或妇产科操作之后，例如植入宫内避孕器、人工流产。 感染起始于宫颈（宫颈内膜炎）并传播至子宫（子宫内膜炎）、输卵管（输卵管炎）、卵巢（卵巢炎）、腹膜（腹膜炎）。最常见于伴发性传播疾病的青年或植入宫内节育器的女性	最常见症状为盆腔痛或下腹痛。 常见脓性阴道分泌物（白带）。 可有发热、恶心和呕吐。 若并发尿道感染，可见排尿困难（小便涩痛）	根据临床检查诊断。 主要依据症状如下腹痛、宫颈举痛、腹部检查时的卵巢压痛，最近几个月内性生活史且超声扫描排除其他病因。 发热、白细胞计数升高和自宫颈或阴道分泌物中检出微生物有助于确诊	◆必须早期给予抗生素以避免输卵管功能改变和不孕症。 ◆必要时采用外科治疗（腹内脓肿引流）

概述 description	症状 symptoms	诊断 diagnosis	治疗 treatment
乳房纤维瘤 mammary fibroadenoma 最常见的乳房良性肿瘤。 发生于乳房的结缔组织和腺组织	见于年轻女性（15~35岁），表现为坚硬、边界清楚的结节，与基底组织无粘连。 通常无痛	年轻患者，鉴于其高密度的乳房组织，首选超声扫描测定其解剖结构特征。 应行针吸取材并对样本进行细胞学检验	◆若患者年龄小于30岁，适合观察并定期随访检查。 ◆难以确诊时，首选外科切除肿瘤
乳腺炎 mastitis 乳房的感染性疾病。 病因大多为细菌性感染，最常见的有金黄色葡萄球菌、表皮葡萄球菌和链球菌。 细菌经皮肤外伤（通常位于乳头内）处侵入	大多数病例于产褥期（分娩后40 d左右）发病。 患者表现为乳房疼痛，区域淋巴结炎症和发热。 还可出现乳头的脓性分泌物	通常由病史和体格检查明确诊断。 若患者不泌乳，应除外恶性变	◆治疗包括抗生素、解热剂和镇痛药
卵巢癌 ovarian cancer 卵巢肿瘤可来源于表面上皮细胞、生发细胞、卵巢基质细胞和性索间质细胞（胚胎结构）及间质细胞。约90%的恶性卵巢肿瘤来源于上皮。与排卵时卵巢被膜轻微损伤、未生育及遗传因素有关。相对而言，口服避孕药、经产、子宫切除术、输卵管结扎似为保护因素。生发细胞肿瘤较常见于儿童期和青春期。性索细胞及间质细胞肿瘤通常分泌激素（雄激素和雌激素）。种植转移是最主要的播散形式。肿瘤细胞种植于腹膜，盆腔和腹部器官浆膜层和膈的下面。可经淋巴道转移，血行转移较少见	最常见症状为腹胀和腹痛。也可表现为腹水、虚弱、消瘦等	经阴道超声扫描能检测肿瘤，测定其结构特征并显示肿瘤内血管。上皮性癌表现血中肿瘤标志物升高：若为浆液性肿瘤，CA125浓度升高；若为黏液性肿瘤，CA19.9浓度升高。通过术后的病理组织分析确诊，也可于术中进行	◆手术治疗。 ◆子宫全切术及双侧附件切除术(切除子宫、输卵管和卵巢)，吸取腹水做活组织检查，切除网膜同时清扫区域淋巴结。 ◆晚期常采用手术联合化学疗法
包茎 phimosis 包皮狭窄使得回缩受限。 在年龄小于2岁的儿童中为生理现象。 在年长儿，可因强制包皮回缩引起嵌顿	并发阴茎头感染（阴茎头炎）、包皮感染（包皮炎）和泌尿道感染。 急性包皮嵌顿为泌尿外科急症，勉强上翻的狭窄包皮致使其嵌顿于冠状沟，引发炎症及包皮和阴茎头血供减少	体格检查可确诊	◆包皮环切术是在冠状沟水平切除包皮。 ◆年龄大于3岁的包茎患儿或伴有阴茎头炎、嵌顿包茎、泌尿道感染病史者行包皮环切术
多囊卵巢综合征 polycystic ovary syndrome 以双侧卵巢出现多个囊肿为特征的疾病，由未完全发育的卵泡所致。 病因尚不完全清楚，资料显示与黄体生成素水平升高导致卵泡膜细胞过度增生和雄激素分泌过多有关。 此外，肾上腺分泌雄激素亦增多。 双侧卵巢呈多囊性增大	最常见症状为无排卵所致的不育。 经过一段正常月经周期后，出现闭经或月经稀发。 多毛（面、胸、腹、背部毛发过度生长）和肥胖常见	血液中黄体生成素浓度升高和黄体生成素/卵泡刺激素比值上升，以及雄烯二酮浓度升高。 经阴道超声扫描显示多个小滤泡。 腹腔镜检查有助于测定卵巢形态结构，同时可行组织取材。 通过病理组织分析和实验室检查确诊	◆应用氯底酚胺柠檬酸盐和卵泡刺激素的促排卵治疗或腹腔镜下行卵巢部分（楔形）切除术。 ◆口服避孕药，有时联用抗雄激素治疗多毛症。 ◆肥胖患者应控制饮食
不孕 sterility 未避孕，正常性生活后1.5年而未曾妊娠者称原发不孕。若曾有妊娠，而后2~3年内不孕者称继发不孕。 其中大约40%病例为男性因素，40%病例为女性因素，混合因素占20%。 精索静脉曲张、睾丸功能不全、隐睾、精子缺乏（精液中无精子）、附睾炎、下丘脑功能变化等能引起男性不育。 女性不孕因素有宫颈疾病（感染、损伤、黏液的变化）、子宫体的疾病（畸形、粘连、子宫内膜疾病等）、卵巢疾病或心理障碍	症状因病因而异。 此外，可伴发精神症状	不孕夫妇的检查通常包括全面的病史和体格检查。精子数量、活动度、形态学检查和精子能力试验（可获取精子用于辅助生育技术）；卵巢周期中的激素测定，女性生殖器官的影像学检查（子宫输卵管造影，经阴道超声扫描）等。 根据病因、腹腔镜检查、子宫内膜活检或宫腔镜检查确诊	◆根据病因，治疗可包括激素疗法诱发排卵、人工授精、体外授精（卵子于实验室受精后植入子宫）或精子显微注射（将单个精子注射入卵母细胞）

概述 description	症状 symptoms	诊断 diagnosis	治疗 treatment
梅毒 syphilis 梅毒螺旋体引起的性传播疾病。 主要通过性接触传播，也可经胎盘传给胎儿	梅毒约有21 d的潜伏期，临床进展分3期。 ▲ 一期梅毒。微生物侵入机体处（阴茎、阴道、肛门或口）出现特征性的硬性下疳，表面呈无痛性溃疡（病变），于2~6周内自然消退。 ▲ 二期梅毒。在8~12周时出现于1/3的未治疗患者中。引起发热、淋巴结增大、脑脊膜炎和关节炎、肝炎、神经炎等。还可导致皮肤病变。典型患者出现毛状白斑。二期梅毒持续1~4年。 ▲ 未经治疗的患者在感染后20~30年出现三期梅毒。特征性病变为树胶肿，这种破坏性肉芽肿损伤可侵犯所有器官。还可累及心血管（心血管梅毒）和中枢神经系统（神经梅毒）。 ▲ 神经梅毒可表现为脊髓痨，伴有脊神经病变或进行性全身麻痹，特征表现为中枢神经系统变性疾病，伴有精神障碍、运动神经系统和自主神经系统障碍	诸如硬性下疳或毛状白斑等病变的活组织，经暗视野显微镜检查可直接观察到其中的梅毒螺旋体。检测患者血中抗体的试验同样有益。包括检测非特异抗体的性病试验和快速血浆反应素试验	◆各期患者均应使用青霉素治疗。青霉素过敏者选用红霉素
睾丸癌 testicular cancer 青年男性中发生率仅次于白血病的常见癌症。依据发生细胞而分类。 发生于生殖细胞的归类于精原细胞瘤（40%）——青年男性中较常见，可转移至淋巴结；非精原细胞瘤如胚胎癌、绒毛膜癌、卵黄膜肿瘤或畸胎瘤。 发生于间质细胞的有间质细胞瘤、颗粒细胞瘤、支持细胞瘤。通常经淋巴系统转移至区域淋巴结。 最常转移至肺、肝、骨和脑。 危险因素包括隐睾，幼儿期腹股沟疝，长期暴露于射线、热源和皮革染料	通常表现为阴囊的肿块或肿瘤。一些分泌激素的肿瘤可引起男子乳腺发育（男性乳腺肿大）或性早熟。因转移部位不同而产生不同症状	睾丸超声扫描可对肿瘤解剖结构特征进行测定。血中肿瘤产物的测定有重要意义。甲胎蛋白是卵黄膜细胞产生的胚胎蛋白质，在卵黄膜肿瘤和胚胎癌中升高，在精原细胞瘤中不升高。 人绒毛膜促性腺激素是妊娠第1个月时起作用的激素，在绒毛膜癌中升高。 经腹股沟的睾丸外科检查和活检用于其他方式不能确诊的患者。 通过CT评估肿瘤的淋巴转移和远处扩散	◆精原细胞瘤和非精原细胞瘤通常行手术治疗，包括睾丸切除术（切除睾丸）和淋巴结切除术（切除区域淋巴结）。 ◆精原细胞瘤通常对放射高度敏感，用于外科术后。 ◆晚期非精原细胞瘤行化学治疗
子宫肌瘤 uterine myoma 子宫的良性肿瘤，发生于构成子宫壁肌层的平滑肌纤维。 最常见的女性盆腔肿瘤，黑色人种中更多见。 根据肌瘤发生于育龄女性，且给予雌激素与合并妊娠时生长加快，提示子宫肌瘤与雌激素活性有关。 子宫肌瘤在多产的女性、使用口服避孕药及吸烟者中较少见	半数以上病例症状不明显。 最常见的症状是月经过多（经期大量出血）。 伴发症状有盆腔痛、压迫膀胱所致的泌尿道症状、腹胀和贫血。 有时可导致不孕。 妊娠合并肌瘤易发生早产、胎产式的改变、疼痛等	体格检查可触诊肌瘤大小、形状及硬度。 超声扫描为测定其解剖结构特征的可靠方法。 在特定病例，必要时行宫腔镜检查	◆若肌瘤小且无症状，建议定期观察随访。 ◆肌瘤切除术适用于肿瘤较大且希望生育的年轻女性。 ◆若肌瘤变大且症状明显，可行子宫切除术。 ◆给予促性腺激素释放激素治疗，可缩小肌瘤且适用于外科手术前。 ◆子宫动脉栓塞术是正在发展中的治疗方法
精索静脉曲张 varicocele 蔓状静脉丛和精索内静脉扩张所致，扩张方式与腿部等处静脉曲张相同。 多发于身体左侧	通常见于15~25岁的男性，表现为无痛肿块。触诊精索的静脉扩张似“装满蠕虫的袋”。 可导致不育	体格检查可确诊。 超声扫描和透照法有助于诊断	◆阴囊托有益于治疗。 ◆出现睾丸萎缩和不育者，适于外科治疗（精索静脉结扎或栓塞术）
外阴癌 vulvar cancer 通常表现为鳞状细胞癌。 最多见于大阴唇，通过淋巴系统转移。 相关危险因素包括人乳头状瘤病毒和外阴营养不良	常见于65~75岁的女性。 最多见症状为外阴瘙痒	通过病变的活检与组织病理检查诊断	◆外科手术（外阴根治术）结合放射治疗。 ◆放射治疗联合化学治疗适用于不能手术的晚期患者，作为姑息治疗

血液系统 blood system

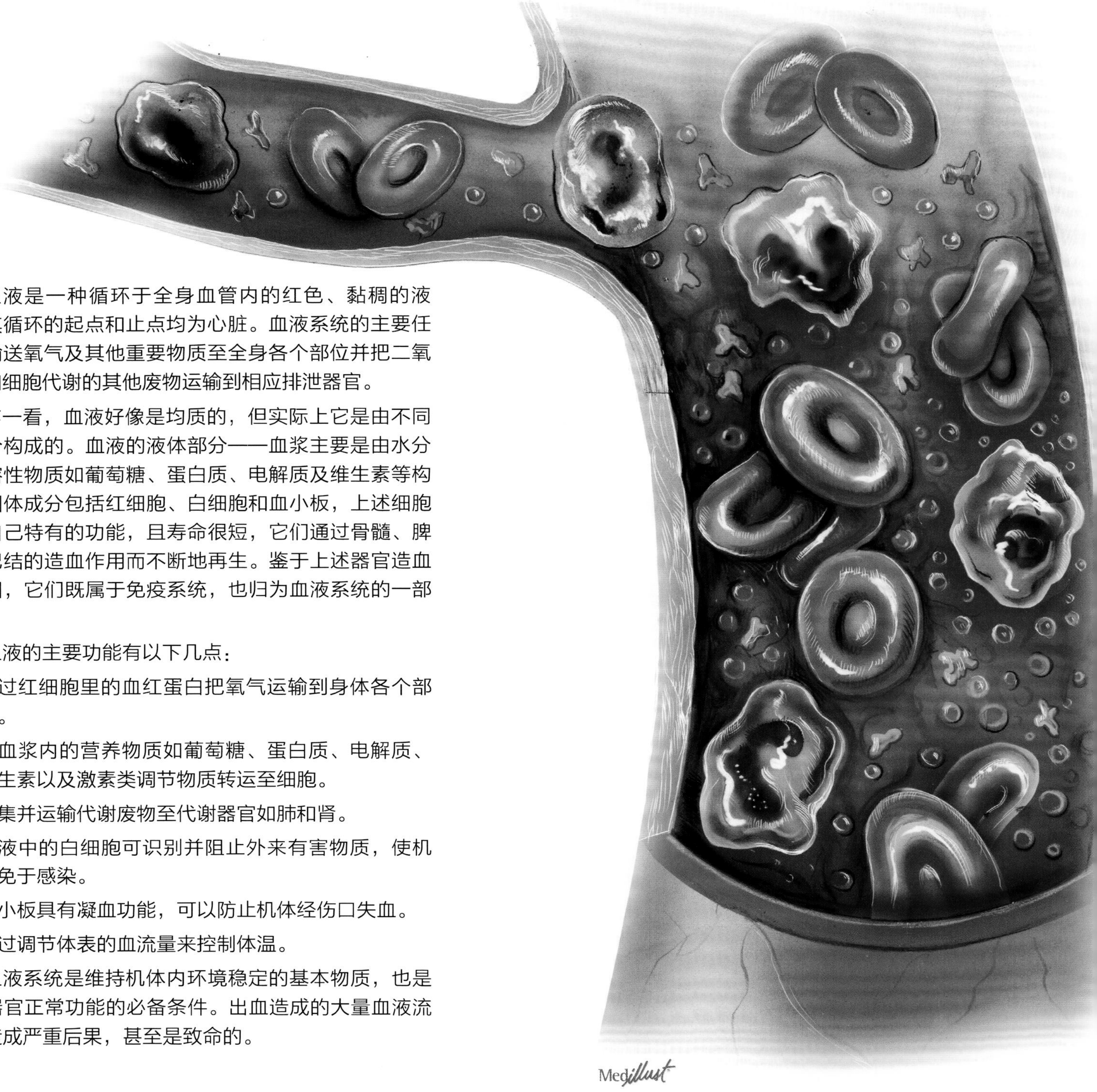
Medillust

血液是一种循环于全身血管内的红色、黏稠的液体，其循环的起点和止点均为心脏。血液系统的主要任务是输送氧气及其他重要物质至全身各个部位并把二氧化碳和细胞代谢的其他废物运输到相应排泄器官。

乍一看，血液好像是均质的，但实际上它是由不同的成分构成的。血液的液体部分——血浆主要是由水分和可溶性物质如葡萄糖、蛋白质、电解质及维生素等构成；固体成分包括红细胞、白细胞和血小板，上述细胞均有自己特有的功能，且寿命很短，它们通过骨髓、脾和淋巴结的造血作用而不断地再生。鉴于上述器官造血的原因，它们既属于免疫系统，也归为血液系统的一部分。

血液的主要功能有以下几点：

- 通过红细胞里的血红蛋白把氧气运输到身体各个部位。
- 将血浆内的营养物质如葡萄糖、蛋白质、电解质、维生素以及激素类调节物质转运至细胞。
- 收集并运输代谢废物至代谢器官如肺和肾。
- 血液中的白细胞可识别并阻止外来有害物质，使机体免于感染。
- 血小板具有凝血功能，可以防止机体经伤口失血。
- 通过调节体表的血流量来控制体温。

血液系统是维持机体内环境稳定的基本物质，也是维持器官正常功能的必备条件。出血造成的大量血液流失会造成严重后果，甚至是致命的。

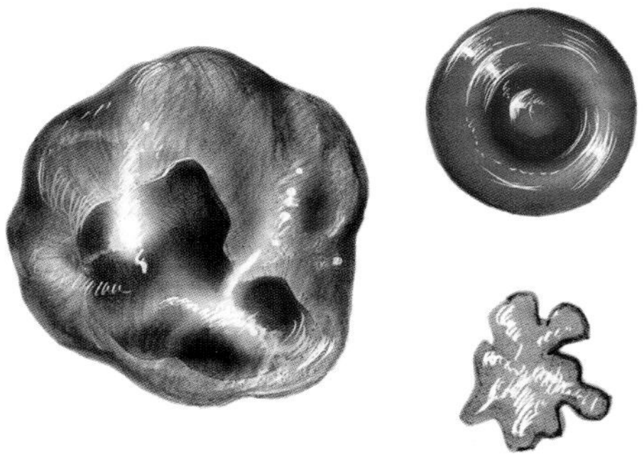

血液成分 components of blood

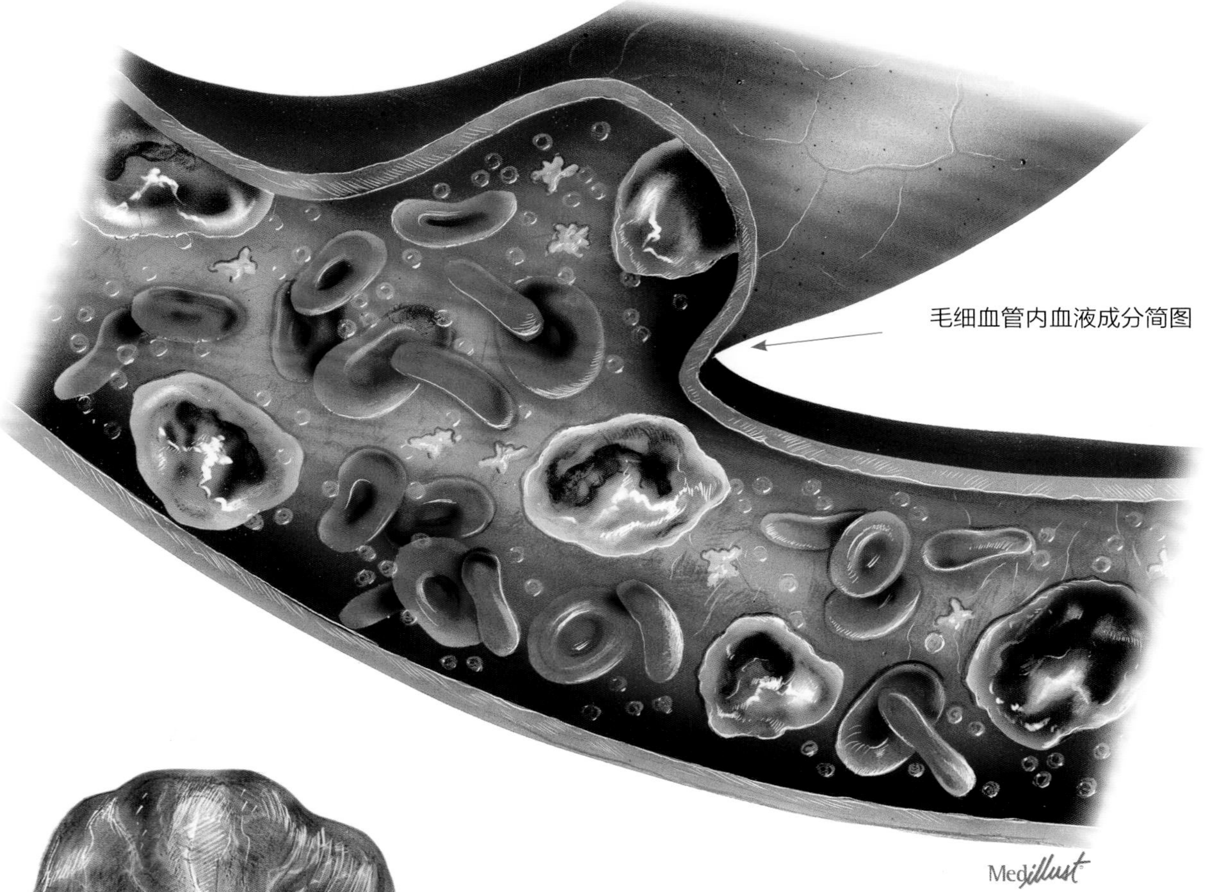

毛细血管内血液成分简图

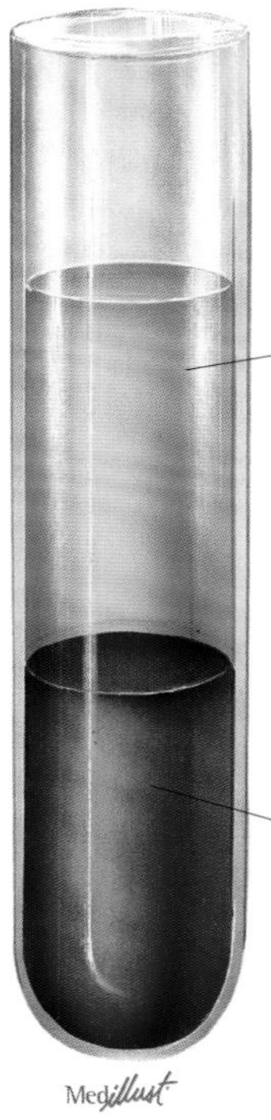

血浆
blood plasma
血液的液体成分，占血液总体积的55%~60%。血浆色微黄，主要成分为水，也包括许多溶质如蛋白质、矿物质、葡萄糖、酶、维生素等

血液的细胞成分
cellular elements of the blood
血细胞占血液总体积的40%~45%，主要有3种：红细胞、白细胞和血小板

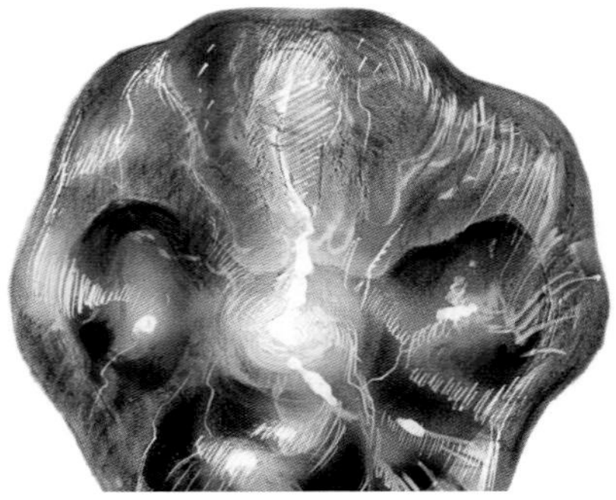

单核细胞
monocyte
血细胞中最大的一种，淡蓝色，主要功能为抵御体内的慢性或长期感染

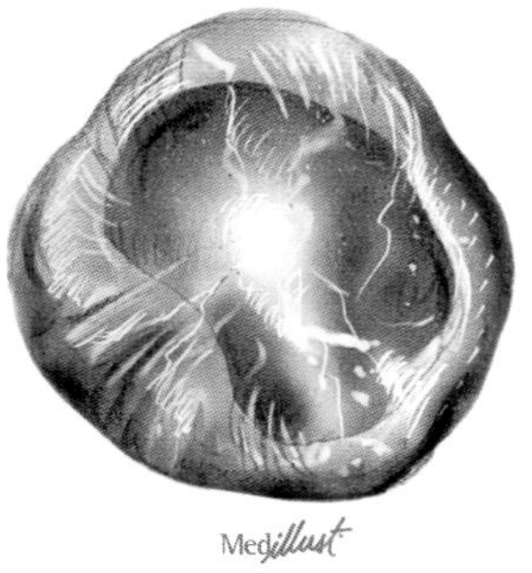

淋巴细胞
lymphocyte
淡蓝色，单核，核体积大。分两类：T细胞和B细胞。T细胞可抵抗进入体内病毒并启动过敏反应；B细胞可产生抗体并合成免疫蛋白。T细胞离开骨髓后，进入胸腺发育成熟

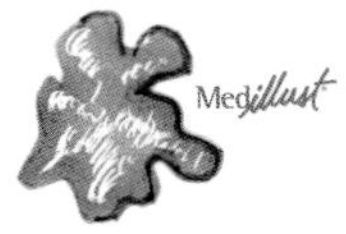

血小板 thrombocyte or platelet
细胞体积小，似红细胞，无核，是巨核细胞的产物。正常情况下，血液内含量$(1.0\sim3.0)\times10^9$/L。主要的功能是凝血，防止血液流失，从而起到止血的作用。平均寿命是8~12d

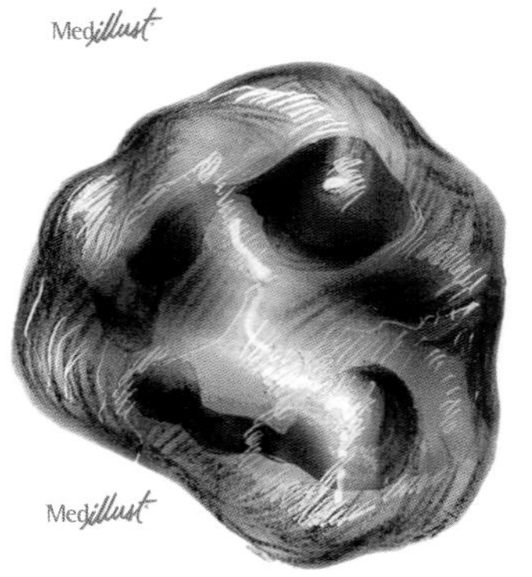

中性粒细胞
neutrophil
一种含有多个核的白细胞，胞质内含有淡紫色颗粒状物质。主要功能为通过吞噬作用防御和消灭细菌

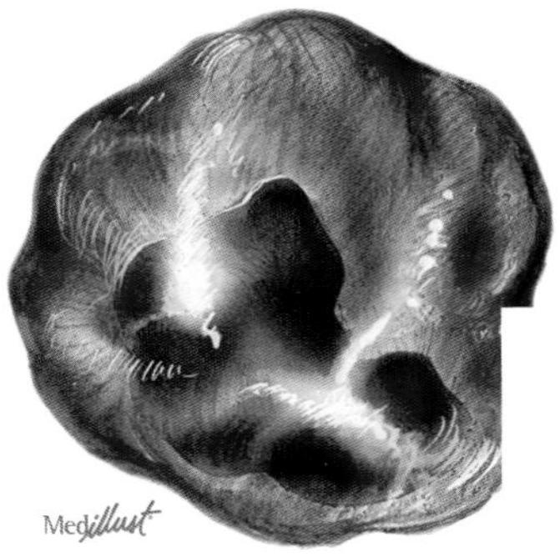

嗜碱性粒细胞
basophil
多核细胞，胞质内含有深紫蓝色颗粒状物质，是体内防御系统的组成成分之一

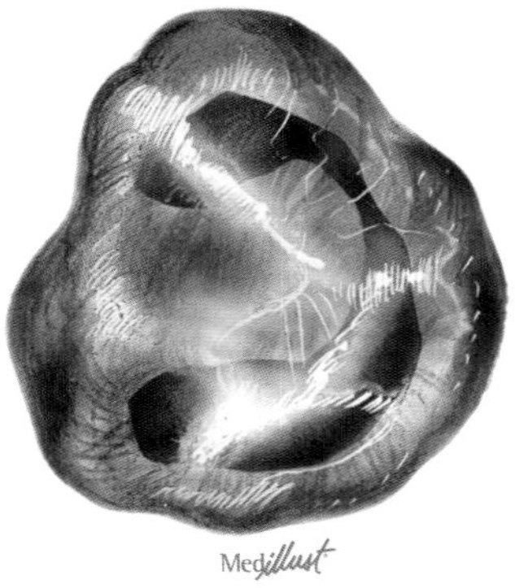

嗜酸性粒细胞
eosinophil
白细胞的一种，与嗜碱性粒细胞、中性粒细胞共同称为粒细胞。嗜酸性粒细胞也有多个核，胞质为淡黄红色，含有橘红色颗粒。主要功能是抵抗外来抗原侵入体内时产生的抗原抗体复合物

白细胞 leukocytes (white blood cells)
与红细胞或者其他血细胞不同的是，白细胞有核。其主要的功能是防御，抵抗侵入体内的微生物。白细胞可以穿过血管壁上的孔道，到达任意感染区。白细胞根据防御功能的不同可以分为多种，如具有产生抗体、消灭细菌和抵抗外来物质作用的细胞分别为淋巴细胞、单核细胞和粒细胞，它们可能是单核细胞或者多核细胞（嗜酸性粒细胞、嗜碱性粒细胞和中性粒细胞）。正常情况下，白细胞含量为$(4\sim10)\times10^9$/L。不同类型白细胞存活时间不同，但基本存活数天以内

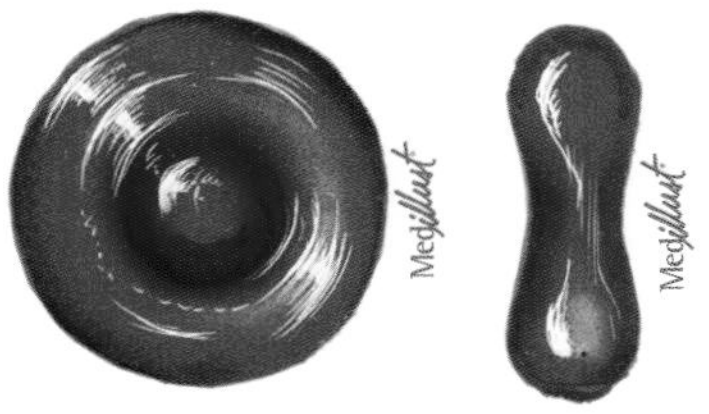

红细胞 erythrocytes (red blood cells)
小圆盘形，无核，无细胞器，有变形作用，以便进入口径小的毛细血管。红细胞含量约为5.0×10^{12}/L。含有血红蛋白，能运输氧气至细胞内。平均寿命为120d左右

血细胞生成 hematopoiesis

血细胞生成 hematopoiesis

骨髓中不同血细胞的产生过程，均开始于未分化的干细胞或者成血细胞。这种细胞的分化是多方向的，因为它能引起红细胞、白细胞和血小板的发生

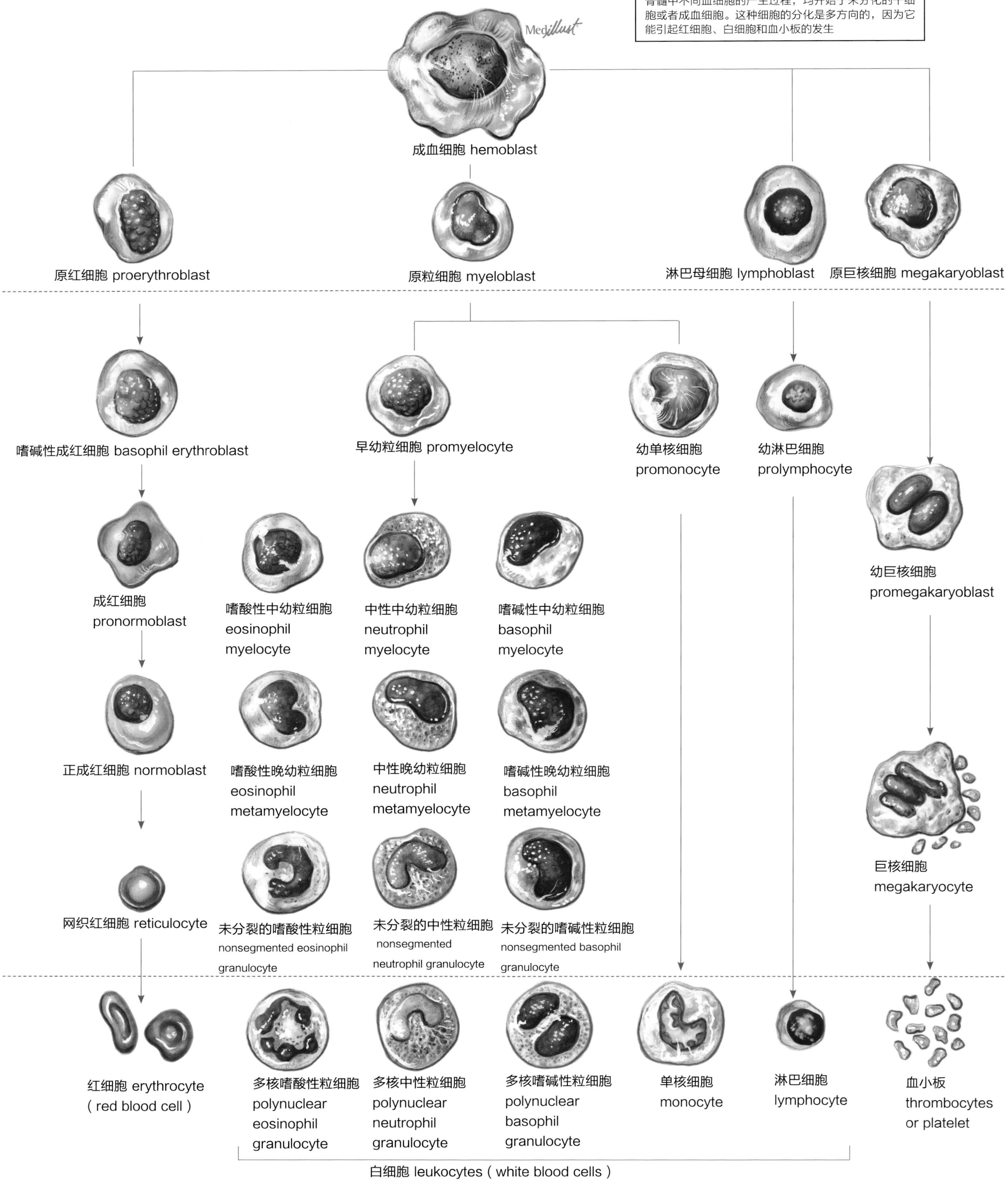

Medillust
成血细胞 hemoblast
原红细胞 proerythroblast
原粒细胞 myeloblast
淋巴母细胞 lymphoblast
原巨核细胞 megakaryoblast
嗜碱性成红细胞 basophil erythroblast
早幼粒细胞 promyelocyte
幼单核细胞 promonocyte
幼淋巴细胞 prolymphocyte
幼巨核细胞 promegakaryoblast
成红细胞 pronormoblast
嗜酸性中幼粒细胞 eosinophil myelocyte
中性中幼粒细胞 neutrophil myelocyte
嗜碱性中幼粒细胞 basophil myelocyte
正成红细胞 normoblast
嗜酸性晚幼粒细胞 eosinophil metamyelocyte
中性晚幼粒细胞 neutrophil metamyelocyte
嗜碱性晚幼粒细胞 basophil metamyelocyte
巨核细胞 megakaryocyte
网织红细胞 reticulocyte
未分裂的嗜酸性粒细胞 nonsegmented eosinophil granulocyte
未分裂的中性粒细胞 nonsegmented neutrophil granulocyte
未分裂的嗜碱性粒细胞 nonsegmented basophil granulocyte
红细胞 erythrocyte (red blood cell)
多核嗜酸性粒细胞 polynuclear eosinophil granulocyte
多核中性粒细胞 polynuclear neutrophil granulocyte
多核嗜碱性粒细胞 polynuclear basophil granulocyte
单核细胞 monocyte
淋巴细胞 lymphocyte
血小板 thrombocytes or platelet
白细胞 leukocytes (white blood cells)

红细胞生成和血小板生成 erythropoiesis and thrombocytopoiesis

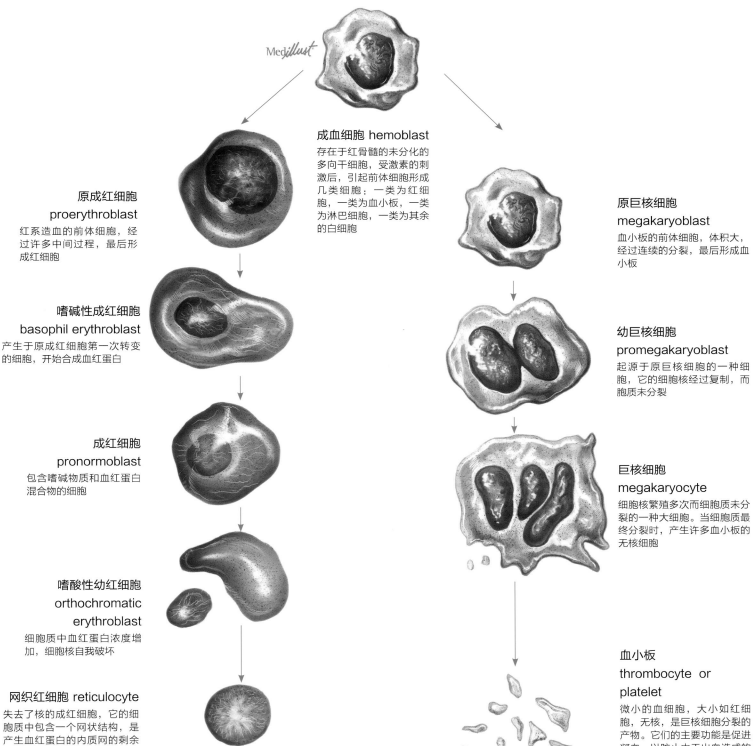

红细胞生成 erythropoiesis

红细胞是由存在于骨髓中的多功能干细胞产生的。骨髓红细胞的生成受氧需要量的调控，通过产生一种激素——促红细胞生成素来作用的，这种激素有在人体不同组织内促进红细胞生成的作用

血小板生成 thrombocytopoiesis

血小板是由存在于骨髓中未分化的骨髓多功能干细胞产生的。生成过程由血小板生成素调节，这种物质可以维持新生成的和被破坏的血小板的平衡

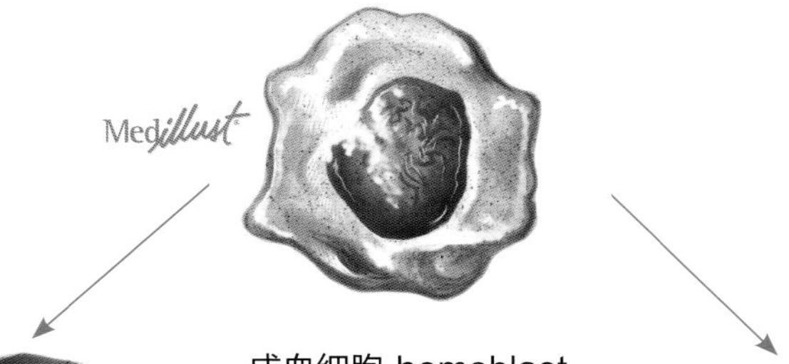

MedIllust

成血细胞 hemoblast

存在于红骨髓的未分化的多向干细胞，受激素的刺激后，引起前体细胞形成几类细胞：一类为红细胞，一类为血小板，一类为淋巴细胞，一类为其余的白细胞

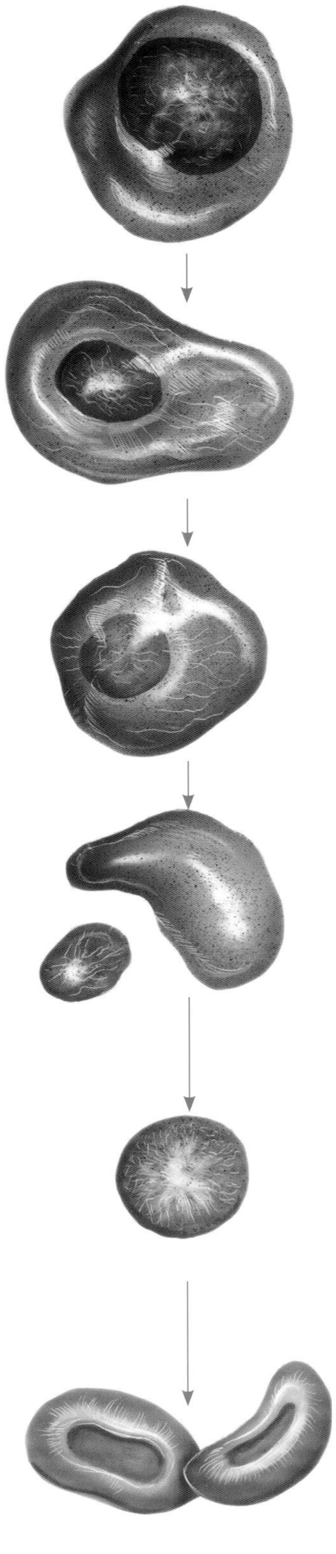

原成红细胞 proerythroblast

红系造血的前体细胞，经过许多中间过程，最后形成红细胞

嗜碱性成红细胞 basophil erythroblast

产生于原成红细胞第一次转变的细胞，开始合成血红蛋白

成红细胞 pronormoblast

包含嗜碱物质和血红蛋白混合物的细胞

嗜酸性幼红细胞 orthochromatic erythroblast

细胞质中血红蛋白浓度增加，细胞核自我破坏

网织红细胞 reticulocyte

失去了核的成红细胞，它的细胞质中包含一个网状结构，是产生血红蛋白的内质网的剩余物。它是红细胞的直接前体

红细胞 erythrocytes（red blood cells）

无核及细胞器的圆盘状细胞，可以变形来适应狭窄的毛细血管。它们含有血红蛋白，可以运输氧。平均寿命是120 d

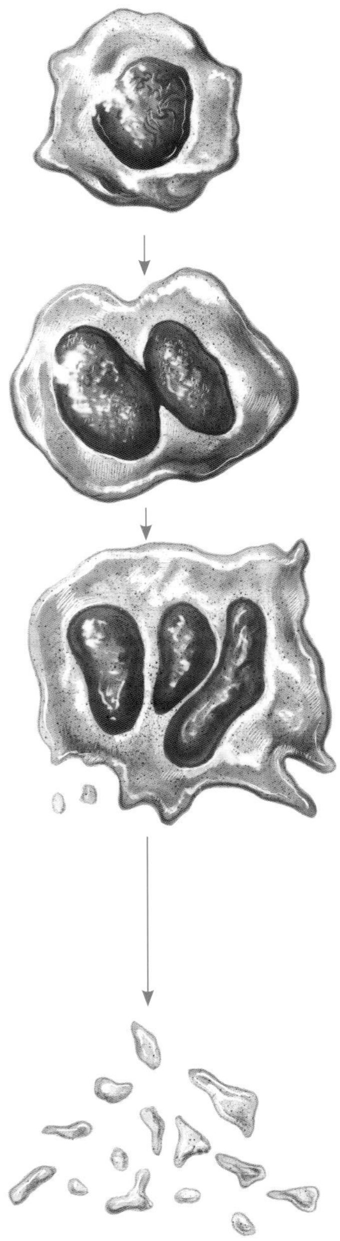

原巨核细胞 megakaryoblast

血小板的前体细胞，体积大，经过连续的分裂，最后形成血小板

幼巨核细胞 promegakaryoblast

起源于原巨核细胞的一种细胞，它的细胞核经过复制，而胞质未分裂

巨核细胞 megakaryocyte

细胞核繁殖多次而细胞质未分裂的一种大细胞。当细胞质最终分裂时，产生许多血小板的无核细胞

血小板 thrombocyte or platelet

微小的血细胞，大小如红细胞，无核，是巨核细胞分裂的产物。它们的主要功能是促进凝血，以防止由于出血造成的血液流失，达到止血作用。平均寿命是8～12 d

白细胞生成 leukopoiesis

白细胞生成 leukopoiesis

白细胞主要由存在于骨髓中的干细胞分化生成。干细胞可分化生成两种白细胞：一种是粒性白细胞和单核细胞，另一种是淋巴细胞。感染刺激白细胞的产生

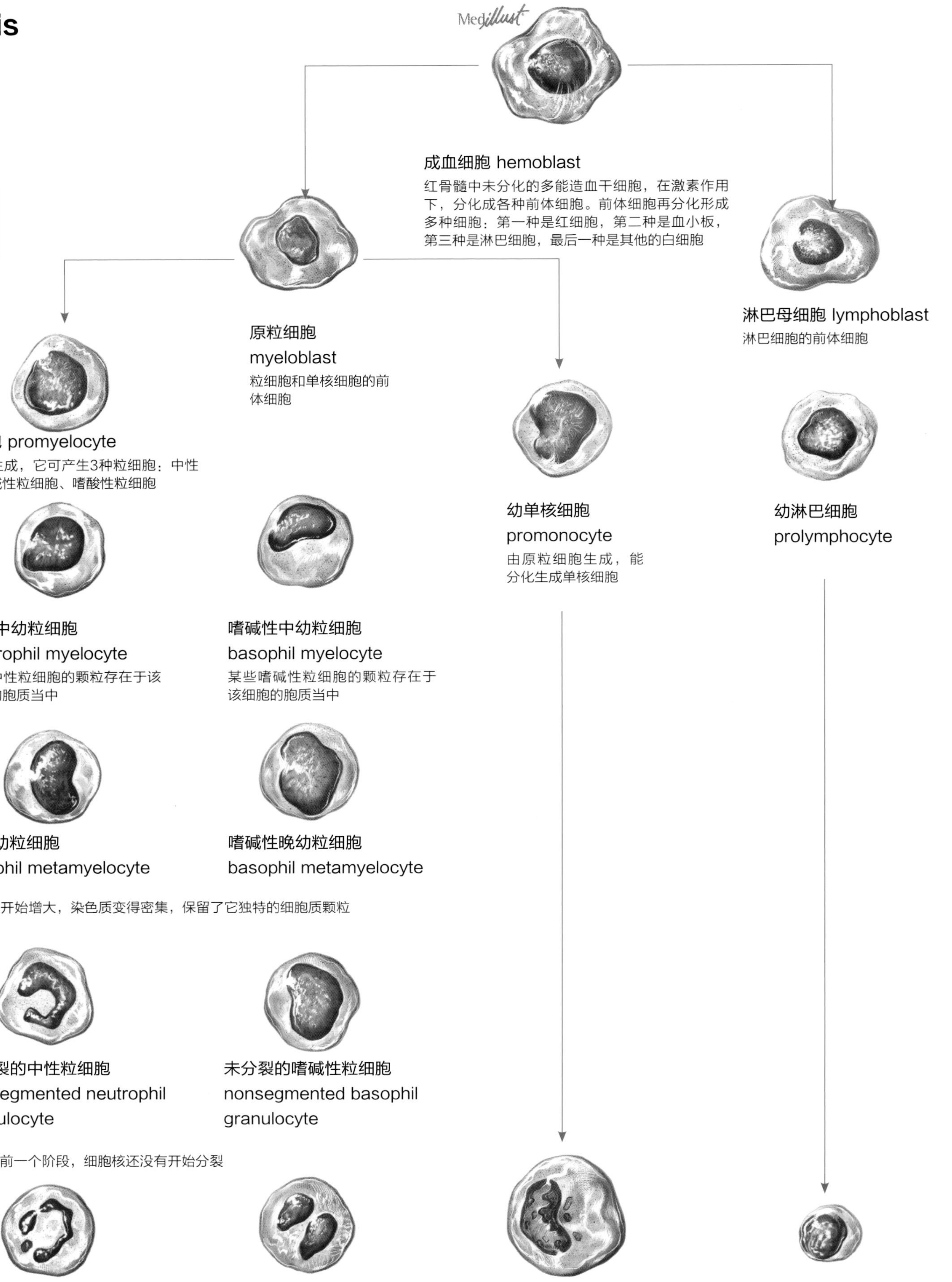

成血细胞 hemoblast

红骨髓中未分化的多能造血干细胞，在激素作用下，分化成各种前体细胞。前体细胞再分化形成多种细胞：第一种是红细胞，第二种是血小板，第三种是淋巴细胞，最后一种是其他的白细胞

原粒细胞 myeloblast

粒细胞和单核细胞的前体细胞

淋巴母细胞 lymphoblast

淋巴细胞的前体细胞

早幼粒细胞 promyelocyte

由原粒细胞生成，它可产生3种粒细胞：中性粒细胞、嗜碱性粒细胞、嗜酸性粒细胞

幼单核细胞 promonocyte

由原粒细胞生成，能分化生成单核细胞

幼淋巴细胞 prolymphocyte

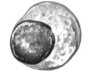

嗜酸性中幼粒细胞 myelocyte eosinophil

中幼粒细胞是粒细胞系的第一代分化产物，某些嗜酸性粒细胞的颗粒存在于该细胞的胞质当中

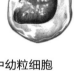

中性中幼粒细胞 neutrophil myelocyte

某些中性粒细胞的颗粒存在于该细胞的胞质当中

嗜碱性中幼粒细胞 basophil myelocyte

某些嗜碱性粒细胞的颗粒存在于该细胞的胞质当中

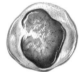

嗜酸性晚幼粒细胞 eosinophil metamyelocyte

中性晚幼粒细胞 neutrophil metamyelocyte

嗜碱性晚幼粒细胞 basophil metamyelocyte

发育更成熟的粒细胞，细胞核体积开始增大，染色质变得密集，保留了它独特的细胞质颗粒

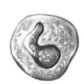

未分裂的嗜酸性粒细胞 nonsegmented eosinophil granulocyte

未分裂的中性粒细胞 nonsegmented neutrophil granulocyte

未分裂的嗜碱性粒细胞 nonsegmented basophil granulocyte

粒细胞成熟的前一个阶段，细胞核还没有开始分裂

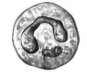

多核嗜酸性粒细胞 polynuclear eosinophil granulocyte

有多个细胞核，细胞质呈淡黄色，含有橘红色粗大颗粒，当外界物质进入体内之后，它可聚集阻止抗原抗体复合物

多核中性粒细胞 polynuclear neutrophil granulocyte

多个细胞核，且细胞质中含有淡紫色颗粒的白细胞。通过吞噬作用消灭细菌来完成防御作用

多核嗜碱性粒细胞 polynuclear basophil granulocyte

有多个细胞核，且胞质中含有深紫蓝色颗粒的白细胞。与嗜酸性粒细胞、中性粒细胞一同称为粒细胞。它也具有防御功能

单核细胞 monocyte

体积大，淡蓝色，主要作用是保护身体免于慢性感染

淋巴细胞 lymphocyte

一种淡蓝色细胞，单个大的细胞核。有两种类型的淋巴细胞：T细胞，保护身体免于病毒侵扰，可引起过敏反应；B细胞，生成抗体和合成某些免疫蛋白。T细胞先在骨髓中产生，后在胸腺中发育成熟

白细胞 leukocytes (white blood cells)

它们的主要作用是保护身体免于外来微生物的感染。它们可以穿过血管的孔到达感染部位。根据它们具有的不同防御功能（例如产生抗体，消灭细菌，抵制外界的有机体），可以把白细胞分成多种类型：淋巴细胞、单核细胞、粒细胞。粒细胞可能是单核或者多核（中性粒细胞、嗜碱性粒细胞、嗜酸性粒细胞）。不同类型的白细胞寿命不同，但大部分仅存活几天

脾 spleen

脾静脉 splenic vein

出脾的多个静脉分支汇成的静脉。基本呈水平走向，与肠系膜上、下静脉汇集形成肝门静脉流向肝

脾动脉 splenic artery

腹腔干的分支之一。腹腔干从腹主动脉发出，沿途分支流向肝、胃、胰。脾动脉发出胃网膜左动脉，营养胃大弯侧，还发出数个小的分支营养胰

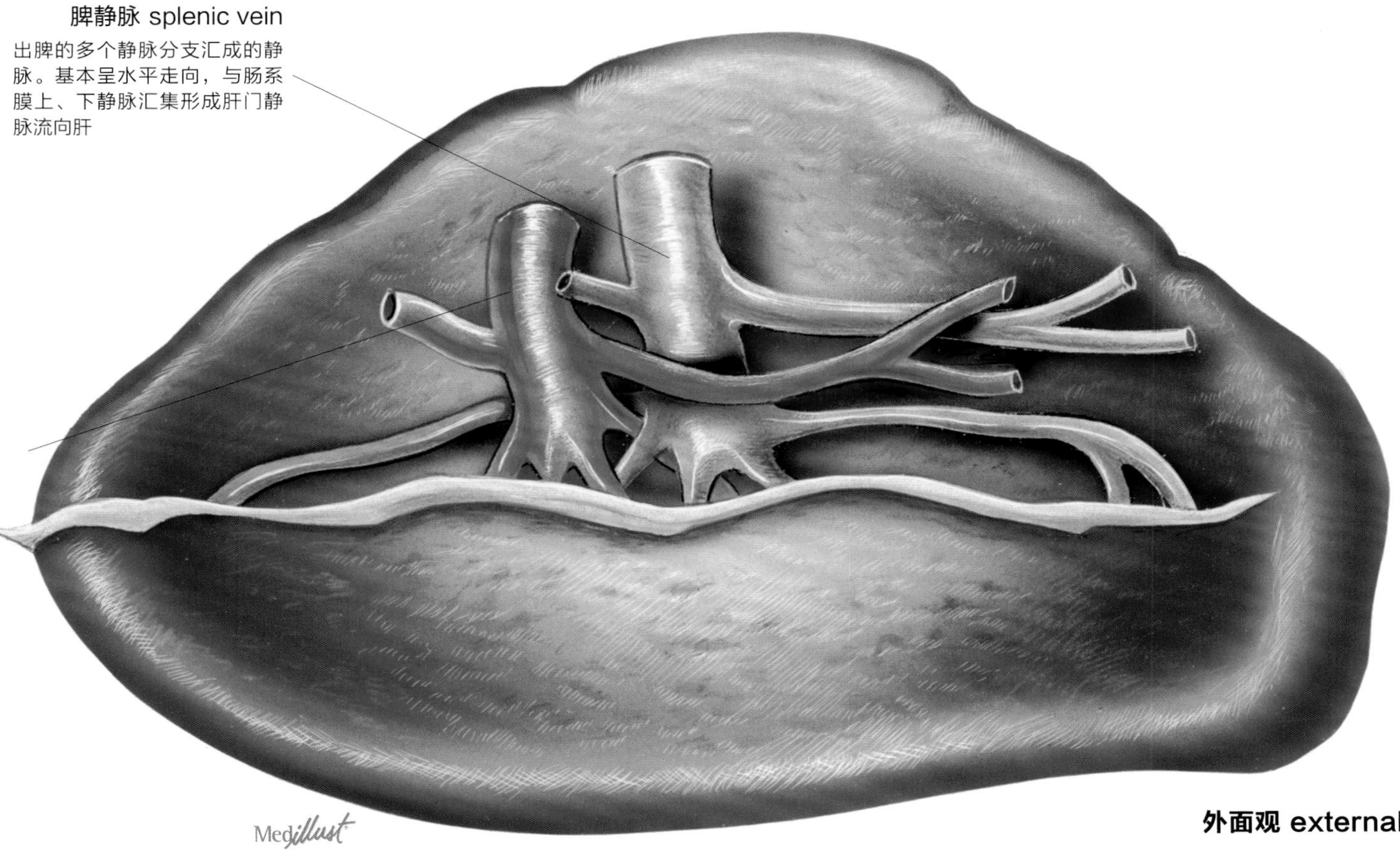

脾 spleen

脾是一个淋巴器官，位于腹腔左上1/4处的左季肋区，胃后方，膈下方。胃脾韧带连接胃与脾。脾由外层的皮质和内部的髓质组成，脾髓又分为红髓（富含红细胞）和白髓（淋巴组织小体）。脾有两个主要功能：一方面红髓担当血细胞的储藏室角色，当因损伤造成红细胞减少时能进行修复；另一方面，白髓具有防御或免疫功能，能产生抗体。大量的淋巴细胞发挥过滤屏障作用，通过吞噬作用清除血液中的外来异物

外面观 external view

脾髓 splenic pulp

红髓含有大量的红细胞，所以呈深红色；白髓由淋巴组织形成。红髓有复杂的动脉网络，形成了脾窦

小梁动脉和静脉 trabecular arteries and veins

很多动脉和静脉构成了脾内网络系统，确保供给脾所需的充足血液循环

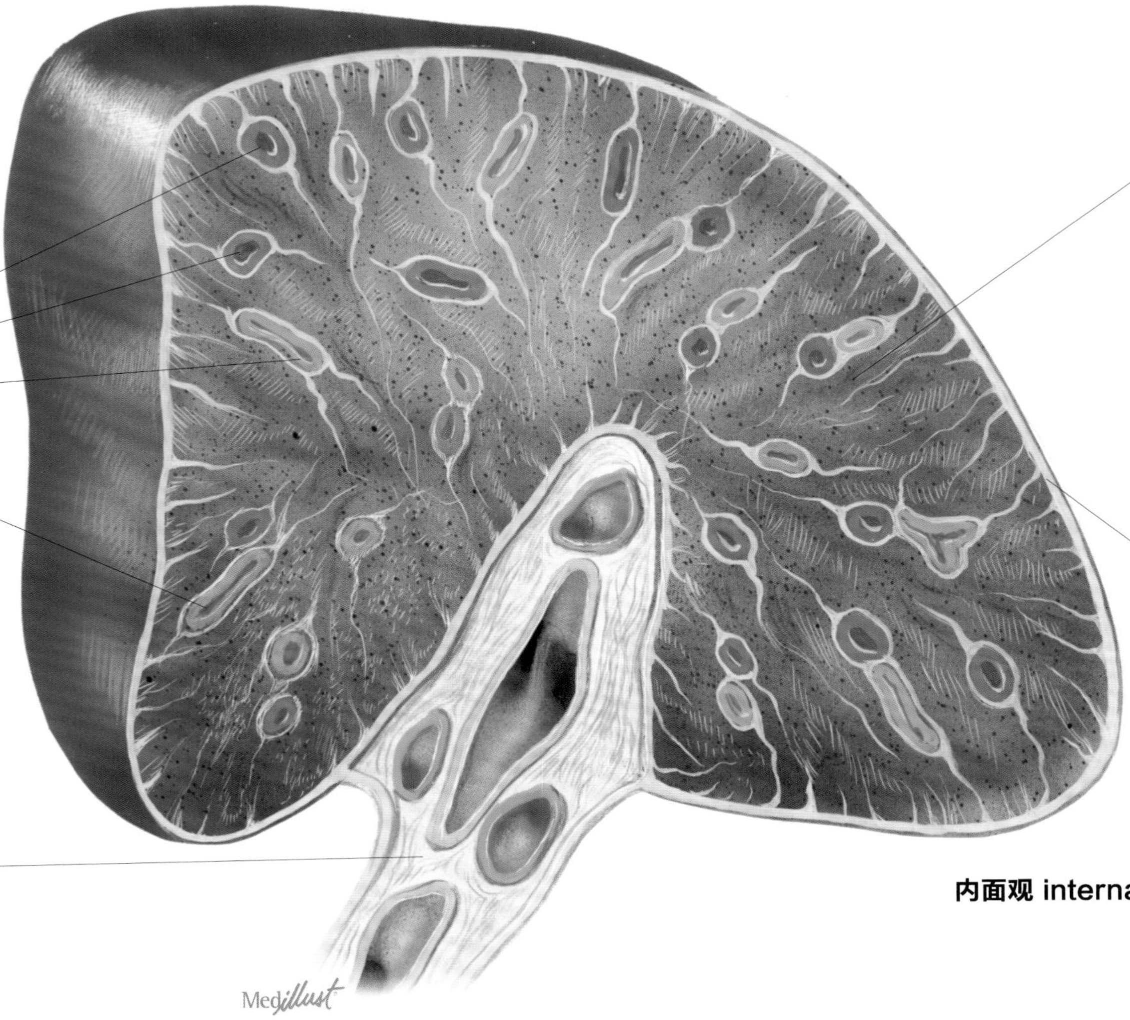

脾被膜 splenic capsule

由膜状结缔组织形成的表层，覆盖脾。它呈放射状延伸把脾分成了许多叶或小叶

脾门 hilium of spleen

脾内面的一个纵沟称脾门，在此脾动脉和脾静脉进入脾

内面观 internal view

常见血液系统疾病main blood disorders

概述description	症状symptoms	诊断diagnosis	治疗treatment
急性白血病 acute leukemia 白血病瘤细胞起自骨髓内白细胞的前体干细胞。其以非成熟细胞（原始细胞）大量增殖并不断取代正常骨髓细胞为特征，这导致3种血细胞（红细胞、白细胞与血小板）数量的降低，并且很快表现在外周血中。急性髓细胞性白血病起自骨髓干细胞（粒细胞的前体），多发于成人；而急性淋巴细胞白血病起自淋巴干细胞（淋巴细胞的前体），多发于青少年。该病与辐射、逆转录病毒（成人T细胞白血病病毒）、染色体不稳定、唐氏综合征(Down syndrome)及接触化学药物如苯或氯霉素等有关	由于血细胞降低而出现症状，包括贫血、机体免疫力下降、反复感染和凝血功能异常导致的出血倾向。还可能出现白血病细胞骨浸润造成的骨痛，肝、脾和淋巴结的肿大，中枢神经系统（脑膜炎）、睾丸和皮肤亦可受累及	诊断主要依据影像检查、血细胞计数和骨髓穿刺活检。一般来说，血细胞计数可见不成熟的血细胞，如原始粒细胞或淋巴母细胞。有时该检查结果也可正常。80%的病例有染色体异常。如骨髓穿刺活检显示有20%以上的干细胞受累及则可确诊	◆治疗的目标是疾病达到完全缓解。 ◆多种药物联合化疗。 ◆治疗分两个阶段，第一阶段为诱导治疗，较短；第二阶段（维持治疗）是巩固治疗。 ◆如果可能，应当实施骨髓移植。 ◆一般来说，急性髓细胞性白血病预后较差
贫血 anemia 红细胞或血红蛋白的急剧减少会导致向组织输送的氧气减少。贫血的原因包括失血、红细胞产生异常或血红蛋白合成障碍（如缺铁性贫血或巨幼细胞性贫血等）和红细胞破坏增加（如溶血性贫血）	一般症状包括皮肤和黏膜苍白、疲劳、虚弱、烦躁不安、心悸、头昏、头痛和气喘。症状的严重程度同贫血的类型、病程和原发疾病的症状有关	血细胞计数显示红细胞数量、血红蛋白浓度、血细胞比容均降低。红细胞的性状（大小和颜色）出现异常可帮助诊断。必要时需行骨髓穿刺活检	◆根据病因进行治疗。一般来说，对于急性出血性贫血，如果给予输血及对症治疗，症状会得到控制。 ◆输浓缩红细胞一般应用于慢性贫血且组织缺氧症状明显的患者
慢性疾病导致的贫血 anemia due to chronic disease 贫血是由于铁的利用异常而致。铁从沉积到合成血红蛋白前体的转运过程中发生了改变，伴随有骨髓内造血组织的功能缺陷，其原因可能是慢性病程中释放的一些物质的作用，如干扰素或肿瘤坏死因子。此外，红细胞的平均生存时间也降低。最常见的相关疾病有慢性肿瘤（癌症）、慢性感染（如结核病）、肺积脓和脓肿、支气管扩张、骨髓炎、细菌性心内膜炎、真菌感染和HIV（人免疫缺陷病毒）感染	症状为贫血综合征以及原发病的一些表现	血细胞计数显示红细胞数量和血红蛋白浓度的降低。红细胞一般大小和颜色正常。 血中循环铁减少，转铁蛋白（铁转运蛋白）减少，铁蛋白（铁储存蛋白）增加，转铁蛋白饱和度正常或降低	◆治疗原发病。 ◆一些患者需输红细胞。 ◆不需要补铁治疗
骨髓发育不良 bone marrow aplasia 该病以骨髓造血组织减少为特征，病因排除癌症、骨髓纤维化或其他侵袭性疾病，并伴有血细胞的减少。有3种致病机制：骨髓内生发细胞的异常改变；血管组织和骨髓支持组织的异常改变；血细胞生成的调节机制异常。先天性的病因有范可尼（Fanconi）贫血和先天性角化不良。大部分后天性的发育不良原因不明。也可能与一些药物（如氯霉素、磺胺类、噻嗪类等）、毒性物质、放射线或病毒（肝炎病毒、疱疹病毒）等有关	病程慢且呈渐进性。由于全血细胞减少而出现相应症状。血红蛋白浓度与红细胞数量的减少可导致贫血症状（疲劳、烦躁不安、心悸、头晕、头痛和气喘）。血小板减少可引起皮肤、鼻腔、牙龈或视网膜的出血。白细胞减少可导致反复感染和黏膜溃疡。一般无脾肿大	血细胞计数显示3种血细胞（红细胞、血小板和白细胞）均减少。骨髓穿刺活检可明确诊断，一般在髂嵴进行穿刺	◆支持治疗包括输红细胞或血小板。 ◆许多病例经骨髓移植可以治愈。移植可以是同基因型（供体和受体在遗传学上为同卵双生），也可以是同种异体或自体移植（当骨髓来自患者自身）。移植的骨髓在髂嵴处针吸获得。血细胞被种植在骨髓腔内并在2～4周后开始发挥作用。为避免移植排斥反应必须采取相应的措施。 ◆对于不适合进行骨髓移植的患者应采取其他治疗方案包括应用皮质类固醇、免疫球蛋白和免疫抑制剂
慢性淋巴细胞白血病 chronic lymphatic leukemia 慢性淋巴细胞白血病是发达国家最常见的一类慢性白血病，且常见于老年人，病因尚不明。患者淋巴细胞明显增多且无有效免疫作用，导致免疫系统功能障碍。由于骨髓受侵及而导致贫血和血小板减少症	疾病初期无症状。如常规血液检查结果异常应考虑此病。随着病程的进展可出现肝脾大，淋巴结由于受浸润而肿大，伴有贫血症状。免疫系统功能缺陷可导致反复感染和免疫球蛋白（抗体）含量下降	可见血和骨髓内的淋巴细胞水平升高。细胞表现出特殊的免疫标记性是其特征性表现。该病可累及淋巴结、肝和其他器官	◆在疾病初期无症状阶段，治疗并不能延长预期寿命，只需定期观察。 ◆当症状开始加重时应用细胞增殖抑制药与皮质类固醇结合治疗。 ◆对于年轻患者需要进行骨髓移植

概述description	症状symptoms	诊断diagnosis	治疗treatment
慢性髓细胞性白血病 chronic myeloid leukemia 是一种慢性骨髓增生异常综合征（骨髓生发细胞的过度增殖），其中白细胞增生明显。这是由于染色体的改变，导致9号和22号染色体之间交换遗传物质	在初期阶段，无论是慢性期或是得到控制，病人表现为体重减轻、虚弱（无力）、夜间盗汗、贫血、肝脾增大。80%的患者会经历一个转变阶段，其中包括淋巴细胞过度增生扩散和在外周血可见不成熟的白细胞（原始细胞）。肝脾肿大更加严重，且其他器官受累及症状恶化。最后阶段被称为原始细胞危象或急性白血病阶段，此时骨髓内的原始细胞含量超过20%	血细胞计数显示，所有类型的白细胞均增加。红细胞通常减少。与中性粒细胞功能相关的酶如碱性磷酸酶和髓过氧化物酶降低。细胞遗传学检查可见费城染色体。骨髓穿刺表现为红细胞与白细胞前体的含量增加	◆在疾病的早期阶段行骨髓移植可能治愈。 ◆药物如干扰素可能会延迟原始细胞增生阶段的出现。 ◆出现原始细胞危象时可应用细胞抑制剂，但预后较差
弥散性血管内凝血 disseminated intravascular coagulation 该病是指在血液循环系统中由于凝血因子过度激活，导致血凝块形成，凝血因子和血小板过度消耗而致全身出血。这种凝血因子在微循环形成血凝块，此外,还破坏红细胞(溶血)。它可以继发于严重感染、产科疾病（死胎滞留等）、癌症或严重创伤	主要表现是出血。可能会出现血肿，淤点，紫癜（直径达1cm的出血点)，注射部位出血，口腔、鼻腔和胃肠道黏膜出血等。血栓会引起中枢神经系统、肝、肾等部位功能紊乱。它还可能演变为休克	除临床症状外，实验室检查显示血小板减少、凝血时间和凝血酶原时间延长及各类凝血因子的降低	◆治疗原发病是必要的。 ◆应用抗凝剂来避免血栓性并发症的发生
镰状细胞性贫血（血红蛋白病、镰状红细胞病）falciform cell anemia 此类贫血是由于血红蛋白异常所致。 基因突变导致谷氨酸（血红蛋白的一种氨基酸）转化为缬氨酸，产生了所谓的异常血红蛋白，称为血红蛋白S。当氧气浓度减少或红细胞皱缩，血红蛋白S聚合且沉淀在红细胞内，使其呈镰刀形称为镰状细胞。这些异常的细胞堵塞了微循环内的小血管，造成许多组织的缺血性危象，称为血管闭塞危象。此外，变形的红细胞可造成自身的破坏	其临床表现是多样的，从无症状到症状严重。在有症状的表现中血管闭塞症状较贫血更为明显。这些症状包括脾增大伴功能障碍，由于缺血而致的骨痛、肝肿大、腿部慢性溃疡、肾衰竭等。在缺血骨组织可有慢性骨感染及由于脾功能障碍所致的链球菌和流感嗜血杆菌感染。急性胸部综合征可能会出现在青春期后，症状包括呼吸困难、胸痛、低氧血症和肺浸润。杂合子患者可无症状。在氧气浓度降低的情况下（如飞机减压状态）有可能出现缺血性危象	红细胞下降，网织红细胞增加。蛋白电泳可将不同类型的血红蛋白分开和定量检测	◆如发生血管闭塞危象，必须给予足够的水和止痛药。 ◆应用抗生素和疫苗接种预防感染肺炎链球菌、脑膜炎奈瑟菌和流感嗜血杆菌。 ◆某些药物可增加胎儿红细胞内的血红蛋白，阻碍血红蛋白S的聚合。 ◆在严重的情况下，考虑行骨髓移植
叶酸缺乏性贫血 folic acid deficiency anemia 叶酸缺乏导致的代谢性贫血。叶酸与维生素B_{12}一起参与骨髓细胞DNA合成。它的缺乏导致DNA合成障碍和复制延迟，产生巨大的未成熟血细胞（巨幼红细胞）。叶酸存在于蔬菜、豆类、酵母、水果以及肉类食品中，在体内转化为有活性的形式——四氢叶酸。根据病因可分为：摄入不足（营养缺乏或乙醇中毒），需求增加（妊娠、甲状腺功能亢进），药物抑制活性或导致丢失（血液透析、慢性肝病）	贫血综合征的典型症状为：面色苍白、疲劳、虚弱、易怒、心悸、头晕、头痛和气喘。同时伴随与病因有关的其他症状	血象示红细胞和血红蛋白浓度下降，巨红细胞症（红细胞体积增大），红细胞大小不等，中性粒细胞核分叶过多。 叶酸浓度检查可以确诊。 叶酸补充治疗的阳性反应可以支持诊断	◆口服叶酸，如果贫血是由于叶酸盐活性缺乏引起，可以口服四氢叶酸。 ◆妊娠和哺乳导致的需求增加可以通过口服叶酸补充，受孕之前补充叶酸也可以防止胎儿神经管先天异常（脊柱裂、无脑畸形或脑膨出）
溶血性贫血 hemolytic anemia 红细胞破坏（溶血）导致的贫血。可分为：①细胞内贫血：由红细胞自身缺陷引起；②细胞外贫血：由外因造成。大体上，前者由遗传因素引起，后者为后天获得性疾病。可以是血管内溶血，也可以是血管外溶血，即发生于脾。最常见的先天性原因是遗传性球形细胞增多症、葡萄糖－6－磷酸脱氢酶缺乏和珠蛋白生成障碍。获得性病因为脾功能亢进、中毒（砷、铜、蜘蛛或蛇毒素）、寄生虫病（疟疾、巴贝虫病）、心血管疾病和自身免疫性疾病	症状取决于病因。一般贫血症状（面色苍白、疲劳、虚弱、易怒、心悸、头晕、头痛和气喘）、黄疸（皮肤黏膜发黄）和脾大。	血细胞计数示红细胞下降，骨髓代偿性增生导致网织红细胞增加。由于红细胞破坏，乳酸脱氢酶和间接胆红素亦上升	◆根据原发病因进行治疗

概述description	症状symptoms	诊断diagnosis	治疗treatment
新生儿溶血病 hemolytic disease of the newborn 来自母亲的抗体与母亲不具有的胎儿红细胞抗原（由父亲遗传）直接结合导致的胎儿红细胞破坏。母亲抗体产生原因是在妊娠期，胎儿血少量通透到母亲循环血液中（同种免疫作用）。抗体通过胎盘与相应抗原结合形成致敏红细胞加速其破坏。已知超过40种抗原可以导致该紊乱	该疾病常见于Rh阴性的母亲与Rh阳性的父亲所生的子女。该病通常出现于第二次或以后的妊娠中。如果同种免疫作用意外产生（腹部肿瘤或羊水抽吸），该病可于首次妊娠发生。临床严重程度不一，有的仅仅在血液检测中发现，严重者可致死胎。妊娠期胎儿可出现贫血，红细胞破坏导致的胆红素升高和黄疸（皮肤黏膜发黄）。组织生成红细胞增多导致肝脾（造血组织）大。贫血严重时可致心衰和液体潴留（胎儿腹水），产后严重者会出现贫血、重度黄疸和高胆红素血症。核黄疸是一种脑内胆红素累积造成的严重中枢神经系统疾病	妊娠期间抗－Rh抗体可以在孕妇血液中检测到。胎儿超声可以发现胎儿肝脾大和液体潴留。羊水诊断（羊水穿刺）可以检测胆红素水平。新生儿血液检验示红细胞计数下降和胆红素与抗体水平升高	◆治疗的关键是预防，高危产妇予以抗－D免疫球蛋白治疗。其机制在于破坏妊娠期进入母体的胎儿血从而预防免疫系统产生相应抗体。 ◆预防适用于所有Rh阴性、未致敏（无Rh抗体）的母亲，期限为妊娠28周至产后72h。 ◆严重者需宫内输血或提前分娩；新生儿予以输血治疗、呼吸监护及换血疗法
溶血性尿毒性综合征和血栓形成性血小板减少性紫癜 hemolytic uremic syndrome and thrombotic thrombocytopenic purpura 血小板减少症是血小板数量少于100×10^9/L。低于20×10^9/L时会出现自发性出血。溶血性尿毒性综合征和血栓形成性血小板减少性紫癜被认为是同一过程的不同表现，以血小板减少和血管内皮损伤为主要特征，后者造成血小板吸附于血管内皮，形成血栓。血栓扩大造成血小板大量利用和出血。病因不明，或继发于志贺菌、沙门菌、肠出血性大肠杆菌O－157感染或药物中毒、狼疮、胶原沉着病和妊娠	流行性儿童溶血性尿毒性综合征见于6个月至4岁的患儿，血栓形成性血小板减少性紫癜多见于青年女性。偶然发病，症状包括发热、溶血性贫血、血小板减少，可累及神经或肾。血小板减少可导致出血。中枢神经系统血栓形成可产生暂时的、波动的神经症状如定向力障碍、思维混乱、抽搐和昏迷。黄疸（皮肤黏膜发黄）和肾功能紊乱也可发生	血象示血小板减少和溶血性贫血。皮肤、骨髓、牙龈或肌肉活检示小动脉或毛细血管内血栓形成有助于诊断	◆治疗可选择血浆置换或纯化，即用特殊滤器将血浆分离出来，然后用自体血浆或其他液体取代引出的血浆。本方法使得诱导血小板黏附的分子被清除。 ◆本方法对血栓形成性血小板减少性紫癜比溶血性尿毒性综合征更有效。如果发生肾功能不全，透析或移植将是必要的
血友病 hemophilia 一种遗传性出血性疾病，是由于血液中某些凝血因子缺乏而导致的严重凝血功能障碍。80%为A型血友病，主要由于凝血因子Ⅷ缺乏导致。B型血友病（Christmas disease）发病原因是凝血因子Ⅸ的缺乏。血友病是与X染色体（性染色体）有关的凝血障碍性疾病，由母系传递，几乎仅见于男性发病	这几种血友病临床症状的严重性也各不相同，但单个家族的症状是基本恒定的。凝血因子活力在正常凝血因子的1%～5%时，可使症状有所减轻。血友病的出血情况通常发生在创伤、切口或外科手术等过程，常常出现流血不止现象。血肿则常出现于软组织、关节内及小手术的出血过程中。如果凝血因子活性低于1%则会出现比较严重的出血不止的现象	活化部分凝血激酶时间用来衡量血液中凝血因子Ⅷ和凝血因子Ⅸ的功能。血友病患者的活化部分凝血激酶时间延长，而衡量凝血因子Ⅰ、Ⅱ、Ⅴ、Ⅶ、Ⅹ功能的凝血酶原时间正常。凝血因子Ⅷ和Ⅸ的定量测定可以确诊	◆血友病患者应该避免危险情况的发生。 ◆注射去氨加压素可激活凝血因子Ⅶ，可以协助进行拔牙之类的小手术。 ◆不能服用阿司匹林之类抗凝血药物。 ◆正常情况下，要静脉注射所缺乏的凝血因子浓缩剂。 ◆某些患者在注射凝血因子后会出现相应凝血因子的抗体，因此需要加服免疫抑制药物或者进行输血疗法
遗传性球形红细胞增多症 hereditary spherocytosis 一种先天性红细胞膜缺陷疾病，由于红细胞膜通透性增高导致钠和水吸收过多，红细胞肿胀成球形细胞。球形红细胞被携带入脾内的小血管内，最终被破坏掉	临床症状多种多样，有的没有任何症状。有的有贫血症状、黄疸（皮肤和黏膜呈黄色），患者也可能患胆结石、神经和心血管系统疾病	像所有的溶血性贫血一样，红细胞数目减少，间接胆红素和网织红细胞增多。血液中出现球形红细胞是此病的特征，虽然并不能确诊。细胞渗透压脆性测试是测定红细胞在密度低于血浆的液体内的沉降率。如果红细胞出现渗透性障碍会吸收水分入胞内直至细胞破裂	◆贫血或者严重的溶血情况下，脾切除是有必要的。由于脾在免疫系统中起重要作用，所以，在5岁之前尽量不切除脾。脾切除之前要进行肺炎球菌疫苗接种，预防感染。 ◆补充叶酸也是必要的
脾功能亢进 hypersplenism 一种脾活性增高和体积增大，伴有血细胞破坏的疾病。正常情况下，脾是一个防御器官，能把体内衰老和异常的血细胞清除掉。在脾功能亢进时，脾会破坏清除正常的红细胞、白细胞和血小板。该病见于淋巴瘤、骨髓增生综合征及慢性肝病等疾病的不同进展期	脾肿大会导致腹痛和胃部压迫引起的饱腹感。红细胞破坏会引起贫血（溶血性贫血）症状。白细胞数量减少导致外周血白细胞减少，由于血小板减少引起凝血障碍。另外，引起脾肿大的原发病症状也同时存在	通过体格检查、腹部X线检查及腹部CT诊断	◆一般来说，治疗方案依据原发病因而定。 ◆某些情况下，需要脾切除术

概述description	症状symptoms	诊断diagnosis	治疗treatment
霍奇金病 hodgkin's disease 以Reed-Sternberg（R-S）细胞存在为标志的一种淋巴瘤。淋巴瘤细胞不断增殖，使淋巴结体积增大。在霍奇金病中，淋巴瘤细胞通常扩散到其他淋巴结内，也能扩散到脾、肝、骨髓和其他器官。尽管有人认为R-S细胞是激活的B淋巴细胞，但其来源尚未清楚，因此认为它是新出现的另外一种细胞，命名为霍奇金细胞。霍奇金病按照其细胞和预后情况从好到坏进行分类：淋巴细胞为主型（R-S细胞数量很少，淋巴细胞为主），结节硬化型（纤维束将肿瘤细胞包绕形成结节），混合细胞型（炎性细胞和肿瘤细胞数量相当），淋巴细胞减少型（主要以R-S细胞为主）	霍奇金病主要好发于男性，特别是15～35岁及60岁以上的男性。总体来说，主要的症状是颈部和纵隔区内无痛性淋巴结肿大，发热，盗汗，体重减轻，也可出现皮肤瘙痒。由于免疫系统功能下降导致感染也经常发生，会有脾肿大	会有贫血症状，白细胞数量升高或下降。淋巴结活检可确诊此病。CT、放射性核素镓显像（镓聚集于炎症组织）、骨髓活检可判断疾病的播散情况。某些情况需要手术剖腹检查，切除脾的同时，进行肝活检和腹部淋巴结活检	◆疾病早期，病灶局限于纵隔一侧，放疗可治愈。 ◆疾病进展期，随着病灶扩散到纵隔两侧，治疗的手段选择化疗。 ◆如果淋巴瘤的病灶比较大，则要进行化疗和放疗结合治疗。 ◆大约有85%病例可以治愈
特发性血小板减少性紫癜 idiopathic thrombocytopenic purpura 血小板减少是指血小板的数量低于100×10^9/L。低于20×10^9/L时会出现自发性出血。特发性血小板减少性紫癜是一种免疫性血小板减少引起的紫癜，血小板在脾内被破坏，原因至今未明	急性发病型常见于儿童，继发于呼吸道病毒性疾病。慢性发病型见于青年女性。症状包括淤点（出血导致的针头大小红点），紫癜（直径大于1cm的斑点），无原因的出血不止，牙龈和鼻出血、便血	血细胞计数表现为血小板数量减少。骨髓活检可排除血小板生成障碍。可检测出抗血小板抗体	◆首先进行激素治疗以减少抗血小板抗体和脾对血小板的清除作用。 ◆如果上述疗效不满意，则要进行脾切除术。 ◆第三种治疗方案是应用免疫抑制剂。 ◆静脉注射丙种球蛋白和达那唑，可阻止脾破坏血小板。血浆置换也有治疗作用，这种疗法是应用一种特制的滤器将血浆（连同抗血小板抗体）与血细胞分离以达到纯化血液的作用，清除出来的血浆用捐献者的血或者其他液体替代
缺铁性贫血 iron-deficiency anemia 铁是血红蛋白的重要组成部分，缺乏会引起缺铁性贫血。常见的病因是，铁摄入减少，铁消化吸收紊乱（胃酸度的改变、胃手术、腹部疾病），铁丢失过多（慢性消化道出血、妇科病出血、月经过多）。该病是最常见的一类贫血	缺铁性贫血的症状发展缓慢，一般有皮肤黏膜苍白、乏力、虚弱、心悸、头晕、头痛和气喘。症状的严重程度取决于贫血的严重程度。铁缺乏有关的症状包括口炎（口腔黏膜感染）、舌炎（舌感染）、鼻黏膜萎缩、指甲异常、神经痛（周围神经痛）以及感觉异常（麻木）	血细胞计数有助于诊断。红细胞数量和血红蛋白浓度下降。红细胞小而苍白（血红蛋白过少）。另外，血液中铁含量降低，转铁蛋白升高，铁蛋白降低，转铁蛋白饱和度降低。在个别病例中，骨髓穿刺活检可能是必须的。缺铁的原因必须明确	◆铁可以直接由口摄入，一般需3～6个月达正常水平。 ◆对于口腔不能耐受或消化吸收紊乱的患者，铁剂可以肌内或静脉注射
疟疾 malaria 是由疟原虫引起的红细胞感染。传播媒介是按蚊。4种疟原虫在人类可引起疟疾，分别是间日、卵形、三日和恶性疟原虫。感染的蚊子在叮咬时通过其唾液将疟疾子孢子传播给人。这些子孢子感染肝细胞，并在肝细胞中转变成裂殖子。这些肝细胞破裂，释放裂殖子到血液中后，感染红细胞，转化为滋养体。42～78h后，感染的红细胞被破坏，释放新的裂殖子，作为成熟滋养体感染其他的红细胞。同时，一些裂殖子可能感染肝细胞，导致这种疾病的再次发生（恶性疟原虫和三日疟原虫除外,它们不具备这个特性）。恶性疟原虫可以黏附于血管壁导致脑血管及心血管的疾病	在热带地区疟疾是一种较为常见的疾病。根据其种类，潜伏期在8～40 d之间。在潜伏期，一些非特异性的症状如发热、头痛、肌痛或腹泻可能会发生。疟疾急性期的症状有周期性的发热，发热前有寒战和战栗。可能伴有急性头痛。急性期持续2～6 h，随后是急性排汗期。病人在急性期之前没有症状出现。在间日、卵形和恶性疟原虫导致的疟疾中，急性期每48 h重复一次，而在三日疟原虫导致的疟疾中，每72 h重复一次，同时伴发红细胞的破裂。经常出现贫血和肝脾大。在恶性疟原虫导致的疟疾中，常伴发中枢神经系统的疾病、低血糖和肾灌注不全	疟疾可以通过直接观察血样中经染色的疟原虫而确诊	◆疟疾一般用氯喹和伯氨喹来治疗。 ◆一些恶性疟原虫菌株对氯喹有抵抗作用，需要用奎宁和其他抗生素来治疗。 ◆前往疟疾流行区的人需要采取抗蚊虫叮咬的预防措施。 ◆预防性的抗疟疾药需要在疟疾感染前1周至感染4周一直服用或注射

概述description	症状symptoms	诊断diagnosis	治疗treatment
非霍奇金淋巴瘤 non-Hodgkin's lymphoma 一类淋巴细胞呈恶性增殖的淋巴瘤，通常是B细胞。淋巴瘤是淋巴系统的实体性肿瘤，与免疫状态改变（如移植、艾滋病）、放疗或化疗等初期治疗、病毒或幽门螺杆菌感染等有关。本病通常要比霍奇金病发病概率高。某些类型的淋巴瘤潜伏数年，危害性较低，而有些类型却进展迅速，侵袭性强	该病主要见于男性。一般可见无痛增大的淋巴结，主要在颈部或纵隔区域。纵隔淋巴结肿大可导致呼吸困难，腹痛、食欲亢进或不振都可能出现。发热、夜间盗汗、体重减轻和瘙痒的发作频率比霍奇金病低	确诊依赖淋巴结活检。扩散程度评价依靠CT扫描、放射性核素镓显像和骨髓活检	◆对于疾病高危期的患者，治疗的选择是化疗联合骨髓移植
真性红细胞增多症 polycythemia vera 骨髓生发细胞过度增殖，红细胞、白细胞和血小板的数目增多，称为骨髓增生异常综合征。真性红细胞增多症是以红细胞过度增生为主的骨髓增生异常综合征。这是因为骨髓细胞增加了对促红细胞生成素（刺激红细胞生产的激素）的敏感性	在中年男性是最常见的。初期，症状与红细胞增加量、血液循环障碍、黏度的增加及血栓形成有关。患者表现为强烈的皮肤泛红、头痛、头晕、刺痛、神经系统紊乱、体重减轻、多汗、瘙痒、高血压、脾和肝肿大。在随后的阶段，由于骨髓纤维化倾向，细胞增殖减少	血细胞计数显示红细胞增加和促红细胞生成素减少。可能有白细胞和血小板的增加。特征性诊断因素，包括红细胞的大量增加，动脉血氧饱和度大于或等于92%和脾肿大	◆轻症患者采取控制性放血的治疗可有效改善症状，抽取特定数量的血液，以维持红细胞压积。 ◆可以使用细胞生长抑制剂。 ◆骨髓移植
地中海贫血 thalassemia 由于血红蛋白生成缺陷而导致的先天性溶血性贫血。该病是由于血红蛋白的组成成分——珠蛋白的合成缺陷而引起。α-珠蛋白合成减少或缺失被称为 α地中海贫血，β-珠蛋白合成减少即 β地中海贫血（常见于地中海地区）。根据其临床的严重性，β地中海贫血可分为两类：重型 β地中海贫血（Cooley贫血）和轻型 β地中海贫血（地中海贫血特质）	在β地中海贫血症状出现的第1年，呈现重度贫血，促红细胞生成素的增加和骨髓增生，从而导致骨畸形，如手足囊肿、颅骨畸形、长骨和椎骨的骨折等。脾和肝肿大似乎是由于髓外红细胞生成作用。若不治疗，死亡大约发生在第5年。也有一些β地中海贫血患者无症状，血红蛋白含量正常。α地中海贫血也可以根据其严重程度分类，分无症状和严重病例两类。严重者伴有异常血红蛋白积聚，从而导致严重的溶血	在有症状的病例中，贫血表现为血细胞小而苍白。血红蛋白电泳可以证实，在β地中海贫血中，血红蛋白A1的减少及血红蛋白酶A2和血红蛋白F的增加。有小红细胞但红细胞计数正常的患者也可能患有β地中海贫血。可通过分子生物学的方法诊断α地中海贫血	◆对于β地中海贫血，可采取输血以减少骨畸形，叶酸补充剂，脾切除术和避免铁过量的药物治疗。最根本的治疗选择是骨髓移植。 ◆β地中海贫血需要遗传咨询，避免补铁治疗，并监测怀孕期间的血红蛋白浓度
维生素 B_{12} 缺乏性贫血 vitamin B12 defciency anemia 是由于维生素B_{12}的缺乏导致的巨幼红细胞性贫血。维生素B_{12}与叶酸参与了骨髓细胞DNA合成。维生素B_{12}的缺乏导致了DNA合成的减少和细胞分裂的延迟，导致较大的未成熟的血细胞产生（巨幼红细胞）。在骨髓中血细胞的前体细胞受到破坏。维生素B_{12}也是合成髓鞘（包裹神经纤维）的必要原料。维生素 B_{12}主要来自动物产品，其不足的原因可能是严格素食饮食，吸收障碍（胃切除术、恶性贫血、肠道改建、酗酒）或需求增加（妊娠、甲状腺功能亢进）。慢性萎缩性胃炎患者胃细胞不产生能促进维生素吸收的内因子，也会出现该病	典型的贫血症状（脸色苍白，疲劳，乏力，烦躁不安，心悸，头晕，头痛和气喘），伴有神经系统和消化系统症状（唇炎、唇疮），舌乳头萎缩，食欲不振，腹泻或便秘。神经系统症状产生原因是由于在脊髓侧角和后角形成髓鞘不足（亚急性联合变性）和周围神经敏感性下降。表现为发痒，其次为步态不稳和肌无力，并可能最终导致痴呆或精神病	血细胞计数显示红细胞数目和血红蛋白浓度减少、巨红细胞症(红细胞增大)、红细胞大小不等和粒细胞分叶过多。中性粒细胞和血小板常表现为数目的减少。通过测量可以确定维生素B_{12}是否缺乏。维生素B_{12}吸收试验即口服维生素B_{12}和放射性同位素标记的内因子，以此来诊断恶性贫血。确诊依赖骨髓活检	◆治疗给予维生素B_{12}。叶酸也必须给予，因为维生素B_{12}缺乏也导致缺乏叶酸。 ◆如出血或凝血因子大量消耗时应给予输血治疗
血管性血友病 von Willebrand's disease 该病为一种遗传性的血小板功能异常，是由于血管性血友病因子（vWF）的数量或结构异常所致。该因子是由血管壁和血小板产生的一种蛋白质，且与凝血因子Ⅷ形成复合物在血浆内循环。vWF能阻止血小板黏附在损伤的血管处，因此它的异常改变了凝血过程的第一阶段	患者在外伤、拔牙或手术后容易出现流血过多的倾向。最常见的症状是血肿和牙龈或鼻出血	病理特征是出血时间延长与血小板计数正常。vWF和血液中凝血因子Ⅷ减少	◆应用醋酸去氨加压素可刺激vWF的产生，适于手术或拔牙前。 ◆如果出血过多，可给予含有vWF的浓缩凝血因子冷沉淀制剂症状较轻者可不需治疗

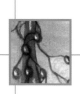

免疫系统 immune system

免疫系统的主要功能是抵御外来病原体的侵犯。为此，身体具备了识别异己物质的能力，一旦辨别出，立即清除。这种防御功能开始于全身的外围屏障，比如皮肤和黏膜。皮肤和黏膜除了形成一层物理性屏障来对抗入侵的病原体，当病原体试图穿过它时，该屏障还执行更复杂功能——分泌特定物质来对抗病原体。如果这层屏障受损，外来病原体穿过皮肤或黏膜进入机体，免疫系统会激活一系列所谓的非特异性免疫——对所有种类的外源物质都一致的机制。其中之一为炎症，即感染区域血流增加，毛细血管通透性增强，吸引大量防御细胞来杀死入侵的病原体。吞噬作用是另一个非特异性防御机制：吞噬细胞（白细胞、巨噬细胞等）围绕在入侵病原体周围并清除它们。与非特异性免疫相对应的是机体另外一种免疫防御机制——通过针对特异性抗原产生特异性防御。共有两种特异性防御，一种是与B细胞相关的体液免疫，另一种是与T细胞相关的细胞免疫。体液免疫产生抗体发挥免疫效应。而细胞免疫是通过多种细胞因子或直接杀伤靶细胞来完成免疫功能。

免疫器官有淋巴结、胸腺、骨髓和脾脏。

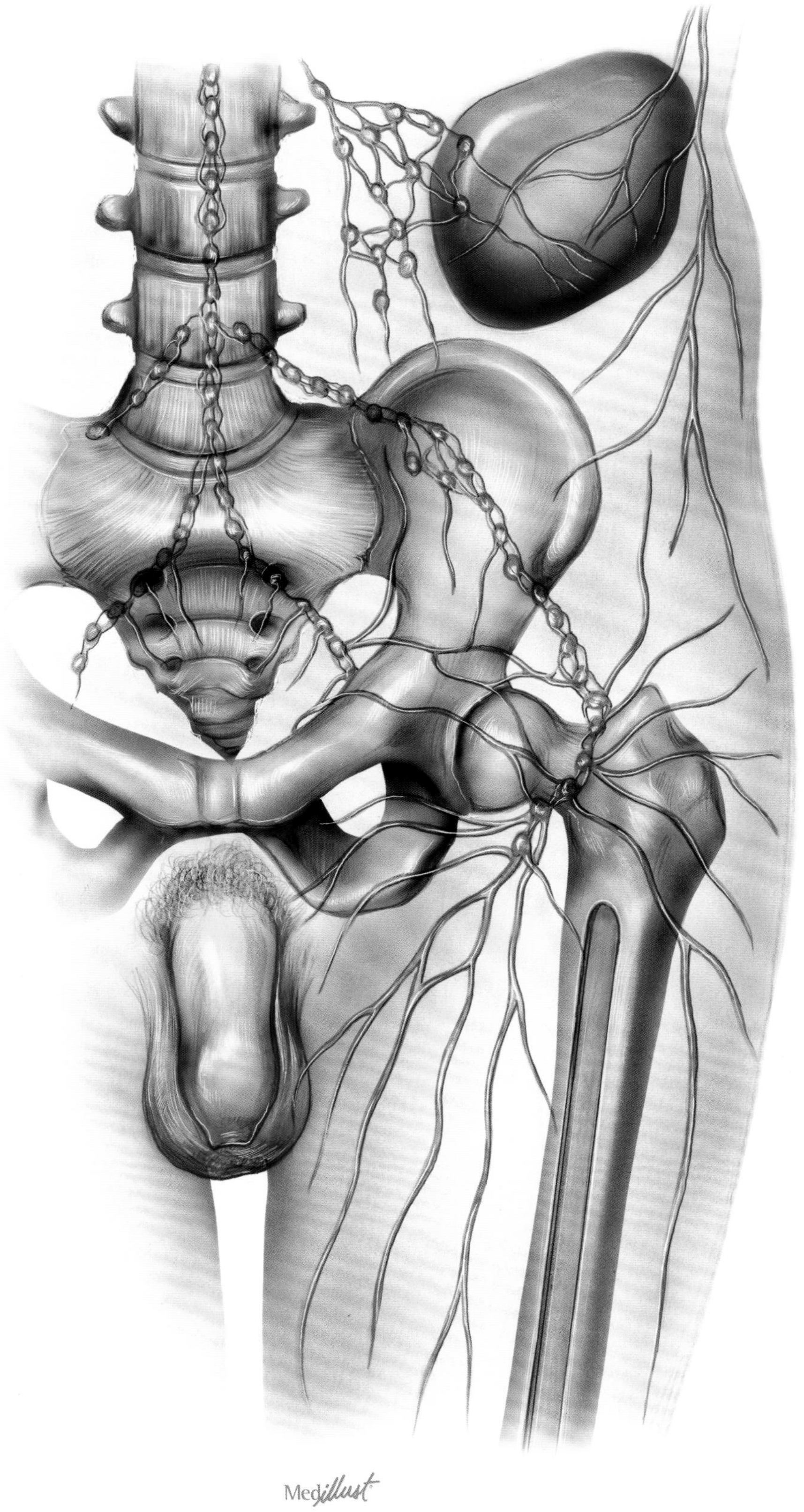
Medillust

免疫器官 immune organs

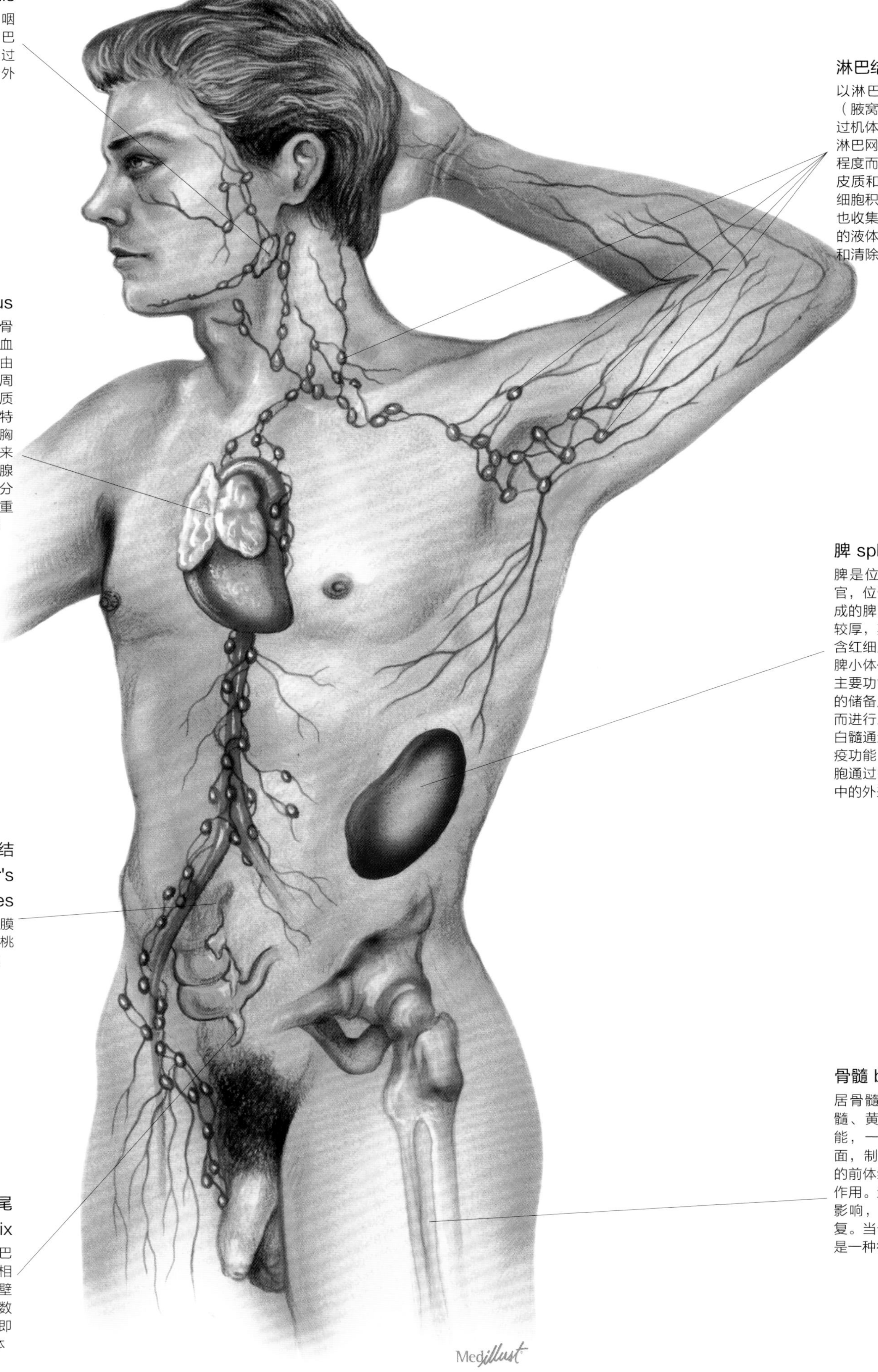

Medillust

扁桃体 tonsils

位于消化道的起始部分、咽上部，为舌及上腭区的淋巴器官。功能是过滤纯化通过口腔黏膜可能进入机体的外来病原体

胸腺 thymus

位于胸腔前纵隔内，胸骨后，心脏及出入心脏的大血管的前方。分左右两叶，由上皮和淋巴细胞组成。外周包被纤维性胸腺囊。分皮质和髓质，皮质内含有胸腺特异性细胞——胸腺细胞。胸腺功能是产生抗体防御外来入侵病原体，通过分泌胸腺激素等作用于淋巴细胞的分化。该功能在儿童中尤为重要，在成人中作用明显减弱

派伊尔淋巴集结（Peyer 斑）Peyer's patches

淋巴组织积聚在回肠壁的黏膜内，形成斑。功能类似扁桃体，作为小肠淋巴的过滤器

阑尾 vermiform appendix

附着在盲肠上的圆柱形淋巴器官，通过阑尾口与盲肠相通。长度因人而异。阑尾壁上含有无数黏液腺和相当数量的淋巴组织。发生炎症即为阑尾炎。功能类似扁桃体

淋巴结 lymph nodes

以淋巴结群的形式遍布全身各处（腋窝、腹股沟、颈部等），并通过机体的淋巴管道形成遍布全身的淋巴网络。淋巴结依据发育的功能程度而大小各异。外被纤维囊，分皮质和髓质。T淋巴细胞和B淋巴细胞积聚在淋巴结内。这些淋巴结也收集包含外来异物的富含蛋白质的液体——淋巴液，对之进行过滤和清除

脾 spleen

脾是位于腹腔左季肋部的淋巴器官，位于膈下胃后方，通过腹膜形成的脾胃韧带与胃相连。脾的被膜较厚，其实质称为脾髓。脾髓由富含红细胞的红髓和含有淋巴组织的脾小体——白髓组成。脾脏有两个主要功能：一方面红髓作为血细胞的储备库，通过破坏衰老的红细胞而进行血液循环的更新；另一方面白髓通过产生抗体而行使防御的免疫功能。脾脏所包含的大量淋巴细胞通过噬菌作用来滤过和清除血液中的外来物质

骨髓 bone marrow

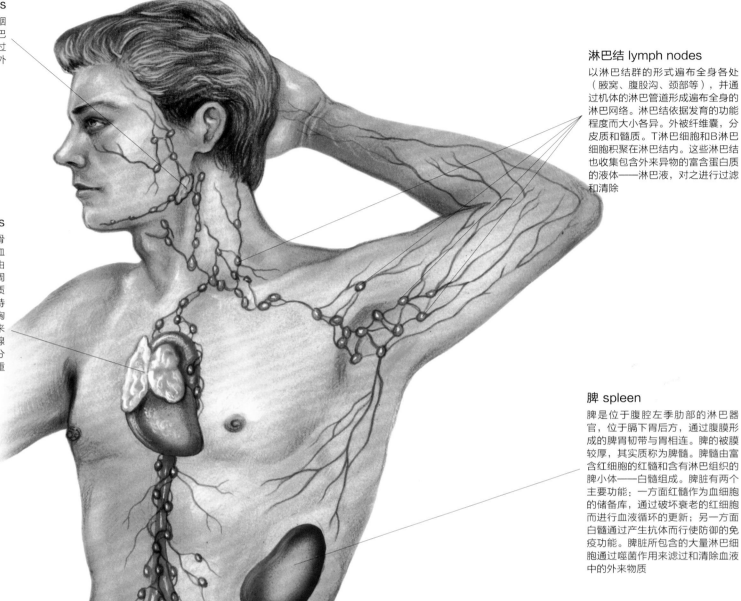

居骨髓腔内，富含血管网和红骨髓、黄骨髓。骨髓有两个主要功能，一方面为造血功能，另一方面，制造T淋巴细胞和B淋巴细胞的前体细胞，在机体防御中起重要作用。这些功能可能受年龄和疾病影响，但受到一定的刺激能够恢复。当今骨髓移植对某些疾病来说是一种很有效的治疗手段

免疫系统的细胞 cells of the immune system

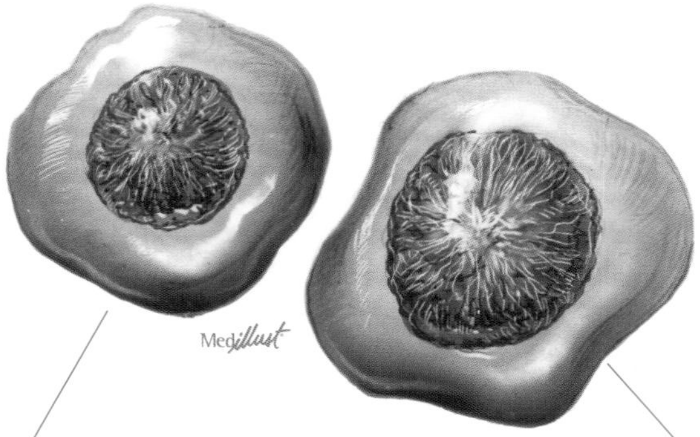

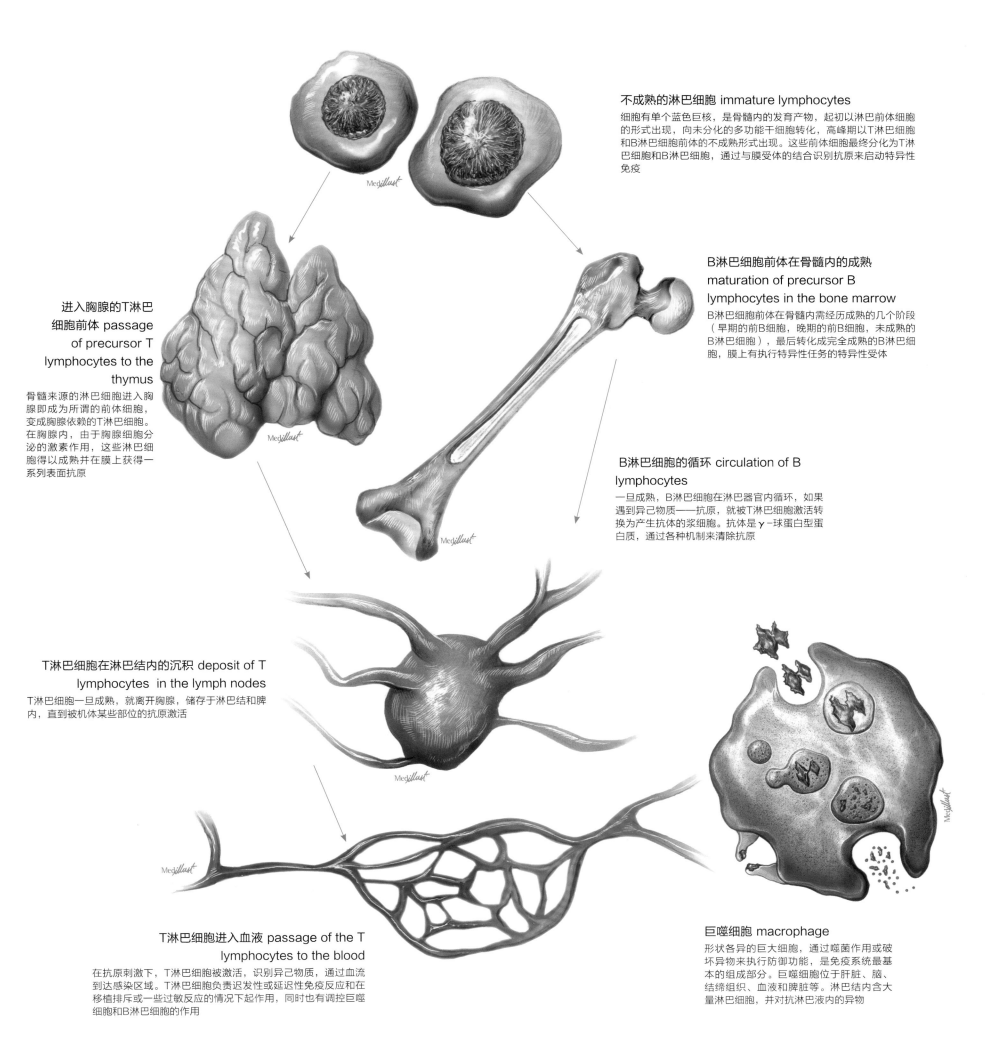

不成熟的淋巴细胞 immature lymphocytes

细胞有单个蓝色巨核，是骨髓内的发育产物，起初以淋巴前体细胞的形式出现，向未分化的多功能干细胞转化，高峰期以T淋巴细胞和B淋巴细胞前体的不成熟形式出现。这些前体细胞最终分化为T淋巴细胞和B淋巴细胞，通过与膜受体的结合识别抗原来启动特异性免疫

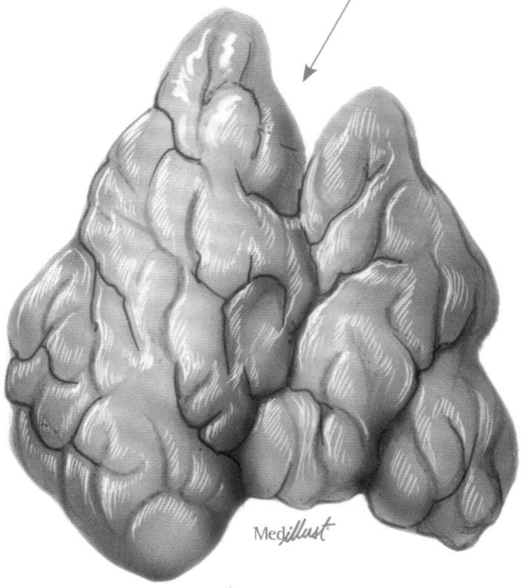

进入胸腺的T淋巴细胞前体 passage of precursor T lymphocytes to the thymus

骨髓来源的淋巴细胞进入胸腺即成为所谓的前体细胞，变成胸腺依赖的T淋巴细胞。在胸腺内，由于胸腺细胞分泌的激素作用，这些淋巴细胞得以成熟并在膜上获得一系列表面抗原

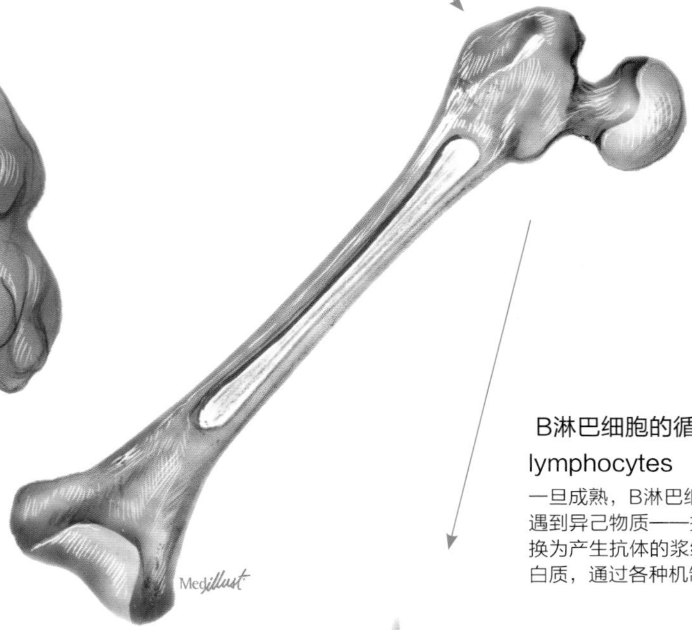

B淋巴细胞前体在骨髓内的成熟 maturation of precursor B lymphocytes in the bone marrow

B淋巴细胞前体在骨髓内需经历成熟的几个阶段（早期的前B细胞，晚期的前B细胞，未成熟的B淋巴细胞），最后转化成完全成熟的B淋巴细胞，膜上有执行特异性任务的特异性受体

B淋巴细胞的循环 circulation of B lymphocytes

一旦成熟，B淋巴细胞在淋巴器官内循环，如果遇到异己物质——抗原，就被T淋巴细胞激活转换为产生抗体的浆细胞。抗体是γ-球蛋白型蛋白质，通过各种机制来清除抗原

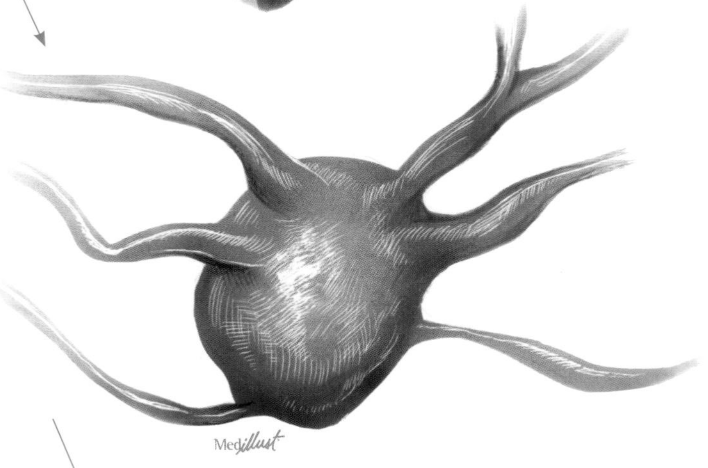

T淋巴细胞在淋巴结内的沉积 deposit of T lymphocytes in the lymph nodes

T淋巴细胞一旦成熟，就离开胸腺，储存于淋巴结和脾内，直到被机体某些部位的抗原激活

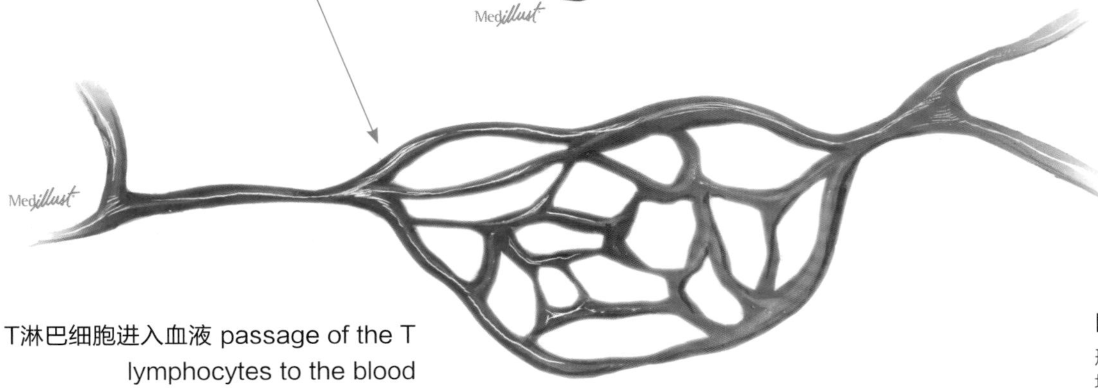

T淋巴细胞进入血液 passage of the T lymphocytes to the blood

在抗原刺激下，T淋巴细胞被激活，识别异己物质，通过血流到达感染区域。T淋巴细胞负责迟发性或延迟性免疫反应和在移植排斥或一些过敏反应的情况下起作用，同时也有调控巨噬细胞和B淋巴细胞的作用

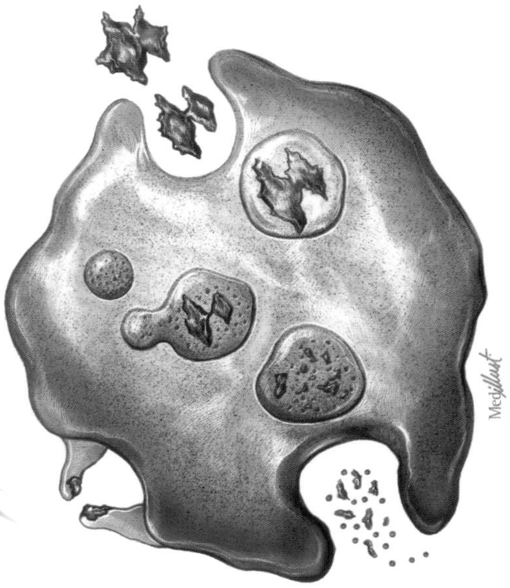

巨噬细胞 macrophage

形状各异的巨大细胞，通过噬菌作用或破坏异物来执行防御功能，是免疫系统最基本的组成部分。巨噬细胞位于肝脏、脑、结缔组织、血液和脾脏等。淋巴结内含大量淋巴细胞，并对抗淋巴液内的异物

抗体作用机制 antibody action mechanisms

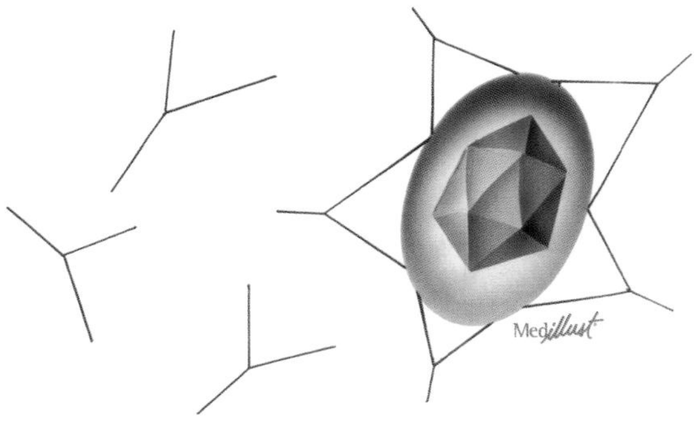

抗体 antibody

抗体是γ-球蛋白型的浆蛋白，是B淋巴细胞针对外源异物而产生的

抗原 antigen

抗原被认为是侵入机体的、被机体识别为异物的物质。单个抗原刺激可以产生不同抗体

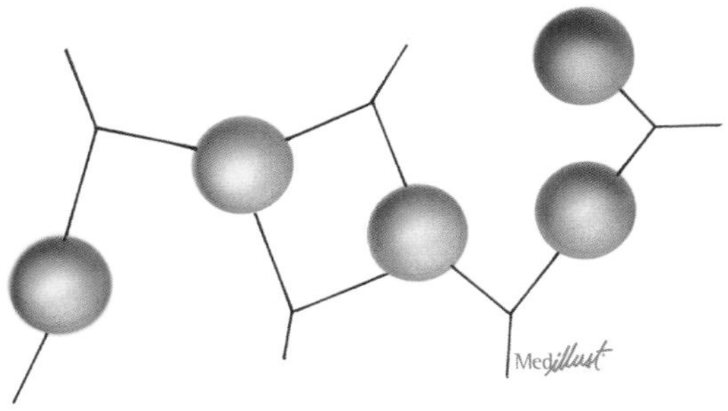

抗原抗体复合物 antigen-antibody (ag-ab) complex

抗体由抗原刺激产生，在抗原破坏其他细胞前，抗体与抗原结合，试图阻断抗原。由于抗体不能破坏抗原，这种结合的结果即形成抗原抗体复合物。抗体结合抗原并灭活它的机制很多，有中和、凝集、沉淀及补体激活和固定

中和 neutralization

是一个简单的失活机制，针对病毒和细菌产生的特异性抗体阻断抗原表面的受体，确保抗原不能黏附其他细胞

沉淀 precipitation

一种类似凝集反应的灭活机制，当抗原和抗体作为溶剂共存于一种介质内时发生

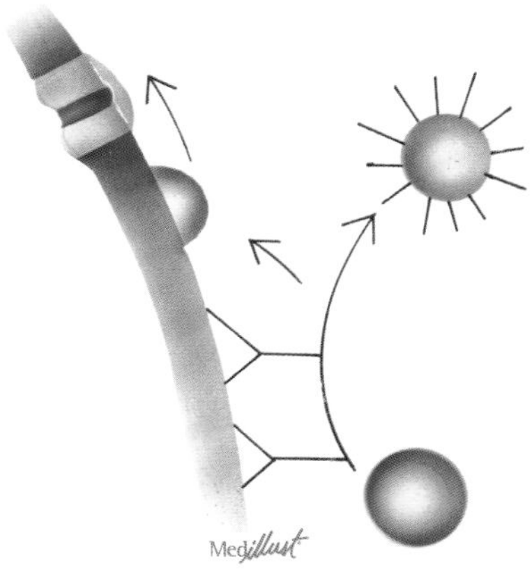

补体激活和固定 complement activation and fixation

该机制基于一些抗体能结合抗原，并在细胞连接区域内——浆蛋白黏附处破坏胞膜。该机制允许抗体攻击细菌

凝集 agglutination

抗体结合位于细胞表面的抗原，形成阻断抗原的共聚体的机制。当红细胞接触到来自不同血型的红细胞时，机体以此种方式来保卫自己，该反应称做血液不相容反应

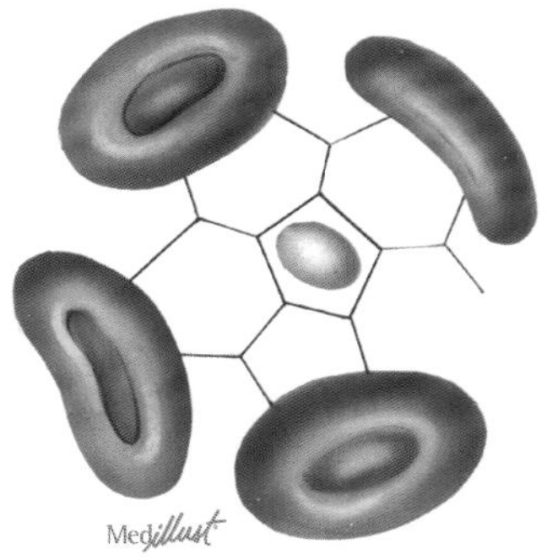

噬菌作用 phagocytosis

在血液或其他组织内，巨噬细胞遇到细菌或其他抗原物质或失活的抗原抗体复合物时发生的现象。巨噬细胞围绕异物并清除它

巨噬细胞 macrophage

形状各异的巨大细胞，是免疫系统的基本组成，通过吞噬作用或破坏异物来执行防御功能。巨噬细胞位于肝脏、脑、结缔组织、血液和脾脏等

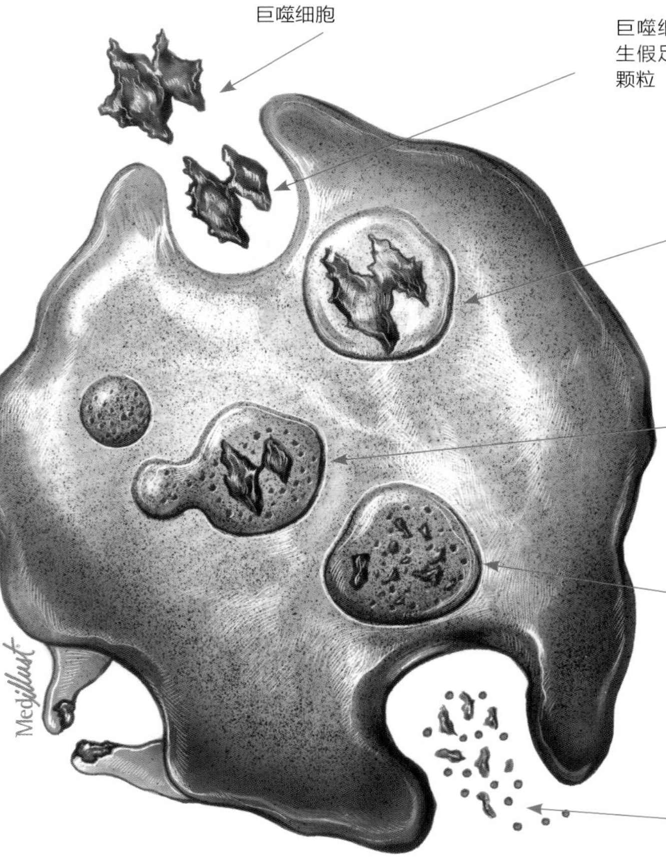
抗原颗粒被运送至巨噬细胞
巨噬细胞伸长或产生假足来包裹抗原颗粒
在巨噬细胞胞浆内，形成包含抗原颗粒的小管或巨噬细胞小泡
巨噬细胞小泡结合内含消化酶的溶酶体
消化酶攻击抗原颗粒，使之变成碎片
无抗原活性的残留物被巨噬细胞释放出来

淋巴结的结构 structure of a lymph node

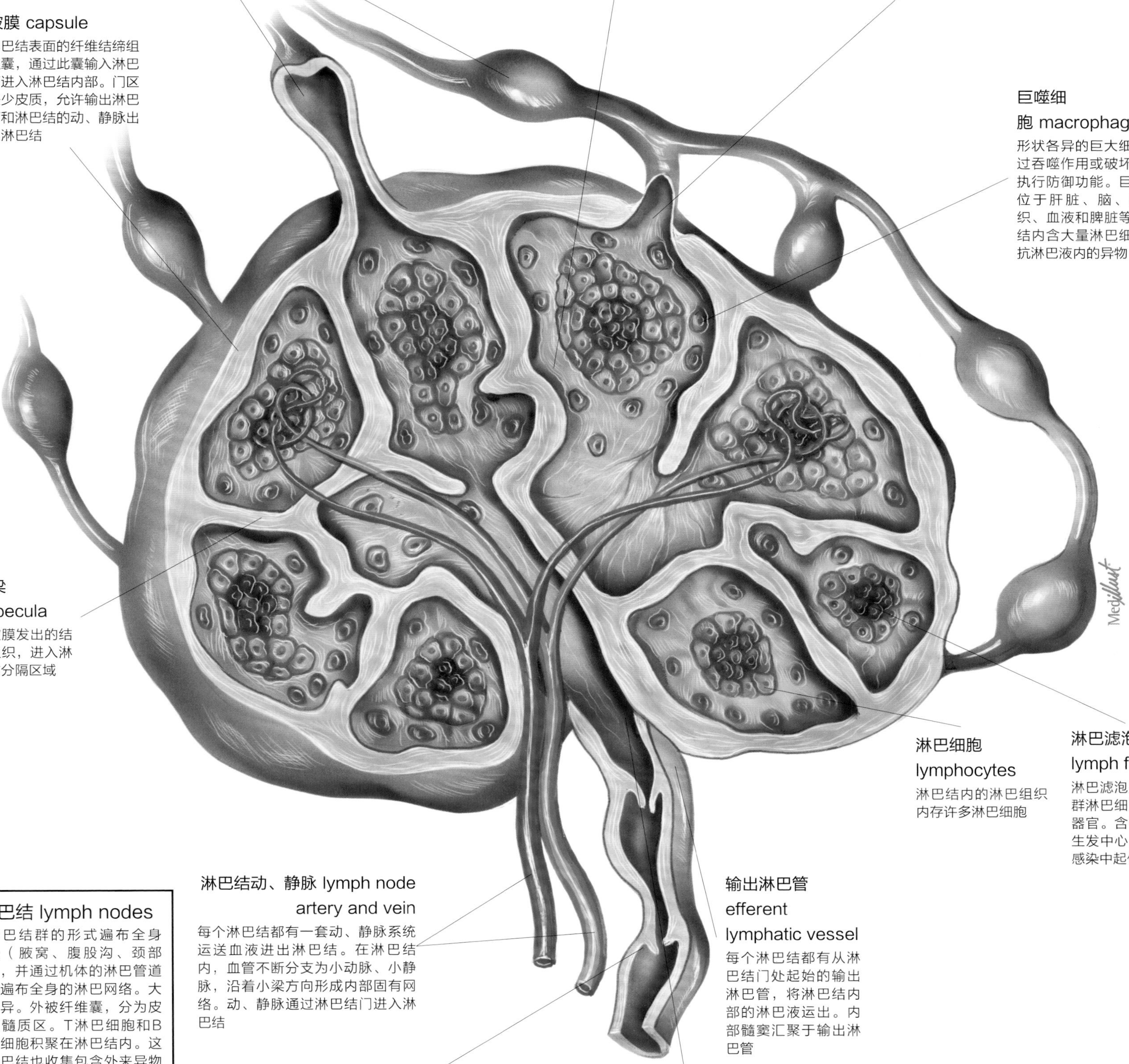

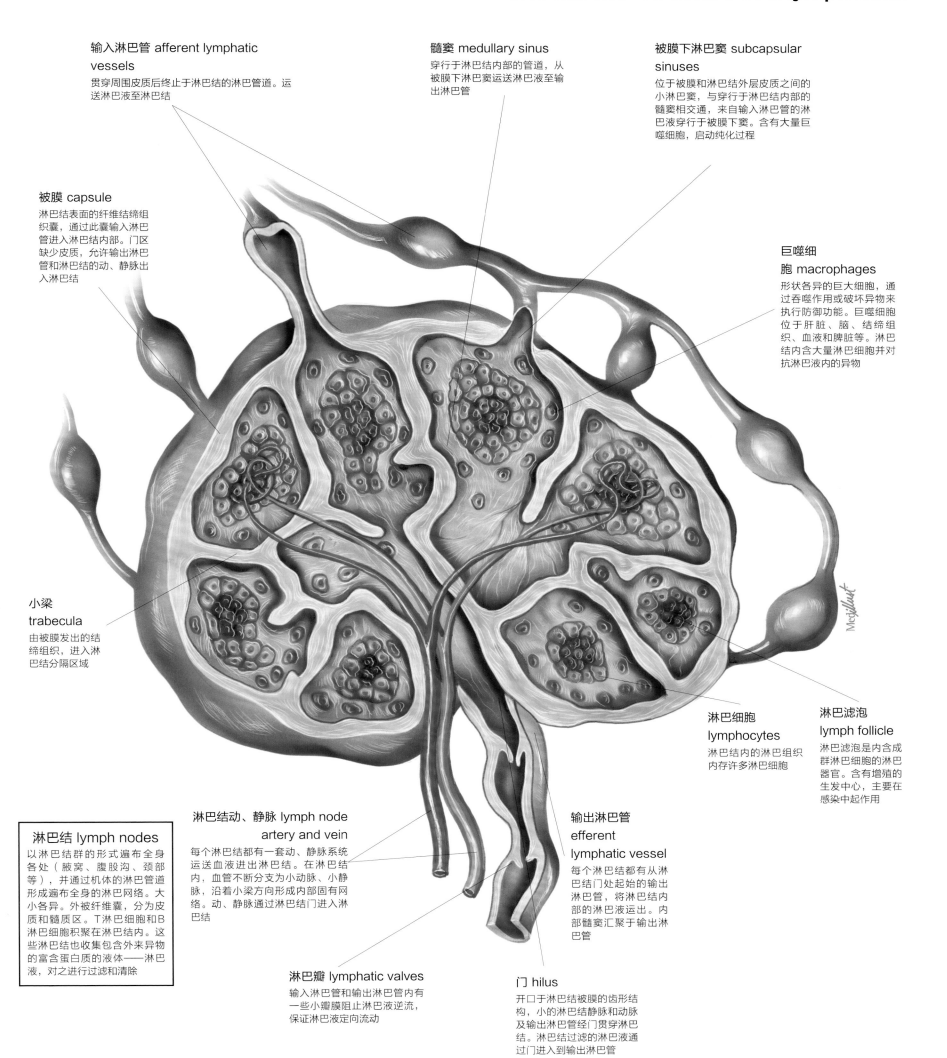

输入淋巴管 afferent lymphatic vessels
贯穿周围皮质后终止于淋巴结的淋巴管道。运送淋巴液至淋巴结

髓窦 medullary sinus
穿行于淋巴结内部的管道，从被膜下淋巴窦运送淋巴液至输出淋巴管

被膜下淋巴窦 subcapsular sinuses
位于被膜和淋巴结外层皮质之间的小淋巴窦，与穿行于淋巴结内部的髓窦相交通，来自输入淋巴管的淋巴液穿行于被膜下窦。含有大量巨噬细胞，启动纯化过程

被膜 capsule
淋巴结表面的纤维结缔组织囊，通过此囊输入淋巴管进入淋巴结内部。门区缺少皮质，允许输出淋巴管和淋巴结的动、静脉出入淋巴结

巨噬细胞 macrophages
形状各异的巨大细胞，通过吞噬作用或破坏异物来执行防御功能。巨噬细胞位于肝脏、脑、结缔组织、血液和脾脏等。淋巴结内含大量淋巴细胞并对抗淋巴液内的异物

小梁 trabecula
由被膜发出的结缔组织，进入淋巴结分隔区域

淋巴细胞 lymphocytes
淋巴结内的淋巴组织内存许多淋巴细胞

淋巴滤泡 lymph follicle
淋巴滤泡是内含成群淋巴细胞的淋巴器官。含有增殖的生发中心，主要在感染中起作用

淋巴结动、静脉 lymph node artery and vein
每个淋巴结都有一套动、静脉系统运送血液进出淋巴结。在淋巴结内，血管不断分支为小动脉、小静脉，沿着小梁方向形成内部固有网络。动、静脉通过淋巴结门进入淋巴结

输出淋巴管 efferent lymphatic vessel
每个淋巴结都有从淋巴结门处起始的输出淋巴管，将淋巴结内部的淋巴液运出。内部髓窦汇聚于输出淋巴管

淋巴瓣 lymphatic valves
输入淋巴管和输出淋巴管内有一些小瓣膜阻止淋巴液逆流，保证淋巴液定向流动

门 hilus
开口于淋巴结被膜的齿形结构，小的淋巴结静脉和动脉及输出淋巴管经门贯穿淋巴结。淋巴结过滤的淋巴液通过门进入到输出淋巴管

淋巴结 lymph nodes
以淋巴结群的形式遍布全身各处（腋窝、腹股沟、颈部等），并通过机体的淋巴管道形成遍布全身的淋巴网络。大小各异。外被纤维囊，分为皮质和髓质区。T淋巴细胞和B淋巴细胞积聚在淋巴结内。这些淋巴结也收集包含外来异物的富含蛋白质的液体——淋巴液，对之进行过滤和清除

腋窝及乳腺区淋巴结 lymph nodes of the axillary and mammary regions

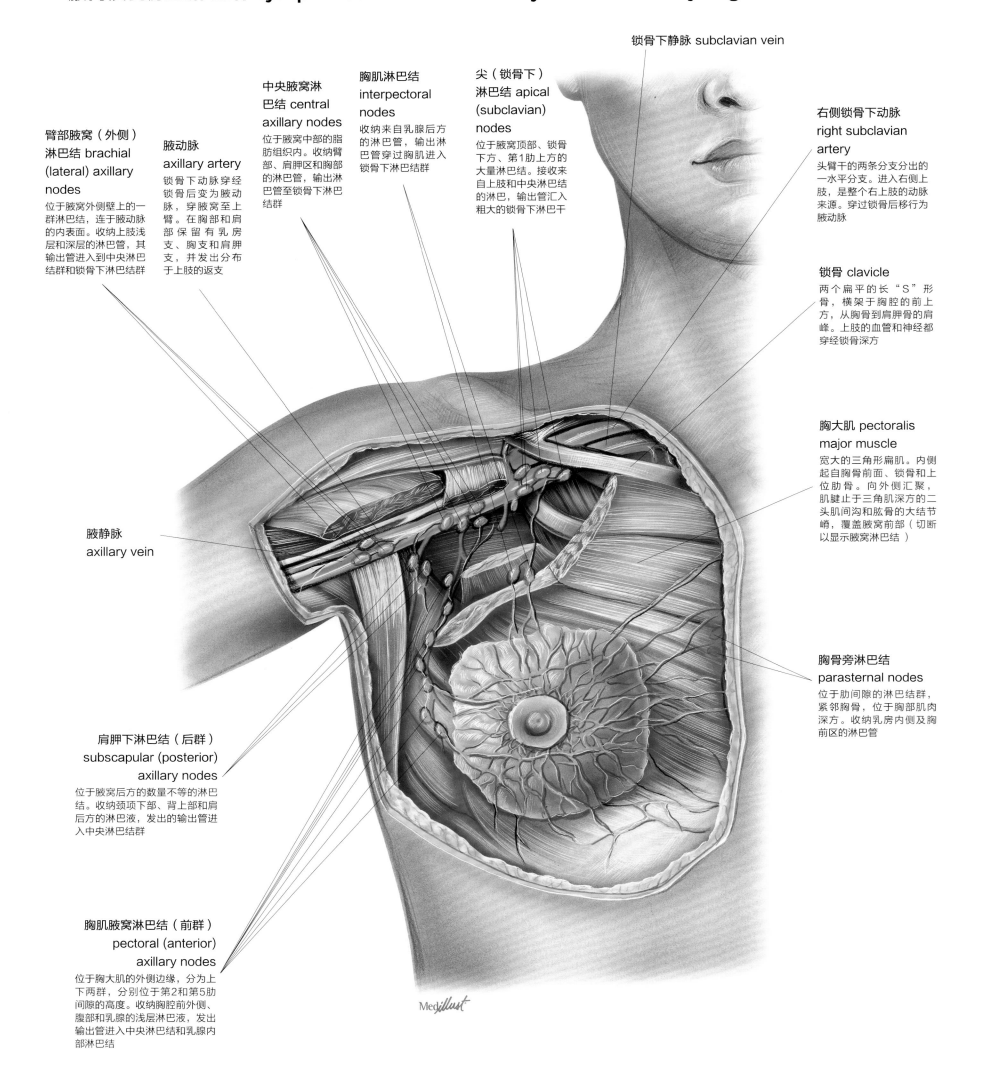

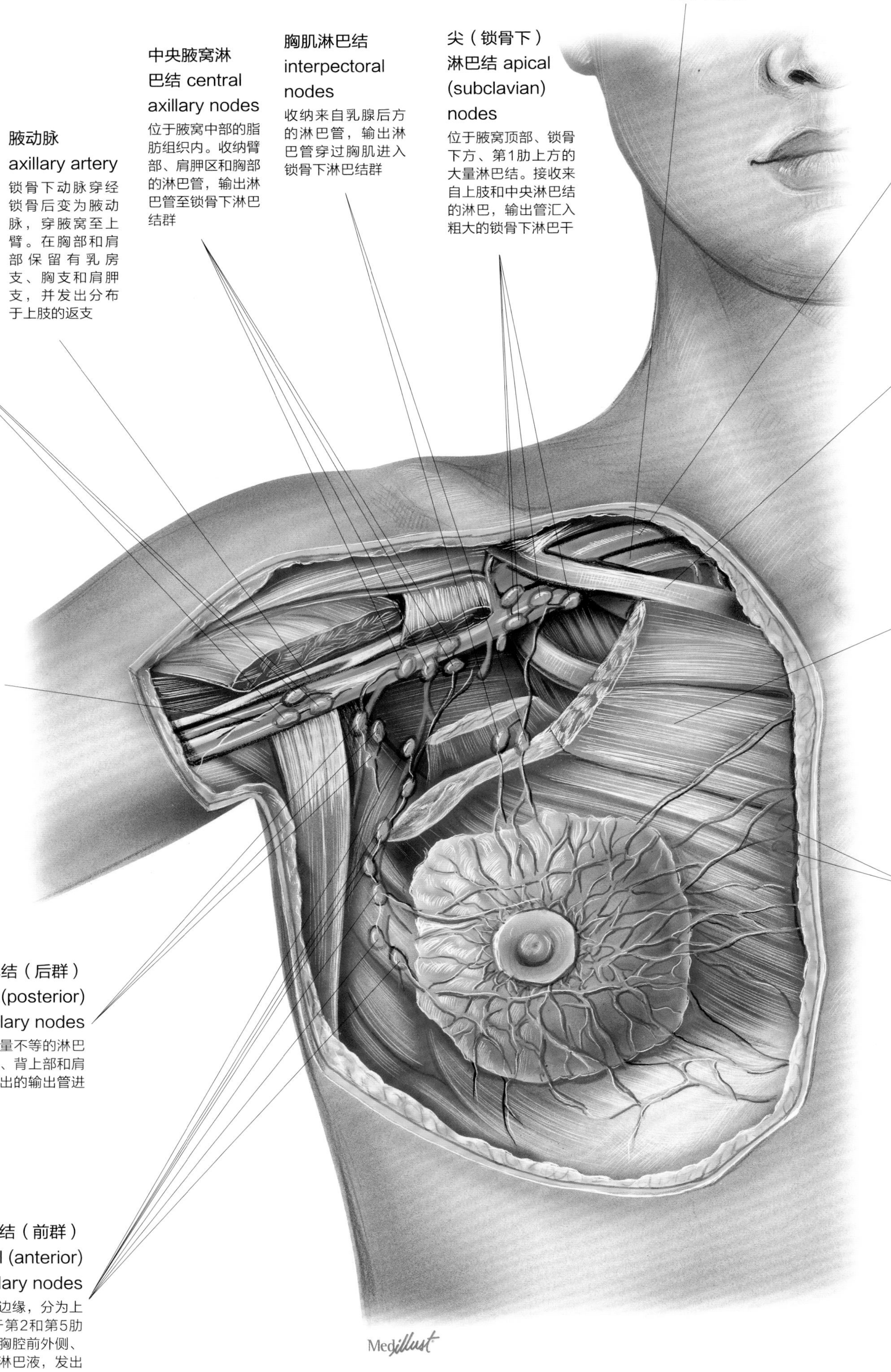
锁骨下静脉 subclavian vein
尖（锁骨下）淋巴结 apical (subclavian) nodes
位于腋窝顶部、锁骨下方、第1肋上方的大量淋巴结。接收来自上肢和中央淋巴结的淋巴，输出管汇入粗大的锁骨下淋巴干
胸肌淋巴结 interpectoral nodes
收纳来自乳腺后方的淋巴管，输出淋巴管穿过胸肌进入锁骨下淋巴结群
中央腋窝淋巴结 central axillary nodes
位于腋窝中部的脂肪组织内。收纳臂部、肩胛区和胸部的淋巴管，输出淋巴管至锁骨下淋巴结群
臂部腋窝（外侧）淋巴结 brachial (lateral) axillary nodes
位于腋窝外侧壁上的一群淋巴结，连于腋动脉的内表面。收纳上肢浅层和深层的淋巴管，其输出管进入到中央淋巴结群和锁骨下淋巴结群
腋动脉 axillary artery
锁骨下动脉穿经锁骨后变为腋动脉，穿腋窝至上臂。在胸部和肩部保留有乳房支、胸支和肩胛支，并发出分布于上肢的返支
右侧锁骨下动脉 right subclavian artery
头臂干的两条分支分出的一水平分支。进入右侧上肢，是整个右上肢的动脉来源。穿过锁骨后移行为腋动脉
锁骨 clavicle
两个扁平的长“S”形骨，横架于胸腔的前上方，从胸骨到肩胛骨的肩峰。上肢的血管和神经都穿经锁骨深方
腋静脉 axillary vein
胸大肌 pectoralis major muscle
宽大的三角形扁肌。内侧起自胸骨前面、锁骨和上位肋骨。向外侧汇聚，肌腱止于三角肌深方的二头肌间沟和肱骨的大结节嵴，覆盖腋窝前部（切断以显示腋窝淋巴结）
胸骨旁淋巴结 parasternal nodes
位于肋间隙的淋巴结群，紧邻胸骨，位于胸部肌肉深方。收纳乳房内侧及胸前区的淋巴管
肩胛下淋巴结（后群） subscapular (posterior) axillary nodes
位于腋窝后方的数量不等的淋巴结。收纳颈项下部、背上部和肩后方的淋巴液，发出的输出管进入中央淋巴结群
胸肌腋窝淋巴结（前群） pectoral (anterior) axillary nodes
位于胸大肌的外侧边缘，分为上下两群，分别位于第2和第5肋间隙的高度。收纳胸腔前外侧、腹部和乳腺的浅层淋巴液，发出输出管进入中央淋巴结和乳腺内部淋巴结
Medillust

腹股沟区淋巴结 lymph nodes of the inguinal region

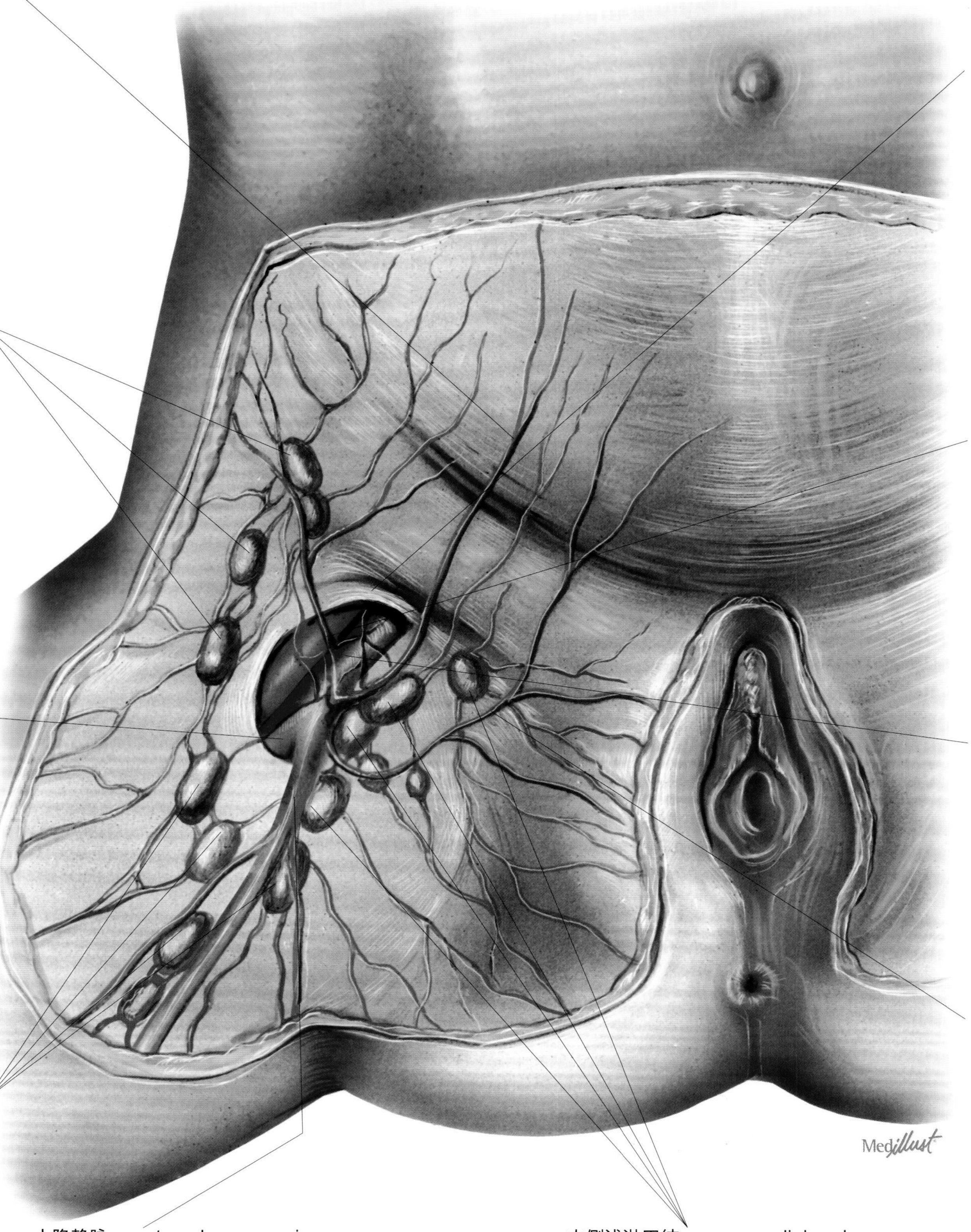
Medillust

腹壁浅静脉
superficial epigastric vein
起自腹壁前部脐周，与腹壁浅动脉伴行，汇入髂外静脉或股静脉。浅支与胸廓内静脉相通

外侧浅淋巴结
superolateral nodes
位于腹股沟区皮下，腹股沟区深筋膜表面。收纳脐部外侧和腹壁外侧部的淋巴管

股静脉 femoral vein
大腿和股部的浅、深静脉系统最后汇聚到股静脉，沿股后方与股动脉相伴上行，在腹股沟韧带水平收纳大隐静脉。穿过腹股沟韧带后进入腹腔，移行为髂外静脉，接收来自股部肌肉的静脉血

下淋巴结 inferior nodes
位于腹股沟区皮下和腹股沟区深筋膜表面。收纳来自下肢的淋巴管

腹股沟韧带（股弓）
inguinal ligament (crural arch)
髂前上棘到耻骨结节的斜行纤维索，是腹壁的腹外斜肌腱膜的延续。位于腹股沟皮肤皱褶深方，并作为腹壁和股部的分界线。下肢的神经和血管穿经该韧带深方

旋髂浅静脉 circumflex superficial iliac vein
收集腹壁浅层的静脉血。止于髂外静脉或股静脉

髂外静脉 external iliac vein
股静脉直接延续的粗静脉。收纳下肢的静脉血，与髂内静脉共同注入到下腔静脉。在盆腔，髂内与髂外静脉汇聚形成髂总静脉

阴部外静脉
external pudendal veins
收集来自外生殖器区域的静脉血，注入大隐静脉

大隐静脉 great saphenous vein
起自足背静脉弓的内侧，经踝关节的内侧，沿大腿前内侧上行，收集来自大腿皮下静脉网、膝关节、股部、外生殖器及副隐静脉的静脉血。穿过膝关节后至股骨内侧髁后方，再沿大腿内侧上行，渐转至前面，最终注入股静脉。沿途也收集小隐静脉的交通支

内侧浅淋巴结 superomedial nodes
位于腹股沟区皮下及腹股沟区深筋膜表面。收纳来自外阴部、会阴、肛区、脐内侧部和腹壁内侧的淋巴管。该区也包含深淋巴结

胸腺 thymus

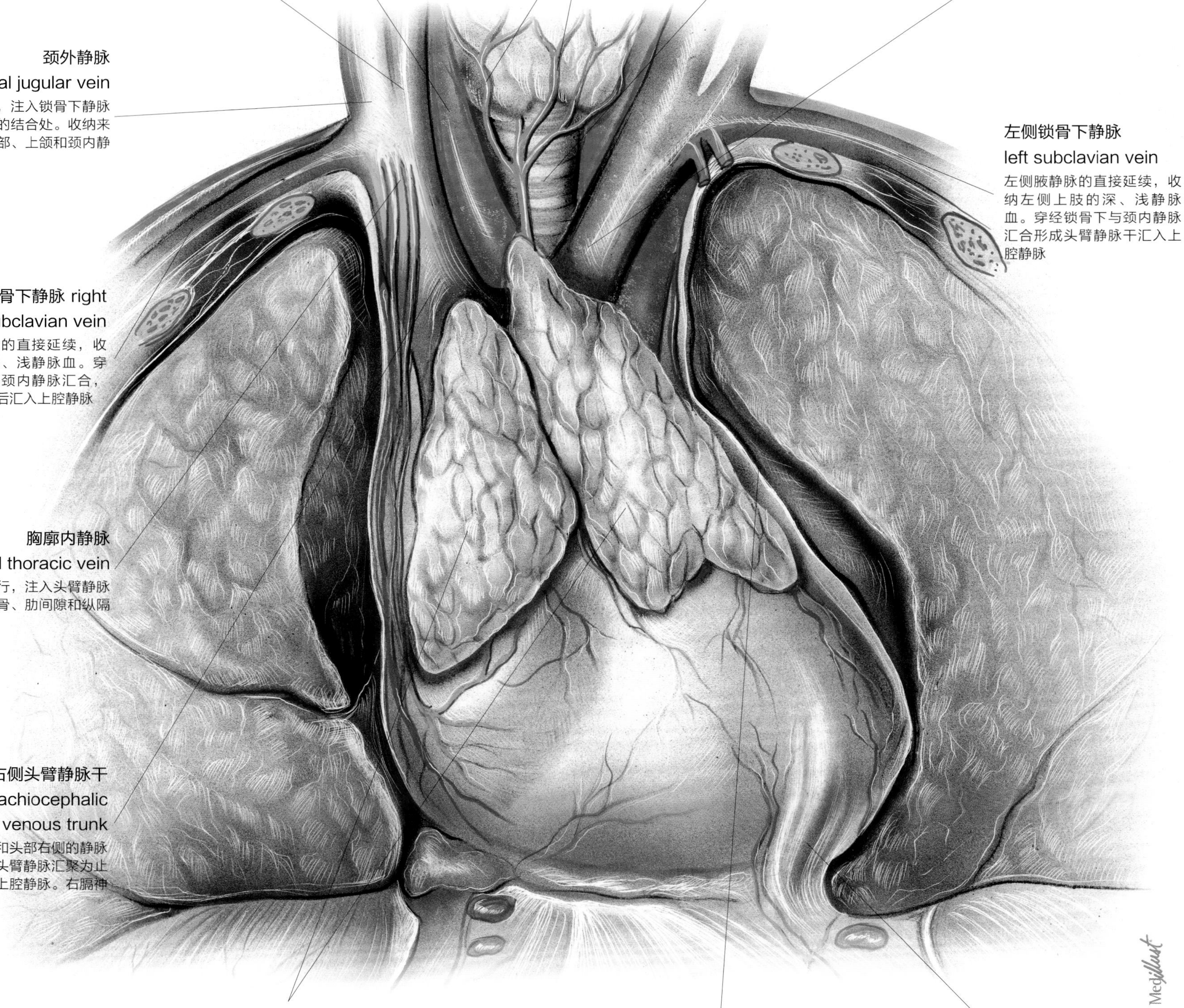

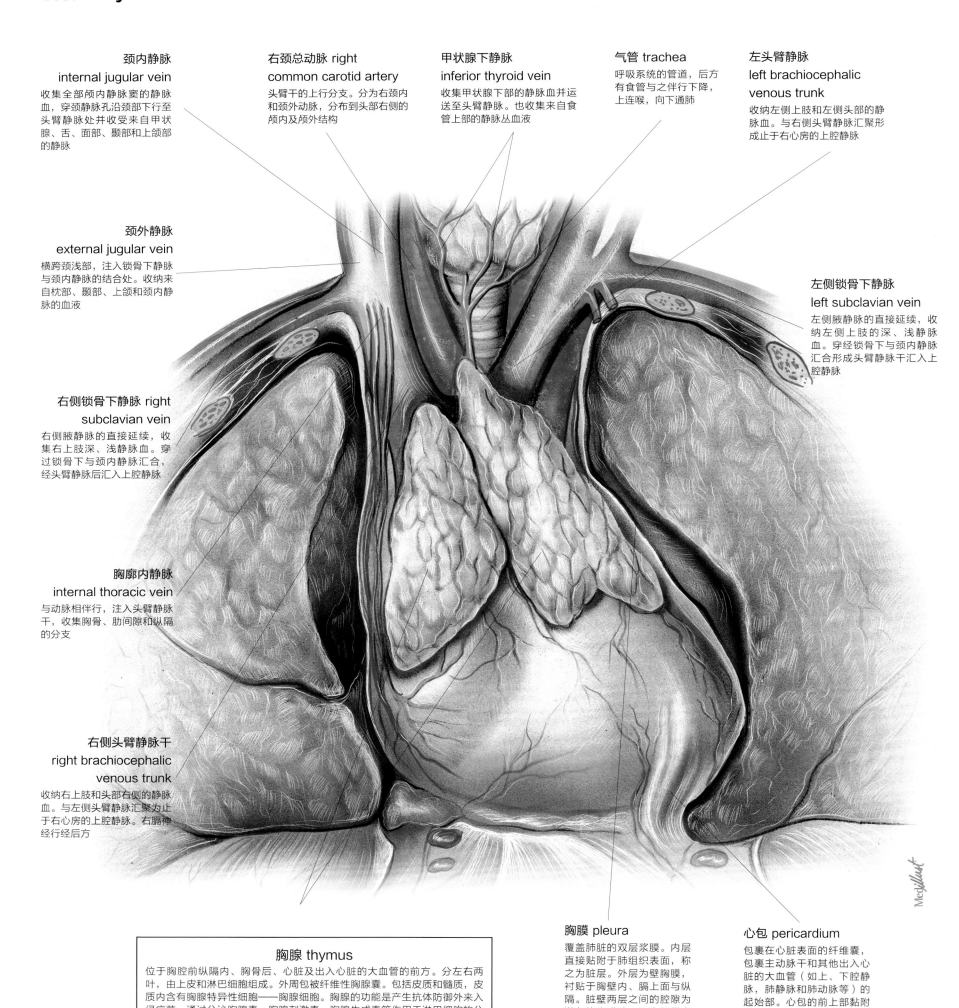

颈内静脉 internal jugular vein
收集全部颅内静脉窦的静脉血，穿颈静脉孔沿颈部下行至头臂静脉处并收受来自甲状腺、舌、面部、颞部和上颌部的静脉

右颈总动脉 right common carotid artery
头臂干的上行分支。分为右颈内和颈外动脉，分布到头部右侧的颅内及颅外结构

甲状腺下静脉 inferior thyroid vein
收集甲状腺下部的静脉血并运送至头臂静脉。也收集来自食管上部的静脉丛血液

气管 trachea
呼吸系统的管道，后方有食管与之伴行下降，上连喉，向下通肺

左头臂静脉 left brachiocephalic venous trunk
收纳左侧上肢和左侧头部的静脉血。与右侧头臂静脉汇聚形成止于右心房的上腔静脉

颈外静脉 external jugular vein
横跨颈浅部，注入锁骨下静脉与颈内静脉的结合处。收纳来自枕部、颞部、上颌和颈内静脉的血液

左侧锁骨下静脉 left subclavian vein
左侧腋静脉的直接延续，收纳左侧上肢的深、浅静脉血。穿经锁骨下与颈内静脉汇合形成头臂静脉干汇入上腔静脉

右侧锁骨下静脉 right subclavian vein
右侧腋静脉的直接延续，收集右上肢深、浅静脉血。穿过锁骨下与颈内静脉汇合，经头臂静脉后汇入上腔静脉

胸廓内静脉 internal thoracic vein
与动脉相伴行，注入头臂静脉干，收集胸骨、肋间隙和纵隔的分支

右侧头臂静脉干 right brachiocephalic venous trunk
收纳右上肢和头部右侧的静脉血。与左侧头臂静脉汇聚为止于右心房的上腔静脉。右膈神经行经后方

胸膜 pleura
覆盖肺脏的双层浆膜。内层直接贴附于肺组织表面，称之为脏层。外层为壁胸膜，衬贴于胸壁内、膈上面与纵隔。脏壁两层之间的腔隙为潜在的胸膜腔，因为两层实际贴附在一起

心包 pericardium
包裹在心脏表面的纤维囊，包裹主动脉干和其他出入心脏的大血管（如上、下腔静脉，肺静脉和肺动脉等）的起始部。心包的前上部黏附于围绕在胸腺周围的纤维囊——胸腺囊的后方

胸腺 thymus

位于胸腔前纵隔内、胸骨后、心脏及出入心脏的大血管的前方。分左右两叶，由上皮和淋巴细胞组成。外周包被纤维性胸腺囊。包括皮质和髓质，皮质内含有胸腺特异性细胞——胸腺细胞。胸腺的功能是产生抗体防御外来入侵病菌，通过分泌胸腺素、胸腺刺激素、胸腺生成素等作用于淋巴细胞的分化。该功能在儿童中尤为重要，在成人中作用明显减弱

常见免疫系统疾病main immune disorders

概述description	症状symptoms	诊断diagnosis	治疗treatment
获得性免疫缺陷综合征（艾滋病）acquired immunodeficiency syndrome (AIDS) 人类免疫缺陷病毒(HIV)的感染。该病毒包含RNA和一组酶（逆转录酶和整合酶），这些酶能把从感染细胞的胞浆来的病毒性RNA转化成DNA，而该DNA与核内遗传物质整合。该病毒主要感染Th淋巴细胞(T-CD4淋巴细胞)和吞噬性细胞（单核细胞、巨噬细胞及其来源的细胞）。感染细胞被破坏，释放新的病毒颗粒到血液中。比如细胞毒性的B淋巴细胞和T淋巴细胞所产生的免疫反应，即意味着这种破坏引发免疫系统的严重改变。HIV分为两种，即HIV-1和HIV-2。HIV-1进一步分为西方世界高发的M型和可在非洲观察到的O型。艾滋病可通过性接触、血液传播（比如吸毒者互用注射的针头）、输入被污染的血液或血液制品、母婴传播等途径传染	该综合征有不同阶段。 ▲ 临床原发感染，表现为感染后3~6周，高病毒载量（血中的病毒颗粒）及CD4淋巴细胞的减少相一致。该阶段主要表现为非特异症状：如发热、头痛、咽炎、虚弱、肌肉痛、关节痛和自发的淋巴结肿大。 ▲ 接着，CD4淋巴细胞部分恢复，病毒载量也随之减少，患者进入无症状的长短不同的持续阶段（平均为10年）。如没有其他原因出现大于1cm的肿大淋巴结超过3个月，就被定义为持续性广泛性淋巴结病。而淋巴结病代表着免疫系统尝试将病毒局限在淋巴结内。 ▲ 继续发展下去，CD4淋巴细胞加速减少和病毒载量加速增加。该阶段常见机会性感染和肿瘤。机会性感染指在正常人正常免疫系统下不会引发的微生物感染。典型的机会性感染包括真菌感染，如口腔、外阴和咽部黏膜的假丝酵母和形成脑膜炎的隐球菌感染；寄生虫（比如形成脑囊肿的弓形虫或者肠道寄生虫）感染；细菌（沙门菌、志贺菌、弧状菌、结核分枝杆菌）感染；病毒（引起脑膜炎和视网膜炎的巨细胞病毒、单纯疱疹病毒、水痘病毒等）感染。HIV感染也伴随特定肿瘤比如淋巴瘤、宫颈或者肛门的实体瘤和Kaposi肉瘤（由于皮肤或内脏的血管增殖引起的损害）。HIV也可在中枢神经系统直接产生症状，如惊厥和痴呆，称为HIV脑病	诊断依靠检测HIV病毒抗体。用酶联免疫吸附实验（ELISA）检测病毒抗体。仅用于初始检测，因为可能产生假阳性。必须采用更确定的方法来检测特异性HIV抗体。当HIV抗体还没有产生，检测结果是阴性时，即所谓的感染后4～8周的窗口期。在这些病例中，如在新生儿的疑似病例中，检测病毒抗原的实验，用PCR技术检测单核细胞中病毒序列和检测病毒RNA的滴度的技术都是有效的	◆特异性治疗主要是采用抗逆转录病毒的药物。目前，抗逆转录病毒的药物分为3组，分别通过干扰病毒的DNA形成、灭活病毒DNA酶或者限制该酶的复制来发挥作用。这些药物都存在不良反应。初始治疗包括3种药物的联合用药。目的是当病毒RNA水平在血液中可检测的情况下，确保检测不到病毒载量。常规治疗方法主要是预防机会性感染的特异性措施
超敏反应. 过敏 hypersensitivity reactions. allergy 超敏反应即通常的过敏反应，发生原因为免疫系统针对机体不认可的外来异物起反应或者是机体对外来异物反应不充分。过敏是指免疫系统针对抗原而激活的一系列病理过程。一般而言，过敏是由于嗜碱性细胞和肥大细胞释放炎症介质，由IgE介导。IgE抗体在体内遇到特异性抗原（过敏原）时，比如花粉、动物毛发、微小尘埃、真菌的孢子、工业粉尘、药物、食物或者虫咬的毒素等，黏附于这些细胞上并刺激它们产生组胺。组胺和释放的其他物质引起症状，血管扩张，通透性增强，分泌过多黏液，炎性物质渗出。遗传性过敏症发生于容易对过敏原产生不完全反应的有遗传倾向的人群	症状出现于遇到抗原的几分钟后。临床症状可能比较轻，眼睛流泪、刺痛，喉刺痛，打喷嚏等。可能有过敏性鼻炎、过敏性结膜炎或食物过敏的特异性症状。过敏反应有时是紧急而严重的，甚至是致命的，可发生剧烈的心悸，皮肤出现丘疹（荨麻疹），咳嗽，打喷嚏，由于支气管收缩而引起的呼吸困难，由于声门水肿而引起的气管阻塞，严重高血压和中风而引发的心血管系统急症	抗原的检测始于详尽的病史及体检、医疗记录和检验结果。血液计数中可见嗜酸性细胞和IgE浓度升高。可在患者皮肤上微量注射已知的少量抗原来进行过敏试验，如果产生局部反应即为阳性。针对一些抗原的特异性IgE可以通过免疫试验来检测	◆避免接触抗原。针对不同病例，可能有必要避免接触宠物、特殊药物或空调等。 ◆免疫治疗或脱敏疗法包括注射逐渐递增量的抗原来刺激机体产生阻断过敏反应的抗体。对于小灰尘、花粉或者动物来源的毛皮屑，这种方法最有效，而且需要连续治疗至少12个月才有效。 ◆抗组胺药物能减缓或预防症状。 ◆急性过敏反应需要紧急治疗，如静脉输液，注射皮质类固醇、肾上腺素和呼吸系统及心血管的支持性治疗

概述description	症状symptoms	诊断diagnosis	治疗treatment
免疫缺陷 immunodeficiencies 免疫缺陷是指免疫反应的一种或多种成分在质或量上的改变。特异性的免疫缺陷可能是原发性的，或者继发于某些疾病。一般而言，原发性免疫缺陷是遗传来源，最高发的为体液免疫的改变——无法合成抗体，如免疫球蛋白A的免疫缺陷。原发的复杂症状包括Wiskott—Aldrich综合征（IgM和T淋巴细胞的减少）和共济失调－毛细血管扩张症（胸腺疾病和T淋巴细胞的减少）。继发性免疫缺陷可能是营养不良、糖尿病、肾衰竭、药物或HIV感染引起	表现为感染的易感性增加。体液免疫缺陷时，机体频发肺炎球菌和葡萄球菌的感染。成人多见呼吸道的感染。补体缺陷者更易于感染包裹性细菌。细胞免疫缺陷者则倾向于感染病毒和真菌。吞噬细胞改变者容易出现细菌感染	血细胞计数可见白细胞的种类和数目变化。体液免疫通过分析抗体种类来评估。细胞免疫可以通过迟发性皮肤超敏试验来检测，如在真皮层注射一种抗原（结核菌素，PPD，制假丝菌素等）启动免疫反应，随之产生特征性的皮肤硬化结节。淋巴细胞的增殖反应可在体外评定	◆治疗依据病因不同而异。一般来讲，必须优化针对感染的预防性措施，避免注射活疫苗，以减毒疫苗为好。 ◆其他治疗措施也根据病因不同而选择，如免疫球蛋白的注射，骨髓移植，胎肝或者胎儿胸腺的移植
结节性多动脉炎 polyarteritis nodosa 一种涉及小动脉和中动脉的脉管炎。免疫复合物（抗原、抗体和补体的积聚）沉积在动脉壁上，启动脉管损伤。正常情况下只影响到小动脉和中动脉，并以斑片的形式好发于动脉分叉处。特征性炎症损害称为纤维蛋白性坏死。该炎症引起血管阻塞和扩张（形成动脉瘤）	该病高发于40～60岁的男性。患者出现发热、乏力、厌食、体重减轻、肌肉痛、关节痛等。损伤最重的器官是肾脏，出现炎症，肾小球萎缩引发血管球性肾炎。皮肤出现可触摸到的紫癜，肌肉疼痛和僵直，周围神经系统的外周神经出现损害（多发性神经炎），也可伴有腹痛	血细胞计数显示白细胞增多，血小板增多和红细胞减少。一些患者出现补体成分和嗜中性粒细胞胞浆内抗体减少。确诊依靠受损组织的活检。动脉造影对检测特征性的动脉瘤是很有效的	◆治疗：初始主要应用大剂量的皮质类固醇或者免疫抑制剂，直到疾病症状被控制。 ◆也可以采用其他的免疫抑制剂，如环磷酰胺
风湿性关节炎 rheumatoid arthritis 一种可影响到各个器官的不明原因的慢性疾病。主要累及关节，引起滑膜的炎症。曾经认为遗传因素和病毒或细菌感染是病因之一。目前认为关节损伤是由于自身免疫反应造成。滑膜的炎症刺激滑膜细胞和血管增殖，形成关节翳，逐渐侵入关节腔，引起软骨和关节骨性组织的破坏	通常而言，风湿性关节炎症状出现较慢而且渐进。起初可观察到非特异性症状，如乏力，厌食和肌肉痛等。关节受累呈现出渐进性和对称性。起初出现肿胀和疼痛，关节内压力增加。特征性出现静息后的关节僵硬。高发于手关节、腕关节、膝关节和足关节。较典型是的累及近侧指间关节和掌指关节。随着炎症的深入，出现关节损害和变形。在手部出现手指天鹅颈样变形（近端指间关节过伸和远端指间关节屈曲），也可见到锤状指（远端指间关节的屈曲）。风湿性结节是硬的、无痛的炎性结节，通常位于肘关节、Achilles　腱或枕部。肺胸膜的症状为：胸膜炎、肺纤维化、肺结节和小支气管的阻塞（支气管炎）。心血管受累比较多发心包炎。周围神经受累及的有正中神经、尺神经、桡神经或胫神经，是由于炎性渗出压迫所致。另外也能观察到眼（角膜结膜炎）、肾脏、肝脏的受累和骨质疏松症	临床表现、放射学和实验室检验能帮助诊断：晨起关节僵硬，3个以上关节的炎症持续6周，对称性的风湿关节炎症，风湿结节，血清内风湿因子（免疫球蛋白G的抗体）的增加和关节的典型放射学改变。出现4个以上表现就可以确诊，有两个表现就不能除外风湿性关节炎	◆非甾体抗炎药物如阿司匹林有止痛和抗炎的功效，能缓解该病的症状。 ◆抗风湿药物能延缓或阻断该病的进程。最常用的抗风湿药物为甲氨蝶呤、柳氮磺胺吡啶和来氟米特。应该在确诊早期单独或联合用药。 ◆对于难以控制的患者可以应用糖皮质激素和免疫抑制剂。 ◆生物学治疗，比如肿瘤坏死因子或者白细胞介素1的治疗正在评估中
Sjögren 综合征Sjögren's syndrome 不明原因的外分泌腺的自体免疫疾病。特征为T-CD4淋巴细胞浸润腺体。最易累及唾液腺和泪腺。多发于女性	唾液腺受累产生口腔干燥症（干口症），即口腔感觉干燥和发黏。咀嚼干食物吞咽困难，口腔频发溃疡。发生干眼症是由于泪腺受累，产生干性角膜结膜炎的症状（眼睛刺痛、红肿和灼痛）。这些患者也出现腺体外的表现，如关节、肺、肾、血管以及神经系统症状	血细胞计数显示贫血，血细胞沉降率增加和出现抗核抗体。活检唾液腺显示炎性浸润。眼科检查可发现干性角膜结膜炎	◆对症治疗，包括喝大量的水和应用人工泪液。 ◆如果腺体外的症状很严重，可以应用皮质类固醇

概述description	症状symptoms	诊断diagnosis	治疗treatment
系统性红斑狼疮 systemic lupus erythematosus 影响到多个器官的慢性炎性自身免疫性疾病。自身免疫疾病是指免疫系统攻击自己身体。正常情况下，免疫系统能区别外来物和自身组织。但当淋巴细胞针对机体自身组织的控制作用消失或者组织发生改变导致不能被辨别时，通过T淋巴细胞抑制剂，出现自身免疫的攻击。确切原因还不清楚，但与遗传、紫外线照射、药物和激素（雌激素）等因素相关。红斑狼疮的患者T淋巴细胞抑制物减少，B淋巴细胞产生的对抗自身组织的抗体增加	红斑狼疮的临床表现是多变的，通常活动期与缓解期交替发生。任何器官都可能受累。许多患者出现非特异性症状，如发热、乏力、厌食和体重减轻；频繁出现肌肉痛和关节痛、关节炎、滑膜炎及韧带松弛的症状。皮肤受累多见，在脸颊和鼻背区出现蝴蝶翅膀样的红斑是急性期表现。亚急性损害包括暴露于阳光引起的红斑。频发光过敏和口腔及咽部黏膜的溃疡。很少进展至系统性红斑狼疮的皮肤损害被称为铁饼状狼疮。超过半数以上的患者出现神经系统的受累。症状可变，比较特征性的是出现痉挛及精神症状。最频发的症状为中度认知障碍。大多患者出现肾脏的损害。肾小球性肾炎经常发展为肾衰竭。也出现肺部（胸膜炎、肺炎、肺泡出血）、心血管系统（心包炎、心肌炎、心内膜炎）和胃肠道的症状	诊断需要至少4个下列症状：蝶翼形红斑、铁饼状红斑、光过敏、口腔或咽部的溃疡、关节炎、浆膜炎（胸膜炎或心包炎）、肾脏疾病、精神症状或惊厥、血细胞计数的改变（白细胞、淋巴细胞和红细胞的减少）、检测到抗核抗体或抗DNA抗体和或抗Sm抗体（针对细胞核抗原成分的抗体）	◆治疗通常需要应用皮质类固醇，根据临床症状的严重程度来调节剂量。对激素不起作用的严重患者，免疫抑制剂如环磷酰胺是有效的。 ◆非甾体抗炎药物和毒蕈碱（抗疟药）可控制不太严重症状(关节和皮肤受累)
颞动脉炎 巨细胞动脉炎 temporal arteritis. giant cell arteritis 累及中动脉和大动脉的脉管炎，高发于颅部，尤其是颞动脉。脉管壁出现特征性的炎症损害	高发于超过55岁的女性。最常见的症状为对止痛药不起作用的头痛、发热和贫血等综合症状。也可出现体重减轻、乏力、厌食和出汗等症状。眼动脉受累引起视神经缺血性损害和失明	血细胞计数出现非特异性症状如贫血和白细胞增多。监测血沉可以评估对治疗的反应。确诊需要对受损动脉进行活检，尤其是颞动脉	◆大剂量的皮质类固醇可以缓解症状和预防眼部并发症
Timoma癌Timoma cancer 起自胸腺上皮细胞的肿瘤。成人多见于纵隔，尤其前纵隔内。可能侵犯紧邻器官产生压迫症状。30%的患者出现重症肌无力。该病与免疫球蛋白减少、髓质萎缩、肌炎（骨骼肌的炎症）和心肌炎相关	通常情况下，Timoma癌多见于50~60岁人群。半数患者无症状，在常规X线检查时发现。40%的患者出现重症肌无力，其他症状包括咳嗽、吞咽困难、声音沙哑和呼吸道的反复感染，也有些患者出现上腔静脉阻塞的症状	大多Timoma癌是依靠胸部X线检查发现。通常，经皮活检被用以确诊，尽管一些医生由于担心肿瘤扩散而不主张包裹性肿瘤的活检。也可以进行外科手术性活检	◆治疗采用外科手术（摘除胸腺），伴以放疗和化疗
脉管炎 vasculitides 由于炎性物质损坏血管壁而引起。曾认为是由于免疫复合物沉积在血管壁上，T淋巴细胞引起免疫作用或者针对血管壁形成抗体的结果。血管损伤引起受累器官的血供减少。脉管炎可以是一个独立的病理过程或者作为一种临床症状出现	通常情况下，症状为非特异性的，包括发热、厌食、体重减轻、乏力等	由对受损组织的实验室分析可确诊	◆根据脉管炎所影响的区域采取治疗措施
韦格纳肉芽肿病Wegener's granulomatosis 影响到小动脉、小静脉和毛细血管的脉管炎，特征性表现是在呼吸道内形成肉芽肿。也可累及肾脏（形成肾小球性肾炎）、眼、皮肤和神经系统	通常，最先出现上呼吸道症状。如慢性鼻窦炎、鼻出血、鼻黏膜溃疡等。肺受累引起咳嗽、咯血和呼吸困难，肾脏受累会导致肾衰竭。当眼部受累时，也可观察到突眼症、结膜炎、巩膜炎等。患者也出现一些非特异症状，如发热、体重减轻、关节疼痛等	血细胞计数显示非特异性改变如贫血、血细胞沉降率增加和白细胞增多。检测出抗中性粒细胞胞浆抗体很重要。确诊依靠活检	◆环磷酰胺与皮质类固醇联合用药可以改善超过90%患者的症状

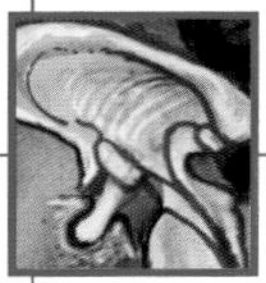

内分泌系统 endocrine system

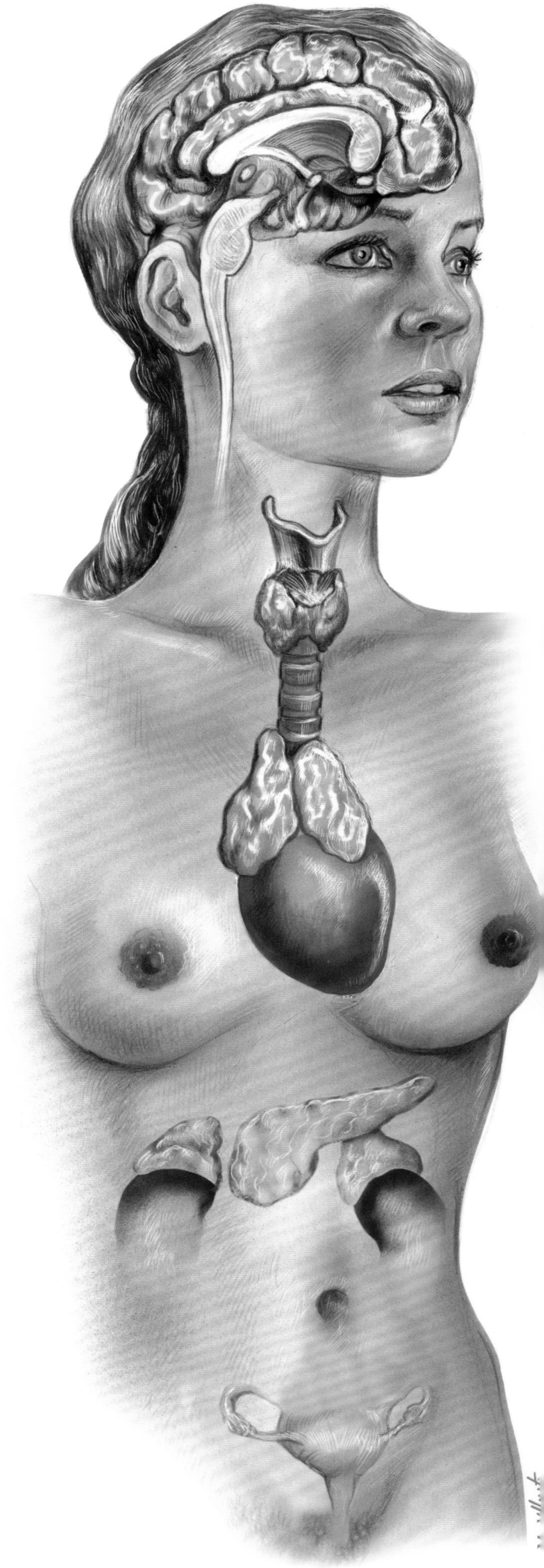

内分泌系统是一个调节人体代谢功能的复杂腺体系统，它通过激素控制各种细胞化学活动的强度。由于它基本上是一个调节系统，故与另一个控制全身的大系统——神经系统密切相关，后者实际上控制着各种腺体的活动。

构成这一系统的腺体称内分泌腺，与外分泌腺分泌物排出方式不同，它们将激素直接分泌至体液，尤其是血液。构成内分泌系统的器官或腺体包括松果体、位于脑底的垂体、位于颈部的甲状腺和甲状旁腺、位于前纵隔的胸腺、位于腹腔的胰腺和肾上腺以及女性盆腔内的卵巢和男性阴囊内的睾丸。

内分泌腺分泌的产物称激素，它们刺激、抑制或调节其他器官的活动。大多数激素通过血液或其他体液的运输作用于其他器官（不包括产生这些激素的器官）。激素通过附着于靶细胞，作用于这些细胞核或细胞膜上的特异性受体而发挥作用。

根据化学成分，可将激素分为3种类型：

- 固醇类激素，由胆固醇合成，由肾上腺皮质、睾丸、卵巢和胎盘分泌。
- 源于氨基酸的激素，包括甲状腺激素和肾上腺髓质激素。
- 其余的是来自蛋白质或其衍生物的激素。

其他的激素类物质如内啡肽（其结构类似吗啡和阿片的蛋白质），位于下丘脑、延髓的一些核团和脊髓内。它们对内分泌系统的腺体有直接的影响。

内分泌腺 endocrine glands

整体观 general view

内分泌系统 endocrine system

腺体是由细胞形成的器官，能将分泌物质排至体内和体外。腺体可为单细胞腺或多细胞腺。人体的腺体可分为内分泌腺和外分泌腺，前者将分泌物排至体液内，后者将分泌物排至身体表面。内分泌腺构成内分泌系统；外分泌腺由上皮组织构成

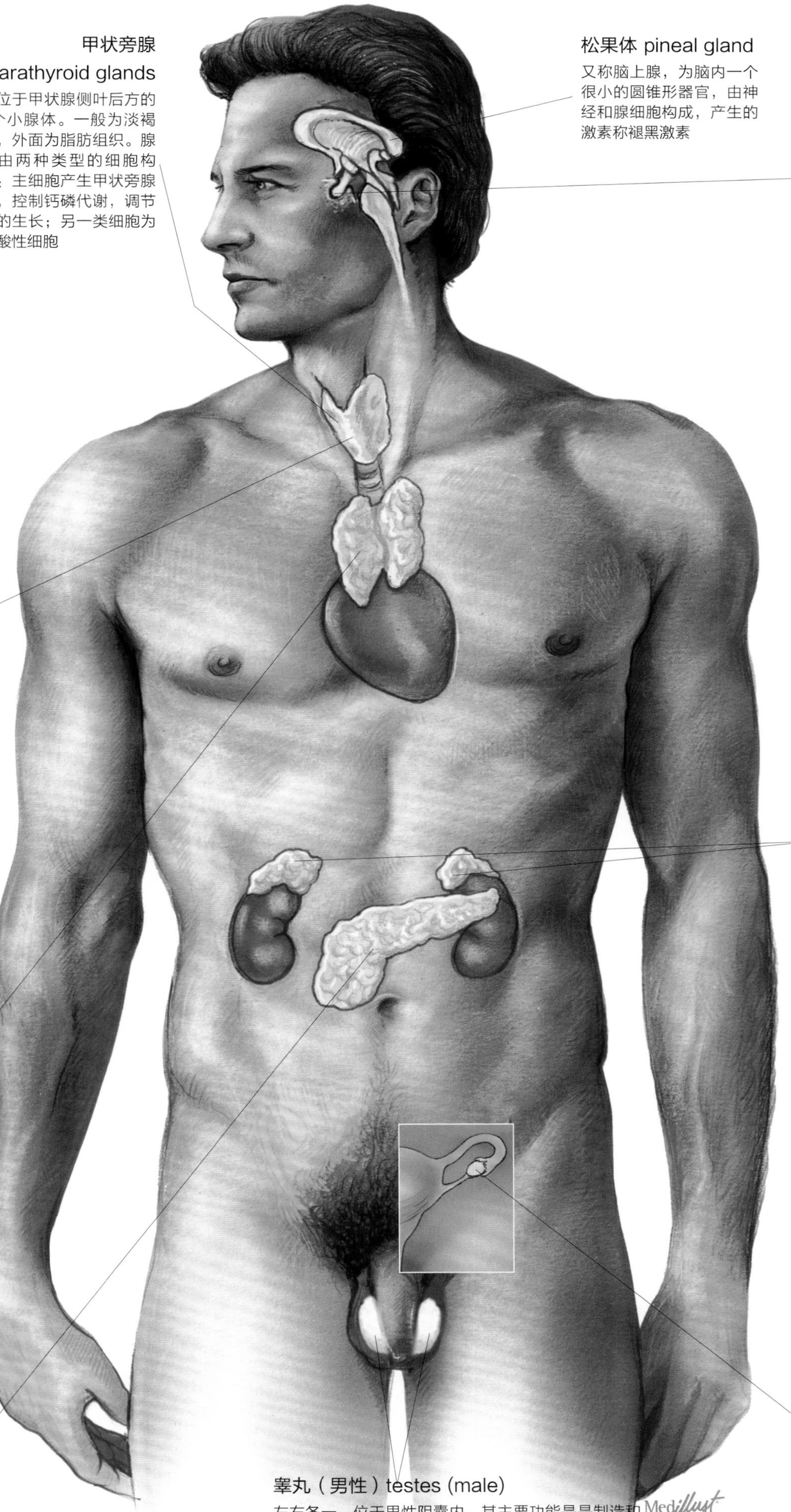

甲状旁腺 parathyroid glands

为位于甲状腺侧叶后方的4个小腺体。一般为淡褐色，外面为脂肪组织。腺体由两种类型的细胞构成：主细胞产生甲状旁腺素，控制钙磷代谢，调节骨的生长；另一类细胞为嗜酸性细胞

松果体 pineal gland

又称脑上腺，为脑内一个很小的圆锥形器官，由神经和腺细胞构成，产生的激素称褪黑激素

垂体 pituitary gland

是一个小的圆形腺体，位于颅底内面蝶鞍上的垂体窝内，借垂体柄连于下丘脑。垂体由两部分构成：前叶或称腺垂体调节甲状腺（甲状腺刺激素）、肾上腺皮质（促肾上腺皮质激素）或性腺功能以及生长；后叶或称神经垂体通过激素调节肾脏功能和女性授乳（催产素等）。在促性腺激素释放激素的作用下，腺垂体分泌黄体生成素（LH）和卵泡刺激素（FSH）

甲状腺 thyroid

为一个玫瑰色腺体，位于颈部，气管前方，喉的下方和两侧。分为左叶和右叶，两者间以狭窄的甲状腺峡相连。腺体被甲状腺囊包裹，内含许多球形的能分泌激素的甲状腺滤泡和围绕滤泡的胶质。此外，尚含有一些滤泡旁细胞或C细胞，后者能产生降钙素。甲状腺能产生甲状腺素，调节基础代谢和神经系统的成熟。正常情况下甲状腺不显现于体表，但在增大时可在颈前部形成隆凸的甲状腺肿

肾上腺 adrenal glands

为两个锥形的腺体，位于腹腔内肾的上方，呈灰黄色。肾上腺由两部分组成：周围部的肾上腺皮质和中央部的肾上腺髓质。肾上腺皮质产生盐皮质激素，维持体内液体和各种矿物质的平衡；还产生调节葡萄糖、脂肪、蛋白质代谢的糖皮质激素和少量性激素。肾上腺髓质产生肾上腺素和去甲肾上腺素，作用于神经和心血管系统，并调节应激

胸腺 thymus

位于胸腔前纵隔内，在胸骨的后方、心及出入心的大血管的前方。胸腺由左叶和右叶构成，含有上皮和淋巴样细胞，周围被纤维性的胸腺囊包绕。胸腺分为皮质区和髓质区，皮质区产生胸腺细胞。胸腺的功能是产生抗体，保护机体，对抗外来物质。胸腺可产生胸腺素、胸腺刺激素和胸腺肽等，它们作用于胸腺细胞的分化。胸腺的这种功能在儿童特别重要，成人几乎丧失了这种功能

卵巢（女性）ovaries (female)

两个卵巢位于女性盆腔内，在青春期前处于不活动状态，为卵圆形，呈玫瑰色。有活性的卵巢具有双重功能：制造女性生殖细胞（卵子），并进入排卵周期；产生雌激素和孕激素，决定女性性征并调节月经周期。卵巢借输卵管与其他女性生殖器官相连

胰腺 pancreas

胰腺位于腹腔上部，肝的下方，胃的后方，兼具外分泌和内分泌的功能。外分泌功能是分泌胰液至十二指肠，帮助消化食物。内分泌功能是分泌胰岛素和胰高血糖素至血液，调节细胞的主要营养物质葡萄糖的摄取。胰腺的消化功能是由具有多种分泌功能的腺泡分泌胰液完成的，胰液经胰管送入十二指肠。胰腺可分为头、体、尾3部分

睾丸（男性）testes (male)

左右各一，位于男性阴囊内。其主要功能是是制造和输送男性生殖细胞——精子。睾丸间质细胞产生雄性激素，如睾丸酮。睾丸通过输精管与其他男性生殖器官相连

垂体的调控 hypophyseal control

垂体 pituitary gland

是一个小的圆形腺体，位于颅底内面蝶鞍上的垂体窝内，借垂体柄连于下丘脑。垂体由两部分构成：前叶或称腺垂体调节甲状腺（甲状腺刺激素）、肾上腺皮质（促肾上腺皮质激素）或性腺功能以及生长；后叶或称神经垂体通过激素调节肾脏功能和女性授乳（催产素等）。在促性腺激素释放激素的作用下，腺垂体分泌黄体生成素（LH）和卵泡刺激素（FSH）

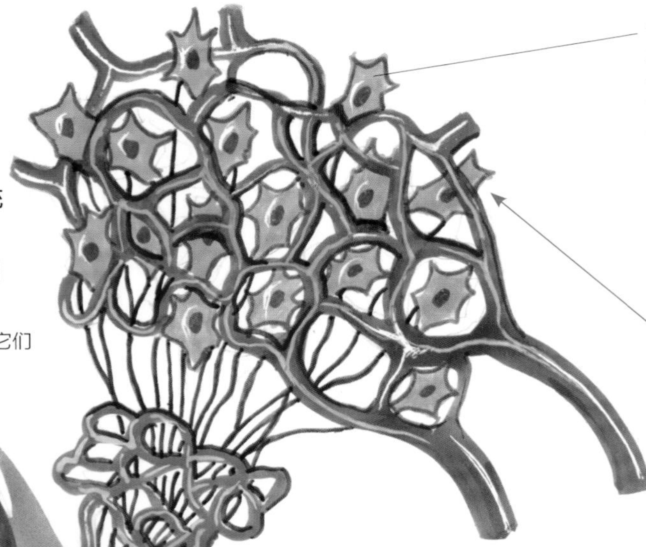

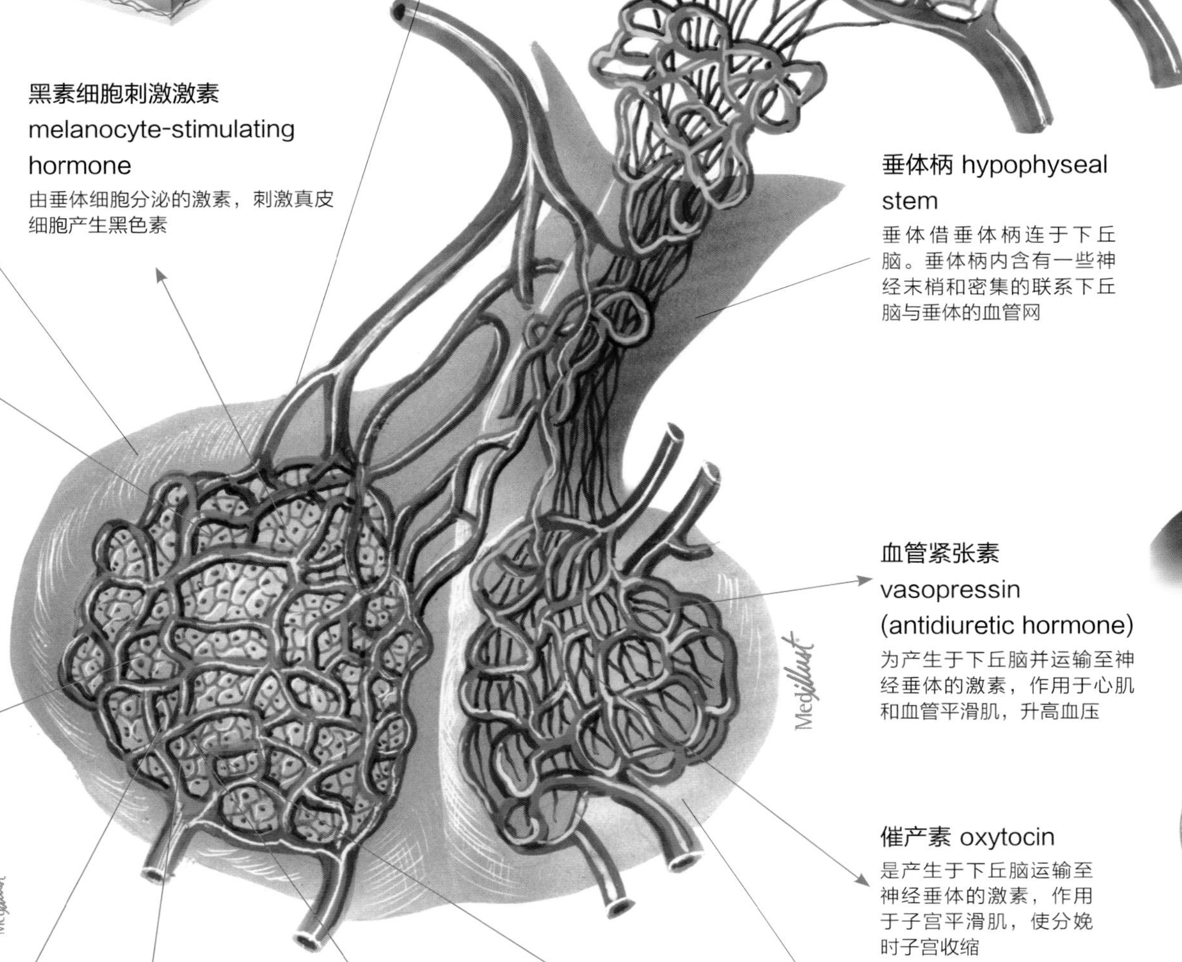

神经分泌细胞
neurosecretory cells
神经分泌细胞位于下丘脑，其分泌的激素被下丘脑-垂体门脉系统携带至腺垂体，调节产生激素（激素调节因子）的腺细胞

腺垂体
adenohypophysis
为垂体前叶，内含一系列腺细胞，当受到来自下丘脑的神经分泌物质刺激时分泌各种激素调节体内的腺体，如甲状腺、肾上腺或性腺。此外，还产生一些激素（如生长激素）作用于特殊的组织

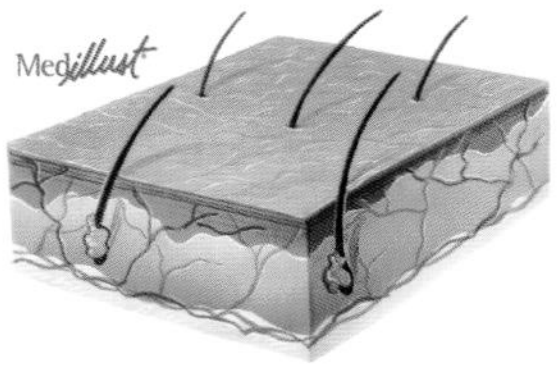

下丘脑-垂体门脉系统
hypothalamo-hypophysary portal system
垂体含有密集的血管网，它们与下丘脑交通

下丘脑
hypothalamus
属间脑的一部分，位于背侧丘脑下方，构成第三脑室的侧壁和底。内含许多神经核团，调节视觉和睡眠活动，并通过神经刺激和激素分泌调节垂体的功能

黑素细胞刺激激素
melanocyte-stimulating hormone
由垂体细胞分泌的激素，刺激真皮细胞产生黑色素

垂体柄 hypophyseal stem
垂体借垂体柄连于下丘脑。垂体柄内含有一些神经末梢和密集的联系下丘脑与垂体的血管网

促肾上腺皮质激素
corticotropin
是由腺垂体产生的激素，刺激肾上腺皮质产生糖皮质激素和盐皮质激素

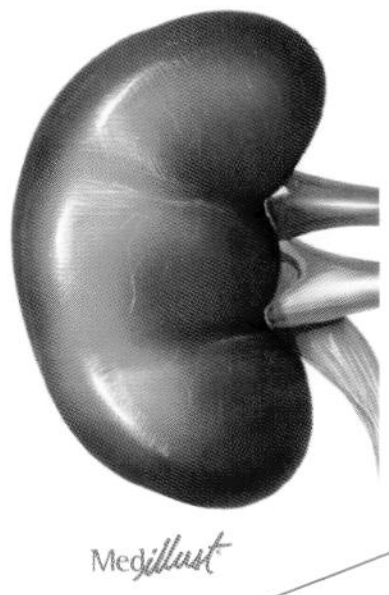

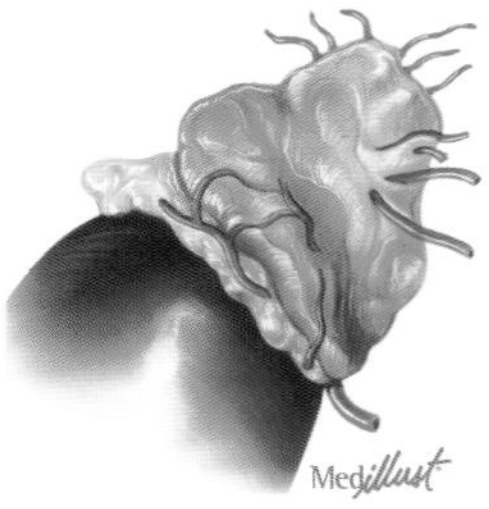

血管紧张素
vasopressin (antidiuretic hormone)
为产生于下丘脑并运输至神经垂体的激素，作用于心肌和血管平滑肌，升高血压

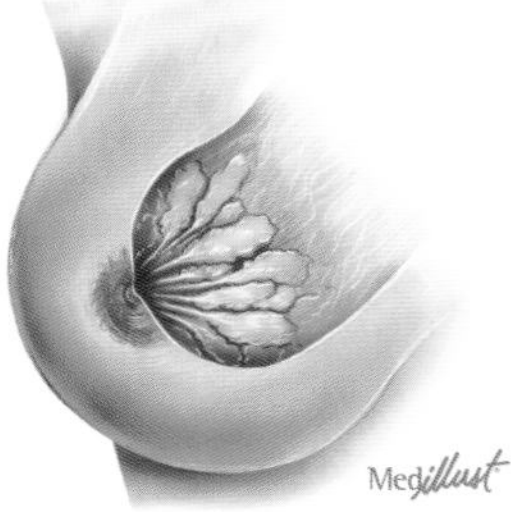

促甲状腺激素
thyrotropin
是一种腺垂体激素，刺激甲状腺产生甲状腺素

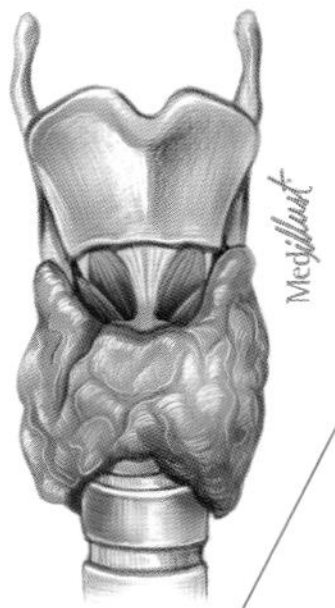

催产素 oxytocin
是产生于下丘脑运输至神经垂体的激素，作用于子宫平滑肌，使分娩时子宫收缩

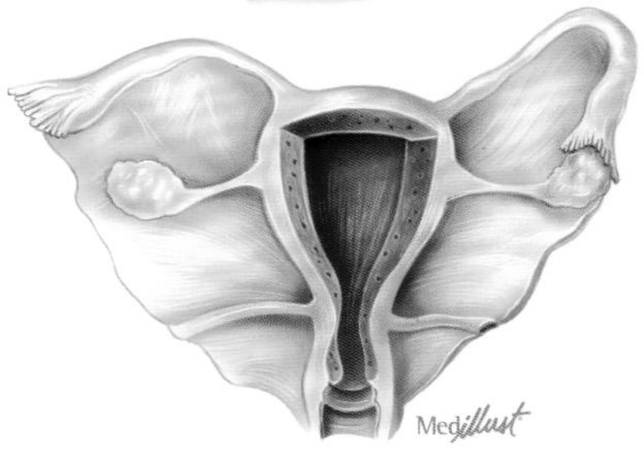

催乳素 prolactin
是一种腺垂体激素，其水平在妊娠时增高，以准备授乳

卵泡刺激素
follicle-stimulating hormone
是一种腺垂体激素，青春期时开始分泌，作用于卵巢，刺激卵泡的发育。在男性作用于睾丸，启动精子的产生

黄体生成素
luteinizing hormone
是一种腺垂体激素，与卵泡刺激素互补，调节排卵。在男性调节睾丸酮的产生

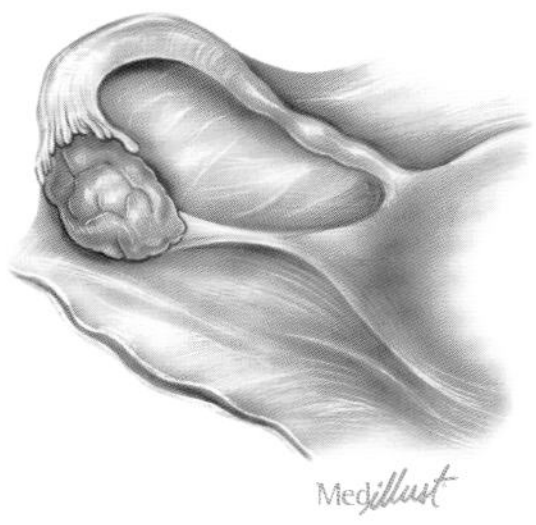

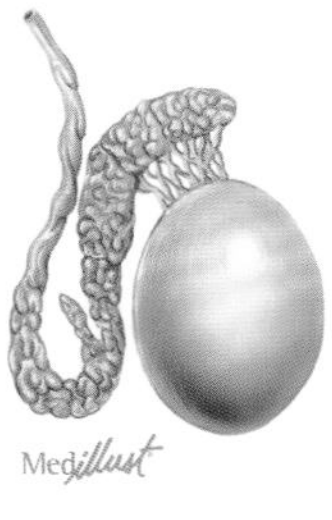

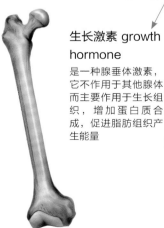

生长激素 growth hormone
是一种腺垂体激素，它不作用于其他腺体而主要作用于生长组织，增加蛋白质合成，促进脂肪组织产生能量

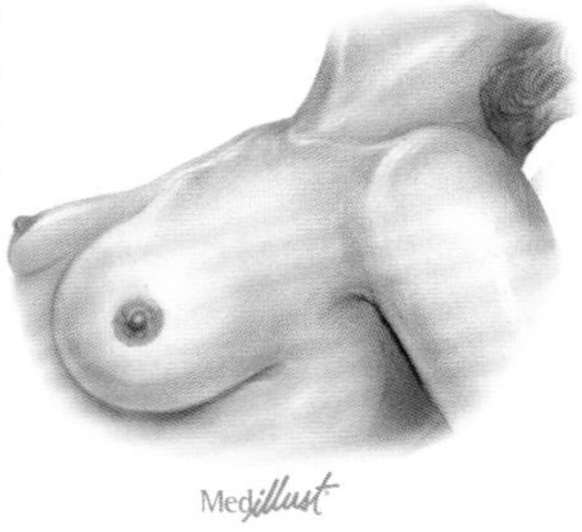

神经垂体
neurohypophysis
为垂体后叶，借起自下丘脑神经核团的神经纤维与下丘脑相连，相关的下丘脑核团分泌两种激素：抗利尿激素（或称后叶加压素）和催产素

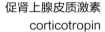

甲状腺、甲状旁腺及肾上腺 thyroid, parathyroid and adrenal glands

甲状软骨 thyroid cartilage
为位于喉前方和侧方的软骨，由两块软骨板在前方连结（喉结）而成。喉结可在颈前方、甲状腺峡的上方摸到

甲状腺叶 thyroid lobes
甲状腺可分为左、右两叶。左、右两叶借狭窄的甲状腺峡相连

甲状腺 thyroid gland
为位于颈部的玫瑰色内分泌腺，在气管的前方，喉的下方和两侧。可分为左、右两叶，左、右两叶借狭窄的甲状腺峡相连。外面被甲状腺囊覆盖，内由许多甲状腺滤泡和滤泡周围的胶质构成，甲状腺滤泡由分泌甲状腺素的细胞组成。此外，还有一些滤泡旁细胞或C细胞，后者产生降钙素。甲状腺产生的激素称甲状腺素，调节基础代谢和神经系统的成熟。正常情况下甲状腺不显现于体表，但在增大时可在颈前部形成隆凸的甲状腺肿

甲状旁腺 parathyroid glands
为位于甲状腺侧叶后方的4个小腺体。一般为淡褐色，外面为脂肪组织。腺体由两种细胞构成：主细胞产生甲状旁腺素，控制钙磷代谢，调节骨的生长；另一类细胞为嗜酸性细胞

食管 esophagus
为位于颈部正中气管之后的管状结构，是消化道的一部分，自咽经气管的后方延至胃，将食物由口腔和咽输送至胃

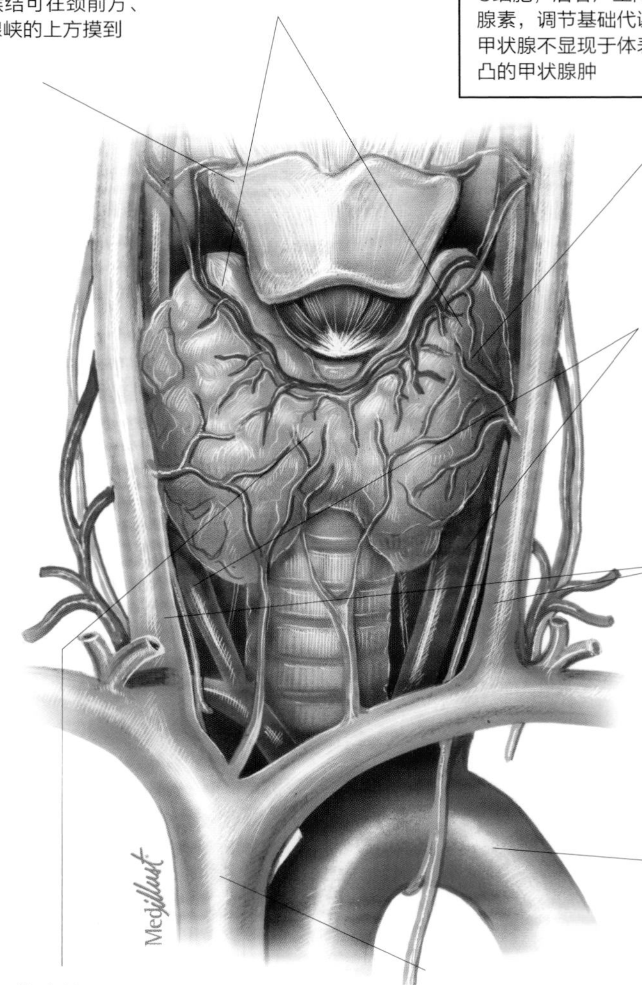

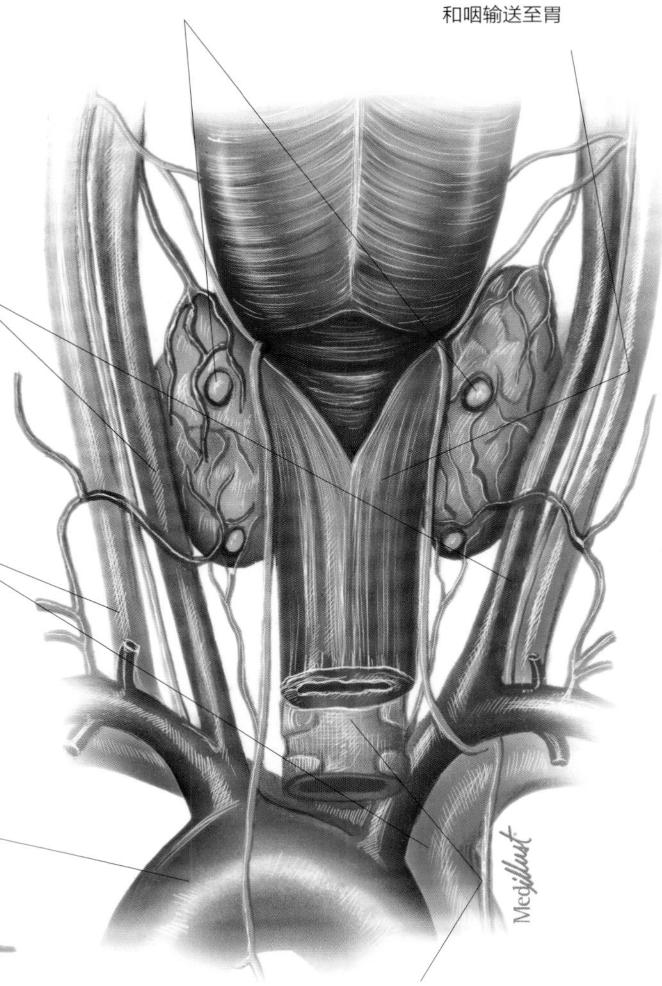

颈总动脉 common carotid arteries
为起自主动脉和头臂干的两条动脉，在颈部两侧上升，供应颈部和头部的结构。其分支为部分甲状腺动脉，甲状腺动脉尚可来自左锁骨下动脉

颈内静脉 internal jugular veins
为两条在颈部两侧下降的静脉，收集颅部和颈部的静脉血，回流至头臂静脉，后者还收集甲状腺的静脉

主动脉弓 arch of the aorta
主动脉离开心脏即形成一个弓形，由弓发出分支至头部和上肢。在右侧，由弓发出头臂动脉干，后者又发出右锁骨下动脉和右颈总动脉；但在左侧，锁骨下动脉和颈总动脉直接自主动脉弓发出

甲状腺峡 thyroid isthmus
为甲状腺中间的狭窄部，是甲状腺两叶间的桥梁

上腔静脉 superior vena cava
为一粗静脉干，接受来自上肢和头部的静脉血。上腔静脉由左、右头臂静脉汇合而成，回流至右心房，后者还接收下腔静脉

气管 trachea
由一系列连续的软骨环构成的管道，是喉的延续，位于颈中部，在气管杈处分为两个主支气管。气管位于甲状腺的后方，是空气出（呼）入（吸）肺的通道

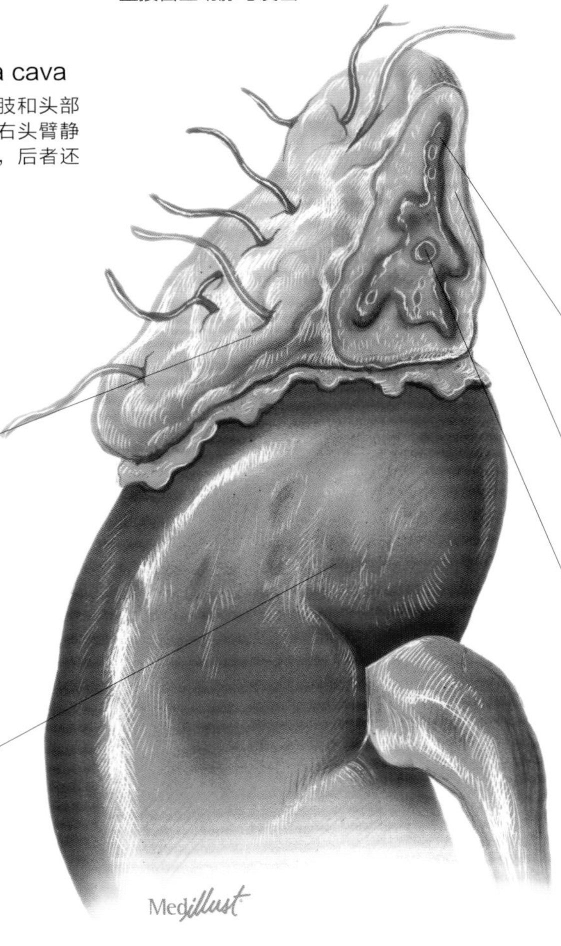

肾上腺 adrenal gland
为两个锥形的腺体，位于腹腔内肾的上方，呈灰黄色。肾上腺由两部分组成：周围部的肾上腺皮质和中央部的肾上腺髓质。肾上腺皮质产生盐皮质激素，维持体内水盐代谢的平衡；还产生调节葡萄糖、脂肪、蛋白质代谢的糖皮质激素和少量性激素。肾上腺髓质产生肾上腺素和去甲肾上腺素，作用于神经和心血管系统，并调节应激

肾上腺皮质 adrenal cortex
属于肾上腺组织的周围部，由包裹在结缔组织内的3层腺细胞组成：球状带，产生盐皮质激素（其主要成分为醛固酮），作用于肾，维持体内水盐代谢的平衡；网状带和束状带分泌糖皮质激素和某些性激素

肾上腺囊 adrenal capsule
为覆盖在肾上腺表面的纤维膜，肾上腺周围尚有脂肪组织保护层

肾 kidney
左、右肾位于腹腔内，腹膜的后方，其体表投影位于背下区，腰部脊柱的两侧，后方有强大的肌肉和第12肋覆盖。肾滤过和纯化血液，产生尿液。肾的上极上方为肾上腺

肾上腺髓质 adrenal marrow
由一系列分泌细胞素构成，它们产生肾上腺素和去甲肾上腺素，调节自主神经系统的活动

常见内分泌系统疾病mian endocrine disorders

概述description	症状symptoms	诊断diagnosis	治疗treatment
肢端肥大症. 巨人症 acromegaly. gigantism 是一种生长激素产生过多的疾病。生长激素由垂体的促生长激素细胞分泌，为人体生长所必需。它通过刺激蛋白质合成过程、增加脂肪酸的释放和抑制组织吸收葡萄糖而作用于代谢。过量的生长激素使骨和软组织过度生长。本病最常见的原因是垂体腺瘤——一种垂体的良性肿瘤，它可侵犯局部并能分泌激素	如果生长激素在儿童时期过多，在骨骺与骨干融合以前，其临床表现是巨人症，特征是骨、肌肉和器官的过度生长和极度增高。患儿的巨大身体与年龄不相称，并出现乏力和性成熟推迟。在骨骺融合之后，过量的生长激素导致肢端肥大症，这种疾病进展很慢。临床表现为乏力，手、足、颅骨和下颌骨增大（凸颌），大舌，粗糙面容，皮肤增厚。由于周围神经被压迫，可出现神经症状、高血压和糖尿病。还可出现心脏肥大和肝脾肿大	血液的生长激素水平升高。测定血中的生长调节素C（IGF-1）可确定诊断。生长激素分泌抑制试验可发现血中葡萄糖浓度升高之前生长激素不发生生理性降低。CT和MRI可显示垂体的解剖学变化，还需进行激素功能的全面评估	◆一般采用外科治疗，手术摘除腺瘤。 ◆对手术治疗无效或禁忌的患者，可采用放射治疗。 ◆作为辅助治疗，可用生长抑素的同系物抑制下丘脑的生长激素分泌，阻断生长激素的作用
肾上腺功能不全 adrenal insufficiency 系指肾上腺皮质功能不全。肾上腺皮质产生雄激素和雌激素、糖皮质激素和盐皮质激素。如果这些功能不全是由于肾上腺皮质的破坏（最常见的原因），则称为艾迪生病（Addison disease）。大多数情况是由于自身免疫损伤所致（免疫系统对自身组织发生过度反应）。另一些情况是由于垂体或下丘脑损伤，从而导致刺激肾上腺皮质激素合成的因子不足，或由于使用皮质类固醇而致下丘脑和垂体的长期抑制	症状出现慢但呈进行性。患者极度虚弱、体重减轻、腹痛、恶心、呕吐、厌食、腹泻、嗜盐和低血压。由于皮质醇水平降低导致促肾上腺皮质激素水平反应性升高，使唇、受压部位、肘、膝和瘢痕部位色素增多。急性肾上腺危象见于应激、手术、感染或创伤以及长期皮质类固醇治疗突然停药时，症状包括发热、脱水、腹部不适和低血压	血液化验表明钠、碳酸盐、氯水平降低，钾水平升高。常见贫血、低血糖，尿液、血液中皮质醇和醛固酮浓度降低。在艾迪生病时，给予促肾上腺皮质激素并不能提高皮质醇的水平	◆在艾迪生病时，需用盐皮质激素和糖皮质激素进行替代治疗。 ◆给予糖皮质激素（可的松、氢化可的松或强的松）以刺激正常的昼夜分泌节律（早晨高，黄昏低）。 ◆患者必须学会调整糖皮质激素的剂量，在应激时增加，并需随身携带卡片标明疾病的情况。 ◆对急性肾上腺危象患者，静脉内注射皮质类固醇，并补充足量的水和电解质
库欣综合征 Cushing's syndrome 是由皮质醇过量引起的症状，可能由于肾上腺皮质的产物过多（内源性库欣综合征），或长期用糖皮质激素（如强的松或地塞米松）治疗所致（外源性库欣综合征）。皮质醇在机体的应激反应中是很重要的，因为它有升高血糖浓度、激活脂肪贮备和抗炎功能。内源性库欣综合征可能由于垂体肿瘤产生促肾上腺皮质激素，刺激肾上腺皮质分泌而致。这就是库欣病（Cushing disease）。内源性库欣综合征的其他原因包括有产生促肾上腺皮质激素的垂体外肿瘤（如类癌、肺癌、胸腺肿瘤、胰腺肿瘤等）或能产生皮质醇的肾上腺肿瘤	症状包括体重增加（向心性肥胖）、满月脸、高血压、痤疮、多毛症（女性的面、胸、背部长毛）、皮肤出现红色纹、月经异常、骨质疏松、血肿、创伤延迟愈合和肌肉活动障碍	血和尿中皮质醇及其代谢产物的含量升高，皮质醇释放的昼夜节律（早晨高，黄昏低）消失。尿中皮质醇的排出增加，地塞米松抑制试验不能抑制皮质醇的分泌（正常时低剂量的地塞米松能抑制皮质醇的分泌）。当促肾上腺皮质激素的产生过度增加时，其浓度升高（垂体或其他肿瘤）；若本病是由于肾上腺肿瘤所致，则浓度降低。MRI或CT能对肿瘤进行定位。岩下窦静脉的促肾上腺皮质激素测量（岩下窦由蝶鞍收集静脉血）也有助于垂体肿瘤的定位	◆外科治疗对肾上腺腺瘤有效，肉瘤需要外科治疗同时使用皮质醇合成的抑制剂。 ◆对能产生促肾上腺皮质激素的垂体瘤可手术切除。 ◆若本病系因垂体外的肿瘤引起，处理方法与肿瘤相似。 ◆可用抑制皮质醇合成的药物（如酮康唑、氨基苯乙哌啶酮或邻对二氯苯二氯乙烷）。 ◆有时，需要切除双侧肾上腺辅以术后糖皮质激素和盐皮质激素替代治疗
尿崩症 diabetes insipidus 病理特征为尿量过多。中枢性尿崩症是由于缺乏抗利尿激素，而肾源性尿崩症则是由于肾细胞对抗利尿激素缺乏反应。抗利尿激素产生于下丘脑，贮存于垂体后叶。其释放是对血浆中溶质浓度、血容量、血压和神经刺激的反应。中枢性尿崩症可继发于脑或垂体肿瘤、神经手术或脑创伤，也可以是自发性的。肾源性尿崩症是由于肾的先天性和获得性病变，后者系继发于高钙血症、低钾血症、肾小管或肾间质的疾病和药物（锂、去甲金霉素等）的作用	典型症状是多尿（尿量增加）和烦渴。中枢性尿崩症一般突然发作。液体摄入不足可导致脱水	必须测定血浆渗透压。一般血浆渗透压是高的，尿的渗透压低。给予抗利尿激素可使中枢性尿崩症患者尿的渗透压升高，但对肾源性尿崩症无效。脱水试验可比较体液丧失前后和给予抗利尿激素前后尿的渗透压	◆中枢性尿崩症可用抗利尿激素。 ◆肾源性尿崩症，治疗包括限制饮食中的盐和给予利尿剂以增加肾对钠的清除力

概述description	症状symptoms	诊断diagnosis	治疗treatment
糖尿病 diabetes mellitus 是一类以高血糖（高血糖症）为特征的继发于胰岛素绝对或相对缺乏的代谢性疾病。胰岛素在胰岛β细胞内合成，刺激葡萄糖被肝、肌肉和脂肪组织吸收，刺激糖原、游离脂肪酸和蛋白质合成。胰岛素缺乏所致的高血糖症是产生症状和发生并发症的条件。糖尿病是发达国家致病和死亡的主要原因之一。可分为I型、II型糖尿病和妊娠糖尿病。 ▲ I型糖尿病是由于自身免疫机制使胰腺β细胞破坏所致的胰岛素分泌不足，有遗传倾向和环境影响。 ▲ 在II型糖尿病患者，身体的其他细胞对胰岛素的作用具有抵抗力，伴有胰腺的产物减少。其发病机制不明，但与遗传和环境因素（肥胖、久坐）有关。 ▲ 妊娠糖尿病在妊娠时发生，一般在24～48周发病，它与妊娠时胰腺不能增加胰岛素的分泌来代偿胰岛素抵抗有关。它伴有围生期并发症增多	**I型糖尿病** ▲ 多见于年轻人。 ▲ 有高血糖的典型症状：多尿、烦渴、多食、乏力和体重降低。 ▲ 本病可由糖尿病酮症酸中毒开始，其特征是急性高血糖、代谢性酸中毒、尿中出现酮体。 ▲ 临床上有恶心、呕吐、腹痛、高血糖症，伴有脱水、低血压，如不处理则可发生精神错乱和昏迷。 **II型糖尿病** ▲ 发生于较年长者。 ▲ 症状逐渐发生，在无症状的患者血液检查有高血糖，可出现高渗透压代偿失调（因过度排尿而无代偿性的液体摄入所致的严重脱水引起）和神经功能障碍。 **妊娠糖尿病** ▲ 某些妇女在分娩后5～10年可发生妊娠糖尿病。 糖尿病慢性并发症主要是血管损伤。糖尿病性视网膜病是视网膜小血管的病变，可导致失明。糖尿病性肾病是发展中国家慢性肾衰竭的主要原因之一。神经损伤（糖尿病性神经病）是由于运动和感觉神经损害。足的感觉障碍可致坏死，以致需要截肢。早期可出现大血管的粥样硬化且较一般人严重。还可致缺血性心肌病和心肌梗死、脑出血、间歇性跛行、阳痿等。用胰岛素治疗的患者常出现低血糖症。可出现出汗、神经质、震颤、头痛、注意力不集中、视力模糊、精神错乱和昏迷	糖尿病的诊断标准：血糖（血浆的葡萄糖浓度）在一天的任何时间等于或高于200mg/dl，伴有高血糖的症状，或空腹血糖等于或高于126mg/dl，或口服75g葡萄糖2h后血糖高于200mg/dl。另一种诊断方法是检测葡萄糖耐量：口服75g葡萄糖2h后血糖在140～200mg/dl之间。空腹血糖在110～124mg/dl之间	◆基本治疗是饮食控制、运动、药物和健康教育。 ◆饮食控制是主要的，根据年龄、性别、体力活动和环境确定摄入的热量。它必须包括足够的碳水化合物（55%），大部分应为吸收慢的食物（蔬菜、糊剂、淀粉），每天的饮食应低胆固醇和含1.5g/kg体重的蛋白质。 ◆将一天的饮食分开安排是重要的：3餐主食（早餐、中餐、晚餐），另在上午中间、咖啡时间和睡前安排辅助饮食。 ◆适度、规律的体育运动可以减少胰岛素的需要，帮助维持适当的体重、降低心血管疾病的危险、提供好心情。 ◆对I型糖尿病、伴有急性高血糖并发症的II型糖尿病、难以控制的II型糖尿病均应使用胰岛素。 ◆近年来，可用基因工程合成胰岛素，其结构与人胰岛素相似。 ◆根据每个患者的需要，给予胰岛素的方式不同，一般用长效胰岛素注射，一天1~2次（2/3在早餐前，1/3在晚餐前）。 ◆胰岛素有同系物，是由胰岛素链中的赖氨酸和脯氨酸翻转合成的产物，其作用非常迅速，可较好地通过皮肤吸收。 ◆口服降糖药是一些可通过不同机制降低葡萄糖水平的药物，它可用于II型糖尿病患者。 ◆有4组口服低血糖药物：磺酰脲类、双胍类、α-葡萄糖苷酶抑制剂和胰岛素增敏剂。 ◆患者可通过刺破手指自己测量血糖。尿中的葡萄糖和酮体则用试纸测量
醛固酮过多症 hyperaldosteronism 即合成于肾上腺球状带的醛固酮过度分泌。醛固酮作用于肾，调节细胞外液和钾的代谢。原发性醛固酮过多症是肾上腺的疾病。康恩综合征由肾上腺腺瘤导致。其他原因可能是肾上腺增生（细胞数目增加，细胞大小不变）或肾上腺肉瘤。如果是肾上腺之外的原因引起的，则称为继发性醛固酮过多症，一般是由于肾的肾素产生过多和对肾素-血管肾张素-醛固酮轴的刺激所致	由于钠的含量增加，本病表现为高血压。钾的浓度降低可产生痛性痉挛、肌肉软弱或麻痹及心律失常	血液检查显示低钾血症、尿钾升高和高钠血症。血浆醛固酮-肾素平衡的改变表现为醛固酮自动产生，不受肾素-血管紧张素轴的控制。在正常人，细胞外液增加会导致醛固酮的减少，但醛固酮过多症患者丧失了这种调节。肾上腺增生与腺瘤的鉴别诊断需要借助CT和实验室检测。康恩综合征对促肾上腺皮质激素敏感，但对血管紧张素不敏感；而肾上腺增生则相反	◆外科切除肾上腺腺瘤。 ◆对肾上腺增生可给予药物防止钾丢失
甲状腺功能亢进症 hyperthyroidism 血中过量的甲状腺激素导致一系列的症状和体征。甲状腺激素在本病的发展中起重要作用。它们参与身体（尤其是神经系统）的正常生长和发育，参与产热、温度调节和蛋白质、脂肪、葡萄糖、糖原、胡萝卜素、维生素A的代谢过程和肌肉收缩及肠的运动。 成人最常见的原因是格雷夫斯病，为一种自身免疫性疾病，其特征是高甲状腺素血症、甲状腺肿、眼和皮肤疾病，并产生促甲状腺激素的抗体。其他原因是多结节性甲状腺肿（一般发生于较年长者）和功能亢进性甲状腺腺瘤。葡萄胎和绒毛膜癌产生绒毛膜促性腺激素，后者对甲状腺有刺激作用。某些甲状腺炎可产生短暂的甲状腺功能亢进	高水平的甲状腺素可引起代谢活动增强、耗氧量和产热增加、伴有交感神经活动增强。最常见的症状是神经质、兴奋、乏力和情绪障碍、过度出汗和怕热、消化功能紊乱、排便增加、食欲增强、体重减轻。皮肤损害表现为瘙痒和脱发。心血管症状有心律失常和心力衰竭。格雷夫斯病表现为甲状腺肿（甲状腺增大）、眼球突出和小腿前部黏多糖聚集（胫前黏液水肿）。在感染和应激之后可出现严重的甲状腺危象：发热、心动过速、呕吐、腹泻、谵妄或昏迷	需要测定下丘脑-垂体-甲状腺轴的激素水平。促甲状腺激素一般降低，若增高则是垂体或下丘脑病变的指征。游离的T4和T3增高。促甲状腺激素释放激素试验可评价甲状腺刺激激素对给予促甲状腺激素释放激素的反应。 在甲状腺功能亢进症促甲状腺激素没有反应。甲状腺放射核素图像可确定甲状腺的大小和位置及结节。甲状腺素抗体检测有助于确诊格雷夫斯病	◆可用药物控制甲状腺的功能活动。 ◆Thionamide抑制甲状腺素的合成，并有免疫抑制作用，可降低格雷夫斯病时促甲状腺激素抗体的水平。 ◆β受体阻断剂可迅速控制因交感神经刺激产生的症状，如震颤和心动过速。 ◆无机碘抑制甲状腺素的合成，但其作用不能持久。 ◆ ^{131}I（放射活性碘）被甲状腺细胞摄取并通过放射性破坏甲状腺细胞，从而减弱甲状腺的功能。 ◆甲状腺次全切除是治疗格雷夫斯病的有效外科治疗。 ◆治疗的并发症之一是甲状腺功能低下

概述description	症状symptoms	诊断diagnosis	治疗treatment
高催乳素血症 hyperprolactinemia 妊娠时调节乳腺分泌和授乳时刺激乳汁产生的激素——催乳素分泌增多。催乳素也可在药物（如吩噻嗪、雌激素等）、垂体肿瘤、下丘脑病变、原发性甲状腺功能减退症、卵巢多发性囊肿、肝硬化等的作用下分泌增多。最常见的原因是催乳素瘤（最常见的垂体肿瘤）	在女性，过量的催乳素引起溢乳（乳汁在非授乳期泌出），同时月经发生改变，如月经不调或闭经；在男性可引起性欲减退、阳痿和不育。垂体肿瘤可引起视觉症状（视敏感度降低、视野缩小）和头痛	诊断根据临床症状和血中高水平的催乳素。高催乳血症患者必需放弃妊娠。CT和MRI可用于显示垂体和下丘脑的变化	◆多巴胺协同剂如溴隐亭、培高利特（多巴胺受体激动剂）可降低大部分患者的催乳素水平。 ◆小的垂体腺瘤（微腺瘤）可经蝶骨切除，伴有严重视觉症状的大肿瘤和不能忍受药物治疗的患者需进行外科治疗
甲状旁腺功能减退症 hypoparathyroidism 甲状旁腺素分泌缺乏。甲状旁腺素的主要功能是维持细胞外钙和磷的平衡。它通过刺激骨的再吸收增加血浆钙（丧失的骨质内的钙和蛋白质释放入血浆），还促进肾对钙的再吸收和维生素D在肾内转换成有活性的代谢产物——骨化三醇，增加肾对磷的清除。骨化三醇增加肠对血浆钙和血浆磷的吸收。缺乏甲状旁腺素导致低钙血症。甲状旁腺功能减退最常见的原因是手术后并发症：出现在甲状旁腺功能亢进症时甲状旁腺组织被切除之后，或在甲状腺手术之后	低钙血症的共同症状是：唇、手和足感觉异常（麻木），肌肉痉挛、抽搐，记忆障碍、心功能下降、精神病、心律不齐和胃肠道功能紊乱。奇沃斯文蒂克征阳性（敲打面部时面肌痉挛），出现特鲁索现象（当血压计的袖套压力超过收缩压时引起肌肉痛性痉挛）。可见软组织钙化、白内障。在严重病例可出现手足抽搐（神经肌肉高度兴奋，伴有挛缩和全身肌肉痉挛）、惊厥、喉痉挛和心跳骤停	血液检验显示低钙血症和高磷血症，甲状旁腺素降低，尿钙升高	◆需用维生素D及其代谢产物和补钙。 ◆某些利尿药可减少钙的清除，预防肾结石
垂体性侏儒 hypophyseal dwarfism 由于生长激素水平低，儿童生长延迟。该激素由垂体的促生长激素细胞分泌，为身体生长所必需。此病的原因可以是先天性的，也可以是获得性的（颅部放射治疗、颅脑手术），但在大多数情况下，原因很难确定	患者体形小，但比例正常。在先天性患者，1岁时出现症状，生长速度减慢，生长曲线平坦，躯干肥胖，头面部变形（娃娃样表现）。出牙迟滞。在获得性患者，症状在正常生长一段时期以后出现	用可乐定、精氨酸、胰岛素或锻炼进行刺激生长激素分泌的试验，血中生长调节素C（IGF-1）及其调节蛋白的水平可以测到	◆治疗包括给予由基因工程合成的生长激素
垂体功能减退症 hypopituitarism 一种或多种垂体激素减少或缺乏。原因可能是功能性的（神经性厌食、应激和严重的慢性病），也可以是器质性的（垂体或下丘脑肿瘤、颅骨创伤、放射损伤、神经外科手术、浸润性疾病等）。妊娠期或分娩后由淋巴细胞介导的垂体破坏称为淋巴细胞性垂体炎。分娩时大出血和由于血供不足引起的垂体损害，称为希恩综合征	症状取决于缺乏激素的量和年龄。正常情况下，如果急性起病，激素的缺乏从促肾上腺皮质激素开始，随后是黄体生成素，卵泡刺激素和促甲状腺激素。在慢性，常见生长激素最先缺乏，随后是黄体生成素，卵泡刺激素、促甲状腺激素和促肾上腺皮质激素	诊断需要对血中所有垂体激素的水平进行检测和功能试验。CT和MRI可提供垂体的解剖学资料	◆治疗取决于发病和激素缺乏的情况。替代治疗可给予激素
甲状腺功能低下症 hypothyroidism 是缺乏甲状腺激素所致的征状和体征。甲状腺激素在发育和代谢中起重要作用。它们参与正常的生长和身体（尤其是神经系统）的发育，能产生热量，调节体温和蛋白质、脂肪、葡萄糖、糖原、胡萝卜素、维生素A的代谢以及肌肉收缩和胃肠道运动。若甲状腺功能低下症是由于垂体或下丘脑病变（促甲状腺激素缺乏），称继发性甲状腺功能低下症（约占5%）。原发性甲状腺功能低下症是由于甲状腺的功能改变，最常见的原因是外科切除甲状腺或在治疗甲状腺功能亢进时使用放射性活性碘导致甲状腺病变。其他原因包括腺体发育不良、甲状腺素先天性合成障碍、桥本甲状腺炎等	每5000个新生儿中有一个先天性甲状腺功能低下症，最常见的症状是瞌睡、持续性生理性黄疸、哭闹和消化功能紊乱。若不治疗，则发展为克汀病：身体矮小、大舌、扁鼻、皮肤干燥、大腹和智力障碍。在成人，病情进行性发展，表现为疲倦、嗜睡、便秘、声音嘶哑、皮肤干燥、怕冷、肌肉挛缩和月经失调以及智力和运动功能障碍。黏液水肿是一种严重的甲状腺功能低下症，黏多糖聚集于真皮，并累及神经、心血管和胃肠道。 严重的甲状腺功能低下症不经治疗可发展为致命的黏液水肿性昏迷（木僵、低温）	必须检测下丘脑-垂体-甲状腺轴的激素水平。在垂体或下丘脑源性的甲状腺功能低下症，促甲状腺激素正常或降低，甲状腺原发性损伤时降低。游离的T4和T3降低。所有的新生儿在出生5d内应做先天性甲状腺功能低下症的筛查	◆治疗包括补充合成的甲状腺激素。 ◆一般使用左旋甲状腺素（L-T4），静脉注射可治疗黏液水肿性昏迷

概述description	症状symptoms	诊断diagnosis	治疗treatment
代谢综合征 metabolic syndrome 是以抗胰岛素为特征的代谢变化。其症状为高血压、葡萄糖耐受不良、血浆甘油三酯升高、HDL胆固醇降低和腹部肥胖，与身体超重、久坐和遗传素质有关，是发展中国家发病率上升最快的疾病	代谢综合征可以无症状，也可有高血压、肥胖、交感神经兴奋性增高等。抗胰岛素是II型糖尿病发病的因素之一	此病的诊断有不同标准。世界卫生组织确定的标准是存在高胰岛素血症或空腹血糖高于110mg/dl,并至少伴有下列两者之一：腹部肥胖体重指数（$BMI>30kg/m^2$）；,低脂血症（甘油三酯升高或HDL胆固醇降低）或高血压	◆治疗的目的是改变与抗胰岛素有关的因素：降低体重和增加体力活动。 ◆减少摄入饱和脂肪酸、胆固醇和热量，经常进行有氧运动（每天30～45min，每周至少5d）。 ◆高血压、低脂血症或肥胖者应用药物治疗
肥胖症 obesity 是多因素引起的以身体脂肪过多为特征的慢性疾病。世界卫生组织对肥胖症的定义是：一种过度或不正常的脂肪积聚状态，并且达到了对健康不利的程度。其标准是男性体重超过正常的20%，女性体重超过正常的25%。它是发展中国家最常见的代谢性疾病，也是致病的主要原因。肥胖症常伴发下列疾病：糖尿病、高血压、低脂血症、心血管病、睡眠呼吸暂停、关节和骨的疾病、胆结石、裂孔疝、血液循环并发症、精神病、内分泌的变化等。一般它是由于能量平衡的改变引起。这种不平衡可因下丘脑调节食欲的中枢功能性障碍而致，更多见的原因是体力活动缺乏和过多的饮食。遗传也起着重要的作用。原因还包括甲状腺功能低下、皮质酮过多和卵巢多囊病等	男性肥胖症的特征是腰部脂肪聚集，伴发高血压、缺血性心脏病和糖尿病的危险性增高。 女性肥胖症的脂肪聚集于髋部和大腿，其症状与相伴的疾病（高血压、糖尿病、胆结石等）有关，包括关节障碍、精神障碍（如抑郁）等	体重超过正常25%被确定为过重，大于40%或为正常体重的175%或超过正常体重45kg为病理性肥胖	◆饮食和锻炼是最重要的，饮食应为低热量的平衡饮食。体重应逐渐减轻，控制在每周减少0.5～1kg。 ◆推荐中度、规律的体育锻炼。 ◆药物治疗包括治疗相关疾病（如糖尿病、高血压）的药物。治疗肥胖症的特殊药物包括肠道脂肪吸收抑制剂、食欲抑制剂、抗抑郁剂等。 ◆在病理性肥胖症的妇女常规治疗无效并有严重的并发症时应外科治疗。 ◆限制性手术包括垂直胃成形术，用胃环减少胃的体积。其他方法是将胃限制与一定程度的肠吸收障碍相结合。近侧胃旁路手术是在胃的水平部留下10%的贮存体积并与小肠吻合，而胆汁和胰液旁路手术则是进行胃部分切除（次全切除）加小肠移位
嗜铬细胞瘤 pheochromocytoma 是一种能产生儿茶酚胺（肾上腺素和去甲肾上腺素）的肾上腺肿瘤，来自交感神经系统的嗜铬细胞。儿茶酚胺是交感神经最重要的神经递质，其主要作用是增加心率和升高血压。一般肿瘤是单个、单侧和良性的，在儿童多为双侧性。约10% 可出现于肾上腺之外（腹部、膀胱、胸部），可伴有其他内分泌肿瘤	常见的临床表现是高血压，通常是严重的、持久的，对抗高血压药物反应小，也有临界的和阵发性的。在危象时，可出现突然头痛、出汗、呼吸窘迫、心悸、濒临死亡的感觉、恶心、呕吐和严重的高血压。它可因腹腔内容物的移动、应激、锻炼、打喷嚏、乙醇所诱发。还可出现肺部（胸膜炎、肺炎、肺泡出血）、心血管（心包炎、心肌炎、心内膜炎）和胃肠道表现	最有用的试验是24h尿液游离儿茶酚胺及其代谢产物（香草扁桃酸和3-甲氧基肾上腺素）测量。危象发作时的尿样检测结果最好。CT和MRI能确定肿瘤的解剖位置。有时，腹主动脉造影是必要的。聚苯碘胍（一种能被肿瘤吸收的放射性活性物质）的放射性核素显影能确定肿瘤的位置和范围	◆手术切除肿瘤。 ◆术前，应持久地阻断儿茶酚胺的作用。可用α受体和β受体阻断剂
原发性甲状旁腺功能亢进症 primary hyperparathyroidism 是由甲状旁腺疾病引起的甲状旁腺激素分泌增多。原因多为单个或多个甲状旁腺瘤，其次是甲状旁腺增生。甲状旁腺素是甲状旁腺产生的激素，其主要功能是维持细胞外钙和磷浓度的平衡。甲状旁腺素通过刺激骨的再吸收增加血浆钙的浓度（丧失的骨基质钙和蛋白质释放入血浆），还增加肾对钙的再吸收和维生素D在肾内转换成有活性的代谢产物——骨化三醇，增加肾对磷的清除。原发性甲状旁腺功能亢进症是高钙血症（细胞外钙浓度增高）的主要原因。过量的钙引起骨骼、胃肠道、肾、肌肉和神经的变化。骨的变化特征是骨质进行性减少。在严重病例（骨炎），可见长骨囊肿	本病多见于女性，高钙血症的症状是乏力、抑郁、精神错乱、厌食、恶心、呕吐、便秘、心律失常等，患者一般出现高血压。骨的表现为局部疼痛或病理性骨折。肾的表现为草酸盐结石、磷酸钙结石及肾钙沉着症，可导致肾功能不全	血液检查表明有高钙血症和高水平的甲状旁腺激素，血浆的磷降低。可有酸中毒（血的pH值降低），血中维生素D及其代谢产物增高，尿钙增高（高钙尿症）	◆严重的症状性高血钙用药物治疗。 ◆可将受累的腺瘤或全部甲状旁腺切除，然后将小块甲状旁腺组织植入前臂的肌肉或胸锁乳突肌内。在有肾结石、胰腺炎、精神疾病或骨质脱钙时需外科治疗，尤其是50岁以下的患者。 ◆对停经的妇女可给予雌激素

概述description	症状symptoms	诊断diagnosis	治疗treatment
垂体腺瘤 pituitary adenoma 是垂体的良性肿瘤，侵及邻近结构并分泌激素。根据大小可分为微腺瘤（小于10mm）和巨腺瘤(大于10mm)。根据其分泌激素的能力可分为功能性和非功能性腺瘤。它是中枢神经系统常见的肿瘤	功能性垂体腺瘤产生催乳素、生长激素、促肾上腺皮质激素、促性腺激素、促甲状腺激素。症状取决于相关激素过度分泌的量。其他症状则由于增大的垂体和其侵害能力所致。常见因视交叉和脑神经受压迫所致的视觉和眼肌变化、头痛。侵及下丘脑产生激素调节变化。垂体卒中是指腺瘤的出血性梗死，出现严重的头痛、恶心、呕吐、意识变化、颈背部僵硬、眼肌麻痹、瞳孔改变	MRI可确定腺体的侵犯范围。必须确定垂体分泌的激素水平	◆产生催乳素的肿瘤（催乳素瘤）用多巴胺协同剂治疗有效，产生生长激素的肿瘤则对生长抑素的同系物有效。 ◆下列情况需用外科治疗：垂体卒中，视觉快速恶化，产生促甲状腺激素、促肾上腺皮质激素和促性腺激素的肿瘤，肿瘤出现坏死和出血区。一般是通过蝶骨进行切除。常见复发。 ◆放射治疗可作为辅助手段
单纯性甲状腺肿 simple goiter 甲状腺体积增加，但功能正常。当甲状腺素的产生不正常时，甲状腺对促甲状腺素较敏感，并增大体积进行代偿。单纯性甲状腺肿可以是地方性的或散在性的。散在性单纯性甲状腺肿的原因大多不明，虽然它与某些药物（如锂）有关	增大的甲状腺使局部肿胀和吞咽困难（吞咽时困难或疼痛）。由于颈部血管被腺体压迫，举臂时面部充血，称Pembertion 征	体检时可摸到肿大的甲状腺，超声检查可显示甲状腺的外形及其与邻近器官的关系。甲状腺的放射核素图像可显示其大小、状态及结节的存在	◆治疗包括给予左旋甲状腺素（甲状腺激素）以抑制促甲状腺激素的释放。 ◆若有压迫症状应手术治疗（甲状腺次全切除）
抗利尿激素分泌过度综合征 syndrome of inappropriate antidiuretic hormone secretion 抗利尿激素分泌过度可引起水-电解质平衡变化，该激素调节尿中水分的含量。抗利尿素由下丘脑分泌，贮存于垂体后叶，其释放是对血中溶质变化、血浆含量、血压和神经刺激的反应。过量分泌使肾内水的再吸收增加，导致低钠血症。本病可继发于肺癌、肺结核、慢性阻塞性肺病、脑炎、脑膜炎和药物应用（阿片类、环磷酰胺、抗抑郁剂等）及甲状腺功能低下症等	症状取决于钠降低的水平。可出现神经症状，如易激惹、昏迷和惊厥，轻者出现厌食、恶心和呕吐	血浆钠水平降低、血浆渗透压降低（测量体液中溶质与水的比例）、尿的渗透压升高	◆必须确定原发病因。 ◆急性症状性低钠血症需静脉给予钠替代品。 ◆慢性病例应限制液体、给予高盐饮食和利尿剂
甲状腺癌 thyroid cancer 大多数的原发性甲状腺肿瘤来自上皮细胞（癌）。甲状腺淋巴瘤不常见，最常见的癌是甲状腺乳头状癌，一般出现在30～50岁的妇女，也可出现于年轻人和儿童。癌症可侵犯颈部软组织并扩散至局部淋巴结。滤泡性癌一般出现于老年人，没有包膜，可通过血液转移至肺、骨和脑。退行性发育的癌见于60岁以上的老年人，是一种迅速生长的肿瘤，可通过血液转移并侵犯邻近组织。髓样癌来自滤泡旁细胞（C细胞），可通过血液和淋巴系统转移	癌一般为一个小结，甲状腺小结只有20%是恶性的。症状一般是非特异性的，如吞咽时疼痛等。 髓样癌可以是散在性的或家族性的： ▲ 散在性的髓样癌影响40～60岁者，一般为单侧的。 ▲ 家族性的髓样癌出现于15～20岁者，并伴有其他内分泌腺的肿瘤	体检时甲状腺结节大于4cm，生长迅速并扩散至邻近结构，或存在腺病（淋巴结肿大）均提示为恶性。可穿刺结节细胞做实验室检查。用放射性活性碘所作的甲状腺放射核素图像显示存在冷的或低功能的结节，提示为癌。超声检查癌性结节一般显示为致密结构	◆首选的治疗是外科手术，一般将腺体全部切除（甲状腺全切除），在某些病例，部分切除足矣。 ◆随后，给予放射性活性碘（^{131}I）以清除可能残存的甲状腺，并终身使用甲状腺素（左旋甲状腺素）
甲状腺炎 thyroiditis 是异质性的甲状腺炎症。桥本甲状腺炎是缺碘后甲状腺功能低下最常见的原因。这是一种伴有自身免疫的慢性疾病（免疫系统强烈攻击自身的组织），并有抗过氧化物酶抗体和抗甲状腺球蛋白抗体（过氧化物酶和甲状腺球蛋白是参与合成甲状腺激素的分子）形成。急性细菌性甲状腺炎很少，一般由金黄色葡萄球菌所引起。亚急性甲状腺炎一般继发于上呼吸道感染。里德尔甲状腺炎是一种罕见疾病，伴有甲状腺、腹膜后和纵隔内瘢痕组织形成（纤维化）。10% 的孕妇可发生产后甲状腺炎	急性细菌性甲状腺炎的特点是甲状腺疼痛、肿胀，伴有发热和一般情况差。桥本甲状腺炎在女性较常见，有甲状腺肿大和甲状腺功能低下的症状，可与恶性贫血、全身红斑狼疮伴发。德.奎乐万甲状腺炎是甲状腺疼痛最常见的原因，最初是甲状腺功能亢进，随后则是甲状腺功能减退。数月后甲状腺的功能正常。产后甲状腺炎一般在分娩后4~8个月有中度甲状腺功能低下的症状，偶尔有甲状腺功能亢进开始期的症状，一年内消失。里德尔甲状腺炎时甲状腺硬而大，可压迫邻近的器官	甲状腺的功能由血中甲状腺激素（T3和T4）和促甲状腺激素的浓度决定。某些类型的甲状腺炎腺体对放射性活性碘的摄取降低。也可测定血中甲状腺抗体的成分	◆根据病因进行处理。 ◆急性细菌性甲状腺炎在需要时可用抗生素和引流处理。 ◆在桥本甲状腺炎可补充左旋甲状腺素治疗甲状腺功能低下症。 ◆德.奎乐万甲状腺炎用阿司匹林治疗，严重病例用皮质类固醇。 ◆必要时用外科手术治疗里德尔甲状腺炎

神经系统 nervous system

神经系统是人体最复杂的系统，迄今为止，其部分机制尚未完全阐明。神经系统通过其中枢神经系统的高级控制作用调控其他系统的功能。中枢神经系统接收信息并将指令通过由周围神经系统组成的网络传递出去。无论是从周围器官中接受到的信息还是高级控制中心发出的指令，都是依靠一系列电化学改变组成的快速神经冲动实现传播的。神经系统的功能单元被称作为神经元，神经元是一种由细胞核、含有细胞器的胞浆以及可以区分为轴突和树突的丝状突起组成的细胞。轴突从胞体或树突延伸分化而来，形成神经纤维，其作用是通过突触连结将神经冲动传导到其他神经元。树突则是细胞体不规则的延伸，其作用是将邻近神经元所产生的神经冲动传递到细胞体。概括起来，神经元有一根轴突和多根树突。神经元的胞体及与其相连的树突和大部分的轴突通常位于中枢神经系统。

部分轴突会延伸进入周围神经。中枢神经系统由位于颅骨所围空腔中的脑和脊柱椎管内的脊髓构成，包括大脑、小脑、脑干（中脑、脑桥、延髓）和脊髓等部分。

脑体现了人区别于其他生物的更高级功能，包括认知、情感和记忆。脑可以被分成两个部分。一部分是由灰质所构成的表层区域，称为脑皮质，该部分包括了神经元的胞体、树突和控制自主运动、语言、视力以及记忆力的中枢。另外一部分是中央区域，主要由轴突形成的神经纤维构成，称为白质或髓质，主要功能是传导神经冲动。这些神经冲动是从脑和脊髓接收和发出的。

周围神经系统由两种类型的周围神经所构成，一种是连于脑的脑神经，另一种是连于脊髓的脊神经，两者一起遍布全身所有的区域和器官。这两种神经能够传递运动指令（运动神经）或者感觉冲动（感觉神经）。脊神经节构成周围神经系统的一部分，其内的假单极细胞将神经冲动向中枢神经系统（脊髓）传递。

需要指出的是，自主神经系统（包括交感和副交感两部分）由位于下丘脑和延髓的部分神经结构构成。该系统调节和控制着与生命体征有关的自主活动，例如呼吸、血液循环、消化、泌尿等。

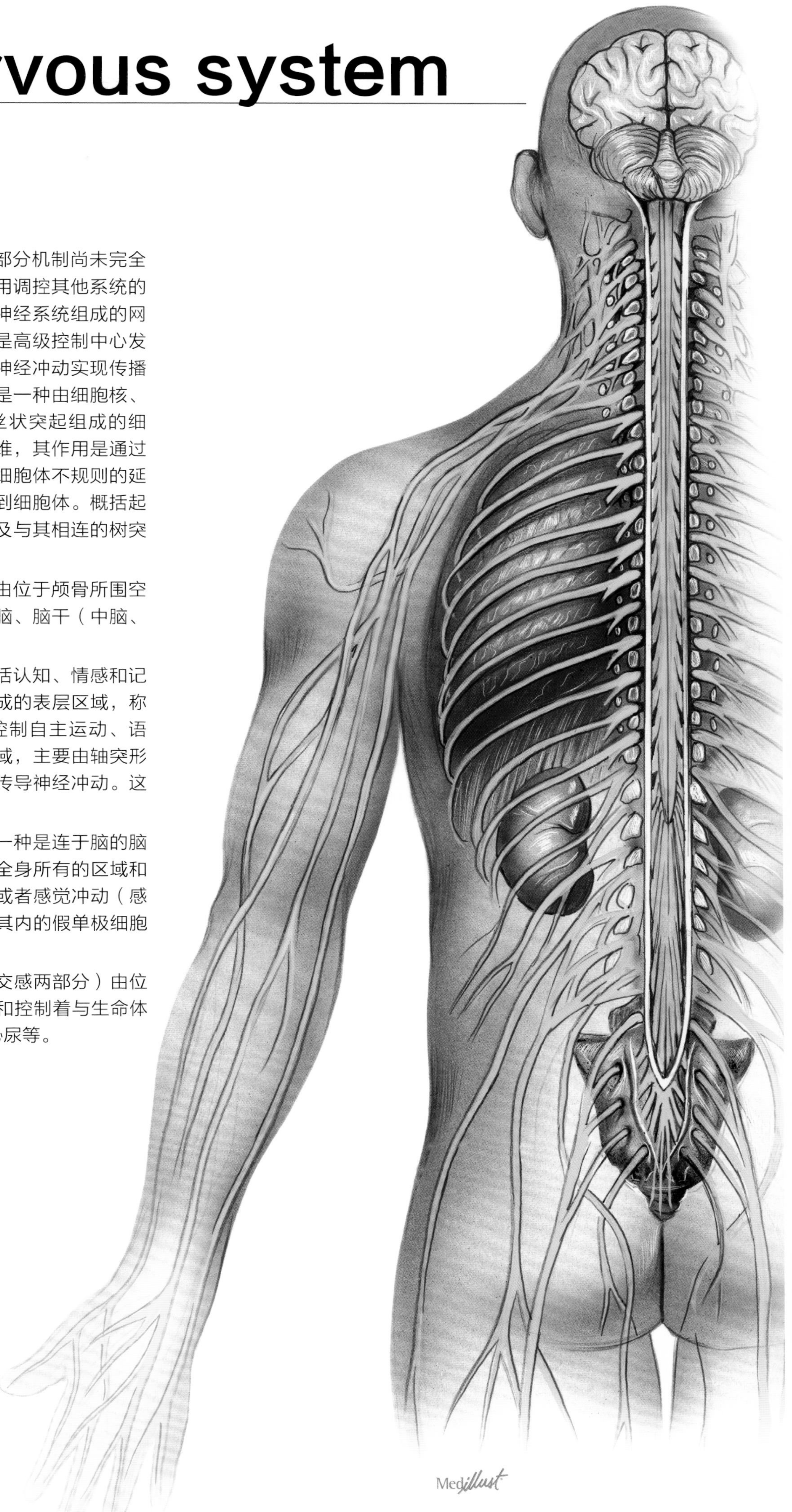
MedIllust

神经系统 nervous system

背面整体观 dorsal general view

神经系统 the nervous system

神经系统由一系列互相关联的器官所构成，其复杂的行为模式使其得以控制全身其他各系统。神经系统包括中枢神经系统和周围神经系统。中枢神经系统是由脑（大脑，中脑，延髓和小脑）以及脊髓所构成。周围神经系统则是由神经节和神经所构成

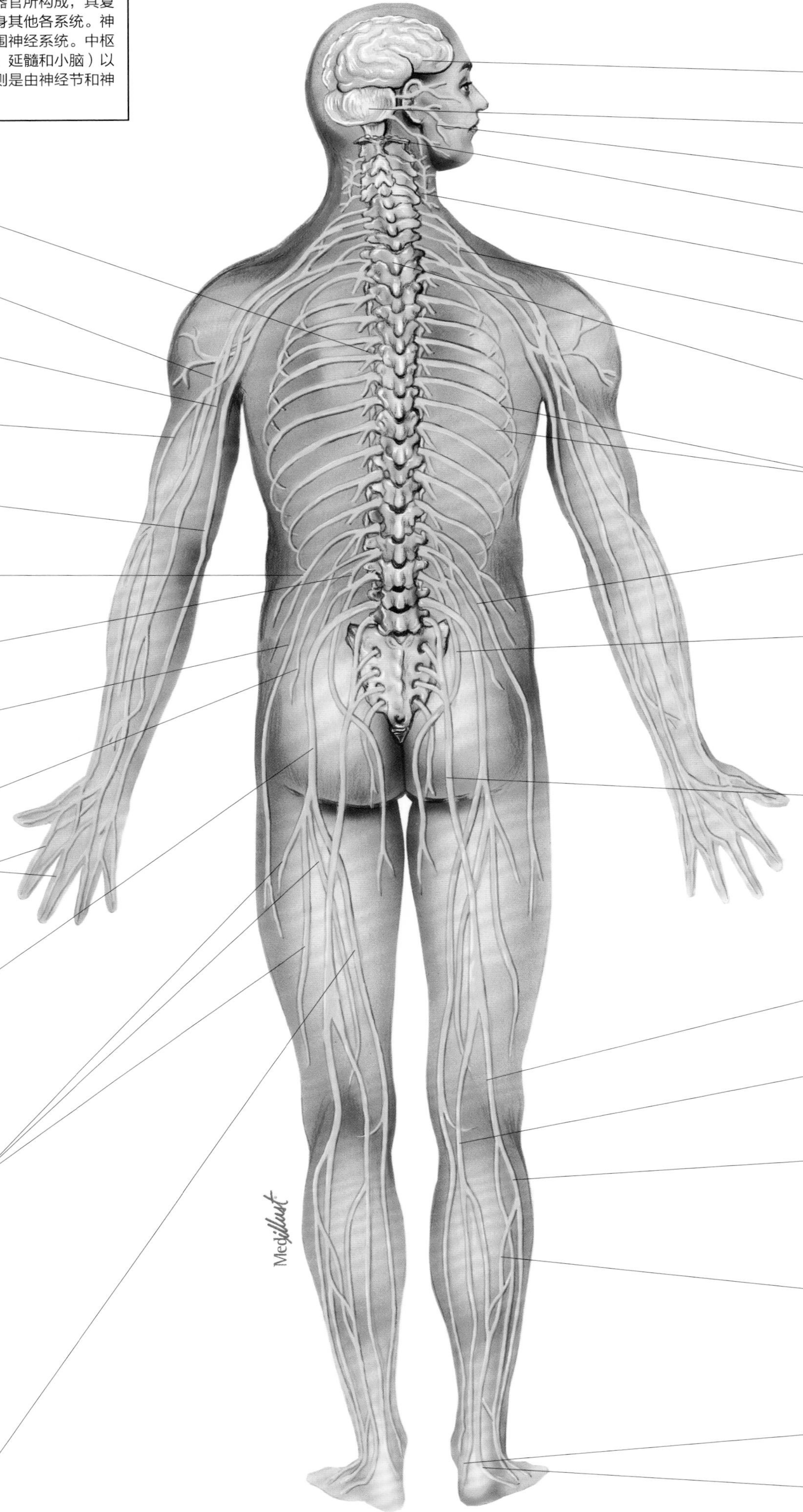

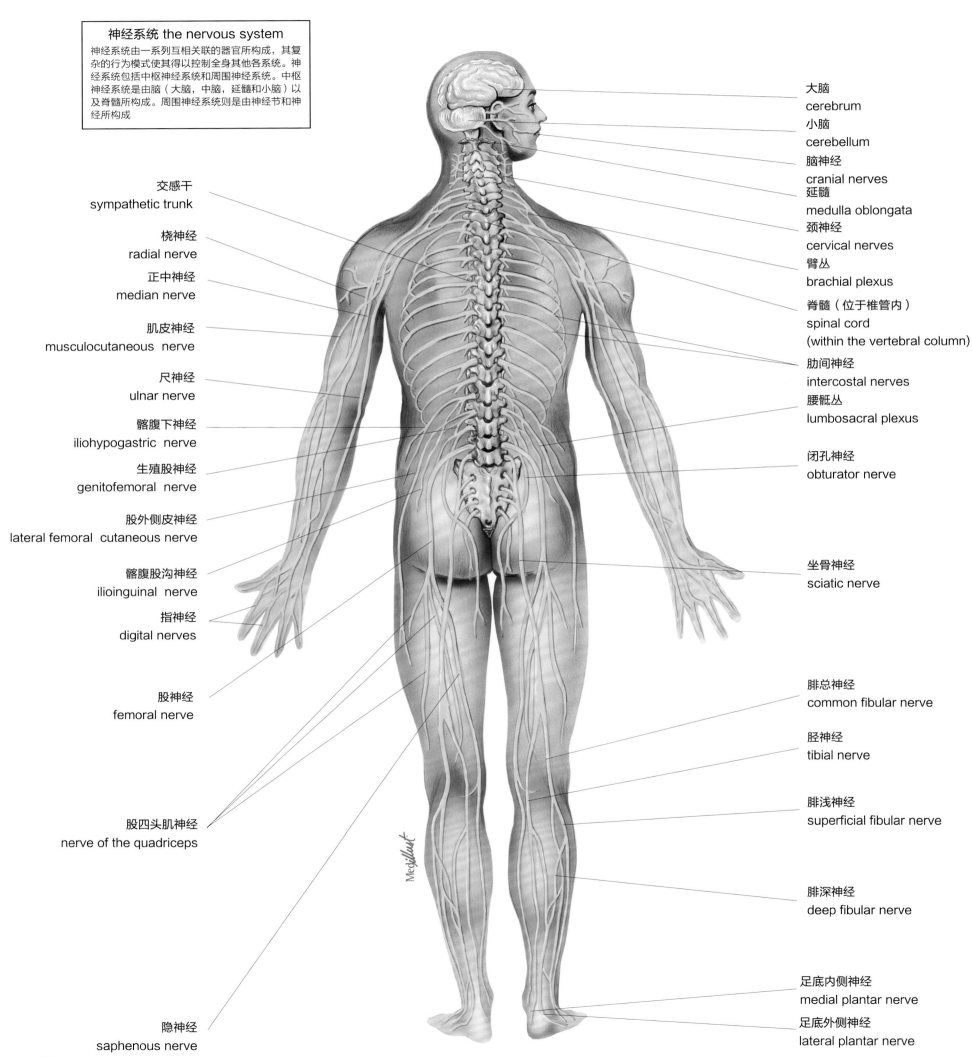

大脑
cerebrum
小脑
cerebellum
脑神经
cranial nerves
延髓
medulla oblongata
颈神经
cervical nerves
臂丛
brachial plexus
脊髓（位于椎管内）
spinal cord
(within the vertebral column)
肋间神经
intercostal nerves
腰骶丛
lumbosacral plexus
闭孔神经
obturator nerve
坐骨神经
sciatic nerve
腓总神经
common fibular nerve
胫神经
tibial nerve
腓浅神经
superficial fibular nerve
腓深神经
deep fibular nerve
足底内侧神经
medial plantar nerve
足底外侧神经
lateral plantar nerve
交感干
sympathetic trunk
桡神经
radial nerve
正中神经
median nerve
肌皮神经
musculocutaneous nerve
尺神经
ulnar nerve
髂腹下神经
iliohypogastric nerve
生殖股神经
genitofemoral nerve
股外侧皮神经
lateral femoral cutaneous nerve
髂腹股沟神经
ilioinguinal nerve
指神经
digital nerves
股神经
femoral nerve
股四头肌神经
nerve of the quadriceps
隐神经
saphenous nerve
Medillust

自主神经系统
autonomic nervous system

自主神经系统是指调节控制机体和器官功能活动的神经系统，分布于心脏、血管、肠、肾脏和腺体等器官。所有这些器官的活动是完全独立的，不受个体意志控制。自主神经系统由两部分组成：交感神经系统和副交感神经系统

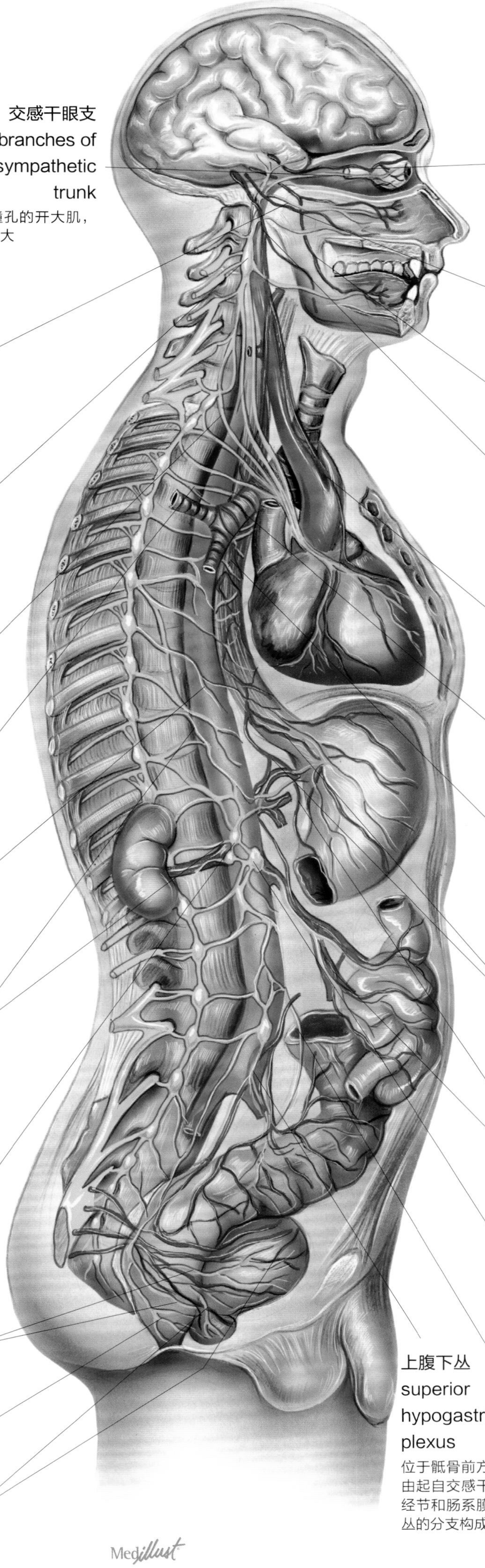

交感干眼支
ocular branches of the sympathetic trunk

控制眼瞳孔的开大肌，使瞳孔开大

交感干唾液腺支
salivary branches of the sympathetic trunk

调节唾液腺的分泌，使唾液的分泌量减少。因此，恐惧时交感神经兴奋，往往感觉口干

交感干
sympathetic trunk

位于脊柱的两旁，由从颈部一直延续到腰骶部的相互联系的交感神经节构成。交感神经节接收从脊髓发出的神经纤维，受上级高级中枢下丘脑的控制。神经节发出神经纤维支配不同内脏

交感干心支
cardiac branches of the sympathetic trunk

交感神经系统分布于心脏，使心率加快、心跳加强，同时使冠状动脉舒张。交感干心支与迷走神经心支一起构成心丛

交感干肺支
pulmonary branches of the sympathetic trunk

促进气管、支气管扩张，增加空气的吸入量

交感干血管支
vascular branches of the sympathetic trunk

促进血管收缩，从而使血压升高

交感干内脏支
splanchnic branches of the sympathetic trunk

交感神经进入腹腔丛、肠系膜丛及肠系膜间丛，再由丛发出内脏支分布于胃、肠等内脏器官，提高肌张力、减缓肠蠕动，使肠管向前推进减慢。分布于肾的内脏支可减少尿液的生成

腹腔神经节和腹腔丛
celiac ganglia and plexus

腹腔神经节位于腹腔干的两侧，接收内脏大神经、内脏小神经和迷走神经的分支，分布于它周围的密集的神经网络形成腹腔丛，由丛发出的分支形成肝丛、脾丛和胃丛等

交感干膀胱及前列腺分支
vesical and prostate branches of the sympathetic trunk

直肠丛
rectal plexus

起自下腹下丛，分布于直肠

迷走神经膀胱支和前列腺支
vesical and prostate branches of the vagus nerve

属副交感神经，使膀胱括约肌松弛、性器官兴奋

上腹下丛
superior hypogastric plexus

位于骶骨前方，由起自交感干神经节和肠系膜下丛的分支构成

动眼神经（Ⅲ）
oculomotor nerve (III)

动眼神经几乎完全由运动神经组成。它经中脑的脚间窝穿出，经过蝶骨上部的眶上裂进入眼眶，在眼眶内发出上支和下支支配大部分的眼肌。其中包含的副交感纤维支配瞳孔括约肌和睫状肌

面神经（Ⅶ）facial nerve (VII)

包含部分副交感纤维，可以促进泪腺、唾液腺和鼻腔黏膜腺等的分泌

舌咽神经（Ⅸ）glossopharyngeal nerve (IX)

第九对脑神经，包含部分副交感纤维，可控制腮腺的分泌

迷走神经（Ⅹ）vagus nerve (X)

迷走神经由延髓发出，下行穿过颈部、胸腔和腹腔，走行中发出分支支配相应区域的不同器官。大部分的副交感神经纤维参与构成迷走神经，但也有少部分纤维加入其他脑神经

迷走神经心支
cardiac branches of the vagus nerve

副交感神经系统分布于心脏，使心率减慢、心跳减弱，同时使冠状动脉收缩。该支与交感系统的心支一起组成了心丛

迷走神经肺支
pulmonary branches of the vagus nerve

副交感纤维分布于肺，促进气管及支气管括约肌收缩。该支与交感神经的分支一起构成肺丛

食管丛
esophageal plexus

该丛由来源于交感神经和迷走神经的分支构成。分为前丛和后丛

迷走神经前干和迷走神经后干
anterior and posterior vagal trunk

左侧迷走神经沿食管前方下行，组成迷走神经前干，前干穿过横膈后进入腹腔，经过胃前部，分支分布于腹腔上部的器官（胃、肝等）。右侧的迷走神经沿着食管和胃的后方下行，组成迷走神经后干，终于腹腔丛

迷走神经肠支
intestinal branches of the vagus nerve

副交感纤维通过肠支调节胃肠功能，增加肠的蠕动收缩，促进肠运输，同时松弛括约肌。

肠系膜上神经节和肠系膜上丛
superior mesenteric ganglion and plexus

该神经节位于腹主动脉、肠系膜上动脉根部，接收内脏小神经的分支，周围有构成肠系膜上丛的神经网络包围

肠系膜下丛
inferior mesenteric plexus

由肠系膜间丛的分支构成。发出的部分分支构成了腹下神经。该丛位于肠系膜下动脉旁

神经元
neurons

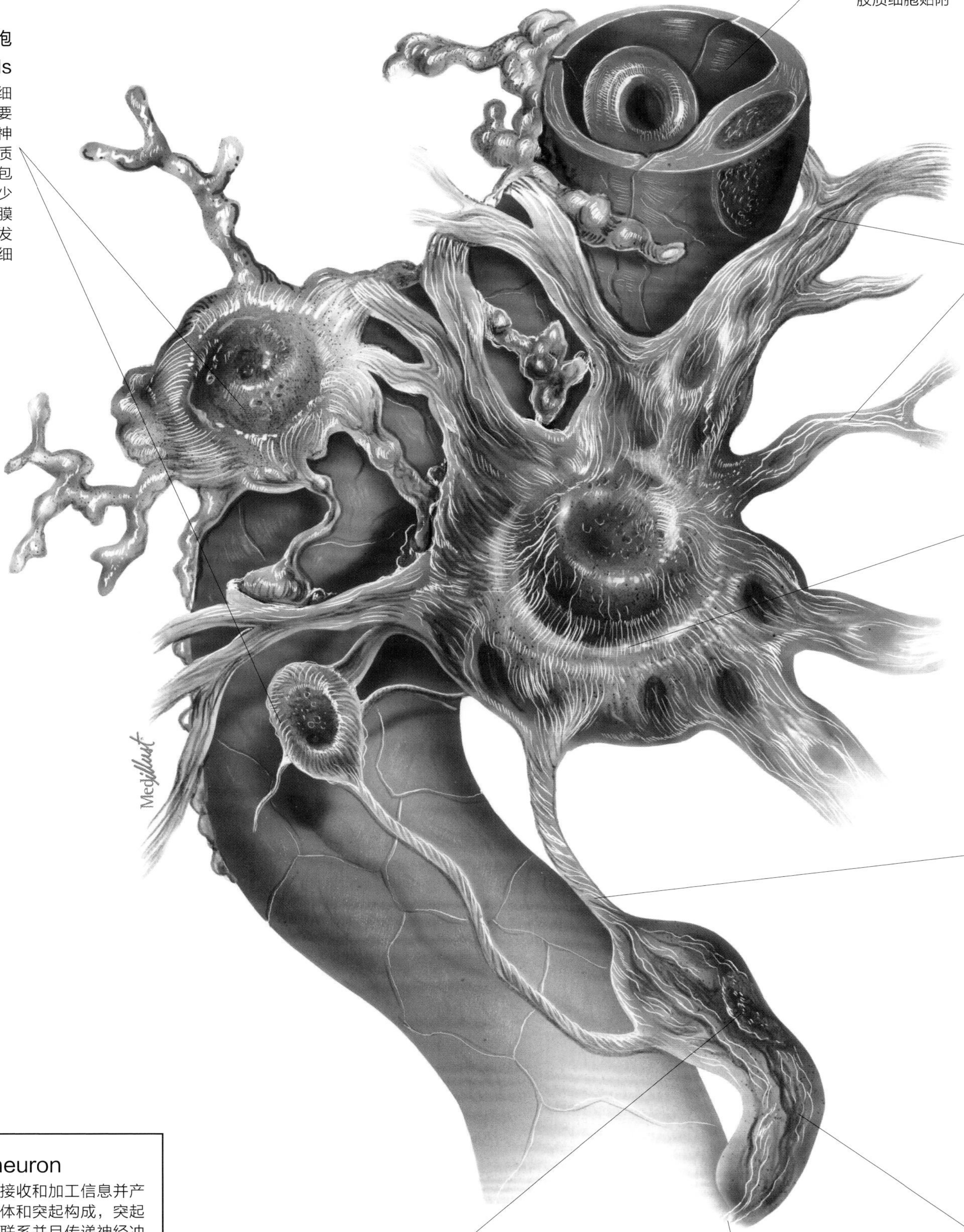

毛细血管 blood capillary

由于神经细胞的特殊功能，需要其具有很高的新陈代谢功能。因此在神经组织内有丰富的毛细血管，毛细血管周围有胶质细胞贴附

神经胶质细胞 glial cells

此类细胞位于神经细胞之间，其功能主要是支持和维持中枢神经系统的结构。胶质细胞有多种类型，包括星形胶质细胞、少突胶质细胞和室管膜细胞等。这些细胞发出的突起黏附到毛细血管和神经元之间

树突 dendrites

由胞体发出的外形不规则的突起，结构近似于胞体。其功能是将其他神经细胞产生的冲动传向胞体。一个神经细胞可以有多个树突

细胞体 cellular body

神经细胞的主要部分，包含细胞核。核周有胞浆和其他细胞器（高尔基体、线粒体等）

轴突 axon

由神经细胞胞体伸出的突起构成，但结构与胞体不同。它是神经纤维的主要部分并构成机体的神经。其功能是将胞体产生的神经冲动传向其他神经元。一般一个神经元只有一个轴突，而且比树突长

髓鞘 myelin sheath

包绕轴突的鞘状结构称为髓鞘，此结构主要成分为脂蛋白，由胶质细胞产生。它对轴突有保护支持的作用，可提高神经冲动在轴突中的传导速度。在周围神经系统，髓鞘由施万细胞产生；在中枢神经系统，则由少突胶质细胞产生

神经元 neuron

神经组织的基本单位，接收和加工信息并产生和传递应答。它由胞体和突起构成，突起主要是与其他神经元相联系并且传递神经冲动。在神经组织中，它们被胶质细胞包围。神经元的作用是将脑所产生的生物电信号传递到外周器官，反之亦然。这些神经冲动或信号是通过复杂的神经元的联系——突触，从一个神经元到达另一个神经元。依照胞体的形态，神经元可以分为圆形、多面形、星形和锥形等。依照胞体发出的突起多少，神经元分为单极、双极和多极细胞等。神经细胞不可再生或繁殖，这意味着机体神经元的总数量在很小的时候就固定不变了

施万细胞 schwann cells

施万细胞在功能上类似于少突胶质细胞。在周围神经系统中构成轴突的髓鞘，此外它还具有吞噬功能

郎飞结 ranvier's nodes

轴突没有被髓鞘覆盖的区域

神经的构造.突触
structure of a nerve. synapse

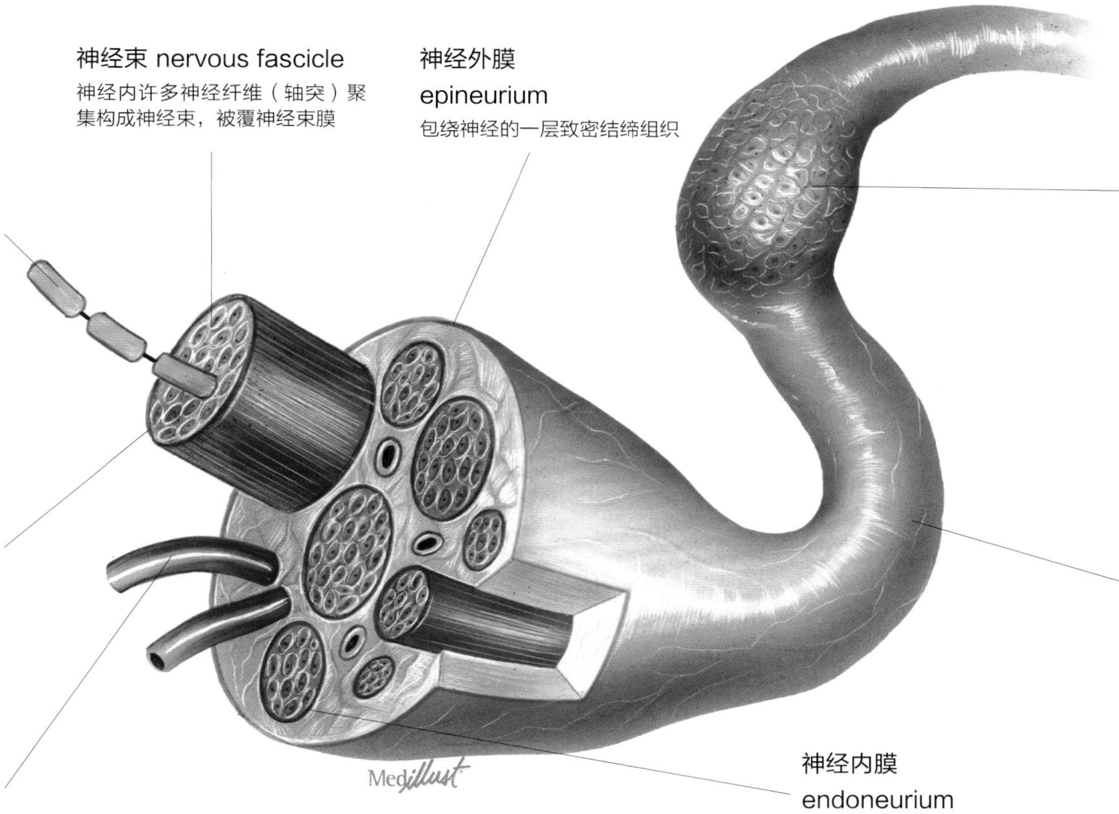
Medillust

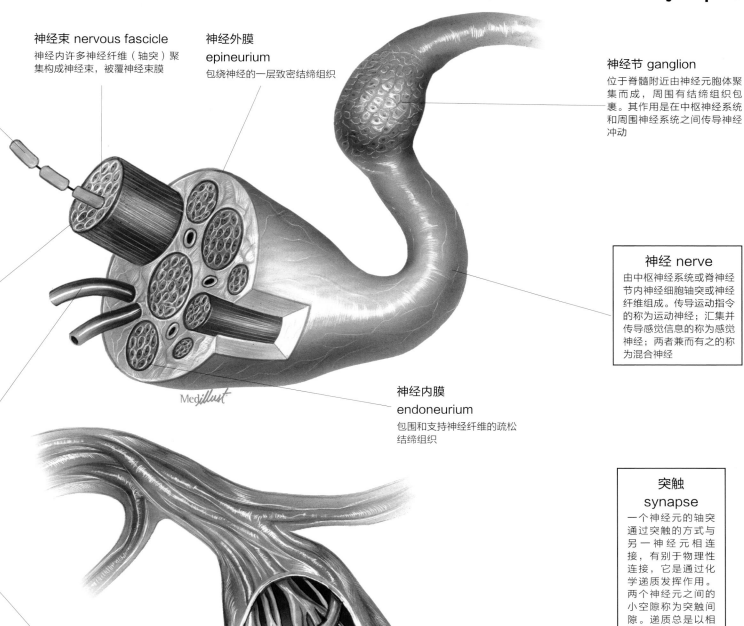

神经纤维或轴突
nerve fibersor axons
由神经细胞胞体伸出的突起构成，但结构与胞体不同。它是神经纤维的主要部分并构成机体的神经。其功能是将胞体产生的神经冲动传向其他神经元。一般一个神经元只有一个轴突，而且比树突长

神经束 nervous fascicle
神经内许多神经纤维（轴突）聚集构成神经束，被覆神经束膜

神经外膜
epineurium
包绕神经的一层致密结缔组织

神经节 ganglion
位于脊髓附近由神经元胞体聚集而成，周围有结缔组织包裹。其作用是在中枢神经系统和周围神经系统之间传导神经冲动

神经束膜
perineurium
位于神经内部的一层致密结缔组织，包绕神经束

神经 nerve
由中枢神经系统或脊神经节内神经细胞轴突或神经纤维组成。传导运动指令的称为运动神经；汇集并传导感觉信息的称为感觉神经；两者兼而有之的称为混合神经

毛细血管
blood capillaries
由于神经细胞的特殊功能，需要其具有很高的新陈代谢功能。因此在神经组织内有丰富的毛细血管，毛细血管周围有胶质细胞贴附

神经内膜
endoneurium
包围和支持神经纤维的疏松结缔组织

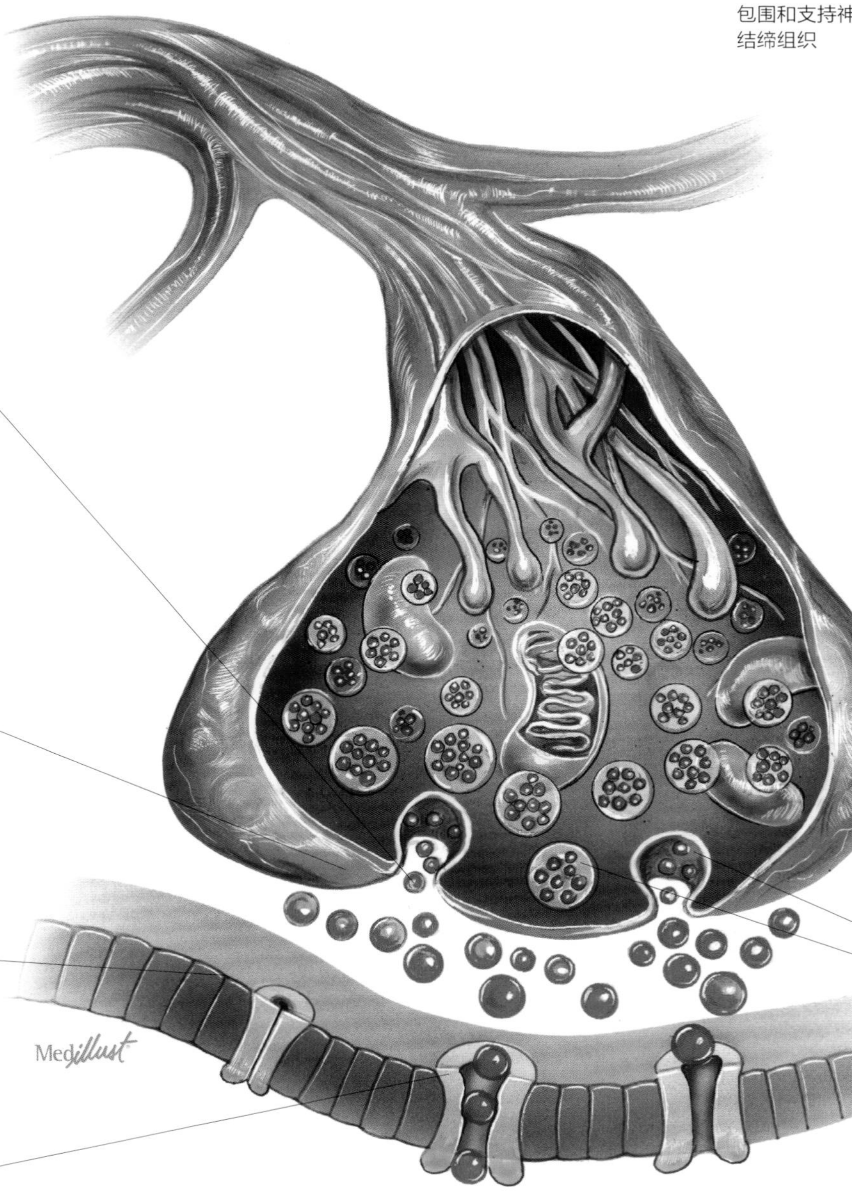
Medillust

神经递质
neurotransmitters
神经递质是释放于突触内的一种物质，与另一细胞膜上的相应受体结合，从而导致电生理的改变，发出神经冲动。不同类型的神经冲动由特异的神经递质传递，比如乙酰胆碱、多巴胺和去甲肾上腺素等。一旦这些神经递质发挥完作用，将被分解破坏，被终扣重摄取

突触
synapse
一个神经元的轴突通过突触的方式与另一神经元相连接，有别于物理性连接，它是通过化学递质发挥作用。两个神经元之间的小空隙称为突触间隙。递质总是以相同方向传递，是不可逆的

突触前膜
presynaptic membrane
位于终扣表面的膜结构，紧贴与其相连接的神经元。膜内有小孔，神经递质通过该孔到达突触间隙

终扣 terminal button
轴突末端的膨大部分，使相邻两个神经细胞之间形成功能联系

突触后膜
postsynaptic membrane
位于接收突触传递的神经元表面的一层膜。含有特异的神经元受体

突触小泡
synaptic vesicles
在轴突或神经纤维末端膨大处大量聚集（数量超过30万个）的囊泡样结构，囊泡内有乙酰胆碱等神经递质，通过递质在两个细胞之间形成化学连接，从而将神经冲动经神经细胞传向肌细胞。依据轴突传递的电冲动的命令，囊泡开放或关闭

神经元受体
neuroreceptors
位于突触后膜上，接收神经递质传导的信号并将其转变成电信号从而产生神经冲动

大脑 cerebrum

上面观 superior view

大脑 cerebrum

神经系统最高级的中枢部分。它接收全身有意识或者无意识的感觉冲动，发出信号支配全身的运动。另外，人类所特有的高级功能活动都集中于大脑表浅部的皮质。大脑位于由颅骨构成的颅腔内

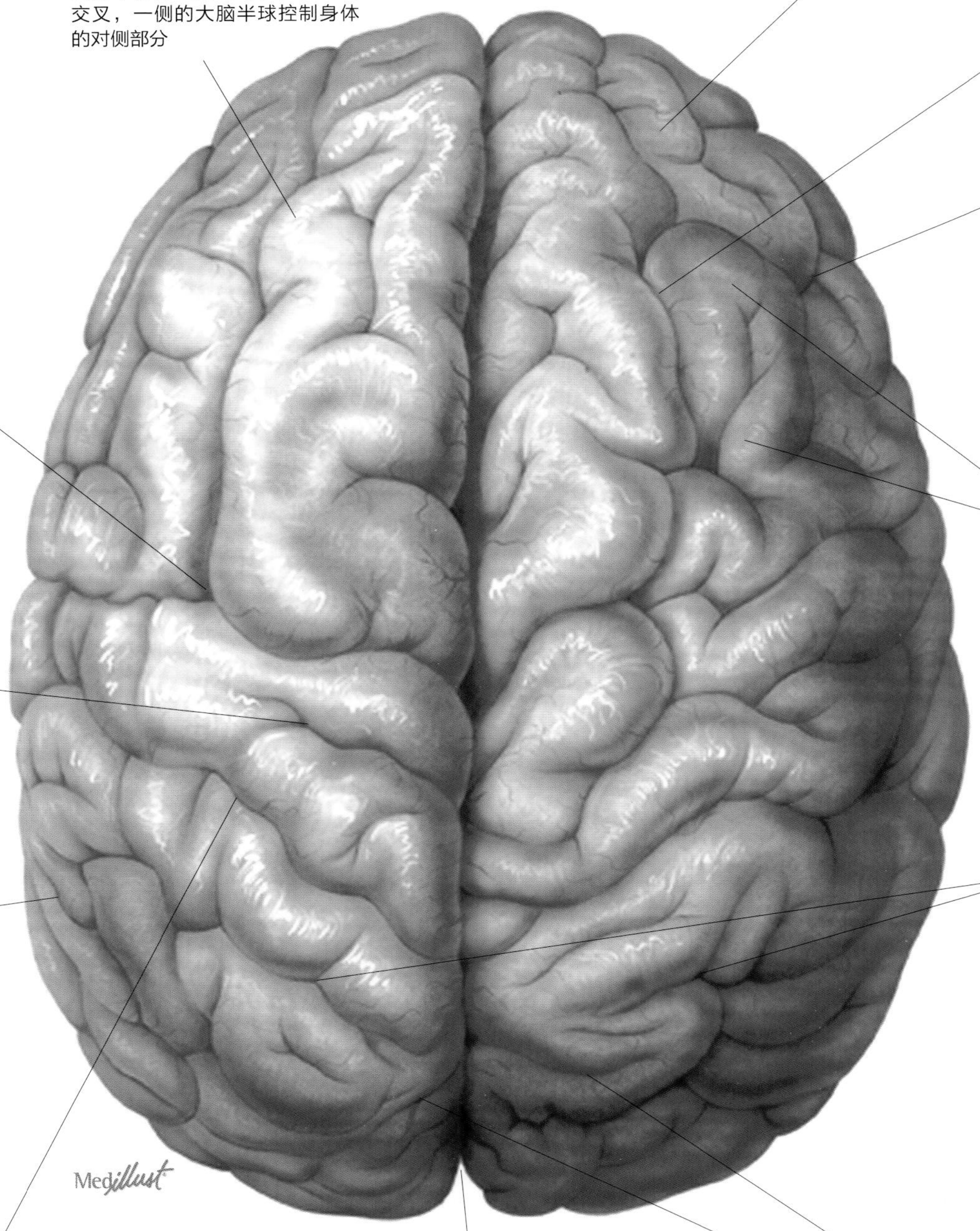

Medillust

额极 frontal pole

大脑额叶的前极，邻额骨内面

大脑右半球
right cerebral hemisphere

大脑在外观上被分为左右两半球。在大脑中间和其中央部分，两侧半球在基底部通过不同结构相互联系

大脑左半球
left cerebral hemisphere

两大脑半球的左侧部。从大脑发出的下行神经传导路在延髓左右交叉，一侧的大脑半球控制身体的对侧部分

额上沟
superior frontal sulcus

斜向前下经额叶前外侧面的脑沟

额下沟
inferior frontal sulcus

位于额上沟下方并与其平行的脑沟

中央前沟
precentral sulcus

位于额叶，在中央沟前方脑回之间的一条明显的沟

脑回 cerebral gyri

位于两个大脑半球的表面，其内有大量的脑沟穿行，构成了脑回的边缘界限。该结构的形成是为了要容纳局限于颅腔内的大量脑组织。通常以它们所在的位置来命名，从而形成了上回、前回、颞中回、中央前回等

中央沟
central sulcus

起自大脑纵裂，垂直于上缘斜向外下，经过半球外侧面的一条较宽的沟，几乎到达外侧沟。它是额叶和顶叶的分界线

颞上沟
superior temporal sulcus

穿过大脑颞叶的上部，与外侧沟平行的一条脑沟

顶间沟
intraparietal sulcus

分隔大脑顶叶的部分脑回，与中央沟相平行的一条脑沟

中央后沟
postcentral sulcus

位于顶叶内分隔大脑回的一条脑沟，与中央沟相平行

大脑纵裂
longitudinal cerebral fissure

分隔大脑左右半球的一条较宽的脑沟，从大脑额部一直延伸到枕部。在其前部有一纤维密集部为大脑镰，为覆盖大脑的硬脑膜延伸部分

顶枕沟
parieto-occipital sulcus

起自大脑半球上缘中后1/3交界处，在大脑半球的内侧面和外侧面上垂直地走行

枕极 occipital pole

大脑枕部的后端，与枕骨内面毗邻

大脑 cerebrum

下面观 inferior view

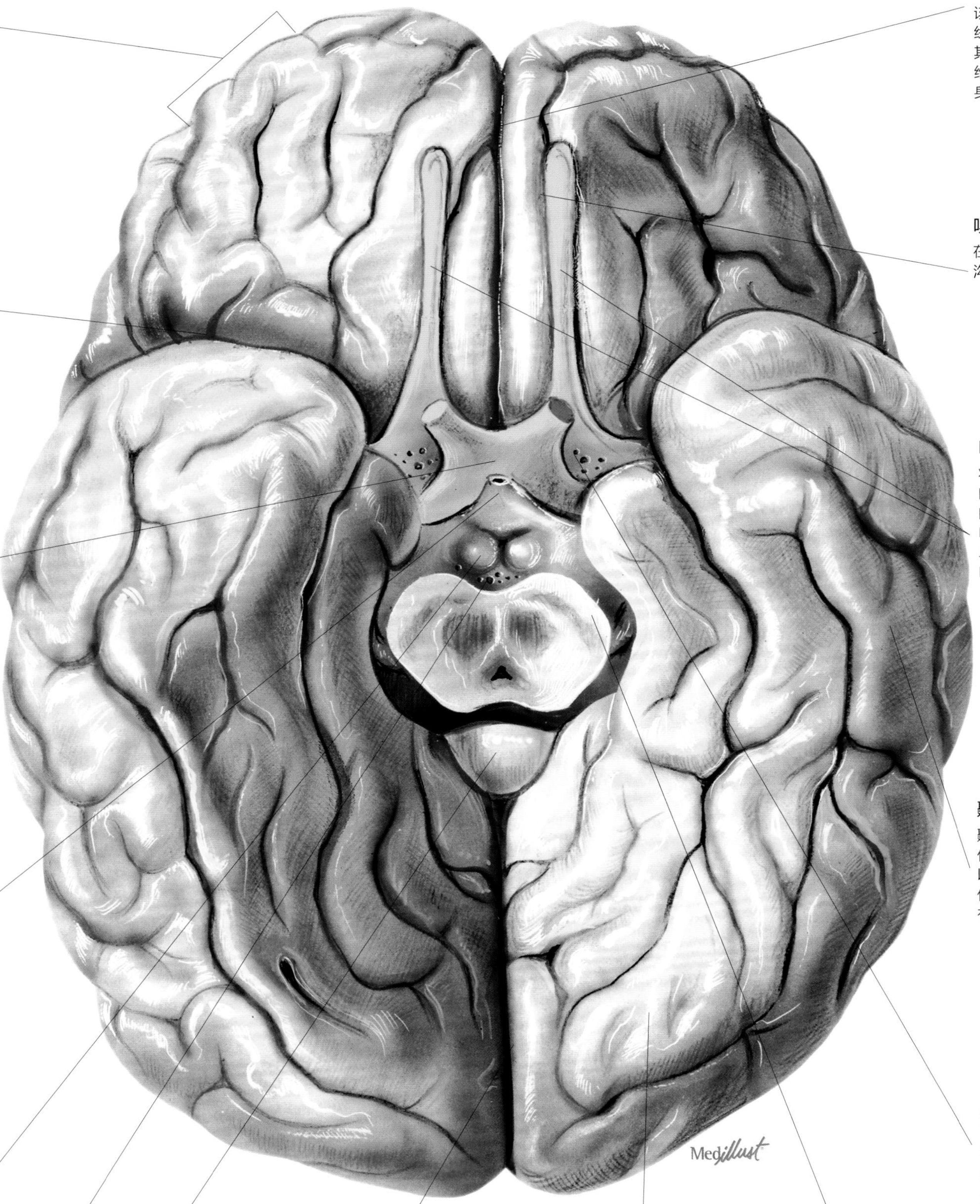

额叶 frontal lobe

人类特有的高级活动功能区大部分位于额叶的皮质层，中央沟前部的脑回是人类运动功能的主要代表区

外侧沟 lateral sulcus

从大脑底部斜向后上，一直延伸到外侧面，分隔额叶和颞叶

视交叉 optic chiasm

视交叉由左右视神经相互交叉组成，来自双侧视网膜鼻侧半的视神经纤维相互交叉并在对侧的视束中继续上行，来自于视网膜颞侧半的纤维不交叉，在同侧视束中继续上行

垂体柄 hypophyseal stem

垂体为一内分泌腺，位于大脑底部蝶鞍的垂体窝中，经垂体柄与下丘脑联系。垂体柄位于视交叉后部，在垂体柄内有连接垂体和下丘脑的神经终末和密集的血管网走行

乳头体 mamillary bodies

由灰质组成的两半圆形突起。内部有下丘脑神经核团

大脑纵裂（前部） longitudinal cerebral fissure (anterior part)

该结构位于两侧脑半球的中线，向后一直延伸到枕极。在其前部有一被称做大脑镰的纤维密集部分，其命名来源于自身镰状的外形

嗅沟 olfactory sulci

在额叶下面相互交汇的两条沟，容纳嗅束和嗅球

嗅束 olfactory tracts

将鼻腔内的嗅觉感受器捕获到的嗅觉刺激传向大脑嗅觉中枢的两条神经纤维束。其末端为嗅球，位于筛骨筛板的上方，鼻腔嗅黏膜的附近，嗅束通过嗅球与嗅神经联系

颞叶 temporal lobe

颞叶位于大脑半球的外下方，借外侧沟与额叶分界，与枕叶以枕前切迹为界，向后上方延伸与顶叶相连。颞叶的皮质层有听觉中枢

前穿质 anterior perforated substance

位于嗅束底部、内外嗅纹之间，内有大量血管穿行的小孔

后穿质 posterior perforated substance

此区有大量小孔，可供血管走行进入大脑内部

胼胝体压部 splenium of the corpus callosum

胼胝体后部的圆形结构，由分隔两半球的薄层白质板组成

大脑纵裂（后部） longitudinal cerebral fissure (posterior part)

位于两大脑半球之间的深沟，向后一直延伸到枕极。前部容纳一密集纤维板（硬脑膜），根据外形，此纤维板称为大脑镰

枕叶 occipital lobe

枕叶占据大脑半球的后部。借枕前切迹与颞叶分界，与顶叶以顶枕沟为界。其皮质层有视觉中枢

大脑脚 cerebral peduncles

大脑脚为一对连接大脑和脑桥的神经纤维性柱状结构，内部有中脑水管。大脑脚内有出入大脑的神经传导路，还包含部分灰质核团和白质纤维束。大脑脚组成了中脑的前部和脑干的上部

大脑 cerebrum

外侧面观 lateral view

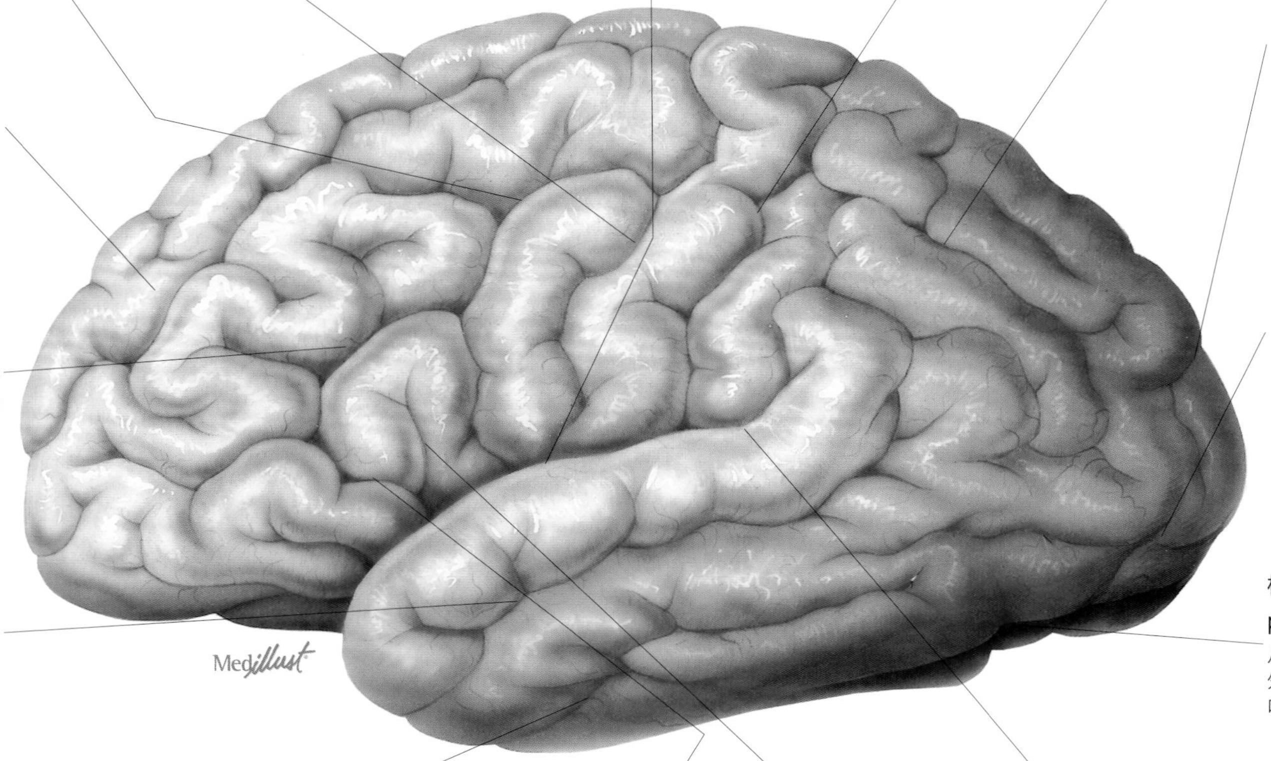

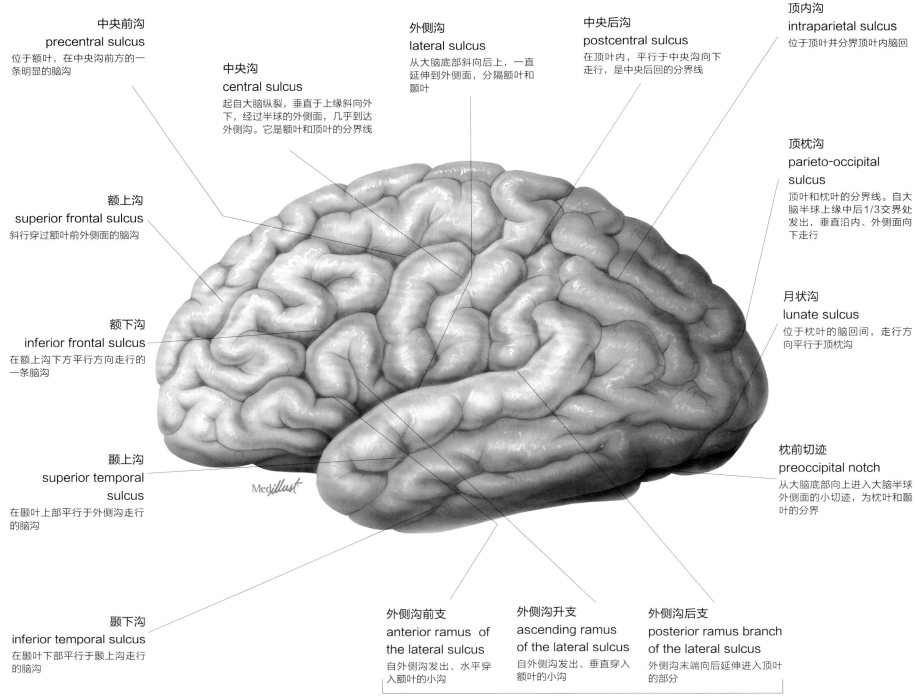

中央前沟
precentral sulcus
位于额叶，在中央沟前方的一条明显的脑沟
中央沟
central sulcus
起自大脑纵裂，垂直于上缘斜向外下，经过半球的外侧面，几乎到达外侧沟。它是额叶和顶叶的分界线
外侧沟
lateral sulcus
从大脑底部斜向后上，一直延伸到外侧面，分隔额叶和颞叶
中央后沟
postcentral sulcus
在顶叶内，平行于中央沟向下走行，是中央后回的分界线
顶内沟
intraparietal sulcus
位于顶叶并分界顶叶内脑回
顶枕沟
parieto-occipital sulcus
顶叶和枕叶的分界线。自大脑半球上缘中后1/3交界处发出，垂直沿内、外侧面向下走行
额上沟
superior frontal sulcus
斜行穿过额叶前外侧面的脑沟
额下沟
inferior frontal sulcus
在额上沟下方平行方向走行的一条脑沟
月状沟
lunate sulcus
位于枕叶的脑回间，走行方向平行于顶枕沟
颞上沟
superior temporal sulcus
在颞叶上部平行于外侧沟走行的脑沟
枕前切迹
preoccipital notch
从大脑底部向上进入大脑半球外侧面的小切迹，为枕叶和颞叶的分界
MedIllust
颞下沟
inferior temporal sulcus
在颞叶下部平行于颞上沟走行的脑沟
外侧沟前支
anterior ramus of the lateral sulcus
自外侧沟发出、水平穿入额叶的小沟
外侧沟升支
ascending ramus of the lateral sulcus
自外侧沟发出、垂直穿入额叶的小沟
外侧沟后支
posterior ramus branch of the lateral sulcus
外侧沟末端向后延伸进入顶叶的部分
外侧沟 lateral sulcus

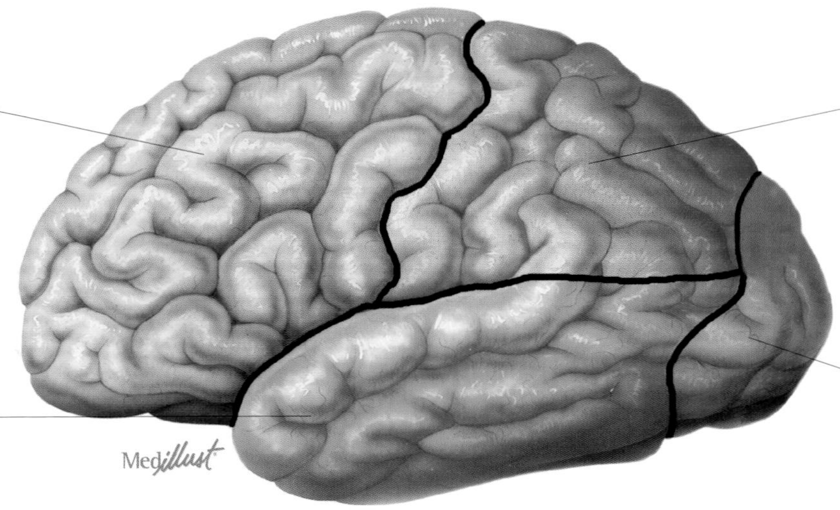

额叶 frontal lobe
额叶几乎构成了整个大脑的前部。其后界为中央沟，下界为外侧沟。人类特有的高级活动功能区大部分位于额叶的皮质层，人类躯体运动中枢位于额叶中央沟前部的脑回
顶叶 parietal lobe
位于大脑半球上外侧面的中部，借中央沟与额叶相分界，与枕叶以顶枕沟为界。人类躯体感觉中枢位于顶叶中央沟后部的脑回
颞叶 temporal lobe
颞叶位于大脑半球的外下方，借外侧沟与额叶分界，与枕叶以枕前切迹为界，向后上方延伸与顶叶相连。颞叶的皮质层有听觉中枢
枕叶 occipital lobe
枕叶占据大脑半球的后部。借枕前切迹与颞叶分界，与顶叶以顶枕沟为界。其皮质层有视觉中枢
MedIllust

大脑 cerebrum

内侧面观 medial view

额叶 frontal lobe

额叶几乎构成了整个大脑的前部。其后界为中央沟，下界为外侧沟。人类特有的高级活动功能区大部分位于额叶的皮质层，人类躯体运动中枢位于额叶中央沟前部的脑回

透明隔
septum pelucidum

位于大脑内侧面的薄层板状物，从胼胝体一直延伸到大脑三角，分隔两侧侧脑室

胼胝体
corpus callosum

胼胝体是连接两大脑半球的宽厚板状结构，由大量的神经纤维组成。可分为前、中、后3部分，连接两侧大脑半球的不同部位和核团

大脑三角
cerebral trigone

起源于胼胝体后部的一三角形薄层结构。构成了透明隔的底部及第三脑室的顶部

顶叶 parietal lobe

位于大脑半球上外侧面的中部，借中央沟与额叶相分界，与枕叶以顶枕沟为界。人类躯体感觉中枢位于顶叶中央沟后部的脑回

第三脑室
third ventricle

第三脑室的外侧壁由侧脑室下方的视丘（丘脑）构成。第三脑室经室间孔与侧脑室相通，向下经中脑水管通向第四脑室。脑脊液在各个脑室间循环流动并到达蛛网膜下隙，对大脑有保护作用

顶枕沟
parieto-occipital sulcus

顶叶和枕叶的分界线。自大脑半球上缘中后1/3交界处发出，垂直沿内、外侧面向下走行

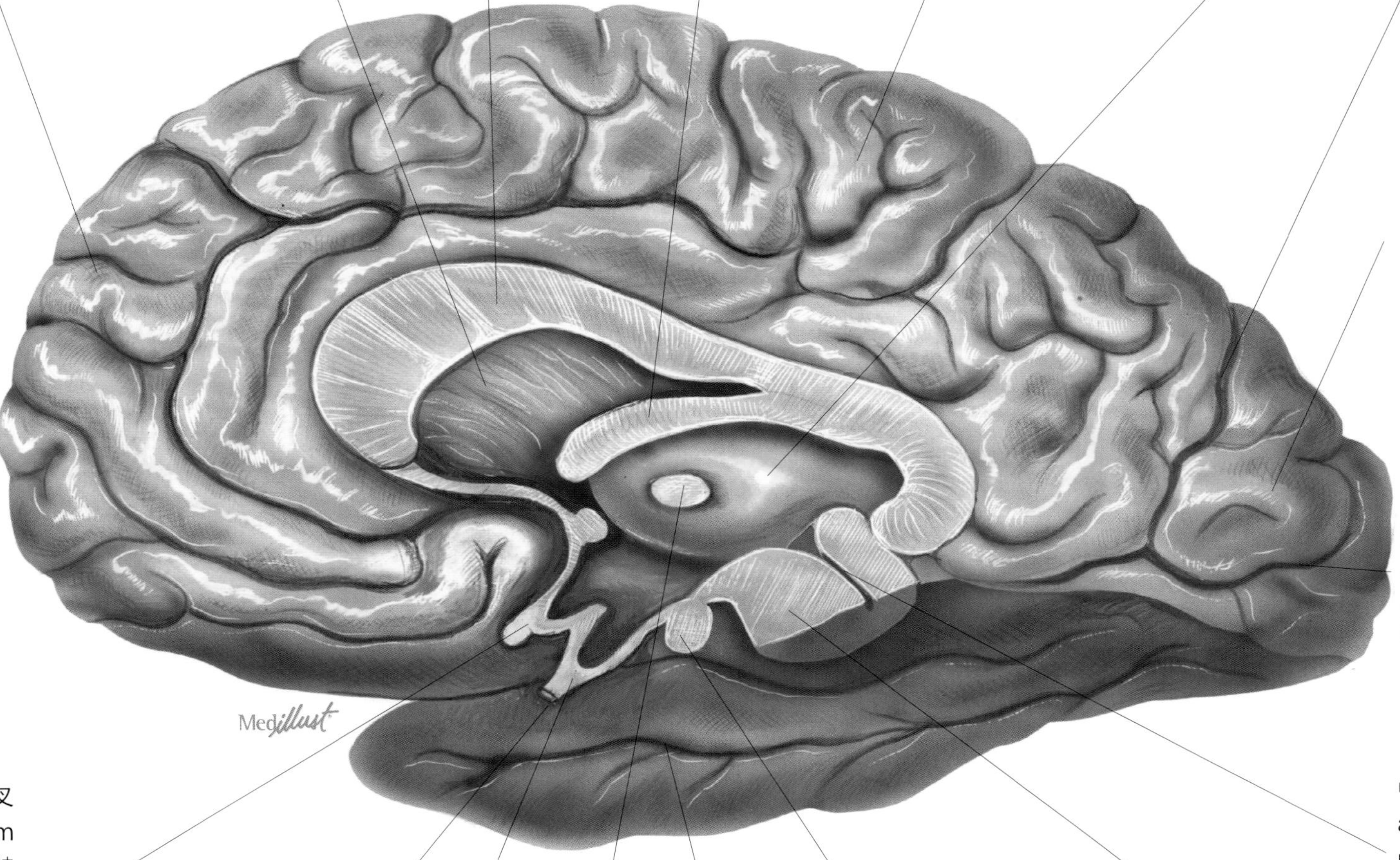
Medillust

枕叶
occipital lobe

枕叶占据大脑半球的后部。借枕前切迹与颞叶分界，与顶叶以顶枕沟为界。其皮质层有视觉中枢

距状沟
calcarine sulcus

从胼胝体后部延伸到大脑枕极的小沟

视交叉
optic chiasm

视交叉由左右视神经相互交叉组成，来自双侧视网膜鼻侧半的视神经纤维相互交叉并在对侧的视束中继续上行，来自于视网膜颞侧半的纤维不交叉，在同侧视束继续上行

中脑水管
aqueduct of the midbrain

中脑水管穿过大脑脚，通向位于脑桥和延髓内部的第四脑室，可使脑脊液在第三脑室和第四脑室间流通

大脑脚
cerebral peduncles

大脑脚为一对连接大脑和脑桥的纤维柱状结构，内部有中脑水管。大脑脚内有出入大脑的神经传导路，还包含部分灰质核团和白质纤维束。大脑脚组成了中脑的前部和脑干的上部

垂体柄
pituitary stem

脑垂体经垂体柄与脑相连。脑垂体可分泌多种激素调节机体其他腺体的活动

漏斗
infundibulum

位于第三脑室底和垂体柄上方的漏斗形结构

灰质连合
commisura grisea

灰质连合在第三脑室侧壁上连接两侧丘脑的核团。又可称为丘脑间连合

颞叶 temporal lobe

颞叶位于大脑半球的外下方，借外侧沟与额叶分界，与枕叶以枕前切迹为界，向后上方延伸与顶叶相连。颞叶的皮质层有听觉中枢

乳头体
mamillary bodies

由灰质组成的两半圆形突起。内部有下丘脑神经核团

大脑 cerebrum

冠状切面后面观 posterior coronal section

灰质 grey matter

在中枢神经系统，神经元胞体和树突聚集的部位称为灰质。位于大脑半球表层的灰质称为皮质，在大脑半球内部的灰质称为神经核。灰质由神经元的胞体构成，是神经指令产生和各种信息合成加工的场所。由于其复杂的功能，相对于白质，灰质需要更高的能量代谢

侧脑室 lateral ventricles

位于两侧大脑半球内部，胼胝体下方，中间有透明隔分隔，从额叶一直延伸到枕叶。内部有脉络丛，可产生脑脊液

胼胝体 corpus callosum

胼胝体是连接两大脑半球的宽厚板状结构，由大量的神经纤维组成。可分为前、中、后3部分，连接两侧大脑半球的不同部位和核团

大脑纵裂 longitudinal cerebral fissure

分隔左右两侧大脑半球，较宽。从额叶一直延伸到枕极。在其前部有一镰状密集纤维板，称为大脑镰，由覆盖大脑表面的硬脑膜延伸构成

透明隔 septum pelucidum

位于大脑内侧面的薄层板状物，从胼胝体一直延伸到大脑三角，分隔两侧侧脑室

第三脑室 third ventricle

第三脑室的外侧壁由侧脑室下方的丘脑构成。第三脑室经室间孔与侧脑室相通，向下经中脑水管通向第四脑室。脑脊液在各个脑室间循环流动并到达蛛网膜下隙，对大脑有保护作用

白质 white substance

位于皮质下、包围神经核团的脑组织，参与神经冲动的传导

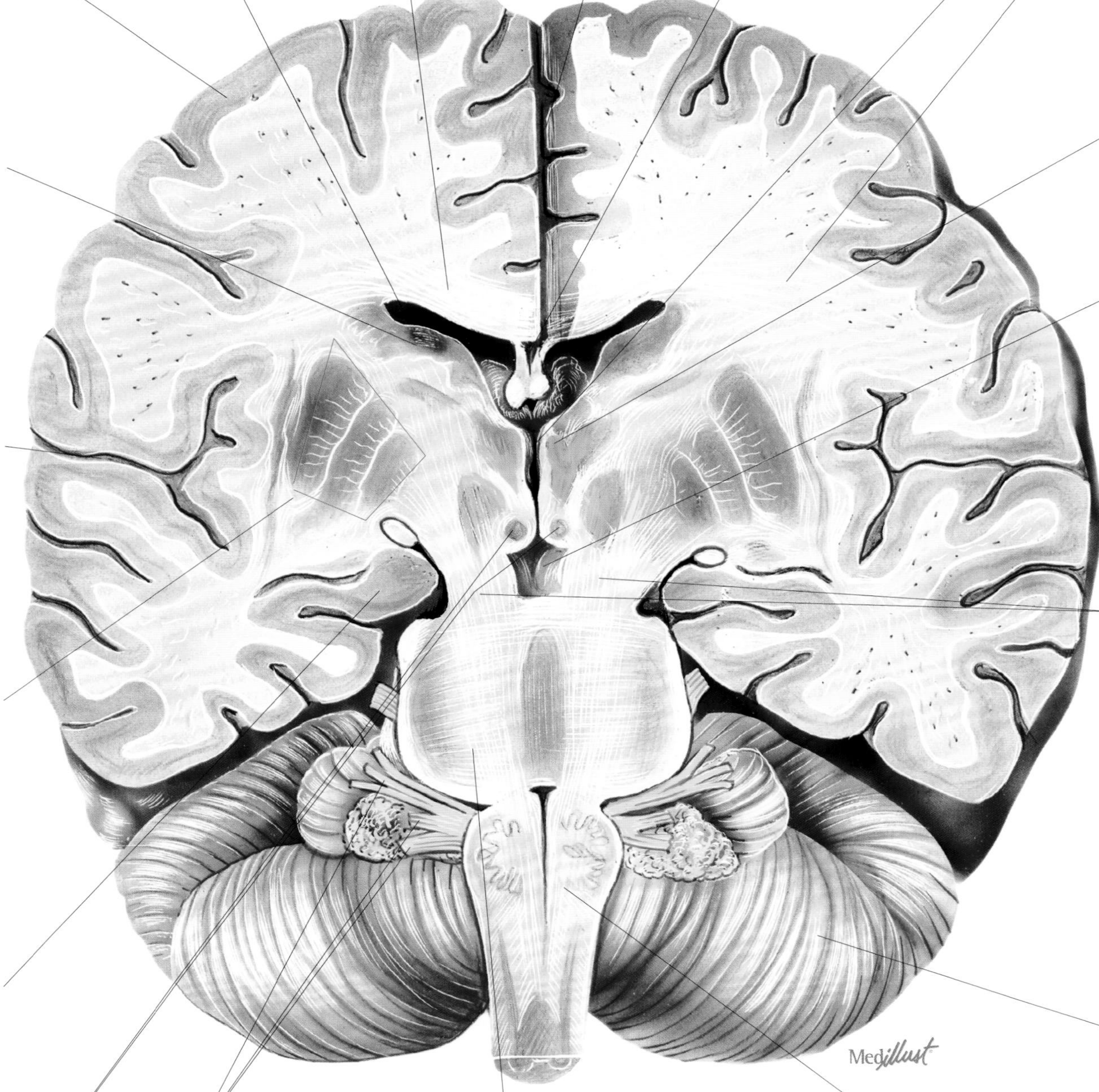

尾状核 caudate nucleus

大脑内部基底神经节之一，紧贴侧脑室壁，由灰质组成。在运动信息的传导中有重要的调节作用

外侧沟 lateral sulcus

从大脑底部斜向后上，一直延伸到外侧面，分隔额叶和颞叶

豆状核 lentiform nucleus

大脑内部基底神经节之一，可分为壳、内侧苍白球与外侧苍白球3部分，参与运动信息的传导

海马 hippocampus

海马位于颞叶中，参与组成边缘系统，是情绪、嗅觉、记忆中枢

乳头体 mamillary bodies

由灰质组成的两半圆形突起。内部有下丘脑神经核团

丘脑 thalamus

位于第三脑室两侧壁的灰质区，由大量的神经细胞集合而成，是连接大脑皮质，传导听觉、视觉和感觉冲动的中继站

后穿质 posterior perforated substance

有许多小孔，有血管穿行进入脑内

大脑脚 cerebral peduncles

大脑脚为一对连接大脑和脑桥的神经纤维性柱状结构，内部有中脑水管。大脑脚内有出入大脑的神经传导路，还包含部分灰质核团和白质纤维束。大脑脚组成了中脑的前部和脑干的上部

小脑 cerebellum

小脑在大脑枕叶的下面，脑桥后方，位于枕骨后的小脑窝内。由两个侧叶和位于中间的小脑蚓构成。主要功能是调节全身骨骼肌的运动，维持平衡和协调姿势等

脑神经 cranial nerves

第Ⅶ（面神经）、Ⅷ（前庭蜗神经）、Ⅸ（舌咽神经）、Ⅹ（迷走神经）和Ⅻ（舌下神经）脑神经从延髓的外侧沟和延髓脑桥沟出入脑

脑桥 pons

位于延髓和中脑之间的宽阔隆起，通过大脑脚与大脑相连。内部有连接大脑与脊髓的白质纤维束走行。在背侧有第四脑室。脑桥构成脑干的中间部分

延髓 medulla oblongata

脊髓向上的延续，略膨大，构成了脑干的下部。经枕骨大孔出颅与脊髓相连。内有连接脑和脊髓的纤维束和多种脑神经的核团。延髓内有呼吸和循环中枢

大脑 cerebrum

水平切面观 horizontal section view

尾状核
caudate nucleus
大脑内部基底神经节之一，紧贴侧脑室壁，由灰质组成。在运动信息的传导中有重要的调节作用

透明隔
septum pelucidum
位于大脑内侧面的薄层板状物，从胼胝体一直延伸到大脑三角，分隔两侧侧脑室

大脑纵裂（前部）
longitudinal cerebral fissure（anterior part）
为分隔左右大脑半球的一条较宽的沟，从额叶延伸到枕叶。在其前部有一镰状的致密纤维板，称为大脑镰，为硬脑膜向内侧面延伸部分

胼胝体膝
genu of the corpus callosum
胼胝体的前部，由连接两侧大脑半球的白质板构成

侧脑室前角
anterior horns of the lateral ventricles
位于额叶，是侧脑室的向前延伸部分，其内含有脑脊液

灰质
grey matter
在中枢神经系统，神经元胞体和树突聚集的部位称为灰质。位于大脑半球表层的灰质称为皮质，在大脑半球内部的灰质称为神经核。灰质由神经元的胞体构成，是神经指令产生和各种信息合成加工的场所。由于其复杂的功能，相对于白质，灰质需要更高的能量代谢

第三脑室
third ventricle
第三脑室的外侧壁由侧脑室下方的丘脑构成。第三脑室经室间孔与侧脑室相通，向下经中脑水管通向第四脑室。脑脊液在各个脑室间循环流动并到达蛛网膜下隙，对大脑有保护作用

豆状核
lentiform nucleus
大脑内部基底神经节之一，可分为壳、内侧苍白球与外侧苍白球3部分。参与运动信息的传导

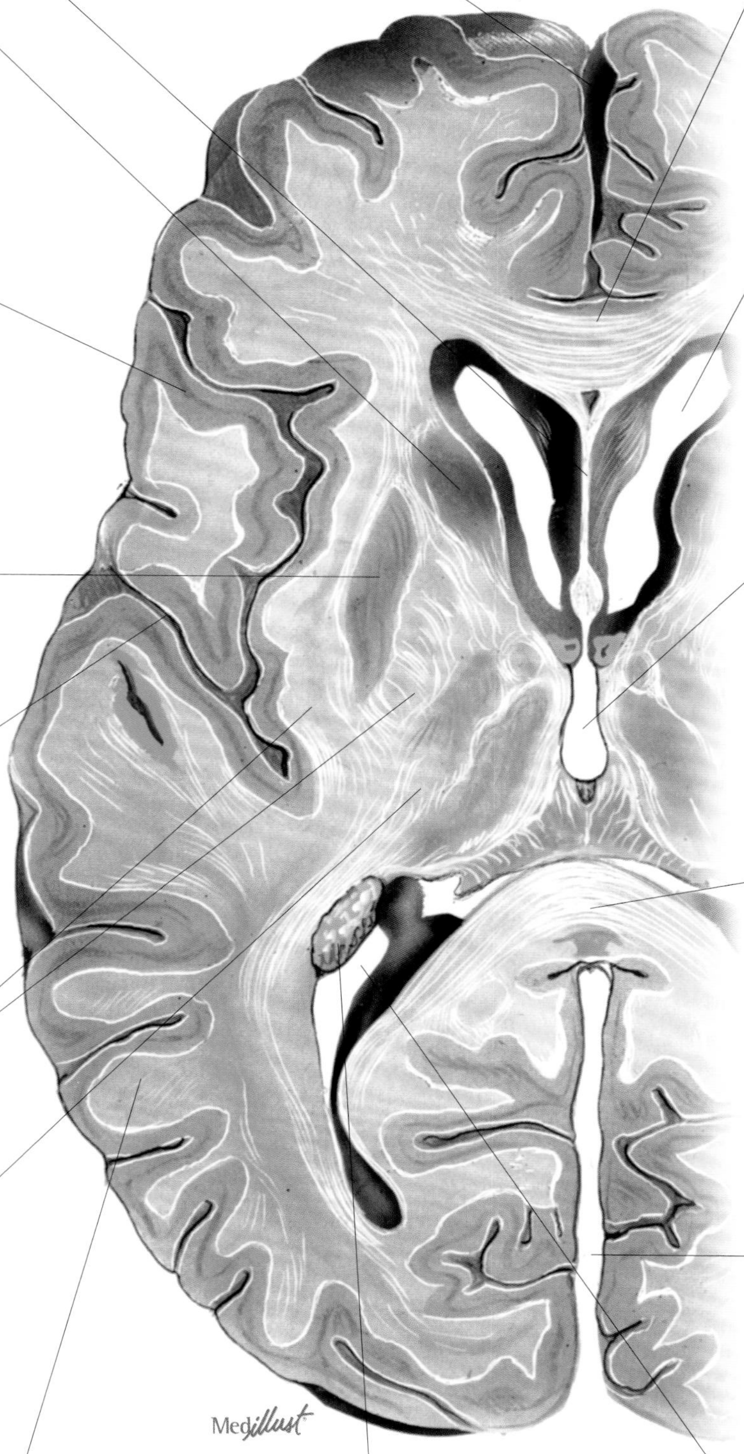
Medillust

中央沟
central sulcus
起自大脑纵裂，垂直于上缘斜向外下，经过半球外侧面的一条较宽的沟，几乎到达外侧沟。它是额叶和顶叶的分界线

胼胝体压部
splenium of the corpus callosum
胼胝体后部的圆形结构，由分隔两半球的白质板组成

内囊和外囊
internal and external capsules
两条连接不同脑区的上下行纤维束构成的白质带，分隔豆状核和尾状核、丘脑的为内囊，走行于豆状核与屏状核之间的为外囊

大脑纵裂（后部）
longitudinal cerebral fissure (posterior part)
位于两大脑半球之间的深沟，向后部一直延伸到枕极。前部容纳由硬膜延伸其中构成的大脑镰

丘脑 thalamus
位于第三脑室两侧壁的灰质区，由大量的神经细胞集合而成，是连接大脑皮质，传导听觉、视觉和感觉冲动的中继站

白质 white substance
位于皮质下、包围神经核团的脑组织，参与神经冲动的传导

脉络丛 choroid plexuses
为脑膜的条索状延伸物，位于侧脑室前角和后角处。其功能主要为分泌脑脊液

侧脑室后角
occipital horns of the lateral ventricles
侧脑室延伸至枕叶形成，其内含有脑脊液

脑干内的脑神经核 nuclei of cranial nerves in brainstem

模式图 schema

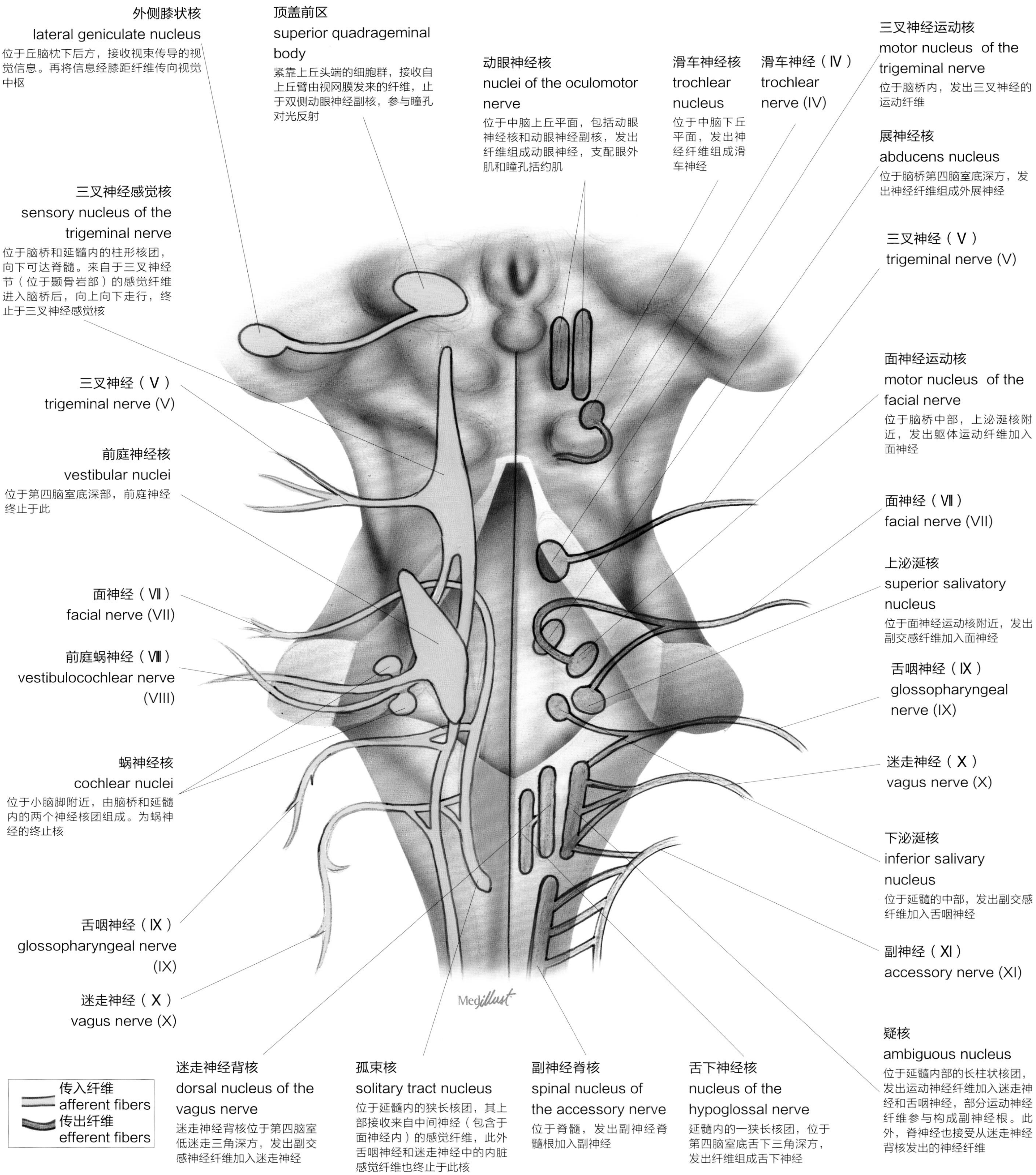
外侧膝状核
lateral geniculate nucleus
位于丘脑枕下后方，接收视束传导的视觉信息。再将信息经膝距纤维传向视觉中枢
顶盖前区
superior quadrageminal body
紧靠上丘头端的细胞群，接收自上丘臂由视网膜发来的纤维，止于双侧动眼神经副核，参与瞳孔对光反射
动眼神经核
nuclei of the oculomotor nerve
位于中脑上丘平面，包括动眼神经核和动眼神经副核，发出纤维组成动眼神经，支配眼外肌和瞳孔括约肌
滑车神经核
trochlear nucleus
位于中脑下丘平面，发出神经纤维组成滑车神经
滑车神经（Ⅳ）
trochlear nerve (IV)
三叉神经运动核
motor nucleus of the trigeminal nerve
位于脑桥内，发出三叉神经的运动纤维
展神经核
abducens nucleus
位于脑桥第四脑室底深方，发出神经纤维组成外展神经
三叉神经感觉核
sensory nucleus of the trigeminal nerve
位于脑桥和延髓内的柱形核团，向下可达脊髓。来自于三叉神经节（位于颞骨岩部）的感觉纤维进入脑桥后，向上向下走行，终止于三叉神经感觉核
三叉神经（Ⅴ）
trigeminal nerve (V)
三叉神经（Ⅴ）
trigeminal nerve (V)
面神经运动核
motor nucleus of the facial nerve
位于脑桥中部，上泌涎核附近，发出躯体运动纤维加入面神经
前庭神经核
vestibular nuclei
位于第四脑室底深部，前庭神经终止于此
面神经（Ⅶ）
facial nerve (VII)
面神经（Ⅶ）
facial nerve (VII)
上泌涎核
superior salivatory nucleus
位于面神经运动核附近，发出副交感纤维加入面神经
前庭蜗神经（Ⅷ）
vestibulocochlear nerve (VIII)
舌咽神经（Ⅸ）
glossopharyngeal nerve (IX)
蜗神经核
cochlear nuclei
位于小脑脚附近，由脑桥和延髓内的两个神经核团组成。为蜗神经的终止核
迷走神经（Ⅹ）
vagus nerve (X)
下泌涎核
inferior salivary nucleus
位于延髓的中部，发出副交感纤维加入舌咽神经
舌咽神经（Ⅸ）
glossopharyngeal nerve (IX)
副神经（Ⅺ）
accessory nerve (XI)
迷走神经（Ⅹ）
vagus nerve (X)
Medillust
疑核
ambiguous nucleus
位于延髓内部的长柱状核团，发出运动神经纤维加入迷走神经和舌咽神经，部分运动神经纤维参与构成副神经根。此外，脊神经也接受从迷走神经背核发出的神经纤维
迷走神经背核
dorsal nucleus of the vagus nerve
迷走神经背核位于第四脑室低迷走三角深方，发出副交感神经纤维加入迷走神经
孤束核
solitary tract nucleus
位于延髓内的狭长核团，其上部接收来自中间神经（包含于面神经内）的感觉纤维，此外舌咽神经和迷走神经中的内脏感觉纤维也终止于此核
副神经脊核
spinal nucleus of the accessory nerve
位于脊髓，发出副神经脊髓根加入副神经
舌下神经核
nucleus of the hypoglossal nerve
延髓内的一狭长核团，位于第四脑室底舌下三角深方，发出纤维组成舌下神经
传入纤维
afferent fibers
传出纤维
efferent fibers

脑神经起始部 origin of cranial nerves

下面观 inferior view

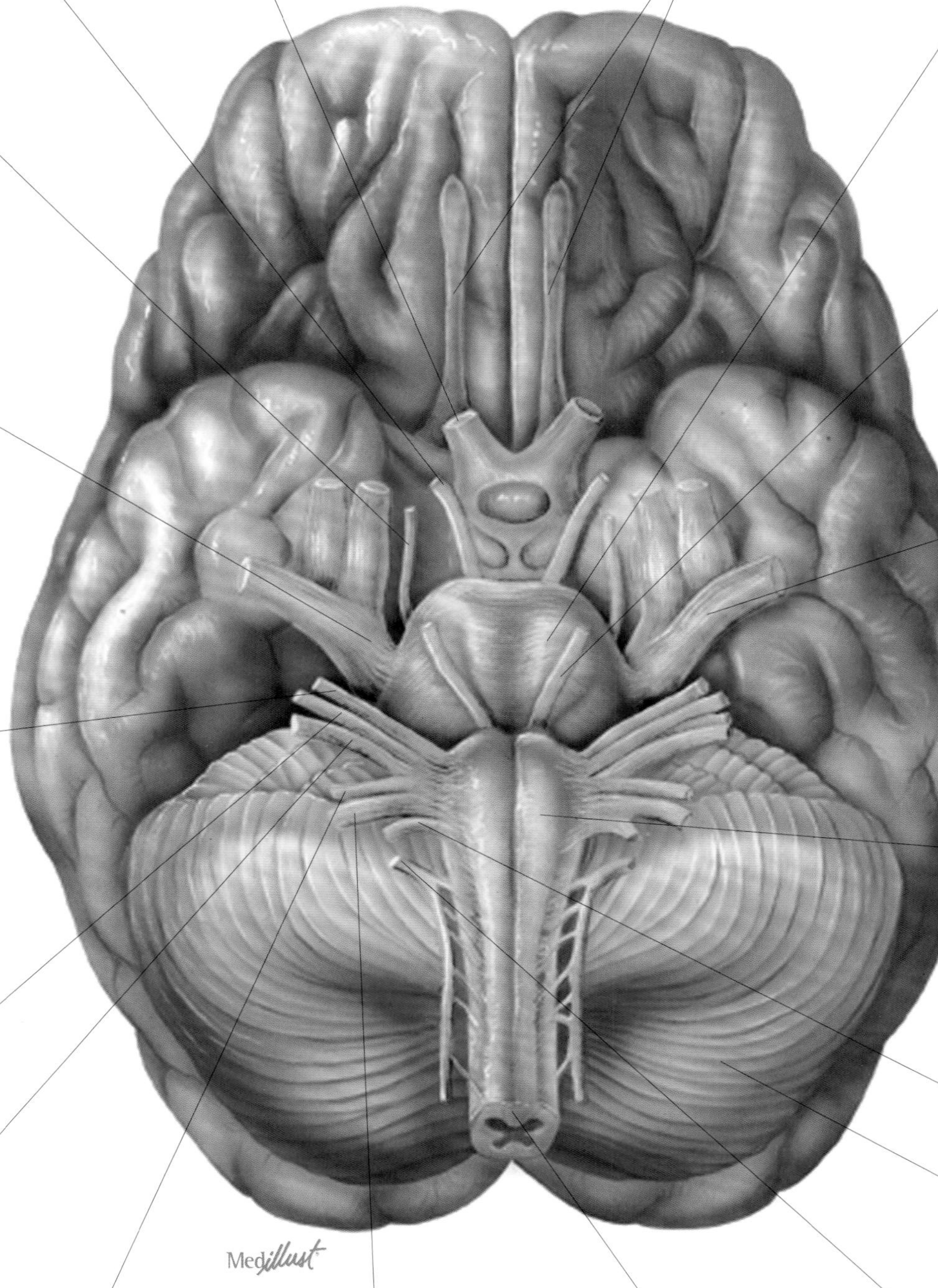
Medillust

动眼神经（Ⅲ）
oculomotor nerve (III)

动眼神经几乎完全由运动纤维组成。自中脑脚间窝下部出脑，经蝶骨上方，穿眶上裂进入眼眶。传递运动信号到眼外肌、睫状肌和瞳孔括约肌

视神经（Ⅱ）
optic nerve (II)

由视网膜收集的视觉信息经视神经向大脑内的视觉中枢传导

嗅束 olfactory tracts

将鼻腔内的嗅觉感受器捕获到的嗅觉刺激传向大脑嗅觉中枢的两条神经纤维束。其末端为嗅球，位于筛骨筛板的上方。嗅束通过嗅球与嗅神经联系

脑桥 pons

位于延髓和中脑之间的宽阔隆起，通过大脑脚与大脑相连。内部有连接大脑与脊髓的白质束走行。在背侧有第四脑室。脑桥构成脑干的中间部分

滑车神经（Ⅳ）
trochlear nerve (IV)

滑车神经在颅内走行较长，从中脑背面出脑，绕大脑脚外侧向前经眶上裂进入眼眶，控制上斜肌的运动

外展神经（Ⅵ）
abducens nerve (VI)

运动神经，从桥延沟出脑，经眶上裂进入眼眶，分支支配眼球的外直肌

三叉神经（Ⅴ）
trigeminal nerve (V)

三叉神经除接收来自脸部、口腔、眼眶与鼻腔的感觉信息，还支配咀嚼肌的运动。三叉神经自三叉神经节发出，分为3支，即眼神经、上颌神经和下颌神经。

三叉神经节 trigeminal ganglion

位于脑桥侧方，颞骨岩部尖端，呈扁平结节状，由节发出三叉神经的眼神经、上颌神经和下颌神经

面神经（Ⅶ）
facial nerve (VII)

由感觉和运动纤维组成的混合神经。由两大支构成：固有面神经和中间神经。面神经从桥延沟出脑后经内耳门进入内耳道，发出的分支到鼓室、舌、颞部、面部和颈区。分支支配面部表情肌和舌下腺及下颌下腺

延髓 medulla oblongata

脊髓向上的延续，略膨大，构成了脑干的下部。在枕骨大孔处与脊髓相连。内有连接脑和脊髓的纤维束和多种脑神经的核团。延髓内有呼吸和循环的中枢

中间神经
intermediate nerve

面神经的感觉支，自桥延沟入脑，在内耳道内走行与面神经平行。在颞骨岩部与面神经会合。中间神经分布于舌、舌下腺和下颌下腺

副神经（Ⅺ）
accessory nerve (XI)

为运动神经。由起自脊髓和延髓的两个神经根组成。副神经发出分支分别到达软腭、喉、咽并支配斜方肌和胸锁乳突肌的运动，部分分支加入迷走神经

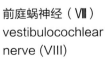

前庭蜗神经（Ⅷ）
vestibulocochlear nerve (VIII)

经桥延沟出脑后进入内耳道，传递听觉和位觉信息，维持姿态的平衡

舌咽神经（Ⅸ）
glossopharyngeal nerve (IX)

起自延髓的、由感觉和运动纤维组成的混合神经，经颈静脉孔出颅。发出分支分布于颈动脉、舌和咽部，支配部分咽喉肌

迷走神经（Ⅹ）
vagus nerve (X)

由感觉和运动纤维组成的混合神经，在舌咽神经下方从延髓穿出，经颈静脉孔出颅，下行经过颈部、胸部，到达腹部。在其走行过程中发出许多分支

脊髓
spinal cord

位于椎管内，略呈扁柱状，向上与延髓相连。脊髓内包含神经传导通路，并发出脊神经分布于全身

舌下神经（Ⅻ）
hypoglossal nerve (XII)

属运动神经，自延髓的外侧发出。支配大部分舌肌

小脑 cerebellum

小脑在大脑枕叶的下面，脑桥后方，位于枕骨后的小脑窝内。由两个侧叶和位于中间的小脑蚓构成。主要功能是调节全身骨骼肌的运动，维持平衡和协调姿势等

脑神经的分布 distribution of the cranial nerves

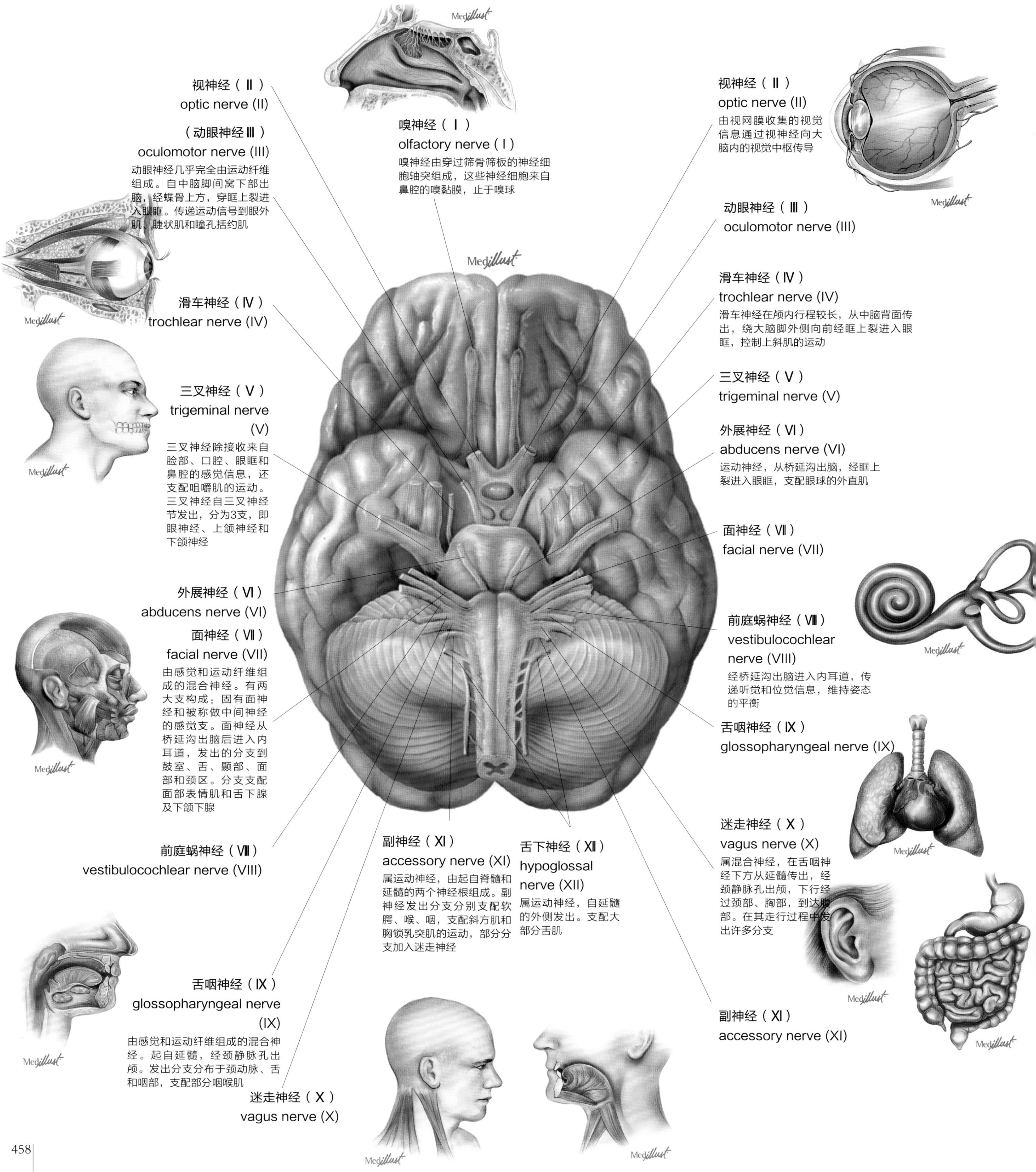

视神经（Ⅱ）
optic nerve (II)
（动眼神经Ⅲ）
oculomotor nerve (III)
动眼神经几乎完全由运动纤维组成。自中脑脚间窝下部出脑，经蝶骨上方，穿眶上裂进入眼眶。传递运动信号到眼外肌、睫状肌和瞳孔括约肌
嗅神经（Ⅰ）
olfactory nerve (I)
嗅神经由穿过筛骨筛板的神经细胞轴突组成，这些神经细胞来自鼻腔的嗅黏膜，止于嗅球
视神经（Ⅱ）
optic nerve (II)
由视网膜收集的视觉信息通过视神经向大脑内的视觉中枢传导
动眼神经（Ⅲ）
oculomotor nerve (III)
滑车神经（Ⅳ）
trochlear nerve (IV)
滑车神经（Ⅳ）
trochlear nerve (IV)
滑车神经在颅内行程较长，从中脑背面传出，绕大脑脚外侧向前经眶上裂进入眼眶，控制上斜肌的运动
三叉神经（Ⅴ）
trigeminal nerve (V)
三叉神经除接收来自脸部、口腔、眼眶和鼻腔的感觉信息，还支配咀嚼肌的运动。三叉神经自三叉神经节发出，分为3支，即眼神经、上颌神经和下颌神经
三叉神经（Ⅴ）
trigeminal nerve (V)
外展神经（Ⅵ）
abducens nerve (VI)
运动神经，从桥延沟出脑，经眶上裂进入眼眶，支配眼球的外直肌
外展神经（Ⅵ）
abducens nerve (VI)
面神经（Ⅶ）
facial nerve (VII)
面神经（Ⅶ）
facial nerve (VII)
由感觉和运动纤维组成的混合神经。有两大支构成：固有面神经和被称做中间神经的感觉支。面神经从桥延沟出脑后进入内耳道，发出的分支到鼓室、舌、颞部、面部和颈区。分支支配面部表情肌和舌下腺及下颌下腺
前庭蜗神经（Ⅷ）
vestibulocochlear nerve (VIII)
经桥延沟出脑进入内耳道，传递听觉和位觉信息，维持姿态的平衡
舌咽神经（Ⅸ）
glossopharyngeal nerve (IX)
前庭蜗神经（Ⅷ）
vestibulocochlear nerve (VIII)
迷走神经（Ⅹ）
vagus nerve (X)
属混合神经，在舌咽神经下方从延髓传出，经颈静脉孔出颅，下行经过颈部、胸部，到达腹部。在其走行过程中发出许多分支
副神经（Ⅺ）
accessory nerve (XI)
属运动神经，由起自脊髓和延髓的两个神经根组成。副神经发出分支分别支配软腭、喉、咽，支配斜方肌和胸锁乳突肌的运动，部分分支加入迷走神经
舌下神经（Ⅻ）
hypoglossal nerve (XII)
属运动神经，自延髓的外侧发出。支配大部分舌肌
舌咽神经（Ⅸ）
glossopharyngeal nerve (IX)
由感觉和运动纤维组成的混合神经。起自延髓，经颈静脉孔出颅。发出分支分布于颈动脉、舌和咽部，支配部分咽喉肌
副神经（Ⅺ）
accessory nerve (XI)
迷走神经（Ⅹ）
vagus nerve (X)

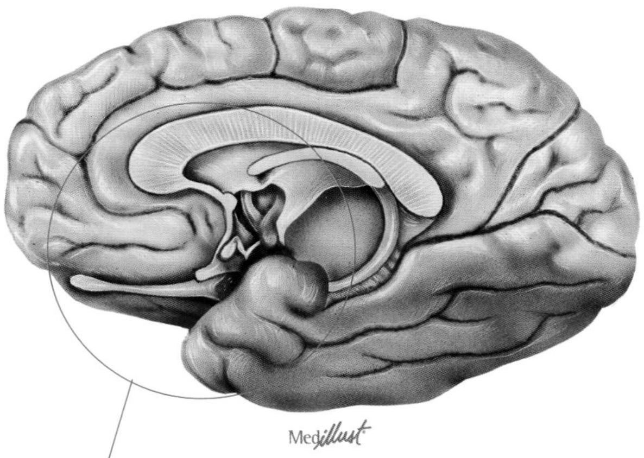

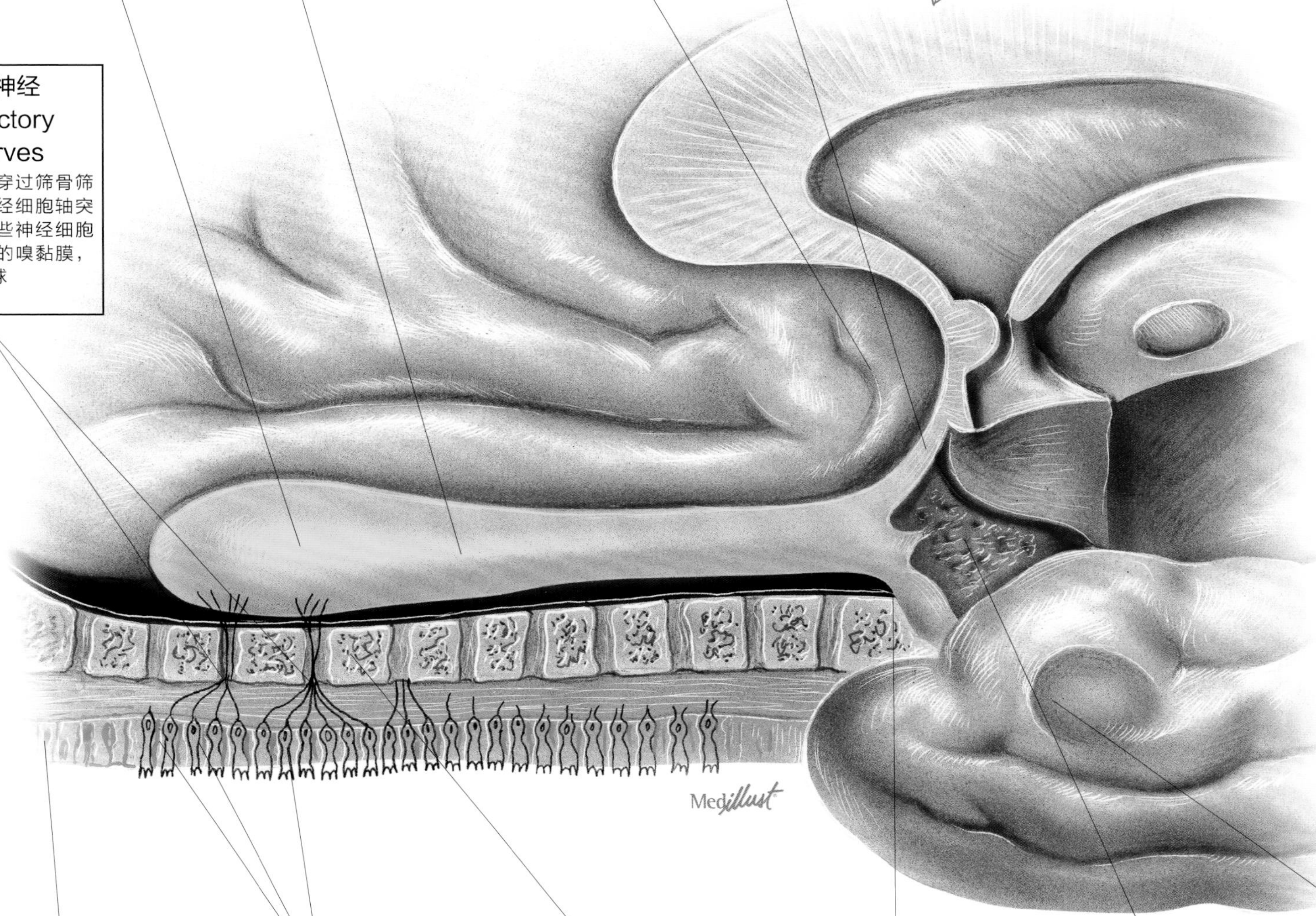
嗅球
olfactory bulb
嗅束末端的膨大，位于筛骨筛板的上方。接收嗅神经传来的嗅觉信息并经嗅束传递到大脑的嗅觉中枢海马
嗅束
olfactory tract
将鼻腔内的嗅觉感受器捕获到的嗅觉刺激传向大脑嗅觉中枢的两条神经纤维束。其末端为嗅球，位于筛骨筛板的上方，邻近鼻腔嗅黏膜，嗅束通过嗅球与嗅神经联系
内侧嗅区
internal olfactory area
接收内侧嗅纹传导的信号。内部有许多核团，位于大脑内侧面，丘脑的前上方
内侧嗅纹
internal olfactory stria
嗅束经过额叶的下方进入嗅三角分为两束，内侧嗅纹终止于位于胼胝体嘴前端的内侧嗅区
嗅神经
olfactory nerves
嗅神经由穿过筛骨筛板的嗅神经细胞轴突组成，这些神经细胞来自鼻腔的嗅黏膜，终止于嗅球
嗅黏膜
olfactory mucosa
覆盖鼻腔的后上部的鼻黏膜，内有嗅觉感受器，可感受嗅觉刺激
嗅细胞（感受器）
olfactory cells
(or receptors)
可感受嗅觉刺激（气味）的双极神经细胞。一极呈树突状，末端有大量纤毛，分布于嗅黏膜，另一极形成嗅神经
筛骨筛板
cribiform plate of the ethmoid bone
位于鼻腔上方的水平骨性薄层结构，该结构由鸡冠基底部向侧方延伸。该结构得名于其上大量的小孔，这些小孔是鼻腔嗅神经纤维走行、终止于嗅球的通道，通过这些小孔鼻腔和颅腔相交通
外侧嗅纹
external olfactory stria
嗅束经过额叶的下方进入嗅三角分为两束，外侧嗅纹终止于位于海马旁回前端的外侧嗅区
前穿质
anterior perforated substance
位于嗅束底部，内外侧嗅纹之间，有多个小孔，为血管穿行的通道
外侧嗅区
external olfactory area
接收外侧嗅纹传导的信息，包含杏仁核及其他一些神经核团，是大脑的主要嗅觉中枢，接收大部分复杂的嗅觉刺激信息。内外嗅觉区与丘脑、下丘脑、海马和部分脑干神经核团等有联系

第Ⅱ对脑神经. 视神经　Ⅱcranial pair. optic nerve

模式图　schema

眼球 eyeballs

为视觉器官，位于眼眶内。眼球前部由眼睑覆盖。眼球的视网膜可接收光刺激，同时其内部的细胞可将光刺激转换成神经刺激。视网膜发出神经纤维构成视神经

大脑脚
cerebral peduncles

大脑脚为一对连接大脑和脑桥的纤维柱状结构，内部有中脑水管。大脑脚内有出入大脑的神经传导路，还包含部分灰质核团和白质纤维束。大脑脚组成了中脑的前部和脑干的上部

嗅束 olfactory tract

将鼻腔内的嗅觉感受器捕获到的嗅觉刺激传向大脑嗅觉中枢的两条神经纤维束。其末端为嗅球，位于筛骨筛板的上方，邻近鼻腔嗅黏膜，嗅束通过嗅球与嗅神经联系

视神经
optic nerve

连接眼球与中枢神经系统的粗大神经，由视网膜神经节细胞发出的神经纤维组成。通过视神经孔离开眼眶向后到达视交叉，在此处一部分神经纤维交叉到对侧，同对侧部分神经纤维汇合为视束到达外侧膝状体，再由此发出纤维终止于枕叶视觉中枢。视神经将光线刺激转化成神经冲动后传向枕叶视觉中枢

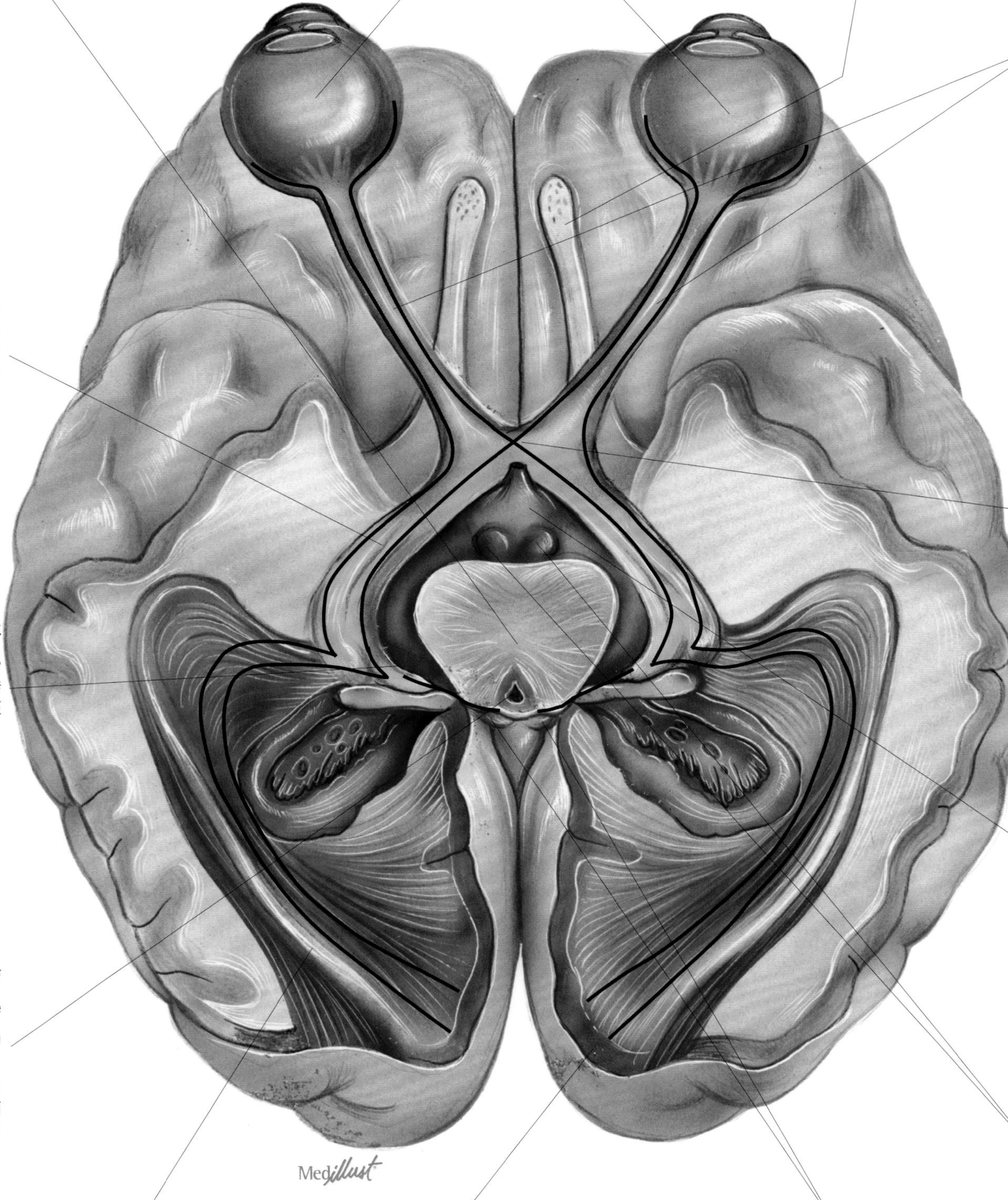

视束 optic tract

视束以大脑脚为界限，由视交叉后部延续上行。包含视神经纤维。终止于外侧膝状体

视交叉
optic chiasm

视交叉由左右视神经相互交叉组成，来自双侧视网膜鼻侧半的视神经纤维相互交叉并在对侧的视束中继续上行，来自于视网膜颞侧半的纤维不交叉，在同侧视束继续上行

外侧膝状体
lateral geniculate nucleus

位于丘脑枕后下方，接收视束传导的视觉信息。再将信息经膝距纤维传向视觉中枢

灰结节
tuber cinereum

中脑水管
aqueduct of the midbrain

中脑水管穿过大脑脚，通向位于脑桥和延髓内部的第四脑室，可使脑脊液在第三脑室和第四脑室间流通

乳头体
mamillary bodies

视辐射
optic radiation

为外侧膝状体内的神经细胞发出的神经纤维，称为膝距纤维，终止于大脑枕叶距状沟周围的大脑皮质

脑视觉中枢
visual cerebral cortex

该皮质层位于枕叶的内侧面，距状沟周围。主要功能为整合分析由视网膜接收并传递的视觉信号

四叠体 quadrigeminal bodies

四叠体由4个结节状突起（上丘、下丘）组成，位于大脑脚的后面，中脑导水管之后，内部为灰质核团。四叠体前部接收部分视觉纤维（称为瞳孔纤维），进而调节虹膜的收缩。该结构后部参与听觉信号的传播

第Ⅲ、Ⅳ、Ⅵ对脑神经. 动眼神经. 滑车神经和外展神经
Ⅲ, Ⅳ, and Ⅵ cranial pairs. oculomotor, trochlear and abducens nerves

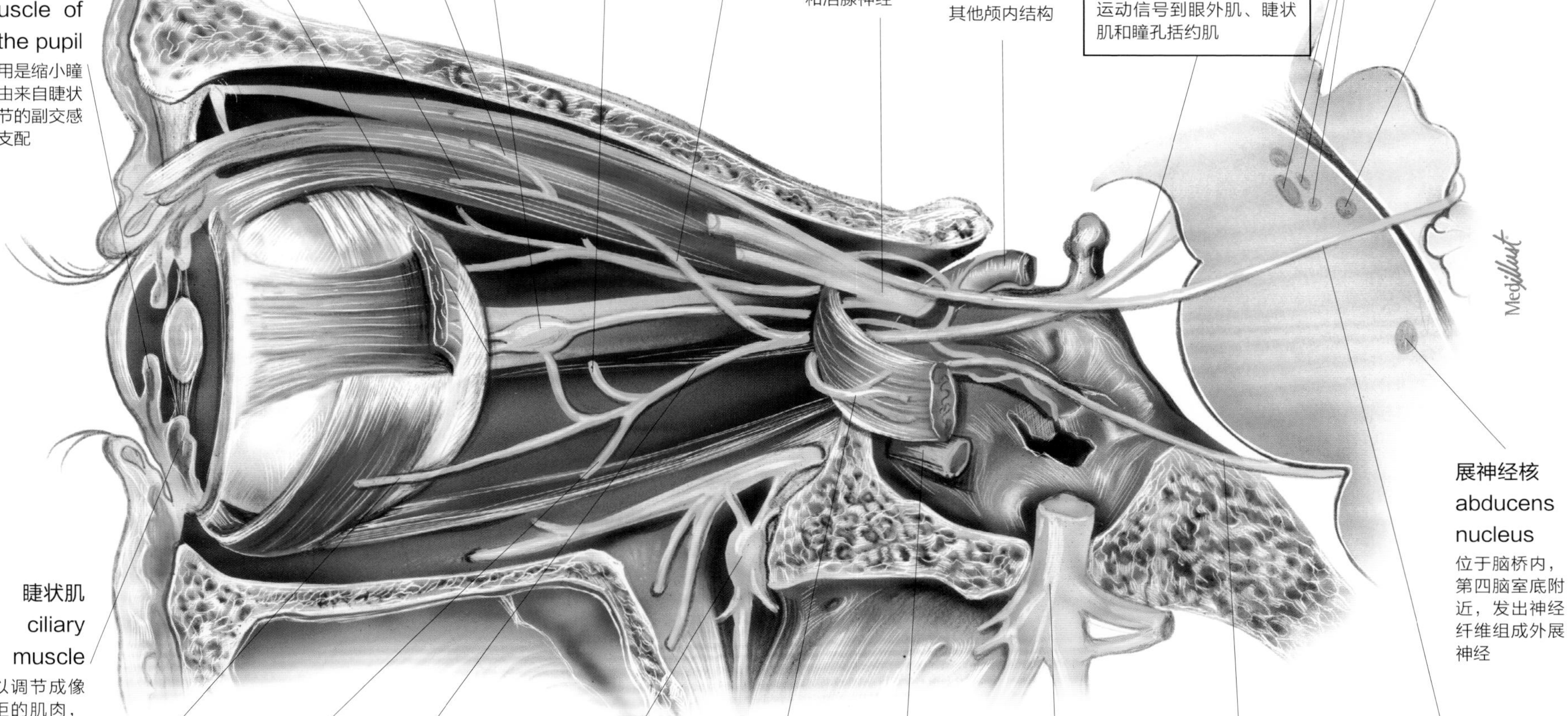

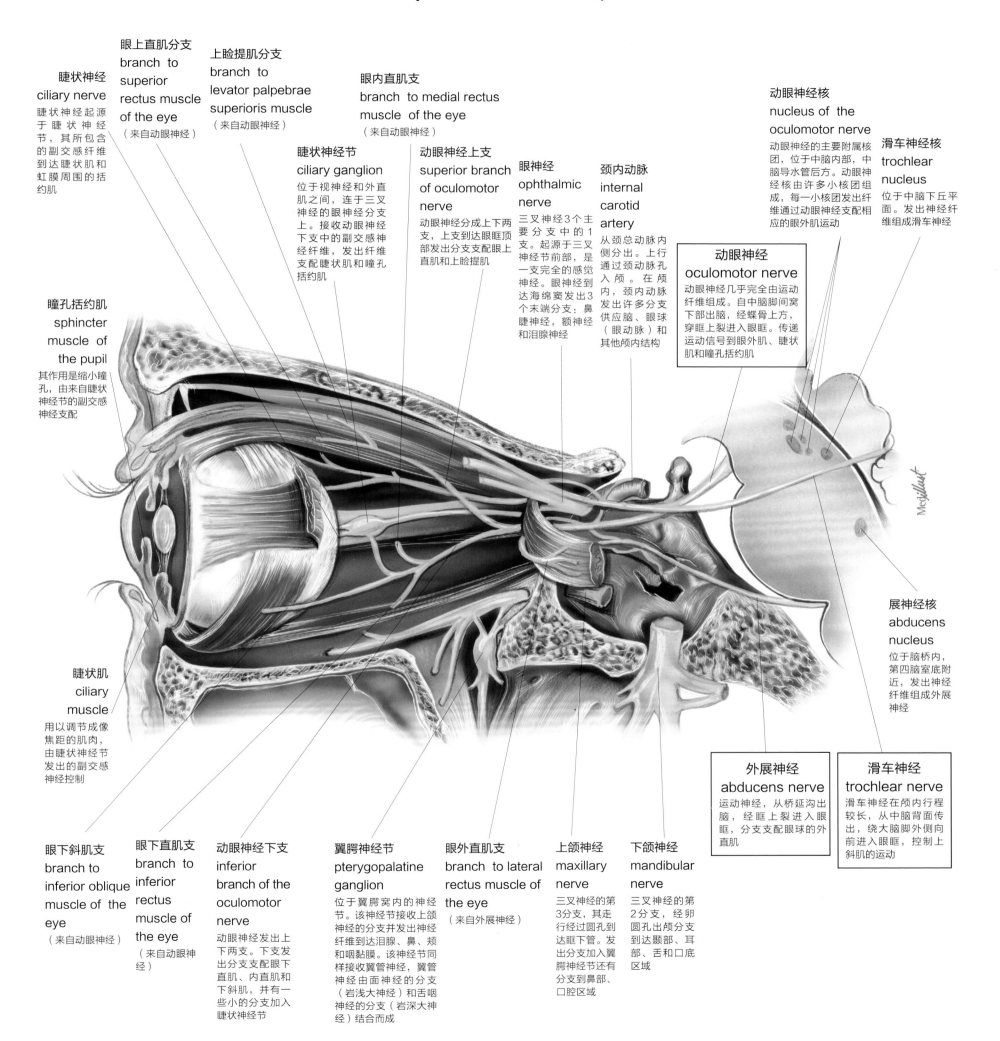

睫状神经
ciliary nerve
睫状神经起源于睫状神经节，其所包含的副交感纤维到达睫状肌和虹膜周围的括约肌
眼上直肌分支
branch to superior rectus muscle of the eye
（来自动眼神经）
上睑提肌分支
branch to levator palpebrae superioris muscle
（来自动眼神经）
眼内直肌支
branch to medial rectus muscle of the eye
（来自动眼神经）
睫状神经节
ciliary ganglion
位于视神经和外直肌之间，连于三叉神经的眼神经分支上。接收动眼神经下支中的副交感神经纤维，发出纤维支配睫状肌和瞳孔括约肌
动眼神经上支
superior branch of oculomotor nerve
动眼神经分成上下两支，上支到达眼眶顶部发出分支支配眼上直肌和上睑提肌
眼神经
ophthalmic nerve
三叉神经3个主要分支中的1支。起源于三叉神经节前部，是一支完全的感觉神经。眼神经到达海绵窦发出3个末端分支：鼻睫神经，额神经和泪腺神经
颈内动脉
internal carotid artery
从颈总动脉内侧分出。上行通过颈动脉孔入颅。在颅内，颈内动脉发出许多分支供应脑、眼球（眼动脉）和其他颅内结构
动眼神经核
nucleus of the oculomotor nerve
动眼神经的主要附属核团，位于中脑内部，中脑导水管后方。动眼神经核由许多小核团组成，每一小核团发出纤维通过动眼神经支配相应的眼外肌运动
滑车神经核
trochlear nucleus
位于中脑下丘平面。发出神经纤维组成滑车神经
动眼神经
oculomotor nerve
动眼神经几乎完全由运动纤维组成。自中脑脚间窝下部出脑，经蝶骨上方，穿眶上裂进入眼眶。传递运动信号到眼外肌、睫状肌和瞳孔括约肌
瞳孔括约肌
sphincter muscle of the pupil
其作用是缩小瞳孔，由来自睫状神经节的副交感神经支配
睫状肌
ciliary muscle
用以调节成像焦距的肌肉，由睫状神经节发出的副交感神经控制
展神经核
abducens nucleus
位于脑桥内，第四脑室底附近，发出神经纤维组成外展神经
外展神经
abducens nerve
运动神经，从桥延沟出脑，经眶上裂进入眼眶，分支支配眼球的外直肌
滑车神经
trochlear nerve
滑车神经在颅内行程较长，从中脑背面传出，绕大脑脚外侧向前进入眼眶，控制上斜肌的运动
眼下斜肌支
branch to inferior oblique muscle of the eye
（来自动眼神经）
眼下直肌支
branch to inferior rectus muscle of the eye
（来自动眼神经）
动眼神经下支
inferior branch of the oculomotor nerve
动眼神经发出上下两支。下支发出分支支配眼下直肌、内直肌和下斜肌，并有一些小的分支加入睫状神经节
翼腭神经节
pterygopalatine ganglion
位于翼腭窝内的神经节。该神经节接收上颌神经的分支并发出神经纤维到达泪腺、鼻、颊和咽黏膜。该神经节同样接收翼管神经，翼管神经由面神经的分支（岩浅大神经）和舌咽神经的分支（岩深大神经）结合而成
眼外直肌支
branch to lateral rectus muscle of the eye
（来自外展神经）
上颌神经
maxillary nerve
三叉神经的第3分支，其走行经过圆孔到达眶下管。发出分支加入翼腭神经节还有分支到鼻部、口腔区域
下颌神经
mandibular nerve
三叉神经的第2分支，经卵圆孔出颅分支到达颞部、耳部、舌和口底区域

第Ⅴ对脑神经. 三叉神经 Ⅴcranial pair. trigeminal nerve

眶下神经上牙槽支
superior alveolar branches of infraorbital nerve
为三叉神经3大支之一的上颌神经的分支。到达上牙槽，分为前、中、后3个神经丛

颧支
zygomatic branch
上颌神经的分支，沿眼眶外侧壁走行，发出分支分布于颞部、颧部和泪腺，分布于泪腺的分支加入眼神经的泪腺神经

泪腺神经
lacrimal nerve
眼神经的分支，经眶上裂进入眼眶，末梢分布于上眼睑和泪腺

睫状神经节
ciliary ganglion
位于视神经和外直肌之间，连于眼神经分支上。接收动眼神经下支中的副交感神经纤维，发出纤维支配睫状肌和瞳孔括约肌

额神经
frontal nerve
眼神经的分支，通过眶裂进入眼眶。在眼眶内又分为内外两支，外侧支分布于眶上区域，内侧支分布于鼻根、上眼睑和额区的一部分

鼻睫神经
nasociliary nerve
眼神经的分支，经眶上裂进入眼眶。有两个主要的分支，筛前神经经筛孔进入鼻腔后分布于鼻中隔；另一支为滑车下神经，分布于鼻背和泪囊。鼻睫神经还发出分支到达睫状神经节

上颌神经
maxillary nerve
三叉神经分支之一，为起源于三叉神经节的感觉神经，通过圆孔出颅达到翼腭窝。发出分支加入翼腭神经节以及鼻部和口腔区域的其他一些神经分支

眼神经小脑幕（脑膜）分支
tentorial (meningeal) branch of ophthalmic nerve
眼神经的一个小分支，向后走行到达脑膜

眼神经
ophthalmic nerve
三叉神经的3大分支之一。起源于三叉神经节前部，是一支完全的感觉神经。眼神经到达海绵窦发出3个终支：鼻睫神经、额神经和泪腺神经

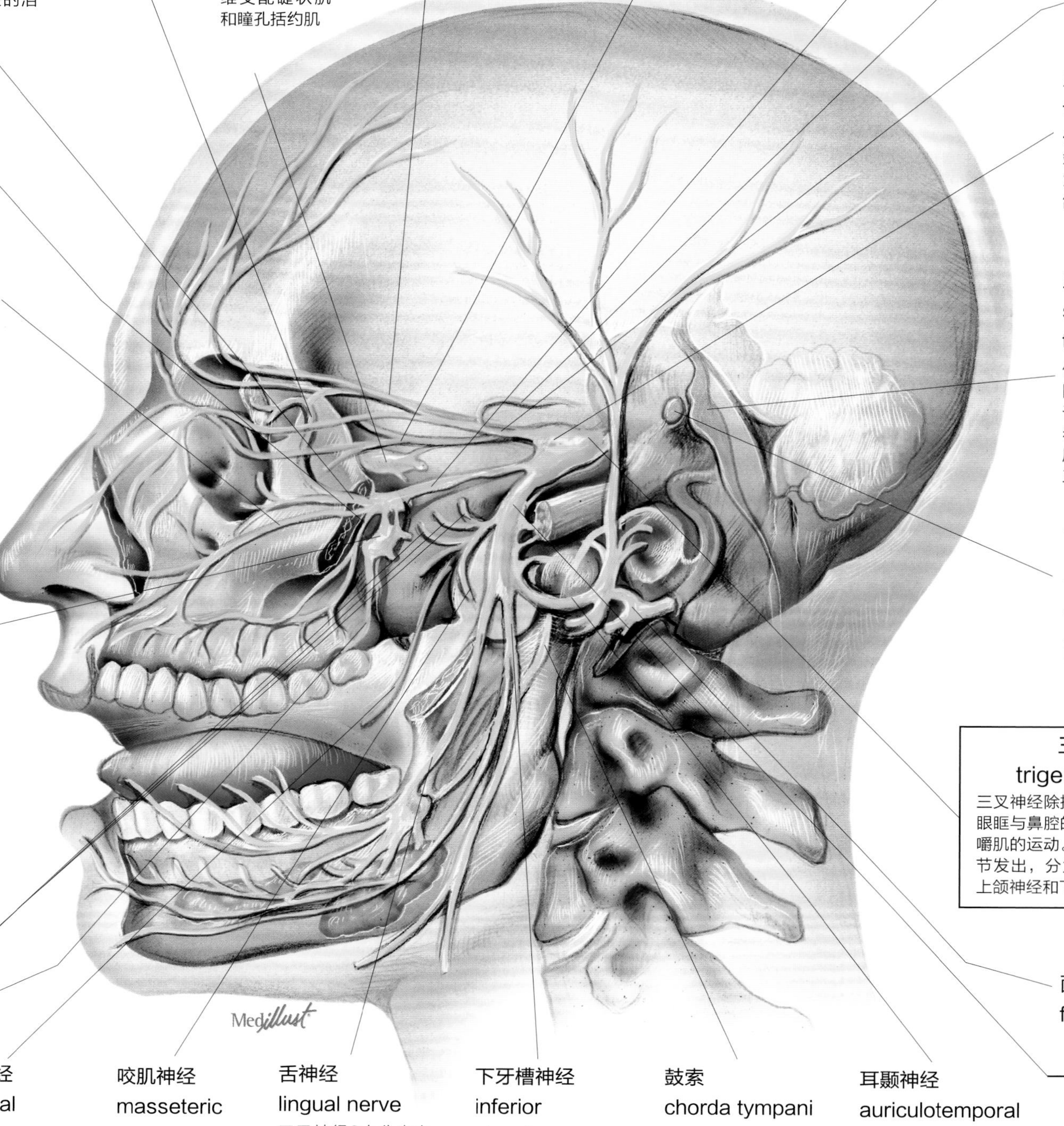

Medillust

眶下神经
infraorbital nerve
上颌神经的延续，穿过眶下管发出神经分支，升支到达眼睑区域，降支到达上唇、面颊和鼻部区域

翼腭神经节
pterygopalatine ganglion
位于翼腭窝内的神经节。从上颌神经分出的部分纤维经此节分布于泪腺、鼻颊和咽黏膜。翼腭神经节还接收翼管神经，翼管神经由面神经的分支（岩浅大神经）和舌咽神经的分支（岩深大神经）组成

颞深神经
deep temporal nerves
下颌神经的前运动支，支配翼外肌和颞肌

三叉神经节
trigeminal ganglion
位于脑桥侧方、颞骨岩部尖端的扁平结节状结构。由节发出眼神经、上颌神经和下颌神经

三叉神经感觉核
sensory nucleus of the trigeminal nerve
位于脑桥和延髓内的柱形核团，向下可达脊髓。来自于三叉神经节（位于颞骨岩部）的感觉纤维进入脑桥后，向上向下走行，终止于三叉神经感觉核

三叉神经运动核
motor nucleus of the trigeminal nerve
位于脑桥内的圆形核团，发出三叉神经的运动纤维。在主核团之上有一个副核团

三叉神经
trigeminal nerve
三叉神经除接收来自面部、口腔、眼眶与鼻腔的感觉信息，还支配咀嚼肌的运动。三叉神经自三叉神经节发出，分为3大支，即眼神经、上颌神经和下颌神经。

面神经（Ⅶ）
facial nerve（Ⅶ）

腭大神经和腭小神经
greater and lesser palatine nerves
上颌神经的分支，起源于翼腭神经节下方。到达鼻部和腭前、中、后部

颊神经
buccal nerve
下颌神经向前的分支，分布于颊黏膜，司感觉

咬肌神经
masseteric nerve
下颌神经向前的分支。运动纤维支配部分颞肌和咬肌，另外还分支到颞下颌关节

舌神经
lingual nerve
三叉神经3大分支之一的下颌神经向前的分支。向下走行到达舌，分支分布于舌黏膜、软腭和扁桃体，由鼓索加入舌神经的神经纤维分布于舌下腺和下颌下腺

下牙槽神经
inferior alveolar nerve
下颌神经向后的分支，进入下颌管。发出上下两支到达下牙槽和颏部，发出侧支支配下颌舌骨肌

鼓索
chorda tympani nerve
面神经在面神经管内出茎乳孔前的分支，从面神经分出后进入鼓室并发出分支。出颅后，下行加入舌神经。调节舌下腺和下颌下腺的分泌及舌前2/3味觉

耳颞神经
auriculotemporal nerve
三叉神经的分支——下颌神经的后部分支。到达颞部，分支分布于腮腺、外耳道、耳廓、颞下颌关节以及颞部皮肤。走行中有面神经的分支加入

下颌神经
mandibular nerve
三叉神经的3个主要分支之一，并且是唯一的一支除了感觉纤维之外还包含支配咀嚼肌的运动纤维的分支。该神经起源于三叉神经节底部，通过卵圆孔出颅。在分成前后两终末支之前，发出脑膜后支

第Ⅶ对脑神经. 面神经 Ⅶ cranial pair. facial nerve

颞支
temporal branch
面神经向面前上方的分支，神经终末分布于颞肌、额肌、眼轮匝肌及皱眉肌

翼腭神经节
pterygopalatine ganglion
位于翼腭窝内的神经节。从上颌神经分出的部分纤维经此节分布于泪腺、鼻颊和咽黏膜。翼腭神经节还接收翼管神经，翼管神经由面神经的分支（岩浅大神经）和舌咽神经的分支（岩深大神经）组成

耳神经节
otic ganglion
此神经节位于颅底卵圆孔下方，接收来自面神经的分支岩浅小神经和舌咽神经的分支岩深小神经。由节发出神经纤维到达腮腺，调节腮腺分泌

翼管神经
nerve of pterygoid canal
由岩浅大神经和岩深大神经组成，终止于翼腭神经节

岩浅小神经
lesser superficial petrous nerve

岩浅大神经
greater superficial petrous nerve
面神经在颞骨岩部内的分支，起自膝神经节。此分支与舌咽神经的分支岩深大神经汇合后组成翼管神经，终止于翼腭神经节

膝神经节
geniculate ganglion
位于颞骨岩部面神经管内，发出感觉纤维组成中间神经

颧支
zygomatic branch
面神经下部的分支，其神经终末分布于眶下和口周肌群（颧大肌，颧小肌，提上唇肌和提口角肌等），此外同颊支交汇组成腮腺丛

面神经运动核团
motor nucleus of the facial nerve
位于脑桥中部，上泌涎核附近，发出躯体运动纤维参与组成面神经

鼓索
chorda tympani nerve
面神经在面神经管内出茎乳孔前的分支，从面神经分出后进入鼓室并发出分支。出颅后，下行加入舌神经。调节舌下腺和下颌下腺的分泌

孤束核
solitary tract nucleus
位于延髓内的狭长核团，其上部接受来自中间神经的感觉纤维，此外舌咽神经和迷走神经中的内脏感觉纤维也终止于此核

腮腺丛
parotid plexus
在腮腺处由面神经的分支颧支和颊支组成的神经丛

中间神经
intermediate nerve
感觉神经，经桥延沟穿出后伴随面神经进入内耳道。在颞骨岩部内与面神经会合。中间神经分布于舌、舌下腺和下颌下腺

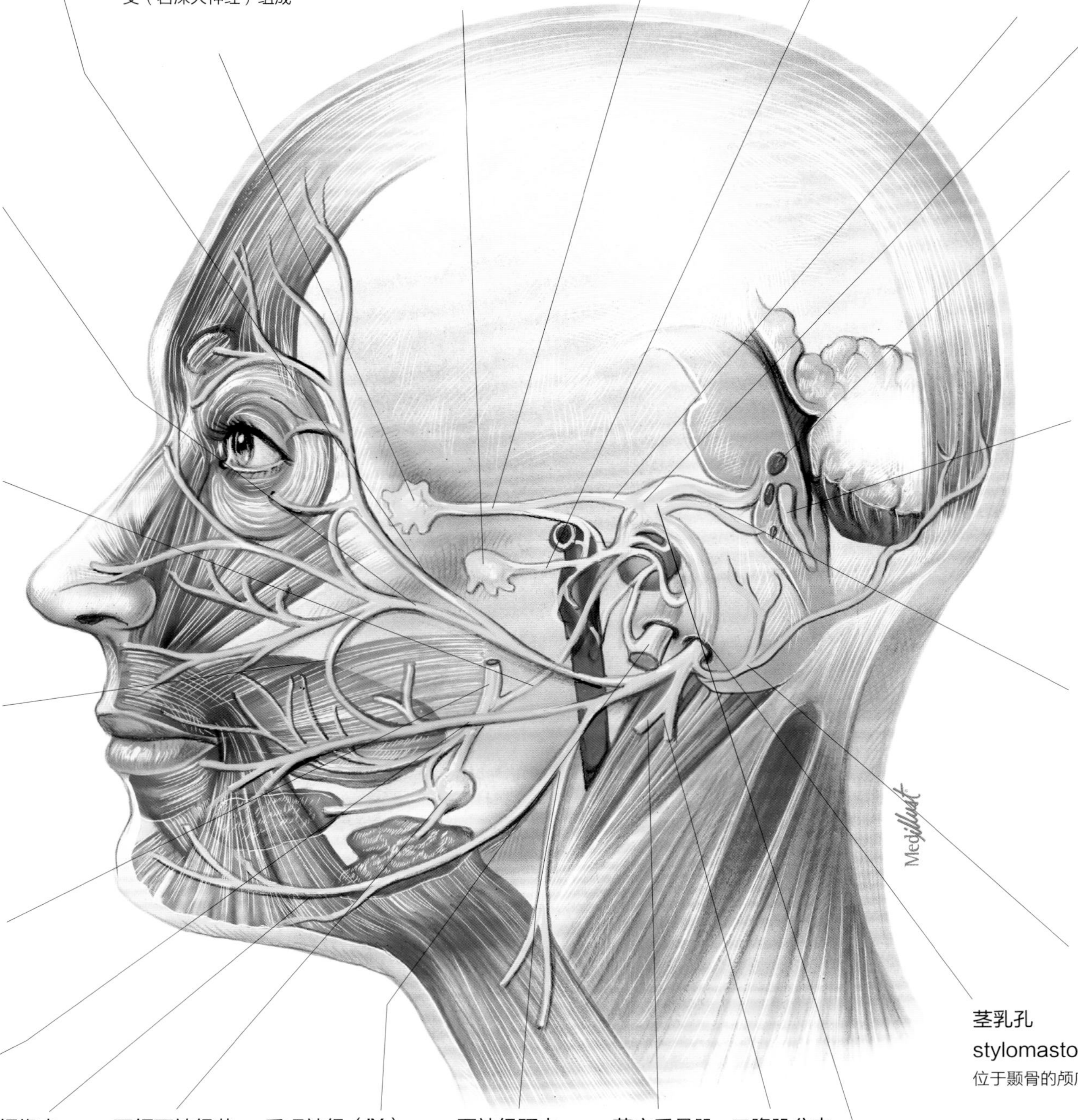

舌神经
lingual nerve
颌神经向前的分支。向下走行到达舌，分支分布于舌黏膜、软腭和扁桃体，由鼓索加入舌神经的神经纤维分布于舌下腺和下颌下腺

耳后神经
posterior auricular nerve
面神经的颅外分支。经过乳突后分出两支：枕支支配枕肌，耳支分布于外耳肌

茎乳孔
stylomastoid foramen
位于颞骨的颅底部，面神经由此穿出

颊支
buccal branch
面神经的上部分支，支配口周肌群（颊肌，口轮匝肌，降口角肌等）。同颧支共同组成腮腺丛

下颌缘支
marginal mandibular branch
面神经到达下颌区域的分支，支配颈部、颏部肌肉，笑肌和降下唇肌

下颌下神经节
submandibular ganglion
此神经节接收舌神经的神经纤维并支配下颌下腺和舌下腺

舌咽神经（Ⅸ）
glossopharyngeal nerve (IX)
由感觉和运动纤维组成的混合神经，起自延髓，经颈静脉孔出颅。发出分支加入面神经，主干经鼓室，穿过颞骨岩部分布于颈动脉、舌和咽部，支配部分咽喉肌

面神经颈支
cervical branch of the facial nerve
该分支沿颈部下行，支配颈阔肌

茎突舌骨肌分支
branch to the stylohyoid muscle
（来自面神经）

二腹肌分支
branch to the digastricus muscle
（来自面神经）

面神经 facial nerve

由感觉和运动纤维组成的混合神经。这两种纤维组成运动根和感觉根，运动根构成了面神经本干，感觉根称为中间神经，在两神经根内都包含控制泪腺和唾液腺分泌的副交感神经纤维。两神经根从桥延沟出脑，穿过颞骨岩部内的内耳道，经茎乳孔出颅。在内耳道，它们发出分支到鼓室、舌、颞部、面部和颈区。部分分支支配舌下腺、下颌下腺和面部表情肌。另外，面神经同舌咽神经有交通支

第Ⅷ对脑神经. 前庭蜗神经 Ⅷ cranial pair. vestibulocochlear nerve

前庭蜗神经
vestibulo-cochlear nerve
分布于耳蜗和前庭区的感觉神经，由蜗神经和前庭神经组成。两者结合后在颞骨岩部出内耳门，经内耳道入颅腔，经桥延沟的外侧进入脑干。蜗神经传递来自耳蜗的听觉信号刺激，前庭神经则传递位置觉刺激，有助于维持平衡

面神经（Ⅶ）
facial nerve (VII)
由感觉和运动纤维组成的混合神经。由两大支构成：固有面神经和被称作中间神经的感觉支。面神经从桥延沟出脑后进入内耳道，发出的分支到鼓室、舌、颞部、面部和颈区。分支支配舌下腺、下颌下腺和面部表情肌

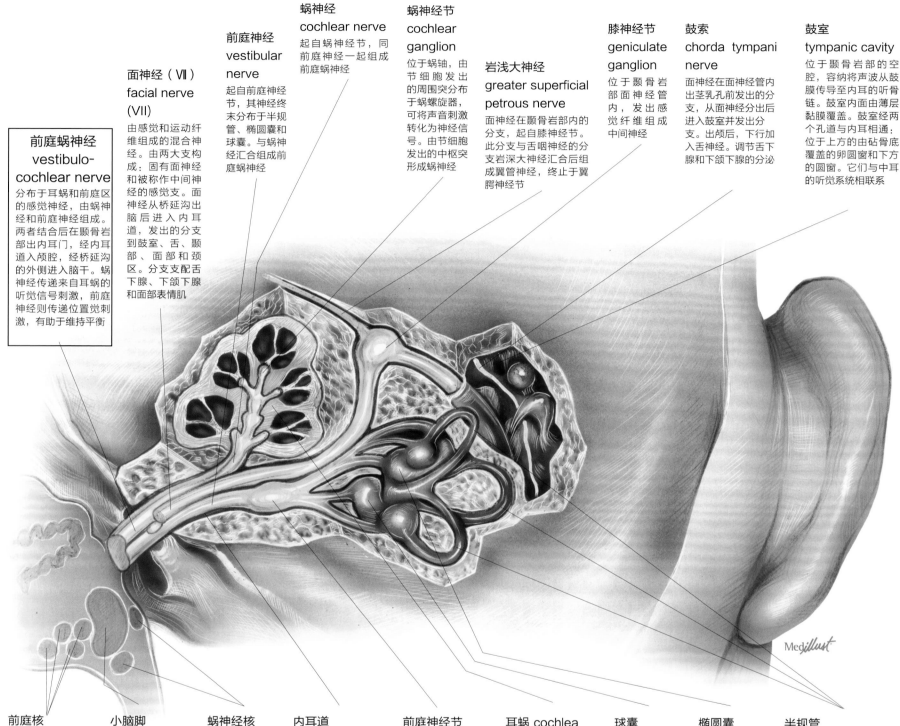

前庭神经
vestibular nerve
起自前庭神经节，其神经终末分布于半规管、椭圆囊和球囊。与蜗神经汇合组成前庭蜗神经

蜗神经
cochlear nerve
起自蜗神经节，同前庭神经一起组成前庭蜗神经

蜗神经节
cochlear ganglion
位于蜗轴，由节细胞发出的周围突分布于蜗螺旋器，可将声音刺激转化为神经信号。由节细胞发出的中枢突形成蜗神经

岩浅大神经
greater superficial petrous nerve
面神经在颞骨岩部内的分支，起自膝神经节。此分支与舌咽神经的分支岩深大神经汇合后组成翼管神经，终止于翼腭神经节

膝神经节
geniculate ganglion
位于颞骨岩部面神经管内，发出感觉纤维组成中间神经

鼓索
chorda tympani nerve
面神经在面神经管内出茎乳孔前发出的分支，从面神经分出后进入鼓室并发出分支。出颅后，下行加入舌神经。调节舌下腺和下颌下腺的分泌

鼓室
tympanic cavity
位于颞骨岩部的空腔，容纳将声波从鼓膜传导至内耳的听骨链。鼓室内面由薄层黏膜覆盖。鼓室经两个孔道与内耳相通：位于上方的由砧骨底覆盖的卵圆窗和下方的圆窗。它们与中耳的听觉系统相联系

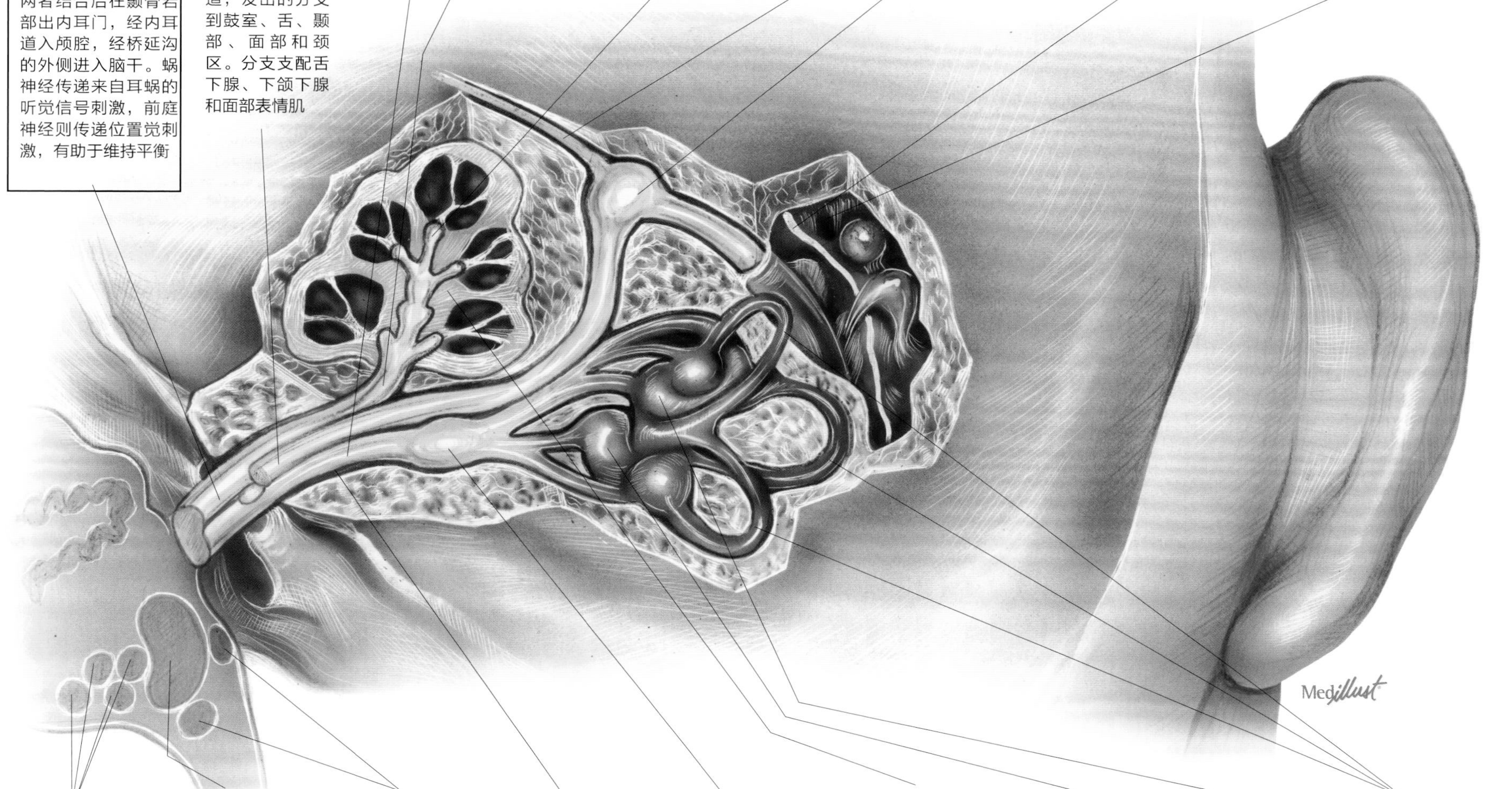

Medillust

前庭核
vestibular nuclei
位于第四脑室底，脑桥和延髓内部，由多个核团组成。主要接收来自前庭蜗神经中的前庭神经纤维

小脑脚
cerebellar peduncle
小脑脚通过内部的神经纤维束将小脑与脑桥、中脑和延髓相联系。小脑脚可分为上、中、下3部

蜗神经核
cochlear nuclei
位于小脑脚附近，由脑桥和延髓内的两个神经核团组成。接收由前庭蜗神经分出的蜗神经

内耳道
internal acoustic meatus
颞骨岩部内的一条骨性管道，开口于颞骨的小脑面。内耳道为前庭蜗神经神经（Ⅷ）、面神经（Ⅶ）和中间神经及供应内耳迷路的迷路动脉走行的通道。由此将耳蜗与颅腔相连通

前庭神经节
vestibular ganglion
位于内耳道，接收从半规管、球囊和椭圆囊传入的神经冲动，发出神经纤维组成前庭神经。主要功能是传递同姿势和平衡有关的感觉信号

耳蜗 cochlea
在前庭下方的螺旋型管道，其外面位于颞骨岩部内，称作骨性耳蜗，内部容纳膜性管道。此膜性管道包括蜗管、前庭阶和鼓阶，其功能是传导声波，由位于耳蜗中心的螺旋器将声波转化为神经信号

球囊
saccule
膜性前庭中的囊泡之一，功能与椭圆囊相同。球囊与内淋巴管相交通，含有来自椭圆囊的内淋巴液

椭圆囊
utricle
膜性前庭中的囊泡之一，既是3个半规管的起点又是终点，内含内淋巴液。椭圆囊内有斑样的感受器，可感受内淋巴液的流动，从而调节头部的姿势和位置

半规管
semicircular canals
3个以不同方位排列的管状结构（上、后和外方），有骨半规管和膜半规管，膜半规管内有嵴样的感受器，可感受同身体位置相关的内淋巴液的流动，并将此信息传递至中枢神经系统。它们对于维持身体的姿势和平衡是必须的。膜性半规管位于骨性半规管内部

第Ⅸ对脑神经. 舌咽神经 Ⅸ cranial pair. glossopharyngeal nerve

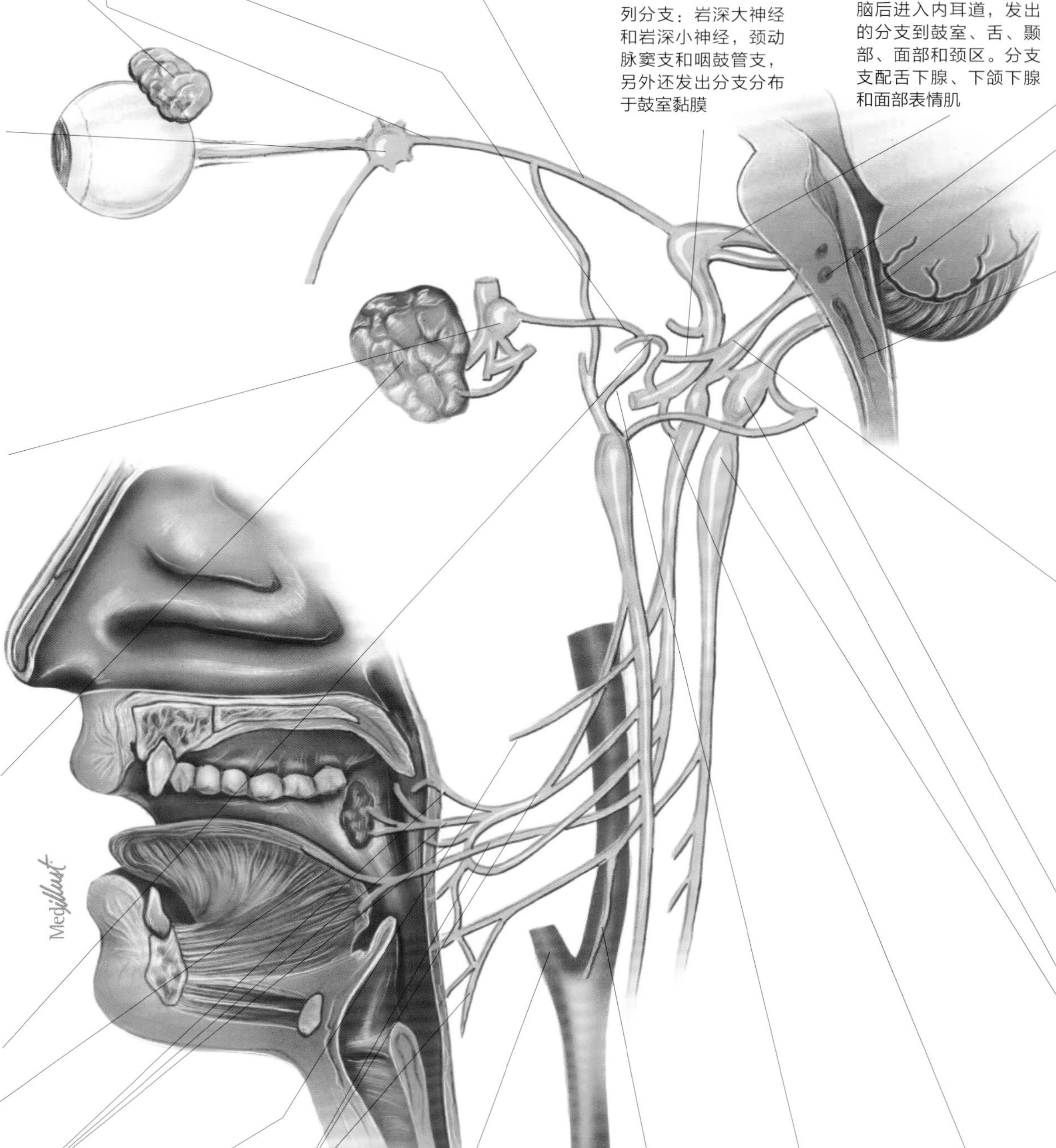

翼管神经
nerve of pterygoid canal
由岩浅大神经和岩深大神经组成，终止于翼腭神经节

岩深小神经
smaller deep petrous nerve
起自鼓室丛，有来自面神经的岩浅小神经加入。岩深小神经穿过耳神经节分布于腮腺

岩浅大神经
greater superficial petrous nerve
从鼓室丛发出后上行，走行中加入面神经的分支岩浅小神经组成翼管神经，终止于翼腭神经节

鼓室神经
tympanic nerve (or of Jacobson)
从舌咽神经的上神经节发出的外侧支，经过鼓室管到达鼓室。穿出鼓室并发出一系列分支：岩深大神经和岩深小神经，颈动脉窦支和咽鼓管支，另外还发出分支分布于鼓室黏膜

面神经（Ⅶ）
facial nerve (VII)
由感觉和运动纤维组成的混合神经。由两大支构成：固有面神经和被称做中间神经的感觉支。面神经从桥延沟出脑后进入内耳道，发出的分支到鼓室、舌、颞部、面部和颈区。分支支配舌下腺、下颌下腺和面部表情肌

下涎核
inferior salivary nucleus
位于延髓，发出副交感纤维加入舌咽神经

孤束核
solitary tract nucleus
位于延髓内的狭长核团，其上部接受来自中间神经的感觉纤维，此外舌咽神经和迷走神经中的内脏感觉纤维也终止于此核

泪腺
lacrimal gland

翼腭神经节
pterygopalatine ganglion
位于颅底部翼腭窝内的神经节。该神经节接收上颌神经的分支并发出神经纤维到达泪腺、鼻颊和咽黏膜。该神经节同样接收翼管神经，翼管神经由面神经的分支（岩浅大神经）和舌咽神经的分支（岩深大神经）结合而成

疑核
ambiguous nucleus
位于延髓内部的柱状核团，发出运动纤维加入舌咽神经。另外也发出神经纤维加入迷走神经和副神经

耳神经节
otic ganglion
位于颅底卵圆孔下方，接收面神经的分支岩浅小神经和舌咽神经的分支岩深小神经。由节发出神经纤维支配腮腺的分泌

舌咽神经
glossopharyngeal nerve
由感觉和运动纤维组成的混合神经，自延髓的外侧沟迷走神经上方出脑，经颈静脉孔出颅后发出分支加入面神经，主干经鼓室，穿过颞骨岩部，分布于颈动脉、舌和咽部，支配部分咽喉肌。舌咽神经到达舌底部，支配一部分舌肌和咽肌，同时接收这些区域黏膜的感觉信号

腮腺
parotid gland
腮腺位于口腔和下颌支外面，分为两叶，介于皮肤和咬肌之间。腮腺分泌唾液。唾液经腮腺导管排入口腔，腮腺导管开口于面颊的内侧面。腮腺内有面神经穿过，耳颞神经及交感干和颈丛部分分支也分布于腮腺

舌咽迷走神经交通支
communication to vagus nerve
起源于舌咽神经下神经节的神经分支，在颈静脉神经节高度处加入迷走神经

鼓室神经咽鼓管支
tubaric branch of the tympanic nerve
到达咽鼓管的神经分支

舌感觉支
lingual sensory branch
舌咽神经舌支的分支，管理舌后半部的感觉

咽丛
pharyngeal plexus
由舌咽神经的咽支和舌支，及交感干和迷走神经的分支构成，分布于咽部

茎突咽肌支
branch to stylopharyngeus muscle
舌咽神经的前部分支，终止于该肌肉。另一分支到达茎突舌肌

咽支和舌支
pharyngeal and lingual branches
舌咽神经的两个分支，向前到达咽和舌，支配咽和舌的肌肉

颈内动脉
internal carotid artery
从颈总动脉内侧分出。上行通过颈动脉孔入颅。在颅内，颈内动脉发出许多分支供应脑、眼球（眼动脉）和其他颅腔内结构

颈动脉支
carotid branch
舌咽神经的终末支，沿颈部平行于颈内动脉下行

鼓室神经颈鼓支
caroticotympanic nerve of the tympanic nerve
同交感干颈支相融合的鼓室神经分支

面神经交通支
communication to facial nerve
舌咽神经与面神经的交通支，不恒定

舌咽神经上下神经节
superior and inferior ganglia of the glossopharyngeal nerve
位于颈静脉孔后部附近的两个神经节。该神经节接收起源于舌黏膜和咽黏膜的舌咽神经的感觉纤维，并且发出感觉纤维到达位于延髓的孤束核

第Ⅹ对脑神经. 迷走神经 Ⅹ cranial pair. vagus nerve

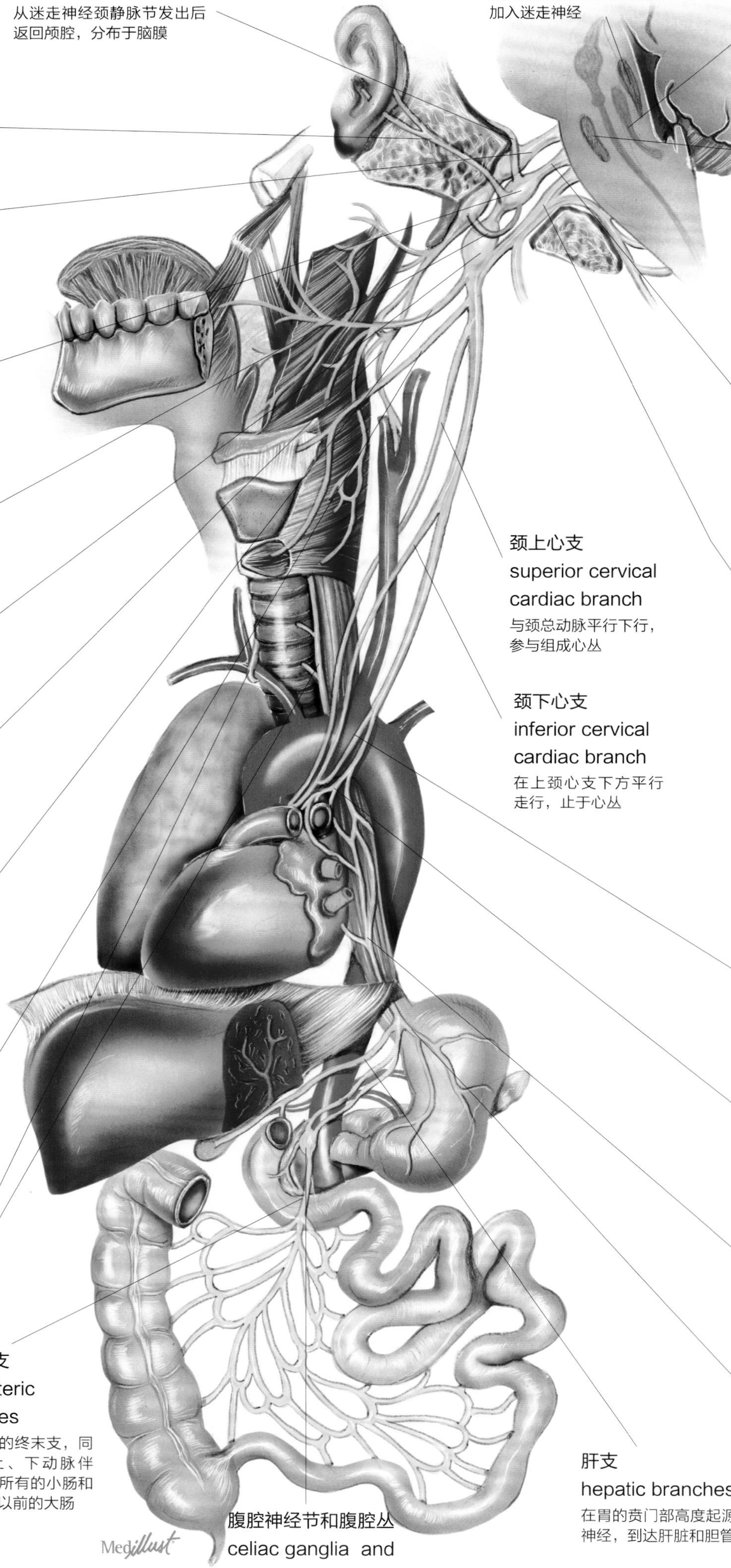

耳支
auricular branch
起源于颈静脉节的神经分支，穿行经过颞骨岩部加入面神经。该分支到达外耳道

脑膜支
meningeal branch
从迷走神经颈静脉节发出后返回颅腔，分布于脑膜

舌咽神经（Ⅸ）
glossopharyngeal nerve (Ⅸ)
舌咽神经是一支混合神经，自迷走神经上方，经延髓外侧部的侧副沟后方出脑。该神经同迷走神经有交通支

上神经节
superior ganglion
在颈静脉孔后部，位于迷走神经走行路径上的一个神经节，从该神经节发出迷走神经的部分感觉纤维

舌咽迷走神经交通支
communicating branch to glossopharyngeal nerve
起源于舌咽神经下神经节的一个分支，在颈静脉孔高度加入迷走神经

下神经节
inferior ganglion
位于上神经节下方，发出部分迷走神经的感觉纤维

颈动脉支
carotid branches
舌咽神经发出的分支，和交感神经系统一起构成颈动脉丛

咽支
pharyngeal branches
迷走神经向前的分支，与舌咽神经的分支一起构成咽丛，支配大部分的软腭和咽部肌肉（软腭提肌，舌腭肌，腭咽肌，上、中、下咽缩肌，茎突咽肌和咽鼓管咽肌）

喉上神经
superior laryngeal nerve
自迷走神经的结状（下）神经节发出后，到达喉部，分为上支和下支

左、右喉返神经
left and right recurrent laryngeal nerves
所谓喉返神经是因为它们从迷走神经发出后返回到喉部。右喉返神经勾绕右锁骨下动脉返回至颈部，左喉返神经经过主动脉弓下方返回至颈部

肠系膜支
mesenteric branches
迷走神经的终末支，同肠系膜上、下动脉伴行，支配所有的小肠和结肠左曲以前的大肠

腹腔神经节和腹腔丛
celiac ganglia and plexuses

迷走神经背核
dorsal nucleus of the vagus nerve
迷走神经背核位于第四脑室底部迷走三角深方，发出副交感神经纤维加入迷走神经

孤束核
solitary tract nucleus
位于延髓内的狭长核团，其上部接受来自中间神经的感觉纤维，此外舌咽神经和迷走神经中的内脏感觉纤维也终止于此核

疑核 ambiguous nucleus
位于延髓内部的长柱状核团，发出运动纤维加入迷走神经和舌咽神经，部分运动纤维参与构成副神经

迷走神经 vagus nerve
迷走神经由感觉、运动和自主神经纤维组成。在延髓背外侧沟水平，从舌咽神经下方，副神经上方穿出后，一起通过颈静脉孔出颅。分布于颈、胸和腹部的内脏器官。另外，迷走神经同副神经及舌下神经有交通支。相比其他脑神经，迷走神经包含绝大部分副交感神经纤维

颈上心支
superior cervical cardiac branch
与颈总动脉平行下行，参与组成心丛

颈下心支
inferior cervical cardiac branch
在上颈心支下方平行走行，止于心丛

副神经（Ⅺ）
accessory nerve (Ⅺ)
由颅根和脊髓根两部分组成，主要包含运动纤维。副神经通过颈静脉孔出颅后，发出两分支：一支加入迷走神经，另一支沿颈部下行分布于胸锁乳突肌和斜方肌

颈静脉孔 jugular foramen
位于颅底枕骨前缘和颞骨岩部后缘的大孔。孔内有舌咽神经（Ⅸ）、迷走神经（Ⅹ）和副神经（Ⅺ）及颈内静脉走行

胸心支
thoracic cardiac branch
迷走神经在胸部的分支，参与构成心丛

肺支
pulmonary branches
直接从迷走神经发出，或从迷走神经的心支发出，到达气管、支气管和肺内。副交感神经兴奋，气管和支气管平滑肌收缩

食管支
esophageal branches
迷走神经在胸部发出的分支，到达食管的中段和下段

胃支
gastric branches
迷走神经在腹腔中的分支，即迷走神经前干（胃前支）和迷走神经后干（胃后支）

肝支
hepatic branches
在胃的贲门部高度起源于迷走神经，到达肝脏和胆管

第Ⅺ对脑神经. 副神经 Ⅺ cranial pair. accessory nerve

颈静脉孔
jugular foramen
位于颅底枕骨前缘和颞骨岩部后缘的大孔。孔内有舌咽神经（Ⅸ）、迷走神经（Ⅹ）和副神经（Ⅺ）及颈内静脉通经

迷走神经（Ⅹ）
vagus nerve（Ⅹ）
迷走神经由感觉、运动和自主神经纤维组成。在延髓背外侧沟舌咽神经下方，副神经上方穿出后，一起通过颈静脉孔出颅，分布于颈、胸和腹部的内脏器官。另外，迷走神经同副神经及舌下神经有交通支。相比其他脑神经，迷走神经大部分由副交感神经纤维组成

副神经颅根
cranial root of the accessory nerve
构成副神经的两个神经根之一。该部分由自延髓背外侧沟发出的不同神经束构成

疑核
ambiguous nucleus
位于延髓内部的柱状核团，发出运动纤维加入舌咽神经。另外也发出神经纤维加入迷走神经和副神经

副神经脊髓根
spinal root of the accessory nerve
构成副神经的两个神经根之一。从第4和第5颈椎高度由脊髓发出后上行，自枕骨大孔入颅，到达延髓

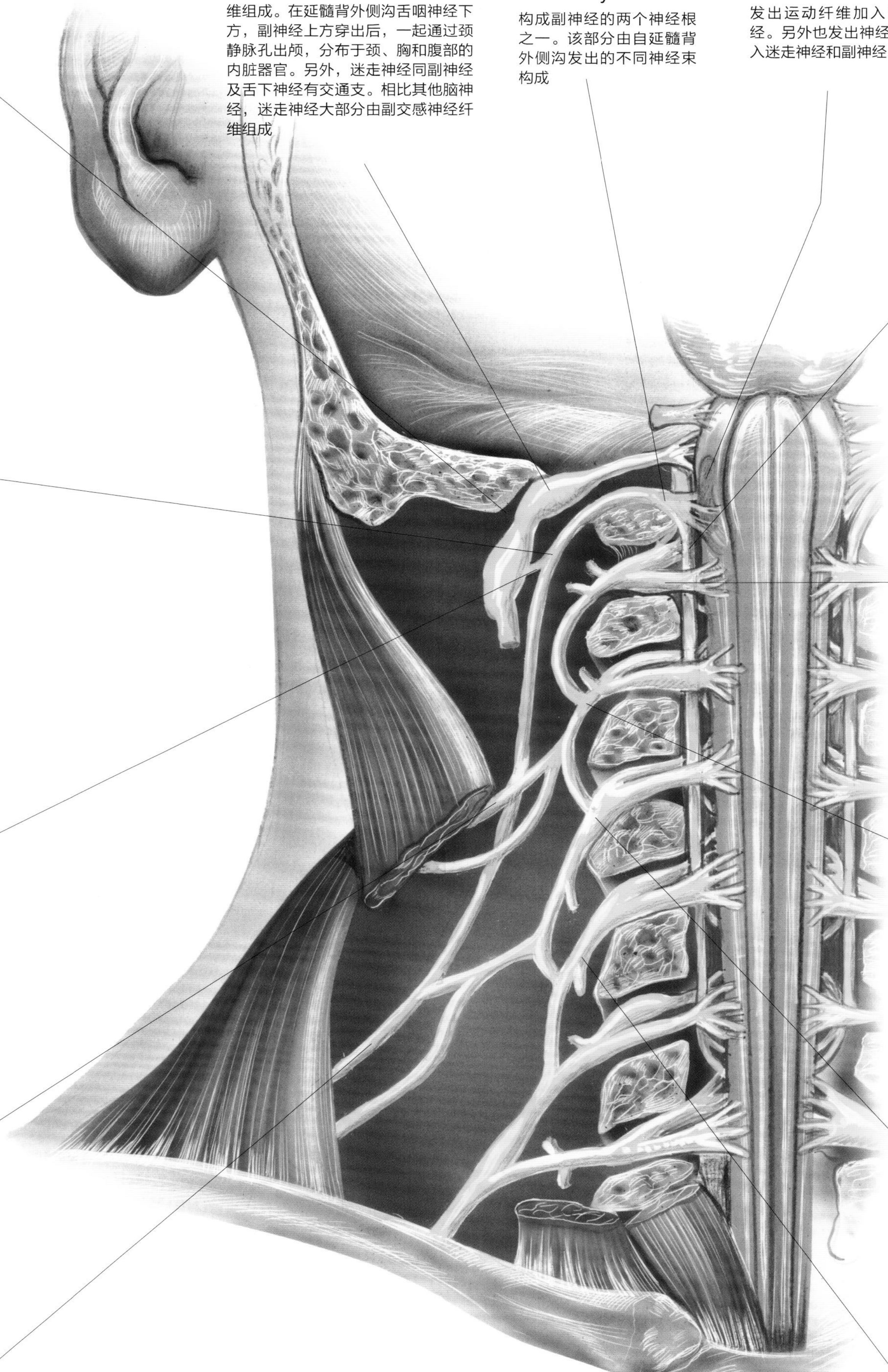

MedIllust

副神经
accessory nerve
由颅根和脊髓根两部分组成，主要包含运动纤维。副神经通过颈静脉孔出颅后，发出两分支：一支加入迷走神经，另一支沿颈部下行分布于胸锁乳突肌和斜方肌

迷走神经吻合支
anastomosis with the vagus nerve
此吻合支自脊神经分出，在颈静脉孔外口处加入迷走神经。分布于喉、咽和软腭处

胸锁乳突肌支
branch to the sternocleidomastoid muscle
副神经接收第1和第2颈神经部分神经纤维后，即发出分支从胸锁乳突肌后面进入并支配此肌

斜方肌支
branch to the trapezius muscle
副神经的终末支，有第2、第3和第4颈神经的神经纤维加入，并伴随副神经一起支配斜方肌

第1颈神经
1st cervical spinal nerve
该神经从寰椎后弓上方、枕骨下方自椎管发出后，分为前支和后支，前支与第2颈神经的前支结合。其前后支都发出纤维加入副神经并支配胸锁乳突肌

第2颈神经
2nd cervical spinal nerve
该神经从寰椎和枢椎之间穿出椎间孔后，分成前后两支。前支与第1和第3颈神经结合

第3颈神经
3rd cervical spinal nerve
该神经从枢椎和第3颈椎之间的椎间孔出椎管，其前支同第2和第4颈神经结合，并发出分支支配斜方肌

第4颈神经
4th cervical nerve
第4颈神经从第3和第4颈椎之间穿出，与其他颈神经相似，发出前支，并同上方和下方的神经结合（第3和第5颈神经）

第Ⅻ对脑神经. 舌下神经 Ⅻ cranial pair. hypoglossal nerve

舌下神经同迷走神经吻合支
anastomosis of the hypoglossal nerve with the vagus nerve
从舌下神经管出颅之后，舌下神经发出分支加入迷走神经下神经节

颈内动脉
internal carotid artery
从颈总动脉内侧分出。上行通过颈动脉管入颅。在颅内，颈内动脉发出许多分支供应脑、眼球（眼动脉）和颅内其他结构

舌下神经
hypoglossal nerve
舌下神经属运动性神经，从延髓的外侧、迷走神经下方穿出，经颅底的舌下神经管出颅。分为前支和颈支，分别支配大部分舌肌和部分颈部肌肉

舌下神经管
hypoglossal canal
位于枕骨大孔前缘、髁前窝中的小孔，舌下神经经此孔出颅

舌下神经核
nucleus of the hypoglossal nerve
延髓内的一狭长核团，于第四脑室底舌下神经三角深方，发出纤维组成舌下神经

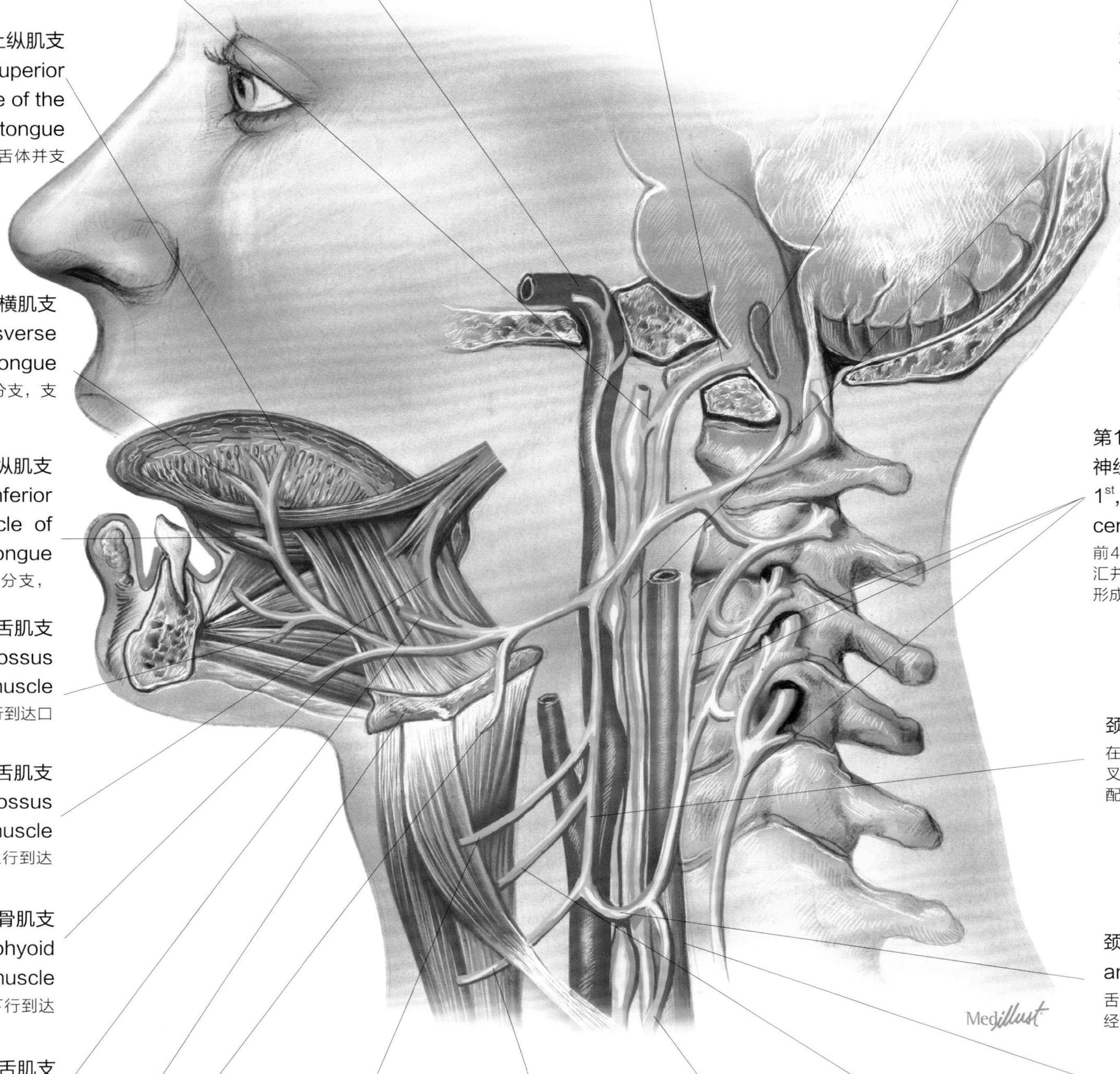

舌上纵肌支
branch to superior longitudinal muscle of the tongue
舌下神经的终末支，进入舌体并支配上部的肌肉

舌横肌支
branch of the transverse muscle of the tongue
舌下神经进入舌体的终末分支，支配舌横肌

舌下纵肌支
branch to inferior longitudinal muscle of the tongue
舌下神经进入舌体的终末分支，支配舌体下部的肌肉

颏舌肌支
branch to genioglossus muscle
舌下神经的终末分支，下行到达口底支配颏舌肌

茎突舌肌支
branch to styloglossus muscle
舌下神经的终末分支，上行到达茎突舌骨肌

颏舌骨肌支
branch to geniohyoid muscle
舌下神经的终末分支，下行到达口底支配颏舌骨肌

舌骨舌肌支
branch to hyoglossus muscle
起源于舌下神经的分支，与茎突舌肌支并行

舌骨
hyoid bone
呈“U”形小骨，位于颈前方，甲状软骨上方。有舌肌和咽肌附着

迷走神经（Ⅹ）
vagus nerve（Ⅹ）
迷走神经由感觉、运动和自主神经纤维组成。在延髓背外侧沟内，从舌咽神经下方、副神经上方穿出后，一起通经颈静脉孔出颅。分布于颈、胸和腹部的内脏器官。另外，迷走神经同副神经及舌下神经有交通支。相比其他脑神经，迷走神经绝大部分为副交感神经纤维

第1、第2、第3、第4颈神经
1st, 2nd, 3rd and 4th cervical spinal nerves
前4个颈神经的前支互相交汇并同舌下神经的分支汇合形成颈襻

颈支 cervical branch
在舌下神经与颈内动脉交叉处发出，沿颈部下行支配舌骨下肌群

颈襻
ansa cervicalis
舌下神经分支同前4支颈神经汇合而成的结构

甲状舌骨肌支
branch to thyrohyoid muscle
舌下神经的终末分支，下行到达舌骨下区域，支配甲状舌骨肌

肩胛舌骨肌支（上腹）
branch to omohyoid muscle (superior belly)
舌下神经下行分支所发出的第1支，走行到达肩胛舌骨肌下腹的后部

胸骨舌骨肌支
branch to sternohyoid muscle
颈襻下行分支终末部分所发出的小分支

肩胛舌骨肌支（下腹）
branch to omohyoid muscle (inferior belly)
颈襻与颈神经汇合处发出的分支，支配肩胛舌骨肌下腹

胸骨甲状肌支
branch to sternothyroid muscle
同肩胛舌骨肌上腹平行走行的神经分支，到达胸骨甲状软骨肌的后部

颈内静脉
internal jugular vein
颈内静脉接收来自脑内静脉窦处的血液回流。通过颈静脉孔出颅，下行至颈部外侧面

小脑 cerebellum

下面观 inferior view

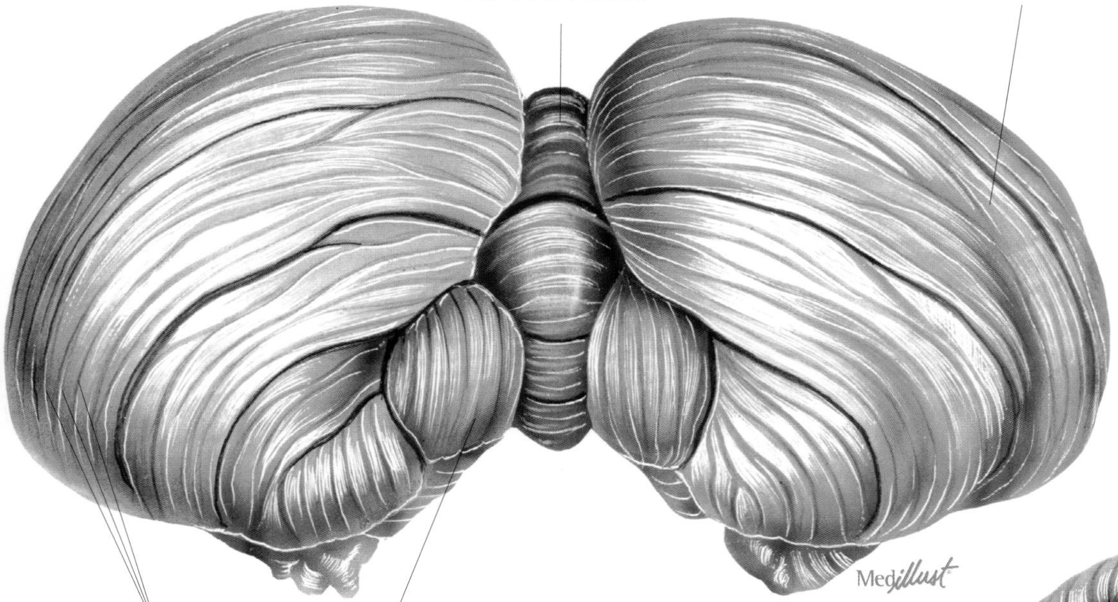

蚓 vermis
小脑中部的狭窄部分，位于两小脑半球之间
小脑半球
cerebellar hemisphere
小脑两侧的脑叶，其表面分布有一系列平行的沟回
小脑沟
fissures of the cerebellum
小脑表面深浅不一的沟裂，由此形成大量小脑回
小脑扁桃体
tonsils of the cerebellum
延髓附近两个三角形区域
Medillust

前面观 anterior view

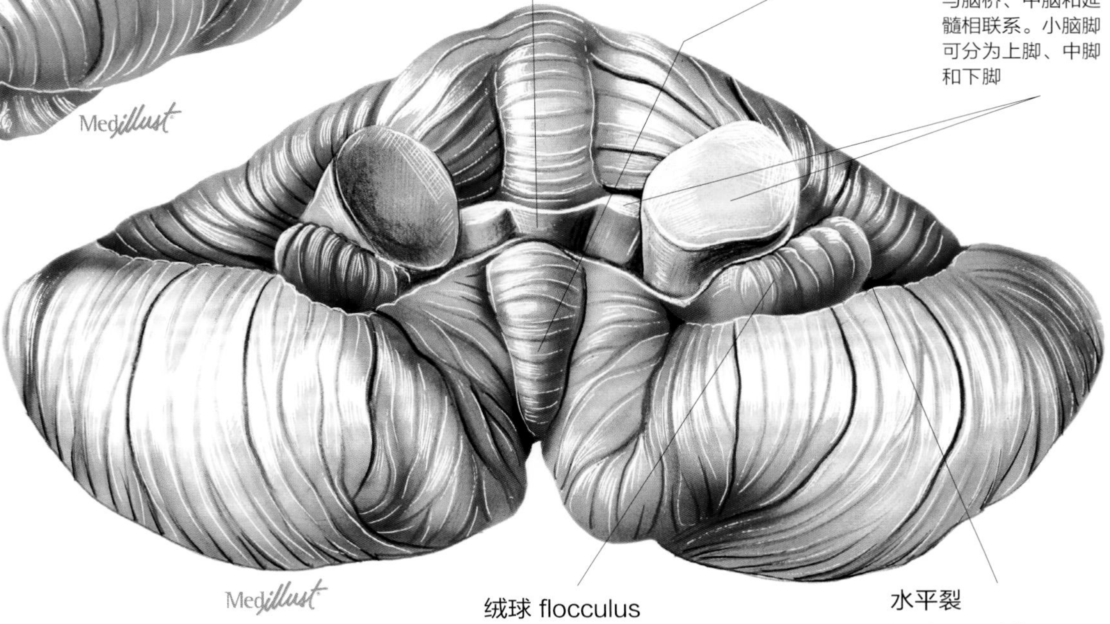

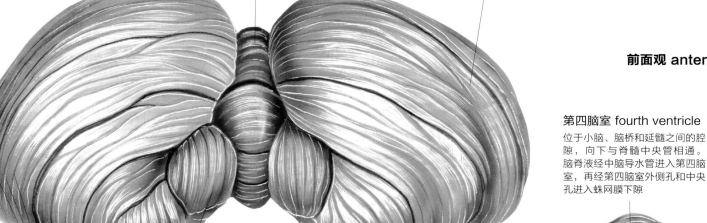

第四脑室 fourth ventricle
位于小脑、脑桥和延髓之间的腔隙，向下与脊髓中央管相通。脑脊液经中脑导水管进入第四脑室，再经第四脑室外侧孔和中央孔进入蛛网膜下隙
小舌 uvula
小脑蚓部前下部的一个圆形隆起，构成了第四脑室壁的突出部
小脑脚
cerebellar peduncles
小脑脚通过内部的神经纤维束将小脑与脑桥、中脑和延髓相联系。小脑脚可分为上脚、中脚和下脚
绒球 flocculus
在水平裂中位于小脑脚下方的两个小叶
水平裂
horizontal fissure
将小脑半球前面分成上下两部分的脑沟
Medillust

小脑 cerebellum

小脑在大脑枕叶的下面，脑桥后方，位于枕骨后的小脑窝内。由两个小脑半球和位于中间的小脑蚓构成。主要功能是调节全身骨骼肌的运动，维持平衡和协调姿势等

水平切面观 horizontal cross-section

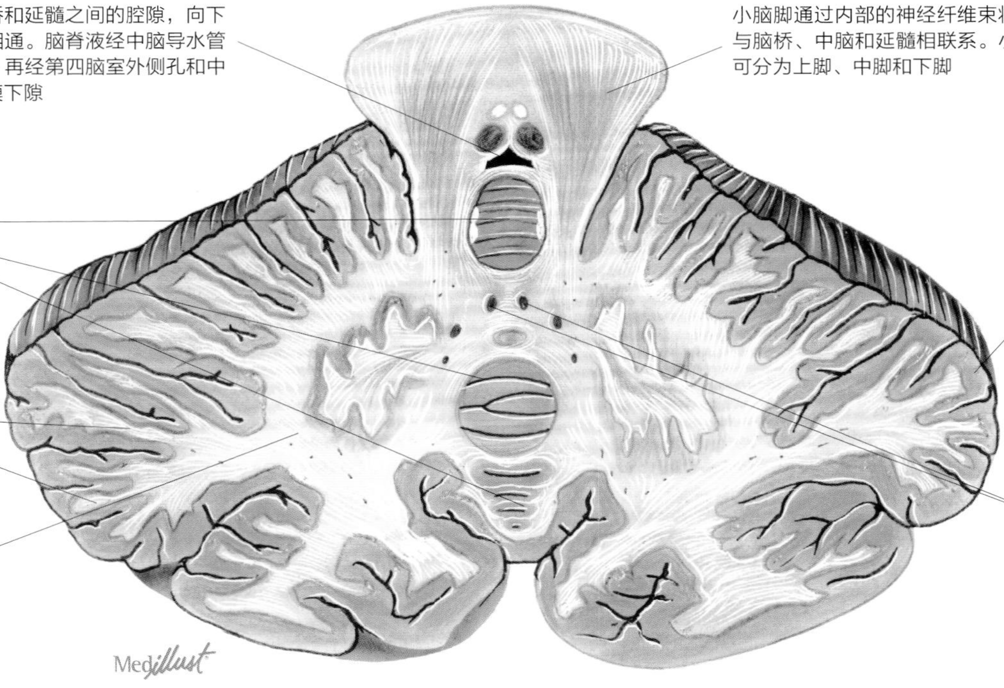

第四脑室 fourth ventricle
位于小脑、脑桥和延髓之间的腔隙，向下与脊髓中央管相通。脑脊液经中脑导水管进入第四脑室，再经第四脑室外侧孔和中央孔进入蛛网膜下隙
小脑脚 cerebellar peduncles
小脑脚通过内部的神经纤维束将小脑与脑桥、中脑和延髓相联系。小脑脚可分为上脚、中脚和下脚
蚓 vermis
小脑中部的狭窄部分，位于两小脑半球之间
髓纹
medullar laminae
介于相邻的小脑沟或裂之间的皮质下间隙，深部容纳白质，自小脑中央呈放射状排列
髓质
medullar substance
位于皮质下的白质，由皮质神经元的突起构成
小脑皮质
cerebellar cortex
小脑表层的薄层灰质，含有大量的神经元，构成了小脑的外侧部。该结构覆盖了小脑所有的沟回
小脑核团
cerebellar nuclei
位于小脑的白质中，由灰质构成。分为齿状核、球状核、栓状核以及顶核。该结构接收来自小脑皮质的神经纤维，并发出其他神经纤维到达神经系统的其他部分
Medillust

延髓、脑桥及中脑 medulla oblongata, pons and midbrain

前面观 anterior view

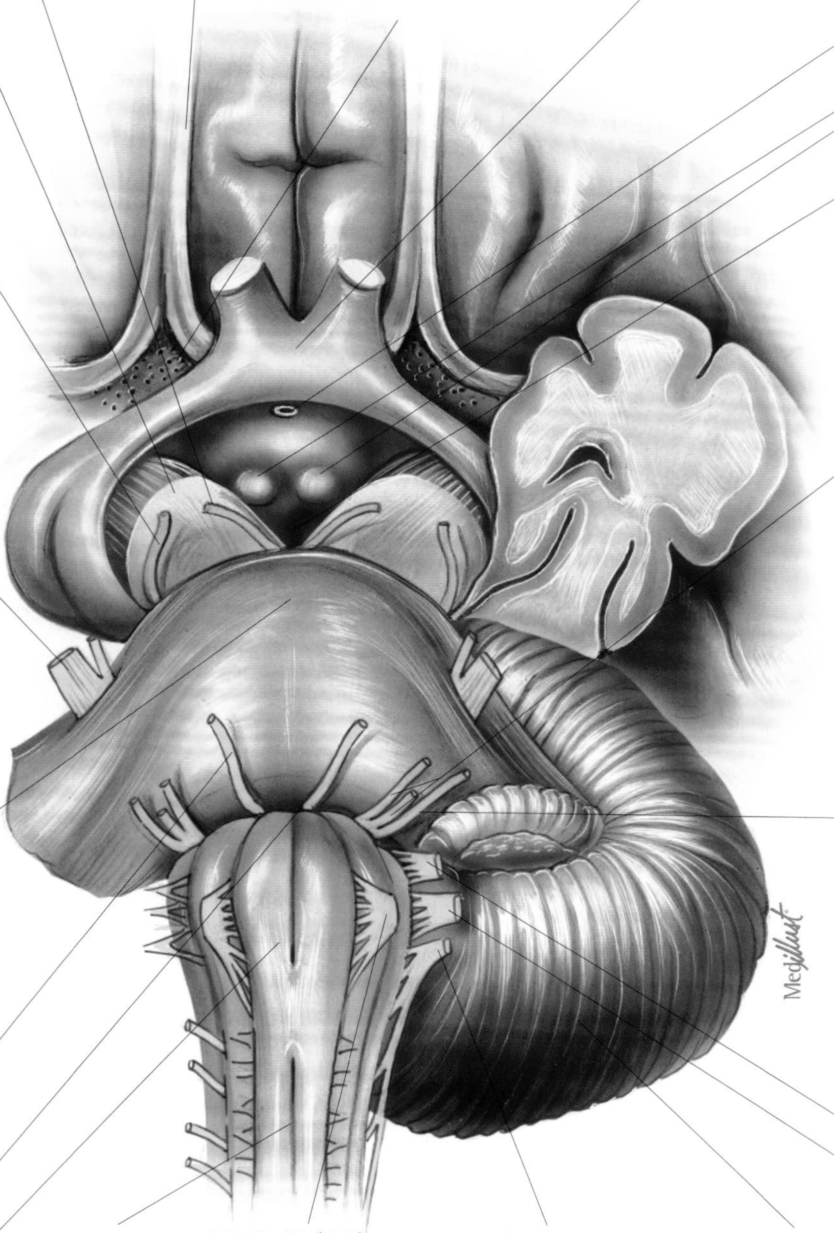

大脑脚
cerebellar peduncles
大脑脚内含从大脑皮层起始并终止与脑桥核和脑干运动核及脊髓前角运动神经元的纤维

动眼神经（Ⅲ）
oculomotor nerve (III)
传递运动信号到大部分眼外肌的神经

嗅束
olfactory tract
将鼻腔所接收到的嗅觉刺激转变成神经信号并传向大脑嗅觉中枢的神经终末

前穿质
anterior perforated space
位于嗅束底部，内外侧嗅纹之间，有多个小孔，为血管穿行的通道

视交叉 optic chiasm
视交叉由左右视神经相互交叉组成，来自双侧视网膜鼻侧半的视神经纤维相互交叉并在对侧的视束中继续上行，来自于视网膜颞侧半的纤维不交叉，在同侧视束继续上行

垂体柄
hypophyseal stem
垂体为一内分泌腺，位于大脑底部蝶鞍的垂体窝中，经垂体柄与下丘脑联系。垂体柄位于视交叉后部，在垂体柄内有连接垂体和下丘脑的神经终末和密集的血管网走行

乳头体
mamillary bodies
由灰质组成的两个半圆形突起。内部有下丘脑神经核团

滑车神经（Ⅳ）
trochlear nerve (IV)
滑车神经在颅内走行较长，从中脑背面穿出，绕大脑脚外侧向前进入眼眶，支配眼球上斜肌的运动

三叉神经（Ⅴ）
trigeminal nerve (V)
三叉神经除接收来自面部、口腔、眼眶与鼻腔的感觉信息，还支配咀嚼肌的运动。三叉神经自三叉神经节发出，分为3支，即眼神经、上颌神经和下颌神经

脑桥 pons
位于延髓和中脑之间的宽阔隆起，通过大脑脚与大脑相连。内部有连接大脑核团与脊髓的白质束走行。在背侧有第四脑室。脑桥构成脑干的中间部分

外展神经（Ⅵ）
abducens nerve (VI)
运动神经，从桥延沟出脑后，经眶上裂进入眼眶，分支支配眼球的外直肌

桥延沟
pontomedullary sulcus
在脑桥和延髓之间，分隔两者的浅沟

延髓
medulla oblongata
脊髓向上的延续，略膨大。在枕骨大孔处与脊髓相连。内有联系脑和脊髓的纤维束和多个脑神经的核团。延髓构成了脑干的下部，内有呼吸和循环的中枢

前正中裂
anterior medial sulcus
位于延髓前面正中，与脊髓的前正中裂相延续的浅沟

舌下神经（Ⅻ）
hypoglossal nerve (XII)
属运动神经，自延髓的外侧发出。支配大部分舌肌

副神经（Ⅺ）
accessory nerve (XI)
由颅根和脊髓根两部分组成，主要包含运动纤维。副神经通过颈静脉孔出颅后，发出两分支：一支加入迷走神经，另一支沿颈部下行分布于胸锁乳突肌和斜方肌

小脑 cerebellum
小脑在大脑枕叶的下面，脑桥后方，位于枕骨后的小脑窝内。由两个小脑半球和位于中间的小脑蚓构成。主要功能是调节全身骨骼肌的运动，维持平衡和协调姿势等

后穿质
posterior perforated substance
此区有大量小孔，有血管走行进入大脑内部

面神经（Ⅶ）facial nerve (VII)
由感觉和运动两种纤维成分组成的混合神经。这两种纤维组成运动根和感觉根，运动根构成了面神经本干，感觉根称为中间神经，在两种神经根内包含控制泪腺和唾液腺分泌的副交感神经纤维。两神经从桥延沟出脑，穿过颞骨岩部内的内耳道，经茎乳孔出颅。在内耳道，它们发出分支到鼓室、舌、颞部、面部和颈区。部分分支支配舌下腺、下颌下腺和面部表情肌。另外，面神经同舌咽神经有交通支

前庭蜗神经（Ⅷ）
vestibulocochlear nerve (VIII)
分布于耳蜗和前庭区的感觉神经，由蜗神经和前庭神经组成。两者结合后在颞骨岩部出内耳，经内耳道入颅腔，经桥延沟的外侧进入脑干。蜗神经传递来自耳蜗的听觉信号刺激，前庭神经则传递位觉信号，有助于维持平衡

舌咽神经（Ⅸ）
glossopharyngeal nerve (IX)
由感觉和运动纤维组成的混合神经，起自延髓，经颈静脉孔出颅。发出分支加入面神经，主干穿过鼓室，进入颞骨岩部。分支分布于颈动脉、舌和咽部，支配部分咽喉肌

迷走神经（Ⅹ）
vagus nerve (X)
迷走神经由感觉、运动和自主神经纤维组成。在延髓背外侧沟舌咽神经下方、副神经上方穿出后，一起通过颈静脉孔出颅，分布于颈、胸和腹部的内脏器官。另外，迷走神经同副神经及舌下神经有交通支。相比其他脑神经，迷走神经中绝大部分为副交感神经纤维

延髓、脑桥及中脑 medulla oblongata, pons and midbrain

正中矢状面观 median saggital section

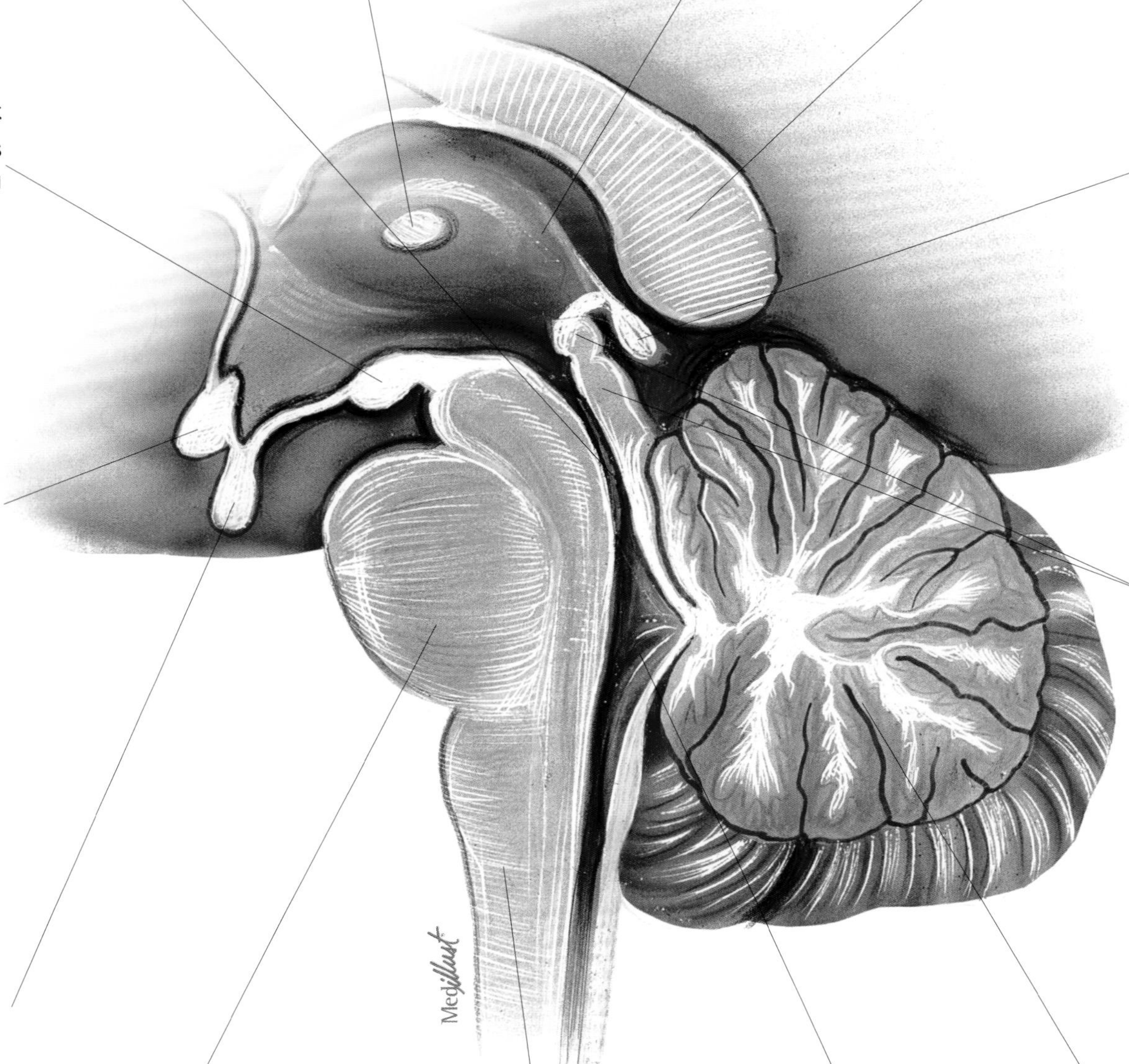

中脑水管
aqueduct of the midbrain
中脑水管穿过大脑脚，通向位于脑桥和延髓内部的第四脑室，可使脑脊液在第三脑室和第四脑室间流通

灰质连合
commisura grisea
灰质连合在第三脑室侧壁上连接两侧背丘脑。又可称为丘脑间连合

第三脑室 third ventricle
第三脑室的外侧壁由侧脑室下方的丘脑构成。第三脑室经室间孔与侧脑室相通，向下经中脑水管通向第四脑室。脑脊液在各个脑室间循环流动并到达蛛网膜下隙，对大脑有保护作用

胼胝体
corpus callosum
胼胝体是连接两大脑半球的宽厚板状结构，由大量的神经纤维组成，连结两侧大脑半球的不同部位和核团。分为膝部、体部、压部3部分

乳头体
mamillary bodies
由灰质组成的两个半圆形突起。内部有下丘脑神经核团

松果体
pineal gland
位于第三脑室后壁，锥形的小腺体，由神经细胞和腺细胞构成，分泌褪黑激素

视交叉 optic chiasm
视交叉由左右视神经相互交叉组成，来自双侧视网膜鼻侧半的视神经纤维相互交叉并在对侧的视束中继续上行，来自视网膜颞侧半的纤维不交叉，在同侧视束继续上行

四叠体
quadrigeminal bodies
四叠体由四个结节状突起（上、下丘）组成，位于大脑脚的背面，中脑导水管之后方，内部为灰质核团。四叠体前部接收部分视觉纤维（称为瞳孔纤维），调节虹膜的收缩。该结构后部参与听觉信号的传导

垂体 pituitary gland
位于颅腔内蝶骨体中部的垂体窝内，为一小的卵圆形腺体，又称为脑垂体。通过垂体柄它同下丘脑相联系。垂体分为前叶和后叶，垂体前叶分泌激素调节其他腺体，诸如甲状腺（促甲状腺素），肾上腺皮质（促肾上腺皮质激素）或性腺（促卵泡激素和黄体生成素），还分泌调节生长的激素（生长素）。垂体后叶分泌调节肾脏活动的激素（抗利尿激素）和催产素

小脑 cerebellum
小脑在大脑枕叶的下面，脑桥后方，位于枕骨后的小脑窝内。由两个小脑半球和位于中间的小脑蚓构成。主要功能是调节全身骨骼肌的运动，维持平衡和协调姿势等

脑桥 pons
位于延髓和中脑之间的宽阔隆起，通过大脑脚与大脑相连。内部有连接大脑核团与脊髓的白质束走行。在背侧有第四脑室。脑桥构成脑干的中间部分

延髓
medulla oblongata
脊髓向上的延续，略膨大。平枕骨大孔处与脊髓相连。内有联系脑和脊髓的纤维束和多种脑神经的核团。延髓构成了脑干的下部，内有呼吸和循环的中枢

第四脑室
fourth ventricle
位于小脑、脑桥和延髓之间的腔隙，向下与脊髓中央管相通。脑脊液经中脑导水管进入第四脑室，再经第四脑室外侧孔和中央孔到达蛛网膜下隙

脊髓 spinal cord

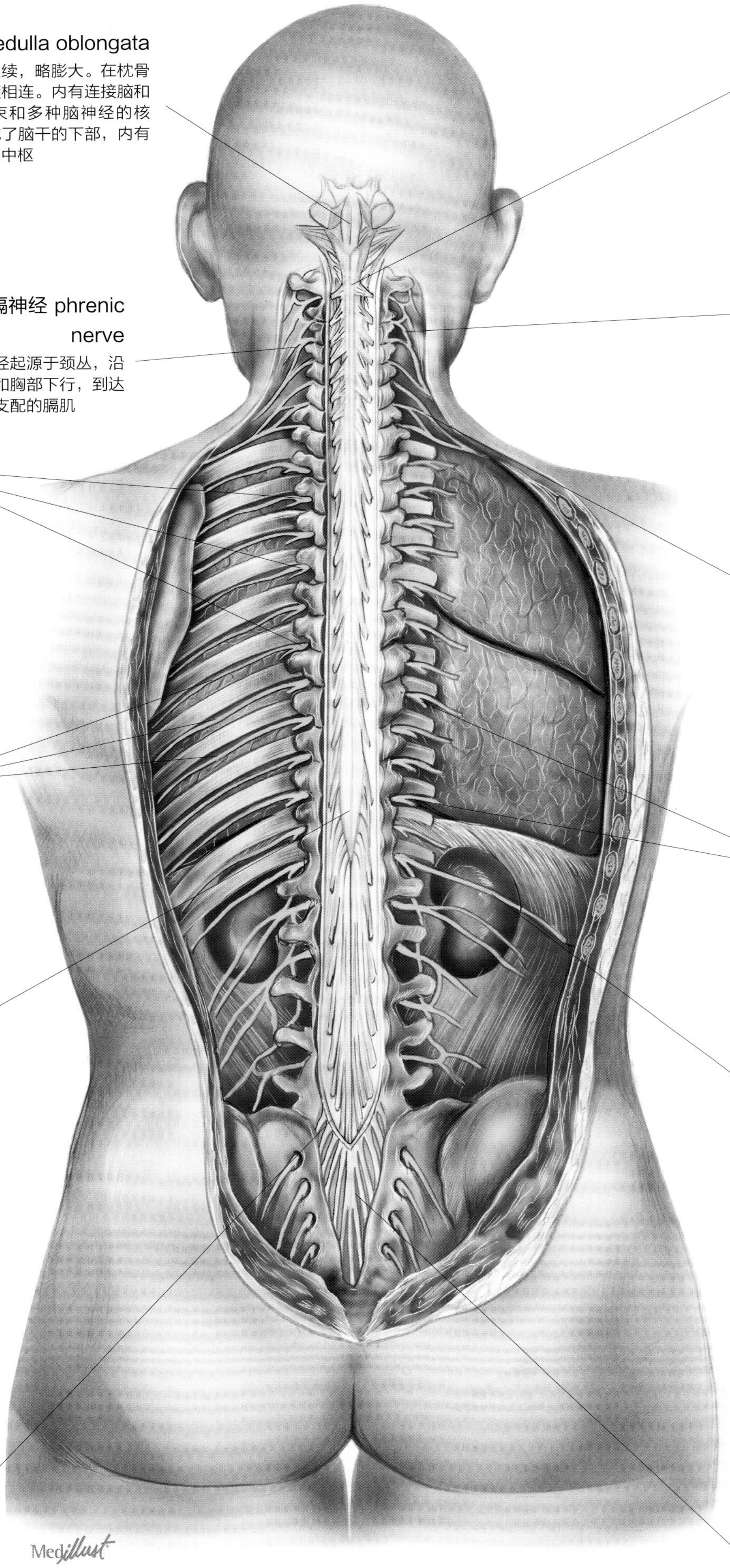

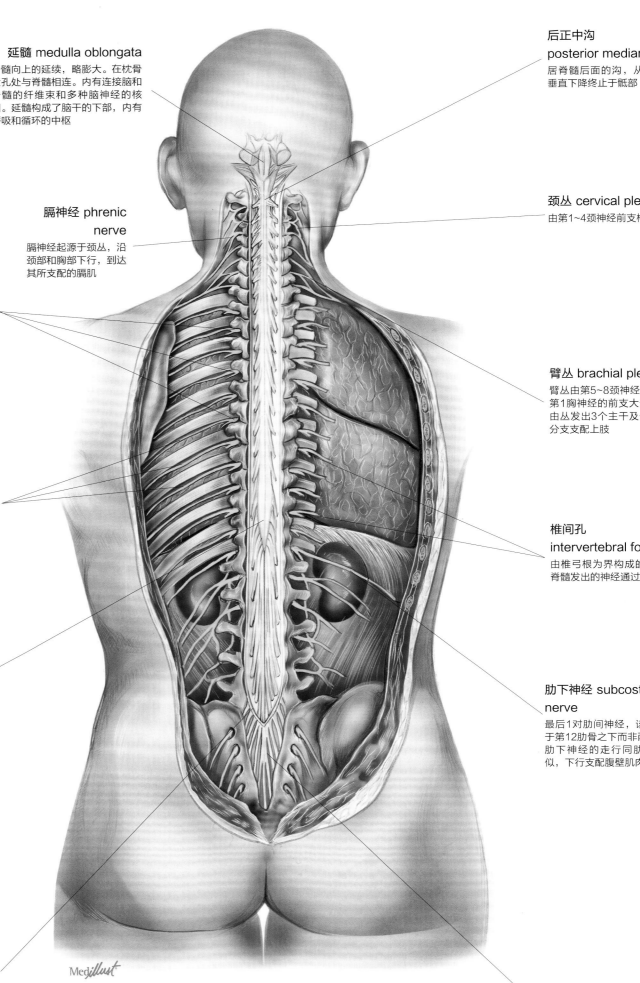

脊髓 spinal cord
在枕骨大孔水平与延髓相连连续，是中枢神经系统的一部分。外形近似于圆柱形，沿椎管下行。脊髓发出脊神经分布于全身各处
延髓 medulla oblongata
脊髓向上的延续，略膨大。在枕骨大孔处与脊髓相连。内有连接脑和脊髓的纤维束和多种脑神经的核团。延髓构成了脑干的下部，内有呼吸和循环的中枢
后正中沟
posterior median sulcus
居脊髓后面的沟，从延髓起源垂直下降终止于骶部
膈神经 phrenic nerve
膈神经起源于颈丛，沿颈部和胸部下行，到达其所支配的膈肌
颈丛 cervical plexus
由第1~4颈神经前支构成
脊神经 spinal nerves
自脊髓发出，经椎间孔从椎管穿出，分布于全身各处。从椎间孔穿出后，脊神经即分为前后两支。脊神经共31对，颈神经8对，胸神经12对，腰神经5对，骶神经5对，尾神经1对
臂丛 brachial plexus
臂丛由第5~8颈神经的前支以及第1胸神经的前支大部分构成。由丛发出3个主干及一系列神经分支支配上肢
肋间神经
intercostal nerve
所有的脊神经分为前后支，胸神经的前支和肋骨平行，走行于肋间，称作肋间神经。肋间神经支配所有的肋间肌，最后1对肋间神经同时支配腹壁的肌肉
椎间孔
intervertebral foramina
由椎弓根为界构成的孔道，由脊髓发出的神经通过该孔穿出
脊髓圆锥
conus medullaris
脊髓的终末端，向下续接终丝
肋下神经 subcostal nerve
最后1对肋间神经，该神经走行于第12肋骨之下而非两肋之间。肋下神经的走行同肋间神经相似，下行支配腹壁肌肉
马尾 cauda equina
从脊髓圆锥发出，垂直下行的神经束。由后3对腰神经、骶神经、尾神经的神经根组成
硬脊膜
spinal dura mater
脊髓由脊膜所包绕，从外到内，分别称为硬脊膜、蛛网膜和软脊膜。硬脊膜向下延伸，越过脊髓，构成到达第2骶椎的憩室
终丝 terminal filum
续接于马尾末端，由未发育完全的脊髓组成。终止于尾骨
MedIllust

颈髓横切面
section of cervical spinal cord
颈髓切面呈椭圆形，比胸髓和骶髓略大。内部有大量的灰质，其前角比后角宽大

脊神经后根
posterior root of spinal nerve
由脊神经节内神经细胞的中枢突构成，传导感觉信号

脊神经节
spinal ganglion
由大量位于脊髓附近的神经元胞体所构成的结构，连于脊神经后根，其表面覆盖有结缔组织

白质后索
posterior white commissure
在脊髓白质后索，组成该结构的神经纤维束接收感觉刺激的信号并将其传递给延髓（Goll与Burdach束）

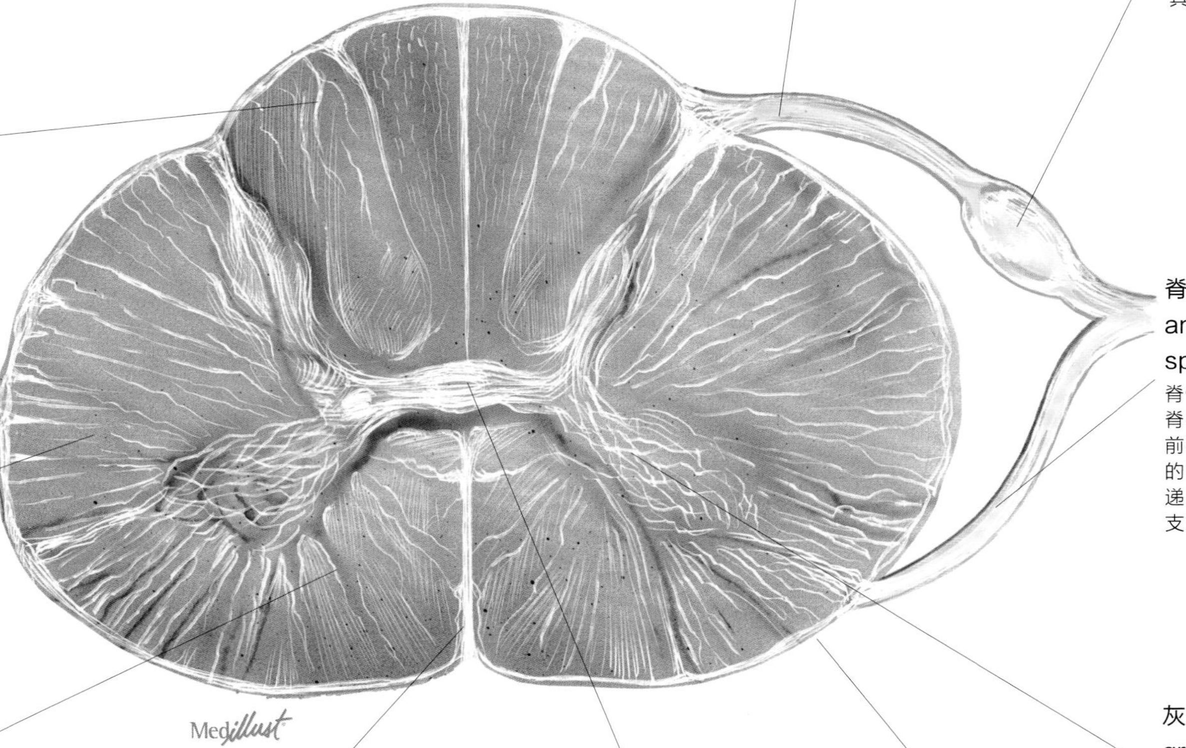

脊神经前根
anterior root of spinal nerve
脊髓发出前后根组成脊神经，分布全身。前根起源于脊髓灰质的前角，其作用为传递运动指令（运动支）

白质外侧索
lateral white commissure
构成脊髓外周区域的白质，有神经束构成的神经传导路通过，部分神经束起自大脑皮质，传导运动信号；部分神经束到达小脑，传导感觉信息（如外侧固有束，脊髓小脑束前束等）

灰质
gray substance
脊髓的中央部分同大脑皮质一样由灰质构成。灰质含有大量的神经细胞和纤维，形成前后角

白质前索
anterior white commissure
包绕脊髓灰质的外周区域，由白质组成。纵向穿行，前索的神经纤维起源于大脑皮质并传达运动指令

腹正中裂
ventral median fissure
居延髓前面并在脊髓前面延伸下行

中央管
central canal
垂直穿越脊髓的中央狭窄管状通道，是第四脑室的延伸，容纳脑脊液

软脊膜
spinal pia mater
紧贴脊髓表面的薄膜，富有血管，其外为流动着脑脊液的蛛网膜下隙

胸髓横切面
section of thoracic spinal cord
胸髓几乎为圆形，包含的灰质相对较少。其前后角较小，白质占主要成分

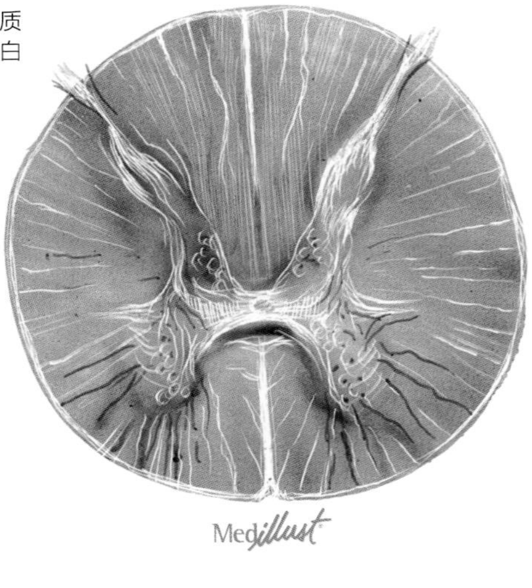

腰髓横切面
section of lumbar spinal cord
腰髓为圆形，相对于胸髓而言，包含有更多的灰质和较少的白质

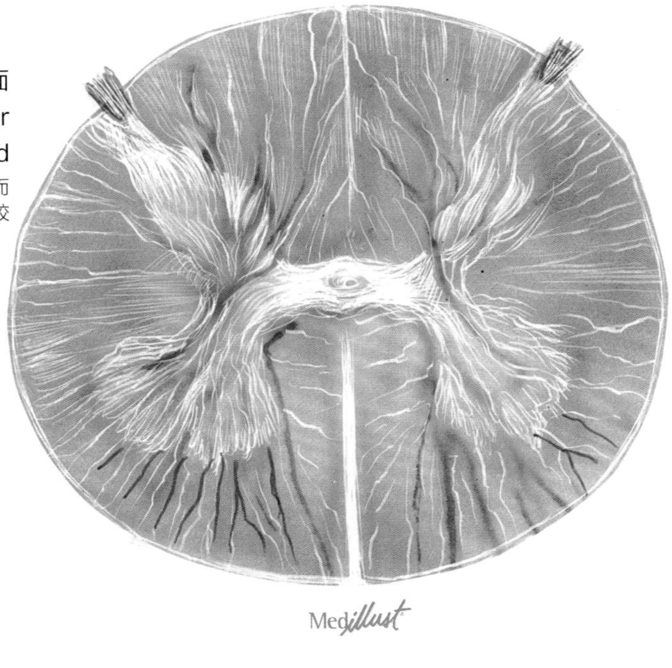

脑膜 meninges

脑膜 meninges

大脑和脊髓被脑膜包绕。脑膜分为3层，自外向内分别为硬脑膜、蛛网膜和软脑膜。软脑膜为最内层，紧贴脑和脊髓的表面。软脑膜和蛛网膜之间的空间被称做为蛛网膜下隙，其内有脑脊液流动

头皮 scalp
覆盖颅骨的皮肤层，生长有毛发

皮下组织 subcutaneous cellular tissue
头皮最深层，含有大量的脂肪组织以衬垫和保护深层结构

颅骨 skull
围绕大脑的骨组织，由内、外板及其间的板障构成，这两层间为骨松质

硬脑膜 dura mater
脑膜的最外层，依附于颅骨内面的骨膜。硬脑膜厚而坚韧，其作用为保护脑内结构并维持其于正常位置，同时发出延伸结构进入大脑半球和其他结构

上矢状窦 superior saggital sinus
位于矢状沟内大脑镰上缘

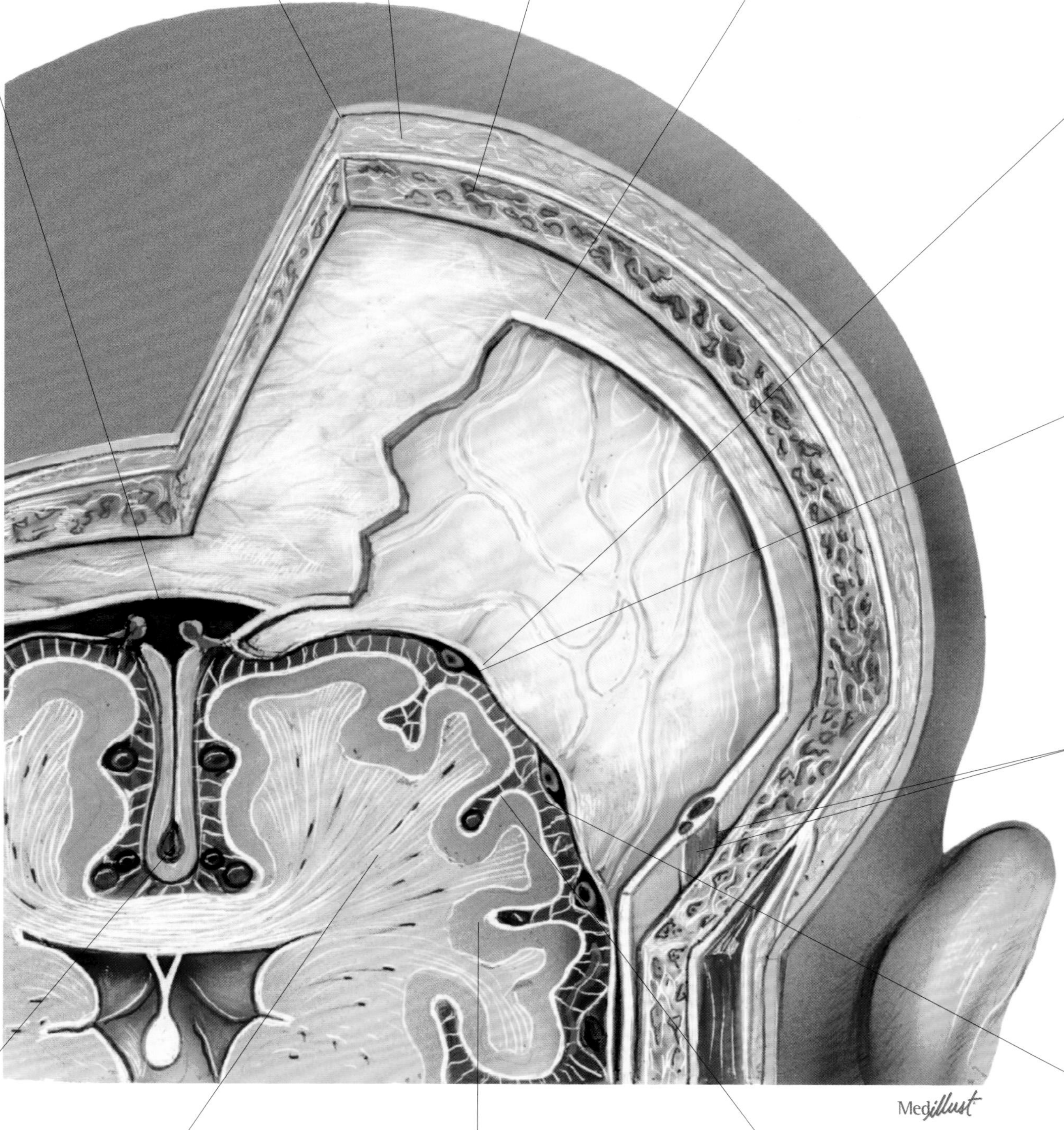
Medillust

蛛网膜 arachnoid membrane
附着于硬脑膜内面较薄的纤维膜，其延伸范围与硬脑膜相一致

硬膜下隙 subdural space
位于硬脑膜和蛛网膜之间的区域，该间隙非常狭小，在一些部位，两层脑膜结构紧密相贴，甚至无法见到硬膜下隙。脑膜静脉、动脉和神经在此空间之中穿行

脑膜动脉和脑膜静脉 meningeal arteries and veins
在脑膜内部有动脉和静脉构成的密集网络结构。动脉主要来自3大分支：脑膜前、中和后动脉。静脉则回流于脑周围的静脉窦

蛛网膜下隙 subarchnoid space
位于蛛网膜和软脑膜之间的空间，因为两层膜的附着并不紧密，因此该空间相对较为宽广。蛛网膜下隙内流动有脑脊液，其主要作用为保护脑免受外来冲击

大脑镰 falx cerebri
硬脑膜的纤维延伸结构，位于大脑纵裂之中，分隔两侧大脑半球

白质 white substance
大量位于脑皮质之下的脑组织，包绕脑部核团。其功能与神经信号的传递和传导有关

大脑皮质 cerebral cortex
大脑皮质为脑的表层结构，位于软脑膜之下，由具有许多特殊功能的神经元胞体所构成。 该结构与记忆、精细思维、手工技巧、言语等功能密切相关

软脑膜 pia mater
脑膜的最内层，紧贴于脑和脊髓表面，与脑表面的起伏一致

脊神经的起源. 胸神经
origin of spinal nerves. thoracic spinal nerves

脊髓 spinal cord
是延髓向下的延续，属中枢神经系统，呈圆柱形，沿椎管下行。脊髓发出脊神经分布于全身各处

下腔静脉 inferior vena cava
接收下半身静脉血回流的总干。下腔静脉由腹腔下部左、右髂总静脉汇合而成，额总静脉接收盆腔器官和下肢的血液回流

脑膜返支
recurrent meningeal branches
脊神经的小分支，从脊神经分出后又返回分布于脊膜

胸主动脉
thoracic aorta
位于胸腔脊柱前方的主动脉，从主动脉弓垂直下行到膈

胸膜腔 pleural cavity
位于脏、壁两胸膜之间的潜在腔隙，实质上两层胸膜彼此紧贴

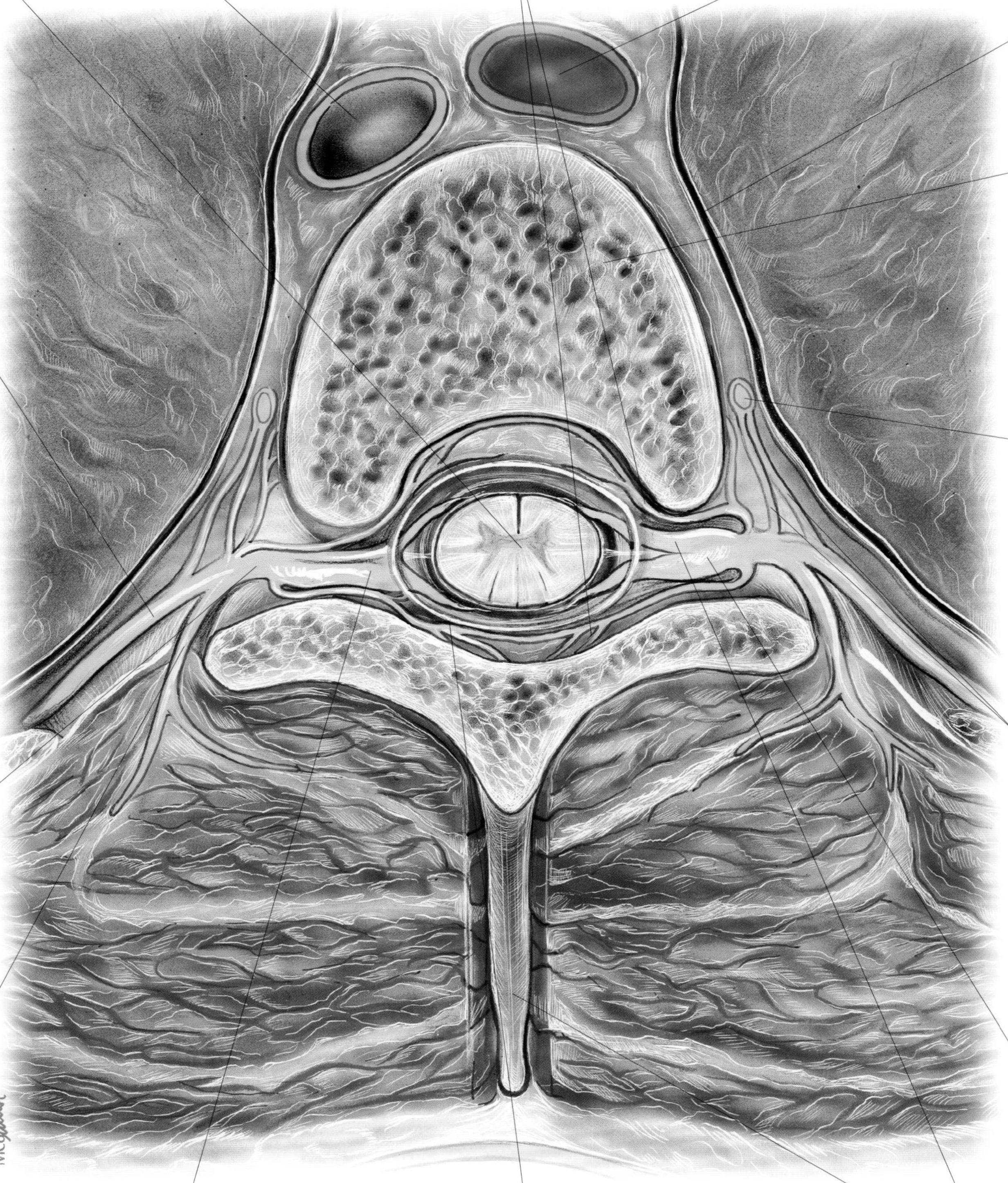

脊神经前支
anterior branch of the spinal nerve
所有的脊神经发出前后分支。胸脊神经的前分支在肋间区域同肋骨的走行平行，从而被称作肋间神经。肋间神经支配肋间肌，最后1对肋间神经同时支配腹壁肌肉

脊神经
spinal nerves
自脊髓发出，经椎间孔从椎管穿出，分布于全身各处。从椎间孔穿出后，脊神经即分为前后两支。脊神经共31对，颈神经8对，胸神经12对，腰神经5对，骶神经5对，尾神经1对

椎体 vertebral body
是位于胸椎前部、最大的、呈圆柱形的结构。胸椎的椎体近似四边形，其外侧关节面同肋骨构成关节。其后面凹陷，使得椎孔几乎呈圆形

交感神经节
sympathetic ganglion
交感干是自主神经系统的组成部分之一,由连续的神经节构成，这些神经节从颈部与脊柱相平行下行至尾骨。该神经节接收起自脊髓的神经纤维，并将神经节同下丘脑的内脏高级中枢相联系。交感神经节发出交感神经到达不同的内脏

灰白交通支
gray and white communicating rami
白交通支从脊髓发出到达神经节，灰交通支从神经节发出到达脊神经和其所支配的区域

脊神经节
spinal ganglion
由大量位于脊髓附近的神经元胞体所构成，其表面覆盖有结缔组织连于后（背）根。脊神经节细胞属感觉性，是感觉信号传入的初级神经元

脊神经后支
posterior of spinal nerve
脊神经后支向后走行并分支，外侧分支支配背部肌肉，内侧分支（肌皮神经）分布于皮肤

脊神经背根
dorsal root of spinal nerve
背根（感觉）起自脊神经节，连于脊髓，与腹根一起构成了脊神经，终止于脊髓灰质的后角。其作用为接收感觉刺激的信号

脑膜 meninges
大脑和脊髓被脑膜包绕。脑膜分为3层，自外向内分别为硬脑膜、蛛网膜和软脑膜。软脑膜为最内层，紧贴脑和脊髓的表面。软脑膜和蛛网膜之间的空间被称为蛛网膜下隙，其内有脑脊液流动

棘突
spinous process
椎骨向后延伸的尖角状结构。该结构进入棘间韧带从而连接棘突的后面部分

脊神经腹根
ventral root of spinal nerve
在全部走行过程中，脊髓发出背根和腹根，为脊神经的起点。腹根起源于脊髓灰质的前角。其作用为传递运动刺激(命令)的信号

眼部 ocular region

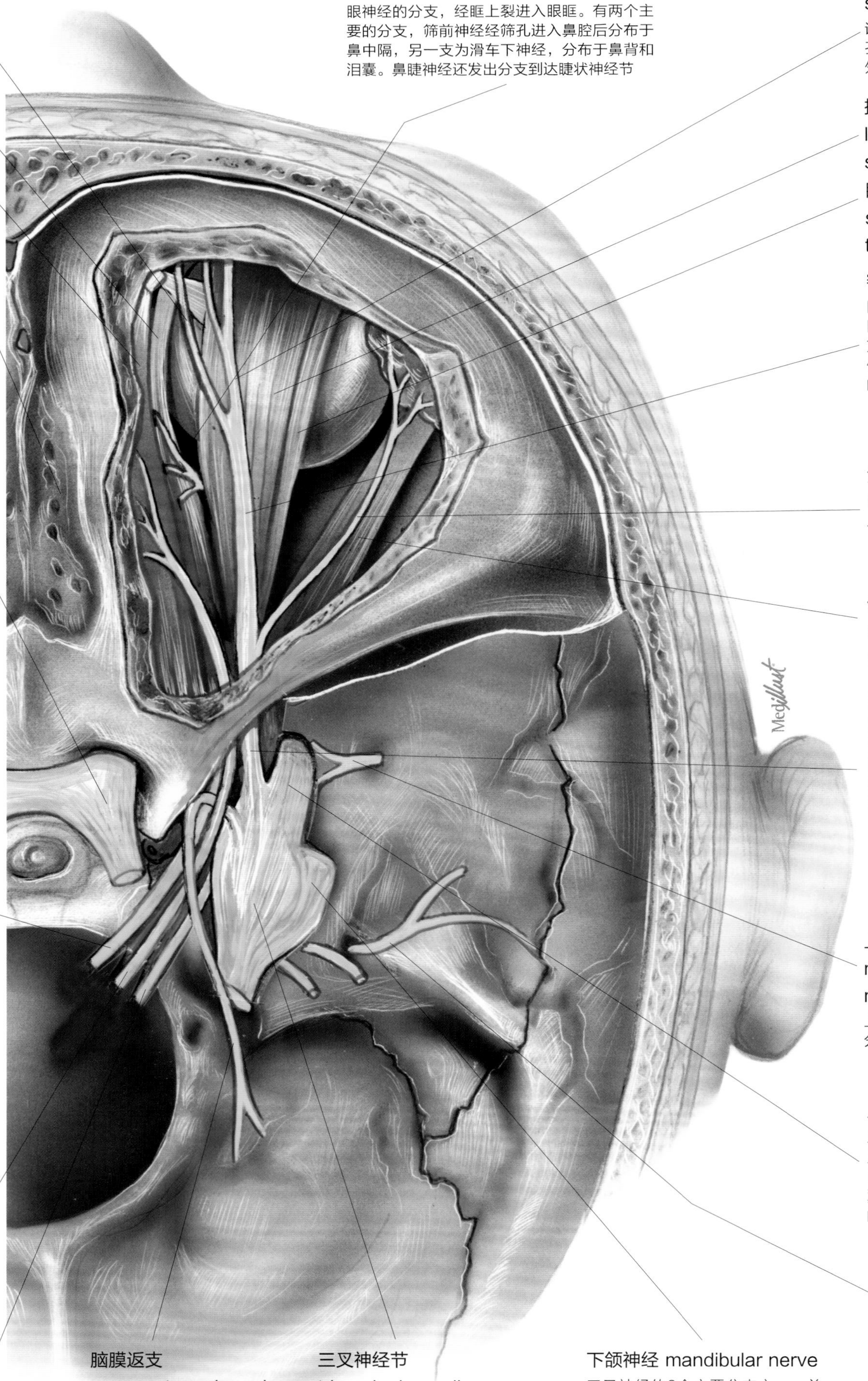

滑车上神经
supratrochlear nerve
额神经的分支，向前经上斜肌的滑车上方

内直肌
medial rectus muscle

上斜肌
superior oblique muscle of the eye

筛骨筛板
cribiform plate of the ethmoid bone
筛骨的一部分，位于颅腔和鼻腔之间。筛板上有许多小的孔洞以供嗅神经的分支通过

视神经（Ⅱ）
optic nerve (II)
起自视网膜节细胞，经视神经管入颅，传导视觉信号

动眼神经（Ⅲ）
oculomotor nerve (III)
动眼神经几乎是一支完全的运动神经。该神经起源于大脑脚和脑桥之间的脑沟，通过眶上裂进入眼眶，发出上下支支配大部分眼肌。该神经也包含有副交感纤维，副交感纤维支配睫状肌和瞳孔括约肌

滑车神经（Ⅳ）
trochlear nerve (IV)
滑车神经在颅内走行较长，从中脑背面穿出，绕大脑脚外侧向前经眶上裂进入眼眶，支配上斜肌的运动

外展神经（Ⅵ）
abducens nerve (VI)
运动神经，从桥延沟出脑后，经眶上裂进入眼眶，分支支配眼球的外直肌

naso ciliary nerve鼻睫神经
眼神经的分支，经眶上裂进入眼眶。有两个主要的分支，筛前神经经筛孔进入鼻腔后分布于鼻中隔，另一支为滑车下神经，分布于鼻背和泪囊。鼻睫神经还发出分支到达睫状神经节

眶上神经
supraorbital nerve
该神经起源于额神经，通过眶上孔离开眼眶，到达额部，发出内外分支

提上睑肌
levator palpebrae superioris muscle

眼上直肌
superior rectus muscle of the eye

额神经 frontal nerve
眼神经的分支，通过眶上裂进入眼眶。在眼眶内又分为内外两支，外侧支分布于眶上区域，内侧支分布于鼻根、上眼睑和额区的一部分

泪腺神经 lacrimal nerve
眼神经的分支，穿过眶上裂到达上眼睑和泪腺区域

外直肌
rectus capitis lateralis muscle

眼神经 ophthalmic nerve
三叉神经3个主要分支中的一支。起源于三叉神经节前部，是一支完全的感觉神经。眼神经到达海绵窦发出3支末端分支：鼻睫神经、额神经和泪腺神经

上颌神经脑膜支
meningeal branch of the maxillary nerve
上颌神经通过圆孔出颅之前发出的分支，到达脑膜

上颌神经 maxillary nerve
三叉神经分支之一，为起源于三叉神经节的感觉神经，通过圆孔出颅到达眶下管。发出分支加入翼腭神经节以及鼻部和口腔区域的其他一些神经分支

脑膜返支
recurrent meningeal branches
起源于三叉神经的小神经分支，发出后返回到其所支配的脑膜层

三叉神经节
trigeminal ganglion
位于脑桥侧方、颞骨岩部尖端的扁平结节状结构，发出眼神经、上颌神经和下颌神经

下颌神经 mandibular nerve
三叉神经的3个主要分支之一，并且是唯一一支除了感觉纤维之外还包含有支配咀嚼肌的运动纤维的分支。该神经起源于三叉神经节底部，通过卵圆孔出颅。在分成前后两终末支之前，发出后脑膜后支

下颌神经脑膜支
meningeal branch of the mandibular nerve
在下颌神经分出两个终末分支之前发出的分支，通过棘孔进入颅腔到达脑膜。其与脑膜中动脉伴行

面部和咽部 face and pharyngeal region

外侧面观 lateral view

翼腭神经节 pterygopalatine ganglion
位于翼腭窝内，该神经节接收上颌神经的分支并发出纤维到达泪腺、鼻、颊和咽黏膜。该神经节同样接收翼管神经，翼管神经由面神经的分支（岩浅大神经）和舌咽神经的分支（岩深大神经）结合而成

颞深神经 deep temporal nerves
下颌神经的前运动支，支配翼外肌和颞肌

颧颞神经 zygomaticotemporal nerve
上颌神经发出的分支，到达颞部和颧部

下牙槽神经 inferior alveolar nerve
下颌神经的后部分支,沿下颌支下降，入下颌管，发出上、下支分布于下牙槽及颏区，经侧支分布于下颌舌骨肌

下颌神经 mandibular nerve
三叉神经的3个主要分支之一，并且是唯一一支除了感觉纤维之外还包含有支配咀嚼肌的运动纤维的分支。该神经起源于三叉神经节底部，通过卵圆孔出颅。在分成前后两终末支之前，发出后脑膜支

耳颞神经 auriculotemporal nerve
下颌神经的后部分支。到达颞区发出分支支配腮腺、外耳道、耳廓、颞下颌关节以及颞浅区域。该神经同样加入面神经的分支

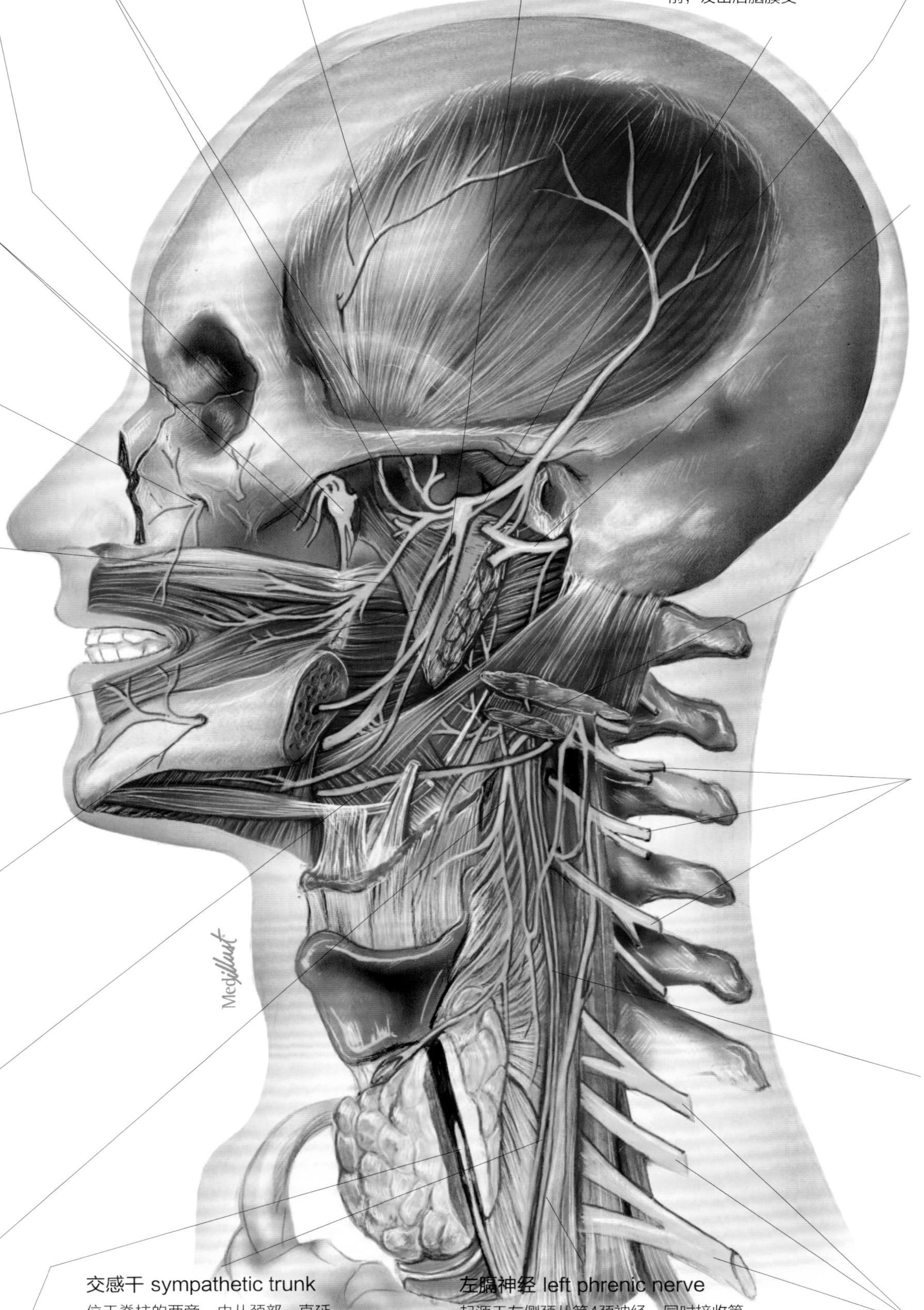

眶下神经上牙槽分支 superior alveolar branches of infraorbital nerve
上颌神经发出的分支。由前、中和后3支组成神经丛

眶下神经 infraorbital nerve
上颌神经的延续，穿过眶下管发出神经分支，升支到达眼睑区域，降支到达上唇、面颊和鼻部区域

颊神经 buccal nerve
起源于下颌神经发出的分支，该神经支配颊黏膜

舌神经 lingual nerve
下颌神经的前部分支。向下走行到达舌部区域，发出分支支配舌黏膜、软腭和扁桃体，其余的一些分支到达舌下腺和下颌下腺。该神经有鼓索神经加入

颏神经 mental nerve
下颌神经的分支下牙槽神经的终末支，到达颏部区域

舌下神经（Ⅻ） hypoglossal nerve (XII)
舌下神经在迷走神经下方，起源于延髓的舌下神经核，是一支运动神经。该神经通过颅底的舌下神经管出颅，之后前行支配大部分的舌肌和部分颈部肌肉，分成前支和颈支

喉上神经 superior laryngeal nerve
起源于迷走神经下神经节的神经，走行到达喉部，分出上下两支

喉返神经 recurrent laryngeal nerve
这些神经之所以被称作为喉返神经是因为从迷走神经发出之后返回喉部。右侧喉返神经勾绕锁骨下动脉，左侧喉返神经勾绕主动脉弓

面神经（Ⅶ） facial nerve (VII)
由感觉和运动纤维组成的混合神经。有两大支构成：固有面神经和被称作中间神经的感觉支。面神经从桥延沟出脑后进入内耳道，发出分支到鼓室、舌、颞部、面部和颈区，并发出分支支配舌下腺、下颌下腺和面部表情肌

舌咽神经（Ⅸ） glossopharyngeal nerve (IX)
由感觉和运动性纤维组成的混合神经，自延髓的外侧沟迷走神经上方出脑，经颈静脉孔出颅后发出分支加入面神经，主干经鼓室穿过颞骨岩部，分布于颈动脉、舌和咽部，支配部分咽喉肌

颈丛 cervical plexus
由第1~4颈神经前支组成

迷走神经（Ⅹ） vagus nerve (X)
迷走神经由感觉、运动和自主神经纤维组成。在延髓背外侧沟水平，从舌咽神经下方、副神经上方穿出后，一起通过颈静脉孔出颅。分布于颈、胸和腹部的内脏器官。另外，迷走神经同副神经及舌下神经有交通支。相比其他脑神经，迷走神经包含绝大部分副交感神经纤维

臂丛 brachial plexus
由第5~8颈神经前支和第1胸神经部分前支构成

交感干 sympathetic trunk
位于脊柱的两旁，由从颈部一直延续到腰骶部的相互联系的神经节构成。交感神经节接收从脊髓发出的神经纤维，受上级高级中枢下丘脑的控制。神经节发出神经纤维支配不同内脏。在盆腔，交感干由4~5个神经节构成

左膈神经 left phrenic nerve
起源于左侧颈丛第4颈神经，同时接收第3和第5颈神经的神经分支。该神经沿颈部下行进入胸腔，经过主动脉弓前部，下行至左心包膜斜行到达心尖附近的膈肌。在膈肌，该神经发出上支到达膈肌的上面，发出腹支穿过膈肌到达其下

胸部. 膈神经 thorax. phrenic nerve

前面观 anterior view

主动脉弓 arch of the aorta

离开左心室之后，主动脉首先上升，后向左呈弓状，再下降，发出分支到达头部和下肢。主动脉弓在食管的上1/3之前通行，其分支包括头臂干、左锁骨下动脉和左侧颈总动脉。头臂动脉干发出右锁骨下动脉和右侧颈总动脉。主动脉弓向下移行为穿过纵隔的胸主动脉

右头臂静脉 right brachiocephalic vein

该静脉由来自右上肢的静脉和右侧头部静脉汇合而成，同左头臂静脉一起注入上腔静脉，上腔静脉注入右心房，右膈神经在其后走行

右膈神经 right phrenic nerve

起源于右侧颈丛第4颈神经前支，同时接收第3和第5颈神经前支的分支。该神经沿颈部下行进入胸腔，经过右头臂静脉干前部，下行至上腔静脉的外侧部，通过心包膜的外侧面到达膈肌。在膈肌处，该神经发出上支到达膈肌的上面，发出腹腔支穿过膈肌到达其下，同时发出分支到达腹膜及其他腹腔器官

迷走神经（X） vagus nerve (X)

迷走神经为含感觉、运动和自主神经纤维的混合神经。该神经起源于延髓，通过颈静脉孔出颅分支到颈部、胸部和腹部的内脏器官。迷走神经中含有大量副交感神经纤维

前斜角肌 anterior scalene muscle

斜角肌起自后6节颈椎横突，向下止于第1、2肋的上面。由前、中、后斜角肌构成，其中前斜角肌位置最为表浅。在颈部，膈神经前斜角肌前方经过

颈总动脉 common carotid artery

左右颈总动脉分别由主动脉弓和头臂干分出，沿颈部上行并发出分支到达周围结构和头部。此外，颈总动脉和左锁骨下动脉都有分支到达甲状腺

臂丛 brachial plexus

第1~4颈神经前支和第1胸神经前支部分先合成上、中、下3个干，每个干又分为前后两股。这些股又重新组合形成外侧束、内侧束和后束，由束再发出一系列分支分布于上肢

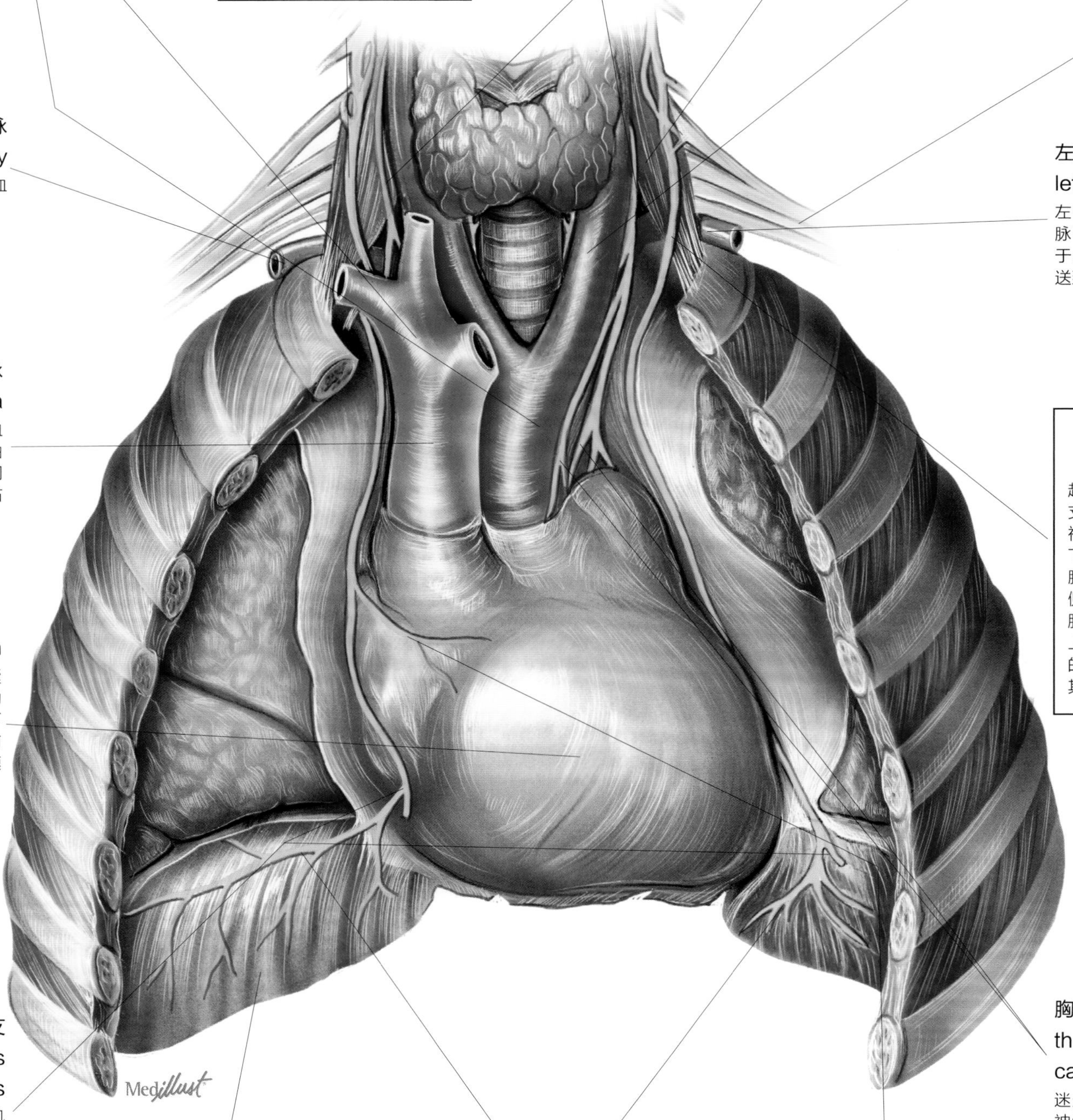

右锁骨下动脉 right subclavian artery

起自头臂动脉干，运送动脉血液到达右上肢

上腔静脉 superior vena cava

接收上臂、头部和胸部静脉血回流的粗大静脉干。该静脉由左右头臂静脉干汇合构成，同下腔静脉一起注入右心房。右侧膈神经在其外侧平行下行

心包 pericardium

包绕所有心脏部分的纤维性囊腔，其包绕的结构还包括主动脉弓和其他一些大血管（上下腔静脉，肺动脉静脉等）。其前上部分同包绕胸腺的胸腺包膜后面相贴合

膈神经腹支 abdominal branches of the phrenic nerves

左右膈神经的终支，穿过膈肌并分布于其下面。在腹腔中，两腹支加入到腹腔丛。此外，右腹支还发出分支分布于右肾上腺

左锁骨下动脉 left subclavian artery

左锁骨下动脉直接起源于主动脉弓，而右锁骨下动脉则起源于头臂干。该动脉将动脉血输送到左上肢

左膈神经 left phrenic nerve

起自左侧颈丛第4颈神经前支，同时接收第3和第5颈神经的前支。该神经沿颈部下行经过主动脉弓前面进入胸腔。左膈神经在心包膜左侧面斜行向下到达靠心尖处膈肌。在膈肌处该神经发出上支和腹支，上支到达膈肌的上面，腹支穿过膈肌到达其下

胸心神经 thoracic (vagal) cardiac nerve

迷走神经的分支，起源于喉返神经起点的附近，到达心的后部或心深丛

膈肌 diaphragm muscle

将腹腔和胸腔分隔开的扁平肌肉。该肌肉由膈神经支配，膈神经分支到达膈肌的上面即胸腔面，其他一些分支到达膈肌下面即腹腔面。该肌肉还接收来自肋间神经的分支支配

膈神经上支 superior diaphragmatic branches of the phrenic nerves

由左右膈神经的终末部分发出的分支，到达膈肌的上面

膈神经心包支 pericardial branches of the phrenic nerve

膈神经心包支为膈神经在心包膜外侧面高度所发出的一较小分支，到达心包膜的壁层

颈心下（迷走）神经
inferior cervical (vagal) cardiac nerve
该神经同颈心上神经有着平行的走行途径，但起点较低。该神经亦终止于心丛

颈胸（星状）神经节
cervicothoracic (stellate) ganglion
由颈下神经节和第1胸神经节结合而成。 该神经节发出交感系统的颈下心支、动脉支和脊椎支

颈心中（交感）神经
middle cervical (sympathetic) cardiac nerve
该神经起源于颈中交感神经节，下行至心后丛

交感干 sympathetic trunk
交感干是自主神经系统的组成部分之一,由连续的神经节构成，在胸部则是由12~13个神经节所构成，神经节从颈部与脊柱相平行下行至尾骨。该神经节接收起自脊髓的神经纤维，并将神经节同下丘脑的内脏高级中枢相联系。在盆部，交感干由4~5个神经节构成

迷走神经（X）
vagus nerve (X)
迷走神经为混合神经，含感觉、运动和自主神经纤维。它起源于延髓，通过颈静脉孔出颅到达颈部、胸部和腹部的内脏器官。迷走神经中绝大多数神经纤维属于自主神经系统副交感纤维

颈上交感神经节
superior cervical sympathetic ganglion
控制心脏的交感神经部分来源于颈神经节。体积比较大的上神经节发出颈心上（交感）支、咽支、后支、食管支和血管支

颈心上（迷走）神经
superior cervical (vagal) cardiac nerve
该神经同颈总动脉平行下行，终止于心丛

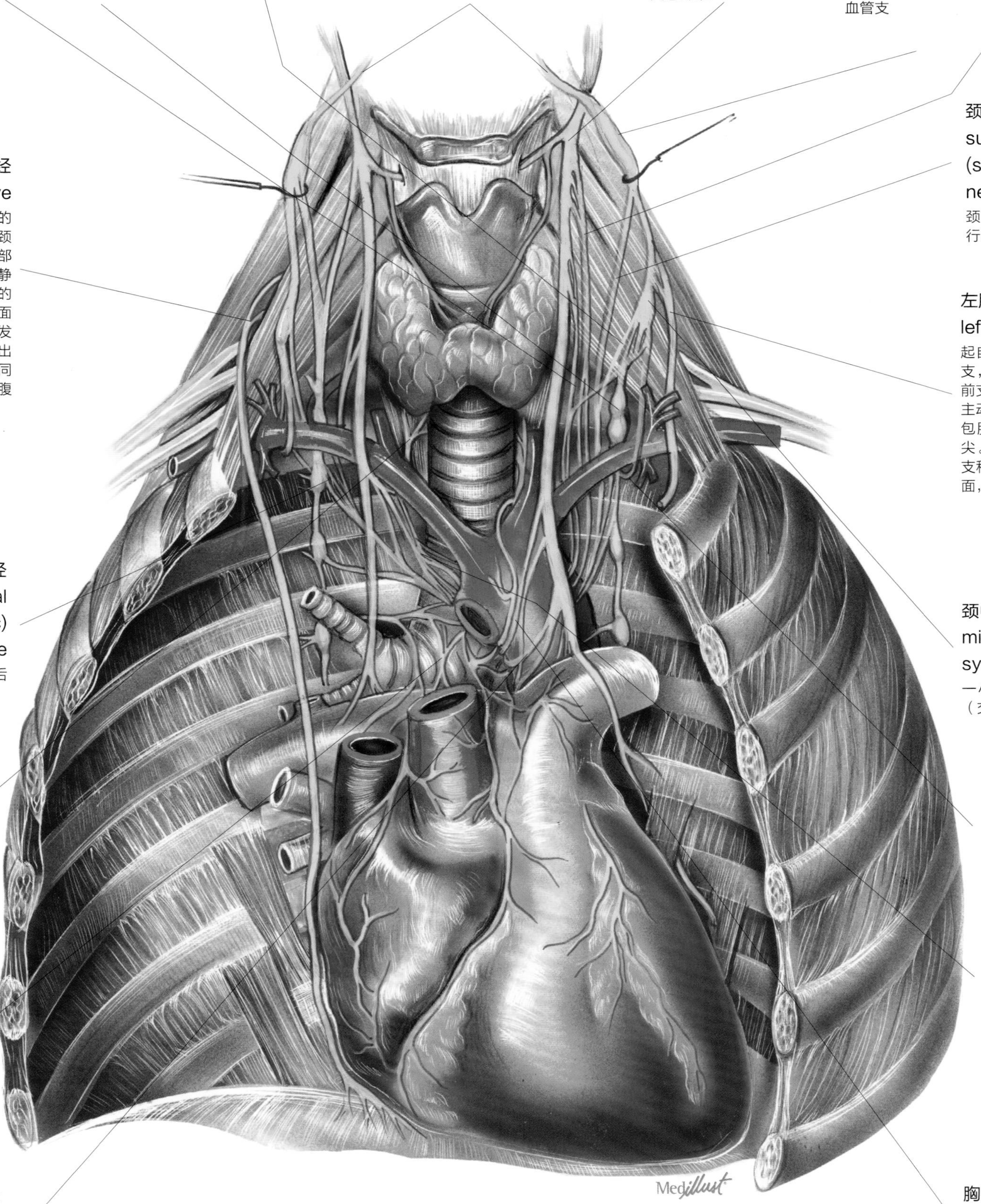

Medillust

右膈神经
right phrenic nerve
起源于右侧颈丛第4颈神经的前支，同时接收第3和第5颈神经的前分支。该神经沿颈部下行进入胸腔，经过右头臂静脉干前方，下行至上腔静脉的外侧部，通过心包膜的外侧面到达膈肌。在膈肌，该神经发出上支到达膈肌的上面，发出腹腔支穿过膈肌到达其下，同时发出分支到达腹膜及其他腹腔器官

颈心下（交感）神经
inferior cervical (sympathetic) cardiac nerve
起源于颈胸神经节到达心后丛

右喉返神经
right recurrent laryngeal nerve
该神经起源于迷走神经，因返回喉部而得名。右喉返神经勾绕右锁骨下动脉

心丛 cardiac plexus
由颈交感神经节和迷走神经至心脏的分支所构成的密集神经网络。有前部的心浅丛和后部的心深丛

左喉返神经
left recurrent laryngeal nerve
该神经起源于迷走神经，因返回喉部而得名。左喉返神经勾绕主动脉弓

颈心上（交感）神经
superior cervical (sympathetic) cardiac nerve
颈上交感神经节的分支，下行到胸腔终止于心丛

左膈神经
left phrenic nerve
起自左侧颈丛第4颈神经的前支，接收第3和第5颈神经的前支。该神经沿颈部下行经过主动脉弓前面进入胸腔。在心包膜左侧面斜行向下到达心尖。在膈肌处该神经发出上支和腹支，上支到达膈肌的上面，腹支穿过膈肌到达其下

颈中交感神经节
middle cervical sympathetic ganglion
一小的神经节，发出颈心中（交感）支和一些血管支

锁骨下襻
ansa subclavia
起源于交感干颈中神经节的一分支，到达颈胸（星状）神经节，在锁骨下动脉之前形成一弧形襻

胸心（交感）支
thoracic (sympathetic) cardiac branches
起源于第1胸交感神经节不恒定的神经分支，终止于心丛

胸心（迷走）支
thoracic (vagal) cardiac branches
在喉返神经起点附近起源至心脏的分支，终止于心后丛

胸部.食管 thorax. esophagus

前面观 anterior view

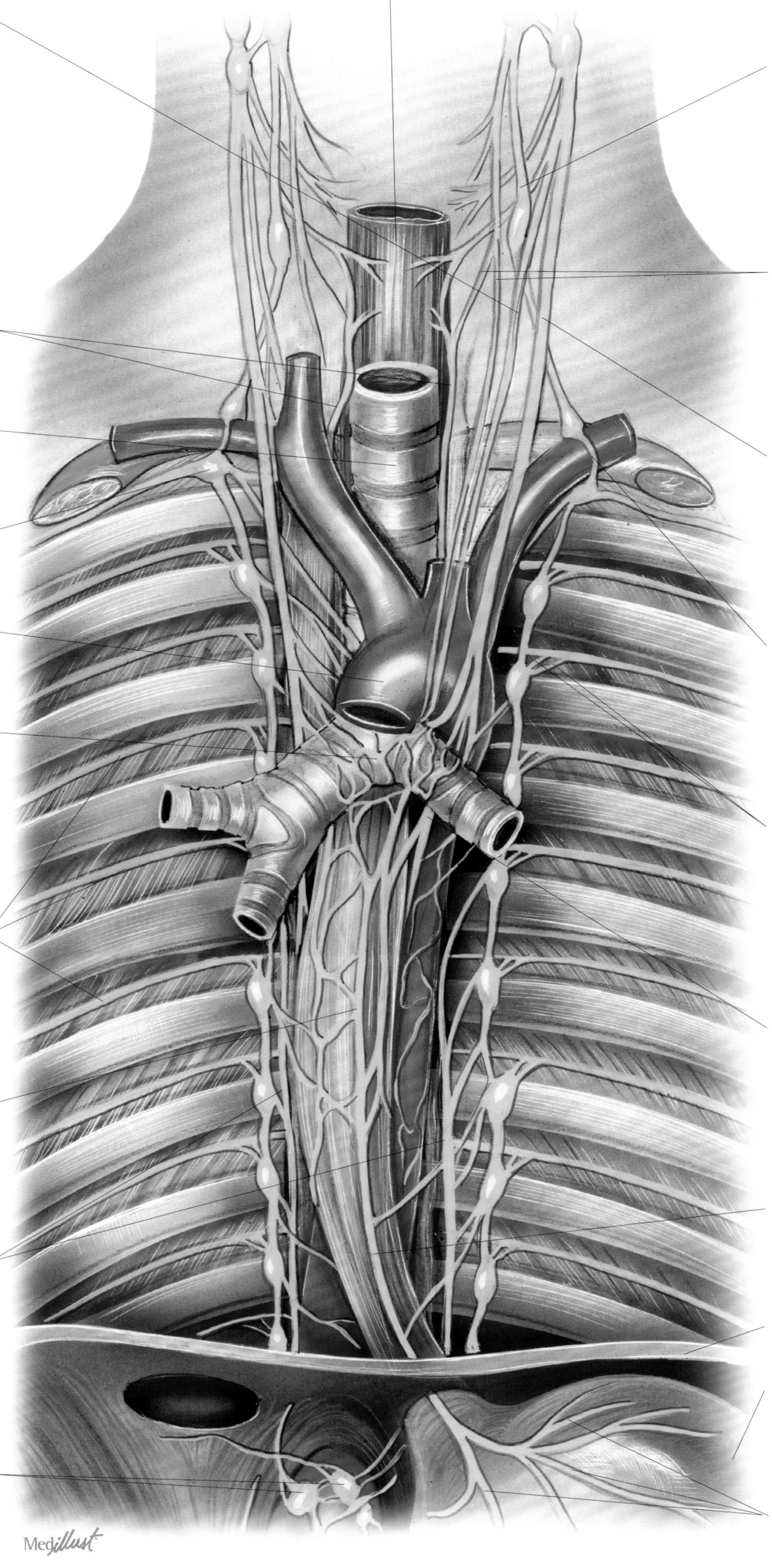

食管 esophagus

颈心上（迷走）神经
superior cervical (vagal) cardiac nerve

该神经沿同颈总动脉平行的路径下行，终止于心丛

喉返神经
recurrent laryngeal nerve

之所以被称作喉返神经是因为从迷走神经发出之后返回喉部。右侧喉返神经勾绕右锁骨下动脉自其后方返回颈部，左侧喉返神经经过动脉弓下方返回颈部

气管 trachea

颈胸（星状）神经节
cervicothoracic (stellate) ganglion

由交感神经颈下神经节和第1胸神经节融合而成。该神经节发出交感系统的颈心下支、动脉支和脊椎支

主动脉弓 arch of the aorta

心丛 cardiac plexus

由颈交感神经节和迷走神经的分支所构成的密集神经网络系统，分为前部的心浅丛和后部的深丛

肋间神经
intercostal nerves

系胸神经前支，走行于肋间隙而得名。这些肋间神经支配所有的肋间肌，最后1对肋间神经同时支配腹壁的肌肉

食管丛 esophageal plexus

该丛由来源于交感神经和迷走神经的分支构成。分为前丛和后丛

内脏大神经
greater splanchnic nerves

内脏大神经位于胸部，由穿出第6~9胸交感神经节的交感神经节前纤维组成，在一些个体中，亦可延伸至第5和第10神经节。该神经穿过膈肌，终止于围绕腹腔干的腹腔神经节

腹腔神经节 celiac ganglia

亦被称作半月神经节，位于腹腔干的两侧，接收来自交感干、迷走神经的分支及内脏大神经和内脏小神经的神经纤维。围绕该神经节的密集神经网络构成腹腔丛，发出肝丛和脾丛，同时发出神经纤维至胃小弯

交感干 sympathetic trunk

交感干是自主神经系统的组成部分之一，由神经节借节间支相连构成，这些神经节从颈部与脊柱相平行下行至尾骨。该神经节接收起自脊髓的神经纤维，并将神经节同下丘脑的内脏高级中枢相联系。交感神经节发出交感神经到达不同的内脏。在盆部，交感干由4~5个神经节构成。在胸部，则是由12~13个神经节所构成

颈心上（交感）神经
superior cervical (sympathetic) cardiac nerve

颈上交感神经节的分支，下行到胸腔终止于心丛

迷走神经（X）vagus nerve (X)

迷走神经为混合神经，含有感觉、运动和自主神经纤维。该神经起源于延髓，通过颈静脉孔出颅到达颈部、胸部和腹部的内脏器官。迷走神经含有绝大多数属于自主神经系统副交感部分的神经纤维

锁骨下襻ansa subclavia

起源于交感干颈中神经节的神经分支，到达颈胸神经节，在锁骨下动脉之前构成一弧形弯襻

灰白交通支
gray and white communicating rami

白交通支从脊髓发出到达神经节，灰交通支从神经节发出到达脊神经和其所支配的区域

肺丛 pulmonary plexus

肺丛由来自交感神经和迷走神经的肺部分支构成。分为前、后丛，前丛位于气管前方，后丛位于气管后方。该丛的一些分支起源于心丛

迷走神经前干
anterior vagal trunk

左迷走神经沿食管的前面下行，穿过膈肌达胃的前面。发出分支到达腹腔上部内脏（胃、肝等）

膈肌 diaphragm

胃 stomach

迷走神经前干的胃支
gastric branches of the anterior vagal trunk

迷走神经前干在穿过膈肌后到达胃壁，发出分支支配胃底、胃体和胃小弯

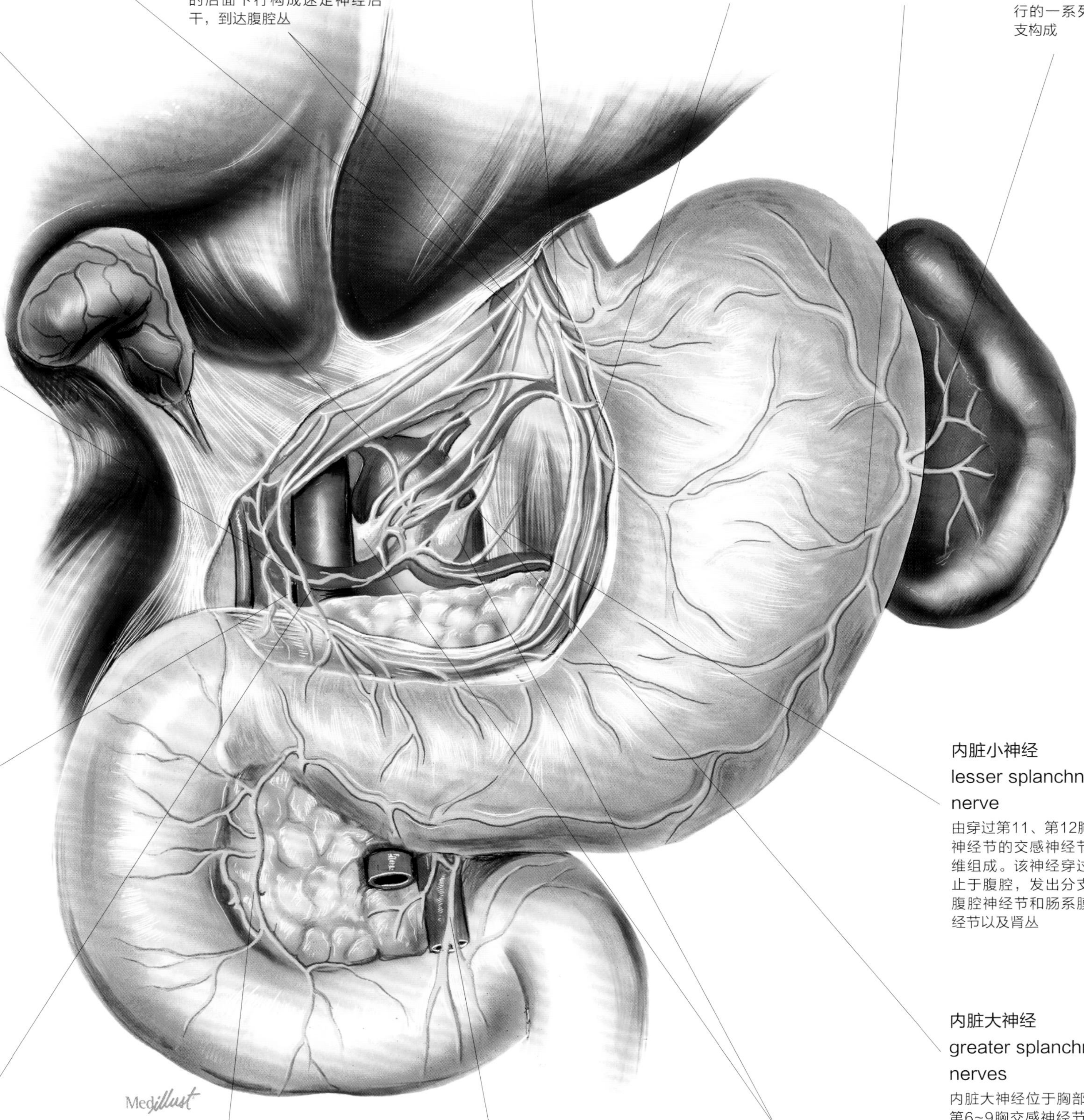
肝丛胃贲门支
cardial branch of hepatic plexus
起源于肝丛的神经分支，到达胃的贲门部
迷走神经前干的肝支
hepatic branch of the anterior vagal trunk
起源于迷走神经前干的神经分支，参与构成肝丛
迷走神经前干和后干
anterior and posterior vagal trunks
左迷走神经沿食管前面下行，构成迷走神经前干。穿过膈后，到达胃的前面发出分支支配上部腹腔脏器（胃、肝等）。右迷走神经沿食管和胃的后面下行构成迷走神经后干，到达腹腔丛
迷走神经前干的胃前支
anterior gastric branch of the anterior vagal trunk
迷走前干的分支，到达胃小弯但不经过幽门部。该神经同时发出分支到达胃体和胃底部
胃左支
left gastric branch
肝丛胃贲门支所发出的神经分支。经过胃小弯同胃右支结合构成胃丛。该神经同时接收来自迷走神经的分支
胃网膜丛
gastroepiploic plexus
由腹腔丛胃支构成的神经丛，同胃网膜右动脉走行途径平行，到达胃大弯
脾丛
splenic plexus
起源于腹腔丛，由与脾动脉走行相平行的一系列神经分支构成
肝丛
hepatic plexus
起源于腹腔丛右部，由迷走神经和交感干的分支构成。该丛由前后两部分组成，其前部同肝动脉走行途径相同，并且穿过位于肝左叶的肝门部。其后部与胆管相伴行到达肝右叶。该神经丛发出分支到达胆囊、胃幽门部和十二指肠
肝丛胃十二指肠支
gastroduodenal branch of hepatic plexus
肝丛发出分支到达胃的幽门部，同十二指肠的其他分支构成了胃十二指肠神经丛
内脏小神经
lesser splanchnic nerve
由穿过第11、第12胸交感神经节的交感神经节前纤维组成。该神经穿过膈终止于腹腔，发出分支到达腹腔神经节和肠系膜上神经节以及肾丛
内脏大神经
greater splanchnic nerves
内脏大神经位于胸部，由穿过第6~9胸交感神经节的节前纤维组成，在一些个体中，亦可延伸至第5和第10神经节。该神经穿过膈，终止于围绕腹腔干的腹腔神经节
Medillust
胃右支
right gastric branch
胰十二指肠下丛
inferior pancreaticoduodenal plexus
起源于肠系膜上神经节，支配部分十二指肠和胰头部
肠系膜上神经节和肠系膜上丛
superior mesenteric ganglion and plexus
该神经节位于肠系膜上动脉起点处的附近。接收内脏小神经的分支，被神经网络所包绕构成肠系膜上丛
腹腔神经节和腹腔神经丛
celiac ganglia and plexus
该神经节位于腹腔干的两侧，亦被称作半月神经节，接收交感干发出的内脏大、小神经和迷走神经的分支。该神经节被密集的神经网络所包绕构成腹腔丛，发出肝丛和脾丛，及到达胃小弯的神经分支

小肠 small intestine

前面观 anterior view

迷走神经前干的肝支
hepatic branch of the anterior vagal trunk
迷走神经前干的分支，到达肝脏参与构成肝丛

内脏大神经
greater splanchnic nerve
由穿过第6~9胸交感神经节的节前纤维组成，在一些个体中，亦可延伸至第5和第10神经节。该神经穿过膈，终止于围绕腹腔干的腹腔神经节

迷走神经前干和后干
anterior and posterior vagal trunks
左迷走神经沿食管前面下行，构成迷走神经前干。当其穿过膈后，到达胃的前部发出分支支配上部腹腔脏器（胃、肝等）。右迷走神经沿食管和胃的后部下行构成迷走神经后干，到达腹腔丛

脾丛 splenic plexus
起源于腹腔丛，由伴行于脾动脉的一系列神经分支构成

肝丛 hepatic plexus
起源于腹腔丛右部，由迷走神经和交感干的分支构成。该丛分为前后两部分，其前部同肝动脉走行途径相同，并且穿过位于肝左叶的肝门部。其后部与胆管相伴行到达肝右叶。该神经丛发出分支到达胆囊、胃幽门部和十二指肠

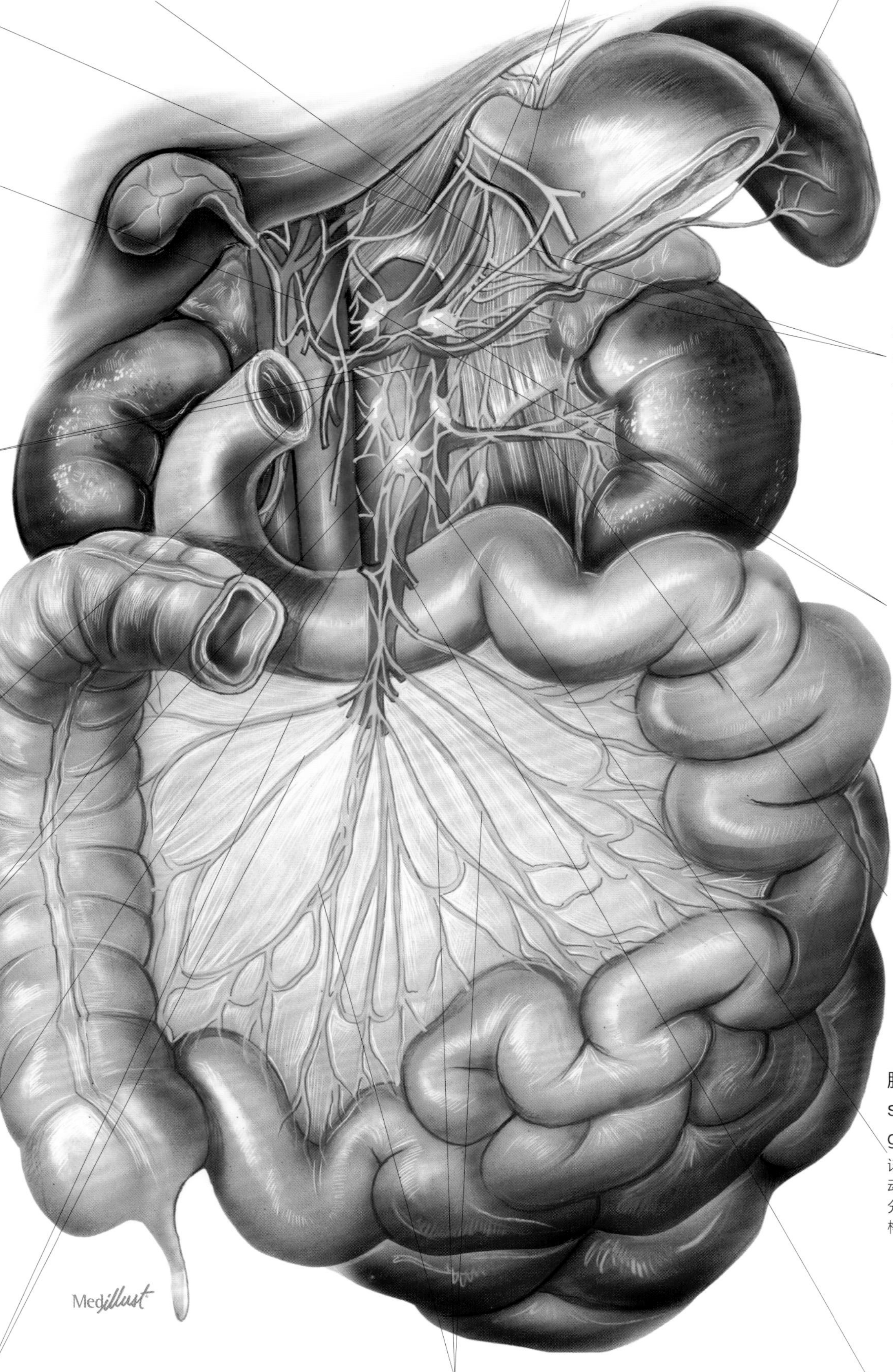

内脏小神经
lesser splanchnic nerve
由穿过第11、第12胸交感神经节的节前纤维构成。该神经穿过膈终止于腹腔，发出分支到达腹腔神经节和肠系膜上神经节以及肾丛

胃十二指肠丛
gastroduodenal plexus
起源于肝丛，到达胃幽门部和十二指肠上部

主动脉肾节
aorticorenal ganglia
位于肾动脉附近，接收内脏小神经的神经分支

胰十二指肠下丛
inferior pancreaticoduodenal plexus
该丛起源于肠系膜上神经节，支配部分十二指肠和胰头部

右结肠丛
right colic plexus
由来自于交感神经和迷走神经构成的肠系膜上丛的回结肠分支和结肠固有支构成，该神经丛支配升结肠

迷走神经腹腔支
celiac branches of the vagus nerve
迷走神经前、后干发出的小分支，到达腹腔丛的神经节

腹腔神经节和腹腔丛
celiac ganglia and plexus
该神经节位于腹腔干的两侧，亦被称作半月神经节，接收交感干内脏大、小神经和迷走神经的分支。该神经节被密集的神经网络所包绕构成腹腔丛，发出肝丛和脾丛及一直到达胃小弯的神经分支

肾丛 renal plexus
起源于主动脉肾、节腹腔节和肠系膜上神经节的密集神经网络。该丛走行途径同肾动脉平行并且通过肾门进入肾脏。该丛同样支配输尿管上部

肠系膜上神经节和肠系膜上丛
superior mesenteric ganglion and plexus
该神经节位于腹主动脉，在肠系膜上动脉起源处附近。接收内脏小神经的分支并且被密集的神经网络所包绕，构成了肠系膜上丛

肠系膜支 mesenteric branches
起源于由交感神经和迷走神经分支构成的肠系膜上丛，支配大部分的小肠。这些分支走行同动脉网络平行，通过肠系膜到达小肠，在该处肠系膜分支分布于蒂部，并呈弓状发出分支分布于十二指肠，空肠和回肠

肠系膜间丛
intermesenteric plexus
由腹腔丛和肠系膜上丛的分支构成，在主动脉前方和外侧方下行，位于肠系膜上、下动脉之间。该神经丛同样接收来自于腰交感神经节的分支

大肠 large intestine

前面观 anterior view

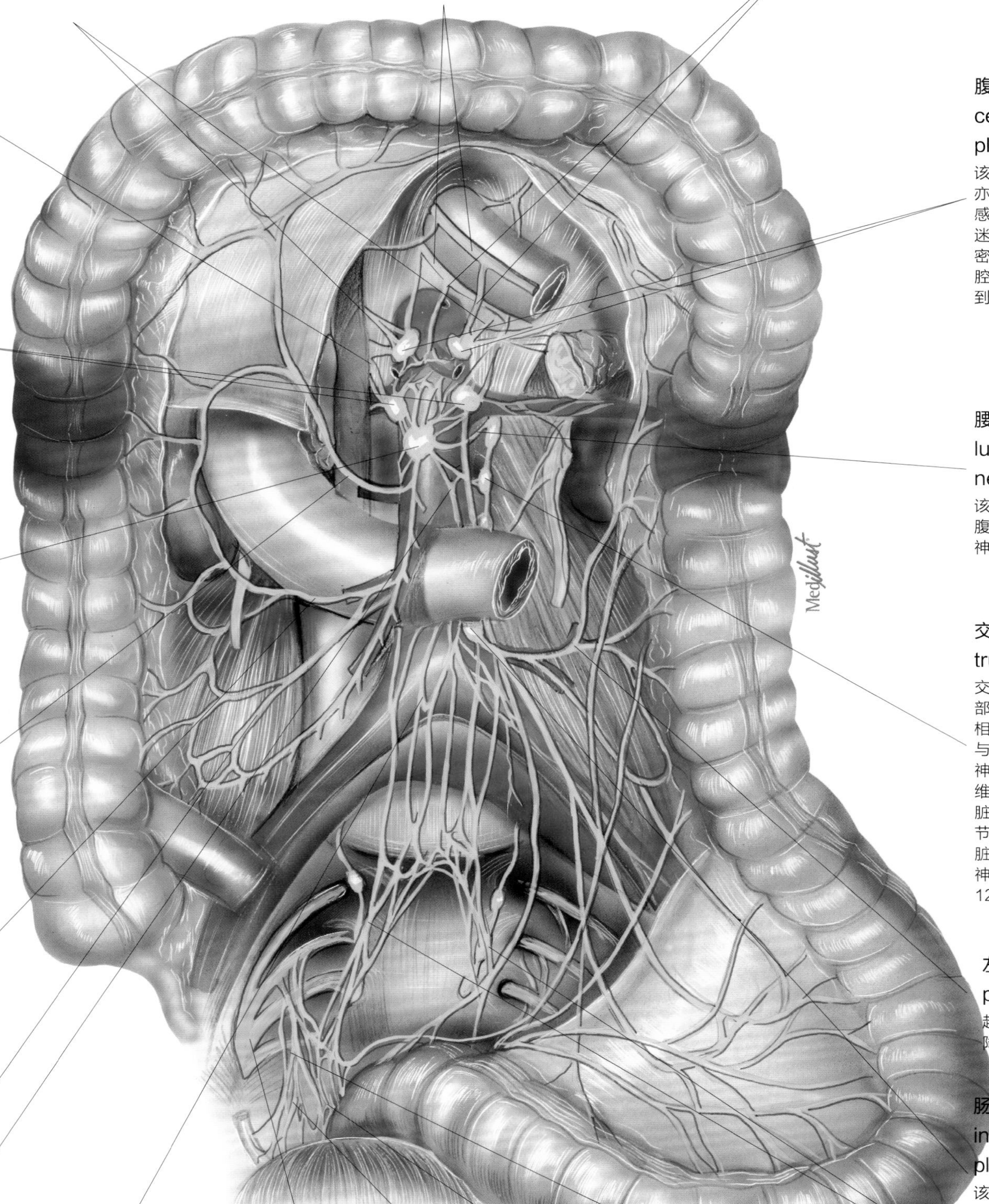

内脏大神经
greater splanchnic nerve

由穿过第6~9胸交感神经节的节前纤维构成，在一些个体中，亦可延伸至第5和第10神经节。该神经穿过膈，终止于腹腔神经节

迷走神经前干和后干
anterior and posterior vagal trunks

左迷走神经沿食管前面下行，构成迷走神经前干。穿过膈后到达胃的前部发出分支支配上部腹腔脏器（胃、肝等）。右迷走神经沿食管和胃的后部下行构成迷走神经后干，穿膈后到达腹腔丛

迷走神经腹腔支
celiac branches of the vagus nerve

迷走神经的前干和后干发出的小分支，到达腹腔神经节

内脏小神经
lesser splanchnic nerve

由穿过第11、第12胸交感神经节的节前纤维构成。该神经穿过膈终止于腹腔，发出分支到达腹腔神经节和肠系膜上神经节以及肾丛

主动脉肾神经节
aorticorenal ganglia

位于肾动脉起源处附近的神经节，接收内脏小神经的分支

肠系膜上神经节
superior mesenteric ganglion

该神经节位于肠系膜上动脉起源处附近。接收内脏小神经的分支并且被密集的神经网络所包绕，构成了肠系膜上丛

中结肠丛
middle colic plexus

起源于肠系膜上丛，发出分支到达横结肠

右结肠丛
right colic plexus

由回结肠分支和结肠固有支构成的神经丛，来自于由交感神经和迷走神经构成的肠系膜上丛。该神经丛支配升结肠

回结肠丛
ileocolic plexus

起源于肠系膜上丛，支配回结肠

腹腔神经节和腹腔神经丛
celiac ganglia and plexus

该神经节位于腹腔干的两侧，亦被称作半月神经节，接收交感干发出的内脏大、小神经和迷走神经的分支。该神经节被密集的神经网络所包绕构成腹腔丛，发出肝丛和脾丛，以及到达胃小弯的神经分支

腰内脏神经
lumbar splanchnic nerve

该神经起源于交感干，同跨越腹主动脉的神经丛（肠系膜上神经丛和腹腔神经丛等）融合

交感干 sympathetic trunk

交感干是自主神经系统的组成部分之一，由神经节借节间支相连构成，这些神经节从颈部与脊柱相平行下行至尾骨。该神经节接收起自脊髓的神经纤维，并将神经节同下丘脑的内脏高级中枢相联系。交感神经节发出交感神经到达不同的内脏。在盆部，交感干由4~5个神经节构成。在胸部，则是由12~13个神经节所构成

左结肠丛 left colic plexus

起源于肠系膜上神经节，到达降结肠

肠系膜下丛
inferior mesenteric plexus

该神经丛由起源于肠系膜内丛的神经分支构成，为构成骨盆内脏神经的一些分支的起源，位于肠系膜下动脉附近

肠系膜间丛
intermesenteric plexus

由腹腔丛和肠系膜上丛神经分支构成，在主动脉前方和外侧方下行，位于肠系膜上下动脉之间。该神经丛同样接收来自于腰交感神经节的分支

下腹上丛
superior hypogastric plexus

该神经丛位于骶前区域，由起源于交感干和肠系膜下神经节的神经分支构成

骶丛
sacral plexus

该神经丛由腰骶干和骶神经、尾神经前支构成。从该丛发出坐骨神经

膀胱丛
vesical plexus

起源于下腹下丛，发出分支到达膀胱

直肠丛
rectal plexus

该神经丛起源于下腹下丛，发出分支支配直肠

下腹下（骨盆）丛
inferior hypogastric (pelvic) plexus

该神经丛支配直肠，输尿管的终末端，膀胱和生殖器。接收下腹神经和盆内脏神经，以及骶神经和骶交感干的分支

下腹神经
hypogastric nerves

该神经起源于腰交感神经节、肠系膜下丛和下腹上丛，终止于下腹下丛

腹部 abdomen

后面观 posterior view

髂腹下神经
iliohypogastric nerve
起源于第1腰神经前支，发出分支到达臀肌区域，并且支配腹下壁或沿腹股沟管下行到达生殖器区域和大腿上部

内脏小神经
lesser splanchnic nerve
由穿过第11、第12胸交感神经节的节前纤维构成。该神经穿过膈终止于腹腔，发出分支到达腹腔神经节和肠系膜上神经节以及肾丛

内脏大神经
greater thoracic splanchnic nerve
由穿过第6~9胸交感神经节的节前纤维组成，在部分个体，其范围可延伸至第5和第10胸交感神经节。该神经穿过膈终止于围绕腹腔干的腹腔神经节

腹腔神经节
celiac ganglia
亦被称作半月神经节，位于腹腔干的两侧，接收来自交感干、迷走神经的分支及内脏大神经和内脏小神经的神经纤维。围绕该神经节的密集神经网络构成腹腔丛，发出肝丛和脾丛，同时发出神经纤维至胃小弯

肠系膜上神经节
superior mesenteric ganglion
该神经节位于腹主动脉发出肠系膜上动脉的起点旁。它接收内脏小神经的分支，周围环绕有组成肠系膜上丛的神经网络

肋下神经
subcostal nerve
最后一对肋间神经，该神经走行于第12肋之下而非两肋之间

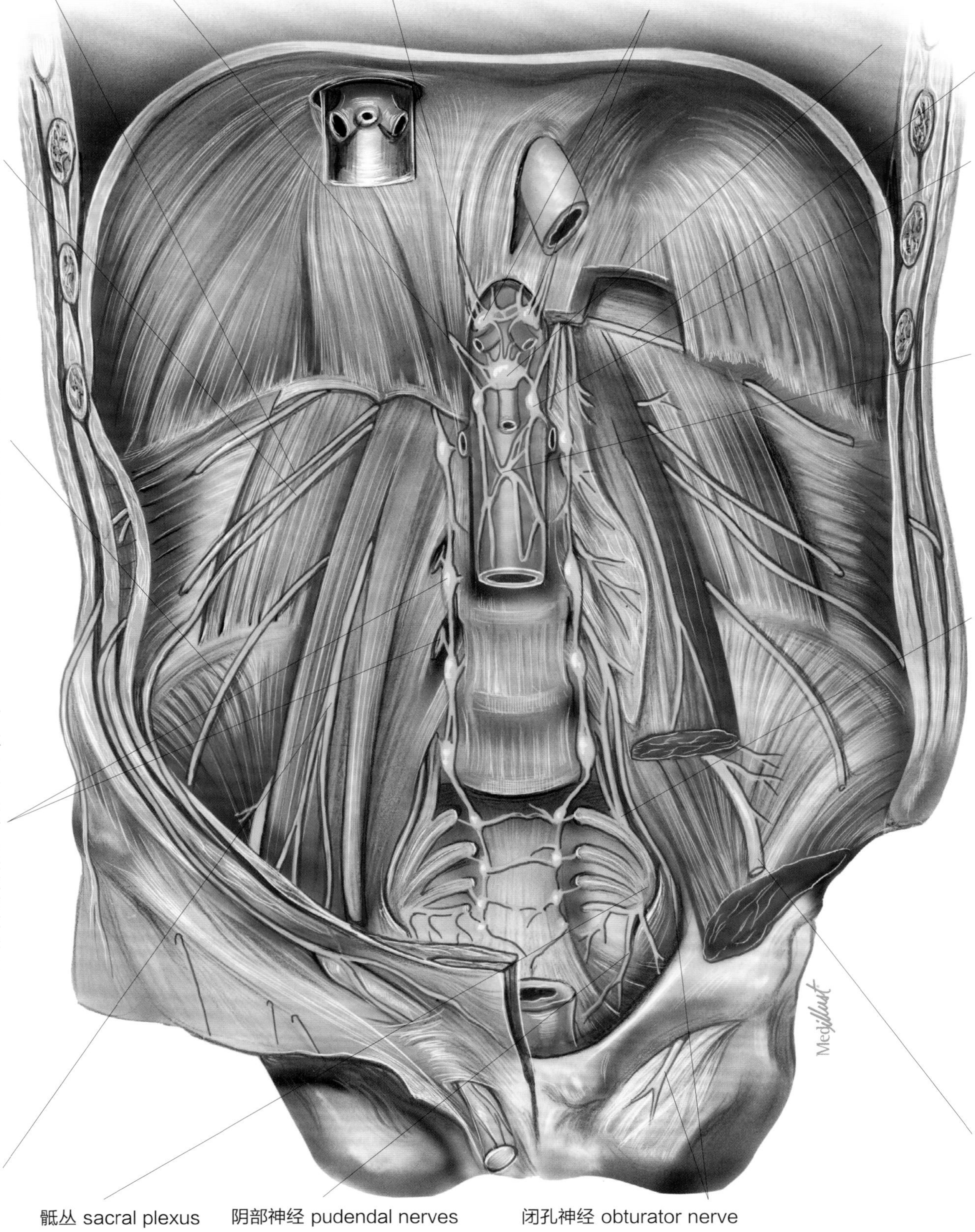

髂腹股沟神经
ilioinguinal nerve
起源于第1腰神经前支，该神经走行同髂腹下神经相似，分支支配会阴部和生殖器区域

股外侧皮神经
lateral femoral cutaneous nerve
起源于第2和第3腰神经前支。该神经下行通过腹股沟韧带深方离开腹腔。在下肢，该神经发出前后两分支，前支为股支，后支亦被称为臀支，这些神经分支支配这些区域的皮肤

交感干
sympathetic trunk
交感干是自主神经系统的组成部分之一,由神经节借节间支相连构成，这些神经节从颈部与脊柱相平行下行至尾骨。该神经节接收起自脊髓的神经纤维，并将神经节同下丘脑的内脏高级中枢相联系。交感神经节发出交感神经到达不同的内脏。在盆部，交感干由4~5个神经节构成。在胸部，则是由12~13个神经节所构成

生殖股神经
genitofemoral nerve
起源于第2腰神经前支，该神经发出2个分支。外侧支也被称为股支，穿过腹股沟韧带到达大腿的上部。内侧支亦被称为生殖支，穿过腹股沟管，男性到达阴囊，女性到达大阴唇

主动脉肾神经节
aorticorenal ganglia
位于肾动脉自腹主动脉起源处，接收内脏小神经的神经分支

肠系膜间丛
intermesenteric plexus
由腹腔丛和肠系膜上丛神经分支构成，在腹主动脉前方和外侧方下行，位于肠系膜上、下动脉之间。该神经丛也接收来自于腰交感神经节的分支

腰骶干
lumbosacral trunk
该神经由第4和第5腰神经前支构成，下行加入第1骶神经前支参与组成坐骨神经

股神经 femoral nerve
该神经为起源于第2、第3和第4腰神经前支的粗大神经，发出分支到达腰肌和髂肌，通过腹股沟韧带到达下肢发出4个分支：内外肌皮神经，股四头肌神经和隐神经。其中内外肌皮神经到达缝匠肌和耻骨肌。该神经分出到达大腿前部的内皮支和前皮支。股神经同时发出分支，与股皮神经、闭孔神经和腓总神经吻合

骶丛 sacral plexus
该神经丛由腰骶干和全部骶神经及尾神经前支构成。从该丛发出坐骨神经

阴部神经 pudendal nerves
该神经起源于第2和第3骶神经前支，下行到达生殖器区域，在该处发出分支到达会阴，于男性支配阴茎，于女性支配阴蒂

闭孔神经 obturator nerve
该神经由第2、第3和第4腰神经的前支联合构成。下行自盆腔通过闭孔至大腿内侧区域，在该处支配闭孔外肌并发出前后分支。前支支配股薄肌和内收肌。后支发出神经到达髋关节，还有部分分支到达短收肌、大收肌和耻骨肌

肾脏和输尿管 kidney and urinary tracts

后面观 posterior view

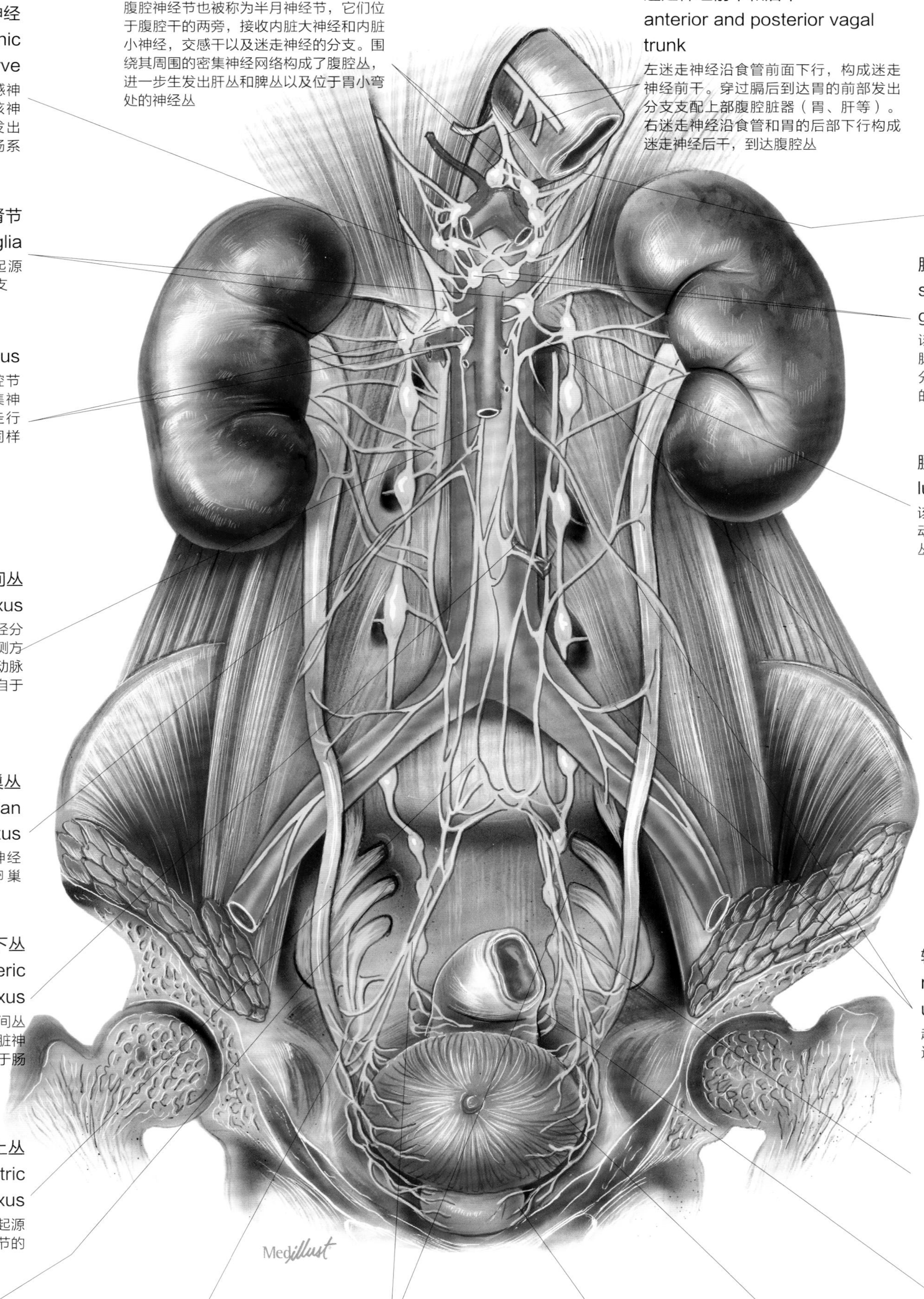
Medillust

腹腔神经节和腹腔丛
celiac ganglia and plexus

腹腔神经节也被称为半月神经节，它们位于腹腔干的两旁，接收内脏大神经和内脏小神经，交感干以及迷走神经的分支。围绕其周围的密集神经网络构成了腹腔丛，进一步生发出肝丛和脾丛以及位于胃小弯处的神经丛

内脏小神经
lesser splanchnic nerve

由穿过第11、第12胸交感神经节的节前纤维组成。该神经穿过膈终止于腹腔，发出分支到达腹腔神经节和肠系膜上神经节以及肾丛

迷走神经前干和后干
anterior and posterior vagal trunk

左迷走神经沿食管前面下行，构成迷走神经前干。穿过膈后到达胃的前部发出分支支配上部腹腔脏器（胃、肝等）。右迷走神经沿食管和胃的后部下行构成迷走神经后干，到达腹腔丛

内脏大神经
greater splanchnic nerve

由穿过第6~9胸交感神经节的节前纤维组成，在一些个体中，亦可延伸至第5和第10神经节。该神经穿过膈，终止于围绕腹腔干的腹腔神经节

主动脉肾节
aorticorenal ganglia

位于肾动脉自腹主动脉起源处，接收内脏小神经的分支

肠系膜上神经节和肠系膜上丛
superior mesenteric ganglion and plexus

该神经节位于腹主动脉肠系膜上动脉的起点旁。它接收内脏小神经的分支，周围环绕有组成肠系膜上丛的神经网络

肾丛 renal plexus

起源于主动脉肾节、腹腔节和肠系膜上神经节的密集神经网络。该丛伴肾动脉走行经肾门进入肾脏。该丛同样支配输尿管上部

腰内脏神经
lumbar splanchnic nerve

该神经起源于交感干，同穿过腹主动脉的神经丛融合（肠系膜上神经丛和腹腔神经丛等）

肠系膜间丛
intermesenteric plexus

由腹腔丛和肠系膜上丛神经分支构成，在主动脉前方和侧方下行，位于肠系膜上、下动脉之间。该神经丛也接收来自于腰交感神经节的分支

交感干 sympathetic trunk

交感干是自主神经系统的组成部分之一,由神经节借节间支相连构成，这些神经节从颈部与脊柱相平行下行至尾骨。该神经节接收起自脊髓的神经纤维，并将神经节向下丘脑的内脏高级中枢相联系。交感神经节发出交感神经到达不同的内脏。在盆部，交感干由4~5个神经节构成。在胸部，则是由12~13个神经节所构成

睾丸或卵巢丛
testicular or ovarian plexus

起源于肠系膜间丛。该神经丛伴睾丸（男性）或卵巢（女性）动脉同行

肠系膜下丛
inferior mesenteric plexus

该神经丛由起源于肠系膜间丛的神经分支构成，为盆内脏神经的一些分支的起源，位于肠系膜下动脉起始处附近

输尿管中、上丛
middle and superior ureteral plexuses

起源于肠系膜间丛，发出分支到达输尿管的中上部

下腹下（骨盆）丛
inferior hypogastric (pelvic) plexus

该神经丛支配直肠、输尿管的终末端、膀胱和生殖器。接收下腹神经和盆内脏神经，以及骶神经和骶交感干的分支

下腹上丛
superior hypogastric plexus

该神经丛位于骶前区，由起源于交感干和肠系膜下神经节的神经分支构成

骶丛 sacral plexus

由腰骶干和骶神经、尾神经前支联合构成。从该丛发出坐骨神经

输尿管下丛
inferior ureteral plexus

由下腹丛的分支构成，到达输尿管的终末部分。在该处加入膀胱丛

下腹神经
hypogastric nerves

该神经起源于腰交感神经节、肠系膜下丛和下腹上丛，终止于下腹下丛

前列腺丛
prostatic plexus

起源于下腹下丛，发出分支到达前列腺和输尿管末端

膀胱丛 vesical plexus

该神经丛起源于下腹下丛，发出分支到达膀胱

直肠丛 rectal plexus

该丛起源于下腹下丛并且发出分支支配直肠

男性盆腔 male pelvis

前面观 frontal view

肋下神经
subcostal nerve
最后一对肋间神经，该神经走行于第12肋之下而非两肋之间。其走行同肋间神经相似

生殖股神经
genitofemoral nerve
起源于第2腰神经前支，该神经发出两个分支。外侧支也被称为股支，穿过腹股沟韧带到达大腿的上部。内侧支亦被称为生殖支，穿过腹股沟管，男性到达阴囊，女性到达大阴唇

腰内脏神经
lumbar splanchnic nerves
该神经起源于交感干，同跨越腹主动脉的神经丛融合（肠系膜上神经丛和腹腔神经丛等）

肠系膜间丛
intermesenteric plexus
由腹腔丛和肠系膜上丛神经分支构成，在主动脉前方和外侧方下行，位于肠系膜上下动脉之间。该神经丛同样接收来自于腰交感神经节的分支

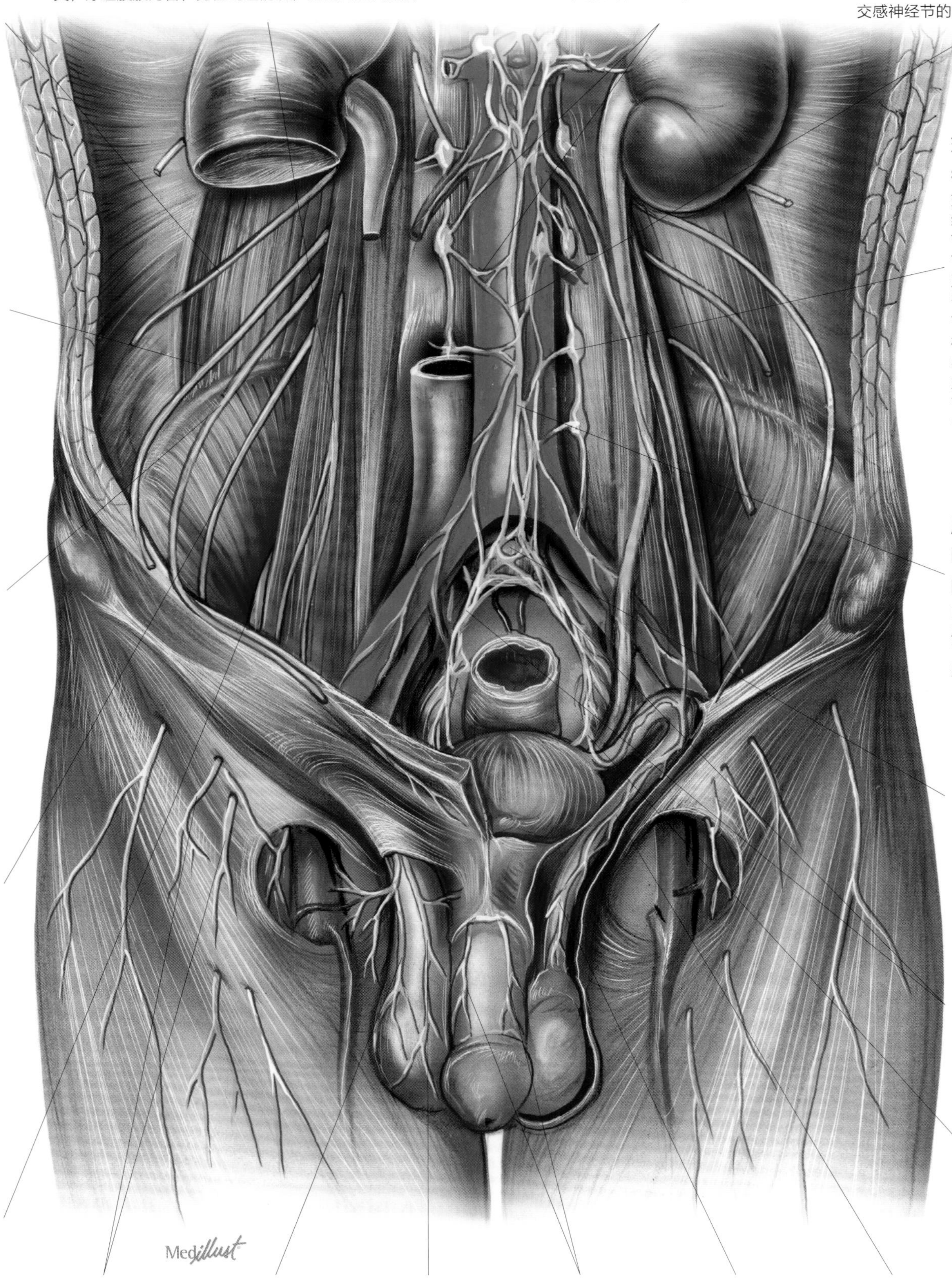

交感干
sympathetic trunk
交感干是自主神经系统的组成部分之一,由神经节借节间支相连构成，这些神经节从颈部与脊柱相平行下行至尾骨。该神经节接收起自脊髓的神经纤维，并将神经节同下丘脑的内脏高级中枢相联系。交感神经节发出交感神经到达不同的内脏。在盆部，交感干由4~5个神经节构成。在胸部，则是由12~13个神经节所构成

髂腹下神经
iliohypogastric nerve
起源于第1腰神经前支，发出分支到达臀肌区，并且支配腹下壁肌肉，并沿腹股沟管下行到达外生殖器和大腿上部

髂腹股沟神经
ilioinguinal nerve
起源于第1腰神经前支，该神经走行径路同髂腹下神经相似，亦支配阴部和生殖器区皮肤

肠系膜下丛
inferior mesenteric plexus
由肠系膜间丛的分支构成。发出的部分分支构成了腹下神经。该丛位于肠系膜下动脉旁

股外侧皮神经
lateral femoral cutaneous nerve
起源于第2和第3腰神经前支。该神经下行通过腹股沟韧带下方离开腹腔。在下肢，该神经发出前后两分支，前支亦被称为股支，后支亦被称为臀支，这些神经分支支配这些区域的皮肤

下腹上丛
superior hypogastric plexus
该神经丛位于骶前区，由起源于交感干和肠系膜下神经节的神经分支构成

下腹神经
hypogastric nerves
该神经起源于腰交感神经节、肠系膜下丛和下腹上丛，终止于下腹下丛

股神经 femoral nerve
起源于第2~4腰神经前支的粗大神经，发出分支到达腰肌和髂肌，通过腹股沟韧带到达下肢发出4个分支：内、外肌皮神经，股四头肌神经和内隐神经。其中内、外肌皮神经到达缝匠肌和耻骨肌。隐神经分出到达大腿前部的内侧皮支和前皮支。股神经同时发出分支与股皮神经、闭孔神经和腓总神经吻合

生殖股神经股支
femoral branch of the genitofemoral nerve
生殖股神经的外侧终末分支。在通过腹股沟韧带深方之后，该神经分支到达位于大腿股三角的前上部皮肤

生殖股神经生殖支
genital branch of the genitofemoral nerve
生殖股神经内侧分叉发出的神经分支，在腹股沟管下行到达阴囊

髂腹股沟神经阴囊支
scrotal branch of the ilioinguinal nerve
起源于髂腹股沟神经，越过腹壁的肌肉经腹股沟管到达腹股沟区域

阴茎背神经
dorsal nerves of the penis
阴部神经的分支，起源于第2~4骶神经前支。在耻骨联合下方通行到达阴茎的背部

睾丸丛
testicular plexus
包绕睾丸动脉外围，发出分支到达睾丸和附睾

输精管丛
plexus of the vas deferens
起源于下腹下丛，伴输精管走行，发出分支支配附睾

下腹下丛
inferior hypogastric plexus
该神经丛支配直肠，输尿管终末部，膀胱和生殖器。该丛同时接收下腹下神经、盆内脏神经和骶神经以及骶交感干的分支

女性盆腔 female pelvis

外侧面观 lateral view

交感干
sympathetic trunk

交感干是自主神经系统的组成部分之一，由神经节借节间支相连构成，这些神经节从颈部与脊柱相平行下行至尾骨。该神经节接收起自脊髓的神经纤维，并将神经节同下丘脑的内脏高级中枢相联系。交感神经节发出交感神经到达不同的内脏。在盆部，交感干由4~5个神经节构成。在胸部，则是由12~13个神经节所构成

灰白交通支
gray and white communicating rami

白交通支从脊髓发出到达交感干神经节，灰交通支从交感干神经节发出到达脊神经和其所支配的区域

腰内脏神经
lumbar splanchnic nerves

该神经起源于交感干，同跨越腹主动脉的神经丛融合（肠系膜上神经丛和腹腔神经丛等）

肠系膜下丛
inferior mesenteric plexus

由肠系膜间丛的分支构成。发出的部分分支构成了腹下神经。该丛位于肠系膜下动脉旁

卵巢丛 ovarian plexus

起源于主动脉肾神经节和肠系膜上神经节，该神经丛包绕卵巢动脉且到达卵巢，在卵巢处发出分支到达卵巢门部

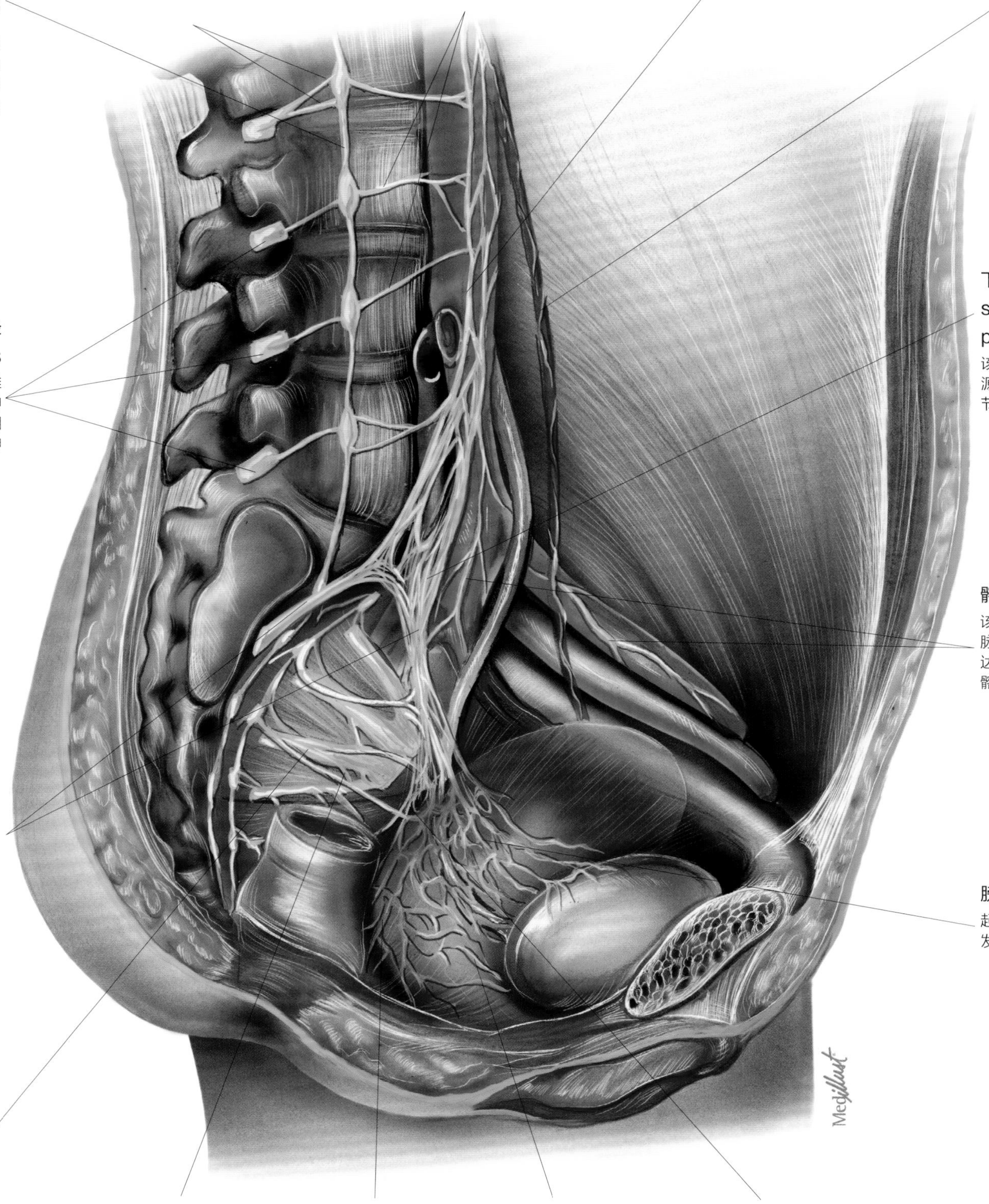

腰神经
lumbar spinal nerves

从腰髓外侧发出分支通过椎间孔离开脊髓，构成腰神经，发出前后分支，支配相关部位的肌肉和皮肤。腰神经共有5对

下腹上丛
superior hypogastric plexus

该神经丛位于骶前区，由起源于交感干和肠系膜下神经丛的神经分支构成

髂丛 iliac plexuses

该神经丛起源于围绕腹主动脉的神经丛，两侧的髂丛到达两侧的髂总动脉。该丛随髂内动脉和髂外动脉延伸

下腹神经
hypogastric nerves

该神经起源于腰交感神经节、肠系膜下丛和下腹上丛。终止于下腹下丛

膀胱丛 vesical plexus

起源于下腹下丛的神经节，发出分支到达膀胱

骶神经
sacral spinal nerves

从骶髓外侧发出，通过骶孔离开骶髓，构成骶神经，发出前后分支，支配相关区域的肌肉、皮肤。骶神经共有5对

阴部神经
pudendal nerves

该神经起源于第2和第3骶神经前支的联合处，下行到达生殖器区域，在该处发出分支到达会阴，于男性支配阴茎，于女性支配阴蒂

直肠丛
rectal plexus

该丛起源于下腹下丛并且发出分支支配直肠

子宫阴道丛
uterovaginal plexus

起源于下腹下丛，发出分支到达子宫的大部和整个阴道。该神经丛接收阴部神经的分支

下腹下（盆）丛
inferior hypogastric (pelvic) plexus

该神经丛支配直肠，输尿管的终末端，膀胱和生殖器。接收腹下神经和盆内脏神经，以及骶神经和骶交感干的分支

臂丛 brachial plexus

臂丛 brachial plexus

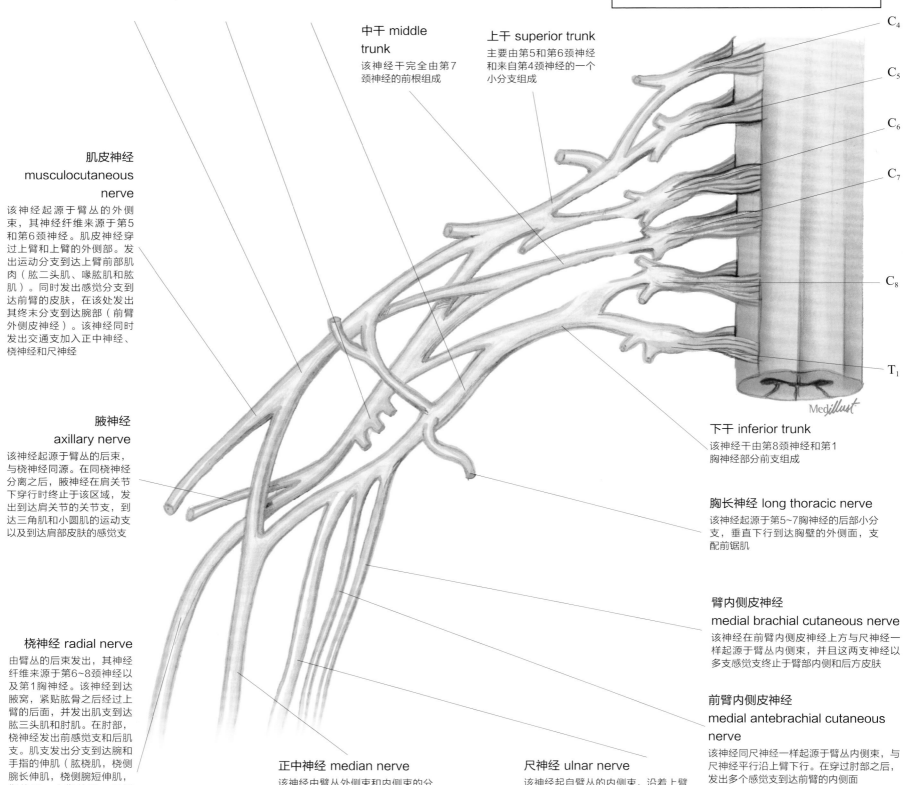

臂丛由第5～8颈神经前支和第1胸神经大部分前支共同构成，先结合成上、中、下3个干，每个干又分为前后两股。这些股又重新组合形成外侧束、内侧束和后束，由束再发出一系列分支分布于上肢

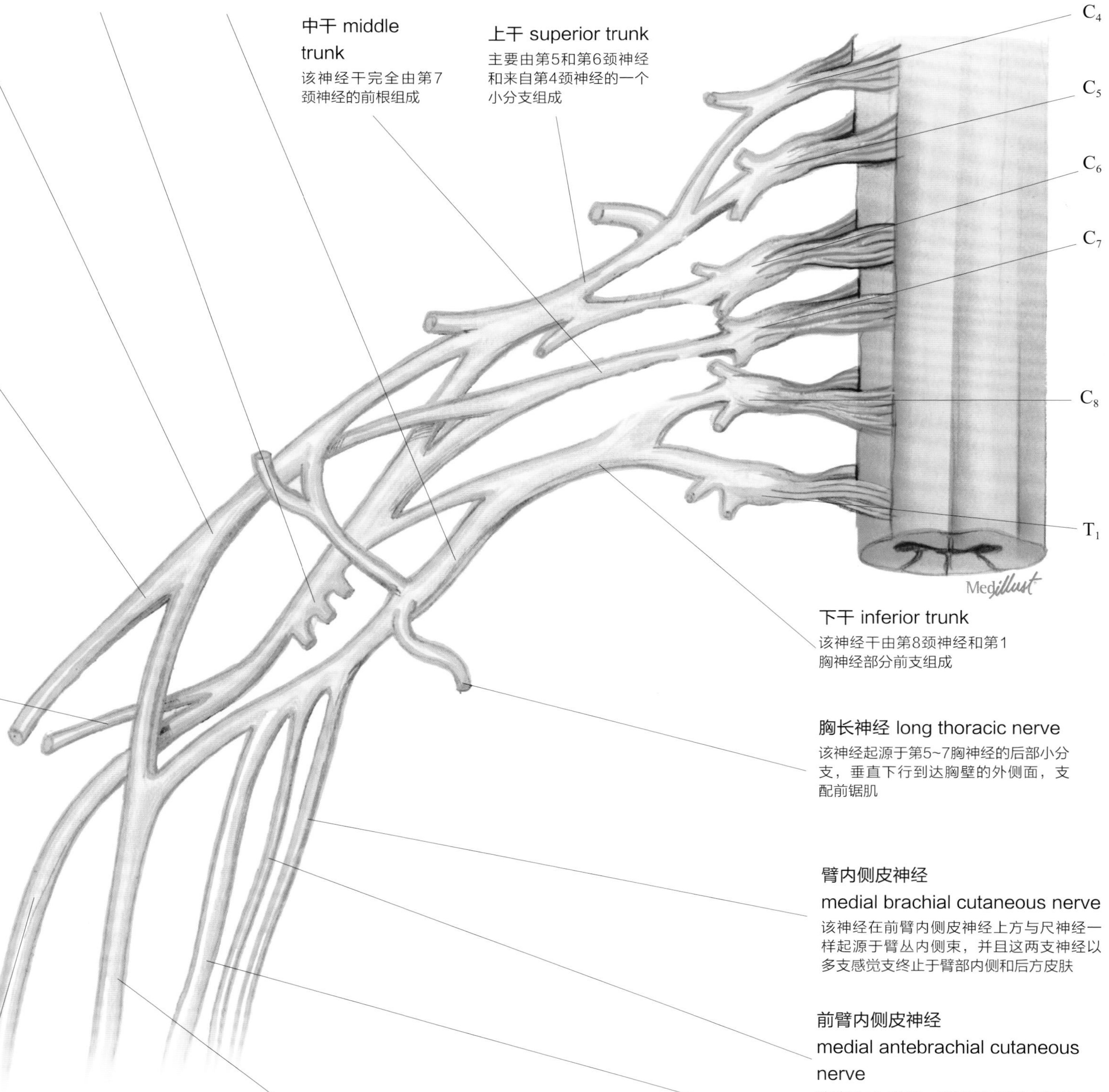

外侧束
lateral fascicle
后束
posterior fascicle
内侧束
medial fascicle
C4
C5
C6
C7
C8
T1
MedIllust

中干 middle trunk

该神经干完全由第7颈神经的前根组成

上干 superior trunk

主要由第5和第6颈神经和来自第4颈神经的一个小分支组成

肌皮神经 musculocutaneous nerve

该神经起源于臂丛的外侧束，其神经纤维来源于第5和第6颈神经。肌皮神经穿过上臂和上臂的外侧部。发出运动分支到达上臂前部肌肉（肱二头肌、喙肱肌和肱肌）。同时发出感觉分支到达前臂的皮肤，在该处发出其终末分支到达腕部（前臂外侧皮神经）。该神经同时发出交通支加入正中神经、桡神经和尺神经

腋神经 axillary nerve

该神经起源于臂丛的后束，与桡神经同源。在同桡神经分离之后，腋神经在肩关节下穿行时终止于该区域，发出到达肩关节的关节支，到达三角肌和小圆肌的运动支以及到达肩部皮肤的感觉支

下干 inferior trunk

该神经干由第8颈神经和第1胸神经部分前支组成

胸长神经 long thoracic nerve

该神经起源于第5~7胸神经的后部小分支，垂直下行到达胸壁的外侧面，支配前锯肌

臂内侧皮神经 medial brachial cutaneous nerve

该神经在前臂内侧皮神经上方与尺神经一样起源于臂丛内侧束，并且这两支神经以多支感觉支终止于臂部内侧和后方皮肤

前臂内侧皮神经 medial antebrachial cutaneous nerve

该神经同尺神经一样起源于臂丛内侧束，与尺神经平行沿上臂下行。在穿过肘部之后，发出多个感觉支到达前臂的内侧面

桡神经 radial nerve

由臂丛的后束发出，其神经纤维来源于第6~8颈神经以及第1胸神经。该神经到达腋窝，紧贴肱骨之后经过上臂的后面，并发出肌支到达肱三头肌和肘肌。在肘部，桡神经发出前感觉支和后肌支。肌支发出分支到达腕和手指的伸肌（肱桡肌，桡侧腕长伸肌，桡侧腕短伸肌，指伸肌，小指伸肌，尺侧腕伸肌，拇长展肌，拇长伸肌，拇短伸肌，示指伸肌）。该神经同时发出吻合支加入肌皮神经、正中神经和尺神经

正中神经 median nerve

该神经由臂丛外侧束和内侧束的分支组成。其神经纤维来自第6~8颈神经和第1胸神经前支。正中神经沿上臂前内侧缘下行，跨过肘关节沿前臂前面的中部下行，穿过腕部终止于手掌。正中神经在前臂和手掌发出大部分肌支和感觉支，在上臂部仅发出少量的分支到达肘关节。正中神经发出吻合支加入尺神经、肌皮神经和桡神经

尺神经 ulnar nerve

该神经起自臂丛的内侧束，沿着上臂和肘部内侧下行，经过肱骨内上髁后面，到达前臂和手。在上臂部没有分支。在前臂，发出分支到达肘关节及大部分前臂内侧的深肌群（尺侧腕屈肌和指深屈肌内侧半）。同时发出感觉支到达手背的内侧部皮肤。还发出到达手掌深部的分支以及深、浅终末支。该神经发出吻合支加入正中神经、肌皮神经和桡神经

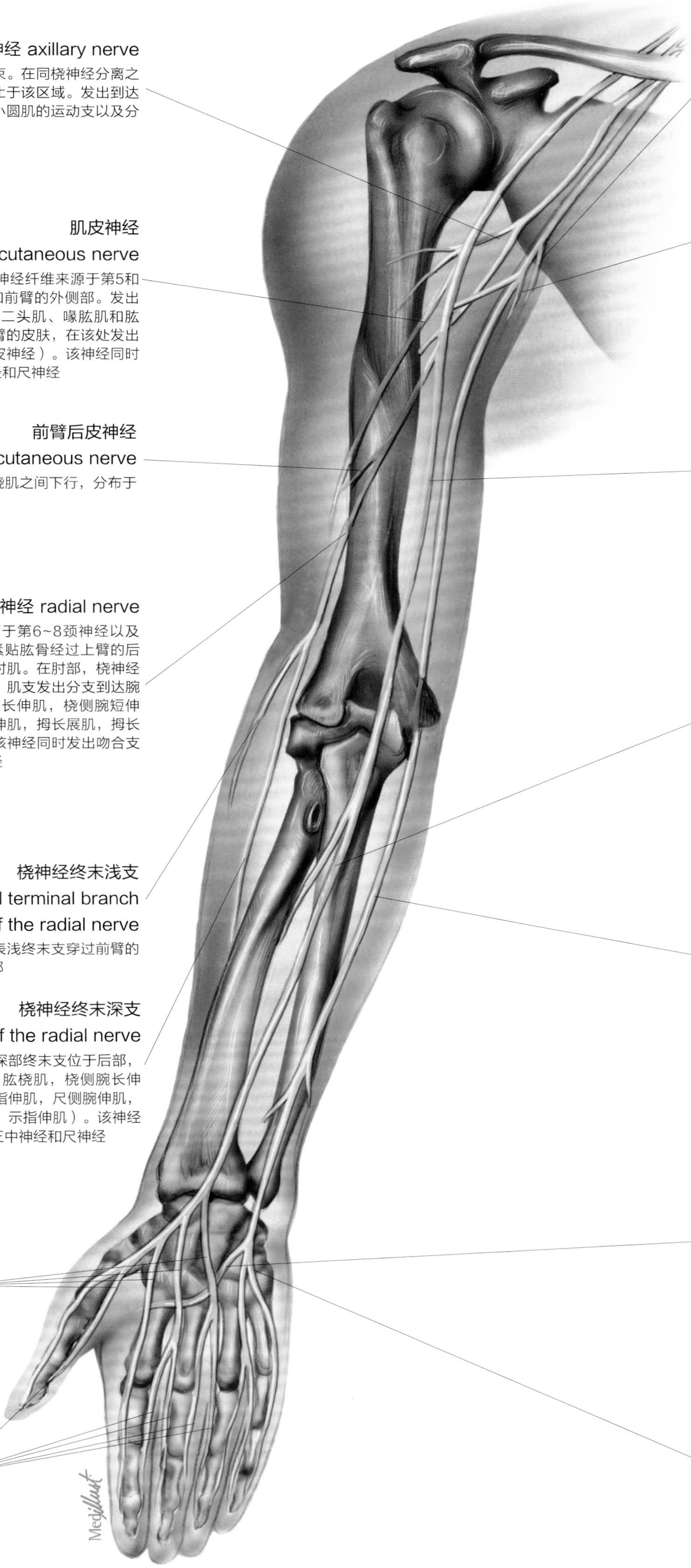

腋神经 axillary nerve

腋神经和桡神经均起自臂丛的后束。在同桡神经分离之后，腋神经穿过肩关节下方，终止于该区域。发出到达肩关节的关节支，支配三角肌和小圆肌的运动支以及分布于肩部皮肤的感觉支

肌皮神经 musculocutaneous nerve

该神经起源于臂丛的外侧束，其神经纤维来源于第5和第6颈神经。肌皮神经穿过上臂和前臂的外侧部。发出运动分支到达上臂前部肌肉（肱二头肌、喙肱肌和肱肌）。同时发出感觉分支到达前臂的皮肤，在该处发出其终末分支到达腕部（前臂外侧皮神经）。该神经同时发出交通支加入正中神经、桡神经和尺神经

前臂后皮神经 posterior antebrachial cutaneous nerve

桡神经的分支，在肱三头肌和肱桡肌之间下行，分布于上臂和前臂后面的皮肤

桡神经 radial nerve

起自臂丛后束，其神经纤维来源于第6~8颈神经以及第1胸神经。该神经到达腋窝，紧贴肱骨经过上臂的后面，并发出肌支到达肱三头肌和肘肌。在肘部，桡神经向前发出感觉支，向后发出肌支。肌支发出分支到达腕和手指的伸肌（肱桡肌，桡侧腕长伸肌，桡侧腕短伸肌，指伸肌，小指伸肌，尺侧腕伸肌，拇长展肌，拇长伸肌，拇短伸肌，示指伸肌）。该神经同时发出吻合支加入肌皮神经、正中神经和尺神经

桡神经终末浅支 superficial terminal branch of the radial nerve

桡神经到达前臂时发出两肌支。表浅终末支穿过前臂的后外侧部，下行支配手背的外侧部

桡神经终末深支 deep terminal branch of the radial nerve

桡神经到达前臂时发出两肌支。深部终末支位于后部，发出分支到达腕和手指的伸肌（肱桡肌，桡侧腕长伸肌，桡侧腕短伸肌，指伸肌，小指伸肌，尺侧腕伸肌，拇长展肌，拇长伸肌，拇短伸肌，示指伸肌）。该神经同时发出吻合支加入肌皮神经、正中神经和尺神经

掌指总神经 common palmar digital nerves

在经过屈肌支持带下方到达手掌之后，正中神经发出不同分支支配鱼际肌和手掌侧肌。同时发出分支到达第1~4指

掌指固有神经 proper palmar digital nerves

掌指总神经发出的侧副支支配第1~3指，以及部分第4指

臂内侧皮神经 medial brachial cutaneous nerve

该神经在前臂内侧皮神经上方与尺神经一样起源于臂丛内侧束，并且这两支神经以多支感觉支终止于臂部内侧和后方皮肤

前臂内侧皮神经 medial antebrachial cutaneous nerve

该神经同尺神经一样起源于臂丛内侧束，与尺神经平行沿上臂下行。在穿过肘部之后，发出多个感觉支到达前臂的内侧面

正中神经 median nerve

该神经由臂丛外侧束和内侧束发出的分支组成。其神经纤维来自第6~8颈神经和第1胸神经前支。正中神经沿上臂前内侧缘下行，跨过肘关节沿前臂前面的中部下行，穿过腕部终止于手掌。正中神经在前臂和手掌发出大部分肌支和感觉支，在上臂部仅发出少量的分支到达肘关节。正中神经发出吻合支加入尺神经、肌皮神经和桡神经

骨间前神经 anterior interosseous nerve

与分布于前臂前面肌群的神经分支一起由正中神经发出，沿桡尺骨之间的骨间隙走行，并支配该区域的肌肉。其终末支止于腕关节的前面

尺神经 ulnar nerve

该神经起自臂丛的内侧束，沿着上臂和肘部内侧下行，经过肱骨内上髁后面，到达前臂和手。在上臂部没有分支。在前臂，发出分支到达肘关节及大部分前臂内侧的深肌群（尺侧腕屈肌和指深屈肌内侧半）。同时发出感觉支到达手背的内侧部。还发出到达手掌深部的分支以及深、浅终支。该神经发出吻合支加入正中神经、肌皮神经和桡神经

尺神经终末深支 deep terminal branch of the ulnar nerve

尺神经在手掌部发出2分支，深支到达小鱼际支配小指外展肌、小指短屈肌和小指对掌肌。其主干穿过指屈肌肌腱后方到达鱼际肌。其终末支配拇收肌、拇短屈肌深腹、骨间肌和第4、5蚓状肌

尺神经浅终支 superficial terminal branch of the ulnar nerve

为尺神经的内侧浅分支，到达小鱼际发出指掌侧总神经，分支分布于第5指的内外侧缘以及第4指的内侧缘。此外，还发出分支到掌短肌及与正中神经的吻合支

肌皮神经 musculocutaneous nerve

前面观 anterior view

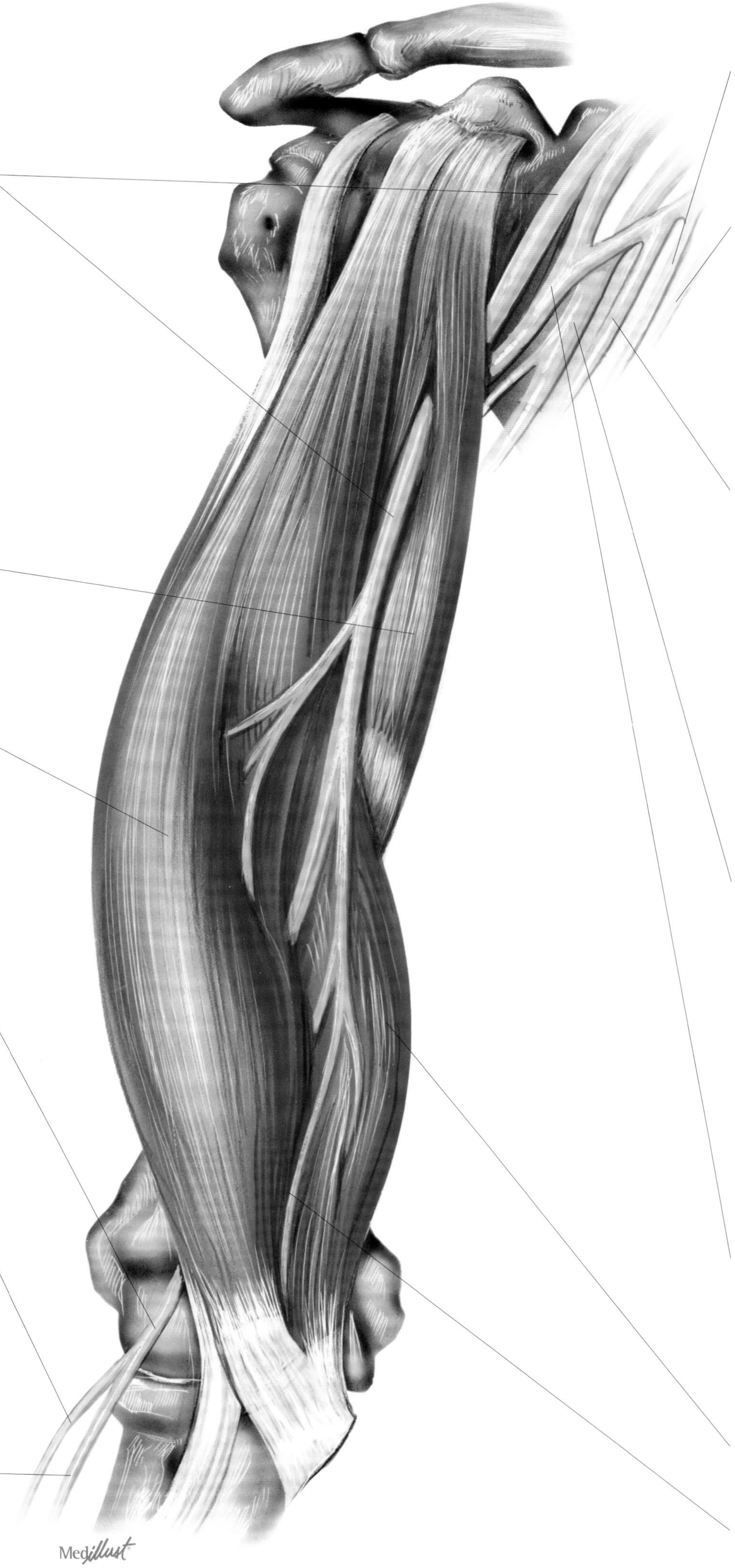

肌皮神经
musculocutaneous nerve

该神经起源于臂丛的外侧束，其神经纤维来源于第5和第6颈神经前支。肌皮神经穿过上臂和前臂的外侧部。发出运动支到达上臂前部肌肉（肱二头肌、喙肱肌和肱肌）。同时发出感觉支到达前臂的皮肤，在该处发出其终末分支（前臂外侧皮神经）到达腕部。该神经亦发出交通支加入正中神经、桡神经和尺神经

喙肱肌
coracobrachialis muscle

肱二头肌
biceps brachii muscle

前臂外侧皮神经
lateral antebrachial cutaneous nerve

该神经为肌皮神经在前臂的延伸，经肘关节前面到达该处。在穿行过肘部之后，该神经发出前后两浅支

肌皮神经后支
posterior branch of the musculocutaneous nerve

该神经在肘部前面起源于肌皮神经的分叉处，到达前臂后外侧区域的皮肤

肌皮神经前支
anterior branch of the musculocutaneous nerve

该神经在肘部前面起源于肌皮神经的分叉处，在前臂的浅层通过，发出分支到达前臂前外侧的皮肤，之后到达腕部。其终支分布于鱼际外侧缘

前臂内侧皮神经
medial antebrachial cutaneous nerve

该神经与尺神经一样起源于臂丛内侧束，与尺神经平行沿上臂下行。在穿过肘部之后，发出多个感觉支到达前臂的内侧面

臂内侧皮神经
medial brachial cutaneous nerve

该神经在前臂内侧皮神经上方与尺神经一样起源于臂丛内侧束，并且这两支神经以多支感觉支终止于臂部内侧和后部后皮肤

尺神经 ulnar nerve

该神经起自臂丛内侧束，沿着上臂和肘部内侧下行，经过肱骨内上髁后面，到达前臂和手。在上臂部没有分支。在前臂，发出分支到达肘关节及大部分前臂内侧的深肌群（尺侧腕屈肌和指深屈肌内侧半）。同时发出感觉支到达手背的内侧部中间。还发出到达手掌深部的分支以及深、浅终末支。该神经发出吻合支加入正中神经、肌皮神经和桡神经

桡神经 radial nerve

起自臂丛后束干，其神经纤维来源于第6~8颈神经以及第1胸神经。该神经到达腋窝，紧贴肱骨之后经过上臂的后面，并发出肌支到达肱三头肌和肘肌。在肘部，桡神经发出前感觉支和后肌支。肌支发出分支到达腕和手指的伸肌（肱桡肌，桡侧腕长伸肌，桡侧腕短伸肌，指伸肌，小指伸肌，尺侧腕伸肌，拇长展肌，拇长伸肌，拇短伸肌，示指伸肌）。该神经同时发出吻合支加入肌皮神经、正中神经和尺神经

正中神经 median nerve

该神经由臂丛外侧束和内侧束发出的分支组成。其神经纤维来自第6~8颈神经和第1胸神经前支。正中神经沿上臂前内侧缘下行，跨过肘关节沿前臂前面的中部下行，穿过腕部终止于手掌。正中神经在前臂和手掌发出大部分肌支和感觉支，在上臂部仅发出少量的分支到达肘关节。正中神经发出吻合支加入尺神经、肌皮神经和桡神经

肱肌 brachialis muscle

肌皮神经肘关节支
articular branch to the elbow of the musculocutaneous nerve

支配肱肌前部的神经分支

正中神经 median nerve

前面观 anterior view

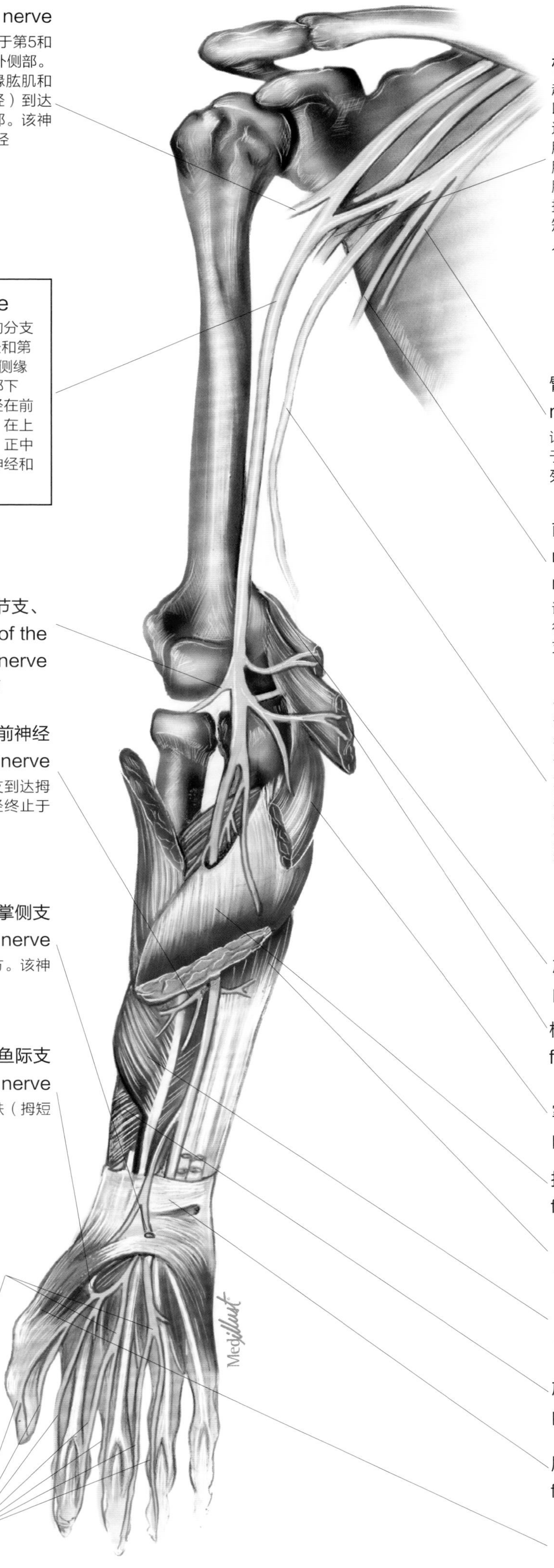

肌皮神经 musculocutaneous nerve

该神经起源于臂丛的外侧束，其神经纤维来源于第5和第6颈神经前支。肌皮神经穿过上臂和前臂的外侧部。发出运动支到达上臂前部肌肉（肱二头肌、喙肱肌和肱肌）。同时发出感觉分支（前臂外侧皮神经）到达前臂的皮肤，在该处发出其终末分支到达腕部。该神经亦发出交通支加入正中神经、桡神经和尺神经

正中神经 median nerve

该神经由臂丛外侧束和内侧束发出的分支组成。其神经纤维来自第6~8颈神经和第1胸神经前支。正中神经沿上臂前内侧缘下行，跨过肘关节沿前臂前面的中部下行，穿过腕部终止于手掌。正中神经在前臂和手掌发出大部分肌支和感觉支，在上臂部仅发出少量的分支到达肘关节。正中神经发出吻合支加入尺神经、肌皮神经和桡神经

正中神经肘关节支、articular branch of the elbow of the median nerve

起源于正中神经的小分支，到达肘关节的前面

前臂骨间前神经 anterior antebrachial interosseous nerve

正中神经的分支，穿过骨间隙的前方发出分支到达拇屈肌、指深屈肌的外侧部和旋前方肌。该神经终止于腕关节和手的掌面

正中神经掌侧支 palmar branch of the median nerve

正中神经的分支，下行经过屈肌支持带的浅方。该神经分支到达手掌和鱼际的皮肤

正中神经鱼际支 thenar branch of the median nerve

该神经分支到达鱼际并支持该部位肌肉和皮肤（拇短展肌、拇对掌肌和部分拇短屈肌）

指掌侧总神经 common palmar digital nerves

在到达手掌之后，正中神经发出不同分支支配鱼际肌和手掌肌。同时发出分支到达第1~4指

指掌侧固有神经 proper palmar digital nerves

掌指侧总神经发出侧副支支配第1~3指，以及部分第4指

桡神经 radial nerve

起自臂丛后束，其神经纤维来源于第6~8颈神经以及第1胸神经。该神经到达腋窝，紧贴肱骨经过上臂的后面，并发出肌支到达肱三头肌和肘肌。在肘部，桡神经向前发出感觉支，向后发出肌支。肌支发出分支到达腕和手指的伸肌（肱桡肌，桡侧腕长伸肌，桡侧腕短伸肌，指伸肌，小指伸肌，尺侧腕伸肌，拇长展肌，拇长伸肌，拇短伸肌，示指伸肌）。该神经同时发出吻合支加入肌皮神经、正中神经和尺神经

臂内侧皮神经 medial brachial cutaneous nerve

该神经在前臂内侧皮神经上方同尺神经一样起源于臂丛内侧束，同这两支神经一起下行并以一系列分支分布于臂后内侧皮肤

前臂内侧皮神经 medial antebrachial cutaneous nerve

该神经同尺神经一样起源于臂丛内侧束，与其平行沿上臂下行。在越过肘部之后，发出多个感觉支到达前臂的内侧面

尺神经 ulnar nerve

该神经起自臂丛内侧束，沿着上臂和肘部内侧下行，经过肱骨内上髁后面，到达前臂和手。在上臂部没有分支。在前臂，发出分支到达肘关节及大部分前臂内侧的深肌群（尺侧腕屈肌和指深屈肌内侧半）。同时发出感觉支到达手背的内侧部。还发出到达手掌深部的分支以及深、浅终末支。该神经发出吻合支加入正中神经、肌皮神经和桡神经

旋前圆肌 pronator teres muscle

桡侧腕屈肌 flexor carpi radialis muscle

掌长肌 palmaris longus muscle

指浅屈肌 flexor digitorum superficialis muscle

指深屈肌 flexor digitorum profundis muscle

拇长屈肌 flexor pollicis longus muscle

旋前方肌 pronator quadratus muscle

屈肌支持带 flexor retinaculum

鱼际肌（拇短展肌、拇对掌肌、拇短屈肌）thenar muscles (abductor pollicis brevis, opponens pollicis, flexor pollicis brevis)

尺神经.前臂段 ulnar nerve. antebrachial path

前面观 anterior view

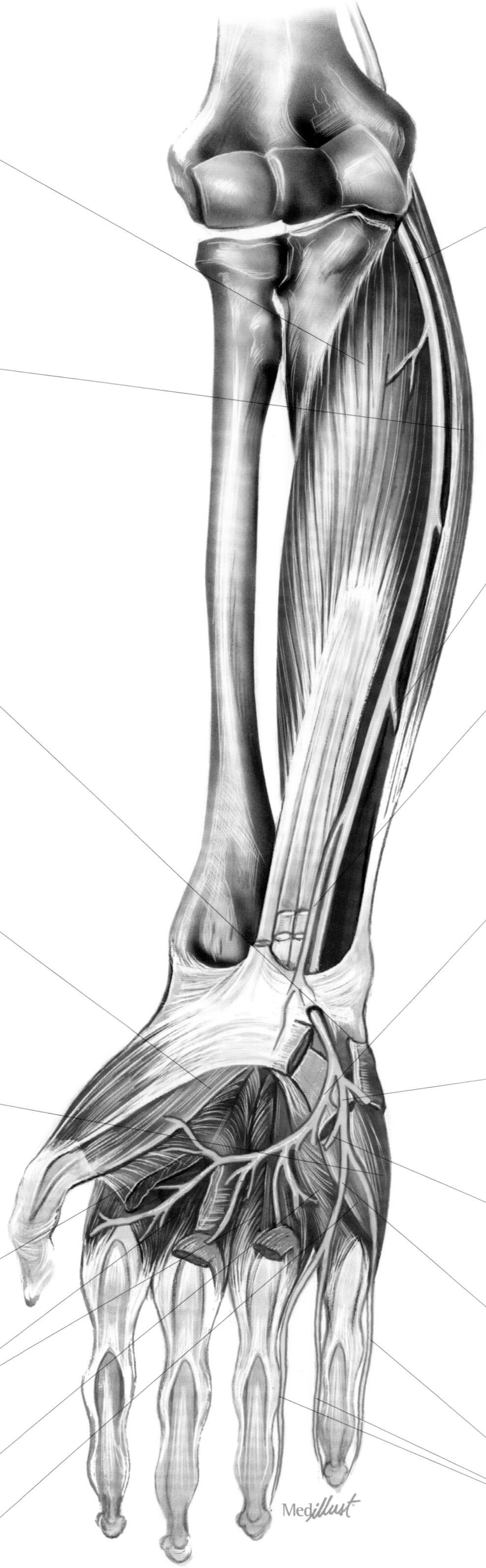

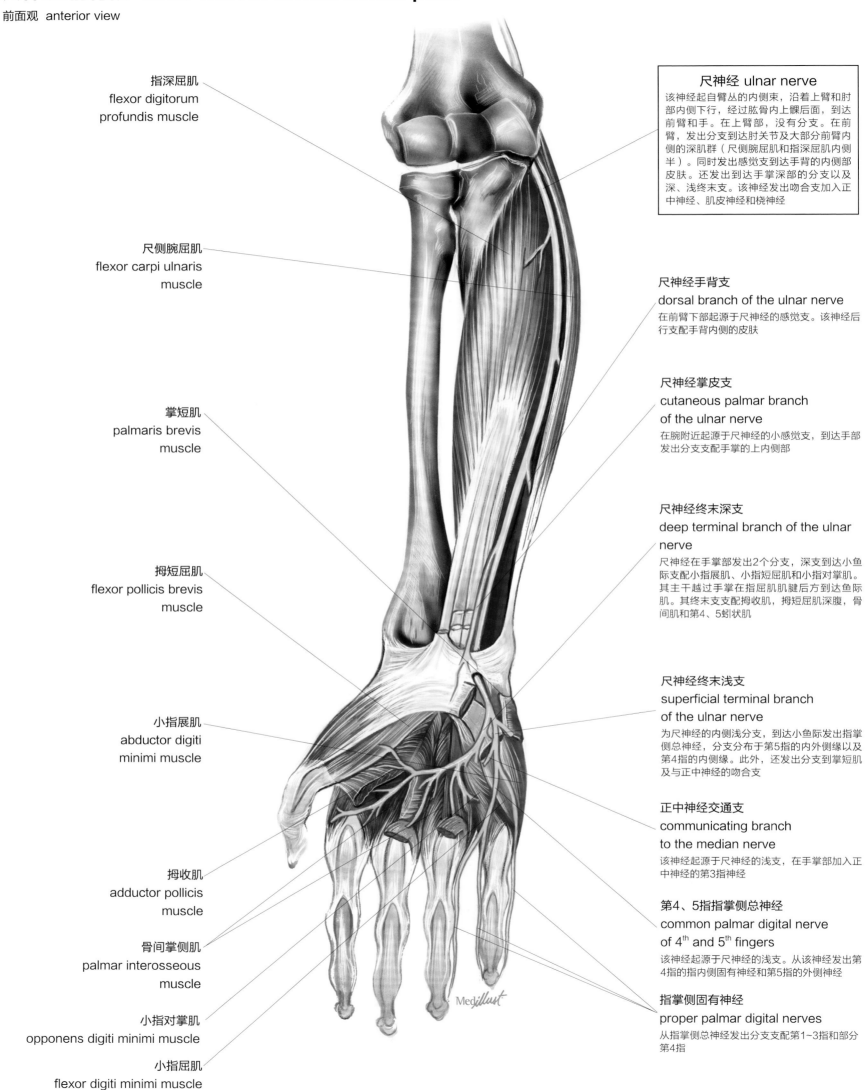

指深屈肌
flexor digitorum profundis muscle
尺侧腕屈肌
flexor carpi ulnaris muscle
掌短肌
palmaris brevis muscle
拇短屈肌
flexor pollicis brevis muscle
小指展肌
abductor digiti minimi muscle
拇收肌
adductor pollicis muscle
骨间掌侧肌
palmar interosseous muscle
小指对掌肌
opponens digiti minimi muscle
小指屈肌
flexor digiti minimi muscle
Medillust

尺神经 ulnar nerve

该神经起自臂丛的内侧束，沿着上臂和肘部内侧下行，经过肱骨内上髁后面，到达前臂和手。在上臂部，没有分支。在前臂，发出分支到达肘关节及大部分前臂内侧的深肌群（尺侧腕屈肌和指深屈肌内侧半）。同时发出感觉支到达手背的内侧部皮肤。还发出到达手掌深部的分支以及深、浅终末支。该神经发出吻合支加入正中神经、肌皮神经和桡神经

尺神经手背支
dorsal branch of the ulnar nerve

在前臂下部起源于尺神经的感觉支。该神经后行支配手背内侧的皮肤

尺神经掌皮支
cutaneous palmar branch of the ulnar nerve

在腕附近起源于尺神经的小感觉支，到达手部发出分支支配手掌的上内侧部

尺神经终末深支
deep terminal branch of the ulnar nerve

尺神经在手掌部发出2个分支，深支到达小鱼际支配小指展肌、小指短屈肌和小指对掌肌。其主干越过手掌在指屈肌肌腱后方到达鱼际肌。其终末支支配拇收肌，拇短屈肌深腹，骨间肌和第4、5蚓状肌

尺神经终末浅支
superficial terminal branch of the ulnar nerve

为尺神经的内侧浅分支，到达小鱼际发出指掌侧总神经，分支分布于第5指的内外侧缘以及第4指的内侧缘。此外，还发出分支到掌短肌及与正中神经的吻合支

正中神经交通支
communicating branch to the median nerve

该神经起源于尺神经的浅支，在手掌部加入正中神经的第3指神经

第4、5指指掌侧总神经
common palmar digital nerve of 4th and 5th fingers

该神经起源于尺神经的浅支。从该神经发出第4指的指内侧固有神经和第5指的外侧神经

指掌侧固有神经
proper palmar digital nerves

从指掌侧总神经发出分支支配第1~3指和部分第4指

桡神经 radial nerve

后面观 posterior view

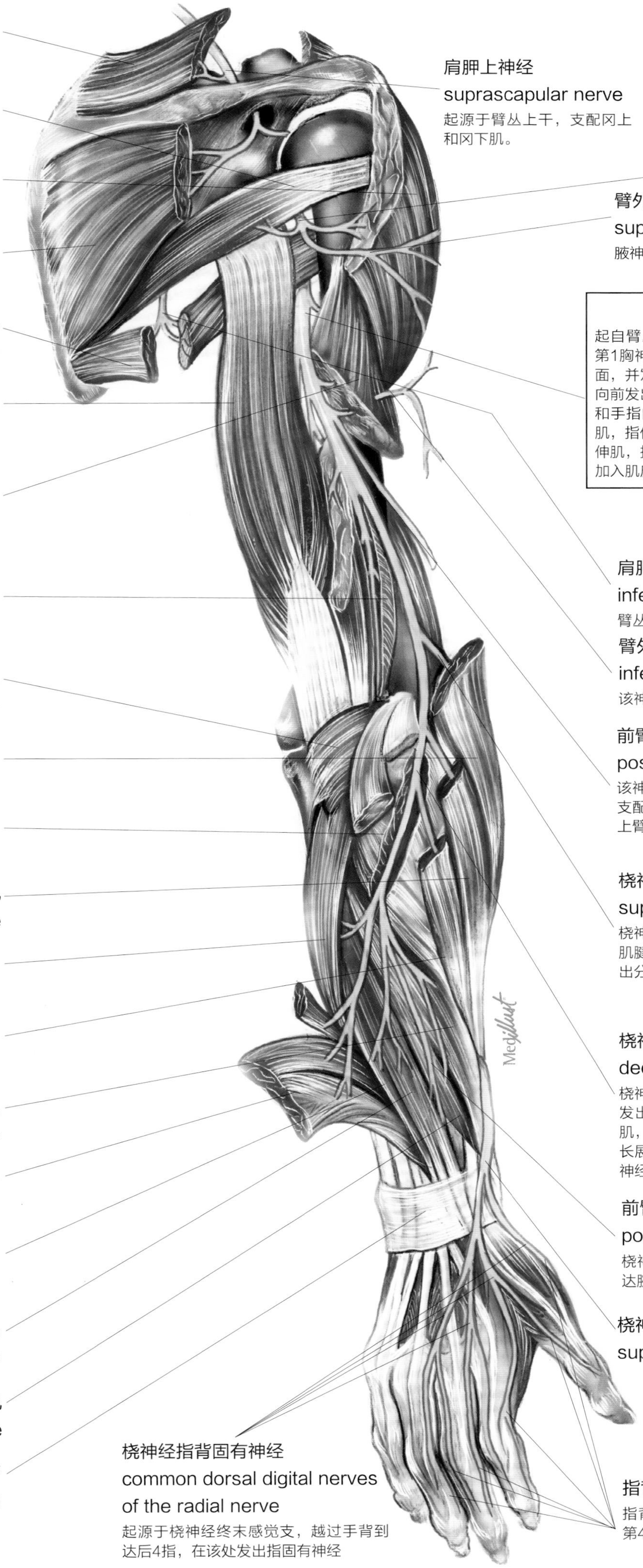

冈上肌
supraspinatus muscle
小圆肌
teres minor muscle
三角肌
deltoid muscle
冈下肌
infraspinatus muscle
大圆肌
teres major muscle
肱三头肌（长头）
triceps brachii muscle (long head)
肱三头肌（外侧头）
triceps brachii muscle (lateral head)
肱三头肌（内侧头）
triceps brachii muscle (medial head)
肘肌
anconeus muscle
肱桡肌
brachioradialis muscle
旋后肌
supinator muscle
桡侧腕长伸肌
extensor carpi radialis longus muscle
尺侧腕伸肌
extensor carpi ulnaris muscle
桡侧腕短伸肌
extensor carpi radialis brevis muscle
拇长展肌
abductor pollicis longus muscle
指伸肌
extensor digitorum muscle
示指伸肌
extensor indicis muscle
拇长伸肌
extensor pollicis longus muscle
拇短伸肌
extensor pollicis brevis muscle
伸肌支持带
extensor retinaculum
肩胛上神经
suprascapular nerve
起源于臂丛上干，支配冈上和冈下肌。
腋神经 axillary nerve
该神经与桡神经一样，起源于臂丛后束。腋神经穿四边孔到肱骨外科颈后方，居三角肌深方。发出关节支到达肩关节，发出运动支到达三角肌和小圆肌，发出感觉支到达肩部皮肤
臂外侧上皮神经
superior lateral brachial cutaneous nerve
腋神经的分支，到达肩部皮肤
桡神经 radial nerve
起自臂丛后束，其神经纤维来源于第6~8颈神经以及第1胸神经。该神经到达腋窝，紧贴肱骨经过上臂的后面，并发出肌支到达肱三头肌和肘肌。在肘部，桡神经向前发出感觉支，向后发出肌支。肌支发出分支到达腕和手指的伸肌（肱桡肌，桡侧腕长伸肌，桡侧腕短伸肌，指伸肌，小指伸肌，尺侧腕伸肌，拇长展肌，拇长伸肌，拇短伸肌，示指伸肌）。该神经同时发出吻合支加入肌皮神经、正中神经和尺神经
肩胛下神经
inferior subscapular nerve
臂丛后束的侧支，支配大圆肌
臂外侧下皮神经
inferior lateral brachial cutaneous nerve
该神经起源于桡神经，到达前臂后外侧区域的皮肤
前臂后皮神经
posterior antebrachial cutaneous nerve
该神经为桡神经的分支，在肱三头肌和肱桡肌之间下行，支配上臂和前臂后部皮肤。该神经同时接收来自臂部和前上臂后部浅部的感觉支
桡神经感觉支
superficial branch of the radial nerve
桡神经在肘部附近发出肌支和感觉支。感觉支穿过肱桡肌肌腱的下方到前臂的后面，继续下行到达手背，在该处发出分布于第1~4指的指背神经
桡神经终末深支
deep terminal branch of the radial nerve
桡神经在近肘部分为肌支和感觉支。肌支走向前臂后面，发出分支支配腕部和手指的伸肌（肱桡肌，桡侧腕长伸肌，桡侧腕短伸肌，指伸肌，小指伸肌，尺侧腕伸肌，拇长展肌，拇长伸肌，拇短伸肌，示指伸肌）。前臂后骨间神经为其终支
前臂后骨间神经
posterior antebrachial interosseous nerve
桡神经深支的终末分支，附着于骨间韧带（膜）下行到达腕部的后部，在该处发出终末支
桡神经终末浅支
superficial terminal branch of the radial nerve
桡神经指背固有神经
common dorsal digital nerves
of the radial nerve
起源于桡神经终末感觉支，越过手背到达后4指，在该处发出指固有神经
指背神经 dorsal digital nerves
指背总神经的终末分支，分布于前3指和第4指的外侧部

腰骶丛 lumbosacral plexus

前面观 anterior view

腰骶丛
lumbosacral plexus

包括腰丛和骶丛。前者由第12胸神经前支一部分及第1~3腰神经前支和第4腰神经前支一部分组成。后者由腰骶干、全部骶神经前支和尾神经前支组成。分支支配下肢肌肉和皮肤以及下腰部和会阴区

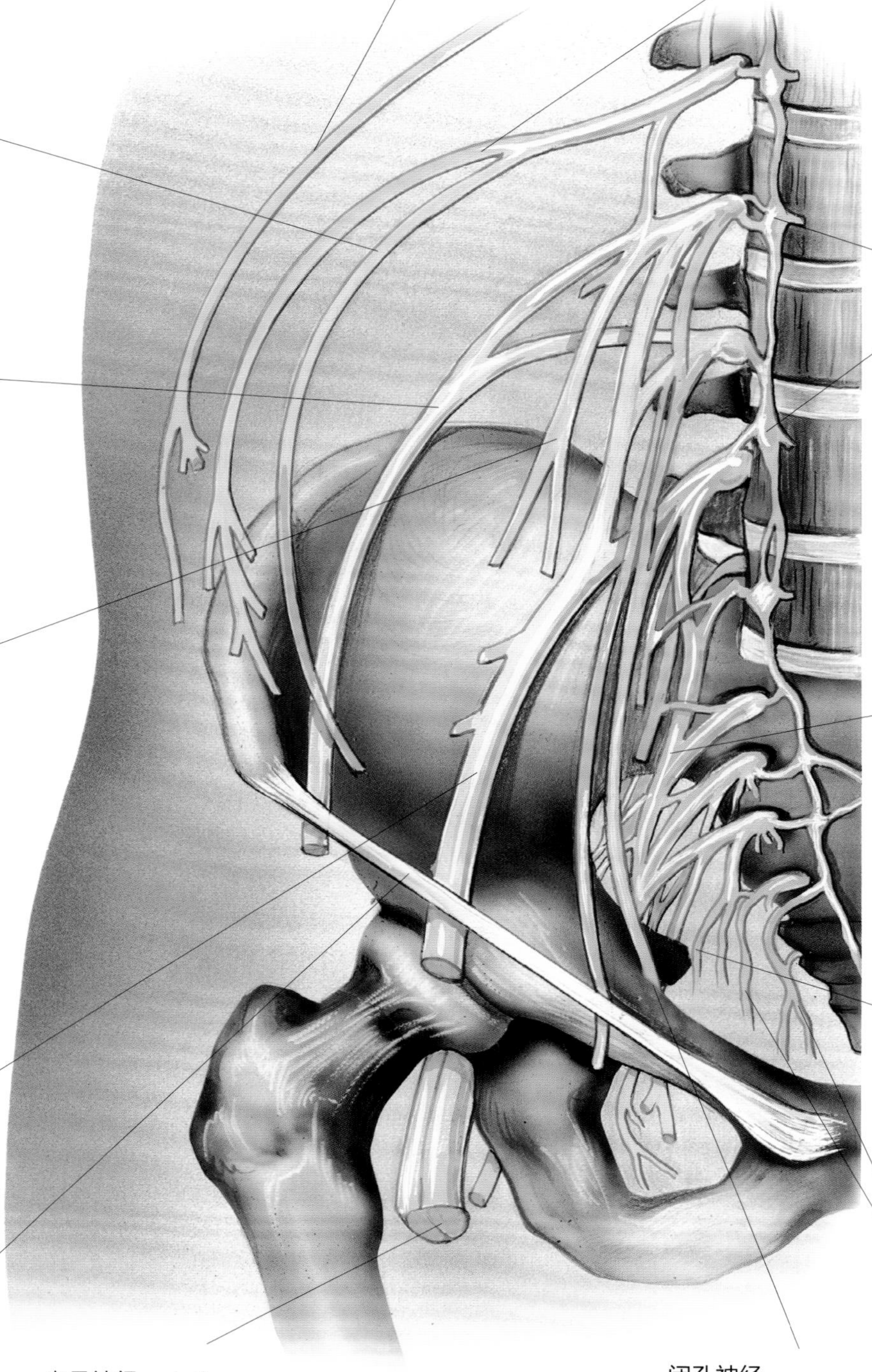
MediIllust

肋下神经
subcostal nerve

最后一对肋间神经，该神经走行于第12肋骨之下而非两肋之间。肋下神经的走行同肋间神经相似，下行到达臀区

髂腹下神经
iliohypogastric nerve

由第1腰神经前支构成，发出分支到达臀部和下腹壁，此外，部分分支沿腹股沟管下行到达外生殖器和大腿上部

髂腹股沟神经
ilioinguinal nerve

起源于第1腰神经前支，该神经走行同髂腹下神经，且同样支配会阴部和外生殖器区域

交感干
sympathetic trunk

交感干是自主神经系统的组成部分之一,由神经节借节间支相连构成，这些神经节从颈部与脊柱相平行下行至尾骨。该神经节接收起自脊髓的神经纤维，并将神经节同下丘脑的内脏高级中枢相联系。交感神经节发出交感神经到达不同的内脏。在骨盆部，交感干由4~5个神经节构成。在胸部，则是由12~13个神经节所构成

股外侧皮神经
lateral femoral cutaneous nerve

由第2和第3腰神经前支组成。该神经下行通过腹股沟韧带下方离开腹腔。在下肢，该神经分为前、后两支，又称为股支和臀支，分布于相应的下肢区域

生殖股神经
genitofemoral nerve

起源于第2腰神经前支。该神经发出2个分支。外侧支也被称为股支，穿过腹股沟韧带到达大腿的上部。内侧支亦被称为生殖支，穿过腹股沟管，男性到达阴囊，女性到达大阴唇

腰骶干 lumbosacral trunk

该神经由第4和第5腰神经前支联合而成，下行参与构成骶丛并发出坐骨神经

股神经 femoral nerve

由第2~4腰神经前支组成的粗大神经，发出分支支配腰大肌和髂肌，主干经腹股沟韧带后方到达下肢，并发出4个分支：支配缝匠肌和耻骨肌的内、外侧肌皮神经，股四头肌神经和隐神经。此外，还发出到达大腿前部的中间皮支和前皮支。股神经还发出分支加入股外侧皮神经、闭孔神经和腓总神经

阴部神经
pudendal nerves

该神经由第2和第3骶神经前支联合构成，到达生殖区域发出分支至会阴处，男性到达阴茎，女性到达阴蒂

肛神经
anal nerve

该神经由第3和第4骶神经的前支联合构成，同阴部神经的走向平行，最终到达肛门区域

坐骨神经 sciatic nerve

全身最大的神经，由腰骶干和第1~3骶神经前支组成，穿过坐骨大孔离开骨盆，经髋关节后方，到达大腿后部继续下行，在平腘窝处发出两分支：腓总神经和胫神经。在大腿处坐骨神经发出分支支配半腱肌、半膜肌和股二头肌（长头和短头）

闭孔神经
obturator nerve

由第2~4腰神经的前支组成，下行到达盆腔，穿过闭孔至大腿内侧区，发出前后两支。肌支支配股薄肌和内收肌群。后支发出分支到髋关节、短收肌、大收肌和耻骨肌

腹股沟韧带（股弓）
inguinal ligament (or crural arch)

腹外斜肌腱膜的延伸，从髂前上棘斜行到耻骨结节。腹股沟韧带位于腹股沟区，为腹部和股部的分界。到达下肢的血管神经从该韧带深方穿过

下肢 lower limb

前面观 anterior view

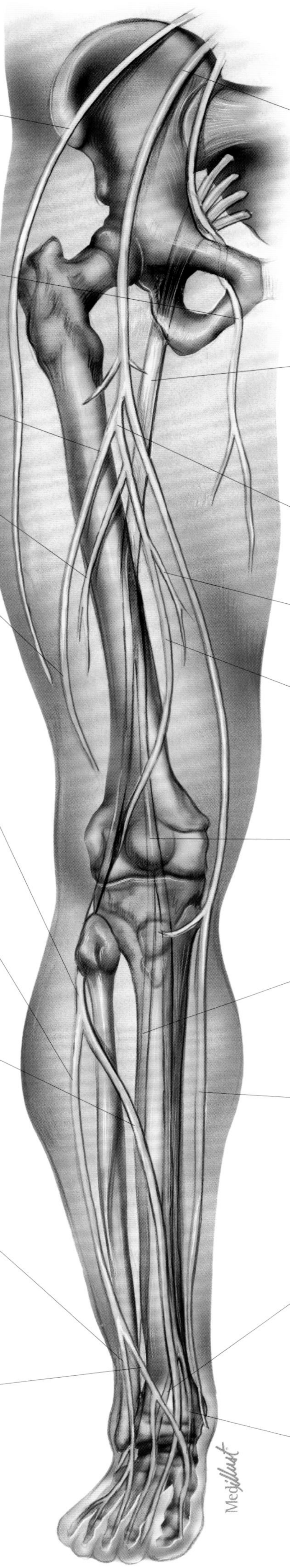

股外侧皮神经

lateral femoral cutaneous nerve

由第2和第3腰神经前支组成。该神经下行通过腹股沟韧带后方离开腹腔。在下肢，该神经分为前、后两支，又称为股支和臀支，分布于相应的下肢区域

闭孔神经 obturator nerve

由第2~4腰神经的前支组成，下行到达盆腔，穿过闭孔至大腿内侧区，发出前后两支。肌支支配股薄肌和内收肌群。皮支发出分支到髋关节、短收肌、大收肌和耻骨肌

外侧肌皮神经

lateral musculocutaneous nerve

该神经自股神经发出，支配缝匠肌，并分支到达大腿前面皮肤

股外侧肌神经 vastus lateralis nerve

该神经为股四头肌神经的分支，支配股外侧肌的外侧部分

股直肌神经 rectus femoris nerve

该神经为股四头肌神经的分支，支配股直肌的前部

腓总神经 common fibular nerve

坐骨神经发出的2个分支的外侧支。经胫腓关节后外侧，邻近腓骨头，到达小腿的前外侧面。发出两终末支：腓浅神经和腓深神经。在其走行途径中，发出到达膝关节的关节支和皮支（腓肠外侧皮神经）

腓浅神经

superficial fibular nerve

腓总神经的外侧分支，垂直经过小腿的外侧部，同腓骨走行路径平行，发出肌支支配腓骨长肌和腓骨短肌，同时发出皮支。在踝关节附近，腓浅神经发出足背内、外侧皮神经

腓深神经 deep fibular nerve

腓总神经的内侧分支，在胫骨前部垂直穿过小腿的前面，经踝关节到达足背。该神经发出肌支支配胫骨前肌、趾长伸肌、踇长伸肌和踝关节、第1趾骨间隙处的皮肤。到达足部之后，分为内、外侧支

足背外侧皮神经

lateral dorsal cutaneous nerve

腓肠神经的终末分支之一，穿过足背部的外侧皮肤终止于第5趾

足背内侧皮神经 medial dorsal cutaneous nerve

腓浅神经的终末分支之一，穿过足背部的内侧面发出到达第1趾（内侧支）、第2趾（外侧支）和第3趾（内侧支）的背神经。该神经支配第1和第2趾

股神经 femoral nerve

由第2~4腰神经前支组成的粗大神经，发出分支支配腰大肌和髂肌，主干经腹股沟韧带后方到达下肢，并发出4个分支：支配缝匠肌和耻骨肌的内、外侧肌皮神经，股四头肌神经和隐神经。此外，还发出到达大腿前部的中间皮支和前皮支。股神经还发出分支加入股外侧皮神经、闭孔神经和腓总神经

坐骨神经 sciatic nerve

全身最粗大的神经，由腰骶干和第1~3骶神经前支组成，穿过坐骨大孔离开骨盆，经髋关节后方，到达大腿后部继续下行，在膝部平腘窝处发出两分支：腓总神经和胫神经。在大腿处坐骨神经发出分支支配半腱肌、半膜肌和股二头肌（长头和短头）

股神经至股四头肌分支

branch of femoral nerve to the quadriceps

股四头肌神经分支，支配股内侧肌的内侧部分

股内侧肌神经

vastus medialis nerve

股四头肌神经分支，支配股内侧肌的内侧部分

股中间肌神经

nerve to the vastus intermedius muscle

股四头肌神经的分支，支配股中间肌的中间部分

胫神经 tibial nerve

坐骨神经的内侧分支，为坐骨神经在下肢后部走行的延续，在胫骨后部沿小腿下行。该神经发出分支分布于膝关节、小腿后部的肌肉以及相应区域的皮肤（腓肠内侧皮神经和胫隐神经）。在踝关节处，下行经过内踝后方到达足底，发出足底内、外侧神经。此外，还发出跟内侧神经到达足跟部的皮肤

腓肠内侧皮神经 medial sural cutaneous nerve

该神经起源于胫神经，经过小腿的背侧浅部到达足踝，在足踝部位到达足的外侧缘

内侧隐神经 medial saphenous nerve

在大腿上部自股神经发出。在缝匠肌终末部分的下方，该神经穿过大腿、膝和小腿的内侧部。其走行途径同到达股内侧肌的神经分支走行途径平行。在内踝前方经过踝关节之后，终止于足的内侧缘。该神经发出内侧支到达踝部和足内侧部

足底外侧神经 lateral plantar nerve

胫神经经外踝后部下行，到达足底发出外侧支分布于足底的肌肉和皮肤。主干斜行跨过足底到达足的外侧缘，发出深支支配第5趾趾固有肌、骨间肌、踇收肌和外侧3个蚓状肌。此外，发出浅感觉支即到达第4和第5趾外侧缘的趾足底神经

足底内侧神经 medial plantar nerve

胫神经到达足底后，发出内侧分支分布于该区域的皮肤和肌肉。在足底，胫神经经过踇外展肌下方，发出分支支配足底内侧肌、第1蚓状肌和趾短屈肌。主干沿足底内侧缘前行发出到达第1趾的内侧支，及分布于第1~3趾和第4趾间隙一半区域的趾足底神经

右下肢. 股神经和闭孔神经 right lower limb . femoral and obturator nerves

前面观 anterior view

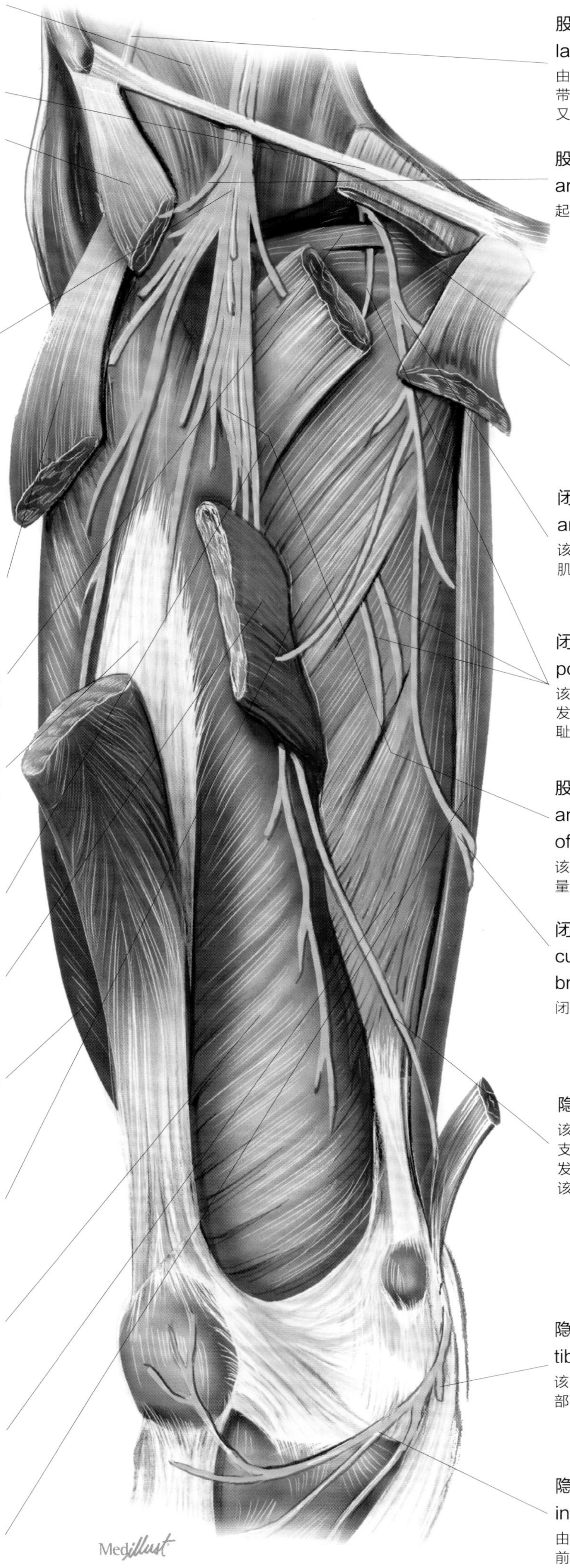

髂肌 iliacus muscle
腹股沟韧带（股弓）
inguinal ligament (or crural arch)
缝匠肌 sartorius muscle
股神经 femoral nerve
由第2~4腰神经前支组成的粗大神经，发出分支支配腰大肌和髂肌，主干经腹股沟韧带下方到达下肢，并发出4个分支：支配缝匠肌和耻骨肌的内、外侧肌皮神经，股四头肌神经和隐神经。此外，还发出到达大腿前部的中间皮支和前皮支。股神经还发出分支加入股皮神经、闭孔神经和腓总神经
股内直肌
medial rectus femoris muscle
闭孔外肌
obturator externus muscle
股中间肌
vastus intermedius muscle
耻骨肌
pectineus muscle
长收肌
adductor longus muscle
股外侧肌
vastus lateralis muscle
短收肌
adductor brevis muscle
股内侧肌
vast medialis muscle
大收肌
adductor magnus muscle
股薄肌
gracilis muscle
股外侧皮神经
lateral femoral cutaneous nerve
由第2和第3腰神经前支组成。该神经下行经腹股沟韧带后方离开腹腔。在下肢，该神经分为前、后两支，又称为股支和臀支，分布于相应区域的皮肤
股神经关节支
articular branch of the femoral nerve
起源于股神经的神经分支，穿过腹股沟韧带到达髋关节
闭孔神经 obturator nerve
由第2~4腰神经的前支组成，下行到达盆腔，穿过闭孔至大腿内侧区，发出前后两支。肌支支配股薄肌和内收肌群。皮支发出分支到髋关节、短收肌、大收肌和耻骨肌
闭孔神经前支
anterior branch of the obturator nerve
该神经在短收肌上方下行，发出分支到达短收肌、股薄肌和长收肌，终止于皮支
闭孔神经后支
posterior branch of the obturator nerve
该神经为闭孔神经分支，在其所支配的短收肌下方通过，发出关节支到达髋关节，同时有其他分支分布于大收肌和耻骨肌。其终支为降支，经内收肌腱裂孔至膝关节后面
股神经前皮支
anterior cutaneous branches
of the femoral nerve
该神经为股神经分支，到达大腿前面的皮肤，发出大量小的终末分支
闭孔神经前皮支
cutaneous branch of the anterior
branch of the obturator nerve
闭孔神经的终末分支，到达膝部的内侧面加入内侧隐神经
隐神经 medial saphenous nerve
该神经为股神经在大腿上部发出的分支。与股中间肌神经支平行穿过大腿、膝部和小腿的内侧面，于缝匠肌的末端发出髌下支，在内踝前部越过踝关节终止于足的内侧缘。该神经发出内侧皮支到达内踝和足的内侧缘
隐神经胫支
tibial branch of the saphenous nerve
该神经由隐神经于膝部以下发出，在小腿的内侧浅表部下行到达内踝和足的内侧缘
隐神经髌下支
infrapatellar branch of saphenous nerve
由隐神经在膝部发出的两分支之一，该神经分布到膝关节前下面的皮肤
Medillust

右下肢. 坐骨神经 right lower limb. sciatic nerve

后面观 posterior view

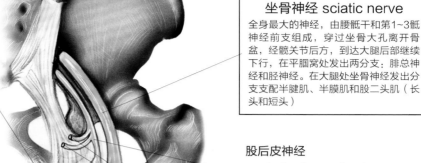

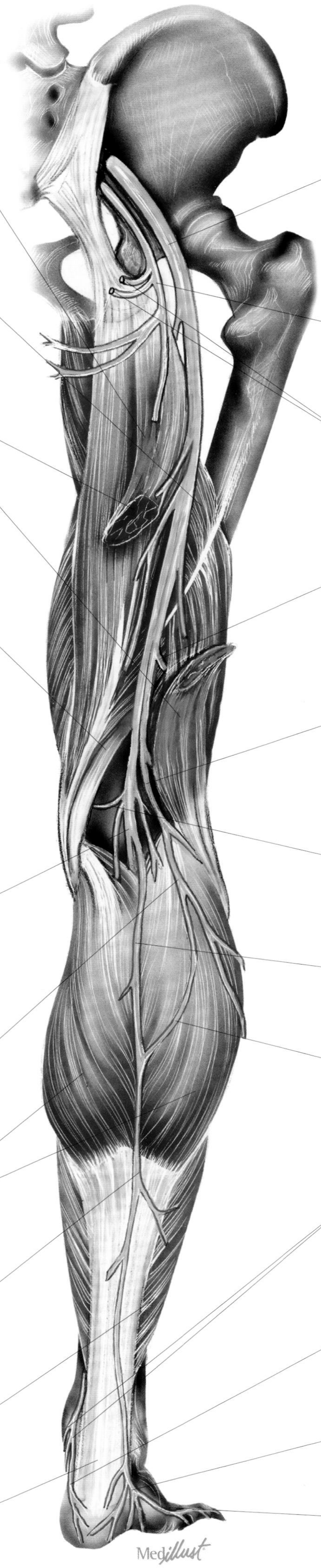
半肌腱
semitendinosus muscle
大收肌
adductor magnus muscle
股二头肌长头
long head of the biceps femoris muscle
半膜肌
semimembranosus muscle
胫神经 tibial nerve
坐骨神经的内侧分支，为坐骨神经在下肢后部走行的延续，在胫骨后部沿小腿下行。该神经发出分支分布于膝关节、小腿后部的肌肉以及相应区域的皮肤（腓肠内侧皮神经和胫隐神经）。在踝关节处，下行经过内踝后方到达足底，发出足底内、外侧神经。此外，还发出跟内侧神经到达后跟部的皮肤
腓肠外侧皮神经
lateral sural cutaneous nerve
该神经为腓总神经的皮支，到达小腿后外侧区皮肤，并与腓肠内侧皮神经吻合构成腓肠神经
腓肠肌
gastrocnemius muscles
腓肠神经 sural nerve
由腓肠内、外侧皮神经吻合构成。沿着腓肠肌之间的沟在小腿浅筋膜内下行，经外踝后方到达足的外侧缘，终止于第5趾
比目鱼肌
soleus muscle
跟腱
calcaneal (Achilles) tendon
坐骨神经 sciatic nerve
全身最大的神经，由腰骶干和第1~3骶神经前支组成，穿过坐骨大孔离开骨盆，经髋关节后方，到达大腿后部继续下行，在平腘窝处发出两分支：腓总神经和胫神经。在大腿处坐骨神经发出分支支配半腱肌、半膜肌和股二头肌（长头和短头）
股后皮神经
posterior femoral cutaneous nerve
该神经起源于骶丛，在其起始部分平行于坐骨神经，发出分支到达会阴部和大腿的后部
臀下神经 inferior gluteal nerve
腓总神经膝关节支
articular branch to the knee
of the common fibular nerve
起源于腓总神经，到达膝关节的外侧部
腓总神经 fibular nerve
坐骨神经发出的2个分支的外侧支。经胫腓关节后外侧，邻近腓骨头，到达小腿的前外侧面。发出两终末支：腓浅神经和腓深神经。在其走行途径中，发出到达膝关节的关节支和皮支（腓肠外侧皮神经）
胫神经膝关节支
articular branch to the knee of the
tibial nerve
起源于胫神经，到达膝关节的内侧面。在膝关节的后面尚有另一分支
腓肠内侧皮神经
medial sural cutaneous nerve
该神经起源于胫神经，在表浅部经过小腿的背侧到达足踝，在足踝与外侧腓肠皮神经相吻合
腓肠交通支
sural communicating branch
为胫神经和腓总神经之间的吻合支
足底神经 plantar nerves
胫神经在通经内踝之后发出足底内、外侧神经，该神经经足底的内、外侧缘，发出皮支和肌支到达足和趾
跟内侧支 medial calcaneal branches
该神经由胫神经在内踝后发出，至跟内侧皮肤
跟外侧支 lateral calcaneal branch
该神经起源于腓肠神经，到达后跟的外侧皮肤
足背外侧皮神经
lateral dorsal cutaneous nerve
腓肠神经的终末分支之一，穿过足背部的外侧皮肤终止于第5趾
Medillust

右下肢. 胫神经 right lower limb. tibial nerve

后面观 posterior view

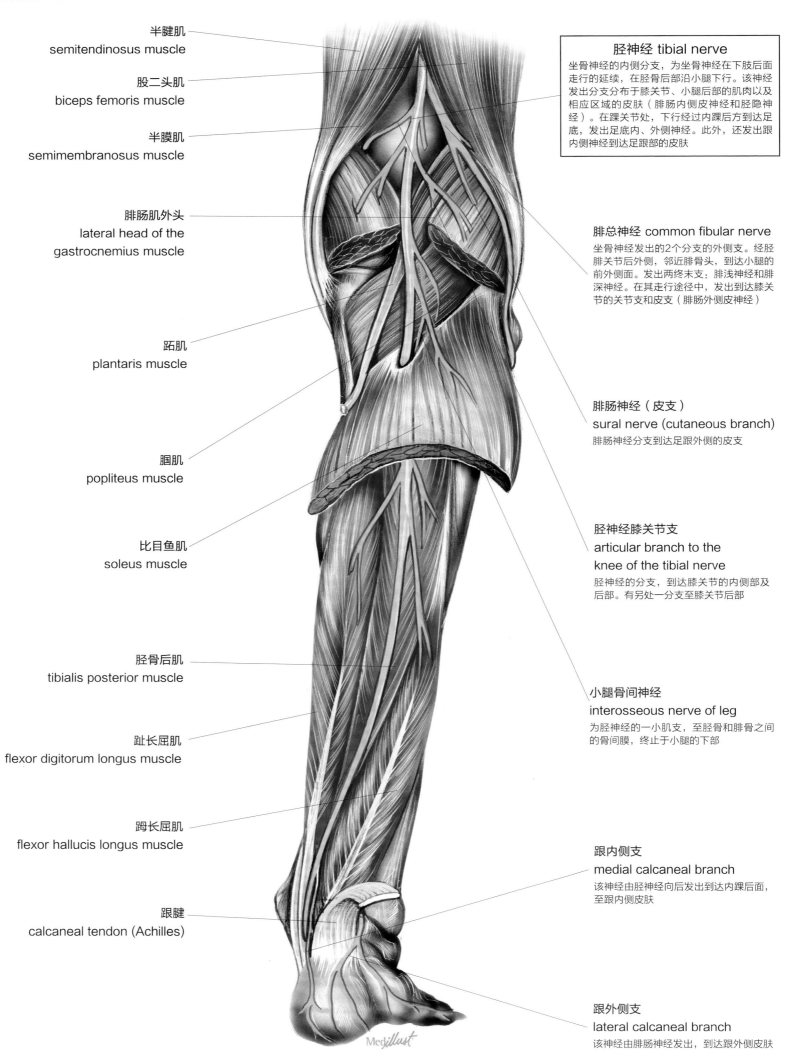

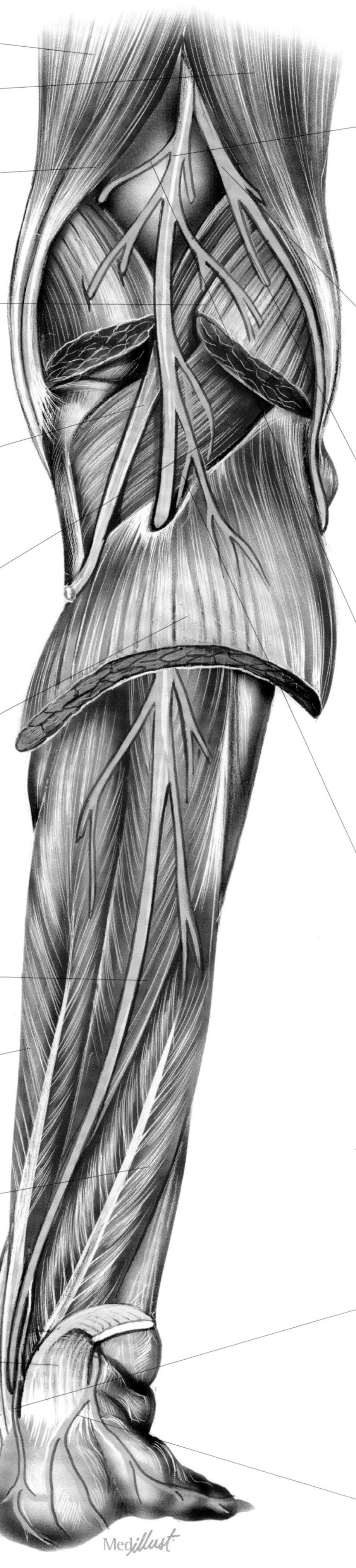
半腱肌
semitendinosus muscle
股二头肌
biceps femoris muscle
半膜肌
semimembranosus muscle
腓肠肌外头
lateral head of the gastrocnemius muscle
跖肌
plantaris muscle
腘肌
popliteus muscle
比目鱼肌
soleus muscle
胫骨后肌
tibialis posterior muscle
趾长屈肌
flexor digitorum longus muscle
踇长屈肌
flexor hallucis longus muscle
跟腱
calcaneal tendon (Achilles)
胫神经 tibial nerve
坐骨神经的内侧分支，为坐骨神经在下肢后面走行的延续，在胫骨后部沿小腿下行。该神经发出分支分布于膝关节、小腿后部的肌肉以及相应区域的皮肤（腓肠内侧皮神经和胫隐神经）。在踝关节处，下行经过内踝后方到达足底，发出足底内、外侧神经。此外，还发出跟内侧神经到达足跟部的皮肤
腓总神经 common fibular nerve
坐骨神经发出的2个分支的外侧支。经胫腓关节后外侧，邻近腓骨头，到达小腿的前外侧面。发出两终末支：腓浅神经和腓深神经。在其走行途径中，发出到达膝关节的关节支和皮支（腓肠外侧皮神经）
腓肠神经（皮支）
sural nerve (cutaneous branch)
腓肠神经分支到达足跟外侧的皮支
胫神经膝关节支
articular branch to the knee of the tibial nerve
胫神经的分支，到达膝关节的内侧部及后部。有另处一分支至膝关节后部
小腿骨间神经
interosseous nerve of leg
为胫神经的一小肌支，至胫骨和腓骨之间的骨间膜，终止于小腿的下部
跟内侧支
medial calcaneal branch
该神经由胫神经向后发出到达内踝后面，至跟内侧皮肤
跟外侧支
lateral calcaneal branch
该神经由腓肠神经发出，到达跟外侧皮肤
Medillust

右下肢. 腓总神经 right lower limb. common fibular nerve

前面观 anterior view

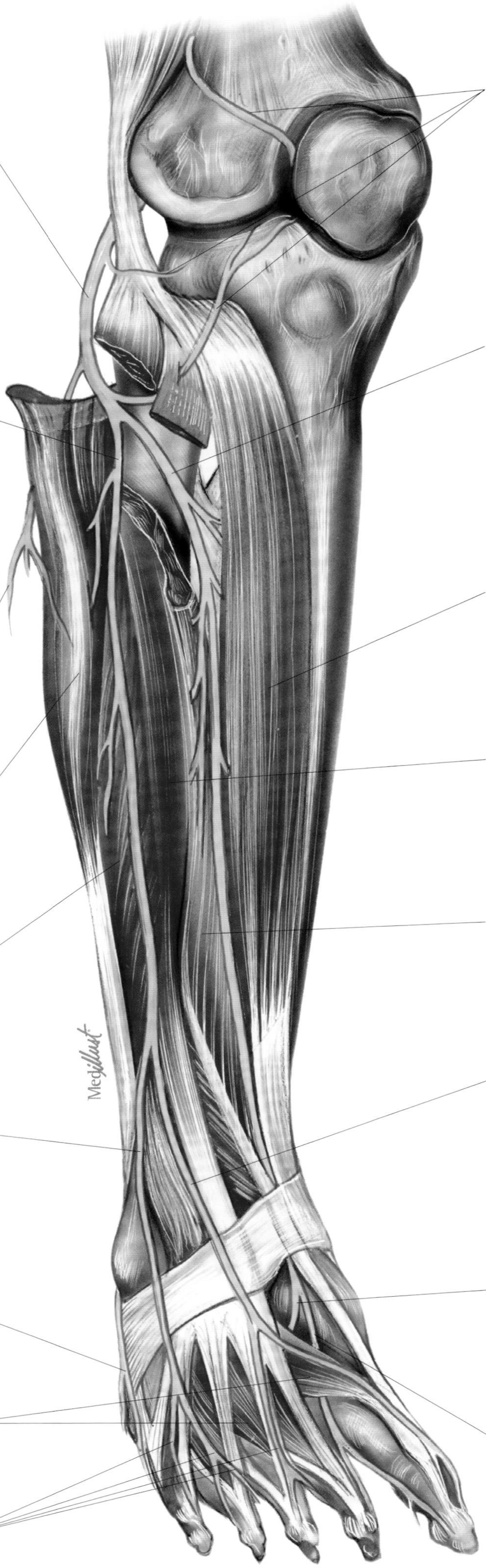

腓总神经
common fibular nerve

坐骨神经发出的2个分支的外侧支。经胫腓关节后外侧，邻近腓骨头，到达小腿的前外侧面。发出两终末支：腓浅神经和腓深神经。在其走行途径中，发出到达膝关节的关节支和皮支（腓肠外侧皮神经）

腓浅神经
superficial fibular nerve

腓总神经的外侧分支，垂直穿过小腿的外侧部，同腓骨走行路径平行，发出肌支支配腓骨长肌和腓骨短肌，同时发出皮支。在踝关节附近，腓浅神经发出足背外侧和内侧皮神经

腓肠外侧皮神经
lateral sural cutaneous nerve

该神经为腓总神经的皮支，到达小腿后外侧区皮肤。并与腓肠内侧皮神经吻合构成腓肠神经

腓骨长肌
peroneus longus muscle

腓骨短肌
peroneus brevis muscle

足背中间皮神经
intermediate dorsal cutaneous nerve

该神经为腓浅神经的分支，沿足背外侧面下行，发出至足趾的趾背神经，为第3趾（外侧支）、第4趾（外侧和内侧支）和第5趾（内侧支）趾固有神经的起源

足背外侧皮神经
lateral dorsal cutaneous nerve

腓肠神经的终末分支之一，穿过足背外侧皮肤终止于第5趾

趾短伸肌
extensor digitorum brevis muscle

趾背神经
dorsal digital nerves of the foot

足背中间和内侧皮神经的分支，穿过跖骨间隙到达每一趾的内外侧缘

腓总神经膝关节支
articular branches to the knee of the common fibular nerve

起源于腓总神经的分支，到达膝关节的外侧

腓深神经 deep fibular nerve

腓总神经的内侧分支，在胫骨前部垂直穿过小腿的前面，经踝关节到达足背部。该神经发出肌支支配胫骨前肌、趾长伸肌、踇长伸肌和腓骨前肌、踝关节和第1趾骨间隙处的皮肤。到达足部之后，发出内、外侧分支

胫骨前肌
tibialis anterior muscle

趾长伸肌
extensor digitorum longus muscle

踇长伸肌
extensor hallucis longus muscle

足背内侧皮神经
medial dorsal cutaneous nerve

该神经为腓浅神经到达足踝之前发出的两终末分支之一，穿过足背，发出第1趾（内侧支）、第2趾（外侧支）和第3趾（内侧支）的趾背神经。该神经支配第1和第2趾

腓深神经外侧支
lateral branch of the deep fibular nerve

该神经支配趾短伸肌

腓深神经内侧支
medial branch of the deep fibular nerve

该神经穿过第1趾骨间隙分出到第1趾的外侧趾背神经和到第2趾的内侧趾背神经

左下肢. 足 left lower limb. foot

背面观 dorsal view

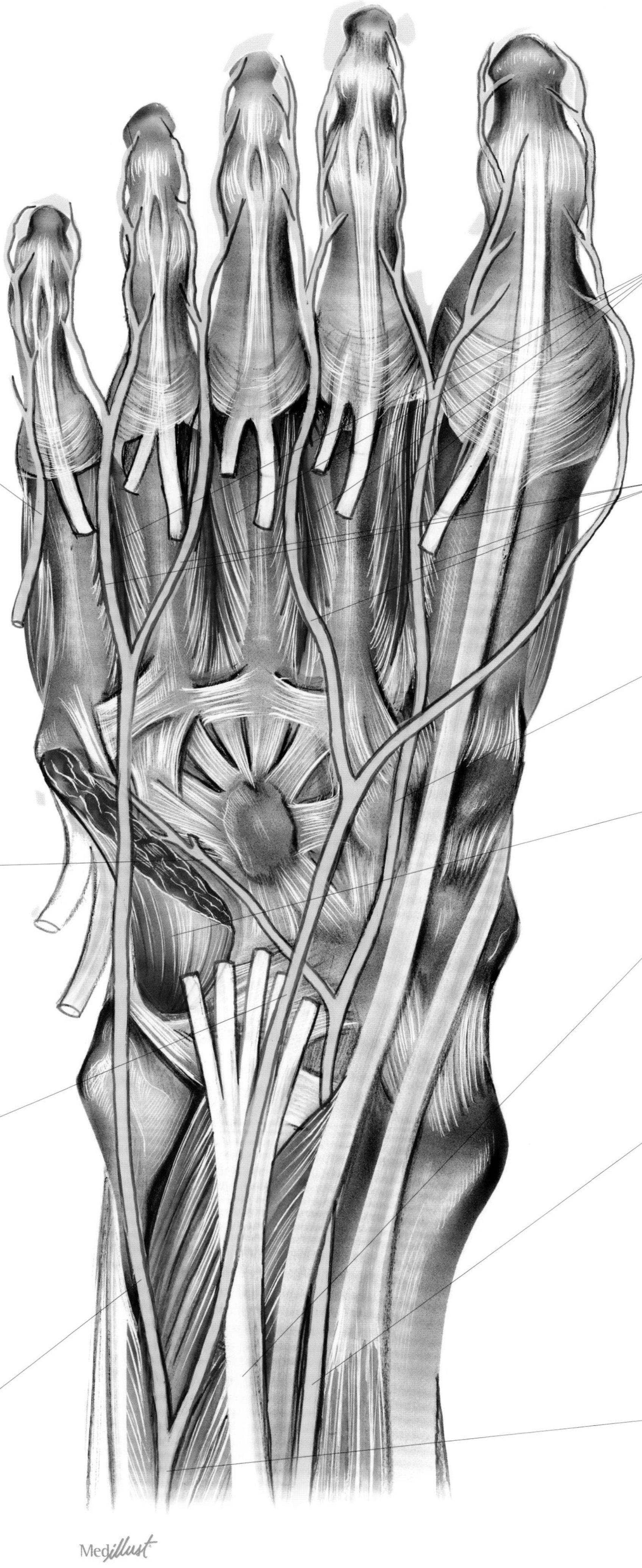
足背外侧皮神经
lateral dorsal cutaneous nerve
腓肠神经的终末分支之一，越过背外侧终止于第5趾
腓深神经外侧支
lateral branch of the deep fibular nerve
该神经支配趾短伸肌
足背内侧皮神经
medial dorsal cutaneous nerve
该神经为腓浅神经到达足踝之前发出的两终末分支之一，穿过足背，发出第1趾（内侧支）、第2趾（外侧支）和第3趾（内侧支）的趾背神经。该神经支配第1和第2趾
足背中间皮神经
intermediate dorsal cutaneous nerve
该神经为腓浅神经的分支，沿足背外侧面下行，发出至足趾的趾背神经，为第3趾（外侧支），第4趾（外侧和内侧支）和第5趾（内侧支）趾固有神经的起源
骨间背侧肌
dorsal interosseous muscles
趾背神经
dorsal digital nerves of the foot
趾背中间和内侧皮神经的分支，穿过跖骨间隙到达每一趾的内、外缘
腓深神经内侧支
medial branch of the deep fibular nerve
该神经穿过第1趾骨间隙分出到第1趾的外侧趾背神经和第2趾的内侧趾背神经
趾短伸肌
extensor digitorum brevis muscle
趾长伸肌肌腱
tendon of the extensor digitorum longus muscle
腓深神经
deep fibular nerve
腓总神经的内侧分支，在胫骨前部垂直穿过小腿的前面，经踝关节到达足背。该神经发肌支支配胫骨前肌、趾长伸肌、踇长伸肌、腓骨前肌、踝关节，第1趾骨间隙处的皮肤。到达足部之后，分为内、外侧支
腓浅神经
superficial fibular nerve
腓总神经的外侧分支，垂直经过小腿的外侧部，同腓骨平行，发出肌支支配腓骨长肌和腓骨短肌，同时发出皮支。在踝关节附近，腓浅神经发出足背外侧和内侧皮神经
Medillust

左下肢. 足 left lower limb. foot

底面观 plantar view

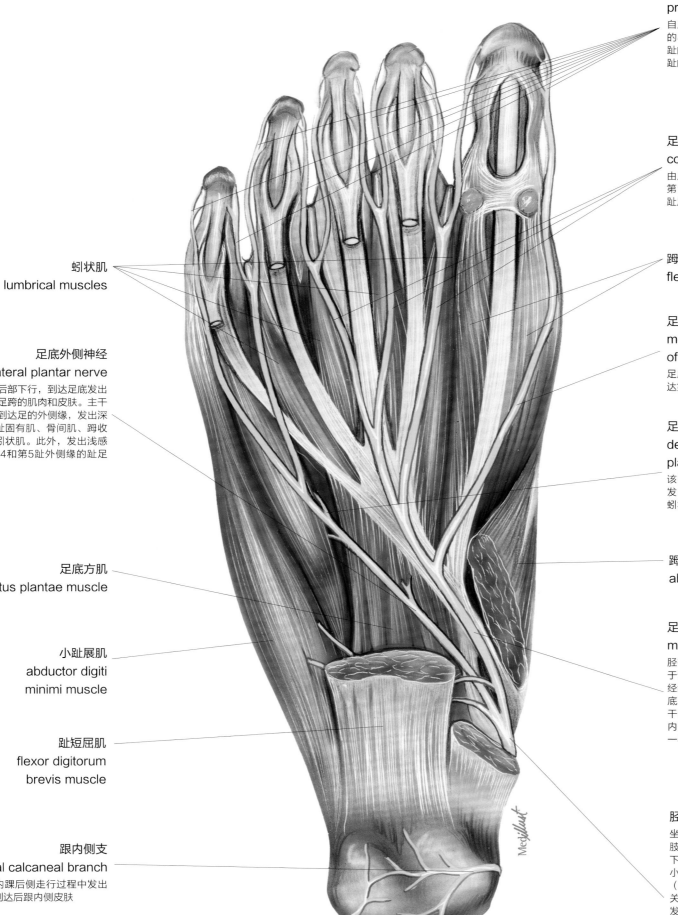

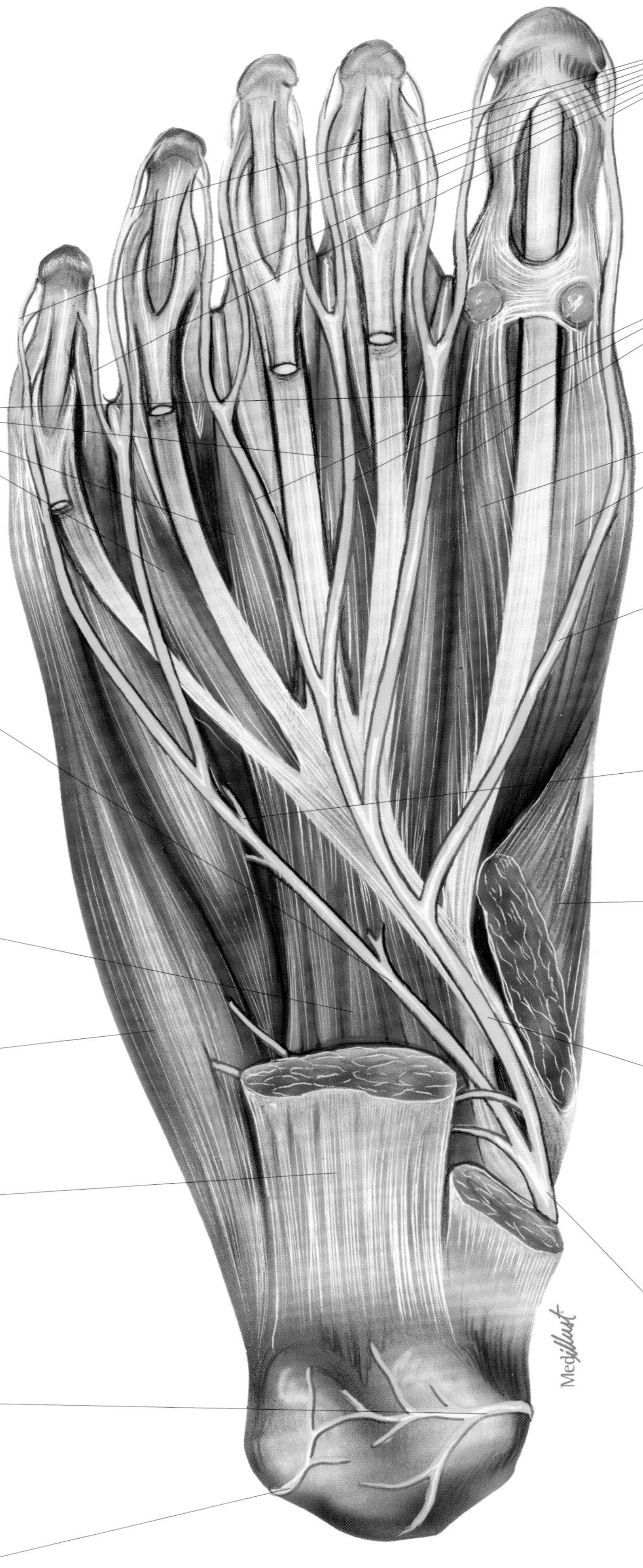
趾足底固有神经
proper plantar digital nerves
自足底内侧神经发出，位于趾内、外缘的小神经分支，分布于第1~3趾和第4趾的内侧缘。分布于第5趾两侧缘和第4趾的外侧缘者起自足底外侧神经
足底总神经
common plantar digital nerves
由足底内、外侧神经发出的分支，穿过第1~4跖骨间隙到达足趾，在此易名为趾足底固有神经
蚓状肌
lumbrical muscles
跗短屈肌
flexor hallucis brevis muscle
足底内侧神经内侧支
medial branch of the medial plantar nerve
足底内侧神经的分支，经足的内侧缘到达第1趾，构成跗趾足底固有神经
足底外侧神经
lateral plantar nerve
胫神经经外踝后部下行，到达足底发出外侧支分布于足跨的肌肉和皮肤。主干斜行跨过足底到达足的外侧缘，发出深支支配第5趾趾固有肌、骨间肌、跗收肌和外侧3个蚓状肌。此外，发出浅感觉支即到达第4和第5趾外侧缘的趾足底神经
足底外侧神经深支
deep branch of the lateral plantar nerve
该神经分支支配足底外侧部肌肉，还发出分支到达骨间肌、跗收肌和外侧蚓状肌
足底方肌
quadratus plantae muscle
跗外展肌
abductor hallucis muscle
小趾展肌
abductor digiti minimi muscle
足底内侧神经
medial plantar nerve
胫神经到达足底后，发出内侧分支分布于该区域的皮肤和肌肉。在足底，胫神经经过跗外展肌下方，发出分支支配足底内侧肌、第1蚓状肌和趾短屈肌。主干沿足底内侧缘前行发出到达第1趾的内侧支及分布于第1~3趾和第4趾间隙一半区域的趾足底神经
趾短屈肌
flexor digitorum brevis muscle
Medillust
胫神经 tibial nerve
坐骨神经的内侧分支，为坐骨神经在下肢后面走行的延续，在胫骨后部沿小腿下行。该神经发出分支分布于膝关节、小腿后部的肌肉以及相应区域的皮肤（腓肠内侧皮神经和胫隐神经）。在踝关节处，下行经过内踝后方到达足底，发出足底内、外侧神经。此外，还发出跟内侧神经到达足跟部的皮肤
跟内侧支
medial calcaneal branch
胫神经在内踝后侧走行过程中发出的分支，到达后跟内侧皮肤
跟外侧支
lateral calcaneal branch
腓肠神经的外侧分支，到达跟外侧区域的皮肤

常见神经系统疾病 main nervous disorders

概述 description	症状 symptoms	诊断 diagnosis	治疗 treatment
阿尔茨海默病 alzheimer disease 该疾病为脑组织的退行性病变，主要影响大脑皮质和部分边缘系统的相关区域。该病变并不影响主要的感觉和运动皮质、基底神经节以及小脑。 在西方国家，该病变是造成痴呆的最常见原因。在所观察的病例中，神经元渐进性丧失导致了脑室萎缩或膨大。在显微镜下，由蛋白丝与淀粉样蛋白或老年斑构成的神经元纤维缠结在一起，这些纤维由退化的神经元碎片和蛋白类物质组成，虽然不能据此确诊，但该现象十分显著。 一些神经递质诸如生长激素抑制激素、乙酰胆碱、5-羟色胺、γ-氨基丁酸和肾上腺素水平的减少同样非常普遍。 老年人群，且在19号染色体上有相关的APOE基因者被认为是该病的易感条件	该病症状进展缓慢： ▲ 首先，短时记忆和接受新信息的能力受到影响。会有抑郁和焦躁等情绪失调，对于社交的开创性和兴趣的降低也同样很常见。 ▲ 患者随后会出现方向感丧失，个人卫生状况恶化，言语失常以及逐渐丧失执行复杂任务的能力。 ▲ 在病程的晚期，患者呈现出大小便失禁状态以及运动能力的丧失，甚至无法识别最亲近的家庭成员。 ▲ 通常在疾病确诊后的10年左右，由于诸如感染等并发症出现，导致死亡	一般来说，国家神经性交流障碍及阿尔茨海默病与相关病变协会的诊断标准最常被使用。阿尔茨海默病的诊断提示包括：通过临床检查或者评估高级智力功能（低智商、痴呆等级等）的特殊调查问卷确诊的痴呆，两个或更多认知领域的缺陷，渐进性的记忆恶化，无意识水平的改变，65岁之后出现上述症状且无其他导致这些症状疾病的可能。 阿尔茨海默病的确诊首先需要符合临床对该疾病的诊断标准，其次是具备组织病理学水平上大脑切片活检的显著改变。 对于新陈代谢以及激素功能的研究、血液中毒素水平的研究以及诸如CT、MRI或脑电图等大脑的影像学研究和脑脊液分析在排除引起痴呆的其他病因上有一定的功用	◆目前对于该疾病没有治疗方法。 ◆一系列治疗方法主要着眼于减缓该疾病发展过程，处理由紊乱、亢奋与行为异常所带来的问题，避免并发症的发生，并对患者家庭及其照料者提供支持。 ◆诸如美莫汀、胆碱酯酶抑制剂与抗氧化剂等效果甚微
肌萎缩性脊髓侧索硬化 amyotrophic lateral sclerosis 该疾病为神经系统中控制随意运动的神经元的选择性退行性变。主要后果为肌纤维的萎缩。 该病发病原因至今未知。在大约10%的病例中，一种基因成分被识别	症状在50岁左右时显现，主要表现为缓慢渐进性的肌无力。疾病初期，手足的末梢肌群（远离身体躯干的肌肉）受到影响。脑神经同样有可能在初期受到影响，表现为发音困难与吞咽困难。 非自主的绞痛与肌肉运动十分常见。 在该疾病的晚期，患者常表现出情感不稳定等假性延髓麻痹的症状，如没有原因的大笑或抽泣。 该疾病的发展过程3~4年，死亡原因主要是呼吸肌衰竭	该疾病的诊断标准包括脊髓和大脑运动神经元损伤的体征（肌无力，肌肉强直，肌反射亢进，巴彬斯基征，肌萎缩与自发性颤动），脑电图异常（用于评估肌肉刺激之后的神经传导）以及上述症状的渐进性发展	◆对于该疾病目前没有良好的治疗方法。 ◆Riluzode在提高生存率方面有一定疗效，但其并不能阻止该疾病的进一步发展。 ◆常规的治疗手段包括物理疗法、鼻饲、呼吸系统护理以及心理支持
脑动脉瘤 cerebral aneurysm 一支或多支脑动脉的局部扩张。 该疾病可为先天性也可为后天获得性，和高血压、吸烟、嗜酒、肾病、马凡综合征以及肌纤维发育异常等因素关系密切。 囊状动脉瘤其囊液为血性，通常位于动脉分叉处，主要影响大脑前部的血液循环（前交通动脉与大脑前动脉的结合处），通常为混合性。 ▲ 纺锤状动脉瘤常出现于增宽、弯曲的血管处，通常位于基底动脉部位。 ▲ 真菌性动脉瘤为血管壁的退行性感染，通常为心内膜细菌感染的并发症。 动脉瘤的破裂常导致血液大量涌入到蛛网膜下隙或脑室系统，导致蛛网膜下隙或脑室内出血	动脉瘤的生长或扩张导致症状的出现，常表现为前部或颞部的头痛，瞳孔散大（与光线刺激无关），眼部肌肉组功能紊乱与幻视。 动脉瘤的破裂常导致突然发作的剧烈头痛、恶心、呕吐与颈部僵直。患者可表现出嗜睡和畏光。大约50%的患者表现为短暂意识丧失，25%的患者表现为惊厥。 该疾病最常见的并发症为脑水肿（阻碍脑脊液的流动且压迫脑组织）、出血（若6个月左右没有经过治疗，大约有50%的概率发生）、血管痉挛（在动脉瘤破裂之后出现脑动脉的失常和广泛性狭窄，导致更大范围的脑缺血）	蛛网膜下隙出血可以通过CT诊断。若该检查不足以确诊，可以通过腰穿确定。 动脉瘤的确切部位通过脑部造影确定，该方法为在血管内注射对比剂从而在X线下显示出脑动脉分支	◆若动脉瘤发生破裂，大约25%的患者在最初24 h内有生命危险。另外大约25%的患者在最初3周内有生命危险。 ◆该疾病最有效的治疗方法是手术。通过在其基底部进行缝合或血管的栓塞到达将动脉瘤与脑部循环分开的目的
大脑动静脉畸形 cerebral arteriovenous malformation 该疾病多为先天性，其主要表现为异常扩大的动静脉之间反常的交通，缺乏中间毛细血管网络的连接	通常说来，当动静脉畸形破裂并造成颅内出血时症状比较明显。因此，超过一半的患者表现出血栓或蛛网膜下隙出血的症状。 症状通常在20~40岁出现。 因为小流量、缓慢的出血，一些患者可表现出头痛或渐进性的神经功能障碍	该疾病的诊断方法为脑血管造影。 MRI的造影可准确显示脑部循环的解剖学特点	◆该疾病的治疗方法包括开放性手术和脑部定位手术。前者为在开放状态下移除畸形结构，后者为在高剂量放射线的指引下小范围、精确地到达脑内病灶部位，从而免除开颅的可能。 ◆另外，依照畸形特点和位置的不同，栓塞（在血管内注射栓塞剂从而避免血液进入畸形结构）的方法同样亦可使用

概述 description	症状 symptoms	诊断 diagnosis	治疗 treatment
脑瘤 cerebral tumor　对于成人而言，继发性的肿瘤（转移瘤）最为常见。通常来说，原发肿瘤多为肺癌、乳腺癌、结肠癌和甲状腺癌以及黑色素瘤。 来源于中枢神经系统的神经胶质瘤是最常见的原发性肿瘤。该肿瘤起源于神经胶质细胞且恶性程度各不相同。 神经胶质细胞主要为星形胶质细胞、小胶质细胞和少突胶质细胞，除了参与大脑的发育之外，还为神经元提供支持、保护和营养。 渐变性星形胶质细胞瘤和多形性胶质母细胞瘤是成人最常见的恶性神经胶质细胞瘤。 对于儿童而言，星形细胞瘤、成神经管细胞瘤（来源于原始神经外胚层）和颅咽管瘤最常见。 脑肿瘤虽然有时通过脑脊液弥散具有局部浸润性，但通常不会向颅外转移	脑肿瘤的症状和体征通常包括头痛、恶心、呕吐、厌食（食欲减退）以及性格、情绪、智商和注意力的改变。 对于35~50岁的人而言，脑肿瘤常为引起癫痫的首要发病因素。在脑肿瘤患者中，大约20%的患者有惊厥这一主要症状，且该症状常可先于临床诊断几个月甚至几年表现出来	通过CT和MRI可确诊。 组织病理学上的切片检查为诊断该疾病的金标准	◆对于原发性的肿瘤，常用的治疗方法为手术和放疗。通过手术可以为组织病理学诊断提供样品且可降低颅内压。将肿瘤完全摘除的手术方法并不常见且常需要放疗作为其后续治疗措施。 ◆如果出现多重转移，常需要进行放射治疗
颅缝早闭 craniosynostosis　该颅部疾病为颅缝过早闭合造成，常导致头部形态的异常甚至脑组织的压迫。该病病因至今未知。患有颅缝早闭的儿童，通常也伴有机体其他部位的畸形，该现象被定义为颅缝早闭综合征	颅缝早闭常常导致尖头或长头（高颅或长颅）以及多种形态扁颅的颅骨畸形。 该疾病常可导致脑组织受压，造成眼球突出、视神经萎缩等	通过临床检查，可发现颅骨发育过程异常，也可通过简单的X线检查或颅部CT证实	◆治疗方法为采用手术将已闭合的颅缝打开，治疗时机宜早
老年痴呆症 dementia　高级情感功能（包括语言、记忆、思维和逻辑以及感情波动等）的渐进性退化，且持续时间长，严重者甚至造成日常生活困难。 老年痴呆症的主要病因为：阿尔茨海默病、多发梗塞性痴呆、酗酒、甲状腺功能减退症、维生素B_{12}缺乏、Pick病、帕金森病、HIV感染等	该疾病的症状常为慢性且渐进发展。 通常表现为渐进性的记忆力丧失、注意力不集中、判断力及解决问题方式的改变、幻觉、无法识别家庭成员、睡眠障碍、方向感丧失、运动动能异常、无法独立穿衣或洗漱困难、人格改变、大小便失禁等	痴呆的诊断需要符合如下标准：记忆力的恶化、失语症（语言能力的恶化）、失用症（无法遵从指令或通过模仿进行运动）、认识不能（无法识别事物、人、声音等）或执行功能障碍。上述这些障碍行为需要严重到影响职业和/或社交活动，并且同之前的状态相比有恶化倾向。 对于该疾病的诊断不能建立在急性紊乱综合征基础上。 该病的病因学诊断需要检查如下项目：新陈代谢功能和激素功能、血液中毒素水平、大脑的影像学诊断诸如CT和MRI、脑电图和脑脊液分析	◆大部分痴呆为不可逆病变，其治疗目的在于控制症状并避免并发症的产生。 ◆对于诸如甲状腺功能减退、肾上腺素衰竭、维生素B_{12}缺乏以及肝性脑病等可逆性因素需要全力采取措施加以干预
癫痫 epilepsy　该疾病为慢性的脑功能障碍，其标志为反复发作的癫痫危象或惊厥。癫痫危象其定义来源于一系列由神经元过度放电造成的临床表现。包括突然、短暂的意识、运动、感觉、自律和/或心理功能的异常现象。 癫痫的分类如下： ▲ 局灶性病变，其临床表现取决于特定区域大脑皮质的神经元活动。 ▲ 泛发性病变，该类型症状取决于两侧大脑半球的活动。 同时，该病还可以被分类为简单性和复杂性病变。前者无意识的改变，后者存在意识水平的改变。 随着年龄的不同，癫痫的发病因素也有所不同。最常见的原因为脑组织供氧不足、先天异常、脑外伤、脑肿瘤、感染（脑膜炎、脑炎等）、新陈代谢异常（低血糖症、低血钙症等）、乙醇中毒、毒素（铅、汞等）、遭受打击或先天性癫痫（无已知病因）。 该疾病的触发因素包括睡眠不足、强光或强声刺激、乙醇、月经、压力和药物（三环抗抑郁药、巴比妥酸盐等）	癫痫的表现有多种。 典型的泛发性病变表现为突然的意识丧失，肌肉收缩与强直，紧接着表现为手足与面部肌肉节律性强烈收缩与放松（泛发性强直阵挛性惊厥或惊厥大发作）。同时伴有尿失禁和呼吸困难。紧接着，患者表现出对于病情发作的健忘、麻痹和混乱。 惊厥小发作或失神发作最常见于6~14岁，其过程包括一些简单的小发作如持续几秒的意识丧失，但是不包括体位控制的丧失。这些表现常常在日间重复发作数次，同时包括对一些发作情景的遗忘。 简单局灶性惊厥可表现为影响机体一侧或一组肌群的肌肉收缩、无目的的复杂运动（抓提衣物、咀嚼等）、敏感性改变（麻刺感）、视觉改变、触觉改变或产生幻嗅、腹痛、情绪危机、出汗与脸红。简单局灶性病变可变为泛发性	对于该疾病的诊断主要来源于循证医学和临床检查。 脑电图检查通过在头皮上放置一系列电极探测和记录脑电活动从而对该疾病进行诊断。该方法可以在病变期间发现异常的神经元放电，但多达15%的正常病例表现出同癫痫一样的脑电波图像。 CT和MRI可以发现中枢神经系统的组织学损害。 SPECT和PET可以分别检测分析大脑的灌流量和新陈代谢水平，并且对于发现大脑放电区域多有裨益	◆在多数情况下，惊厥在发作几分钟之后具有自限性。 ◆在急性发作的病例中，治疗的主要目的是避免患者受外伤。患者的衣物需保持宽松状态且头部应偏向一侧以防止呕吐物进入呼吸道。在发病状态下，患者不能被移动也不应当有物体进入口腔。 ◆对于癫痫病症的确诊需在多次反复发作之后才得以证实，因此对于是否在初次癫痫发作之后进行治疗尚存在争议。 ◆在两次或更多无诱因发作之后可以开始药物治疗。对于因为脑组织损伤（肿瘤、暴力打击等）而发病者，在第一次发作之后就应当开始治疗。 ◆泛发性强直阵挛性惊厥治疗主要使用丙戊酸（第一选择）、苯妥英钠、酰胺咪嗪或苯巴比妥。 ◆对于局灶性病变，治疗药物首选酰胺咪嗪。 ◆对于失神发作，乙琥胺和丙戊酸为推荐药物。 对于药物治疗无法控制的患者建议进行手术治疗。手术方法包括移除引起癫痫发作的病灶，阻断引起癫痫发作的区域（胼胝体切断术）与长时程刺激迷走神经

概述 description	症状 symptoms	诊断 diagnosis	治疗 treatment
面神经麻痹 facial paralysis 临床定义的周围性面神经麻痹以由面神经支配的肌肉运动异常为特征。通常认为该疾病的发生与神经炎症有关，多见于20~40岁人群，但是大多数病例的病因并不明确。 腮腺肿瘤、疱疹病毒感染等情况有时也会导致该疾病的发生	该疾病临床上也称为贝尔麻痹，通常症状为急性，表现为鼻唇沟偏向健侧，眼睑不能闭合，咀嚼困难。 通常患者可在数周后痊愈	诊断应在明确以下体征后作出：在试图做皱眉、鼓气和微笑等动作时症状加剧。 排除表现为中枢性面神经麻痹的中枢神经系统症状。 肌电图可以显示神经变性情况，若该情况出现则预后不佳	◆首先，应当进行系统的治疗，以保护眼睛（人工泪液等）和糖皮质激素治疗为基础。 ◆对于顽固病例可考虑手术治疗
热性惊厥 febrile convulsions 该类型惊厥常系由发热触发，并仅与此有关，儿童多见。6个月至6岁间发作的病例都较典型。存在遗传性易感因素，但几乎没有发展至癫痫的病例	强直-阵挛型惊厥较为常见，在伴随意识丧失的情况下表现为发热。一般持续时间为数分钟，偶见长时间发作者。该症状会在再次发热时反复	儿童继发于发热的惊厥应被怀疑为热性惊厥，但是应排除可能引起以上两种症状的中枢神经系统炎症病变（脑膜炎、脑炎等）	◆治疗热性惊厥的首要方法是用退热剂降低体温。抗惊厥药物的长期应用可防止惊厥再发生
格林-巴利综合征 Guillain-Barre syndrome 以炎症、脱髓鞘病变（神经髓鞘丧失）和轴突变性为特征的周围神经病变。 该疾病是一种急性多发性脱髓鞘神经炎，多发于青壮年。 脱髓鞘病变致使神经传导迟缓，轴突变性可引起神经传导阻滞。 该综合征由自身免疫（产生自身分子抗体的免疫系统）引起。75%的此类病例有呼吸道或消化道病毒感染病史	临床上，该综合征以肌无力和由双脚对称向上发生麻痹（弛缓的无反射性四肢轻瘫）为特征。重者将影响呼吸肌、发音肌和吞咽肌。 在大约第4周时肌无力将迅速达到最严重状态。数周后康复。 90%的患者痊愈后无后遗症	对于该疾病的诊断需通过神经学检查、脑脊液分析及对神经传导速度和肌电图（用来评估神经肌肉电活力）的神经生理学研究来进行	◆对于该疾病的治疗首先是维持基本生命体征（呼吸、进食等），同时防止感染。 ◆用无抗体的血浆置换患者血浆的血浆置换术可减缓症状。静脉注射免疫球蛋白可同样有效减缓症状及其发展进程
出血性脑血管意外. 出血性卒中 hemorrhagic cerebrova scular accident .hemorrhagic stroke 在大约15%脑卒中病例中，大脑实质内的出血源于血管破裂。其最常见的原因是高血压出血、动脉畸形、凝血障碍和瘤内出血。主要相关因素是高血压	症状与出血部位和范围有关。同局部缺血性卒中相比较，该疾病的临床表现通常出现得较迟缓，常伴头痛、恶心和呕吐。 当出血局限于豆状核壳内时，会出现意识水平上的相关症状，眼球向出血侧偏斜，肢体麻木（力量下降）和触感迟钝（感觉减退）。这些体征都局限在出血部位的对侧（轻偏瘫及偏侧触感迟钝）。 发生在丘脑的卒中导致对侧轻偏瘫、偏侧感觉障碍伴意识降低。 桥脑水平的出血会导致昏迷、眼头反射和眼前庭反射的丧失及四肢麻痹（颈部以下运动功能丧失）	诊断方法为通过CT、MRI明确急性期出血位点。 应做全血细胞计数和凝血试验	◆急性期治疗方法旨在降低由于出血造成的颅内高压，控制高血压。 ◆使用甘露醇并且控制过度通气。 ◆一些实质内血肿应通过手术治疗。 ◆患者一旦病情稳定，渐进性的功能锻炼有利于减少功能丧失
脑积水 hydrocephalus 脑室内的脑脊液蓄积造成脑室系统的扩大和大脑结构的受压。 脑脊液在侧脑室脉络膜丛形成后经过室间孔抵达第3脑室。由此经过中脑导水管通向第4脑室，进而通过第4脑室外侧孔和正中孔抵达蛛网膜下隙的脑池。在蛛网膜下隙循环结束后脑脊液由蛛网膜颗粒重吸收入静脉，继而进入全身循环系统。 脑积水最常见的病因为脑脊液通道的梗阻。 非交通性脑积水，多系由脑室系统存在障碍致使脑脊液无法到达蛛网膜下隙造成。障碍包括先天性室间孔狭窄、第4脑室外侧孔和正中孔闭锁、肿瘤或脑室内出血。 交通性脑积水，病灶位于脑池或蛛网膜颗粒，多由脑膜炎、蛛网膜下隙出血、肿瘤引起	母乳喂养的婴儿出现哭泣和过敏。 头颅直径增大（巨头畸形）、颅部小静脉扩张、囟门（颅骨接合处的纤维组织）增大和麦丘恩征（叩诊颅骨时叩响增强）。 随着病变的发展，智力低下、嗜睡、昏睡、大小便失禁等情况都有可能发生。 在成人可能造成颅内高压综合征，表现为头痛、呕吐、视神经乳头水肿和复视	脑室系统的扩张需要借助CT或MRI检查明确病因	◆治疗方法为外科手术。 ◆在可能的情况下亦可尝试移除阻塞物。 ◆脑脊液可通过分流离开被阻塞区域。最常用的技术为脑室腹膜分流术，它可将多余的脑脊液分流到腹腔，由此衍生出向右心房（房室分流术）或胸膜分流等技术。以上介入手段都需要在术后对感染和旁路阀功能进行严格控制

概述 description	症状 symptoms	诊断 diagnosis	治疗 treatment
血管性脑局部缺血（缺血性卒中）ischemic cerebrovascular accident. ischemic stroke 即脑血流中断，造成脑部的供氧不足和脑细胞坏死。80%由脑血管损坏所致。 脑血流的中断可能是由于： ▲ 颅内外动脉硬化造成血管狭窄，血栓或动脉硬化斑块导致的阻塞。 ▲ 心源性或颅外血管（颈内动脉）源性栓塞。 ▲ 继发于严重的动脉血压过低造成的血液黏稠度增加。 最重要的危险因子是吸烟、糖尿病、高胆固醇血症和高血压。常与以下异常相关：二尖瓣狭窄、房颤、近发的心肌梗死、镰状细胞贫血和红细胞增多症等	上述症状常突然发生，与缺乏抵抗力的动脉灌流区域有关。如果损伤限于颅内血管或其分支，常会发生因眼动脉梗阻导致的速发型黑矇症，表现为仅持续数分钟的患侧完全性视力丧失。 大脑前部动脉损伤会造成麻木（麻刺感）和触感迟钝（感觉减退）。这些症状出现在血管损伤的对侧身体（轻偏瘫和偏侧触感迟钝），一般下肢更明显。语言和理解能力的减退及步态失用症（无法根据指令或模仿做动作）也同样比较常见。 大脑中动脉损伤伴随的轻偏瘫和偏侧触觉迟钝在对侧身体上部更明显，若其所支配的大脑半球受影响，将产生双眼健侧偏盲（同向偏盲症）和失语症。 大脑后动脉受损，将发生对侧同向偏盲症、对侧触觉迟钝（感觉减退）和非自主运动。 椎一基底动脉环系统损伤会导致平衡障碍、轻偏瘫和偏侧感觉迟钝和脑神经受累。 该疾病亦可表现为短暂性脑缺血发作(TIA)（持续不到24h的神经学阻断）、卒中（长于24h的阻断）或渐进性卒中（始发后病情呈波动性、渐进性恶化）	通常通过病史及体格检查可以确诊。 急性型需要CT排除出血性病变、肿瘤和转移灶等。症状初发后48~72 hCT方可显示出缺血灶。 为确定潜在的原因，应进行血常规、心电图、胸部X线片、超声心动图和颈动脉成像检查，并使用多普勒超声心动图或动脉造影术进行椎动脉和颈动脉评估	◆对一些处于急性期的患者，应尝试在头3h使用溶解血栓、重建血流的纤溶剂。 ◆对慢性期患者，采取阿司匹林等抗凝药，拮抗血小板功能，降低栓塞危险。 ◆对于颅动脉严重狭窄（70%）的患者，手术（动脉内膜切除术）通常效果较明显。 ◆一旦患者病情稳定，需要逐渐进行功能锻炼以减轻功能衰退。 ◆严格控制血管危险因素
脊髓肿瘤 medullary tumor 髓内或髓外的脊髓肿瘤。最常见的髓内肿瘤为室管膜瘤、星形细胞瘤和胶质瘤。最常见的髓外肿瘤为转移癌（乳腺癌和前列腺癌等）、淋巴瘤、脑膜瘤和神经纤维瘤等	髓内肿瘤的表现与受累结构有关。可出现感觉和反射改变、肌无力和肌萎缩。 髓外肿瘤的特征是压迫髓质和神经根（放射至相应神经支配区域的疼痛、肌无力及感觉和反射改变等）	依据CT和MRI可确诊该病	◆治疗应选择松解髓质的手术，必要时配合放疗
脑膜炎 meningitis 包括感染源性和非感染源性。 最常见的原因是病毒感染，一般是肠道病毒或单纯疱疹病毒。 细菌性脑膜炎更加严重。新生儿脑膜炎常源于β-溶血性链球菌B组或革兰阴性杆菌。 在1个月至15岁的儿童中通常可以观察到奈瑟菌属源性脑膜炎或脑膜炎双球菌和嗜血杆菌感染。脑膜炎双球菌是脑膜炎流行的最常见原因。 成人最常见的病原体是肺炎链球菌和脑膜炎双球菌。 免疫抑制患者常见结核分枝杆菌和隐球菌感染。 病原体通过感染病灶入血至脑膜，通常是呼吸道感染。更常见的是通过皮肤进入脑脊液导致感染。 最常见的并发症是耳聋、失明和脑积水（脑脊液流动受阻和脑室结构受压）。 非感染源性病因包括放疗、结节病和瘤形成	典型症状是高热、头痛、畏光（光不耐受）、颈强直、恶心和呕吐。 克尼格征（大腿与躯干成90°时膝部完全伸直出现疼痛）和布鲁津斯基征（Brudzinski sign）（使患者向前屈颈时腿部随之屈曲）阳性。 患者可出现意识错乱和惊厥。 脑膜炎双球菌源性脑膜炎可出现皮疹	可通过行腰椎穿刺，分析脑脊液细胞学、生物化学和微生物学特征等明确诊断	◆细菌性脑膜炎为急症，应尽快行抗生素治疗。 ◆密切接触的家庭成员和学校或托儿所的接触者应行预防性抗生素治疗。病毒性脑膜炎需要对症治疗。单纯疱疹病毒导致的脑膜炎需要特殊的抗病毒药。 ◆已有针对嗜血杆菌属、肺炎球菌属和脑膜炎双球菌属的疫苗
偏头痛 migraine 病程常间断，在发作期之间有一个无症状期。基本症状为头痛。 疾病病因包括大脑循环、脑干含5-羟色胺神经核和延髓三叉神经核的供血血管紧张度变化	偏头痛表现为单侧头部的波动性跳痛。伴随恶心、呕吐、畏光和畏声。有时视觉（视力模糊、看到色圈和悬浮物）和听觉症状最先发生，常被称作“先兆”。 疲劳、强光、睡眠紊乱、禁食、酗酒、月经和运动都被认为是影响因素	临床检查可确诊	◆症状较轻患者可用阿司匹林、萘普生和布洛芬减缓症状。 ◆对症状严重者使用作用于5-羟色胺受体的药物。 ◆偏头痛每月发作2次以上的病例可预防性使用一些药物，如β受体阻断剂、钙离子通道阻断剂和三环类抗抑郁剂等

概述 description	症状 symptoms	诊断 diagnosis	治疗 treatment
多发梗塞性痴呆 multi-infarct dementia 与大脑血管病变相关的痴呆。多发梗塞性痴呆是脑梗塞高频阵发的结果，大多继发于两侧大脑栓塞。 皮质下动脉硬化性脑病或宾斯旺格病是伴有高血压和动脉硬化的血管型痴呆。表现为皮质下白质的弥散性脱髓鞘改变，CT显现为低密度区	好发于65岁以上男性。 常有心血管疾病史，包括卒中和短暂性缺血发作等。 认知衰退是多样的，依严重性、梗塞部位而定，可突然发作。 最初，有短期记忆衰退。接着，出现痴呆的典型症状：判断能力紊乱、幻觉、人格障碍、情感淡漠和意识错乱等	血管性痴呆的诊断标准包括： ▲ 痴呆的诊断标准。 ▲ 由病史和对大脑的影像学检查（CT或MRI）所证明的脑血管病变。 ▲ 在3个月内上述两个标准间存在时序相关性	◆一般不需要特别治疗。重视保健，退热药或止痛剂有效
多发性硬化症 multiple sclerosis 为一类涉及中枢神经系统髓鞘破坏的疾病，是成人神经源性疾病最常见的病因之一。病因学尚不明确。病理通常认为为免疫性质的改变，伴中枢神经系统复发性炎性病损，在较长时期内呈慢性迁延发作。预兆和症状与发生变化的部位有关。在不同国家，患病率从不到30/10万至多于100/10万不等。症状出现在20~30岁，50岁以上和10岁以下始发的患者极为罕见。女性多于男性。多发性硬化症在城市中高阶层多发	多发性硬化症大多影响年轻人，具有典型的时而加剧时而减轻之波动性。可能以单一症状始发，在接下来数月或数年里无新症状产生。在其他病例中，病情在数周或数月内恶化并扩散。 感觉异常最为常见。可观察到不同神经支配区域的麻木（麻刺感）和触觉迟钝（感觉减退）。常见视神经受累，伴随眼痛及视力从模糊到失明等不同症状。可出现复视。 可出现锥体束受累导致的肌力丧失和脊髓损伤所致的尿急、阳痿和感觉障碍	除了临床表现形式，还有许多协助诊断的检查。 通过MRI可观察到脱髓鞘病损。 评估刺激产生的脑电波诱发电位试验可显示传导速度下降。 脑脊液检查可显示单核细胞计数下降及Ig G增多	◆尚无治疗方法。 ◆对急重病例可采用大剂量肾上腺皮质类固醇激素。 ◆对慢性病例的治疗可通过使用β－干扰素以减缓疾病进程，对更严重的病例可使用硫唑嘌呤或甲氨蝶呤等免疫抑制剂
肌营养不良 muscular dystrophy 肌营养不良是影响骨骼肌的遗传性、渐进性退行性病变。不影响神经干和神经肌肉突触。可观察到神经纤维自身的退行性改变。非遗传性或非明显退行性改变的肌肉病变被认为是“肌病”，通常进程缓慢	Duchenne 肌营养不良症是最常见和最为人所熟知的一种。始发于儿童，进展迅速。全球患病率为每3 300个出生男婴中发现一例。为X染色体隐性遗传，几乎只在男性间遗传。散发病例为自发变异造成。通常在出生1年内，一般在6岁前即可确诊。初始症状为行走、跑步和上楼梯等不便。骨盆环肌群首先受累，接着是肩胛骨周围肌群。小腿腓肠肌增大为特征性病变。接下来肌无力会扩散到四肢远端肌群。面肌、眼肌、司吞咽的肌群最后受累。反射功能在开始时没有变化，随病程进展逐渐减弱。仅25%的患者能存活25年以上	诊断建立在以下参数基础之上： ▲ 全身肌无力。 ▲ 腓肠肌肥大。 ▲ 男性。 ▲ 实验室检查：肌酸激酶、醛缩酶及血清肌红蛋白值升高。 ▲ 肌电图检查显示异常。 ▲ 肌肉活检结果符合肌营养不良。 ▲ 染色体位点为Xp21基因，其遗传变异产物为营养障碍基因	◆对肌营养不良无特别治疗方法。维生素、氨基酸和睾酮通常无效。泼尼松可在第1年延缓疾病表现。随着病情进展，需要治疗呼吸梗阻、继发感染（特别是呼吸道）甚至心肌梗死。进行机体动能恢复可以延长肌力，防止肌萎缩。如果能开发出常规的基因治疗，将来对这类疾病的治疗亦是可能的
嗜睡症 narcolepsy 过度的昼间困倦，伴阵发性猝倒和睡眠麻痹。 常发生于10~20岁，尽管由于存在家族性发病倾向使遗传因素受到怀疑，但是病因至今尚不明确	偶发性困倦难于控制，持续时间多样。常伴随偶发性肌无力（猝倒），睡眠初末无法活动（睡眠麻痹）。可有幻觉	当症状符合并且能被记录睡眠时脑动电流信号的多道生理记录仪检测证实时，可怀疑为此疾病	◆该疾病需要终身治疗，包括使用拮抗困倦的兴奋剂治疗
雷耶综合征 Reye syndrome 常在幼年感染病毒后出现的神经性改变，与严重的肝脏受累相关。 对于该疾病的准确病因尚不清楚，认为水痘、流感及普通感冒病毒等病毒感染可能是诱发因素。 其他危险因素包括阿司匹林等药物	初始病毒感染数天后，将逐渐产生呕吐、意识丧失、嗜睡甚至昏迷症状，存在发生惊厥的可能性	除了渐进性的临床体征，严重肝脏损伤的分析性体征和提示严重代谢水平改变的数据都可作为诊断依据。肝脏组织活检通常为该疾病诊断的金标准	◆该疾病需要系统化的治疗，旨在阻止肝脏和大脑的损伤进程，常需要进入ICU及进行呼吸道护理
坐骨神经痛 sciatica 在坐骨神经区域可放射到下肢末端的腰部疼痛。 常继发于神经根部位的压迫和牵拉。 最常见的原因为椎间盘的髓核疝，多见于第5腰椎与第1骶椎间（L5~S1）或第4、5腰椎间（L4~L5）。其可能病因为椎间盘退行性病变、过劳或外伤	典型症状包括椎旁肌肉挛缩导致的腰部疼痛。脊柱屈曲、瓦尔萨瓦动作（声门关闭呼气）、咳嗽和排便等均可使疼痛加剧。 疼痛可放散至下肢末端特别是后面。 直腿抬高试验和直腿抬高加强试验通过刺激神经纤维伸长引发疼痛。 压迫神经根导致的相关症状包括感觉减退和感觉异常（麻木感）	最有效的诊断方法为MRI检查，可显现椎管内疝或其他异常征象解剖特征。 肌电图可评估肌肉对神经刺激物的反应能力和神经根损伤的程度	◆初始治疗通常较为保守，包括休息，镇痛药、消炎药和肌肉松弛药治疗。 ◆如果伴有足部力量丧失、括约肌功能紊乱或保守性治疗无效，可采取手术治疗（椎间盘切除术或脊柱内镜下腰椎间盘摘除术）

概述 description	症状 symptoms	诊断 diagnosis	治疗 treatment
帕金森病 Parkinson disease 该疾病为以进行性震颤、运动迟缓、僵硬和维持平衡困难为特征的神经系统退行性病变。这些症状主要源于多巴胺分泌的减少，该结果的产生主要为黑质致密部以及其他脑内核团诸如蓝斑核、中缝核、脊髓中间外侧柱交感和副交感神经节内神经元的丧失。神经元胞浆内有路易小体（Lewy bodies）的出现是该病的特点。 该病病因不明，与衰老、遗传因素、毒性物质和吸烟有关	这些症状可从40~70岁开始。年轻型可在不到30岁的患者中出现。 临床上该病症状尽管有多种变异表现，但其基本特征为静止性震颤，运动迟缓，僵直和姿势不稳。 静止性震颤主要影响双手，通常是该病的首要表现。 动作迟缓是随意运动的始动变缓以及重复性动作的速度及幅度渐进性减少。患者反映重复运动时感到虚弱疲劳，完成穿衣、洗脸和进食等动作时行动缓慢。 僵直的定义为对被动性运动的抵抗力增强，运动过程僵硬并不受迅速运动的影响。 姿势不稳是指存在向前（前冲步态)或向后（后退步态）运动的趋势。 另外，面具脸，惊愕表情，眨眼频率的降低及书写字体细小也多为常见。 多巴胺和乙酰胆碱产生不均衡造成的自主功能紊乱表现为流涎、吞咽困难、便秘、低血压和夜尿（夜间小便频繁）。 随着病情的发展，可出现情绪低下、睡眠障碍和高级精神功能的衰退	对于该疾病的诊断依据临床表现，需要有至少两个基本症状（静止性震颤，动作迟缓，僵直或姿势不稳），使用左旋多巴有效，并排除继发性帕金森综合征（脑炎后遗症、吸食毒品、摄入毒性物质、甲状腺功能减退症等）等	◆药物治疗主要使用配有外周多巴胺脱羧酶（在左旋多巴入脑前有分解作用的酶）抑制剂的左旋多巴制剂。 ◆溴隐亭或培高利特等多巴胺受体激动剂可配合使用。 ◆一些具抗乙酰胆碱效果的药物对控制年轻患者的震颤有效。 ◆亦可使用deprynyl、司来吉兰和金刚烷胺。 ◆实验性治疗方法包括胚胎、肾上腺髓质和颈动脉体细胞的移植
脊柱裂 spina bifida 胚胎期脊柱或脊髓发育不足所造成的严重畸形。部分病例中存在遗传因素，但外部因素更为多见，例如母体叶酸缺乏、患糖尿病或孕期服用某些药物的不良反应	出生时，婴儿背部常出现一个包含脊膜、脊髓，有时有神经根的包囊。 常与神经学异常（下肢末梢麻木、足部畸形、排便失禁等）相关。 部分病例伴脑积水。 最严重的情况就是椎管向外敞开（脊柱裂）。 轻型脊柱裂没有明显的外部表现，多无症状	虽然对于该疾病的诊断依赖于CT和MRI，但对于重型脊柱裂的诊断以确定畸形为基础。 轻型脊柱裂通过普通X线片即可确诊，大多是偶然发现的。 产前超声检查在怀孕第16~18周可提供早期诊断	◆早期手术治疗至关重要，并用液体疗法防止感染。置换瓣膜以分流脑脊液可防止脑积水的形成。 ◆建议孕期摄入叶酸以防止该严重畸形
硬膜下血肿 subdural hematoma 局限于硬脑膜和蛛网膜之间的间隙（硬膜下隙）由脑膜静脉破裂所导致的静脉出血。 重型颅脑损伤的患者在1周内可发展为急性硬膜下血肿。 颅脑损伤的患者在10 d后可发生慢性硬膜下血肿，该类患者常见于老年人群、嗜酒者或长期使用抗凝药物的患者。原有的颅脑损伤可能看似较轻	这些临床症状是由于脑实质受压迫所致。 头痛、恶心、呕吐、嗜睡、惊厥等都可能出现。 对于急性硬膜下血肿，神经退行性变发展更为迅速。 对于慢性硬膜下血肿，症状无特殊，可出现头痛和意识水平的改变	通过CT检查可明确诊断	◆急性硬膜下血肿需紧急开颅行外科手术引流（开颅术）。 ◆慢性硬膜下血肿可用开颅术或钻孔术来治疗（钻开颅骨以排出过量血液）
破伤风 tetanus 该疾病的病原菌为破伤风梭菌，该菌为平常土壤中可见的细菌，生成芽孢感染被污染的伤口，进而产生外毒素导致破伤风的发生。 这种毒素作用在脊髓，抑制γ-氨基丁酸的释放。γ-氨基丁酸是一种抑制运动神经元功能的神经递质，这种抑制作用的丧失可导致运动神经元功能亢进	破伤风的潜伏期为7~14 d。 初始症状为头痛、易怒和肌肉僵直。 牙关紧闭（咀嚼肌的痉挛和挛缩）、苦笑面容、角弓反张（由于背部肌肉的痉挛而导致的躯干弯曲）、四肢肌肉痉挛、呼吸道和喉部肌肉的痉挛随之出现。 发热、心动过速、出汗等症状亦可同时出现。 若无并发症的出现，5~7 d后症状开始缓解	通过临床检查可明确诊断	◆治疗包括伤口的清洁，注射破伤风抗毒素及青霉素。 ◆病人应被放置于避光安静的房间内。维持生命活动的支持治疗至关重要。 ◆破伤风疫苗的作用可维持10年

感觉器 sense organs

人体除进行自身内部的自我调节外，还能随外界环境的变化而调节。所有调节都需要通过感觉器和神经来完成。感觉器能接受各种外界刺激，并将信号经神经传递到中枢神经系统进行处理，随后发出神经冲动来调节机体运动。感觉器有多种类型，包括视觉感受器、听觉感受器、触觉感受器、嗅觉感受器和味觉感受器等。

视觉由眼接受外界光刺激而产生。眼是一个高度特化的器官，一般认为是神经组织的外延。人眼光感受器位于眼视网膜，需经晶状体接受外界图像刺激，再经视束将图像信息传递至大脑枕叶皮质。

听觉使人体能感受外界声波刺激。声波经外耳和中耳传递至内耳，内耳中的柯蒂器感受声波振动并将其转换成生物电冲动，再经神经传至大脑颞叶的听皮质。此外，内耳还有位于迷路半规管中的其他感受器，能感受躯体空间位置变化的刺激，并传至大脑和小脑，从而自动调节和维持躯体平衡。

人的嗅觉不如其他动物发达。接受嗅刺激的感受器位于鼻腔上部的嗅黏膜中。嗅觉感受器依溶于吸入气体中的化学成分而产生不同的神经冲动，并经神经纤维传递冲动至邻近下丘脑的大脑基底部嗅区。

味觉形成有赖于舌的味觉感受器。味觉感受器接受溶于唾液中化学成分的刺激并转换成神经冲动。舌内味觉感受器即味蕾，有多种类型，每种分别接受各种特异性的基本味觉刺激，如甜、酸、咸、苦。这些味觉刺激再经神经纤维传至中枢神经系统的相应大脑皮质中枢。

触觉形成始自皮肤真皮中的感受器。不同类型的触觉小体能接受不同类型的触觉刺激，如粗触觉、精细触觉、热觉、冷觉。触觉感受器分布于全身体表皮肤，产生的触觉刺激冲动经周围神经传至脊髓，在此引发反射活动；也可传至大脑相应的皮质区，辨别触觉刺激来自躯体外周的具体部位。

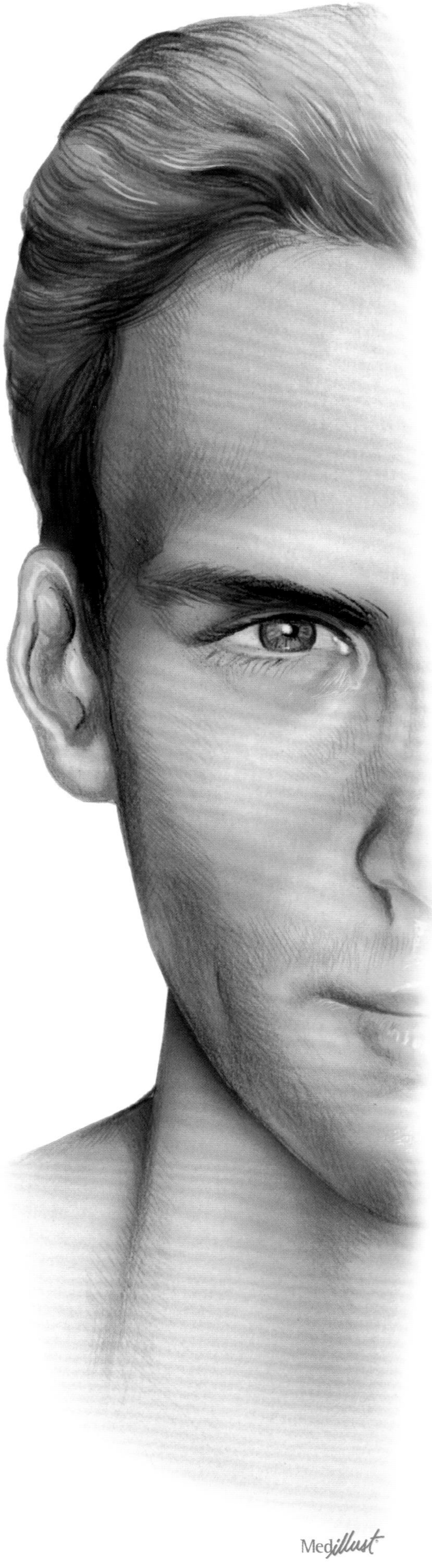
MedIllust

视器. 眼 visual organ. eyes

瞳孔 pupil
瞳孔位于虹膜中央，被角膜遮盖。光线和视觉刺激穿经此孔至眼底。瞳孔开闭受虹膜肌调控。瞳孔周围有括约肌环绕，收缩时缩小瞳孔

眼睑沟 palpebral sulcus
上、下睑沟近半环形，为覆盖眼睑皮肤形成的皱褶

眼睑 eyelids
分为上睑和下睑，为覆盖眼球前部的皮肤皱褶。眼睑的运动由眼睑内的眼轮匝肌睑部和上睑内的上睑提肌完成

泪小管 lacrimal canals
管道细小，起自泪点，转向内侧开口于泪囊，其功能是运送结膜表面的泪液和外来异物，再经鼻泪管排出至鼻腔的下鼻道

泪囊 lacrimal sac
囊腔呈圆柱形，有泪小管开口，向下移行为鼻泪管

泪腺 lacrimal glands
位于眼眶内，眼球的上外方，形如葡萄串，内有细小的分泌管道，能分泌泪液。泪液能冲洗和湿润结膜表面和眼球外表面

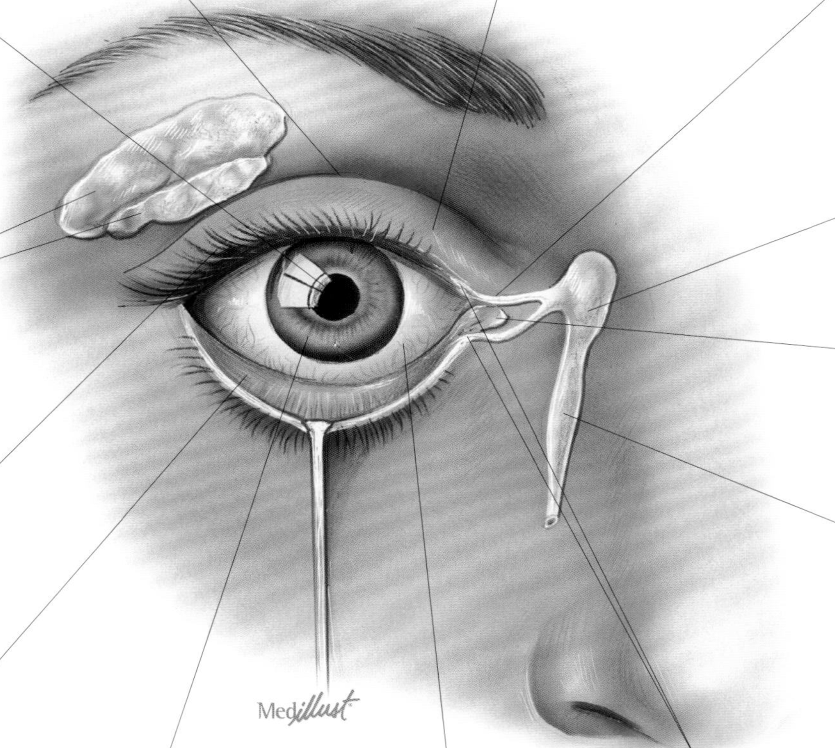

Medillust

泪阜 lacrimal caruncle
为红色或粉红色的隆起，位于眼内眦处

睫毛 eyelashes
为细小毛发，排列于眼睑游离缘，能抵挡外来异物，保护眼球，根部有皮脂腺和汗腺的开口

鼻泪管 nasolacrimal duct
为泪囊向下延续的管道，开口于鼻腔。泪腺分泌物经此管运送至下鼻甲下方的下鼻道中

睑结膜 palpebral conjunctive tissue
为覆盖眼睑内表面的黏膜，并返折覆盖于巩膜前部和角膜缘

虹膜 iris
居眼球前部、角膜后方的结构，是眼球壁中层即血管层的一部分，形如圆盘，中央有孔即瞳孔。虹膜颜色随其透明度、血管化程度和色素沉积而变化，也使眼呈不同颜色

巩膜 sclera
为一层结缔组织，是眼球壁的外层，但在眼球前部为角膜。巩膜色白，不透明，血管分支细小

泪点 lacrimal points
为泪乳头上的两个小开口。泪乳头为近内眦处的隆起

视神经乳头 papilla
位于视网膜后部，黄斑内侧，呈圆盘状，黄白色。视神经起自此处，视网膜中央动脉和静脉起止于此处

眼底 fundus oculi
左眼眼底视网膜表面示意图，如同用眼底镜经瞳孔所见

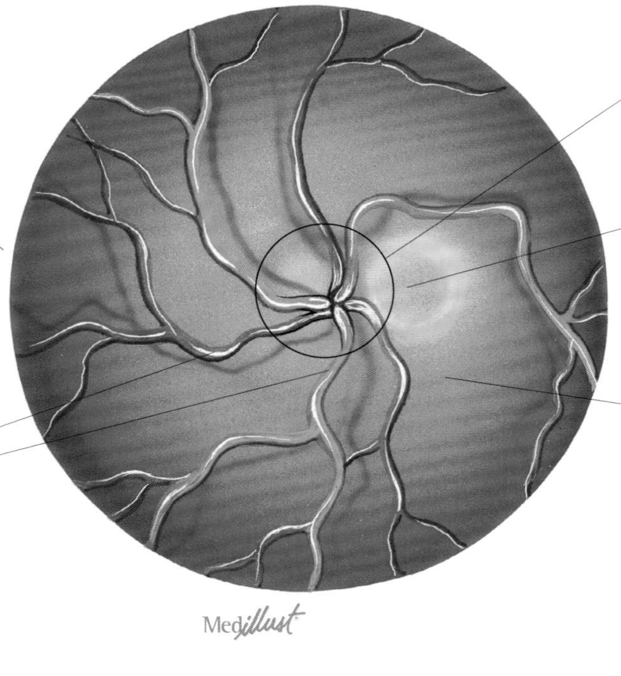

Medillust

黄斑 macula
又名中央凹，为视网膜后部的特化区，感光细胞密集，是视觉图形聚焦成像的部位

视网膜 retina
视网膜占据眼球壁内层的后2/3，由与脑组织相似的神经组织构成，其中的一些细胞能感受光刺激并转换成神经冲动传递至脑。在视网膜后部，有一感光细胞密集区，称黄斑，是视觉图形聚焦成像的部位

视网膜中央动、静脉 central arteries and veins of the retina
视网膜中央动脉和静脉与视神经伴行，穿经视神经乳头到达眼球内表面，分支分布至眼内视网膜

视器. 眼肌 visual organ. ocular musculature

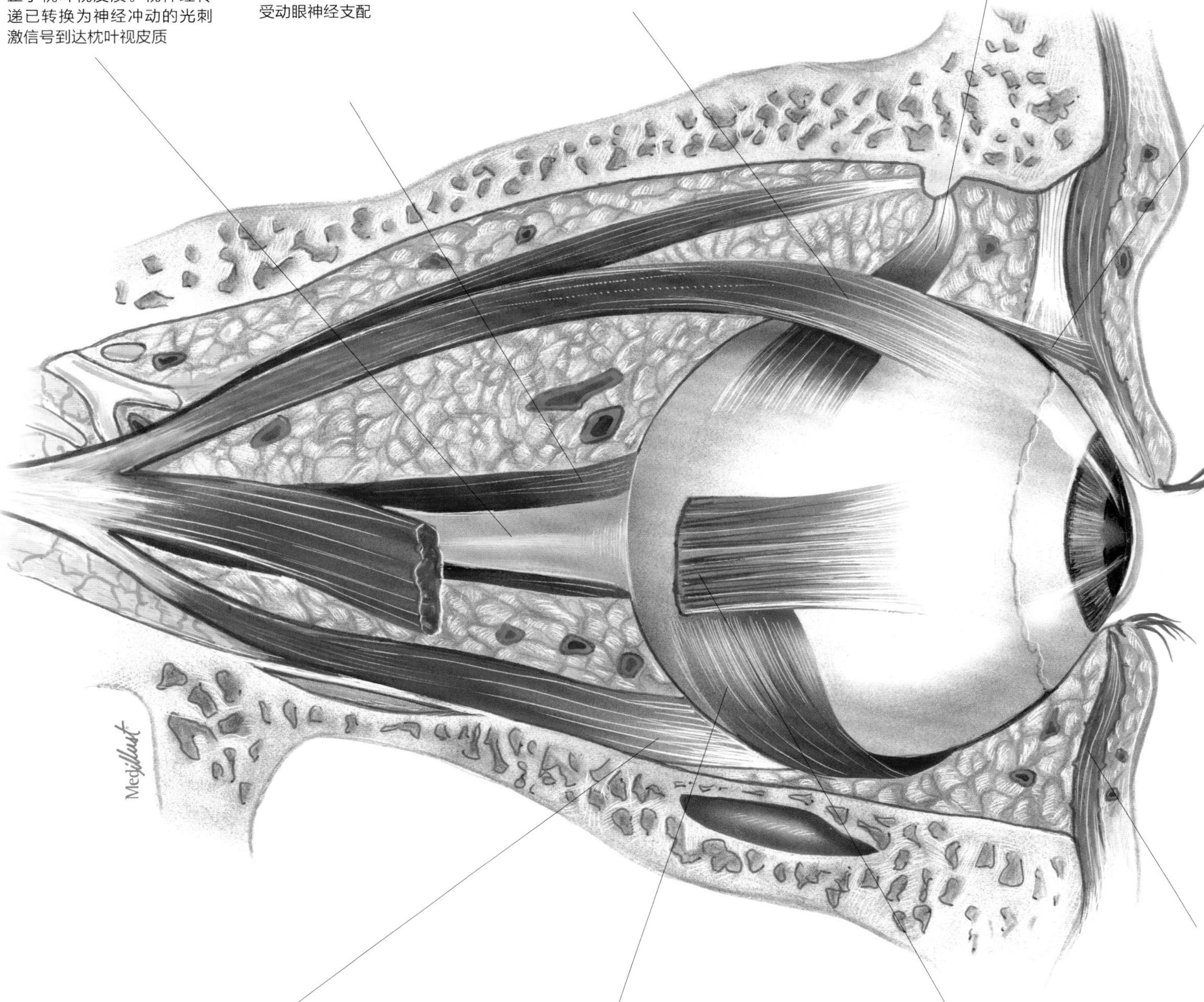
Medillust

视神经（Ⅱ）
optic nerve (II)
视神经较粗大，连于眼球和中枢神经系统之间，由视网膜节细胞发出的神经纤维构成，穿经视神经孔出眶，向后走行连于视交叉。在视交叉，部分神经纤维与对侧视神经部分神经纤维相交叉，并交叉到对侧，向后连于后丘脑的外侧膝状体核，最后止于枕叶视皮质。视神经传递已转换为神经冲动的光刺激信号到达枕叶视皮质

眼内直肌
medial rectus muscle of the eye
内直肌行经眼球内侧，与其他直肌共同起自眶尖的总腱环，止于距角膜内侧缘内侧数毫米的巩膜。此肌收缩使瞳孔转向内侧，还与对侧眼外直肌协同收缩。该肌受动眼神经支配

眼上直肌
superior rectus muscle of the eye
上直肌细小，平行位于上睑提肌下方，起自眶尖的总腱环。该腱环是眼4条直肌的共同起点，附着于眶尖。上直肌向前经眼球上方，止于距角膜上缘上方数毫米的巩膜。此肌收缩使瞳孔转向上内方，从而使眼向该方向运动，还与对侧眼下斜肌协同收缩。该肌受动眼神经支配

眼上斜肌
superior oblique muscle of the eye
该肌位于眶腔顶部，上睑提肌内侧，起自上睑提肌之后，行至眶口内侧缘变为肌腱并附着于一韧带，随后以锐角转向外，行于眼上直肌下方，止于巩膜上外区。此肌收缩使瞳孔转向下外方，受滑车神经支配

上睑提肌
levator palpebrae superioris muscle
上睑提肌扁平，呈三角形，起自眶尖骨，由后向前行经眶腔顶部，止于上睑皮下，其作用是上提上睑，受动眼神经支配

眼轮匝肌眶部
orbicularis oculi muscle
为围绕睑裂的环形面肌，起自眼内眦，止于眼外眦，全长附于眼睑皮肤，其作用是开闭眼睑，受面神经支配和颈外动脉分支营养

眼下直肌
inferior rectus muscle of the eye
下直肌与其他直肌共同起自眼球后方，向前行经眶腔底部，止于眼球巩膜前下部，距角膜下缘下方数毫米。此肌收缩使瞳孔转向下内方，从而使视线转向此方向，还与对侧眼上斜肌协同收缩。该肌受动眼神经支配

眼下斜肌
inferior oblique muscle of the eye
该肌由内侧（鼻侧）向外行经眶腔底部，起自眶底骨面，于眼下直肌下方行于眼球下方，止于巩膜外下区，其作用是使瞳孔转向上外方，受动眼神经支配

眼外直肌
lateral rectus muscle of the eye
外直肌行经眼球外侧，与其他直肌共同起自眶尖的总腱环，止于距角膜外侧缘外侧数毫米的巩膜。此肌收缩使瞳孔转向外侧，还与对侧眼内直肌协同收缩，使两眼转向同一方向。该肌受外展神经支配

虹膜 iris

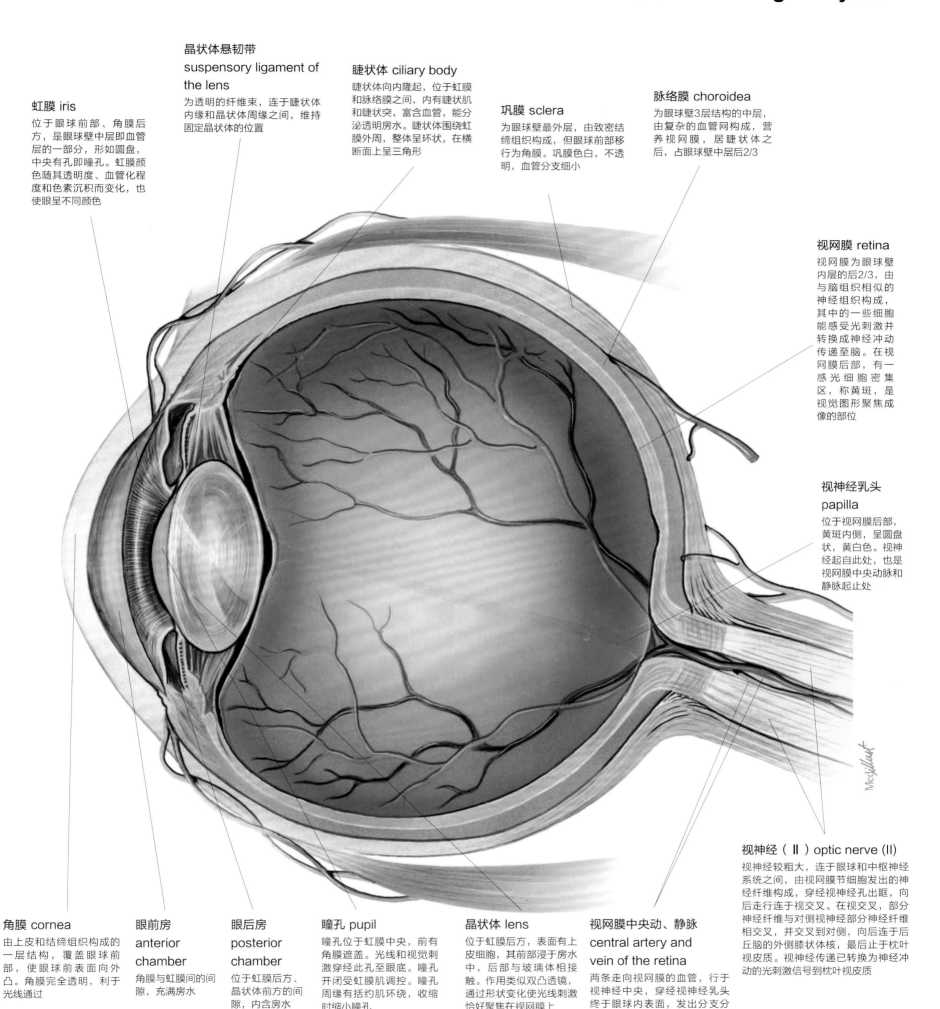

位于眼球前部、角膜后方，是眼球壁中层即血管层的一部分，形如圆盘，中央有孔即瞳孔。虹膜颜色随其透明度、血管化程度和色素沉积而变化，也使眼呈不同颜色

晶状体悬韧带 suspensory ligament of the lens

为透明的纤维束，连于睫状体内缘和晶状体周缘之间，维持固定晶状体的位置

睫状体 ciliary body

睫状体向内隆起，位于虹膜和脉络膜之间，内有睫状肌和睫状突，富含血管，能分泌透明房水。睫状体围绕虹膜外周，整体呈环状，在横断面上呈三角形

巩膜 sclera

为眼球壁最外层，由致密结缔组织构成，但眼球前部移行为角膜。巩膜色白，不透明，血管分支细小

脉络膜 choroidea

为眼球壁3层结构的中层，由复杂的血管网构成，营养视网膜，居睫状体之后，占眼球壁中层后2/3

视网膜 retina

视网膜为眼球壁内层的后2/3，由与脑组织相似的神经组织构成，其中的一些细胞能感受光刺激并转换成神经冲动传递至脑。在视网膜后部，有一感光细胞密集区，称黄斑，是视觉图形聚焦成像的部位

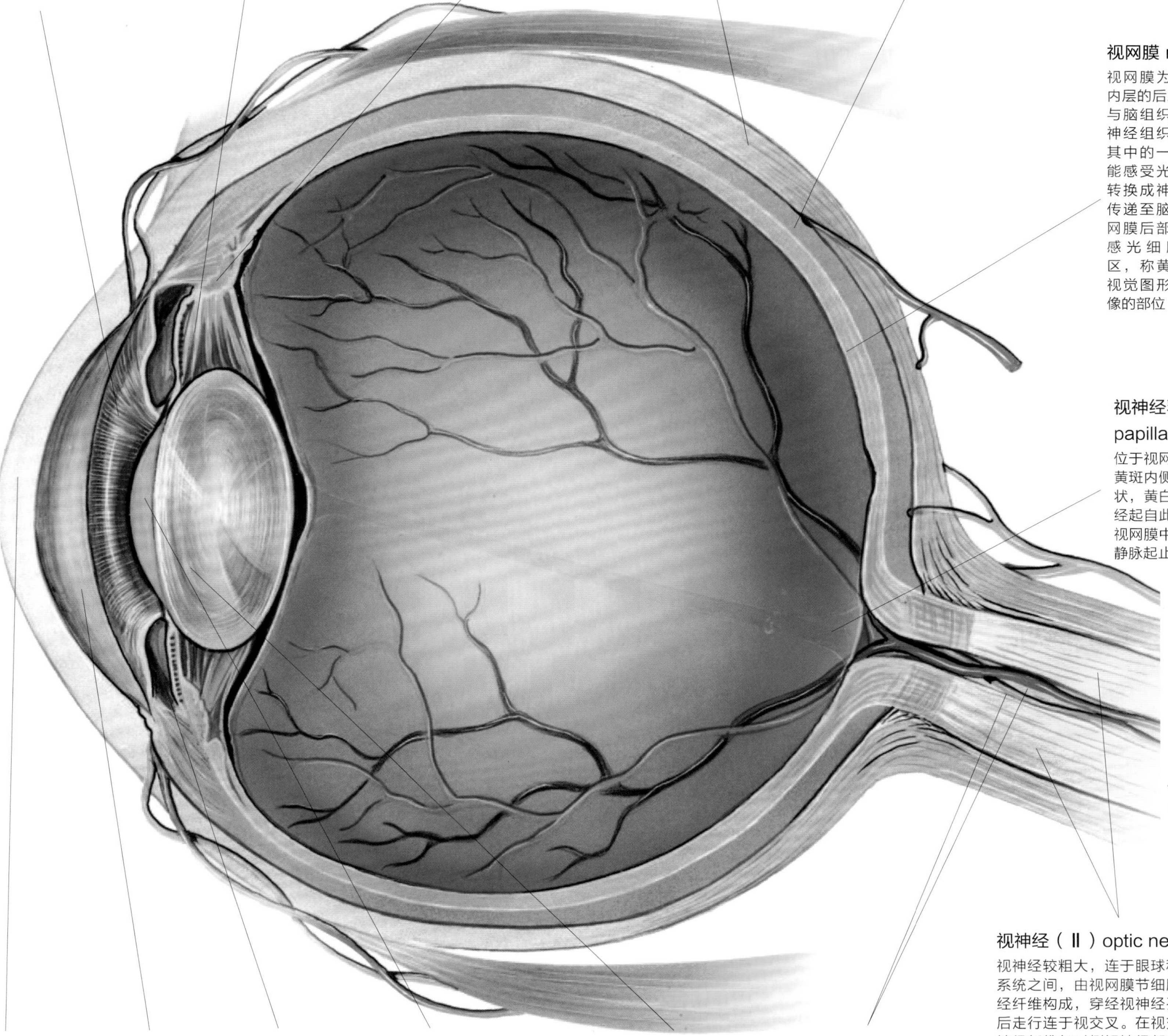

视神经乳头 papilla

位于视网膜后部，黄斑内侧，呈圆盘状，黄白色。视神经起自此处，也是视网膜中央动脉和静脉起止处

视神经（Ⅱ）optic nerve (II)

视神经较粗大，连于眼球和中枢神经系统之间，由视网膜节细胞发出的神经纤维构成，穿经视神经孔出眶，向后走行连于视交叉。在视交叉，部分神经纤维与对侧视神经部分神经纤维相交叉，并交叉到对侧，向后连于后丘脑的外侧膝状体核，最后止于枕叶视皮质。视神经传递已转换为神经冲动的光刺激信号到枕叶视皮质

角膜 cornea

由上皮和结缔组织构成的一层结构，覆盖眼球前部，使眼球前表面向外凸。角膜完全透明，利于光线通过

眼前房 anterior chamber

角膜与虹膜间的间隙，充满房水

眼后房 posterior chamber

位于虹膜后方、晶状体前方的间隙，内含房水

瞳孔 pupil

瞳孔位于虹膜中央，前有角膜遮盖。光线和视觉刺激穿经此孔至眼底。瞳孔开闭受虹膜肌调控。瞳孔周缘有括约肌环绕，收缩时缩小瞳孔

晶状体 lens

位于虹膜后方，表面有上皮细胞，其前部浸于房水中，后部与玻璃体相接触。作用类似双凸透镜，通过形状变化使光线刺激恰好聚焦在视网膜上

视网膜中央动、静脉 central artery and vein of the retina

两条走向视网膜的血管，行于视神经中央，穿经视神经乳头终于眼球内表面，发出分支分布于视网膜

视器. 视网膜 visual organ. retina

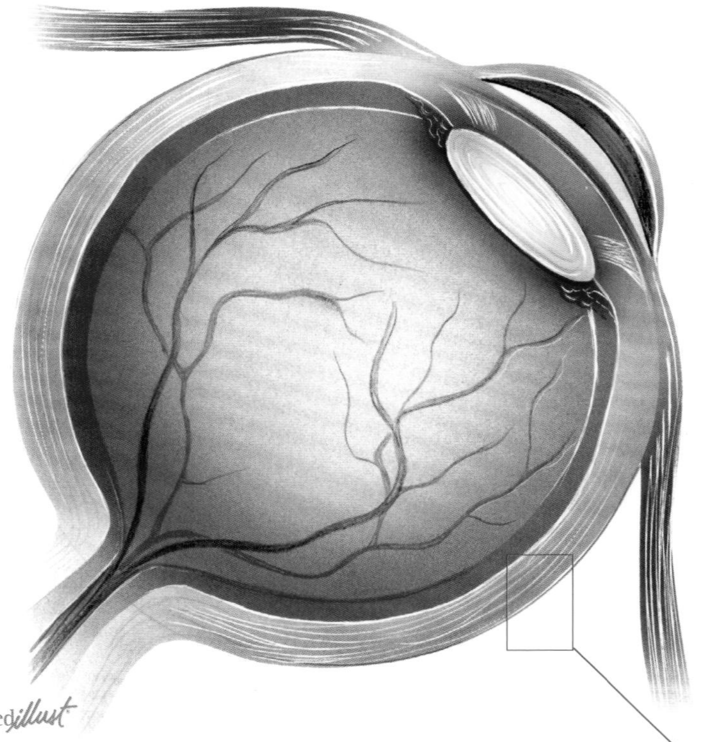

视网膜 retina

视网膜为眼球壁内层的后2/3，由与脑组织相似的神经组织构成，其中的一些细胞能感受光刺激并转换成神经冲动传递至脑。在视网膜后部，有一感光细胞密集区，称黄斑，是视觉图形聚焦成像的部位

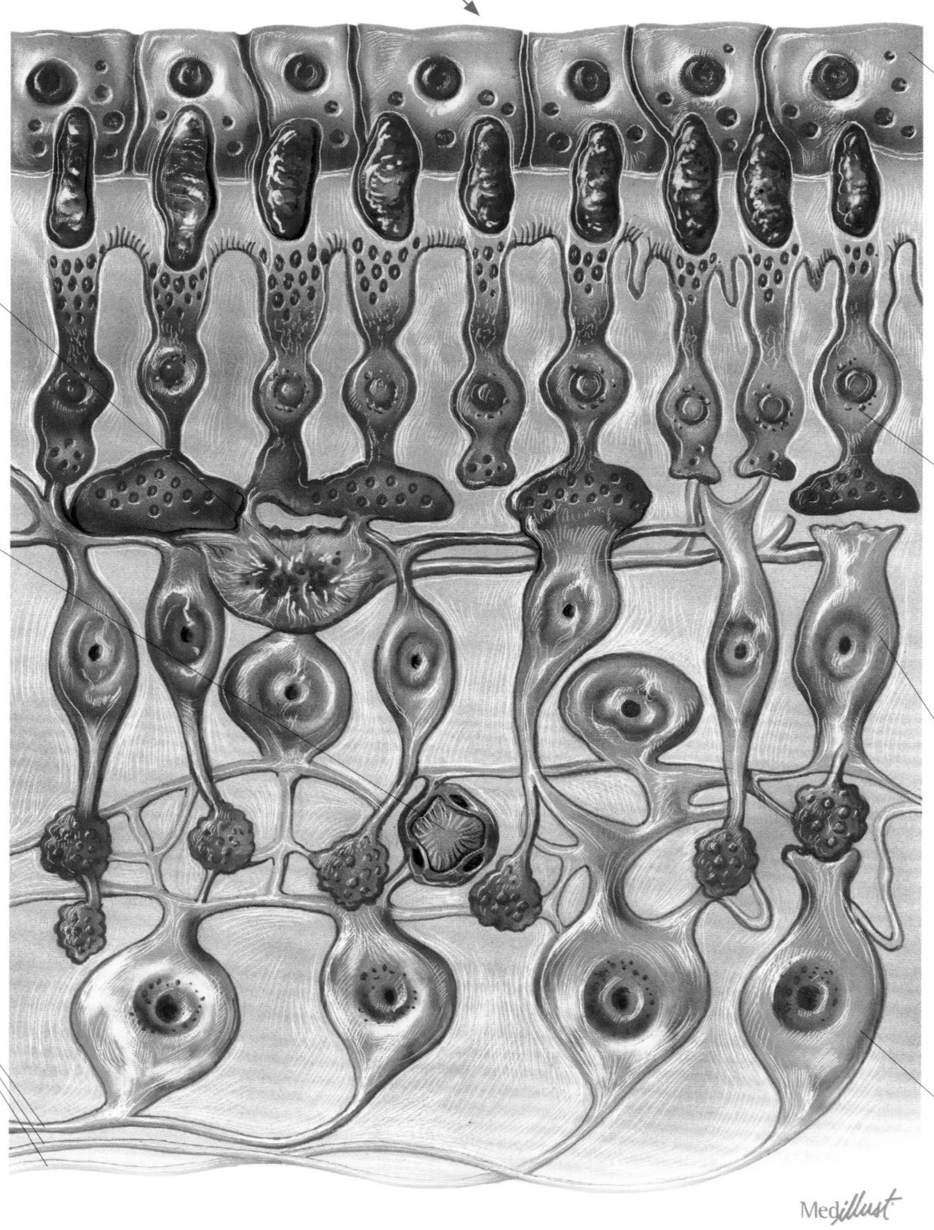

水平细胞
horizontal cells

为固定联系光感受器和双极细胞之间的细胞，传递视网膜各区接受光刺激所转换的信号，与无长突细胞一起，均属联络细胞

无长突细胞
amacrine cells

该细胞联络于双极细胞间或节细胞间，也联系于双极细胞与节细胞间，传递视网膜各区接受光刺激所转换的信号，并再传递至相联络的邻近细胞

视神经（Ⅱ）
optic nerve (II)

视神经较粗大，连于眼球和中枢神经系统之间，由视网膜节细胞发出的神经纤维构成，穿经视神经孔出眶，向后走行连于视交叉。在视交叉，部分神经纤维与对侧视神经部分神经纤维相交叉，并交叉到对侧，向后连于后丘脑的外侧膝状体核，最后止于枕叶视皮质。视神经传递已转换为神经冲动的光刺激信号到枕叶视皮质

色素上皮
pigmentary epithelium

为单层细胞，能产生色素即黑色素，保护和隔离感光细胞，还有营养和吞噬功能

感光细胞
photoreceptor cells

感光细胞是视网膜感受光的细胞，包括视锥细胞和视杆细胞，位于色素上皮下方。细胞内分别含有视色素和视紫红质，可感受特定波长光并产生神经冲动。视锥细胞感受亮光，视杆细胞感受弱光

双极细胞
bipolar cells

该细胞经突触与感光细胞相联系，接受感光细胞产生的神经冲动，并传递至节细胞

节细胞 ganglion cells

为神经细胞，接受双极细胞传递来的冲动，其轴突组成视神经

前庭蜗器 vestibulocochlear organ

整体观 general view

耳廓
pinna or auricule
耳的外在可见部分，环绕外耳道。耳廓主要由耳轮、对耳轮、耳屏、对耳屏等4个软骨性结构构成，其功能是收集声波，使之汇入外耳道

耳轮 helix
耳廓外部的周缘卷曲，由软骨性结构构成

对耳轮
antihelix
耳轮前方由软骨形成的一弯曲形突起，上部分为两支

三角窝
triangular fossa
位于对耳轮两支间的小窝或腔

颞骨鳞部
squamous part of the temporal bone
颞骨的一部分，其水平部构成外耳道的上壁

鼓膜
tympanic membrane or eardrum
分隔外耳道和中耳的一层弹性纤维膜。外界声波通过振动鼓膜，传递至鼓室中相关节的听小骨，鼓膜内面附着有听小骨中的锤骨

听骨链
articulated ossicles
3块听小骨（锤骨、砧骨和镫骨）通过韧带、肌肉相连结而成，其功能是将振动由鼓膜传至迷路。鼓膜振动自锤骨传至镫骨，再通过卵圆窗传入内耳迷路

半规管
semicircular canals
半规管有3个，即前半规管、后半规管和外侧半规管，排列成3个平面。膜半规管容纳在骨半规管中。内有感受器，称壶腹嵴，能感受躯体位置变化引起的内淋巴运动并将信号传至中枢神经系统，对维持姿势和保持平衡具有重要意义

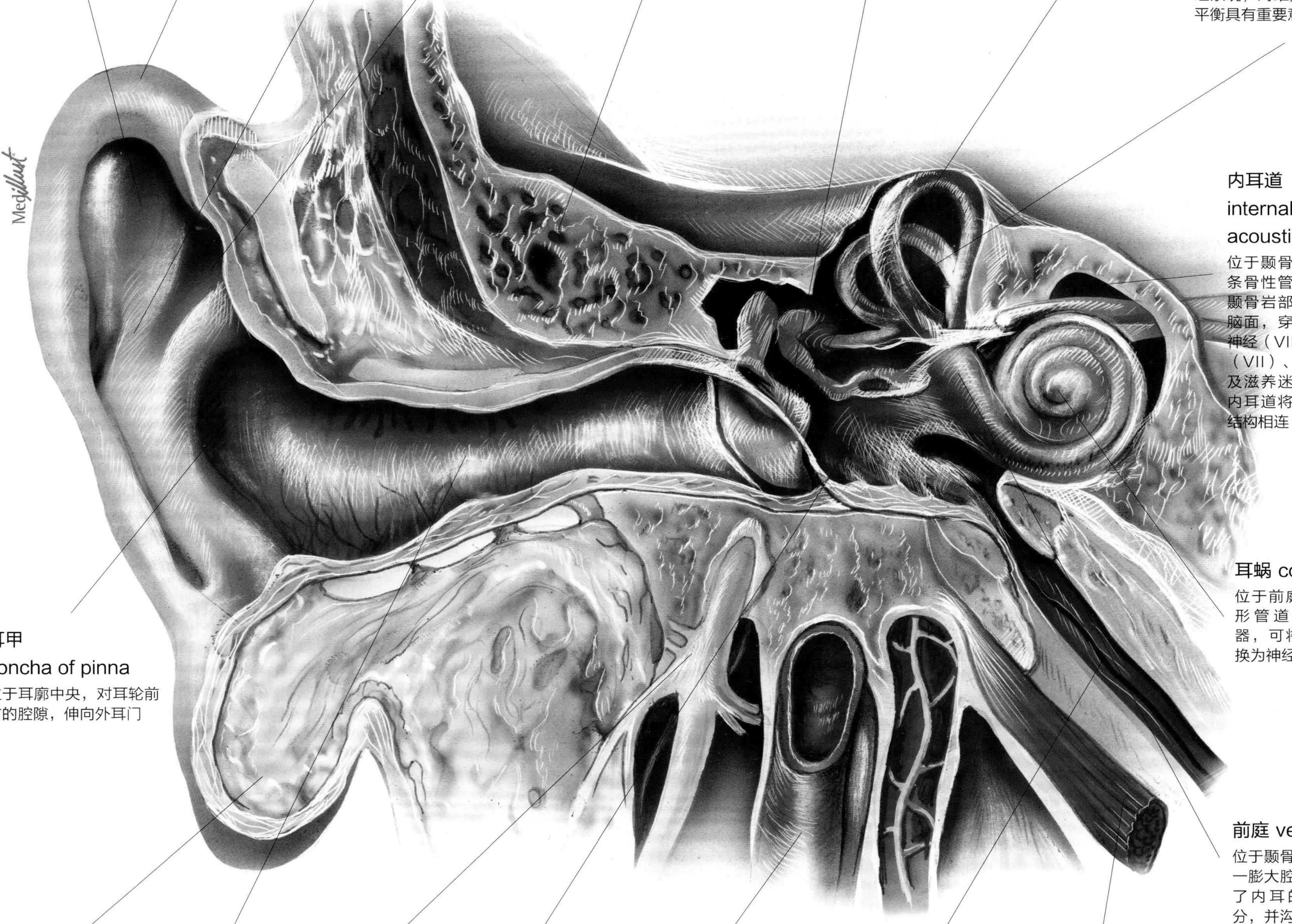

内耳道
internal acoustic meatus
位于颞骨岩部内的一条骨性管道，开口于颞骨岩部内侧部的小脑面，穿行有前庭蜗神经（VIII）、面神经（VII）、中间神经以及滋养迷路的动脉。内耳道将耳蜗和颅内结构相连

耳甲
concha of pinna
位于耳廓中央，对耳轮前方的腔隙，伸向外耳门

耳蜗 cochlea
位于前庭前方的螺旋形管道，内含螺旋器，可将听觉信号转换为神经冲动

前庭 vestibule
位于颞骨岩部内的一膨大腔隙，构成了内耳的中间部分，并沟通了半规管和耳蜗。膜前庭容纳在骨前庭内

迷路 labyrinth
包括耳蜗、前庭、半规管，为颞骨岩部窦内的骨性管道，共同组成了内耳。迷路内有充满内淋巴的膜性结构

耳垂
earlobe
耳廓下部较丰满的部分。不同于耳廓其他部分，耳垂内没有软骨支撑

外耳道
external acoustic meatus
颞骨外侧部的管道，以颞骨鳞部为顶、鼓膜为底，连于鼓膜与耳廓之间，内表面由自耳廓延伸的皮肤覆盖并有许多小毛发

面神经（Ⅶ）
facial nerve (VII)
即第Ⅶ对脑神经，为混合神经。面神经从内耳道穿出后，经面神经管（又称Fallopian管）穿过颞骨岩部，自茎乳孔出颅，分为颞支和颈支等

鼓室
tympanic cavity
位于颞骨岩部的骨性腔隙，内有听骨链。鼓室是听觉系统中中耳的一部分

颈内静脉
internal jugular vein
颈内静脉有2条，粗大，收集颅内静脉窦汇合之后的静脉血。经颞骨岩部的颈静脉孔出颅，下行于颈外侧。颈内静脉将颅内和颈部结构的静脉血回流至头臂静脉，还接收来自甲状腺、舌、面部、上颌部及颞部的静脉

咽鼓管
pharyngotympanic (Eustachian) tube
咽鼓管是沟通鼓室和咽的管道，可使空气由鼻腔进入鼓室，以平衡鼓膜内外的气压。咽鼓管包括骨部和纤维软骨部

腭帆提肌
levator veli palatini muscle
该肌起自颞骨岩部和咽鼓管，行至软腭，其收缩使软腭紧张

前庭蜗器. 外耳和鼓膜 vestibulocochlear organ. external ear and tympanic membrane

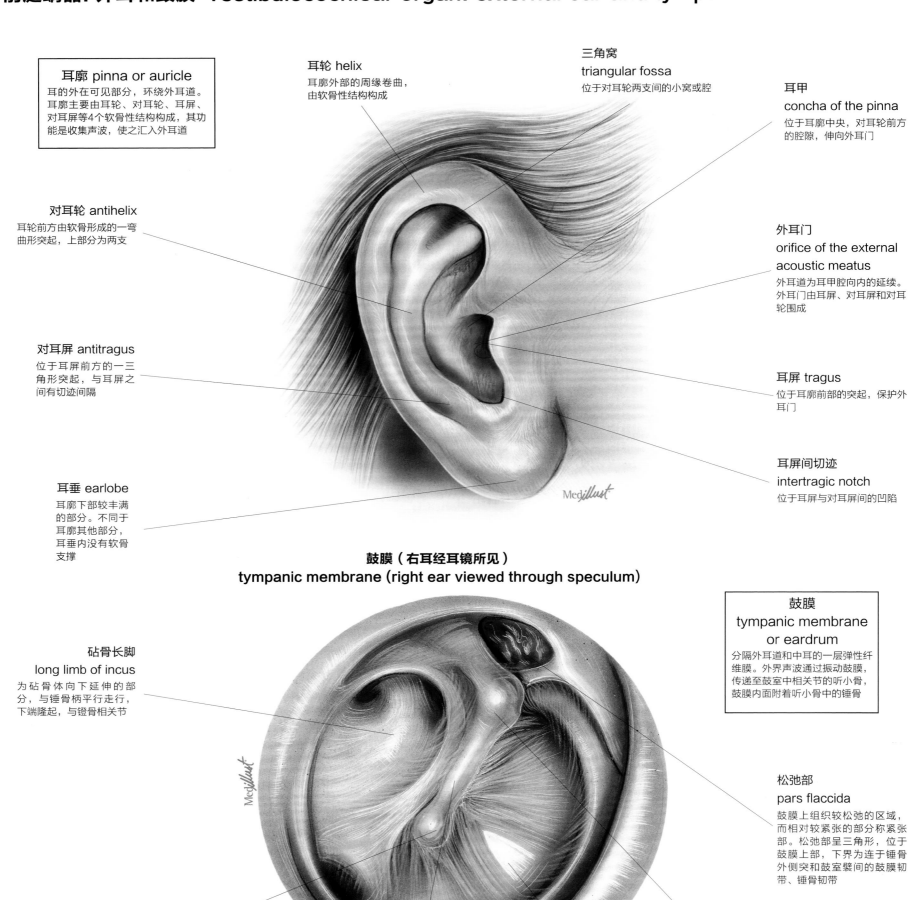

耳廓 pinna or auricle
耳的外在可见部分，环绕外耳道。耳廓主要由耳轮、对耳轮、耳屏、对耳屏等4个软骨性结构构成，其功能是收集声波，使之汇入外耳道

耳轮 helix
耳廓外部的周缘卷曲，由软骨性结构构成

三角窝 triangular fossa
位于对耳轮两支间的小窝或腔

耳甲 concha of the pinna
位于耳廓中央，对耳轮前方的腔隙，伸向外耳门

对耳轮 antihelix
耳轮前方由软骨形成的一弯曲形突起，上部分为两支

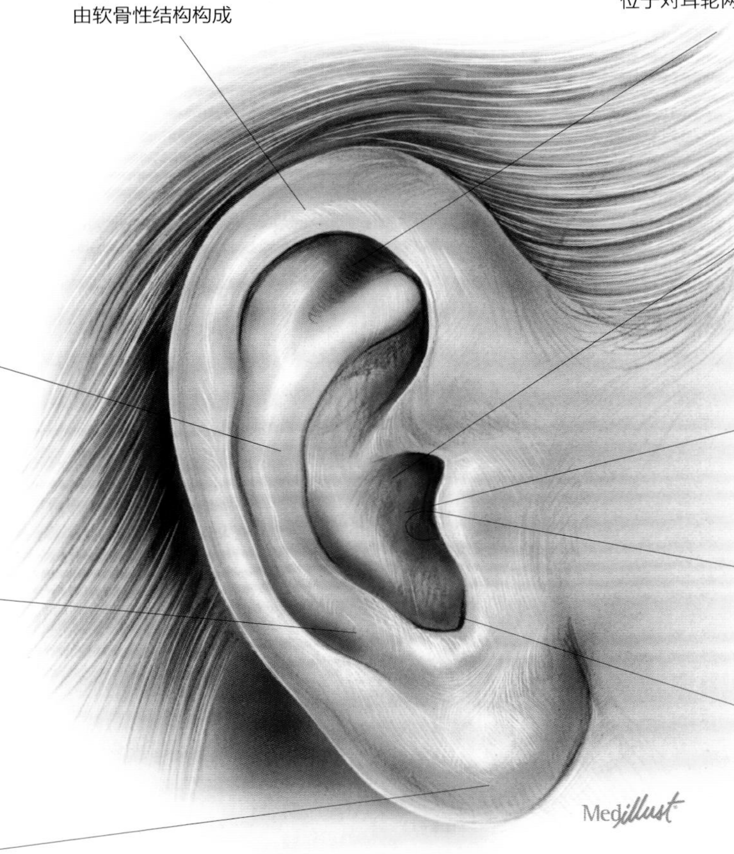

外耳门 orifice of the external acoustic meatus
外耳道为耳甲腔向内的延续。外耳门由耳屏、对耳屏和对耳轮围成

对耳屏 antitragus
位于耳屏前方的一三角形突起，与耳屏之间有切迹间隔

耳屏 tragus
位于耳廓前部的突起，保护外耳门

耳屏间切迹 intertragic notch
位于耳屏与对耳屏间的凹陷

耳垂 earlobe
耳廓下部较丰满的部分。不同于耳廓其他部分，耳垂内没有软骨支撑

鼓膜（右耳经耳镜所见）
tympanic membrane (right ear viewed through speculum)

鼓膜 tympanic membrane or eardrum
分隔外耳道和中耳的一层弹性纤维膜。外界声波通过振动鼓膜，传递至鼓室中相关节的听小骨，鼓膜内面附着听小骨中的锤骨

砧骨长脚 long limb of incus
为砧骨体向下延伸的部分，与锤骨柄平行走行，下端隆起，与镫骨相关节

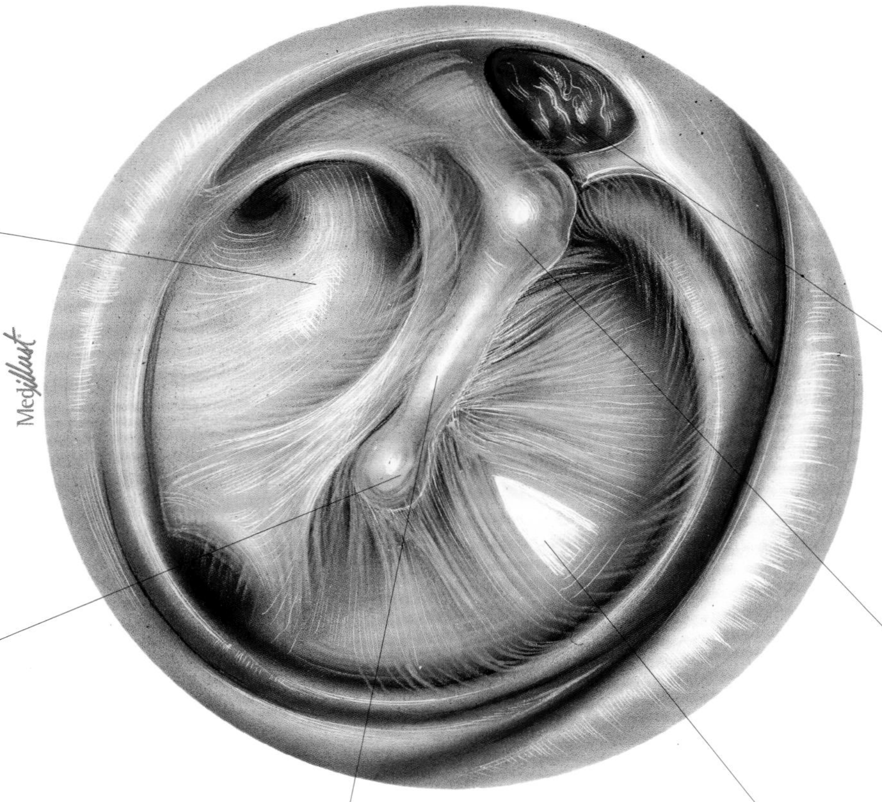

松弛部 pars flaccida
鼓膜上组织较松弛的区域，而相对较紧张的部分称紧张部。松弛部呈三角形，位于鼓膜上部，下界为连于锤骨外侧突和鼓室襞间的鼓膜韧带、锤骨韧带

鼓膜脐 umbo
鼓膜外侧面顶部的凹陷，其内侧面为锤骨柄末端附着处

锤骨外侧突 lateral process of malleus
为锤骨颈外侧部向下延伸的圆锥形结构，附着于鼓膜并在其上形成一个小突起

锤骨柄 handle of malleus
为锤骨颈斜向下的延伸部，嵌入鼓膜内

光锥 cone of light
位于鼓膜前下部的一个三角形区域，当用耳镜观察时能反射光线

听骨链 articulated ossicles

由3块听小骨（锤骨、砧骨和镫骨）通过关节、韧带、肌肉相连结而成，其功能是将振动由鼓膜传至迷路。鼓膜振动自锤骨传至镫骨，再由后者经卵圆窗传入内耳迷路

颞骨鳞部
squamous part of temporal bone

颞骨的一部分，其水平部构成外耳道上壁

乳突小房开口
orifices of the mastoid cells

乳突小房是位于颞骨乳突部的含气小腔，与鼓室相通

砧骨 incus

经关节面与锤骨相关节的一块听小骨，同时也通过其下部长脚上的豆状突与镫骨相关节

锤骨 malleus

3块听小骨中最大的一块，可分为膨大的头部、居中的颈部、附着于鼓膜内面的锤骨柄以及前突

镫骨 stapes

听骨链中最小、最内侧的一块骨。镫骨头与砧骨长脚相关节，其底部通过环状韧带附着于卵圆窗，从而与内耳相连

鼓膜张肌
tensor tympani muscle

该肌细小，位于咽鼓管上方、鼓室内侧的骨管内，起自咽鼓管软骨部和蝶骨，止于锤骨柄，其收缩可牵引锤骨柄向内，使鼓膜紧张

中耳 middle ear

耳的中间部，位于外耳道和内耳之间。中耳为颞骨中的一个腔隙，包含鼓室以及位于其内的听骨链、乳突小房、咽鼓管开口

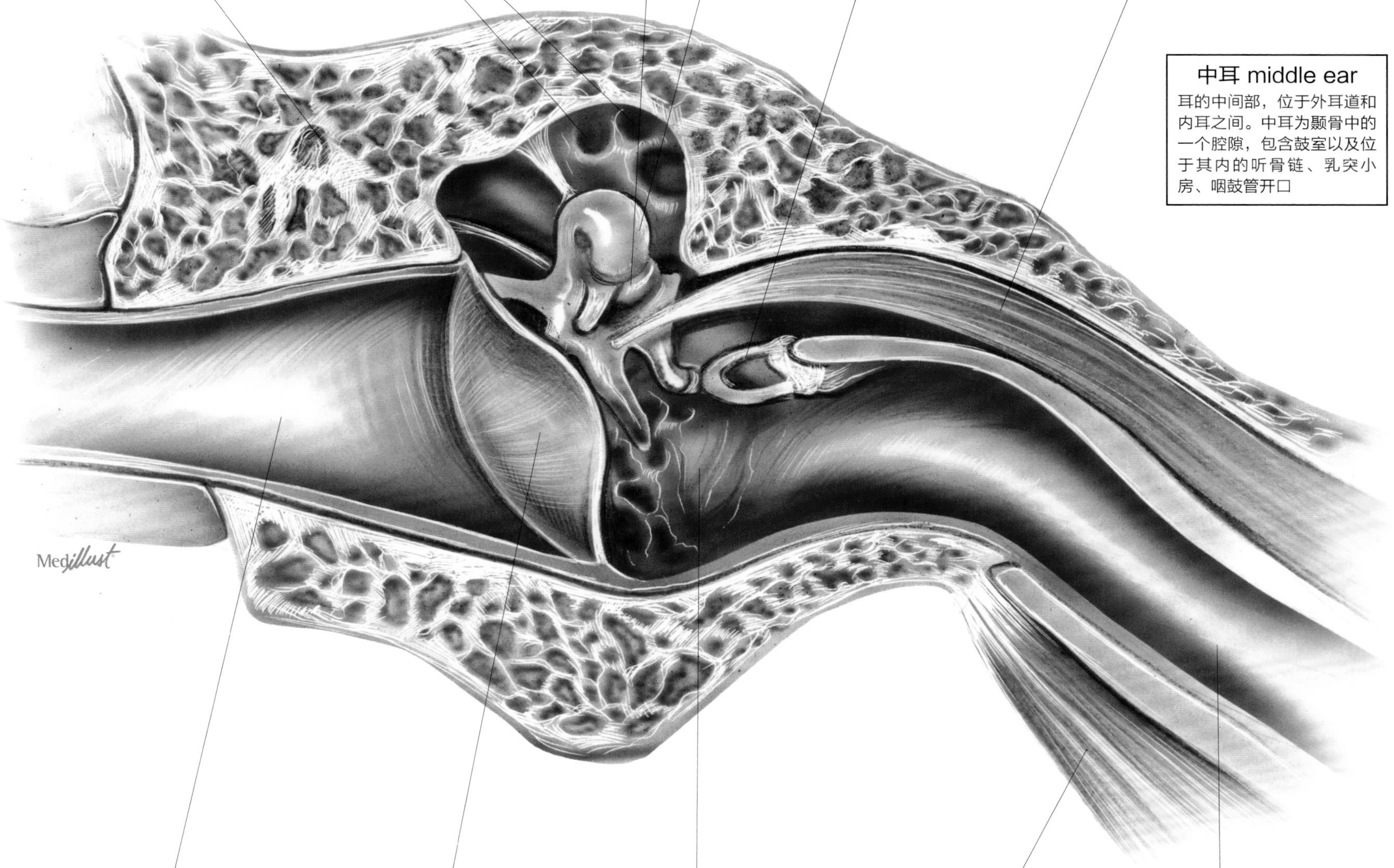
Medillust

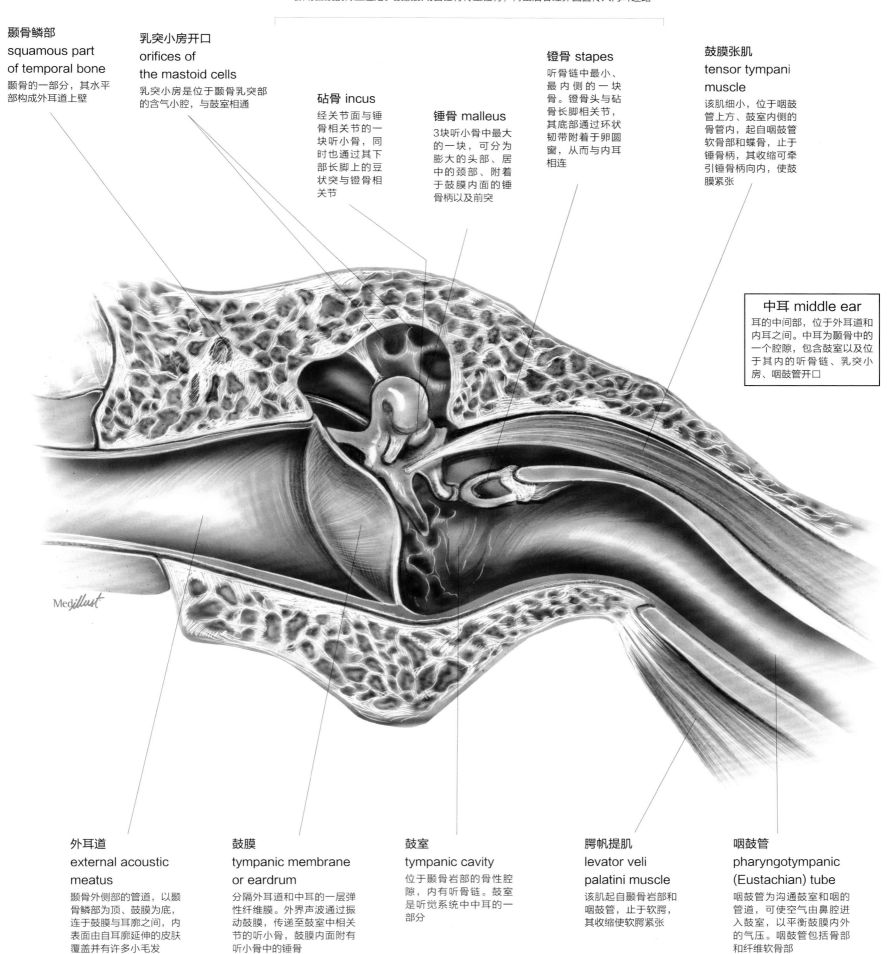

外耳道
external acoustic meatus

颞骨外侧部的管道，以颞骨鳞部为顶、鼓膜为底，连于鼓膜与耳廓之间，内表面由自耳廓延伸的皮肤覆盖并有许多小毛发

鼓膜
tympanic membrane or eardrum

分隔外耳道和中耳的一层弹性纤维膜。外界声波通过振动鼓膜，传递至鼓室中相关节的听小骨，鼓膜内面附有听小骨中的锤骨

鼓室
tympanic cavity

位于颞骨岩部的骨性腔隙，内有听骨链。鼓室是听觉系统中中耳的一部分

腭帆提肌
levator veli palatini muscle

该肌起自颞骨岩部和咽鼓管，止于软腭，其收缩使软腭紧张

咽鼓管
pharyngotympanic (Eustachian) tube

咽鼓管为沟通鼓室和咽的管道，可使空气由鼻腔进入鼓室，以平衡鼓膜内外的气压。咽鼓管包括骨部和纤维软骨部

前庭蜗器. 听小骨 vestibulocochlear organ. bones of middle ear

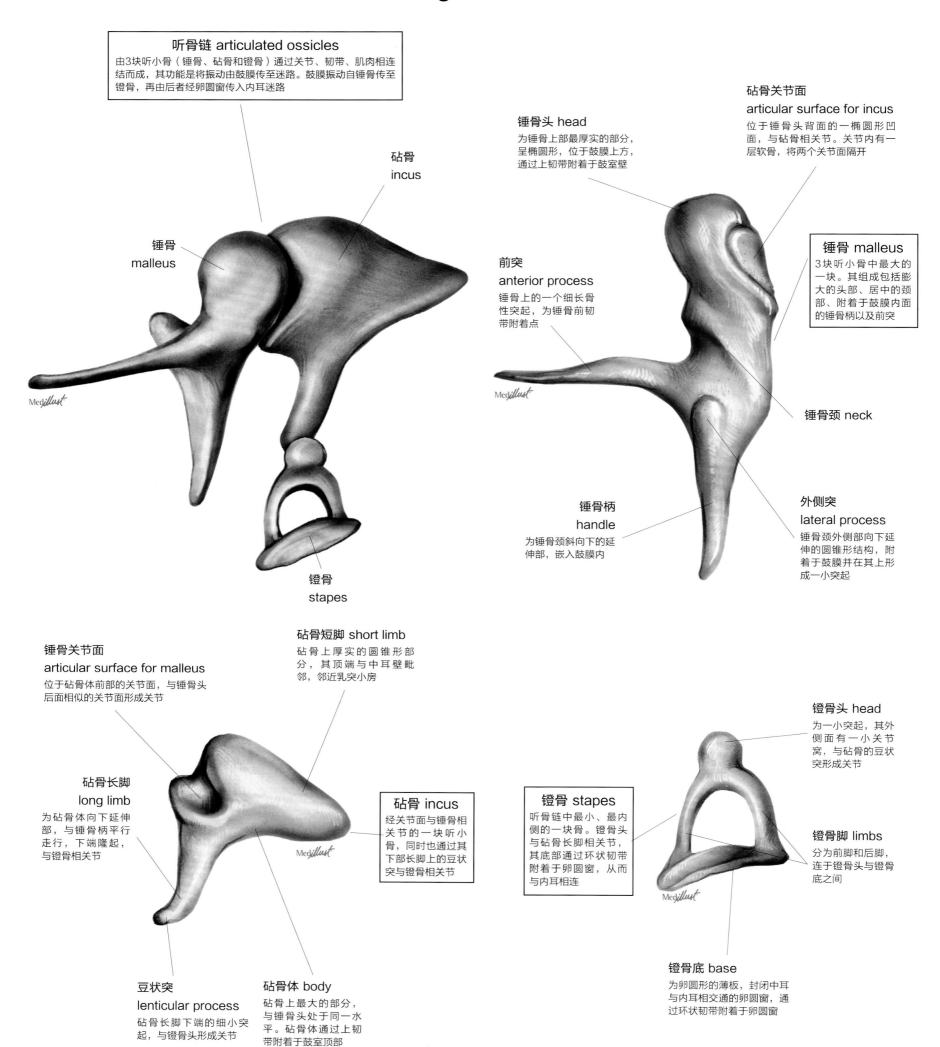

听骨链 articulated ossicles

由3块听小骨（锤骨、砧骨和镫骨）通过关节、韧带、肌肉相连结而成，其功能是将振动由鼓膜传至迷路。鼓膜振动自锤骨传至镫骨，再由后者经卵圆窗传入内耳迷路

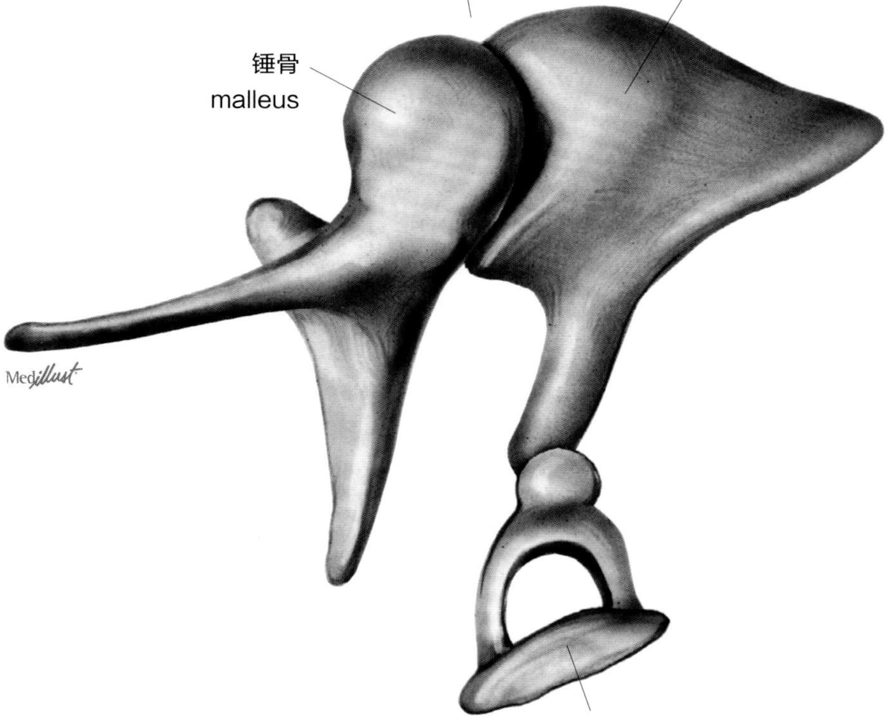
砧骨
incus
锤骨
malleus
镫骨
stapes

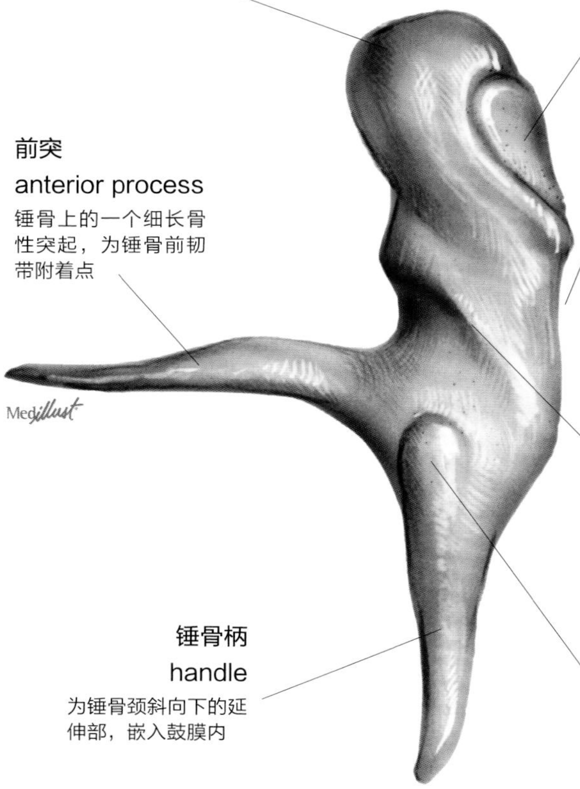
锤骨头 head
为锤骨上部最厚实的部分，呈椭圆形，位于鼓膜上方，通过上韧带附着于鼓室壁
砧骨关节面
articular surface for incus
位于锤骨头背面的一椭圆形凹面，与砧骨相关节。关节内有一层软骨，将两个关节面隔开
前突
anterior process
锤骨上的一个细长骨性突起，为锤骨前韧带附着点
锤骨颈 neck
锤骨柄
handle
为锤骨颈斜向下的延伸部，嵌入鼓膜内
外侧突
lateral process
锤骨颈外侧部向下延伸的圆锥形结构，附着于鼓膜并在其上形成一小突起

锤骨 malleus

3块听小骨中最大的一块。其组成包括膨大的头部、居中的颈部、附着于鼓膜内面的锤骨柄以及前突

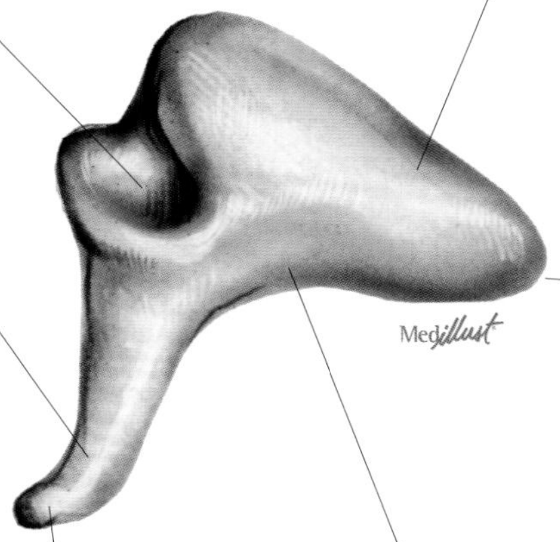
锤骨关节面
articular surface for malleus
位于砧骨体前部的关节面，与锤骨头后面相似的关节面形成关节
砧骨短脚 short limb
砧骨上厚实的圆锥形部分，其顶端与中耳壁毗邻，邻近乳突小房
砧骨长脚
long limb
为砧骨体向下延伸部，与锤骨柄平行走行，下端隆起，与镫骨相关节
豆状突
lenticular process
砧骨长脚下端的细小突起，与镫骨头形成关节
砧骨体 body
砧骨上最大的部分，与锤骨头处于同一水平。砧骨体通过上韧带附着于鼓室顶部

砧骨 incus

经关节面与锤骨相关节的一块听小骨，同时也通过其下部长脚上的豆状突与镫骨相关节

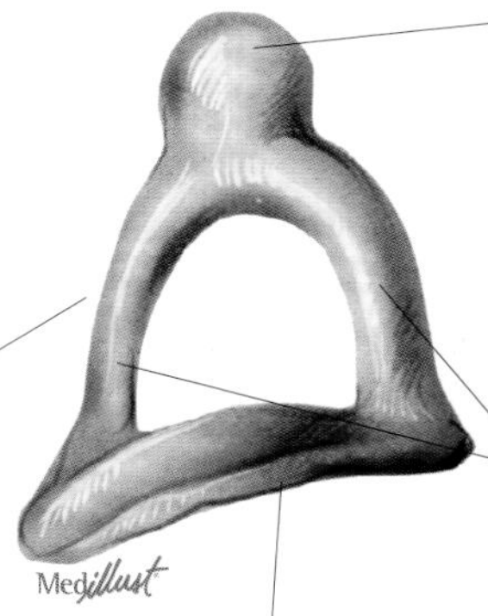
镫骨头 head
为一小突起，其外侧面有一小关节窝，与砧骨的豆状突形成关节
镫骨脚 limbs
分为前脚和后脚，连于镫骨头与镫骨底之间
镫骨底 base
为卵圆形的薄板，封闭中耳与内耳相交通的卵圆窗，通过环状韧带附着于卵圆窗

镫骨 stapes

听骨链中最小、最内侧的一块骨。镫骨头与砧骨长脚相关节，其底部通过环状韧带附着于卵圆窗，从而与内耳相连

前庭蜗器. 内耳 vestibulocochlear organ. inner ear

内耳 inner ear

耳3部分中的最内侧部。声波经外耳和中耳传递至内耳，由内耳前庭蜗神经末梢感受器感受。内耳位于颞骨岩部的骨迷路中，骨迷路中又容纳膜迷路。迷路分为前庭、半规管和耳蜗3部分。骨迷路和膜迷路之间充满液体，即外淋巴

半规管 semicircular canals

半规管有3个，即前半规管、后半规管和外侧半规管，排列成3个平面。膜半规管容纳在骨半规管中。内有感受器，称壶腹嵴，能感受躯体位置变化引起的内淋巴运动并将信号传至中枢神经系统，对维持姿势和保持平衡具有重要意义

半规管壶腹 ampullae of the semicircular canals

各膜半规管一端的膨大结构，与前庭的椭圆囊相连。内有壶腹嵴，前庭蜗神经末梢分布于此

硬脑膜 dura mater

脑膜外层，最厚，覆盖大脑和其他的中枢神经系统结构。硬脑膜附着于颅骨骨膜或内板，为纤维组织，保护大脑结构并维持其位置，同时还形成隔膜，突入大脑半球和其他结构中

内淋巴囊 endolymphatic sac

为颞骨岩部内侧面的一个囊性结构，即内淋巴管的末端膨大，由硬脑膜包裹

内淋巴管 endolymphatic duct

为颞骨岩部中的管道，由椭圆囊和球囊发出的两条小管汇合而成。内淋巴管经前庭水管，延伸至颅腔内由硬脑膜包裹的内淋巴囊

球囊 saccule

膜前庭中一囊性结构，功能与椭圆囊相似。球囊与内淋巴管相通，内含来自椭圆囊的内淋巴

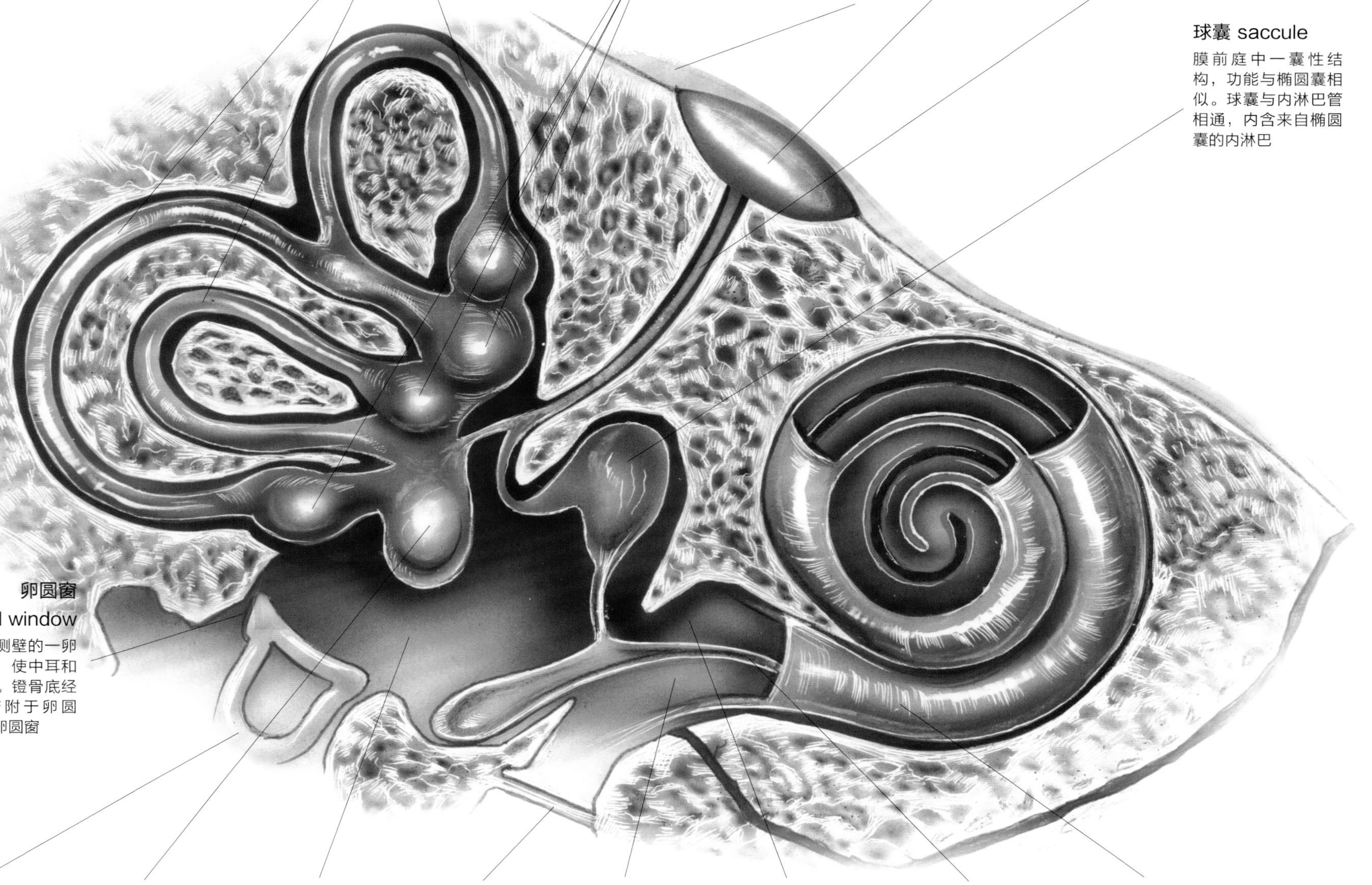

卵圆窗 oval window

为鼓室内侧壁的一卵圆形开口，使中耳和内耳相通。镫骨底经环状韧带附于卵圆窗，封闭卵圆窗

镫骨 stapes

听骨链中最小、最内侧的一块骨。镫骨头与砧骨长脚相关节，其底部通过环状韧带附着于卵圆窗，从而与内耳相连

椭圆囊 utricle

膜前庭中一囊性结构，是3个膜半规管的起止部位，其内充满内淋巴。椭圆囊内有被称为椭圆囊斑的感受器，能感受内淋巴的流动，并将这些信息传递到中枢神经，以调节身体姿势和头部位置

前庭 vestibule

颞骨岩部中一椭圆形腔隙，构成内耳的中间部，并沟通半规管和耳蜗。骨前庭容纳膜前庭的囊性结构

圆窗 round window

为一小圆孔，连通中耳和内耳。向内延续的管状结构即鼓阶。圆窗由一层薄膜即第二鼓膜封闭

鼓阶 scala tympani

起自圆窗的管状结构，行向耳蜗，围绕蜗管，与前庭阶共同将声波传至耳蜗。鼓阶由第二鼓膜封闭

前庭阶 scala vestibuli

为一管状结构，与前庭直接相通，可将声波引起的振动经前庭膜传至蜗管，由螺旋器感受。前庭阶通过蜗孔与鼓阶相通

蜗管 cochlear duct

为3条穿行于耳蜗的管道中居中的一条，内有螺旋器，能将声波振动转换为神经冲动并经前庭蜗神经（Ⅷ）传至大脑。前庭蜗神经起自耳蜗，经内耳道入颅

耳蜗 cochlea

为前庭前方的螺旋形管道，管道外周部为骨耳蜗，中间部为膜耳蜗即蜗管。耳蜗包括蜗管、鼓阶和前庭阶。管道内充满淋巴，能将声波振动传至耳蜗中央的螺旋器，经此转换为神经冲动

前庭蜗器. 耳蜗和螺旋器 vestibulocochlear organ. cochlea and spiral organ

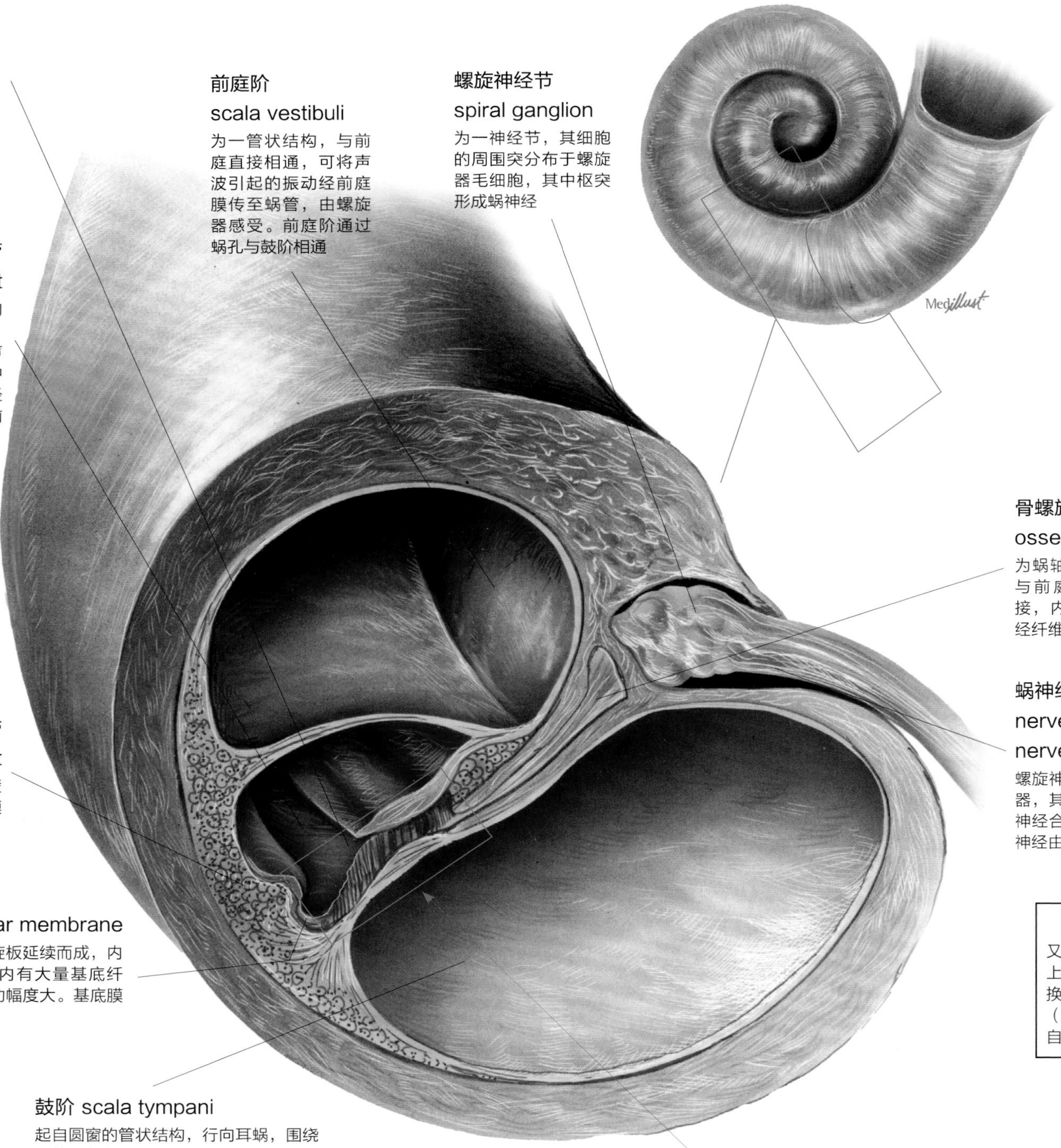

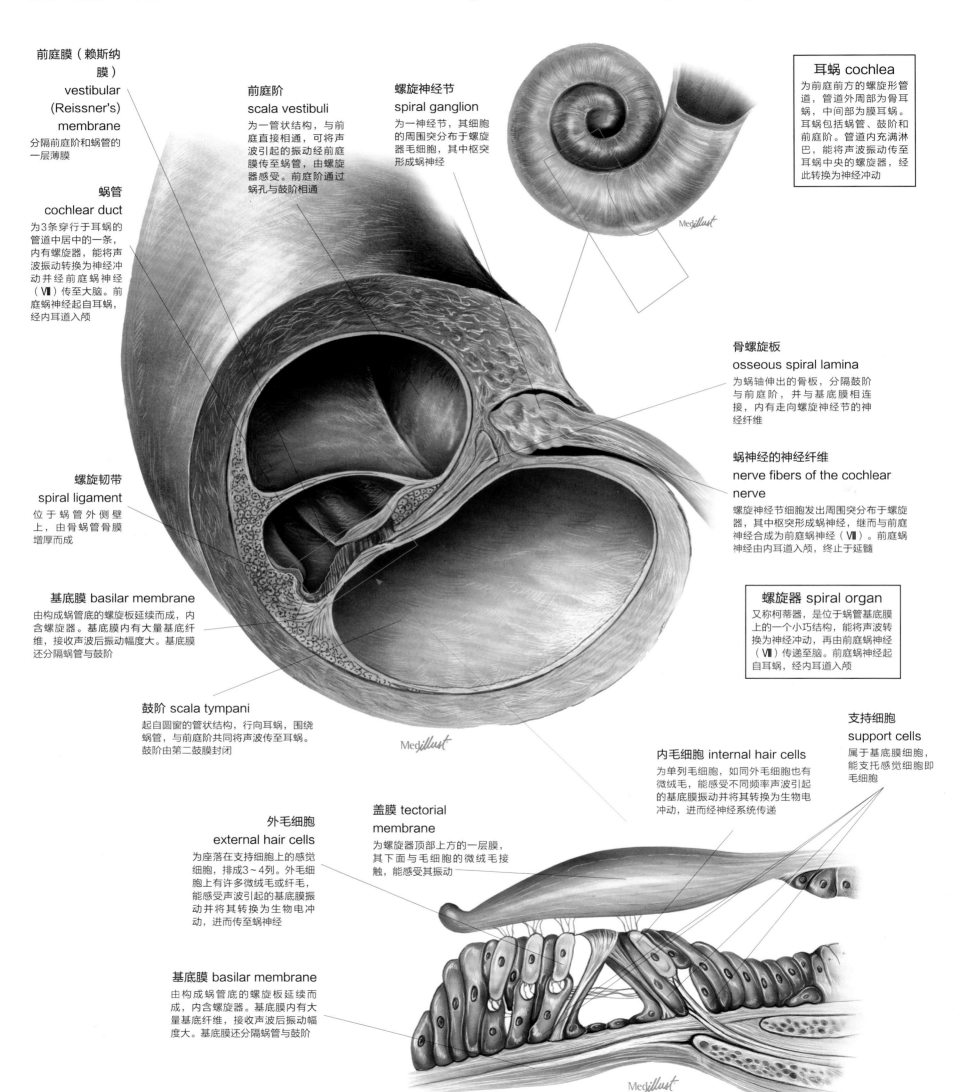

前庭膜（赖斯纳膜）vestibular (Reissner's) membrane

分隔前庭阶和蜗管的一层薄膜

前庭阶 scala vestibuli

为一管状结构，与前庭直接相通，可将声波引起的振动经前庭膜传至蜗管，由螺旋器感受。前庭阶通过蜗孔与鼓阶相通

螺旋神经节 spiral ganglion

为一神经节，其细胞的周围突分布于螺旋器毛细胞，其中枢突形成蜗神经

耳蜗 cochlea

为前庭前方的螺旋形管道，管道外周部为骨耳蜗，中间部为膜耳蜗。耳蜗包括蜗管、鼓阶和前庭阶。管道内充满淋巴，能将声波振动传至耳蜗中央的螺旋器，经此转换为神经冲动

蜗管 cochlear duct

为3条穿行于耳蜗的管道中居中的一条，内有螺旋器，能将声波振动转换为神经冲动并经前庭蜗神经（Ⅷ）传至大脑。前庭蜗神经起自耳蜗，经内耳道入颅

骨螺旋板 osseous spiral lamina

为蜗轴伸出的骨板，分隔鼓阶与前庭阶，并与基底膜相连接，内有走向螺旋神经节的神经纤维

蜗神经的神经纤维 nerve fibers of the cochlear nerve

螺旋神经节细胞发出周围突分布于螺旋器，其中枢突形成蜗神经，继而与前庭神经合成为前庭蜗神经（Ⅷ）。前庭蜗神经由内耳道入颅，终止于延髓

螺旋韧带 spiral ligament

位于蜗管外侧壁上，由骨蜗管骨膜增厚而成

基底膜 basilar membrane

由构成蜗管底的螺旋板延续而成，内含螺旋器。基底膜内有大量基底纤维，接收声波后振动幅度大。基底膜还分隔蜗管与鼓阶

螺旋器 spiral organ

又称柯蒂器，是位于蜗管基底膜上的一个小巧结构，能将声波转换为神经冲动，再由前庭蜗神经（Ⅷ）传递至脑。前庭蜗神经起自耳蜗，经内耳道入颅

鼓阶 scala tympani

起自圆窗的管状结构，行向耳蜗，围绕蜗管，与前庭阶共同将声波传至耳蜗。鼓阶由第二鼓膜封闭

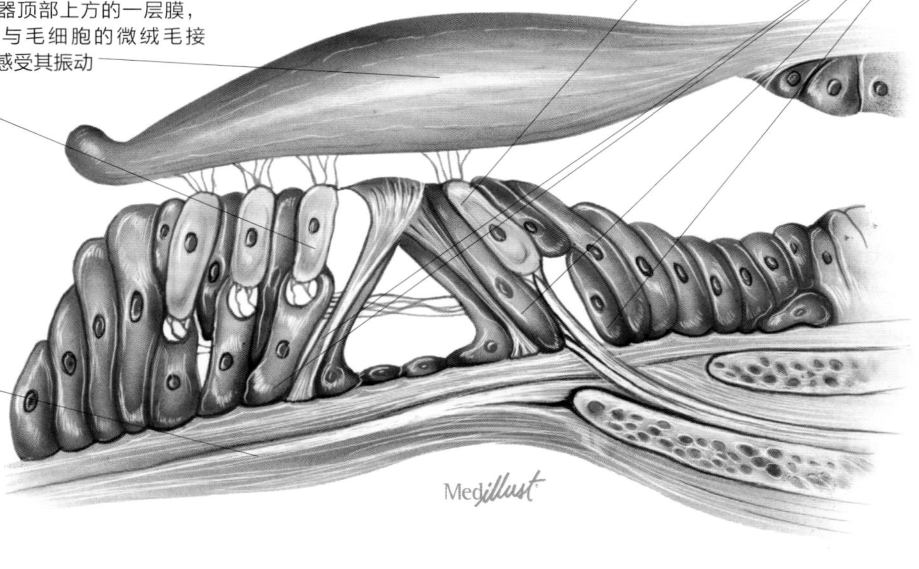

支持细胞 support cells

属于基底膜细胞，能支托感觉细胞即毛细胞

内毛细胞 internal hair cells

为单列毛细胞，如同外毛细胞也有微绒毛，能感受不同频率声波引起的基底膜振动并将其转换为生物电冲动，进而经神经系统传递

盖膜 tectorial membrane

为螺旋器顶部上方的一层膜，其下面与毛细胞的微绒毛接触，能感受其振动

外毛细胞 external hair cells

为座落在支持细胞上的感觉细胞，排成3～4列。外毛细胞上有许多微绒毛或纤毛，能感受声波引起的基底膜振动并将其转换为生物电冲动，进而传至蜗神经

基底膜 basilar membrane

由构成蜗管底的螺旋板延续而成，内含螺旋器。基底膜内有大量基底纤维，接收声波后振动幅度大。基底膜还分隔蜗管与鼓阶

味器. 舌 gustatory organ. tongue

舌乳头
lingual papillae
覆盖在舌背黏膜表面的许多小突起，内有味蕾。舌乳头依形态和功能可分成不同类型

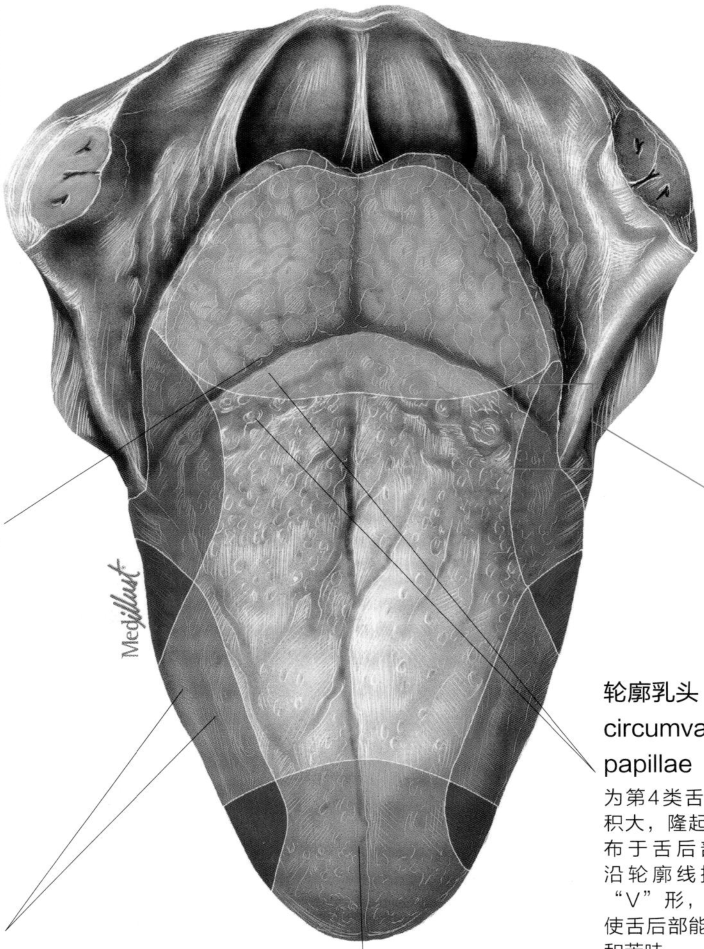

- 苦味感受区 area of bitter taste sensation
- 酸味感受区 area of sour taste sensation
- 咸味感受区 area of salt taste sensation
- 甜味感受区 area of sweet taste sensation

界沟
terminal sulcus
界沟呈“V”形，横跨舌并作为舌上面或背面的分界线，由此沟向下延续为舌扁桃体

菌状乳头
fungiform papillae
菌状乳头多分布于舌侧缘，稍大于丝状乳头，内有味蕾，位于乳头上面

丝状乳头 filiform papillae
丝状乳头为舌背黏膜上皮的小突起。丝状乳头数量多，遍布于舌背前2/3，感受一般感觉

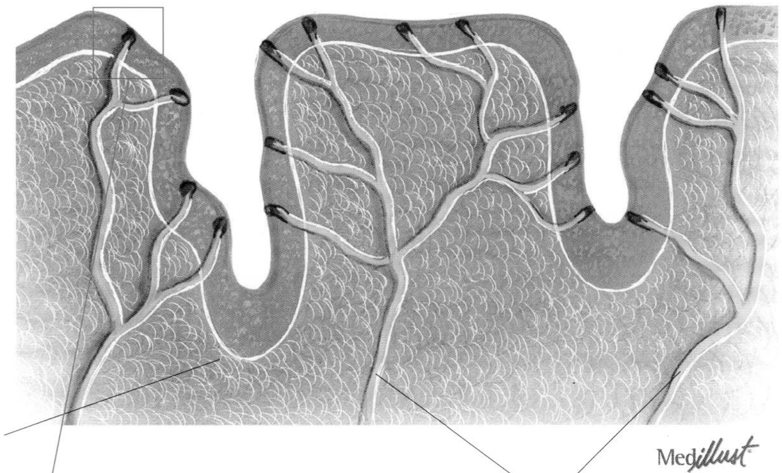

轮廓乳头
circumvallate papillae
为第4类舌乳头，体积大，隆起明显，分布于舌后部上面，沿轮廓线排列，呈“V”形，所含味蕾使舌后部能辨别酸味和苦味

神经纤维 nerve fibres
神经纤维发自各个味蕾，传递味觉感受器产生的神经冲动，经不同神经传递至脑，特别是至岛盖区的大脑皮质

味蕾 taste bud
味蕾中含有味细胞。味蕾主要分布于舌，还见于软腭和咽，能辨别所摄入物质的味刺激，经神经纤维将味刺激信号传递到脑

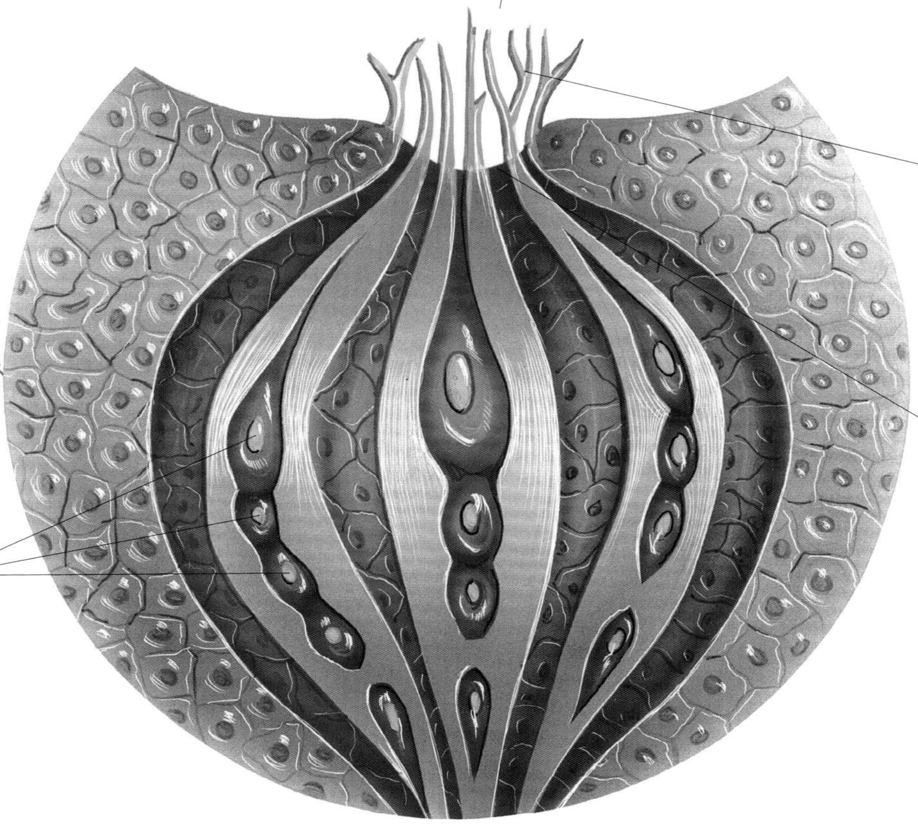

微绒毛 microvilli
又称味毛，排列于味细胞的外表面并穿经味孔，是感受器表面接受味刺激的必须结构

味孔 gustatory pore
为分布在舌背黏膜上的小孔，使味蕾内部细胞能通到舌表面

味细胞
gustatory cells
每个味蕾约含20个能接受味刺激的味细胞。这些细胞各自接受溶于唾液中的特异性味刺激并将之转换为神经冲动

味器.舌乳头 gustatory organ. lingual papillae

舌后部黏膜横断面放大图 amplified cross-section of the posterior area of the lingual mucosa

丝状乳头
filiform papillae
丝状乳头为舌背黏膜上皮的小突起，丝状乳头数量多，遍布于舌背前2/3，感受一般感觉

轮廓乳头的乳头状隆起
mamelon of the circumvallate papillae
轮廓乳头中央有体积较大的乳头状隆起。大量味蕾分布于乳头侧壁

轮廓乳头
circumvallate papillae
为第4类舌乳头，体积大，隆起明显，分布于舌后部上面，沿轮廓线排列，呈“V”形结构，所含味蕾使舌后部能辨别酸味和苦味

舌扁桃体
lingual tonsil
舌扁桃体如同腭扁桃体，呈乳头状隆起，位于舌背后部，邻近咽，内有大量淋巴滤泡，为防御性器官

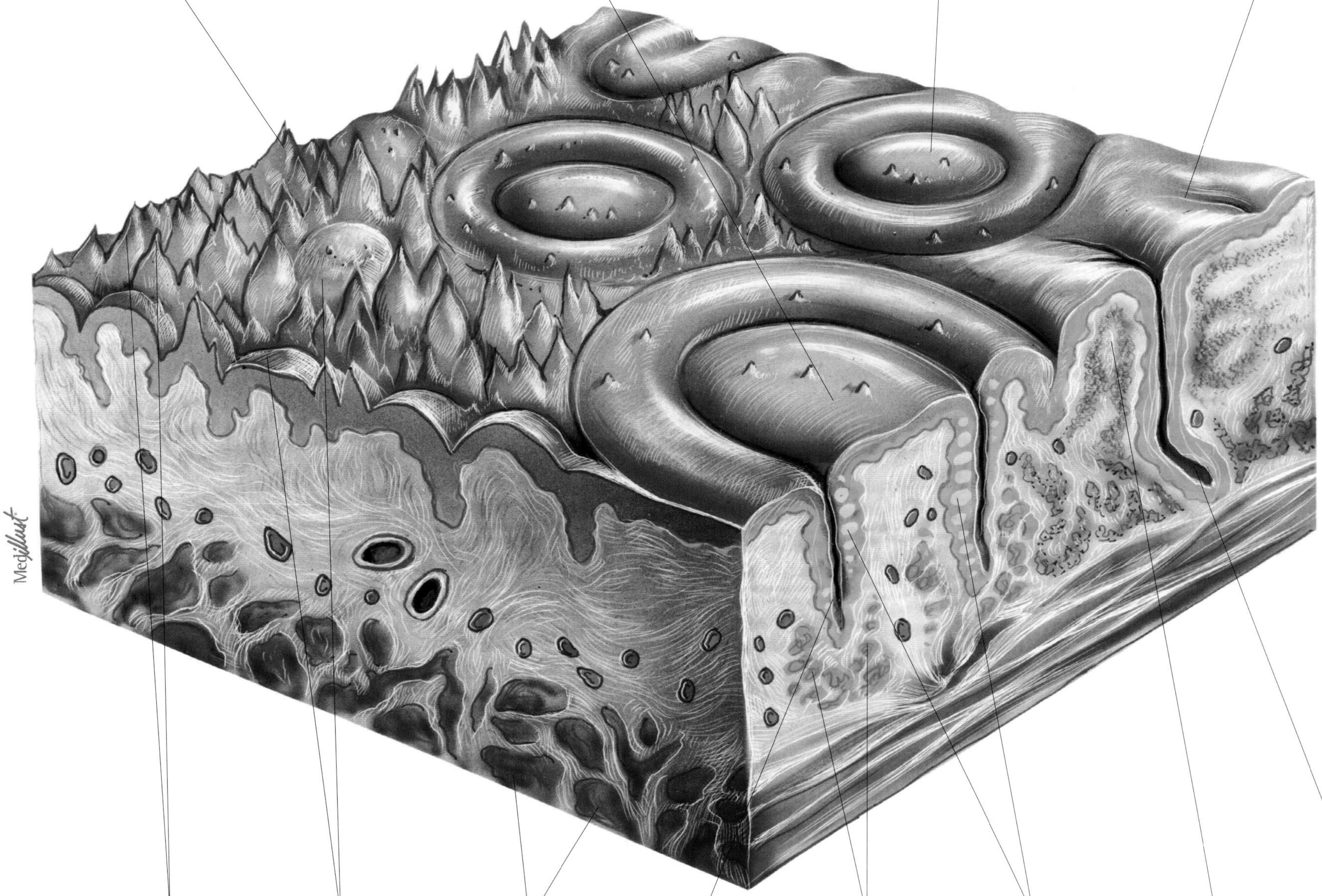

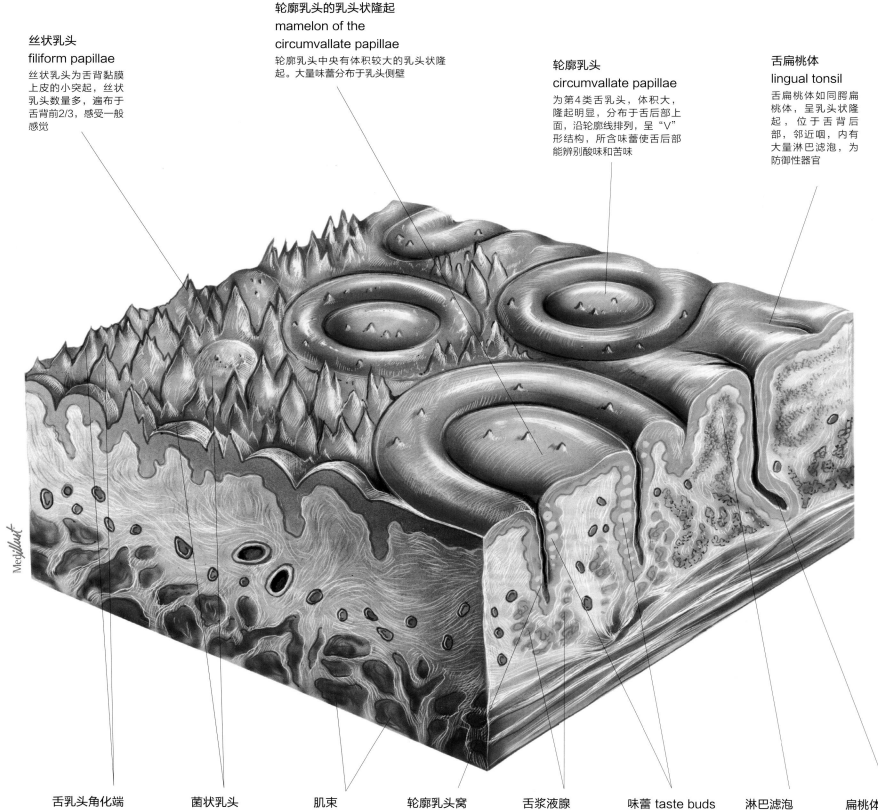

舌乳头角化端
cornified extremes of the papillae
舌乳头上端角化，呈角状，结构较硬，使舌乳头更能耐受食物的摩擦

菌状乳头
fungiform papillae
菌状乳头多分布于舌侧缘，稍大于丝状乳头，内有味蕾，位于乳头上面

肌束
muscular fascicle
舌上纵肌的肌束，位于舌黏膜的深面

轮廓乳头窝
fossa of the circumvallate papillae
为轮廓乳头中央乳头周围的小凹，舌浆液腺即位于小凹底部

舌浆液腺
lingual serous glands
舌浆液腺为副唾液腺，其分泌管位于轮廓乳头窝的底部

味蕾 taste buds
味蕾中有味细胞。味蕾主要分布于舌，也见于软腭和咽，能辨别摄入物质的味刺激，经神经纤维将味刺激信号传递到脑

淋巴滤泡
lymph follicle
淋巴滤泡内有成群的淋巴细胞。扁桃体、淋巴结等淋巴器官内均有成群的淋巴细胞。淋巴滤泡中的生发中心具有增生能力，主要在感染时起作用

扁桃体隐窝
tonsillary crypts
为舌扁桃体乳头状突起之间的凹陷，收纳隐窝周围腺体导管中的分泌物

嗅器 olfacory organ

嗅球
olfactory bulb

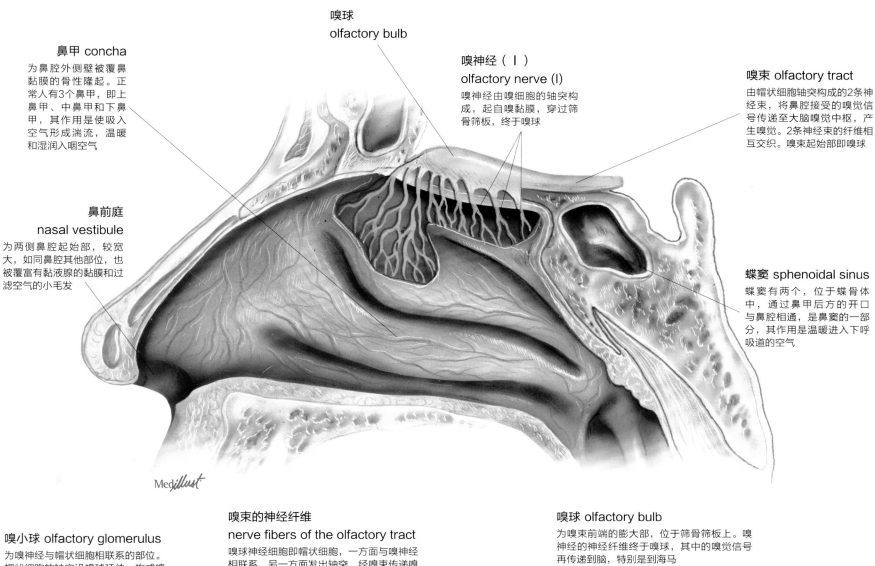

鼻甲 concha
为鼻腔外侧壁被覆鼻黏膜的骨性隆起。正常人有3个鼻甲，即上鼻甲、中鼻甲和下鼻甲，其作用是使吸入空气形成湍流，温暖和湿润入咽空气

嗅神经（Ⅰ）
olfactory nerve (I)
嗅神经由嗅细胞的轴突构成，起自嗅黏膜，穿过筛骨筛板，终于嗅球

嗅束 olfactory tract
由帽状细胞轴突构成的2条神经束，将鼻腔接受的嗅觉信号传递至大脑嗅觉中枢，产生嗅觉。2条神经束的纤维相互交织。嗅束起始部即嗅球

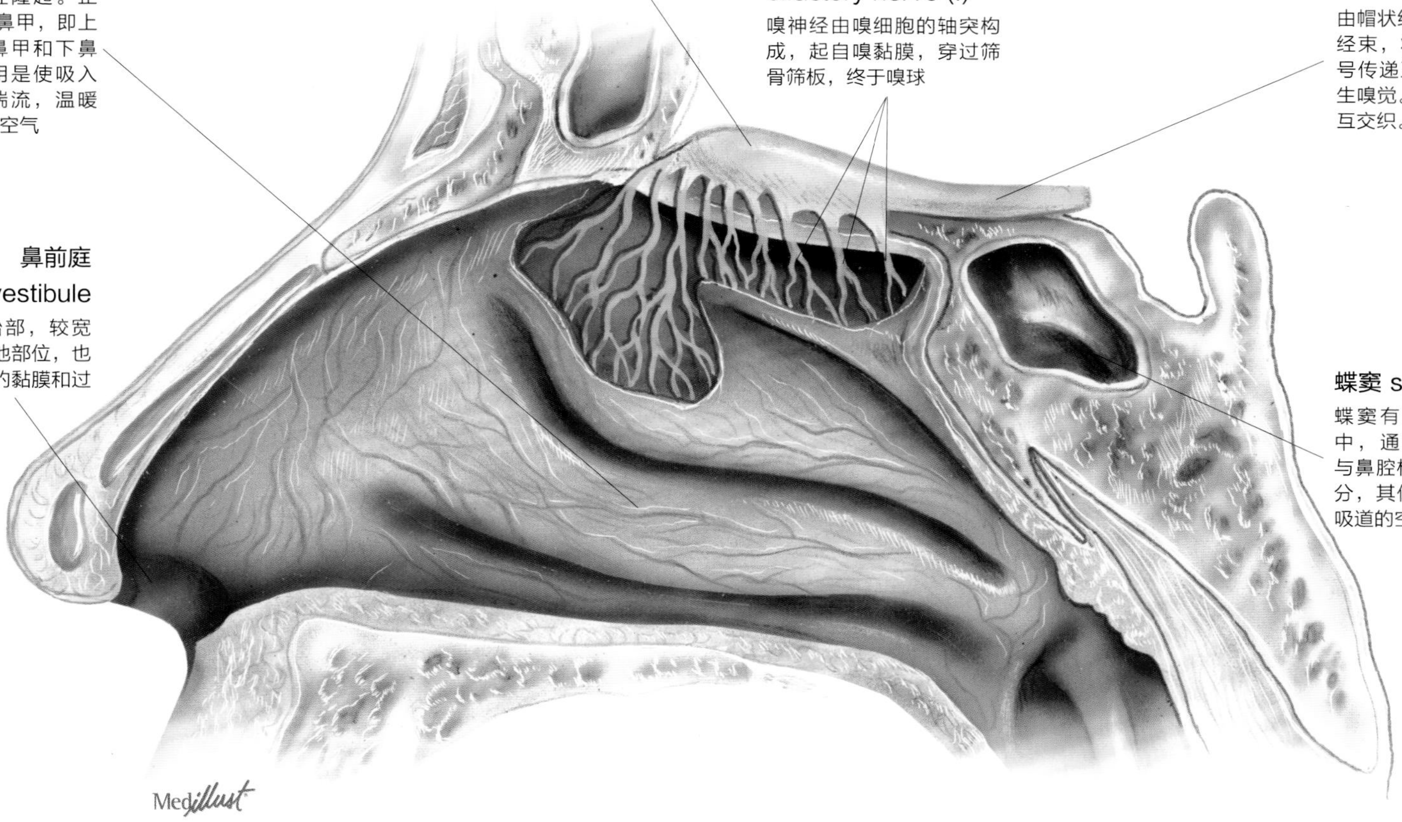

MedIllust

鼻前庭
nasal vestibule
为两侧鼻腔起始部，较宽大，如同鼻腔其他部位，也被覆富有黏液腺的黏膜和过滤空气的小毛发

蝶窦 sphenoidal sinus
蝶窦有两个，位于蝶骨体中，通过鼻甲后方的开口与鼻腔相通，是鼻窦的一部分，其作用是温暖进入下呼吸道的空气

嗅小球 olfactory glomerulus
为嗅神经与帽状细胞相联系的部位。帽状细胞的轴突沿嗅球延伸，构成嗅束的神经纤维

嗅束的神经纤维
nerve fibers of the olfactory tract
嗅球神经细胞即帽状细胞，一方面与嗅神经相联系，另一方面发出轴突，经嗅束传递嗅觉信号至脑

嗅球 olfactory bulb
为嗅束前端的膨大部，位于筛骨筛板上。嗅神经的神经纤维终于嗅球，其中的嗅觉信号再传递到脑，特别是到海马

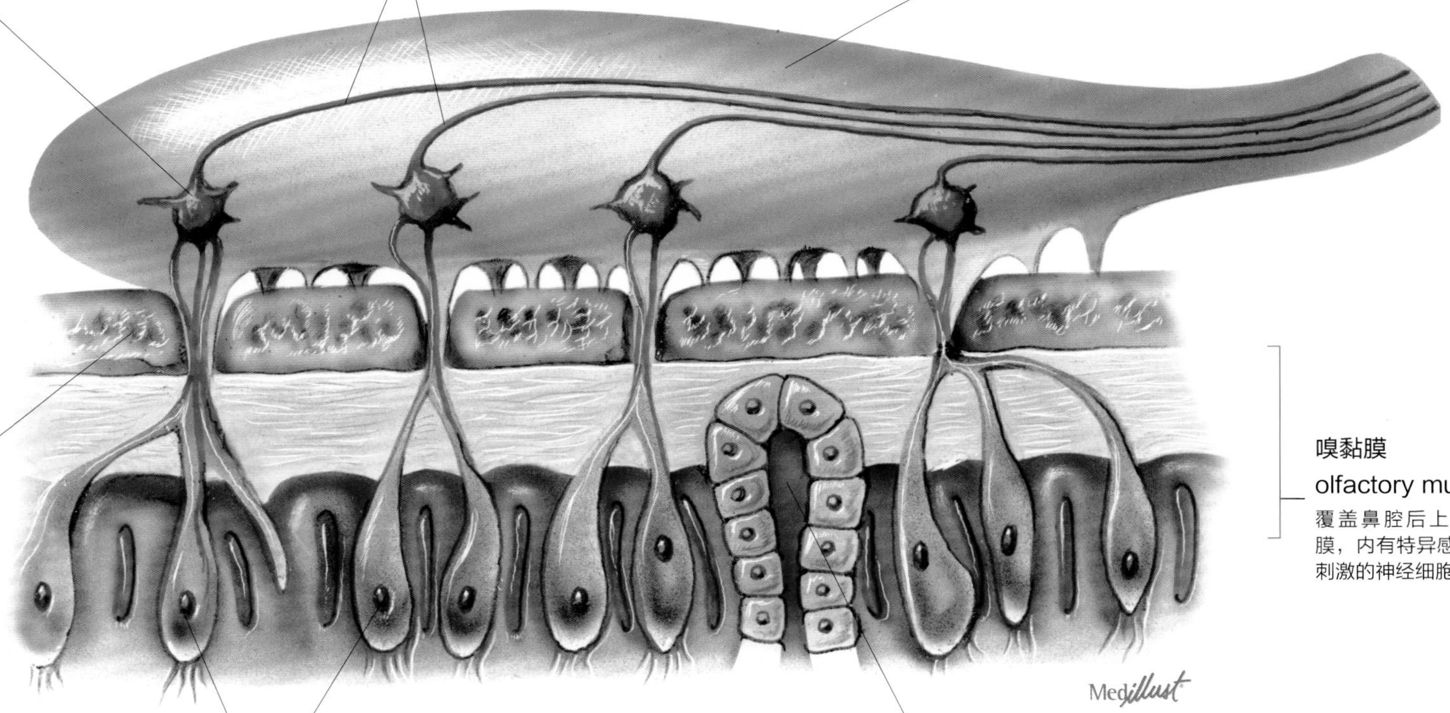

MedIllust

筛板
cribiform plate
为鸡冠底部向外侧延伸的水平骨板，是筛骨的一部分，构成鼻腔顶，因其有许多小孔而得名。筛孔为嗅球神经纤维通经鼻腔提供通道。鼻腔也经此孔与颅腔相通

嗅黏膜
olfactory mucosa
覆盖鼻腔后上部的黏膜，内有特异感受味觉刺激的神经细胞

嗅细胞 olfactory cells
为特异接受味觉刺激的神经细胞，属双极细胞，一端发出一些小纤毛，伸至鼻腔，另一端发出轴突，形成嗅神经

嗅腺 olfactory gland
为复合腺，散布于鼻黏膜嗅细胞之间，能分泌黏液

触器. 触觉小体 tactile organ. tactile corpuscles

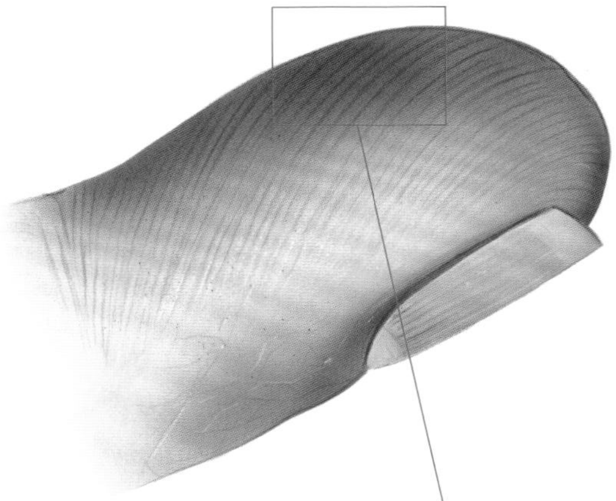

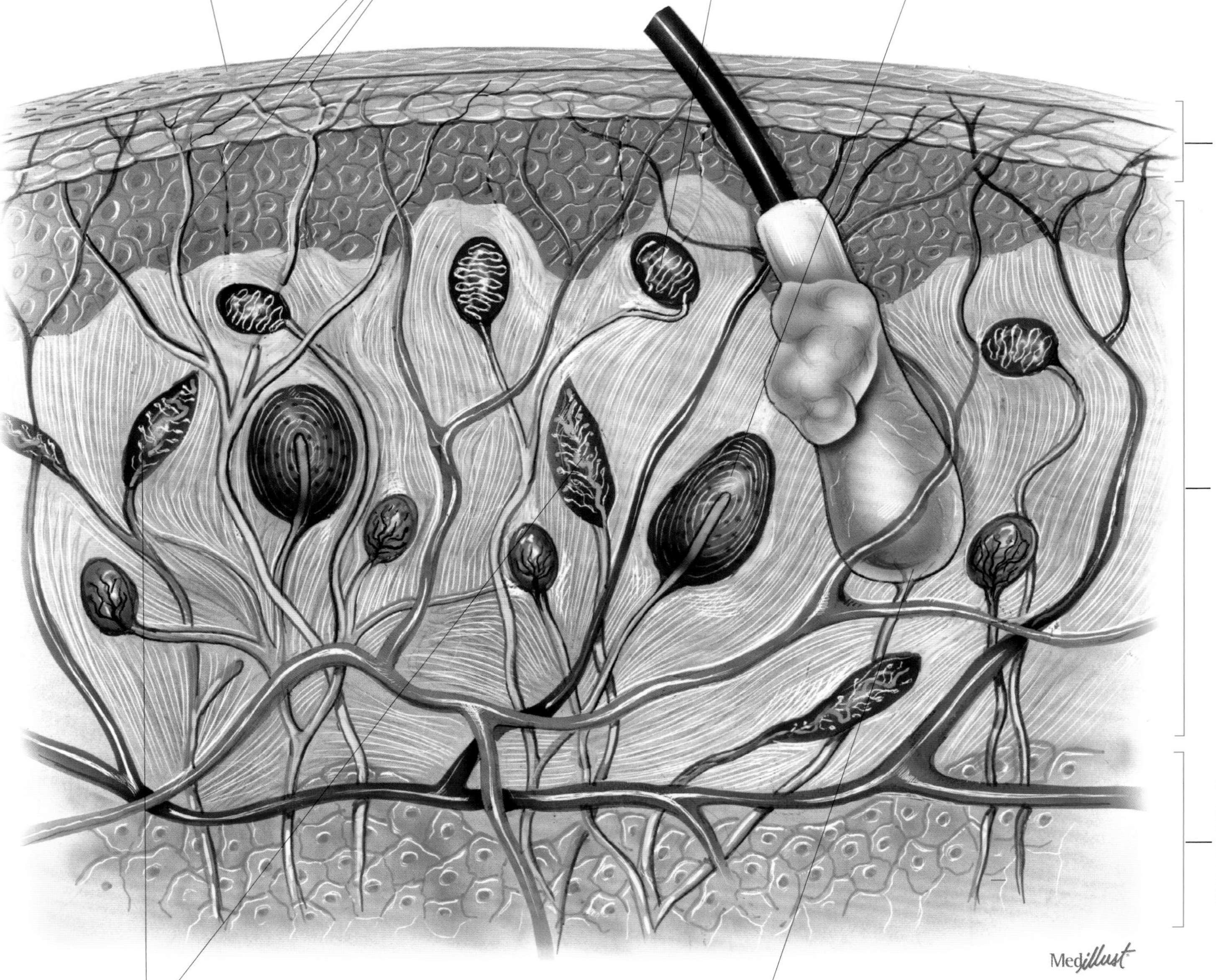

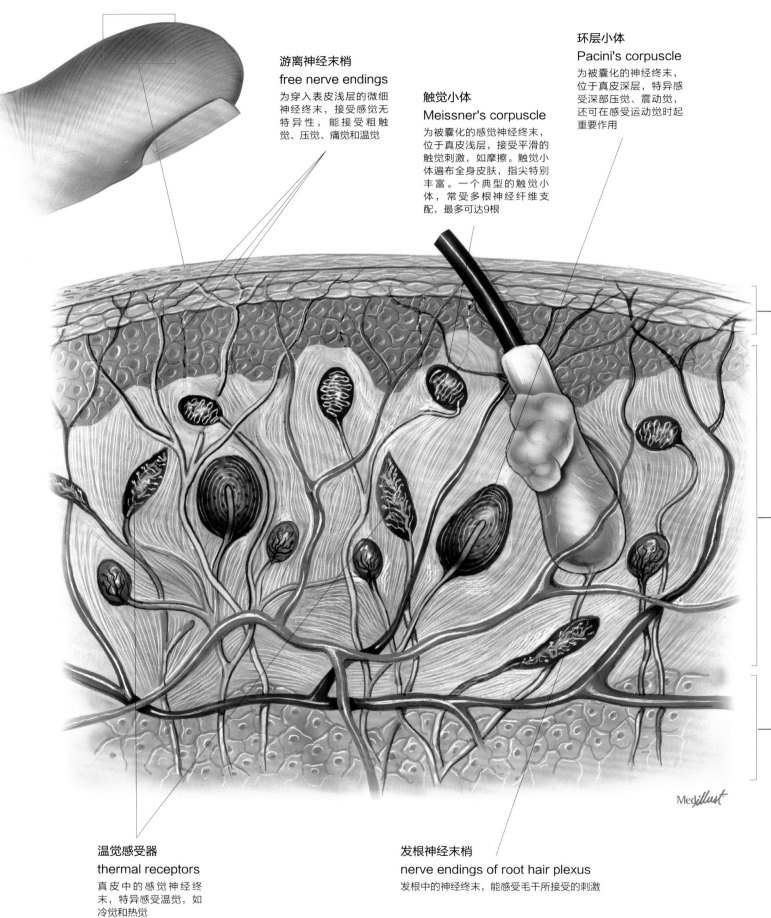

游离神经末梢
free nerve endings
为穿入表皮浅层的微细神经终末，接受感觉无特异性，能接受粗触觉、压觉、痛觉和温觉
触觉小体
Meissner's corpuscle
为被囊化的感觉神经终末，位于真皮浅层，接受平滑的触觉刺激，如摩擦。触觉小体遍布全身皮肤，指尖特别丰富。一个典型的触觉小体，常受多根神经纤维支配，最多可达9根
环层小体
Pacini's corpuscle
为被囊化的神经终末，位于真皮深层，特异感受深部压觉、震动觉，还可在感受运动觉时起重要作用
表皮 epidermis
皮肤的浅层或外层，由数层细胞构成，细胞不断更新，同时死亡的角化细胞脱落并被新的细胞替换
真皮 dermis
为皮肤3层结构的中层，位于表皮下方，由疏松结缔组织和纤维组织构成，内有许多感受触觉的神经终末（如触觉小体、环层小体等）和大量的微细血管，还有汗腺、皮脂腺和毛根
皮下组织 hypodermis
皮肤的最深层，位于真皮下方，由疏松结缔组织构成，脂肪组织丰富，以减少对深部器官（如肌、骨、内脏等）的震动，还有分布到皮肤其他层的神经
MedIllust
温觉感受器
thermal receptors
真皮中的感觉神经终末，特异感受温觉，如冷觉和热觉
发根神经末梢
nerve endings of root hair plexus
发根中的神经终末，能感受毛干所接受的刺激

皮区 dermatomes

前面
anterior face

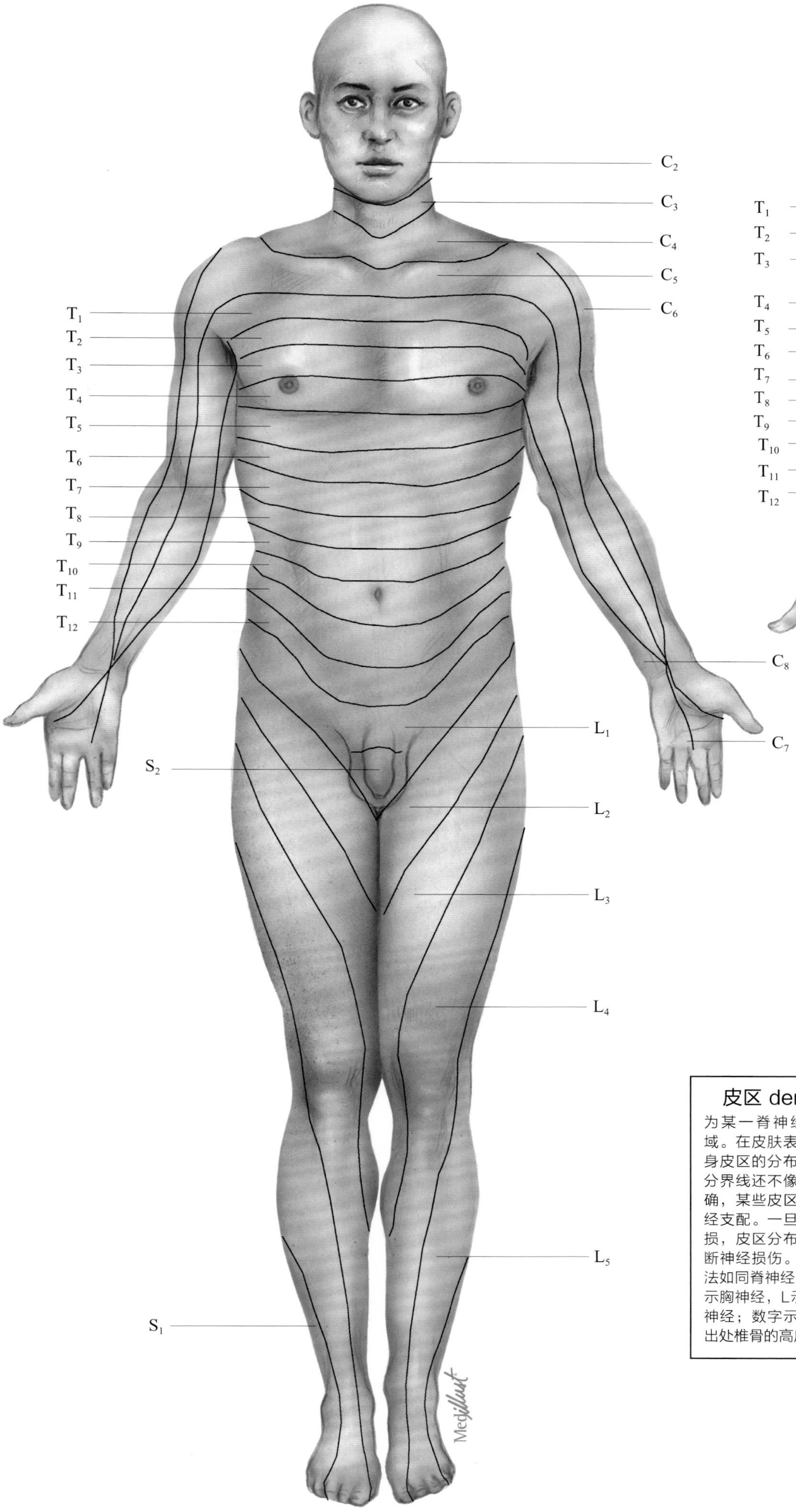

C_2
C_3
C_4
C_5
C_6
T_1
T_2
T_3
T_4
T_5
T_6
T_7
T_8
T_9
T_{10}
T_{11}
T_{12}
C_8
L_1
C_7
S_2
L_2
L_3
L_4
L_5
S_1
MediIllust

后面
posterior face

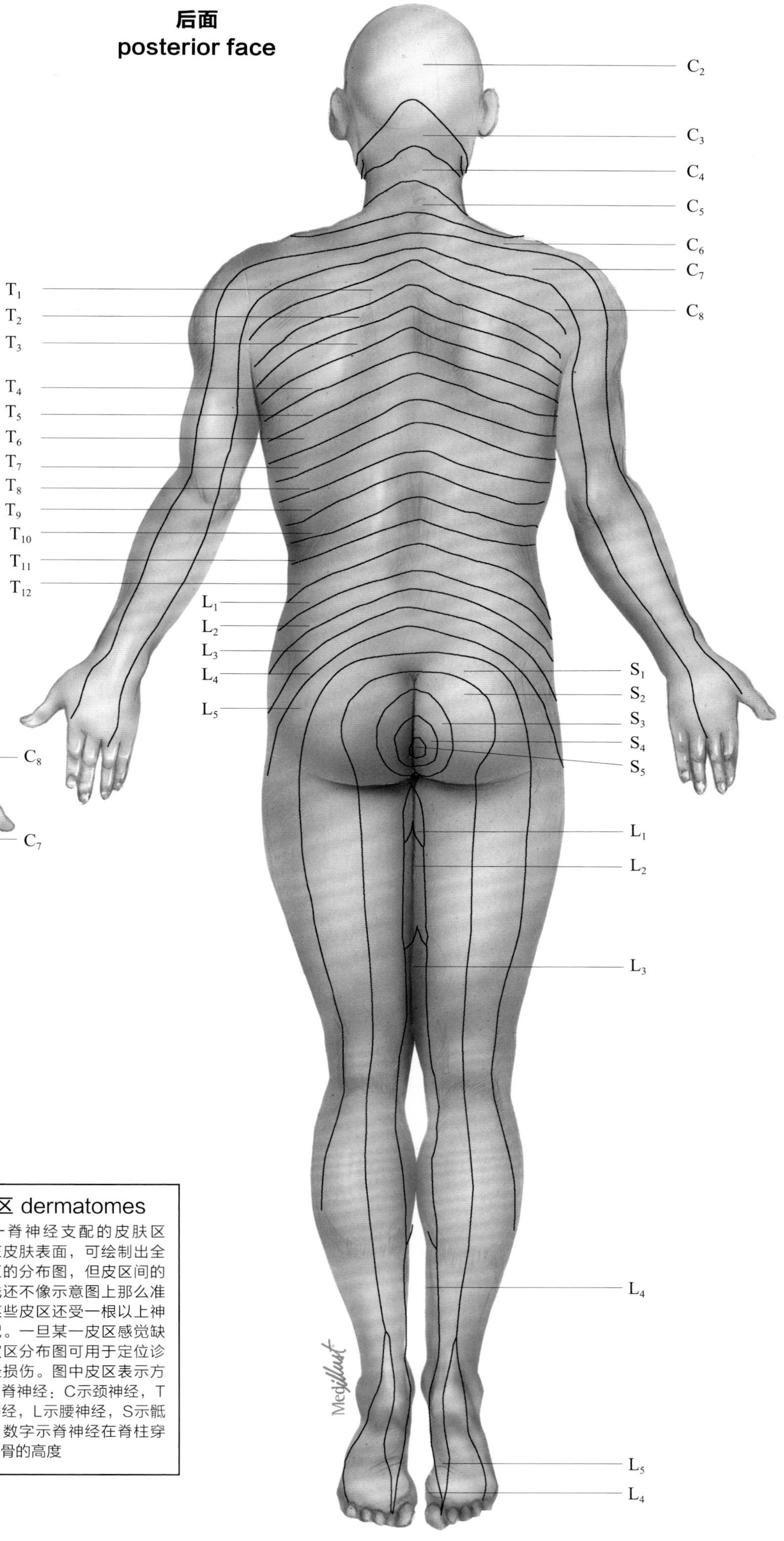

C_2
C_3
C_4
C_5
C_6
C_7
T_1
T_2
T_3
C_8
T_4
T_5
T_6
T_7
T_8
T_9
T_{10}
T_{11}
T_{12}
L_1
L_2
L_3
L_4
L_5
S_1
S_2
S_3
S_4
S_5
L_1
L_2
L_3
L_4
L_5
L_4
MediIllust

皮区 dermatomes

为某一脊神经支配的皮肤区域。在皮肤表面，可绘制出全身皮区的分布图，但皮区间的分界线还不像示意图上那么准确，某些皮区还受一根以上神经支配。一旦某一皮区感觉缺损，皮区分布图可用于定位诊断神经损伤。图中皮区表示方法如同脊神经：C示颈神经，T示胸神经，L示腰神经，S示骶神经；数字示脊神经在脊柱穿出处椎骨的高度

常见感觉器疾病 main sensory disorders

概述 description	症状 symptoms	诊断 diagnosis	治疗 treatment
听觉损伤 acoustic trauma 人暴露于高强度噪声下，可造成内耳损伤。一次暴露于超过140 dB声音后，可致急性损伤；而长期暴露于强度超过85 dB的声音下，可致慢性损伤（职业性听力减退）	急性病例表现为一侧听力缺失，慢性病例则双侧听力缺失。 可伴有耳鸣（耳内嗡嗡声）	音叉试验、听力计和声阻抗检测等听力检测能定性定量评估听力	◆职业预防是主要措施。 ◆助听器可用于永久性听力减退患者
耵聍栓塞 cerumen impaction 外耳道皮脂腺分泌的耵聍积聚而致，一般发生于外耳道狭窄或常用棉签拭耳的人群	外耳道完全阻塞，可引起听力减退（听力缺失）和自听增强（对颅骨中自身声音过度敏感）	用耳镜诊断	◆耵聍可用耳镜取出，或用温水冲洗流出
慢性中耳炎 chronic otitis media 中耳慢性炎症，常发生在咽鼓管、鼓室和乳突内。单纯或良性中耳炎属慢性炎症，常反复发作，不损伤邻近骨，一般伴有因咽鼓管功能异常引起的鼓膜穿孔。胆脂瘤或胆脂瘤性慢性中耳炎的特征是中耳骨壁受到侵蚀（假瘤样改变）	患者表现为慢性、持续性、散发恶臭的耳漏（耳内分泌物）和听力减退（听力缺失），可并发乳突炎（乳突感染）、颞骨岩部炎（乳突炎伴颞骨岩部尖端破损）、内耳瘘等	用耳镜诊断。 X线摄片和CT可用于检查骨质受累和可能的并发症	◆单纯慢性中耳炎用抗生素治疗。鼓室成形术可用于鼓膜穿孔的外科修复。 ◆胆脂瘤常需手术治疗，可采用鼓室成形术和乳突切除术（手术切除乳突小房）
外耳炎 external otitis 外耳炎指外耳，包括耳廓和外耳道的感染。 外耳炎一般由绿脓杆菌或金黄色葡萄球菌感染外耳道皮肤所致，也可由真菌引起。易感因素包括在游泳池游泳，常用棉签或其他物品清理或搔刮外耳	外耳炎的主要症状为耳内疼痛（耳痛），在咀嚼、打哈欠、活动耳廓时疼痛加剧，或按压耳屏时疼痛（耳屏阳性征）。部分病例的外耳道出现浆液性或脓性分泌物（耳漏）	用耳镜诊断。外耳道红、肿，伴有水样或脓性分泌物。鼓室发红	◆一般局部或全身给予抗生素，也可合用相关抗炎药物。 ◆保持耳部干燥，避免使用棉签拭耳
恶性外耳炎.坏死性外耳道炎 malignant external otitis. necrotizing external otitis 由绿脓杆菌引起的严重耳部感染。 早期表现为外耳道炎症。后期炎症可蔓延到邻近软组织、软骨和骨，主要累及面神经（VII）、舌咽神经（IX）、迷走神经（X）、副神经（XI）。 病死率接近50%。 易感因素包括高龄、糖尿病、颞骨部放射治疗、免疫缺陷	主要症状为耳痛和恶臭性耳漏，在不知不觉间症状加剧，伴全身不适。 可损伤面神经导致面神经麻痹，可在外耳道骨与软骨连接处形成肉芽组织，伴发吞咽困难、发声困难、软腭麻痹、咽感觉丧失，以及因损伤IX、XI脑神经引起的不能转头和抬肩	诊断依据一般临床表现和耳镜检查结果。完整的检查还包括CT和放射性核素成像术，以检查邻近骨是否感染	◆必须静脉给予抗生素
中耳炎 otitis media 中耳炎指中耳包括咽鼓管、鼓室、乳突的急性黏膜感染。常见病因是肺炎链球菌、流感(嗜血)杆菌、黏膜炎莫拉菌等细菌感染，也可继发于上呼吸道感染经咽鼓管蔓延至中耳。易感因素有咽鼓管闭塞、变态反应、寒冷、烟雾刺激	多发于0.5～3岁幼儿。主要症状是耳痛，常突然或夜间发作。患儿常伴高热、哭闹、易怒、进食困难和呕吐，还常用手捂住患侧。鼓膜穿孔时可出现耳漏	用耳镜诊断	◆必须用抗生素。 ◆必要时行鼓膜开孔手术（鼓膜穿刺术），以引流脓性分泌物。 ◆复发病例可行手术
耳硬化 otosclerosis 中耳骨营养不良（骨异常生长），改变了听小骨的活动度，引起进行性听力下降。大部分病例发生镫骨固定。 常见于白种人、青年人和女性，妊娠会使病情加重。 具有高度的家族遗传性	典型症状是进行性听力减退和耳鸣（耳内嗡嗡声）。 可累及前庭器官，出现站立不稳	音叉试验、听力计和声阻抗检测等听力检测能定性定量评估听力。 CT有助于检查异常骨化	◆首选手术治疗，切除镫骨后用假体替代（镫骨切除术）。 ◆非手术治疗可口服氟化物和维生素D，可用助听器

概述 description	症状 symptoms	诊断 diagnosis	治疗 treatment
鼓膜穿孔或破裂 perforation or rupture of the eardrum 鼓膜穿孔可继发于直接损伤（异物刺入）、听觉损伤（暴露于高强度声音下）或耳气压伤，后者缘于飞行、潜水时，咽鼓管正常开放仍不能代偿大气压升高所致；也可由中耳炎引起	出现急性耳痛和听力减退，也可出现耳漏和耳鸣（感觉有嗡嗡声）	用耳镜诊断	◆服用镇痛药、抗炎药、鼻血管收缩药。 ◆鼓膜穿孔愈合一般需2～3个月，无后遗症。听力缺失常是暂时的。 ◆避免耳道进水
老年性耳聋 presbycusis 与年龄相关的进行性听力缺失。 其病理学变化一般为内耳柯蒂器受损，毛细胞进行性减少。柯蒂器能感受迷路内的运动刺激	出现进行性、双侧性和对称性听力缺失及耳鸣（耳内嗡嗡声）。 发病早期，感受高音频率听力受损，常难以听清噪声场合他人的谈话	音叉试验、听力计和声阻抗检测等听力检测能定性定量评估听力	◆使用助听器
眩晕 vertigo 感觉自身或周围的环境在旋转，多因平衡系统异常所致。平衡系统可整合视觉、触觉（本体觉）、内耳（后迷路）感受的身体位置信息。这些信息传至脑干前庭神经核和小脑，整合后发出指令，传至脊髓中枢，通过兴奋肌群调控身体姿势；传至眼球运动中枢引起眼球震颤，即眼球朝同一方向不自主地来回运动；传至迷走神经引起自主神经反应，如恶心、多汗。 以上神经回路任一环节发生变化，都可引起眩晕。眩晕有两种：周围性眩晕最常见，与听觉、触觉、视觉变化有关；中枢性眩晕与脑干核团和小脑有关。 良性发作性位置性眩晕是最常见的眩晕，多因内淋巴内存在致密物质，使后半规管感觉细胞受到异常刺激。 前庭神经炎是眩晕的另一常见病因，系病毒感染传递半规管信息至脑干的前庭神经所致。 梅尼埃病是因内淋巴增多，使迷路或内耳膨胀所致	眩晕根据受累部位可有不同症状。周围性眩晕常突然发作，较中枢性眩晕发病时间短，站立不稳最明显，而不是纯粹的旋转，有时伴其他神经症状，如脑神经麻痹、步态改变、头痛。 在良性发作性位置性眩晕，因头部伸展和转动引起的眩晕发作不超过数分钟。 前庭神经炎的眩晕表现为一次性的剧烈发作，可持续几天。 梅尼埃病发病年龄为30~50岁，表现为眩晕发作、耳鸣（耳内嗡嗡声）、听力减退	病史对诊断必不可少，确诊常根据眩晕发作的表现形式。闭目直立试验、巴宾斯基征-威尔试验、安特布格尔试验、巴兰尼试验，都能检测身体平衡和前庭中枢与脊髓联系的完整性。该联系的改变，将引起眩晕综合征。 眼球震颤是眼球不自主地来回运动，为前庭中枢与眼运动神经之间的联系发生改变所致，可用手法刺激进行检查。 在部分病例，有必要做影像学检查（CT或MRI）、脑电图或脑干听觉诱发电位检查（检测听到声音时的脑电波）	◆对良性发作性位置性眩晕，可采用Epley法或耳石复位法，包括对患者头部和肩部实施一系列运动，使后半规管中的致密颗粒通过重力作用而重新定位。 ◆对前庭神经炎性眩晕和梅尼埃病眩晕发作，可服用前庭镇静药和止吐药。 ◆对慢性梅尼埃病，治疗包括采用无盐饮食、利尿剂、血管扩张剂，以减少内淋巴。 ◆严重患者需手术治疗
屈光不正 ametropia 在正常或正视眼，来自无限远物体的光线平行于视轴，经眼的屈光系统后恰好聚焦在视网膜上，形成一个清晰的图像。 屈光不正指屈光系统发生改变，使平行于视轴的光线不能聚焦于视网膜，包括远视、近视、散光、老视。 屈光不正常因眼球前后径变化而起，也可由角膜、晶状体改变所致。 ▲ 远视指图像聚焦于视网膜后，常由眼球前后径变短或角膜、晶状体折射改变所致。 ▲ 近视指光线聚焦于视网膜之前，可能是由于角膜、晶状体变化或眼球前后径变长所致。 ▲ 散光缘自角膜曲率不规则，使经过所有子午线的图像不能聚焦在同一点上。 ▲ 老视是一种年龄相关的现象，眼调节能力减弱，这是由晶状体弹性下降和睫状肌收缩力变弱所致	在远视患者，看近物感觉模糊。在儿童眼球未达到正常大小之前，远视是生理性的。在青年期，由于眼球尽可能地调节远视，会产生头痛、眼痛等。 在近视患者，看远物时感觉模糊。近视一般多见于学龄儿童并逐渐加重，到17～20岁左右不再发展。病理性或变性近视的特征是近视较重并迅速加重，与眼结构退化相关。 散光常伴有近视或远视，严重者看近物和远物都感觉模糊。 老视的特点是不能聚焦20～30cm处的近物，常发生在40岁之后	眼科检查包括：视力检查，检测辨别6 m远处小字母的能力；屈光检查，检测晶状体矫正屈光不正的调节能力；色觉检查；眼肌检查；裂隙灯检查，检查眼前节结构，如眼睑、巩膜、结膜、虹膜、晶状体、角膜；视网膜检查；眼压测量	◆通常用眼镜矫正。 ◆对远视眼，用会聚镜或凸透镜使聚焦点前移。 ◆对近视眼，用发散镜或凹透镜使聚焦点后移，也可用角膜接触镜。 ◆散光可用圆柱形镜面矫正。 ◆老视可用凸透镜矫正。 角膜表层经激光成形术，可矫正近视、远视、散光等屈光不正，治疗效果长久

概述 description	症状 symptoms	诊断 diagnosis	治疗 treatment
白内障 cataract 白内障为晶状体浑浊，由于晶状体囊或纤维的变性导致晶状体透明度下降。 先天性白内障可在婴儿刚出生或出生几个月内观察到。 先天性白内障具有遗传性（常染色体显性遗传）。妊娠期前3个月宫内感染风疹、弓形体或巨细胞病毒，或一些代谢性疾病，如半乳糖血症、甲状旁腺功能减退等均可导致先天性白内障。 老年性白内障最常见，是45岁后失明的主要原因。 此外，成人白内障可由眼部病变，如角膜炎、脉络膜炎、脉络膜肿瘤、眼外伤、视网膜脱离，或全身性疾病，如糖尿病、甲状腺功能亢进、甲状旁腺功能减退、硬皮病、毒性药剂（含铊、银、汞等）引起	白内障主要症状为进行性视力减退。 强光环境可使病情加重。患者可见彩色晕轮，也可出现单眼性复视（重像）。 并发症包括青光眼（眼内压升高）和眼部疼痛	常规眼科检查即可诊断白内障	◆首选手术治疗，即人工晶状体植入术。囊外技术可保留晶状体后囊。 ◆晶状体乳化是一项取出晶状体的囊外技术，通过超声破坏晶状体，从后部抽吸晶状体内容物
色盲 color blindness 一种与X染色体有关的遗传性疾病，特征是不能正常分辨颜色。 每10个男性中就有1例色盲，女性少见。 色盲由视网膜视锥细胞中对某一颜色光敏感的色素缺失或改变引起。 不能分辨红色和绿色的色盲最常见，其次是不能分辨蓝色和黄色。 严重患者不能辨别任何颜色，常与其他眼部疾病有关	通常没有症状。 眼科咨询时，通过进行颜色辨别试验就可查出色盲。 色盲者辨别某一颜色时，混淆不清	色盲可通过特殊的色觉检查来诊断	◆无法治疗
结膜炎 conjunctivitis 结膜炎为结膜的炎症，由细菌或病毒感染、变态反应或接触感染等引起。病毒感染最常见，主要是腺病毒。 急性细菌性结膜炎常由金黄色葡萄球菌、表皮葡萄球菌、链球菌、嗜血杆菌引起。沙眼由沙眼衣原体引起，严重时可致失明。 变应性结膜炎与变应原如花粉、皮肤脱屑或动物毛发、螨、真菌孢子、工业灰尘等相关，多发于春秋季。 接触性结膜炎与化妆品、隐形眼镜、药物的使用有关。 新生儿如感染淋病奈瑟菌、葡萄球菌、肺炎链球菌、衣原体或单纯疱疹病毒，也可引起结膜炎	常有眼部异物感（如沙子）、眼部红肿（眼充血）和发痒，也可出现视觉模糊和对光敏感性增强（畏光）。 细菌性结膜炎可表现为早晨睁眼困难，眼部有脓性或黏脓性分泌物。病毒性结膜炎表现为高热、咽炎、全身不适、眼部有浆液性分泌物。 变应性结膜炎与鼻炎、哮喘、荨麻疹有关	通过眼科检查即可诊断，有时需做眼分泌物培养	◆细菌性结膜炎用抗生素滴眼液或软膏治疗。 ◆病毒性结膜炎需用冷敷和局部给予非类固醇类抗炎药物，直到感染痊愈，也可局部合用抗生素，避免继发感染。 ◆变应性结膜炎经抗组胺类药物和皮质激素药物治疗可好转。 ◆局部应用红霉素，可预防新生儿淋球菌结膜炎和衣原体结膜炎。如发现孕妇II型单纯疱疹病毒阳性，应施行剖宫产
泪腺炎 dacryoadenitis 急性泪腺炎可由腮腺炎、麻疹、流行性感冒、丹毒等感染性病变引起。 慢性泪腺炎与全身性疾病相关，如结节病、淋巴瘤、白血病。 泪腺炎可导致腺体萎缩	急性型表现为泪腺肿大、变硬、有触痛，也可出现水肿、眼睑下垂和局部淋巴结肿大。 慢性型可没有疼痛	眼科检查即可诊断	◆局部应用非类固醇类抗炎药物。 ◆如有细菌感染，应用抗生素。 ◆一些病例需行腺体引流。 ◆原发病变也要治疗
泪囊炎 dacryocystitis 泪囊发炎，可分为急性（由金黄色葡萄球菌等病原体引起）或慢性，也可见于鼻泪管未通的新生儿	急性期表现为眼内角发热和疼痛性肿胀，可迁延至下眼睑和颊。 慢性期主要表现为溢泪	根据一般临床表现和眼科检查即可诊断	◆急性期应使用抗生素和局部或全身性抗炎药物治疗。 ◆若存在鼻泪管永久性闭塞或慢性炎症，必须手术治疗

概述 description	症状 symptoms	诊断 diagnosis	治疗 treatment
晶状体脱位 dislocation of the lens 晶状体脱位指晶状体偏移正常位置。 先天性晶状体异位可见于马凡综合征、Ehlers-Danlos综合征或其他先天性综合征。 最常见的病因是眼外伤	患者表现为视力下降、复视（重像）、虹膜震颤（虹膜震颤或异常移动）	眼科检查即可诊断	◆需手术修复
青光眼 glaucoma 眼内压升高，引起视神经损伤和进行性视野缺损。 眼内压成自于房水。房水是一种充满眼前、后房的透明液体。 房水由后房的睫状突分泌，通过瞳孔进入前房，经虹膜角膜角（前房角）排出，通过小梁或小梁网和Schlemm管到达静脉系统。 青光眼可因房水生成增加所致，但大部分患者是排出减少所致。 高眼内压可累及视神经，导致视神经萎缩或神经纤维进行性受损，以至失明。 开角型或单纯慢性青光眼是最常见的类型，也是世界范围内失明的主要原因之一。它是由小梁网通道进行性狭窄所致。近视和糖尿病是危险因素。 闭角型或急性青光眼的虹膜角膜角狭窄，见于新生儿患者。虹膜可向前滑动，与角膜接触，突然关闭引流房水的前房角，导致青光眼的急性发作。 先天性青光眼是由于眼球发育异常引起，通常导致不可逆性失明。 继发性青光眼常作为其他疾病的并发症，如晶状体脱位、前葡萄膜炎、眼外伤、皮质类固醇用药过久、窄房角的患者应用散瞳剂等	单纯慢性青光眼无疼痛，视野进行性缺损。周边视野和黄斑周区视野首先受影响，中心视力到进展期才受影响。 延误治疗可发展为失明。 青光眼的急性发作，见于虹膜角膜角关闭患者。眼内压突然升高，导致角膜水肿、虹视、眼部剧痛、视力下降、眼睑痉挛（由于眼轮匝肌痉挛，眼睑不自主地过度关闭）、流泪、红眼，全身症状如心动过缓、恶心、呕吐、低血压等。如眼内压过高，可引起视网膜缺血和萎缩。 患儿畏光、多泪、眼睑痉挛，应怀疑患有先天性青光眼	早期诊断很重要。 常规眼科检查中的眼压测量可用于检测眼内压。 个体眼压耐受力各不相同，眼内压高至21mmHg仍属正常，而眼内压高于24 mmHg时应为病理性的。 眼内压有昼夜节律，晨起后几个小时最高，午夜最低。 眼底检查可检查视神经连接视网膜部位，即视神经乳头。 视野为眼球固视于中心点时，所能看见外周物体的最大范围，可用平面视野计检查。 前房角镜可检查虹膜角膜角的狭窄程度。CT可用来检查视神经和视神经乳头的解剖结构	◆慢性青光眼的药物治疗，可应用减少房水生成的β受体阻断剂、碳酸酐酶抑制剂、α_2肾上腺素能激动剂；或增加房水引流的前列腺素类似物和毛果云香碱。 ◆严重病例需手术，再造引流通路（小梁成形术或小梁切除术）。 ◆急性青光眼可用促进房水排出的利尿剂，局部用控制炎症的皮质激素、缩瞳剂。急性闭角型青光眼可采用虹膜切开术
角膜炎. 角膜溃疡 keratitis. corneal ulcers 角膜炎症可由感染、外伤、化学或物理刺激、眼睑闭合异常或三叉神经损伤等引起。 细菌性溃疡一般发生于先前已有外伤或角膜糜烂的患者，最常见的病菌是金黄色葡萄球菌和肺炎链球菌，最后可发展为整个眼球的感染（全眼球炎）。 病毒性炎症是由单纯疱疹病毒或带状疱疹病毒引起（疱疹性溃疡）。 角膜炎也可由真菌引起，如曲霉菌和念珠菌属。寄生虫棘阿米巴，可使戴隐形眼镜人群发生角膜溃疡。烧伤、异物和毒性物质是导致角膜溃疡的非传染性物质。三叉神经损伤也可引起角膜上皮病变和严重溃疡。溃疡愈合异常也可导致视觉障碍	主要症状表现为眼部疼痛、眼球充血（眼发红）、流泪、畏光和眼睑痉挛（由于眼轮匝肌痉挛，眼睑不自主地过度关闭）。 也可有视力下降和彩色晕轮。 疱疹病毒性溃疡与病毒损伤局部皮肤有关	可通过裂隙灯检查诊断：裂隙灯上配有生物显微镜（双目显微镜）和发射高强度倾斜光束的设备，用来检查角膜表面。 也可通过培养角膜溃疡处样本诊断	◆细菌性溃疡用局部滴加抗生素眼药水治疗，严重病例需结膜内注射抗生素。 ◆疱疹性溃疡可用抗病毒眼药水或软膏治疗。 ◆曲霉菌或念珠菌（真菌）引起的溃疡，可用抗真菌剂。 ◆严重病例，可采用角膜移植
葡萄膜炎 uveitis 葡萄膜由虹膜、睫状体和脉络膜等3个结构组成。 前葡萄膜炎影响到虹膜和睫状体（虹膜睫状体炎）。累及到脉络膜时称为后葡萄膜炎或脉络膜炎。如累及到视网膜，则表现为脉络膜视网膜炎。 前葡萄膜炎病因尚不清楚，部分病例与幼年患慢性关节炎或强直性脊柱炎有关。 后葡萄膜炎可由细菌或真菌感染引起，常继发于眼部手术、创伤等，其他原因有弓形体病、吸毒者感染白假丝酵母菌	前葡萄膜炎表现为眼痛、畏光、眼睑痉挛、眼红（睫状体感染）、瞳孔缩小等。 前葡萄膜炎可并发角膜水肿或继发性青光眼。 后葡萄膜炎累及到视网膜，使视力下降。患者常诉视力模糊或看见不规则的浮动阴影	用裂隙灯进行眼科检查来诊断	◆病因治疗。 ◆可局部应用皮质激素和扩瞳剂

概述 description	症状 symptoms	诊断 diagnosis	治疗 treatment
黄斑变性 macular degeneration 黄斑变性为黄斑的退化性病变。 黄斑位于视网膜中央，感光细胞富集，使眼能看见视野中心更精细的细节。 老年性黄斑变性是发达国家导致视力下降的重要原因。 老年性黄斑变性的特征是局部视网膜色素上皮变性，可导致代谢产物沉积和视网膜萎缩（干型或萎缩型），或导致新生血管和疣的形成，引起渗出和出血（渗出型）。这两种类型的黄斑，均发生萎缩。 黄斑变性的其他原因还有中心性浆液性脉络膜视网膜病变、视网膜前膜、青年黄斑变性等	黄斑变性的特征是进行性中心视力下降，外周视野不受影响。纸上文字模糊，直线变形，与周边图像相比，中心图像扭曲	眼科检查即可诊断。用阿姆斯勒方格表（直线组成的方形表）有助于诊断，即患者感觉方格表直线扭曲或中断	◆干型黄斑变性患者，可通过饮食补充锌。 ◆渗出型黄斑变性患者，可用激光光凝或光动力疗法
视网膜脱离 retinal detachment 视网膜脱离即视网膜色素上皮层和视网膜神经上皮层间的分离。 临床上，视网膜脱离分为3种类型。孔源性脱离最常见，由外周视网膜退化形成的视网膜裂孔或视网膜撕裂进展而来，随着液体在视网膜下腔的积聚引起视网膜分离。常见于近视和老年患者、眼外伤后、有视网膜脱离和白内障家族史的人群。 牵拉性视网膜脱离是由于在玻璃体和视网膜之间形成粘连或纤维性膜，导致视网膜脱离，常见于糖尿病性视网膜病变。 渗出性视网膜脱离继发于脉络膜病变，如营养视网膜的眼球壁血管层的炎性、血管性、肿瘤病变	患者通常在外周视野有闪光幻觉或闪光感以及不规则浮影，同时伴有进行性视野缩小	诊断需经完整的眼科检查，应做眼底检查，可直接观察视网膜	◆视网膜脱离部位一经确定，立即用冷凝或光凝法使视网膜复位。 ◆如有大面积脱离，应注入硅油，将视网膜推向脉络膜。 ◆对严重视网膜脱离患者，可行玻璃体切割术，包括去除玻璃体和附着于视网膜上的纤维组织，清除房水并注入生理盐水、气体或硅油。 ◆对周边视网膜变性患者，应预防性地应用光凝治疗
视网膜血管闭塞 retinal vascular occlusion 视网膜动脉闭塞可由视网膜中央动脉的痉挛引起，或由动脉粥样硬化、动 脉内膜炎（动脉炎症和血栓形成）引起的动脉局部闭塞。 静脉闭塞比动脉闭塞更常见，是静脉血流减慢，形成静脉血栓所致，造成这一后果的原因有高血压或青光眼、血液高凝状态或血液黏性增加、局部受压（眼眶肿瘤）或静脉炎症（静脉炎）	动脉闭塞的特征性表现为突发性、无痛性的部分或完全视力缺失（黑矇症）。如血流快速再灌注，视力可在几分钟内恢复，称一过性黑矇。 对于静脉闭塞患者，除非大部分周边视力受到影响，否则不会注意到视力的缓慢改变	诊断需经完整的眼科检查，应做眼底检查，直接观察阻塞的视网膜血管	◆对动脉闭塞的治疗，通常没有效果。 ◆眼部按摩或眼内液穿刺术（抽吸眼内液）可降低眼内压，促进栓塞再通。也可吸入二氧化碳混合气，以舒张血管。 ◆对静脉闭塞，可应用抑制血小板聚集药物和光凝治疗
斜视 squint 任何一眼视轴偏离的现象被称为斜视。 大部分病例病因不明。有些病例和神经肌肉的改变有关。 由于双眼运动缺乏协调，使它们的聚焦点不同。由于双眼不能同时聚焦于一个物体上，使立体视觉受到影响。 为使视觉聚焦在一个物体上，大脑常忽略来自其中一只眼的信息。如果持续处于这种状态，被忽略眼的视力会下降，且不伴眼的器质性病理变化，这种情况被称为弱视	可观察到一眼的视轴偏离（斜视）。 患者主诉有复视、单眼视觉和立体视觉缺失	诊断需要检测视觉功能，包括视力、眼底视网膜、双眼视觉、屈光度和眼球运动（检测动眼肌肉的功能）。 还有其他的诊断性检测，如Hirschberg试验或遮盖试验	◆治疗目的是获得正常的视力和避免弱视。建议佩戴眼镜和加强锻炼眼部肌肉。 ◆通过遮盖无弱视眼或戴眼镜来矫正弱视。 ◆有时需用肉毒杆菌毒素治疗。 ◆手术治疗可获得确定的疗效
睑板腺炎（麦粒肿）sty (hordeolum) 睑板腺炎为睑缘腺体的急性葡萄球菌感染。 在外睑板腺炎，受感染的是靠近睫毛的Zeis腺（皮脂腺）和Moll腺（汗腺）；而在内睑板腺炎，受感染的是眼睑内面的睑板腺和皮脂腺	患者表现为眼睑疼痛、发热、充血。随后出现含脓液的小脓肿，脓液可从眼睑皮肤或结膜排出。 患者主诉疼痛和异物感。内睑板腺炎的疼痛症状更显著	通过一般临床表现和眼科检查即可诊断	◆早期可局部热敷，局部用抗生素和全身用抗炎药物。 ◆必要时采取手术排脓